中药研究与临床应用

主编　王筠默

上海中医药大学出版社

责任编辑　黄　健
技术编辑　徐国民
责任校对　郁　静
封面设计　王　磊
出 版 人　陈秋生

图书在版编目(CIP)数据

中药研究与临床应用/王筠默主编. —上海：上海中医药大学出版社，2006.12
ISBN 7-81010-943-X

Ⅰ.中...　Ⅱ.王...　Ⅲ.①中药学②中草药-临床应用　Ⅳ.R28

中国版本图书馆 CIP 数据核字(2007)第 010672 号

中药研究与临床应用　　主编　王筠默

上海中医药大学出版社出版发行　　(http://www.tcmonline.com.cn)
(上海浦东新区蔡伦路 1200 号　　邮政编码 201203)
新华书店上海发行所经销　南京展望文化发展有限公司排版　江苏省通州市印刷总厂有限公司印刷
开本 787mm×1092mm　1/16　印张 57　字数 1 352 千字　印数 1—2 203 册
版次 2006 年 12 月第 1 版　　印次 2006 年 12 月第 1 次印刷

ISBN 7-81010-943-X/R.891　　定价 180.00 元

《中药研究与临床应用》编委会

祝贺

《中藥研究与临床应用》出版

继承发展中药学

为人类健康造福

丁亥之春 颜正華

序

编写这本《中药研究与临床应用》是笔者和周金黄主编的《中药药理学》(参考书)的增订版。之前朋友从法国巴黎打来电话,见到巴黎书店在销售该书,说明出版人已将该书推向全世界。从上世纪八十年代出版,迄今已二十春秋,内容早嫌陈旧。所以必须推陈出新,重新编写。新的文献搜集,除根据笔者编写的《中药研究文献检索》(1920~2000)外,还参阅了最近几年出版的书刊。

中药是中华民族古老传统文化的瑰宝,也是祖国医药宝库中璀璨的珍贵遗产。近年来,国内外都对其予以高度重视和评价。许多中药经科研工作者的不断开发研究,正以全新面貌走向国际医药市场,使中医药走向世界,进一步为全人类的防病治病作出应有的贡献。

都说夕阳无限好,徒使残烛泪满盏,浓墨重彩写药史,留作后人慨万千。如何让夕阳更灿烂,让老人发挥自己一些潜在的光和热,是我等老年科技、教育工作者经常考虑的问题。不能认为人到老年万事休,老人也有创造力,垂暮之年并非无所作为,仍能实现自身的人生价值。长途漫漫知马力,岁月悠悠见丹心!我说这些话,是想和离退休的一些老同志共勉,因为我已届耄耋之年,这些话是出自肺腑的自身感受。正所谓人老心不老。

岁月骎骎,不觉已滥竽医药界忽忽六十余年。参加五十年的教学和研究工作,浪得虚名,愧乏建树。目前思路和活力也确不如前,看问题也有些迟钝,大大落后于电脑时代。编这本书虽参考了大量图籍,然仍虑挂一漏万。所以不足之处,仍望业内贤达不吝赐教,以便使续集少一些缺点。

有人说当今是知识的爆炸年代,事物的发展日新月异,知识老化的速度日益加快,不学习、不积累新知定会落后。为此,除认真保留中药固有特色外,还需要注意研究中药在使用上的新问题,开拓临床上的新领域。

本书在搜集文献并进行实验室研究和临床实践的基础上,总结文献,择菁撷华,把有关学者在研究工作积累的成果撰写出来,对中药研究和临床使用上获得的丰硕成果作一次检阅,感到多花一些精力和时间是值得的。抚今追昔,以今鉴后,以期达到在中医药学术上发展过程中承前启后、继往开来的新高潮。

王筠默

2006年夏月83岁献辞

编写体例

一、本书收载中草药六百余种，临床常用的中药和草药及部分较少用的药材，基本收录比较完整。部分冷僻很少用的中草药，则未予收入。

二、每药编写格式，先说明药材基原，写出科名、中文名、拉丁学名及一些主要常见的别名，接着介绍其主要产地、性味归经、功能主治、用量用法。这些是中药的概要，是传统的经典性的内容，均列入“概述”项中。

三、中药研究内容，新的研究成果，特标出“成分”、“药理”和“临床”各项，分条叙述。临床部分特着重现代临床经验，结合古代先贤用药配伍理论，探讨不同证候配伍用药的经验，并择要附录历代名方效方以殿其后。

四、在历代名方之后，特列“附方”一项介绍古方及近年临床或民间验方。所选方凡原有方名者，均以原名收录，凡无方名的则按其主治病症收录。古方均已按现代计量标准予以换算。原方无剂量者，不予增补。

五、“临床报道”，是现代临床医生的经验心得和用药经验的积累，颇有参考价值。所有的附方，要在诊断明确之后，辨证施用，即使是别人的先进经验，自己在临床用药时，也应慎重，以免发生意外。

六、“古方”和“今方”，往往是药味较多的大复方，治疗内涵也往往是多方面的。病情复杂采用复方治疗，说明这些复方展现的是综合疗效。本书选列的古方和介绍的近人或民间验方，多为复方，且很多是大复方，它并不代表该单味药的功效，只不过说明病情复杂不得不遣药组方的苦衷。很多古方是千锤百炼、世世相传的宝贵经验结晶，用之得当，效如应响，妙哉其方，在乎辨证。对近年各地涌现的单验方，希望能够选用，有的放矢，不可生搬硬套造成危害。

七、“备注”一项是包括以前各项未包括或未说明的一些事项。如药物品种及各地混用的一些草药，应用时注意辨别伪药的特征或附录该药不同部位的用药疗效等。

八、对各药叙述过程中，未加文献附注。对个别药物的成分和药理项，有的加注了文献来源。对于全部文献，可参阅书后所附的《中药研究文献检索》(光盘)。

九、从古代直至民国相传下来的历代传统名方，姑称之古代方。明、清及民国虽非古代，但为醒目与现代方区别，也作为古方，请勿以辞害义。

目　录

五　画

十二 画

十三 画

十四 画

十五 画

十六 画

十七 画

十八 画

十九 画

二十画

二十画及以上

一 画

1. 一叶萩

【概述】

本品为大戟科植物叶底珠 Securinega suffruticosa (Pall.) Rehd. 的嫩枝叶和根。同科叶底珠属植物臭一叶萩 S. virosa Pax. et Hoffm. 的根、叶亦可入药。又名叶下珠、扫帚条、小粒蒿、白帚条、狗舌条、山帚条条、八颗叶下珠等。性温，味辛、苦，有毒。归肝、肾、脾经。嫩枝叶于春末后割取，根可全年采。功能舒筋活血，健脾消积，补肾壮阳，温补肾阳。主治风湿腰痛，中风偏枯，口眼㖞斜，小儿疳积，阳痿，筋骨痿软无力，肌肉萎缩等。用法用量：内服 9～15 克，煎汤。

【成分】

生药的叶、嫩茎、果实及根均含一叶萩碱(Securinine)，但含量有所差别。开花期间，叶含一叶萩碱的量最高，结果时最低，叶中尚含有芸香苷、鞣质，少量的别一叶萩碱(Allosecurinine)、二氢一叶萩碱(Dehydrosecurinine)及三种一叶萩碱醇(Securinol A、B、C)。根除含一叶萩碱外，并含有一叶萩新碱、园盘叶下珠新碱等。

【药理】

1. 对中枢神经系统的作用：一叶萩碱有士的宁样的作用，对中枢神经系统特别对脊髓有显著的兴奋作用，对中脑、大脑也有作用。小剂量时提高反射兴奋性，缩短潜伏期；大剂量则产生士的宁样的惊厥。一叶萩碱与二氢一叶萩碱均有类似的致惊厥作用。此外，一叶萩碱能显著提高肌张力，为兴奋中枢而引起的，并非对肌肉的直接作用。一叶萩碱对脊髓的作用，比士的宁弱，但对脑干的兴奋作用却比士的宁强。安定可对抗一叶萩碱的作用。印防己毒素和异烟肼与一叶萩碱有协同作用。其兴奋中枢作用，可能与影响 GABA 能神经有关。实验证明它是一种 GABA 受体对抗剂。一叶萩碱可促进正常小鼠的学习和提高记忆再现力。对大脑皮质的作用是使条件反射加强，潜伏期缩短，脑电波表现为快波增加，慢波减少，尚能增加大脑、脊髓、肝、肾、骨骼肌的耗氧量。

2. 对心血管系统的作用：麻醉动物静脉注射一叶萩碱可使血压升高，心肌收缩力加强，呼吸兴奋，但一叶萩煎剂、硝酸一叶萩碱对麻醉犬和家兔均有兴奋呼吸、降低血压的作用。煎剂对蟾蜍离体心脏有兴奋作用。

3. 体内过程：大鼠灌胃一叶萩碱，很快自消化道内消失。无论口服或注射，大部分在给药后从动物体内消失。一叶萩碱可在消化道内吸收，亦可在肠道内破坏，一般不引起蓄积作用。

4. 毒副作用：小鼠静脉注射一叶萩碱 LD50 为 6.3 毫克/千克，腹腔注射为 25 毫克/千克；大鼠腹腔注射为 41 毫克/千克。二氢一叶萩碱对小鼠中枢神经的兴奋作用和毒性，均较一叶萩碱约强一倍。大鼠腹腔注射一叶萩碱 40 毫克/千克，即出现肌群颤动，全身抽搐，逾 1～3 分钟出现强直性惊厥，不到 5 分钟而死亡。猫皮下注射 5 毫克/千克，2～3 分钟后活动增多，唾液分泌增加，10毫克/千克时唾液大量增多，逐渐出现全身强度抽搐，最后死于呼吸先停。犬肌肉注射10毫克/千克后，情况与猫类似。

【临床报道】

1. *治疗面神经麻痹*：用0.4%硝酸一叶萩碱于面部穴位注射治疗各种类型的周围性面神经麻痹147例，较有效地防止早期麻痹患者的面神经完全变性。病程短，治愈率高。147例中痊愈74例，显效44例。

2. *治疗小儿麻痹后遗症*：用硝酸一叶萩碱治疗126例，治疗过程配合功能锻炼，经1个疗程以上治疗后，总有效率为84%，治疗后大部分患者的麻痹肢体温度升高，循环改善，肌力增加，功能部分恢复。

3. *治疗股外侧皮神经炎*：用盐酸一叶萩碱肌肉或足三里穴位注射，每次8～16毫克，每天1次，治疗10例结果6例痊愈。

4. *治疗神经性尿潴留*：每天肌肉注射1～2次一叶萩注射液治疗神经原性尿潴留35例，均获显著疗效。

5. *治疗再生障碍性贫血*：一叶萩碱合并康力龙治疗再障89例，有效率79.8%。

6. *治疗更年期综合征*：一叶萩片（每片含碱4毫克），口服，每次2片，每天3次，治疗更年期综合征40例，总有效率为90%。

使用本品时应注意：① 一叶萩碱中毒，能引起脊髓性惊厥，虽较士的宁为弱，但也应注意长期毒性反应。② 硝酸士的宁引起猫惊厥的量比一叶萩碱小10倍，故一叶萩治疗宽度较大，连续较长时间注射，尚不致对动物的生长、发育、肝肾功能及红细胞产生明显影响。但硝酸一叶萩碱注射后，可有肌肉震颤，手足麻木等反应。治疗面瘫或小儿麻痹少数发生荨麻疹，局部刺痒及肿胀。

本品中毒多由于口服剂量过大，或肌肉、穴位注射时误入血管所致。救治办法：① 初起时洗胃或催吐。如已发生惊厥则禁用洗胃催吐法。② 口服活性炭及5%鞣酸溶液。③ 静脉补液。④ 对症疗法：惊厥时应用安定10～20毫克肌肉注射；或10%水合氯醛20毫升灌肠；或用苯巴比妥钠0.1～0.2克肌肉注射。⑤ 抢救时忌用咖啡因等中枢兴奋剂。也禁用吗啡，以免抑制呼吸。

【附方】

［现代方］

1. *更年期综合征*：一叶萩片，每次2片（含一叶萩碱共8毫克）每天3次口服。［中医杂志，1980，(8)：608］

2. *慢性再生障碍性贫血*：硝酸一叶萩碱（8～12毫克）注射液，每天肌肉注射，日剂量16毫克较好。［中华内科杂志，1983，(12)：764；1984，(11)：682］

2. 一 年 蓬

【概述】

本品为菊科植物一年蓬 Erigeron annuus (L.) Pers. 的全草。又名野蒿、治疟草、牙肿消、千张草、油麻草。江苏、江西及长江南北各省多有野生。性凉，味苦。归肺、胃经。夏秋采集后晒干。功能消热解毒，抗疟，健胃消食。主治疟疾，急性胃肠炎，肠炎腹泻，消化不良，外用于牙龈炎、蛇咬伤。用法用量：治疟疾，60克水浓煎，分次服；治消化不良，单味水煎服。鲜品外用适量，捣汁搽患处。

【成分】

全草含焦炔康酸（Pyromeconic acid），花中含量最高、花含芹素（Apigenin）、5、7、

4′-三羟基黄酮及槲皮素。

【药理】

1. 抗疟作用：对红细胞内型疟原虫有效。

2. 降糖作用：本品以石油醚、乙醚、氯仿洗涤以后的水提取物，具有降血糖作用。

【临床报道】

治疗疟疾、急性胃肠炎、传染性肝炎、淋巴结炎、血尿等。

【附方】

［现代方］

1. 疟疾：一年蓬 60 克加水浓煎至 300 毫升左右，疟疾发作前 4 小时、2 小时各服 1 次，连服 5～7 天。

2. 消化不良：15～16 克，水煎服。

3. 肠胃炎：一年蓬 60 克，鱼腥草、龙芽草各 30 克，水煎服，早晚各 1 次。

4. 淋巴结炎：鲜叶 90～120 克，加黄酒 30～60 毫升，水煎服。

5. 血尿：一年蓬，鲜全草或根 30 克，加蜜糖和水适量，煎服，连服 3 天。

6. 传染性肝炎：一年蓬 60 克，煎成 300 毫升，1 天 2 次分服，2 周为 1 个疗程，连服 2 个疗程以上。

7. 齿龈炎：捣汁搽。

3. 一枝黄花

【概述】

本品为菊科植物一枝黄花 Salidago decurrens Lour. 的全草。源出《植物名实图考》。又名满山黄、金锁匙、千根癀、土泽兰、洒金花、一枝香、蛇头王、黄花仔、黄花细辛等。分布于西南、陕、苏、浙、皖、赣、两湖、两广等地区。另有毛果一枝黄花 Salidago virgaurea L. 仅分布于新疆的阿尔泰山和天山地区。本品性凉，味辛、苦。归肝、胆经。功能疏风清热，和解少阳，止咳化痰，清热解毒，利湿退黄。主治感冒头痛，咽喉肿痛，小儿惊风，往来寒热，胸胁苦满，咳嗽，痰出不爽，背痈，虫蛇咬伤，阳黄等。用法用量：内服 9～15 克煎汤；外用捣敷患处或煎水洗局部。

【成分】

全草含一枝黄花苷（Leiocarposide），并含酚性成分，鞣质、挥发油、黄酮类等。酚性成分有绿原酸、咖啡酸；黄酮类中有槲皮素（Quercetin）、槲皮苷、芸香苷（Rutin）、山萘酚葡萄糖苷（Astragalin）、矢车菊双苷（Cyanidin－3－gentiobioside）等。鞣质含量因部位而异，花为 16%，叶 10.3%～15.3%，茎为 3.6%～9.6%。其根、茎、花另含苯甲酸苄酯（Benzyl benzates），桂皮酰当归酸酯（Cinnamyl angelates），倍半萜、二萜及乙炔类化合物。

【药理】

1. 抗菌作用：其煎剂在试管内对金黄色葡萄球菌、肺炎链球菌、绿脓杆菌及舒氏、宋内痢疾杆菌都有不同程度的抑制作用。对氨水喷雾引起的家兔实验性气管炎，煎剂灌服，可解除其哮喘症状。

2. 利尿作用：其提取物对小鼠皮下注射，有利尿作用，人口服，也有利尿作用。对急性出血性肾炎，内服煎剂有止血作用。外用可治创伤。

3. 抗癌作用：一枝黄花根茎的甲醇提取物，每天 1 次腹腔注射给肉瘤 S180 小鼠 100 毫克/千克，5 天后出现较强的抗癌作用。乙醇提取物作用较差。

4. 其他作用：一枝黄花还可促进白细胞的吞噬功能。

【临床报道】

1. 治疗感染：治疗上呼吸道炎症（扁桃体炎、咽喉炎）及支气管炎、乳腺炎、淋巴结炎等。

2. 治疗五官科疾病：角膜外伤感染、角膜炎、耳道疖、中耳炎、鼻疖、副鼻窦炎、牙周脓肿、咽炎、口腔溃疡等五官科疾患。

3. 其他：治外伤出血、手足癣以及晚期甲状腺癌均有报道，有记载治疗舌癌、喉癌及毒蛇咬伤。另外，可用于外科手术后预防感染和防治感冒。

4. 应用注意：本品有小毒。脾胃虚寒、大便溏薄者慎用。

【附方】

［现代方］

1. 咽喉肿痛：一枝黄花鲜根，捣烂，加开水擂汁，频频含咽。(《中药采收鉴别应用全书》)

2. 五官科疾患：配大青叶制成注射液肌肉注射，每次2毫升(含生药3.6克)，每天2次。

3. 扁桃体炎、乳腺炎、淋巴管炎、尿路感染等：一枝黄花30克，水煎服或制成冲剂服。(《浙南本草新编》)

4. 一　点　红

【概述】

本品为菊科植物一点红 Emilia sonchifolia (L.) DC. 的干燥全草。曾收载于《药典》(1977年版，一部)。又名紫背草、羊蹄草、叶下红、红背叶等。产于福建、江西、湖南、广东、广西、云南、贵州等地。性凉，味微苦。夏秋采挖后，洗净，鲜用或晒干用。功能清热解毒，散瘀消肿，消炎利尿。用于治疗上呼吸道感染、咽喉肿痛、口腔溃疡、肺炎、肠炎、菌痢、泌尿道感染、睾丸炎、乳腺炎、疖肿疮疡、皮肤湿疹、跌打扭伤。用法用量：6～15克，鲜品15～30克，煎服；外用适量，鲜品捣敷患处。

【成分】

全草含微量氨基酸、生物碱、黄酮苷及酚类。生物碱有克氏千里充碱、杜罗氏碱；黄酮类有三叶豆苷、芦丁、槲皮苷及金丝桃苷等。

【药理】

本品有抑菌作用，其煎剂对金黄色葡萄球菌有抑制作用。

【临床报道】

1. 治疗内科疾病：咽喉肿痛、乳痈、口腔溃疡、湿热泻痢、上呼吸道感染、肺炎，一点红6～15克(鲜品15～30克)，水煎服。

2. 治疗外科疾病：乳痈、疔疮、带状疱疹、湿疹、漆过敏、毛虫引起的过敏性皮炎，鲜品捣敷。

【附方】

［现代方］

1. 肺炎：一点红30克，岗梅根25克，蒲公英20克，鱼腥草(后下)15克，水煎，每天1剂，分2～3次服，连服5～7天。(《民间中草药大全》)

2. 大叶性肺炎：一点红、岗梅、十大功劳各9克，水煎服。(《全国中草药汇编》)

3. 泌尿系感染：一点红30克，车前草20克，金银花6克，水煎服。

【备注】

《植物名实图考》及近年出版的《南宁植物志》有植物形态等说明。

二 画

5. 十大功劳

【概述】

本品为小檗科植物阔叶十大功劳 Mahonia bealei (Fort.) Carr。另有细叶十大功劳（狭叶十大功劳）Mahonia fortunei (Lindl) Fedde.（又名西风竹）、华南十大功劳 M. japonica (Thunb) DC. 等。功劳木又称土黄柏、黄天竹、山黄柏、十大功劳、老鼠刺、老鼠黄、刺黄柏、刺黄连等。长于山坡，山谷乔灌丛中，分布于浙江、福建、台湾、广东等地。十大功劳叶，又名功劳叶。味苦，性寒。归肺、肝、肾经，功能清虚热，燥湿，解毒。用治肺癌咯血，骨蒸潮热，头晕耳鸣，腰膝酸软，湿热黄疸，风热感冒，目赤肿痛，带下，肠炎，痢疾，痈肿疮疡。用法用量：内服 6～9 克煎汤，外用研末调敷。十大功劳根，味苦，性寒，归脾、肝、大肠经，功能清热燥湿，消肿，解毒。用治湿热痢疾，腹泻，黄疸，肺痨咯血，目赤肿痛，咽喉痛，湿疹，疮疡。用法用量：10～15 克煎汤内服，鲜品 30～60 克；外用：捣烂或研末调敷。十大功劳茎功能清热，燥湿，解毒。主治肺热，咳嗽，肠炎，痢疾，疮疡，湿疹等。用法用量：内服 5～10 克煎服，外用煎水洗或研末调敷。

【成分】

阔叶十大功劳叶主含小檗碱、小檗胺、尖刺碱等。细叶十大功劳叶含药根碱、小檗碱、掌叶防已碱及木兰花碱。华南十大功劳叶含异粉防已碱、小檗碱、掌叶防已碱、药根碱、木兰花碱、黄连碱及非洲防已碱。

【药理】

1. 抗癌作用：华南十大功劳叶所含异粉防已碱，对艾氏腹水癌有抗癌作用。对人体鼻咽癌(KB)细胞毒作用很强；抗炎作用也与保太松相当。阔叶十大功劳有抑制肿瘤活性的作用。

2. 其他作用：十大功劳所含其他成分的药理作用，参见相关药物。

【临床报道】

治肺痨咳血，用十大功劳叶滋肾阴而清肺火，可与麦门冬、知母、川贝母等配伍；治头晕耳鸣、腰膝酸软以补肝肾、强腰膝，而与熟地、续断、怀牛膝、沙苑子配伍。

【附方】

［现代方］

1. 肺结核潮热、骨蒸、腰酸膝软、头晕、耳鸣：十大功劳干叶或果 9～15 克，水煎服或研细末炼蜜为丸，每天 3 次，每次 3～6 克。(《南京部队常用中草药》)

2. 肺结核咳嗽咯血：阔叶十大功劳叶、女贞子、旱莲草、枸杞子各 9 克，水煎服。(《安徽中草药》)

3. 风火牙痛：十大功劳叶 9 克，水煎顿服，每天 1 剂，痛甚服 2 剂。(《江西草药》)

4. 赤白带下：十大功劳叶、白英、仙鹤草各 30 克，水煎服。(《浙南本草新编》)

5. 咽喉肿瘤：十大功劳、朱砂、岗梅、栀子、淡竹叶、木通、射干、板蓝根、山豆根、生石膏。(《临床中药辞典》)

6. 腹泻：用阔叶十大功劳叶、茎、根，

去粗皮,研细末,装胶囊,每粒0.3克,每次3粒,每天4次。

7. *痢疾*:阔叶十大功劳根、地锦草各12克,水煎服。

8. *咽炎,口腔炎*:十大功劳鲜根、射干各等份,磨米泔水含咽。(《福建药物志》)

9. *盆腔炎*:阔叶十大功劳根9克,金银花10克,紫苑地丁24克,水煎服。(《福建药物志》)

10. *肺结核*:阔叶十大功劳根、紫珠草、百部、龙骨、牡蛎各9克,白及6克,水煎服。(《福建药物志》)

11. *火牙*:阔叶十大功劳茎60克,煎水,频含嗽。(《湖南药物志》)

12. *目赤肿痛*:十大功劳茎、野菊花各15克,水煎服。

13. *肠炎,痢疾*:阔叶十大功劳茎15克,桃金娘根30克,石榴叶(或凤尾草)15克,水煎服。(《浙江药用植物志》)

14. *湿疹,疮毒,烫火伤*:十大功劳鲜茎、叶、苦参各60克,煎水洗患处,或烧干为末,麻油或凡士林调成20克油膏外擦,或纱布上敷患处。(《江西草药手册》)

【备注】

十大功劳,自古以来就出现名实混乱,异物同名。由于张路玉《本经逢原》和赵学敏《本草纲目拾遗》将冬青科植物枸骨 Ilex cornuta Lindl. 作为十大功劳,至今不少地区将枸骨叶作为十大功劳叶使用。枸骨根、枸骨树皮及枸骨子(俗称"功劳子")都作为药用。枸骨另有专条叙述。而今两广及南方一些地区以小檗科的阔叶十大功劳的叶作为功劳叶来使用。吴其浚《植物名实图考》所述十大功劳独具慧眼,描述了两种十大功劳。而今《药典》正是以阔叶十大功劳和细叶十大功劳为正品。小檗科十大功劳属其他植物如细梗十大功劳(峨眉刺黄连)M. gracilipes、甘平十大功劳(刺黄柏)M. garpinensis、大叶刺黄柏 M. fargesii、滇刺黄柏 M. meiairei、西藏十大功劳 M. calamicanlis 等在不同地区提供药用。

6. 丁公藤(包公藤)

【概述】

本品为旋花科植物丁公藤 Erycibe ortusigori Benth. 的干燥藤茎,全年均可采收。除去杂质、洗净、润透、切段或片,蒸至透心、晒干。又名包公藤、麻辣子等。为攀援木质藤本。有瘤枝微花藤、羊角藤、青江藤、细叶藤等伪品混入。应予鉴别。性温,味辛,有小毒。归肺、肝经。功能祛风除湿,消肿止痛。主治风湿痹痛,半身不遂,跌扑肿痛。用法用量:内服3～6克,可用以配制酒剂内服或外擦。据称有强烈发汗作用,虚弱者慎服,孕妇忌服。

【成分】

主要有包公藤甲素、乙素和丙素。甲素即丁公藤碱Ⅱ具缩瞳作用;乙素即东莨菪素(Scopoletin);并含6-甲氧基7-羟基香豆素及东莨菪苷。

【药理】

1. *胆碱能作用*:包甲素0.026%溶液给家兔滴眼,可使其瞳孔缩小。注射后也可引起排便、流涎等副作用;对离体大鼠肠肌M胆碱受体的亲和力,为毛果芸香碱的39倍,其最大效应为毛果芸香碱的1.6倍。阿托品与包甲素呈竞争性拮抗作用。说明包甲素为M胆碱受体激动剂。包甲素给兔滴眼后可使眼前房水cGMP含量增加,而cAMP有降低趋向;与副交感神经对环核苷酸的影响一致。

2. *对心血管的作用*:家兔静脉注射0.025%包甲素0.5毫升出现明显的降低

血压作用,对离体大鼠心脏灌流,能显著增强心肌收缩力,降低耗氧,减慢心律。

3. 镇痛抗炎作用:小鼠热板法证明包公藤乙素(东莨菪素)有镇痛作用;对大鼠蛋清及右旋糖酐引起的关节肿胀有抗炎症作用。

4. 抗癌作用:东莨菪素在体内对小鼠淋巴白血病有抑制作用。体外对鼻咽癌qKB的半数有效量为100微克/毫升。

5. 抗组胺作用:东莨菪素对离体气管平滑肌及回肠能对抗组胺所致的痉挛。

6. 毒副作用:包甲素苯甲酸钠液小鼠腹腔内注射LD50为(8.85±1.2)毫克/千克可见内脏器官淤血,亚急性给药证明有一定的蓄积性,阿托品为一特异性解毒剂。

【临床报道】

1. 治疗风湿性关节炎、类风湿关节炎、坐骨神经痛、腰肌劳损、肥大性脊椎炎、外伤性关节炎等:用丁公藤注射液肌肉注射,有一定疗效。过去商品药冯了性药酒,据称主要组成即为丁公藤。复方丁公藤胶囊,是由丁公藤、海风藤、宽筋藤、忍冬藤、石楠藤、鸡血藤六种中草药组成的复方制剂,用以治疗慢性风湿性关节炎、肩周炎、慢性腰腿痛疗效较好。

2. 治疗肾绞痛:用丁公藤注射液,据称对缓解疼痛有明显疗效。

3. 治疗青光眼:0.025%包甲素眼药水,对青光眼患者每天滴眼4次,有良好的降低眼压效果。它是治疗原发性青光眼的一种良好的缩瞳剂。毒性小,局部反应轻。未发现全身不良反应。也未出现过敏反应。在治疗急慢性风湿性关节炎、类风湿关节炎、坐骨神经痛等风湿痹痛过程中,用丁公藤注射液后,常有轻微出汗,为正常现象,丁公藤提取的结晶成分150毫克/克有明显的抗炎症作用和一定的镇痛作用。

中成药制剂有丁公藤注射液(1977版《药典》)用以肌肉注射,每次2毫升(相当于生药5克),每天1～2次,用于风湿性关节炎。孕妇忌用。丁公藤风湿药酒有祛风除湿,消瘀止痛之效。注射后常有轻微出汗,如中毒则汗出不止,四肢麻木,应予救治。

【附方】

［现代方］

1. 青光眼:用丁公藤碱Ⅱ或包公藤甲素滴眼。(中草药,1982,13:20)

2. 风寒湿痹证:用复方丁公藤胶囊治疗344例慢性风湿性关节炎、腰腿痛及肩周炎等有效。[中成药研究,1988,(1):18]

3. 溃疡病、急性胃肠炎、出血性肠坏死、胆道蛔虫症、胃癌等腹痛:丁公藤提取物可以穴位注射,疼痛得以缓解。[辽宁中级医刊,1979,(9):34]

7. 丁　香

【概述】

本品为姚金娘科植物丁香 Eugenia caryophyllata Thunb. 的干燥花蕾。当花蕾由绿色转红时采摘,晒干。除去杂质物,用时捣碎。又名公丁香、丁子香、鸡舌香、雄丁香、支解香、大花丁香等。李时珍说:"雄为丁香,雌为鸡香。"丁香花蕾为公丁香,果实为母丁香(鸡舌香),药材主产于巴西、坦桑尼亚、印尼、马来西亚等。我国广东、海南有引种。性温,味辛。归胃、脾、肾经。有特异香气,主要为花蕾所含挥发油成分所致。功能温脾胃,降逆气,补肾助阳,杀虫。主治脾胃虚寒,呃逆呕吐,脘腹作痛,心腹冷痛,泻痢,痃痹,肾虚阳痿。用法用量:内服1～3克煎汤或入丸散中用;外用研末局部调敷。

【成分】

花蕾含16%～19%挥发油，油中主要成分为80%以上的丁香酚(Eugenol)、9% β-丁香烯(β. Caryophyllene)、7%乙酰丁香酚(Acetyleugenol)，并含微量庚酮、水杨酸甲酯、α-丁香烯、苯甲醛、苯甲醇、乙酸苯甲酯、胡椒酚(Chavicol)等，花中含齐墩果酸、山萘酚、鼠李素、番樱桃素等。芽含番樱桃素。

【药理】

1. 抑菌作用：丁香油及丁香酚、乙醇浸出液在体外对金黄色葡萄球菌、霍乱弧菌、肺炎杆菌、痢疾杆菌、大肠杆菌、伤寒杆菌、变形杆菌、白喉杆菌、鼠疫杆菌、结核杆菌等均有抑制作用。对多种皮肤癣菌也有抑制作用。

2. 抗病毒作用：对流感病毒(PR8株)有明显抑制作用。

3. 健胃作用：5%丁香油酚乳剂可使胃黏液分泌量增加，而不增加胃液酸度。丁香浸出液能刺激犬的胃液分泌。

4. 止痛作用：丁香油可消毒龋齿腔，极小量滴入，可减轻牙痛。

5. 驱蛔作用：对犬用丁香油0.5～1.0克/千克有驱蛔作用，但不彻底。

6. 麻醉作用：丁香酚给兔静脉注射，可产生麻醉，但对小鼠则无麻醉效果。

7. 毒副作用：大量丁香油给犬5克/千克灌胃，可致呕吐而死亡，丁香酚给犬鼠灌胃LD50为1.93克/千克。

【临床报道】

1. 治疗消化不良：缓解腹部气胀，增强消化能力，减轻恶心呕吐。可用丁香配砂仁、白术、陈皮、生姜等。

2. 治疗胃寒呃逆，形寒气弱：可用丁香配柿蒂、生姜、肉桂。如丁香柿蒂汤。

3. 治疗皮癣：外用丁香煎剂涂擦局部，治疗头癣、体癣、股癣、手癣等，母丁香气味同公丁香，但较差。其效用也同公丁香。

【附方】

［古代方］

1. 脾胃虚弱，噫气呕逆：丁香、枇杷叶各15克，青皮、茯苓、人参、桂心、半夏各30克，研粗末，每用12克加姜、枣煎服。(《太平圣惠方》丁香散)

2. 妊娠伤食，脘腹作胀，嗳气吞酸：丁香、砂仁、白术各等份，研粗末，每用9克，水煎服。(《杂病犀烛方》丁香散)

［现代方］

1. 肠胃受寒，腹痛泄泻：丁香、肉桂各100克，研细粉，每服0.6～1.5克，外用少许置膏药中贴脐。(《上海药品标准》丁桂散)

2. 含有丁香的中成药有丁桂散、丁沉透膈丸、丁香六味散、丁胡膏、丁蔻理中丸、丁香烂饭丸、丁蔻附桂理中丸等。

【备注】

1. 古人用母丁香榨取之油为丁香油，为淡黄色澄明的油状液。功能壮阳暖肾，治疝痛阴寒。今则以丁香花蕾以蒸馏法取挥发油。按赵学敏记载：“丁香油透关窍、祛寒，力速于丁香。”治胃寒呃逆呕吐甚者，丁香油擦透中脘；治受寒胃痛，丁香油好油和服；暖丹田，除水泻，丁香油涂，暖脐膏贴；散臌痞，丁香油涂脐；治痹痛，丁香油擦痛处；治口臭，丁香油揩牙；解蟹毒，丁香油一滴，同姜汤服。

2. 除丁香的花蕾作为公丁香入药外，丁香根、枝、露皆入药。丁香根性热，味辛，有大毒。功能解毒消肿，治风热毒肿(《开宝本草》)，只供外用，煎水熏洗。丁香枝性温，味辛。功能行气消胀，和胃消食。治心腹胀满，泄泻虚滑，水谷不消。内服3～6克，水煎服，或入丸散。赵学敏还记述了丁香露性大热，味辛。功能温胃止痛，主治胃痛寒澼，也可内服。丁香树皮，亦治脘腹冷痛，可代丁香。

3. 市售丁香罗勒油，与丁香油来源不同。它是唇形科植物丁香罗勒 Ocimum gralinimum L. 的全草经水蒸气蒸馏所得的挥发油。有类似丁香的香气，味辛辣，有麻胀感，油中也含丁香酚，而且含量高达85%以上。比丁香油含量16%以上者高出很多。作为局部镇痛药、防腐药，用于龋齿等。

8. 七 叶 莲

【概述】

本品为五加科鹅掌柴属植物鹅掌藤 Schefflera arboricola Hayata 和密脉鹅掌柴（云南和广西用的七叶莲属于后者）S. venulosa (Wightet Arn.) Harms 的茎叶。据范崔生《中药采收鉴别应用全书》称七叶莲为鹅掌柴 S. octophylla (Lour.) Harms 的干燥根或根皮，始载于《本草求真》。又名汉桃叶、七叶藤、七加皮、鸭脚皮等。除本品外，木通科植物“木通七叶莲”，也作七叶莲入药。实际上是鸭脚莲和野木瓜，疗效相似，但与七叶莲不同。七叶莲性温，味苦；野木瓜性温，味微苦。鹅掌柴性温，味甘淡。① 七叶莲功能止痛散瘀、消肿，其茎用于跌打损伤、风湿关节痛、消化性溃疡疼痛。叶外用于外伤止血。用法用量：内服茎或叶，均为6～18克；外用适量，鲜叶捣烂，敷患处。孕妇忌服。② 鹅掌柴功能舒筋活络，祛风除湿，消肿散瘀，用于风湿骨痛、头痛、胃疼、跌打损伤。常用量为15克。③ 野木瓜功能行气止痛，舒筋活络。用于各种疼痛，常用量为9～30克。

【成分】

1. 七叶莲的嫩枝（鹅掌藤）的主要成分：含挥发油0.1%～0.2%，鹅掌柴成分有皂苷、酚类化合物、挥发油、强心苷、氨基酸、有机酸及糖类。

2. 密脉鹅掌柴的主要成分：含生物碱、强心苷、有机酸等。鲜嫩枝含挥发油0.1%～0.2%，有效成分为丁二酸、γ-羟基丁酸钠。

3. 野木瓜的主要成分：含皂苷、酚性物质、氨基酸等。

【药理】

1. 镇痛作用：七叶莲注射液对小鼠有较好的镇痛作用，叶化茎作用强。

2. 镇静作用：注射液可引起小鼠睡眠和翻正反射消失。

3. 抗惊厥作用：对小鼠电惊厥有对抗作用，并使戊四氮所致惊厥减轻，且持续时间短。

4. 抗痉挛作用：对兔在体胃肠平滑肌及豚鼠、大鼠离体小肠有明显的抑制作用，能对抗乙酰胆碱或垂体后叶素引起的子宫痉挛。

5. 其他作用：未发现严重毒性反应。注射液可使离体和在体蛙心收缩力加强。静脉注射，可使麻醉兔血压下降。

【临床报道】

1. 治疗各种类型疼痛：如神经性疼痛、胆道结石、骨折、溃疡病、胰腺炎、各种肿瘤以及手术后疼痛等，均有一定的镇痛作用。

2. 耳穴注射麻醉：用于拔牙、颌骨囊肿切除术。注射液每毫升含生药2克，麻醉效果满意。

3. 治疗毒蛇咬伤：七叶莲与藤桔、铁扫帚等按一定比例制成浸膏片内服，称“广西蛇药”。并对蜈蚣、毒蜂及其他毒虫咬伤，也有较好疗效。

【附方】

［现代方］

1. 风湿关节痛：七叶莲、红龙船花叶、大风艾各适量，共捣烂，用酒炒热后敷

患处，用布包扎。(《广西中草药》)

2. 跌打损伤：七叶莲、酒糟各适量，共捣烂，用芭蕉叶包好，煨暖，敷患处。(《广西中草药》)

3. 温州七叶莲(野木瓜)：止痛用，水煎服。或制成片剂(每片含生药5克)，每次3片，日服4次。

【备注】

1. “木通”七叶莲(鸭脚莲)功能散瘀止痛，利尿消肿，用治风湿性关节炎、跌打损伤、神经性疼痛、水肿、小便不利。常用量为9～15克，水煎，孕妇忌服。外科手术后引起的疼痛，用全株3～9克，水煎服。

2. 鹅掌柴叶，有止痛、止血、消肿的作用，可用于接骨。其茎皮(鸭脚皮、西加皮)能祛风除湿、舒筋活络，清胃肠积滞。

3. 云南和广西生产的七叶莲，为密脉鹅掌柴的根和茎。

4. 江西生产的民间草药七叶莲，原植物为华重楼，不可与七叶莲、鹅掌柴混淆。

5. 浙江温州地区的七叶莲，为木通科的野木瓜，《浙江天目山药用植物志》称为假荔枝。用于各种疼痛，如脘腹疼痛、风湿痹痛、外伤、术后及癌症晚期疼痛等，一般均用口服。上海华山医院用以治疗三叉神经痛21例，有效率为61.9%。[新医药学杂志，1974，(2)：10]

9. 八角枫

【概述】

本品为八角枫科植物八角枫(华瓜木)Alangium chinense (Lour.) Harms的干燥细根及须根。秋冬时采挖，除去泥沙，晒干，以须根多者为佳。又名白龙须、白金条、白筋条、五角枫、七角枫、野罗桐、花冠木、老虎须、八角将军、八角金盘等。性微温，味辛、苦，有小毒。功能祛风除湿，舒筋活络，散瘀止痛。主治风湿痹痛，四肢麻木，劳伤腰痛，跌打损伤。用法用量：侧根(白金条)的用量3～6克，根须(白龙须)的用量1.5～3克，水煎服。小儿及年老体弱者慎用，孕妇忌服。八角枫叶、八角枫花，也供药用。叶主治跌打损伤、刀伤出血、骨折，捣敷外用。花及瓜木(A. platanifolium Hams)的花，主治头风痛、脑腹胀满，内服煮蛋6～9克，外用捣汁敷。

【成分】

须根含八角枫碱，也称消旋毒藜碱(Dl-Anabasine)和喜树次碱(Veroterpine)及苷类。叶及花的化学成分不详。

【药理】

1. 肌肉松弛作用：八角枫须根煎剂或八角枫总碱腹腔或静脉注射给犬、大鼠、小鼠和兔，均显示显著的肌肉松弛作用。表现的四肢伏地、垂头、与琥珀酰胆碱去极化型肌肉松弛剂作用相似。静脉注射后在产生肌松作用前，有短暂的肌肉震颤。毒藜碱给兔静脉注射5～7.5毫克/千克，电直接刺激肌肉，仍有收缩，但刺激胫神经则不见肌肉收缩，说明其作用是阻滞神经肌肉接头的化学传递所致。兔、犬、小鼠实验与临床证明，毒藜碱的肌松作用为双相型。八角枫总碱对兔的最小肌松量为(2.47±0.17)毫克/千克，最小致死量为(5.65±0.58)毫克/千克。

2. 对中枢神经系统的作用：八角枫枝根的醇提取液，能加强催眠药的作用，而本身并无催眠作用。与安定药也有协同作用。

3. 对心血管系统的作用：须根煎剂或八角枫总碱对兔静脉注射，均可致血压下降。八角枫总碱对心脏有抑制作用。

4. 对呼吸的影响：须根煎剂给兔静脉注射1.25～1.5克/千克或者八角枫总

碱1.0～1.8毫克/千克，给麻醉犬静脉注射八角枫总碱0.5～0.75毫克/千克，均可导致呼吸兴奋，据称呼吸兴奋乃因为作用于颈动脉体和延脑化学感受器而引起。如剂量加大，反使呼吸抑制，原因主要是由于呼吸肌麻痹。

5. 对平滑肌的影响：须根煎剂小剂量可引起肠管痉挛性收缩，大剂量时则松弛之，八角枫总碱用后有同样作用。

6. 抗炎作用：对大鼠实验性脚趾肿胀与棉球肉芽肿，有明显的抗炎症作用。

7. 毒副作用：小鼠腹腔注射须根煎剂LD50为9.98克/千克。兔静脉注射1.25克/千克、犬静脉注射4克/千克可致死，死亡原因为呼吸肌麻痹。兔静脉注射八角枫总碱MLD为(5.65±0.58)毫克/千克，而最小肌松量为(2.47±0.17)毫克/千克，兔口服须根煎剂10克/千克或静脉注射八角枫总碱1.9毫克/千克连续15天，经组织学检查，两组均有肝轻度脂肪变性、炎症及灶性坏死，且总碱组尚有肾脏轻度灶性炎症或坏死，其他脏器无明显变化。

【临床报道】

主要治风湿关节痛，跌打损伤，慢性风湿性关节炎、风湿麻木、瘫痪、劳伤腰痛，注射液用于手术麻醉肌松剂，也有治精神分裂症记载。配独活治风寒湿冷、百节痛风、腰腿疼痛，奏祛风、祛寒、除湿之功。配熟地，治阴疽；配杜仲，治劳伤腰痛；配松节，治鹤膝风。因本品辛温燥烈，凡阴虚火旺。本品有毒，故应严格控制剂量，孕妇、幼儿及年老体弱者不宜。

制剂有注射液，口服有糖浆，酊剂和八角枫散，为须根制成。功能除湿止痛。用于风湿痛、坐骨神经痛、肋间神经痛、四肢末梢神经痛。作止痛时内服量宜慎，因其有毒，不可过量，年老体虚者慎用，孕妇忌服。

【附方】

［现代方］

1. 跌扑损伤：八角枫须根0.3克研粉冲服，另取鲜根皮加蛇葡萄根和酒糟捣烂外敷。

2. 风湿性关节炎：须根30克，白酒1 000毫升，浸泡2天，每天早晚各饮酒15～30毫升。

【备注】

同科植物瓜木的花，与八角枫的花功效近似。

10. 八角茴香

【概述】

本品为木兰科植物八角茴香ILLicium vermun HOOK. F. 的干燥成熟果实，当秋冬季节果实由绿变呈黄色时采摘，置沸水中略烫后干燥之或直接干燥。又称八角、大八角、大料、舶茴香、大茴香、龙州八角等。性温，味辛。归肝、肾、脾、胃经。功能温阳散寒，理气止痛。主治寒疝腹痛，肾虚腰痛，胃寒呕吐，脘腹冷痛。用法用量：3～6克，水煎服，或入丸散。

【成分】

八角茴香含4%～9%挥发油及22%脂肪油。挥发油中含茴香醚(Anethole)占80%以上及少量茴香醛(Anisaldehyde)、茴香酸(Anidic acid)、茴香酮(Anisylacetone)、甲基胡椒酚(Methylchavicol)、蒎烯、水芹烯、柠檬烯、桉油精(1,8-Cineole)、黄樟醚(Safrole)等。

【药理】

1. 杀(抑)菌作用：果实醇提取物在试管中能抑制金黄色葡萄球菌、肺炎球菌、白喉杆菌、大肠杆菌、伤寒与副伤寒杆菌、痢疾杆菌等。对真菌也有抑制作用。

2. 促胃肠蠕动作用：挥发油及茴香

醚有刺激作用，能促进胃肠蠕动，缓解腹部疼痛。

3. 促进呼吸道分泌：有一定祛痰作用。

4. 升白作用：茴香醚和甲基胡椒酚均有升高白细胞作用，可防治环磷酰胺引起的白细胞减少症。与烷化剂同服，可降低其毒性，提高存活率。

5. 性激素样作用：所含茴香醚有雌激素样作用，其活性为 50 小鼠单位或 100 大鼠单位。

6. 解痉、镇静作用：甲基胡椒酚有解痉及镇静作用。

7. 毒副作用：因八角茴香含有少量黄樟素，对大鼠和狗可诱发肝癌。茴香醚给小鼠灌胃 LD50 为 4 000 毫克/千克。

【临床报道】

温中散寒，治腹痛吐泻；行气宽中，治脘腹胀满；温补肾阴，治肾阳不足所致肢冷、腰膝酸冷以及肾虚泄泻。又因其芳香味厚，气味浓郁，可用以辟恶除秽。八角配柿蒂温而不燥，散寒止痛，为治呃逆寒疝腹痛之良配；配陈皮芳香理气、化湿止呕，治呕吐泄泻、助脾和胃；配香附温中散寒、理气止痛，治肝郁气滞、脘腹胀满；配补骨脂，治脾胃虚寒、五谷泄泻。凡阴虚火旺，阳道数举者慎用八角，“阳旺及得热则呕者均戒”。

【备注】

1. 八角茴香油为八角茴香的新鲜枝叶或成熟果实经水蒸气蒸馏而得的挥发油。气味与八角茴香类似。冷时常发生浑浊或析出结晶，稍加温即恢复为澄清液体。为芳香调味剂及健胃药。口服每次0.02～0.2 毫升，每天 0.06～0.6 毫升，另有八角茴香水，用于呕吐、腹痛，内服每次0.1～1.0 毫升，每天 3 次。

本品为常用中药，但近年来发现市场上用同科植物红茴香、野八角、短柱八角甚至莽草的果实伪充八角，其外形相似，但有毒性，特别是野八角和莽草毒性更大，应予鉴别。又茴香有大小之分，八角为大茴香，小者为小茴香，后者亦称莯香，力较胜。细辛与八角均可散寒而止痛，但细辛偏行上，治风寒偏正头痛，八角茴香偏走中焦，治脘腹胀满、呃逆呕吐。

2. 误充八角茴香用的同属植物有莽草 Illicium lanceolatum A. C. Smith、红茴香 I. henryi Diels、多蕊红茴香 I. henryi Diels var. multistamineum Smith、野八角 I. majus Hook f. et Thoms. 和短柱八角 I. brevistylum Smith. 的果实。

3. 莽草为剧毒药，蓇葖 10～13 个，细瘦，味辛，微酸；八角茴香（大茴香）蓇葖 8～9 个，粗壮，先端钝而平直，味辛微甜，无毒，作调味品用。

11. 人　参

【概述】

本品为五加科植物人参 Panax ginseng C. A. Mey. 的干燥根。野生者称野山参，简称山参；栽培的称园参。鲜园参洗净晒干后为生晒参；经水烫、浸糖水内而后干燥的称白参或糖参。拣选粗壮大根蒸熟后晒干或烘干的称红参。主根刮去外皮，晒干，称白干参；沸水浸煮片刻，晒干，称大力参；支根晒干称皮尾参。朝鲜参或高丽参称别直参。人参除根之外，参花、参果、参须、参叶均入药用。《药典》上记载生晒参、红参及生晒山参，均去芦头后炮制者。近年芦亦入药用。人参性平，味甘、微苦。归脾、肺、心经。功能大补元气，复脉固脱，补脾益肺，补肾安神，生津止渴。主治体虚欲脱，肢冷脉微，脾虚食少，肺虚喘咳，久病虚羸，内热消渴，津伤口渴，惊悸失眠，阳痿宫冷，心力衰竭，心源性休克。用法用量：3～9克。

【成分】

人参的主要有效成分为人参皂苷，能显示人参根的主要生理活性。人参至少含有15种皂苷，总皂苷称为人参皂苷Rx。单体皂苷有Ro、Ra、Rb_1、Rb_2、Rb_3、Rc、Rd、Re、Rf、Rg_1、Rg_2、Rg_3、Rh_1、Rh_2等。人参皂苷水解后，最后生成人参二醇、人参三醇和齐墩果酸。人参还含有多种氨基酸、糖类、挥发性成分、人参酸、维生素、黄酮类、有机锗以及镁、铝、磷、钾等无机成分。日本学者从人参中提取的一个有效部位，称为蛋白合成促进因子（Prostisol），主要含有人参皂苷Rb_1、Rb_2、Rc、Rg_1等。此外，人参花，人参果，人参茎叶、参须、参芽等都含有与根类似的活性成分。人参叶所含总皂苷比根含量高，可以作为提取人参皂苷的原料。

【药理】

1. 对中枢神经系统的作用：具有良好的调节作用。可延缓其衰老过程。主要是使兴奋和抑制两种过程得到平衡，使紧张造成紊乱的神经过程得以恢复。人参皂苷Rb类有中枢镇静作用；Rb_1、Rb_2、Rc混合皂苷有安定作用；Rg类有中枢兴奋作用。当应用小剂量人参皂苷后，主要表现中枢兴奋作用。大剂量则转为抑制。人参兴奋神经系统，能缩短神经反射的潜伏期，加快神经冲动的传导，增加条件反射的强度，提高分析功能，故能改善人的脑力劳动和体力劳动的能力，对抗疲劳和提高思维及体力活动，对智力、记忆力减退和思维迟钝有效，特别是人参皂苷Rg_1有显著的抗疲劳作用。

2. “适应原”样作用：人参能增强机体对有害刺激的防御能力，加强机体对物理的、化学的及生物学的各种有害刺激的非特异性的抵抗能力，也就是所谓“适应原”样的作用。加上它的兴奋心脏，调节血压及抗休克的作用，对于濒危状态的患者，可提高其抗病能力，增加抢救机会。对各种原因引起的心血管功能不全，表现为肢冷、自汗、脉微欲绝等气脱亡阳的患者，人参能起到大补元气，复脉固脱的功效。独参汤一味对出血不止引起的周围循环衰竭，不失为救急的有力措施。人参可改善脑缺血、缺氧，抗大脑自由基，调节大脑ET、NO水平与酶代谢异常等。

3. 对物质代谢的作用：人参能改善消化和代谢功能、增进食欲，促进蛋白质合成，影响糖代谢，抑制动物高胆固醇血症的产生。临床上可用于治疗脾胃虚弱型糖尿病和高脂血症，也可使低蛋白血症者的血浆蛋白显著增加。

4. 对免疫系统的作用：人参能增强机体的免疫功能，可防治多种原因引起的白细胞下降，并能增强网状内皮系统的吞噬功能。还可提高健康人淋巴细胞转化率和γ-球蛋白、IgM的含量，从而改善整体的免疫功能，这对衰弱体质及老年人以人参保健防病提供了药理学依据。

5. 对内分泌系统的作用：人参对内分泌系统也有显著影响。人参主要通过下丘脑和（或）脑垂体分泌促肾上腺皮质激素ACTH，从而增加肾上腺皮质的cAMP、皮质类固醇激素在肾上腺内合成与分泌。使处于应激反应过程中的动物，起到了“保护”垂体-肾上腺皮质系统功能免于衰竭的作用。人参的促性腺作用，可使去势大鼠出现交尾，家兔睾丸精子生成增多，睾丸副睾及前列腺重量增加。雌鼠交尾期延长，子宫、卵巢重量增加，黄体激素增多。说明人参对雄性、雌性动物都具有性激素和促性腺激素样的作用。为此，人参对性功能低下者有效。

6. 对造血系统的作用：人参可使家

兔红细胞、白细胞和血红蛋白增加，白细胞中以大单核细胞增加较多。对贫血患者单纯用补血药效果不好时，加用人参可提高疗效。人参还可减轻辐射对造血系统的损害，用以防治放射病。

7. 抗癌作用：人参对小鼠艾氏腹水癌的生长有一定的抑制作用。以人参中的Prostisol并用抗癌药对癌症患者有效。人参皂苷Rh_2对肿瘤有抑制作用。

8. 其他作用：人参治疗神经衰弱，对兴奋型（心肾不交）患者能安神，止惊悸；对抑制型（心脾两虚）患者能提高脑力，开心益智。对阳虚而有表证者，在发汗解表药中加人参（如参苏饮），可以益气解表。人参毒性很小，小鼠口服人参根粉的LD50在5克/千克以上，口服量分别为100毫克/千克、250毫克/千克、500毫克/千克，连续1个月，未见异常。长期给大鼠人参浸膏，也无任何不良反应，并无致畸作用。给人内服3%人参酊100毫升，仅感轻度不安和兴奋。内服200毫升，可出现玫瑰疹、瘙痒、头痛、眩晕等不良反应。出血是人参急性中毒的特征。

长期服用人参，对人可能发生“人参综合征”，表现为头痛、失眠、心悸、血压升高等症状。对肝阳上亢的高血压患者、肾功能不全伴有尿少者、湿热壅滞所致的浮肿、失眠烦躁而属实证者以及感冒发热时，均不宜用人参。又人参不与藜芦同用。用作补益药，要小量长期服用；用作一般治疗，量宜稍大，可用6～15克；用作急救虚脱重危患者，可重用15～30克。

【临床报道】

用于神经衰弱、神经官能症与自主神经功能失调、性机能减退、糖尿病、贫血、一般体虚欲脱或久病虚弱、上气喘急、冷汗淋漓、手足厥逆等症，也用于大失血症、出血性休克、心力衰竭、心肌梗死并发心源性休克、脑垂体前叶机能减退症等。用时除粉剂煎剂外，近年还出现了人参精、人参酊、人参片、人参注射液等制剂。

【附方】

［古代方］

1. 亡阳虚脱等危急病人抢救，如出血性休克、急性肾炎、心肌梗死并发心源性休克等：人参15～30克，浓煎分服。（《十药神书》独参汤）抢救休克时除服用煎剂外，也可研末吞服，每次1.5～2.5克，空腹服，每天2次，又明代张景岳以“独参汤”治元气衰弱。

2. 循环衰竭、虚脱汗出、气喘肢冷：人参15克，制附子6克，加生姜3片，红枣3枚。水煎。（《世医得效方》参附汤）

3. 心弱脉沉、口渴多汗、困倦气短：人参9克，麦门冬9克，五味子6克。水煎。（生脉散。朱丹溪方）

4. 消渴引饮无度：人参、瓜蒌根为末炼蜜丸，麦冬汤送下。（《仁斋直指方》）

5. 阳虚气喘、自汗盗汗、气短头晕：人参、熟附子、生姜，水煎服。（《济生方》）

［现代方］

1. 生脉注射液：每毫升相当于人参0.1克，每次2～4毫升，肌肉注射，用于心肌梗死并发心源性休克。

2. 人参口服液：每支10毫升，每次1支。用于短气无力，心慌心跳，口干舌燥，汗出过多，夜寐不安等。（北京中药厂）

3. 咳嗽喘急：人参25克，核桃仁15克。共研细末，每次5克，日服2次。（《实用中草药大全》）

4. 便血后头晕目眩，气短目黑，面色苍白：吉林参9克煎浓汁，分2次兑服。野于术9克，云茯苓、神各9克，山萸肉（炒）9克，龙眼肉15克，当归身9克，广木香3克，鹿角胶（另溶，分2次兑服）9克，五味子（打）9克，炙甘草3克。（《施今墨医案》）

【备注】

1. 朝鲜人参：原植物即中国人参，分

红参与白参两种规格，中国红参与高丽红参的比较。[中医药学刊，2003，21(2)：178～180]

2. 野生的人参：称为山参。山参幼苗移栽者，称移山参。人工栽培的人参，称为园参，园参经晒干或烘干，称生晒参。蒸制后干燥，称红参。冷冻干燥者，称冻干参。近年单味及复方制剂众多，名目各异，但总以认清原料为宜。

3. 参叶、参花、参芦、参果、参须：亦均可作为药用。详见王筠默主编的《人参西洋参研究大全》(香港容斋出版社，1995年出版)。

(1) 人参茎叶：人参叶，见清代吴仪洛著《本草从新》，性寒，味苦甘。归肺、胃经。功能生津止渴，清肺解表，降虚火。主治热病津伤，肺燥口渴，肺热音哑，虚火牙疼。3～9克，煎服。如用鲜叶，量加3倍。近年研究除小部分论文用单一参叶外，大多研究采用茎叶一起提取人参皂苷，进行药理和临床实验。除皂苷，还含有多糖、黄酮类化合物、脂肪酸等。

(2) 人参花：含人参皂苷-Rd、-Re和$-Rg_1$，也有$-Rb_1$、-Rc、$-Rg_2$、$-Rb_3$。无机成分有钙、氟、铅、铜等较根含量高。炭水化合物、非蛋白氮，有机成分一般较根为少。

(3) 参芦(人参芦头)：参芦始见于陈嘉谟《本草蒙筌》，性温，味甘苦。归脾、胃经。功能涌吐、升阳。用于催吐，虚人膈上痰饮；治泄泻日久、阳气下陷等症。3～6克，煎服或研末服。据报道芦头中皂苷含量较根多约2倍，并含微量元素和氨基酸。

(4) 人参果(参果、人参种子、参籽)：参果始见于清代赵学敏《本草纲目拾遗》，性微温，味辛。归肺、胃经。功能疏表透疹。用于气血不足，疹发不畅者，内服3～6克，水煎。近年研究指出，它和人参根同样含有大量人参皂苷，特别含有存在于红参中那样的抗肿瘤成分-Rh_2。参籽总皂苷含量为2.3%，具有抗衰老、抗心律不齐及治疗再生障碍性贫血的作用。人参果肉中分离到9种单体皂苷，还含有硒、钴等。

(5) 人参须(参须)：参须始见于清代张路玉著《本经逢原》，为人参的蕊根或细支根。性平，味甘苦。归肺经。功能益气和胃，生津止渴，潜阴降火。主治胃虚呃逆，咳嗽失血，虚火上炎，肝阳上炽等症。3～9克，水煎服。《本草正义》谓："参须论其质地本与人参无所同异，但辽产、高丽产，一清一温，亦当分别主治。"市售的参须商品规格较多，如红混须、红直须、红弯须、白混须、白直须、白弯须、轻糖直须等多种。据称市售参须中人参皂苷-Rb_1和Rc含量，较人参根高约8倍以上。

4. 党参代人参问题：人参对气血亏损诸症，皆可应用。其大补元气、补气固脱之力，非党参所可比拟。故对元气大虚、心力衰竭、气虚欲脱之证(心源性休克)的抢救仍以用人参为宜。

5. 假冒伪劣问题：有人在集市销售与人参外形类似的产品，常见的伪品有：① 豆科植物野豇豆的根。② 商陆科植物商陆的根。③ 茄科植物华山参的根。④ 菊科植物山莴苣的根，各地应予充分注意。

12. 儿 茶

【概述】

本品为豆科植物儿茶 Acacia catechu (L.) Willd 去皮枝干的干燥煎膏，故称儿茶膏。冬季采收枝、干，除去外皮，砍成大块，加水煎煮，浓缩，干燥即得。又名乌爹泥、乌丁泥、孩儿茶、黑儿茶。儿茶产于云南西双版纳自治州一带。现广西、云南均有生产。性微寒，味苦、涩。归肺经。功能清热生津化痰，收湿生肌敛疮。用于痰热咳嗽、溃疡不敛、湿疹、口疮、跌扑伤痛、外伤出血。用法用量：1～3克，包煎，多入丸散服。外用适量。（研末敷布，或水调、油调）也可水煎液漱口。

【成分】

儿茶含儿茶鞣酸（Catechu tannic acid）20％～50％，左旋及消旋儿茶精（L，dl-Catechin）2％～20％，左旋及消旋表儿茶精（Epicatechin）赭朴鞣质（Phlobatanin）及非瑟素（Fisetin）、槲皮素、槲皮万寿菊素（Quercetagenin）等黄酮醇，此外还含黏液质、脂肪油及树胶。心材除含色素外，尚含原儿茶鞣质和没食子酚鞣质。树皮含微量原儿茶鞣质。

【药理】

1. 收敛止泻作用：儿茶水溶液能抑制十二指肠及小肠的蠕动，并能促进盲肠的逆蠕动，但止泻主要靠鞣质的收敛作用。

2. 抑菌和抗病毒作用：体外试验，水煎液对金黄色葡萄球菌和绿脓杆菌均有一定抑菌作用。水浸剂在试管内能抑制常见的致病性真菌。并有灭活流行性感冒病毒的作用。

3. 局部止血作用：鞣质收敛，故能止血。医以儿茶为外科要药。多与象皮、血竭、白及末等配伍。

4. 抗炎作用：儿茶鞣质和儿茶精可增强毛细血管抵抗力，且有抗组胺作用。

5. 抗癌作用：表儿茶精抑制癌细胞。20％煎剂在体外对腹水癌细胞有抑制作用。

6. 毒副作用：小鼠静脉注射儿茶鞣质200～300毫克/千克可致死。没食子酚鞣质的毒性较儿茶鞣质更大。焦性儿茶酚给猫与大鼠口服50毫克/千克，可致惊厥，继而出现麻痹，48小时内死于呼吸及循环衰竭。每天口服30毫克/千克可致贫血、黄疸、肾损害，数周内死亡。

【临床报道】

因其能清热化痰，故治肺热咳嗽；因有止血之功，故用于咯血、衄血、尿血、便血、血症、崩漏及外伤出血；因能生肌敛疮，故治疮疡久不收口、口疮牙疳；因其收湿，故用于皮肤湿疹、宫颈炎。配血竭内服可活血散瘀止痛；外用能敛疮生肌止血。王锡珮熬制外用膏药用乳香、没药、血竭、儿茶，有良效。配轻粉治疗皮肤湿疮、黄水浸淫及疮疡久不收口。配青黛外治口腔糜烂、牙疳、喉痹。配蛇床子煎汤水洗，用治阴囊湿疹，妇人阴痒，白带过多。配黄柏，内服治湿热痢疾、便血、痔漏；外用治皮肤湿疮、黄水浸淫。中药漱口水可用儿茶、硼砂、玄明粉、冰片、薄荷配制。

【附方】

［古代方］

1. 皮肤溃烂，湿疮：龙骨、儿茶、轻粉、冰片为末，外用。（《医宗金鉴》龙骨儿茶散）

2. 儿茶散：有两种处方，一为单味处方（《杂病源流犀烛》）儿茶一味为末，加冰片少许，研细，治牙龈肿痛，吹患处。另一儿茶散（《疡医大全》），用铜绿煅后，研细，和儿茶各等份，治下疳，外掺用。

［现代方］

1. 带状疱疹：用白醋或冷开水调成糊状，外敷。（《中医皮肤病学简编》儿茶五倍散）

2. 久泄：内服每次2～4毫升，每天3次。（《广东省药品标准，1982版》儿茶酊）

3. 急性扁桃体炎：儿茶、柿霜各9克，枯矾6克，冰片0.6克。共研极细末，以甘油调成稀糊，涂搽患处，每天3～4次。

4. 外伤渗出及子宫颈炎：儿茶研细末，局部撒敷，后者每天1次喷洒有效。

5. 牙疳，口疮：薄荷、白前、甘草各

1.5克，儿茶、黄连、青黛、花粉、硼砂各3克，冰片0.3克，牛黄0.6克，珍珠0.8克，共为细末，先以茶水洗净患处，敷局部。(《中医验方汇编》第一集)

【备注】

儿茶商品有儿茶膏和方儿茶两类。前者即儿茶的煎膏，化学成分及药理已详前。后者为茜草科植物儿茶钩藤 Uncaria gambier Roxb.（干巴儿茶树）的叶及嫩枝水煎浓缩后切成方块的干燥膏。主产印尼和马来西亚等地。过去多经新加坡转香港进口。叶和根茎含儿茶钩藤碱A、钩藤碱B、钩藤碱C、钩藤碱D、钩藤碱E、钩藤碱、异钩藤碱、黑儿茶碱等。又含右旋及消旋儿茶精30%～35%、儿茶鞣酸24%、槲皮素、没食子酸、焦性儿茶酚、儿茶红等。

13. 九 里 香

【概述】

本品为芸香科植物九里香 Murraya paniculata (L.) Jack. 的叶及带叶嫩枝。分布华南及西南等地。又名千里香、过山香、月橘、石辣椒、九秋香、千只眼等。性微温，味辛、苦，有小毒。归心、肝经。功能行气活血，止痛，解毒。主治风湿痹痛，跌打损伤。用法用量：6～12克，水煎服。鲜叶煎汤洗湿疹；捣敷治牙痛及蛇虫咬伤。

【成分】

九里香叶含挥发油。油中含丁香油酚、荜澄茄烯、甜没药烯、β-丁香烯等。另含月橘素、九里香素、月橘香豆素、脱水新九里香素等香豆素类；月橘烯碱等生物碱。茎皮含迈月橘素、月橘香豆素、8-去甲氧基月橘素等；花瓣含东莨菪素、东莨菪苷。

【药理】

1. *麻醉作用*：九里香茎、叶煎剂有局部麻醉作用，其12.5%浓度用作浸润麻醉，唯局部刺激性较大。其注射液用于外科麻醉221例，大中手术及小手术，均获得较好效果。小叶九里香还可用于表面麻醉。

2. *解痉作用*：石油醚提取物中提得一种不含氮的结晶性成分，对大鼠离体肠管有明显的解痉作用，能对抗组胺、氯化钡所致的平滑肌痉挛，但对乙酰胆碱引起的平滑肌痉挛无效。九里香叶与阿及艾叶挥发油所含的石竹烯(Caryophyllene)，同样是治疗老慢支的成分之一，具有一定的平喘作用。

3. *抗菌作用*：九里香所含成分丁香酚，具有抗菌作用。对致病性真菌有抑制作用。较高浓度时，对金黄色葡萄球菌及肺炎球菌，志贺痢疾、大肠、变形、结核等杆菌，均有抑制作用，所含牻牛儿醇有抗菌及抗真菌作用。

4. *抗生育作用*：九里香煎剂对小鼠抗着床、抗早孕和中期妊娠引产都有明显效果。作用以根茎的皮最好。各药用部位煎剂对小鼠离体和在体子宫均有明显的兴奋作用。从九里香皮分离到九种抗生育有效物质，其中有5种分离物(Ⅴ～Ⅸ)有明显作用且毒性低，又无过敏反应。化合物Ⅵ用于临床中期妊娠引产，7/8有效。从九里香茎皮中分离到的糖蛋白给孕兔腹腔注射10毫克/千克或羊膜腔内注射3毫克，3～5天后可以明显地终止妊娠。检查可见蜕膜组织变性、坏死、炎细胞浸润、血窦淤血和出血。终止妊娠机理可能是通过对蜕膜损害和导致PG释放所致。

5. *其他作用*：除上述九里香蛋白多糖具有明显的抗生育作用外，尚有以下一些作用：① 能增强小鼠腹腔巨噬细胞的吞噬功能。② 能增加致敏动物血清中溶血素含量。③ 体外对大鼠红细胞有明显的促进凝固作用。④ 能对抗环磷酰胺引起的白细胞减少。⑤ 对二甲苯所致小鼠耳部炎症有对抗作用。

6. 毒副作用：较低，《药典》(1977 版)记载，本品有小毒，有麻舌感。

【临床报道】

临床应用较广。如：① 用于浅表性胃炎、糜烂性胃炎、萎缩性胃炎、溃疡病等。三九胃泰冲剂即以本品配伍三叉苦、白芍药、生地、木香、茯苓加工制成。疗效较好，能保护胃黏膜，调节胃肠运动，抑菌消炎，止血镇痛。② 胃肠痉挛性疼痛、风湿性关节痛、跌打肿痛等，胃痛配香附；关节痛配穿山龙水煎服。③ 局部浸润麻醉：九里香注射液 25 克/100 毫升，小手术 5～10 毫升，作局部麻醉用，一般不需要术前加药，资料仅供参考。民间对湿疹、牙痛、蛇伤等，用叶捣烂外敷或浓煎洗患处。

14. 九 香 虫

【概述】

本品为蝽科昆虫九香虫 Aspongopus chinensis Dallas. 的干燥全虫。11 月至次年 3 月前捕捉。置适宜容器内，用酒少许将其闷死，取出阴干；或置沸水中烫死，取出，干燥。又名黑兜虫(《本草纲目》)、瓜黑蝽(蔡邦华《昆虫分类学》)、屁板虫(《药材资料汇编》)、蜣螂虫、打屁虫、屁巴虫等(《中药志》)。主产云南、四川、贵州、广西等地。性温，味咸。归肝、肾经。功能理气止痛，温中壮阳。主治胸膈气滞，脘痛痞闷，肝胃气痛，脾肾亏损，腰膝酸楚，阳痿。用法用量：煎汤内服，3～6克；或入丸、散 0.6～1.2 克。阴虚阳亢者慎服。

【成分】

虫体含脂肪、蛋白质及甲壳质。脂肪中含有硬脂酸、棕榈酸、油酸。脂肪酸一部分是游离存在。其臭味来源于醛或酮，但未能分出。还含锰、镁等微量元素。

【药理】

1. 抗菌作用：九香虫体外试验对金黄色葡萄球菌、伤寒杆菌、甲型副伤寒杆菌、福氏痢疾杆菌有较强的抗菌作用。

2. 抗癌作用：研究发现，九香虫有抗癌作用，可治疗食管癌、胃癌。

3. 抗凝作用：九香虫水煎醇沉液在体外对纤维蛋白有较强的纤溶作用。

4. 镇痛作用：药理试验表明，九香虫有明显的镇痛作用。

【临床报道】

用于胃寒胀痛、肝胃气痛、肾虚阳痿。凡阴虚内热者忌用。

利膈间滞气，助肝肾亏损，古有乌龙丸：九香虫 30 克(半生半熟)，车前子 12 克(微炒)，陈皮 12 克，白术 15 克，杜仲 24 克(酥炙)。上为细末，炼蜜丸如梧桐子大。每服 4.5 克，盐白汤或盐酒送下，空心服，临卧仍服 1 次。(《摄生众妙方》)

【附方】

［现代方］

1. 慢性喘息型支气管炎：九香虫 1 只，火焙焦后研为细末。加鸡蛋 1 只搅匀，用麻油或棉油煎鸡蛋服食，每天 1 次。服药期间，禁止吸烟和食用荤油。注意：阴虚内热者禁用。

2. 慢性肝炎胁痛：九香虫 150 克，参三七 200 克，炙全蝎 100 克。研极细末，水泛为丸如苏子大。每服 1.5 克，早晚各 1 次，开水送下。

3. 胸脘胁痛：九香虫 90 克，炙全蝎 60 克。研末，蜜丸，每丸 3 克重。每次半丸，日服 2 次。(《吉林中草药》)

15. 刀　豆

【概述】

本品为豆科植物刀豆 Canavalia gladiata (Jacq.) DC. 的干燥成熟种子。秋季采收成熟果实，剥取种子，晒干。表面淡红色或黄褐色。又名挟剑豆、刀豆子、大戈豆、大刀豆、刀鞘豆、白凤豆、刀巴豆、马刀豆、刀培豆、卡肖等。刀豆主产于江苏南京、苏州、南通，湖北，安徽；浙江、四川、广西等地亦产。洋刀豆主产于四川，广东、广西、云南等地亦产，以华南产量大。性温，味甘。归胃、肾经。功能温中，下气，止呃。用治虚寒呃逆，呕吐。用法用量：内服煎汤 9～15 克。水煎服或研末吞服。

【成分】

1. 刀豆种子：含蛋白质 28.75%、淀粉 37.20%、可溶性糖 7.50%、类脂物 1.36%、纤维 6.10% 及灰分 1.90%。还含有尿素酶、刀豆氨酸、刀豆四胺、刀豆球蛋白 A 和血球凝集素。

2. 洋刀豆种子：含淀粉 50%、蛋白质 31.00%～31.54%、脂质 3.48%～4.14%、纤维 8.44%～9.24%、灰分 2.85%～3.04%、总糖 2.48%～2.75% 及还原糖 0.26%～0.40%。还含脂肪酸、皂苷、刀豆球蛋白、刀豆酸、刀豆氨酸及刀豆毒素以及洋刀豆血球凝集素。

【药理】

刀豆中的刀豆毒素具有脂氧酶激活作用，可使雌性大鼠血浆内黄体生成素和卵泡刺激素水平升高，催乳素则降低。刀豆球蛋白 A(Con A)是一种植物血凝素，具有强力的促有丝分裂作用，有较好的促淋巴细胞转化反应的作用。

【临床报道】

用于病后气虚、呃逆不止或气滞胸闷。注意胃热者禁用。

【附方】

［古代方］

1. 冷呃：刀豆子，炙存性，酒服 30 克左右。(《兰台轨范》)

2. 气滞呃逆，膈闷不舒：刀豆(取老而绽者，切，炒，研用)，每服 6～9 克，开水下。(《医级》刀豆散)

［现代方］

小儿疝气：(刀豆)种子研粉，每次 4.5 克，开水冲服。(《湖南药物志》)

【备注】

1. 有刀豆和洋刀豆之分。洋刀豆种子表面白色或类白色，与刀豆不同。

2. 刀豆壳为刀豆荚除去种子后的干燥果皮，功能和中下气，散瘀和血，用治反胃、呃逆、久痢。

16. 了哥王(南岭荛花)

【概述】

本品为瑞香科植物了哥王 Wikstrocmia imdica (L.) C. A. Mcy.，《中国树木分类学》称其为南岭荛花。子(果)、根及叶，均供药用。了哥王之名载于《岭南采药录》；又名九信叶，载于《生草药性备要》。异名有了哥麻、乌哥黄、铁骨伞、雀儿麻等。性寒，味苦，微辛，有毒。归肺、肝经。功能清热解毒，化痰散结，利尿逐水，杀虫拔毒。外敷治瘰疬痈疽，根治恶疮、肺炎、腮腺炎、跌打损伤、水肿臌胀等症。用法用量：内服9～15 克用水久煎。根亦可煎水洗。外用种子捣敷或鲜果涂擦。

【成分】

了哥王根含西瑞香素、黄酮苷及芫花素。根皮含南荛苷、牛蒡酚、罗汉松脂酚、荛花酚、冷杉树脂酚等。果含皂苷、黄酮类。

【药理】

1. 利尿作用：南荛苷对犬有利尿作用。

2. 抑菌抗癌作用：根和茎皮水煎剂在试管内对金黄色葡萄球菌、溶血性链球菌等有抑制作用；对小鼠淋巴瘤-1号腹水型有一定抑制作用。

3. 抗炎作用：广东省医药研究所提取的了哥王素有抗炎症作用。

4. 引产作用：了哥王根对狗和猴中期引产有效。

5. 对血循环的作用：西瑞香素对小鼠心肌血流有改善作用。

6. 其他作用：根皮对皮肤有刺激作用；所含树脂有较强的泻下作用。

【临床报道】

以了哥王用于风湿性关节炎、瘰疬痈肿、百日咳、跌打损伤等。《岭南采药录》记载："治痰火疬：了哥王叶15克加食盐少许，共捣烂敷患处。"能去皮肤红黑瘀血，拔毒消肿。《广西中药志》称，叶捣烂加油敷跌打痈肿。《南宁市药物志》载：杀虫解毒、消肿止痛、清热、泻下、治麻风、梅毒、痈疮、无名肿毒、风湿痛、肺痨、痧气、百日咳、痢疾。

【附方】

［现代方］

1. 外伤出血：了哥王根、断肠草(钩吻)全草各等量，水煎2次，每次煎2小时，2次药液共浓缩至浸膏状，加入防腐剂，放冷均匀地涂在滤纸上，晾干即成。同时剪成小块，贴敷伤口，包扎。(《全国中草药汇编》)

2. 跌打损伤：了哥王根30克，乌桕根、桑根各60克切碎，白烧酒500毫升，浸泡3昼夜。成人每次服15～30毫升，并用生姜切片，蘸药酒推擦患处。(《福建药物志》)

3. 肺炎，支气管炎，扁桃体炎：了哥王根白皮6克，水煎服。又载：治跌打损伤：了哥王根白皮6克，水煎服。(《浙江民间常用草药》)

4. 淋巴结结核，哮喘，腮腺炎，百日咳、扁桃体炎：了哥王根10～24克，久煎去毒后内服。(广州《常用中草药手册》)

5. 肝硬变腹水：鲜了哥王根第二重皮30克，蒸熟，红枣12枚，红糖30克，共捣为丸，如绿豆大，用开水送服5～7粒，日服1次。本品药性剧烈，服后有呕吐、腹痛、泄泻的副作用。体弱和晚期患者忌用。(《福建民间草药》)

制剂有了哥王片，每片含干浸膏0.22克，内服1次3片，每天3次。了哥王注射液，每支30毫克用治上呼吸道感染、扁桃体炎。

三　画

17. 三　　七

【概述】

本品为五加科植物三七 Panax notoginseng（Burk.）F. H. Chen 的干燥根。一般为栽培品。因原产广西田阳，故又名田三七（田七）；因与人参同科，故称人参三七（参三七）；因与菊科水三七区别，故又名旱三七。性温，味甘、微苦。归肝、胃经。功能散瘀止血，消肿定痛。主治咯血，吐血，衄血，便血，崩漏，外伤出血，产后瘀血腹痛，胸腹刺痛，跌扑肿痛。用法用量：3～9 克水煎；研粉吞服，每次 1～3 克；外用适量。

【成分】

三七的主要成分为三七皂苷和黄酮苷。皂苷为达马烷型，总皂苷含量达8%～12%，其中所含单体有人参皂苷 Rb_1、Rb_2、Rc、Rd、Re、Rf、Rg_1、Rg_2、Rh_1 等 9 种。但以人参皂苷 Rb_1、Rg_1 为主。皂苷元为人参二醇和人参三醇，而以后者含量为高。与人参所不同的是缺少齐墩果酸。此外，也有人分离出三七新皂苷 D_1、D_2 及 E_2。止血成分为三七氨酸（Dencichine）。

【药理】

1. *止血作用*：三七浸剂能缩短家兔凝血时间，止血作用较藻酸钠和凝血酸强。可使止血时间明显缩短。

2. *活血作用*：实验证明它能影响血小板的聚集，三七提取液能促进家兔和人的眼前房、球结膜和玻璃体内瘀血的吸收；三七绒根提取物体内、外给药，均能对抗 ADP 所致家兔血小板聚集，并使全血黏度下降；对冠心病患者的血小板聚集与黏着力也都比给药前下降。

3. *抗心律失常作用*：三七的人参二醇苷（PDS）和三醇苷（PTS）均能对抗乌头碱和 $BaCl_2$ 等诱发的心律失常。

4. *扩血管作用*：总皂苷能扩张血管，并使血压降低，Rb_1 的作用大于 Rg_1。

5. *保肝作用*：降低 ALT、AST，提高 SOD 活性，减少肝糖元消耗。

6. *其他作用*：尚有保护神经细胞，保护缺血性脑损伤、延缓衰老、抗应激等作用。

【临床报道】

1. *治疗各种出血性疾病*：如吐血、衄血等，并用于眼外伤或眼手术后的前房出血。

2. *治疗冠心病*：其控制冠心病心绞痛的机理，与直接扩张冠脉、降低冠脉阻力，增加冠脉流量，改善心肌缺血状态有关。并可用于治疗冠心病心肌梗死。三七注射液、三七皂苷及黄酮均有降压作用，故对冠心病伴有高血压者有利。

3. *注意事项*：三七能促进脱氧核糖核酸的合成，降低肝损害和血清转氨酶，有保肝作用。三七毒性较低。三七总皂苷小鼠皮下注射 LD50 为 1 667 毫克/千克，亚急性毒性试验，对兔心、肝、肾等机能、组织形态及血象，均未见影响。临床上对血虚所致的吐血、衄血，不宜应用。血虚无瘀者慎用。凡出血而见阴虚口干者，应配伍滋阴凉血药，除用煎剂外，还有生三七粉（每天1～1.5 克，1 次或分 3 次服）、三七片、三七注射液（一般为 30%，肌肉注射，每次 2 毫升，每天1～2 次）。

【附方】

［现代方］

安血饮：三七末3克，冲白及15克，藕汁1小杯（冲），白茅根30克，龙骨15克，牡蛎15克，制大黄6克，水煎服。（《中药基本知识简编》）

【备注】

1. 三七同属植物有竹节三七及峨眉三七的根，在少数地区也作三七使用，功效基本相同。但一般认为，三七的止血作用比竹节三七稍强，而竹节三七祛瘀消肿之功较大，尤适用于跌打损伤。另有菊科植物土三七，景天科植物景天三七等，虽也有一定的止血祛瘀功效，但均不可混淆。

2. 三七花能清热、平肝、降压，可治高血压病、头昏、目眩、耳鸣。

3. 三七叶含皂苷，水解后主要得人参萜二醇，但人参萜三醇含量极少。

4. 商品三七等级划分较细，每500克20头者为1等，40头为2等，60头为3等，80头为4等……300头为8等，主根上剪下的细小须根为11等，称三七须。

18. 三角藻

【概述】

本品为马尾藻科植物三角藻 Sargassum tortile C. Agardh 的藻体。又名马尾藻、山头麦、羊柄草、海萝、海藻、乌菜等。产于沿海礁石附近。药用全藻。夏秋采收，淡水洗净杂物，切断晒干即得。性寒，味苦、咸。归肺、脾、胃经。功能消炎软坚，泄热利水。用于淋巴结核，疝气，脚气水肿，淋病，甲状腺肿等。用法用量：9～15克，煎服。

【成分】

三角藻含马尾藻四醇（Sargatetraol）、Sargaquinoic、Sargaquinal、Sargachromenol 和马尾藻醌（Sargaquinone）。

【药理】

1. 抗癌作用：三角藻水溶性提取物有抗肿瘤作用。其甲醇浸膏对 P_{388} 淋巴细胞白血病细胞进行了细胞毒作用的试验，具有强大作用。此乃由于前曾分离到的成分二羟马尾藻醌（Dihydroxysargaquinone）和马尾藻三醇（Sargatriol）所致。前一成分与马尾藻醌是细胞毒成分；而马尾藻三醇仅有中等程度作用。

2. 抗菌作用：从三角藻分离的长发醇（Crinitol）对革兰阳性菌为一抗菌成分，对丙酸菌痤疮最为敏感。并对金黄色葡萄球菌有效。与某些抗氧化物合用，如与两种抗氧化物合成品：① 丁基-4-羟基茴香醚（BHA）。② 丁基羟基甲苯（BHT）并用时，可明显加强长发醇的抗菌作用，特别是对变异的链球菌有效。有趣的是它协同 BHT 和 BHA 拮抗生龋性细菌。

【临床报道】

参海藻对甲状腺肿、颈淋巴结核、乳房肿块、肥胖病等，可作辅助药。

【附方】

［现代方］

民间用三角藻治疗单纯性甲状腺肿，用三角藻9克，海带9克，龙胆草6克，煎服。治疗淋巴结核用三角藻、海带、川楝子各15克，煎服或研粉以蜜为丸，每服3～6克，每天2次。（《中国药用孢子植物》）

19. 三　棱

【概述】

本品为黑三棱科植物黑色棱 Sparganium stoloniferum Buch-Ham 的干燥块茎。主产于江苏、河南、山东、江西、安徽等地。采挖后削去外皮，晒干。又名红蒲根、京三棱。临床用的醋三棱，系将三棱片按《药典》规定的醋灸法，炒至色变深为度。三棱性平，味苦、辛。归肝、脾经。功能破血行气，消积止痛。主治癥瘕痞块，瘀血经闭，食积胀痛。血瘀气滞，肝脾肿大。用法用量：4.5～9克。

【成分】

块茎含挥发油及淀粉。

挥发油中含4,4-2甲基戊烯、呋喃醛、呋喃醇、5-甲基呋喃醛、2-羟基苯甲醛、正已酸、2-乙酰基吡咯、苯乙醇、对苯二酚等，含量以后三者为高。另有三棱酸、麦黄酮等。

【药理】

1. 对血管的作用：三棱可降低麻醉犬血压、扩张股动脉，增加股动脉血流量。

2. 对肠管的作用：三棱水煎剂可兴奋家兔离体肠管的收缩，紧张性升高，其作用可被不同浓度的阿托品所拮抗。

3. 对血液的作用：改善血液流变性，降低血液黏度。① 降低家兔全血黏度，可使血液中血细胞压积减少，血沉速度降低。② 抗凝血及抗血栓形成：抑制血小板凝集，延长血栓形成时间，缩短血栓长度，减轻血栓重量，还能使凝血酶原时间及凝血活酶时间延长。③ 三棱挥发油能升高白细胞数目。

4. 镇痛作用：小鼠扭体法、热板法证明三棱生品及不同炮制品都有一定的镇痛作用，其中以醋炙三棱作用强而持久。

5. 抗癌作用：三棱能促进家兔腹腔自体血液及血块的吸收。三棱、莪术注射液对小鼠肉瘤180、L615、肝癌实体型有抑制作用。

【临床报道】

1. 治疗白细胞减少症：与当归、黄芪配伍，水煎服。因能活血祛瘀，故对血瘀证有效。

2. 治疗肝癌：注射三棱、莪术注射液，合并内服中药一号散(三棱、莪术、水蛭等)治疗原发性肝癌15例，近期观察有一定疗效。这与"本草"记载治疗癥瘕痞块的经验一致。

3. 治疗女子不孕症：以三棱、莪术为主，治疗月经愆期，色紫黑块状，无排卵月经，平均治疗62天有效。

4. 治疗子宫肌瘤：三棱、莪术配伍当归、穿山甲等辨证加减，治疗136例，有效率83.8%。

三棱与莪术临床应用基本相同，但活血之力三棱为优，理气之功莪术为胜，故祛瘀消积用三棱；行气止痛用莪术，合用则治癥瘕积聚、闭经、痛经等。

【附方】

[古代方]

1. 酒食所伤、腹胁胀满，呕酸翻胃、食积气块、不思饮食：蓬莪术、益智仁、京三棱(煨，切)、青皮(去白)各60克，白茯苓(焙)120克，甘草90克，上为细末，每次6克，用水300毫升。加大枣(擘破)1枚、盐少许同煎至120毫升。(《太平惠民和剂局方》三棱散)

2. 妇人血癥、血瘕、食积、痰滞：三棱、莪术各120克，青皮、半夏(汤洗)、麦蘖各90克。用好醋4升、煮干，焙为末，醋糊为丸如梧子大。醋汤送服30丸。(《三因极一病证方论》三棱煎)

3. 幼婴伤食及痈积腹胀：三棱、莪术、青皮、陈皮、枳实(炒)、厚朴(炒)、半夏(姜汁炒)、黄连、香附(醋炒)、川芎、使君子肉、神曲(炒)、麦芋(炒)、干蟾(烧存性)、槟榔、木香、砂仁各10.5克，当归3克。上药为末，另取神曲煮糊为丸如黍米大，每服20～50丸，米饮下。(《育婴秘诀》三棱丸)

[现代方]

1. 妇人血癥、血瘕：三棱、莪术各120克，青皮、半夏、麦芽各90克，上药用醋1～2升煮干，焙干后研末，醋制成糊丸，每服9克，用醋汤送下。

2. 产后经闭腹痛：三棱 6 克，丹参 15 克，红花 9 克，延胡索 9 克，赤芍12克，香附12 克，水煎服。

3. 食积腹胀：三棱 9 克，莱菔子 9 克，水煎服。

4. 肝脾肿大：三棱、红花各 9 克，莪术 6 克，赤芍、香附各 12 克，水煎服。（以上四方均自《中国常用中草药》）

【备注】

目前商品药材，有荆三棱和黑三棱两种，两者药材名称和植物名称恰恰相反。而黑三棱药材仅在部分省区使用，处方一般使用荆三棱。小黑三棱、狭叶黑三棱亦同收入药。

20. 干　姜

【概述】

本品为姜科植物姜 Zingiber officinale Rosc. 的干燥根茎。又名淡干姜、白姜、均姜。全国大部分地区有产，主产四川、贵州等地。性热，味辛。归脾、胃、肺经。功能温中逐寒，回阳通脉，燥湿消痰，温肺化饮，壮脾阳，蠲冷痛。主治心腹冷痛，吐泻，肢冷脉微，带下清稀，寒饮喘咳，风寒湿痹，阳虚吐衄、下血。用法用量：煎汤内服，1.5～4.5 克。阴虚内热，血热妄行者忌服。孕妇慎服。

【成分】

干根茎含挥发油，其中有姜烯（Zingiberene）、水芹烯（Phellandrene）、莰烯（Camphene）、姜烯酮（Shogaol）、姜辣素（Gingerol）、姜酮（Zingiberone）、α-松油醇（α-terpineol）、龙脑（Borneol）、姜醇（Zingiberol）、柠檬醛（Citral）等。辛辣成分为多种姜辣素（Gingerol）（即姜酚）以及分解产物姜酮和姜烯酚。尚含树脂、淀粉。

【药理】

1. 保护胃黏膜：干姜对 0.6 摩尔/升盐酸所产生的胃黏膜损伤有明显的保护作用，对应激性刺激所致的胃黏膜损伤有一定的保护作用，该作用并不是抑制胃酸分泌的结果，其机理可能是由干生姜刺激胃黏膜合成和释放具有细胞保护作用的内源性前列腺素所致。

2. 抗溃疡作用：干姜可抑制盐酸-乙醇性溃疡，其有效成分是姜烯。

3. 镇静镇吐作用：皮下注射干姜甲醇提取物10 克/千克，能明显延长环己巴比妥的小鼠睡眠时间，抑制自发活动，蛙注射后可抑制末梢性催吐药硫酸铜诱发蛙呕吐，灌服给药也能抑制硫酸铅所致狗呕吐，姜酮及姜烯酮混合物为其镇吐有效成分。

4. 止咳平喘作用：干姜甲醇提取物不影响豚鼠离体气管收缩活动及异丙肾上腺素的松弛作用，但能抑制乙酰胆碱和组胺引起的收缩，挥发油为其活性成分。生姜挥发油灌服，对豚鼠过敏性支气管痉挛有保护作用，6-姜烯酮对豚鼠有强大的镇咳作用。

5. 解痉止泻作用：本品对烟碱、组胺等引起的离体兔肠活动有抑制作用，且随浓度增加作用加强。干姜石油醚提取物能对抗蓖麻油引起的腹泻，但对番泻叶引起的腹泻无作用。

6. 利胆作用：干姜石油醚提取物能促进麻醉大鼠胆汁分泌。

7. 调节血压：姜烯酚给大鼠肌肉注射，可引起血压一过性降低后上升，以后又持续下降的三相性作用。升压作用能被特拉唑啉所抑制，降压作用能为切断迷走神经所抑制。

8. 抗缺氧作用：干姜醚提物能减慢整体小鼠的耗氧速度，延长常压密闭缺氧小鼠的存活时间，并能显著延长断头小鼠张口动作持续时间。

9. 抗凝血作用：对于二磷酸腺苷诱导的兔血小板凝集，6-姜醇仅在高浓度下才呈抑制作用，而对花生四烯酸诱发的血小板凝集，6-姜醇具有明显的抑制作用。另外，6-姜醇对胶原诱发的血小板凝集也具有抑制作用，但较对花生四烯酸的效果弱。姜水提物或挥发油给大鼠灌胃，均能使实验性血栓形成时间延长。

10. 抑制消化酶活性：本品对胰酶及多种淀粉酶表现出强大的阻碍作用。胰酶对淀粉、蛋白和脂肪有较强的消化力，而生姜可严重破坏胰酶中的淀粉酶。

11. 解毒作用：干姜醚提物1.5毫升/千克或3毫升/千克灌胃，均能显著延长氰化钾中毒小鼠的存活时间；但对亚硝酸钠中毒小鼠存活时间，仅略微延长。

12. 其他作用

(1) 干姜甲醇提取物10克/千克（生药）给小鼠皮下注射，能明显抑制其醋酸扭体反应。醚提后残渣的水提物及干姜醚提物，均能抑制扭体反应，还能延长热刺激痛反应的潜伏期。

(2) 干姜甲醇提取物可抑制小鼠由醋酸所致腹腔毛细血管通透性的增加；醚提物及醚提后残渣的水提物对二甲苯引起的小鼠耳壳肿胀，也显示抗炎症作用。

(3) 干姜、干姜挥发油或干姜酚酸性部分灌胃，均能显著降低大鼠肾上腺中维生素C的含量。说明对皮质功能有增强作用。

(4) 姜辣素和姜烯酮有灭螺和抗血吸虫作用。毒副作用：干姜毒性极低。炮姜水煎液对小鼠灌胃，LD50为(170.6±1.1)克/千克，干姜水煎液用至250克/千克以上，未见小鼠死亡。干姜醚提物给小鼠灌胃，LD50为(16.3±2.0)毫升/千克。

【临床报道】

干姜的临床应用较广，如：① 温中回阳，温经通络，治脾胃虚寒。配附子，治脾肾阳衰，肢冷脉微，心腹腰背冷痛及下焦寒湿痼冷。② 温肺化痰，用治寒咳、痰多清稀，可与细辛、五味子配伍。③ 温经止血止呕，配吴茱萸，治胃气虚冷，呕吐不止。配当归、川芎治产后恶露不尽，血块多。与止血药配伍，治虚寒性吐衄、便血、崩漏等证。④ 回阳救逆，辅助附子，治疗亡阳证，如四逆汤。

又：炮姜与生姜、干姜本属一物，因取用不同，而性能有别。① 生姜辛、微温，长于发散风寒，且能温中止呕。② 干姜辛热，长于温中回阳，兼能温肺化饮。③ 炮姜苦温，善于温中止泻，兼能止血（如生化汤用炮姜）。干姜与附子比较，均有回阳作用，但干姜归带脉及脾、胃经，温中散寒，偏于守中，为治虚冷寒凝、腹痛吐泻之要药；而附子归督脉、肾经、峻补下焦元阳，偏于温下，为命门火衰，阳虚厥逆之要药。两者合用，可增回阳救逆之功。如干姜、附子、甘草组成的四逆汤。一般言之，温带燥湿用干姜；止泻止血用炮姜。阴虚有热及孕妇慎用。干姜善于温中而祛里寒，生姜长于发汗而散外寒。干姜入补剂常配伍甘草、大黄；淡干姜气味热力差，祛寒力也弱。

【附方】

［古代方］

1. 卒心痛：干姜末，温酒服6克，须臾，六七服，瘥。（《补缺肘后方》）

2. 少阴病，下利清谷，里寒外热，手足厥逆，脉微欲绝，身反不恶寒，其人面色赤，或腹痛，或干呕，或咽痛，或利止脉不出者：甘草60（炙）克，附子大者1枚（生用，去皮，破八片），干姜90克（强人可120克）。上3味，以水600毫升，煮取240毫升，去滓，分温再服，其脉即出者愈。（《伤寒论》通脉四逆汤）

3. 中寒水泻：干姜（炮）研末，饮服6克。（《千金方》）

4. 头目眩晕吐逆：川干姜（炮）60克，甘草（炙赤色）30克。上2味，为粗末。每服12～15克，用水300毫升，煎至八分食

前热服。(《传信适用方》止逆汤)

5. 妊娠呕吐不上：干姜、人参各30克，半夏60克。上3味，末之，以生姜汁糊为丸，如梧子大。每服10丸，日3服。(《金匮要略》干姜人参半夏丸)

6. 脾寒疟疾：干姜、高良姜等份。为末。每服3克，水150毫升，煎至七分服。(《外台秘要》)

7. 寒痢青色：干姜切豆大，海米饮服六七枚，日三夜一。(《补缺肘后方》)

8. 脾胃虚弱，饮食减少，易伤难化，无力、肌瘦：干姜(频研)120克，以白饧切块，水浴过，入铁铫溶化，和丸梧子大。每空心米饮下30丸。(《十便良方》)

[现代方]

1. 崩漏、吐血、便血而证属虚寒：干姜6克，熟附片6克，白术12克，黄芪12克，山萸肉15克，生龙骨12克，生牡蛎12克，茜草9克，陈棕炭9克。水煎服。(《中药基础知识简编》姜附固冲汤)

2. 经后期血色黑而有小腹痛：茯苓15克，桂枝4.5克，五味子6克，干姜3克，细辛1.5克。水煎服。(同上苓桂五味姜辛汤)

3. 功能性子宫出血：炮姜、棕榈炭、乌梅肉炭各等份，研细末，每服6克，温开水送服。(《中国常用中草药》)

4. 脾胃虚寒、腹痛泄泻：干姜9克，白术9克，党参12克，甘草3克，水煎服。(同上)

【备注】

1. 干姜炮焦后，称为炮姜，表面棕褐色。如炒至表面发黑，则称为姜炭。

2. 药材行认为干姜以四川犍为、贵州长顺、兴仁为主产地，产量较高，质量亦佳。

3. 姜是用根茎繁殖的，作种的根茎称为种姜，药用以黄口姜最好，块大而结实、粉性大，味辣，水分较少。本书另有"生姜"条。

21. 干　漆

【概述】

本品为漆树科植物漆树 Rhus verniciflus Stokea 树脂经加工后的干燥品。又名漆渣、漆底、漆脚、山漆、枦苗。多生于向阳避风山坡。夏季采收其树皮割破后流出的渗出物。渗出物表面干燥部分或缸底漆脚(渣)晒干，捣碎生用，为生干漆。若炒至烟尽或密封铁锅内煅透后用，即为煅干漆。我国除黑龙江、吉林、内蒙古和新疆外，其他大部分地区均有分布，也有栽培。干漆性温，味辛，有毒。归肝、脾经。功能破瘀、调经，消积、杀虫。主治瘀滞经闭，癥瘕，风寒湿痹，胞衣不下，瘀血及虫积腹痛。用法用量：内服，入丸、散，3～6克；外用，烧烟熏。孕妇及体虚无瘀者均宜慎服。

本植物的根(漆树根)、根皮及干皮(漆树皮)、心材(漆树木心)、树脂(生漆)、叶(漆叶)、种子(漆树子)等亦供药用。

【成分】

干漆是生漆中的漆酚在虫漆酶(Laccase)的作用下在空气中氧化生成的黑色树脂物质。果实含脂肪约20%，其中主要成分为棕榈酸、油酸及廿碳烯二羧酸等的甘油酯。可用热压法制油，称为木蜡或漆蜡(Cerarhois)。生漆含儿茶酚(Catechol)、漆酚(Urushiol)、树胶及氧化酶漆酶(Laccase)，另含少量氢化漆酚(Hydrourushiol)、漆树蓝蛋白(Stellacyanin)及鞣质等。漆酚为数种儿茶酚(catechol)衍生物的混合物，在空气中氧化后变黑色树脂状物。

【药理】

1. 抗癌作用：近世认为干漆属破血消癥作用峻烈者，用于治疗癌瘤，疑难痼疾有效验，治肿瘤古方亦有干漆者，如干漆方及鳖甲丸以治伏梁。“削年深坚结之积滞，破日久凝结之血瘀重症。”

2. 解痉作用：本品醇提取物对离体平滑肌(如大肠、小肠、支气管、子宫等)具有拮抗组胺、5-羟色胺、乙酰胆碱的作用，与 Antazoline(抗组胺药)、麦角酸二乙胺(抗5-羟色胺药)及阿托品的性质相似，但强度较弱。

3. 对心血管的作用：在小剂量时，使蛙、兔心脏的收缩增强，搏动增快，舒张充分，因而搏出量增加，还能使动物的血管收缩，血压升高，瞳孔散大，而在大剂量时，则有抑制心脏、血压下降、瞳孔缩小、麻痹中枢神经系统的作用。

4. 抗缺氧、缺血作用：干漆浸膏能延长小鼠的耐缺氧存活时间，能部分对抗脑垂体后叶素所致大鼠心肌缺血。

5. 对出凝血的作用：漆炭对实验动物能缩短出血时间和凝血时间。

6. 毒副作用：对某些特异质的人，接触生漆可产生严重的过敏性皮炎。对生漆敏感者0.001毫克的纯漆酚即可引起漆性皮炎；氢化漆酚毒性较弱，0.1毫克可引起皮炎。漆树酸钠对家兔致死量为6.67毫克/千克。有轻度的蓄积作用。

【临床报道】

用于闭经、瘀血癥瘕、虫积腹痛、肿瘤等，孕妇及体虚无瘀者慎用。

消积用干漆杀虫散，逐肠胃一切有形之积滞，肠胃既清，则五脏自安。(《本草经疏》)与使君子配伍，杀虫消积之力增加，可用于小儿虫疳、虫积腹痛，干漆散可治胞衣不出及恶血不行。(《圣济总录》)

【附方】

［古代方］

1. 心痛及腹胁积聚滞气：筒子干漆60克。捣碎，炒烟出，细研，醋煮面糊和丸，如梧桐子大，每服5～7丸，热酒下，醋汤亦得，无时服。(《简要济众方》)

2. 小儿蛔虫心痛：干漆30克(捣碎，炒令烟出)。捣细，罗为散，每服以新汲水100毫升，生油一橡斗子，空心调下0.4克，不过3服，当取下虫。(《太平圣惠方》)

3. 五劳七伤：干漆、柏子仁、山茱萸、酸枣仁各等份。为末蜜丸，如梧子大。服27丸，温酒下，日2服。(《千金方》)

4. 喉痹欲绝不可针药者：干漆烧烟，以筒吸之。(《圣济总录》)

5. 调经化瘀丸：治寒凝气滞血瘀所致之经闭、痛经、癥瘕、积聚等证。(《寿世保元》)血瘀经闭，可用干漆丸(《产科启蒙》)：归尾、红花各9克，干漆15克，大黄、桃仁各6克。上药为末，醋糊为丸，如梧子大。每服20～30丸，白汤送服。

［现代方］

1. 经闭，子宫肌瘤，血肿：以干漆、虻虫、水蛭、生甘草研细末，炼蜜为丸。每次2克，每天3次，开水加黄酒送服。

2. 子宫内膜异位症：干漆4.5克，炒当归、赤芍、川牛膝、制香附、海藻、炙甲片各9克，丹参、皂角刺、莪术各12克，桂枝、血竭各3克。

3. 血栓闭塞性脉管炎：采用活血化瘀为主，其中气滞血瘀基本方为：干漆10克，当归、红花各15克，三棱、莪术、地龙、延胡索、川楝子、川芎、生甘草各12克。日1剂，水煎服，3个月为1个疗程。

4. 颅脑损伤瘀血型：以干漆、穿山甲、莪术、苏木加入血府逐瘀汤中。

5. 囊虫病：干漆炭、芜荑各240克，雷丸120克，朱砂60克，共为细粉，每服3克，每天早晚各服1次。

6. 漆龙丝虫丸：治疗丝虫病，干漆炭300克，地龙、苍术(炒)各500克，研末，水泛为丸，早晚饭后各服1.5克。(《中草药学》)

7. 通经甘露丸：治经闭不通，小腹疼痛等症，方中用的是煅干漆。(《药典》)

【备注】

1. 漆树的根，用于跌打损伤；种子用于便血、尿血。

2. 同属植物小漆树 Rhus delavayi Franch. 也应用于临床，功效相似。产于四川、贵州、云南等地。

22. 土茯苓

【概述】

本品为百合科植物土茯苓 Smilax glabra Roxb. 的根茎，又名草禹余粮、刺茯苓、土萆薢、冷饭团、白余粮等。性平，味甘、淡。归肝、胃经。产于浙江、江苏、广东、广西、福建等地。明代《滇南本草》称为仙遗粮，近世《广州植物志》称为光叶菝葜。拉丁学名又称 S. trigona Warb. 又有三种非正品药材，也作土茯苓使用，它们是：① 暗色菝葜；② 无刺菝葜；③ 防己叶菝葜。仅在个别地区使用。本品功能解毒，除湿，用治梅毒，淋浊，痈肿，瘰疬，利关节治筋骨挛痛。用法用量：正品土茯苓用量为 15～30 克煎剂；外用适量，研末调敷。

【成分】

土茯苓主含苷类有落新妇苷（Astilbin）、黄杞苷（Engeletin）、另有生物碱、黄酮类、鞣质、树脂、挥发油、阿魏酸、莽草酸、油酸、亚油酸、β-谷甾醇等。

【药理】

1. 抗癌作用：对黄曲霉素所致大鼠肝癌有一定抑制作用。

2. 保护心肌作用：赤土茯苓苷可改善心肌超微结构。

3. 抗脂质过氧化作用：降低丙二醛的含量。

4. 抑制免疫反应：抑制细胞免疫反应。

【临床报道】

1. 防治钩端螺旋体病：预防量每天用土茯苓 30 克，1 次或 2 次煎服。每周连服 3 天，共服 5 周，治疗用 60 克，病情重体质好者，还可加大用量，加甘草 9 克水煎，每天 2 次分服。复方给药时可用土茯苓 120 克，地榆、青蒿、白茅根各 30 克煎服。每天 1～3 剂，退热后每天 1 剂，分 4 次服。

2. 治疗梅毒：土茯苓为主，配伍金银花、甘草或配忍冬藤、蒲公英、马齿苋、甘草煎服。据称治梅毒及隐性梅毒血清转阴率 90%左右，对晚期梅毒的治愈率仅有 50%左右，对梅毒性口腔炎及晚期麻痹性痴呆，也有一定疗效。

3. 治疗牛皮癣：土茯苓 60 克水煎，日 1 剂，分 2 次服。

4. 治疗急性菌痢：鲜土茯苓、鲜车前草各 90 克，穿心连 30 克水煎。

5. 治疗银屑病：土茯苓 80 克，金银花 90 克，日服 1 剂；外用马钱子 60 克（用醋 500 毫升泡 7 天），外涂。

6. 治疗红斑狼疮：据报土茯苓配葎草、鸭跖草、紫草、苍耳草、金银花、连翘、牡丹皮，有效。

【附方】

［古代方］

1. 妇人红崩、白带：土茯苓、水煨，引用红砂糖治红崩，白砂糖治白带。（《滇南本草》）

2. 火毒疮红肿、未成即溃：土茯苓为末，好醋调敷。（《滇南本草》）

3. 瘰疬溃烂：土茯苓切片，水煎服，或入粥内食之，须多食为妙。（《积德堂经验方》）

4. 梅毒筋骨挛痛：土茯苓、银花、白鲜皮、薏苡仁、木通、皂角子。（《本草纲目》搜风解毒汤）

［现代方］

梅毒土茯苓、金银花、白鲜皮、威灵仙。（《实用中医外科学》土茯苓合剂）

【备注】

同属植物菝葜 Smilax china L. 和肖菝葜 Hetersmilax japonica Kunth. 均和土茯苓常相混，药材收购时应注意。

23. 土 贝 母

【概述】

本品为葫芦科植物土贝母 Bolbostemma paniculatum（Maxim.）Franquet 的干燥块茎。又名土贝、草贝、假贝母等。主产于河南、陕西、山西等地。甘肃、河北、辽宁等地亦产。现已广泛栽培。性凉，味苦。归肺、脾经。功能清热解毒，散结消肿。主治乳痈，乳癌，瘰疬痰核，疮疡肿毒。用法用量：3～9 克水，煎服；亦可捣敷蛇虫咬伤、外伤出血。

【成分】

含皂苷及糖类、豆甾三烯醇、麦芽醇、土贝母皂苷甲、乙、丙、丁、戊等。

【药理】

1. 抗癌作用：从土贝母中分离到的结晶 D 给小鼠连续灌胃 2.5 毫克/千克对 S180 和 H22 具有显著抑制肿瘤生长的作用，并能延长小鼠生存期。

2. 抗病毒作用：土贝母皂苷 0.1 微克对单纯疱疹Ⅰ型病毒有抑制作用。

3. 杀精作用：土贝母总皂苷 0.04% 及其甲、丁成分，浓度分别为 0.04% 及 0.03% 时，能破坏精子的生物膜，抑制精子的酶活性，显示杀精子作用。

4. 毒副作用：土贝母成分结晶 D 对小鼠毒性测定，其 LD50 为 51.61 毫克/千克（肌肉注射）；给犬肌肉注射 0.3 毫克/千克、0.6 毫克/千克、1.2 毫克/千克，每周注射 5 次，共用药 4 周，结果一般情况良好，血象与肝肾功能无异常。

【临床报道】

临床用于治疗多种疾病，如：① 乳痈、痰核、瘰疬、疮疡肿毒。② 主治淋巴结结核、慢性淋巴结炎、骨结核。③ 治乳腺炎、乳痈、痰核。配白芷治乳痈初起。④ 肥厚性鼻炎。⑤ 治肿毒：配穿山甲片（炙）、防风治一切肿毒。

【附方】

［古代方］

1. 乳痈初起：白芷、土贝母等份为细末，每服 9 克陈酒送服。重者再 1 服。（《本草纲目拾遗》）

2. 乳岩已破：土贝母、核桃隔、金银花、连翘各 9 克。酒水煎服。（《姚希图经验方》）

3. 刀割斧砍，夹剪，枪箭伤：土贝母末敷之，止血收口。（《年希尧经验良方》）

［现代方］

1. 乳腺炎初起，红肿热痛：土贝母 60 克、白芷 30 克共研细末，每服 6 克，每天 2 次，温开水送服。（《中国常用中草药》）

2. 颈淋巴结结核（未破）：土贝母 10 克，水煎服，并用土贝母粉醋调敷患处。（同上亦见《陕西中草药》）

3. 乳腺癌：土贝母、分心木、连翘、金银花各 9 克，加白酒少许，水煎服。（同上）

【备注】

《神农本草经》将贝母列为上品，近年研究因其品种来源、产区及性状的不同，分成以下几类：

1. 浙贝母：又名浙贝、象贝、大贝、珠贝、元宝贝等。

2. 川贝母：包括松贝、青贝（暗紫贝母）、炉贝（梭砂贝母）又名尖贝、川贝、珍珠贝等。

3. 平贝母又名平贝。

4. 伊贝母又名伊贝。

5. 其他：岷贝（甘肃）、东贝（浙江）、板贝（湖北）、太白贝（陕西）、皖贝母（安徽）、彭泽贝母（江西）。

24. 土 荆 皮

【概述】

本品为松科植物金钱松 Pseudolarix kaempleri Gord. 的根皮或树皮。又名土槿皮。主产江苏、江西、安徽、浙江等地。性温，味苦、辛，有毒。归大肠经。功能杀虫止痒。主治体癣、手脚癣、疥疮、神经性皮炎等。浸酒涂擦或研末醋调敷。本品有毒，一般多为外用。

【成分】

含树脂及挥发油，根皮中的主要成分有土荆酸 A、B、C、D、E，土荆甲酸苷、土荆乙酸苷，金钱松呋喃酸及白桦脂酸等。此外尚含鞣质及黏液质。

【药理】

1. 抗菌作用：土荆皮水浸液与醚浸液体外实验无抗真菌作用。但乙醇浸膏及苯浸膏对多种致病性真菌，具有不同的抗真菌作用。作用以土荆皮酸最强，在 0.1 毫克/毫升浓度时，对玫瑰色癣菌、许兰癣菌及絮状表皮癣菌等有杀虫作用。

2. 抗癌作用：土荆皮甲酸对白血病 HL60TB、P388、CNB 癌 TE671、黑色素瘤 SK-MEL5 和卵巢癌 A2780 十分敏感。土荆皮乙酸苷对人肝癌细胞体外实验表明，可明显抑制其增殖，能直接杀伤瘤细胞。土荆甲酸能有效抑制人的胃癌、肝癌和白血病细胞的增殖，并诱导其凋亡。

3. 对胆囊的作用：高浓度土荆皮酊可破坏家兔胆囊黏膜，造成胆囊壁的慢性炎症和纤维化。

4. 抗早孕作用：土荆皮甲酸、乙酸和乙酸苷对小鼠有抗早孕作用。

5. 止血作用：根皮的乙醇提取物，对犬股动脉出血、肝及脾创面出血，具有良好的止血作用。

【临床报道】

用以治疗顽癣，疗效确切。治脚癣以复方土荆皮酊为佳。对体癣、迭瓦癣也有一定疗效。此外还用以治疗局限性神经性皮炎、阴道炎等。

【附方】

［古代方］

风湿癣癞痒风：系大复方，内含土荆皮、吴茱萸、斑蝥、明矾、川椒、细辛、蛇床子、雄黄等。用时将药末烧酒浸搽。(《青囊立效秘方》土荆皮散)

［现代方］

1. 复方土槿皮酊：系用 25%土荆皮酊 400 毫升，苯甲酸 120 克，水杨酸 60 克，加乙醇适量制成 1 000 毫升。另一复方为苯甲酸 60 克，水杨酸 30 克，20%土荆皮酊 500 毫升，加 75%乙醇，制成1 000毫升，外用，治手足癣、体癣等。(《皮肤病方剂手册》)

2. 头癣：土荆皮 30 克，地榆 12 克，白酒 500 毫升。浸 7 天，用浸酒搽患处，每天数次。

3. 局限性神经性皮炎：土荆皮、蛇床子、百部各 30 克，五倍子 24 克，密陀僧18 克，轻粉 6 克，研末备用。先用皂角煎水洗患处，再以醋调药粉涂敷患部，上盖一层油纸，保持药物潮润。每天换药 1 次，直至痊愈。

4. 阴囊湿疹：土荆皮 60 克，白酒 500 毫升，浸酒 1～2 天，外搽患处。(3～5 见《中国常用中草药》)

25. 大枫子(附：大枫子油)

【概述】

本品为大风子科植物大枫子(泰国大枫子) Hydnocarpus anthelmintica Pierre ex laness. 和海南大枫子 H. hainanensis

(Merr.) Sleum. (Taraktogenos hainanensis Merr.)的成熟种子。始载于朱元亨著《本草衍义补遗》。据赵世望报道，我国药用大枫子有国产和外引两类，共计 4 种，即泰国大枫子、高山大枫子、梅氏大枫子、海南大风子。其中梅氏大枫子，为云南勐腊野生；海南大枫子和泰国大枫子于 20 世纪 60 年代中期引进；高山大枫子是 20 世纪 40 年代引入西双版纳的。能正常生长发育，种子性状良好。大枫子性热味辛，有毒。归肝、脾、肾经。功能祛风，燥湿，攻毒，杀虫。主治麻风、疥癣、恶疮。用法用量：1.5～3 克煎汤内服，或入丸散。外用：捣敷或烧存性，研末调敷。

【成分】

大枫子含多种脂肪酸，主要有大枫子油酸和次大枫子油酸，为治麻风病的有效成分。尚有大枫子油酸甘油酯和次大枫子油酸甘油酯以及硬脂酸、棕榈酸、油酸和环戊烯甘氨酸、大枫子烯酸等。

【药理】

大枫子油及其脂肪酸钠盐对结核杆菌及其他抗酸性杆菌、有显著的抗菌作用。其 1∶1 水浸液 10%～40%浓度时，体外对奥杜盎小芽孢癣菌有抑制作用。所含阿立普里斯酸(Aleprestic acid)治疗麻风有效，但毒性较大。

【临床报道】

用以治疗麻风病。大枫子仁为治疗瘤型麻风的有效药。可制成麻风丸、疠风丸等应用。又与大蒜合用捣烂，加水煮沸液治疗荨麻疹，涂擦患部；配苦参，清热燥湿、祛风杀虫功效增强，用治麻风、疥癣诸症。配胡桃仁、水银、茶叶各等份，研匀治疗酒渣鼻有效。服用本品时，宜慎用，阴虚血热者忌服。用后常致恶心、呕吐、胸腹疼痛，甚至出现溶血、肾炎和肝脂肪变性等不良反应。

临床因毒性大，内服伤血损目(朱震亨记载)，会出现一些不良反应，故服用时应注意。

【附方】

［古代方］

1. *癣痒诸疮*：大枫子肉 9 克，硫黄 6 克，枯矾 3 克，明雄黄 6 克，油调敷。(《血证论》大枫丹)

2. *风癣疥癞*：大枫子苦参末各等份，煎汤内服，亦可外洗。(《普济方》大疯诸癞)

3. *一切疮疥脓毒疠疡等*：大枫子肉、白矾、轻粉配制为末，柏油和匀涂之。(《疠疡机要》大枫子膏)

4. *大疯疮裂、杨梅恶疮*：大枫子烧存性，和麻油、轻粉研涂，仍以壳煎汤洗之。(《岭南卫生方》)

附：大枫子油

本品为大枫子和海南大枫子的种仁榨出的脂肪油。油中主含次大枫子油酸、大枫子油酸以及两者的甘油酯，还含油酸、棕榈酸和大枫子烯酸(Gorlic acid)阿立普酸(Alepric acid)、阿立普诺酸(Aleprolic acid)、阿立普里斯酸、阿立普里酸、(Aleprylic acid)、环戊烯甘氨酸(Cyclopenylglycine)，其中大枫子油酸、次大枫子油酸、大枫子烯酸、阿立普里斯酸、阿立普酸、阿立普诺酸及阿立普里酸均对麻风杆菌有抑杀作用，但由于毒性太大，现在已不用于临床。

性热，味辛，有毒。功能祛风除湿，攻毒杀虫。主治麻风、疥癣、风湿痛。也有记载治皮肤炎症和梅毒。方剂有：① 换肌丸(《普济方》)治诸癞大疯疾，苦参 90 克，大枫子油 30 克，苦参研为细末，入大枫子油及少量酒糊为丸，如梧子大，每服 50 丸，无时用温酒送下。仍将苦参煎汤，热洗之为佳。② 大枫子油配轻粉研末，麻油调涂，治麻风症及梅毒恶疮。

【备注】

1. 大风子以个大，体重，表面黑棕色，种仁黄白色，油性大，不破裂者为佳。

2. 大风子应与吕松果鉴别，大风子卵形，质地坚硬，可砸破，味辛；吕松果为不规则卵形，表面有细小疣点；质地硬而韧，难以砸破，味极苦。

26. 大叶桉

【概述】

本品为桃金娘科植物大叶桉 Eucalyptus robusta Sm. 的干燥叶，多数为高大乔木，常见的有大叶桉、窿缘桉 E. exerta F. V. Muell. 细叶桉 E. teretuornis Sm. 等。大叶桉原产澳大利亚，我国有移栽。大叶桉又名蚊仔树，产于广东、广西、福建、贵州、云南等地。叶称蚊仔树叶，性微寒，味辛、苦、涩。归心、肺、大肠经。功能与主治基本与蓝桉同。能清热解毒，收敛生肌，祛风止痒。用于感冒，痢疾，痈肿，烫伤，创伤感染等。大叶桉与蓝桉（桉叶）的主要区别是树皮不剥落，暗褐色、粗糙有不规则纵纹；大叶桉叶片呈卵状披针形，叶基稍不对称，主脉亦不突出，侧脉细密，几与中脉垂直。用法用量：6～9 克，水煎服。鲜品15～30 克，外用煎水洗或搽敷患处。

【成分】

鲜叶含挥发油约 0.7%，称桉叶油，主要成分为桉油精（桉叶素 Cineole）、百里香酚（Thymol）等。叶的醇浸膏经醋酸乙酯提得棓酸（Gauic acid），母液中提得黄绿色针状结晶，暂名“桉乙”。大叶桉无水乙醇提取物粗提物含量为 4.3%，其中有0.903%总黄酮。此外还含桉叶酸、鞣质、树脂、苦味质等。

【药理】

1. 抗菌作用：大叶桉水煎液和水煎醇溶物对金黄色葡萄球菌、甲型链球菌、卡他球菌、绿脓杆菌、痢疾杆菌，均有明显的抑菌作用。棓酸及“桉乙”对流感病毒及金黄色葡萄球菌，也有强大抑菌作用。从江西赣南地区引种栽培的大叶桉干燥叶粗粉，用乙醇提取，收率为 4.306%。粗提物通过聚酰胺柱分离总黄酮 0.903%，在平板培养基上比较黄酮类化合物与土霉素抑制大肠杆菌、金黄色葡萄球菌、蜡样芽孢杆菌的活性，明显优于土霉素。

2. 祛痰作用：挥发油可直接刺激呼吸道黏膜，促进分泌，稀释痰液，显示祛痰作用。

3. 抗疟作用：煎剂内服，能控制疟疾症状，血检转阴。

4. 杀滴虫作用：挥发油在体外能杀灭阴道滴虫。

5. 其他作用：煎剂杀灭钩端螺旋体。大叶桉叶有降压作用。

【临床报道】

大叶桉叶可疏风清热，治感冒发热恶寒；煎汤内服，治疗痢疾，清热涂湿治疗小便短数、热赤涩痛；清热解毒，治疗丹毒，痈肿；此外还治烫伤、下肢溃疡、创伤感染，并能祛风止痒，用于湿疹、烂疮等。配伍金银花，解毒消肿之力倍增；配蒲公英，清热解毒之力尤强；配山栀清热泻火，用于膀胱湿热、热淋、血淋；配大黄解血中之热毒，通降下行，泻热散瘀；配黄柏祛湿解毒、杀虫止痒，故用于湿疹、脚趾湿痒、外阴瘙痒等。

【附方】

［现代方］

1. 外科消毒：15%～30%大叶桉叶煎剂或饱和蒸馏液用于浸手皮肤消毒、伤口冲洗等。（《浙江民间常用草药》）

2. 肠炎菌痢：大叶桉叶 15～30 克水煎服。（同上）

3. 丹毒，创伤感染。大叶桉叶干品6～9克，鲜品 15～30 克，水煎液内服，并同时用 15%～20%溶液局部湿敷。（《常用

中草药手册》)

4. 小儿头疮,烫伤:大叶桉叶煎水外洗。(同上)

5. 哮喘:大叶桉叶12克,白英3克,黄荆9克,水煎服。(《草药手册》)

6. 丝虫病:大叶桉叶鲜叶90克,加水270毫升,煎3小时,去渣浓缩至60毫升,1次服用。小儿1～4岁服1/4,5～10岁服1/3,11～15岁服2/3,服后个别人有头晕、腰酸。(同上)

27. 大豆黄卷(附:大豆及其制品)

【概述】

本品为豆科植物大豆 Glycine max (L.) Merr. 的成熟种子经发芽干燥而成。将粒大而饱满的大豆用水浸泡至膨胀将水放出,用湿布覆盖,每天用30℃温水冲洗1次,或淋洒2～3次使其发芽,待芽长至0.5～1厘米时,摊开,晒干。又名大豆卷、豆黄卷。性平,味甘。归肝、胃经。功能利湿,解热。主治温病发热,暑湿感冒,胸闷,肢体酸重,小便不利。用法用量:9～15克,水煎服。捣汁或入散剂。

【成分】

大豆黄卷含蛋白质19.5%,脂肪6.9%,碳水化合物25%,并含维生素 B_1、维生素 B_2、烟酸以及钙、钾、硅等元素。此外,还含有胆碱、黄嘌呤、次黄嘌呤、胡萝卜素;氨基酸有天门冬酰胺、甘氨酸、亮氨酸、异亮氨酸等。

【药理】

1. 抗菌作用:对肺炎球菌、金黄色葡萄球菌等有抑制作用。

2. 抗病毒性作用:对感冒病毒有抑制作用。

【临床报道】

治疗暑湿、湿温、湿热内蕴所致发热汗少、麻疹不透、胸闷不舒、骨节酸痛、水肿胀满。

【附方】

[古代方]

1. 周痹注,五脏留滞,胃中积聚:大豆卷500克,炒香熟为末,每服1.5克温酒调下,空心加至3克,日3服。润皮毛,补肾气。(《宣明论方》)

2. 头风、湿痹、筋挛膝痛,胃中积热,大便结涩:大豆黄卷炒,1升,酥15克为末,食前温水服1匙,日2服。(《普济方》黄卷散)

3. 水病,通身肿满,喘急,大小便涩:大豆黄卷、大黄捣箩为末,每服4克,临卧时煎葱、橘皮汤调下。平时以利大肠为度。(《圣济总录》大豆散)

【备注】

大豆黄卷,《药典》明言用大豆发芽干燥而成。而张秉成《本草便读》认为,豆卷即黑豆浸水中生芽者,并不是黄豆芽。至于《金匮要论》中薯蓣丸和《太平惠民和剂局方》的牛黄清心丸,内中虽有大豆黄卷,但两者均为大复方,其主治各项也绝非大豆黄卷所能发挥的作用。

28. 大青叶

【概述】

本品为十字花科植物菘蓝 Isatis indigotica Fort. 的干燥叶。性寒,味苦。归心、胃经。功能清热解毒,凉血消斑。主治温邪入营,高热神昏,发斑发疹,黄疸,热痢,痄腮,喉痹,丹毒,痈肿。用法用量:9～15克。按过去药材行业购销情况,大青叶的原植物包括菘蓝、马蓝、蓼蓝、木大青(路边青)

等多种，形态及产地均有所不同。

【成分】

四种大青叶均含靛苷(吲哚苷 Indican)，水解生成吲哚醇和葡萄糖，吲哚醇在空气中氧化缩合形成靛蓝(Indigo)。四川江油生产的中药青黛，所用大青叶为爵床科植物马蓝，经水发酵并以石灰拌和后取其上浮之凝块而得。青黛为深蓝色细粉末，质轻，不溶于水和大多数有机溶媒。内含 K^{+}、Na^{+}、Mg^{2+}、Ca^{2+}、Co^{2-} 等无机盐，还含有靛蓝、靛玉红(Indirubin)、靛棕、靛黄、谷朊及蜡质等。青黛中所含靛蓝约5%～8%，故青黛即粗制靛蓝。靛玉红含量约0.14%。靛蓝和靛玉红都是吲哚衍生物，两者互为立体异构体。

【药理】

1. 抗菌作用：体外试验证明：大青叶煎剂对金黄色葡萄球菌、甲型链球菌、肺炎链球菌、脑膜炎双球菌、流感杆菌、白喉杆菌、伤寒杆菌、痢疾杆菌等具有一定的抑制作用，并有杀灭钩端螺旋体的作用。

2. 解热作用：大青叶对人工发热动物有明显的解热作用，降温快、毒性小。

3. 抗炎作用：对大鼠甲醛性关节炎有明显的抗炎作用，以其组成的复方还能抑制棉球肉芽肿的形成及防治实验性大肠杆菌性腹膜炎。

4. 增强免疫：大青叶煎剂灌胃、对腹腔注入金葡菌的动物，能增强白细胞吞噬细菌的作用。

5. 其他作用：大青叶对乙型肝炎表面抗原(HBsAg)有抑制作用。

【临床报道】

1. 治疗时行热病：高热神昏、热毒发斑、麻疹出疹期高热、重症肝炎引起的高热神昏以及心胃实火上炎所引起的喉痹肿痛、大头瘟(面部丹毒)、口舌生疮等热毒血症，均可奏效。

2. 治疗恶性肿瘤：治疗慢性粒细胞性白血病总有效率约有90%。疗效快、副作用小、无明显骨髓抑制作用。靛玉红用于急性白血病和银屑病也有效。其奏效机理是通过抑制肿瘤细胞DNA合成，从而抑制它的增殖。

【附方】

［古代方］

1. 大青四物汤：由大青叶、甘草、阿胶、豉4味组成，主治温毒发斑，或伤寒热病七八天发汗不解及吐下后热不除，下利不止者。

2. 大青汤：大青叶、木通、玄参、桔梗、知母、山栀、升麻、石膏各等份，主治风寒所冲，毒邪内陷；温毒发斑，其形焮肿。(《杂病源流犀烛》)

3. 大青升麻汤：乃由大青叶、升麻、山栀、黄连4味组成，主治伤寒发斑。(《伤寒全生集》)

4. 大青消毒汤：大青叶、葛根、栀子各12克，生地、芒硝、香豉各9克。主治外感时行疫毒。(《外台秘要》)

［现代方］

1. 流行性感冒：大青叶、生石膏各30克，柴胡、桂枝各9克，黄芩、苦杏仁各12克，水煎，日服1剂，早晚2次分服。(《中国常用中草药》)

2. 上呼吸道感染：大青叶、板蓝根各15克，拳参、连翘各9克，水煎，每4～8小时服1次。(同上)

3. 咽痛唇肿、口舌糜烂，口干面热：大青叶15克，升麻、大黄各6克，生地黄20克，水煎服。(同上)

【备注】

1. 广西药政批准的商品药"大青叶冲剂"据称用料不是大青叶。

2. 大青叶原植物，除十字花科菘蓝外，尚有蓼科植物蓼蓝的叶。我国《药典》(1990年版)称为蓼大青叶。产于河北、山东、辽宁、山西、黑龙江等地。

3. 据沈保安称："古代本草记载的大

青叶，应为马鞭草科植物木本大青 Clerodendron cyrtophyllum Turcz. 的叶，现在广东、浙江、福建等地仍作为大青叶药用。”两者功效相似。

29. 大枣(附：枣树)

【概述】

本品为鼠李科植物枣 Ziziphus jujuba Mill. 的干燥成熟果实。秋季果实成熟时采收，晒干。用时破开或去核。性温，味甘。归脾、胃经。功能补中益气，养血安神。主治脾虚食少，乏力便溏，妇人脏躁。用法用量：6～15 克，水煎服。

《药典》曾载有“广枣”，系蒙古族习用药材，为漆树科植物南酸枣 Choerospondias axillaris (Roxl.) Burtt et Hill 的干燥成熟果实。于秋季果实成熟时采收，除去杂质，干燥。性平，味甘、酸。功能行气活血，养心安神。主治气滞血瘀，胸痹作痛，心悸气短，心神不安。用法用量：1.5～2.5 克，水煎服。

【成分】

大枣含中性及酸性多糖、黏液质及环磷酸腺苷 cAMP。大枣、枣树皮及枣树根皮和树叶中分离到多种异喹啉类生物碱，如普罗托品、小檗碱、衡州乌药碱、千金藤碱，N-去甲荷叶碱等。含大枣皂苷Ⅰ、大枣皂苷Ⅱ、大枣皂苷Ⅲ及酸枣仁皂苷 B。枣树根皮，地上部分及大枣中含桦木酸、桦木酮酸、齐墩果酮酸。大枣中还含碳水化合物、蛋白质、氨基酸、维生素 B_2、维生素 C 及胡萝卜素等。还分离到 cAMP 和 cGMP。日产大枣水提出物有 D-果糖、D-葡萄糖、蔗糖、各种低聚糖。台湾大枣中含 36 种元素，主要有 P、K、Mg、Ca、Fe、Mn 和 Al。

【药理】

1. 抗变态反应作用：大枣醇提取物给大鼠灌胃 200 毫克/千克，对被动皮内过敏反应(PCA)及反应性抗体有抑制作用。其成分为醇提取大枣过程中产生的乙基-α-D-呋喃果糖苷。也证明乙基-D-葡萄糖苷对 5-羟色胺和组胺有对抗作用。

2. 对环核苷酸的作用：大枣中水提液中含有 cAMP，成人男子服用提取液后，其末梢血液白细胞内 cAMP 有增加倾向。复方方剂试验也证明：含有大枣的复方有增加白细胞内 cAMP 的作用。

3. 中枢抑制作用：从大枣提出物中分离的黄酮-双-葡萄糖苷 A，具有催眠、镇静和降压作用。枣仁中含有的黄酮-C-葡萄糖苷(Spirosin)可产生镇静作用。

4. 其他作用：① 大枣有保肝、增强肌力作用。② 对大鼠胃腺癌有抑制作用。③ 实验中也发现有一定的镇咳祛痰作用。④ 红枣煎煮液离体试验发现有消除氧自由基的作用，对鼠肝匀浆有抗脂质过氧化作用。

【临床报道】

1. 补中益气：可补脾土，润心肺，调营卫，生津液。现多用于脾气虚、脾运失健，消化迟缓；脾虚泄泻，不思饮食，脘闷不舒；津液不足，头晕目眩，乏力自汗，心悸失眠，口燥咽干，舌红少津。

2. 调和营卫：大枣与生姜为和营卫之主药，两者与解毒药同用，生姜助卫气发汗，大枣补益营血，防止汗多伤营，共同调和营卫。若营卫不和，则抗御外邪能力降低、无神而夜不寐。

3. 养血安神：大枣偏补脾精而养肝血。妇女脏躁，心中烦乱，无故悲伤欲哭，宜用大枣补益心脾、安神宁心；心悸怔忡，久病体虚、出血过多或思虑过度，劳心伤脾，神不安而志不宁，心悸头晕，宜用大枣补血养心、益气安神；气血两虚，皮下紫癜，神疲乏力，纳差腹胀，头晕心悸，唇舌发白，宜大枣与益气养血之品同用。

4. 缓和药性：大枣与甘草同为缓和药性之品，但大枣长于补中益气，养血安神，宜用于中气不足者；甘草主用于润肺止咳，缓急止痛，且有解毒之功，而用于痈疽与疮毒，肺热咳喘。

【附方】

［古代方］

1. 悬饮：芫花、甘遂、大戟各等份，为末，以大枣10枚煎汤，调服药末1.5～3克，每天1次，清晨空腹服。(《伤寒论》十枣汤)

2. 妇人脏躁：甘草9克，小麦15克，大枣10枚。上3味以水600毫升，煎取300毫升，温分3服。(《金匮要略》甘麦大枣汤)

3. 外感风寒，头痛发热，汗出恶风，鼻鸣干呕：桂枝、芍药各9克，甘草6克，生姜9克，大枣4枚，水煎服。(《伤寒论》桂枝汤)

4. 痰涎壅盛咳喘，胸满：葶苈子9克，大枣5枚。(《金匮要略》葶苈大枣泻肺汤)

5. 肿及支满澼饮：大枣10枚，大戟、大黄、黄芩、甘草、甘遂各30克，芫花、荛花各15克，以水1 000毫升，煮取210毫升，分4服，空心服，以快下为度。(《千金要方》干枣汤)

6. 风热烦满，头眩肠癖，肠中邪气，养皮肤气血，安神除恍惚：大枣27枚，茯神15克，粟米40克，大枣、茯神细锉；水600毫升，煮至450毫升，去渣，下米煮粥，温食之良。(《太平圣惠方》大枣粥方)

7. 脾胃虚寒，纳差泄泻，完谷不化：白术120克，干姜60克，鸡内金60克，熟枣肉240克，上药4味，和枣肉同捣如泥，作小饼，空心时当点心，细嚼咽之。(《医学衷中参西录》)

8. 中风惊恐虚悸，四肢沉重：大枣7枚，去核，青粱、粟米各30克，以水700毫升，先煮枣取汁300毫升，去滓，投米粥食之。(《圣济总录》补益大枣粥)

［现代方］

1. 非血小板减少性紫癜：红枣，每天3次，每次10枚，至紫癜全部消退为止，一般每人需红枣500～1 000克。［上海中医药杂志，1962，(4)：15］

2. 脾胃虚弱，久泻不止：大枣10枚，薏苡仁、葛根、炒白术、焦山楂各9克，党参15克，水煎服。(《中国常用中草药》)

3. 银屑病：每天用干大枣30枚，丹参片9片，分3次服用，空腹口服，疗程43天，治愈率为72%。［临床皮肤科杂志，1988，(3)：18］

30. 大黄

【概述】

本品为蓼科植物掌叶大黄 Rheum palmatum L. 唐古特大黄 Rheum tanguticum Maxim. ex Balf. 或药用大黄 Rheum officinale Baill. 的干燥根及根茎。又名锦纹、川军、葵叶大黄、北大黄、天水大黄、鸡爪大黄、马蹄大黄、南大黄等。性寒，味苦。归脾、胃、大肠、肝、心包经。功能泻热通肠，凉血解毒，逐瘀通经，攻积导滞，利胆退黄。主治实热便秘，积滞腹痛，泻痢不爽，湿热黄疸，血热吐衄，目赤，咽肿，肠痈腹痛，痈疽疔疮，瘀血经闭，跌打损伤。并治水火烫伤，上消化道出血。因炮制方法不同，功效各有所主。生大黄泻下力强，主治实热便秘；酒大黄善清上焦血分热毒，用于目赤咽肿，齿龈肿痛；熟大黄泻下力缓，泻火解毒，用于火毒疮疡；大黄炭凉血，止血，化瘀，用于血热有瘀出血。用法用量：3～

30克，用于泻下，不宜久煎，处方要注明“后下”；外用适量，研末调敷患处。《药典》制剂有大黄流浸膏。《神农本草经》记载：“主下瘀血、血闭、寒热，破癥瘕积聚，留饮宿食，荡涤肠胃，推陈致新，通利水谷，调中化食，安和五脏。”《本草纲目》称其治“下痢赤白，里急腹痛，小便淋沥，实热燥结，潮热谵语、黄疸、诸火疮”。已明确指出它的功效。

【成分】

大黄的主要成分为蒽醌衍生物，总量约3%～5%，以两种形式存在，部分游离，大部分与葡萄糖结合成蒽苷。游离型的苷元有大黄酸、大黄酚、芦荟大黄素、大黄素、大黄素甲醚等。结合型的蒽苷是泻下的有效成分，包括蒽醌苷和双蒽醌苷。双蒽醌苷含量虽少(0.87%)，但致泻作用很强，是致泻的主要成分，包括番泻苷A、B、C、D、E、F。另有鞣质类成分(有没食子酰葡萄糖苷、没食子酸、d-儿茶素等)，服用大黄后先泻下继而秘结，是鞣质成分发挥作用。

【药理】

1. 致泻作用：以番泻苷类活性最强，大黄酸及芦荟大黄素次之。单用时作用缓和，服药后6～8小时见效。一般多用复方。大黄口服后结合型蒽苷大部分未经吸收而直达大肠，被肠内细菌的酶作用而还原成蒽酮，刺激肠黏膜，并抑制钠离子吸收，使大肠内水分增加，蠕动亢进而致泻。部分由小肠吸收的蒽苷，在体内也还原成蒽酮，再经大肠或胆囊分泌入肠管而发挥作用。大黄生用导泻，久煎止泻，是因为久煎使蒽苷水解成作用很弱的苷元，加以所含鞣质量较高，故反而止泻。大黄致泻后常见的继发性便秘，原因即此。利用其泻下作用，常用于胃肠实热所致急、慢性或习惯性便秘。用大黄粉(生)1.5～3克睡前服用，次晨即可排出软便。

2. 抗感染作用：表现在对多种细菌均有不同程度的抑菌作用，其中以葡萄球菌、链球菌最敏感；白喉杆菌、伤寒、副伤寒杆菌及痢疾杆菌也较敏感。有效成分中大黄酸、大黄素和芦荟大黄素的作用最强。大黄煎剂对多种真菌及流感病毒均有较强的抑制作用。热病患者用大黄后往往很快退热，全身情况好转，即因为大黄本身的抗菌作用，加以和其他清热解毒药并用，抗菌消炎作用加强；另一方面因为高热时消化液分泌减少，肠蠕动和吸收都差，便秘导致肠内发酵、腐败产物吸收中毒，往往给中枢神经系统以不良影响，从而病情加重。大黄用后一泻之下，消除上述损伤，改善机能状态，最终热退而神安。

3. 利胆作用：加强动物胆囊收缩，奥狄氏括约肌松弛，使胆汁排出量增加，故表现利胆退黄作用。

4. 保肝及降低胆固醇作用：治肝胆湿热，用于急性胆囊炎、黄疸型肝炎等，常与茵陈、栀子配伍为茵陈蒿汤。胆道排石汤中，大黄也是主要组成药物。

5. 止血作用：药理实验证明，大黄能缩短凝血时间，降低毛细血管的通透性，改善血管脆性；能使纤维蛋白原增加；血管收缩活动增强；促进骨髓中血小板的形成，最终促进血液凝固。止血的主要成分为大黄酚。

6. 其他作用：大黄儿茶素等对淋巴肉瘤有较强的抑制作用；大黄粗提物、大黄素或大黄酸对实验性肿瘤有抗癌活性；生大黄煎剂能抑制胰蛋白酶，胰脂肪酶和胰淀粉酶的活性，可能是治疗胰腺炎的基础。大黄还对免疫功能起调节作用、降脂作用。大黄毒性较低，但其浸出液或蒽醌衍生物给大鼠长期口服(3～9个月)，可产生甲状腺瘤性变，肝细胞变性等，故不宜久服。大黄成分蒽醌类部分可从乳汁分泌，故授乳妇禁用，免致乳婴腹泻。胎前、产后及月经期慎用。老年体虚者改用制大黄。

【临床报道】

大黄小量可以健胃，收敛止泻；大量始能导泻。无实热、胃肠无积滞者不用。常用配方有大承气汤(《伤寒论》)、茵陈蒿汤(《伤寒论》)、大黄附子汤(《金匮要略》)、温脾汤(《千金方》)、大黄牡丹皮汤(《金匮要略》)、大黄汤(《外台秘要》)、大黄散(《外台秘要》)等。大黄与芒硝同用，可化燥屎为溏便；与枳实、厚朴同用，作用愈速而力峻；与黄芩、黄连同用，可解盛热；配地榆治烧伤；与桃仁、红花同用，治血瘀经闭及跌打损伤。《金匮》泻心汤、《肘后方》治痈肿，《妇人大全良方》治奶痈，《医宗金鉴》治背疽以及《疡医大全》治脓疮等，都选用大黄作为治疗重点药。

【附方】

[古代方]

1. 湿热黄疸：大黄、黄柏、硝石各12克，栀子9克，水煎服。(《金匮要略》大黄消石汤)

2. 小儿大便不通：大黄30克，枳壳、栀子、郁李仁各9克，为末，炼蜜丸如麻子大，每次5丸。(《太平圣惠方》大黄丸)

3. 痔疮肿痛：大黄60克，朴硝30克，水煎液熏洗。(《疡医大全》)

[现代方]

1. 吐血，衄血及口舌生疮：大黄配伍黄芩、黄连，水煎。

2. 肾衰竭，尿毒症：配伍黄芪、红花、丹参等。

3. 胆石症：先服金胆片8片，连服45天症状缓解后改服大黄煎。

4. 溃疡性结肠炎：生大黄200克，五倍子100克，血竭15克，研末装入胶囊，用肠镜栓送至患处。

5. 慢性宫颈炎：大黄500克，苦参、黄柏各50克，水煎后，局部冲洗。

6. 软组织损伤：大黄、乳香、没药、冰片共为末，用75%酒精调成糊状外敷患处。

7. 带状疱疹：生大黄30克，冰片5克，蜈蚣5条，研细末，香油调擦患处。

8. 实热便秘、积滞腹痛：大黄、厚朴各9克，枳实6克，芒硝6克，(分2次冲)水煎服。

9. 泻痢不爽，腹痛：大黄6克，槟榔9克，木香、黄连各4.5克，水煎服。

10. 吐血，衄血，目赤肿痛，口舌生疮：大黄9克，黄连、黄芩各6克，水煎服。

11. 水火烫伤：大黄、地榆、陈石灰、紫草各等份，研末为散，麻油调匀，搽伤处。(以上8～11，由《中国常用中草药》)

12. 高脂血症：生大黄粉，每次3克，每天3次，连服2个月为1个疗程，胆固醇和甘油三酯下降。[湖北中医杂志，1985，(2)：封3]

13. 痱子：生大黄6克，黄连5克，冰片4克，装瓶，加白酒150毫升，浸泡，用时以药酒涂搽患部，每天3～5次，一般1～2天痊愈。[四川中医，1987，(5)：33]

【备注】

1. 作为大黄正品应用的原植物，前已言明三种，性状相似。但产地各不相同。

(1) 掌叶大黄：主产于甘肃东南部、青海同仁等地。商品有几种规格，饮片有生大黄、熟大黄、酒大黄、大黄炭。临床用时书写生地黄、制大黄。

(2) 唐古特大黄：主产于青海、甘肃祁连山、西藏及四川等地。

(3) 药用大黄：主产于四川北部、贵州北部、湖北西部及陕西等地。

2. 需鉴别的其他几种“大黄”：① 锦纹大黄属掌叶组，有香气，又称香大黄。结合型蒽醌类成分含量高。② 山大黄不是正品，其植物为华北大黄、藏边大黄、河套大黄、天山大黄、波叶大黄，属波叶组，多为游离型蒽醌类，泻下作用小。③ 土大黄为酸模属植物，以钝叶酸模为多见；羊蹄类也属土大黄，均应与正品大黄区别。

31. 大榆蘑

【概述】

本品为侧耳科植物大榆蘑 Pleurotus ulmarius.（Bull. ex Fr.）Quél. 的子实体，又名榆侧耳、榆蘑等。产于吉林、青海等地。大榆蘑有以下三种：① 大榆蘑（榆干侧耳）Pleurotus ulmarius Quel.。② 大榆蘑（白黄侧耳）P. cornucopiae Roll.。③ 大榆蘑（灰白侧耳）P. spodoleucus Fr. 大榆木生于榆树或其他阔叶树的树干上。药用子实体，夏秋采收，采后晒干。性平，味甘。归肾、大肠经。功能健脾理气，滋补强壮，渗湿利水，止泻痢、补精血。用于肝肾虚弱、痿证，脾虚泄泻、痢疾等。

【成分】

含蛋白质、氨基酸等。除一般营养成分外，药用有效成分不详。

【药理】

1. 抗菌作用：榆耳子实体浸提液能抑制痢疾杆菌、绿脓杆菌、金黄色葡萄球菌、大肠杆菌和枯草杆菌等病原菌。[中国食用菌，1990，9(3)：9]

2. 抗癌作用：灰白侧耳 Pleurotus spodoleucus，又名长柄侧耳，对小鼠肉瘤 S-180 的抑制率为 72.3%。(Cancer Res，1969，29：734)

3. 营养价值：五种侧耳子实体蛋白质及氨基酸含量分析表明，品种不同，营养价值也有区别。以菌基而言，其生物效价及营养指数，均以灰白侧耳最高。若以菌柄比较，则以糙皮侧耳最高。[中国食用菌，1992，11(6)：7]

【临床报道】

滋补强壮，用于虚损、痿弱。

【附方】

［现代方］

1. 虚弱、痿证：大榆蘑 15 克，泡酒服。

2. 痢疾：大榆蘑 4.5 克，晒干研细末服用，每天 2 次。

3. 脾虚泄泻：大榆蘑 6～9 克，水煎，日服 2 次。

4. 腰腿软弱无力：大榆蘑 6 克，炙龟甲 3 克，研末，黄酒调服，每天 2 次。

32. 大戟(京大戟)

【概述】

本品为大戟科植物大戟 Euphorbia pekinensis Rupr. 的根。又名大戟、龙虎草、将军草、膨胀草、大猫儿眼、天平一枝香等，与红大戟非同一品种。红大戟为茜草科植物红大戟的干燥块根。在新疆，有以地产准噶尔大戟 Euphorbia soongarica Boiss 作为大戟入药的。大戟性寒，味苦，有毒。归肺、脾、肾经。功能泻水逐饮，消肿散结。主治胸腹积液，水肿鼓胀，痰饮积聚，气逆喘咳，二便不利，恶血癖块还能堕胎孕。用法用量：1.5～3 克，煎汤内服，或入丸散；外用，煎水熏洗，熬膏外敷。孕妇禁用，不宜与甘草同用。炮制品有“醋京大戟”。

【成分】

京大戟根含大戟苷(Euphornin)。又含有生物碱、有机酸、鞣质、树脂胶、糖、多糖，并含大戟酸和三萜醇。

【药理】

1. 泻下作用：大戟根乙醚提取物有致泻作用。刺激肠管，使肠蠕动亢进。

2. 对平滑肌的作用：兴奋离体妊娠子宫。

3. 降压作用：提取液对末梢血管有扩张作用，并能抑制肾上腺素的升压作用。

4. 强烈的刺激性：口服对口腔、咽喉黏膜及胃黏膜有刺激作用，引起炎症性充血。为峻泻剂，引起腹痛、泄泻、脱水，甚至虚脱、呼吸麻痹而死亡。国外报道大戟树脂对肿瘤生长有促进作用。

【临床报道】

1. 治疗急慢性肾炎水肿：京大戟根，刮去粗皮，切片，每500克，加食盐10克，加水适量拌匀，烘干呈淡黄色，研细末，装0.3克胶囊。日服2次，每次0.45～0.6克，隔日用药，空腹温水送服。6～9个服药日为1个疗程。服药期间禁食生冷、辛辣、鱼腥等。孕妇、心衰、食管静脉曲张及体弱者禁用。

2. 治疗肝硬化腹水和晚期血吸虫病腹水：京大戟鲜根洗净，晒干研粉，焙成咖啡色，装胶囊，每重0.3克，成人每次服0.3～0.9克，隔日或间2天服药1次。7～8次为1个疗程，停药1周。腹水消失后，服人参养荣丸调理。若腹水未消，可继服如前法。

3. 治疗渗出性胸膜炎：常与甘遂、浙贝、白芥子、三七、丹参、瓜蒌等伍用。按：大戟、甘遂、芫花均为峻泻逐水药，宜用于水饮壅滞的重症。芫花毒性最强，甘遂、大戟次之。多配合伍用，增强疗效，如复方十枣汤、舟车丸即三药合用者。治痰饮轻者，大戟仅与甘遂并用。如配木香行气，则气行而水行；配大枣甘缓补中，逐水而不伤正。配干姜辛温，抑大戟苦寒，则温中回阳，温肺化饮，用治里寒。

【附方】

［古代方］

1. 太阳中风，下利呕逆，心下痞硬满，引胁下痛，干呕短气及悬饮咳唾等：炒芫花、甘遂、大戟各等份，为粗末，强人每服2克，羸者1克，以大枣10枚煮汤去滓，纳药末，平旦温服。若下，病少除者，明日更服加1克，得快下利后，米粥自养。(《伤寒论》十枣汤)

2. 痰涎伏在胸膈上下，忽然胸背、颈项、腰胯隐痛不可忍，筋骨牵引钓痛，走易不定，或手足冷痹，或头痛不可忍，或神志昏倦多睡，或痰唾稠黏，夜间喉中痰鸣，多流涎唾等：大戟去皮、甘遂去心、白芥子各等份，上药为末，糊丸梧子大，食后临卧淡姜汤下5～10丸。(《三因极一病证方论》控涎丹)

3. 一切饮食药毒，蛊毒瘴气，疔毒杨梅疮等，打扑损伤，烫火伤，毒蛇恶犬，一切虫伤，中风癫痫，筋挛骨疼，泄泻痢疾，霍乱绞肠等：山慈姑60克，续随子30克，红芽大戟45克，麝香9克，腰黄30克，朱砂15克，五倍子90克，按古法作药饼40个，如钱大，阴干。生姜、薄荷汁入井华水磨服。(《麻科活人全书》玉枢丹)

4. 通身肿满喘息，小便涩：大戟(去皮，细切，微炒)60克，炮姜15克，此2味捣，箩为散，每服6克，以生姜汤调下。良久，糯米饮投之，以大小便利为度。(《圣济总录》大戟散)

［现代方］

1. 哮喘：甘遂、大戟、芫花各2克，共研，分5包，令平旦空腹，先以肥大枣10枚煎汤送服1包，服后如快利1次，明晨更服1包；快利2次，间日更服1包。快利3次，减半量隔3天更服。［黑龙江中医，1984,(2)：10］

2. 鹤膝风：大戟100克，甘遂100克，共为细末，蜂蜜调敷双膝，并盖上鲜菜叶以保持敷药湿润。每天2次。［四川中医，1984,(5)：23］

3. 腹水胀满，二便不通方：大戟、牵牛子各1克，红枣10枚，水煎服。(《新疆中草药手册》)

4. 湿热下注、脚气水肿：大戟、芫花、葶苈子各 15 克，巴豆、千金子各 3 克研细末，炼蜜为丸。每次服 1.5～3 克，日服 1～2次。(《中国常用中草药》)

5. 晚期血吸虫病：京大戟鲜根洗净晒干，研粉，每天服 3 分(约 0.9 克)，于早饭后 1 小时用开水 1 次吞服，连续 1～2 次为 1 个疗程，总剂量 4～5 克，同时，每天在肿大肝、脾处用艾温灸 30 分钟和内服丹参合剂(丹参、马鞭草各 15 克)以助肝、脾缩小。治疗期间禁忌食盐。(《浙江民间常用草药》)

6. 治疗毒蛇咬伤：① 内服方：取洗净大戟 2 克，煎汤服下，日 2 次，令患者吐泻。② 外敷：对蛇咬部位用力挤出含毒血水，把洗净的大戟捣成糊状，直接敷在咬伤部位，用纱布包扎，可消肿止痛。

【备注】

茜草科植物红大戟的块根，在部分地区亦作大戟药用。

33. 大　蒜

【概述】

本品为百合科植物大蒜 Allium sativum L. 的地下鳞茎。别名葫或青蒜。夏季采收，除去泥沙，通风晾晒或烘烤至外皮干燥。以个大、肥厚、味辛辣者为佳。载《药典》(1977 年版一部)。性温，味辛。归脾、胃、肺经。功能抗菌消炎，用于防治感冒，菌痢，肠炎，阿米巴痢疾、痈肿疮疡。常用量为 9～15 克。

【成分】

大蒜中含大蒜氨酸(Alliin)，为含硫氨基酸，捣碎后被大蒜酶作用，产生大蒜辣素(Allicin)，大蒜含蛋白质、氨基酸、肽类、糖类、酶、苷类、维生素、无机盐、低聚肽类及含硫化合物等，氨基酸中有半胱氨酸、组氨酸、赖氨酸等人体必需氨基酸含量较高。微量元素以磷含量最高，其次为镁、钙、铁、硅、铝和锌等。稀有元素有硒、锗等。维生素有 A、B 和 C，其主要活性物质为含硫化合物，其中主要为二丙烯基三硫化物(大蒜新素)。

【药理】

1. 抗菌作用：大蒜氨酸不具抗菌活性，但受酶分解出的大蒜辣素有抗菌活性，有强烈臭气，性质不稳定，对皮肤有刺激性。辣素再分解成具有蒜臭的二丙烯基二硫化物(Diallyl disulfide)，上海有机化学研究所梅斌夫教授首先合成 D402，作为农业杀死棉蚜虫药，并稀释后作为肠溶物临床治疗菌痢。大蒜鳞茎磨碎经水蒸气蒸馏所得大蒜挥发油，主含五种成分，即大蒜素、二丙烯基二硫化物、S-丙烯基甲基硫代磺酸酯、甲基丙烯基二硫化物、二丙烯基硫醚。从大蒜油中尚发现有二甲基三硫化物、二甲基二硫化物和二甲基硫醚。上海第二制药厂从大蒜挥发油中分得的二丙烯基三硫化物(大蒜新素)具有较强的抗菌作用。大蒜素对白色念珠菌、红色隐球菌、隐球菌等有抑制作用，对深部真菌感染及肠道各种疾病有效。大蒜的挥发性物质、大蒜浸出物、大蒜汁在试管内对多种致病菌如葡萄球菌、脑膜炎球菌、肺炎链球菌、链球菌及白喉、痢疾、伤寒副伤寒及结核杆菌、霍乱弧菌等都有明显的抑杀作用。对一些抗生素耐药的细菌，大蒜制剂仍敏感。且紫皮大蒜的抗菌作用比白皮蒜为强。

2. 抗真菌作用：大蒜挥发性物质、大蒜浸出液等体外对多种致病真菌包括白色念珠菌有抑制作用。高浓度时可完全杀死真菌。大蒜浸出液对立克次体也有杀灭作用。所含柠檬醛有驱、杀昆虫作用。也有抑杀真菌作用。

3. 抗癌作用：大蒜含有多种抗癌物

质，可阻断致癌物亚硝胺的化学合成。可防治消化系统癌症。所含巯基化合物能竞争性地结合亚硝酸盐。也有报道认为大蒜能抑制人体对亚硝胺的合成和吸收，并刺激体内产生抗癌干扰素，增强抗癌免疫力。大蒜素对白血病细胞有直接杀伤作用；大蒜匀浆及二丙烯三硫化物对胃癌细胞有抑杀作用。

4. 抗病毒作用：大蒜液对巨细胞病毒的抗病毒作用随浓度加大而增强，北京医科大学血液病研究所对骨髓移植患者静脉点滴大蒜液以预防病毒及霉菌感染有效。

5. 降糖作用：大蒜素对正常家兔的血糖有降低作用，可使正常人葡萄糖耐量的各时相血糖呈下降趋势，具有提高正常人葡萄糖耐量的作用。

6. 保肝功能：大蒜素对 CCl_4 诱发大鼠肝损伤引起的血清中 ALT 和 MDA 的升高有明显抑制作用。大蒜含硒元素具有强抗氧化活性，对抑制脂质过氧化物对膜结构的损伤发生重要作用，对细胞膜有保护作用。

7. 提高机体免疫功能：大蒜可能为一种较好的免疫激发性中草药。艾滋病患者用大蒜后症状好转，一方面因大蒜增强物质代谢、能量转换和促进血液循环，改善体质；另一方面硒元素对细胞免疫反应也有强烈作用，故对于恢复和重建患者的免疫系统功能发生一定的作用。

8. 对心血管系统的作用：① 大蒜提取物可抑制血小板聚集。② 大蒜增加纤维蛋白溶解系统的活性。③ 大蒜油明显阻止高胆固醇饲料引起的家兔高脂血症具有降血脂和防治动脉粥样硬化的作用。④ 大蒜油对心肌梗死后患者能明显减少死亡率和再梗死率。

大蒜不但有抗菌、抗真菌、抗病毒、抗立克次氏体、杀昆虫等作用，并且还具有降脂、抗动脉粥样硬化、抗癌及提高机体免疫功能等作用。作用是广泛的。

【临床报道】

现代临床报道，对大蒜的应用有进一步发挥。如：① 口服大蒜糖浆，大蒜素可治疗菌痢、肠炎。用不同制剂治细菌感染的大叶性肺炎、百日咳、白喉、肺结核、伤寒、副伤寒、阑尾炎、化脓性软组织感染等，采用口服、注射、灌肠、吸入、穴位贴敷等方法，均获较好疗效。② 治疗隐球菌脑膜炎，肺部及消化道霉菌、白色念珠菌引起的小儿消化不良，头癣等有效。③ 大蒜精油可显著增强正常人和冠心病患者的纤维蛋白溶解活性、并有降低血清血脂、防止动脉脂质沉积作用。故可防治动脉粥样硬化。还可减少冠心病患者的再梗死率和病死率。有人发现每人每天食用生大蒜 20 克，其心血管病的病死率明显降低。④ 终年生食大蒜的人，胃癌发病率明显降低。⑤ 大蒜防治艾滋病有一定效果。⑥ 大蒜素使正常人血糖有下降趋势。综合多家报道，大蒜对流行性感冒、流行性脑脊髓膜炎、肺结核、百日咳、细菌性痢疾、消化不良、肠炎、蛲虫病、钩虫病、阴道滴虫病、白秃癣疮、痈疽肿毒、蛇虫咬伤等，均为其治疗范围。但阴虚火旺、气虚血弱、咽喉、口舌、目疾及时行病后均忌食。

大蒜的配伍主要有配大黄，寒温并用，使泻火解毒之功增强。配黄连，一寒一热，相反相成，常用于泻火解毒，治疗热痢脏毒、便下脓血。配苦楝皮，一辛一苦，解毒杀虫作用增强。

【附方】

［现代方］

1. 百日咳：去皮大蒜 60 克，加冷开水 300 毫升，浸 10 小时，取滤液，加白糖适量备用。5 岁以上每次 15 毫升，5 岁以下减半，每 2 小时 1 次。或用 25% 大蒜糖浆分次服用。

2. 斑秃：红皮大蒜汁3份，甘油2份，搅匀后外搽，每天2～4次，结合内服补气养血药，效果较好。[吉林医学，1985，6(5)：24]

3. 肺结核：紫皮大蒜捣碎于瓶中，口吸其挥发气。[新中医，1980，12(4)：26]

4. 关节炎：大蒜头捣成糊状，与李树皮煎液，生姜汁及蜂蜜共调糊，外敷。[四川中医，1989，7(3)：33]

5. 稻田皮炎：大蒜头60克，捣烂，加雄黄粉20克，温开水1 000毫升，稀释，搅匀外搽。

34. 大　蓟

【概述】

本品为菊科植物大蓟 Cirsium japonicum Fisch ex DC. 的全草或根。又名马蓟、虎蓟、鸡姆刺、大刺儿菜。我国大部分地区均产。多产于河北、山东、安徽、江苏等地。性凉，味甘。归肝、肾经。功能凉血止血，散瘀消肿，用治衄血，吐血，咯血，尿血，便血，月经过多，崩漏，肠痈，高血压。用法用量：9～15克（鲜品30～60克），水煎服，止血宜炒炭用；对痈疖肿毒，外伤出血，鲜品捣敷。

【成分】

全草含生物碱、挥发油。地上部分含蒲公英甾醇乙酸酯、β-香树脂醇、豆甾醇、谷甾醇、柳穿血素。鲜叶含柳穿鱼苷(Pectolinarin)2.1%、柳穿鱼素等黄酮类成分。根含生物碱、绿原酸、黄酮、香豆精类化合物。

【药理】

1. 止血作用：大蓟水煎液可使小鼠凝血时间显著缩短，对凝血酶原激活物的生成有促进作用。

2. 降压作用：大蓟水浸剂、乙醇-水浸出液和乙醇浸出液，对狗、猫、兔等动物均有降血压作用。大蓟根水煎剂对收缩压和舒张压均使之降低。大蓟草对麻醉犬也有降压作用，但有快速受性。降压同时，心率减慢，心收缩力减弱。

3. 抗菌作用：大蓟根煎剂或全草蒸馏液体外试验，能抑制人型结核菌，酒精浸剂较煎剂抑制结核杆菌的作用较煎剂为强。大蓟水提物对单纯疱疹病毒也有明显抑制作用。

4. 对子宫的作用：大蓟水煎剂或醇浸剂对家兔子宫，无论在体、离体，已孕、未孕或慢性子宫瘘，均呈兴奋作用；但煎剂或酊剂对离体大鼠子宫及在体猫子宫，均显示抑制，使其松弛；对豚鼠子宫作用不恒定。

【临床报道】

主用于出血症，现代临床用于血尿、高血压病、肺结核。治衄血、咯血、尿血，既可用单味，也常配小蓟、侧柏叶、山栀子同用。因有行瘀之功，故亦用于疮疡肿痛捣敷患处，治肠痈，可用大蓟叶配伍地榆、金银花等。

【附方】

[古代方]

1. 呕吐，咯血：大蓟、小蓟、荷叶、扁柏叶、茅根、茜草、山栀、大黄、牡丹皮、棕榈皮各等份，烧灰存性，研极细末，用纸包，碗盖于地上一夕出火毒，用时先将白藕汁或萝卜汁半碗，调服15克食后下。(《十药神书》十灰散)

2. 舌上出血：刺蓟1握，研绞取汁，以酒半盏调服。如无生汁，只捣干者为末，冷水调下15克，兼治大衄。(《圣济总录》清心散)

3. 妇人红崩下血、白带不止：大蓟15克，土艾叶9克，白鸡冠花子6克，木耳

6克，炒黄柏15克(有白带，不用)，引水酒煨服。(《滇南本草》)

4. 肠痈、肚腹痛、内疽诸症：大蓟根叶、地榆、牛膝、金银花，俱生捣绞汁，和热酒服，如无生鲜者，以干叶煎饮亦可。(《本草汇言》)

[现代方]

1. 功能性子宫出血、经血过多：大蓟炭、小蓟、茜草、炒蒲黄各9克，女贞子、旱莲草各12克，水煎服。(《中国常用中草药》)

2. 便血：大蓟炭、地榆各12克，槐花6克，水煎服。(同上)

3. 热结血淋：大蓟鲜根30～90克，洗净捣碎，酌冲开水炖1小时，饭前服，日服3次。(《福建民间草药》)

4. 慢性肾炎：大蓟根30克，中华石荠苧12克，积雪草、衮州卷柏、车前草各15克，加瘦猪肉适量，水炖，早晚分服。(《全国中草药汇编》)

5. 腰扭伤：大蓟根15克，红花9克，鬼针草15克，毛姜9克，桃仁9克，水煎服。(《青岛中草药手册》)

【备注】

1. 大、小蓟相似，植株高大，叶皱者为大蓟；植株较小，叶不皱者为小蓟。大蓟全草称大蓟草，以色绿叶多者为佳，根称大蓟根，以条粗、芦头短者为佳。

2. 华东地区多用大蓟全草或根，华北多用大蓟地上部分；中南及西南地区多用大蓟根。

3. 东北各省及河北等地往往以小蓟(刺儿菜)做大蓟用。

4. 山西、陕西、甘肃、新疆等地区曾以同科植物飞廉 Carduus crispus L. 的全草作大蓟用。

35. 大 腹 皮

【概述】

本品为棕榈科植物槟榔 Areca catechu L. 的干燥果皮。冬季至次春采收未成熟的果实，煮后干燥，纵剖两瓣，剥取果皮，习称"大腹皮"；春末至秋初采收成熟果实，煮后干燥，剥取果皮，打松，晒干，习称"大腹毛"。又名槟榔皮、槟榔壳、大腹毛、茯毛、槟榔衣、大腹绒。主产于海南、广西，此外，云南、福建、台湾亦产。性微温，味辛。归脾、胃、大肠、小肠经。功能下气宽中，行水消肿。用于湿阻气滞，脘腹胀闷，大便不爽，水肿胀满，脚气浮肿，小便不利。用法用量：内服煎汤5～10克。

【成分】

含大量鞣质、儿茶精(Catechin)及少量槟榔碱。

【药理】

1. 抗凝作用：本品水煎剂有较强的抗凝血酶作用，大腹皮水煎醇沉制剂体外对纤维蛋白溶解有增强作用。

2. 抗补体活性作用：本品除去鞣质水提取液有极强的抗补体活性。

3. 兴奋胃肠道作用：可使实验动物消化液分泌增加，为治疗脘腹胀满提供药理学基础。

4. 毒副作用：口服大腹皮煎剂可引起过敏反应，出现腹痛、腹泻、全身皮肤发热、荨麻疹，以及过敏性休克。气虚体弱者慎用。

【临床报道】

能引气导滞，祛湿，利水消肿，故多用于水肿腹胀，痞闷胀满，食积气滞，胃腹胀痛。

【附方】

[古代方]

脾虚湿盛，脾胃停滞，头面上肢悉肿，

心腹胀满，上气促急，胸膈烦闷，痰涎上壅，饮食不下，上气喘急：生姜皮、桑白皮、陈橘皮、大腹皮、茯苓皮各等份。上为粗末，每用 9 克，水 450 毫升，煎至八分，去渣，不计时候，温服。忌生冷油腻硬物。(《中藏经》五皮散)

［现代方］

全身浮肿：大腹皮 12 克，陈皮、姜皮各 4.5 克，茯苓皮 15 克，桑白皮 9 克，水煎服。

36. 大蝉草

【概述】

本品为麦角科植物大蝉草 Cordyceps ciecadae Shing 的分生孢子阶段及其寄生幼虫的干燥体。别名蝉花或虫花。由山蝉幼虫的前端发出，新鲜时白色，顶部分枝并有粉末状分生孢子。药用分生孢子阶段的大蝉草和寄主幼虫的干燥体。分布于四川、云南、福建、安徽、浙江、江苏等地。生竹林或树林中。生苦竹林者良。性寒，味甘，无毒。功能镇惊息风。用治小儿天吊，惊痫，夜啼，心悸，疟疾。用法用量：9～15 克。

【成分】

含多糖素。生孢子为长方卵形，往往含 2 个细滴，虫体大部分为白灰色菌丝包被，折断可见虫体内充满类白色松软物质，气微香。其他成分未见报告。

【药理】

1. 抗癌作用：大蝉草多糖有抗肿瘤作用。

2. 对中枢神经系统的抑制作用：小鼠腹腔注射天然蝉花或其人工培养品稀醇提取物，能明显延长其自主活动、延长戊巴比妥钠和水合氯醛睡眠时间，提高阈下催眠量对小鼠的入眠率，延长中枢神经兴奋药士的宁和戊四氮所致小鼠惊厥的潜伏时间。经化学刺激法和热板法试验，两者镇痛作用明显。给正常和酵母致热大鼠腹腔注射，证明具有明显的解热降温作用。蝉花的人工培养物研究，也表明具有镇静、镇痛及解热作用。

【临床报道】

治疗小儿惊风、惊痫、夜啼、心悸。为使白花全，收得后于屋下悬干，去土后，用浆水煮一天，至夜焙干，研细用之。(《雷公炮炙论》)古人认为蝉花，生苦林者良，主小儿天吊、惊痫。(《证类本草》)李时珍认为“功同蝉退”。(《本草纲目》)

【备注】

1. 小蝉花即蝉蛹草，也称小蝉草、蝉花。学名蝉茸 Cordyceps sobolifera (Hill.) Berk. et Br. 夏生于阔叶林地上，寄主为蝼蛄、原白蝉、芮氏蝉与山蝉的幼虫。分布于江苏、浙江、福建、广东、云南、安徽、湖北、湖南、广西、四川、台湾等地。功能解痉，散风热，退翳障，透疹。用于小儿惊风夜啼、咳嗽、咽喉臃肿、翳膜遮睛、视物不明、痘疹作痒、小儿麻疹未透。(《全国中草药名鉴》)

2. 大蝉草(蝉花)寄主为一种蝉的幼虫，虫体弯曲。《益州方物赞》谓：“蝉花，二川山林中皆有之，蝉之不蜕至秋则花，其头长一二寸，黄碧色，治小儿瘈疭，又能已疟。”

37. 万年青

【概述】

本品为百合科植物万年青 Rohdea japonica (Thunb) Roth (Orontium japonicum Thunb.)的根及根茎。又名千年润、千年

蓝、屋周、万年青根、冬不凋草、开口剑、斩蛇剑等。本品为多年生常绿草本。根茎较粗，有多数粗纤维根。生于海拔750～1 700米的林下、山谷阴湿处。分布于山东、江苏、浙江、江西、湖北、湖南及广西、四川、贵州等地，各地常有栽培。全年均可采收，挖取根茎及根，洗净，去除须根，切片，鲜用、晒干或烘干。万年青根茎圆柱形，表面灰黄色，皱缩，具密集的波状环节，并散有圆点状根痕。质具韧性，断面凹凸不平，黄白色（晒干品）或浅棕色至棕红色（烘干品）。气微，味苦、辛。原药材，除去杂质，洗净，润透，切厚片，干燥。《纲目拾遗》："切碎，打烂，绞汁。"贮干燥容器内，置通风干燥处。性寒，味苦、微甘，有小毒。归肺、心经。功能清热解毒，强心利尿，凉血止血。主治咽喉肿痛，疮疡肿毒，蛇虫咬伤，心虚脉代，水肿腹胀，咯血，吐血，崩漏。用法用量：煎汤内服，3～9克（鲜品30克）；或浸酒、捣汁。外用适量，鲜品捣敷或捣汁涂，或塞鼻，或煎水熏洗。孕妇禁服。本品服用过量会出现中毒，表现为恶心，呕吐，头痛，头晕，腹痛，腹泻，四肢麻木，肢端发冷，严重时出现心律失常，心脏传导阻滞，谵妄，昏迷，甚至死亡。孕妇忌服。

【成分】

万年青根茎、叶、种子均含强心苷，主要成分有万年青苷甲、乙、丙、丁和万年青宁(Rhodenin)等。根及根茎含强心苷成分：万年青苷(Rhodexin) A、B、C、D，毕平多苷元—3-0-R-D-吡喃阿洛糖苷[Bipindogenin-3-0-(3-D-allopyra-noside)]，毕平多苷元-3-0-(3-D-吡喃木糖苷基(1-4)-E3-D-吡喃阿洛糖苷)[Bipindogenin-3-0-(3-D-xy-lopyr-anosyl (1-4)-3-D-allopyranoside)]，洋地黄毒苷元(Digitoxigenin)，萝摩苷元(Periplogenin)，尚含螺甾烷类成分：万年青皂苷元(Rhodeasapogenin)、异万年青皂苷(Isorhodeasapogenin)、22-表万年青皂苷元(22-epirhodeasapogenin)和铃兰苦苷元(convallamarogenin)1-0-a-L-吡喃鼠李糖基(1-2)，及3-″p-D-吡喃葡萄糖苷(3-0-E3-D-glucopyranoside)等8个皂苷。根茎中还含类脂，主要为谷幽醇(Sitosterol)及十八碳烯酸(Octadecenoic acid)等。

【药理】

1. 对心血管系统的作用：① 强心作用：对离体蛙心及在位鳖心均呈洋地黄样作用；本品浸膏的作用似比洋地黄强，万年青苷的强心作用为甲＞乙＞丙，且蓄积作用较小。万年青浸膏可使离体蟾蜍心脏振幅增大，心率减慢。从万年青根茎中分离出的苷类化合物可增强心肌收缩力，兴奋迷走神经，作用与洋地黄毒苷相似，强度相当于毒毛花苷G，但口服效力差。在其苷类成分中，万年青苷A、B、C均有强心作用，而以万年青苷A的作用最强。② 对房室传导的影响：万年青对心脏房室传导有抑制作用，大剂量中毒时可产生完全性房室传导阻滞，阿托品不能对抗。③ 对血压的影响：万年青提取液小剂量静脉注射可使麻醉猫血压轻度升高，大剂量可出现心律不规则、甚至心跳停止，血压骤降。④ 对血管的作用：本品随浓度高低而作用不同，在较低浓度时可使肠血管收缩，冠状、肾、脑及四肢血管扩张；高浓度时可使各组织血管均收缩。

2. 对平滑肌的作用：万年青提取液对犬离体小肠有兴奋作用，可使蠕动增加，张力稍有增强；对未妊娠犬离体子宫有兴奋作用，可使节律性活动增加，张力稍有增强；万年青高浓度提取液滴入兔眼，可使瞳孔显著缩小。

3. 抑菌作用：万年青根醋浸液10%～15%对志贺、宋氏、福氏和史氏四簇痢疾杆菌均有抑菌作用。另外，万年青配剂体外对白喉杆菌、金黄色葡萄球菌、乙型链球菌及枯草杆菌等均有抑制作用。

4. 催吐作用：本品口服有催吐作用，但局部刺激及催吐作用较洋地黄弱。万年青提取液皮下注射可使猫出现剧烈呕吐，鸽静脉注射也可致呕吐。

5. 其他作用：万年青素(Rhodein)可以利尿，对胃肠及子宫平滑肌有兴奋作用。

6. 毒副作用：本品皮下注射或内服有局部刺激，大剂量可使心脏出现期外收缩及完全性传导阻滞。另有本品引起嗜酸粒细胞肺浸润症的报告。

【临床报道】

1. 治疗流行性腮腺炎：新鲜万年青根20～30克，切碎捣烂，敷患处。早晚各换药1次。据30例观察，多数连续换药5～6次即愈。

2. 治疗心律失常：万年青强心苷注射液(每毫升含1.1毫克万年青强心苷)4毫升，加入25%葡萄糖注射液40毫升中缓慢静脉注射，或将本品加入5%葡萄糖注射液250毫升中静脉滴注。

【附方】

［古代方］

1. 缠喉风：用万年青根切碎打烂，绞汁灌下，吐出痰涎即好。若口闭，用牙刷挖开灌下。不吐，再用发梢进喉间探之。(《纲目拾遗》)

2. 咽喉坌闭，发声不出：千年润晒干为末。每服3克，浓煎薄荷汤调服，不以时，临睡服尤佳。(《履巉岩本草》)

3. 单双乳蛾：用万年青根2寸，洗净削去皮，切薄片，捣烂如泥，加真米醋1酒杯，搅匀，含咽数次后蛾破，吐出脓血即愈。(《经验奇方》)

4. 头风：万年青根削尖，蘸朱砂塞鼻孔内，左塞右，右塞左，两边痛者齐塞，取清水鼻涕下，须1周时妙。(《纲目拾遗》引《嵩崖杂记》霹雳丹)

［现代方］

1. 心力衰竭：万年青根18～36克，水煎保留灌肠。

2. 心律失常：万年青注射液2～4毫升，静脉滴注。

3. 腮腺炎：取新鲜万年青根20～30克，切碎捣烂，敷患处。

4. 乳腺炎：鲜万年青根状茎、鲜佛甲草、鲜半边莲等量。捣烂外敷局部。(《青岛中草药手册》)

5. 流行性腮腺炎：鲜万年青根状茎捣烂，外敷于患侧耳垂下，每天早晚各1次。(《浙江药用植物志》)

6. 痔：鲜万年青根15克，猪瘦肉250克。水炖至肉烂，食肉喝汤，每天1剂，5天1个疗程。(《安徽中草药》)

7. 毒蛇咬伤：鲜万年青根状茎15～30克，捣汁服。另用鲜万年青根状茎、天南星块茎各适量，捣烂外敷。(《浙江药用植物志》)

8. 跌打损伤：万年青根6克，水煎，酒兑服。(《江西草药》)万年青根状茎1.5克，棕树根须6克，水煎，冲红糖、黄酒服。另用万年青鲜叶捣汁涂患处。(《浙江药用植物志》)

38. 山豆根

【概述】

本品为豆科植物越南槐 Sophora tonkinensis Gapnep. 的干燥根及根茎。《药典》则称广豆根。主产于广西的百色、田阳等地。广东、贵州、江西等地亦产。又有记载广豆根为豆科植物柔枝槐 Sophora subprostrata Chun et Chen；北豆根为防己科植物蝙蝠葛 Menispermum dahuricum

DC. 的根或根状茎(《全国中草药汇编》)。山豆根的异物同名品甚多。在山西、陕甘、河南、江苏和湖北等地用的山豆根为豆科植物多花木兰、华东木兰、陕甘木兰、苏木兰及宜昌木兰等。江西部分地区用豆科植物胡枝子;云南有的用豆科大麻药和云南野豇豆;湖南及福建常用紫金牛科朱砂根;两广部分地区用梧桐科植物山芝麻的根。品种混乱,易致中毒。广豆根性寒,味苦。归肺、胃经。功能清热解毒,消肿利咽。主治火毒蕴结,咽喉肿痛,齿龈肿痛。

【成分】

广豆根含苦参碱、氧化苦参碱、臭豆碱、槐果碱、甲基野靛碱及黄酮类衍生物。北豆根含有蝙蝠葛碱、粉防己碱、山豆根碱、青藤碱、山豆根诺林及山豆根可林。

【药理】

1. *抗癌作用*:动物实验苦参碱及氧化苦参碱有抗癌活性。对白血病细胞有抑制作用,可作为癌症治疗的辅助药,配合鱼腥草、白花蛇舌草等,用于肺癌、喉癌。槐果碱也是抗癌活性成分之一。

2. *抑菌作用*:山豆根对金黄色葡萄球菌、絮状表皮癣菌及白色念珠菌均有抑制作用。

3. *增强免疫作用*:它可促进网状内皮系统的功能,故对感染的防治作用增强。曾用于急性咽喉炎、扁桃体炎、牙龈肿痛、肺热咳嗽、慢性气管炎等,有清热利咽的消炎作用。散剂局部外用,对宫颈炎、口腔炎有效。

4. *抑制胃液分泌*:山豆根还可抑制胃液分泌的作用,对动物实验性溃疡口服后有明显的修复作用。

5. *降压、镇咳作用*:山豆根碱有降血压及镇咳祛痰作用,并有一定的肌松作用,可用于高血压、感冒、气管炎等。

6. *抗心律失常作用*:苦参碱及蝙蝠葛碱均有抗心律不齐作用,可用于心律失常。

7. *镇静作用*:广豆根醇提取物对中枢神经显示抑制作用。山豆根用后易致呕吐,文献上报道中毒多例。但一般剂量(3～9 克),仍属安全。不良反应多见于肿瘤病人用量过大者。脾胃虚寒泄泻者忌服。

【临床报道】

用于属火毒蕴结的多种病证:① 咽喉肿痛、牙龈肿痛,山豆根配玄参、桔梗、射干等。② 局部外用:用于宫颈炎、口腔炎。③ 慢性支气管炎:用山豆根成分槐果碱的氢溴酸针剂、片剂,治疗喘息型慢支和支气管哮喘有较好疗效。

【附方】

[现代方]

1. *慢性咽喉炎*:山豆根、射干、木蝴蝶各 10 克,连翘 15 克,桔梗、麦门冬、天花粉各 12 克,陈皮 9 克,川贝、甘草各 6 克,水煎服。

2. *病毒性肝炎*:山豆根注射液每次 2 毫升,肌肉注射,每天 1～2 次,2 个月为 1 个疗程,有佳效。

3. *钩端螺旋体病*:山豆根 15 克,大青叶 60 克,生甘草 15 克,加 4 倍量水浸半天,煎 2 次,滤液合并,每天 4 次分服。

4. *癌症治疗的辅助药*:如膀胱癌,广豆根浸膏片口服,肺癌及喉癌的早期,山豆根常配伍白花蛇舌草、鱼腥草等。

5. *瘢痕疙瘩*:山豆根、五倍子按 1∶1 比例研末,每次服 3 克,每天 3 次,同时取 30～50 克细末用蜂蜜调匀,敷于患处,3 天换药 1 次,1 个月为 1 个疗程,忌辛辣。[四川中医,1992,(10):48]

6. *火毒上炎所致咽喉疼痛*:山豆根、荆芥、桔梗、僵蚕、薄荷、赤芍药、当归、栀子各 10 克,甘草 5 克,水煎服。

7. *喉癌*:山豆根 10 克,威灵仙 15 克,川牛膝 20 克,水煎服。(《中国常用中草药》)

【备注】

1. 山豆根品种复杂,多数地区用的是

豆科植物越南槐的根及根茎。

2. 广豆根：除越南槐外，还有“多叶越南槐”（Sophora tonkinensis Gagnep. var. Polyphylla S. Z. Huang et Z. C. Zhou.）分布于广西红水河流域。功用与越南槐同。

3. 北豆根：为北方使用的山豆根，东北及华北地区习用的为防己科植物蝙蝠葛 Menispermum dahuricnm DC. 的根茎，亦名北山豆根。苦寒，有小毒。功能清热解毒，祛风止痛。用于咽喉肿痛、肠炎痢疾、风湿痹痛。

4. 湖北、河南、陕西、江苏、安徽等地所产的山豆根，为豆科木蓝属多种植物，其中主要有华东木蓝 Indigofera fortunei Craib. 气微，味微苦，质坚，断面黄白色，中央无髓。

5. 滇豆根：为毛茛科植物铁破锣 Beesia calthaefolia (Maxim.) Ulbr. 的根茎。（《中药采收鉴别应用全书》）

39. 山鸡椒

【概述】

本品为樟科植物山鸡椒 Litsea cubeba (Lour.) Pers. 的果实。又名山胡椒、山苍子、木羌子、野胡椒、臭樟子、澄茄子等。《植物名实图考》作者吴其濬引《广西通志》说：“山胡椒，夏月全州人的代茗饮，能清暑益气，或以为即荜澄茄。”《药典》从 1985 年版至 1995 版和 1995 版彩色图集，均以山鸡椒作为荜澄茄。《中华本草》精选本上册说得好：“因山鸡椒果实的形状和气味，与胡椒科植物荜澄茄 Piper cubeba L. 的果实相似，我国南部以本品作荜澄茄使用，已有较长的历史，但澄茄子（山鸡椒）与荜澄茄实为两种不同科属植物的果实，应加以鉴别。”据此，本书，则将荜澄茄与山鸡椒分别列项。并将文献中山苍子、山鸡椒、野胡椒等标题的文字，均列入“山鸡椒条”。本品性温，味辛，微苦。归脾、胃、肾经。功能温中止痛，行气活血，平喘，利尿。主治脘腹冷痛，食积气胀，反胃呕吐，中暑吐泻，泄泻痢疾，寒疝腹痛，哮喘，寒湿水臌，小便不利，小便浑浊，疮疡肿毒，寒湿痹痛，牙痛，跌打损伤。用法用量：一般剂量为 3～10 克，煎汤内服，研末1～2 克；外用，撒布或调敷。有寒热及阴虚火旺者忌服。

【成分】

报道鲜果含挥发油 1.6%～3.0%，种子含油量 36.4%～52.2%。

【药理】

1. 抗菌作用：所含柠檬醛成分对金黄色葡萄球菌、大肠杆菌、伤寒杆菌与痢疾杆菌等有较强抑菌作用。60%山苍子油乳化剂对一些真菌有明显抑制作用。山苍子油和柠檬醛体外有抗阴道滴虫作用。

2. 抗血小板聚集作用：柠檬醛体外实验能抑制胶原或 ADP 诱导的大鼠血小板聚集。

3. 抗心肌缺血和心肌梗死：山苍子油对兔急性心肌缺血有保护作用。对结扎冠状动脉前降支造成的心肌梗死模型，山苍子油能减少其发生率，山苍子油可舒张猪的正常离体冠脉，还能增加兔心冠脉流量。

4. 平喘作用：山苍子油能松弛豚鼠离体气管平滑肌，并能缓解乙酰胆碱或组胺引起的气管平滑肌痉挛，柠檬醛为平喘主要成分。

5. 镇静作用：小鼠应用山苍子油后呈安静状态，自主活动减少。腹腔注射能明显延长戊巴比妥钠的睡眠时间。

6. 抗过敏作用：山苍子油对大鼠被动皮肤过敏反应有抑制作用，并能对抗豚鼠过敏性休克和抑制豚鼠离体回肠过敏性收缩。

7. 溶石作用：山苍子油对人胆固醇性胆石体外试验有明显的溶石作用。应用提取柠檬醛后的山苍子油作成含 10%山苍子油的复方乳剂对人胆石植入家兔胆囊内的胆石模型，也显示溶石作用。

8. 灭蚊作用：山鸡椒水浸液可杀灭淡色库蚊幼虫。其油剂或酊甘油涂搽皮肤可以避蚊。

【临床报道】

治胃寒疼痛、呕吐呃逆、中暑吐泻等。

【附方】

［现代方］

1. 胃痛，疝气：用山鸡椒果实1.5～3克，开水泡服；或研粉，每次1～1.5克。

2. 胃寒腹痛、呕吐，用本品9克，加干姜9克，高良姜9克，水煎服。

3. 支气管哮喘：山鸡椒果实、胡颓叶、野生地各15克，水煎服。忌食酸辣。(《浙江民间常用草药》)

4. 无名肿毒：山鸡椒研末，加醋调敷患处。(《中草药学》)

5. 牙痛：山鸡椒研末，塞患处。(《中草药手册》)

40. 山茱萸

【概述】

本品为山茱萸科植物山茱萸 Cornus officinalis Sieb. et Zucc. 的干燥成熟果肉。又名蜀枣、山萸肉、肉枣、枣皮、萸肉、药枣、芋肉等。主产于浙江临安和淳安、河南、安徽等地。以浙江产量大、品质优，有"杭萸肉"、"淳萸肉"之称。陕西、山西、山东、四川等地亦产，多为栽培。以肉厚、柔软，色紫红者为佳。性微温，味酸、涩。归肝、肾经。功能补益肝肾，涩精固脱。用于眩晕耳鸣，腰膝酸痛，阳痿遗精，遗尿，尿频，崩漏带下，大汗虚脱，内热消渴。用法用量：煎汤，6～12克，或入丸、散；用于虚脱急救用量可至30～60克。凡命门火炽，强阳不痿，素有湿热，小便淋涩者忌服。

【成分】

山茱萸苷、乌索酸、莫罗忍冬苷、獐牙菜苷、番木鳖苷、熊果酸没食子酸、苹果酸、酒石酸、原维生素A、皂苷、菱属鞣质、新唢呐鞣质A、新唢呐鞣质B、新唢呐鞣质C、新唢呐鞣质G、丁香鞣质、路边香鞣质D、芳香醇氧化物、甲基丁香油酚、榄香脂素、异细辛脑、茴香脑。果核中还有白桦酸、乌索酸、β-谷甾醇、没食子甲酯、石蜡烃、月桂酸、硬脂酸、棕榈酸、油酸、亚油酸、亚麻酸等。

【药理】

1. 降糖作用：山茱萸有明显对抗实验性肾上腺素性和四氧嘧啶性糖尿病大鼠的高血糖作用，且降低全血粘度和血小板聚集性；减少体外非酶糖化终产物的生成，抑制葡萄糖与蛋白质的非酶糖化的反应；促进损坏的非胰岛素依赖性糖尿病(NIDDM)大鼠胰岛修复增生，增加进食后胰岛素的分泌。熊果酸对链脲素所形成的糖尿病大鼠有明显降糖作用。

2. 对免疫系统的作用：山茱萸能明显升高实验小鼠血清溶血素抗体含量；抑制绵羊红细胞(SRBC)所致小鼠迟发型足垫肿胀；抑制对二硝基氯苯(DNCB)所致的接触性皮炎，抑制小鼠耳郭的肿胀；提高24月龄老年小鼠淋巴细胞的活性，IL-2活性，IL-2 mRNA水平。山茱萸总苷可抑制T淋巴细胞增殖，T淋巴细胞表面CD3、CD4、CD8的表达，抑制T淋巴细胞产生IL-2；明显延长移植心肌的小鼠的存活时间。熊果酸在体外能快速有效杀死培养淋巴细胞。

3. 抗炎作用：山茱萸总苷可显著抑制原代滑膜细胞培养上清对炎性细胞的趋化作用，具有抗类风湿关节炎的作用；对弗氏完全佐剂所致的大鼠佐剂性关节炎有显著抑制作用。山茱萸对醋酸引起的大鼠腹腔毛细血管通透性增加有明显的抑制作用；可明显抑制实验大鼠棉球肉芽组织增生，二甲苯所致小鼠耳郭肿胀以及蛋清引起的大鼠足垫肿胀，同时使炎症大鼠肾上腺内抗坏血酸含量明显降低。

4. 抗菌作用：果实煎剂在体外能抑制金黄色葡萄球菌的生长，而对大肠杆菌无效。从山茱萸鲜果肉中可得一黑红色酸味液体，对伤寒、痢疾杆菌有抑制作用。水浸剂在试管内对堇色毛癣菌有不同程度的抑制作用。煎剂对志贺痢疾杆菌的抑菌圈，直径可达13～18毫米（平板环杯法）。

5. 抗心律失常作用：山茱萸提取液可抑制氯仿诱发的小鼠室颤的发生率，可延长豚鼠离体乳头肌的动作电位时程，增大静息电位的绝对值。山茱萸对乌头碱及氯化钙诱发的小鼠心律失常有良好的拮抗作用，对多种药物诱发的乳头肌收缩节律失常有效，提示其抗心律失常作用可能是对心脏的直接作用。

6. 其他作用：山茱萸煎剂可杀死腹水癌细胞。山茱萸流浸膏对麻醉犬有利尿作用，且能使血压降低，对正常家兔血糖无影响。山茱萸具有抗衰老抗氧化作用；有较弱的兴奋副交感神经的作用。山茱萸注射液静脉注射有抗动物失血性休克作用。

【临床报道】

治疗肾虚腰痛、阳痿遗精、糖尿病、尿崩症、白细胞减少症等。对肾阳不足，阳痿遗精，老人小便频数，常与补骨脂、菟丝子、金樱子等配伍或用右归饮；对肝肾不足、头晕目眩、耳鸣难听、腰膝酸软等，常与熟地黄、枸杞子、女贞子、补骨脂等配伍；对妇女体虚、月经过多或崩漏不止者，用大剂量山萸肉配熟地、阿胶等或配伍炭类止血药；对阳虚自汗者，常配党参、黄芪等；对大汗虚脱者，配伍党参、五味子等；对较重的亡阳厥逆，则配参附汤。近年报道山茱萸汤治疗肩凝症有效。

山茱萸与金樱子皆能固精秘气，但山茱萸兼能涩小便、敛阴汗。金樱子兼能收肺气，敛大肠。

【附方】

［古代方］

1. 五种腰痛，下焦风冷，腰脚无力：山茱萸、牛膝、桂心，捣细为散，温酒调下。（《太平圣惠方》）

2. 益元阳，壮元气，固元精，壮元神：山萸肉50克，补骨脂（酒浸）250克，当归120克，麝香3克，上药为末，炼蜜为丸，如梧子大，每服81丸，临卧酒盐汤下。（《扶寿精方》草还丹）

3. 脾虚：山药20克，山茱萸20克，人参6克，用水300毫升，文火煎30分钟，取汁100毫升，温服。（《圣济总录》山萸丸）

［现代方］

1. 不孕：山茱萸、茯苓、白术、紫河车、熟地黄，水煎服。

2. 肩凝症：山茱萸35克，水煎，分2次服。

3. 脱证：山茱萸90～150克，水煎服。

4. 多发性口疮：山茱萸末10克，陈醋调糊状，敷贴涌泉穴。（《新中医》）

5. 自汗，盗汗：山萸肉、防风、黄芪各10克，水煎服。（《食物中药与便方》）

6. 肾虚腰痛，阳痿遗精：山茱萸、补骨脂、菟丝子、金樱子各12克，当归9克，水煎服。（《中国常用中草药》）

7. 汗出不止：山茱萸、白术各15克，龙骨、牡蛎各30克，水煎服。（同上）

8. 老人尿频失禁：山茱萸9克，五味子、益智仁各6克，水煎服。

9. 虚脱：黄芪60克，山茱萸30克，水浓煎，加适量酒频频服之。据称对心力衰竭、大汗虚脱，疗效甚佳。（《中华效方

汇海》)

【备注】

山茱萸的伪品有云枣皮和葡萄果皮，前者紫黑，后者红褐色，均无柔软性，而味微酸。山茱萸味酸涩微苦；葡萄果皮则味略酸微甜。

41. 山　药

【概述】

本品为薯蓣科植物薯蓣 Dioscorea opposita Thunb. 的干燥根茎。性平，味甘。归脾、肺、肾经。功能补脾养胃，生津益肺，补肾涩精。主治脾虚食少，久泻不止，肺虚喘咳，肾虚遗精，带下，尿频，虚热消渴。炒山药补脾健胃，主治脾虚食少，泄泻便溏，白带过多。用法用量：15～30克。

【成分】

山药，又称怀山药。化学成分含皂苷、黏液质(甘露聚糖与植酸)、尿囊素、胆碱、精氨酸等16种氨基酸、淀粉酶、多酚氧化酶、蛋白质、淀粉、脂肪、维生素C等。《神农本草经》记载为上品，原名薯蓣。同属植物野山药 D. japonica 的根，也作山药入药，功效类同。从野生薯蓣中曾分离到2%皂苷。其补脾益胃、生津益肺的功能，主要与所含成分的营养作用、助消化作用有关。滋补作用具体体现在助消化、益气力、长肌肉、补虚劳。

【药理】

1. 降糖作用：实验证明，山药可降低正常小鼠的血糖，对四氧嘧啶引起的小鼠糖尿病具有预防和治疗作用。并可对抗肾上腺素和葡萄糖引起的小鼠血糖升高。

2. 降脂作用：从山药中提取的纯淀粉喂饲动脉粥样硬化小鼠，能降低类脂质浓度。对喂食胆固醇和含有胆固醇食品的小鼠，也能降低其胆固醇浓度。

3. 抗氧化作用：山药水溶性多糖能降低维生素C－NADPH及Fe^{2+}－半胱氨酸诱发的微粒体过氧化脂质含量，并对黄嘌呤-黄嘌呤氧化酶体系产生的超氧自由基(O_2^-)及Fenton反应体系产生的羟自由基(OH^-)有清除作用。不仅能直接清除自由基，还能降低自由基对细胞膜的脂质过氧化作用。

4. 耐缺氧作用：山药能显著延长小鼠在缺氧状态下的存活时间。

5. 助消化作用：山药含淀粉酶，能刺激胃肠运动，促进肠内容排空，有助于消化。山药及其炮制品煎剂对肠管节律失调时，也能恢复其节律性。

6. 对免疫系统的作用：山药可刺激或调节免疫系统，增加白细胞数量和增强白细胞的吞噬作用，山药多糖对环磷酰胺引起的细胞免疫抑制，有不同程度的对抗作用。能使部分功能恢复正常。还使T细胞数量增加，提高淋巴细胞功能。对小鼠细胞免疫和体液免疫有较强的促进作用。而且还能诱生α-干扰素产生。

7. 延缓衰老作用：山药水煎液浸泡桑叶后阴干、喂蚕，可显著延长家蚕龄期，其身长、体重的增加也较缓慢，显示对寿命及发育生长的影响。

【临床报道】

用于脾、肺、肾三脏的虚证，且气阴双补。

山药用于脾虚食少，体倦神疲，常与白术、党参、茯苓等同用，如参苓白术散；小儿脾虚消化不良，常与神曲、麦芽、浮小麦等同用；肺虚咳喘，常与党参、川贝母、杏仁等配伍；对肾虚遗精，小便频数，常与熟地黄、山萸肉等配伍；消渴糖尿，用单味大量煎水代茶，或与黄芪、生地黄、麦门冬、天花粉等配伍。

【附方】

［现代方］

1. 糖尿病：山药、天花粉、沙参各15克，知母、五味子各10克，水煎服。

2. 脾虚久泻：山药、党参各12克，白术、茯苓各9克，神曲6克，水煎服。

3. 遗尿：山药、乌药、益智仁各9克，水煎服。

又方治小儿遗尿：怀山药加孩儿参。［新中医，1976，(增刊)：58］

4. 肺结核高热：单味怀山药每天120克，水煎服。［四川中医，1990，(6)：26］

5. 小儿腹泻：山药、白术各10克，滑石粉、车前子各3克，甘草1.5克，水煎服。

【备注】

1. 长江以南出产的同属植物参薯 D. alata L. 的根茎也作山药用。

2. 各地野生的野山药 D. japanica Thunb.，根茎也可入药，但质地较差。

42. 山柰

【概述】

本品为姜科植物山柰 Kaempferia galanga L. 的干燥根茎。冬季采挖，洗净，除去须根，切片，晒干。又名三柰子、三藾、山辣、沙姜等。主产于广西，广东、云南、福建及台湾等地亦产。性温，味辛。归胃经。功能行气温中，消食，止痛。用于胸膈胀满，脘腹冷痛，饮食不消。用法用量：水煎服，6～9克，入丸散，1～2克；外用，适量。阴虚血亏，胃有郁火者忌服。

【成分】

根茎中含挥发油，主要成分是对甲氧基桂皮酸乙酯，龙脑等；还含有α-侧柏烯，α-蒎烯及β-蒎烯等。又含黄酮类成分，包括山柰酚、山柰素等。

【药理】

据研究，山柰可抑制单胺氧化酶的活性；且有抗癌作用；其根茎煎剂对豚鼠离体肠管低浓度呈兴奋作用，高浓度出现抑制作用。另外，其能抑制真菌、消炎；杀灭蛔虫幼虫；并有增强免疫功能等。

【临床报道】

山柰辛散温通，温水健脾，温通祛寒，故用于心腹冷痛，凉食不化。又能行散祛风止痛，用治风虫牙痛、风寒湿痹。祛瘀消肿又治跌打损伤、瘀血肿毒。

【附方】

［古代方］

1. 感冒食滞，胸腹胀满，腹痛泄泻：山柰15克，山苍子根6克，南五味子根9克，乌药4.5克，陈茶叶3克。研末，每次15克，开水泡或煎数沸后取汁服。

2. 心腹冷痛：山柰、丁香、当归、甘草等份，为末，醋糊丸，梧子大，每服30丸，酒下。(《濒湖集简方》)

3. 风火虫牙痛：皂荚1个，去瓤，内入三赖、甘松各0.9克，花椒、盐不拘多少，以皂满为度，用面包裹，炼红，取研为末，每天擦牙。(《摄生众妙方》)

43. 山楂

【概述】

本品为蔷薇科植物山里红 Crataegus pinnatifida Bge. var. major N. E. Br.；山楂 Crataegus pinnatifida Bge. 或野山楂 Crataegus cuneata Sieb. et Zucc. 的干燥成熟果实。前两种习称北山楂，后一种习

称南山楂。北山楂又名酸楂、山里红、红果等，南山楂又名棠球子。性微温，味酸、甘。归脾、胃、肝经。功能消食健胃，行气散瘀。主治肉食积滞，胃脘胀满，泻痢腹痛，瘀血经闭，产后瘀阻，心腹刺痛，疝气疼痛，高血脂症。焦山楂消食导滞作用增强，主治肉食积滞，泻痢不爽。用法用量：9～12 克。

【成分】

山楂含山楂酸、枸橼酸、琥珀酸、苹果酸、绿原酸、齐墩果酸和熊果酸等及黄酮类化合物：槲皮素、牡荆素、金丝桃苷、矢草菊素、儿茶精类等。此外，尚含有内酯、苷类、脂肪酶、蛋白质、糖类、淀粉、维生素 B_2、维生素 C、鞣质及钙、磷、铁等。北山楂中熊果酸含量高于南山楂，而有机酸的含量，则南山楂为高。

【药理】

1. 对心血管的作用：山楂增强心肌收缩力、增加心输出量、减慢心率。扩张冠状血管，增加冠脉流量，降低心肌耗氧量。对实验性急性心肌缺血有保护作用。对心律失常有抑制作用，并能扩张血管，降低血压。

2. 抗菌作用：山楂对志贺、福氏、宋内、斯密司痢疾杆菌，有较强的抗菌作用，对绿脓杆菌、金黄色葡萄球菌、大肠杆菌、乙型链球菌、白喉杆菌等，也均有抗菌作用。

3. 降脂作用：促进胃液分泌，有助消化，脂肪酶可使脂肪分解消化，所含有机酸、维生素 C 可提高蛋白酶活性，促进蛋白消化。根据上述研究结果，近年山楂及其制剂用于高血压、高血脂及冠心病等心血管疾病。

4. 助消化作用：山楂历来用于消食积，山楂服后能增加胃液中酶类，促进消化，此与《本草纲目》所载的“化饮食、消肉积”吻合。

5. 毒副作用：山楂毒副作用很低，但乙醇提取物大量服用，也会引起中毒症状。脾虚胃弱无积滞者慎用。对胃溃疡、胃酸过多者也应注意。

【临床报道】

山楂治食积、腹泻、瘀痛和出血。山楂有生、炒、焦三者。生山楂善消瘀血，用于妇女痛经、闭经及产后腹痛；炒山楂或焦山楂消积、收敛，治食积、止泻痢；山楂叶泡水代茶，能消暑、降脂、降压；山楂核消痔止疝。治食积、消化不良，常与山药、白术、神曲、陈皮等配用；治经痛、产后恶露不尽，常与当归、川芎、益母草等同用；治心脉瘀阻、胸痹，常与丹参、川芎、红花、蒲黄等同用；治腹泻、痢疾，常与木香、黄连等同用；治疝气偏坠胀痛，用山楂核配伍橘核、荔枝核、小茴香等。

现代山楂制剂有山楂糖浆、山楂降脂片、山楂蜜丸、复方山楂冲剂等，中成药有冠心宁片、心脉通片。

【附方】

［古代方］

1. 产后血瘀，小腹疼痛：山楂 9 克，益母草、当归各 6 克，川芎、陈皮各 3 克，香附（酒炒）1.8 克，干姜（炒黑）1 克，水煎加酒温服。（《会约医镜》山楂益母草汤）

2. 肉食积滞，脘腹胀痛：山楂 12 克，青皮 9 克，木香 6 克，鸡内金 9 克，水煎服。又治肉食不消，山楂肉水煮食之并饮其汁。（《本草纲目》）

［现代方］

1. 高血脂症：用山楂降脂片、复方山楂冲剂等或冠心宁片（每片含山楂生药 3.1 克）口服。对冠心病血瘀型或高血脂症：山楂12克，丹参15克，瓜蒌20克，檀香6克，炙甘草9克，水煎服。（《中国常用中草药》）

2. 伤食腹胀，消化不良：炒山楂、炒麦芽、炒莱菔子、陈皮各 9 克，水煎服。（《中国常用中草药》）

3. 高血压病：山楂浸剂内服。

【备注】

1. 山楂花、叶浸剂治疗高血压有效。

2. 山楂叶性凉、味甘，功能清热解毒。主要成分为对羟基苯甲苹果酸等有降压、耐缺氧、抗心肌缺血、抗血小板聚集等作用。冠心病心绞痛者，可用山楂黄酮片内服。[中国中药杂志，1996，21(4)：245]

44. 千 年 健

【概述】

本品为天南星科植物千年健 Homalomena occulta (Lour.) Schott 的干燥根茎。又名一包针。生于沟谷密林下竹林或山坡灌丛中，分布于云南、广西、海南等地。性温，味苦、辛。归肝、肾经。功能祛风湿，健筋骨。用于风寒湿痹，腰膝冷痛，筋骨无力，下肢拘挛麻木。用法用量：4.5～9 克，水煎服。

【成分】

本品含挥发油 0.79%，其中主要成分为芳樟醇 60%，α-及 β-蒎烯(Pinene)还含有松油烯-4-醇、月桂烯醇等。

【药理】

1. 抑菌作用：千年健挥发油体外有显著抑制布氏杆菌作用。

2. 抗炎镇痛作用：千年健的甲醇提取物用 Carrageenin 浮肿法筛选抗炎活性，结果表明其抗炎抑制率可达 60%以上，用醋酸扭体法筛选镇痛活性，镇痛率为 30%～60%。

【临床报道】

为治筋骨无力，四肢酸痛常用药。

【附方】

[现代方]

1. 风寒筋骨疼痛，拘挛麻木：千年健 30 克，地枫皮 30 克，老鹤草 90 克，共研细粉，每服 3 克。

2. 风湿痹痛，腰膝酸软：千年健30 克，木瓜 30 克，当归60 克，续断15 克，麻黄15 克，杜仲30 克，红花30 克，独活15 克，蕲蛇15 克，地枫皮15 克，甘草15 克，羌活15 克，乳香30 克，菟丝子30 克，研末，制成蜜丸，每服6 克。

按：原方有川乌、草乌各 30 克，量太大，且无炮制说明，为了用药安全，故删。

3. 风寒筋骨疼痛、拘挛麻木：千年健、钻地枫各 30 克，老鹳草 90 克，共研细粉，每服 3 克。(《全国中草药汇编》)

45. 千 里 光

【概述】

本品为菊科植物千里光 Senecio scandens Buch. ham ex D. Don 的全草。又名千里、九龙光(《广州植物志》)、千里明(《昆明药植调查报告》)、百花草、九里明、黄花母、七里光、木莲草、软藤黄花草。生于路旁及旷野间。夏、秋采收，扎成小把或切段，晒干。产于江苏、浙江、广西、四川等地。性寒，味苦。归肝、肾经。功能清热，杀虫，明目。主治各种急性炎症性疾病，风火赤眼，伤寒，菌痢，大叶肺炎，扁桃体炎，肠炎，黄疸，流行性感冒，毒血症，败血症，痈肿疖毒，干湿癣疮，丹毒，湿疹，烫伤，滴虫性阴道炎。用法用量：9～15 克(鲜者 30 克)，水煎服；外用：煎水洗、捣敷或熬膏涂。

【成分】

全草含大量的毛茛黄素(Flavoxanthin)、菊黄质(Chrysan-themaxanthin)，及少量的β-胡萝卜素；还含生物碱、挥发油、黄酮苷、鞣质、酚类等。花含类胡萝卜素(Carotenoid)。

【药理】

1. 抗菌作用：50%煎剂，对志贺痢疾杆菌和金黄色葡萄球菌有较强抗菌作用，有效浓度分别为1∶1 024和1∶512，对伤寒、副伤寒甲、副伤寒乙、痢疾(弗氏、鲍氏、宋内)、大肠、变形、腊样炭疽等杆菌，以及八叠球菌皆有抑制作用(试管内二倍稀释法)。口服吸收良好(大鼠)，排出的尿液亦有一定抗菌作用。

2. 抗螺旋体作用：50%煎剂，在体外对黄疸出血型钩端螺旋体的抑制很强(塑料板法、试管法)；各种提取物都有不同程度的体外抗螺旋体作用，其中以醚提取液效果较好。

3. 其他作用：煎剂在试管中，1∶40浓度对人的阴道滴虫有抑制作用。从欧产千里光各部位分离出的生物碱或有效成分，对运动神经有麻痹作用，使离体豚鼠子宫收缩，并具有洋地黄样的强心作用。自同属植物 Senecio sarrace nius 提出瓶千里光碱(Sarracine)，对中枢先兴奋后抑制，能降低血压，对大鼠肠管有明显解痉作用。又同属植物 Senecio hualtata 经离子交换树脂处理之浸剂(不含生物碱，而有还原糖、酚、胺类等)有减慢心率，延长Q－R间隙，降低血压，减少呼吸率等作用。世界其他各地(欧、南美、非、澳)不同种的千里光，人和牛等家畜食后可中毒，尤可致肝硬化。千里光属中所含 Pynolizidine 类生物碱具有抗肿瘤作用，这与引起肝脏毒副作用间有一定的关系。

4. 毒副作用：毒副作用较低，小鼠1次用药或连续用药6天，未见活动异常。

【临床报道】

1. 治疗各种炎症性疾病：临床上一般用水煎浸膏片(每片重0.35克)，每次3片，日服4次，小儿酌减。

2. 治疗各种眼科疾患：应用50%千里光眼药水，每2～4小时滴1次，治疗急性、亚急性结膜炎等眼病。

3. 治疗滴虫性阴道炎：在阴道常规冲洗后，用带线尾的棉花纱布塞蘸100%千里光溶液放入阴道内，24小时后，由患者自行取出。滴虫多者可先用棉签或棉球蘸药抹洗阴道壁，再放纱布塞。隔天1次，5次为1个疗程，月经期暂停。

4. 治疗钩端螺旋体病：曾应用千里光合剂治疗中型及轻型的流感伤寒型钩端螺旋体病7例，全部治愈。

【附方】

［古代方］

烂睑风眼：笋箬包九里光草煨熟，捻入眼中。(《经验良方》)

［现代方］

1. 鸡盲：千里光30克，鸡肝1个。同炖服。(《江西民间草药》)

2. 干湿癣疮，湿疹日久不愈者：千里光，水煎2次，过滤，再将2次煎成之汁混合，文火浓缩成膏，用时稍加开水或麻油，稀释如稀糊状，搽擦患处，每天2次。婴儿胎癣勿用。(《江西民间草药》)

3. 鹅掌风，头癣，干湿癣疮：千里光、苍耳草全草等份，煎汁浓缩成膏，搽或擦患处。(《江西民间草药》)

4. 阴囊皮肤流水奇痒：千里光捣烂，水煎去渣，再用文火煎成稠膏状，调乌柏油，涂患处。(《浙江民间常用草药》)

5. 疥疮，肿毒：千里光水煎浓外敷，另取千里光30克，水煎服。(《浙江民间常用草药》)

6. 皮肤瘙痒症、过敏性皮炎：千里光90克煎水洗，每天2～3次。(《民间中草药大全》)

7. 烫火伤：千里光8份，白及2份。水煎浓汁外搽。(《江西草药》)

8. 各种急性炎症疾病、菌痢、毒血症、败血症、轻度肠伤寒、绿脓杆菌感染：千里

光、蒲公英、二叶葎、积雪草、白茅根、叶下珠、金银花藤叶各 15 克。水煎服,每 6 小时 1 次。(江西《草药手册》)

【备注】

《本草纲目》中石决明的别名也称千里光,不可混淆。

46. 千 层 塔

【概述】

本品为石松科植物蛇足石松 Huperzia Aerrata (Thunb.) Trev. [Lycopodium serratum Thunb.]的全草。又名蛇足草、千金虫、狗牙齿、万年杉、充天松、直立石松、虱子草、蛇足石杉等。分布于东北、长江地域及福建、广东、广西、贵州、云南等地。性平,味苦、微甘酸,有小毒。归肺、大肠、肝肾回经。功能散瘀消肿,解毒止痛,生肌。主治跌打损伤,瘀肿疼痛,劳伤吐血,带下。用法用量:3～9 克,水煎服。又治疮疡溃烂久不生肌,全草煎膏涂。内服不宜过量,易出现中毒。又治痈疖肿毒、毒蛇咬伤、烧烫伤,用鲜品捣烂敷患处。孕妇忌服。

【成分】

千层塔全草含千层塔定碱、山芝烯二醇及其单乙酸酯、石松醇、生物碱(石杉碱甲、乙)与黄酮类等。

【药理】

1. 止血作用:本品煎剂内服给小鼠显示止血作用及促进伤口愈合作用。

2. 松肌作用:生物碱部分可松弛横纹肌。

3. 抑酶作用:石杉碱甲可显著抑制胆碱酯酶的活性,是可逆性选择性胆碱酯酶抑制剂。

4. 益脑作用:石杉碱甲和乙可促进小鼠的空间辨别学习和记忆。也有明显激活清醒兔脑电的作用。

【临床报道】

本品清热、解毒、收敛止血、破积行瘀。近年用石松治神经痛、急性肝炎等,石杉碱甲(哈伯因)治疗重症肌无力,可提高记忆和老年性认知能力,用于记忆减退患者。

【附方】

[现代方]

1. 吐血:千层塔 30 克,山莓果 15 克,水杨柳 6 克,水煎服。(《常用中草药配方》)

2. 鼓胀:千层塔、醉鱼草根各 18 克,前胡、紫苏、老姜各 9 克,水煎服。(《浙江天目山药用植物志》)

3. 跌打扭伤:鲜千层塔、酒糟、红糖,捣烂加热外敷。(《福建中草药》)

【备注】

千层塔,又为大戟(京大戟)的别名,而大戟本身的品种非常复杂。《经史证类备用本草》中有几幅附图,据《植物名实图考》载有大戟和乳浆草,后者即今天的大戟。但无一草图,为千层塔类似物。大戟别名千层塔,不知缘何使然。长白山生长的石松,学名为 Lycopodium clavatum L. 资源丰富,为本品近似物。

47. 千 金 子

【概述】

本品为大戟科植物续随子 Euphorbia lathyris L. 的干燥成熟种子。又名千西金、菩萨豆、续随子、联步、小巴豆、滩板救、拒冬等。主产于河南、浙江等地。四川、河北、吉林、辽宁等地亦产。性温,味辛,有毒。归肝、肾、大肠经。功能逐水消肿，破血消积。用于水肿，痰饮，积滞胀满，二便不通，血瘀经闭；外治顽癣，疣赘。用法用量：煎汤内服，1～2克；去壳，去油用，多入丸、散服；外用，捣烂敷患处。中气不足，大便溏泄及孕妇忌服。

【成分】

千金子含油48.6%，主要为油酸和软脂酸，还含千金子甾醇、菜油甾醇、豆甾醇、β-谷甾醇、7-豆甾烯醇、巨大戟二萜醇3-十六烷酸酯、巨大戟二萜醇20-十六烷酸酯等多种二萜醇酯、千金子素、异千金子素、马栗树皮苷、瑞香素、山柰酚-3-葡萄糖醛酸苷、七叶树苷、油酸、棕榈酸、亚油酸。

【药理】

1. 抗菌作用：瑞香素对金黄色葡萄球菌、大肠杆菌、福氏痢疾杆菌及绿脓杆菌有抑菌作用。

2. 镇痛作用：瑞香素有镇静镇痛作用。

3. 抗炎作用：七叶树苷对角叉菜胶性、右旋糖酐性、5-羟色胺性及组胺性关节炎均有抑制作用。

4. 致泻作用：千金子甾醇对胃肠黏膜有强刺激作用，可致峻泻。

5. 其他作用：七叶树苷能增进大鼠及家兔的尿酸排泄，并有利尿作用；有抗凝血以及抑制大鼠眼晶状体的醛糖还原酶等作用。

6. 毒副作用：千金子可引起胃肠道刺激，出现持续腹痛、恶心、呕吐、精神不振、嗜睡等。

【临床报道】

1. 治疗晚期血吸虫病腹水：新鲜千金子去壳捣泥入胶囊中。

2. 治疗毒蛇咬伤：千金子捣烂，米泔水调服。

【附方】

［古代方］

1. 阳水肿胀：续随子（炒去油）60克，大黄30克，为末，酒水丸绿豆大，每服以白水送下50丸。（《摘玄方》）

2. 积聚癥块及涎积等：续随子去皮30枚，腻粉6克，青黛3克，为末，烧糯米软饭为丸。如鸡头大，每服先烧大枣1枚，剥去皮核，烂嚼，取药1丸捶碎与枣同用。（《圣济总录》）

3. 黑子、疣赘：续随子熟时坏破之，以涂患处。（《普济方》）

4. 蛇咬肿毒：续随子7颗，重台1.8克，为散，酒服2克。（《海上验方集》）

［现代方］

1. 血瘀经闭：千金子3克，丹参、制香附各9克，煎服。（《安徽中草药》）

2. 晚期血吸虫病腹水：新鲜种子去壳，取白色仁，捣烂，装胶囊根据腹围大小，决定用量多少，为减轻呕吐反应，可用肠溶胶囊内服，每次3～8粒，（1.44～3.64克）每天或隔天或隔几天服1次。（《血吸虫病研究资料汇编》）

48. 川 木 香

【概述】

野生于四川阿坝自治州的木香，系菊科植物川木香 Vladimiria souliei（Franch.）Ling的干燥根，效用略同云木香。其变种灰毛川木香 V. souliei（Franch.）Ling var. cinerea ling的干燥根，也作川木香用。川木香主产于四川省西部阿坝、雅安、西昌及西藏等地。灰毛川木香产于四川。性温，味苦、辛。归肝、脾、胃、大肠经。功能行气止痛，和胃止泻。主治肝胃气痛、中寒气滞，脘腹胀痛，呕吐泄泻，痢疾里急后重。用法用量：3～9克，煎汤内服，因含挥发油，宜后下；研末 0.6～0.9 克内服。

【成分】

川木香含挥发油及菊糖。挥发油中含川木香内酯(Mokkolactone)、土木香内酯(Alantolactone)等。

【药理】

挥发油可抑制链球菌、金黄色与白色葡萄状球菌等。

【临床报道】

用于治疗溃疡病、气滞腹胀、腹痛、肠鸣、食积不化等。并参木香(广木香)条。治心腹胀痛，配青皮、白术、姜黄、豆蔻、荜澄茄等。配黄连等组成中成药香连丸，治下痢脓血、里急后重。大黄和木香泡服治疗胆绞痛。

【附方】

参“木香”条。

【备注】

1. 本书另有“木香”(广木香、云木香)条，可参阅。

2. 古代本草所用木香，除广木香外(原产印度，我国主栽培于云南)，也用国产品川木香。《药典》(1995 年版)将木香与川木香分载，临床上则同样使用。

3. 川木香俗称“铁杆木香”(圆柱形)或“槽子木香”(有纵槽的半圆柱形，香气稍浊，味苦，嚼之粘牙)。

49. 川贝母

【概述】

贝母商品主要有川贝、浙贝、平贝及生贝四大类。《药典》收载川贝母和浙贝母。川贝为百合科植物川贝母(卷叶贝母) Fritillaria cirrhosa D. Don；暗紫贝母 Fritillaria unibracteata Hsiao et K. C. Hsia；甘肃贝母(西北贝母) Fritillaria przewalskii Maxim；或棱砂贝母 Fritillaria delavayi Franch. 的干燥鳞茎。前三者按性状不同分别习称松贝和青贝；后者习称炉贝。松贝 F. Sungbei Hsiao et K. C. Hsia Mss. 是最小的一种，也称珍珠贝、尖贝。暗紫贝母为青贝。炉贝是一种大形的贝母，原植物主要为棱砂贝母。川贝母性微寒，味苦、甘。归肺、心经。功能清热润肺，化痰止咳。主治肺热燥咳，干咳少痰，阴虚痨嗽，咯痰带血。用法用量：煎服一般用量3～9克，研粉冲服 1 次 1～2 克。

【成分】

川贝含多种生物碱，有川贝碱、西贝母碱、泸贝碱、白泸贝碱、青贝碱、松贝碱等。此外，还提出三种植物碱：贝母碱(Verticine)、贝母碱宁(Verticinine)及去氢贝母碱(Fritillarine)。

【药理】

1. 镇咳作用：贝母总生物碱及非生物碱部分均有镇咳作用。临床上用于急慢性气管炎、上呼吸道感染引起的咳嗽，肺虚久咳，痰少咽干，常与沙参、麦门冬、紫菀等同用。为目前市售一些咳嗽类中成药的主要组成之一。

2. 降压作用：川贝碱、西贝母碱对动物均有降压作用。

3. 其他作用：川贝碱有使兔血糖升高作用，西贝母碱对动物肠管有解痉作用，水浸剂在试管内的抗真菌作用，均未得到临床上的重视。

4. 毒副作用：临床上曾发现川贝引起过敏性猩红热样药疹。

【临床报道】

古方所用贝母，未分川贝、浙贝。如贝母饮(《圣济总录》)、贝母散(《太平圣惠方》)、贝母散(《鸡峰普济方》)、贝母煎(《外台秘要》)、贝母汤(《普济本事方》)、贝母汤(《御药院方》)贝母瓜蒌散(《医学心悟》)等复方中所用贝母，都是治肺热咳嗽，日久不愈，小儿咳嗽，咽喉不利等症，故以川贝为宜。报道证明家种川贝与野生品止咳作用无明显区别。

川贝母与浙贝母的主要区别，在于川贝母甘寒滋润，润肺化痰为优；浙贝母苦寒，长于清肺散结。川贝宜治内伤、阴虚咳嗽；浙贝宜治外感实热咳嗽。川贝降气解郁，还可用于乳汁不下；浙贝解毒散结，可用于瘰疬、痈肿。《本草纲目》草部有贝母，而无川浙之分。《滇南本草》始著录川贝母之名，清初赵学敏《本草纲目拾遗》有"川贝"专条。《神农本草经》记载贝母味辛平；《本草纲目》照本经气味。唐代苏敬说："味甘，苦，不辛。"成无已谓："桔梗、贝母之苦辛，用以下气。"别录谓其"苦，微寒"，已和本经的"辛平"不同，而为《药典》川贝条接受。历代性味记载不同，可能是各地应用贝母的类别不同和各自的经验有别所致。贝母条的主治，也包括川贝及浙贝等不同贝母在内。由于前人经验的不同，致使本草项下的主治繁杂迭出。其中也包括了个别人的特殊经验，例如甄权《药性论》记载贝母7枚作末酒服，治产难及胞衣不出，意味着具有收缩子宫的作用，浙贝母碱的强大子宫收缩作用已经得到验证。

【附方】

［古代方］

1. 风寒咳嗽：贝母22.5克，款冬花、麻黄、杏仁各30克，甘草22.5克，上为粗末，每次9克，用水150毫升。加生姜3片，煎至100毫升。(《圣济总录》贝母汤)

2. 久咳不止、痰多气喘：贝母30克，紫菀、杏仁、桑白皮各30克，五味子、百部、白前、甘草各15克，用水1升，煎至300毫升，去滓，加生地黄汁150毫升，生麦冬汁、白蜜各90毫升，慢火熬膏，每服15克，每天4次。(《太平圣惠方》贝母煎)

［现代方］

1. 婴幼儿消化不良：川贝母适量粉碎，过100目筛，每天按体重0.1克/千克分3次服用，有效。[黑龙江中医药，1991，(3)：38]

2. 燥热伤肺，咳嗽痰黄：川贝母、瓜蒌各6克，天花粉、茯苓、橘黄、桔梗各3克，研粗末，水煎，去渣服。

3. 小儿久咳：川贝母、杏仁、麦冬、款冬花各9克，炙紫菀15克，共研细末，每次服1～3克，温开水送服。(《中国常用中草药》)

4. 上感咳嗽：川贝片(每片0.5克)，每次4片，每天3次，连服1～5天。

又方：辽沙参、川尖贝、蜜炙枇杷叶各9克，水煎服有效。(张嗣白方)

【备注】 明代以前的贝母，不分川浙，至《滇南本草》始见川贝母名。

50. 川 牛 膝

【概述】

本品为苋科植物川牛膝 Cyathula officinalis Kuan 的干燥根。又名杜牛膝、拐牛膝、甜牛膝等。主产四川，形似牛膝，故名。多为栽培。也产于云南、贵州等地。性平，味甘、微苦。归肝、肾经。功能活血通经，通利关节，利尿通淋，用治经闭癥瘕、胞衣不下、关节痹痛，足痿筋挛，尿血、血淋，跌扑损伤。用法用量：4.5～9克，水煎服。孕妇禁服。又主产于河南者，称怀牛膝，为四大怀药之一，原植物为苋科植物牛膝 Achyranthes bidentata BL.。

【成分】

本品主含生物碱，还含昆虫变态甾体(Ecdysteione)、杯苋甾酮(Cyasterone)、头花怀苋甾酮(Capitasterone)及紫苋甾酮(Amarastenone)A、B等。怀牛膝含以齐墩果酸为苷元的多种皂苷，水解得磷脂类成分。

【药理】

1. 抗生育作用：川牛膝的苯、乙酸乙酯和醇三种提取物对小鼠都有抗生育作用，以苯提取物作用最显著。川牛膝水煎液，可使小鼠早期妊娠流产率增加。对晚期妊娠小鼠有缩短怀孕天数的作用，流浸膏对未孕猫子宫有松弛作用，对已孕猫子宫则出现强力收缩作用。

2. 雌激素样作用：川牛膝所含杯苋甾酮给予未成熟大鼠口服，每天500毫克/千克，3天后可使子宫重量增加，但对卵巢重量影响不大。

3. 蛋白质同化作用：川牛膝所含昆虫变态甾体激素有较强的促蛋白合成作用，羟基促脱皮甾酮作用强度类似4-氢睾丸酮。

4. 促进免疫功能：川牛膝多糖能增强吞噬功能，提高自然杀伤细胞活性，多糖能增强免疫活性。

【临床报道】

牛膝用于活血通经、引火下行，并补益肝肾。对月经不畅、经闭、癥瘕、难产、胞衣不下、小便不利、血淋及痹痛有效。对肝肾亏虚、腰痛膝软，宜配杜仲、续断、熟地黄。川牛膝生用或酒炒，活血祛瘀效果较强；盐炒及怀牛膝补益肝肾作用较大，主补肝肾、强筋骨，用于腰膝酸痛，筋骨无力，还用于肝阳上亢、头晕目眩。

【附方】

［古代方］

风寒湿痹，腰腿疼痛、风湿性关节炎、神经痛等：川牛膝、宣木瓜、络石藤、苍术、萆薢、羌活、独活、鸡血藤、肉桂、制马钱、红花、血竭。（《经验方》牛膝木瓜汤）

［现代方］

跌打腰腿痛散：川牛膝、杜仲、川断、乳香、没药、宣木瓜、麻黄、马钱子制各18克，共研细末，每次3克，温开水送服。

【备注】

1. 怀牛膝偏于滋补肝肾，治腰酸腿软无力；川牛膝偏于破瘀通经，用治瘀血、经闭。

2. 川牛膝品种较多，性状气味差异亦大。

(1) 麻牛膝：苋科植物头序杯苋 Cyathula capitata (wall) Miq. 的根。四川、云南等地野生，根条长圆椎形，易折断，味微甘后极苦而麻。

(2) 柳叶牛膝：苋科植物柳叶牛膝（四川会理及湖北利川称红牛膝）Achyranthes longifolia Mak. 的根或根茎，性平，味苦酸。功能活血散瘀，清热解毒，利尿。全草含生物碱，根含皂苷，皂苷元为齐墩果酸，并含昆虫变态激素蜕皮甾酮(Ecdysterone)。四川、云南、湖北、贵州等地野生或栽培。外皮褐黄色，质硬，易折断，味甘而后涩。

(3) 粗毛牛膝 Achyranthes aspera L. 叶的两面均被粗毛，根略弯，表面灰棕色，质坚硬，易断，味淡。

柳叶牛膝、粗毛牛膝和野生的牛膝，三者合称为土牛膝。有预防白喉的作用。治疗白喉则以土牛膝根水煎服，或以土牛膝根配合桑椹汤及养阴清肺汤水煎服。

(4) 商品川牛膝还有味牛膝，为爵床科植物牛膝马蓝 Strobilan. thes nemorosus R. Ben. 的根，主产湖北及四川巫溪奉节。细根丛生如马尾，味淡。主销东北及出口。

(5) 商品白牛膝，为石竹科植物狗筋蔓 Cucubalus baccifer L. 的根，云南部分地区用作补益药，表面灰黄色，质硬而脆，易折断，断面角质样，皮部灰白，木部淡黄，味微甘，当地民间使用，外地不销。有时误作怀牛膝调入外省。

51. 川 乌

【概述】

本品为毛茛科植物乌头 Aconitum carmichaeli Debx. 的干燥母根。6月下旬至8月上旬采挖，除去子根、须根及泥沙，晒干。又名乌头、川乌头等。性热，味辛、苦，有大毒。归心、肝、肾、脾经。功能祛风除湿，温经止痛。用于风寒湿痹，关节疼痛，心腹冷痛，寒疝作痛，麻醉止痛。用法用量：本品一般炮制后用，内服每用1.5～3.0克，入汤剂宜先煎、久煎。生品内服宜慎，孕妇慎用。不宜与川贝母、半夏、白及、白蔹、天花粉、瓜蒌、犀角同用。

【成分】

川乌含多种生物碱，其中主要有乌头碱(Aconitine)、中乌头碱(Mesaconitine)、次乌头碱(Hypaconitine)等，还有塔拉胺(Talatisamine)、异塔拉定(Isotalatizidine)、川乌碱甲及川乌碱乙(Chuan-Wu-base-A、B)。乌头碱经水解(炮制)后变成毒副作用较小的苯甲酰乌头胺(Benzoyl acomine)，继续水解则生成乌头原碱(Acomine)，其毒副作用为乌头碱的1/2 000。此外，还分离出消旋-去甲乌药碱(dl-Demethylcoclaurine)，尿嘧啶(Uracil)，乌头多糖(Aconitan)A、B、C、D等。

【药理】

1. 镇痛作用：用电刺激小鼠尾巴法证明乌头碱在给药20分钟后具有镇痛作用，次乌头碱和乌头原碱对小鼠也有镇痛作用。小鼠皮下注射乌头碱的最小镇痛剂量为25微克/千克，镇痛指数为11.8。乌头注射液有镇痛作用，用药20分钟后痛阈提高2.4倍，60分钟提高近3倍，其镇痛作用与度冷丁相似。

2. 抗炎作用：大鼠灌服川乌总碱0.22克/千克、0.44克/千克能显著抑制角叉菜胶、蛋清、组胺和5-羟色胺所致的大鼠足跖肿胀，0.11克/千克即可抑制二甲苯所致小鼠耳肿胀，0.44克/千克能明显抑制组胺、5-羟色胺所致大鼠皮肤毛细血管通透性亢进，抑制巴豆油所致肉芽囊的渗出和增生。对可逆性被动Arthus反应、大鼠迟发型过敏反应、佐剂关节炎等免疫性炎症也有明显抑制作用。

3. 抗癌作用：乌头注射液200微克/毫升浓度对胃癌细胞有抑制作用，并随浓度增加而增强，还可抑制人胃癌细胞的有丝分裂。对小鼠肝癌实体瘤的抑制率为47.8%～57.4%，对小鼠前胃癌FC和S180的抑制率为26%～46%。临床应用也证实其抗癌作用，病理观察可见癌细胞核空泡、变性、回缩及淋巴结构破碎等退行性变。以生川乌为主药的复方三生注射对小鼠肝癌细胞的生长有明显抑制作用。

4. 对心血管的作用：① 川乌头生品及炮制品、川乌的有效成分乌头碱对离体及在体蛙心均有强心作用，但剂量加大则引起心律失常，终致心脏抑制。有谓乌头碱本身无强心作用，而其水解产物乌头原碱有强心作用。亦有认为乌头煎剂的强心作用与其中所含的钙有密切关系。② 乌头碱还有降压作用，乌头煎剂可使麻醉犬血压呈迅速而短暂下降，此时心脏无明显变化，降压作用可被阿托品或苯海拉明所拮抗。③ 乌头煎剂还具有扩张冠脉血管的作用。

5. 局麻作用：乌头及乌头碱能刺激局部皮肤，使皮肤黏膜的感觉神经末梢呈兴奋现象，产生瘙痒与灼热感，继则麻醉，丧失知觉。乌头碱对神经肌肉接头活动和神经干复合电位首先是阻遏兴奋在神经末梢的传导，高浓度也可使神经干完全丧失兴奋和传导冲动的能力。

6. 其他作用：乌头碱对免疫器官和体液免疫均呈免疫抑制作用；乌头多糖A腹腔注射对小鼠有显著降低正常血糖作用。

7. 毒副作用：生川乌煎剂小鼠灌服的LD50为(18.00±0.03)克/千克，乌头碱人口服致死量约为2～5毫克，小鼠皮下注射及家兔静脉注射LD50均在0.3毫克/千克左右。阿托品及654－2可大大降低乌头水提物引起的小鼠中毒死亡率。

【临床报道】

1. 表面麻醉：用10%乌头酒精浸出液、1.25%乌头酒精浸出液、乌头葡萄粉(1∶10)三种制剂进行黏膜表面麻醉138例，麻醉有效率达97.1%，还有选用生川乌、辽细辛、洋金花、薄荷水制成表面麻醉剂，用于耳鼻喉科各种常见病的手术142例，效果满意率达43%～100%。

2. 治疗恶性肿瘤：用乌头注射液肌肉注射治疗胃癌等恶性肿瘤，证明除具镇痛效果外，还可缓解消化道症状，抑制肿瘤生长，缩小部分肿块，增加体重，改善食欲，延长生存期。

3. 治疗慢性气管炎：用复方三生注射液每次10毫升，加50%葡萄糖40毫升静脉注射，每天2次，部分患者用药加奴夫卡因穴位封闭，治疗本病18例，结果显效10例，有效6例，无效2例，总有效率88.9%。

4. 治疗肩周炎：取川乌、草乌、樟脑各90克，研末备用，用时以老陈醋调成糊状，匀敷压痛点，厚约0.5厘米，外敷纱布，然后用热水袋敷30分钟，每天1次。

5. 治疗腰肢痛(包括关节痛、纤维组织炎、腰肌劳损、坐骨神经痛)：用乌头100克，加水煎煮至1 000毫升，用离子导入法治疗，每次导入10～20分钟，电流量在10～20毫安之间，每天1次，10～15次为1个疗程。

【附方】

［古代方］

1. 心痛彻背：乌头炮0.3克，赤石脂14克，干姜0.3克，附子7克，蜀椒14克，上五味为末，蜜丸梧子大，先服1丸，每天3丸。(《金匮要略》乌头赤石脂丸)

2. 风痹、四肢疼痛：川乌60克与大豆同炒，干蝎15克微炒，上为细末，用酽醋300毫升煎熬成膏，丸如绿豆大，每次7丸，温酒送服。(《太平圣惠方》川乌丸)

［现代方］

1. 关节肿大：现代民间有用其与黄药叶、追地风、千年健、熟地、鸡血藤、当归尾、生地、姜黄、麦芽，水煎服。(《甘肃中医验方集锦》)

2. 肥大性脊椎炎、跟骨骨刺：用生川乌、草乌各等量研末，装入小布袋敷在痛点处，5天换药1次。[河北中医，1983，(2)：23]

3. 手足癣：用川乌、芫花根、独角莲、生南星、黄柏、雄黄各9克，毛莨根18克，白酒浸泡，外搽患处。(《湖北中草药志》)

4. 带状疱疹：川乌10克，冰片5克，分制细末，混匀后加麻油调稀糊，涂于皮损及疼痛区域，薄纱布覆盖。[四川中医，1991，(9)：23]

5. 以川乌为主配制的中成药制剂较多，主要有：① 小活络丸(《药典》)：制川乌、制草乌、胆南星、地龙、乳香、没药，研粉，炼蜜为丸，每丸重3克，口服1次1丸，每天2次，用黄酒或温开水送服，功能祛风除湿，活络通痹。用于风寒湿痹，肢体疼痛，麻木拘挛。② 关节炎丸(《山东省药品标准》1986年版)：川乌(醋制)、五灵脂(醋炒)等量，粉碎成细粉，水泛为丸，每8粒重1克，口服每次2丸，每天2次，功能祛风湿，散寒邪，利关节，止疼痛。用于风寒湿痹，筋骨麻木，周身关节酸痛。③ 骨刺消痛液(《中国药物大全》)：川乌(制)、威灵仙、怀牛膝、桂枝、木瓜等,加酒浸泡制成酒剂,每瓶装 300 毫升,口服 1 次 10～15 毫升,每天 2 次。功能散寒祛风,通络止痛。用于骨刺疼痛,亦可用于关节痹痛,肌肤麻木,颈腰强直。此外尚有活血止痛膏、追风药酒、镇江膏药、风湿宁片剂等中成药皆是以本品为主药制成的。

【备注】

1. 本书川乌、草乌各有专条。附子为川乌之根的加工品。另见附子条。

2. 本品有毒,应单独保管。置通风干燥处。

52. 川芎(芎䓖)

【概述】

本品为伞形科植物川芎 Ligusticum chuanxiong Hort. 的干燥根茎。主产于四川灌县、崇庆一带。贵州、云南、陕西等地亦产。性温,味辛。归肝、胆、心包经。功能活血行气,祛风止痛。主治月经不调,经闭经痛,癥瘕腹痛,胸胁刺痛,跌仆肿痛,头痛,风湿痹痛。《神农本草经》列为上品,原名芎䓖,并谓其"主中风入脑,头痛,寒痹,筋挛缓急,金创,妇人血闭无子"。用法用量:一般用量 3～6 克。川芎用量宜小,可从 0.9 克开始,量过大,易致眩晕、呕吐。

【成分】

川芎含挥发油、内酯类、生物碱和酚类化合物。川芎主要成分含川芎嗪(四甲吡嗪)、阿魏酸、川芎酚、大黄酚、挥发油以及丁烯苯肽、丁基苯肽等烷基苯肽类化合物。

【药理】

1. 扩张冠脉、增加其血流量:川芎生物碱和酚性部分可以扩张冠脉,增加冠脉流量及心肌营养血流量,使心肌供氧量增加。川芎嗪可明显增加大鼠心搏出量。

2. 耐缺氧:川芎生物碱还能提高动物耐缺氧能力,降低心肌耗氧量。

3. 降压作用:川芎浸膏、水浸液、乙醇浸液和生物碱对犬、猫、兔等麻醉动物,均有显著而持久的降压作用。水浸液对大鼠及肾型高血压犬灌胃,也有明显降压作用。

4. 解痉作用:川芎嗪对血管平滑肌有解痉作用,能明显增加麻醉狗的冠脉血流量,降低动脉阻力,对实验性心肌缺血缺氧,有明显拮抗作用,对实验性心肌梗死有减轻病变程度、缩小梗死范围的作用。

5. 抗心肌缺血作用:阿魏酸能抑制主动脉平滑肌收缩,能增加冠脉流量,保护缺血心肌。还可抑制主动脉平滑肌收缩,对抗甲氧胺、肾上腺素等的升压效应,故有降血压作用。川芎及其复方用于缓解冠心病、心绞痛有效,适用于伴有高血压病患者。还可扩张脑外周血管,川芎嗪用于血栓闭塞性疾病、缺血性脑血管病有效。

6. 抗血栓形成:川芎及其复方体外实验显示抗血栓形成作用,缩短血栓长度,减轻血栓重量,如与赤芍、红花、丹参配伍,作用更为明显。

7. 抗血小板聚集:川芎嗪可降低血小板表面活性,抑制血小板聚集,且能使已聚集的血小板解聚。阿魏酸也有类似作用。

8. 抗凝血作用:川芎及其复方对血凝也有抑制作用,以上作用对心肌梗死也非常有利,具体阐明了疏通血脉的作用。

9. 其他作用:有镇静、镇痛、抗菌、抗病毒、改善微循环等作用。

【临床报道】

1. 治疗头痛:主要对感冒风寒的头痛和与风湿有关的偏头痛。

2. 用于月经不调。

3. 治疗风湿、气滞有关的病证:如血脉闭塞,肢体疼痛、麻木、瘫痪。与丹参、葛根等伍用,可治疗中风后半身不遂、脑血栓形成等。又川芎活血行气功效明显，常配合当归、赤芍用于气滞血瘀的月经不调，经痛、经闭；配合乳香、没药治疗跌打损伤；配合独活、牛膝、当归治疗风湿痹痛；配合白芷、赤芍治疗疮疡肿痛；配合荆芥、防风、羌活等可祛风止痛，治疗感冒头痛。凡阴虚火旺、月经过多、出血性疾病者不宜用。川芎用量过大，可引起呕吐、眩晕。月经不调可用至9克。

川芎与丹参都是活血化瘀药，但丹参苦而微寒，长于活血、凉血；川芎辛温升散，长于活血行气。

川芎嗪静脉滴注，对缺血性脑血管病、疗效确切；川芎或川芎嗪可缓解冠心病心绞痛，改善心电图。对骨质增生与非菌性炎症，可用川芎末醋调外敷。

【附方】

［古代方］

1. 感冒风寒头痛：川芎3克，细辛1.5克，白芷6克，羌活6克，防风6克，荆芥3克，薄荷(后下)4.5克，甘草3克，水煎服。(《和剂局方》川芎茶调散)

2. 血府逐瘀汤：当归9克，川芎5克，生地9克，桃仁12克，红花3克，柴胡6克，赤芍9克，枳壳、牛膝、桔梗各6克，甘草3克，水煎服。(《医林改错》)

［现代方］

1. 痛经，产后小腹痛：川芎4.5克，当归、熟地、延胡索各9克，白芍9克，益母草15克，水煎服。

2. 风湿痹痛：川芎、当归、秦艽各9克，独活、防风各6克，鸡血藤15克，水煎服。

【备注】

1. 吉林延边地区栽培的东川芎 Cnidium officinale Makino 东北少数地区作川芎入药。

2. 江西产的茶芎(抚松) Ligusticum sinensis Oliv. cv. chaxiong Mss. 栽培于九江地区。用以防病健身，并治感冒头痛。湖南、湖北亦产。

3. 需用四物汤(川芎、当归、熟地、白芍)行血养血而又嫌川芎过于辛散者，可用丹参代川芎。(《中药基础知识简编》)

53. 川 楝 子

【概述】

本品为楝科植物川楝 Melia toosendan Sieb. et Zucc. 的干燥成熟果实。冬季果实成熟时采收，除去杂质，干燥。又名楝实、金铃子、楝子、苦楝子、石茱萸、楝树果、川楝树子、川楝实等。主产于四川、甘肃、云南、贵州、湖北等地，以四川产量最大。性寒、味苦，有小毒。归肝、小肠、膀胱经。功能舒肝行气止痛，驱虫。用于胸胁、脘腹胀痛，疝痛，虫积腹痛。用法用量：内服煎汤，3～10克。

【成分】

果实含驱蛔有效成分川楝素、苦味成分 Mergsine 以及三萜成分苦楝子酮、脂苦楝子醇等。

【药理】

1. 阻断神经传递：阻断神经肌肉接头间的传递作用。

2. 驱虫作用：可使虫体不能附着肠壁而排出，也有杀灭猪蛔作用。疗效不如川楝皮。川楝素蓄积作用强，不能连续使用。

3. 抑菌作用：川楝子对金黄色葡萄球菌有抑菌作用。体外试验对铁锈色小芽胞癣菌也有抑菌作用。

【临床报道】

治疗热性腹痛、疝痛、虫积腹痛、头癣等。又本品的醇浸液对白色念珠菌等有较强的抑制作用，体外对铁锈色小芽胞癣菌有抑制作用，临床用本品研末或作软膏涂敷，对头癣有效。

川楝素对胃有刺激性，用 20～40 毫克/千克给大鼠灌胃，可使其胃黏膜发生水肿、炎症与溃疡，故对胃溃疡者慎用。单次剂量加大时，可引起肝细胞肿胀变性，血清 ALT、AST 不同程度的升高，对患肝病者应注意。川楝素应用时，成人超过 0.8 克，儿童 1 次超过 5 毫克/千克，可产生严重反应。为避免中毒，严重心脏病、胃溃疡、孕妇、贫血者慎用或忌用，肝病、肾炎患者禁用。川楝片由于来源和生产情况不同，毒副作用差异甚大，应特别注意。成人 1 次服用本品6～8个，即可引起头晕、呕吐、腹泻、呼吸困难、心悸、痉挛、多服易致麻痹，大量中毒时，内脏出血，可致急性循环衰竭，甚至死亡。

【附方】

［现代方］

1. 急性乳腺炎：川楝子炒至微黄，研细末。取川楝子末 9 克，红糖 60 克，用黄酒或开水 100～200 毫升冲服，每天 1～2 次，连服 2～5 次。脾胃虚寒者禁用。不宜过量及久服。

2. 头癣：将川楝子烤黄，研细末，以猪油调成 50%油膏。先用 5%明矾水将疮痂洗净，涂上油膏，用力揉擦使药透入。每天 1 次，一般 7 次即可痊愈，持续用药 10 余次便可根除。

【备注】

1. 楝实，始载《神农本草经》。后世因主产四川、云贵而以川产为佳，故习称川楝子。常配延胡索，称金铃子散，用以疏泄肝热、解郁止痛，对慢性肝炎的胀痛有益。治虫积功效不大，故常配伍其他驱肠虫药同用。

2. 苦楝子，也称土楝子，为楝树 Melia azedarach L. 的干燥果实，主产山西、甘肃、山东等地。味酸而微苦，不作川楝子入药。但有些地区分别使用，有的地区代用。川楝子常见配方有金铃子散(《素问病机气宜保命集》)、川楝丸(《医极》)、川楝汤(《万病回春》)等。

54. 广 防 己

【概述】

本品为马兜铃科多年生藤本植物广防己 Aristolochia fangchi Y. C. Wu ex L. D. Chou et S. M. Hwang 的干燥根。又名木防己、防己、大沙根、水防己、互解头、藤防己、墨蛇胆，主产于广东、广西等地。广东高要产者质量为好。以条大、劈开显粉性者佳，防己虽有多种，但主要分粉防己和木防己两类。木防己类药材有马兜科植物广防己、汉中防己(异叶马兜铃)和防己科植物木防己。后两者即木防己。本条的广防己属于木防己类，但与木防己不同。性寒，味苦、辛。归膀胱、肺经。功能祛风止痛，清热利水，用于湿热身痛，风湿痹痛，下肢水肿，小便不利。用法用量：4.5～9 克，水煎服。

【成分】

本品含马兜铃酸 A、B、C，马兜铃内酰胺、木兰花碱等。

【药理】

1. 抑菌、抗炎作用：广防己对金黄色葡萄球菌有抑制作用。木防己碱对实验性大鼠足跖肿胀、棉球肉芽肿增生及大鼠耳郭肿胀，均能明显抑制。

2. 利尿作用：广防己水煎液可促进 Na^{+} 的排出，有较强的利尿作用。

3. 镇静、镇痛和降温作用：可抑制小鼠自主活动；加强戊巴比妥钠对中枢神经的抑制；拮抗咖啡因和苯丙胺对中枢的兴奋并延长士的宁引起小鼠惊厥后的死亡时间。

4. 其他作用：木防己碱还能抗血小板聚集与抗实验性心律失常以及降低血压作用。

【临床报道】

木防己功能祛风除湿，通络止痛。尤宜治疗湿热痹证，常配木瓜、牛膝等同用；对风寒湿痹证，常用羌活、独活配伍以祛风、散寒。又木防己能利水消肿，常配伍冬葵子、车前子以治疗水肿。广防己用于治疗水肿（如心力衰竭引起的水肿和气喘）；并治疗风湿性关节炎的急性发作。

【附方】

［古代方］

1. 胸膈支饮，喘满，心下痞坚：木防己9克，石膏12克，桂枝6克，人参12克。上4味以水1.2升，煮取400毫升，分2次温服（《金匮要略》木防己汤）。注：原文剂量太大，不合适，今据《中华名医方剂大全》改。

2. 风水，身肿，汗出，恶风，小便不利及风湿痹痛，肢体重着麻木：汉防己9克，黄芪9克，白术9克，炙甘草3克，研粗末，每用15克，加生姜4片，大枣2枚，水煎服。（原载《金匮要论》防己黄芪汤（又名汉防己汤），剂量照《实用方剂辞典》改）

［现代方］

1. 风湿痛、肋间神经痛：木防己、牛膝各15克，水煎服。（《浙江药用植物志》）

2. 水肿：木防己21克，车前草30克，苡米30克，瞿麦15克，水煎服。（《青岛中草药手册》）

3. 鼻咽癌：鲜木防己、鲜野荞麦、鲜土牛膝各30克，水煎服。（《青岛中草药手册》）

4. 水肿：木防己、黄芪、茯苓各9克，桂枝6克，甘草3克，水煎服。（《全国中草药汇编》）

【备注】

1. 本书另有“木防己”和“防己”两条，可参阅，上面处方也主要为木防己的验方。

2. 广防己性寒，味苦、辛，与木防己性味相同，但功效与木防己的祛风除湿，通经活络，解毒消肿的记载有些差别。却与粉防己功效利水消肿，祛风止痛近似。尚需近一步验证。

55. 广　枣

【概述】

本品系蒙古族习用药材。为漆树科植物南酸枣 Choerospondias axillaris (Roxb.) Burtt et Hill 的干燥成熟果实。秋季果实成熟时采收，除去杂质，干燥。又名南酸枣、五眼果、山枣子、酸枣、山桉果、鼻涕果等。产于浙江、福建、湖北、湖南、广东、广西、云南、贵州、四川等地。性平，味甘、酸。功能行气活血，养心安神。用于气滞血瘀，胸痹作痛，心悸气短，心神不安。用法用量：内服煎汤30～60克；鲜果2～3枚，嚼食；果核，煎汤，15～25克。

【成分】

主含广枣总黄酮、原儿茶酸（Protocatechuic acid）、没食子酸、鞣花酸（Ellagic acid）等成分。

【药理】

1. 提高耐缺氧能力：广枣总黄酮对小鼠耐常压缺氧，显著减慢小鼠的耗氧速度，提高耐缺氧能力，延长其存活时间。

2. 抗急性心肌缺血作用：广枣总浸膏对垂体后叶素诱发的心肌缺血和结扎冠

脉造成的大鼠心肌梗死有保护作用。

3. 抗心律失常作用：广枣总黄酮对乌头碱、肾上腺素和氯化钡等引起的心律失常模型有显著拮抗作用。

4. 抗血小板聚集功能：家兔给药后能显著改善红细胞电泳、红细胞比积、全血比粘度、血浆粘度与血沉。原儿茶酸等成分均能对抗 ADP 引起的血小板聚集作用。

5. 其他作用：增强免疫功能及抑菌作用。

【附方】

［现代方］

1. 神经衰弱，失眠、头晕：广枣50克，豆蔻40克，白巨子30克，荜茇20克，石决明(煅)20克。研细粉，过筛，混匀，备用。每天2～3次，每次3～4克，牛奶为引，白开水送服。

2. 慢性支气管炎：广枣250克，炖肉同食。

3. 疝气：广枣种仁适量，磨水内服。

4. 食滞腹痛。(广枣)鲜果2～3枚，嚼食。

【备注】

南酸枣树皮也供药用，主含鞣质，用于烧伤、外伤出血。牛皮癣用树皮煮膏涂患处。

56. 广藿香

【概述】

广藿香为唇形科植物广藿香 Pogostemon cablin (Blanca) Benth. 的干燥地上部分。又名刺香、刺蕊草。主产于广东、广西等地。性微温，味辛。归脾、胃、肺经。功能芳香化浊，开胃止呕，发表解暑。主治湿浊中阻，脘痞呕吐，暑湿倦怠，胸闷不舒，寒湿闭暑，腹痛吐泻，鼻渊头痛。用法用量：一般用量3～9克，水煎服或入丸散。

藿香为唇形科植物藿香 Agastache rugosa (Fisch. et Mey.) O. Kuntze 的干燥地上全草。也称土藿香或川藿香。见该条。广藿香为唇形科刺蕊草属，土藿香为同科藿香属植物。广藿香原产菲律宾等，南洋华侨传入后在广州石牌、高要、湛江和海南栽培，已有百余年历史，习惯上认为广藿香质量较好。土藿香为全国大部分地区野生或栽培，古代方书记载的藿香，据称为土藿香。

【成分】

广藿香全草含挥发油，油中主成分为广藿香醇、广藿香酮与刺蕊草醇。此外还含苯甲醛、丁香酚、桂皮醛、倍半萜烯等。另含有芹菜苷、芹菜黄素等黄酮类、鞣质、苦味质。

【药理】

1. 抗菌作用：广藿香酮体外对白色念珠菌、新型隐球菌、黑根霉菌等真菌有明显的抑制作用；对金黄色葡萄球菌、甲型溶血性链球菌等也有一定的抑菌作用。

2. 中枢抑制作用：所含成分桂皮醛有镇静、镇痛、解热及抗惊作用。

【临床报道】

根据其芳香化浊的作用，用于湿浊内阻，中气不运引起的胸脘痞闷，少食作呕，神疲体倦等证；对夏季感冒或外感风寒，可外散表寒，内化湿滞，如藿香正气散；对因生冷或不洁食物引起的急性胃炎，出现上腹胀闷、呕吐、腹泻、发热者，可用不换金正气散；对中暑而出现发热、烦渴、恶心呕吐者，可用鲜藿香叶配伍连翘、荷叶等。对妊娠恶阻呕吐，藿香常配香附、砂仁、苏梗、黄芩等。阴虚无湿者不宜用。

【附方】

［现代方］

1. 外感风寒、内伤食滞，头痛昏重、胸膈痞闷、脘腹胀痛、呕吐腹泻：广藿香、白术、茯苓各9克，陈皮、大腹皮、桔梗、紫苏、

半夏、厚朴、白芷、甘草各6克，生姜3片，大枣3枚，水煎服。(《中国常用中草药》)

2. 中暑发热、烦渴、恶心呕吐：广藿香、连翘、制半夏各6克，陈皮3克，水煎服。(同上)

【备注】

1. 本品原产于菲律宾等热带，我国广东、海南、广西、福建、台湾等地均有栽培，商品分藿香、海南广藿香和高要广藿香。

2. 野藿香，产云南南部及西部，为同科植物滇南冠唇花 Microfoena patchouli (Charke) C. Y. Wu et Hsuan 的全草，当地代广藿香用，治风寒感冒、咳嗽、消化不良，气滞腹痛，肠炎痢疾等。

57. 卫 矛

【概述】

本品为卫矛科 Celastraceae 植物卫矛 Euonymus alatus (Thunb.) Sieb. 的枝或翅状物。又名鬼箭、神箭、六月凌、鬼见愁、四棱树、四方柴、鬼箭羽等。性寒，味苦。归肝经。功能破血通经，散瘀止痛，祛风，杀虫。治胃癌，肝癌，恶性葡萄胎，经闭，癥瘕，产后瘀滞腹痛，月经不调，跌打损伤肿痛，虫积腹痛及用于妇女经闭，产后瘀血腹痛，虫积腹痛。用法用量：常用量5～9克，水煎服，或研末服，每次1～3克。孕妇忌用。治疗过敏性皮炎、荨麻疹、漆疮，煎水熏洗。

【成分】

本品水煎剂含草酰乙酸钠(sodium oxalacetate)；从木翅中分离得四种甾体成分：豆甾-4-烯-3-酮(Ⅰ)、豆甾-4-烯3,6-二酮(Ⅱ)、β-谷甾醇(Ⅲ)和6β-羟基豆甾-4-烯-31目(1Ⅴ)；又从木翅的乙酸乙酯提取物部分，获得3种黄烷成分：双氢黄酮即香橙素(aromadendrin)、d-儿茶精(d-catechin)和去氢双儿茶精 A(dehydrodicatechin A)系由 d-儿茶精经氧化酶双聚合而成。叶含表无羁萜醇(Epifrtedelanol)、无羁萜(Friedelin)、槲皮素(Quercetin)、卫矛醇(Dulcitol)。种子油中含饱和脂肪酸20%、油酸、亚油酸、亚麻酸、己酸、乙酸和苯甲酸等。尚含草乙酸。

【药理】

1. 抗癌作用：对小白鼠肉瘤180、大鼠克瓦氏癌 W256 均有抑制作用。

2. 降糖作用：卫矛煎剂中提得的草酰乙酸钠对正常或四氧嘧啶性糖尿病的家兔有降低血糖、尿糖及增加体重之作用。对正常麻醉犬，静脉滴入能引起显著的血糖下降。在鼠口服5～10毫克/天，共40天可引起低血糖及胰岛细胞之增殖，胰B细胞增生，同时有胰A细胞之萎缩，说明草酸乙酰钠能刺激B细胞，调正不正常的代谢过程，加强胰岛素的分泌。给糖尿病患者口服100～1 000毫克/天，可有一定效果。

3. 强心作用：同属植物欧卫矛 Euonymus europaeus 种子中含强心苷，作用类似毒毛旋花素，但还有中度的降低血压作用，此外能增加冠状动脉流量。

4. 降脂作用：卫矛所含的亚油酸有降低血中胆固醇含量的作用，故可防治冠状动脉粥样硬化的作用。

【临床报道】

治疗经闭、产后瘀血腹痛、风湿关节痛、虫积腹痛、跌打损伤等。

【附方】

［现代方］

1. 恶性葡萄胎：雄黄2克，砒石3毫克，麝香60毫克，上药研末，1次冲服。桃仁30粒，鬼箭羽15克，延胡索、川芎各

12 克，水煎服。(新中医，1987，(1)：21)

2. 肝癌：蓖麻子、巴豆(去壳)各 120 个，归尾、红花、三棱、鳖甲、甲珠、牙皂、木通、川乌、七叶一枝花、生南星、甘遂、两头尖、鬼箭羽、槟榔各 30 克，冰片、丁香、阿魏、乳香、没药、血竭各 15 克，风化硝 120 克，麝香 3 克，黄丹 560 克，麻油 1 500 毫升，共研细末，常规制成膏药外用。以本方外用，配合内服中药，对早期肝癌效果显著。此外可用于胃癌患者。(江西南昌第二人民医院经验方)

3. 胃癌：藤梨根 90 克，龙葵 60 克，石打穿、鸟不宿、鬼箭羽、无花果各 30 克，铁刺铃、九香虫各 9 克(便秘加全瓜蒌 30 克)。水煎煮，每天 1 剂。(《抗癌良方》)

4. 肺源性心脏病：在综合治疗的基础上加卫矛糖浆，每毫升含生药 1 克，每次口服 20 毫升，日服 3 次，连服 2～3 周。

5. 过敏性疾病：取鬼箭羽鲜品60克煎水外洗，也可以单味鬼箭羽30克煎服，或配土茯苓、地肤子等煎服。治疗阿司匹林、生漆等过敏，慢性荨麻病等多例均获较满意疗效。

6. 糖尿病：每天口服散剂 0.1～1.0 克可降低血糖。(《中医大辞典·中药分册》)

58. 女贞子(附：女贞叶)

【概述】

本品为木樨科植物女贞 Ligustrum Lucidum Ail. 的果实。又名女贞实、冬青子、爆格蚤等。主产自浙江、江苏、湖南、福建、四川等地。性平，味甘、苦。归肝、肾经。功能补肾滋阴，养肝明目。主治阴虚内热，腰膝酸软，眩晕，目昏，耳鸣，消渴，遗精，尿血，须发早白，老人大便虚秘。用法用量：每用 9～15 克，水煎服。

【成分】

女贞子含齐墩果酸、齐墩果苷、女贞子苷、4-羟基-β-苯乙基-β-D-葡萄糖苷、甘露醇及脂肪酸等。种子含脂肪油 14.9%，油中主含油酸、亚油酸等。此外果实尚含挥发油及多糖(女贞子多糖)。挥发油中主要成分是桉油精、苯甲醇、乙酸龙脑酯和三苯甲醇等。

【药理】

1. 增强免疫功能：女贞子提取液可使人淋巴细胞 EaRFC%增殖，促进 T 细胞对低剂量植物血凝素(PHA)的应答。还能促进健康人淋巴细胞转化，并使溶血空斑形成细胞数增多。女贞子多糖具有显著的免疫增强作用。

女贞子对细胞免疫和体液免疫均有增强作用，但对网状内皮系统吞噬功能却呈抑制作用。

2. 抗氧化作用：小鼠灌肠女贞子液，可升高高龄期小鼠肝超氧化物歧化酶的活性。

3. 延缓衰老作用：女贞子能显著抑制高龄鼠脑 MDA 的形成；也能使肝中 MDA 含量降低。故显示具有延缓衰老作用。

4. 对心血管的作用：女贞子水煎醇提液能使离体兔心冠脉流量增加；静脉注射女贞子总提物，能使金黄地鼠夹囊微循环血流速度减慢，血管开放数目增加，加大剂量可增加犬心肺制备的心输出量、心率和主动脉压，降低中心静脉压并改善心电图。

5. 降脂作用：对实验性主动脉脂质斑块的形成和冠状动脉粥样硬化的形成有抑制作用。这一作用也与抗衰老有关。

6. 降糖作用：女贞子对正常小鼠及由肾上腺素、四氧嘧啶和葡萄糖引起的血糖升高均有对抗作用。

7. 其他作用：① 护肝降酶。② 升高白细胞，对抗环磷酰胺引起的白细胞下降。③ 抗炎：对二甲苯引起的小鼠耳郭肿胀，乙酸引起的小鼠腹腔毛细血管通透性增加均有抑制作用。④ 抑菌：对伤寒杆菌、痢疾杆菌、金黄色葡萄球菌有抑制作用。其中以酒蒸品作用最强。⑤ 抑制变态反应：女贞子煎剂对Ⅰ、Ⅲ、Ⅳ型变态反应有显著的抑制作用。⑥ 抗癌：女贞子水浸剂可抑制小鼠宫颈癌。⑦ 降低眼压。

【临床报道】

滋补肝肾，明目乌发。主要用于：① 白细胞减少症。② 冠心病心绞痛。③ 高脂血症。④ 糖尿病。⑤ 肝炎。

【附方】

［现代方］

1. 慢性苯中毒：女贞子、旱莲草、桃金娘根各等量共研细粉，炼蜜为丸，丸重6～10克，每服1～2丸，每天3次。10天为1个疗程。(《全国中草药汇编》)

2. 肝肾阴虚：眩晕耳鸣、腰膝酸软、须发早白，女贞子500克(研粉)，墨旱莲500克，水煎2次，煎液浓缩，加炼蜜60毫升与女贞子粉为丸，干燥，每服9克，日2次，温水服。(同上)

3. 目暗不明：女贞子(蒸)、枸杞子、决明子、白菊花各5克，沸水泡服。(同上)

4. 头晕、耳鸣、须发早白：女贞子、桑椹子、墨旱莲、枸杞子各9克，水煎服。(同上)

附：女贞叶

为木樨科植物女贞的叶，又名冬青叶。分布于长江流域及其以南各地，性平，微苦。功能清热、消炎、祛风、散血，用治：① 口腔炎症、咽喉肿痛，捣汁含嗽。② 烫伤，熬膏涂。③ 风热赤眼，汁液点。④ 痈疖肿毒，捣敷或用醋煮贴。⑤ 治支气管炎、小儿肺炎、痢疾，水煎服。

叶含齐墩果苷、女贞苷、毛柳苷、木樨臭蚁醛苷、丁香苷、甘露醇及乌苏酸。① 家兔静脉注射女贞叶醋酸乙酯提取物50毫克/千克，对垂体后叶素2微克/千克引起的急性心肌缺血有保护作用。② 女贞叶醋酸总提物可延长小鼠在急性减压缺氧条件下的存活时间。③ 乌苏酸有安定降温及抗炎降酶作用。

另外，女贞树皮常被用于：① 补腰膝：浸酒服。② 治烫伤：研末，茶油调敷。

59. 小蔓藓

【概述】

本品为蔓藓科植物小蔓藓 Meteoriella soluta (Milt.) Sh. 的全草。又名海风沙、海风丝等。产于云南、广东、安徽、浙江、湖南、四川、福建等地。《中药大辞典》不载，性平，味淡。功能止血消炎。用于外伤出血，肺咯血，胃肠出血等。采后晒干，研末过筛，消毒备用，每服3～6克。

【药理】

止血、抗炎作用：根据江西药科学校报道，对家兔股动脉剪断1/2，血喷出后，敷上药粉，在无压迫止血情况下，止血时间为3分钟。对实验犬脾脏，用三切十二刮法，证明其止血时间为2.6分钟。(《中国药用孢子植物》)

【临床报道】

主要用于出血症。如呼吸道出血、上消化道出血及外伤出血。

【附方】

［现代方］

1. 民间用于外伤止血：用小蔓藓研细外敷，或用小蔓藓与檵木叶等量，研末外敷。

2. 胃肠出血，咯血：用小蔓藓研末，每服 3～6 克。或小蔓藓 3 克，雪见草 3 克，研末内服。

60. 小 荫 地 蕨

【概述】

本品为阴地蕨科植物小阴地蕨 Botrychium tevnata Thunb. 又名散血叶、独金鸡、蛇不见、独脚郎萁、郎萁细辛、破天云、一朵云、小春花、良枝草、地梭罗、六月雪、毛草莲、背蛇生、丹桂穆星草等。产于福建、台湾、广西、长江中下游各省及西南地区。药用全草，夏秋采收，连根挖取，洗净晒根。性平，味淡。功能清凉解毒，平肝散结，镇咳润肺。用于小儿惊风，中风，癫痫，百日咳，神经衰弱，蛇咬伤等。用法用量：9～30 克，水煎服。

【成分】

叶的浸出成分水解后得木樨草素(Luteolin)等。

【药理】

抑菌作用：100%小阴地蕨鲜草煎剂用平板纸片法，对大肠杆菌有抑制作用。(《中国药用孢子植物》)

【临床报道】

民间习惯用于小儿惊风、癫痫、成人中风、神经衰弱等。

【附方】

[现代方]

1. 疮毒，风毒：用小阴地蕨9克(干者加倍)，水煎服。

2. 小儿惊风：小阴地蕨30克，鲜鸭跖草60克。水煎，早晚饭前各服1次。

3. 颈淋巴结核：小阴地蕨15克，水煎，代茶饮。

4. 癫痫：小阴地蕨9～15克，水煎，代茶饮。

5. 肺热咳血：小阴地蕨鲜草30克，凤尾草30克，水煎，调冰糖服。

6. 火眼：小阴地蕨、棘树叶适量，捣烂，绞汁，过滤，点眼。(《中国药用孢子植物》)

61. 小 金 花 草

【概述】

本品为中国蕨科植物小金花草(野鸡尾)，野雉尾金粉蕨 Onychium japonicum (Thunb.) Kunze 的全草。又名解毒蕨、火伤蕨、霍乱草、小野鸡尾草、火汤蕨、金粉蕨、黑蕨、仙鸡尾、凤尾连、孔雀尾、串鱼草、人头草、仙鸡尾、金花草、串鱼草、石孔雀尾、日本乌蕨等。产于浙江、台湾、广西、贵州及秦岭以南、广东以北地区。《植物名实图考》以海风丝名始载。拉丁学名尚有 Trichomanes japonicum Thunb. 性寒，味苦(叶微甘)。归心、膀胱经。功能清热解毒，利湿止血。用于风热感冒，急性胃肠炎，黄疸，咳血，吐血，便血，尿血，痢疾，疔疮，外伤肿痛。用法用量：内服15～30 克(鲜品30～60 克)；外用适量捣敷或研末调敷。虚寒证忌用。

【成分】

小金花草含蕨素 M、蕨苷 M、山柰酚、双鼠李糖苷和菊苣酸(Chicoric Acid)等。

【药理】

1. 抑菌作用：对副大肠杆菌、葡萄球菌有明显的抑菌作用。

2. 抗毒作用：对眼镜蛇毒中毒小鼠的保护率达 60%以上。

【临床报道】

用于治疗感冒、中暑、胃肠炎、腹泻、痢疾、外伤肿痛等。

【附方】

［现代方］

1. 流行性腹泻：小金花草研末，每服9～15克。

2. 尿血，尿路感染：用小金花草鲜草120克加米泔水少量捣汁，炖温服。

3. 中暑：小金花草60克，加冷开水捣汁服。

4. 伤风感冒，胃痛，跌打疼痛：小金花草根6克，水煎服。

5. 咳血、呕血、鼻出血：用叶60克，水煎，待冷服。

6. 外伤，淤肿疼痛：根适量，捣烂，敷患处。

7. 狂犬咬伤：小金花草根150～180克，置铜器内水煎，空腹服。

8. 肠风下血：本品鲜草30克，煎服。

9. 痔疮出血：小金花草15克，煎服。

10. 刀斧砍伤：小金花草、犁头菜等份，捣烂敷患处。

11. 烫火伤：小金花草焙干为末，调茶油敷患处。

12. 雷公藤中毒：小金花草（鲜品）240～300克加泉水捣汁服。毒蕈、农药、砷、磷中毒：小金花草15～30克，水煎服。

62. 小　蓟

【概述】

本品为菊科植物刺儿菜 Cirsium setosum（Willd.）MB. 的干燥地上部分。又名毛蓟、猫蓟、刺蓟菜、刺儿菜、曲曲菜、齐齐菜、刺角菜、小蓟炭、萋萋芽、刺尖头草、千针草等，生用或炒炭用。生于河旁、山坡或荒地、田间，产于我国南北大部分地区。主产于山东、安徽、江苏等地。性凉，味甘。归肝、脾、膀胱经。功能凉血止血，祛瘀消肿。主治衄血，吐血，尿血，便血，血崩，传染性肝炎，功能性子宫出血，外伤出血，痈肿疮毒。用法用量：4.5～9克（鲜者30～60克），水煎服，捣汁或研末；外用，鲜品适量捣敷或煎水洗。

【成分】

本品含黄酮类成分：刺槐素7-鼠李葡萄糖苷、芸香苷、芦丁、柳穿鱼苷醇，有机酸类成分：原儿茶酸、咖啡酸、绿原酸、并含氯化钾、生物碱、皂苷、挥发油、苦味质。醚提部分有乙酰蒲公英甾醇、蒲公英甾醇、β-谷甾醇和豆甾醇等。

【药理】

1. 止血作用：本品水煎液及醇提物可促进凝血酶原转变为凝血酶，缩短出血时间和凝血时间，并能收缩血管，诱发血小板聚集，具有止血作用。

2. 抗菌作用：本品水煎剂对白喉杆菌、肺炎链球菌、溶血性链球菌、金黄色葡萄球菌、绿脓杆菌、变形杆菌、伤寒杆菌、副伤寒杆菌、福氏痢疾杆菌等均有抑制作用，酒精浸液对人形结核杆菌有抑制作用。

3. 抗炎作用：小蓟根煎剂能够消除甲醛性大鼠关节肿大。

4. 对心血管系统的作用：小蓟煎剂或酊剂对离体蛙心及兔心产生拟肾上腺素样的兴奋作用；对毁脊髓大鼠、麻醉犬、兔等产生升压作用；使离体兔耳和大鼠下肢血管产生显著收缩。但也有资料报道小蓟水浸剂和乙醇浸出液对麻醉动物有显著而持久的降压作用。

5. 其他作用：本品能降低血胆固醇，能促进胆汁分泌，有利胆作用；能抑制家兔离体小肠的活动；对家兔离体、在体及慢性瘘管的子宫呈兴奋作用；对小鼠有镇静作用，并有抗癌作用。

【临床报道】

1. *治疗炎症性疾病*：小蓟生品常用于治疗各种急慢性炎症，如传染性肝炎、慢性肝炎等。小蓟能凉血泄热止血，兼可利尿，用于治疗多种出血证及泌尿系感染，尤以治尿血、血淋为宜。常与蒲黄、木通、滑石、白茅根、藕节、茜草、生地黄等配伍。

2. *治疗皮肤炎症*：用于脓疮、皮肤化脓性炎症，外伤感染，常与乳香、明矾等配伍。

3. *治高血压及血尿*：小蓟与地锦草、荠菜花配伍；治疗肾炎，宜与蒲黄、生地黄、山栀、竹叶、木通等配伍。

【附方】

［古代方］

1. *下焦结热尿血或血淋*：生地黄120克，小蓟、通草、滑石、山栀、蒲黄(炒)、淡竹叶、当归、藕节、甘草各5克，上㕮咀，每服12克加以250毫升水煎，空心服。(《济生方》小蓟饮子)

2. *呕血，吐血，咯血，嗽血*：大蓟、小蓟、荷叶、侧柏叶、茅根、茜根、大黄、山栀、牡丹皮、棕榈皮各等份，上药烧存性，研极细，用藕汁或萝卜汁调灰15克，食后服下。(《十药神书》十灰散)

［现代方］

1. *热证出血*：大蓟15克，小蓟15克，荷叶1张，侧柏叶15克，茜草15克，牡丹皮15克，栀子9克，大黄9克，白茅根15克，棕皮15克，烧黑存性，研细末，每服9～15克，用鲜萝卜汁调服。(《中药药效与临床》)

2. *紫癜性肾炎*：连翘、藕节各10～20克，小蓟、玄参、赤芍药、紫草、蒲黄各10～15克，益母草15～20克，每天1剂，水煎，分3次服。[山西中医，1993，9(3)：16]

3. *复发性口腔黏膜溃疡*：小蓟30克，白及、生地各15克，当归、胡黄连、石菖蒲各12克，法半夏、竹茹各10克，陈皮、甘松各9克，茯苓24克，每天1剂，水煎3次共750毫升，分3次口服。[内蒙古中医药，1992，11(3)：17]

4. *吐血、衄血*：小蓟60克，大蓟、侧柏叶各9克，仙鹤草、焦栀子各12克，水煎服。(《常用中草药图谱》)

5. *尿路感染、血尿*：小蓟、车前草各30克，水煎服。(《陕甘宁青中草药选》)

6. *功能性子宫出血*：小蓟炭、侧柏炭、铁苋菜各15克，水煎，红糖冲服。(《青岛中草药手册》)

7. *蛋白尿*：荷蒂7枚，小蓟15克，藕节10克，木通10克，滑石20克，当归10克，黑栀10克，蒲黄炭10克，竹叶5克，每天1剂，清水煮沸，日服2次。(《中药辞海》)

8. *急性肾炎，泌尿系感染，尿疼浮肿*：小蓟15克，生地黄9克，茅根60克，水煎服。(《天津中草药》)

9. *高血压*：小蓟、夏枯草各15克，煎水代茶饮。(《安徽中草药》)

【备注】

1. 小蓟古代用药有用其根者，也有用茎叶或幼苗者，近代则多用地上部分，以茎叶为主。小蓟根细小，其药性功效与地上部分相似而力弱。此外，关于小蓟退热、补虚损之功效，医界对此有不同意见。近代药理实验证实，小蓟有抗菌消炎作用，因此，认为其退热是凉血、清火、清热解毒之效，而非滋阴补血之功，其治虚劳、虚损不可与参、芪、地黄类等同。

2. 临床所用小蓟除刺儿菜外，还用菊科植物刻叶刺儿菜 Cephalanoplos segetum (Bge.) Kitam. 的干燥地上部分，广西地区还以轮蓟的根作小蓟入药。

3. 大蓟 Cirsium japonicum DC. 与小蓟二药常在处方中并用，小蓟与大蓟功效基本相似而力弱。大蓟解毒消肿力大，兼治疮肿。小蓟主要用于凉血止血。小蓟炒炭后止血作用减弱，但大蓟炒炭后能明显缩短出、凝血时间。

63. 马　桑

【概述】

本品为马桑科植物马桑 Coriaria sinica Maxim. 的根和叶。分布于华北、西北、西南及华中地区。根性凉，味苦；叶性寒，味辛、苦，有大毒。根的功能化瘀散结，消肿止痛。用于：① 风湿痹痛、牙痛、瘰疬、跌打损伤、狂犬咬伤，用量 3～6 克，水煎服。② 烫火伤，研粉调敷。叶治痈疽、肿毒、疥癞、黄水疮、烫伤。用法用量：外用，捣敷，煎水洗或研末调敷。内服过量会出现间歇性强直性惊厥，流涎、出汗、心悸，呼吸困难以及间歇性癫痫样症状，重者死亡，故控制内服，只作外用。体虚患者忌服。

【成分】

马桑叶含鞣质、没食子酸、山柰酚、马桑糖等果实并含毒副作用成分马桑内酯(coriamyrtin)、吐丁内酯(Tutin)。两者均有类似印防己毒素样的致惊厥作用。此外，还含大量马桑油，油中也含马桑内酯类成分。

马桑的根、茎、叶、果实、种子均含毒质。以嫩叶与未成熟的果实最毒。

【药理】

1. 中枢神经兴奋作用：马桑毒素、羟基马桑毒素(吐丁内酯)和马桑煎剂可使多种动物产生癫痫样惊厥。上述毒素对蛙腹淋巴囊注射后，导致兴奋性增强，呼吸加深加快，出现类似戊四氮唑和印防己毒素样惊厥，去延髓后，惊厥停止。马桑毒素不引起脊髓猫惊厥，故认为其致惊部位主要在脑干。对巴比妥类中毒所致呼吸抑制，有拮抗作用。

2. 对心血管的作用：马桑毒素给兔或猫静脉注射，可致血压显著升高，但对脊髓猫不出现升压作用。而且不被切除迷走神经或应用阿托品所影响，但可被预先给予抗肾上腺素药所取消，说明其升压作用与交感神经有关。小剂量马桑毒素或羟基马桑毒素对离体蛙心收缩影响不大，较大剂量则可抑制。

3. 对呼吸系统的作用：虽然马桑兴奋呼吸中枢的作用，较戊四氮唑或印防已毒素为强，但其安全性较差。

4. 其他作用：马桑内酯混合结晶可使离体兔肠肌张力升高；马桑叶有抑制钩端螺旋体的作用。

5. 毒副作用：兴奋中枢，引起惊厥，内服毒副作用太大，可致死亡，仅作外用为宜。内服中毒后，可用催吐、解痉、输液和防止呼吸道感染。并适当选用中枢神经抑制药。

【临床报道】

1. 治疗精神分裂症：曾有人用马桑煎剂及其提取物治疗精神分裂症，部分病例有效。

2. 治疗风湿麻木：四川省科技委员会曾对马桑寄生混合结晶治疗肢体麻木召开过鉴定会，认为马桑根酒浸液可酌予使用。

【附方】

［现代方］

1. 风湿麻木：马桑根 3 克加白酒 500 毫升，浸泡 10 天后，每次服 10 毫升，每天 2～3 次。(《现代中药药理学》)

2. Ⅱ度烧伤：马桑尖 10 份，黄连叶 10 份，白芷 10 份，冰片 1 份，碾粉混合，以蛋清或菜油加入粉剂，调匀成干糊状，涂敷创面，包扎固定，1～2 天换药 1 次。轻者可用干叶粉调麻油敷患处。(《全国中草药汇编》)

3. 皮肤病：马桑叶研末用于疥疮、牛皮癣、毒疮等。(同上)

【备注】

1. 马桑寄生：是寄生在马桑树上的桑寄生科植物桑寄生或毛叶桑寄生(肺寄生)、菲律宾桑寄生、四川桑寄生，全株制成注射剂入药。有人报道对妄想型精神分裂症有效，也有强大的致惊作用。可制成煎剂。提取的马桑寄生晶Ⅰ为致抽搐的主要成分。

2. 马桑茎叶100%煎剂：口服量1次为生药2～4克/千克。

马桑内酯注射液，每毫升含5毫克，肌肉注射用。首次约用10毫克，以后视药物反应及患者体质酌量使用(每次给药后，抽搐限定2～3次)。每周2次，1次给药后必须间隔2～3天，3～5次为1个疗程。

64. 马 齿 苋

【概述】

本品为马齿苋科植物马齿苋 Portulaca oleracea L. 的干燥地上部分。夏秋二季采收，除去残根及杂质，洗净，略蒸或烫后晒干。性寒，味酸。归肝、大肠经。功能清热解毒，凉血止血。主治热毒血痢，痈肿疔疮，湿疹，丹毒，蛇虫咬伤，便血，痔血，崩漏下血。用法用量：内服9～15克，鲜品30～60克，水煎；外用适量捣敷患处。

【成分】

全草含L-去甲肾上腺素和多巴明(Dopamine)及少量多巴(Dopa)。此外尚含维生素A、维生素B_1、维生素B_2、维生素C、维生素PP、胡萝卜素、钙、磷、铁盐以及丰富的有机酸、氨基酸、草酸盐和微量游离草酸。茎叶含碳氢化合物酯类、酸类、醇类及马齿苋素甲、乙(Coleracin Ⅰ、Ⅱ)。有报道称叶中含半乳糖酸醛酸(Galacturonic acid)组成的黏液质、香树脂醇(β-Amyrin)、蛇麻酯醇(Lupeol)及蜡质。全草显生物碱、香豆精、黄酮、强心苷及蒽醌类化合物反应。

【药理】

1. 抗菌作用：全草煎剂高浓度时体外对痢疾杆菌有抑制作用。对小鼠感染大肠杆菌后体内试验表明，其乙醇提液或醇提后残渣水煎液均无抗菌作用。

2. 对子宫的作用：用水煮醇沉而得的马齿苋注射液对大鼠、家兔离体子宫及兔、狗在位子宫有兴奋作用。产妇服用鲜马齿苋汁6～8毫升，可见子宫收缩增多，强度增加。又进一步研究，认为马齿苋对动物子宫有两种相反的作用，一为兴奋作用，是存在于茎中的钾盐；一为抑制作用，是存在于叶中的有机成分。

3. 其他作用：有报道称其水溶性和脂溶性成分能使四氧嘧啶糖尿兔生命延长，但不影响血糖水准。

【临床报道】

1. 清热利湿：用于湿热痢疾，热淋小便赤涩，血淋小便时灼热刺痛，血色鲜红，赤白带，带下赤白相杂，质黏气秽、量多，外阴湿痒或肿痛，湿癣白秃，多见于儿童，初起为毛囊红疹，少许鳞屑，日久扩大为黄癣痂、毛发焦脆，脱落，毛发根部绕以白鞘，用马齿苋可去湿杀虫。

2. 凉血解毒：用于疗痈疮疔肿(用马齿苋捣敷)、丹毒、瘰疬(用马齿苋阴干烧灰，猪膏和之，日敷3次)、血瘕。

3. 止消渴：消渴者乃渴不止，小便多。口渴引饮，饮不解渴，消谷善饥，形体消瘦。马齿苋能生津止渴。

4. 治白翳：马齿苋能凉肝退翳。配伍应用时：配白头翁或黄连，凉血止痢，对里急后重者效力增加。配地丁，清热解毒、凉血消肿力增强。配蒲公英，治急性阑尾炎。配黄柏，治恶疮。

【附方】

［古代方］

1. 耳有恶疮：马齿苋30克，黄柏15克，捣箩为末，每取少许，绵裹纳耳中。(《太平圣惠方》)

2. 甲疽：墙上马齿苋30克，木香、丹砂研细；盐研细各0.3克。上4味除丹砂、盐外，锉碎拌令匀，于熨斗内炭火烧过，取出细研，即入丹砂、盐末，再研匀，旋取敷疮上，每日二三次。(《圣济总录》马齿散敷方)

3. 产后血痢、小便不通、脐腹痛：生马齿苋，捣绞汁45克煎一沸，下蜜一合调。(《经效产宝》)

4. 翻花疮方：马齿苋500克烧为灰，细研，以猪脂调敷之。(《太平圣惠方》)

5. 小儿白秃方：马齿苋煎膏涂之，或烧灰猪脂和涂。(《太平圣惠方》)

6. 蜈蚣咬伤方：马齿苋汁涂之。(《肘后方》)

7. 马齿苋膏：治一切日久恶疮。马齿苋末30克，白矾末30克，皂荚末30克，用好醋500毫升，慢火煎，为膏贴之。(《太平圣惠方》)

8. 脚毒汤：洗痔漏。焰硝30克，瓦松、马齿苋、甘草各15克，五倍子、川椒、防风、侧柏叶、枳壳、葱白、苍术各9克，水5碗煎至3碗，熏洗，每天2次。(《万病回春》)

［现代方］

1. 腹痛便溏，泄下清稀：马齿苋、白芷、白术各15克，车前子、建曲、鸡内金、防风、枳壳、陈皮各10克，木香、桂枝、白蔻仁各6克，水煎服。[中医杂志，1991，(9)：13]

2. 带状疱疹：马齿苋15克，大青叶、紫草、败酱草各15克，黄连10克，酸枣仁10克，煅龙、牡(或磁石)各30克，每天1剂，早晚各服1次。加减：皮损焮红，有数片红丘疹，丘疱疹集簇者，加牡丹皮10克，生地黄15克；皮损深红，有大量血疱疹或成串小疱堆罩者，马齿苋为20克，酌加金银花、连翘、泽泻各10克；疱疹破溃糜烂者，马齿苋为25克酌加龙胆草、木通各10克，蒲公英、地丁各15克；剧痛者，去酸枣仁，加玄胡索10克，不效加罂粟壳10克。[北京中医学院学报，1985，(4)：27]

3. 带状疱疹愈后遗留神经痛，足踝扭伤，轻度烫伤：鲜马齿苋50克，薄荷7片，樟脑粉2克，同捣烂，敷患处。[江苏中医，1991，(9)：11]

4. 崩漏：马齿苋、生地榆、旱莲草、益母草各30克，三七3克，水煎服。[湖北中医杂志，1991，(5)：15]

5. 螫伤：新鲜马齿苋，将肥厚叶汁揉敷于螫伤处，待汁尽后再不断更换。[临床医学杂志，1987，(6)：23]

6. 小儿单纯性腹泻：马齿苋250～500克。煎汤，加适量白糖调味，分次作饮料服下，1天服完。连服2～3天，或取鲜马齿苋洗净焙干研末，每次3克，温开水送服，每天3次。成药有马齿苋浸膏片。[浙江中医杂志，1960，(5)：26]

65. 马　宝

【概述】

本品为马科动物马 Equus cabalus orientalis Noack 胃肠中的结石。又名鲊答、马结石等。性凉，味甘、咸、微苦，有小毒。归心、肝经。功能镇惊化痰，清热解毒。主治惊痫癫狂，痰热内盛，神志昏迷，吐血衄血，恶疮肿毒等。用法用量：多研末内服，每次用量0.5～1.5克。中寒痰湿者忌用。

【成分】

马宝化学成分含磷酸镁、碳酸镁、碳酸

钙等。元素分析有 C、H、N 等。马宝产地的共同特征是石灰性土壤。常年放牧于盐碱地的家畜，其胃液分泌受到影响，可引起胃肠机能失调，易致便秘。由于电解质代谢和酸碱平衡失调，钙镁等难溶化合物沉淀，加以饲料单一及吞食异物，而促使结石形成。

【临床报道】

据中医典籍记载，如《本草纲目》谓“治惊痫，毒疮。”《饮片新参》载：“清肝脑、化热痰、治痉痫、止吐衄。”

【附方】

［现代方］

1. 小儿惊痫：马宝 6 克，牛黄 1.5 克，共研细末，每次 0.3 克。每天服 2 次。2 岁以下小儿酌减。（《吉林中草药》）

2. 肺结核：马宝、百部各 6 克，白及 12 克，共研细末，每次 1.5～3 克，每天服 3 次。（《吉林中草药》）

3. 小儿癫痫、妇女癔病、惊厥：马宝 0.3～0.6 克，小儿酌减。研细末，每天 2～3 次，凉开水送服。（《食物中药与便方》）

66. 马　勃

【概述】

本品为灰包科真菌大马勃 Calvatia gigantea (Batsch. ex Pers.) Lloyd. 的子实体。又名巨马勃、大马勃、马屁勃、牛屎菇、鸡肾菌、无柄马勃、灰包等。生于旷野的草地、树林或竹林。药用子实体、夏秋采收，去净泥沙，晒干。性平，味辛。归肺经。功能止血消肿，清肺利咽。用于外伤出血，鼻衄，喉炎，咽喉肿痛，感冒后咳嗽音哑。《药典》1990 年版所载马勃，包括多种原植物，即：① 大马勃（大秃马勃），Calvatia gigantea (Barsch ex Pers.) LLoyd。② 脱皮马勃 Lasiosphaera fenzlii Reich。③ 杯形秃马勃（紫色马勃）Calvatia cyathiforma (Bosc) Morg. 拉丁异名有 Calvatia lilacina (Mont, et Berk.) Lloyd. 均作马勃用。另有同科植物。④ 埃蕈（有柄马勃 Lycoperdon gemmatum Batsch.）。⑤ 头状秃马勃 Calvatia craniiformis。⑥ 浮雕香马勃 C. caelata (Bull. ex. DC.) Morg. 等。用法用量：内服 1.5～6 克，外用适量，敷患处。

【成分】

主要有：① 大马勃含大秃马勃素类脂化合物。② 脱皮马勃子实体含亮氨酸、酪氨酸、尿素、麦角甾醇、类脂质、马勃素 (gemmatein) 及磷酸钠等。③ 紫色马勃：含马勃酸等。④ 有柄马勃：含抗坏血酸、脱氧抗坏血酸及马勃素的葡萄糖苷。⑤ 头状秃马勃：含马勃菌酸（Calvatic acid）。

【药理】

1. 大马勃

(1) 抑瘤作用：从中提出的黏蛋白 Calvacin 对多种动物瘤株有抑制作用。

(2) 止血作用：将其孢子撒布于流血局部，可以止血，系机械的止血作用。用马勃粉加 45%乙醇配成 4%混悬剂，浸透纱布，或用马勃制成絮垫，灭菌后用于小伤口出血。但不能用于体内组织止血。

(3) 毒副反应：文献报道用中药马勃后曾引起过敏反应 1 例。

2. 脱皮马勃

(1) 止血作用：对口腔出血性疾患，脱皮马勃有明显的止血作用，不亚于淀粉海绵或明胶海绵；对鼻出血亦有效。

(2) 抗菌作用：脱皮马勃煎剂体外对金黄色葡萄球菌、绿脓杆菌、变形杆菌及肺炎链球菌都有一定的抑制作用。对少数致病性真菌也有抑制作用。

3. 紫色马勃：从紫色马勃的发酵液

中提取的马勃酸，有抗菌活性。其培养液中的代谢产物，有抗菌和抗真菌活性，其水浸剂用试管稀释法，1：20时对铁锈色小孢子菌等有抑制作用。

4. 有柄马勃：埃蕈新鲜子实体压榨汁液，给动物注射，可招致毛细血管损害，引起内脏出血。

5. 头状秃马勃：所含马勃菌酸对革兰阳性、阴性菌和真菌都有抗菌作用。

6. 梨形马勃(Lycoperdon pyriforme)：梨形马勃所含多糖蛋白给小鼠300毫克/千克，对S180的抑制率为100%，对艾氏腹水癌抑制率100%。

【临床报道】

民间应用马勃粉止血，系将马勃粉敷伤口后包扎，处理外伤出血。对混合痔、肛瘘切除后的出血，用大马勃海绵2～3片，贴在创面上。如遇直肠黏膜大量出血时，可将大马勃粉裹在凡士林纱布上，直接纳入直肠黏膜出血处。

现代临床应用马勃主要作为外用止血，制品有：① 马勃菌丝海绵(马勃絮垫)。② 马勃孢子高压消毒后用。③ 马勃纱布等，用于外科手术止血；口腔科止血；鼻出血；一般外伤出血等。

【附方】

［古代方］

1. 风热疫毒上攻，发为大头瘟，恶寒风热，头面红肿焮痛，咽喉不利，舌干口燥：黄芩酒炒、黄连酒炒各15克。陈皮去白、生甘草、玄参、柴胡、桔梗各6克，连翘、板蓝根、马勃、牛蒡子、薄荷各3克，僵蚕、升麻各2克为末，汤调，时时服之。或蜜拌为丸，噙化。(《东垣试效方》普济消毒饮)

2. 咽喉肿痛，咽物不爽：蛇蜕皮1条，烧令烟尽，马勃0.3克右药研细为散，以绵裹3克含咽津。(《太平圣惠方》)

3. 久嗽：马勃不拘多少，研细末，炼蜜为丸，如梧子大，每服20丸，汤送下。(《普济方》)

4. 妊娠吐衄不止：马勃末，浓米汤1次服1.5克。(《太平圣惠方》)

5. 白喉重症：葛根、连翘、木通、黄芩、金银花、牛蒡子、马勃、生地黄、僵蚕、浙贝母、麦冬、蝉蜕，为粗末，加青果(或桑叶)，水煎服。(《时疫白喉捷要》神功避邪散)

［现代方］

1. 急性咽喉炎，肺炎：灰包6克，蒲公英、金银花各15克，穿心莲30克，水煎服。(《中国药用孢子植物》)

2. 非特异性溃疡性结肠炎：马勃5克，黄连3克，明矾2克，鸡子黄1枚，水煎取100毫升，以甘油灌肠器保留灌肠，卧位以药液尽可能浸渍创面为好。[江苏中医，1988，(5)：3]

3. 冻疮溃烂：马勃9克，凡士林90克，调成软膏，外涂。(《中草药学》)

67. 马 钱 子

【概述】

本品为马钱科植物马钱 strychnos nux-vomica L. 或云南马钱 strychnos pierriana A. W. Hill 的干燥成熟种子(《药典》)。于冬季采收其成熟果实后，剥取种子，晒干即得。又称番木鳖、马前、苦实、牛银、伏水、苦实巴豆等。性寒，味苦，有大毒。归肝、脾经。功能通络止痛，散结消肿。主治风湿顽痹，麻木瘫痪，跌扑损伤，痈疽肿痛，小儿麻痹后遗症，类风湿关节炎。用法用量：0.3～0.6克，炮制后入丸散用，不宜生用，也不宜多服、久服，孕妇禁用。炮制马钱子，《药典》法记载为取净马钱子，用砂烫至鼓起并显棕褐色或深棕色。

中医经验，有人用油炸马钱子。药用马钱子粉，《药典》规定：取制马钱子粉碎成细粉，测定士的宁含量后，加适量淀粉，使含量符合规定，即按干燥品计算，含士的宁应为1.20%～2.20%，混匀后用之。

【成分】

马钱种子含生物碱2%～5%，主要为士的宁（或称番木鳖碱Strychnine占总碱的45%左右）和马钱子碱（Brucine），并含微量番木鳖次碱（Vomicine）、伪番木鳖碱（Pseudo－strychnine）、伪马钱子碱、诺瓦辛（Novacine）、α－及β－可鲁勃林（α－、β－Colubrine）、番木鳖腐碱（Struxine）等。此外尚有番木鳖苷（Loganin、Meliatin）、氯原酸及蛋白质、脂肪。又长籽马钱（皮氏马钱），《药典》不载，据报道含生物碱2.19%，其中番木鳖碱约1.34%。

【药理】

1. 对中枢神经系统的作用：首先兴奋脊髓，增加其兴奋性和反射强度，使骨骼肌和内脏平滑肌紧张度增加；其次兴奋延脑呼吸中枢和血管运动中枢，使呼吸加深，血压升高。并可兴奋大脑皮质，提高视、听、嗅、触觉敏感度。也能兴奋植物神经中枢，增进胃肠蠕动和食欲。大量时可引起惊厥。马钱子碱和士的宁都有一定的镇痛作用。5%～10%马钱子碱可麻醉口腔黏膜。

2. 抑菌和抗病毒作用：0.1%马钱子碱可抑制嗜血流感杆菌、肺炎链球菌、甲型链球菌和卡他球菌的生长。对许兰黄癣菌、奥氏小芽孢癣菌、铁锈色芽孢癣菌等皮肤致病性真菌，马钱子水煎剂有不同程度的抑制作用。马钱子碱对人的免疫缺陷病毒逆转录酶有30%以上的抑制作用。

3. 对消化系统的作用：口服有苦味健胃作用。可反射地增加胃液分泌。

4. 对呼吸系统的作用：给小鼠灌胃有镇咳祛痰作用。并可增强家兔抗组胺的致喘作用。

5. 对血液系统的作用：水煎液低剂量可促使人的淋巴细胞有丝分裂，较大剂量则抑制之。

6. 对心血管系统的作用：用细胞内微电极技术观察了马钱子碱对离体豚鼠乳头肌高K^+除极异丙肾上腺素和组胺诱发的慢反应动作电位的影响，结果提示马钱子碱可能阻滞心肌钙通道。

7. 毒副作用：研究指出：士的宁、马钱子碱对小鼠灌胃急性LD 50分别为3.27毫克/千克和2.33毫克/千克，腹腔注射为1.53毫克/千克和69毫克/千克。马钱子碱给狗静脉注射LD 50为8毫克/千克。士的宁对人1次口服致死量＞30毫克（约60～80毫克）。

【临床报道】

1. 治疗神经性疾病：如马钱子切薄片贴患侧治面神经麻痹。面瘫丸及面瘫膏复方也有效；以马钱子为主配制的复方，如"海马治瘫丸"治中风偏瘫；以抗痨一号针治疗胸椎结核所致的截瘫；以马钱子膏穴位外敷治疗三叉神经痛；马钱子和蝉蜕治疗眶上神经痛，单味马钱子治疗坐骨神经痛；马钱子散治疗呼吸肌麻痹。

2. 治疗伤科疾病：如关节炎、肩周炎、骨质增生及腰椎间盘突出。

3. 其他：有报道马钱子可治疗脉管炎。治疗再生障碍性贫血。马钱子炸黄磨粉制丸治痈肿。马钱子油外用治手足癣。马钱子醋糊治带状疱疹。此外，马钱子尚可用于治疗男性性功能减退、癫痫、重症肌无力以及进行性肌营养不良和肿瘤等。但因马钱子毒副作用大，大剂量容易中毒，引起抽搐；重者可致颈项强直，瞳孔散大，呼吸急促，角弓反张，强直性惊厥。严重时可因呼吸麻痹而死亡。

临床常用马钱子的复合配方治疗风湿性关节炎、类风湿关节炎、老年性肩周炎、肥大性腰椎炎及其他部位的骨质增生，并对骨折，腰椎间盘突出，外伤性滑囊炎、腱鞘囊肿、痈肿、带状疱疹、神经性皮炎、三叉神经痛、面神经麻痹及手足癣和小儿麻痹后遗症等，都有不同的配方。

【附方】

［古代方］

1. 跌打损伤，接骨散瘀：马钱子（油煠炬去毛）3 克、苏木、自然铜、乳香、没药、血竭各 9 克，麝香 0.3 克，红花 3 克，丁香 1.5 克。共研细末，黄酒温服。（《医宗金鉴》八厘散）

2. 癫痫风：马钱子 240 克（香油炸过），地龙，共研细末，面糊为丸、成人每次 0.9 克，小童酌减。（《医林改错》龙马自来丹）

3. 跌打损伤、筋骨折伤：乳香、没药、马钱子、麻黄各 120 克，共为研末，每服2.7 克、无灰酒调下。外用烧酒调敷。（《急救应验良方》九分散）

［现代方］

1. 类风湿关节炎：马钱子 200 克，寻骨风、鹿角、黄耆、鹿含草、乳香、没药、丹参、制川乌各 300 克，白术、防风、甘草、知母、白芍药、桂枝各 200 克，麻黄、怀牛膝各 150克，炮制后共研细末。成人每晚临睡时服5～12克。熟蜂蜜调湿，酒或白开水送服。小剂量开始，逐渐增加，以服药后手、脚稍有抽动感为度。每天加量不得超过0.6～0.8 克。［湖北中医杂志，1984，(2)：17］

2. 类风湿关节炎：马钱子、全蝎、当归、红花、牛膝、木瓜，炮制后提炼为丸，丸重 1.3 克，于睡前每服 10～15 丸。或每天早晚各服 5～8 丸。［中国医药学报，1988，(3)：21］

3. 老年性肩周炎：地龙500 克，制马钱子350 克，汉防已150 克，乳没（醋炒）各 150 克，制骨碎补 150 克，红花 30 克，五加皮 150 克。共为细末，装 0.15 克胶囊。每次 5 粒，每天 3 次，温开水送服。［山东中医杂志，1985，(1)：22］

4. 肥大性腰椎炎：马钱子 300 克，牛膝、甘草、苍术、麻黄、僵蚕、乳没、全蝎各 36 克，炮制后研成粉末，每服 0.9～1.5 克，白酒 10～20 毫升，冲服。每晚 1 次，20 天为 1 个疗程。［湖南医药杂志，1975，(1)：24］

5. 骨质增生：用制川乌 2.5 千克，制附子 5 千克，制乳香 5 千克，制马钱子 0.5 千克，肉桂 1.25 千克，当归、白芍、党参、淫羊藿各 7.5 千克，制成片剂，每片 0.3 克，每服 8 片，每天 3 次。一般两调显效。［中草药，1980，(2)：29］

6. 黄马酒治疗脉管炎致肢体破溃：黄连 60 克，马钱子 30 克，以 75%酒精或白酒 5 000 毫升，浸泡 1 周后使用。先用药酒清洗创面，后用芍甘油膏（白芍药 30 克，甘草 9 克，共研细末，加凡士林 200 克调匀），外敷。再用黄马酒纱布覆盖，包扎，日 1 次。用此法可使患肢疼痛减轻，肉芽红活，分泌物减少。［新医药学杂志，1975，(5)：19］

7. 神经性皮炎：马钱子、斑蝥、蛇床子各 9 克，蛇蜕 3 条，醋 250 毫升浸泡，药液搽患处。每天 2～3 次。［中草药通讯，1974，(3)：25］

8. 三叉神经痛：马钱子 30 克，川乌、草乌、乳香、没药各 15 克，共为细末，用香油调成膏状，适量摊于白布或油纸上，贴患侧太阳穴、下关穴、颊车穴，每次选 1～2 穴。2 天更换 1 次。［湖南医药杂志，1982，(3)：18］

9. 手、足癣：用斑蝥 0.9 克，蜈蚣 4 条，白信 6 克，樟脑、白及、土槿皮、大黄、马钱子各 9 克，用米醋 1 000 毫升浸 42 小时，患部浸入药液，每天 5～10 分钟，2～3 天后延长至 1～2 小时。［陕西中医，1986，(7)：10］

68. 马兜铃

【概述】

本品为马兜铃科植物北马兜铃 Aristolochia contorta Bunge 及马兜铃 A. debilis Sieb. et Zucc. 的干燥成熟果实。又名葫芦罐、臭铃铛等。北马兜铃产东北地区及河北、内蒙、山西、山东等地；马兜铃产江苏、安徽、浙江、江西、湖南等地。性寒，味苦、微辛。归肺、大肠经。功能清肺降气，止咳平喘，清肠消痔。用治肺热喘咳，肠热痔血，痔疮肿痛。用法用量：3～9克，水煎口服。剂量过大，易致呕吐，故内服一般用蜜炙品，虚寒咳喘及脾虚便泄者不宜服用。

【成分】

果实含挥发油，果实及种子均含马兜铃酸 A、马兜铃酸 B、马兜铃酸 C、(Aristolochic acid A、B、C)、马兜铃次酸(Aristolochinic acid)和木兰碱(Magnoflorine)。

北马兜铃果实中还含有尿囊素(Allantoin)、β-谷甾醇、胡萝卜苷、马兜铃酸 E 和挥发油。

【药理】

1. 止咳平喘祛痰作用：马兜铃对实验动物咳嗽有明显的止咳作用；测定兔呼吸道黏液分泌实验观察，马兜铃煎液口服，仅有微弱的祛痰作用。1%马兜铃浸剂能对抗毛果芸香碱、乙酰胆碱和组胺引起的支气管痉挛，其去乙醇浸液可显著抑制组胺所致豚鼠离体气管肌痉挛，显示平喘作用。

2. 抗菌作用：马兜铃水浸剂(1∶4)对常见皮肤真菌有一定的抑菌作用。北马兜铃鲜果对金黄色葡萄球菌在试管内有抑制作用。马兜铃煎剂对金黄色葡萄球菌、肺炎链球菌、史氏痢疾杆菌均有抑制作用。

3. 镇痛作用：北马兜铃醇提物给小鼠灌胃，能显著减轻其由醋酸刺激引起的扭体反应，也能提高小鼠热板法和辐射热照射法痛阈，并和戊巴比妥钠可发生协同作用。

4. 降压作用：口服马兜铃煎液、醇浸煎剂、浸膏，均有不同程度的降压作用。

5. 抗生育作用：绵毛马兜铃醇提物给小鼠灌胃，有明显的抗着床作用；马兜铃酸腹腔注射，也有明显抗着床和抗早孕作用。犬妊娠 40 天左右，予羊膜腔内注入马兜铃酸，能终止妊娠。

6. 抗炎作用：马兜铃 10 克/千克对 20 毫升/只腹腔注射组胺(50 毫克/毫升)所致小鼠皮肤毛细血管通透性的增高有明显的抑制作用。但马兜铃不能抑制由巴豆所致的炎性渗出和增生；马兜铃对大鼠棉球肉芽肿组织增生无明显抑制作用。

7. 对免疫系统的影响：据报道，马兜铃素临床实验证明，能使人体白细胞代谢率增加。用于肿瘤患者因放疗、化疗所引起的白细胞降低疗效显著，优于目前常用的升白药，对其他原因引起的白细胞减少也有一定的疗效，能增强吞噬细胞活性，增强机体免疫力。马兜铃酸有抗乙酰胆碱作用，中毒剂量的千分之一还有使吞噬功能增强作用。德国曾以"Terdolye"商品名用于增强吞噬防御功能，恢复环磷酰胺对网状内皮系统吞噬细胞的抑制，对肾炎的恢复有一定疗效。

8. 抗癌作用：马兜铃酸对小鼠腹水癌及小鼠腺癌-775 均有抑制作用。小鼠 S37 细胞与马兜铃酸 100～200 微克保温 3 小时，受到完全抑制，给小鼠移植 S37 细胞后，注射马兜铃酸 2.5～5 毫克/(千克·天)，共3天，肿瘤抑制率为 40%～50%。

小鼠腹水 S37，用马兜铃酸 125～500 毫克/(千克·天)，皮下注射 5 天。明显地延长其生存期，马兜铃酸具有抗癌、抗感染、增强吞噬细胞活性及升高白细胞等作用，有谓马兜铃酸有致突变性，应引起注意。

9. 毒副作用：马兜铃碱有毒，兔皮下注射 7.5 毫克/千克马兜铃碱，可引起严重的胃炎，5～6 天后才能恢复，药剂量增至 20 毫克/千克，可出现血尿、尿少、尿闭、后肢不全麻痹、呼吸困难、脉搏不整、角膜反射减退，终因呼吸停止而死。马兜铃酸亦有毒，雄性小鼠静脉注射 30 毫克/千克的马兜铃酸，可降低肾小球的滤过能力，增加血尿和肌酐酸，引起肾衰竭。

【临床报道】

用于肺热咳喘、痰壅气促、肺虚久咳、痔漏便血、痔疮肿痛等。若热咳痰多，可配伍黄芩、桑白皮等；咳喘气急，可配麻黄、杏仁、甘草。如痰中带血，可与白及、阿胶配伍。若咳喘肿满，小便不利，则与葶苈子、车前子配伍。临床治疗高血压，有一定疗效，且有镇静作用。

【附方】

［古代方］

1. 肺热咳嗽，气急喘促：马兜铃 7 枚，桑白皮(锉)90 克，甘草(炙)60 克，升麻 30 克，灯心 1 小束，上 5 味㕮咀，如麻豆大，每服 16 克，水 450 毫升，煎至八分，去渣温服，每天 3 次。(《圣济总录》)

2. 久嗽不愈：马兜铃 15 克，蒌仁霜 6 克，北五味子 3 克，俱炒共为末，每服 3 克，早晚食后白汤调送。(《本草汇言》)

3. 血痔，诸漏疮：马兜铃30 克，甘草 15 克，怀生地、白术各 60 克，作 5 剂，水煎服。(《本草汇言》)

［现代方］

1. 肺气壅实，咳嗽气喘：蜜炙马兜铃 60 克，炙甘草 30 克，共为末，每次服 3 克。(《中国常用中草药》)

2. 百日咳：蜜炙马兜铃、蜜炙百部各 6 克，大蒜 3 个，加水适量，蒸后取汁去渣服。(同上)

【备注】

1. 马兜铃与北马兜铃的茎叶，习称天仙藤。明代以前的天仙藤，为马兜铃科植物寻骨风。

2. 个别地区用百合科百合属的多种植物的果实，往往和马兜铃混用。

3. 马兜铃的根，称青木香，见本书另条。

69. 马 鞭 草

【概述】

本品为马鞭草科植物马鞭草 Verbena officinalis L. 的全草或带根全草。又名疟马鞭、土荆芥、野荆芥、红藤草。生于河岸草地、荒地、路边、田边及草坡等处。分布全国各地。性凉，味苦。归肝、脾经。功能清热解毒，活血散瘀，利水消肿。主治外感发热，湿热黄疸，水肿，痢疾，疟疾，白喉，喉痹，淋病，经闭，癥瘕，痈肿疮毒，牙疳。用法用量：内服，煎汤，15～30 克(鲜者捣汁 30～60 克)，或入丸、散；外用，捣敷或煎水洗。孕妇慎服。

【成分】

全草含马鞭草苷(Verbenalin，即 Cornin 山茱萸苷)、戟叶马鞭草苷(hastatoside)、苦杏仁酶、鞣质、挥发油等。根和茎中含水苏糖(Stachyose)，叶中含腺苷(adenosine)和β-胡萝卜素。另发现该植物含强心苷。叶中含马鞭草新苷等。

【药理】

1. 消炎止痛作用：水及醇提取物对滴入家兔结膜囊内芥子油引起的炎症都有

消炎作用。后者中的水溶部分又较水不溶部分为好。前者可引起家兔食欲不振及体重减轻。家兔脊髓电刺激法证明水提取物的镇痛作用，在给药后1小时开始，3小时后消失；醇提取物的镇痛作用在6小时后尚未完全消失，水溶部分更久，而水不溶部分无镇痛作用。

2. *止血作用*：从干燥全草中提取的马鞭草宁（Verbenin，也是一种苷）有促进家兔血液凝固的作用。

3. *抗菌作用*：体外试验水煎剂在31毫克/毫升浓度时，能杀死钩端螺旋体（波蒙那群）。

4. *抗癌作用*：本品对小鼠宫颈癌14、肉瘤180有抑制作用。

5. *抗毒作用*：马鞭草的两种提取物，马鞭草苷及褐色混合物对白喉毒素具有一定的抗毒作用。

6. *对子宫的作用*

（1）对人及大白鼠子宫平滑肌的作用：马鞭草在浓度1.6×10^{-2}克/毫升时，对大鼠子宫肌条及非妊娠和妊娠人体子宫肌条均有一定的兴奋作用。大鼠子宫肌条动情期的标本对马鞭草最为敏感，而在其他各期的标本只是收缩期幅度有所增加。对人的子宫平滑肌，马鞭草的反应与动物基本相似，但较弱。

（2）马鞭草和前列腺素的相互作用。马鞭草提取物的浓度在足以兴奋大鼠平滑肌时，对空肠平滑肌无明显作用，马鞭草和前列腺素E_2能相互增强大鼠子宫肌条的兴奋作用，而和前列腺素$E_{2\alpha}$则仅有相加作用。

7. *其他作用*：所含马鞭草苷与马鞭草宁在化学及药理性质方面均很相似，对交感神经末梢，小量兴奋，大量抑制。并可促进哺乳动物乳汁分泌。

8. *毒副作用*：毒副作用很低，不溶血，有拟副交感作用。

【临床报道】

1. *治疗疟疾*：据称，对控制临床症状，有效率在90%左右。其中以针剂的疗效较佳，丸剂的疗效略低。对久疟或慢性疟疾，经其他抗疟药物治疗无效者，亦往往能收到效果。马鞭草对杀灭疟原虫有一定作用。经验证明，控制现症疟疾，复发患者的效果似优于新发患者；治疗前发作次数多者疗效优于初次发作的患者；对间日疟比恶性疟疗效好。有人认为马鞭草除对恶性疟生殖原虫无效外，对其他各型疟原虫均有杀灭作用。有的认为，马鞭草的抗疟作用，只对红血球内型疟原虫有效，相当于氯喹的作用，也有用于抗复发治疗而取得了较好效果者。① 煎剂：新鲜马鞭草60～150克（干品减半），加水浓煎成300毫升左右，于发作前4小时、2小时各服1次；或于发作前后1～2小时各服1次；或每天3次，连服2～4天，每次按年龄大小用干品全草3～15克。抗复发用马鞭草30～45克，马蹄金3～4克，休止期煎服，每天2次，连服3天。② 丸剂：马鞭草研末，水泛为丸，成人每次9克，每天服1次，连服3天。儿童剂量酌减。③ 注射剂：规格不一。用3毫升相当于干生药24克的注射液，成人每次3毫升，儿童2毫升，于发作前2小时肌肉注射。或用每2毫升含干草2克的注射液，每次按年龄大小用2～4毫升，于发作前4小时肌肉注射。煎剂药液要浓，并需足量，否则无效。副作用较少，部分患者服药后有水泻、腹痛等反应。

2. *治疗白喉*：取干马鞭草（全草）30克，浓煎成300毫升左右。剂量：成人每次150毫升，每天服2次，连服3～5天儿童8～14岁每次100毫升，每天2次，连服3～5天；8岁以下每次50毫升，每天3～4次，连服3～5天。服药后平均退热时间15.3小时，假膜消失时间2.2天，咽拭培养转阴时间2.4天，平均住院时间4.6天。

鲜草较干品效果更好,奏效迅速。

3. 防治传染性肝炎:① 预防:用马鞭草15克,甘草3克,加水150毫升,煎2小时,制成药液40毫升,为成人1次剂量,饭前服,每天3次,连服4天。② 治疗:方①:取马鞭草500克制成煎液800毫升,成人40～50毫升,小儿20～30毫升,每天服3次;或用100%注射液每次肌肉注射2～5毫升,每天2次。方②:用马鞭草、溪黄草,人字草(均为干品)各15克,水煎,每天2次分服。大部分辅以维生素B、维生素C,部分加用葡萄糖或其他中药,极少数曾加用强的松。观察200例,治愈190例。谷丙转氨酶平均18.4天恢复正常,其他如麝浊、麝絮、脑絮等恢复正常时间均为26天上下。临床症状和体征,一般在黄疸消退,谷丙转氨酶等恢复正常前消失。肝肿大大部分在ALT恢复过程中恢复,触痛消失。

4. 治疗流行性感冒:用马鞭草30克,青蒿、羌活各15克,煎服。每天1剂,分2次服;或研末加面粉做成茶剂冲服。用药后随访51例,46例痊愈。

5. 治疗丝虫病:以马鞭草为主,配合苏叶、青蒿,治疗血检阳性但无明显体征的丝虫病。用法:马鞭草18～30克,苏叶15克,青蒿12～18克,加水煮沸浓缩至50～80毫升。每天1剂分早晚2次空腹服下。1～10岁和11～15岁的儿童,剂量约为成人总量的1/3和2/3,连服10天为1个疗程;服药后无严重副反应。

6. 治疗食管癌等:穿破石合剂100毫升(生药穿破石100克,三棱、马鞭草各50克)。食管癌100～150毫升/天,频服;其他肿瘤50毫升/天,每天2次、1～1.5个月为1个疗程,共治疗晚期恶性肿瘤31例,其中,显效5例,有效19例,无效7例。治疗中均未发现明显毒副作用反应。个别病例给小剂量化疗,然其疗效并不优于单用本品者。认为本品对肝癌、胃癌、慢性粒细胞性白血病、食管癌、直肠癌、纵隔淋巴肉瘤、脂肪瘤、宫颈癌的近期疗效较好,辨证属瘀血型、肝郁型、瘀毒型、痰湿型疗效较好。

7. 治疗白血病:白牡丹根、白花蛇舌草、马鞭草、葵树子、喜树根皮各9克,水煎服,每天1剂,连服20天为1个疗程,加减:黄芪、党参、当归、首乌、旱莲草、白术、茯苓、生地、枸杞子、阿胶。某医院用此方配合激素支持疗法,治疗急粒、急淋性白血病各1例,获完全及部分缓解。(广西梧州地区人民医院)

8. 治疗乳糜血尿伴急性尿潴留:用马鞭草60克,水煎,分2次服,每天1剂,治1患乳糜尿10年,镜检发现微丝蚴,遇劳则反复发作,近日乳糜血尿伴急性尿潴留的患者,服2剂尿通,3剂血尿消失,4剂乳糜尿消失,随访未复发。

【附方】

［古代方］

1. 鼓胀烦渴,身干黑瘦:马鞭草(细锉,曝干,勿见火)20克,以酒或水同煮,至味出,去滓,温服。(《卫生易简方》)

2. 妇人月水滞涩不通,结成瘕块,腹肋胀大欲死:马鞭草根苗2 500克,细锉,以水煎至1升,去滓,另于净器中熬成膏。每于食前,以温酒调下半匙。(《太平圣惠方》)

3. 妇人疝痛:马鞭草30克,酒煎滚服,以汤浴身,取汗甚妙。(《纂要奇方》)

4. 酒积下血:马鞭草灰12克,白芷灰3克,蒸饼丸梧子大。每米饮下50丸。(《摘元方》)

5. 乳痈肿痛:马鞭草1握,酒1碗,生姜1块。擂汁服,渣敷之。(《卫生易简方》)

［现代方］

1. 牙周炎,牙髓炎,牙槽脓肿:马鞭草30克,切碎晒干备用。水煎服,每天1剂。(《全国中草药展览会资料选编・五官科》)

2. 咽喉肿痛:鲜马鞭草茎叶捣汁10

毫升，加人乳适量，调匀含咽。(江西《中草药学》)

3. 黄疸：马鞭草鲜根(或全草)60克，水煎调糖服。肝肿痛者加山楂根或山楂9克。(江西《草药手册》)

4. 伤风感冒、流感：鲜马鞭草45克，羌活15克，青蒿30克。上药煎汤2小碗，每天2次分服，连服2～3天。咽痛加鲜桔梗15克。(《江苏验方草药选编》)

5. 白血病：白牡丹根、葵树子、白花蛇舌草、马鞭草各50克，夏枯草15克。煎煮，浓缩成浸膏制小丸，每天3次，每次服6丸。

6. 肝癌(黄疸型)：方①：龙胆草15克，马鞭草15克，茵陈15克，当归9克，黑栀15克，牡丹皮6克，广木香6克，郁金3克，姜黄6克，土茯苓9克，柴胡3克，地卷柏15克，金盏灯9克，甘草9克。每天1剂，煎2次分服(天津市人民医院肿瘤组)。方②：八月札、石燕、马鞭草各30克，水煎服，每天1剂(《实用抗癌药物手册》)。方③：预知子、石燕、马鞭草各30克，水煎服，每天1剂(《实用抗癌药物手册》)。

7. 肾癌：木通15克，萹蓄30克，瞿麦15克，赤芍药15克，大黄9克，马鞭草30克，白花蛇舌草30克，甘草6克。若持续低热者，加青蒿15克，知母15克，黄柏9克；若尿血多者加大、小蓟各30克，紫珠草30克；若腰腹肿块坚硬者，加穿山甲15克，僵蚕30克。

8. 卵巢肿瘤：白毛藤、龙葵、马鞭草、蛇莓各37.5克，水煎服，每天1剂，每天2次，早晚空腹服用。(《抗癌良方》)

9. 经闭：马鞭草30克，益母草15克，艾叶6克，水煎服。(《青岛中草药手册》)

四　画

70. 王不留行

【概述】

本品为石竹科一年或二年生草本植物麦蓝菜 Vaccaria segetalis (Neck.) Garcke 的成熟种子。又名不留、不留行、王不流行、禁宫花、剪金花、留行子、面条棵子、大麦牛、奶米、王母牛、王牲牛、马不留、妈不留、麦加菜子、麦加子、麦蓝子等。生于田边或耕地附近的丘陵地,尤以麦田中最为普遍。主产于黑龙江、辽宁、河北、山东等地,其中河北省产量最大。性平,味甘、苦。归肝、胃经。功能活血通经,下乳消肿。主治乳汁不下,经闭,痛经,乳痈肿痛。用法用量:水煎服,5～15 克,或入丸、散;外用适量,研末调敷。

【成分】

含有王不留行皂苷 A、B、C、D 四种。尚含黄酮苷、王不留行黄酮苷、异肥皂草苷及植物酸钙镁、磷脂、豆甾醇、淀粉、脂肪、蛋白质、灰分、香豆精、生物碱等。

【药理】

1. *兴奋子宫作用*:本品除去钾盐的水煎剂对大鼠离体子宫有兴奋作用,醇浸液作用更强;王不留行浸膏片能收缩子宫,对产后子宫复旧不全有效果。

2. *降低血粘度作用*:其水煎醇提取物能增加兔红细胞变形能力,增加其红细胞电泳率,并抑制血小板聚集,降低血小板粘附率。

3. *兴奋呼吸作用*:对小鼠脑缺血缺氧状态下的呼吸中枢有兴奋作用。

4. *其他作用*:其水提取液有抗肿瘤作用。本品醇提物有抗着床作用。

【临床报道】

1. *治疗痛经、经闭等症*:常与当归、川芎、红花、香附等配伍。

2. *治疗产后乳汁不通,乳汁稀少*:常与穿山甲、黄芪、路路通等配伍;用于乳痈肿痛,可配蒲公英、夏枯草、瓜蒌等。急性乳腺炎,配蒲公英,水煎服。

3. *治疗泌尿道结石*:常配金钱草、怀牛膝、海金沙等。

4. *治疗前列腺炎*:常与红花、丹参、泽兰等配伍。

5. *治疗外伤肿痛、风寒湿痹、关节疼痛等症*:常与细辛、桑白皮、白芍配伍。

6. *用于耳穴贴压*:治疗胆囊炎、胆结石、肥胖病、胃脘痛、腰扭伤、痛经、月经不调、神经性呕吐、近视眼等各种疾病。

7. *治疗跌打肿痛及冻伤*:与续断、当归、红花等配伍。

8. *治疗带状疱疹*:王不留行焙黄研碎,温水调成糊状,外敷。

【附方】

[现代方]

1. *乳腺炎*:王不留行 25 克,蒲公英 50 克,每天 1 剂,水煎服。(《临床中药学》)或王不留行 6 克,炮山甲 9 克,白芷 3 克,丝瓜络 30 克(烧存性),共研细末,饭后用红糖白酒冲服。(《湖北中草药》)

2. *产后无乳*:王不留行9 克,当归 10 克,党参 10 克,炖猪蹄。(《临床中药学》)

3. *慢性前列腺炎*:王不留行 25 克,

赤芍15克，元胡15克，木香10克，甘草5～10克，黄柏25克，败酱草25克，蒲公英25克，牡丹皮15克，穿山甲15克，皂角刺15克。[白求恩医科大学学报，1980，6(1)：76]

4. *泌尿系结石*：王不留行15～30克，红花6～30克，败酱草12～15克，瞿麦、萹蓄、乌药各6～10克，青皮、漏芦各6～12克，桔梗3～5克，三七1.5～3克，水煎服。(《临床中药学》)

5. *血滞经闭*：王不留行、当归、桃仁各9克，红花、川芎各6克，水煎服。(《湖北中草药志》)

【备注】

1. 王不留行，宋代以前对其原植物形态描述不太一致。直到明代《本草纲目》与清代《本经疏证》才对古本草中的形态记载讹误提出订正，并对原植物作了更详细的描述。其内容与今所用石竹科植物麦蓝菜 Vaccaria segetalis (Neck.) Garcke 相同，此种也是《药典》登录的唯一正品。豆科植物野豌豆 Vicia sativa L.，四籽野豌豆 V. tetrasperma. (L.) Moench. 的种子，桑科植物薜荔 F. Pumila L. 假果的花托，金丝桃科植物元宝草 Hypericum sampsoni Hance. 的带花全草，野牡丹科植物野牡丹 Melastoma candidump. Don 的果实，石竹科植物女娄菜的种子，锦葵科植物四川黄花稔 Sida szechuenensis Matsuda 的全草和粗叶梵天花 Vrena lobata L. var scabriuscula DC. 的果实，在局部地区常混作王不留行用，当属伪品。

2. 王不留行用于出血症，古代本草、方书时有记载。但明代以后，本草不载此功效，临床也绝少用，现代临床及药理实验也未证实本品有止血功能。

71. 王　瓜

【概述】

本品为葫芦科植物王瓜 Trichosanthes cucumeroides (Ser.) Maxim. 的干燥根及果实。又名雹瓜、马瓟瓜、苦瓜莲、吊瓜、土瓜等，其根名土瓜根。分布于长江以南各地。性寒，味苦，根苦寒，有小毒；子性平，酸苦。王瓜归心、肾经。王瓜根归心、肺、膀胱经。王瓜子为王瓜的成熟种子，归肺、大肠经。功能：① 王瓜：清热，生津，通乳。② 王瓜根：清热解毒，散瘀止痛。③ 果实：清热生津，消瘀通乳。④ 王瓜子：清热凉血，润肺。主治：① 王瓜：用于消渴，黄疸，噎膈反胃，乳少。② 王瓜根：用于毒蛇咬伤，扁桃体炎，咽喉炎，疮痈疖肿，跌扑损伤，胃肠及手术后疼痛，外伤痛，热病烦渴，黄疸，小便不利。③ 果实：用于消渴，黄疸，经闭，乳汁滞少。④ 王瓜子：用于肺痿吐血，黄疸，痢疾，肠风下血。

用法用量：① 王瓜：4.5～9克，煎服；② 王瓜根：0.3～0.6克，嚼烂吞服；③ 王瓜子：3～9克，打碎煎服。

【成分】

根含山奈苷、氨基酸、胡萝卜素、蛋白质、胆碱等。种子含 α、β-二氨基丙酸、γ-氨基丁酸、精氨酸等，并含脂肪油，油中含王瓜酸、油酸、亚油酸等。王瓜还含7种蛋白酶，并有较强的酪蛋白酸解活性。

【药理】

1. *抗炎作用*：王瓜子醇提物能抑制正常及摘除肾上腺大鼠角叉胶性足蹠肿胀、小鼠蛋清性足肿胀及大鼠巴豆油性耳肿的渗出与肉芽组织增生，并能降低小鼠皮肤毛细血管通透性。另外，该药还有镇痛作用。

【临床报道】

王瓜子在民间作为抗菌消炎和抗癌药

使用。安徽宿县地区以王瓜子治疗脓肿、关节炎等。王瓜用于消渴、黄疸、咽喉炎、扁桃腺炎等。

【附方】

［古代方］

王瓜根散：王瓜根、麦门冬各30克，甘草、枇杷叶各15克，捣箩为散，每服12克。治伤寒烦渴不止。(《太平圣惠方》)

［现代方］

腹泻、痢疾：王瓜根、十大功劳根，水煎服。(《江西草药手册》)

【备注】

据沈保安考证，始于《开宝本草》的预知子一药，即是葫芦科王瓜的种子。又据《全国中草药汇编》上册，王瓜根是葫芦科王瓜的根，而王瓜子，在江浙有以瓜蒌仁代用者。

72. 天 仙 子

【概述】

本品为茄科植物莨菪 Hyoscyamus niger L. 的种子。又名莨菪子、牙痛子、小颠茄子等。主产河南、甘肃、内蒙、辽宁等地。性温，味苦，有大毒。归心、肝、胃经。功能解痉，镇痛，定痫，平喘，止泻。用治癫狂，风痫，胃痛，腹痛，哮喘，久泻，脱肛以及痈疽疮疖。用法用量：0.5～1.5克，入丸散；外用，煎水洗，研末调敷。心脏病、青光眼患者和孕妇忌服。

【成分】

种子含生物碱0.05%～0.2%，主为莨菪碱(天仙子胺，Hyoscyamine)0.03%～0.3%，东莨菪碱(Scopolamine)0.01%～0.08%、阿托品及dl-东莨菪碱(Atroscine)等。此外含脂肪油25%，并含甾醇和蛋白质等。

【药理】

1. 抗胆碱作用：减少腺体分泌、加快心率、抗心律失常以及抑制平滑肌痉挛。

2. 中枢抑制作用：兔注射东莨菪碱后，出现闭眼、侧卧翻正反射消失、活动减少等，显示中枢抑制现象。抑制作用与阻断 M_1 受体有关。阿托品所致中枢兴奋，乃与其阻断 M_2 受体所致。当阿托品阻断抑制 M_2 受体时，M_1 受体功能占优势，表现为兴奋；东莨菪碱阻断 M_1 兴奋型受体时，使 M_2 受体占优势，表现为抑制。如二药用量过大，则呈现双向功能。

3. 镇痛作用：东莨菪碱可提高痛阈，也能加强度冷丁的镇痛作用。

4. 解痉作用：阿托品和东莨菪碱都可拮抗肾上腺素引起的血管收缩，并能对抗乙酰胆碱引起的血压下降。

5. 其他作用：所含成分阿托品有散瞳、升高血压、调节麻痹、保护胃黏膜、钙拮抗等作用。东莨菪碱能阻断大鼠的条件反射。

6. 毒副作用：误服天仙子30毫克后，可出现头昏眼花、站立不稳、口腔干燥、恶心呕吐、狂躁多言等中毒症状。中毒后瞳孔散大、视物模糊、神志狂乱，严重者可因呼吸麻痹而死亡。

【临床报道】

天仙子功能止惊定志，故能疗癫狂风痫、火郁痰迷；行气止痛，用治胃腹痛；散寒通痹，用治寒湿痹证、屈伸不利；味苦燥湿，止痒，煎水洗，治阴部瘙痒。

【附方】

［古代方］

1. 赤白痢、脐腹作痛、肠滑后重：大黄15克，莨菪子30克，捣箩为散，每服3克，米饮调下，食前服。(《普济方》妙功散)

2. 水泻日久方：干枣10枚，去核，入莨菪子填满，扎定，烧存性，每粟米饮服3

克。(《太平圣惠方》)

【备注】

1. 东北和河北产的小莨菪 H. bohemicus F. W. Schmidt 的种子,也作天仙子用。含莨菪碱 0.04%、东莨菪碱 0.01%。

2. 爵床科植物水蓑衣 Hygrophila salicifolia (Vahl.) Nees 的种子,在南方一些地区称"南天仙子"。呈扁平心脏形,迂水膨胀有黏液,味淡粘舌。功用与天仙子不同。外用消痈肿,治疮疖。

73. 天 仙 藤

【概述】

本品为马兜科植物北马兜铃 Aristolochia contorta Bunge 和马兜铃 A. debilis Sieb. et Zncc. 干燥地上部分的带叶茎枝。又名马兜铃藤、青木香藤。茎呈淡褐色,有纵棱线、质脆,叶皱缩,表面黑褐色,背面绿褐色,有青草气。主产浙江、江苏、江西、湖北、河南等省。性寒,味苦、微辛。一说性温,味苦,微毒。归肝、脾经。功能行气利水,活血通络,袪风化湿。用治妊娠水肿,风湿痹痛,胃脘痛,疝气痛,产后腹痛。用法用量:4.5～9 克,水煎服。外用煎水洗或捣烂敷。

【成分】

茎叶含 18 种挥发性成分,叶含马兜铃酸(Aristolochic acid)、木兰碱(Magnoflorine)及β-谷甾醇。

【药理】

本品丙酮提取物对小鼠腹水癌有抑瘤作用。

【临床报道】

天仙藤能活血通络,利水消肿;与大黄同服,堕胎气;治脘腹刺痛;又治妊娠水肿。活血通道,而使水无不利,风无不除,血无不活,痛与肿均无不治;并治关节痹痛。

【附方】

1. 痰注臂痛:天仙藤、羌活、白术、白芷梢各 9 克,片姜黄18 克,制半夏 15 克,共锉为末,每服 9 克;加生姜 5 片,水煎服。(《仁斋直指方》天仙饮)

2. 产后腹痛不止及一切血气腹痛:天仙藤(炒焦)50 克,为细末,每服 6 克,产后腹痛用生姜、童便和酒服下;常患血气用温酒调服。(《妇人大全良方》天仙藤散)

【备注】

1. 天仙藤根(马兜铃根),见"青木香"条。

2. 据沈保安考证,明代以前用的天仙藤,应为马兜科植物寻骨风 A. mollissima Hance.,明代以后,照《医学正传》所谓"天仙藤即青木香藤也",遂将马兜铃藤沿用至今。

74. 天 门 冬

【概述】

本品为百合科植物天门冬 Asparagus cochinchinensis (Lour.) Merr. 的干燥块根。又名天冬、多仔婆,一般简称天冬。分布于华北、西北、华东、中南各省区。性寒,味甘、苦。归肺、肾经。功能养阴生津,润肺清心。主治肺燥干咳,虚劳咳嗽,津伤口渴,心烦失眠,内热消渴,肠燥便秘。一般用量 6～12 克。

【成分】

天门冬含天冬酰胺(天门冬素)、β-谷甾醇、甾体皂苷、19 种氨基酸、黏液质等。近年曾对其所含天冬氨酸及其钾、镁盐的含量进行了测定,并证明含有磷脂类成分。

【药理】

实验证明：天冬酰胺有一定的镇咳祛痰作用，适用于阴虚肺燥的干咳。对于感染引起的久咳劳热，用天冬润燥化痰和补益有利。其升高外周白细胞，增加网状内皮系统的吞噬功能，增强体液免疫能力的作用，可能与所含天冬酰胺的抗菌作用及所含7种寡糖类成分有关。天冬酰胺对炭疽杆菌、甲型和乙型溶血性链球菌、白喉杆菌、肺炎链球菌及多种葡萄球菌等有抑制作用。

【临床报道】

1. 治疗百日咳、女性乳腺小叶增生及男性乳腺发育等，并对其所含多糖类抗癌活性成分进行了提取。

2. 天冬常与麦冬并用，两者均为甘寒清润，能养阴清肺，润燥生津。但天冬质润多液，重在滋肾润肺，多用于肺肾阴虚；麦冬主要养胃生津，清心除烦，多用于热病伤津。

【附方】

［现代方］

1. 扁桃体炎、咽喉肿痛：天冬、麦冬、桔梗、板蓝根、山豆根各9克，甘草6克，水煎服。

2. 百日咳：天冬、麦冬、百部、瓜蒌各6克，陈皮、贝母各3克，水煎服。(《中国常用中草药》)

3. 肺结核咳嗽：天门冬15克，生地黄、南沙参各12克，水煎服。(同上)

75. 天名精

【概述】

本品为菊科植物天名精 Carpesium abrotanoides L. 的全草。又名麦句姜、虾蟆蓝、地菘、天门精、玉门精、挖耳草、鹤虱草、鹿活草、土牛膝等。生于山坡及路边草丛中。分布于全国各地。秋季采收，洗净，鲜用或晒干。药材天名精 Herbs carpasii abrotanoidis 根茎不明显，有多数细长的棕色须根。性寒，味淡、微辛，有小毒。归肺、胃、肝经。以叶多、香气浓者为佳。功能清热化痰，散结利水，解毒杀虫，破癖止血。主治胸中烦热，乳蛾喉痹，小便淋痛，疔疮肿毒，瘰疬，痔疮，毒蛇咬伤，皮肤痒疹，虫积，吐血，衄血，创伤出血。用法用量：内服，煎汤，9～15克，研末，3～6克；或捣汁，或入丸、散；外用，适量，捣敷、煎水熏洗或含漱。脾胃虚寒者慎服。

【成分】

全草含倍半萜内酯成分：天名精内酯(Carpesiolin)、天名精内酯酮(Carabrone)、天名精内酯醇(Carabrol)、依瓦菊素(Ivalin)、腋生依瓦菊素(Ivaxillin)、大叶土木香内酯(Granilin)、11(13)-去氢腋生依瓦菊素[11(13)-dehy droivaxillin]、特勒内酯(telekin)、11(13)-二氢特勒内酯[11(13)- dihydrotelekin]等。

【药理】

1. 对中枢神经系统的作用：天名精内酯对动物中枢神经先兴奋，后抑制。

2. 抑菌作用：天名精煎剂对金黄色葡萄球菌、福氏痢疾杆菌、伤寒杆菌、大肠杆菌有抑制作用。

【临床报道】

1. 治疗急性乳腺炎：天名精与屯香粉分别内服与外用，共治疗34例哺乳期患者，发病时间为1～5天。结果：治愈29例(乳房疼痛消失，体温恢复正常，红肿硬结消散，不留后遗症)，有效3例(形成脓肿，切开引流)。服药后有5例出现恶心、呕吐，药中加糖后缓解；4例有轻度皮肤过敏。使用方法：取鲜天名精全草150～200克，加水煎至300～400毫升，分3～4

次服，或当茶饮，每天1剂。同时用吸乳器或火罐拔出患侧乳房积滞的乳汁，并取乳房红肿硬结直径大3厘米的橡皮膏(如麝香解痛膏)1块，将松香粉均匀地撒布在橡皮膏中心部，贴敷在患处，每天更换1次，两药同用，4天为1个疗程。

2. 用于皮肤消毒：用100%鲜野烟煎液作术前洗手和术野皮肤消毒。

【附方】

［古代方］

1. 咽喉肿痛，痰涎壅滞，喉肿水不可下者：地菘捣汁，鹅翎扫入，去痰最妙。(《伤寒蕴要》)

2. 缠喉风，不问阳闭、阴闭，如急病内外肿塞，辄至不救者：天名精(蚵蓄草，嫩者)15克，铜青6克，大黄、猪牙皂角各15克。上为细末，以白梅肥润者，取肉烂捣，一处捣匀，每30克作15丸。每用以新绵裹，口中含化，咽津，有顽涎吐出。若病得2天后，难开。(《百一选方》千两金丸)

3. 吐血疾：天名精不以多少，为细末。每服3～6克，用茅花泡汤调服，不以时候。(《履巉岩本草》)

4. 恶疮：捣地菘汁服之，每天2～3服。(《孟诜必效方》)

5. 疔疮肿毒：鹤虱草叶、浮酒糟。同捣敷。(《集效方》)

6. 风毒瘰疬，赤肿痛硬：地菘500克。捣如泥，敷瘰疬上。干即易之，以瘥为度。(《太平圣惠方》)

7. 瘰疬：天名精五六枝，同鲫鱼煮熟，饮汁，数次自愈。(《蜉溪单方选》)

8. 诸痔有头，疼痛不可忍：地菘500克，槐皮60克，葱根1握，韭根1握。上细锉，以水5升，煎至3升，盆内盛。先坐乘热熏，通手即淋洗，每天3次用。(《圣济总录》)

9. 骨鲠：用天名精、马鞭草(去根)各1握，白梅肉1个，白矾3克。捣作弹丸，绵裹含咽，其骨自软而下也(白梅，即以盐淹成白霜梅)。(《食物本草》)

［现代方］

1. 黄疸型肝炎：鲜天名精全草120克，生姜3克，水煎服。(《浙江药用植物志》)

2. 疟疾：天名精全草60克，龙芽草18克，爵床15克。水煎，早晚饭前各服1次。(《浙江民间常用草药》)

【备注】

1. 天名精药材，用的是全草。鹤虱是天名精的果实。本书另有"鹤虱"条备参。《本草纲目》按照沈括之说，鹤虱并入天名精条。鹤虱又称北鹤虱，籍以与南鹤虱区别。两者成分迥异。

2. 南鹤虱为伞形科植物野胡萝卜 Daucus carota L. 的干燥成熟果实。性平，味辛，有小毒。入肝经。功能驱虫，用治蛔虫病、虫积腹痛、久痢。用法用量：3～9克，水煎服。

76. 天花粉

【概述】

本品为葫芦科植物栝楼 Trichosanthes kirilowii Maxim；或日本栝楼 Trichosanthes japonica Regel. 的干燥根。饮片为干燥的薄片，并非粉剂。瓜蒌根秋后挖者，结实有粉，夏月挖者有筋无粉。主产山东、河南、江苏、安徽等地。性微寒，味甘、微苦。归肺、胃经。功能清热生津，消肿排脓。主治热病烦渴，肺热燥渴，内热消渴，疮疡肿毒。用法用量：一般用量10～15克。不宜与乌头类药材同用。脾胃虚寒、大便溏泻者忌用。

【成分】

栝楼根含约1%的皂苷以及蛋白质、

多种氨基酸,多肽、大量淀粉(约 25.2%)、糖类等。据称栝楼根聚糖 A、B、C、D、E,为降血糖成分。近年从鲜品用丙酮分级沉淀法制取天花粉蛋白,为一多肽链构成的碱性蛋白,系作用于胎盘滋养层细胞的有效引产成分,此蛋白对光、热、潮湿都不稳定,口服或变性后失效,临床用的是无菌的粉针剂,应与全瓜蒌区别。

【药理】

1. 调节血糖作用:给兔口服天花粉提取液可使血糖上升,对饥饿动物作用更为明显。最近分离到降血糖成分,对治疗消渴病有了物质基础。推测天花粉对血糖似有双向调节作用。

2. 抗菌、抗病毒作用:天花粉煎剂体外对溶血性链球菌、肺炎链球菌及白喉杆菌有一定的抑菌作用,对金黄色葡萄球菌和其他病菌作用较弱。这对疮疡肿毒的治疗起到一定作用。实验也证明天花粉蛋白的抗病毒作用。

3. 抗早孕作用:民间验方天皂合剂是有效但刺激性很强的致流产方。天花粉为其组成之一。《本草纲目》记载其“治衣胞不下”,但与天花粉蛋白注射剂性质不同。天花粉蛋白引产作用的原理是直接作用于胎盘的滋养层细胞,能选择地使胎盘绒毛合体滋养层细胞变性坏死,解体的细胞碎片留在血窦中,造成循环障碍和进一步的大量组织坏死。胎盘绒毛损伤后,使绒毛膜促性腺激素和甾体激素迅速下降至先兆流产的水平以下。由于胎盘形态和功能的严重损伤,破坏了母体与胎儿之间的关系,造成流产。也有人发现天花粉蛋白能使小鼠离体子宫和兔在体子宫收缩增强,并能提高子宫对垂体后叶素的敏感性,认为其对子宫肌的直接兴奋作用,也是导致流产的因素之一。另有报道给兔肌内注射,显示明显的抗早孕作用,可使胚胞坏死、液化、终至完全吸收。根据以上药理研究,临床用于中期妊娠流产、子宫外孕、死胎、葡萄胎等。和丙酸睾丸酮与利血平或前列腺素合用抗早孕,成功率相当高。临床上曾合并天花粉、前列腺素及中药抗早孕。

4. 抗癌作用:文献报道用天花粉治疗滋养层细胞肿瘤有一定疗效,也曾进行了抗肿瘤实验。对小鼠实验性肝癌腹水型有一定疗效。可减少腹水量、延长存活期;对肝癌实体型也有轻度抑制作用。曾对肝癌腹水型动物的免疫细胞的变化,对艾氏腹水癌小鼠红细胞免疫功能的影响及对体外肿瘤细胞的抑制进行了观察,这对天花的抗癌作用,提供了药理依据。临床上对恶性葡萄胎、绒毛膜上皮癌均获疗效。但对Ⅳ期绒癌的效果甚差。其对化疗后白细胞下降有使其增高作用,则用天花粉生药作为抗癌化疗、放射后的辅助治疗,可起到一定作用。

5. 过敏反应:天花粉蛋白有较强的抗原性,动物致敏后再予注射,则出现过敏反应甚至死亡。用前必须先用微量作皮试,再肌肉注射小量观察 2 小时作试探性给药,以预防过敏反应的发生。也有人报道口服天花粉也会引起过敏。天花粉蛋白还有发热、头痛、咽喉痛、皮疹、关节酸痛等毒副反应。偶见的不良反应还有心电图、心率异常,血压下降,神经血管性水肿,鼻出血或流产前后出血过多,肝脾肿大,蛋白尿等。对血凝机制障碍的出血及心电图、肝肾功能的影响应特重视。对可能出现的严重反应如过敏性休克、急性肺水肿、脑水肿、脑组织出血和心肌损害,应有必要的措施进行抢救。应特别指出的天花粉蛋白是新鲜栝楼根的精提纯品,和传统用的干燥栝楼根除去外皮,切段干燥,用时水泡润透,再切成薄片而后干燥的天花粉饮片,大不相同。蛋白粉针剂系注射,饮片是水煎口服,又有区别,所以对两者不可等量齐观,任意混用。

【临床报道】

天花粉用于养阴生津，热病口渴，牙龈腐烂，常配生地黄、石斛、麦冬、玉竹等，组成玉液煎(《医醇賸义》)；治消渴配山药、知母、黄芪、葛根、五味子等，组成玉液汤(《医学衷中参西录》)；对温病初期发热、口渴烦躁，用石膏知母汤加天花粉，后期用竹叶石膏汤加天花粉。现代临床则常用于糖尿病、腮腺炎、小儿惊风与引产等。

【附方】

[现代方]

1. 糖尿病：天花粉研末，每次9克，日3次，连服3～7天，能使症状消失，尿糖转阴或下降。又方：天花粉30克，石膏先煎18克，生地、知母各12克，水煎服。

2. 热病伤津口渴：天花粉、石斛、北沙参各15克，麦冬、知母各9克，黄连4.5克，水煎服。(《中国常用中草药》)

3. 乳腺肿瘤：天花粉15克，蒲公英30克，水煎服。(同上)

4. 痈肿疮毒：天花粉15克，野菊花12克，浙贝母、连翘各9克，甘草5克，水煎服。(同上)

【备注】

1. 作为天花粉的原植物栝楼除前述两种外，尚有以下两种在部分地区作天花粉用。

(1) 双边栝楼 Trichosanthes rosthornii Harms 的根，在西南地区作天花粉用。

(2) 南方栝楼 T. tanriaoshanensis C. Y. Chen et C. H. Yueh 的块根，在两广部分地区作天花粉入药。

2. 日本栝楼根与我国栝楼根成分不同。主含$\triangle^{7}$-豆甾烯醇、α-菠甾醇及瓜氨酸等。

3. 本书另有瓜蒌(栝楼)专条、糖瓜蒌、瓜蒌子、瓜蒌茎叶及瓜蒌皮，均供药用。

77. 天竺黄

【概述】

本品为禾本科植物青皮竹 Bambusa textilis McClure 或华思劳竹 Schizostachyum chinense Rendle 等茎杆内的分泌液干燥凝结而成的块状物。又名天竹黄、竹黄等。主产云南、广东、广西及江南各地。秋、冬二季采收。性状为不规则的片块或颗粒，大小不一。表面灰蓝色、灰黄色或灰白色，有的洁白色，半透明，略带光泽。体轻，质硬而脆，易破碎，吸湿性强。性寒，无臭，味淡。归心、肝经。功能清热化痰，凉心定惊。用于中风痰迷，惊痫抽搐，高热神昏，痰热壅塞。用法用量：3～9克，水煎服。

【成分】

本品含二氧化硅约90%，并含氢氧化钾1.1%，硅质9%，以及氧化铁、钙胆碱、甜菜碱、氯化钾、甘露醇、竹红菌甲素及多种氨基酸等。

【药理】

1. 镇痛作用：本品可阻断神经干动作电位传导，产生镇痛作用。竹红菌甲素有明显的镇痛抗炎作用。

2. 降压作用：可抑制心脏、扩张血管、降低血压。

3. 抗凝血作用：延长血浆复钙时间和凝血时间。

4. 抑菌作用：对化脓性球菌和肠道致病菌均有抑制作用。

【临床报道】

本品甘寒，主入心肝，善清热痰，定惊安神，适用于痰热、惊搐、热病神昏谵妄、小儿惊风等证。

使用禁忌：本品甘寒能清热除痰开窍，适用于痰热蒙蔽清窍、痰火扰心、痰热壅肺所致的各种病变。如属脾虚痰盛的小儿慢惊风、寒痰引起的咳喘则不宜使用。

用之会加重寒象，不利于祛除痰湿。

【附方】

［古代方］

上焦风热，咽膈不利，痰涎壅滞：天竺黄散方　天竺黄、郁金、茯苓、硼砂、牙硝、蝉衣、僵蚕、朱砂、川芎、白芷、枳壳、甘草、麝香。（《证治准绳》）

［现代方］

竺黄汤：天竺黄6克，僵蚕3克，菖蒲2.4克，法夏4.5克，胆南星2.4克，天花粉9克，川贝母1.5克，钩藤9克，知母6克，水煎服。多用于小儿热性抽搐惊痫。功能清热豁痰，镇静止痛，镇痉开窍。（《中药基础知识简编》）

【备注】

一种很小的寄生蜂，将卵产于刚刚伸长的竹笋内，卵在竹筒内经幼虫、蛹变成蜂，咬洞而出。由于竹被蜂咬破，使竹分泌大量的伤流液，随着竹子的老化，水液干涸而凝成竹黄。

78. 天胡荽

【概述】

本品为伞形科植物天胡荽 Hydrocotyle sibthorpioides Lam. 的干燥全草。又名石胡荽、鹅不食草、满天星、小叶破铜钱、小金钱草、过路蜈蚣等。为庭园常见成片生长的水草。产我国长江下游至南部各省，如四川、湖南、江西、福建、广东、贵州等。性微寒，味苦、辛。功能清热祛风，利尿除湿，解毒消肿，化痰止咳。用治风火赤眼，目翳，咽喉炎，扁桃体炎，百日咳，黄疸型传染性肝炎，胆囊炎，胆石症，急性肾炎，泌尿系感染，结石，痈肿疔疮，跌打瘀肿等。用法用量：9～15克，水煎服。肺、胃虚寒者忌服。又治带状疱疹，鲜全草捣烂，酒精浸半天后，取汁涂，皮肤破损者忌用。

【成分】

全草含黄酮苷、酚类、氨基酸、香豆精及挥发油，又含木质体成分（左旋芝麻素）及甾体成分（豆甾醇）。

【药理】

1. 抗菌作用：水煎剂（1∶1）在试管内对金黄色葡萄球菌有较强抑菌作用；对变形杆菌、福氏痢疾杆菌、伤寒杆菌也有一定抑制作用。

2. 抗疟作用：抗疟筛选，抑制率达54%。

3. 降糖作用：所含香豆精成分对糖尿病大鼠灌胃有降血糖作用。

【临床报道】

主治黄疸、痢疾、水肿、目翳、喉痛、痈肿、疮毒、跌打损伤。天胡荽配谷精草，祛风清热，治目赤肿痛、羞明流泪；配射干利咽消肿，治咽喉肿痛；配金银花清热解毒，治痈肿疮疡；配贝母清肺热，化痰止咳，治痰黄粘稠、结肠疼痛。

【附方】

［古代方］

发斑及疔疮：天胡荽18～21克捣烂，不使水流失，以洗米水煮沸冲入，去渣饮之，将渣敷发斑及生疔处，热毒从小便出。（《岭南采药录》）

［现代方］

1. 风火眼痛方：天胡荽、旱莲草各等份，捣烂敷。（《广西中药志》）

2. 砂、石淋：鲜天胡荽15～30克，海金沙茎叶30克，水煎服，每天1剂。（《湖北中草药志》）

3. 头疮白秃：满天星、牛耳大黄、木槿皮各适量。（《四川中药志》）

4. 天行赤眼：鲜天胡荽30克，鲜菊花30克，龙胆草10克，水煎服。（《四川中药志》）

5. 痈肿疮毒：天胡荽、千里光、蒲公

英各适量，捣烂外敷。(《四川中药志》)

【备注】

本品和同属植物破铜钱 H. sibthorpioides lam. var. batrachum (Hance) Hand. Mazz. ex Shan 均作江西金钱草用。

79. 天 南 星

【概述】

本品为天南星科植物天南星 Arisaema erubescens (Wall.) Schott、异叶天南星 Arisaema heterophyllum Bl. 或东北天南星 Arisaema amurense Maxim. 的干燥块茎。天南星又称蛇包谷、山苞米、山棒子、一把伞、野芋头、南星、白南星、独脚莲、虎掌南星等。生于林下、山野阴湿地方，除东北、内蒙古和新疆外，各省区均有分布；异叶天南星生于林下、灌丛中阴湿地，分布于我国大部分地区；东北天南星生于林下、山地阴坡，分布于东北、华北、河南、陕西、宁夏等地。性温，味苦、辛，有毒。归肺、肝、脾经。功能燥湿化痰，祛风止痉，散结消肿。用治顽痰咳嗽，风痰眩晕，中风痰壅，口眼歪斜，半身不遂，癫痫，惊风，破伤风；生品外用治疮疖痈肿，瘰疬结核及毒蛇咬伤。用法用量：一般炮制后用，3～9克，水煎内服；外用生品适量，研末以醋或酒调敷患处。孕妇慎用。

【成分】

本品主含多种氨基酸、三萜皂苷、安息香酸、β-谷甾醇、黏液质、木质素、淀粉多糖类、秋水仙碱及多种微量元素等。

【药理】

1. 祛痰作用：动物实验表明，天南星及虎掌水剂有祛痰作用。

2. 抗癌作用：天南星中所含 D-甘露醇对小鼠肉瘤 180、肝癌、宫颈癌有抑制作用。

3. 中枢抑制作用

(1) 催眠与镇痛作用：本品煎剂能延长小鼠对戊巴比妥钠的睡眠时间，且有镇痛作用。

(2) 抗惊厥作用：天南星水煎剂可对抗戊四氮、咖啡因或士的宁引起的惊厥，并能对抗烟碱所致的惊厥死亡，但不能对抗电休克的发作。

4. 抑制心率作用：天南星中两种生物碱对离体犬的心房和乳头肌收缩力及窦房结节律均有抑制作用，并能拮抗异丙肾上腺素对心脏的作用，对冠脉血流量无明显影响。

5. 抗氧化作用：从虎掌南星中提取的两种生物碱均具有抗自由基、脂质过氧化和膜 ATP 酶活性的作用。

6. 凝血作用：从东北南星中分离出一种外源性凝集素，能凝聚红细胞。

7. 毒副作用：误食天南星可致口舌麻木，咽喉烧灼感，黏膜糜烂、水肿，严重者可窒息。

【临床报道】

1. 治疗顽痰、湿痰所致的咳嗽、胸膈胀满：用制南星祛湿化痰，可与半夏、茯苓、枳实、黄芩等配伍。

2. 治疗风痰眩晕，中风痰壅：用本品祛风痰，常与半夏、天麻、川乌、白附子等同用。

3. 治疗癫痫、破伤风：用天南星化痰开窍，熄风止痉，可与半夏、僵蚕、全蝎、防风、天麻、白附子等配伍。

4. 治疗疮疖肿痛、瘰疬结核：可用生南星以醋研浓汁，涂患处，以散结消肿。

5. 治疗毒蛇咬伤：用天南星解毒消肿，可单独或与雄黄研末调敷。

6. 治疗宫颈癌：用天南星煎汤代茶

饮，并制成栓剂用于局部，以消肿散结。

【附方】

［古代方］

1. 瘰疬：南星、半夏等份为末，米醋或鸡子清调敷。(《潜斋简效方》)

2. 瘿瘤：用生南星末，醋调，或玉簪花根汁调敷之。(《外科证治全书》)

3. 玉真散：治破伤风、疯犬咬伤、跌打损伤。天南星、防风、白芷、天麻、羌活、白附子各等份，上为细末。每次 6 克，热酒调服，更敷患处。(《外科正宗》)

4. 痈疽疮肿：天南星 60 克，赤小豆 90 克，白及 120 克，上 3 味，各为细末，和匀，冷水调，摊上肿处，用绢压之。(《鬼遗方》)

5. 乳赤肿，欲作痈者：天南星为细末，生姜自然汁调涂，自散。(《百一选方》)

6. 慢脾风，及服冷药过多者：天南星、生附子各 3 克，全蝎 3 个，上锉散，作 1 剂，水 300 毫升，生姜 7 片煎至半盏，去滓，逐旋温服，不拘时。(《济生续方》)

［现代方］

1. 神经性皮炎：天南星适量，研粉加入煤油调成糊状，涂搽患处，每天 1～2 次。(《全国中草药汇编》)

2. 麦粒肿：天南星、生地各等份，共研细末蜜调，外敷同侧太阳穴。(《江西中医药》)

3. 毒蛇咬伤：用鲜天南星，捣敷患处。(《疑难急症简方》)

4. 面神经麻痹：鲜天南星、醋各适量，磨醋取汁，于睡前搽患侧颊部，覆盖纱布，次晨除去，每晚 1 次。慢性面神经麻痹并用黄花豨莶草 30 克，射干 9 克，水煎服。(《全国中草药汇编》)

【备注】

1. 近代天南星扩大到同属多种植物，在不同地区作天南星用。常见的有以下各种：① 阿里山南星 A. arisanense Hayata (Arisaema thunbergii Blume)分布于我国南方各地。② 朝鲜南星 Arisaema peninsulae Nakai 分布于我国东北地区。③ 滇南星 Arisaema yunnanense Buch. 分布于四川、云南等地。④ 花南星 Arisaema lobatum Engl. 分布于四川、陕西、甘肃、河南、湖北、西藏、云南、贵州等地(又名绿南星)。⑤ 拟天南星 Arisaema ambiguum Engl. 分布于湖北、江苏等地。⑥ 刺柄南星 Arisaema asperatum N. E. Brown 分布于陕西等地。⑦ 象南星 Arisaema elephas S. Buchet 分布于四川、陕西、甘肃、云南、西藏等地。⑧ 黄苞天南星 Arisaema flavum Schott 分布于西藏地区。⑨ 象头花 Arisaema franchetianum Engl. 分布于四川、云南、贵州、广西、甘肃等地。⑩ 螃蟹七 Arisaema fargesii Buchet 分布于四川、湖北、甘肃等地。⑪ 近缘天南星 Arisaema fraternum Schott 分布于西藏地区。⑫ 油跋 Arisaema ringens Schott 在四川有称狗爪南星者，浙江衢州称衢南星。

2. 有的地区尚有以如下两种伪品混充天南星者，应注意鉴别：① 西南犁头尖 Typhonium omeiense H. Li 分布于四川省。② 魔芋 Arisaema konjc K. Koch 分布于江苏、江西、浙江、陕西、甘肃、宁夏、福建、台湾、广西、四川等地。

3. 虎掌南星是同科半夏属植物虎掌(掌叶半夏)Pinellia pedatisecta Schott 的块茎。商品药材被认为是南星中的佳品，成分完全与南星不同。

80. 天　麻

【概述】

本品为兰科植物天麻 Gastrodia elata Blume 的干燥块茎。又名赤箭、离母、神草、明天麻、定风草、合离草、赤箭芝、自动草等。生于林下阴湿、腐殖质较厚、疏松、排水良好的土壤。主产于四川、云南、湖北、贵州等地。以砂质壤土及砂砾土为佳。冬、春季采挖，冬采挖者称冬天麻，质量较春采者为优。性平，味甘。归肝经。功能平肝熄风、止痉。用于头痛眩晕，肢体麻木，小儿惊风，癫痫抽搐及破伤风。用法用量：一般用量3～9克，水煎服。处方时写明天麻，制用有炒天麻、煨天麻，用于肝经虚风者，性较和缓。也可作散剂、丸剂内服。

【成分】

天麻的主要成分为天麻苷，也称天麻素(Gastrodin)。并含赤箭苷(Gastrodioside)、对羟基苯甲醇(天麻苷原)、对羟基苯甲醛、柠檬酸酯(Parishin)、β-谷甾醇、胡萝卜琥珀酸、柠檬酸、棕榈酸、香荚兰醇(Vanillyl alcohol)、天麻多糖等。

【药理】

1. 对中枢神经系统的作用：① 镇痛作用：用电击鼠尾法，证明天麻粗提液有显著的镇痛作用。② 抗惊厥作用：降低戊四氮唑动物惊厥率和死亡率，缩短阵挛时间。③ 抗癫痫作用：天麻煎剂或香荚兰醇，均可制止家兔癫痫病样发作，但作用不及苯妥因钠。

2. 对心血管系统的作用：① 对心脏的作用：天麻粗制注射液可使豚鼠在位心脏心率减慢，但不影响收缩幅度。对麻醉大鼠心率减慢，P-R间期，Q-T间期常可延长，T波变高。② 对血管的作用：天麻可扩张离体兔耳血管，增加小鼠和家兔脑血流量，降低脑血管阻力。乙酰天麻素十二指肠给药后，犬的椎动脉血流量明显增加，兔颈内动脉血流量增加。天麻能增加心肌营养性血流量，增加心肌供氧，对心肌缺血有保护作用。③ 对血压的影响：天麻制剂对猫、大鼠和家兔均显示降压作用。

3. 抗炎与增强免疫作用：① 抗炎作用：实验结果表明天麻对早期炎症的渗出、肿胀，有抑制作用，抗炎机制可能与对抗PG、5-羟色胺、膜稳定作用及免疫促进作用有关，与垂体肾上腺皮质系统无关。对炎症后期的结缔组织增生无作用。② 促进免疫作用：天麻对动物细胞免疫及体液免疫，均有增强作用。且天麻多糖也能显著增加小鼠胸腺重量，促进腹腔吞噬细胞的吞噬功能，提示天麻多糖对机体非特异性免疫及细胞免疫两方面，均有增强作用。天麻多糖还有促进干扰素诱导作用，组织培养时对水疱性口炎病毒，有直接抑制作用。

4. 其他作用：天麻苷可增加家兔在体小肠的肌张力和收缩；香荚兰醇可促进胆汁分泌。

5. 毒副作用：天麻浸膏给小鼠灌服LD50为51.4～61.4克/千克，香荚兰醇LD50为(891.3±31.7)毫克/千克。小鼠灌服或静脉注射天麻苷或羟基苯甲醇未见中毒。

【临床报道】

用于镇静、镇痛、熄风定惊时，用水煎；如用于增强免疫功能时，煎出液宜趁热滤，服用时连絮状沉淀物一同服下。因多糖难溶于冷水，故趁热服用。

天麻与钩藤都能平肝、定惊、熄风、甘平质滑，熄风止痉力较大；且兼散外风，故又为风寒湿痹、中风瘫痪之常用药；钩藤甘寒质轻，熄风止痉之力较缓，兼能清透热邪，为外感风热及挟惊者用之。

临床应用天麻时常配钩藤，治肝风内动引起的头晕抽搐，肢体麻木。配茺蔚子，治惊痫抽搐，亦治肝风兼血瘀所致头痛。配川芎治肝虚眩晕、头痛。配防风，治肢体麻木、风湿痹痛。配天南星、白附子，治破伤风。配钩藤、决明子，治肝阳上亢、头痛、头晕。配人参、白术、僵蚕，治小儿慢惊风。天麻祛风而偏燥，故凡阴血衰少而虚风内生者，不宜单用。如有虚风，应与养血药同用为宜。近年用蜜环菌发酵产物制成蜜环片，与天麻疗效相近。参见“蜜环菌”条。

【附方】

［古代方］

1. 偏正头痛，神昏目花：天麻15克，川芎 15 克，炼蜜丸如芡子大每服 1 丸，(《晋济方》天麻丸）也可加荆芥穗 15 克，半夏 30 克，木香 15 克，桂枝 3 克，附子 30 克。(《圣济总录》)

2. 小儿诸惊：天麻 15 克，全蝎(炒)30 克，天南星(泡，去皮)15 克，白僵蚕(炒，去丝)60 克，上为细末，酒煮面糊为丸，如麻子大，1 岁服 10～15 丸，荆芥汤下。(《魏氏家藏方》天麻丸)

［现代方］

1. 高血压：天麻5 克，杜仲、野菊花各 10 克，川芎 9 克，水煎服。(《秦岭巴山药物志》)

2. 高血压病，眩晕失眠：天麻9 克，钩藤 12 克，黄芩 9 克，川牛膝 9 克，硃茯神 12 克，桑寄生 12 克，炒杜仲 12 克，益母草 12 克，夜交藤12 克，石决明(先煎)15 克，栀子 6 克，水煎服。(《中国常用中草药》)

3. 小儿高热惊厥：天麻 3 克，全蝎 3 克，桑叶 9 克，菊花 6 克，钩藤 12 克，水煎服。(同上)

【备注】

1. 天麻原为野生，现为栽培品。近年又用蜜环菌的培养液作成制剂，与天麻有类似疗效。

2. 天麻常见伪品，据市场发现者有：① 菊科大理菊的块根。② 紫茉莉科紫茉莉的干燥根。③ 茄科植物马铃薯煮熟，人工伪造。以上三种遇碘则变色。

81. 无名异

【概述】

本品为氧化物类金红石族矿物软锰矿的矿石。组成较复杂，主要为软锰矿、水锰矿和粘土矿物。① 软锰矿 Pyrolusite 晶体结构属四方晶系，常呈肾状、结核状、块状或粉末状集合体。黑色，常带浅蓝金属色，条痕蓝黑色至蓝色。性脆，断口不平坦。② 水锰矿 Manganite 单斜晶系，柱状晶体。沉积体为结核状、钟乳状。深灰色至黑色，条痕褐红色、褐色至黑色。分布于沿岸沉积锰矿床和风化矿床中。软锰矿产于吉林、辽宁、山西、陕西、青海、山东、湖北、湖南、广东、广西、四川等地。水锰矿产于北京昌平。全年可采，采挖后除去泥土及杂石。

无名异 Pyrolusitum 为结核状、块状集合体。呈类圆球形，或不规则块状。黑色或棕黑色，条痕黑色。表面不平坦，常覆有黄棕色细粉，有的表面由褐色薄层风化膜所包围，除去细粉后，呈半金属光泽至暗淡，不透明。体较轻，质脆，易污手。微有土腥气，味淡。以粒大、形圆、色黑、有光泽、无杂质者为佳。醋无名异取净无名异，置耐火容器内，用无烟武火加热，锻至红透，趁热倒入醋内渍淬，取出，晾干，研粉。每 100 吨无名异，用醋 15 千克。本品为性平，味甘、微咸。归肝、肾经。主治跌打癖肿、金创骨折、痈肿疮疡、水火烫伤。用法用量：内服，研末，每次 2.5～4.5 克，或入丸、散。不可久服，孕妇禁服；外用适量，研末调敷。

【成分】

主含二氧化锰(MnO_2)尚含铁、钴、镍等杂质。

【临床报道】

1. 治疗跌打癖肿及金创骨折之证：

凡损伤痕肿疼痛者，可与杨梅皮、鹿角霜等配伍，如《接骨图说》无名散。凡筋骨折伤者，可与乳香、没药、甜瓜子同用，如《多能鄙事》治损伤接骨方；或与自然铜、狗脊等相伍，如《救伤秘旨》一厘丹。

2. 治疗痈肿疮疡、水火烫伤等症：凡一切痈肿疮毒，可与白芷、苦杖配伍，以增祛癖止痛之功，如《普济方》如冰散。

【附方】

［古代方］

1. 诸般颠跌打仆：杨梅皮、鹿角胶、石灰(韭汁浸)、无名异各等份。上用醋或酒和调为泥。摊纸上以涂患处。(《接骨图说》无名异散)

2. 损伤接骨：① 无名异、甜瓜子各30克，乳香、没药各3克。为末。每服15克，热酒调服，小儿9克。服毕，以黄米粥涂纸上，掺左顾牡蛎末裹之，竹篾夹住。(《纲目》引《多能鄙事》)② 无名异0.6克，自然铜(煅)2.4克，狗脊6克，察香1.5克。共为细末，每服0.3克，酒冲服。(《救伤秘旨》一厘丹)

3. 一切肿毒：① 无名异、苦杖、香白芷各等份。上为细末，用新汲水调敷之。(《普济方》如冰散)② 无名异(细研)、麒麟竭(细研)各0.3克，柳枝90克，蜡30毫升，铅丹150克，油360毫升。上6味，先熬油令沸，下柳枝，煎候赤黑色，以绵滤过再煎，下丹、蜡，搅，候变黑色，滴水中成珠得所，下以麒麟竭、无名异末，更搅令匀，泻冷水中，捻作挺子。一切恶疮发背诸毒疮，并宜涂贴，以愈为度。(《圣济总录》无名异膏)

4. 肿未破：无名异(炒)、木耳(炒)、大黄(炒)各等份。上为极细末，用蜜水调肿处。(《奇效良方》)

5. 脚气痛楚：无名异末，化牛皮胶调涂之，摹颇换。(《卫生易简方》)

6. 痔漏肿痛：无名异炭火煅红，米醋淬七霎次，为细末。以温水洗疮，绵裹着头填末入疮口。(《简便单方》)治痈疮年月深久不愈者。无名异细研，清曝油调搽，湿则干敷其上。(《瑞竹堂方》)

7. 汤火伤：无名异研细末，轻粉。麻油调唾扎破者干掺之。(《百一选方》)

8. 消渴引饮：无名异30克，黄连60克。为睡末，蒸饼丸，如绿豆大。每服百丸，以茄根、蚕茧健煎汤送下。(《圣济总录》)

82. 云　芝

【概述】

本品为多孔菌科云芝 Coriolus versicolor (L.; fr.) Quel. [polystictus versicolor (L.) Fr.]的子实体。生于阔叶树如柳、杨、白桦、栎、榛、樟、钓樟、枫杨、李、桃、苹果和紫丁香等巧木上，偶见于松的树干上。全国大部分地区均有，近年可以人工液体深层培养。国内陈奕礼最早报道深层培养制备(1981)，又名彩绒革盖菌、杂色云芝。全年可采收，采后去掉杂质晒干即得。天然品以采自东北长白山区者为佳。性寒，味微甘。其提取物气微，味淡。功能清热消炎。主治慢性气管炎。提取的云芝多糖主治慢性肝炎，作为免疫调节剂，用于慢性活动性肝炎及肿瘤的辅助治疗。日本三共株式会社等生产的 Krestin，商品名云芝多糖肽 PSK，据宣称对防治癌症有一定疗效。① 生药云芝用量6～15克煎服，每天2次。② 云芝多糖胶囊，每粒含提取物0.37克口服，每次2粒，每天2～3次。③ 云芝多糖片：每片含提取物0.25克口服，每次3片，每天2～3次。④ 云芝多糖冲剂：每袋重5克或10克，每5克含云芝提取物0.37克，每服1袋10克，每天2～

3次。⑤ 云芝多糖肽 PSK、PSP、云星、彩云多糖等的用量每次1克，每天3～4次。除上述云芝真菌外，尚有其他几个品种，如：① 二型革盖菌 C. bifornns（kl.；Fr.）Pat.。② 鲑贝革盖菌 C. consors（Berk.）Imaz.。③ 绒拟革盖菌 Cariolopsis occidentalis（KL.）Murr.。④ 大孔集毛菌 Cltricia schweinitzii（Fr.）Cunn. 的子实体，也供药用，但其性状不同。

【成分】

云芝含蛋白多糖(PSK、云星、PSP、彩云多糖)，为茶褐色可溶于水的粉末，是含约1/4多肽的结合蛋白多糖。平均分子量约 1×10^5 D。多肽中的氨基酸以天冬氨酸和谷氨酸居多；多糖的主要成分为葡聚糖，并含少量半乳糖、甘露糖、阿拉伯糖、木糖和鼠李糖。PSK 中不含阿拉伯糖和鼠李糖；PSP 多糖中不含岩藻糖。二者化学成分相近。此外，还含有 Ge、Mg、Cu、Fe、Mn 等多种微量元素。日本三共(株)于1970年初期对 PSK 进行了药理研究。1976年日本《药学杂志》发表了抗肿瘤作用。20世纪80年代初吉林师大对长白山野生云芝提取的云芝肝泰，发现其增强免疫功能，治疗肝炎。其间南京老山药厂与药物所合作、广州红卫药厂以及四川省中药研究所等先后研究并提取了 PSK 的类似品。PSK 系由25%蛋白组成的蛋白多糖体。1986年上海师大研制了 PSK 类同品 PSP，乃用液体发酵罐深层培养，遂使产量大增。并委托九龙百草堂销售。同时，上海农科院真菌研究所及稍后，上海嘉定创新药厂和上海第二军医大学先后以云芝多糖及彩云多糖研制问世。

【药理】

1. 提高免疫功能：它提高小鼠的吞噬功能，使淋巴细胞明显增殖，加强人外周白细胞产生α和γ-IFN的能力，对干扰素诱生和促诱生效应。二军大提取的彩云多糖对环磷酰胺造成的小鼠免疫功能低下有效。四个不同剂量均对小鼠白细胞减少有明显的回升作用，并能激活网状内皮系统的功能。PSK 可显著提高脾细胞产生 IL-2、淋巴毒素和γ-IFN 的水准。对射线所致免疫功能低下小鼠的溶菌酶活性有所增强。

2. 抗癌作用：① PSK 对 S180、L1210 和腺癌755都有抑制作用。在肿瘤移植前10天给云芝多糖，对小鼠移植12天后的腹水型肝癌、S180，也都有抑制作用。不同产品如云星、PSP、彩云多糖也均有同样的抗癌作用。云芝多糖对肝癌发生有一定的阻断作用。香港大学杨美博从粗浸膏中分离到新的小分子肽（SPCr），分子量(10 K)较 PSP(100 K)为小，对人的肿瘤细胞 HL-60、LS174-T、SMMU-7721 和 SCG-7901 具有强大的细胞毒作用；对白血病细胞和 SCG-7901 的抑制率明显高于 PSP 和 PSK 组。② PSK 还可作为化学预防剂，可作用于肿瘤细胞的生长过程，加强 T 细胞和 NK 细胞的作用，有抗畸变、预防染色体损伤和免疫调节作用。实验证明能抑制 S180 肉瘤、艾氏腹水癌、P388 白血病、人肺腺癌、人胃癌、肝癌、鼻咽癌、单核细胞白血病及人皮肤组织细胞淋巴瘤的增生。

3. 抗动脉粥样硬化作用：PSK 能有效地抑制动脉粥样硬化斑块的形成和发展。对实验性动脉粥样硬化家兔脂质过氧化损伤，有保护作用，增强巨噬细胞基因表达，减轻动脉硬化形成，并对已形成的粥样硬化，有治疗作用，以发挥降脂、抗动脉硬化作用。

4. 对中枢神经系统的影响：可改善小鼠和大鼠的学习记忆功能；具有一定的镇静和镇痛作用。

5. 其他作用：① 抗肝炎作用，保护 CCl_4 对肝的损伤，影响肝炎血清 HBV 的复制。② 对肝微粒体代谢酶系有抑制作用。③ 防治血糖升高作用。④ 增强果蝇的性活力，延长雌蝇的寿命和半数死亡时间。⑤ 有抗突变作用。也可对抗香烟烟雾染毒所致突变。

6. 毒副作用：长期口服，安全、无毒副作用反应。

【临床报道】

1. 用于肿瘤患者的辅助治疗：改善肿瘤患者的免疫功能，改善其临床症状；对化疗引起的免疫抑制，有调整复健作用。对胃癌、肺癌、食管癌等改善症状使症情稳定，并提高免疫功能，降低化疗或放疗引起的毒副反应，防止白细胞降低。云芝孢内多糖治疗原发性肝癌，可改善症状，延长生命。与抗癌药合用，可降低其毒副作用。

2. 治疗慢性肝炎：改善症状，降酶，云芝胞内多糖胶囊，每天 3 克，分 3 次口服，3 个月为 1 个疗程。

3. 治疗呼吸系统疾病：其对慢性气管炎及小儿痉挛性支气管炎有效，又治小儿反复呼吸道感染，用云芝肝泰冲剂，3 岁以下每次 2.5 克，每天 3 次，连服 3 个月。

【备注】

《神农本草经》载有灵芝，未见云芝。本草经记载的青、赤、黄、白、黑、紫六种芝，缺乏现代考证。据称李时珍《本草纲目》中所记"清云芝"即本品。当代成药有长春出品的"云芝肝泰"，《上海药品标准》记载的云芝多糖片，上海师大生产的云芝糖肽，重庆生产的云星，上海农业科学院真菌研究所、嘉定创新药厂生产的云芝多糖粉、上海第二军医大学研制的彩云多糖等。

83. 木　瓜

【概述】

本品为蔷薇科植物贴梗海棠（皱皮木瓜）Chaenomeles speciosa (Sweet) Nakai 的干燥近成熟果实。又名铁脚架、宣木瓜。药材洗净，润透或蒸透后切薄片，晒干。主产于安徽、湖北、四川、浙江等地。性温，味酸。归肝、脾经。功能平肝舒筋，和胃化湿。主治湿痹拘挛，腰膝关节酸重疼痛，吐泻转筋，脚气水肿。用法用量：6～9 克，水煎服，或入丸散或泡酒服。外用煎汤熏洗。

【成分】

皱皮木瓜的果实含皂苷、黄酮、鞣质、果胶、苹果酸、酒石酸、柠檬酸、维生素 C 等，又含反丁烯二酸、齐墩果酸等，木瓜[C. sinensis (Thouin) Koehre]，《图经本草》称为榠楂，含苹果酸、酒石酸、柠檬酸、抗坏血酸等。毛叶木瓜[C. cathayensis (Hemsl) Schouid]含苹果酸、酒石酸、抗坏血酸、黄酮类和皂苷等，以上几种木瓜，我国皆产。

【药理】

1. 抗菌作用：对多种肠道菌和葡萄球菌有显著抑制作用。以木瓜水溶性部分中分离到的木瓜酚体外抑菌作用较明显，对各型痢疾杆菌均效。木瓜酸与羌虫病立克次体(1∶4)混合试验，显示抑制作用。

2. 保肝作用：对 CCl_4 造成的大鼠急性肝损伤，10%木瓜提取液可减轻肝细胞坏死和脂变，防止肝细胞肿胀、气球样变；促进肝细胞修复，并能显著降低 ALT。

3. 抗癌作用：2.5%贴梗海棠结晶溶液对小鼠艾氏腹水癌有较高的抑制率。实验证明抗癌成分是有机酸，即苹果酸及其钾盐。

4. 其他作用：① 木瓜煎剂对小鼠蛋清性关节炎有消肿作用。② 木瓜胶代血浆具有扩充血容量、改善微循环、抗失血性休克的作用，无毒副作用。

【临床报道】

可用于急性细菌性痢疾、肝炎、失血性休

克、风湿性关节炎、大骨节病等的治疗。木瓜忌铅、铁,不可多食,否则会损及齿、骨。

配伍应用:① 配五加皮,治下肢肿胀、步行艰难。② 配独活,治下肢风湿、关节肿痛。③ 配当归、威灵仙,治关节酸痛、麻木不仁。④ 配牛膝、苁蓉,治肾虚、腰膝沉重。⑤ 配当归、续断,治血虚转筋。⑥ 配补骨脂、肉豆蔻,治脾肾久冷、泄泻。⑦ 配陈皮、半夏,治痰多呕逆、不思饮食。⑧ 配罂粟壳,涩肠止痢。

【附方】

［古代方］

1. 小儿洞痢:木瓜捣汁服之。(《千金方》)

2. 吐泻转筋:木瓜1枚,大者四破,陈仓米15克,上药以水400毫升,煎至300毫升,去滓,时时温20毫升服之。(《太平圣惠方》)

3. 风湿客搏,手足腰膝不能牵动:木瓜1枚,青盐15克。用瓜去皮,脐开窍填吴茱萸30克,去枝,将线缚系定,蒸熟细研,入青盐15克,研令匀,丸梧子大,每服40丸,茶、酒任下。以牛膝浸酒服之尤佳,食前服。(《杨氏家藏方》木瓜丸)

4. 赤白痢:木瓜、车前子、罂粟壳各等份,共为细末,每服6克,米汤调下。(《普济方》木瓜散)

5. 腰痛补益,壮筋骨:牛膝(温酒浸、切、焙)60克,木瓜(去顶、穰、入艾叶30克蒸熟)1枚,巴戟天(去心)、茴香(炒)、木香各30克,桂心(去皮)15克,共为细末,入熟木瓜、艾叶同杵千下,如硬,更下蜜,丸如梧子大,每服20丸,空心盐汤下。(《御药院方》木瓜丸)

6. 吐泻转筋:木瓜干30克,吴茱萸15克(烫7次),茴香0.3克,炙甘草3克,共锉为末,每服12克,加姜3片,紫苏10叶,水煎去渣,食前服。(《三因方》木瓜汤)

7. 筋脉拘挛缩急,唇青面白,手足痛:木瓜、虎胫骨、五加皮、当归、桑寄生、炒酸枣仁、人参、柏子仁、黄芪各30克,炙甘草15克。为末,每服15克,加生姜5片,水煎热服。(《张氏医通》木瓜散)

8. 干脚气,痛不可忍:干木瓜1枚,明矾30克,煎水,乘热熏洗。(《奇效良方》)

［现代方］

1. 寒湿腰痛:木瓜、牛膝各9克,制附片6克,薏苡仁30克,水煎服。(《常见病验方研究参考资料》)

2. 腿膝痛,腰脚不遂:木瓜、海桐皮、石楠藤各9克,威灵仙3克,水煎服。(《常见病验方研究参考资料》)

3. 急性病毒性黄疸型肝炎:木瓜冲剂,每包含生药5克,每次1～2包,每天3次,开水冲服,小儿减半。[福建中医药,1987,(2):14]

4. 夏季饮食不慎,腹痛腹泻,腓肠肌痉挛及小儿疳积、腹胀腹泻:木瓜6～12克,水煎服。(《常用中草药图谱》)

5. 风湿性关节炎:木瓜、豨莶草、老鹳草各9克,水煎服。中成药有木瓜丸、木瓜片、木瓜药酒,木瓜去风丸等。(《中国常用中草药》)

6. 脚癣:木瓜、甘草各30克,水煎去渣,晾温后洗脚5～10分钟,每天1剂,一般治疗1～2周。

7. 寒湿腹痛、腹泻:木瓜9克,配吴茱萸6克,小茴香9克,生姜9克,炙草6克,煎水服(《直指方》)。

【备注】

1. 苏颂说:"木瓜处处有之,而宣城者为佳……"故处方常写作宣木瓜。

2. 李时珍说:"津润味不木者为木瓜……味涩者为木李,即榠楂及和圆子也。"可见明时已知木瓜与木李的区别。

3. 宣城木瓜外皮抽皱,色紫红,质坚实为上品。光皮木瓜表面平滑,无皱纹,果肉粗糙。

4. 蔷薇科植物榠楂 Chaenomeles sinensis Kochne 的近成熟果实，部分地区作木瓜药用，习称光皮木瓜，主产于陕西、山东、江苏、浙江、湖北、江西等地。古代本草将榠楂为另一药，不作木瓜用，而作为解酒化痰、和胃止呕用。

84. 木　耳

【概述】

本品为木耳科植物木耳 Auricularia ausicula（L. ex Hook.）Underw. 的子实体。又名黑木耳、树鸡、耳子、川耳、光木耳、木蛾、木檽、木纵、云耳等。为传统的人工栽培品，主产四川、福建、东北各地。性平，味甘。归胃、大肠经。功能滋润强壮，通便，凉血止血，用于肠风，血痢，血淋，崩漏，便血，痔疮以及气虚血亏，肺虚咳嗽、吐血、衄血等。药用子实体，夏秋季采收。收后晒干或烘干。用法用量：一般用量 3～6 克，大量可至9～30 克，煎汤或研末后灭菌分服。

【成分】

木耳含一般营养成分，氨基酸总量占11.5%。每千克含糖650克，蛋白质106克，脂肪 1 克，粗纤维70克，磷2.01克，铁1.85克，钙3.57克，烟酸0.027克，维生素B_1 15毫克、B_2 5.5毫克，胡萝卜素0.3毫克。糖中有甘露聚糖、甘露糖、葡萄糖、葡萄糖醛酸、少量戊糖及甲基戊糖以及粘多糖。所含磷脂为卵磷脂、脑磷脂及鞘磷脂（Sphingomyelin）；甾醇主要为麦角甾醇和 22，23－二氢麦角甾醇，并含腺苷、黑制菌素、黑色素等。

【药理】

1. 促进免疫功能：木耳冲剂对动物体液免疫有明显促进作用，小鼠抗体形成细胞明显增加；黑木耳多糖可明显促进机体免疫功能，如增加脾指数、E－玫瑰花环形成率和淋巴细胞转化等；对组织细胞损伤有保护作用（如抗放射、抗白细胞降低及抗炎症等）。小鼠腹腔内注射木耳菌丝体，能明显提高外周血 T 淋巴细胞百分率，使环磷酰胺所致半数溶血值 HC_{50} 减少而恢复正常。木耳酸性杂多糖，对小鼠腹腔注射，可促进白细胞增加。

2. 抗癌作用：木耳热水提取物对瑞士小鼠 S180 肉瘤的抑制率为 42.6%。也有报道对小鼠 S180 的抑制率为42.5%～70%，对艾氏腹水癌抑制率为 80%。

3. 抑制血小板聚集作用：水溶性低分子物质腺苷为血小板聚集抑制剂，显示抗血栓形成作用。

4. 抗凝血作用：木耳延长大鼠血浆酶原时间，延长白陶土部分凝血活酶时间，具有明显的抗凝血作用。黑木耳酸性杂多糖，按不同分子量作六个分级和未分级的试样作生物活性测定。小鼠腹腔注射后，抗凝血和降低血小板作用，随着多糖分子量和糖醛酸含量减少而增大，即生物活性依赖于多糖的水中溶解度。木耳菌丝体醇提物在体内外均能明显抑制 ADP 诱导的大鼠血小板聚集，缩短小鼠红细胞电泳时间。小鼠口服木耳多糖 50～70 毫克/千克，可明显延长凝血时间，家兔静脉注射18.6 毫克/千克，可延长凝血活酶时间。

5. 降脂升钙作用：木耳能降低高脂血大鼠血清甘油三酯和血清总胆固醇含量，提高血清高密度脂蛋白胆固醇与总胆固醇比值，显示降血脂作用。最新报道木耳煎剂给小鼠洗胃，可使血钙显著上升，对枸橼酸钠所致低血钙也有纠正疗效，此一作用可能与其所含麦角甾醇经紫外光照射下转变成维生素 D 有关。

6. 促进蛋白合成：黑木耳、银耳和银

耳孢子三种多糖，给小鼠腹腔注射100毫克/千克，均能增加^3H-亮氨酸掺入小鼠血清蛋白的作用，表明三者均有不同程度的促进血清蛋白生物合成的作用。

7. 延缓衰老作用：动脉粥样硬化家兔，每天用黑木耳2.5克/只，可降低兔肝、心、脑组织脂褐质，血浆过氧化脂质、血浆胆固醇含量及减轻动脉粥样硬化病变的作用。提示木耳可能通过降低胆固醇，减少脂质过氧化而减少自由基生成，减少脂质过氧化物脂褐质的形成，以维护细胞的正常代谢，显示延缓衰老作用。

8. 其他作用：从木耳中分离的黑色素，为一种呈色的糖肽，解离为单糖体时能溶于水，可增强免疫功能；黑制菌素(Adustin)有抗真菌作用。木耳多糖有防治高血糖作用、抗溃疡作用以及抗放射作用。

【临床报道】

民间用木耳治疗崩淋血痢、痔疮肠风、白带过多、便血、子宫出血及毒蕈中毒。另有毛木耳 Auricularia polytsicha (Mont.) Sacc. 临床功效同上。而木耳尚用于产后虚弱、高血压、血管硬化、眼底出血、扁桃体炎、寒湿性腰腿疼痛，以及外伤引起的疼痛、血流不畅、麻木不仁、手足抽搐等症。

【附方】

［现代方］

1. 便血：木耳10克，地榆15克，加水4杯，煎至1杯，去渣服，可收敛止血。

2. 形疲神倦：木耳50克，山楂30克，共为细末，每服2克，每天服2次。

3. 气虚多汗：木耳20克，桑叶30克，大枣6枚，水煎服，每天服2～3次。

4. 高血压：山楂10克，花生叶30克，木耳5克，水煎。每天1剂，分2次服。

5. 肝硬化：丝瓜子90克，木耳30克，炒焦，研细末，每服2～3克，每天3次。

6. 白细胞减少症：木耳15克，大枣15枚，柿叶10克，水煎，每天服2次。

7. 糖尿病：木耳、扁豆各等份，晒干为末，每天服9克，开水送下。扁豆一味可改用白扁豆花亦可。又方：生黄豆100克，木耳30克，洗净去杂，晒干为末，每服3～6克，每天2～3次。

85. 木 防 己

【概述】

本品为防己科植物木防己 Cocculus trilobus (Thunb.) DC. 的根。又名土防己、青藤根、青藤香、金锁匙。木防己质较坚硬，无臭，味微苦。我国除西北地区外，各省均有分布。性寒，味苦、辛。归膀胱、脾、肾经。根据文献，现已将汉中防己 Aristolochis heterophylla Hemsl. 与前者统称木防己。功能祛风止痛，利水消肿，降压解毒。用于：① 治风湿痹痛、水肿、脚气、尿路感染、高血压病。6～9克，水煎服。② 治毒蛇咬伤：捣烂外敷。木防己茎叶称青檀香，煎服治诸风麻痹、痰湿流注、胃痛。

【成分】

含木兰花碱、木防己碱、异木防己碱、N-氧化异木防己碱、木防己胺、木防己宾碱、毛木防己碱、去壳毛木防己碱等。

【药理】

1. 解热镇痛作用：对发热家兔，木防己碱有解热作用。木防己胺对中枢神经有抑制作用，木防己碱有镇痛作用。且对早期渗出性炎症和晚期增殖性炎症，均有显著的抑制作用。

2. 降压作用：木兰花碱对麻醉猫、正常大鼠和肾型高血压狗有显著降低血压作用。木防己碱予猫静脉注射，也出现降压作用。

3. 肌松作用：碘化二甲基木防己碱对大鼠、家兔、猫均有明显的松弛肌肉作用。对麻醉动物可引起显著的血压下降。据称降压机制主为对神经节阻断所致。

4. 其他作用：① 盐酸木防己碱，对动物实验诱发的心律失常有对抗作用，并认为除直接作用于心肌外，也与中枢作用有关。② 木防己碱抑制血小板聚集，可能与抑制环氧化酶有关。③ 碘化二甲基木防己碱具有阻断交感神经节传递作用。④ 木防己总碱具有α-受体阻断作用。⑤ 小剂量木防己碱可使兔子宫、小肠兴奋，大剂量则抑制之。

【临床报道】

本品祛风除湿，解毒消肿，通经活络。用于风湿痹痛、水肿、咽喉肿痛、疮疡肿毒、闭经、跌打损伤、湿疹等。孕妇、阴虚及无湿热者慎服。用于痹痛，可配木瓜、牛膝、黄柏等；风寒湿痹，可配羌活、独活；水肿可配伍冬葵子、车前子等。

【附方】

参见“广木香”。

【备注】

1. 木防己类药材，曾包括马兜铃科植物广防己（另条）、汉中防己（异叶马兜铃）Aristolochia heterophylla Hemsl. 和防己科植物木防己 Cocculus trilobus (Thunb.) DC. 三者的根。因来源于多种植物，药材市场上各地出现混乱，又因三者性状相似，故统称为广防己或木防己。现为清晰起见，将广防己列为专条，而木防己条则包括汉中防己和木防己。

2. 汉中防己气微香，味苦、涩，根含木兰花碱、马兜铃酸 A、尿毒素及β-谷甾醇等。产于陕西、甘肃、河南、安徽、江苏、湖南、贵州等地，又个别地区河南、四川使用防己科青藤的茎和根，称木防己。而《本草经集注》中记载的防己，谓生汉中山谷，应指汉中防己而言。

86. 木芙蓉叶

【概述】

本品为锦葵科植物木芙蓉 Hibiscus mutabillis L. 的叶。又名地芙蓉、山芙蓉、拒霜叶、芙蓉花叶、华木、批皮树等，原植物为落叶灌木或小乔木。全国各地均有栽培。夏、秋二季采收，晒干。叶片多蜷缩、破碎，完整者展开呈卵圆状心形，上表面暗黄绿色，下表面灰绿色。原产我国湖南等省，现华东、中南、西南，及辽宁、陕西、河北、台湾等地有栽培。性凉，味辛、微苦。归肺、肝经。功能清肺凉血，消炎解毒，消肿排脓，接骨续伤。主治热毒血瘀之喉痛，目赤，胸膈脘腹包块疼痛，皮肤痈肿疔疮，溃疡溃烂，跌打损伤，蛇毒咬伤等。用法用量：内服，煎汤，3～10 克，鲜叶加倍，外用适量，研末调敷或捣敷。孕妇禁服。

【成分】

叶含蒲公英赛醇乙酸酯、黄酮苷、酚类、氨基酸、鞣质、还原糖、黏液质等。

【药理】

1. 抗癌作用：药敏试验对胃癌细胞敏感。

2. 抗炎、抗菌作用：芙蓉叶水煎剂对小鼠巴豆油耳郭红肿、大鼠角叉菜胶性足肿胀、大鼠棉球肉芽肿组织增生均有抑制作用。对急、慢性炎症均有效。其作用不完全依赖垂体-肾上腺系统。芙蓉叶对金黄色葡萄球菌、溶血性链球菌、绿脓杆菌有较强的抑制作用。

3. 杀虫作用：在体外本品水煎液浓

度为1∶0.5时，即能杀灭滴虫。

4. 毒副作用：按改良的寇氏法测出小鼠1次腹腔注射本品的LD50为22克/千克。灌胃给药LD50为100克/千克。

【临床报道】

1. 治疗局部化脓性感染：木芙蓉叶、花晒干，研粉过筛，加凡士林制成1∶4软膏，外敷患处。

2. 治疗流行性腮腺炎：芙蓉叶粉、鸡蛋清调匀，涂油纸上，贴患处。

3. 治疗流感：木芙蓉叶10份，厚朴1份，加水浸过药面，煮60分钟滤过，再加水煮30分钟滤过，2次药液合并，浓缩至每500毫升，含木芙蓉叶90克，厚朴9克，装瓶密封，高温消毒备用。成人每天4次，每次50毫升，儿童酌减，连服10次为1个疗程。

4. 治疗烫伤：木芙蓉叶500克（鲜叶加倍），加凡士林1 000克，文火煎熬至叶枯焦，滤过去渣，摊于消毒敷料上，或制成芙蓉叶膏纱布外敷，每天换药1次。对烫伤具有收敛作用，能促使创面渗出液吸收，分泌物减少；用药后局部凉爽舒适，能迅速止痛，创面愈合很少瘢痕，无副反应。

5. 治疗滴虫性阴道炎：本品煎剂治疗患者42例，获满意疗效。

6. 其他：治疗热盛毒炽于内疾患；外用于皮肤黏膜局部，研末调敷或捣敷，用于热毒瘀结、气血被灼于外之证。因其苦辛通降，性凉，故孕妇禁服。

【附方】

［古代方］

1. 小儿锁喉：芙蓉叶捣汁，和鸡蛋煎成小块，贴囟门及肚脐。（《岭南采药录》）

2. 小儿惊风肚痛及急惊风：取木芙蓉嫩叶，捣烂，和入鸡蛋，煎熟作饼，贴儿脐上，冷则随换。（《岭南采药录》）

3. 腮腺肿痛，或破成疮：芙蓉叶不拘多少。上药捣烂敷患处，以帛系定，每天换1次。（《圣济总录》芙蓉敷方）

4. 阳疮红焮，收根束毒：芙蓉叶（秋采）18克，榆面6克，生大黄15克，皮硝30克。研细，葱汁、童便调敷留顶，不特收束根脚，初起敷之可。（《疡医大全》芙蓉膏）

5. 痈疽肿毒：重阳前取芙蓉叶（研末）、端午前取苍耳（烧存性，研末）等份，蜜水调涂四周，其毒自不走散。（《古今医统》铁井栏）

6. 赤眼肿痛：芙蓉叶末，水和，贴太阳穴。（《飞鸿集》清凉膏）

［现代方］

1. 食管癌、胃癌、肺癌等：芙蓉叶干燥研成粉剂，1次3克，1天2～3次。（《抗肿瘤本草图谱》）

2. 皮肤癌及其他肿瘤溃疡面：25%木芙蓉凡士林软膏，外敷。（《抗肿瘤本草图谱》）

3. 创面溃烂：芙蓉叶200～250克。煎汤得液250毫升，滤液去渣，取药液洗涤皮肤癌或乳腺癌的溃烂恶臭创面，合并绿脓杆菌感染，也可采用芙蓉叶汤液浸纱布敷贴溃烂面，每天1～2次。

4. 肺痈：木芙蓉叶15克（或根60克）。煎水，加蜂蜜适量调服。（《安徽中草药》）

5. 带状疱疹：木芙蓉鲜叶阴干研末，调米浆涂抹患处。（《福建中草药》）

6. 淋巴结结核：芙蓉叶30克，泽兰叶30克，黄芩30克，大黄30克，黄连30克，黄柏30克，上为细末，香油调，敷患处。（《中医皮肤病学简编》芙蓉软膏）

7. 偏坠作痛：芙蓉叶、黄柏各6克，为末。以木鳖子仁1个，磨醋调涂阴囊。（《简便单方》）

8. 毒蛇咬伤：木芙蓉鲜叶、花适量，洗净，加食盐少许，捣敷伤口周围肿胀处，每天换2次。（《浙江药用植物志》）

9. 跌打扭伤：木芙蓉鲜叶、花适量，

捣烂外敷；或晒干研粉，酒、醋或茶汁调搽。（《浙江药用植物志》）

87. 木芙蓉花

【概述】

本品为锦葵科植物木芙蓉（Hibiscus mutabilis L.）的干燥花。又名芙蓉花、三变花、胡李花等。主产于浙江、江苏，其他地区也有栽培。于每年10月采摘初开发的花朵，晒干。花瓣5或重瓣。性平，味辛。归肺、肝经。功能清热凉血，消肿解毒。用于痈肿，疔疮，烫伤，肺热咳嗽、吐血，崩漏，白带。用法用量：4.5～6克，水煎剂；外用适量，研末调敷。

【成分】

花含异槲皮苷（Isoquercitrin）、金丝桃苷（Hyperin）、花色苷（Anthocyanin）、芸香苷（Xutin）、绣线菊苷（Spiraeoside）、槲皮黄苷等黄酮苷等。又花色在中午花淡红，傍晚花粉红，都含花色苷；种子含油。

【药理】

参见"木芙蓉叶"条。黄酮苷对金黄色葡萄球菌敏感性较高。花提取液对溶血性链球菌抑菌作用较强。

【临床报道】

治疗各种痈疽疮疡、热疖肿毒、丹毒、疔疮、跌打损伤、肺热咳嗽、吐血、崩漏。木芙蓉花以解毒消肿为特长。花及叶又能凉血止血。

【附方】

［现代方］

1. *痈疖疔毒、乳腺炎等*：木芙蓉花20克，研为细末，用凡士林80克调成油膏，外敷患处或疮口周围，每天1次。

2. *痈疖疔疮、无名肿毒*：鲜木芙蓉花（或叶、根皮），洗净，加酒糟或蜂蜜、鸡蛋清捣烂，外敷患处。

3. *腮腺炎*：鲜芙蓉花（或叶）适量、野菊花适量，捣烂，加糖水调敷患处。

4. *肺脓疡*：芙蓉花瓣去心留瓣，晒干，每取9克，水煎服。（《民间中草药大全》）

5. *乳腺炎*：鲜芙蓉花（适量）、鲜紫花地丁（适量），加酒糟少许捣烂，加热，敷患处。晚间敷药，让乳头暴露，以利乳汁排出。

6. *月经不止*：木芙蓉花30克，莲蓬壳30克，共焙干，研细末，每次6克，每天2次，米汤送服。

7. *跌打损伤、脱臼*：先将伤骨复位，再用鲜木芙蓉根皮、茶叶树根皮、苎麻根、泡桐树根皮各等量，捣烂，用面粉少许，鸡蛋清调匀，敷伤处。

8. *烫伤*：木芙蓉花晒干，研细末，适量，麻油调敷。若溃破，用鸡蛋清调敷。

【备注】

木芙蓉除叶、花外，木芙蓉根亦可供药用。性凉，味苦。入肺、心、肝经。功能清热燥湿，止咳化痰。用治妇人带下赤白或痈疽疮肿，咳嗽多痰，胸闷喘急等症。内服9～15克，煎汤，鲜品倍量。外用捣烂或研末调敷。

88. 木　香

【概述】

本品为菊科植物木香 Aucklandia lappa Decne. 的干燥根。又名广木香、云木香、南木香等。产于广东、广西、云南、西藏、四川等地。性温，味辛、苦。归脾、胃、大肠、三焦、胆经。功能行气止痛，健脾消食。主治胸脘胀痛，泻痢后重，食积不消，不思饮食。煨木香实肠止泻，用于泄泻腹痛。用法用量：一般用量为1.5～6克。过去进口的木香，原产印度、巴基斯坦、克什米尔等地，因从广东进口，故称广木香。近年我国云南等地引种广木香，称云木香，质量与进口广木香相同。又野生于四川阿坝藏族自治州的木香，系川木香 Vaadimiria souliei (Franch.) Ling 的干燥根，效用略同云木香。另见"川木香"条。

【成分】

云木香含挥发油0.3%～3.0%、树脂6%、云木香碱0.05%、菊糖约18%以及甾醇。挥发油中含云木香烯、α-及β-木香烃、木香内酯、二氢木香内酯、木香酸、木香醇，少量莰烯、β-榄香烯、β-蛇床烯、α-及β-紫罗兰酮、二氢紫罗兰酮、萘、水芹烯等。

【药理】

1. 解痉作用：云木香水提取液、醇提液、挥发油及总生物碱可对抗组胺与乙酰胆碱对气管与支气管的致痉挛作用。挥发油中的内酯成分和去内酯的挥发油均能撷抗组胺、乙酰胆碱及氯化钡的支气管收缩。并能拮抗它们引起的肠肌痉挛。

2. 抑制肠管收缩：去内酯挥发油、二氢木香内酯和总内酯均能明显抑制犬在体肠运动，降低其紧张度与节律性收缩。云木香碱也能显著抑制猫的在体小肠运动，使肠肌松弛，其作用类似罂粟碱。同时能兴奋在体猫心。对在体蛙心和犬心，小剂量水提液兴奋，大剂量则出现抑制。

3. 降糖作用：云木香乙醇提取物对大鼠灌胃有一定降糖作用。

4. 抗癌作用：广木香内酯对人鼻咽癌细胞有细胞毒作用。

5. 抗菌作用：木香挥发油1∶3 000浓度时即可抑制链球菌、金黄色与白色葡萄球菌的生长，总生物碱无抗菌作用。煎剂对金黄色葡萄球菌、痢疾杆菌等七种致病菌也无抗菌作用。但据报对许兰黄癣菌等十种真菌具有抑制作用。

【临床报道】

《药性论》上记载："木香治女人血气刺心，心痛不可忍，末，酒服之。治九种心痛，积气冷气，痃癖癥瘕胀痛……"据此，木香还有更广泛的用途。离体兔耳与大鼠后肢血管灌流实验，显示明显的扩张血管作用。降压作用主要是由于血管扩张和心脏抑制。虽未见扩张冠脉及对胆道平滑肌的解痉实验报告，但《中药学》教科书上记载：胆绞痛可用9～15克，说明临床上已有实践疗效。

因木香药性辛燥，故内有燥热者不宜用，阴虚血热者考虑忌用。文献报道木香也可引起过敏。木香生用专行气滞，煨熟用以止泻，为辛温香燥之品，故阴虚火旺者慎用。

【附方】

［古代方］

1. 湿热痢疾：木香、诃子肉、黄连(炒)各15克，龙骨6克，共为细末，饭为丸，如黍米大。每服20丸，米饮汤下，治湿热痢、无积滞者(《儒门事亲》卷十二)。又方：木香15克，黄连22.5克，诃黎勒(煨、用皮)15克，肉豆蔻(去壳)122粒，丁香7.5克，上药为末，以饭和丸，如黍粒大，每次以粥饮服下5丸，每天3～4次。(《太平圣惠方》)

2. 腹痛：木香、乳香、没药各1.5克。水煎服之。(《阮氏小儿方》)

3. 寒疝以及偏坠小肠疝痛：川楝子9克，小茴香1.5克，木香3克，淡吴茱萸3克。长流水煎服。(《医方简义》导气汤)

4. 积冷泻：木香、青皮各15克，神曲、麦芽各30克。为末，蜜丸为饼，空心，米汤化下。(《慈幼心传》香橘饼)

5. 疮口不合：木香6克，黄丹、枯矾各15克，轻粉3克。各为细末，用猪胆拌匀，晒

干,再研细,掺患处。(《医学统旨》生肌散)

6. 宿食腹胀,快气宽中:木香、牵牛子(炒)、槟榔各等份,为末,滴水丸,如梧子大,每服30丸,食后生姜、萝卜汤下。(《卫生易简方》)

7. 产后气痢不止:木香1克,诃子皮(酥炙令黄)2.4克,上为散,空心米饮调方寸匕服之。(《经效产宝》)

[现代方]

1. 胃痛:木香23克,荜茇23克,高良姜23克,鸡内金23克,佛手15克,肉桂7.5克,海螵蛸90克,共研细末,每服3~6克,每天2~3次。(《中国常用中草药》)

2. 胆绞痛:生大黄10~20克,木香10克,加开水300毫升,浸泡10分钟后,频频饮服。

3. 小儿腹泻:肉桂4~6克,丁香5~10克,木香6~10克。研细末,置纱布袋内,用绷带缚于小儿脐上1夜。

4. 急性细菌性痢疾:木香6克,红茶叶15克。水煎得药液500毫升,加食糖20克,顿服,每天早晚各1剂。

5. 肠梗阻:大黄9克,木香9克,炒莱菔子10克。用水300毫升,先煎炒莱菔子15分钟,再加大黄、木香煎10分钟。取药液150毫升,分2次服。每天1剂,重者每天2剂。

6. 劳伤性胸痛:木香50克,䗪虫50克。上药干燥后共为细末,每次5克,黄酒冲服,每天2次。伴咯血者,加桑寄生50克,有心脏病史者加丹参50克。7天为1个疗程。

【备注】

1. 古代本草记载的木香,除了从"广州舶上来"的广木香外,还有国内生产的川木香。主产于四川和西藏自治区。灰毛川木香产四川,也作为木香入药,乃菊科植物川木香 Vladimiria souliei (Franch.) Ling 及其变种灰毛川木香 V. souliei (Franch.) var. cinerea Ling 的根,药材称为川木香。气微香,味苦,功效与云木香相似,健脾消食之功少差。

2. 木香顺气丸(吉林方)基本上是按木香顺气散加减,不同于古方木香顺气丸,目前木香顺气丸天津方、甘肃方都不相同,而京、冀、晋、黑、苏、浙、鲁、皖等十多省市生产的木香顺气丸,和吉林方也不同。《药典》上收入木香槟榔丸。

3. 河北、山西栽培的祁木香,为菊科植物土木香,个别地区代广木香用或作青木香用。野生于四川西昌地区的菊科植物木里木香和越西木香,也曾代广木香药用。上述效用均较云木香差。木香与青木香是性味不同的两种药材。木香功效专理肠胃之气,而青木香性寒,味辛苦,虽也能行气止痛,但主效为平肝降压,故不可因名似而混用。

89. 木　贼

【概述】

本品为木贼科植物木贼 Hippochaete hiemale (L.) Borher (Equisetum hiemale L.)的干燥地上部分。又名无心草、节节草、笔头草等。除去枯茎及残根,喷淋清水,稍润切段,干燥。产于东北、陕西及湖北等地。性平,味甘、苦。归肺、肝经。功能散风热,退目翳。主治风热目赤,迎风流泪,目生云翳。用法用量:3~9克,水煎服。

【成分】

木贼主含黄酮苷成分,其中山萘酚(Kaempferol)和山萘酚317-双葡萄糖苷,为木贼科植物的特征成分;山萘酚-3-双葡萄糖-7-葡萄糖苷,为木贼属的特征性成分。此外,尚含草棉苷、椰黄苷等,也含丁二酸(Succinic acid)、阿魏酸,少量咖啡酸,香荚兰醛(Vanillin)、对羟基苯甲酸、问荆碱、二甲砜、胸腺嘧啶、皂苷、树脂、磷酸盐、二氧化硅、硅酸盐、烟碱、木贼酸、鞣质等。木贼含可溶性硅 0.6%,嫩茎切割后渗出液中含可溶性硅34 毫克/100 毫升,主为单硅酸。

【药理】

1. 对心血管系统的作用:木贼醇提取物对离体兔耳灌流,显示扩血管作用;对麻醉猫有降血压作用,对脊髓猫仍有降压作用。认为降压作用是外周性的。硅无降压作用,说明硅不是木贼降压的有效成分。木贼醇提取物对呼吸和心率无明显变化。另,阿魏酸对血小板聚集有抑制作用;木贼苷有降低毛细血管通透性作用。

2. 抗菌作用:木贼体外对金黄色葡萄球菌、大肠杆菌、炭疽杆菌,β-链球菌、白喉、伤寒、绿脓、痢疾杆菌等,有不同程度抑制作用。

3. 对中枢神经系统作用:木贼醇提取物可明显延长小鼠巴比妥钠的睡眠时间,显示镇静作用。木贼所含脂肪酸及其酯类有镇痛作用。香荚兰醛对实验性癫痫有效。

4. 其他作用:① 木贼醇提取物小剂量使离体兔肠收缩频率和幅度及肠肌能力增加,2%时则抑制之。更小剂量可使离体豚鼠回肠兴奋,1%时则抑制之。② 木贼提取液有抗凝血作用。③ 所含硅酸盐和鞣质有收敛作用。④ 提取物对小鼠灌胃或腹腔注射,毒副作用不大。不良反应有口干、肠鸣、颜面色素沉着等。⑤ 水煎剂有降血脂作用。⑥ 对腺病毒、流感病毒及脊髓灰质炎病毒,均有抑制作用。

【临床报道】

木贼的临床应用较广,大致包括以下几个方面:① 治疗高血压病:用水煎剂或总黄酮。② 香荚兰醛治疗癫痫有效。③ 急性黄疸型传染性肝炎、用木贼合剂(木贼、板蓝根、茵陈)有效。④ 木贼注射液治疗牛皮癣、配香附外洗治疗青年扁平疣,木贼荣皮汤内服、外洗治疗顽癣、鹅掌风、灰指甲疗效显著。⑤ 治眼结膜炎、目翳,用木贼配青葙子、菊花、蝉蜕,水煎服。

配伍应用:① 配浮萍,赤小豆,治疗肿型脚气,皮肤病性肾炎水肿。② 配杭菊花、山栀,治风火目赤肿痛。③ 配决明子、蝉衣,治目生翳障。④ 配侧柏叶、荷叶,治妇女血崩、赤白带下。

【附方】

[古代方]

1. 血痢不止:木贼 15 克,水煎服,每天 1 服。(《太平圣惠方》)

2. 肠风下血:木贼(去节,炒)30 克,木馒头(炒)、枳壳(炙)、槐角(炒)、茯苓、荆芥各 15 克,为末,每服 6 克,浓煎枣汤送下。(《仁斋直指方》木贼散)

3. 目昏多泪:木贼(去节)、苍术(泔水浸)各 30 克为末,每服 6 克,茶调下,或蜜丸。(《太平圣惠方》)

4. 脱肛历年不愈:木贼,不以多少,烧存性,为末,掺肛门上按之。(《三因方》)

5. 目赤肿痛、羞明、翳膜:密蒙花、白蒺藜、菊花、石决明、木贼、羌活各等份,共研细末,每服 6 克。食后清茶调服。(《和剂局方》密蒙花散)

6. 风热目赤、翳膜遮睛:木贼、蝉蜕、谷精草、蛇蜕、黄芩、苍术各 6 克,生甘草 3 克,水煎服。(《证治准绳》木贼散)

[现代方]

1. 眼结膜炎,目翳:木贼、青葙子、菊花、蝉蜕各 9 克,水煎服。(《全国中草药汇编》)

2. 青年扁平疣:香附、木贼各 200 克加水500 毫升,煮沸过滤,热洗患处,每天 1~2次每次半小时。[中西医结合杂志,1986,(11):21]

3. 顽癣(木贼荣皮汤)：木贼15克，麻黄、紫荆皮、白鲜皮、地肤子各12克，苍术20克，煎沸后再煮10分钟，内服，或外洗。浸泡时间越长越好。[浙江中医杂志，1983，(6)：17]

4. 血崩：木贼30克，水煎服。(《常见病验方研究参考资料》)

5. 跌打尿闭：木贼15克，过江龙9克，铁白闩15克，车前子15克，木通9克，水煎服。(《湖南药物志》)

6. 病毒性肝炎：木贼30克，板蓝根15克，茵陈15克。水煎，浓缩至100毫升。每天2次，每次50毫升。

7. 尖锐湿疣：木贼草200克，水煎30分钟，过滤取汁，浓缩成糊状。将纱布条在药液中浸泡2天后，敷于患处，每天至少用3次。3～4周为1个疗程。

8. 扁平疣：木贼30克，香附30克，大青叶30克，板蓝根30克。加水500毫升煎沸3～5分钟。先熏，待温后以药液用力擦洗患处，每晚1次，每次20分钟。每剂用3天。9天为1个疗程。

9. 风热目赤翳障：木贼、蝉蜕、谷精草、黄芩、蛇蜕、苍术、炙甘草各等份研为细末，每次服6克，每天2～3次，温开水送服。(《中国常用中草药》)

10. 眼结膜炎：木贼、青葙子、菊花、蝉蜕各9克，水煎服。(同上)

90. 木　通

【概述】

木通原植物复杂。文献记载有：① 木通科植物木通(五叶木通) Akebia quinata (Thunb.) Decne. 以根与藤茎入药。② 三叶木通 A. trifoliata (Thunb.) Koidz.。③ 木通科植物白木通 Akebia trifoliata (Thunb.) Koidz var. australis (Diels) Rehd. 的干燥茎。木通即是前三种。另有：① 关木通：为马兜铃科植物“木通马兜铃”Aristolochia manshuriensis Kom. 的干燥藤茎。② 川木通(山木通、淮木通)：为毛茛科植物小木通 Clematis armandii Franch. 或绣球藤 Clematis montana Buch. Ham. 的干燥藤茎。《药典》即记载此种川木通。近年市售商品多为关木通及川木通。性寒，味苦。归心、肺、小肠、膀胱经。功能清热利水，通经下乳。用于水肿，淋证，小便不通，关节痹痛，经闭乳少。用法用量：一般为3～6克。

历代本草记载之木通及近代研究的木通文献，既包括了前文所述的不同植物来源，论其成分及药理，肯定有所不同。而性味主治功效，又有相似之处，兹为叙述方便，求同存异。

【成分】

五叶木通含结晶性苷，苷元为常春藤苷元与齐墩果酸的混合物。茎中尚含大量钾盐，叶含槲皮素、咖啡酸，对香豆酸、齐墩果酸和山萘醇。关木通含马兜铃酸(木通甲素)、钙约0.12%、鞣质0.37%。

【药理】

1. 利尿作用：家兔灌胃或静脉注射商品木通煎液，均有利尿作用，但对去肝兔则不出现利尿。家兔每天腹腔给予五叶木通醇浸剂0.5毫克/千克，连续5天，出现利尿作用，较肌肉注射汞撒利0.1毫克/千克为强，灰分无利尿作用，说明与所含钾盐无关。木通皂苷对大鼠、小鼠有利尿作用，并使尿酸与Na^+、Cl^-排泄增加；木通水浸出物使K^+排出增加。

2. 抗菌作用：5%五叶木通醇浸液在体外对革兰阳性菌及革兰阴性杆菌如痢疾杆菌、伤寒杆菌均有抑制作用。20%五叶木通水浸剂对真菌也有一定的抑制作用。

3. 对心血管系统的作用：关木通煎剂对离体蟾蜍、豚鼠心脏具有类似洋地黄样的强心作用。也有人用在体蛙心试验，否定了前述强心作用。麻醉犬或兔静脉注射关木通煎剂，血压立即上升，继而持续下降。推测血压下降系由煎剂所含杂质所致。

【临床报道】

木通与通草均能利水通淋，通经下乳。但木通苦寒，清热作用强；通草甘淡，清热作用弱。

【附方】

［古代方］

1. 产后乳汁不下：木通、钟乳、栝楼根、甘草各30克，漏芦(去芦头)60克，上5味，捣锉如麻豆大，每服11克，水300毫升，黍米1撮，同煎，候米熟，去滓温服，不拘时。(《圣济总录》木通汤)

2. 小儿心热：生地黄、生甘草、木通各等份，上同为末，每服9克，水200毫升；或入竹叶同煎至五分，食后服。(《小儿药证直诀》导赤散)

3. 心经有热、唇焦面赤、小便不通：木通、连翘各9克，水300毫升，灯心10茎，煎八分服。(《医宗必读》通心散)

4. 妇人脐腹疼痛：木通(去皮)、芍药(炒)、五灵脂(炒)各等份，上吹咀，每服15克，醋水各100毫升，煎七分，温服。(《济阴纲目》)

［现代方］

1. 睾丸散：木通茎藤30～60克，葱适量，水煎熏洗。(《福建药物志》)

2. 口舌生疮，心烦，小便赤涩热痛：木通9克，生地15克，生甘草梢9克，竹叶6克，水煎，食后温服。(《中国常用中草药》)

3. 产后乳汁不下：木通、钟乳石各6克，漏芦9克，天花粉、甘草各6克，水煎服。(同上)

4. 经闭及月经不调：木通、牛膝、生地、延胡索各9克，水煎服。(同上)

【备注】

1. 木通，品种复杂，五叶木通为传统药用正品木通，但目前已很少应用。传统方剂“导赤散”中所用原料即此。现在常用的是关木通、川木通。曾有将此两者混用者。

2. 木通，《本草经》原名通草。古之通草乃今之木通，今之通草乃通脱木。历代本草所记木通，为木通科正品木通，现很少用。

3. 关于“木通”的几个品种分析：① 木通：今日市售药材为关木通、川木通，两者通称木通。古代正品木通为木通科的木通。原植物为五叶木通，学名 Akebia quinata (Thunb.) Decne.。② 关木通：又名马木通、苦木通。为马兜铃科原植物：东北马兜铃 Hocquartia manshuriensis (kom.) Nakai 藤茎。③ 川木通：又名淮木通、油木通、白木通，原植物为毛茛科的小木通(Clematis armandi Franch)、绣球藤(C. montana Buch. Ham.)藤茎，不同地区用药：土木通、山木通等。④ 木通科的三叶木通 Akebia trifoliata (Thunb.) Koidz 与大血藤 Sargentodoxa cuneata (Oliv.) Rehd et Wils 的藤茎及白木通 Akebia trifoliata (Thunb.) Koidz var. australis (Diels) Rehd. 的干燥茎，在某些地区，也作木通使用。

91. 木蝴蝶(附：木蝴蝶树皮)

【概述】

本品为紫葳科植物木蝴蝶 Oroxylum indicum (L.) Vent. 干燥成熟种子。又名千张纸、玉蝴蝶等。种子薄而扁平，有白色透明的翅，形似蝴蝶，故名。生于热带及亚热带低山河谷密林。主产云南、广西、贵州等地。性凉，味微甘、苦。归肺、肝、胃经。功能清肺利咽，润肺止咳，定喘消痰，开音，疏肝和胃。用治：① 肺热干咳、咽喉肿痛、喉痹音哑、肝胃气痛。用法用量：1.5～3 克，煎服。② 痈疽疮口不敛，研碎末适量贴患处。木蝴蝶树皮分布福建、广东、广西、四川、贵州、云南等地。

【成分】

含大量脂肪油，约 20%，其中油酸约 80.4%，并含黄酮类成分：黄芩苷元（Baicalein）、千张纸苷（Tetuin）、木蝴蝶苷（Oroxin）A、木蝴蝶苷 B，白杨黄素（Chrysin）等。蛋白质含量约 7.9%，其中富含亮氨酸。木蝴蝶还含生物碱、甾醇、鞣质、苯甲酸等。此外，鲜叶含黄芩苷元、野黄芩黄素、野黄芩苷、黄芩苷以及芦荟大黄素。

【药理】

1. 防治白内障：实验四种中草药对大鼠半乳糖性白内障的防治作用，发现玉蝴蝶 4 克/千克的水煎剂对大鼠白内障有防治作用。[北京医科大学学报，1991，(23)：197]

2. 抗脂类过氧化作用：在大鼠实验性白内障晶状体中，虽然过氧化水平仍高于正常的晶状体，但在服用木蝴蝶后却明显低于不治疗的白内障晶状体，显示其抗氧化作用。

【临床报道】

1. 治疗干咳、声音嘶哑、咽痛、喉痛：用单味或与胖大海、蝉蜕等配伍。

2. 治疗咳喘：单味木蝴蝶煎剂治疗以咳嗽为主证的上呼吸道感染、急性支气管炎、喉炎、慢性咽炎、百日咳等。成人每天 12～20 克，小儿 5～15 克，顿服或分次服，有良效。木蝴蝶与百部合剂治疗百日咳 30 例，疗效较好。

3. 治疗扁平疣：木蝴蝶 15%酒精浸液外涂治疗扁平疣，7 天为 1 个疗程，20 例中 1 个疗程治愈 15 例，2 个疗程，治愈 5 例。随访 1 年未复发。

【附方】

［古代方］

肝胃气痛：木蝴蝶 20～30 张，焙干研细，好酒调服。（《本草纲目拾遗》）

［现代方］

1. 肺热干咳，声音嘶哑：木蝴蝶 3 克，桔梗、胖大海各 6 克，甘草 3 克，水煎代茶频饮。另一方无桔梗，加蝉蜕 3 克，胖大海改为 9 克，水煎服。（《中药临床应用》）

2. 急性气管炎、百日咳：木蝴蝶 3 克，胖大海 9 克，桑白皮 9 克，款冬花 9 克，水煎服。（《中国常用中草药》）

3. 慢性咽炎：木蝴蝶 3 克，银花、菊花、沙参、麦冬各 9 克，煎水代茶饮。（《香港中草药》）

【备注】

1. 本种拉丁学名，系照 1990 版《药典》。与《中国植物志》所载学名的定名人不同。如 O. indicum (L.) Kurz.

2. 木蝴蝶树皮含木蝴蝶素 A（Oroxylin A）、黄芩苷元、野黄芩素、白杨黄素、生物碱、鞣质以及 P-香豆酸等。有抗炎、抗过敏作用。木蝴蝶心材含樱黄素（Prunetin）及 β-谷甾醇。

3. 木蝴蝶树皮，也称“土大黄”，据称有治胃热、退黄疸和膀胱炎的功效。

92. 木 鳖 子

【概述】

本品为葫芦科植物木鳖 Momordica cochinchinensis (Lour.) Spreng 的干燥成熟种子。产于广西、安徽、湖北、四川、西藏等地。

暖地山野自生。又名木蟹、土木鳖等。冬季采收成熟果实，果实长椭圆形，呈红黄色，内藏种子数十粒，剖取子晒干，以籽粒饱满不泛油者为佳。性温，味苦、微甘，有毒。归肝、脾、胃经。功能消肿散结，攻毒疗疮。用治疮疡肿毒、乳痈、瘰疬、痔漏、干癣、秃疮。用法用量：0.3～0.9克，多入丸散服。外用适量，研末，用麻油或醋调涂患处。磨汁涂或煎水熏洗。孕妇及体虚者忌服。

【成分】

含多种皂苷（如苦瓜皂苷Ⅰ、Ⅱ），皂苷元有木鳖子酸（Momordic acid）、络石竹皂苷元（Gypsogenin）及木鳖子皂苷（Momordin）水解而生的齐墩果酸等。此外尚含氨基酸、栝楼酸、甾醇、蛋白质、海藻糖及脂肪油44.38%等。

【药理】

1. 降压作用：木鳖子水浸液、乙醇水浸液和乙醇浸出液对麻醉动物（狗、猫、兔）均有降血压作用。大鼠静脉注射木鳖子皂苷，可使血压暂时下降，呼吸短暂兴奋，心搏加快，由于毒副作用较大，动物注射后往往数天内死亡。

2. 抗炎作用：大鼠口服或皮下注射木鳖子皂苷，可显著抑制角叉菜胶引起的足踝浮肿。

3. 其他作用：木鳖子皂苷对离体蛙心和离体兔十二指肠有抑制作用，但对豚鼠回肠则可加强乙酰胆碱作用及拮抗罂粟碱作用。高浓度时则引起不可逆性的收缩。此外，对兔红细胞有溶血作用。

【临床报道】

本品善于消肿、解毒、止痛。用于痈疮肿痛炎症不消者。木鳖子能散血热、除痈毒。故可用于瘰疬痔疮、乳痈疔毒，以消肿祛毒。又因其温经通络散寒，可用于痛风、瘫痪、风寒湿痹、筋脉拘挛等证，配穿山甲治痈肿；配蒲公英祛瘀止血；配蒲公英散结消肿、解毒之力增强，用治痈肿初起。

【附方】

［古代方］

外痔：木鳖子、荆芥、芒硝各等份，水煎，先熏后洗。（《普济方》）

［现代方］

1. 瘰疬破损、脓血淋漓：木鳖子2个研末制霜，以乌骨鸡蛋调和，放瓷碗中，蒸熟，每天饭后服1次，连服15天。（《中国常用中草药》）

2. 牛皮癣，干癣，秃疮：木鳖子去外壳，蘸醋磨汁，睡前涂，每天1次。另一记载用木鳖子5克，食醋10毫升，前药捣碎成粉，和醋调成糊状，睡前涂患处。（《中国常用中草药》）

3. 木鳖散：吹咽喉，消肿止痛。木鳖子6克，山豆根6克，广木香6克，共为细末，吹喉部。

【备注】

木鳖根为木鳖子的块根，性寒，味苦、微甘。功能消肿解毒，散结燥湿止痒。外用鲜根或叶捣敷痈疽疮疡、无名肿毒、淋巴结炎。

93. 五 加 皮

【概述】

本品为五加科植物细柱五加 Acanthopanax gracilistylus W. W. Smith 的干燥根皮。又名南五加皮、五谷皮、红五加皮等。主产于四川、湖北、河南等地，辽宁、河北、安徽、浙江等地亦产。性温，味苦、辛。归肝、肾经。功能祛风湿，补肝肾，强筋骨，活血益气。主治风湿痹痛，腰膝疼痛，筋骨痿软，体虚乏力，小儿行迟，水肿脚气，阴下湿痒。用法用量：4.5～9克，煎汤内服，浸酒或作丸散。外用煎水熏洗。阴虚火旺者慎内服。

【成分】

五加根皮含五加苷 B_1、丁香苷、β-谷甾醇、胡萝卜苷、芝麻素、棕榈酸、亚麻酸、挥发油、鞣质及树脂等。油中主为4-甲基水杨醛等成分。

【药理】

1. 抗炎、镇痛作用：无梗五加根皮的醇提取物未脱脂及脱脂制剂，对大鼠的蛋清性及甲醛性关节炎均表现抑制作用，其抗炎作用于与肾上腺的存在有关。此外，小鼠腹腔注射上述2种制剂，表现镇痛作用。

2. 降压作用：无梗五加的未脱脂和脱脂制剂均可使麻醉兔血压下降。

3. 镇静作用：细柱五加和刺五加均有明显的镇静作用。

4. 抗菌作用：细柱五加煎剂在体外对金黄色葡萄球菌、绿脓杆菌、卡他球菌、白喉杆菌有抑制作用。刺五加醇浸液(1∶1)或水煎剂(1∶1)对白色葡萄球菌有抑制作用，其醇浸液对奈瑟菌、大肠杆菌也有一定抑制作用。

5. 性激素样作用：五加提取物可使幼年雄性大鼠的睾丸、前列腺及精囊湿重有不同程度的增加。提示其能促进未成年大鼠副性腺发育。

6. 影响核酸代谢：五加提取物对幼年小鼠肝、脾 RNA 的合成有明显促进作用；对 CCl_4 急性肝损伤小鼠肝脏 DNA 合成有明显促进作用。

7. 增强免疫功能：所含多糖可明显提高小鼠血浆碳清除率和吞噬指数。

8. 其他作用：本品能增强调节垂体-肾上腺系统及甲状腺功能，增强机体对疾病和有害刺激的非特异性抵抗力，增强机体的耐缺氧及耐高温能力，增强骨髓造血功能，显示南五加的扶正培本作用。此外，还具有保肝、解毒及抗肿瘤作用。

【临床报道】

1. 治疗痹证：用于风寒湿痹所致的关节疼痛、屈伸不利，如风湿性关节炎，常与松节、木瓜、威灵仙、秦艽、独活等配伍。

2. 治疗儿科疾病：用于小儿肾元不足、发育不良、行迟、齿迟、腰膝酸痛、步履乏力等症，如小儿麻痹后遗症，多与熟地、牛膝、杜仲、龟版等配伍。

3. 其他：用于水肿、脚气、小便不利等症，如肾炎，多与茯苓皮、大腹皮、生姜皮、地骨皮等配伍；治充血性心力竭，与党参等配伍；治腰痛，与杜仲等配伍。

【附方】

［古代方］

1. 腰痛：五加皮、炒杜仲等份为末，酒糊丸如梧桐子大。每服30丸，温酒下。(《卫生家宝》五加皮散)

2. 风痹不仁，四肢拘挛疼痛：五加皮30克，清酒200毫升，浸10天，温服35毫升，每天3次。(《太平圣惠方》五加皮酒)

［现代方］

1. 风湿性关节炎：五加皮100克，松节50克，豨莶草60克，白酒2 500毫升，共同浸泡7天后，每次饮用30～50毫升。(《中药临床应用大全》)或五加皮15克，苍术、秦艽、豨莶草各10克，水煎服或泡酒服。(《全国中草药汇编》)

2. 贫血，神经衰弱：五加皮、五味子各6克，加白糖，开水冲泡代茶饮，每天1剂。(《食物中药与便方》)

3. 老人腰痛脚弱，小儿佝偻病：五加皮120克，鹿角霜60克，烧酒500毫升，泡10天，去渣过滤，加赤砂糖适量，1天2～3次，适量饮服。(《食物中药与便方》)

4. 肾虚腰痛、小儿麻痹后遗症、脚冷、阳痿：五加皮9～15克，水煎服，或炖猪骨服。(《广西本草选编》)

5. 阴囊水肿：五加皮9克，地骷髅30

克，水煎服。(《中华本草》)

6. 老伤腰痛：五加皮、野荠根各30克，放童便内浸7天，取出晒干研末，每服6克，每天2次，米酒冲服。(《江西草药》)

7. 风湿麻木、肢体痿软：五加皮、木瓜、淫羊藿、菟丝子、桑寄生，水煎服。(《常用中草药单验方汇编》)

8. 风湿痹痛：五加皮15克，苍术、秦艽、豨莶草各9克，老鹳草12克，水煎服。(《中国常用中草药》)

9. 水肿：五加皮12克，大腹皮、茯苓皮、桑白皮各9克，生姜皮3克，水煎服。(同上)

【备注】

1. 五加皮为五加科植物五加(细柱五加) Acanthopanax gracilistylus W. W. Smith的根皮。但部分地区也用无梗五加A. sessiliflorus Seem. 和红毛五加A. giralidii Harms. 的根皮，又称南五加。四川产的五加皮主要为红毛五加的根皮。《中药志》曾谓过去应用较广的五加皮为萝藦科杠柳 Periploca sepium Bunge 的根皮，在我国北部地区作五加皮用，乃称为北五加皮。《药典》记载的五加皮为细柱五加的根皮。也记载过香加皮(杠柳)。在甘肃、陕西、广西、湖北及四川个别地区曾以藤五加 A. leucorrhizus (Oliv.) Harms 作五加皮用；西藏地区以乔木五加 A. evodiaefolius Franch var. qerrugineus W. W. Smith 作五加皮用；西南部分地区以三加 A triqoliatus (L.) Merr. 的根皮也作五加皮用。在吉林、辽宁、河北及北京等地使用的有无梗五加 Acanthopanax sessiliflorus (Rupr. et Maxim.) Seem.，用药情况较为复杂，但应以《药典》为依据。

2. 东北等地出产的同属植物刺五加，亦作药用，见专条。

3. 杠柳的根皮，为北五加皮，见专条。

94. 五 灵 脂

【概述】

本品为鼯鼠科动物复齿鼯鼠 Trogopterus xanthipes Milne-Edwards 或其他近缘动物的干燥粪便。又名灵脂、草灵脂、糖灵脂、灵脂米、灵脂块、药本、寒雀粪、寒号虫粪、飞鼠粪、五灵子、丹芝、白芝、龙芝、懒老婆屎、盍旦等。主产于河北、山西、陕西、甘肃、四川、湖北等地。性温，味苦、甘。归肝经。功能活血化瘀，止痛。主治胸胁，脘腹刺痛，痛经，经闭，产后瘀阻，崩漏，赤带不绝，蛇虫咬伤等。用法用量：水煎服，5～10克(包煎)，或入丸、散；外用适量研末调敷。

【成分】

主要成分为三萜类化合物，如三萜酸，加可莫酸、托马酸、熊果酸、委陵菜酸、五灵脂酸等；含氮化合物，如尿嘧啶、尿素、尿酸等；尚含苯甲酸、原儿茶酸、次黄嘌呤、尿囊素、L-酪氨酸、维生素A类物质和树脂等。

【药理】

1. 增强免疫功能：五灵脂制剂可明显提高淋巴细胞的转化功能和正常机体及功能低下机体的免疫功能。

2. 抑菌作用：水浸剂对堇色毛癣菌、同心性毛癣菌等多种皮肤真菌及伤寒杆菌、霍乱弧菌、葡萄球菌等有抑制作用。并能抑制结核杆菌，对小鼠、豚鼠实验性结核病有一定疗效。

3. 解痉作用：动物实验证明，本品能缓解平滑肌痉挛，有解痉作用；其提取物可促进微动脉血流恢复，具有良好的改善微循环作用。

4. 其他作用：有镇静、催眠、亢心绞

痛及升高白细胞数的作用。

【临床报道】

1. 治疗血瘀证：用于瘀血阻滞所至的痛经、闭经、产后恶露不下等妇科疾患及冠心病心绞痛等，常与蒲黄或延胡索、香附、没药等配伍；用于出血而内有瘀滞的病证，如妇女崩漏经多，紫黑多块，本品单用或与三七、牡丹皮、生地、阿胶等配伍。

2. 治疗跌打损伤：蛇、蝎、蜈蚣等毒虫咬伤，内服或外敷。

3. 治疗骨折肿痛：与白及、乳香、没药配伍。

【附方】

［古代方］

1. 产后恶露、腰痛、少腹如刺，或久有瘀血，月水不调，亦疗心痛：五灵脂(炒，末)30克，以米醋调稀，熬膏，入蒲黄和丸如龙眼大，每服1丸。(《产乳集验方》紫金丸)

2. 妇人心痛血气、刺不可忍：五灵脂、蒲黄等份为末，每服6克，用上等醋熬膏，再加水150毫升，煎至100毫升，温服。(《经效方》失笑散)

3. 血积心痛：五灵脂、延胡索、香附、没药等份，共为细末，每服9克。久病者加红花1.5克，桃仁10粒，黄酒调下。(《医学心悟》手拈散)

4. 骨折肿痛：五灵脂、白及各30克，乳香、没药各9克，为末、熟水同香油调涂患处。(《乾坤秘蕴》)

［现代方］

1. 原发性痛经：五灵脂、生蒲黄、炒蒲黄各10克，益母草15克，白芍12克，当归、川芎、桃仁各9克，甘草3克。水煎服。[安徽中医学院学报，1991，10(4)：44]

2. 胃肠痉挛、腹痛：五灵脂、香附各9克，水煎服。(《现代临床中药学》)

3. 冠心病：五灵脂12克，全瓜蒌50克，薤白18克，丹参、生山楂各30克，水煎服。(《中药临床应用大全》)

4. 产后子功复旧不全：五灵脂置锅内加热，随炒随加米醋搅拌，待嗅到药味后，取出研细末，每服6克，黄酒送下，每天3次。[广东医学(祖国医学版)，1966，(2)：21]

5. 胸腹部钝性损伤引起的肝脾损伤：五灵脂、红花、蒲黄、五加皮各10克，三七3克，大黄、黄芪各20克，桃仁、枳壳、党参、赤芍、当归各12克，水煎服。[中药杂志，1987，(3)：11]

【备注】

1. 在药材商品市场上，云南个别地区把飞鼠科动物黑白飞鼠 Hylopetes alboniger Hodgs 的粪便作"五灵脂"使用，实非正品。此外，沟牙鼯鼠 A eretes melanopterus Milne-Edlwards，小飞鼠 Peeromys volans (L.)的粪便亦作五灵脂药用。另外，还有一些地区，把鼠兔科多种动物的粪便误作"五灵脂"使用，此属误用，应该纠正。这些鼠兔有：鼠兔 Ochotona davurica Palls 分布于内蒙古、青海、山西、陕西等地；西藏鼠兔O. thibetana Mine-Edwards 分布于西藏、青海、山西、陕西等地；红耳鼠兔 O. erythrotis Buechner 分布于西藏、青海、甘肃等地；大耳鼠兔 O. macrotis Gunther 分布于甘肃、青海、新疆等地；科氏鼠兔 O. koslowi Buechner 分布于新疆、青海；福氏鼠兔 O. forresti Thomas 分布于云南等地；蒙古鼠兔O. pallasii Gray 分布于新疆等地。

2. 人参畏五灵脂是中药"十九畏"之一，但现代临床将两味药合用治愈疾病的病例并不鲜见，如治疗顽固性支气管扩张(咯血日久)，十二指肠球部溃疡，子宫肌瘤，或肠道易激综合征，慢性萎缩性胃炎等，均获良效。动物实验亦证明，两药合用，未见毒副作用，也未抵消人参的扶正作用。因此，关于两药并用是否合理，应在所治之病证及实验研究方面作进一步的探讨。

95. 五味子

北五味子

【概述】

本品为木兰科植物五味子 Schisandra chinensis (Turcz.) Baill. 的干燥成熟果实。习称"北五味子"。又名辽五味、玄及、会及、五梅子、山花椒、香苏、红铃子、面藤等。主产于辽宁、吉林、黑龙江、山西、河北等地。性温,味酸、甘。归肺、心、肾经。入药生用、蒸用或蜜炙用。功能敛肺滋肾,涩精止泻,生津敛汗,补肾宁心。用于久嗽虚喘,梦遗滑精,遗尿尿频,久泻不止,自汗,盗汗,津伤口渴,短气脉虚,内热消渴,心悸失眠。用法用量:内服,煎汤,1.5～6 克,或入丸、散;外用,研末掺或煎水洗。入补剂多蜜炙用,入止咳药多生用。外有表邪,内有实热,或咳嗽初起,痧疹初发者忌服。

【成分】

成熟的果皮和种皮有木脂素类 20 余种,主要为五味子素 A、五味子素 B、五味子素 C、五味子醇甲、五味子醇乙(即戈米辛 A、B)、去氧五味子素、γ-五味子素、伪-γ-五味子素、五味子酯甲、乙,五味子酚、二氢愈创木脂酸、异五味子素。五味子并含挥发油、有机酸和脂肪油,挥发油中含α-、β-蒎烯、莰烯、月桂烯、α-萜品烯、γ-萜品烯、柠檬烯、对聚伞花烯、百里酚甲醚、芳樟醇、香茅醇乙酸酯、苯甲酸、β-榄香烯等。此外,还含有维生素 A、维生素 E。

【药理】

1. 保肝作用:五味子醇乙能抑制肝细胞变性和坏死。五仁醇能明显促进肝糖原的生成,且能对抗 CCl_4 引起的小鼠血 ALT 的升高和实验性小鼠的扑热息痛肝脏毒副作用,起到保肝作用。五味子乙素对实验大鼠肝药酶具有显著的诱导作用,使 P_{450} 水平升高,且诱导作用呈剂量相关性。五味子对家兔血吸虫病纤维化,可促进肝细胞病变修复。五味子酚和五味子素 B 能提高大鼠肝细胞质中的 SOD 和过氧化氢酶的活性,提高肝中还原型谷胱甘肽抗氧化系统的功能。

2. 对中枢神经系统的作用:适量五味子对不同水平的中枢神经系统(如脊髓蛙的屈肌反射、脊髓反射、大脑等)均有兴奋作用;对健康人的中枢神经系统各部位所进行的反射性反应也有兴奋与强壮作用;能改善人的智力活动,提高工作效率。五仁醇可明显增强利血平对自主活动的抑制作用,并对抗苯丙胺对自主活动的兴奋作用。五味子果实挥发油可明显缩短戊巴比妥钠引起实验小鼠的睡眠时间。五味子酚和五味子素 B 可防止大鼠脑组织在局部缺血状态下受到过氧化损害,可完全抑制脑肿胀的发生和脑腺粒体的解体。

3. 对呼吸系统的影响:五味子素对呼吸有兴奋作用。五味子可明显减少由氨水刺激而引起小鼠咳嗽次数。五味子对吗啡抑制呼吸的作用有拮抗作用。挥发油及五味子素有镇咳作用,其酸性提取物部分有明显的祛痰作用。

4. 对消化系统的作用:去氧五味子素具有抗实验性胃溃疡作用,同时抑制实验性胃酸分泌。五味子素具有利胆和抑制胃分泌作用,抗应激性胃溃疡的发生。

5. 对心血管系统的作用:木脂素成分对于由 $PGF_{2\alpha}$ 所引起的肠系膜动脉收缩具有缓解作用,对于由氯化钙所引起的收缩具有抑制作用。五味子有加强和调节心肌细胞和心脏、肾脏小动脉的能量代谢,改善心肌的营养和功能等作用。五味子的水、稀醇、浸出液对麻醉动物静脉注射,可引起血压下降。

6. 抗病原微生物作用：五味子乙醇提取物体外对炭疽杆菌、金黄色葡萄球菌、白色葡萄球菌、伤寒杆菌、副伤寒杆菌A和B、志贺痢疾杆菌、异型痢疾杆菌、霍乱弧菌、肠炎沙门菌、产气杆菌及变形杆菌等有抑制作用。

7. 对代谢的影响：能影响糖代谢，促进肝糖原异生，加快肝糖原分解，使脑、肝及肌肉组织中果糖及葡萄糖的磷酸化过程加强；可提高血糖及血乳酸的水平。能使幼鼠的胸腺萎缩，增强肾上腺皮质的功能；可减少体外糖化终产物的生成，对非酶糖化的早期和后期均有抑制作用。

8. 其他作用：五味子多糖具有抗衰老作用，提高衰老小鼠的免疫功能，明显促进衰老小鼠N细胞的发育。五味子醇B能抑制癌性肝损伤的发生。五味子酚能抑制甲酰三肽增加的中性粒细胞内Ca^{2+}浓度。五味子浸剂对兔在体和离体未孕子宫、妊娠子宫和产后子宫均有诱发自律性收缩的作用。北五味子醇制剂对滞产妇阵缩微弱或过期妊娠有促分娩作用。戈米辛A对鼠的实验性过敏性皮肤反应和豚鼠抗原诱发性气管肌收缩有明显的抑制作用，并能抑制大鼠的皮肤过敏反应，大鼠被动性Arthus反应和苦基氯诱发的小鼠接触性皮炎。五味子可提高正常人和眼病患者的视力以及扩大视野；可提高皮肤感受器的辨别力。五味子对胆瘘犬有促进胆汁分泌的作用。在体外有杀蛔虫作用。北五味子具有与人参相似的"适应原"样作用，能延长大鼠的游泳时间，对抗睾丸酮减轻小鼠肾上腺重量的作用，阻止氢化考的松引起的肾上腺内维生素C含量的下降。北五味子醇提取物可延长小鼠同种异体移植心肌组织的存活期。

【临床报道】

五味子治肾虚喘咳，配伍六味地黄丸，称都气丸。治久泻下痢常配补骨脂，如四神丸。治遗精滑泄、遗尿与桑螵蛸、金樱子等配伍；津少口渴，与麦冬、生地黄、天花粉配伍；阳虚自汗，阴虚盗汗，常与黄柏、牡蛎、麻黄根、麦冬配伍；气阴两亏，心悸气短，常与人参、麦冬配伍，组成生脉饮。

五味子与金樱子均能固精，但五味子兼能敛肺平喘止咳；金樱子并可缩尿、涩肠、止泻。

【附方】

［现代方］

1. 肺虚久咳：五味子6克，罂粟壳12克，水煎温服。(《中国常用中草药》)

2. 慢性支气管炎：五味子、麻黄各6克，当归、补骨脂、半夏各9克，水煎服。(同上)

3. 心悸失眠、多梦、健忘：五味子、麦冬各6克，酸枣仁15克，茯苓9克，丹参12克，水煎服。(同上)

4. 神经衰弱：40%五味子酊，每用2.5毫升，加水7.5毫升，每天服2次，连服2周或1个月。[北京中医，1954，(4)：25]

5. 盗汗：以五味子、五倍子等量研末，加70%乙醇调成糊状，敷脐部。[中医药学报，1984，(4)：37]

6. 预防支气管哮喘发作：生五味子研细末，加酒精适量，调成糊状，取鸽蛋大药糊置神阙穴上。又方：五味子30～50克，地龙9～12克，鱼腥草30～80克，浸2～4小时，文火煎20分钟，水煎2次，约250毫升。于下午4时、8时各服1次1/2量，对控制发作有效。[中医杂志，1988，(9)：47]

【备注】

1. 作为正品五味子药用的，除本品外，还有同属植物华中五味子的成熟果实，习称南五味子，见"南五味子"条。

2. 北五味子制剂有五味子糖浆、冲剂、片剂及几种复方制剂如健肝灵等。

南五味子

【概述】

本品为木兰科植物华中五味子 Schisandra sphenanthera Rehd. et Wils. 的干燥成熟果实。主产于河南、陕西、甘肃、湖北、四川等地。习称南五味子。又称山五味、盘珠南五味子等。性温，味酸、甘。归肺、心、肾经。功能收敛固涩，益气生津，补肾宁心。主治久嗽虚喘，梦遗滑精，遗尿尿频，久泻不止，自汗盗汗，津伤口渴，气短脉虚，心悸失眠，内热消渴。一般用量：1.5～6 克。

【成分】

近年发现五味子及其部分亲缘植物，普遍含有木脂素，含量有差异。华中五味子分离到五味子酯甲、乙、丙、丁、戊和五味子丙素。南五味子并含挥发油、有机酸及脂肪油等。五味子还含维生素 A、维生素 E，种子中维生素 E 的含量比果实中略高。

【药理】

1. 调节大脑功能：五味子粗提物能增强中枢神经的兴奋性，提高智力活动及工作效率。口服散剂，能使大脑抑制过程集中，增强兴奋与抑制过程的灵活性，并促使两者趋于平衡，从而提高大脑的调节功能。临床用于心阴不足所致心悸怔忡、失眠、健忘、神经衰弱等。

2. 强心作用：可加强心收缩力，增加血管张力。对血压有双相调节作用，静脉注射，可使呼吸兴奋，血压下降，但对循环衰竭而血压降低时，却出现升压作用，故临床上可治疗一些不明原因的低血压。

3. 保肝作用：五味子种仁中有降低血清 ALT 的作用，华中五味子分离的五味子酯甲，也有显著的降酶作用。故用五味子蜜丸或粉，治疗各类型肝炎，降低 ALT 有显著疗效。

4. 抗溃疡作用：南五味子乙醇提取物对大鼠幽门结扎型溃疡有保护作用。

5. 收缩子宫作用：五味子能兴奋子宫平滑肌，加强子宫节律性收缩，也可使分娩期子宫的收缩增强，故五味子酊用于滞产妇，可使产程缩短。

【临床报道】

主要用于治疗肺肾虚之咳嗽、遗精、神经衰弱、慢性肝炎、耳源性眩晕等。基本上同北五味子，一般认为北五味子优于南五味子。敛肺止咳量宜小(1.5～3 克)；滋补益阴量宜大(6～9 克)，煎剂宜捣碎用；入丸散宜用蜜制。

【附方】

［古代方］

1. 疮疡溃烂，皮肉欲脱：五味子炒焦，研末，敷之。(《本草新编》)

2. 烂弦风眼：五味子、蔓荆子，煎汤频洗之。(《谈野翁试验方》)

3. 白浊：五味子炒赤为末，醋糊为丸，醋汤送下。(《经验良方》)

4. 肾泄：五味子 60 克，吴茱萸 15 克，为细末，陈米饮下。(《本事方》)

5. 梦遗虚脱：北五味子 500 克，冬蜜 1 千克，慢火熬之，空心白滚烫调服。(《医学入门》)

6. 痰嗽并喘：五味子、白矾等份为末，生猪肺炙热，蘸末细嚼，白汤下。(《普济方》)

7. 咳嗽：五味子 60 克，大罂粟壳 120 克，为末，白汤为丸，入弹子大，每服 1 丸。(《卫生家宝方》)

8. 阳痿：五味子、菟丝子、蛇床子各等份，为蜜丸如梧子大，饮服 3 丸，每天 3 服。(《备急千金要方》)

9. 热伤元气，气阴两伤：生脉散即人参 15 克，五味子、麦冬各 9 克，水煎服。(《备急千金要方》)

［现代方］

津伤口渴、体虚多汗：五味子、生地各

6克，麦冬、党参各9克，山药12克，水煎服。（《中国常用中草药》）

96. 五 倍 子

【概述】

本品为漆树科落叶灌木或小乔木植物盐肤木 Rhus chinensis Mill. 或青麸杨 Rhus potaninii Maxim. 或红麸杨 Rhus punjabensis Stew. var. sinica (Diels) Rehd. et. Wils. 叶或叶柄上的虫瘿，主要由五倍子蚜（角倍蚜）Melaphis chinensis (Bell) Baker 或倍蛋蚜 M. paitan Tsai et Tang 寄生而形成。又名棓子、百虫、木附子、百虫仓、文蛤、五构子、蚊阁等。主产于四川、贵州、云南、福建等地。性寒，味酸、涩。归肺、大肠、肾经。功能敛肺降火，涩肠固精，敛汗止血，收湿敛疮。主治肺虚久咳，肺热痰嗽，久泻久痢，遗精滑精，盗汗，消渴，便血痔血，外伤出血，痈肿疮毒，皮肤湿烂等。用法用量：内服研末，3～6克，或入丸、散；外用煎汤熏洗，研末撒或调敷。

【成分】

含大量五倍子鞣质，另含没食子酸、脂肪、树脂及蜡质、淀粉等。

【药理】

1. 抑菌作用：本品煎剂体外试验对金黄色葡萄球菌、乙型链球菌、肺炎链球菌、大肠杆菌、绿脓杆菌、痢疾杆菌、伤寒杆菌、副伤寒杆菌、炭疽杆菌、白喉杆菌均有明显的抑制作用。另外，对接种子鸡胚的流感甲型 PR_8 株病毒有抑制作用。

2. 收敛、止泻、止血作用：其所含鞣质有沉淀蛋白质的作用，皮肤、黏膜溃疡接触鞣质后，其组织蛋白即时凝固，形成被膜起收敛作用，因此能保护胃肠黏膜，有止泻作用，同时小血管也被压迫收缩，呈现止血作用。

3. 解毒作用：本品所含鞣质可与若干金属、生物碱或苷类形成不溶化合物，呈现解毒作用；并有一定的保肝抗氧化作用。

4. 祛瘢作用：五倍子对肥厚性瘢痕成纤维细胞体外生长繁殖有明显的抑制作用。

5. 其他作用：本品还有降血糖作用，有良好的杀精子抗生育作用。还能抑制体内亚硝胺生成和对抗 $NaNO_2$ 合并氨基比林引起的小鼠 ALT 升高。没食子酸及其酯类能抑制缓激肽对回肠的收缩作用。

【临床报道】

1. 敛肺止咳：对于肺虚咳嗽，经久不愈者，常与五味子、罂粟壳等配伍；对于肺热痰嗽，常与瓜蒌、黄芩、贝母等配伍。

2. 涩肠止泻：用于慢性肠炎、非特异性结肠炎等久泻不止，常与白术、黄芪、升麻、山药、诃子、五味子等配伍；用于慢性痢疾，久泻便血，常与肉豆蔻、当归、木香、诃子、五味子等配伍。

3. 敛汗止血：用于自汗、肺结核盗汗，常与黄芪、白术、浮小麦、生地黄、白芍药、牡蛎等配伍；用于治疗外伤出血、便血、及咳血等证，本品单用，也可与白及、棕榈炭或槐花、地榆配伍。

【附方】

［古代方］

1. 泻痢不止：五倍子30克，为丸，红痢烧酒下，白痢水酒下，水泄米汤下。（《本草纲目》）

2. 脱肛不收：五倍子末9克，白矾1块，煎汤洗之。（《三因极一病证方论》）

3. 产后肠脱：五倍子末、白矾，煎汤熏洗。（《妇人良方》）

4. 虚劳遗浊：五倍子500克，白茯苓120克，龙骨60克，为丸，盐汤下。（《太平惠民和剂局方》）

5. 一切肿毒：五倍子、大黄、黄柏各30克，新汲水调糊，涂敷患处。(《圣济总录》五倍子散)

6. 口疮疼痛：五倍子30克，黄柏、滑石各15克，研为细末，掺患处。(《三因极一病证方论》)

7. 一切痔疮：五倍子煎汤乘热熏洗。(《杨氏家藏方》)

［现代方］

1. 水田皮炎：五倍子500克研成细末，放入白醋400毫升中溶解，于下田前涂抹。

2. 宫颈糜烂：五倍子、枯矾，等量成末，加甘油调成糊剂，涂于患处。

3. 盗汗：五倍子研成细末，冷开水调糊，睡前敷于脐窝。

4. 鹅口疮、口腔炎、齿龈炎：五倍子3克，配青黛4.5克，冰片4.5克，硼砂6克，人中白1.5克，共为细末，瓶贮，局部外敷，每天2～3次。(《现代临床中药学》)

5. 中耳炎：五倍子1.5克，冰片1.25克，共研细末，将外耳道脓性分泌物用棉棒擦干后，吹入上述药末，每天3次。［广西赤脚医生，1977，(3)：34］

6. 带状疱疹：五倍子70克，雄黄64克，枯矾50克，共研细末，加豆油适量调匀外涂。［广西中医药，1984，7(1)：23］

7. 口腔溃疡：五倍子15克，青黛、月石各10克，枯矾、冰片各2.5克。共研细末，吹患处。［河南中医，1985，(2)：21］

8. 传染性软疣：五倍子5份，乌梅1份，雄黄2份，大黄1份，取香醋调成软膏，敷贴患部。［广西中医药，1988，(6)：21］

9. 多发性化脓性毛囊炎：五倍子适量，文火炒黑研末，食醋调成糊剂，涂抹患部。［新医药学杂志，1997，(12)：569］

10. 鼻出血：五倍子、海螵蛸、白鲜皮各等量研末，局部涂抹，每次3～5克。［中医药信息，1990，(3)：48］

【备注】

本品药材有两大类，其中角倍蚜的虫瘿，称为角倍，又称菱倍、花倍；倍蛋蚜的虫瘿，称为肚倍，又名独角倍。两者外形不同，角倍呈不规则囊状或菱角状，有突起、分枝、茸毛；肚倍呈长圆形或纺锤形，无突起等。药材以角倍产量大，肚倍质量佳。

97. 太子参

【概述】

本品为石竹科植物孩儿参 Pseudostellaria heterophylla (Miq.) Pax ex Pax et Hoffm. 的干燥块根。又名童参、孩儿参、四叶参、米参等。夏季茎叶大部分枯萎时采挖，洗净，除去须根，置沸水中略烫后晒干或直接晒干。产于江苏、山东、安徽、河北、河南等地。本品呈细长纺锤形或细长条形，稍弯曲。质硬而脆，断面平坦，淡黄白色，角质样；或类白色，有粉性。性平，味甘、微苦。归心、脾、肺经。功能益气健脾，生津润肺。主治脾虚体倦，食欲不振，病后虚弱，气阴不足，自汗口渴，肺燥干咳，肝癌，胃癌，胰腺癌，宫颈癌，白血病，肺虚咳嗽，脾虚食少，心悸，气阴不足，精神疲乏。用法用量：9～30克，水煎服。

【成分】

太子参的预试表明其含有氨基酸，多聚糖或糖苷，酚酸或鞣质黄酮，香豆素甾醇和三萜。但具体鉴定的化合物仅有棕榈酸(Palmitic acid)，亚油酸(Linoleic acid)，亚油酸单甘油酯(Linolyl 1-monoglyceride)。3-糠醇-吡咯-2-甲酸酯(3-Furfurylpyrrole-2-carboxy(ate)，及微量元素铜、锌、锰、铁、镁、钙和多种人体必需氨基酸、β-谷甾醇等。此外，根中尚含有果糖、麦芽糖、淀粉和皂苷。以及太子参环酞 A 及 B(Heterophyllin A 和 B)、精氨酸、天冬氨酸等。

【药理】

1. 增强免疫功能：太子参的水煎醇沉剂对淋巴细胞增殖有明显的刺激作用：太子参对机体具有“适应原”样作用，即能增强机体对各种有害刺激的防御能力，还可增强人体内的物质代谢。太子参总提取物能明显对抗环磷酰胺所致的胸腺、脾脏的重量减轻，并增加胸腺 DNA、RNA 和脾脏 DNA 含量，但对脾脏 RNA 含量降低无明显改善作用。其提取物能明显拮抗环磷酰胺所致 T、B 淋巴细胞转化功能低下、白细胞吞噬功能降低及 DTH 减弱，并能增加外周血白细胞数。太子参还能显著提高由淋巴细胞血清所致的大鼠细胞免疫功能低下。

2. 对心脏的作用：太子参能降低心气虚患者心肌耗氧指数，改善心功能。

3. 其他作用：用流式细胞仪观察太子参作用后人肺腺癌 SPC－A－1 细胞增殖指数等指标，其抑制率 17.54%，主要作用于 SPC－A－1 S 期。太子参具有一定的氧自由基清除作用。太子参还可延长果蝇平均寿命以及最高寿命。其醇提物有防止大鼠因衰老所致的 NOS 活力下降的作用。

【临床报道】

本品为清补之品，以补脾为主兼补肺气。用于肺癌、充血性心力衰竭、神经衰弱、贫血。

太子参补气生津为主要功能，兼能健脾润肺，补益脾肺，且偏于补益气阴，是补气药中之清补良品。凡脾胃虚弱，症见疲倦乏力，食欲减退者，可与黄芪、党参等配伍；若兼胃阴不足，再加山药、玉竹；若气阴两伤，症见气短、自汗、口渴者，宜与五味子、黄芪同用；若气阴不足而致心悸失眠者，又当与五味子、麦冬、酸枣仁、柏子仁等合用；若治小儿自汗者，可与浮小麦等相伍；若阴虚肺燥，咳嗽痰少者，又应配沙参、麦冬等以养阴润肺；若久热不退或小儿夏季热而见气阴两伤者，可与沙参、麦冬、青蒿、白薇等同用。

【附方】

［现代方］

1. 肝癌：太子参、珠儿参、炒白术各 12 克，茯苓 30 克，牡丹皮 12 克，金银花 30 克，岩柏 30 克，板蓝根 30 克，牡蛎 30 克，夏枯草12 克，炙山甲12 克，炙鳖甲 12 克，玫瑰花 9 克，绿萼梅9 克，天龙 3 条，地龙 12 克，八月札 15 克，生南星 15 克。治疗原发性和继发性肝癌 123 例，治后存活 1 年以上者 40 例，1 年生存率为32.5%。(上海龙华医院验方)

2. 胃癌(胃癌升血汤)：生黄芪、太子参、鸡血藤各 30 克，白术、茯苓各 10 克，枸杞、女贞子、菟丝子各 15 克。水煎服，每天 1 剂，6 周为 1 个疗程。［北京中医杂志，1990，(1)：11］

3. 胰腺癌：太子参、焦白术、茯苓、豆蔻仁、陈皮、香附、郁金、延胡索、半夏、海螵蛸各 9 克，薏苡仁、生黄芪各 30 克，当归、瓜蒌各 15 克，炒柴胡、广木香各 4.5 克。水煎服，每天 1 剂。治疗胰腺癌，临床观察有一定疗效。(中医研究院广安门医院验方)

4. 宫颈癌：白花蛇舌草 30 克，菝葜 24 克，两面针 18 克，石见穿 30 克，制鳖甲 18 克，生牡蛎30 克，莪术9 克，三棱9 克，焦白术12 克，太子参12 克。每天 1 剂，水煎，分 2 次温服。(上海市第四人民医院验方)

5. 充血性心力衰竭：用太子参、丹参、葶苈子、车前子各 30 克。每天 1～2 剂。

6. 自汗：太子参 9 克，浮小麦 15 克，水煎服。(《中国常用中草药》)

7. 病后虚弱，气阴不足：太子参 15

克，黄芪 12 克，五味子 3 克，炒白扁豆 9 克，大枣 4 枚。水煎服。（同上）

8. 急、慢性肝炎：太子参、玉米须各 30 克。水煎服，每天 1 剂，早晚分 2 次服。（同上）

9. 病后气血亏虚：太子参 15 克，黄芪 12 克，五味子 3 克，嫩白扁豆 9 克，大枣 4 枚。煎水代茶饮。（《安徽中草药》）

10. 病后虚弱，伤津口干：太子参、生地、白芍、生玉竹各 9 克，水煎服。（《浙江药用植物志》）

11. 心悸：孩儿参 9 克，南沙参 9 克，丹参 9 克，苦参 9 克，水煎服，每天 1 剂。[辽宁中医杂志，1984，(1)：25]

12. 神经衰弱：太子参 15 克，当归、酸枣仁、远志、炙甘草各 9 克，水煎服。（《安徽中草药》）

13. 小儿出虚汗：太子参 9 克，浮小麦 15 克，大枣 10 枚，水煎服。（《青岛中草药手册》）

98. 瓦　韦

【概述】

本品为水龙骨科植物瓦韦 Lepisorus thunlbergianus (Kaulf.) Ching 的全草。又名七星草、金星草、七星剑、移星草、骨牌伸筋、连线草等。产于华东、中南、西南地区。性凉，味苦。功能消肿止痛，平肝明目，利尿止血，止咳。主治暑湿，疟疾，痢疾，肾炎，肝炎，结膜炎，口腔炎，咽炎，尿路感染，咳嗽吐血，肺热咳嗽等。用法用量：内服 9～15 克煎汤。也可用至 30 克，水煎服。外用于牙疳，煅存性，研末敷患处。

【成分】

瓦韦含一种昆虫变态激素叫蜕皮甾酮(Ecdysterone)。

【药理】

瓦韦对金黄色葡萄球菌、伤寒杆菌、绿脓杆菌、福氏痢疾杆菌有抑菌作用。蜕皮甾酮对动物有降血糖和降胆固醇作用。

【临床报道】

治淋证、痢疾、咳嗽吐血、牙疳。

【附方】

[现代方]

1. 小儿惊风：鲜瓦韦 30～90 克，煎服，早晚各 1 次。（江西《草药手册》）

2. 咳嗽吐血：瓦韦叶 30 克，水煎服。（《浙江民间草药》）

3. 扁桃体炎：瓦韦 15 克，忍冬藤 15 克，水煎服。

4. 肾炎：瓦韦 9 克，红枣 7 枚，水煎服。

5. 走马牙疳：全草煅灰存性，外搽。

6. 蛇咬伤、痈肿：捣烂敷。

99. 瓦　松

【概述】

本品为景天科植物瓦松 Orostachys fimbriatus (Turcz.) Berger 或晚红瓦松 Orostachys erudescens (Maxim) Ohwi 及黄花瓦松 O. Spinosus (L.) C. A. Mey. 的全草。又名瓦花、流苏瓦松、瓦塔、狗指甲等。性平，味酸苦、有毒。归肝、肺经。功能清热解毒，止血，敛疮，利湿，消肿。主治宫颈癌，食管癌，乳腺癌，吐血，血痢，鼻衄，肝炎，疟疾热痢，痔疮，湿疹，痈毒，疔疮，汤水灼伤，疮口久不愈合。用法用量：3～9 克，水煎服；外用适量，研末涂敷患处。

【成分】

全草除含大量草酸外，尚有景天庚酮

糖酐(Sedohep tulosan)、异丙叉景天庚酮糖酐(Isopropylidene sedoheptulosan)。黄酮类化合物有：山萘酚(Raempferal)、槲皮素、山萘酚-7-鼠李糖苷(Kaempferal-7-rhamnoside)、山萘酚-3-葡萄糖-7-鼠李糖苷(Keampferal-3-giuco-7-rhamnoside)、槲皮素-3-β-D葡萄吡喃苷。

【药理】

1. 抗癌作用：异丙叉景天庚酮糖酐对肝癌小鼠肝癌细胞(BEL7402)和胃癌细胞(MGC80-3)表现一定的抑制活性，瓦松全草(干)的石油醚、乙醚、氯仿、醋酸乙酯、乙醇的回流提取物，对S180未显示抑制作用，其水提取液加乙醇及25%醇度的上清液对S180的抑制率分别为36.4%、36.9%、25.4%；50%醇度的上清液的抑制率可达48.3%。而15%以上醇度的上清液对S180 4次实验的抑制率为0～15%。因此，取50%醇度可溶、75%醇度不溶部分作为有效部分粗提物(O_2AS)，将此粗提物进一步分离，得一酸性提取物(AC)，对S180以5次实验其抑制率在31%～37.9%之间。

2. 强心作用：本品具有强心作用，其煎剂还可使动脉流量增加，改善衰竭心脏的排血功能。

3. 其他作用：麻醉狗及兔给以静脉注射黄花瓦松流浸膏，血压先升后降，但很快恢复。对呼吸有轻度兴奋。对离体蟾酥下肢血管灌流则可使之收缩。对离体兔肠有明显兴奋作用。对人工发热之家兔皮下注射流浸膏有明显解热作用。

4. 毒副作用：小鼠腹腔注射流浸膏50～100克/千克可以致死，豚鼠腹腔注射50克/千克生药亦引起死亡。家兔静脉注射20克/千克生药，可引起跌倒、呼吸加快、战栗，但0.5小时后即能立起而逐渐恢复。每天用流浸膏滴兔眼1个月，对眼无损害，未引起结膜炎，亦不影响瞳孔大小。

【临床报道】

1. 治疗宫颈癌：用瓦松粗提物02AS栓剂及瓦松流浸膏对病理确诊的38例宫颈癌住院患者临床观察，结果临床治愈52.6%，总有效55.3%。用酸性提取物AC栓剂及瓦松浸膏对病理确诊的29例宫颈癌住院患者临床观察。结果临床治愈17.24%，总有效63.07%，无效37.91%。又方：半枝莲100克，山楂100克，连翘100克，鲜旱莲草100克，蒲公英200克，棉花壳200克，鲜瓦松300克，先将瓦松旱莲草水煎煮，药液浓缩成稠浸膏，后加入其他药物的细末，混合，制粒，压片，即得，口服每次4～6片，每天3～4次，以本方配合其他疗法治宫颈癌9例中，显效4例，有效3例，无效2例。

2. 治疗食管癌：全蝎6克，蜈蚣2条，僵虫5条，天花粉15克，龙衣18克，皂刺6克，当归9克，连翘9克，杏仁9克，瓦松9克，金银花9克，大黄9克，土茯苓9克，山栀9克，山甲9克，红花6克，甘草6克，每天1剂，煎2次服。先以新针开道，后服本方，并配合放疗、化疗效果满意。

3. 治疗乳腺癌(莲柏汤)：半枝莲、黄柏、金银花、川楝子各15克，鳖甲、仙人掌各12克，山楂50克，山甲6克，野菊花、瓦松各100克，水煎服，每天1剂。用此方治疗乳腺癌多例，均有改善症状的作用。

4. 治疗子宫癌：白矾、红花各6克，瓦松30克，水煎、先趁热熏后清洗外阴部，每天1～2次，每次30～60分钟，下次加热后再用，每剂药可用3～4天。

5. 治疗肠癌：当归12克，黄药子15克，瓦松9克，土贝母12克，七叶一枝花15克，土茯苓30克，白花蛇舌草30克，苦参片12克，槐花9克，地榆12克，天龙2条，水煎服，每天1剂。

6. 治疗宫颈糜烂：应用瓦松栓剂，放药时间一般在月经干净后3～4天，每周放药2次或隔天1次，一般6～8次，即见效。

7. 治疗蝎蜇伤：鲜品捣烂取汁外用。

【附方】

[古代方]

1. 舌癌，舌疼痛红烂无皮：番硇砂、人中白各 10.5 克，瓦上青苔、瓦松、溏鸡矢各 3 克，将药装于倾银罐内，将口封严，外用盐泥封固，以炭火煅红约 1 小时，候冷开罐，将药取出入麝香、冰片各 0.3 克，共研成细末，用磁针刺破舌菌，以用少许点上。以蒲黄盖之。(《医宗金鉴》引清溪秘传方)

2. 牙龈肿痛：瓦花、白矾等份。水煎漱之。(《摘元方》)

3. 疯狗咬伤：瓦松、雄黄。同研，贴。(《生生篇》)

4. 蜈蚣咬伤：鲜瓦松 60 克，酸饭粒少许，合捣烂共热，贴患处。(《泉州本草》)

5. 湿疹方：瓦松晒干，烧灰、研末，合茶油调抹，止痛止痒。(《泉州本草》)

【备注】

南方各省所用瓦松的原植物为瓦花 Orostachys japanicus (Maxim.) Berg. 的干燥全草，无臭，味淡。(《中药采收鉴别应用全书》)

100. 瓦 楞 子

【概述】

本品为蚶科动物魁蚶 Arca inflata Reerl、泥蚶 A. granosa L. 或毛蚶 A. suberenata Lisch. 的贝壳。又名蚶壳、花蚬壳、魁蛤壳、瓦垄子、血蛤皮、毛蚶皮等。主产于我国沿海地区，广东、福建、浙江、山东等地有养殖。性平，味甘、咸。归肝、脾、胃经。功能消痰软坚，散结消积，制酸止痛。用于瘰疬，瘿瘤，癥瘕痞块，顽痰难咯，胃痛泛酸，冻疮，烫火伤，外伤出血等。用法用量：内服，9～15 克，宜打碎先煎，或研末冲服，每次 1～3 克，或入丸散；外用，煅后研末，调敷适量。

【成分】

主含大量碳酸钙(90%)及磷酸钙，并含少量有机质(1.69%)及镁、铁、硅酸盐、硫酸盐等。

【药理】

1. 收敛制酸止痛作用：瓦楞子所含碳酸钙有抗胃酸作用。对胃酸过多、胃痛等症状有效。

2. 其他作用：毛蚶体液具有胆碱酯酶、碱性磷酸酶和磷酸二酯酶活力。

【临床报道】

治疗消化性溃疡、烧伤、外伤出血等。味咸，长于消痰结，化瘀滞，软坚散结；煅用制酸止痛，适于痰结痞块及吞酸等证。

瓦楞子临床使用较安全。极少数人服后会出现颜面浮肿、尿血、泌尿系感染等不良反应。个别人还会出现过敏反应，出现皮疹、瘙痒。

【附方】

[现代方]

1. 消化性溃疡：瓦楞子 150 克，甘草 30 克，研细粉，每服 6 克，每天 3 次。

2. 外伤出血及冻疮：瓦楞子 30 克，冰片 1.5 克，研极细末，少量外敷。

3. 淋巴结核：瓦楞子(煅，醋淬，以酥为度)、海浮石(醋炙)各 60 克，僵虫 30 克(酒炒香)，夏枯草 30 克。各为细末，糊丸，每服 10～15 克，每天 3 次，饭后服。

101. 车 前 子

【概述】

本品为车前科植物车前 Plantago asiatica L. 或平车前 Plantago depressa Willd. 的干燥成熟种子。前者为大粒车前，后者为小粒车前。全国各地均产。后者主要分布于东北、华北、西北等地区。性微寒，味甘。归肝、肾、肺、小肠经。功能清热利尿，渗湿通淋，明目祛痰。主治水肿胀满，热淋涩痛，暑湿泄泻，目赤肿痛，痰热咳嗽。用法用量：一般用量 9～15 克，入煎剂宜包煎。

【成分】

种子含多量酸性粘多糖、车前聚糖、车前子胶、蛋白质、琥珀酸、腺嘌呤、胆碱及脂肪油等。油中含各种脂肪酸（棕榈酸、硬脂酸、花生酸、亚麻酸、亚油酸等）以及黄酮类成分。

【药理】

1. 利尿作用：车前草及子水提取液对狗及兔等动物及人体利尿实验，均证明可使水分、盐分、尿素及尿酸的排出量增加。车前中所含桃叶珊瑚苷可能为其利尿作用的有效成分。有报道车前子煎剂对动物及人的利尿作用不确实。由于车前子常见伪品混淆，如荆芥子、败酱草种子等有多种假车前子，其不出现利尿作用，也是意中事。车前子提取液对大鼠有降低尿草酸及尿石形成的作用，可抑制肾脏草酸钙结晶沉积。

2. 致泻、缓泻作用：提高肠内水分，改善排便功能。车前子胶（多糖黏液质）有致泻作用，使排便次数增加。

3. 抗炎作用：能降低皮肤和腹腔毛细血管的通透性，降低红细胞的通透性而显示一定的抗炎作用。

4. 免疫激活作用：所含黏多糖成分具有免疫激活作用。

5. 其他作用：① 车前子注射液注入家兔膝关节，可促进关节囊滑膜结缔组织增生，使其恢复紧张度。② 家兔用药后有轻度降眼压作用。③ 提高肠道内水，有利于排便。④ 可抑制晶体上皮细胞凋亡，防止白内障发生。

【临床报道】

1. 治疗高血压病：与生石决明、丹参、夏枯草、刺蒺藜配伍，水煎服，可降低血压。

2. 治疗心衰：车前子与生黄芪、丹参、玉竹等配伍，可用于心衰。

3. 治疗热淋：常与萹蓄、石韦配伍。

4. 治疗消化不良：车前子治疗小儿单纯性消化不良有效。

5. 治疗皮肤炎症：临床上车前子粉调成油膏，可抑制脓疱中脓液的生成，使皮肤炎症减轻。

6. 治疗肾炎水肿：常与牛膝、熟地、茯苓配伍，如济生肾气丸（成药）。

7. 治疗关节疾病：车前子煎剂小量多次注入兔膝关节腔内，可使结缔织增生，加强关节囊的紧张度；临床上用 5%车前子液关节腔内注射，曾用于颞下颌关节半脱位的治疗。

【附方】

［古代方］

诸淋：车前子、淡竹叶、赤茯苓、荆芥穗、灯心。（《证治准绳》车前子散）又同名车前子散：治眼病，车前子、密蒙花、白蒺藜、黄芩、菊花、龙胆草、羌活、草决明各等份为末，每服 6 克。（《审视瑶函》）

［现代方］

1. 四子汤：降眼压，车前子、牛蒡子、女贞子、青葙子。［云南中医杂志，1990，11（4）：27］

2. 充血性心力衰竭：生黄芪、丹参、车前子各 30 克，水煎服。［广西中医药，1991，14（6）：245］

【备注】

1.《神农本草经》只著录车前子，并谓："主气癃，止痛，利水道小便，除湿痹。"已概括了它的主要用途。

2. 车前草及子，为利尿通淋药，主要用于热结膀胱所致的小便不利、淋沥涩痛。单用即有效，亦可配伍木通、萹蓄、石韦等，对急性尿道炎、膀胱炎、肾炎水肿有效。两者功用基本相同，利尿渗湿以车前子为佳。但车前草兼有清热解毒与止血作用。还有一定的镇咳祛痰作用。车前子还略有补性，能益阴明目，配熟地、枸杞子、菟丝子等可治疗老年性白内障。又车前子与泽泻比较，两者均能利水渗湿泻热，但车前子作用较广，利中有补；泽泻作用面狭，有利无补。

102. 车 前 草

【概述】

本品为车前科植物车前 Plantago asiatica L. 或平车前 P. depressa Willd. 的干燥带根全草。又名蟾蜍草、牛舌草、田菠草、虾蟆衣、车轮菜等。我国大部分地区均有出产。性寒，味甘。归肝、肾、肺、小肠经。功能清热利尿，明目降压，祛痰凉血。用治：① 水肿尿少，热淋涩痛，暑湿泻痢，目赤肿痛，高血压病，痰热咳嗽，吐血衄血，气管炎，百日咳。用法用量：9～30 克(鲜品 30～60 克)，煎服或捣汁服。② 痈肿疮毒、金疮出血，鲜叶捣敷；喉痹、乳蛾，捣汁含嗽。外用适量。

【成分】

车前全草含车前苷、高车前苷、连翘酯苷(Acteoside)、桃叶珊瑚苷、熊果酸、去甲三十一烷、β-谷甾醇、豆甾醇与豆甾醇棕榈酸酯以及车前果胶。其中桃叶珊瑚苷含量甚高，地上部分约 5%，地下部分约 3.1%；平车前含量：地上部分约 3.9%，地下部分约 3.2%。

【药理】

1. 利尿作用：详见"车前子"，作用不如车前子。

2. 祛痰镇咳作用：药理研究证明车前草煎剂给猫灌服，能使其气管分泌增加，有明显祛痰作用，但作用强度不如桔梗。据称其祛痰成分为车前苷，且有一定的镇咳作用。

3. 抗病原微生物作用：车前草水浸剂 25%浓度在试管内对同心性毛癣菌、羊毛状小芽孢癣菌、星状奴卡菌等真菌有不同程度的抑制作用。此外，对多种致病菌，如金黄色葡萄球菌对本品高度敏感，宋氏痢疾杆菌次之，大肠杆菌、绿脓杆菌、伤寒杆菌敏感度较差。车前草醇提取物(15 毫克/毫升)对钩端螺旋体有杀灭作用。

4. 其他作用：① 车前苷能使家兔心率变慢，幅度增大，血压升高，剂量过大，则使心脏麻痹，血压降低。② 缓泻：桃叶珊瑚苷对小鼠有泻下作用，并能促进尿酸排泄。③ 对胃肠道作用：大车前叶浸剂可调节胃液分泌，曾试用于家畜消化功能紊乱。大车前叶果胶粉能显著降低大鼠胃溃疡形成指数，对溃疡病有效。④ 车前草水煎液对超氧阴离子自由基(O_2^-)和羟自由基(OH^-)均有清除作用。

【临床报道】

1. 治疗呼吸道感染：临床上用车前草以治疗上呼吸道感染、慢性支气管炎有一定疗效。

2. 治疗湿热下痢：急慢性细菌性痢疾、肠炎。

【附方】

［现代方］

1. 肺热咳嗽、咯痰不爽：车前草 30 克，桑白皮、苦杏仁、白前、沙参各 9 克，水煎服。(《中国常用中草药》)

2. 暑湿泄泻、小便短赤：车前草 30 克，茯苓 12 克，党参、白术、藿香各 9 克，薏苡仁 15 克，水煎服。(同上)

3. 湿热淋浊、尿急、尿频：车前草 30 克，滑石 30 克，萹蓄 15 克，甘草 9 克，水煎

服。(《中国常用中草药》)

4. 疔疮肿痛：车前草 30 克，蒲公英 30 克，金银花 30 克，皂角刺 9 克，乳香、没药各 6 克，甘草 9 克，水煎服。(《中国常用中草药》)

【备注】

1. 同属植物大叶车前 Plantago major L. 的全草和种子在河北、陕西、四川等地也作车前药用。全草也含桃叶珊瑚苷，地上部分约 2.2%，地下部分约 0.1%，种子约含 2.8%。

2. 大叶车前的叶中尚含梓醇苷、黄芩素、高山黄芩素、绿原酸、新绿原酸。种子尚含异槲皮苷及琥珀酸等。

3. 前叶果胶粉对实验性炎症水肿有抗炎症作用。

103. 牛　黄

【概述】

本品为牛科动物牛 Bos taurus domesticus Gmelin 干燥的胆结石。又名犀黄、丑宝、天然牛黄等。主产于北京、天津、内蒙、辽宁、吉林、陕西、四川等地。性凉，味苦。归心、肝经。功能清心，豁痰开窍，凉肝熄风，解毒。主治热病神昏，中风痰迷，惊痫抽搐，癫痫发狂，咽喉肿痛，口舌生疮，痈肿疔疮。用法用量：一般用量 0.15～0.35 克，多入丸散用；外用适量，研末敷患处。

【成分】

牛黄含游离的、结合的和共价的胆红素、胆酸、去氧胆酸、钙盐、胆甾醇、麦角甾醇以及脂肪酸、卵磷脂、维生素 D 与铜、铁、锌、镁等金属盐。其水溶性部分含有一种类似肽的平滑肌收缩成分 SMC。还含有多种氨基酸。

【药理】

1. 解热、镇静作用：对中枢兴奋药呈拮抗作用，与中枢抑制药有协同作用。其镇静作用主要由于所含胆酸。还可明显降低实验大鼠体温升高，其混悬剂可延长戊巴比妥引起的小鼠睡眠时间。

2. 抗惊厥作用：用人工培育法使正常牛产生的牛黄，与牛自然发生的牛黄，抗惊厥作用一致。

3. 强心作用：对家兔、蟾蜍和豚鼠离体心脏都有强心作用，能增加低钙心衰模型心脏的正性肌力。但六神丸的强心作用，乃以蟾酥为主。家兔注射牛黄，可收缩血管、升高血压及增强心收缩力。

4. 降压作用：对自然形成及肾型人工高血压大鼠口服牛黄，均有较强的降压作用。对血压作用之不同，乃由于动物种属，机能状态，用药方法及牛黄质量等诸多因素所致。

5. 解痉作用：为去氧胆酸和胆酸等各成分的综合作用，由牛黄水浸膏分离出的 SMC，和胆酸类松弛平滑肌的作用相反，故整体用药，对肠管作用不明显。

6. 利胆作用：牛黄中含有使胆囊收缩的肽类成分 SMC 及松弛欧蒂氏括约肌和胆管平滑肌的成分胆酸类，结果是胆囊收缩，括约肌松弛，胆汁排出量增加。

7. 抗炎作用：通过六神丸的拆方研究，发现牛黄抑制血管通透性的作用，较路丁、氢化可的松都强，表现了抗炎作用。对二甲苯所致渗透性炎症、棉球肉芽肿增生性炎症均有抑制作用。

8. 抗菌作用：胆汁酸、去氧胆酸均能抑菌。

9. 其他作用：牛黄小量口服，还可使红细胞及血红蛋白数增加。

【临床报道】

牛黄开窍止痉、清热解毒，对高热烦躁、

神昏谵语、惊痫抽搐及痰迷惊厥等治疗用作凉开剂，也有针对性。人工牛黄对肺炎、化脓性扁桃体炎、上感等疗效明显。治疗外科疮疡、痈疽疔毒、牙龈肿痛、喉风喉痹、口舌生疮等，都要用牛黄为组成的一些复方。牛黄毒副作用很低。动物口服一般用量10倍以上大剂量的人工牛黄，只有腹泻等副作用。

人工合成牛黄经过临床使用，虽有解热、祛痰作用等与天然牛黄相似，但毕竟不能等同天然牛黄。治疗高热、昏迷、惊厥时，常配黄芩、黄连、栀子等，如牛黄清心丸；症状严重时，加配犀角、麝香等，如安宫牛黄丸；小儿高热惊风，配朱砂、胆星、全蝎等，如牛朱七厘散。外科疮疡、痈疽疔毒，用梅花点舌丹、牛黄解毒丸、牛黄配醒消丸等；口舌生疮、牙龈肿痛、风火眼赤、喉风喉痹，用牛黄上清丸、六神丸、珠黄散等。与麝香比较，牛黄偏于清热解毒；麝香长于开窍醒神。

【附方】

［现代方］

1. 温病高热、神昏谵语、小儿高热惊厥（牛黄清心丸）：牛黄0.75克，黄连15克，黄芩9克，栀子9克，郁金6克，朱砂4.5克，共研细末制成丸，每丸重1.2克，每服1丸，每天1～2次，温开水溶化后服用。

2. 火热内盛，咽喉肿痛、牙龈肿痛、口舌生疮、目赤肿痛：牛黄5克，雄黄50克，石膏200克，大黄200克，黄芩150克，桔梗100克，冰片25克，甘草50克，研末，制成蜜丸，每服3克，每天2～3次。（《中国常用中草药》）

3. 咽喉炎：牛黄、麝香、冰片等共研细末，用细管吹入喉中。［河北中医杂志，1984，2(4)：234］

【备注】

1. 人工牛黄：由于天然牛黄量少，不足应用，故人工配制牛黄，多为土黄色的疏松粉末，气微清香而略腥，味微甘而苦。一般作成药原料。

2. 培植牛黄：由长春白求恩医大第四临床学院蔡教授首创，在牛胆囊内植入致黄异物，使胆囊创伤发炎。经一定时间而形成的牛黄样物，成分与天然者相似。其胆酸含量较高。

104. 牛 蒡 子

【概述】

本品为菊科植物牛蒡 Arctium lappa L. 的干燥成熟果实。又名恶实、鼠粘子、大力子、黍粘子、鼠尖子、大牛子、万把钩、弯巴钩子等。主产东北及河北、浙江等地。性寒，味辛、苦。归肺、胃经。功能疏散风热，宣肺透疹，解毒利咽。用于风热感冒，咳嗽痰多，麻疹，风疹，痄腮，丹毒，咽喉肿痛，痈肿疮毒。用法用量：内服煎汤6～12克，或入散剂；外用煎水含嗽。

【成分】

果实含牛蒡子苷(Arctin)，水解生成牛蒡子苷原(L-牛蒡酚)即L-Arctigenin。另含罗汉松脂素Matairesinol。含脂肪油(半干性油)25%～30%为软脂酸、硬脂酸、油酸、亚油酸的甘油酯。近年从种子中分离到多种木脂素类化合物拉帕酚(Lappaol)A、B、C、D、E，异牛蒡酚，牛蒡酚(Arctigenin)及牛蒡子苷(Arctin)。此外尚含少量生物碱、甾醇、维生素A样物质、维生素B等。

【药理】

1. 降糖作用：提取物能显著而持久地降低大鼠血糖，对碳水化合物耐量增高，毒性较小。

2. 抗菌作用：牛蒡子水浸剂(1：2)

在试管内对多种致病性真菌有不同程度的抑制作用。100%煎剂用平板纸片法，对金黄色葡萄球菌有抑菌作用。水浸剂用试管稀释法，1∶7对共心性毛菌、奥土盎子孢子菌、腹股沟表皮癣菌、星形奴卡菌等多种致病性真菌有抑制作用。

3. 解热作用：牛蒡子有解热作用。

4. 降压作用：牛蒡子能降低正常眼压，但对水负荷所致的眼压升高，则不能阻止。对自发性高血压大鼠有降压作用。

5. 其他作用：牛蒡子苷能引起蛙、小鼠、兔的强直性惊厥、呼吸细弱，随意运动消失，最后转入麻痹状态。此时心脏尚未停止跳动。对离体蛙心有抑制作用。对蛙下肢及兔耳血管呈扩张作用。对离体家兔子宫及肠管呈抑制或麻痹作用。对运动神经及骨骼肌亦呈麻痹作用，有很轻度的利尿及泻下作用。还能引起小鼠的轻度举尾反应。

【临床报道】

1. 预防猩红热：取牛蒡子炒研成粉，过筛储存备用，成人每次3克，每天3次。小儿2～5岁，每次1克；5～9岁，每次1.5克；10～15岁，每次2克，饭后用温开水送服，共服2天。

2. 治疗偏头痛：牛蒡子炒研末，每次冲服9克，白酒为引，每天1次，服后盖被取汗，治疗40例，治愈34例。

3. 治疗面瘫：牛蒡纠偏汤（牛蒡子30克，白芷10克女贞子、旱莲草各12克。随症加减）。煎服，每天2次。

【附方】

［现代方］

1. 感冒发热，咽喉肿痛：牛蒡子9克，荆芥穗、防风各6克，连翘、板蓝根各12克，薄荷、甘草各3克，水煎服。

2. 麻疹不透：牛蒡子、葛根各6克，蝉蜕、薄荷、荆芥各3克，水煎服。

【备注】

在山东、安徽、广东、广西、新疆等部分地区曾用菊科植物大鳍蓟的种子充作牛蒡子，应予鉴别。

105. 牛　膝

【概述】

本品为苋科植物牛膝 Achyranthes bidentata Bl. 的干燥根。又名怀牛膝。主产河南，又河北、山西、山东等地亦产。性平，味苦、酸。归肝、肾经。功能补肝肾、强筋骨，逐瘀通经，引血下行。主治腰膝酸痛，筋骨无力，经闭癥瘕，肝阳上亢、头痛眩晕。《药典》上收录的上述牛膝，称怀牛膝，为河南特产四大怀药之一。另有川牛膝，也称杜牛膝，为苋科植物川牛膝 Cyathula officinalis Kua'n. 的干燥根，味甜，亦称甜牛膝。还有根味麻的麻牛膝，为头花杯苋 Cyathula capitata Miq. 的根，不可混用。一般用量为4.5～9克。

【成分】

怀牛膝含有紫茎牛膝甾酮、蜕皮甾酮、牛膝甾醇及三萜皂苷。皂苷水解生成齐墩果酸、肽多糖及磷脂酸、磷脂乙醇胺等，并含β-谷甾醇、豆甾烯醇、甜菜碱、氨基酸等。柳叶牛膝 Cyathula longifolia Makino. 也称狭叶红牛膝。全草含促脱皮甾酮、牛膝甾酮，表促脱皮甾酮及红甾酮。麻牛膝的根含苋甾酮A、B，头杯苋甾酮，杯苋甾酮，异杯苋甾酮等。

【药理】

1. 对心血管的作用：牛膝醇提取液对离体蛙心、猫在体心脏有抑制作用，而煎剂对麻醉猫心肌有显著的抑制作用，且对外周血管有扩张作用，故出现降压作用。煎剂灌服，可使家兔血液黏度下降，血流加快，表现一定的活血化瘀作用。

2. 对平滑肌的作用：离体的家兔未

孕或已孕子宫，小鼠收缩无力子宫，牛膝均能使之兴奋；对猫已孕子宫则使其兴奋，故对孕妇不宜应用。实验发现怀牛膝苯提取物有明显的抗生育、抗着床、抗早孕作用。对肠管平滑肌作用因动物而异，离体小鼠肠管抑制，但使豚鼠肠管兴奋。对正常或麻醉兔的胃运动则呈现轻度抑制。

3. 抗炎、镇痛作用：牛膝根提取液有抗炎作用，可解释对腰膝酸痛的疗效，多与杜仲、狗脊、续断配伍。

4. 促进蛋白质合成作用：促脱皮甾酮有类似4-氯睾丸酮的蛋白质合成增强现象，同时伴有mRNA合成，动物用后体重增加，肝肾蛋白质合成增高，细胞分裂亢进。

5. 其他作用：甾酮等不影响正常血糖，但能使几种原因实验造成的高血糖降低；还能改善肝功能，降低血浆胆固醇。

【临床报道】

牛膝治腰膝酸痛、腰腿风湿、跌打损伤都有效。对肾虚腰痛，须配杜仲、狗脊、续断、桑寄生等。对风湿腰腿痛，宜配络石藤、海桐皮、萆薢、苍术等。牛膝活血通经，祛瘀止痛，对伤科、妇科各种瘀血凝滞，应用较广，多与桃仁、红花、赤芍药等配伍。如因风湿出现下肢关节疼痛，牛膝与威灵仙、络石藤、独活、萆薢等配伍。牛膝对脾虚泄泻、气虚下陷、遗精崩漏及孕妇不宜用。又牛膝生用破血行瘀较好，熟用补益功效较佳。

牛膝主要有怀牛膝、川牛膝两类，但川、陕、黔等地的柳叶牛膝，亦在当地作牛膝入药。麻牛膝不宜药用。怀牛膝与川牛膝功效虽较近似，但怀牛膝补肝益肾、舒筋健骨为胜；川牛膝活血祛瘀作用较佳。即就怀牛膝而言，生用破血行瘀较胜，酒炙炒用，补益力增强。又牛膝与川芎同为治疗血分病的要药，但牛膝特点是善于下行且引药下行；而川芎是能升能散，载药上浮，此为其主要区别。

【附方】

［古代方］

热淋，尿痛：牛膝、当归、黄芩各等份，共研粗粉，每次6克，纱包煎汤服。（《证治准绳》牛膝汤）

［现代方］

1. 肝肾不足，腰膝酸痛：牛膝、杜仲、独活、熟地、木瓜各9克，水煎服。

2. 冠心病：与丹参、桃仁、红花、赤芍、全瓜蒌配伍，水煎服。［北京中医，1985，4(2)：27］

3. 前列腺肥大：牛膝与黄柏、知母、丹参、大黄、益母草配伍，水煎服。［中西医结合杂志，1985，5(5)：323］

【备注】

1. 野生牛膝：产于江西、四川、贵州等地。油性少，味苦寒。一般多作土牛膝药用，清热解毒，利尿，用于咽喉炎、流行性腮腺炎、肾炎水肿等。

2. 怀牛膝：特产于河南怀庆，并不主产于淮河流域，处方署名淮牛膝，是错误的。

106. 毛冬青

【概述】

本品为冬青科植物毛冬青 Ilex pubescens Hook. et Arn. 的根。产于两广、福建、浙江、江西、安徽、台湾等地。又称毛披树、乌尾丁等。性平，味苦、涩。功能活血通脉、清热解毒。主治脱疽，偏瘫，丹毒，风湿感冒，肺热咳嗽，咽喉肿痛，痢疾，烫伤等。用法用量：入煎剂15～30克；外用适量，煎汁涂或浸泡。

【成分】

根皮含有多种黄酮类、酚类、甾醇、氨

基酸，三萜皂苷有毛冬青皂苷甲，乙$_1$、乙$_2$、乙$_3$。叶含毛冬青甲素和青心酮等。

【药理】

1. 对心血管的作用：① 对心脏冠状动脉的作用：浙江医大及杭州中药厂采用Langendorff氏法常规灌注离体兔心试验，发现毛冬青粗制剂有增加兔心冠脉流量的作用。在一定剂量范围内，随其剂量的增大而流量增加更为显著。它对心收缩力和心跳频率影响不大，说明其促进冠脉流量的增加主要是由于其扩张冠脉作用所致。湖南医学院用豚鼠离体心脏试验，发现毛冬青注射液有增加冠脉流量和增强心缩作用，而对心率则作用不明显。其冠脉流量及心缩力增加，可能系通过扩张冠状动脉及改善心肌供氧的缘故。中山医学院用毛冬青黄酮苷成分于离体兔心、在位狗心直接测量冠脉流量，用药后可见冠脉流量明显增加。在心肺装置中，用药后心输出量基本不变，心率稍减慢，可见未增加心脏功能。所以推测冠脉舒张是毛冬青对血管的直接作用。短期重复用药，作用即逐渐降低，说明黄酮苷成分可能有快速耐受性。② 对心肌耗氧量的影响：在位狗心冠脉流量测定及心肺装置实验中进行心肌分钟耗氧量的测定，从大部分实验结果看，用毛冬青黄酮苷后，有改善心肌代谢、降低心肌耗氧量的作用。同时冠脉流量增加，血中氧供给充足，对缺氧心肌非常有利。③ 抗血栓：毛冬青甲素对血小板聚集有抑制作用。④ 甲素对心脏功能的作用：毛冬青甲素可增强心肌收缩性，改善心肌舒张性，增加心肌后负荷，增加心肌耗氧量。离体豚鼠心脏标本出现正性肌力作用，可能是对心肌的直接作用。与哇巴因合用，不影响豚鼠哇巴因LD100，说明它不能缓解强心苷的中毒作用。

2. 对血压的影响：毛冬青注射剂或黄酮苷类成分对猫注射后，都引起血压下降。降压作用缓慢而持久。

3. 镇咳祛痰作用：毛冬青根水煎剂，对小鼠由二氧化硫引起的咳嗽，有镇咳作用。酚红法实验，对小鼠有祛痰作用。

4. 抗炎作用：对原位性肾炎家兔和输卵管阻塞性炎症的大鼠，毛冬青甲素均有抗炎症作用。

5. 抗菌作用：毛冬青根水煎液与注射液体外试验，对金黄色葡萄球菌极度敏感，对变形杆菌、福氏痢疾杆菌和绿脓杆菌敏感。对大肠杆菌、伤寒杆菌、宋氏痢疾杆菌都有抑制作用。

6. 毒副作用：毛冬青黄酮苷毒性很低，小白鼠静脉注射LD50为920毫克/千克。家兔1克/千克静脉注射后虽产生中毒症状，但仍可复苏。慢性毒性试验，每天肌肉注射黄酮苷，连续3个月，未见毒性反应，也未发现实质器官的组织变化。

【临床报道】

1. 治疗冠心病：毛冬青根注射液用于心绞痛及心肌梗死，能使心绞痛减少，心功能改善，运动耐量增加。冠心病患者治疗1个月左右，绝大多数有显著效果，其中治疗前有心绞痛、心功能不全、高血压、四肢麻木、头晕头痛或血清胆固醇增高等症，治疗后多数恢复正常或明显好转。治疗血栓闭塞性脉管炎，有一定的近期疗效，大部分病例症状好转。也有报道可治疗脑血栓形成。

2. 治疗慢性支气管炎：毛冬青浸剂及冲剂治疗慢性气管炎。治疗111例，总有效率85.6%，近控和显效均为25.23%。用于中心性视网膜炎及葡萄膜炎，用毛冬青注射液肌肉注射，对急性水肿型中心性视网膜炎疗效较好，能通过改善血循环，促使水肿消退而提高视力。慢性渗出型患者疗效较差。

附：毛冬青叶：含乌索酸、齐墩果酸、熊果酸。主要成分为青心酮和毛冬青甲素。

本品性寒，味苦涩。功能清热解毒，止痛消炎。治烧烫伤，3～9克，煎服。外用时用药液湿敷。治外伤出血、痈肿疮疖、带状疱疹,研末撒布或捣敷。

【附方】

［现代方］

1. 缺血性脑血管病:脑血栓者口服毛冬青甲素,每次40毫克,每天3次,30天为1个疗程,脑供血不足,同前口服法,另加甲素10毫克肌肉注射,每天1次,15天为1个疗程。［广东医学,1985,6(4):27］

2. 血栓性浅静脉炎:口服毛冬青片剂每片80毫克,每次5片,每天3次。服药总量400~800片。［中医药学报,1988(5):26］

3. 陈旧性中心视网膜炎和高血压性视网膜病变:用1%毛冬青注射液点眼,然后在纱布垫上滴加0.8~1毫升注射液,在直流电疗机上治疗30分钟,12次为1个疗程。［人民军医,1980(7):封三］

4. 流行性出血热:肌肉注射毛冬青注射液(20毫克/毫升),每次4毫升,每天2次,减少并发症和死亡率。［中西医结合杂志,7(11):686,1987］

5. 伤口感染:水煎液0.15克/毫升,洗涤创面,每天1~2次。消炎、消肿、止痛、生肌。［人民军医,(4):43,1986］

6. 脱疽:毛冬青根60~120克,水煎服,渣再煎汤浸泡患肢。［浙江中医杂志,1992(3):178］

107. 升　麻

【概述】

本品为毛茛科植物大三叶升麻 Cimicifuga heracleifolla Kom.、兴安升麻 Cimicifuga dahurica (Turcz.) Maxim 或升麻 Cimicifuga foetida L. 的干燥根状茎。又名绿升麻、西升麻、川升麻、周麻、鸡骨升麻、鬼脸升麻。为不规则的长形块状,多分枝,呈结节状。兴安升麻主产于河北、山西、东北、内蒙古等地。升麻主产于陕西、青海、四川等地。大三叶升麻主产于东北地区。性微寒,味辛、微甘。归肺、脾、胃、大肠经。功能发表透疹,清热解毒,升举阳气。主治风热头痛,齿痛,口疮,咽喉肿痛,麻疹不透,阳毒发斑;脱肛,子宫脱垂。用法用量:3~9克,水煎服;外用适量,研末调敷,煎水含嗽或淋洗。

【成分】

北升麻根茎含阿魏酸(Ferulic acid)、异阿魏酸(Isoferulic acid)、咖啡酸(Caffeicacid)、升麻精(Cimifugin)、升麻苷(Cimicifugo-side)、北升麻萜(Cimicilen)、齿阿米素(Visna-gin)、去甲齿阿米素(Norvisnagin)、齿阿米醇(Visamminol)、12-羟升麻环氧醇阿拉伯糖苷(12-Hydroxycimigenol arabinoside)、α-谷甾醇(3-Sitosterol)、升麻环氧醇(Cixnigenol)、升麻环氧醇木糖苷(Cimigenyl xyloside),还含有以兴安升麻醇(Dahurinol)为苷元的糖苷及吲哚酮类成分等。西升麻含升麻碱、咖啡酸、阿魏酸、水杨酸、鞣质及脂肪酸等。

【药理】

1. 解热镇痛作用:北升麻提取物或其成分异阿魏酸均可使大鼠正常体温降低,对大鼠实验性发热亦有解热作用。升麻或北升麻水提取物给小鼠灌胃有镇痛作用。升麻苷有降低体温作用。升麻和单穗升麻均含有的成分阿魏酸和异阿魏酸有轻度镇痛作用;咖啡因和异阿魏酸有轻度解热作用。

2. 镇静、抗惊厥作用:升麻煎剂能使小鼠自主活动减少,呈现镇静作用。升麻和单穗升麻的提取部位可使动物活动减少,并可降低大鼠的正常体温,对小鼠有镇痛作用。升麻中分离得到升麻素

(Cimifugn)有中枢抑制作用，升麻提取物能对抗樟脑或士的宁引起的惊厥。

3. 对免疫功能的影响：升麻三萜类化合物能降低淋巴细胞的活性，对 Con A 诱导的淋巴细胞转化有很强的抑制作用。升麻醇木糖苷能选择性抑制细胞摄入核苷酸，抑制淋巴细胞转化。而升麻水提取物诱导淋巴细胞产生 IFN，且在体外能促进植物血凝素或 Con A 诱导的淋巴细胞转化。

4. 保肝作用：升麻甲醇提取物升麻醇木糖苷对 CCl_4 所致肝损伤有明显抑制作用，可使血清 AST、ALT 值明显降低，并使肝细胞的变形、坏死减轻。

5. 解痉作用：北升麻甲醇提取物齿阿米醇等能对抗 Ach、组胺、$BaCl_2$ 引起的豚鼠离体空肠的收缩，其活性成分齿阿米醇的解痉作用为盐酸罂粟碱的 1/3。

6. 抑菌作用：升麻在试管内能抑制结核杆菌的生长。其变种绿升麻(Cimicifuga foetida L.)的水浸液(1∶4)在试管内对黄癣菌、奥杜盎小芽孢癣菌、铁锈色小芽孢癣菌、红色表皮癣菌等皮肤真菌，有不同程度的抑制作用。

7. 抗炎作用：升麻和单穗升麻(Cimicifuga simpiex W.)的不同提取部位灌胃给药能抑制大鼠角叉菜胶性足肿胀和肛门溃疡，升麻的抗炎成分可能是异阿魏酸。升麻煎剂灌胃给药对角叉菜胶空气囊炎症的肉芽组织质量和渗出液量有明显的抑制作用。对 T_3 细胞增殖呈浓度依赖性抑制。

8. 抗癌作用：升麻经体外实验对癌细胞有抑制作用，抑制率达 90%以上，还具有干扰素感应作用。

9. 毒副作用：单穗升麻甲醇总提取物对小鼠静脉注射的 LD50 为 700 毫克/千克。中毒症状为运动抑制呼吸徐缓，耸毛，后肢间歇性痉挛等。小鼠腹腔注射升麻石油醚提取物，出现活动减少，部分动物瘫痪，死亡；氯仿提取物使动物活动减少，部分动物惊厥死亡。

10. 对平滑肌的作用：升麻煎剂对正常离体家兔子宫有兴奋作用，表现为频率增加和短时间的提高张力。对膀胱和未孕子宫呈兴奋作用，并抑制离体肠管和妊娠子宫。升麻中的成分维斯阿米醇(Visamminol)和齿阿米素(Visnagin)对豚鼠空肠有明显解痉作用，呋喃色胺衍生物升麻(Khelln)对膀胱和子宫平滑肌有明显的解痉作用。

11. 其他作用：升麻的甲醇提取物灌胃给药，对四氯化碳所致小鼠血清 AST、ALT 升高有明显的抑制作用。0.01～0.04 克/毫升的升麻水提物对凝血酶引起的人血纤维蛋白质凝聚时间有显著延长作用，小鼠实验证明，升麻生药或炒炭后均能明显缩短凝血时间。野升麻有性激素样作用，给雌性动物长期注射野生麻提取物，可使子宫重量增加；能使少年期发育不全和更年期的雌大鼠建立性周期；能使少年期雌性大鼠的卵巢重量增加，黄体数目增多。北升麻酊剂和升麻素均有镇静作用。

【临床报道】

1. 治疗中气下陷：与益气药同用，治疗脱肛、胃下垂、子宫脱垂、中气不足、肺虚泄泻等，如补中益气汤。

2. 治疗麻疹：于麻疹初期出疹不快之时，可配葛根、牛蒡子等。对麻疹已透、热盛过甚者不宜用，古方有升麻葛根汤。

3. 治疗头面部疼痛：如面部神经痛，配苍术、荷叶等(古方有清震汤)；胃热牙痛，配葛根、石膏或黄连；咽喉疼痛，配玄参、桔梗、牛蒡子等。

4. 其他：升麻配葛根用于治疗骨髓炎、肝炎、面神经麻痹、高血压、末梢神经炎等疾病有显效。升麻鳖甲汤可用于治疗血小板减小症和肾炎血尿。升麻尚可用于慢性风湿病，亦用作苦味健胃剂。

由于对胃的刺激，常引起呕吐。过量

引起乏力、眩晕、震颤、剧烈头痛、缓脉、虚脱。中毒量可致心脏抑制,血压下降,因呼吸麻痹而死亡。

【附方】

[古代方]

小痘,痧疹不明,发热头痛,伤风咳嗽,乳蛾痄腮:升麻1.5克,前胡2.4克,甘葛1.5克,黄芩6克,栀子2.4克,炒牛蒡子3克,甘草0.9克,桔梗1.5克,薄荷1.5克,川芎3克。水煎服。(《滇南本草》升麻汤)

[现代方]

1. 胃下垂:升麻配黄芪、云苓、党参、白术、枳实、红花等水煎服。[湖北中医杂志,1991,13(5):14]或用升麻、枳壳各15克,水煎,每天1剂,分2次服。

2. 脱肛:升麻配党参、甘草,水煎服;同时用芒硝、甘草水煎液熏洗。[中医杂志,1963,(6):16]

3. 血管性头痛:制升麻、溧苍术、广陈皮、炙甘草水浸15分钟,再用文火煎服。[河南中医,1990,10(6):25]

4. 口腔疾患:升麻或北升麻的水-乙醇提取物,能控制口臭及口腔疾病,可用作漱口剂成分之一。其乙醇提取物,对皮肤有保护作用,可作为洗剂成分之一。

5. 胃热牙痛、口舌生疮:升麻、黄连各3克,石膏(先煎)15克,栀子9克,甘草6克,水煎服。(《中国常用中草药》)

6. 崩漏(升陷汤加减):生黄芪、知母、柴胡、升麻、桔梗,治疗中气下陷型崩漏10例,疗效满意。

【备注】

1. 升麻的原植物有大三叶升麻、兴安升麻和升麻,商品药材则依次称为关升麻、北升麻和西升麻。

2. 除上述三种升麻外,各地尚有多种植物的根茎作升麻药用,如:① 单穗升麻。② 小升麻。③ 类叶升麻。④ 华麻花头(广东升麻)。⑤ 秤杆升麻(土升麻):为泽兰的根茎。(《中药采取鉴别应用全书》)

108. 化橘红

【概述】

本品为芸香科植物化州柚 Citrus grandis (L.) Osbeck tomentosa Hort 或柚 Citrus grandis (L.) Osbeck 的未成熟或近成熟的干燥外层果皮。前者习称毛橘红,后者习称光七爪、光五爪。夏季果实未成熟时采收,置沸水中略烫后,将果皮割成5或7瓣,除去果瓤及部分中果皮,压制成形,干燥。又名化皮、化州橘红、橘红、柚皮、柚皮橘红、柚类橘红等。以化州柚为原料者,因果皮有毛,称毛橘红。毛橘红主产于广东化州,又名毛七爪。亦栽培于廉州、遂溪、徐闻以及广西南宁、博白等地。因化州柚产量小,产柚地区多以柚的果实加工成光橘红,又称光七爪,主产于重庆、四川江津、綦江等地。柚又称文旦、沙田柚、香柚,栽培于浙江、江西、福建、广东、广西等地。性温,味辛、苦。归肺、脾经。功能散寒,燥湿,利气,消痰。用于风寒咳嗽,喉痒痰多,食积伤酒,呕恶痞闷。用法用量:内服煎汤3~6克,或入丸散。

【成分】

柚的外果皮含挥发油,主要成分为柠檬醛、柠檬烯、芳樟醇牻牛儿醇等;又含黄酮类成分柚皮苷、新橙皮苷、红橘素、川陈皮素等;还含水苏碱、伞形花内酯、葡萄柚内酯、焦性儿茶酚、甘氨酸等。

此外,尚含蛋白质、脂肪、碳水化合物、胡萝卜素、维生素 B_1、维生素 B_2、维生素C、烟酸、钙、铁、磷。

【药理】

1. 对呼吸系统的作用:柠檬烯和蒎

烯对麻醉兔和小鼠有祛痰作用，柠檬烯对小鼠还有显著镇咳作用；小鼠灌服化州橘红多糖对氨雾引咳法出现明显的镇咳作用，酚红排泌法也证明有祛痰作用。

2. 镇静作用：芳樟醇对小鼠有镇静作用，使自发活动减少。

3. 抗病原微生物作用：柠檬烯在体外对肺炎链球菌、甲型链球菌等有很强的抑菌作用。柚皮苷有抗菌、抗病毒作用。

4. 其他作用：柚皮苷还有抗炎，抗氧化，体外抑癌等作用。

【临床报道】

参见“橘红”。

化橘红用咳喘痰多，胸膈胀闷，可与半夏、苏子、杏仁等配伍；咳嗽痰多，气急口渴咽干，可与麦冬、栝蒌、款冬花等同用。对食积腹胀、呕逆，化橘红可与山楂、麦芽、枳壳等配伍；妇女妊娠呕恶，可与白术、苏叶、生姜同用。

【附方】

［现代方］

痰喘：化橘红、半夏各 15 克，川贝 9 克，共研细末。每服 9 克。开水送下。（《常见病验方研究参考资料》）

【备注】

1. 除化州柚外也可用柚，又名文旦（浙江、福建），香抛、四季抛（浙江），沙田柚（广西、广东），香柚（湖南）。

2. 化橘红功用似橘皮，但理气作用较弱，燥湿化痰较胜。（《中医用药精华》）

3. 化州柚之外的橘红，参“橘红”条。两者可互参。

109. 月季花

【概述】

本品为蔷薇科植物月季 Rosa Chinensis Jacq. 的花蕾或初开的花。又名月月红、四季花、月季红等，大部分地区均有栽培。以香浓、蕾大、完整、紫红色者为佳。性温，味甘。归肝经。功能活血调经，消肿解毒。用治：① 月经不调、经闭、痛经、肝郁不舒。每用3～5 克，水煎服。② 痈疖肿毒、瘰疬、跌扑瘀肿。鲜品捣烂敷局部或研末调敷。

孕妇忌服。

【成分】

含芳香性挥发油，为萜醇类化合物，其中主含牻牛儿苗醇、橙花醇、L-季茅醇及葡萄糖苷，并含槲皮素、鞣质、没食子酸等。

【药理】

抗真菌作用：月季花所含没食子酸体外有抗真菌作用。

【临床报道】

月季花可理气、通经、通便，故用于月经不调、小腹胀痛，每用干品 1.5～4.5 克，水煎或酒浸，可单用 3 克，也可配伍当归 9 克，丹参 9 克，黄酒适量浸服。服用后也有引起腹痛者。

【附方】

［现代方］

1. 月经不调：月季花 6～9 克，水煎服。又方：月季花 3 克，香附 10 克，当归 10 克，丹参 10 克，水煎服。（《中国常用中草药》）

2. 痛经：月季花 9 克，香附 9 克，丹参 15 克，水煎服。（同上）

3. 筋骨疼痛、跌打损伤：月季花，干研末，每服 3 克，酒冲服。（《湖南药物志》）

【备注】

月季花叶主治跌打损伤、血瘀内阻；其根用治月经不调、遗精、带下等。

110. 月 见 草

【概述】

本品为柳叶菜科植物红萼月见草 Oenothera biennis L. io. erythrosepala Borb. 和月见草 Oenothera odorata Jacq 的种子。产于东北,又名夜来香。性温,味甘。功能清热活血,化湿除痰,滋养肝肾,扶正排毒。主治脾虚肝肾不足所致之身体虚弱,乏力倦怠,多食多饮但饮食不化,气血不畅之头晕心痛,大便不通等。

【成分】

本品种子含有月见草油(Eyening primrose oil),其中有亚油酸、油酸、棕榈酸、月桂酸、花生酸、γ-亚麻酸等多种不饱和脂肪酸等。

【药理】

1. 抗炎作用:月见草子油乳剂有显著抑制二甲苯、角叉莱胶、组胺、前列腺素 E_2、热烫、甲醛、制霉菌素所致大(小)鼠足跖肿胀及巴豆油气囊肿等多种致炎因子引起的毛细血管通透性增高、炎性渗出和水肿以及炎症增殖期的肉芽组织增生的作用,并能抑制前列腺素 E 及缓激肽的释放,稳定溶酶体膜。

2. 抗脂质过氧化作用:月见草油及乳剂体外对大鼠、体内对小鼠具有非常显著的抑制肝及肝血浆内过氧化脂质生成作用,还能明显增强小鼠血中过氧化氢酶的活性和降低高脂血症大鼠血清脂质过氧化物丙二醛(MDA)含量。

3. 降脂作用:月见草子、月见草油及其钠盐、月见草油胶囊,月见草油乳及其复方乳剂等能显著降低高脂血症、慢性肾功能不全、脑梗死等患者血中总胆固醇、甘油三酯、低密度脂蛋白的含量,显著升高高密度脂蛋白-胆固醇及高密度脂蛋白与总胆固醇的比值。

4. 降糖作用:月见草油乳、月见草子油胶丸均能显著降低糖尿病患者及高血糖患者空腹血糖含量。其降糖成分为亚油酸。

5. 抗血小板聚集作用:月见草油及其胶丸、西洋参月见草口服乳具有明显抑制兔静脉血的血小板聚集和血小板合成血栓素 A_2 的作用,能明显抑制二磷酸腺苷(ADP)引起的动物血小板聚集,明显抑制高血脂患者的血小板聚集。月见草脂肪酸钾盐可使小鼠前列腺素 E_1 的水平升高。

6. 抗动脉粥样硬化作用:月见草油脂肪酸钠能明显减少动脉粥样硬化兔的病变血管数及病变程度。

7. 增强免疫功能:月见草油能促进小鼠单核巨噬细胞吞噬系统的吞噬功能,并对溶血素的产生有明显刺激作用,能促进体液免疫。

8. 减肥作用:月见草油能减少肠道绒毛膜上皮细胞对脂质的吸收,改变脂肪组织在体内的分布,抑制体内脂肪细胞的增大,从而起到减肥和控制体重增加作用。

9. 其他作用:γ-亚麻酸能调节体内锌水平,还能抑制血栓素 A_2(TXA_2)的合成,降低 TXA_2/PGI_2(前列腺素 I_2)的比值,扩张肾小动脉及肾小球毛细血管,增加肾血流量,使肾功能好转。

10. 毒副作用:月见草油给小鼠灌胃未测出 LD50,1 次灌胃月见草油胶丸的 LD50>1 500 毫克/千克,静脉注射复方月见草油乳剂的 LD50 为(31.2±1.0)毫升/千克。

【临床报道】

1. 治疗高血脂症:月见草油胶丸或

乳剂口服。

2. 治疗糖尿病：月见草油乳剂每天3次，每次服10毫升(含油量1.5克)。

3. 治疗肥胖症：口服月见草胶丸，每天3次，每次2～3丸。

4. 其他：本品还用于高血压、慢性肾功能不全、脑梗死等患者的治疗。

【附方】

［现代方］

1. 月见草子油：胶囊：每丸含油0.35毫升，每次服2～3丸，每天3次。

2. 月见草乳剂：吸收快，血中浓度较高。每次服用10毫升(含油1.5克)，每天3次。

111. 丹　参

【概述】

本品为唇形科植物丹参 Salvia miltiorrhiza Bge. 的干燥根及根茎。又名赤参、紫丹参等。主产于安徽、江苏、山东、河北、四川等地。栽培或野生，陕西主产于陕南，多为野生。性微寒，味苦。归心、肝经。功能祛瘀止痛，活血通经，凉血消痈，清心除烦。主治月经不调，经闭痛经，癥瘕积聚，胸腹刺痛，热痹疼痛，疮疡肿痛，心烦不眠，肝脾肿大，心绞痛。一般用量：9～15克。

【成分】

近年从丹参分离到多种脂溶性菲醌类成分，如丹参酮Ⅰ、丹参酮$Ⅱ_A$、丹参酮$Ⅱ_B$、隐丹参酮、二氢丹参酮、异丹参酮Ⅰ、异丹参酮Ⅱ、异隐丹参酮、丹参新醌A、丹参新醌B、丹参新醌C、丹参新醌D等。水溶性成分有原儿茶醛及另一种具有较大生理活性的丹参素[β-(3、4-二羟基苯基)乳酸]。并含维生素E。

【药理】

1. 保护心肌作用：丹参缩小心肌梗死面积、保护心脏微血管内皮细胞、消除氧自由基，防止脂质过氧化，防止或减轻钙超负荷损伤，保护心肌线粒体，改善能量代谢、终能保护心肌。丹参能使心功能不良的心脏功能改善。加强心肌收缩力而不增加心肌耗氧量。扩张冠脉，使冠脉血流量增加。抗动脉粥样硬化、缩小心肌梗死面积，降低心肌耗氧量，防止心肌缺血。最新研究认为，丹参酮能抑制血管平滑肌细胞增殖。

2. 扩血管作用：丹参能扩张肢体血管，血栓闭塞性脉管炎患者用后，患肢动脉搏动增强。

3. 降血黏度作用：丹参能提高纤溶酶活性，促进纤维蛋白溶解，静脉推注大量后，可致出血，凝血时间延长，从而表现抗血栓形成作用。对缺血性中风的血瘀患者，全血黏度和血浆黏度降低，红细胞电泳时间缩短，改善血液流变学。

4. 促进组织修复：丹参还能促进组织的修复与再生，这对陈旧性心肌梗死患者有益，清除梗死区坏死心肌，胶原纤维形成明显，肉芽形成较成熟。

5. 改善血液循环：丹参可使骨折局部瘀血减轻，局部血循改善，骨折愈合时间缩短。

6. 抑制纤维细胞过度增生：丹参对过度增生的纤维母细胞有抑制作用，故可用于硬皮病、瘢痕疙瘩的治疗。

7. 镇静镇痛作用：实验证明它有抗心律失常和明显镇痛作用，大脑皮质自发电活动减少。

8. 抗炎抗菌作用：丹参水煎醇提液对肺泡巨噬细胞分泌IL-1、IL-6有明显激活作用，丹参素可能具有抗菌和增强免疫的调节作用。丹参酒浸剂及其所含成分隐丹参酮、二氢丹参酮等，体外对葡萄球菌、大肠杆菌等有抑制作用。

9. 其他作用：① 丹参和丹酚酸B可拮抗肝纤维化，改善肝微循环，用于防治肝纤维化、肝硬化及脂肪肝等。② 丹参提取物可促进消化性溃疡愈合。③ 丹酚酸A可防治糖性白内障。④ 防治神经退行性疾病，如AD等。⑤ 抗肿瘤作用。

【临床报道】

丹参活血化瘀，且能养血，有“丹参一味，功同四物”之说。用于心脉阻滞所致心绞痛、心血不足所致神经衰弱，临床上治疗气滞血瘀所致的月经不调、痛经及肝郁胁痛（慢性肝炎、肝硬化早期）有效。

当归与丹参均能补血活血，但当归补血力大于祛瘀，补中有通；丹参祛瘀力大于补血，以通为补。丹参虽药性平和，但对有出血倾向者，宜慎用。又习惯上忌与藜芦配伍。

【附方】

［现代方］

1. 冠心病心绞痛：丹参30克，檀香3克，砂仁3克，水煎服。（《医宗金鉴》丹参饮）又方：丹参30克，赤芍、川芎、红花各9克，降香6克，水煎服。

2. 神经衰弱、心悸、失眠、烦躁不安：丹参12克，水煎，分早晚服，每服6克。（《中药基础知识简编》）又方：丹参、柏子仁、当归各9克，生地12克，五味子4.5克，水煎服。

3. 血栓闭塞性脉管炎：丹参30克，鸡血藤30克，当归18克，玄参30克，甘草10克，水煎服。（《中药基础知识简编丹参通脉汤》）又方：丹参、金银花、赤芍、土茯苓各30克，当归、川芎各15克，水煎服。（《中国常用中草药》）

4. 月经不调：丹参15克，当归、香附各9克，益母草12克，水煎服。（《中国常用中草药》）

5. 乳痈肿痛：丹参、连翘、天花粉各9克，蒲公英30克，水煎服。（同上）

6. 血瘀而见阴虚者：丹参15克，党参19克，麦冬18克，五味子6克，山萸肉12克，糯稻根24克，生地18克，水煎服。（《中药基础知识简编》丹参生脉散加味）

【备注】

丹参除《药典》规定前述正品外，尚有同属其他几种植物在不同地区作丹参用。如：

1. 南丹参 Salvia bowleyana Dunn. 气弱，味微苦，表面灰红色，质较坚硬，容易折断，产湖南、江西、浙江、广东、福建等地。也含丹参酮$Ⅱ_A$等。

2. 甘西鼠尾 Salvia przewalskii Maxim. 也称甘肃丹参。表面暗紫红色，质松脆，易折断，断面不平坦，可见浅黄色维管束。气弱，味微苦。含丹参酮1.99%，隐丹参酮1.60%，丹参酮$Ⅱ_A$ 0.34%。在北京、上海、甘肃、青海、云南等地作丹参用，近年还在本品中分离到丹参酮$Ⅱ_B$、丹参内酯、去甲丹参酮、二氢丹参酮、丹参新醌乙、齐墩果酸等。

112. 乌　药

【概述】

本品为樟科植物乌药 Lindera aggregata (Sims) Kosterm. 的干燥块根。但传统以浙江天台山所产小乔木植物天台乌药 Lindera strychnifolia (Sieb. et Zucc.) Villar 的根为地道药材。又名天台乌、台乌药、台乌、矮樟、香桂樟、白叶柴、钱柴头、青竹香等。主产于浙江、安徽、湖南、广东、广西等地。江西、陕西、江苏、湖北、四川等地亦产。性温，味辛。归胃、肾、膀胱经。功能行气止痛，温肾散寒。主治胸腹胀痛，气逆喘急，膀胱虚冷，遗尿，尿频，疝气，痛经等。

用法用量：3～10 克，水煎服；磨汁或入丸散。

【成分】

含生物碱、挥发油。挥发油中含乌药烷、乌药烃、乌药醇、乌药醇酯、乌药内酯、龙脑、壬酸、乌药根烯、异乌药内酯、乌药醚内酯、氧化乌药烯、异氧化乌药烯、新乌药脂等。

【药理】

1. 对胃肠的作用：乌药对胃肠平滑肌有双重作用。其煎剂能促进肠蠕动，促进肠道气体排出。但又有实验证明，其煎剂亦能使离体兔小肠紧张性下降，此一作用可被乙酰胆碱所拮抗，故认为本品可拮抗乙酰胆碱的收缩效应。此外，乌药尚能增加消化液的分泌。

2. 抗菌抗病毒作用：体外抑菌实验表明，乌药对甲型溶血性链球菌、伤寒杆菌、变形杆菌及呼吸道病毒、柯萨奇病毒 CBV_1、CBV_3、CBV_4 等有抑制作用。鲜乌药叶煎剂对金黄色葡萄球菌、炭疽杆菌、乙型溶血性链球菌、白喉杆菌、大肠杆菌、绿脓杆菌、痢疾杆菌等有抑制作用。又有抗单纯疱疹病毒的作用。

3. 止血作用：体外实验证明，乌药干粉能明显缩短家兔血浆再钙化时间，促进凝血。

4. 其他作用：① 抗组胺作用。② 乌药挥发油内服能兴奋大脑皮质，促进呼吸，兴奋心肌，加速血液循环，升高血压。③ 外涂可使局部血管扩张，亦可使血液循环加速，缓和肌肉痉挛性疼痛。④ 乌药提取液可预防和抑制 CCl_4 引起的 AST、ALT 升高，有一定的保肝作用。

【临床报道】

1. 治疗肾气虚寒，膀胱失约致小便频数、失禁或遗尿等：常与益智仁、怀山药、覆盆子、桑螵蛸等配伍。

2. 治疗胃痉挛疼痛，胸腹胀痛：常与香附、木香、橘皮、吴茱萸、苏叶等配伍。

3. 治疗原发性痛经，经前期紧张症：属肝郁气滞者，常与元胡、香附、砂仁、木香、甘草等配伍。

4. 治疗睾丸鞘膜积液、睾丸炎、副睾炎、腹股沟疝：常与木香、炒小茴香、炒高良姜、槟榔、青皮、川楝子、巴豆配伍。

5. 治疗气滞引起的月经后期疼痛：与沉香、延胡索、当归、肉桂等配伍。

6. 治疗胸闷腹痛：与沉香、生姜配伍。气血虚而有内热者不宜用。

【附方】

［现代方］

1. 小儿疳积：天台乌药、鸡内金、五谷虫各等份，加入青黛 5%，共研细末，和匀。每晨空腹温开水送服 3～9 克，连服 1 个月。［浙江中医杂志，1958，(12)：32］

2. 小肠疝气痛：乌药9 克，木香3 克，小茴香4.5 克，青皮6 克，良姜45 克，槟榔9 克，川楝子9 克，水煎服。(《中药药效与临床》)

3. 胆汁反流性胃炎：乌药、黄连、竹茹各10 克，党参20 克，半夏、黄芩、柴胡各15 克，干姜5 克，水煎服。［中医函授通讯，1993，(1)：4］

4. 癌症：① 肝癌：乌药、柴胡各 12 克，砂仁、肉豆蔻、枳壳、槟榔各 9 克，沉香、木香各 6 克，共研细末，每天 9 克，每服 3 克，用半枝莲 30 克，八月札 6 克，煎汤，每天 3 次送服。② 乳腺癌：乌药、川楝子各12 克，七叶一枝花、蘖荔果、蛇莓各 15 克，龙葵、蜀羊泉、蒲公英各 30 克，水煎服。③ 十二指肠癌：乌药、枳壳、延胡索、香附、五灵脂各 9 克，木香 3 克，黄连、川楝子各 6 克，海螵蛸 15 克，半枝莲 30 克，水煎服。④ 结肠癌：乌药、木香、制香附、荠菜花、苦参、无花果各 9 克，猫人参、野鸦椿、生苡仁、草河车各 15 克，藤梨根、半枝莲、白花蛇舌草各30 克，水煎服。(《抗癌治验

本草》)

7. 粘连性肠梗阻：乌药、川楝子、当归、炒莱菔子各 12 克，厚朴、玄胡、赤芍、枳壳各 9 克，大黄(后下)15 克，芒硝(冲服)6 克，水煎服。[河北中医，1987，9(6)：14]

8. 关节扭伤：黄栀子 2 份，乌药、桃枝心、樟树枝心各 1 份，晒干，研末，以 50% 酒精调成糊状，再加适量面粉，混合搅匀后，摊于塑料布中，厚约0.3厘米，敷于患处。[新医学，1984，15(12)：632]

【备注】

乌药始见于宋代《开宝本草》。《本草图经》附有天台乌药、信州乌药、潮州乌药、衡州乌药四图，来源不同，其中天台乌药为本种，衡州乌药乃防已科植物樟叶木防已 Cocculus Laurifolius (Roxb.) DC 的根。而信州和潮州乌药是何来源，尚待进一步考证研究。

113. 乌　韭

【概述】

本品为鳞始蕨科植物乌蕨 Stenoloma Chusana (L.) Ching (Audiantum Chusanum L. Stenoloma Chinensis J. Sm. Sphenomeiis Chusana Copel.)的全草。乌韭一名，源出《神农本草经》，下品。一名大叶金花草、金花草、土黄连、水黄连、雪仙草、地柏枝、牙齿芒、青蕨、乌竹、小鸡尾草、细叶凤尾草、小野鸡尾草等。分布在长江以南各地，四川、云南、陕西等地均产。性寒，味甘(本经)，又谓性微寒，味苦(《广西中药志》)。功能清热利湿，止血解毒。用于风热感冒，中暑发痧，泄泻痢疾，白浊白带，吐血便血，牙疳痈肿，毒蛇咬伤，烫火伤等。用法用量：30～60克，煎服或捣汁饮；外用，捣敷或研末撒患处。

【成分】

乌韭叶含牡荆素(Vitexin)、丁香酸(Syringic acid)、山萘素、原儿茶醛、原儿茶酸(Protocatechuic acid)等。

【药理】

1. 抗菌、抗真菌作用：10%乌韭煎剂对金黄色葡萄球菌、绿脓杆菌、福氏痢疾杆菌、伤寒杆菌等有抑菌作用；对钩端螺旋体和人型结核杆菌也有抑制作用。

2. 保护胃黏膜作用：100%乌韭煎剂给小鼠灌胃0.2毫升/10 克，对眼镜蛇毒有拮抗作用，保护率为63.2%。

3. 镇静作用：乌韭对中枢神经有镇静作用，并有局部麻醉作用。

【临床报道】

报道治疗菌痢肠炎，用鲜金花草叶6 克，嚼碎吞服，每天 2 次，或用 50%煎剂10～20毫升，每天服 3 次，亦可晒干研粉，每次1.8克，每天服3次，治疗103例，98例有效。

【附方】

[现代方]

1. 肝炎：乌韭 90 克，水煎，分 3 次服，连服 10～15 剂。

2. 肠炎痢疾：乌韭 30 克，水煎服，或乌韭 60 克，凤尾草 30 克，水煎服。

3. 尿血、便血：乌韭根茎 15 克(鲜品加倍)，水煎服。

4. 烫伤：乌韭炒焦，研末用麻油调敷。

5. 跌打损伤、刀伤出血或肿痛或伤口糜烂：乌韭叶、石仙桃叶共捣烂，敷患处。

6. 狂犬咬伤：鲜乌韭根茎 150～180 克，用铜器水煎，空腹服，连服数天，环境必须安静。

7. 毒蛇咬伤：乌韭根茎捣敷。另取全草 30 克，水煎服。

8. 扁桃腺炎、腮腺炎、流感：乌韭 60～90 克，水煎服。(《中国药用孢子植物》)

【备注】

乌韭功效，有记载称与乌蕨相同。乌蕨提取物对小鼠砷和铵中毒有解毒作用。［赣南医专学报，1988，8(1)：20］

114. 乌　桕

【概述】

本品为大戟科植物乌桕 Sapium sebiferum (L.) Roxb.。又名桕树、卷子树、木蜡树等。产陕西、山东、江苏、浙江、江西、福建、湖南、广西、云南等地。药用部位有三：① 乌桕子：又名乌茶子，是植物的种子。性凉，味甘，有毒。归肾、肺经。功能消肿，杀虫，利水通便。用治肿毒，疥癣，榨油涂或研末调敷；手足皲裂：捣烂煎水浸泡；水肿，便秘：内服 3～6 克，外用：榨油涂，捣烂搽敷或煎水洗。② 乌桕叶：又名卷子叶、油子叶、虹叶等。性微温，味苦，有毒。入心经。功能杀虫止痒。用治霉菌性阴道炎、湿疹、脚癣，煎水洗。乳痈疖肿：捣烂敷，渣敷伤口周围；内服3～9 克，过量易中毒。③ 乌桕根皮：根皮或树皮，又名卷子根、卷根白皮等。产于华东、西南、华南及湖南、湖北、陕、甘、河南等地。性微温，味苦，有毒。归脾、肾、大肠经。功能泻下逐水，消肿解毒。用治肝硬化腹水、大小便不利，6～12 克，煎服；毒蛇咬伤：根皮 30 克和甜米酒、米泔水隔水炖服，分 2 次服，药渣敷伤口周围；乳痈、疔疮：捣烂敷；疥癣、湿疹、皮炎：煎水洗。内服后呕吐较剧烈，溃疡病、孕妇及胃炎患者忌服。

【成分】

1. 乌桕子：种子蜡层含固体脂 74.75%、壳含 34.94%、种仁含油 64.1%，内含毒素，不能食用。种子含黄酮苷及精氨酸、天门冬氨酸、谷氨酸等。

2. 乌桕叶：含无羁萜、鞣云实精（Corilagin）、莽草酸、并没食子酸、没食子酸、异-槲皮苷、β-谷甾醇等，干叶含鞣质 5.49%。

3. 乌桕根皮：根皮含花椒油素（Xanthoxylin）、甾醇、树胶等，树皮分离出莫雷亭酮（Moretenone），含氮大戟萜二醇酯及乌桕毒素 A（Sapintoxin A）。

【药理】

1. 乌桕子：乌桕油，有泻下作用。

2. 乌桕叶：① 煎剂有泻下作用。② 抗菌：体外对金黄色葡萄球菌、痢疾杆菌、大肠杆菌、绿脓杆菌有抗菌作用。③ 对钩端螺旋体有抑制作用。

3. 乌桕根皮：① 花椒油素能杀肠虫。② 煎剂有泻下作用。③ 乌桕毒素 A 对哺乳动物皮肤能快速致炎，但比巴豆油中的大戟二萜醇乙酸酯的致炎和致癌作用弱得多，对甲基胆蒽诱发小鼠背部皮肤肿瘤的发生率，也较巴豆油者为低，对甲基胆蒽及 HSV_2 诱发的小鼠宫颈癌也有促进作用。

【临床报道】

1. 乌桕子：治水肿、便秘、杀虫、肿毒、疥癣、皮肤皲裂。

2. 乌桕叶：治痈肿、疔疮、疥癣、湿疹、蛇伤。（《药海》）

3. 乌桕皮：杀虫、解毒、利尿、通便，用于血吸虫病、肝硬化腹水、大小便不利、毒蛇咬伤、湿疹、疥癣。

【附方】

［现代方］

1. 竹木刺入肉：乌桕子适量，与冷饭共捣烂，外敷伤处。

2. 手足皲裂：乌桕子 60 克，打碎，煎水泡洗患处。

3. 脂溢性皮炎：乌桕嫩芽 60 克，明矾 9 克，煎水洗患处；或用乌桕叶 30 克，明矾 9 克，共研末，布包浸米醋，外搽患处。

4. 霉菌性阴道炎：乌桕枝叶500克，加水煎成500毫升，冲洗阴道，每天1次，并将叶粉棉球于睡前塞入阴道，6次为1个疗程。

5. 阴囊湿疹：鲜乌桕枝叶适量煎水熏洗，每天1次。

6. 鼓胀、便秘、水肿、雷公藤中毒：乌桕根30克，水煎服。

115. 乌　梅

【概述】

本品为蔷薇科植物落叶乔木梅树 Prunus mume (sieb.) Sieb. et Zucc 的近成熟果实。又名乌梅肉、酸梅、梅实、熏梅、梅果、梅干、桔梅肉等。主产于浙江、福建、四川、云南、贵州、湖南等地。性平，味酸、涩。归肝、脾、肺、大肠经。功能敛肺，涩肠，生津，安蛔。主治肺虚久咳，久痢滑肠，虚热消渴，蛔厥呕吐腹痛，胆道蛔虫症及胬肉外突等。用法用量：3～10克，水煎服，大剂量可用至30克；外用适量捣烂或炒炭研末外敷。

【成分】

含柠檬酸、苹果酸、琥珀酸等多种有机酸类，尚含有谷甾醇、蜡样物质、三萜成分等。种子含有苦杏仁苷和脂肪油。

【药理】

1. 利胆、驱虫作用：体内或体外实验均表明，乌梅丸对蛔虫有抑制作用。研究认为，乌梅之酸、苦、辣能刺激胃窦，可引起胆囊收缩，胆管括约肌松弛，增加胆汁分泌并使胆汁趋于酸性，有利于胆汁的排出，使胆道蛔虫退回十二指肠。

2. 抗菌作用：体外实验表明，其水煎剂对大肠杆菌、宋氏痢疾杆菌、变形杆菌、伤寒杆菌、副伤寒杆菌、绿脓杆菌、霍乱弧菌等革兰阴性肠内致病菌及须疱癣菌、絮状表皮癣菌、石膏样小芽孢癣菌等皮肤真菌有抑制作用；其乙醇浸液对常见革兰阳性菌、大肠杆菌、痢疾杆菌、伤寒杆菌及人形结核杆菌等均有显著抑制作用；其水浸液还能抑制巴氏杆菌的生长；乌梅粉对白色葡萄球菌、枯草杆菌及伤寒杆菌有较强抑制作用。

3. 抗休克作用：乌梅煎剂对豚鼠的蛋白质过敏性休克及组胺休克有对抗作用。

4. 对平滑肌的作用：乌梅煎剂对离体兔肠有明显抑制作用，并可收缩肠壁促进肠蠕动，消除炎症。对豚鼠膀胱逼尿肌有兴奋作用。对妊娠早期大鼠子宫有强烈的兴奋作用。

5. 其他作用：乌梅还能增强机体的免疫功能，能兴奋唾液腺；并有抗疟原虫、抗癌作用等。

【临床报道】

1. 治疗久咳：用于肺虚久咳，少痰或干咳无痰，常与罂粟壳、半夏、杏仁、苏叶、阿胶、生姜、甘草等配伍。

2. 治疗久泻：用于久泻久痢，如慢性肠炎，常与黄连、木香、炮姜、诃子、党参、肉豆蔻等配伍。

3. 收敛止血：用于功能性子宫出血、恶露，常与地榆、阿胶等配伍。

4. 安蛔止痛：用于胆道蛔虫症、肠蛔虫症、蛔虫性肠梗阻，常与细辛、蜀椒、干姜、黄连、附子、桂枝、当归、人参等配伍。

【附方】

[现代方]

1. 慢性胆囊炎：乌梅5克，片姜黄9克，茵陈15克，焦山栀10克，制川军9克，鸡内金9克，佛水9克，枳实9克，滑石30克，甘草3克，水煎服。[上海中医药杂志，1981，(12)：27]

2. 乙型肝炎：乌梅15～30克，虎杖根

30克，水煎加糖适量口服，每天1剂。[新中医，1981，(4)：22]

3. 咽喉肿痛：乌梅30克，金银花60克，雄黄12克，共研细末，制蜜丸，每丸3克。每次1丸，1天3次。(《中药临床应用大全》)

4. 胆道蛔虫症并感染：乌梅、蒲公英各20克，使君子15克，川椒、干姜各8克，黄芩、黄连各9克，柴胡、大黄、槟榔、枳实、川楝子、青木香各12克，每天1剂，水煎2次，分3次服。[浙江中医杂志，1993，28(4)：18]

5. 鸡眼，胼胝：乌梅30克，食糖9克，水500毫升，醋15毫升，先将食醋溶在水内，再入乌梅，浸24小时，取出，加醋研和，敷患处。(《中医外科临证手册》)

6. 腹型过敏性紫癜：川雅连6克，炒枯芩10克，淡干姜6克，潞党参10克，大白芍30克，川椒10克，乌梅30克，姜半夏、炒枳实各10克，水煎服，每天1剂。[江苏中医，1988，(3)：8]

9. 遗精：乌梅30克，芡实15克，牡丹皮9克，进3剂，水煎服。[福建中医药，1985，(1)：11]

10. 消渴、热病津涸而致烦渴多饮：乌梅12克，麦冬15克，石斛12克，沙参12克，天花粉12克，葛根12克，水煎服。

【备注】

乌梅，始载于《神农本草经》，原文称其性平，历代有所争议。《日华子本草》认为其性暖，《医学启源》又谓其性寒。但长期临床实践证明，性温、性寒均与临床不符，缺乏实际意义。另外，关于乌梅的安蛔作用，始于《伤寒论》，但现代研究未发现乌梅有驱杀蛔虫的作用。其安蛔功效缘于乌梅可使胆汁酸化，虫体麻痹而退出胆道，因此本品为非彻底治虫剂。

116. 乌 梢 蛇

【概述】

本品为游蛇科动物乌梢蛇 Zaocys dhumnades (Cantor)的干燥体。药材乌梢蛇：去头及鳞片，切寸段。又名青蛇、乌风蛇、剑脊蛇、黑乌梢等。主产江苏、安徽、浙江、江西、福建等地。性平，味甘、咸。归肝经。功能祛风除湿，通络定痉。主治风湿顽痹，肌肤不仁，麻木拘挛，中风口眼歪斜，半身不遂，抽搐痉挛，破伤风，风疹疥癣，麻风，瘰疬恶疮。用法用量：5～10克，煎汤；酒浸或焙干研末为丸散，末吞服为1～2克。外用：烧灰调敷。忌犯铁器，血虚生风者忌服。乌梢蛇肉：去头及鳞片后，用黄酒闷透，除去皮骨干燥。酒乌梢蛇：取净乌梢段，照酒炙法，炒干。每100千克乌梢蛇，用黄酒20千克。

【成分】

有骨胶原(Collagen)、蛋白质、脂肪、醛缩酶(Aldoluze)等。

【药理】

初步研究有镇静、镇痛、抗惊厥及抗炎症作用。

【临床报道】

1. 治疗风邪入络：风湿痹痛，筋脉拘挛、四肢、肌肉、关节、筋骨酸痛、肌肤麻木：本品祛风邪、利血脉而去麻木；风疹：本品外达肌肤、祛风，用于风疹有效；又可治疗半身不遂、口眼歪斜等。

2. 治疗惊痫类病证：用于惊痫：对小儿急惊风或癫痫猝然昏倒，手足搐搦，口吐涎沫，双目上窜等证；破伤风：皮肉破伤，风毒之邪乘虚侵入所致肌肉强直性痉挛，甚者角弓反张。

配伍应用时：① 配白花蛇、炙蜈蚣，治破伤风、惊痫，抽搐。② 配羌活、秦艽，治风湿性关节炎。偏于风寒、游走不定者。

③ 配全蝎、白僵蚕，治小儿惊痫，风痰所致的筋脉痉挛和破伤风抽搐。④ 配蝉蜕、荆芥，治隐疹、皮肤瘙痒、疥癣。⑤ 配荆芥、蝉蜕、白芍药，治慢性湿疹、荨麻疹等。⑥ 配天麻，祛风定惊并见，药力倍增，用于惊风、头风等症。血虚生风者慎用。

与白花蛇的药效异同：两者同为蛇类，味俱甘、皆入血，均有祛风、通络、定惊止痛之功，对于风痹、麻风、疥癣、破伤风及小儿惊搐等证皆可应用。但不同处在于：① 乌梢蛇甘平、无毒；白花蛇甘咸，温燥有毒。② 乌梢蛇力缓，无论寒热皆可用；白花蛇药力峻猛，阴亏血少或内热生风之证不宜应用。③ 乌蛇主肾脏之风，为紫云疯之专药；白蛇主肺脏之风，为白癜风之专药。(《本经逢原》)

【附方】

［古代方］

1. 身体顽痹麻风：乌蛸蛇 60 克，防风、细辛各 30 克，白花蛇 50 克，天麻、独活、肉桂、枳壳、苦参各 30 克，上药为末，炼蜜和捣二三百杵，丸为梧子大，每服食前以温酒下 20 丸。(《太平圣惠方》乌蛇丸)

2. 干湿癣：乌蛸蛇 30 克，干荷叶 15 克，枳壳 1 克。此 3 味捣，箩为散。每服 2 克，空心蜜酒调下，日晚再服。(《圣济总录》三味乌蛇散)

3. 破伤风，颈项强硬，肌体强直：乌蛸蛇、白花蛇、蜈蚣。此 3 味为细散。每服 2～6 克，(《圣济总录》定命散)

4. 风痹，手足缓弱，不能伸举：乌蛸蛇 90 克，天南星 30 克，干蝎、白附子、羌活、白僵蚕各 30 克，麻黄 60 克，防风 0.9 克，桂心 30 克。上药捣，细箩为末，炼蜜和丸如梧子大，每服不计时辰，以热酒下 10 丸。(《太平圣惠方》乌蛇丸)

［现代方］

1. 破伤风：乌蛸蛇 9 克，蕲蛇 9 克，蜈蚣 1 条，研末，每服 3～6 克，用黄酒调服。(《中国常用中草药》)

2. 癫痫：乌蛸蛇30克，白矾30克，白附子15克，天南星15克，全蝎6克，蜈蚣半条，僵蚕4.5克，麝香0.5克，半夏60克，皂角60克，朱砂7.5克，研末，生姜汁煮麦糊为丸，每服6克，生姜汤送下。(《中国常用中草药》)

117. 火 麻 仁

【概念】

本品为桑科植物大麻 Canabis sativa L. 的干燥成熟果实。始载于《神农本草经》，原称麻子。药用其白色种仁。又称麻子仁、大麻子、麻仁、大麻仁、火麻子、冬麻子等。《尔雅翼》称为汉麻；《本草纲目》称为黄麻、火麻。全国各地均产。麻仁富油性，性平，味甘淡。归脾、胃、大肠经。炒麻仁，系照清炒法炒至香气逸出，颜色加深即止。功能润燥滑肠，通淋活血，补益虚劳。主治大便干结，肠燥积滞，阴虚便秘，消渴燥热，血虚津亏，气阴两伤。用法用量：内服 8～15 克，打碎煎服，或入丸散。印度大麻 Canabis sativa var. indica Lam. 为大麻的热带生理变种，虽形态与国产大麻接近，但印度大麻雌株能分泌多量具有麻醉作用之树脂，对人的中枢神经有特殊作用，成为出现精神症状的毒品，为世人所禁绝。

【成分】

火麻仁含脂肪油，约 30%，蛋白质约 28.2%，并含维生素 B_1、维生素 B_2、胆碱、毒蕈素(一种毒蛋白)、挥发油、卵磷脂、甾醇、葡萄糖醛酸等。麻叶(又称火麻头)、麻花(又称乌麻花)及麻贯(未熟时带苞的果穗)等，均有毒。叶含大麻酚(Canabinol)、大麻二酚(Canabidiol)、大麻树脂及胡芦巴碱(Trigonelline)。雌花花穗分泌的树脂含大麻酚、大麻二酚、四氢大麻酚等麻醉性成分。雄株花枝中含大麻二酚。种子和雄性花穗含大麻酚。火麻仁中也含大麻酚、大麻二酚、△及$△^9$一四氢大麻酚,毒性成分主要为大麻酚。酚类成分已知有20多种,然以$△^9$一四氢大麻酚活性最强。

【药理】

1. 对心血管系统的作用：本品酊剂除去乙醇制成乳剂,予麻醉猫十二指肠内给药2克/千克,0.5小时后血压开始缓缓下降,2小时后降至原水平的1/2左右,心率及呼吸未见显著变化,正常大鼠用后,血压亦有显著下降。青年人服火麻仁乳剂四周,血压由140/100 mmHg降至120/80 mmHg继续给予维持量5～6周,血压稳定于115/80 mmHg,且无不良反应。

2. 对消化系统的作用：能刺激肠黏膜,使分泌增加,蠕动加快,减少大肠的水分吸收,导致泻下,大麻油有缓泻作用,火麻丸可使离体兔肠蠕动波幅超过正常,频率加大而规则。

3. 对中枢神经系统的作用：麻花为重要毒品。吸食后精神激动,常致幻境。长期应用则导致人品堕落。

4. 抗菌抗癌作用：1%麻花醚溶液,可立即杀死金黄色葡萄球菌;大麻酚及四氢大麻酚能抑制小鼠Lewis肺癌的生长而不伤害正常细胞。四氢大麻酚还对人鼻咽癌KB细胞有较强活性,体外对小鼠白血病L1210有效。

5. 毒副作用：大麻对胎儿不利,人怀孕期吸食大麻可致胎头畸形;对鱼、鸟、兔、狗、猴的幼仔可致发育异常。

【临床报道】

1. 治疗便秘：主用于老人、产妇及体弱者的肠燥便秘。用于老人、产妇及体弱多病者,由于津枯液亏所致的肠燥便秘、取其润肠通便、与大黄、厚朴、白芍等配伍成麻仁丸。可治疗习惯性便秘、痔疮便秘,属于肠胃燥热者。配郁李仁,可增强泻下作用,且不伤津耗液。配瓜蒌仁,上清肺热,下润大肠,表里同治,润肠通便作用增加。配杏仁,气血同治,可用于肠燥、气滞便秘之症。

2. 治尿频、尿崩症：配杏仁、大黄、枳实、厚朴、白芍,治疗"小便数,大便难",每获良效。

3. 中毒及救治：由于火麻仁中含毒蕈碱(Muscarine)、胆碱等,误用大量可致中毒。多因火麻子处理不当或采食嫩苗所引起。食后1～2小时发病,最长12小时,中毒轻重与食量多少成正比。症状出现恶心、呕吐、腹泻、四肢发麻、烦躁不安、精神错乱、手舞足蹈、脉搏增速、瞳孔散大、昏睡乃至昏迷。经洗胃、补液及一般对症治疗,可以康复。对混有大麻仁油所炸油条,食后也有中毒者,对摊贩应严加管理。据本草记载火麻仁畏牡蛎、白薇、恶茯苓;多食损血脉,滑精气;肠滑者尤忌。

【附方】

［现代方］

1. 肠燥便秘：火麻仁200克,苦杏仁100克,大黄、炒枳实各200克,姜厚朴100克,炒白芍200克,研末制成蜜丸,每次9克,每天1～2次。(《中国常用中草药》)

2. 汤火伤：火麻仁、黄柏、黄栀子,研末,调猪脂涂。(《四川中药志》)

118. 巴　豆

【概述】

本品为大戟科植物巴豆Croton tiglium L.的干燥成熟果实。又名巴果、巴菽、毒鱼子、巴仁、芒子等,主产四川、云南、广西、贵州、湖北等地。生巴豆系去皮取净仁。性热,味辛,有大毒。多去油制霜用。归胃,大肠经。功能外用蚀疱,主治恶疮疥癣,疣痣。用法用量:外用适量,研末涂患处,或捣烂以纱布包擦患处。巴豆霜系巴豆的炮制加工品。性热,味辛,有大毒。归胃、大肠经。功能峻下积滞,逐水消肿,豁痰利咽。主治寒积便秘,乳食停滞,下腹水肿,二便不通,喉风,喉痹。用法用量:0.1～0.3 克;多入丸散用。孕妇禁用,且不宜与牵牛子同用。

【成分】

巴豆种仁含 34%～57%巴豆油,有毒和强烈刺激气味,为油酸、亚油酸、肉豆蔻酸、花生酸、棕榈酸、硬脂酸、月桂酸、巴豆油酸(Crotonic acid)及顺芷酸等的甘油酯,其中油酸含量最高(约 37%),巴豆酸含量很低。油中还含多种大戟二萜醇类和疏水性的 4-去氧-4α-巴豆醇的三酯化物。种仁中含 18%蛋白质,其中有巴豆毒朊素(Critin),类似蓖麻子毒蛋白,此外还含巴豆苷(Crotonoside)、氨基酸和酶等。国外学者曾报道巴豆含巴豆醇(Phorbol)和β-谷甾醇(β-Sitosterol)。

【药理】

1. 对消化系统的作用:巴豆油注射于狗、家兔肠内,可促进小肠蠕动,剂量大时先兴奋后抑制之。家兔在体小肠注入 0.01%～0.001%巴豆油乳剂 0.2 毫升,立即出现收缩幅度加大,紧张性升高,出现明显的兴奋作用。对 30 例胃脘部胀痛,嗳气患者吸入 0.5 克,巴豆燃烟后,出现嗳气,腹胀消失和肠鸣音增强,证明能促进胃肠蠕动,消除胀气。

2. 抗菌、抗病毒作用:巴豆煎剂对金黄色葡萄球菌、流感杆菌、白喉杆菌、绿脓杆菌有一定的抑菌作用。皮下注射巴豆油制剂可预防小鼠感染流脑。

3. 对生殖器官的作用:巴豆油经口给家兔灌胃,出现子宫出血,促进成熟卵泡发育、肥大。

4. 对肿瘤的作用:巴豆油可促进 3-甲基胆蒽诱发小鼠背部皮肤肿瘤。但可延缓大鼠移植性皮肤癌的瘤体发展并引起退化。

5. 凝血作用:巴豆油中活性成分 PMA 为血小板凝集剂。

6. 毒副作用:巴豆油可致豚鼠蛋白尿和血尿。巴豆霜或蒸煮巴豆的蒸气,可引起急性接触性皮炎。

【临床报道】

临床常用于治疗以下疾病:① 胃肠病:如溃疡性结肠炎,久泻不愈及婴儿腹泻。② 胆道疾患:如急性重症胆管炎、胆囊炎及胆道蛔虫症。③ 肠梗阻。④ 面神经麻痹。⑤ 其他:用去毒处理的巴豆制剂给晚期肿瘤患者,具有止痛、改善睡眠、增进食欲的作用;巴腊丸治疗鼻渊;小儿鹅口疮;牙痛;蜂窝织炎,用巴豆霜撒于溃疡面;慢性骨髓炎;寒痹:用巴豆搽剂。

巴豆有大毒,服后可引起剧烈腹痛、呕吐、腹泻、消化道炎症、便血。甚至引起失水性虚脱,对肾刺激出现血尿、尿闭。严重者发绀谵语,血压下降,呼吸困难,最后因呼吸、循环衰竭死亡。巴豆去油后,残渣含有毒性球蛋白,可引起皮肤黏膜炎症,且可溶解红细胞,发生局部组织坏死。

【附方】

[古代方]

1. 心腹卒暴百病,中恶客忤,心腹胀满,痛如刀刺,气急口噤,停尸卒死者:大黄、干姜、巴豆。按古法合研为散或蜜和丸如豆,以暖水服大豆许三四丸等等。(《金匮要略》三物备急丸)

2. 寒癖宿食,久饮不消,大便秘者:巴豆仁,清酒。煮三天三夜,令大熟,合酒微火煎之。丸为胡豆大。每服 1 丸,水下。欲吐者服 2 丸。(《千金要方》治寒癖宿食方)

3. 一切恶疮：巴豆、雄黄、轻粉。取巴豆、麻油煎黑，去豆，以油调后2味，频涂取效。(《普济方》治恶疮方)

4. 一切疮毒及腐化瘀肉：巴豆去壳炒焦研膏，点肿处则解毒，涂瘀肉则腐自化。(《痈疽神秘验方》)

[现代方]

1. 肠梗阻：将巴豆去壳，用纸包好，铁锤杵碎，去净油质后，以龙眼肉或荔枝肉包吞，每次用量0.5～1克。[湖南中医杂志，1986，(6)：16]

2. 急性重症胆管炎：巴豆去双层外壳取仁，切成米粒的1/2～1/3大小的颗粒，不去油，温水生吞服，每次150～200毫克，入院时立即口服，2小时后重复给药1次，一般在12小时内给药3～4次，次日酌情给药1～2次。[湖北中医杂志，1986，(5)：15]

3. 周围性面瘫：大巴豆30枚，去壳，大斑蝥3个，去足翅，鲜生姜6克去皮，捣为泥状，均匀摊在4厘米×5厘米，大小6～8层纱布上，药膏面积2.5厘米×2.5厘米，以患侧下关穴为中心，外敷胶布固定。3～4小时后去纱布及药膏，见有水疱出现，按无菌操作，用注射器沿水疱下缘吸出液体，防止感染。[山东中医杂志，1986，(5)：23]。

4. 海绵状血管瘤：巴豆2克，冰片5克，制草乌10克，生大黄15克，青木香15克，䗪虫15克，威灵仙30克，红花15克，川芎10克，将各药研细和匀密封备用。用时取少量药末，用白醋和白酒(1：2)调敷患处。小儿及过敏者慎用，可改用蓖麻油调敷，每天换1次，药末干时用上述醋酒湿润。(《中国中医秘方大全》巴豆消瘤霜)

5. 一切疮毒及腐化瘀肉：生巴豆适量炒焦，研膏，点肿毒处则解毒；涂瘀肉则肉自腐化。(《中国常用中草药》)

119. 巴 戟 天

【概述】

本品为茜草科植物巴戟天 Morinda officinalis How 的干燥根。巴戟天又名三蔓草、巴戟、鸡肠风、黑头钻等，种植3～4年收获，秋冬采挖，去须根及非膨大肉质部分，晒至六成干时轻轻锤扁，再晒至足干。条大肥壮者佳。主产于广东、广西地区，福建、江西亦有少量生产。性微温，味甘、辛。归肾、肝经。功能补肾阳，强筋骨，祛风湿。用于阳痿遗精，宫冷不孕，月经不调，少腹冷痛，风湿痹痛，筋骨痿软。用法用量：6～12克，水煎服，亦可入丸散、浸酒或熬膏。一般用生品，但为了加强其温补性能，可用炙巴戟。

【成分】

巴戟天含水晶兰苷、四乙酰车叶草苷、维生素C、树脂、植物甾醇，微量蒽醌类(甲基茜草素等)及多量糖类、棕榈酸及多种氨基酸等。

【药理】

1. 降压作用：本品根的浸出物及同属植物的提取物对麻醉猫有降血压作用。

2. 抑菌作用：乙醇浸液在试管内对枯草杆菌有抑制作用。

3. 促肾上腺皮质激素样作用：有类皮质激素样作用。水煎液口服，能明显增加小鼠体重，延长游泳时间，增加甲状腺功能低下小鼠的耗氧量。

4. 对免疫系统的作用：水煎液能使小鼠胸腺重量和白细胞数增加，巴戟天多糖能增加小鼠胸腺重量，并提高脾脏产生免疫玫瑰花结形成细胞。也能提高小鼠巨噬细胞吞噬能力，水溶性低聚糖对小鼠胸腺T淋巴细胞增殖有促进作用，对B淋巴细胞转化增殖也有促进作用。

5. 抗炎作用：腹腔注射对塑料环肉芽肿有明显抑制作用。

【临床报道】

巴戟天补肾壮阳，强筋健骨。现代临床主要用于肾病综合征，常与山萸肉等量配伍，并可用于腰膝酸冷、虚劳而偏肾气不足者，肾虚而致腰膝软弱无力，头晕耳鸣，齿松易脱等。

巴戟天与淫羊藿比较，二者性味相近，均可补肾阳、强筋骨，祛风除湿，但淫羊藿辛温之性较强，其辛散壮阳之力较峻；且温中寓燥。二药有一缓一峻、一润一燥之不同。

盐巴戟擅入肾经，补肾功强，用于肾亏阳痿，早泄不孕；制巴戟性缓，用治风冷腹痛，关节酸痛，小便失禁等症。具体用法，可辨证选药。

【附方】

［现代方］

1. 腰膝风湿疼痛、肌肉萎缩无力而有肾虚者：巴戟9克，杜仲3克，牛膝9克，川断9克，桑寄生15克，山萸肉9克，怀山药12克，水煎服。（《中药基础知识简编》巴戟去痹汤）

2. 肾虚阳痿：巴戟天、山药、肉苁蓉、金樱子各9克，菟丝子12克，水煎服。（《中国常用中草药》）

3. 肾虚寒疝：巴戟天9克，橘核9克，荔枝核9克，小茴香6克，水煎服。（同上）

4. 肾虚遗尿、小便频数：巴戟天9克，山茱萸9克，菟丝子12克，桑螵蛸9克，水煎服。（同上）

5. 肾病综合征：巴戟天、山萸肉等量配伍，水煎服。

6. 肾阳虚寒、小便失禁：巴戟天、肉苁蓉、补骨脂、胡桃肉、覆盆子、芡实、茯苓、黄精等。（《现代中药药理学》、《中药基础知识简编》）

【备注】

1. 广东、福建、江西以本科同属植物羊角藤 Morinda umbellata L. 的根代巴戟用。味淡、甘，后涩。

2. 四川以防己科木防己属植物木防己的根作巴戟使用；重庆又以木通科植物白木通的根作巴戟使用，习称土巴戟。

3. 同属植物假巴戟 M. Shunghuaensis C. Y. Chen et M. S. Huang 的根常称副巴戟、巴戟公，产于广东、福建，形态近似巴戟，但根皮菲薄、松脆，揉之易脱落。

4. 茜草科植物四川虎刺的根在湖北恩施地区，木兰科植物铁箍散的根及茎藤（称香巴戟）在四川、贵州少数地区作巴戟天用。

120. 水　松

【概述】

本品为松藻科植物刺松藻 Codium fragile (Sur.) Hariot 的藻体。生于低、中潮带的岩石上或石沼中。又名刺海松、刺软菜、鼠尾巴、青虫子、鹿角菜等。性寒，味甘、咸。功能消肿，利尿，催生，杀虫。用于水肿及驱蛔虫药。亦可供食用，广东民间曾用以煮水作清凉饮料用。日本人用以作驱蛔虫药，据称疗效大于海人草3倍。用法用量：15～30克，水煎服。

【成分】

全藻含有机物42.09%～49.41%，可溶性盐39.83%～41.56%，水浸后含灰分8.95%～18.08%、碘0.009%～0.0177%、钾(K_2O)1.35%～2.07%、氯化钾2.13%～3.27%。多糖有甘露聚糖、淀粉型多糖和硫酸阿拉伯半乳聚糖。又含挥发油成分二甲硫醚、苯甲醛、α-甲基糠醛、糠醛、糠醇、1,8-桉叶素、芳樟醇、异松油烯、牻牛儿醇、丙烯酸(Acrylic acid)等。

【药理】

水松的药理作用有以下几个方面：① 丙烯酸有抑菌作用。② 驱虫作用：是海人草的3倍。③ 体外试验有抗肿瘤作用。④ 所含桉油精，有解热、抗炎、镇痛、平喘和抗菌作用。⑤ 芳樟醇和牻牛儿醇有抗菌、抗真菌作用，对小鼠有镇静作用。

【临床报道】

1. 治疗水肿，小便不利：刺松藻15克，玉米须15克，车前草15克，煎服。

2. 驱蛔虫：水松30克，水煎服或研末9克，吞服。

121. 水 仙

【概述】

本品为石蒜科植物水仙 Narcissus tazetta L. var. chinensis Roem 的鳞茎。又名金盏银台、俪兰、女史花、姚女儿。主产于广东、福建。原植物为多年生草本。伞形花序，芳香，花期冬季。果期次年4～5月。多栽培于花圃、家庭中。春、秋二季采挖较佳。将鳞茎挖起后，截去苗茎、须根，用开水潦后，晒干，或纵切成片，晒干。性寒，味苦而辛，有小毒。归心、肺经。功能清热解毒，散结消肿，能抑制多种癌肿细胞。主治腮腺炎，痈疮疔毒初起红肿热痛，百虫咬伤，鱼骨鲠喉，各种癌瘤等。本品对乳腺炎有较好效果。用法用量：3～5克，水煎，或入散剂。外用：捣敷。

【成分】

鳞茎含石蒜碱(Lycorine)、伪石蒜碱(Pseudolycorine)、多花水仙碱(Tazettine)、漳州水仙碱(Pretazettine)、水仙克辛碱(Narciclasine)、水仙苷、石蒜西定醇(Lycoricidinol)，挥发油含香茅醇(Citronellol)，鲜花含丁香酚。由多花水仙碱中还分离出α-香树精(α-Amyin)、β-谷甾醇(β-Sitosterol)，由水解后的黏液质中离析得硬脂酸(Stearic acid)、亚麻酸(Linotenic acid)、亚油酸(Linoleic acid)、甘露糖(Mannose)，还析得一种黄酮类化合物即芦丁(Rutin)。还有蔗糖、葡萄糖、果糖。同属植物白水仙 Narcissus Papyraceus Gaw 鳞茎中含白水仙胺(Papyramine, $C_{18}H_{21}O_4N$)，石蒜碱，多花水仙碱，雪花莲胺碱(galanthamine)，石蒜胺碱等。

【药理】

1. 抗癌作用：从漳州水仙离析的总生物碱，20～30毫克/千克腹腔注射，对大鼠 Jensen 肉瘤、小鼠 Crocker 肉瘤、小鼠 Ehrlich 腹水癌均有明显疗效。从水仙磷茎中分离出的水仙克辛碱(Nakciclasine)是一种植物生长抑制剂，具有很强的抗细胞分裂作用，能抑制肉瘤 S180 的细胞分裂。每天皮下注射可耐受量的水仙生物碱，可明显延长患白血病小鼠的寿命。与环磷酰胺或6-氢硫嘌呤合用时，比单独使用这两种药物的效果好。虽然动物实验证明水仙具有一定的抗癌作用，但因其毒性较大，故目前还很少用于临床。石蒜碱、伪石蒜碱、多花水仙碱、石蒜西定醇抗癌药理见石蒜项下。

2. 对子宫的作用：本品的粗浸剂对豚鼠、兔和猫的离体、在体子宫均有明显的兴奋作用，能使其收缩节律、紧张度与振幅增加，大剂量可出现强直性收缩。对怀孕豚鼠有明显的堕胎作用。

3. 其他作用：给狗肌肉注射水仙总生物碱，能引起呕吐，但很快即可耐受。本品能引起鸡冠变红与动物肠平滑肌兴奋。水仙总生物16毫克/千克时能使动物白细胞总数升高，维持10天后才开始下降。水仙煎剂对小鼠淋巴细胞性脉络丛脑膜炎(Lymphocytic choriomeningitis)病毒感染有一定疗效;体外试验亦有效,另外,水仙生物碱能抑制提纯的鸟骨髓母细胞瘤病毒DNA聚合酶,其机制与已知的其他抑制剂有所不同。根茎所含石蒜碱等生物碱的药理,参见"石蒜"条。花含丁香酚体外有抗菌作用。

4. 改善认知作用:从水仙中提取的加兰他敏(Galanthamine)为选择性胆碱酯酶抑制剂,有改善认知作用。

5. 毒副作用:本品粗浸剂能引起鸽、狗呕吐。并可使狗活动减少,食欲及体重明显下降。小鼠腹腔注射总生物碱LD50为182毫克/千克;亚急性试验(每天腹腔注射1次,共10天),大鼠为23毫克/千克,小鼠为59毫克/千克。有文献记载,本品能使动物腹痛、下痢,其量增加可引起痉挛麻痹而死亡。人服食则先有冷汗、呕吐、继则发生胃痛下痢,遂陷于昏睡虚脱。

【临床报道】

1. 治疗癌症:大多采用鲜鳞茎捣烂外敷,治疗乳腺癌,上颌窦癌、腮腺癌等伴有感染者。水仙鳞茎适量捣烂,外敷于病灶表面,厚1厘米,上覆盖纱布,1天换药1次,连用1周。用于炎症型乳腺癌,有红肿痛热的证候出现而皮肤表面尚未破溃的病例。上述外用疗法也适用于上颌窦癌,相应面部出现红肿之皮肤以及颈部肿瘤和腮腺癌。

2. 治疗腮腺炎:鲜鳞茎2个,捣烂烘热后,外敷患处。(《浙江药用植物志》)

3. 治疗肿毒:鲜鳞茎适量,和红糖捣烂,外敷患处。(《浙江药用植物志》)

4. 治疗妇人五心发热:水仙花、干荷叶、赤芍等份,为末,冲服每服6克。(《卫生易简方》)

5. 毒副反应:本品能引起人呕吐、腹痛、下痢、呼吸不整、体温上升、昏睡、虚脱等症状。

122. 水蛭

【概述】

本品为水蛭科动物蚂蟥 Whitmania pigra Whitman、水蛭 Hirudo nipponica Whitman 或柳叶蚂蟥 Whitmania acranulata Whitman 的干燥体。又名蚂蝗、马鳖、肉钻子、蛭蝚、马蜞、水麻贴、红蛭等。① 蚂蝗生于湖泊、河、溪流、稻田、池塘水草中,分布于吉林、辽宁、河北、山东、安徽、江苏、江西、湖南、湖北、贵州等地。② 水蛭生于稻田、沟渠、浅水污秽坑塘等处,各地均有分布。③ 柳叶蚂蟥生活于溪流近岸处,有时吸附在水草的基底部或阴影下的流水中或泥面上,分布于河北、安徽、江苏、福建、湖北等地。性平,味咸、苦,有小毒。归肝经。功能破血,逐瘀,通经。用治血滞经闭,癥瘕痞块,跌扑损伤等。用法用量:1.8～4.5克,水煎内服;焙干研末吞服,每次0.3～0.5克。不宜多服。一般研末作胶囊冲服,避其腥味。

【成分】

水蛭主含蛋白质、水蛭素(Hirudin),此外,尚含吻蛭素、肝素、抗血栓素、多种微量元素和氨基酸等。

【药理】

1. 抗血栓形成作用:动物实验表明,水蛭素可显著抑制血栓形成,并有溶解凝血酶所致血栓的作用。

2. 抗血小板聚集作用:水蛭素能抑制大鼠由二磷酸腺苷诱导的血小板聚集作用。

3. 抗凝作用:水蛭素能抑制纤维蛋白原转化为纤维蛋白,亦能抑制凝血因子

Ⅴ、Ⅶ、Ⅷ的活化及凝血酶诱导的血小板反应，具有强大的抗凝作用。

4. 抗早孕作用：水蛭对小鼠早期妊娠有极显著的终止作用，对晚期妊娠亦有明显终止作用，但外源性黄体酮可对抗水蛭的抗早孕作用。

5. 抗脑缺血作用：水蛭能促进脑血肿及皮下血肿的吸收，减轻周围炎症反应及水肿，降低颅内压，改善局部血流循环，保护脑组织及促进神经功能的恢复。

6. 抗心肌缺血：动物实验表明，水蛭素可增加心肌营养性血流量；可对抗垂体后叶素所致的心律不齐和心率加快。

7. 抗炎作用：水蛭对以血浆蛋白渗出肿胀度为指标的急性炎症模型及以肉芽组织增生为慢性炎症模型的早期及后期病理改变均有抑制作用。

8. 抗动脉硬化：水蛭可抑制食饵性高脂血症家兔血脂的上升，延缓动脉粥样硬化斑块的形成，减轻粥样斑块引起的动脉管腔狭窄。

9. 收缩子宫作用：低浓度水蛭液对家兔离体子宫有明显收缩作用。

10. 降低血黏度作用：水蛭水提液可显著降低全血黏度和血浆黏度，缩短红细胞电泳时间，对循环中血小板数无明显影响。

【临床报道】

1. 治疗血滞经闭，癥瘕积聚：用水蛭破血逐瘀，通经消癥，可与三棱、莪术、桃仁、当归、虻虫等配伍。

2. 治疗跌打损伤，瘀血肿痛：用水蛭下瘀血，常与大黄、乳香、没药等配伍应用。内脏挫伤，配三七末、麝香等，用酒送服。

3. 其他：水蛭粉用治高脂血症，脑血管意外亦有明确疗效。治食管癌，配海藻，以黄酒冲服。

【附方】

［现代方］

1. 跌打损伤：水蛭、朴硝各等份，研末调敷患处，或用焙水蛭末 6 克，黄酒冲服。(《全国中草药汇编》)

2. 脑血栓：每服生水蛭粉 3 克，每天 3 次，温水送服。

3. 急性脑出血：水蛭液(每 10 毫升含生水蛭 3 克)每服 10 毫升，每天 3 次。

4. 前列腺肥大：每次用水蛭粉1 克，每天 3 次，装胶囊服，20 天为 1 个疗程，停用 1 周后行第 2 个疗程，总疗程需 3～9 个不等。

5. 脑梗死：每服水蛭液 10 毫升(每 10 毫升含生水蛭 3 克)，每天 3 次，30 天为 1 个疗程。

6. 神经性皮炎：大水蛭、硫黄各 30 克，冰片 3 克。将水蛭放开水中烫死晒干，焙存性，再加入硫黄、冰片共研细末，加菜油拌成糊状，外敷患处，覆盖不吸水纸，一般治疗 1～3 次可愈。本方亦可用治牛皮癣，但对湿疹无效。(《全国中草药汇编》)

7. 肾病综合征：水蛭和土元按 1∶1 研粉口服。

【备注】

1. 水蛭适用于邪实之证，对体质虚弱、孕妇、有出血倾向者及贫血患者不宜使用。

2. 商品中发现有以蛭科动物光滑金线蛭 Whitmania laevis (Baird)，细齿金线蛭 Wedentula (Whitman.)混作药用的，应注意鉴别。

123. 水 红 花 子

【概述】

本品为蓼科植物荭草(红蓼)Polygonum orientale L. 的干燥成熟种子，又名蓼实子、荭草实、水荭子等。一年生草本，主产于东北及内蒙古、河北、山西、甘肃、山东、江苏等地。种子性微寒，味咸，有小毒。归肝、胃、脾经。功能散瘀破癥，消积止痛。用治癥瘕痞块，瘿瘤肿痛，食积不消，胃脘胀痛。肝硬化腹水，腹中痞块，熬膏摊贴患部，并以酒调膏服。食积不消、胃脘胀痛、瘰疬，6～9克煎汤内服，或研末浸酒服。治风湿性关节炎，鲜荭草、鹅不食草，水煎服。全草祛风利湿、活血止痛，用于风湿性关节炎。用法用量：15～30克，水煎服。

【成分】

种子含淀粉41.5%，荭草的地上部分：叶含荭草素(orientine)、荭草苷(orientoside)、牡荆素(vitexin)、塑醌(plastoquinone)和β-谷甾醇等。

【药理】

1. 抗菌作用：水煎剂体外实验对志贺和福氏痢疾杆菌均有抑制作用。

2. 利尿作用：煎剂和流浸膏对大白鼠实验，有显著利尿作用。

3. 抗癌作用：煎剂、酊剂或石油醚提取物给小鼠灌胃，对艾氏腹水瘤和肉瘤180均有一定的抑瘤作用。

【临床报道】

本品化瘀血、软癥坚，善治瘀血凝滞所致胁腹癥积，积块坚硬、疼痛，如《滇南本草》所谓："消年伤坚积，疗妇人石瘕。"并可消食和胃止痛，软坚泻下，消痞积，通食滞；利水消肿，治瘀血、下水气。

【附方】

［现代方］

1. 癥瘕痞块、肝脾肿大：水红花子500克，水煎熬膏，每次服1汤匙，黄酒或温开水送服，每天2次，并用膏外贴患处，每天换药1次。(《中国常用中草药》)

2. 消化不良，胃脘胀痛：水红花子、山楂、神曲、枳壳各9克，水煎服。(同上)

【备注】

1. 水荭子为荭草的干燥果实；辣蓼草子一名水荭蓼子，为酸模叶蓼或柳叶蓼的干燥果实，后者产于辽宁、江苏、四川等地。

2. 无瘀滞及脾胃虚寒者忌服。

五 画

124. 平贝母

【概述】

本品为百合科植物平贝母 Fritillaria ussuriensis Maxim. 的干燥鳞茎。又名平贝、北贝、贝母等，是贝母类药材中的一种。为多年生草本植物。野生于黑龙江、辽宁、吉林等地。但目前商品多为栽培品。河北、山西、陕西等地也有引种。性微寒，味苦。归肺、心经。功能清热润肺，化痰止咳，用于肺热咳嗽，咯痰带血，痰粘胸闷。用法用量：3～9 克，水煎服，研粉吞服，1 次 1～2 克，或入丸散；外用适量研末撒或调敷。

【成分】

平贝母鳞茎含平贝碱 A、平贝碱 B、平贝碱 C、西贝素(Imperialine)、贝母辛碱、平贝碱苷、平贝酮碱、平贝七环碱、茄啶(Solanidine)、浙贝碱、去氢浙贝碱、棱砂贝母碱以及腺苷、胸苷等。茎叶含浙贝甲素、贝母辛碱、平贝碱 A、平贝碱 B、平贝碱 C、平贝啶苷、平贝宁碱、平贝宁碱苷及平贝皂苷等。

【药理】

1. 镇咳祛痰作用：平贝母乙醇提取物有显著镇咳作用。平贝碱甲具有明显的祛痰作用。

2. 平喘作用：平贝母也具有平喘功效，一般认为与松弛支气管平滑肌有关。

3. 对中枢神经系统的作用：平贝母浸膏对动物中枢神经系统有抑制作用。贝母碱与解热镇痛药、镇静药有协同作用。

4. 对消化系统的影响：平贝母总生物碱对结扎幽门形成的溃疡比对照组轻，对胃蛋白酶有显著抑制作用；对应激性溃疡大鼠的溃疡指数也有明显抑制作用；对消炎痛 40 毫克/千克所致大鼠胃溃疡也有抑制作用。

5. 抗血小板聚集作用：平贝水溶性部位分得的胸苷和腺苷可抑制血小板聚集。腺苷能兴奋腺苷环化酶、刺激 cAMP 的形成，从而降低血小板内苷的含量，发挥抑制血小板聚集的作用。

6. 其他作用：① 平贝碱甲有降血压作用。② 贝母醇提物能提高小鼠常压耐缺氧，提供呼吸的氧需要量。③ 腺苷活化白细胞 A_2 受体，有效地阻止 PAF 诱导的白细胞-内皮细胞粘附而参与抗炎过程。

7. 毒副作用：平贝母总碱静脉注射的 LD50 为 84.2 毫克/千克，腹腔注射为 84.2 毫克/千克，2～6 分钟后呼吸停止而死亡。

【临床报道】

据文献报道，平贝母与川贝母具有类似的镇咳、祛痰、平喘作用，临床用于治疗气管炎、肺虚久咳、痈肿等。脾胃虚寒及寒痰、湿痰者慎服。

平贝与川贝同样能清肺润燥，用治咳嗽，认为对阴虚燥热者较宜。单味研粉冲服或随证配伍。如久咳阴虚肺燥，与沙参、麦冬、生地等配伍以养阴润肺、化痰止咳。痰热咳嗽，配黄芩、蜜炙枇杷叶以清热化痰、止咳为佳。沈文彬《药论》所谓："开肺中之郁痰，辅乎苏、橘；解肺中之结热,相以元、冬。”此言适合川贝,也适用于平贝。

【备注】

1. 东北地区历来有用平贝母治疗疾病的经验。清咸丰年间即有“贝母梨”治疗肺热喘咳的民间药流传。

2. 川贝资源较紧张,而平贝在化学、药理与疗效又与川贝有近似处,作为川贝的代用品已进入药材市场,已被1995年版《药典》收录。

125. 平地木(矮地茶)

【概述】

本品为紫金牛科植物紫金牛 Ardisia japonica (Hornst.) BL. 的茎叶。又名矮地茶、野枇杷叶、不出林、老勿大、矮脚樟等。长江流域各省均产,陕西、中南、西南地区也有。性平,味苦、辛。功能化痰止渴,活血止血,利湿解毒。用于新久咳嗽,痰中带血,慢性支气管炎,湿热黄疸,跌打损伤,无名肿毒等。用法用量:内服15～30克,水煎。

【成分】

含平贝母碱甲、乙,西贝素,贝母辛等,又含挥发油。去油后的残渣中分离得到镇咳成分岩白菜素(矮茶素),为香豆精类化合物,并含矮茶素Ⅱ、Ⅲ,又含紫金牛酚Ⅰ、Ⅱ,为抗结核成分。还含黄酮类成分:槲皮苷、杨梅树皮苷、槲皮素等。根含苯醌化合物恩贝素(Embelin)和微量紫金牛醌,均为驱除条虫成分。

【药理】

1. 止咳作用:煎剂对电刺激猫喉上神经或氨水引起的咳嗽均于30～80分钟后产生明显的止咳作用,持续时间约为3～7小时。矮茶素Ⅰ号按20毫克/千克体重灌胃或腹腔注射有明显而持久的止咳作用,一般持续4小时,其作用强度相当于可待因止咳作用的1/7～1/4。

2. 祛痰作用:矮地茶煎剂2.5克/千克灌胃与腹腔注射对小白鼠有明显的祛痰作用(酚红气管排泄法),作用强度与等剂量桔梗基本相似。

3. 抗菌作用:矮地茶中挥发油对金黄色葡萄球菌体外杀菌作用较桉叶油强,对大肠杆菌的作用与桉叶油相似。矮地茶素Ⅰ号对结核杆菌具有抑制作用,矮地茶黄酮的作用更强,但体内难以达到有效浓度。

4. 对大鼠实验性慢性气管炎的作用:每天用二氧化硫气体熏大白鼠以导致慢性气管炎,然后按每天80毫克/千克体重给予矮茶素Ⅰ号灌胃,可减少实验性气管炎杯状细胞的增生程度,使痰量减少而具有祛痰作用;能加速炎症细胞浸润的恢复;可使扩大的支气管较快地恢复正常,促进肺气肿的恢复,减轻肺萎陷程度;但这些作用都不及死卡介苗的作用强。

【临床报道】

1. 治疗慢性支气管炎:用煎剂、浸膏片和醇提片。

2. 治疗肺结核:内服紫金牛丸,每次15～20克,每天3～4次,总量60克。

【附方】

[现代方]

1. 传染性肝炎:矮地茶25克,水煎剂,每天2次,连服3天。治黄疸也可用50～100克,加红枣10枚,同煎汤饮用。[浙江中医杂志,1960,(4):190]

2. 肺痨咳血:用矮地茶与猪肺共炖服。(《江西草药手册》)

3. 慢性支气管炎:矮地茶50～

100克,水煎服。[中华医学杂志,1973,(12):710]

126. 玉竹(萎蕤、女萎)

【概述】

本品为百合科植物玉竹 Polygonatum odoratum (Mill.) Druce 的干燥根茎。同属植物小玉竹 Polygonatum involucratum Maxim. 及大玉竹(长梗玉竹) Polygonatum macropodium Turcz. 也曾作玉竹用。又名葳蕤、萎蕤、女萎等。主产于湖南、河南、江苏、浙江等地。以条长、肥壮、色黄白者为佳。性微寒,味甘。归肺、胃经。功能养阴润燥,生津止渴。主治肺胃阴伤,燥热咳嗽,咽干口渴,内热消渴。一般用量为6～9克。

【成分】

玉竹成分有铃兰苦苷、铃兰苷、毛茛酸、槲斗皮素苷、山萘酚苷、维生素A、菸酸及黏液质等。黏液质为多糖类,即玉竹多糖(odorata)(即D-果糖、甘露糖、葡萄糖-D-半乳糖醛酸)以及四种玉竹果聚糖。

【药理】

1. 对心脏的作用:对兔心用注射液后先抑制而后增强收缩。对兔急性心肌缺血有一定保护作用。对蟾蜍下肢血管有扩张作用。对麻醉犬、兔均有短暂降压作用。铃兰苦苷作用类似毒毛旋花子苷K。

2. 降脂作用:对实验性高血脂兔用煎剂4个月,有预防甘油三酯上升的作用,且对动脉粥样硬化斑块的形成有一定的缓解。玉竹还能延长小鼠耐缺氧时间。

3. 对平滑肌的作用:20%玉竹水煎剂能使小鼠离体肠管先兴奋后抑制。对小鼠子宫离体试验,显示缓和的兴奋作用。

4. 促进黑色素形成:醇提水溶性物能明显提高酪氨酸酶的活性,促进黑色素形成,有望对白癜风的治疗。

5. 降糖作用:玉竹甲醇提取物对肾上腺素所致高血糖小鼠有明显降低血糖作用。对葡萄糖和四氧嘧啶引起的大鼠高血糖,也有抑制作用。

6. 增强免疫功能:醇提物可提高小鼠血清溶血素水平,增强腹腔巨噬细胞的吞噬功能,改善脾、淋巴细胞对Con A的增殖反应,显示玉竹能增强体液免疫功能。

7. 延缓衰老作用:玉竹水煎剂能显著提高全血超氧化物歧化酶(SOD)和谷胱甘肽过氧化物酶的含量,显著抑制过氧化脂质(LPO)的形成,清除机体代谢产生的自由基,从而延缓衰老。

【临床报道】

1. 治疗阴虚肺燥证:对阴虚肺燥常与沙参、贝母、麦冬同用;对热病伤津或消渴,则与麦冬、生地同用;对阴虚外感风热,身热口渴,舌红脉数,常与白薇、薄荷、葱白同用。

2. 治疗心力衰竭:用以治疗风湿性心脏病。常配枸杞子、桂圆肉、麦冬、生姜、大枣汤。有报道用玉竹配合氨茶碱和双氢克尿寒以治疗Ⅱ、Ⅲ度心力衰竭。作强心用时,需加大玉竹剂量。可用至30克以上。

3. 治疗冠心病心绞痛:玉竹配党参,制成参竹浸膏,适用于气阴两虚型的患者。

4. 治疗高血脂:有报道用参竹丸治疗高脂血症有效,与山楂配合治疗高甘油三酯血症。

5. 治疗皮肤黄褐斑:玉竹配伍菊花、僵蚕、蚕蛹、薄荷,水煎服。

玉竹与天冬比较,玉竹清热力较弱,养阴而不滋腻;天冬清热力较强,养阴而偏于滋腻。玉竹在滋补方面与黄精近似,都能润肺,均有强心作用;在润燥方面,又与麦冬相似，二者均能改善心肌缺血，用于冠心病心绞痛。玉竹与沙参、麦冬配伍，可治肺胃燥热、阴虚咳嗽；与解表药同用，可防止解表药发散下的伤阴，方如加减葳蕤汤。

【附方】

［古代方］

阴虚而新患感冒：玉竹9克，生葱白3枚，桔梗4.5克，白薇3克，淡豆豉12克，薄荷3克，炙甘草1.5克，红枣2枚，水煎服。（《通俗伤寒论》加减葳蕤汤）

［现代方］

1. 参竹浸膏：党参9克，玉竹15克，作浸膏，为1天量，分两次服。（《中药基础知识简编》）

2. 素体阴虚，新患感冒：玉竹9克，葱白3条，桔梗5克，白薇3克，淡豆豉12克，薄荷5克，水煎服。（《中国常用中草药》）

3. 肺热咳喘：玉竹、茯苓、紫菀各9克，桔梗、陈皮、川贝各6克，黄芩、甘草各4.5克，水煎服。（同上）

4. 糖尿病：玉竹12克，天花粉9克，怀山药15克，水煎服。（同上）

【备注】

1. 西南地区用同科植物竹根七属深裂竹根七 Disporopsis pernyi (Hua) Diels 的根茎入药，称大玉竹。

2. 江西也有用长叶竹根七 D. longifolia Crail 的根茎作玉竹用。

3. 东北用筒玉竹 polygonatum inflatum Kom.，华北和东北地区用热河黄精 P. macropodium Turcz. 和水玉竹 P. humile Fisch. ex Maxim，四川和云南用康定玉竹 P. pratii Baker 等。

127. 玉米须

【概述】

本品为禾本科玉蜀黍属植物玉米 Zea mays L. 的花柱和柱头。又名玉米胡、玉麦须、玉蜀黍蕊、棒子毛、棒锤缨子、苞米须、苞谷须等。全国各地均有产，均为栽培。性平，味甘。归膀胱、肾、肝、胆经。功能利尿退肿，利胆退黄，降血糖，止血，降血压。用于热结膀胱，消渴，脚气，黄疸性肝炎，高血压，鼻衄，齿龈出血等。用法用量，内服，煎汤30～60克；或烧存性研末；外用，烧烟吸入。

【成分】

主含脂肪油、挥发油、树胶样物质、树脂、苦味糖苷、皂苷、生物碱、隐黄素、抗坏血酸、泛酸、肌醇、维生素K、谷甾醇、苹果酸、柠檬酸、酒石酸、草酸等。

【药理】

1. 利尿作用：玉米须有轻度利尿作用，对慢性肾炎水肿和肾病综合征，尚有改善肾功能和减轻蛋白尿等作用。

2. 降压作用：玉米须水浸液、乙醇水浸液、乙醇浸液和煎剂都有降血压作用。

3. 利胆作用：实验证明，玉米须能显著增加胆汁分泌，促进胆汁排泄，降低胆汁粘稠度、比重和胆红质含量。

4. 对心脏的作用：玉米须对蟾蜍离体心脏小剂量呈兴奋作用，大剂量呈抑制作用。

5. 其他作用：玉米须的发酵制剂对家兔有明显的降血糖作用；有增加血中凝血酶原含量及血小板数，加速血液凝固的作用；玉米须含维生素K，对于维生素缺乏所致的凝血功能障碍有治疗作用；玉米须对金黄色葡萄球菌、变形杆菌有抑制作用，能消炎、消肿；另外，尚有镇静作用。

【临床报道】

1. 治疗各种原因引起的水肿：常与利水渗湿药合用，也可用于治疗泌尿系统结石、小便淋沥、痛不可忍。

2. 治疗肝胆疾病：如胆囊炎、胆管炎、黄疸或无黄疸性肝炎及胆石症。

3. 其他：用于急慢性肾炎、高血压病、糖尿病及妇科疾病等。

【附方】

［现代方］

1. 肾炎：玉米须12克，冬瓜皮18克，赤豆9克，西瓜皮18克，白茅根18克，水煎服。(《现代实用中药》)另：①急性肾炎：车前子、玉米须、墨旱莲、小青草各15克，水煎服。［新医学，1976，(6)：288］②慢性肾炎：干玉米须50克，水煎服。［中华医学杂志，1956，42(10)：922］③微小病变性肾病：鳖甲(先煎)、玉米须各30克，西洋参(另炖，兑服)、牡丹皮各9克，生地、熟地、山茱萸各12克，太子参、薏苡仁各15克，山药、茯苓皮各24克，水煎服。［新中医，2001，33(4)：13］

2. 肾病综合征：玉米须60克，水煎服，同时服氯化钾1克，每天3次。［中华内科杂志，1960，8(6)：549］

3. 泌尿系感染：玉米须30克、车前子15克、滑石30克，水煎频饮，或去滑石，加甘草6克，水煎服。［大众中医学，1988，(4)：14］

4. 胆道结石：①玉米须15克，金钱草30克，水煎服。(《常见病验方研究参考资料》)②玉米须30克，芦根40克，马蹄金20克，茵陈15克，水煎服，每天1剂。(《中国民间百草良方》)

5. 胆囊炎：蒲公英、玉米须各30克，郁金12克，水煎服；或绵茵陈、玉米须各30克，水煎服。(《疾病饮食疗法·简便验方》)

6. 高血压病：玉米须18克、决明子10克、菊花6克，开水冲泡，代茶常饮(同上)；或玉米须15克，泡开水代茶饮；［中华内科杂志，1959，(5)：410］或玉米须、香蕉皮各30克，西瓜翠衣20克，水煎服。(《四川中药志》玉米须菊花饮)

7. 丝虫病乳糜尿：玉米须、糯稻根各60克，水煎服。(《常见病验方研究参考资料》)

8. 糖尿病：玉米须30克，水煎服；(《浙江民间草药》)或玉米须30克，天花粉、玉竹各15克，山药20克，水煎服；［大众中医药，1988，(4)：14］还可用玉米须30克、白茅根40克，水煎服。(同4②)

9. 鼻衄、血尿：玉米须30克，荠菜花15克，白茅根20克，水煎服。(《大众中医药》)

10. 妊娠水肿：玉米须30克，冬瓜皮60克，灯心草30克，水煎服。(《大众中医药》)

11. 梅尼埃病：玉米须100克，加水适量煎煮15分钟，将药液倒出，再加水煎煮15～20分钟，将头煎、二煎药汁混合，分4次服，1天服完。［医学与保健，2002，(9)：45］

12. 慢性前列腺炎：马齿苋10克，玉米须5克，冲泡代茶饮。［浙江中医杂志，2002，(6)：25］

【备注】

1. 玉米须各种制剂口服，几乎无毒性，在治疗时，对心脏、呼吸、末梢血管及肠肌几无影响。

2. 脾胃虚寒者不宜长期服用，如需服时，可加党参、白术等补脾健胃益气之品。

128. 艾叶(附：艾叶油)

【概述】

本品为菊科植物艾(艾蒿)Artemisia argyi Lévl. et Vant. 的干燥叶。主产于山东、安徽、湖北等地。饮片除用艾叶外，还有醋艾炭，系取净艾叶，按炒炭法，炒至表面焦黑色，喷醋，炒干。每100千克艾叶，用醋15升。性温、味辛、苦。有小毒。归肝、脾、肾经。功能散寒止痛，温经止血。主治小腹冷痛，经寒不调、宫冷不孕、吐血、衄血、崩漏经多、妊娠下血；外治皮肤瘙痒。醋艾炭温经止血，主治虚寒性出血症。用法用量：3～9克，水煎服；外用适量，供灸治或熏洗用。

【成分】

艾叶含挥发油、脂溶性成分及黄酮类。挥发油中成分有柠檬烯、香叶烯、乙酸龙脑酯、异戊基环己烯-1、α-及β-蒎烯、异龙脑、桧烯、α-水芹烯、石竹烯、α-松油烯、香茅醇、侧柏醇、榄香醇、樟脑等。黄酮类化合物有5,7-二羟基、6,3′,4′-三甲氧基黄酮(Eupatilin)及5-羟基-6,7,3′,4′-四甲氧基黄酮等。油中成分因产地、生长环境和气候等不同而有出入。

【药理】

1. 平喘、镇咳祛痰作用：艾叶油能直接松弛豚鼠平滑肌，经豚鼠乙酰胆碱一组胺喷雾法试验，随剂量加大使平喘作用增强。离体气管平滑肌和支气管灌流试验，艾叶油亦有松弛气管平滑肌作用。经猫刺激喉上神经法、小鼠二氧化碳或氨雾引咳法以及豚鼠丙烯醛或枸橼酸引咳法均证明艾叶油有明显镇咳作用。艾叶油祛痰作用系直接作用于支气管、刺激其分泌所致。

2. 抗菌作用：艾叶油体外对一些球菌和大多数革兰阴性杆菌均有抑菌作用。体外对炭疽杆菌、α-溶血链球菌、β-溶血链球菌、白喉杆菌、肺炎链球菌、金黄色及白色与柠檬色葡萄球菌、枯草杆菌等10种革兰阳性嗜气菌均有抗菌作用。艾叶水浸液及煎液对多种致病菌和真菌亦有抑制作用。艾叶熏烟对细菌和真菌亦有明显抗菌作用。熏烟对多种致病性真菌有不同程度的抗菌作用。而且对腺病毒、鼻病毒、疱疹病毒、流感病毒和腮腺炎病毒等有抑制作用。用于空气消毒，可使菌落减少95%以上。

3. 对中枢的作用：艾叶油对兔有镇静作用。也能明显延长戊巴比妥钠所致小鼠睡眠时间，但无镇痛和抗惊厥作用。其成分萜品烯醇有镇痛、降温及抗戊四氮性惊厥作用。

4. 对心血管系统的作用：艾叶油对离体蟾蜍心和兔心均有抑制作用。并能对抗异丙肾上腺素的强心作用。

5. 抗过敏作用：艾叶油0.5毫升/千克灌胃，对蛋清所致豚鼠过敏性休克有显著保护作用。艾叶油还能抑制慢反应物质、组胺和乙酰胆碱对回肠的收缩反应。萜品烯醇也能抑制致敏豚鼠回肠的过敏性收缩，给大鼠灌胃后，也能抑制被动皮肤过敏反应，抑制5-羟色胺引起的皮肤血管渗透性增强及致敏豚鼠肺组织释放SRS-A。

6. 其他作用：① 利胆：对正常大鼠及CCl_4中毒大鼠均有利胆作用。② 止血：艾叶能抑制纤溶而缩短凝血时间。水浸液给兔灌服，亦有促进血液凝固作用。艾叶烧炭所含鞣质比艾叶高，油量均比艾叶低，艾叶与炒焦艾叶炭止血作用均可使凝血时间缩短。③ 艾叶煎剂对兔子宫有兴奋作用。④ 豚鼠感染结核后，经艾炷灸治，病程进展较缓慢，病变亦较轻。艾炷灸治能增强网状内皮系统细胞的吞噬反应。

7. 毒副作用：艾叶煎剂腹腔注射给小鼠LD50为23克/千克，艾叶油灌胃为2.47毫升/千克。腹腔注射为1.12毫升/千克。

【临床报道】

临床常用艾叶治疗慢性气管炎、菌痢、肺结核哮喘、慢性肝炎、过敏性疾病、各种出血症、口腔菌病、钩蚴霉皮炎、功能性子宫出血、胎动不安、盗汗、脾胃冷痛、急性尿道感染、肠炎、膀胱炎、疮痈、湿疹等。

艾叶配伍的药对较多，如：① 配阿胶，补血止血，调经安胎，治崩漏，妊娠下血；配香附温经暖宫，理气止痛，调补冲任，如艾附暖宫丸，治宫寒不孕，小腹冷痛。② 配生地、侧柏，凉血止血，如四生丸，治血热妄行。③ 配鲜生地，鲜荷叶，亦治吐血、衄血。④ 配干姜，治受寒脘腹冷痛。⑤ 配山楂炭，治产后恶露淋漓不止。

艾叶与炮姜，均为温经止血之品，但炮姜主中焦虚寒，艾叶主下焦虚寒。又艾叶与肉桂，皆能温暖下焦气血，但肉桂引血而不止血，堕胎而不安胎；艾叶温经而止血，引气血而安胎，均应明辨。

【附方】

［古代方］

1. 血虚寒滞，崩中漏下，月经过多，或妊娠下血、胎动不安：阿胶、艾叶各 9 克，川芎 6 克，当归 9 克，白芍、生地各12 克，甘草 6 克。（《金匮要略》胶艾汤）

2. 脾胃冷痛：白艾末，煎汤服 6 克。（《卫生易简方》）

3. 鼻血不止：艾灰吹之，亦可以艾叶煎服。（《太平圣惠方》）

4. 妊娠卒胎动不安，或但腰痛，或胎转抢心，或下血不止：艾叶 20 克，以酒 800 毫升，煮取 400 毫升，分为 2 服。（《肘后方》）

5. 久血痢，小腹急痛不可忍：艾叶、黄芩、赤芍各 30 克，当归 45 克，地榆 15 克，研为散，每服9 克，水煎服。（《太平圣惠方》艾叶散）

6. 妇人子宫虚冷，带下白淫，面色萎黄，四肢酸痛，倦怠无力，经脉不调，肚腹时痛，婚久不孕：香附醋制 180 克，艾叶、当归酒洗各 90 克，黄芪、吴茱萸、川芎、白芍（酒炒）各 60 克，地黄酒蒸 30 克，官桂 15 克，续断 45 克，为末，醋糊为丸如梧子大，每服 50～70 丸，食远淡醋汤下。（《仁斋直指方论》艾附暖宫丸）

［现代方］

1. 胎动不安，下腹痛和先兆流产：阿胶12 克，艾叶 6 克，当归 9 克，白芍 4.5 克，熟地12 克，桑寄生 18 克，川断 9 克，菟丝子 12 克，白术 12 克，黄芪 12 克，水煎服。（《中药大全》胶艾四物汤加减方）

2. 大便下血：蜜炒椿根皮 75 克，蕲艾炒、黄芩炒，各 6 克，共研细末，每服 9 克，每天 1 次，黄酒送下。服药期间，忌食油腻、生冷、椒酒、辣物。（《常见病验方研究参考资料》）

3. 功能性子宫出血：产后出血：艾叶炭 30 克，蒲黄、蒲公英各 15 克，每天 1 剂，煎服 2 次。（内蒙古《中草药中医疗法资料选编》）

4. 皮肤瘙痒：艾叶 30 克，花椒 9 克，地肤子、白鲜皮各15 克，水煎熏洗。（《中国常用中草药》）

【备注】

以上效用主治，均以正品艾蒿立论。但民间常以代用品使用，也不可不辨。① 同属植物野艾蒿 A. levandulaefolia DC. ② 北艾 A. vulgaris L. ③ 五月艾 A. indica willd. 据称 A. vulgaris L. 的叶，挥发油以 1,8 -桉叶素（Cineole）为主，另有 α 或 β -蒎烯、侧柏酮等。与艾蒿有相同的药理反应，浸剂对支气管有舒张作用；煎剂可兴奋家兔离体子宫；对金黄色葡萄球菌等多种致病菌和致病真菌有抑菌作用。小野艾 A. vulgaris L. var. indica Maxim. 的挥发油，亦以 1,8 -桉叶素为主，药理作用也相近。水浸液对离体兔肠离体蛙心在大剂量时均呈抑制作用。

129. 甘　松

【概述】

本品为败酱科植物甘松 Nardostachys chinensis Batal 或匙叶甘松 Nardostachys jatamansi DC. 的干燥根及根茎。又名甘

松香、麝男、人身香等，前者分布于青海南部和四川北部，后者产于四川、云南和西藏等地。野生于海拔 3 500 米的高山草原地带，春、秋二季皆可采收，以秋季采者为佳。采挖后去泥沙，直接晒干或阴干，不必水洗。性温，味辛、甘。归脾、胃经。功能理气止痛，开郁醒脾。用治脘腹胀满，食欲不振，呕吐。外治牙痛、脚肿。用法用量：内服 3～6 克水煎，或入丸散；外用适量，泡汤漱口或煎汤洗脚或研末敷患处。

【成分】

甘松根状茎含挥发油、主含四氢马兜铃酮、马兜铃烯酮、缬草酮、甘松新酮、甘松新酮二醇、甘松香酮及异甘松香酮等，此外还有β-谷甾醇、齐墩果酸、熊果酸、广藿香醇等。

宽叶甘松根状茎所含成分有甘松酮、缬草酮、紫萝兰酮、马兜铃烯酮、四氢马兜铃铜、甘松醇、甘松素、白芷素、榄香醇、β-桉叶醇、白菖烯、白菖烯醇、甘松酮、马里醇等。

【药理】

1. 中枢镇静作用：甘松对蛙、兔有缬草样的镇静作用，但毒性较大。宽叶甘松的挥发性物质及乙醇等提取物对实验动物亦有镇静作用，且有安定作用。

2. 抗心律不齐作用：所含缬草酮可抗心律不齐，抑制异位室性节律作用较奎尼丁和甘松挥发油为强。宽叶甘松根所含挥发油对各种心脏标本有减慢传导作用。

3. 抗缺血作用：甘松对垂体后叶素引起的家兔实验性心肌缺血有明显保护作用。

4. 解痉作用：宽叶甘松可松弛豚鼠由于组胺引起的支气管收缩，醇提取物对多种离体平滑肌，显示对抗组胺、5-羟色胺和乙酰胆碱的作用；并具有罂粟碱样直接松弛平滑肌的作用。此外，尚有抗菌及降压作用。

【临床报道】

用于治疗癫痫及早搏、房室传导阻滞、阵发性室上性心动过速等心律失常，气虚血热者忌服。

本品配荷叶等，煎汤洗足，可收湿拔毒，冉雪峰谓："种类有狭叶阔叶之分，又有家园野生之别，野生及狭叶者力大，家园阔叶者力薄。"并且认为"古人对于本品，殊少注意"，还认为"西医缬草为野甘松"论说颇详明。

【附方】

［现代方］

1. 胃脘胀痛，食欲不振：甘松、香附、乌药、陈皮各 6 克，肉桂 3 克，麦芽 15 克，水煎服。（《中国常用中草药》）

2. 阴囊湿疹：甘松、五倍子各 3 克，研细末搽患处。（《常见病验方研究参考资料》）

130. 甘　草

【概述】

本品为豆科植物甘草 Glycyrrhiza uralensis Fisch.；胀果甘草 Glycyrrhiza inflata Bat. 或光果甘草 Glycyrrhiza glabra L. 的干燥根及根茎。又名美草、蜜草、粉草、国老等。主产于内蒙古、甘肃等地。胀果甘草主产新疆、甘肃，光果甘草产地相同。性平，味甘。归心、肺、脾、胃经。功能补脾益气，清热解毒，祛痰止咳，缓急止痛，调和诸药。主治脾胃虚弱，倦怠乏力，心悸气短，咳嗽痰多，脘腹、四肢挛急疼痛，痈肿疮毒，缓急药物毒性、烈性。蜜炙甘草补脾益气复脉。主治脾胃虚弱，倦怠乏力，心动悸，脉结代。一般用量：1.5～9 克。

【成分】

甘草中主含甘草甜素（甘草酸的钾、钙、

盐)是一种三萜皂苷。甘草甜素水解后生成一分子甘草次酸和二分子葡萄糖醛酸。光果甘草的根和根茎尚含有去氧甘草次酸Ⅰ、Ⅱ,18-α-羟基甘草次酸,异甘草次酸,甘草萜醇,光甘草内酯等。甘草中还含有黄酮类成分,主要为甘草苷(甘草黄碱酮)、异甘草苷、甘草苷元(甘草素)、异甘草苷元(异甘草素)等。甘草的皮部曾提到异黄酮部分,即 FM100。此外甘草中尚含 7-甲氧基香豆素、伞花内酯、阿魏酸、生物素(Biotin)、多种氨基酸、β-谷甾醇、甘露醇、糖类、柠檬酸、苦味酸等。

【药理】

1. 皮质素样作用:研究发现甘草、甘草浸膏、甘草甜素、甘草次酸等对健康人及多种动物能促进钠、水潴留,排钾增加,显示去氧皮质酮样作用。应用大剂量甘草后可致高血压和水肿。小剂量甘草甜素对动物呈现糖皮质激素样作用。甘草次酸对切除肾上腺皮质及切除脑垂体后的动物,仍能产生潴钠、抗炎和抗利尿作用。甘草具有皮质激素样的抗炎作用,为甘草甜素及甘草次酸所致。其抗炎症、抗过敏反应,可能与抑制毛细血管通透性、抗组胺或降低细胞对刺激的反应性有关。在冷、热、饥饿对机体抵抗力耗损时,甘草对细胞的吞噬功能,有促进作用,对未虚机体,反生抑制。

2. 解毒作用:甘草对多种药物中毒、食物中毒、体内代谢产物中毒及细胞毒素等,均有一定的解毒能力。甘草甜素为其解毒主要有效成分,可防止化学致癌剂引起的肝损伤和肝癌的发生;甘草对 CCl_4 引起的肝损伤有保护作用。甘草酸铵可降低喜树碱的毒性并提高其抗癌活性。

3. 抗溃疡作用:甘草及其提取物对动物消化性溃疡有明显抑制作用:甘草浸膏灌胃可抑制组胺引起的胃酸分泌。FM100 对蛋白胨、组胺、甲酰胆碱引起的胃液分泌,抑制作用显著。FM100 有明显的镇痛作用,与芍药苷合用,有协同作用。甘草中所含黄酮化合物解痉作用明显,芍药甘草汤缓急止痛作用增强。甘草甜素还能降低血胆固醇并增加胆汁分泌。甘草还有镇咳作用,保护上呼吸道炎症黏膜,减少刺激。

4. 镇咳祛痰作用:甘草及其合剂口服后,能缓和炎症刺激而镇咳。甘草次酸也可明显抑制咳嗽,此外甘草还能促进咽部和支气管黏膜的分泌,使痰液容易排出。

5. 抗菌、抗病毒作用:甘草还有一定的抗菌和抗病毒作用;用于皮肤及眼科炎症。甘草甜素对艾滋病毒(HIV)有抑制增殖的作用,可直接破坏试管内的病毒。对水痘、带状疱疹病毒也可抑制其增殖。

6. 解痉作用:抑制平滑肌,对动物离体肠肌有解痉作用。

7. 其他作用:与柴胡合用防治动物肝硬化和抗脂肪肝。甘草久服大量,可致血钠升高、血钾减少,高血压,肾上腺皮质机能亢进,脘腹胀满。不宜与甘遂、大戟、芫花同用。甘草甜素本身不溶血,但其水解物有溶血作用。

【临床报道】

1. 补脾益气:常与党参、白术、当归、白芍等配伍,如四君子汤、归脾汤等。对心动悸、脉结代,常与人参、桂枝、阿胶等配伍,如炙甘草汤。

2. 缓急解毒:"和百药、解百毒",可调和诸药、缓和峻猛药性;协助主药,共同发挥药效,生甘草泻火解毒,治疮疡肿毒并解食物和药物毒性。

3. 止咳祛痰:虚实寒热均可应用,治肺虚痰嗽较好,但湿盛者(如胀满、呕吐、肿胀)不宜用。

甘草在复方中缓和他药的毒性或刺激性;在食品工业也广泛应用。解毒方中必有甘草，为解毒要药。生甘草加桔梗清热泻火；配伍杏仁、川贝等用于上呼吸道炎症，润肺止咳；配白芍、白术以缓急止痛；炙甘草配桂枝、麦冬等治疗脉结代、心动悸；在补益方中对脾胃虚弱，肺虚咳嗽，炙甘草尤为常用。生甘草以清热解毒见长；炙甘草以补中益气见长；刮去外皮后的粉甘草以清热痰、泻心火见长；甘草梢以利水通淋见长。

【附方】

［古代方］

1. 脉结代、心动悸：炙甘草12克，生姜(切)9克，人参6克，生地30克，桂枝(去皮)9克，阿胶6克，麦冬(去心)10克，麻仁10克，大枣(擘)30枚，上药9味，以清酒10毫升，加水800毫升。先煮8味，取300毫升，去滓，内胶烊消尽，温服100毫升，每天3次。治气虚血热、心悸心慌，虚烦失眠、脉结代，虚劳肺痿，久咳不止、咽燥而渴、心烦少气，失眠，自汗盗汗。［《伤寒论》炙甘草汤(复脉汤)］

2. 胃痈，痰气上壅：甘草、桔梗、麦冬各30克，水煎服。(《疡医大全》甘桔汤)

3. 疏风清热、利咽解毒：桔梗6克，甘草、射干、连翘、山豆根、牛蒡、玄参、荆芥、防风各3克，加竹叶水煎服。(《沈氏尊生书》甘桔射干汤，又见《杂病源流犀烛》)

4. 脾胃伏火、热在肌肉，口疮口臭，烦渴易饥，口燥唇干，舌红脉数：藿香叶21克，山栀仁3克，石膏15克，甘草90克，防风(去芦、切、焙)120克，上药同蜜、酒微炒香，研为粗末，每用6克，水煎去渣服。(《小儿药证直诀》泻黄散)

5. 生痈，初发如松子大，渐如莲子，赤肿如桃李：好粉甘草30克截断，以长流水1碗，文武火蘸水炙自早至午，细锉，用无灰酒2小碗煎至1碗，温服。(《是斋百一选方》)

［现代方］

1. 虚弱倦怠，心动悸，脉结代：炙甘草12克，人参6克，生地30克，桂枝9克，阿胶6克，麦冬9克，火麻仁9克，生姜6克，大枣6克，水煎服。(《中国常用中草药》)

2. 治药物中毒：生甘草30克，黑豆或绿豆100克，水煎服。(同上)

【备注】

1. 甘草在配方中最常用，乃因其和百药解百毒之功，故有国老美誉。李时珍谓："中满、呕吐、酒客之病，不喜其甘，而大戟、芫花、甘遂、海藻与之相反……"

2. 甘草生用则通，炙用则补。生甘草以清火解毒见长，用于疮痈、感冒、发热、干咳；炙甘草以补中益气为胜，用于胃寒气弱、血亏阴虚。(《中药基础知识简编》)

3. 甘草梢有利尿作用，治热淋、小便短赤、尿道茎中痛。

4. 甘草刮去外皮，称粉甘草，今药店已取消粉草规格，如有出口要求，仍予以加工。古方治痈疖毒方(《是斋百一选方》中的万金膏)用大甘草根节120克，锉去皮；《幼科指南》用粉草末，说明粉甘草为用，始于宋代。

5. 中药有苦甘草，别名金锁匙，为豆科植物苦豆子 Soproa alopecuyoides L. 的根，西北地区称苦甘草。野生于内蒙古、甘肃、新疆等地，功能清热解毒，治喉痛。甘草则称为甜甘草或蜜甘。不可不辨。

131. 甘　遂

【概述】

本品为大戟科植物甘遂 Euphorbia kansui T. N. Liou ex T. P Wang 的干燥根。又名甘泽、主田、陵泽、肿手花根等。

主产陕西、甘肃、河南等地。春季开花前或秋末茎叶枯萎后采挖。除去杂质，撞去外皮，晒干，为生甘遂。照《药典》醋炙法炮制后，为醋甘遂。性寒，味甘，有毒。归肺、肾、大肠经。功能泻水逐饮，用治水肿胀满，胸腹积水，痰饮积聚，气逆喘咳，二便不利。用法用量：0.5～1.5 克，内服入煎剂，孕妇禁用，不宜与甘草同用。炮制品多入丸散用。

【成分】

甘遂主要化学成分为大戟苷 α、γ-大戟甾醇，大戟二烯醇，甘遂甾醇，甘遂萜酯 A、B，去氧巨大戟萜醇，甘遂大戟萜酯等。其毒性成分为多氧代二萜。此外，尚有树脂、葡萄糖、维生素 B_1、棕榈酸癸酯、β-谷甾醇等。

【药理】

1. 泻下作用：甘遂为峻下逐水药，用后对肠黏膜有强烈刺激，引起炎症性充血和肠管蠕动增加，造成峻泻。小鼠灌服生甘遂或炙甘遂乙醇浸膏10～15 克/千克，约有 50%出现明显的泻下作用，生品作用强。醋炙后其泻下作用和毒性，均有所减轻。如服生或炙甘遂之混悬液6～9 克/千克，亦可致泻，但未死亡。

2. 利尿作用：甘遂自古作为利尿药，治疗水肿、腹满、二便不通等症。临床上以甘草内服，甘遂用酒调成药饼，外敷神阙穴，治疗尿潴留有效。

3. 中枢抑制作用：甘遂有催眠和镇静作用。甘遂萜酯 A、B 可对抗小鼠的扭体反应，显示它的镇痛作用。

4. 对心脏的作用：甘遂小剂量可使离体蛙心收缩增强，大剂量则抑制之。

5. 抑制免疫：甘遂粗制剂对小鼠免疫系统的功能有明显的抑制作用。

6. 抗生育作用：大戟二烯醇、酮对孕羊有引产作用。本草学上记载甘遂为妊娠禁忌药。给妊娠豚鼠腹腔内注射10～13 毫克/千克，引产效果确实可靠。近年来研究甘遂的无水乙醇溶液注入孕妇的羊膜腔内引产，获得成功。一般是将 50%甘遂乙醇注射液对孕妇羊膜腔内注射 0.5 毫升，胎心于2～5小时内消失，26～28 小时流产，娩出的胎儿多为死胎。月份小的胎儿死亡较快。作用机理是：甘遂乙醇溶液注入羊膜腔内，可被羊膜与胎儿吸收，亦可进入胎盘与母体血循环，引起胎盘病理、超微结构及组织化学的改变，当蜕膜组织发生变性、坏死时，蜕膜细胞内溶媒体增多，溶媒体膜受到损伤，释放出前列腺素（PGE、$PGE_{2α}$）的前身物质——花生四烯酸，使内生性的前列腺素的合成与释放量增加，前列腺素可促使子宫平滑肌收缩，于是导致流产。

利用放射免疫分析分，测定甘遂中期引产妇女血浆和羊水中 PGF_M 和 6-酮-$PGF_{1α}$在引产过程中含量的变化。结果发现：随着产程进展，前列腺素含量不断升高，流产前含量最高，产后下降。故认为甘遂可能造成子宫内前列腺素的合成与释放增多，前列腺素刺激子宫肌收缩而导致流产。

7. 毒性反应：小鼠腹腔注射 50%甘遂乙醇浸出液，LD50 为 346.1 毫克±28.64毫克生药/千克，家兔腹腔注射为 30毫克/千克。引产后对小鼠再次受孕率无影响，用 5 毫克/千克和较大剂量时，均有明显的胚胎毒性，但对存活仔没有致畸作用。甘遂醇浸物、萜酯 A 可致家兔心肝肾中毒性改变。

【临床报道】

1. 治疗水肿：醋煨甘遂善逐水消肿：治肝硬化、肝癌、结核性腹膜炎、慢性心力衰竭及肾病综合征等引起的腹水和水肿及胸腔积液。

2. 其他：本品常用于治疗癫狂证，中

期引产(见前药理项),耳聋。

甘遂为峻泻药,有毒。可引起呕吐、腹痛、血压下降、呼吸困难等不良反应。小鼠静脉注射1周后,10毫克/千克剂量,可致心、肝、肾等组织有中毒性改变;甘遂醇浸物给兔注射后,出现横纹肌肿胀、间质水肿。

【附方】

[古代方]

1. 癫痫:甘遂末3克,用猪心和匀,湿纸包,煨熟取药,入辰砂末3克和匀,分作4丸,每服1丸,用所煨猪心煎汤化下。(《杂病源流犀烛》甘遂散)

2. 诸般水肿:芫花、大戟、甘遂、大黄各9克为峻下药。(《奇效良方》半边散)

3. 水肿腹满:甘遂3克,牵牛子15克,水煎服。(《圣济总录》)

4. 卒身面浮肿,上气喘急:甘遂15克,蒜瓣15克,黑豆15克,用蒜并枣肉和丸,木通汤下。(《太平圣惠方》)

5. 悬饮:甘遂、大戟、芫花各等份,大枣10枚。(《伤寒论》十枣汤)

6. 妇人水血俱结血室:甘遂60克,大黄120克,阿胶60克,水煮顿服。(《金匮要略》)

7. 二便不通:甘遂末以生面调糊,敷脐中及丹田,艾灸3壮,饮甘草汤。(《太平圣惠方》)

8. 膈气哽噎:甘遂15克,南木香3克,为末。(《怪证奇方》)

9. 疝气偏肿:甘遂、茴香各等份为末。(《儒门事亲》)

10. 脚气肿痛,肾脏风气,攻注下部疮痒:甘遂15克,木鳖子4个,为末,入猪腰子内煨熟,米饮下。(《本事方》)

11. 麻木疼痛:甘遂60克,蓖麻仁120克,樟脑30克,捣作饼贴之,内饮甘草汤。(《摘元方》)

[现代方]

1. 肠梗阻,肠腔积液:甘遂1.5克,桃仁、牛膝、木香各9克,赤芍15克,厚朴15克,大黄(后下)15克,水煎服,老年或体弱者剂量酌减。(《中国常用中草药》)

2. 小便转脬:甘遂末3克,猪苓汤调下。(《卫生杂志》)

【备注】

1. 甘遂与甘草配伍问题:本草学记载"藻戟遂芫俱战草",提出甘遂不能与甘草同用。现代研究结果,甘遂与甘草合用,给小鼠灌服,未见毒性增强。给家兔灌胃2周,也未出现异常,甘遂与小量或等量甘草配伍时,可能减少了甘遂的副作用。

也有一些实验,认为甘遂与甘草不可同用。二者配伍后给小鼠灌服,可使甘遂毒性增强,甘草用量愈大,毒性愈大。二药分别酒浸后,浸液按1:3比例混合,比单用甘遂毒性加大。二者50%乙醇浸剂对小鼠腹腔注射,毒性亦增强。为何有以上一些矛盾现象?可能有两个问题,一是甘遂的成分与药理作用的关系尚未明确;二是其剧泻成分的理化性质不明。为非水溶,则煎剂无效;如系醇溶,则酒浸合用时,毒性增强,尚待进一步研究澄清。

2. 甘遂炮制与药理作用的关系:甘遂加热炮制后,毒性减少2~6倍,腹泻、利尿及中枢抑制作用均减弱。豆腐煮甘遂,毒性略高;面煨无变化;醋煮及甘草桔梗同煮,则毒性减小。腹泻以醋制者最小;利尿以土炒者最强。就用药安全率而言,以醋煮、甘草煮者最优。此结果说明甘草是减弱了甘遂的毒性。甘遂口服比腹腔及皮下注射,毒性小0.5~19倍,口服效果亦较注射小0.5~60倍。也有人认为甘草炮制甘遂,毒性最小。

132. 石　耳

【概述】

本品为脐衣科植物脐衣 Umbilicaria esculenta (Miyoshi) Minks 的叶状体。又称石木耳、石壁花、地耳、岩菇等。生于悬崖及岩壁上。药用叶状体，四季可采，采后去杂质，晒干。性平，味甘。功能清热解毒，养阴止血。用于劳嗽吐血，肠风下血，痔漏，红崩，尿路感染，肠炎，痢疾，气管炎，毒蛇咬伤，烫火伤和刀伤等。用法用量：内服9～15克，煎汤，也可入丸散。石耳与白石耳不同，白石耳另有专条。也与黄底石耳(红腹脐衣)不同，应予区别。

【成分】

脐衣含石耳酸(Gyrophoric acid)、红粉苔酸(Lecanoric acid)及石花粗多糖等。

【药理】

动物试验有止咳祛痰作用。对甲型链球菌、肺炎链球菌、金黄色葡萄球菌未见抑菌作用。热水浸出物经乙醇沉淀，再精制而得的活性物质，有显著抗癌作用。用石耳提取物0.5克，1.0克/千克给大鼠灌胃，对消炎痛型、幽门结扎型和应激型胃溃疡的形成，抑制率分别为60%、49%和44%，对慢性醋酸型胃溃疡12天治愈率达100%，还可降低胃酸分泌和胃蛋白酶活性。对组胺所致胃酸增多，也有一定的抑制作用。

【临床报道】

治疗慢性气管炎，取石耳15克(首剂30克)，瘦猪肉90克，加盐少许，隔水蒸服。上午蒸1次，喝汤，下午再蒸1次，将肉、药、汤全服下。有效率83.4%。

【附方】

［古代方］

脱肛泻血：脐衣(微炒)150克，白矾(烧灰)30克，密陀僧(研细粉)30克，共研为末，制丸，如梧桐子大，食前服20丸，以粥饮下。(《太平圣惠方》)

［现代方］

1. 鼻出血：脐衣15克，红鸡冠花30克，鸡蛋1只，煮服。

2. 吐血红崩：脐衣、红茶花、杜鹃花研粉，兑水服或煮酒糟服。

3. 急性肠炎：脐衣9克，沙参15克，煎服。

4. 蛇咬伤：脐衣研粉，用龙胆草煎浓汁做丸，用时用冷开水化开敷伤口。

133. 石决明

【概述】

本品为鲍科动物杂色鲍(光底石决明) Haliotis diversicolor Reeve 或皱纹盘鲍(毛底石决明) H. discus hannai Ino. 等的贝壳。又名鲍鱼壳、九孔螺、千里光等。主产广东、福建、山东、辽宁等地。性微寒，味咸。归肝、肾经。功能平肝潜阳，清热明目。用于头痛眩晕，目赤翳障，视物昏花，青盲雀目。用法用量：9～30克，水煎服；皮表溃疡、创伤出血，煅存性，研极细，敷患处。

【成分】

主含碳酸钙、壳角质(Conchiolin)、胆素及多种氨基酸。

【药理】

石决明可降低中枢神经系统的兴奋性。并具有清热、调节植物神经紊乱的作用。

【临床报道】

1. 治疗血管性头痛：常与川芎、白芷、香附、钩藤等配伍。

2. 治疗鼻渊：与谷精草、草决明、钩

藤、白芷、菊花、蔓荆子等配伍。

【附方】

［古代方］

石决明散：目生翳障：石决明、枸杞子、木贼草、荆芥、桑叶、谷精草、甘草、金佛草、蛇蜕、苍术、菊花。（《证治准绳》）

［现代方］

1. 白内障：石决明、羌活、决明子、菊花各9克，甘草4.5克，水煎服。（《中国常用中草药》）

2. 高血压眩晕：石决明30克，决明子30克，桑寄生30克，野菊花30克，水煎服。（同上）

【备注】

石决明除上述两种外，还有本种同属动物羊鲍 H. ovina Gmelin、澳洲鲍 H. rubur leach、耳鲍 H. asinina L. 和白鲍 H. laevigata Donovan 的贝壳。

134. 石 花

【概述】

本品为梅花衣科（梅藓科）植物梅衣 Parmelia saxatilis Ach. 的叶状体。又名地衣、梅藓、藻纹梅花衣、石苔花、乳花等。石花表面灰色或灰褐色，有光泽，裂片放射状。我国东北、华北、西北等地区有分布。生于山坡岩石上。全年可采，从岩石上铲下，去净杂质，晒干生用，药用全草干品或鲜品。性寒，味甘。功能清热利湿，明目，止血，补肾利尿。主治吐血，血崩，小便热痛，白浊白带，腰脚风冷，黄疸，皮肤瘙痒，烫火伤，视力模糊，小儿口疮等。用法用量：梅衣6～9克，水煎服，或浸酒；外用：研末，调敷。保持干燥、防霉。

【成分】

石花含棕榈酸、油酸、地衣酸、硬脂酸、山萮酸（Behenic acid）、荔枝素、3-5-二羟基甲苯等、藻纹苔酸（Salazinic acid）等，其变种藻纹梅花衣 P. saxatilis var. Omphilodes 含黑茶渍素（Atsanorin），对鱼有毒。

【药理】

1. 抗辐射作用：石花水煎剂对小鼠急性放射损伤有一定的保护作用。

2. 抗病原微生物作用：地衣酸钠有很强的抗菌、抑制原虫及阴道滴虫的作用。

3. 抗生育作用：其另一种地衣植物染料梅衣 P. tinctorum 水煎液中分离的成分苔黑酚及一系列苔色酸酯，可抑制精子活动。苔色酸丁酯抑精子的最低浓度为2毫克/毫升，低于国际计划生育联合会规定的最低浓度。

4. 抗癌作用：地衣多糖一级结构为β-(1,6)葡聚糖，小鼠200毫克/千克连用10天，对S180肉瘤的抑制率为99.1%。最新报道地衣乌糖对小鼠移植性肿瘤S180虽有一定的抑制作用（抑瘤率27%），但无显著性差异（$P>0.05$）。对小鼠宫颈癌U14，存活时间明显延长，瘤体直径比对照组（12.4毫米）明显减少（8.3毫米）；对艾氏腹水癌实体型瘤的生长，地衣多糖抑瘤作用不显著；对小鼠网状内皮系统吞噬作用观察，未见地衣多糖组对免疫功能明显的促进作用。

【临床报道】

用于止血、利尿、祛湿、治吐血、血崩、黄疸、膀胱炎、小便热痛等。

【附方】

1. 吐血，血崩：用石花、红茶花、艳山红碾成细粉，每服9克，开水冲服。（《重庆草药》）

2. 男子小便热痛，白浊：石花干粉9克，煎水煮糖糟服。

3. 女子白带：石花干粉9克，煎水，兑

米饮冲服。(《重庆草药》)

4. 肾虚腰膝冷痛：石花 9 克，补骨脂 12 克，杜仲 15 克，牛膝 12 克，枸杞 12 克，水煎服。(《山东中草药手册》)

5. 风湿腰痛：石花 120 克，白酒 1 000 毫升，浸 7 天后饮用，每晚 20 毫升。

6. 黄疸：梅衣15 克，茵陈15 克，虎杖 9 克，水煎服。

7. 小儿口疮：石花适量，研末，敷患处。(以上见《中药大辞典》,《中国药用孢子植物》)

【备注】

1. 地衣首载于《大明本草》,李时珍《本草纲目》引用，但是否石花，尚待考证。《卫济全编》卷十六畜牧门载本品"治马生翻花疮：用地衣草，干为末，生油调敷"。清代刘士季《草木便方》中石花"又名石苔花、乳花、石衣、梅藓"等。未证明是地衣。按地衣一名，地钱科植物地钱，梅衣科植物梅衣也称地衣。

2. 又一种石花，为梅衣科植物白石花 Paramelia tinctorum Despr. 的叶状体，也称石衣、虾蟆皮。参"白石花"条。

3. 牛皮叶科植物牛皮叶 Sticta pulmonacea Ach.，应予鉴别。

4. 石花不可与以下两物相混淆：① 石花菜科植物石花菜 Gelidium amansii (lamx.) lamx.(冻菜、海草、琼胶、洋菜、凤尾、鸡毛菜)。② 红翎菜科植物琼枝(石花菜、海菜) Eucheuma gelatinae (Esp.) J. Ag. 相混淆。

135. 石　花　菜

【概述】

本品为石花菜科植物石花菜 Gelidium amansii (Lamx.) lamx. 的藻体。又名牛毛菜、鸡毛菜、冻菜、红丝、大本、小本、海草、凤尾、洋菜、琼胶等。药用全草，秋季采收，收后晒干。性寒，味甘、咸。归肝、脾、胃、肺经。功能清热解毒。用于肠炎，肾盂炎等。并可制造琼胶作轻泻剂或作细菌培养基。用法用量：15～30 克，水煎服。《中药大辞典》上册根据《日用本草》、《食鉴本草》及《本草纲目》记载的石花菜，列成专条，学名为 Eucheuma gelatinae (Esp.) J. Ag. 应是琼枝，而非本品。

【成分】

石花菜含琼胶素和琼胶酯、N－N－二甲基牛磺酸、大量无机盐及微量元素等。

【药理】

对患高脂血症的大鼠有降低血清胆固醇的作用。所含半乳糖聚合体的硫酸化多糖对 β 型流感病毒和腮腺炎病毒有抑制作用。

【临床报道】

民间用石花菜 30 克，水煎服治肾盂肾炎；以石花菜 15 克，白头翁 9 克，秦皮 9 克，煎服治肠炎。李时珍《本草纲目》记其以沸汤泡去沙屑，沃以姜醋，食之甚脆。一种稍粗，谓之鸡脚菜，味更佳。"二物久浸，皆化成胶冻也"。《南越笔记》说得明确："白者为琼枝，红者为草珊瑚，泡以沸汤，沃以姜椒酒醋，味甚脆美，以作海藻酒，治瘿气；以作琥珀糖，去上焦浮热。"海藻类大多含碘，用以治疗良性缺碘的甲状腺肿，应属对症。本草记其能发下焦之虚寒，脾气不充者勿食，孕妇不宜多食。

【附方】

［现代方］

1. 肠炎、肛门周围肿瘤：用石花菜 15 克，白头翁、秦皮各 9 克，煎服。或用石花菜水煮成冻，内服。(《中国药用海洋生物》)

2. 肾盂肾炎：石花菜 15～30 克，水煎加糖适量，内服；或煮成冻，内服。(同上)

136. 石 松 子

【概述】

本品为石松科植物石松 Lycopodium japonicum Thunb.（L. clavatum ault. non L.）的孢子。其全草名伸筋草、宽筋藤、筋骨草、盘龙草、烂腰蛇、凤尾伸筋、金毛狮子草等。性温，味苦、辛。归肝、脾、肾经。功能祛风散寒，除湿消肿，舒筋活络。用于风寒湿痹，关节酸痛，皮肤麻木，四肢软弱，跌打损伤，外伤出血。用法用量：内服 9～15 克，煎汤或浸酒；外用：捣敷。

【成分】

石松子含多种生物碱，有石松碱（Lycopodine）、伸筋草碱（Chavatine）、法西亭明碱（Fawcettimine）、法西亭碱（Fawcettiine）、去氢石松碱（Dehydrolycopodine）、二氢石松碱（Dihydrolycopodine）、伸筋草宁碱（Clavatonine）、石松灵碱（Lycodoline）、石松毒碱（Clavatokine）等。此外含多种三萜醇化合物及香荚兰酸、阿魏酸、杜鹃花酸等。其孢子称石松子，含脂肪油 40%～50%，油中脂肪酸主要为油酸、石松子酸及亚油酸、肉豆蔻酸、硬脂酸以及二羟基硬脂酸等的甘油酯，此外尚含有二氢咖啡酸（Dihydrocaffeic acid）及植物甾醇、挥发油、蛋白质、木聚糖、纤维素等。

【药理】

1. 激素样作用：孢子每天 1 克，给大鼠灌胃，连续 2 天，可使切除卵巢大鼠出现动情期，其氯仿提取物也有雌激素样作用。

2. 抑菌作用：全草对福氏痢疾杆菌、宋内痢疾杆菌有较强抑菌作用，对志贺痢疾杆菌有中等度抑菌作用。其作用不祥。

3. 其他作用：伸筋草水浸剂对家兔因皮下注射枯草浸剂引起的发热有解热作用。石松碱对蛙心收缩力可增强，但对兔心 1/5 万～1/40 万的浓度反减弱其收缩；适量可升高麻醉猫血压，但 30 毫克/千克静脉注射可使麻醉猫、兔血压下降。对离体大鼠、豚鼠、家兔的小肠及子宫均有兴奋作用。有报道石松利尿，可促进尿酸排泄。

4. 毒副作用：石松碱对小鼠静脉注射 LD50 为（27.58±1.16）毫克/千克、腹腔注射为 78 毫克/千克、中毒症状为运动亢进、强直性、阵挛性痉挛、麻痹、窒息等。伸筋草碱毒性剂量，猫为0.05克/千克，兔及大鼠为0.1～0.2克/千克。

【附方】

［古代方］

消水肿：过山龙 1.5 克，研细末，糠瓢（火煅存性）4.5 克，槟榔 3 克。糠瓢、槟榔水煎液服过山龙末，以泻为度，气实者用，虚者忌。（《滇南本草》）

［现代方］

1. 风湿痛、腓肠肌痉挛：石松 30～60克，水煎服。

2. 关节酸痛：石松 30 克，丝瓜络 15 克，爬山虎 15 克，大活血 9 克，水酒各半煎服。

3. 小儿麻痹后遗症：用石松、南蛇藤根、松节、寻骨风各 15 克，威灵仙 9 克，茜草 6 克，杜衡 1.5 克，水煎服。

137. 石 菖 蒲

【概述】

本品为天南星科植物石菖蒲 Acorus tatarionowii Schott 的干燥根茎。又名菖蒲、菖阳、尧时薤、阳春雪、望见消、粉菖、水剑草、苦菖蒲等。秋、冬二季采挖，除去须根及泥沙、杂质，洗净，润透，切厚片，晒干。生于山涧石缝中。质硬，断面纤维性，类白色或微红色，气芳香，味苦、微辛。主产于四川、浙江、江西、江苏、福建等地。性温味辛、苦。归心、胃经。功能化湿开胃，开窍豁痰，醒神益智。用于脘痞不饥，噤口下痢，神昏癫痫，健忘耳聋。用法用量：3～9克，水煎服。

【成分】

研究较多的是用作石菖蒲的同属植物菖蒲（水菖蒲）(Acorus calamus L.)，且其中具有挥发性成分。① 石菖蒲的根茎含挥发油，内有α、β及γ细辛醚(Asarone)，欧细辛醚(Eussarone)，顺式-甲基异丁香油酚(Cis-methylisoeugenol)，榄香脂素(Elemicin)，细辛醛(Asarylaldehyde)，δ-荜澄茄烯(δ-Cadinene)，百里香酚(Thymol)，肉豆蔻酸(Myristic acid)。② 金钱蒲的根茎含挥发油，除有α和β细辛醚、欧细辛醚、顺式一甲基异丁香油酚、榄香脂素、细辛醛外，尚有反式一甲基异丁香油酚(Trans-methylisoeugenol)、甲基丁香油酚(Methyleugenol)、二聚细辛醚(Bisasaricin)，α和β-荜澄茄油烯(Cubebene)、丁香烯(Caryophyllene)、β-古芸烯(β-Gurjunene)，佛术烯(Eremophilene)、橙花叔醇(Nerolidol)、愈创奥醇(Guaiol)、金钱蒲烯酮(Menone)等。

【药理】

1. 抑癌作用：本品20%煎剂能明显抑制绿豆发芽，在体外能全部杀死小鼠腹水癌细胞，且对动物移植性肿瘤有抑制作用。细辛醚在结构上类似具有致癌作用的黄樟醚，能引起十二指肠部位恶性肿瘤。

2. 中枢抑制作用：石菖蒲最主要的药理作用表现为中枢镇静、抗惊厥作用。石菖蒲水煎剂1～10克/千克及去油水煎剂10～30克/千克静脉注射能使小鼠自主活动度明显降低，与阈下剂量的戊巴比妥钠有显著的协同作用。α-细辛醚对小鼠、大鼠及猴有明显的和多方面的中枢抑制作用，具有与氯丙嗪和利血平相似的安定作用。挥发油对小鼠有较强的降温作用，但不能对抗小鼠的扭体反应，其中挥发油的另一成分反-4-丙烯基藜芦醚也具有中枢抑制作用，33%的石菖蒲混悬液10毫克/千克口服，30分钟后可使小鼠对戊四唑的惊厥率从93%降到60%，石菖蒲挥发油中的α-细辛醚可能是抗惊厥的有效成分，90～150毫克/千克的α-细辛醚静脉注射能对抗小鼠的电惊厥，但不能降低士的宁、咖啡因引起的强直性惊厥。α-细辛醚1毫克/千克口服可使恒河猴易于驯服。

3. 解痉平喘作用：石菖蒲中的α-细辛醚、β-细辛醚及1-烯丙基-2,4,5-三甲氧基苯(1-Ally 1-2,4,5-Trimethoxybenzene)对豚鼠离体气管和回肠有很强的解痉作用。

4. 对消化系统的作用：该品内服能促进消化液的分泌，制止胃肠异常发酵，并有弛缓胃肠平滑肌痉挛的作用。

5. 抗菌消炎作用：煎剂对金黄色葡萄球菌、肺炎链球菌有抑制作用，主要是α、β细辛醚起作用。对常见致病皮肤真菌有不同程度的抑菌作用：10微克/毫克时可抑制结核杆菌生长。1%抑制化脓性链球菌；所含丁香油酚有消炎、防腐作用。

6. 其他作用：采用复杂食饵性迷宫法和一次性训练被动回避条件反应-跳台法，观察石菖蒲水提醇溶液对学习记忆的促进作用和改善记忆障碍作用。结果表明：石菖蒲0.1克/10千克，0.2克/10千克，能明显促进正常小鼠的记忆获得，巩固和再现障碍。另外发现，用蛋黄快速造型法使小白鼠形成高血脂症，腹腔注射1%的石菖蒲油状乳液，降脂效果显著。并证明其二聚细辛醚(Bisasaricin)为降脂有效成分。挥发油对小白鼠有较强的降温作用,但没有镇痛作用。石菖蒲油0.2~0.3毫升肌肉注射治疗精神分裂症有一定镇定、催眠、控制症状功效。

7. 毒副反应:每天服本品煎剂10克,经3个月至3年观察,60例中未见副作用发生。0.2~0.3毫升挥发油肌肉注射55人次,仅个别患者有恶心、呕吐和头昏。大剂量时仅少数病例出现一时性皮肤潮红和血尿等反应。用于小儿脑炎时,个别有血压偏高。细辛脑每天超过50毫克静脉注射时出现抽搐或四肢肌肉轻度强直。

【临床报道】

1. 治疗癫痫大发作:33%石菖蒲煎剂每次10毫升,每天服3次,30天为1个疗程,治疗原发性癫痫和症状性癫痫。

2. 治疗支气管哮喘:石菖蒲挥发油制剂(片剂每天240毫克,油胶丸每天120毫克,或微型胶囊每天180毫克)治疗支气管哮喘,用药20天以上者有一定平喘效果。

3. 治疗神经衰弱:用石菖蒲、茯神、远志、党参、鲜王浆等份,依法制成膏剂贮存备用。治疗110例,每天服用100毫升,分2次服,20天为1个疗程。

4. 治疗肺性脑病:以石菖蒲注射液(0.5%总挥发油溶液),用量随肺脑病情轻重而定。轻型肺脑患者一般用10毫升加入25%葡萄糖注射液20毫升中作缓慢推注,每天2次;中型肺脑患者,除上述用法外,另用石菖蒲注射液10毫升加入5%葡萄糖注射液250~500毫升中静脉缓滴,每天1次;重型肺脑患者同中型者用法,但静脉滴注石葛蒲注射液用量增加到20毫升。一般以治疗5~7天为1个疗程,治疗肺性脑病279例次,结果显效128例次,以意识障碍、精神神经症状减轻和消失尤为明显。未见明显副作用。

5. 治疗风湿性关节炎:石菖蒲200克,浸入60度左右的白酒1 000毫升内,密封,半月后起用,每天早晚各饮2~3杯,1 000毫升药酒可服1个月。治疗风湿性关节炎49例,除1例无效外,其余皆获疼痛消失或减轻之疗效。

【附方】

[现代方]

1. 湿痰蒙窍,神志不清:石菖蒲、远志、郁金、半夏、茯苓各9克,胆南星6克,水煎服。(《中国常用中草药》)

2. 健忘:石菖蒲30克,茯苓60克,远志12克,人参12克,共研末,每服3克,温开水送服。(同上)

3. 癫痫:石菖蒲9克,水煎,每天1剂分3次服,30天为1个疗程。[乡村医学,1986(2):10]

【备注】

1. 同属植物尚有大石菖蒲 A. Tartarinowii Schott. 比石菖蒲粗,节间稍长,气味与石菖蒲相似,也含挥发油。油中主含β-细辛醚达80%以上,并含少量α-细辛醚、γ-细辛醚、细辛醛、百里香酚(Thymol)、肉豆蔻酸等。金钱蒲气味与石菖蒲相似。

2. 一般见于文献的菖蒲名称,有:①石菖蒲(昌蒲、昌阳、九节菖蒲、建菖蒲)。②菖蒲(水菖蒲、白菖、泥菖蒲)。③九节菖蒲(来菖蒲、寸菖蒲、节菖蒲)。④大石菖蒲。本书已将前二者立项。

138. 石 斛

【概述】

本品为兰科植物环草石斛 Dendrobium loddigesii Rolfe.、马鞭石斛 Dendrobium fimbriatum Hook. var. oculatum

Hook.、黄草石斛 Dendrobium chrysanthum Wall.、铁皮石斛 Dendrobium candidum Wall. ex Lindl. 或金钗石斛 Dendrobium nobile Lindl. 的新鲜或干燥茎。铁皮石斛剪去部分须根，边炒边扭成螺旋形，称耳环石斛。药肆所称霍山石斛，系环草石斛（粉花石斛）及铁皮石斛的干燥茎。安徽六安霍山等地出产。枫斗系某些石斛的短粗部分，用小火加工烤软，搓成螺旋状弯曲，烤干而成。性微寒，味甘。归胃、肾经。功能益胃生津，滋阴清热。主治阴伤津亏，口干烦渴，食少干呕，病后虚热，目暗不明。用法用量：一般干品煎服 6～12 克，鲜品15～30 克。

【成分】

石斛含多种生物碱，包括石斛碱、石斛次碱、石斛奥克新碱、石斛胺，并含黏液质、淀粉等。金钗石斛含金石斛碱（即上述石斛次碱）、石斛副碱、石斛碱等。

【药理】

1. 解热镇痛作用：石斛碱有一定的解热、镇痛作用，与非那西汀相似而软弱。金钗石斛临床对某些炎症有效，合剂用于唇疔、疔疮有效。临床用于阴伤津亏，口干舌燥，口渴引饮等热性病。

2. 助消化作用：石斛能促进胃液分泌而助消化，有促进食欲的效果。多种石斛对豚鼠离体肠管和小鼠胃肠道蠕动影响，进一步证明可使其蠕动亢进。

3. 降血糖作用：但石斛碱还可引起豚鼠及家兔中度血糖升高。

4. 对心血管的作用：大剂量时则抑制家兔心脏，血压降低、呼吸抑制及离体豚鼠子宫收缩。中毒量时可引起惊厥。

5. 增强免疫功能：金钗石斛煎剂促进小鼠腹腔巨噬细胞吞噬功能。石斛对阴虚内热或热病伤阴久热不退，可能起着加速恢复的力量，有效成分可能为所含多糖类。特别是与麦冬、生地、地骨皮配伍应用时为然。

6. 其他作用：抗癌、抗氧化、延长果蝇寿命。

【临床报道】

石斛对慢性萎缩性胃炎消化性溃疡有效。石斛之清胃热、养胃阴，对慢性胃炎、萎缩性胃炎有效，常与竹茹、沙参、麦冬、天花粉等配伍。如胃热表现为食饥多食、消瘦口干、烦渴多饮，石斛则常配花粉、知母、生地、川连等。石斛毒性很低，但湿热尚未化燥及虚而无热者不宜用。

石斛鲜用滋阴清热之功大于干者。鲜活石斛以金钗型为主。中医理论认为金钗石斛、鸡爪兰型鲜石斛，味清苦而不粘，性寒，生津润燥，主清胃热；黄草、铁皮石斛味甘淡而有粘汁，性温，滋阴养胃，补虚劳，厚肠胃。枫斗属于后者。又石斛与生地比较，均能清热生津，但石斛善清虚热，能养胃生津，生地善滋肾阴，主凉血生津。

【附方】

［现代方］

1. 热病阴伤津亏，口干烦渴：鲜石斛、麦冬各 12 克，鲜地黄 30 克，天花粉、桑叶、北沙参、连翘各 9 克，水煎服。（《中国常用中草药》）

2. 糖尿病（消渴）：鲜石斛 15 克，石膏、玉竹、南沙参各 12 克，天花粉、山药、茯苓各 9 克，麦冬 6 克，陈皮 3 克，清半夏 4.5 克，甘蔗 90 克，煎水代茶饮。（同上）

3. 肝肾两亏，阴虚火旺：内障目暗、视物昏花：石斛、甘草、肉苁蓉、五味子、防风、川芎、炒枳壳、黄连、蒺藜（盐炒）、青葙子、羚羊角粉各 30 克，山药、枸杞子、菟丝子、苦杏仁、牛膝、菊花、决明子各 45 克，生熟地、麦冬、水牛角浓缩粉各 60 克，人参、茯苓、天冬各 120 克，除粉末药外，余药均研细末，混匀，制水蜜丸，每服 6 克，每天 2 次。（同上）

【备注】

1. 石斛本指生于岩石上者，附于树木

上生的，名叫木斛。木斛主要有黄草石斛、马鞭石斛、金钗石斛、环草石斛等。随其所附生的树木不同而使药性有异。前人认为木斛不能作为石斛应用。但在商品药材中目前仍在混用。应注意鉴别。(《中国常用中草药》)

2. 枫斗系选用铁皮石斛加工，有西枫斗、园枫斗、结子斗之分。

139. 石榴皮(附：石榴叶、花、根)

【概述】

本品为石榴科植物石榴 Punica granatum L. 的干燥果皮。果实于秋季成熟，取皮、切块，干燥。又名石榴壳、酸石榴皮等，主产江苏、山东、湖南、四川等地。石榴皮炭，系按《药典》炒炭法将石榴皮块炒至表面焦黑色，内部棕褐色。性温，味酸涩。归大肠经。功能涩肠止泻，止血，驱虫。用治久泻，久痢，便血，脱肛，崩漏，白带，虫积腹痛。用法用量：3～9 克，水煎服，或入丸散。

【成分】

石榴皮含鞣质、没食子酸、苹果酸、熊果酸、桦皮酸、异槲皮苷、石榴皮素 B (granatin B)、安石榴苷及安石榴林(Punicalin)等。

【药理】

1. 抗菌作用：石榴皮煎液体外对金黄色葡萄球菌、溶血性链球菌、痢疾杆菌、变形杆菌、伤寒及副伤寒杆菌、大肠杆菌、霍乱弧菌、绿脓杆菌及结核杆菌，均有明显的抑制作用。又水浸液(1∶4)在度试内对多种皮肤真菌，也有不同程度的抑制作用。

2. 抗病毒作用：石榴皮煎剂 1 万～10 万倍稀释液仍有抑制流感病毒甲型 PR_8 株的作用。也有抗生殖器疱疹病毒的作用。

3. 抗寄生虫作用：消旋石榴皮碱在 10～4 溶液中，能在 5～10 分钟内杀死绦虫。煎剂对绦虫也有很强的杀灭作用。对肝吸虫也有明显的驱虫作用。

4. 对生殖系统的作用：石榴皮总碱对子宫有兴奋作用。大鼠或豚鼠口服石榴皮粉剂后，受孕率减少。

5. 其他作用：① 石榴皮水煎液给兔口服，有止泻作用。② 家兔灌服石榴根皮水浸液可促进血凝。

6. 毒副作用：石榴皮总碱为石榴根皮的主要毒性成分，毒性比生药大 25 倍。① 石榴皮总碱对呼吸中枢有抑制作用。② 对骨骼肌有藜芦碱或箭毒样作用。③ 对植物神经节有烟碱样作用。④ 对家兔静脉注射 LD50 为 40 毫克/千克。

【临床报道】

用于阿米巴痢疾、细菌性痢疾、烧烫伤、子宫颈炎、肠寄生虫病、婴儿腹泻和肠激惹综合征、脱肛等。煎剂服后常见恶心呕吐、腹痛、腹泻等胃肠反应。

石榴皮与石榴根皮，作用近似，但后者毒性稍大，杀虫力较强，以治虫积腹痛为主。凡使石榴皮、叶、根，勿令犯铁器，石榴根皮对胃有刺激，对胃病者不宜。石榴皮配槟榔驱蛔力增强。配黄连，专治赤白下痢，涩肠止泻作用加大。

附：

1. 石榴叶：始见《本草拾遗》性温，味酸，涩。归肝经。功能祛风活血。用治跌打损伤，煎洗痘风疮，风癞。用法用量：30 克，捣烂，外敷。化学成分有β-谷甾醇、甘露醇、天竺葵苷、熊果酸、山楂酸、积雪草酸等。

2. 石榴花：始见《本草拾遗》性温，味酸、涩。归脾、肾经。功能活血止血，祛瘀止痛。用治鼻衄，吐血，中耳炎，创伤出血，月经不调，红崩白带。用法用量：3～6克，煎服；外用研末，香油调敷。《本草纲目》记载："治九窍出血：石榴花、揉塞之。"《海上集验方》："治金创刀斧伤破血流：石灰500克，石榴花250克捣末，取少许敷上。"《江西草药手册》："治中耳炎：石榴花、瓦上焙干，加冰片少许，研细，吹耳内。"《贵州草药》："治鼻血，石榴花适量，研末，每次用0.3克吹入鼻孔。"

3. 石榴根：石榴树根，始见《本草经集注》，性温，味酸涩。归脾、胃、大肠经。功能杀虫涩汤、止带，用治蛔虫，绦虫，久泻，久痢，赤白带下。用法用量：6～12克，煎服。根皮含石榴皮碱、异石榴碱、甲基异石榴皮碱、伪石榴皮碱，β-谷甾醇等。药理报道：石榴根具有抗菌作用和驱虫作用；石榴皮总碱对动物毒性主要为运动障碍和呼吸麻痹；对肠管可使紧张度降低；对子宫有兴奋作用。对植物神经显烟碱样作用，1毫克/千克可引起心跳变慢及血压上升，大量则使心跳显著加速。

其临床应用的主要记载有：①《海上集验方》：治寸半虫：酸石榴根切，30克加水260毫升，煮取160毫升去滓，着小米作稀粥，空腹食之。②《斗门方》：治女子血脉不通，赤白带下：石榴根60克，炙干，浓煎300毫升服之。③《江西草药手册》："治牙疳、鼻疳、衄血：石榴根皮或花6克，水煎服。"④苏州医学院《中草药手册》："治蛔虫病，石榴根皮15克，煎汤分3次服，每0.5小时1次，服完4小时后服盐类泻剂。"

【附方】

［古代方］

1. 暴泻不止及痢赤白：酸石榴皮，烧存性为末。(《袖珍方》引《经验方》)

2. 赤白痢，日夜行数不减：酸石榴皮、龙骨、诃黎勒各30克，为散服。(《太平圣惠方》)

3. 脱肛：石榴皮、陈壁土、白矾，浓煎熏洗，加五倍子炒研敷托上之。(《医钞类编》)

4. 粪前有血：酢石榴皮，炙，研末，每用6克，用茄子枝煎汤服。(《备急千金要方》)

［现代方］

1. 急性细菌性痢疾：石榴皮制成50%或60%煎剂，每次10～20毫升，每天1次。

2. 阿米巴痢疾：60%石榴皮煎液，每服20毫升。

3. 久痢，便血：石榴皮15克，茶叶10克，水煎服。

4. 中耳炎：干石榴皮30克，冰片2克，共为细粉，少许入耳内。

5. 驱蛔虫、绦虫：石榴皮、槟榔各等份，为细末。(《山东中草药手册》)

6. 牛皮癣：石榴皮蘸极细的明矾粉搓患处。(《山东中草药手册》)；或石榴皮炒炭，研细末，麻油调成糊状，涂患处。(《全展选编·皮肤科》)

7. 汤火烫伤：石榴皮研末，麻油调擦患处。(《贵州草药》)

8. 预防稻田皮炎：石榴皮、五倍子、地榆、明矾，水煎浸泡手、脚，或蘸涂。

140. 石　膏

【概述】

本品为硫酸盐类矿物硬石膏族石膏Gypsum是含水硫酸钙 $CaSO_4 \cdot 2H_2O$ 的矿石。又名白虎、冰石、细理石等。产于湖北、安徽、四川、河南、山东、湖南、广西、广东、云南、新疆等地。性大寒，味甘、辛。归肺、胃经。功能清热泻火，除烦止渴。主治外感热病，高热烦渴，肺热喘咳，胃火亢盛，头痛，牙痛。煅石膏是生石膏加工，煅至酥松。煅石膏收湿，生肌、敛疮，止血。外治溃疡不敛，湿疹瘙痒，水火烫伤，外伤出血。用法用量：内服生石膏用量为15～60克，宜先煎；外用煅石膏，研末撒敷患处。

【成分】

石膏成分主为含水硫酸钙 $CaSO_4 \cdot 2H_2O$，商品中往往混有粘土、砂粒、有机物、硫化物等杂质，应拣净。煅石膏的成分为硫酸钙 $CaSO_4$。

【药理】

1. 解热作用：实验证明生石膏有解热作用，煅石膏无作用。有些实验结果，对石膏的解热作用持否定态度，但日本报道石膏对发热大鼠解热作用虽不够明显，而当造成动物口渴状态时，石膏能减少大鼠饮水量，即可缓解其口渴状态。也有报道，石膏与知母合用对发热家兔解热作用明显。王筠默认为石膏煎煮，其溶于水中成分甚微，改加少量粳米同煎，则汤液中含大量生石膏粉，予动物灌服，具有解热作用，从而证明仲景白虎汤与粳米同煎的科学性。

2. 增强免疫功能：石膏液在体外培养中明显增强肺泡巨噬细胞的吞噬功能，并能促进吞噬细胞的成熟，有人认为石膏的上述作用，与 Ca^{2+} 的存在有关。因为 Ca^{2+} 可提高巨噬细胞的捕捉率，加强吞噬活性和加速微尘及尘粒的消除。基于上述两项作用：退热和提高巨噬细胞功能，对温热病的中期和极期出现的气分实热（如肺炎、流脑、乙脑等热性传染病）的治疗十分有利。

3. 降糖作用：人参白虎汤对四氧嘧啶糖尿病小鼠有降血糖作用，石膏可协调人参、知母的降糖作用。在复方治疗糖尿病时有实用价值。

4. 其他作用：小剂量石膏浸液对离体动物心脏有兴奋作用，还可使血压下降，血管扩张，流量增加，并略增加胆汁排出，尿量增加等。

【临床报道】

石膏用于急性热病引起的高烧、烦渴、流脑、乙脑、中暑，胃火牙痛等。

清热泻火、除烦止渴、生肌敛疮之外，石膏还可用于风火牙痛，牙龈肿痛。也曾用于大骨节病，止痛效果明显，并能缓解肌肉痉挛，改善关节屈伸度。还报道用石膏充填治疗骨髓炎、骨结核引起的骨缺损等。煅石膏则用于烧伤，减少分泌物渗出，促进结痂，防止感染，从而有利于烧伤创面的早日愈合。煅石膏也用于疮疡溃而不敛、湿疹、烫伤等。石膏用于实证，主要治疗温热病的里热证，对体虚胃弱，慢性、消耗性疾病患者，一般不用。

生石膏与寒水石均能清热泻火，但区别在于生石膏主清肺胃实火，走气分；寒水石功同石膏，偏走血分。生石膏还能解肌达表，逐邪外出；寒水石无解肌达表作用。又生石膏与黄芩均能清肺热，泻气分实火，但石膏辛甘大寒，重在清热解肌，治在肺胃实热、燥热；黄芩苦寒，重在清热燥湿，治在三焦实火，湿热。

【附方】

［古代方］

外感热病，高热烦渴：石膏（先煎）30克，知母、粳米各9克，生甘草3克，水煎服。（《伤寒论》白虎汤）

［现代方］

1. 胃火上炎所致牙龈肿痛：石膏30克，知母10克，生地15克，牛膝6克，麦冬10克，水煎服。

2. 丹毒：生石膏50～150克，寒水石30克，共研细末，加桐油适量调匀，涂患处，每天1～2次，至愈为止。［陕西中医1985，(6)：275］

141. 龙　骨

【概述】

本品为古代哺乳动物象类、犀牛类、三趾马、牛类、鹿类等的骨骼化石。产于内蒙古、河北、山西、陕西、甘肃、河南、湖北、四川等地。性平，味甘、涩。归心、肝、肾、大肠经。功能镇惊安神，平肝潜阳，固涩止汗。主治心悸怔忡，失眠健忘，惊痫癫狂，头晕目眩，自汗盗汗，遗精遗尿，崩漏带下，久泻久痢，溃疡久不收口及湿疮。用法用量：内服，煎汤，10～15克，打碎先煎；或入丸、散。外用适量，研末撒；或调敷。安神、平肝宜生用，收涩、敛疮宜煅用。

【成分】

龙骨主要含有碳酸钙（$CaCO_3$）及磷酸钙[$Ca_3(PO_4)_2$]，尚含有铁、钾、钠、氯、硫酸根等。

【药理】

龙骨具有一定的镇静作用。龙骨所含钙盐吸收后，有促进血液凝固，降低血管通透性及抑制骨骼肌的兴奋等作用，还可缩短小鼠凝血时间。

【临床报道】

凡阳气躁动上扰及虚而不固之证，均较常用，煅用又能收湿敛疮。如：① 用于心悸怔忡、失眠健忘，惊痫癫狂诸证。② 用于肝阳上亢，或肝风内动证。③ 用于自汗盗汗，遗精遗尿，崩漏带下，久泻久痢脱肛等滑脱诸证。④ 治虚劳失精，方如桂枝加龙牡汤。

龙骨为收敛固涩之要药。治自汗盗汗或大汗虚脱，常与牡蛎同用，阳虚自汗，配黄芪、白术；阴虚盗汗，配生地、麦冬。此外，龙骨外用或兼内服，可治溃疡久不收口，湿疹，金疮出血，水火烫伤等证，皆取其收敛止血，收湿敛疮之功。

【附方】

［古代方］

1. 好忘：龙骨、虎骨、远志各等份。上3味治下筛。食后服2克，每天2次。久服聪明益智。（《千金要方》）

2. 产后虚汗不止：龙骨30克，麻黄根30克。上件药捣细箩为散。不计时候，以粥饮调下6克。（《太平圣惠方》）

3. 虚劳梦泄：白龙骨60克，韭子60克微炒。上件药捣箩为散，更研令细。每服6克，空心及晚食前以温酒调下。（《太平圣惠方》）

4. 诸痢脱肛久不止：龙骨、艾叶各30克，鳖头骨（涂酥，炙今焦黄，研）2枚。上件药捣细箩为散。每于食前粥饮调下6克。（《太平圣惠方》）

5. 脐疮：① 龙骨烧灰为末，敷之。（《太平圣惠方》）② 龙骨（煅），轻粉各1.5克，黄连（去须）4.5克。上为极细末，少许掺脐。（《证治准绳》）

6. 阴囊汗痒：龙骨、牡蛎粉扑之。（《医宗三法》）

7. 肝阳上亢而致的头目眩晕，耳鸣目胀，心悸健忘，失眠多梦，脉弦硬而长：生龙骨、生牡蛎、代赭石各24克（均先煎），生地黄18克，怀牛膝、生山药各30克，白芍、柏子仁各12克。铁锈水煎服。（《衷中参西录》建瓴汤）

［现代方］

1. 化脓性中耳炎：生龙骨30克，枯矾30克，冰片30克，铅丹30克。以上4味，除冰片外，其余3味，共研细粉，过120目筛，混匀；再将冰片研细，用等量递加法与上药粉研匀，分装，每瓶2克。外用，用棉签擦去脓水，取药粉少许，吹于耳内。（《陕西省医院制剂规范》1983年）

2. 急慢性中耳炎：冰片50克，麝香20克，龙骨（煅）300克，牡蛎（煅）200克。以上4味，将冰片、麝香分别研成极细粉；龙骨、牡蛎粉碎，过140目筛，然后与冰片、麝香细粉配研，混匀，即得。外用，取少许药粉收入耳内。（《吉林省医院制剂规范》）

3. 汤火伤：龙骨、生石膏、大黄、儿茶各等份。共研极细末，冷茶水调稀调状。敷患处，敷后用纱布盖好（面部可不盖），每隔天换药1次。[中医杂志，1957，(4)：212]

【备注】

龙骨始载于《本草经》，列为上品。现代研究表明，药用龙骨系第三纪后期和第四纪哺乳动物象、犀牛、三趾马、羚羊等的骨骼化石。从动物骨骼到骨骼化石这一石化过程，也就是无机物逐渐取代有机物的过程，最后有机物几乎完全被取代。经鉴定，这些无机物主要由磷灰石、方解石及粘土矿物组成。粘土具有较强的吸附性，此与“舐之著舌者良”相符合。

142. 龙须菜

【概述】

本品为江蓠科植物江蓠 Gracilaria verrucosa (Huds) Papenf. 外文异名有：① Fucus confervoides Linna。② F. verrucosa Hudson。③ Gracilaria confervoides (L.) Grev. 中文别名牛毛、竹筒菜、毛头发、发菜、粉菜、海菜、线菜等。始载于《本草纲目》，名龙须草，本书即以李时珍定名为正名。性寒，味甘，无毒。功能软坚，化痰，清热，利水。用于清瘿结热气，利小便，去内热，也用以制琼胶、制备细菌培养基，制剂上用作混悬剂。用法用量：10～20克，煎服。

【成分】

龙须菜含藻红朊(Phyoperythrin)、胆甾醇(Cholesterol)、L-角叉菜胶(L-carrageenan)、多糖、十八酸、丙酮酸和3,6-去水半乳糖等。有一种新的血凝集素从江蓠中分离出来，分子量为49 000，等电点为3.8。

【药理】

研究证明它凝集红细胞之作用，且兔>马>豚鼠>鹅。此凝集力对热敏感，但对蛋白酶或高碘酸盐不敏感。它不被一般糖类所抑制。家兔红细胞经高碘酸盐处理，可降低凝集素，此种血凝集素可能是一种选择素或具有糖类复合特征的类似选择素分子。

【临床报道】

民间习用龙须菜作菜肴。北方酱园以酱龙须菜拌入其他酱菜中，佐餐甚佳。李时珍记载“以醋浸食之，和肉蒸食，亦佳”。

【附方】

[现代方]

1. 小便不利：用江蓠15克，车前草15克，煎服。（《中国药用海洋生物》）

2. 瘿瘤：用江蓠15克，夏枯草15克，海带15克，煎服。（《中国药用孢子植物》）

143. 龙胆草

【概述】

本品为龙胆科植物龙胆 Gentiana scabra Bge.、东北龙胆（条叶龙胆）G. manshurica Kitag 或三花龙胆 G. triflora Pall. 的根及根茎。又名胆草、水龙胆、四叶胆、胆草根。主产东北各省及江苏、浙江、安徽等全国各地多有野生。性寒，味苦。归肝、胆经。功能泻肝胆实火，除下焦湿热。用治头痛目赤，脑膜炎，中耳炎，咽喉肿痛，口苦胁痛，黄疸型肝炎，胆囊炎，小儿惊痫热痢，睾丸肿痛，疮疡痈肿，阴部湿疹，尿路感染。用法用量：3～9 克，水煎服。脾胃虚寒者不宜。

【成分】

龙胆含龙胆苦苷（Gentiopicroside）、当药苦苷（Swertiamarin）、苦龙胆碱（Gentianine）、苦龙胆酯苷、龙胆三糖（Gentianose）、龙胆黄碱等。

【药理】

1. 利胆保肝作用：① 龙胆注射液可显著增加胆汁流量。② 龙胆苦苷可对抗 CCl_4 和 D-氨基半乳糖引起的小鼠肝损伤。

2. 抗菌作用：煎剂对伤寒杆菌、绿脓杆菌、痢疾杆菌、变形杆菌具有不同程度的抑菌作用，水浸剂对常见的皮肤真菌有抑制作用。

3. 抗炎作用：龙胆碱对大鼠甲醛性关节炎有抗炎作用。

4. 利尿作用：龙胆草对家兔实验显示利尿作用。

5. 对中枢神经的作用：龙胆减小量对小鼠有兴奋作用，较大剂量出现抑制，25～100 毫克/千克可增加戊巴比妥钠及水合氯醛的抑制作用。

6. 其他作用：① 龙胆苦苷可促进胃液分泌。② 龙胆碱给大鼠腹腔注射，可使血糖升高。③ 1∶1 龙胆草水煎液有驱蛔和杀死猪蛔的作用。④ 龙胆草可抑制肝脏对皮质醇的灭活作用。

【临床报道】

1. 治疗肝炎：用龙胆泻肝汤治疗黄疸型肝炎。

2. 治疗乙脑：龙胆草糖浆或注射液肌肉注射，用以治疗流行性乙型脑炎。

3. 治疗带状疱疹：龙胆草配伍丹参、川芎等水煎剂用以治疗带状疱疹。

龙胆泻肝胆实火，治疗头痛、目赤、胁痛口苦，常与黄芩、柴胡、山栀等配伍；对高热急惊抽搐，可与牛黄、黄连、钩藤等配伍；对于湿热黄疸可与茵陈、栀子、黄柏等配伍；对湿热下注，男子囊肿阴痒，女子带下黄稠，宜与苦参、苍术、黄柏等配伍。

【附方】

［古代方］

肝胆实火上炎之头痛、胁痛、口苦目赤、耳鸣耳聋及肝经湿热下注之尿赤涩痛、阴肿阴痒，妇女带下：龙胆、柴胡各 6 克，泽泻 12 克，车前子、木通、生地、当归、栀子、黄芩各 9 克，甘草 3 克，水煎服。（《医方集解》龙胆泻肝汤）

［现代方］

1. 肝阳上亢型高血压：龙胆 6 克，黄芩、钩藤各12克，夏枯草18克，菊花9克，水煎服。（《中国常用中草药》）

2. 湿热黄疸：龙胆草 6 克，栀子 6 克，茵陈15克，茯苓 9 克，白术 12 克，车前子 9 克，大黄（后下）6 克，水煎服。（《中国常用中草药》）

【备注】

1. 龙胆的原植物有多种，除上述 3 种外，尚有坚龙胆 G. rigescens Franch. ex Hemsl. 的根及根茎供药用。4 种龙胆成分也有差别。

2. 龙胆产于内蒙、东北、陕西、安徽、江苏、浙江等省。东北龙胆主产东北；三花龙胆主产东北及内蒙古；坚龙胆主产云南和四川，产地不同，植物各有特征，以东北所产的“吴龙胆”，条粗长，味极苦者，质较优。

144. 龙 眼 肉

【概述】

本品为无患子科植物龙眼 Euphoria longan (Lour.) Steud 的假种皮。又名益智（《神农本草经》）、蜜脾（《本草纲目》）、龙眼干(《泉州本草》)。分布于福建、台湾、广东、广西、云南、贵州、四川等地。性温,味甘。归心、脾经。功能益心脾,补气血,安神。主治虚劳羸弱,失眠,健忘,惊悸,怔忡。用法用量:煎汤,6～15克;熬膏,浸酒或入丸剂。内有痰火及湿滞停饮者忌服。

【成分】

果肉(干)含水分0.85%,可溶性部分79.77%、不溶性物质19.39%,灰分3.36%。可溶性物质中,有葡萄糖26.91%、蔗糖0.22%、酸类(以酒石酸计)1.26%、含氮物(其中含腺嘌呤和胆碱)6.309%等。其他尚含有蛋白质5.6%、脂肪0.5%和维生素B_1、维生素B_2、维生素C、维生素P等。

【药理】

1. 抗癌作用:对人子宫颈癌细胞培养株系JTC－26体外试验有抑制作用。抑率在90%以上。据报道,槲皮素能显著抑制促癌剂的作用,抑制离体恶性细胞的生长,抑制艾氏腹水癌细胞DNA,RNA和蛋白质的合成,诱发艾氏腹水癌细胞cAMP的增多。当细胞内cAMP降低,cGMP增高时促进DNA的合成,导致细胞的分裂,同时抑制了细胞的分化,而cAMP升高,cGMP降低,导致细胞内特异蛋白酶的合成,导致细胞分化,抑制了细胞分裂,促进癌细胞向正常细胞的转化。

2. 抗菌作用:龙眼水煎剂(1∶2)在试管内对奥杜盎小芽孢癣菌有抑制作用。

3. 强壮作用:龙眼肉和蛤蚧提取液(ALG,每毫升含桂圆肉1克、蛤蚧0.5克)可促进生长、增强体质。15毫升/千克ALG给小鼠连续灌胃14天,可明显对抗利血平小鼠体重下降,并减轻利血平化小鼠的蜷卧、拱背、毛发疏松、自主活动减少等虚弱症状。20毫升/千克连续灌胃6天,即可明显增加正常小鼠体重。

4. 抗应激作用:20毫升/千克ALG给小鼠连续灌胃10天,可显著延长小鼠常压耐缺氧存活时间,减少低温(－18～－20℃)下死亡率,并延长动物高温[(48±1)℃]下存活时间。

5. 增强免疫功能:20毫升/千克ALG连续灌服7天,可明显增加小鼠脾脏重量。15毫升/千克灌服10天可提高小鼠对碳粒的廓清指数。

6. 对血液系统的作用:本品能刺激造血系统,增进红细胞数及血红蛋白数,升高血小板。槲皮素有改善毛细血管脆性。β-谷甾醇能降低血中胆固醇含量,龙眼肉核研末外用可治外伤性出血。

7. 对呼吸系统的影响:药理研究表明,槲皮素有良好的祛痰作用,能促进痰液的分泌和气管纤毛运动。肾上腺素和三磷酸腺苷均有加强槲皮素促纤毛运动作用。本品能延长肾上腺素对气管的扩张作用。β-谷甾醇有镇咳祛痰作用。

8. 对泌尿系统的影响:槲皮苷及钾盐具有利尿作用。实验证明,槲皮苷用水稀释至1/10万的水溶液尚有强力的利尿作用。27%槲皮苷能扩张肾动脉增加血流量。

9. 毒副作用:给小鼠灌服ALG 25毫升/千克,共2次,7天内无不良反应及死亡。

【临床报道】

1. 治疗食管癌:制斑蝥200毫克(龙眼肉包,分早、晚2次吞服),生地18毫克,山药、茯苓、山萸肉各12克,牡丹皮、泽泻各10克,白花蛇舌草45克。每天1剂,水煎服。[四川中医,1986,(8):15]

2. 治疗白血病:人参(另炖)5克,党参、黄芪各13～30克,生地、白芍、当归、麦冬、山萸肉、五味子、玉竹、龙眼、茯神(或茯苓)各10克,远志6克,炙甘草、浮小麦各30克,用法水煎法,每天1剂。本方在临床上治疗数例白血病患者,包括放、化疗引起的白细胞减少症,均获得较好的效果。又方:党参、炙黄芪、熟地(砂仁拌)各12克,白芍、升麻、炒白术、云苓、鹿角胶(烊化冲)、红枣各10克,柴胡、炮姜各6片,龙眼肉8克,炙甘草3克,紫河车粉片6片(另吞),仙鹤草15克。水煎服,每天1剂。[湖南中医杂志,1988,(6):22]

3. 治疗消化系统疾病:取龙眼3～5枚(不去壳、不去仁),净黄泥(挖地1米取)适量,先将黄泥杵粘,再将龙眼裹入为丸,泥厚3毫米左右,用武火煅红,待冷,连同龙眼炭一同捣碎,用开水冲服。

4. 治疗男科疾病:龙眼肉、淫羊藿、夜交藤、仙茅、路路通各100克,鲜公鸡睾丸200克,米酒2.5升。共置瓶内密封浸泡30天、每天早午各服20毫升,晚上服40毫升。忌食萝卜、白菜等寒性食物,60天为1个疗程,治疗不育男性。

5. 治疗冠心病:龙眼肉、菖蒲、生山楂、炒麦芽各10克,龙骨、牡蛎各20克,党参、川楝子各15克,熟地6克,水煎服500毫升,每次100毫升,每天3次,30天为1个疗程,治疗冠心病心绞痛。

6. 治疗内耳眩晕:龙眼肉、酸枣仁、山药、当归、五味子各10克。水煎服,每天1剂。痰涎壅盛者加天竺黄、姜半夏;气虚者加党参、黄芪;血虚者加熟地、丹参。

【附方】

[古代方]

1. 思虑过度,劳伤心脾,健忘怔忡:白术9克,茯苓(去水)9克,黄芪(去芦)9克,龙眼肉9克,酸枣仁9克,当归6克,远志3克,人参3克,木香(不见火)1.5克,甘草(炙)4.5克。上细切,水300毫升,生姜4.5克,大枣1.5克,煎至七分,去滓温服,不拘时候。(《济生方》归脾汤)

2. 大补气血:以剥好龙眼肉,盛竹筒式瓷碗内,每肉30克,入白糖3克,素体多火者,再加入西洋参片3克,碗口罩以丝绵一层,日日于饭锅上蒸之,蒸至多次。凡衰羸与老弱别无痰火便滑之患者,每以开水瀹服1匙,大补气血,力胜参芪,产妇临盆,服之尤妙。(《随息居饮食谱》玉灵膏,一名代参膏)

3. 温补脾胃,助精神:龙眼肉不拘多少,上好烧酒内浸100天,常饮数杯。(《万氏家抄方》龙眼酒)

4. 脾虚泄泻:龙眼干14粒,生姜3片。水煎服。(《泉州本草》)

5. 妇人产后浮肿:龙眼干、生姜、大枣。水煎服。(《泉州本草》)

[现代方]

气血不足、四肢无力、产后虚弱:龙眼肉80克,党参30克,银耳8克,木香4克,水煎3次取汁,加糖制成膏滋,每服9克,每天2次。(《中国常用中草药》)

145. 龙　葵

【概述】

本品为茄科一年生草本植物龙葵 Solanum nigrum L. 的全草。又名苦葵、天茄子、黑茄子、老鸦眼睛草、苦菜、天泡草、老鸦酸浆草、野葡萄等。生于路旁或田野中,全国大多数地区均有生产。性寒,味苦,有小毒。归心、肺、膀胱经。功能清热解毒,活血消肿,利水通淋,化痰,止痒。主治痈肿疮毒,毒蛇咬伤,跌打损伤,湿疹皮炎,尿路感染,头晕头痛及各种炎性病症。用法用量:水煎服,9～15克(鲜者24～30克);外用适量,捣敷或煎水洗。

【成分】

全草含生物碱龙葵碱、龙葵定碱、澳洲茄碱与澳洲茄边碱。有些地区生产的龙葵,不含龙葵碱。澳洲茄碱与澳洲茄边碱水解后的苷元是澳洲茄胺,龙葵碱水解后的苷元是龙葵胺。龙葵中尚含少量阿托品及皂苷等。

【药理】

1. 抗炎、抗休克作用：实验证明，澳洲茄胺有可的松样作用，能降低血管通透性及透明质酸酶的活性，可抑制兔耳烫伤或大鼠实验性脚肿的发展，对豚鼠过敏性、组胺性，小鼠烧伤性和胰岛素性休克均有保护作用，并能促进抗体形成。

2. 抗过敏作用：龙葵碱能抑制豚鼠对马血清的过敏反应，对豚鼠 2,4-二硝基氯苯所致皮肤迟发型超敏反应，也有抑制作用。

3. 解热镇痛作用：澳洲茄胺能降低实验动物对疼痛刺激的敏感性，皮下注射澳洲茄胺可使大鼠、小鼠正常体温下降，作用显著而持久，解热部位主要在中枢。

4. 祛痰止咳平喘作用：龙葵果浸膏、氯仿提取物、石油醚提取物及水溶部分有明显祛痰作用；龙葵果 60% 乙醇提取物有明显的止咳作用；同属植物黄果茄具平喘作用。

5. 抗菌作用：龙葵煎剂对金黄色葡萄球菌、痢疾杆菌、伤寒杆菌、变形杆菌、大肠杆菌、绿脓杆菌和猪霍乱杆菌有一定抑制作用。体外试验，澳洲茄边碱及其与澳洲茄碱之混合物对须毛癣菌、石膏样小孢子癣菌、狗小孢子癣菌、絮状表皮癣菌和白色念珠菌等真菌均有抑制作用。

6. 抗癌作用：龙葵干燥绿果中提取的龙葵总碱对动物移植性肿瘤的抑制率为 40%～50%；龙葵叶提取物对小鼠子宫颈癌、肉瘤 S180 腹水型有一定抑制作用；龙葵注射液对小鼠肝癌腹水型癌细胞的增殖有明显抑制作用。抗癌机理是由于龙葵有明显的细胞毒作用和通过抑制表面的磷酸二酯酶和 Na^+-K^+-ATP 酶活性，提高细胞内 cAMP 水平，以调控细胞的增殖和分化。

7. 对心脏的作用：龙葵碱对电刺激离体蛙心室活动有正性肌力作用，澳洲茄胺也有此作用。此外，尚有降压作用，静脉注射 100% 煎剂 0.2 毫升/千克，可使血压降至零。

8. 对中枢神经系统的作用：澳洲茄胺可增强大脑皮质对刺激的反应性，增强条件反射活动，大剂量还能降低痛觉的敏感性。龙葵碱 10～20 毫升/千克腹腔注射可明显降低小鼠的自发活动和延长戊巴比妥钠睡眠时间。

9. 对血糖的影响：龙葵碱腹腔注射可升高正常大鼠血糖，但对摘除肾上腺的大鼠反而使血糖下降、乳酸升高，说明其对血糖的影响与肾上腺有关，另外，抑制外周葡萄糖的利用也是其升高血糖的原理之一。

10. 升白细胞数作用：龙葵碱大量灌服可使羊的白细胞数增加，但在灌服 2 剂后再静脉给药反而见白细胞数降低。

11. 抗蛇毒：龙葵全草的 300% 水煎剂给小鼠灌胃，有抗蛇毒作用。

12. 抗胆碱酯酶作用：龙葵碱有强烈抑制胆碱酯酶作用，可作为龙葵碱的一种鉴定方法。

13. 其他作用：龙葵碱对离体豚鼠肠肌有收缩作用，龙葵碱还有溶血作用，澳洲茄胺能提高血液纤维蛋白溶解活性，降低血液凝固，并有利尿作用。

【临床报道】

1. 治疗痈肿疮毒：为常用之品，可服可敷，如湿疹皮炎、毒蛇咬伤、瘰疬等。

2. 治疗外伤：用于跌打扭筋肿痛、出血不止。

3. 其他：龙葵在临床上还用于高血压病、慢性气管炎、宫颈糜烂、带下、恶性肿瘤、泌尿系感染等的治疗。

【附方】

［现代方］

1. 细菌性痢疾：龙葵草 60～90 克、红糖 15～30 克，取龙葵草水煎冲入红糖，1 次服完，每天 2～3 次。［山东医药，1977，

(2):16]

2. 白喉：鲜龙葵适量，洗净捣烂，榨取自然汁，每次 5～10 毫升，频频含服。(《中国民间百草良方》)

3. 荨麻疹：新鲜龙葵根全草，揉成团状，放置患处揉搓，致患处染为绿色，龙葵碎烂如泥为度，每天 2～3 次。[河北新医药，1974，(2)：8]

4. 宫颈糜烂：龙葵浓煎成膏，涂于带线的棉球上，将棉球放置于宫颈糜烂处，24 小时取出，每周上药 1～2 次。[赤脚医生，1974，(6)：40]

5. 痈疖疔疮：鲜龙葵 60 克，鲜木芙蓉嫩叶 30 克，鲜紫花地丁 15 克，共洗净捣烂，敷患处。(同 2)

6. 跌打扭伤肿痛：鲜龙葵叶 1 握，连须葱 7 根，切碎，加酒糟适量，共捣烂敷患处。(《江西民间草药》)

7. 恶性肿瘤：胃癌、食道癌：龙葵 30 克、白毛藤 15 克、黄药子 10 克，水煎服。(同 2)膀胱癌：龙葵、白英、蛇毒、土茯苓、白花蛇舌草各 30 克，海金沙、灯芯草、威灵仙各 9 克，水煎服。[上海中医药杂志，1982，(4)：11]恶性葡萄胎，无转移者：龙葵合剂　鲜龙葵全草 60 克(干品 30 克)、鲜半枝莲 120 克(干品 60 克)、紫草 15 克，水煎服。(《常用抗肿瘤中草药》)

【备注】

1. 动物实验显示，龙葵有胚胎毒害及致畸作用，故不宜用于妊娠期。

2. 本品中毒量为 45～60 克，中毒后可出现恶心、呕吐、腹痛、腹泻、头痛、眩晕、发热、出汗、心悸，继后出现心动过缓、瞳孔散大、精神紊乱、昏迷、死亡。同属植物 Solanum glaucophyllum 含 1,25 -二羟维生素 D_3，过量服食可致类似维生素 D 中毒症状。龙葵子能明目、消疔肿。

3. 本品内服宜煮熟，高温可破坏其生物碱，防止中毒。另外，在膳食中加入生胡萝卜，也可减轻其毒性。

146. 北 刘 寄 奴

【概述】

本品为玄参科植物阴行草 Siphonostegia chinensis Benth. 的干燥全草。又名铃茵陈、阴行草、金钟茵陈、黄花茵陈、园香草等。生于土坡、树下、荒地、丘陵草丛，产于东北三省、河北、河南、山东等地，山西、陕西、安徽、江苏、浙江亦产。性寒，味苦。功能清热利湿，凉血去瘀。用治黄疸型肝炎，胆囊炎，蚕豆病，泌尿系结石，小便不利，水肿腹胀，便血，创伤出血等。用法用量：内服 6～9 克水煎服；外治出血、烧烫伤，适量研末撒或调敷。孕妇忌服。

【成分】

全草含强心苷、黄酮类及挥发油。

【附方】

[现代方]

黄疸型肝炎：阴行草、金丝桃、地柏枝、老萝卜根，水煎服。(《全国中草药汇编》)

【备注】

古书记载的治骨折伤刘寄奴，为南刘寄奴，应与此区别。

147. 北 豆 根

【概述】

本品为防已科植物蝙蝠葛 Menispermum dahuricum DC. 的干燥根茎。又名蝙蝠葛根、狗葡萄根等。分布于东北、华北及华东地区。性寒，味苦。归心、肺经。功能清热解毒，消肿止痛。用于咽喉肿痛、肺热咳嗽，肠炎痢疾，黄疸，热结便秘，风湿痹痛。用法用量：3～9克，水煎服。外用：捣烂敷患处。

【成分】

北豆根含多种生物碱，有北豆根碱、去甲北豆根碱、北豆根苏林碱及北豆根新林碱。阿朴啡型类生物碱有蝙蝠葛碱、蝙蝠葛根碱、木兰花碱。新型氧化异阿朴啡类主要有类防己碱、N-去甲尖防己碱、蝙蝠葛定、蝙蝠葛宁等。又吗啡烷型碱类有青藤碱、双青藤碱等。

【药理】

1. 抗菌作用：本品总碱、蝙蝠葛碱及多酚基碱对肺炎链球菌等有抑制作用。

2. 抗炎作用：本品粗总碱、多酚羟基碱和非酚性总碱对大鼠角叉莱胶性足跖肿胀、大鼠巴豆油肉芽肿及大鼠佐剂关节炎以及小鼠巴豆油耳郭水肿都有显著抑制作用。

3. 镇痛作用：蝙蝠葛碱能抑制醋酸所致小鼠扭体反应，并可提高热水烫尾引起的小鼠甩尾反应的痛阈。

4. 降压作用：作用可能与中枢神经和直接扩张血管有关。

5. 抗心肌缺血作用：蝙蝠葛碱明显增加冠脉流量，拮抗垂体后叶素引起的大鼠心电图缺血性改变。

6. 抗心律失常作用：蝙蝠葛碱能抑制猫的心收缩力，抑制心肌自律性，延长乳头肌不应期，降低心肌兴奋性。

7. 抑制血小板聚集：此作用可能与钙拮抗作用有关。

8. 其他作用：① 抑制胃液分泌，抗溃疡。② 镇咳祛痰。③ 促进网状内皮系统功能。④ 抑制白血病细胞。

【临床报道】

现代临床应用北豆根治疗多种疾病，如：① 咽喉肿痛，如急性扁桃体炎、咽喉炎等。② 牙龈肿痛。③ 肠炎、痢疾。④ 心律失常。⑤ 高血压。⑥ 肺癌、喉癌早期的辅助药：山豆根、鱼腥草、白花蛇舌草。

【附方】

[古代方]

喉痹，满喉白色：山豆根、桔梗、连翘各3克，甘草、薄荷各1.5克，玄参、射干、陈皮、麦冬各3克，水煎服。（《喉科紫珍集》山豆根汤）

[现代方]

1. 喉痛：山豆根9克，射干9克，桔梗6克，牛蒡子6克，生甘草3克，水煎服。（《中药基础知识简编》）

2. 牙痛：北豆根9克，玄参、地骨皮各2克，甘草3克，水煎。（《中草药汇编》）

【备注】

1. 山豆根始载宋初《开宝本草》，古代所用不止一种，目前各地使用者亦较复杂。使用最广的为广豆根；次为山豆根（即北豆根），前文附方1、2所用山豆根，即北豆根。

2. 云南产的滇豆根，西北地区用的西豆根（苦豆根），宜分别使用。

148. 北 沙 参

【概述】

北沙参为伞形科植物珊瑚菜 Glehnia littoralis Fr. Schmidt ex Miq. 的干燥根。又名辽沙参、莱阳参等。生于海边或肥沃疏松的沙质土壤中，产于辽宁、河北、山东等地。性微寒，味甘、微苦。归肺、胃经。功能养阴清肺，益胃生津。主治肺热燥咳，痨嗽痰血，热病津伤口渴。用法用量：一般用量4.5～9克，不宜与藜芦同用。张路玉说：“沙参有南、北两种，北者质坚性寒，南者体虚力微。”

【成分】

沙参与北沙参的化学成分按植物来源不同，简述如下：① 四叶沙参（轮叶沙参）的根含三萜类皂苷为沙参皂苷。② 杏叶沙参的根含呋喃香豆类：花椒毒素（为8-甲氧基补骨脂素）。③ 日本产沙参A. triphyta A. DC. var. japonica Hara含三萜类三参醇（Triphyllol）、甲基-腺拌磷（Adeno horate）、Lupenone-β-谷甾醇、β-谷甾醇-β-D-葡糖苷。④ 珊瑚菜（北沙参）含欧前胡素（Imperatorin）、生物碱、皂苷、挥发油、三萜酸、豆甾醇、β-谷甾醇、多糖和淀粉等。据日本学者近年发现含有补骨脂素（补骨脂内酯）的成分。

【药理】

1. 祛痰作用：南北沙参的提取液均有祛痰作用。南、北沙参的祛痰作用，主由于所含皂苷刺激支气管黏膜，使分泌物增加，痰液稀释，容易咯出。

2. 强心作用：北沙参水提取液低浓度对离体蟾蜍心脏有收缩加强心作用；北沙参可使麻醉兔血压略升高，呼吸加强。

3. 解热镇痛作用：北沙参有解热镇痛作用。

4. 抗突变作用：北沙参的提取液具有抗突变作用。

5. 调节免疫作用：北沙参可延长家兔抗甲胎球蛋白抗体的存在时间。北沙参多糖对小鼠免疫功能有抑制作用、对细胞免疫、T细胞、B细胞增生均能抑制。

6. 其他作用：因北沙参中尚含有补骨脂素，这一成分与补骨脂所含相同，故也具有补骨脂的补益性。

【临床报道】

中医用北沙参治阴虚肺燥或热伤肺阴引起的干咳痰少，咽干，久咳，对老慢支、肺结核患者均宜，常与麦冬、桑叶等同用；对温热病热伤胃阴或久病阴虚津亏所致口干咽燥，常与麦冬、生地等同用；对冬令性皮炎引起的皮肤干燥、瘙痒，按“肺主皮毛”的理论，瘙痒与血燥有关，故用沙参与麦冬、玉竹等同用以清肺润肤。对表证咳嗽而有实热者不宜。近年报道单味可治疗红斑狼疮及白塞综合征。

南沙参、北沙参均能养阴生津，润肺止咳，一般认为南沙参作用较弱。两者区别是：南沙参长于清肺火，多用于肺燥咳嗽；北沙参长于养肺胃之阴，多用于热病后阴虚津亏。

【附方】

［古代方］

1. 燥肺胃阴分，津液亏损，咽干口渴，干咳痰少而粘，或发热、舌红少苔者：沙参、玉竹、生甘草、冬桑叶、麦冬、生扁豆、天花粉。（《温病条辨》沙参麦冬汤）

2. 阳明温病，下后汗出，胃阴受伤者：沙参、麦冬、冰糖、细生地、玉竹（炒香）。（《温病条辨》益胃汤）

3. 气管炎、肺结核、肺虚气喘、咳嗽多痰、痰中带血：太子参、北沙参、玉竹、麦冬、百部、功劳子、桔梗。（《全国中成药产品集》肺咳平）

［现代方］

1. 慢性支气管炎、咳嗽、口干、痰不易吐出：南沙参9克，麦冬9克，生甘草6克，玉竹9克，水煎服。（方中写的是南沙参，没有鉴定，编者久居青岛，莱阳距青岛甚近，药材公司营销的是北沙参。而且北沙参质佳，故药用以北沙参为主。）（《青岛中草药手册》）

2. 热病伤津、口渴咽干：北沙参、玉竹、桑叶、天花粉各9克，甘草3克，水煎服。（《中国常用中草药》）

3. 热病后胃阴不足、津少口干：北沙参、石斛、麦冬、玉竹、冰糖各9克，水煎服。

4. 益胃汤：沙参12克，生地15克，麦冬9克，玉竹9克，冰糖溶化15克，水煎

服。(《中药基础知识简编》)

5. 支气管炎：北沙参、麦冬、浙贝母各 9 克，桔梗 6 克，甘草 3 克，水煎服。(《中国常用中草药》)

【备注】

1. 另有桔梗科植物南沙参(沙参)包括杏叶沙参、轮叶沙参的根，产于江苏、安徽、浙江、江西、湖南等地。本书另有专条南沙参。

2. 据范崔生称："古代沙参皆指桔梗科南沙参而言。"并引清张路玉《本经逢原》谓："北者坚实性寒，南产者体虚力微。"

149. 叶下珠

【概述】

本品为大戟科植物珍珠草 Phyllanthus urinaria L. 的全草，一年生草本，生于山坡、路旁及田边。又名珍珠草、叶下珍珠、叶后珠、十字珍珠草、夜合草等。主产于长江以南各地。性凉，味甘、微苦。功能清热，利尿，明目，消积，止泻。主治肾炎水肿，泌尿系感染，结石，肠炎痢疾，小儿疳积，黄疸性肝炎，眼结膜炎。用法用量：外用于青竹蛇咬伤，用量 15～30 克；也可鲜草捣烂敷伤口周围。

【成分】

全草显酚类、三萜类反应。主要成分含鞣花酸、丁二酸、阿魏酸、胡萝卜苷和没食子酸等。

【药理】

1. 抑菌作用：叶下珠对金黄色葡萄状球菌、福氏痢疾杆菌有较强抑制，对溶血性链球菌、伤寒杆菌、绿脓杆菌，也有抑制作用。

2. 抗病毒作用：体内外均对乙型肝炎病毒 DNA 聚合酶活性有抑制作用。

3. 保肝作用：对 CCl_4 或氨基半乳糖所致受损肝细胞有保护作用。

4. 其他作用：有兴奋中枢神经作用和一定的抗癌作用。

5. 毒副作用：100 例慢性乙型肝炎患者连服 3 个月，未见毒副反应。

【临床报道】

1. 治疗传染性肝炎：鲜品30～60 克，水煎服。

2. 治疗红白痢疾：30～60 克，水煎服。(《中药药理与临床应用》)

【附方】

[现代方]

1. 急性肾炎：用叶下珠、白花蛇舌草各 9 克，紫珠草、石韦各 15 克，水煎服。(《全国中草药汇编》上册)

2. 肾盂肾炎：叶下珠、白花蛇舌草各 100 克，广金钱草50 克，水煎服，每天 1 剂，10～15 天为 1 个疗程。(同上)

【备注】

叶下珠为油柑属植物，同属还有格司叶下珠、恩格叶下珠，又紫金牛科植物平地木，别名也称叶下珍珠(《江西民间药草》)，应与此区别。叶上珠为山茱萸科植物青荚叶等的叶和果实，尤不可混淆。

150. 田基黄

【概述】

本品为藤黄科植物地耳草 Hypericurn japonicum Thunb. ex May. 的全草。又名地耳草、斑鸿窝、雀舌草、蛇喳口、合掌草、跌水草等。一年生草本，根多须状。基部节处生细不定根。单叶对生。生于田野较湿润处。广布于长江流域及其以南各地。春、夏季开花时采收全草，晒干或鲜用。本品味甘、微苦，性凉。归肝、胆、大肠经。体轻降散。功能清热利湿，解毒消肿，散瘀止痛。用治黄疸，泄泻，痢疾，咽痛，口疮，目赤，痈肿隽毒，毒蛇咬伤，跌打损伤肿痛，产后出血腹痛。用法用量：煎汤内服30～60克；或研末；或鲜品捣汁。外用适量，捣敷；或煎水洗。

田基黄全草长10～40厘米。根须状、黄褐色。气无，味微苦。以色黄绿、带花者为佳。取原药材，除去杂质，洗净，润软，切段，干燥。贮干燥容器内，置通风干燥处。

【成分】

全草含槲皮苷(Quercitrin)，异槲皮苷(Isoquercitrin)，槲皮素-7-鼠李糖苷(Quercetin-7-rhamnoside)，田基黄棱素(Sarothralen) A、B，田基黄灵素(Sarothralin)，田基黄灵素G，湿生金丝桃素(Uliginosin)B，绵马酸(Filixic acid)，双脱氢GBla(Bis-dehydro GBIa)，田基黄绵马素(Saroaspidin) A、B、C，地耳草素(Japonicine)A、B、C、D。

【药理】

1. 抗菌作用：田基黄对牛型结核杆菌、金黄色葡萄球菌、肺炎链球菌、猪霍乱杆菌、绿脓杆菌、白喉杆菌、痢疾杆菌等均有不同程度的抑制作用。

2. 保肝作用：田基黄腹腔注射可使醋氨酚中毒小鼠的血清ALT和血清AST活性恢复正常，肝内GSH含量明显升高，抑制肝脏脂质过氧化，减少肝MDA的生成。以上作用具有量效关系。

3. 抗癌作用：田基黄在体外对Hep和Hiea人癌细胞株的生长有显著抑制作用，可使细胞圆缩、不贴壁和死亡。电镜下发现Hep-2、Hiea细胞线粒体肿胀、耗损和结构模糊；细胞核膜不完整、界限不清。

4. 其他作用：田基黄注射液可提高大鼠外周血α-醋酸萘酯酶阳性的淋巴细胞百分比。地耳草对在体和离体蟾蜍心脏有先兴奋后抑制，并对麻醉犬有一定的降压作用。

【临床报道】

治疗急、慢性肝炎：将田基黄提取制成针剂(每支相当于生药2克)，经上海市传染病分院等单位试用于370余例患者，证明对急性黄疸型和非黄疸型肝炎疗效较好，对迁延性、慢性肝炎也有一定疗效，特别对降低谷丙转氨酶效果较显著。在急性肝炎病例总有效率达96.8%，在迁延性、慢性肝炎病例中，总有效率为74.1%，小儿急性肝炎平均用药天数为17.4天，迁延性、慢性肝炎用药2周后复查1次，平均4周为1个疗程。常用量为每次2毫升，肌内注射，每天1～2次。临床观察，内科组70例，治疗黄疸型效果较为显著，退黄时间平均为6～8天。肝功能恢复平均日数为12.3天，小儿科组21例，治疗与内科组疗效相似，但肝功能恢复时间较晚，往往延至3周。

【附方】

［现代方］

1. 肝炎：地耳草60～90克，水煎服，每天1剂。(《浙江民间常用草药》)又方：鲜地耳草、凤尾草各30克，大枣6枚。水煎服，每天2次。(《福建药物志》)

2. 急性黄疸型肝炎：地耳草30克，金钱草30克，蒲公英30克，板蓝根30克，水煎服。(《四川中药志》1979年版)

3. 痢疾：地耳草15克，水煎，红痢加白糖、白痢加红糖30克调服。(《江西民间草药》)

4. 湿疹，溃疡：地耳草适量。煎水外洗。(《安徽中草药》)

5. 急性单纯性阑尾炎：地耳草、半边莲各15克，泽兰、青木香各9克，蒲公英30克。水煎服。(《全国中草药汇编》)

6. 痈疮肿毒：地耳草、芙蓉花叶各等份。研末。取适量酒调敷。(《四川中药志》1979年版)

7. 毒蛇咬伤：地耳草、瓜子金、一支箭各等量。研末，撒布患处。(《四川中药志》1979 年版)又方：地耳草 15 克，天胡荽 30 克，青木香 15 克，水酒煎服。(《江西民间草药》)

8. 跌打损伤肿痛：地耳草 30 克，接骨木 30 克，水煎，加酒少许兑服。(《四川中药志》1979 版)

9. 产后血瘀腹痛：地耳草 30 克，炒山楂 9 克，红花 6 克，川芎 3 克，炮姜 1.5 克，水煎服。(《安徽中草药》)

【备注】

1. 本品功能清利肝胆湿热，常用于黄疸、泄泻、痢疾等证。凡湿热内蕴肝胆而致黄疸者，可与金钱草、蒲公英、板蓝根同用，如《四川中药志》治急性黄疸型肝炎方；或与茵陈、大枣配伍，以增强清热利湿退黄之功。凡湿热内蕴大肠而致泄泻、痢疾者，可与黄连、木香等配合，以增强清热燥湿止痢之效。

2. 本品既能清热解毒，又能散结消肿，故常用于咽痛、口疮、目赤、痈肿疮毒、毒蛇咬伤等证。凡火热上攻而致咽痛、口疮、目赤者，既可单用本品煎汤内服，亦可与桔梗、黄芬、菊花等配伍应用。凡热毒蕴结大肠而致肠痈者，可与半边莲、蒲公英、败酱草等同用；凡热毒蕴结于肺而致肺痈者，可与鱼腥草、桔梗、甘草等相配；若热毒结于肢体而致痈肿疮毒者，可与紫花地丁、野菊花、蒲公英等配合；若为毒蛇咬伤者，则可与半边莲、白花蛇舌草等并用。

3. 本品又能通血脉，散瘀血，消肿胀，止疼痛，故常用于跌打损伤肿痛和产后癖血腹痛。凡跌打损伤而致癖血肿痛者，多与乳香、没药同用，黄酒冲服，凡产后癖血腹痛者，可与红花、川芎、山楂、炮姜配伍。

151. 四 季 青

【概述】

本品为冬青科植物冬青 Ilex chinensis Sims 的叶。又名冬青叶、冻青、冻生、冬青木、万年枝、大叶冬青等。常绿乔木。四季青(冬青叶)Folium Ilicis Pur-pureae 叶呈长椭圆形或披针形，革质，上表面黄绿色至深褐色，有光泽，下表面灰绿色，中脉在叶下面隆起。以色绿、无枝梗者为佳。生长于向阳山坡、林缘或灌丛中，亦有栽培。分布于我国长江以南各地。秋、冬二季采摘，晒干。

本品性凉，味苦、涩。归肺、心经。功能清热解毒，活血止血，生肌敛疮，主治感冒发热，肺热咳嗽，咽喉肿痛，目赤热肿，热性腹泻痢疾，胆热胁痛，小便涩痛，胸闷心痛，外伤出血，烧伤烫伤，溃疡湿疹，热毒痈肿，冻疮皲裂。用法用量：内服煎汤：15～30 克。外用适量，捣敷或水煎洗。

【成分】

叶中主要成分为冬青三萜苷(Ilexoside A)和冬青三萜苷 B 甲酯(Ilexoside B methylester)。此外还含原儿茶酸(Protocatechuicacid)，原儿茶醛(Protocatechuic aldehyde)，熊果酸(Ursolic acid)，鞣质(Tannin)，黄酮苷(Flavone glyeo-Jside)、糖类(Sugar)、乌索酸、黄酮类化合物及挥发油等成分。

【药理】

1. 抗菌作用：煎剂于体外具有广谱抗菌作用，尤以对金黄色葡萄球菌作用为强，对大肠杆菌、枯草杆菌、肺炎链球菌、甲型链球菌、变形杆菌等也均有抑制作用。其抗菌有效成分为原儿茶酸。

2. 扩张冠脉作用：猫、犬的冠脉左旋支插管灌流实验表明，四季青煎剂能显著降低冠脉阻力，增加冠脉流量，家兔静脉注射本品煎剂还可显著拮抗垂体后叶素所致心肌缺血。原儿茶醛和原儿茶酸是四季青心血管活性的两种主要有效成分，原儿茶醛对猫静脉注射，扩冠作用较强。

3. 抗心肌缺氧作用：四季青煎剂静脉注射，可使猫于冠脉流量增加的同时，但心肌耗氧量反稍有增加。原儿茶醛能使氧耗量增加，而原儿茶酸则能使氧耗量显著降低，对猫主要表现心肌耗氧量降低，常压耐缺氧实验表明，原儿茶酸能显著延长小鼠生存时间，并能部分对抗肾上腺素所致耗氧量大幅度增加。

4. 对外周血管及血压的影响：四季青煎剂静脉或动脉内注射，可使麻醉动物血管阻力减少，血压下降，但剂量过大则反使血管阻力增加。

5. 抑制血小板聚集作用：体外实验表明，原儿茶醛能使二磷酸腺苷诱导的兔血小板聚集程度减弱，此作用与其对血小板环核苷酸代谢的影响无关，大剂量原儿茶醛可明显抑制血小板的前列腺素代谢，其作用点在花生四烯酸代谢的环氧化酶以上环节，原儿茶醛对已知血小板活化的三条途径（内源性二磷酸腺苷释放、AA代谢、血小板活化因子）均有显著抑制作用。

6. 抗实验性烫伤：四季青药水给大鼠实验性烫伤创面涂布给药，能使创面较快形成牢固的痂膜，减少创面渗出和水肿，并可促进肿胀消退，防止创面化脓或坏死。

7. 抗炎作用：原儿茶酸能显著抑制大、小鼠甲醛性足跖肿胀，对于切除肾上腺大鼠原儿茶酸同样有效，并可见尿中17-羟类固醇排出量增加。其抗炎作用接近乙酰水杨酸。

8. 其他作用：四季青及原儿茶酸对小鼠实验性肉瘤HF及肉瘤S180有轻度抑制作用，对小鼠有祛痰、平喘作用，对眼镜蛇蛇毒所致小鼠死亡有明显保护作用。

9. 毒副作用：四季青煎剂给小鼠灌胃未见中毒表现。

【临床报道】

1. 治疗各种感染性疾病：四季青对各种细菌感染引起的疾病均有疗效，有人综合分析各地使用四季青的不同制剂防治感染性疾病的疗效情况，其有效率可达86.85%。其中对急慢性支气管炎、肺炎、急性肠炎和菌痢、急性胰腺炎、胆囊炎、急性肾盂肾炎和慢性肾盂肾炎急性发作，以伤寒、副伤寒、骨髓炎、宫颈炎、尿道炎的疗效最好。

2. 治疗上呼吸道感染：治疗上感高热患者，用药1～2天后，热退可恢复正常。治疗急慢性支气管炎可用四季青60克，大青叶90克，水煎浓缩至90毫升，为成人1天量，分2次口服。对慢性支气管炎、肺气肿和支气管扩张的反复感染以及肺结核合并急性气管炎等也能较好控制。

3. 治疗急性肠炎及菌痢：口服四季青糖浆，每次20～30毫升，每天3次；或糖衣片，每次4～6片，每天3次；加肌肉注射四季青注射液，有效率为90%。

4. 治疗急性肾盂肾炎、慢性肾盂肾炎急性发作、多囊肾感染：用四季青注射液肌肉注射或口服糖浆或糖衣片，有效率为89.1%。临床发现长期应用四季青制剂治疗肾盂肾炎可产生耐药性，应与其他药物交替使用。

5. 治疗胆道感染：将四季青用水提醇沉法和水提醇沉结合pH值处理法制成两种葡萄糖注射液（含量均为每500毫升含四季青生药80克，葡萄糖25克，但后者将醇液的pH值调至8.5～9.0左右，生药的大部分鞣质被提弃），用于治疗慢性胆囊炎（或伴胆石）急性发作及胆道蛔虫症伴感染，分别治疗2～15天。结果：有效37例。四季青制剂的副作用较少，内服时可有轻度恶心和食欲减退，肌肉注射时局部有轻度疼痛，静脉滴注时如药液浓度过高，可发生静脉炎及局部疼痛。

6. 治疗烧伤：用四季青叶制成水剂、糖浆等多种剂型，用于不同烧伤创面，能使其迅速结痂，减少渗出，控制感染，可防止休克和早期败血症，促进愈合，缩短疗程。对浅Ⅱ度烧伤：使用四季青水剂涂布或喷雾，亦可用Ⅰ号乳剂加压包扎于创面，约在2～3小时内迅速结成褐色痂膜，1周左右痂下开始表皮新生，随着痂膜逐步脱落，创面痊愈。即使少数病人痂膜下出现稀薄脓性分泌物，如及时除去痂膜进行引流，并反复涂布或喷雾药物，一般也能在1～2周内表皮新生，创面愈合。对深Ⅱ度烧伤：用四季青水剂涂布后暴露，一般在2小时后形成痂膜。四季青对控制创面绿脓杆菌感染有良好效果，故除局部应用外，常结合四季青糖浆口服和四季青注射剂肌肉注射或静脉注射，以预防或控制全身感染。

7. 治疗皮肤溃疡：下肢溃疡：先以1∶1 000新洁尔灭溶液冲洗创面，再以四季青乳剂(每1毫升含生药2.4克)涂敷，外加消毒纱布包扎，每天1次，直至痊愈。如溃疡面较小、较浅表，单用四季青乳剂即可。

【附方】

［古代方］

1. 风热赤眼：雅州黄芩60克，冬青叶120克，水浸3昼夜，熬成膏，收点眼。(《本草述钩元》)

2. 诸害眼：冬青叶煎浓汤，入盐热洗之。(《古今医统》)

3. 下肢溃疡日久：以水煎(冬青)叶，乘热贴之，频频换易，米醋煮亦可。(《本草述钩元》)

［现代方］

1. 烧伤：清创后用四季青药水或1∶1水煎液于烧伤创面涂布给药，可治疗烧伤。

2. 烫伤：冬青叶水煎浓缩成1∶1药液，伤面清创后，用棉球蘸药液反复涂搽，如痂膜下有分泌物出现，可去痂后再行涂布，直至痊愈。(《浙江药用植物志》)

3. 感冒、扁桃体炎、急慢性支气管炎：四季青、三脉叶马兰各30克。制成煎液90毫升，分3次分服。［新医药资料，1972,(1)：37］

4. 乳腺炎：四季青60克，夏枯草、木芙蓉各45克，捣烂如泥敷患处，干后加水调湿再敷。(《全国中草药汇编》)

5. 外伤出血：冬青叶(鲜)适量，嚼烂外敷。(《江西草药》)

6. 皮肤皲裂、瘢痕：冬青叶适量，烧灰，加凡士林、面粉各适量，调成软膏外涂，每天3～5次。(《青岛中草药手册》)

【备注】

1. 冬青子：《本草拾遗》载，其为冬青科植物冬青的果实。性凉，味甘、苦。归肝、肾经。功能补肝肾，强筋骨，祛风湿。主治肝肾不足，腰膝酸痛，筋骨痰弱，风湿痹痛，痔疮。功效大抵与女贞子相类。内服：煎汤，6～15克；或浸酒饮。《本草图经》云：“浸酒，去风补血。”《本草汇言》云：“阳中之阴，降也。”《本草求真》云：“补肝强筋，补肾健骨。”《药性考》云：“去风，补虚悦色。”《医便》冬青子酒，用于清心明目，乌须黑发，延年益寿，祛百病，消痰火：冬至日采冬青子一斗五升，糯米三斗，拌匀蒸熟，以酒曲造成酒，去渣煮熟。随意饮五七杯，不拘时。《濒湖集简方》治痔疮：冬至日取冻青树子，盐、酒浸1夜，九蒸九晒，瓶收。每天空心酒吞70粒，卧时荆及。《安徽中草药》治溃疡病出血：四季青子、白及各等量，研细末。每次3～4.5克，每天2次，温开水冲服。

2. 李时珍说：“冻青(冬青)亦女贞别种也，山中时有之。”后人将女贞子予以别名冬青子，致将《医方集解》中的二至丸(女贞子、旱莲草等量)方中的女贞子，误认作冬青子。按女贞为木樨科植物，而冬青为冬青科植物，两者科属不同，实系误称。

152. 生　姜

【概述】

本品为姜科植物姜 Zingiber officinale Rosc. 的新鲜根茎。又称鲜姜，为多年生草本植物。全国大部分地区均产。捣汁称鲜姜汁，煨用称煨姜。性微温，味辛。归肺、脾、胃经。功能解表散寒，温中止呕，化痰解毒。用于风寒感冒，胃寒呕吐，寒痰咳嗽。用法用量：3～9 克煎服或捣汁服。

【成分】

本品含有挥发油，其主要成分有姜醇、α-姜烯、α-姜黄烯、6-生姜酚、6-姜烯酮、姜油酮、姜辣烯酮、月桂烯、异小茴香烯、姜辣醇等，还含有氨基酸。辣味为姜辣素和姜酮。

【药理】

1. 解热、镇痛、抗炎作用：生姜油、6-生姜酚或 6-姜烯酮灌胃或注射，均有显著解热镇痛作用。给小鼠灌胃生姜油对醋酸所致疼痛，有显著镇痛作用，热敷法亦然。鲜姜注射液、生姜油或姜烯酮对蛋清性、甲醛性和角叉菜胶性致炎剂所引起的炎症，均有明显的抑制作用。

2. 镇静、催眠、抗惊厥作用：生姜油、生姜酚或姜烯酮灌胃或注射，对小鼠自发活动均有抑制作用，并能显著延长戊巴比妥钠诱导的睡眠时间。生姜酚灌胃或注射能对抗甲基苯丙胺所致中枢兴奋。生姜油腹腔注射能明显对抗戊四氮所致惊厥。但对印防己毒素和士的宁所致惊厥，无对抗作用。

3. 对消化系的作用：① 抗溃疡：大鼠生姜煎剂灌胃，可显著抑制盐酸性和应激性胃黏膜损伤。姜烯和 6-生姜酚也有抗溃疡作用。② 家兔经消化管给予姜油酮可使肠管松弛，蠕动减退。③ 生姜可使消化道有轻度刺激作用，可使肠收缩能力增加，可用于胀气引起的肠绞痛。

4. 止吐作用：生姜浸膏和姜油酮能抑制末梢性催吐药硫酸铜所致犬的呕吐。生姜酚和姜烯酮对肠管平滑肌有松弛作用，生姜酚能抑制 5-HT 所致豚鼠离体肠管的收缩，这与生姜的止吐作用有关。

5. 增加胃液分泌作用：生姜煎剂使胃液分泌量、胃液总酸度及总酸排出量均有显著增加。可使胃蛋白酶作用减弱，脂肪分解酶作用增强，并能显著抑制胰酶作用。

6. 保肝、利胆作用：生姜蜜蜂封存液，生姜油对大鼠 CCl_4 性肝损伤有治疗作用。生姜丙酮提取液，十二指肠给药，对大鼠均有显著利胆作用。

7. 抗血小板聚集作用：生姜提取液对 ADP、胶原、花生四烯酸及肾上腺素诱发的血小板聚集均有明显抑制作用。

8. 抗氧化作用：生姜能防止猪肉腐败。姜辣烯酮和姜油酮有抗氧化作用。

9. 抗病原微生物作用：生姜水浸剂和生姜提取物对葡萄球菌等均有显著抑制作用。姜油酮和姜辣烯酮对多种病菌有强大杀菌作用。生姜水浸剂有抗真菌和抗原虫的作用，能抑制阴道滴虫、防止血吸虫孵化。

10. 其他作用：鲜姜水提物可抑制大鼠腹水癌 S180 的生长，生姜的醇提取物可兴奋血管运动中枢和呼吸中枢。姜提取物灌胃能显著降低血清和肝脏的胆固醇含量，并增加胆固醇由粪便排出。姜烯酮有镇咳作用。生姜提取物有抗过敏作用。生姜酚和姜烯酮有致突变作用，而姜油酮有抗突变作用。生姜还能促进胃肠吸收。注意：阴虚火旺者禁用。

【临床报道】

1. 治疗胃、十二指肠溃疡：生姜少量用后能使疼痛减轻或消失。

2. 治疗呕吐：生姜片敷于内关穴，并以伤湿止痛膏固定，可制止呕吐。

3. 治疗细菌性痢疾：生姜45克，红糖30克，共捣成糊状。每天3次，7天为1个疗程。

4. 治疗遗尿：生姜30克（捣泥），炮附子6克，补骨脂12克，共研细末，合为膏状，填于脐中，无菌纱布覆盖固定，每5天换药1次。

5. 治疗蛔虫性肠梗阻：鲜姜60克捣烂取汁，加蜜60毫升，按年龄1～4岁30～40毫升，7～13岁50～60毫升，分2～3次口服，服后腹痛减轻，呕吐停止，包块于1～3天消失，然后服驱肠虫药。

6. 治疗妊娠呕吐：生姜60克，灶心土（煎汤代水）60克，童鸡1只宰杀，去脏洗净，纳生姜于腹中，置瓷钵内，加入灶心土澄清液，食盐少许，炖烂，取汤徐饮，鸡肉亦可食。每天或隔天1剂。

7. 治疗肩关节周围炎：老生姜300克，细辛（研末）80克。捣成泥绒，置于铁锅内加热，入白酒60毫升调匀，微炒后，将药铺于纱布上，热敷肩周疼痛处，每晚1次。

8. 治疗腰部扭伤：生姜汁适量，大黄粉适量，调成软膏状，敷于扭伤处。

9. 治疗冻疮：鲜生姜60克，置于95%的乙醇300毫升中，浸泡10～15天，去渣，用时取消毒棉球蘸药液涂擦患处，1天1～2次。

10. 治疗感冒：生姜9克水煎加红糖适量趁热服，或加苏叶6克，葱白2根，水煎服。

11. 治疗斑秃：鲜生姜3块（大拇指大小），放入高度白酒60毫升内。浸泡2天后取用，擦患处，每天3次，每次1～3分钟。

12. 治疗老年顽固性呃逆：生姜100克去皮捣烂取汁加白开水100毫升，当冷却到35℃时加蜂蜜20毫升，顿服，每天1次。

13. 治疗急性睾丸炎：取肥大的老生姜，用水洗净，横切成约0.2厘米厚的均匀薄片，每次用6～10片外敷于患侧阴囊，并盖上纱布，兜起阴囊，每天或隔天更换1次，直到痊愈为止。共治24例，敷药第2天15例自觉坠胀疼痛及触痛减轻，睾丸肿胀显著消退；第3天有12例痊愈，自觉症消失，睾丸消肿，触疼消失。

14. 用于中毒急救：对于半夏、乌头、闹羊花、木薯、百部等中毒，均可用生姜急救。曾有报道，4例南星中毒患者，用生姜后均获痊愈。用法：轻者急用生姜汁含漱，并口服5毫升，以后每隔4小时续服5毫升；中毒严重神志昏迷者，立即鼻饲25%干姜汤60毫升，以后每3小时灌入鲜姜汁5毫升。

此外，试用生姜揩擦治疗白癜风，生姜浸酒涂擦鹅掌风及甲癣均有一定效果。

【附方】

［古代方］

1. 感冒风寒：生姜5片，苏叶30克。水煎服。（《本草汇言》）

2. 呕吐，百药不差：生姜30克，切如绿豆大，以醋浆40毫升，于银器煎取25毫升，空腹和滓旋呷之。（《食医心镜》）

3. 胸中似喘不喘，似呕不呕，似哕不哕，心中愦愦然无奈者：半夏20克，生姜汁60毫升。上2味以水250毫升，煮半夏取160毫升，内生姜汁，煮取120毫升，小冷。分4服，日3夜1服。（《金匮要略》生姜半夏汤）

4. 冷痰嗽：生姜60克，饧糖30克。水3碗，煎至半碗，温和徐徐饮。（《本草汇言》）

5. 久咳嗽：白蜜500克，生姜1千克（取汁），上2味，先秤铜铫知斤两讫，内蜜复秤知数，次内姜汁以微火煎，令姜汁尽，惟有蜜斤两在，止。旦服如枣大，含1丸，日3服。禁一切杂食。（《千金方》）

6. 劳嗽：蜂蜜、姜汁各120毫升，白萝卜汁、梨汁、人乳各100毫升，共熬成膏，早晚滚汤服数匙。（《经验广集》五汁膏）

7. 心胸胁下有邪气结实，硬痛胀满者：生姜500克，捣渣，留汁，慢炒待润，以绢包，于患处款款熨之，冷，再以汁炒，再熨良久，豁然宽快也。（《伤寒六书》）

8. 中气昏厥，亦有痰闭者：生姜15克，半夏、陈皮、木香各4.5克，甘草2.4克。水煎，临服时加童便150毫升。（《本草汇言》）

9. 时行寒疟：生姜120克，白术60克，草果仁30克。水1升，煎至200毫升，未发时早饮。（《本草汇言》）

10. 牙齿疼痛，日夜呻吟：老生姜切片，安瓦上，用炭火，将白矾掺姜上，候焦为末，擦疼处。（《海上方》赴筵散，又名晋矾散）

[现代方]

1. 手脱皮：鲜姜30克。切片，用酒100毫升，浸24小时后，涂搽局部，每天2次。（《中草药新医疗法资料选编》）

2. 秃头：生姜捣烂，加温，敷头上，每天2～3次。（《贵州中医验方》）

【备注】

1. 生姜剥下的栓皮，称姜皮，能利水消肿；用于小便不利，水肿。

2. 姜炭治血痢。（《姚氏集验方》）

3. 姜皮为生姜刮下的外皮，性凉，味辛。功能利用消肿，用治水肿、小便不利，常用量3～6克。

153. 仙人掌

【概述】

本品为仙人掌科植物仙人掌 Opuntia dillenii (Ker-Gawl.) Haw. 的全株。又名龙舌、老鸦舌、神仙掌、观音掌等。生于村边石上、海滨沙滩等处，南方多有栽培。分布于江西、山东、福建、湖北、湖南、广西、广东、四川、贵州、云南等地。性寒、味苦。归心、肺、胃经。功能活血消肿，清热解毒，凉血止血，排脓生肌，清肺止咳；用治诸痞初起，心胃气痛，胸痹，肠炎，痢疾，喉痛，疮痈痛肿，肺痈，乳痈，咯血，便血，痔漏下血，肺热咳嗽，蛇虫咬伤，跌打损伤等。用法用量：内服鲜品9～18克，水煎服或浸酒，孕妇慎用。外用去刺捣敷或研末调敷，忌铁器。

【成分】

茎叶含生物碱：甜菜定、甜菜宁。还含苹果酸、琥珀酸、酒石酸及三萜化合物、蛋白质等；花含槲皮素、异槲皮素、异鼠李素等。

【药理】

1. 抗菌作用：仙人掌提取物体外试验对金黄色葡萄杆菌和枯草杆菌等有抑制作用，据称对抗青霉素的金黄色葡萄杆菌也有抑制作用。

2. 抗炎作用：仙人掌煎剂能明显抑制二甲苯引起的小鼠耳壳肿胀和冰醋酸引起的小鼠渗出性炎症及棉球所致肉芽肿增生，均有明显的抑制作用；对大鼠足跖肿胀也显示抗炎作用。

3. 增强免疫功能：仙人掌水提取液可促进小鼠腹腔巨噬细胞的吞噬功能，明显增加其吞噬率和吞噬指数。

4. 降血糖作用：仙人掌提取物对小鼠正常血糖、四氧嘧啶引起的小鼠糖尿病模型均有明显的降血糖作用。并有抗脂质过氧化作用。

5. 助消化作用：增强唾液淀粉酶的活性，从而改善对碳水化物的消化功能。

【临床报道】

用于治疗消化性溃疡、腮腺炎、乳腺炎、肠炎、腹泻、烧伤、冻伤、恶疮以及皮癣等。

本品与厚朴配伍，仙人掌行气消痞，厚朴行气除满，可用于气滞食积的痞满胀痛；配白芍可治气血积滞的腹痛；配香附可用于气滞血瘀的胸痹、肋胁疼痛；配陈皮治胃痛；配白头翁治痢。

【附方】

［古代方］

1. 肠痔泻血：仙人掌与甘草各适量浸酒服。（《岭南采药录》）

2. 小儿白秃疮方：仙人掌焙干为末，香油调涂。（《岭南采药录》）

3. 久患胃痛方：仙人掌根30～60克，配猪肚1个炖服。（《闽东本草》）

［现代方］

1. 胃、十二指肠溃疡：干仙人掌研粉与鸡内金粉或乌贼骨粉配伍，内服，每次1克，每天2次，温开水送服。连服3周。

2. 手足癣、牛皮癣：本品捣汁涂患处。［时珍国药研究，1997，8(3)：208］

3. 急性乳腺炎、腮腺炎、痈疖疔疮：鲜仙人掌去刺，洗净，捣烂外敷，取汁涂搽患处治虫蛇咬伤。

【备注】

1. 同属植物绿仙人掌 O. monacantha Haw. 亦可同等入药。

2. 仙人掌使用多用鲜品。捣烂取汁时，切忌汁溅眼内，伤损眼睛。

154. 仙　茅

【概述】

本品为石蒜科植物仙茅 Curculigo orchioides Gaertn. 的干燥根茎，又名独角仙茅。主产四川，并产于浙江、江西、福建、广东、广西、云贵等地。本品呈圆柱形，略弯曲。表面黑褐色或棕褐色，粗糙，有细孔状的须根痕及纵横皱纹。质硬而脆。气微香，味微苦、辛。秋冬二季采挖，除去根头和须根，除去杂质，洗净，切段，干燥。性温，味辛，有毒。归肝、脾、肾经。功能补肾阳，强筋骨，祛寒湿，清热解毒等。用于阳痿精冷，筋骨痿软，腰膝冷痹，阳虚冷泻，气血不足，崩漏带下，阴虚阳亢，眩晕头痛，某些肿瘤（如肺癌、肝癌、肠癌等）。用法用量：3～9克，水煎服。

【成分】

根茎含仙茅苷（Curculigoside）A、B，仙茅皂苷（Curculigosaponin）A、B、C、D、E、F、K、L、M，仙茅素（Curculigine）A、B、C，仙茅皂元（Curculi-genin）A、B、C，仙茅菇醇（Curculigol），地衣二醇葡萄糖苷（Orcinol glucoside），丝兰苷元（Yuccagerun）。还有含氮化合物，如石蒜碱（Lycorine），N，N，N′，N′-四甲基琥珀酰胺（N，N，N′，N′- Tetramethyl-succinamide）。又含环木菠萝烯醇（Cycloartenol），甾谷甾醇（β - sitosterol），豆甾醇（Stigmasterol），三十一烷醇（Hentriacontanol），以及多种长链脂肪族化合物，如3-甲氧基-5-乙酰基-31-三十三碳烯，4-甲基十七烷酸，27-羟基-三十烷-6-酮、23-羟基三十烷-6-酮等。并含树脂、黏液质、淀粉等。

【药理】

1. 延缓衰老及增强免疫作用：仙茅能降低脑、心、肝中的脂褐质含量，抑制血栓形成，延长动物生存期。仙茅多糖在体外能刺激小鼠淋巴细胞增殖，并在 Con A

存在条件下对胸腺细胞增殖有协同作用，对尼龙毛柱分离脾T细胞富含部分有明显刺激增殖作用，还可对抗氢化可的松抑制的Con A诱导脾T细胞增殖。在体内对小鼠胸腺、脾脏重量降低及胸腺细胞、脾T，B细胞增殖降低有明显对抗作用。仙茅苷能促进巨噬细胞增生并能提高其吞噬功能。仙茅水提液可促进抗体生成。

2. 对生殖系统的作用：仙茅煎剂可使大鼠垂体前叶、卵巢、子宫重量明显增加，卵巢绒毛膜促性腺激素/黄体生成素受体特异结合率明显增高，但血浆黄体生成素水平无变化。仙茅能使去势雄性大鼠的精囊腺明显增重，提示有雄性激素样作用。仙茅还对精子的运动能力和膜功能有促进作用。

3. 镇静、镇痛、抗炎作用：仙茅醇浸剂腹腔注射能明显延长戊巴比妥钠引起的小鼠睡眠时间，并能明显延缓印防己毒素阵挛性惊厥出现时间，对巴豆油所致小鼠耳郭肿胀有抑制作用。仙茅生物碱中的石蒜碱有显著的镇痛、解热作用。

4. 对肿瘤的作用：仙茅的丙酮提取物对艾氏腹水癌实体型瘤有抑制作用。仙茅根茎的醇提取物有抗癌活性。仙茅水提取液能促进抗体生成并延长其功效。仙茅苷能促进巨噬细胞的增生，提高其吞噬作用，增强免疫功能。石蒜碱能抑制小鼠腹水癌的无氧酵解，但不影响其氧化及呼吸。由于癌细胞一般以无氧酵解为能量的主要来源，可认为仙茅对癌细胞的糖代谢有一定干扰功效。

5. 解毒作用：本品与多种有机物如水合氯醛、苯胺、苯、吗啡、阿司匹林、安替比林、酚等结合成无毒的葡萄糖醛酸结合物而排除体外而解毒；此外，本品还降低肝淀粉酶活性，阻止糖原分解，使肝糖原增加，脂肪存储量减少，所以具有保护肝脏和解毒的作用。临床上用于急、慢性肝炎，肝硬化，中毒性肝损害和食物、药物中毒。葡萄糖醛酸是构成结缔组织的重要成分，能与肝脏及肠内毒素结合，生成无毒物并由尿排出体外，所以也能治疗关节炎和结缔组织疾病。

6. 其他作用：仙茅醇浸剂有抗高温、耐缺氧等适应原样作用。仙茅水提取液有强心、增加心率的作用。此外，尚有轻度降压作用。本品可扩张冠状动脉，增加冠状动脉血流量及抗菌作用。仙茅对小鼠肾脏琥珀酸脱氢酶有显著抑制作用，还可升高$Na^{+}-K^{+}-ATP$酶活性。

7. 毒副作用：很低。仙茅醇浸剂150克/千克给小鼠1次性灌胃，7天内无一死亡。临床见有慢性肾功能衰竭患者用仙茅补肾而致病情加重的病例报道。

【临床报道】

1. 治疗阳痿：凡精冷，遗精滑泄，小便失禁，脘腹冷痛，腰膝酸软；或内服，或浸酒。外用适量。阴虚火旺者禁服。仙茅服用过量，可引起全身出冷汗，四肢厥逆，麻木，舌肿胀吐露口外，烦躁，继而昏迷等中毒反应。若出现上述症状，应用大黄、玄明粉，水煎服；亦可用三黄汤水煎服。

2. 治疗肾阳不足诸证：本品性辛温入肾，专补命门之火，故常用于下元虚冷，命门火衰诸证。凡男子肾阳不足，阳痿精冷者，可与淫羊藿、熟地、山茱萸等同用，以滋阴益精、补火助阳；若阳虚不固，遗精滑泄者，可与五味子、覆盆子、菟丝子等配伍，以温涩下焦而止滑泄；若下寒不固，小便频数，甚则遗尿者，可单味泡酒饮，亦可与益智仁、乌药等配用，以温肾缩尿；若命火不足，不温暖脾土，胃腹冷痛，大便泄泻者，可与补骨脂、肉豆蔻等同服，以温肾暖脾止泻。

3. 治疗阳虚腰痛：本品辛温宣散，长于下行，能温肾阳，祛寒湿，强筋骨，舒经络，故常用于腰膝侧痛，筋骨软弱，挛痹不行等证。凡肾阳亏虚，寒阻内侵，症见腰膝酸痛，关节不利者，可单用本品浸酒饮；或与威灵仙、羌活、苍术等配伍，如《圣济总录》仙茅丸；亦常与杜仲、桑寄生、续断等合用，以增强散寒除湿、强筋健骨之效。

近年来，常根据其温肾壮阳之功，用治妇女更年期综合征及其他慢性疾病。凡具肾阴、肾阳两虚证候者，多与淫羊藿、知母、黄柏等同用。

【附方】

［古代方］

1. 壮筋骨，益精神，明目：仙茅 1 000 克(糯米泔水浸 5 天，去赤水，夏月浸 3 天，铜刀刮锉，阴干，取 500 克)，苍术 1 000 克(米泔浸 5 天，刮皮，取 500 克)，枸杞子 500 克，车前子 400 克，白茯苓、茴香(炒)、柏子仁各 250 克，生地、熟地(焙)各 125 克，为末，酒煮糊丸，如梧子大。每服 15 丸，食前温酒下，每天 2 次。(《圣济总录》仙茅丸)

2. 男子虚损，阳痿不举：仙茅(米潜浸，晒干)、淫羊藿各 125 克，五加皮 125 克。袋装，酒内浸泡 1 个月取饮。(《万氏家抄方》仙茅酒)

［现代方］

1. 妇女更年期综合征、高血压：仙茅、淫羊藿、巴戟天、知母、黄柏、当归各 9 克，水煎服。(《中国常用中草药》)

2. 高血脂症：仙茅、徐长廊、五脂毛桃、何首乌各 15 克，楤木 9 克，水煎分 2 次服，1 天 1 剂，30 天为 1 个疗程，必要时可连服 2 个疗程。

3. 阳痿、精冷：仙茅 10 克，菟丝子 9 克，枸杞子 10 克，淫羊藿 15 克，水煎服，每天 1 剂。2 次煎，早晚空腹时服用。(《中国常用中草药》)

4. 崩漏：仙茅 10 克研末，当归、蛇果草各 15 克煎汤，点水酒送服。治疗肾虚腰痛：仙茅 15 克，薏苡仁 30 克，桂枝 9 克，细辛 3 克，木瓜 9 克，葵瓜蔸 60 克，水煎浓汁，冲鸡蛋 2 个服。

5. 寒湿痹痛：仙茅 10 克，威灵仙 15 克，羌活 15 克，橘皮 10 克，姜黄 12 克，白术 12 克，茯苓 15 克，苍术 15 克，牵牛 10 克，水煎服。

6. 白血病：黄芪 15 克，党参、当归、熟地、何首乌、补骨脂、女贞子、旱莲草、仙茅、仙灵脾各 10 克，菟丝子 30 克。水煎服，每天 1 剂。(《抗癌良方》)

155. 仙鹤草

【概述】

本品为蔷薇科植物龙芽草 Agrimonia pilosa Ledeb. 的干燥地上部分，又名龙芽草、狼牙草等。性平，味苦、涩。归心、肝经。功能收敛止血，截疟，止痢，解毒。主治咳血，吐血，崩漏下血，疟疾，血痢，脱力劳伤，痈肿疮毒，阴痒带下。用法用量：一般用量为 6～12 克，外用适量。

【成分】

仙鹤草全草曾分离到仙鹤草素甲、乙、丙及丁，其中仙鹤草素丙(Agrimonine C)的结构已经确定。仙鹤草酚(Agrimol)A、B、C、D、E 外，尚含木樨草素-7-O-β-D-葡萄糖苷和芹菜素-7-O-β-D葡萄糖苷、鞣质及挥发油等。仙鹤草根含仙鹤草内酯、仙鹤草醇、儿茶酚鞣质等。鹤草芽含鹤草酚(Agrimophol)、仙鹤草醇、仙鹤草内酯及芹黄素等。

【药理】

1. 止血作用：仙鹤草素能缩短凝血时间，并使血小板数略有增加。

2. 抗菌作用：实验证明其热水或乙醇浸液体外对枯草杆菌、金黄色葡萄球菌、大肠杆菌、绿脓杆菌、福氏痢疾杆菌及伤寒杆菌等多种细菌有抑制作用，对人型结核杆菌也有抑制作用。

3. 抗炎作用：全草水提取物及水-醇提取物有抗炎症作用，据称与所含鞣质有关。

4. 杀虫作用：仙鹤草对一些寄生虫也有作用。鹤草酚对猪肉绦虫囊尾蚴、幼虫、莫氏绦虫和短膜壳绦虫，均有抑制作用直至杀灭。无论是头颈链、孕卵节链或任何一段虫体，凡与鹤草酚接触的部位均产生挛缩、死亡，说明鹤草酚的驱绦作用是对整体虫体的直接触杀作用。并认为杀绦原理是显著而持久地抑制虫体细胞代谢，切断维持生命的能量供给所造成的。据报道，鹤草酚还有杀血吸虫的作用。嫩茎叶水浸液，外用可治阴道滴虫炎。大剂量时抗疟有效。

5. 其他作用：仙鹤草素对动物有调整心率，增强细胞抗力、降低血糖及兴奋呼吸、兴奋骨骼肌的作用，仙鹤草在民间被名为“脱力草”，可能与这些强壮作用有关。近年有人从仙鹤草中分离抗肿瘤活性成分，并进行了实验研究，认为是有希望的抗肿瘤中药之一。

【临床报道】

本品用于止血、止痢、杀虫止痒。仙鹤草全草煎剂口服，仙鹤草素肌内或静脉注射，未发现严重副作用和中毒症状。临床上报道肌肉注射仙鹤草素有过敏反应的病例。饮酒和食用豆油，可增加鹤草酚的毒性，故服用鹤草芽或鹤草酚时，忌用油、酒，并避免用蓖麻油导泻。对绦虫、蛔虫混合感染者，应先驱蛔后再除绦虫，以免因药物对蛔虫的强烈兴奋而造成剧烈腹痛等不良症状。

仙鹤草是龙芽草植物的全草，鹤草芽是每年秋末至第二年春天从地下挖取的幼芽(冬芽)。除绦虫时，除用鹤草酚外，也可用幼芽磨粉口服，成人30～50克。止血用时则用仙鹤草全草煎服或仙鹤草素注射。治痈肿时，用鲜草捣敷或用全草煎浓汁或熬膏涂患部。

【附方】

［古代方］

1. 发背、痛不可忍：龙芽草些许水和捣汁饮之，滓敷疮上。(《卫生易简方》)

2. 恶蛇咬：鲜仙鹤草捣汁，好陈酒冲服，渣敷。(《少林真传伤科秘方》)

［现代方］

1. 肺结核咯血：鲜仙鹤草30克，鲜旱莲草12克，侧柏叶15克，水煎服。(《中国常用中草药》)

2. 吐血：仙鹤草、藕节各30克，侧柏叶、大蓟、小蓟各12克，白及15克，水煎服。(同上)

3. 衄血：仙鹤草、白茅根各30克，蒲公英9克，大蓟15克，水煎服。(同上)

4. 痢疾、便血：仙鹤草12克，槐花9克，地榆15克，荆芥9克，水煎服。(同上)

5. 尿血：仙鹤草、大蓟、木通各9克，茅根30克，水煎服。(《宁夏中草药》)

6. 过敏性紫癜：仙鹤草90克，生龟版30克，枸杞根、地榆炭各60克。(《中草药手册》)

【备注】

仙鹤草原植物中尚有钝齿龙芽草及绒毛龙芽草，在某些地区，也作仙鹤草应用。仙鹤草原名金项龙芽草，始载于《图经本草》，今名仙鹤草，始见于《伪药条辨》，台湾药店称牛尾草，辽宁也称狼牙草。因其能治脱力劳伤，故上海地区习称脱力草。

156. 白　术

【概述】

本品为菊科植物白术 Atractylodes macrocephala Koidz 的干燥根茎。又名于术、冬术等。主产于浙江、安徽、江西、湖北、湖南等地。性温，味苦、甘。归脾、胃经。功能健脾益气，燥湿利水，止汗，安胎。主治脾虚食少，腹胀泄泻，痰饮眩悸，水肿，自汗，胎动不安。土炒白术：功能健脾，和胃，安胎。主治脾虚食少，泄泻便溏，胎动不安。用法用量：一般煎剂用量为6～12克。

【成分】

白术含挥发油1.4%，油中主要成分为苍术醇，苍术酮，白术内酯A、B，含量因产地而异。尚含维生素A样物质及多糖类。

【药理】

1. 抗氧化作用：白术能减轻脂质过氧化反应，降低过氧化物的含量，避免有害物质对细胞结构和功能的破坏；并有提高SOD活性趋势，增强机体对自由基清除的能力，从而减少自由基对机体的损伤。

2. 降脂降糖作用：大鼠服用白术，可抑制脑中风后体重增加，并可降低甘油三酯。白术浸膏给家兔皮下注射，可使血糖显著降低。

3. 抗凝血作用：白术煎剂给大鼠灌胃，能显著延长凝血酶原时间，健康人口服5%白术根煎剂，每次1汤匙，每天3次，4天后其凝血酶原时间及凝血时间均显著延长。

4. 增强免疫功能：白术煎剂口服可使自然玫瑰花形成率、淋巴细胞转化率及血清IgG含量显著上升，显示白术具有免疫刺激作用，并能增强巨噬细胞的活力，增强网状内皮系统的吞噬功能。

5. 抗菌作用：白术对金黄色葡萄球菌、脑膜炎球菌、肺炎链球菌、白喉杆菌、枯草杆菌均有抑制作用。煎剂和四君子汤对伤寒杆菌、甲型副伤寒杆菌、福氏痢疾杆菌、大肠杆菌、绿脓杆菌等，也有不同程度的抑菌作用。水浸液尚可抑制一些真菌。

6. 抗癌瘤作用：白术挥发油对小鼠肉瘤S180有抑制作用，体外对艾氏腹水瘤细胞有直接杀灭作用，且在体外对Eca109食管癌细胞呈现抑制，可使细胞脱落，核固缩，染色质浓缩，细胞不分裂或极少分裂。

7. 延缓衰老作用：白术煎剂能提高老龄小鼠红细胞的超氧化物歧化酶(SOD)活性，同时抑制脑单胺氧化酶活性，而对肝单胺氧化酶却无影响，还能抑制红细胞的自氧化溶血，直接清除自由基，显示抗衰老作用。

8. 其他作用：白术煎剂能促进幼小动物体重增加，游泳试验证明体力有所增强。煎剂和流浸膏用于几种动物，均能出现明显而持久的利尿作用。对由化学疗法或放射治疗肿瘤后引起的白细胞减少症，白术煎剂可使白细胞数升高。

【临床报道】

白术传统效用为补气健脾、燥湿利水、止汗安胎。现代临床多用于肝硬化腹水、腹泻、默尼埃综合征、水肿自汗、胎动不安等。临床用白术单味熬膏，可止久泄，配芍药治脾虚泄泻。常用于脾胃虚弱，大便稀溏，体倦少食，上腹胀满等证。

白术与党参、茯苓伍用，如四君子汤；与党参、干姜配伍，如理中汤。与枳实配伍，如枳术丸，治脾虚食滞，脘腹痞胀。配黄芪、防风等如玉屏风散，用于表虚自汗。治脾虚肿满，妊娠水肿，痰饮等证，与泽泻、猪茯苓等配伍，为五苓散。治风湿关节痛，配伍威灵仙、防己、桑枝等同用。此外，还可用于白细胞数减少及胎动不安。

《神农本草经》所载之术，包括白术与苍术。陶弘景曾谓术有白术、赤术两种，至宋寇宗奭《本草衍义》始分。白术多为栽培，现已很少野生。白术因炮制方法不同，功效亦异。生者燥湿利水；炒者健脾止泻；焦者健脾消导。虽然白术与苍术均能健脾燥湿，但白术甘润，健脾而固表，以燥里湿为主；苍术辛烈，祛风发汗，能燥里外湿。

【附方】

［古代方］

1. 五饮酒癖：白术500克，桂心、干姜各250克，上3味捣筛，蜜丸如梧子。饮服10丸，先食服之，日再。(《外台秘要》倍术丸)

2. 酒癖痰饮：白术60克，附子(炮、去皮、脐)30克，上为末，分作3帖，每帖用水300毫升，加生姜10片煎至210毫升，去滓，空腹服。(《百一选方》卷五倍术散)

3. 脾虚胀满：白术60克，橘皮120克，为末，酒糊丸梧子大，每食前木香汤送下30丸。(《全生指迷方》宽中丸)

4. 自汗不止，表虚自汗：白术、黄芪各30克，防风60克研粗末，每月15～20克，水煎服。(《证治准绳》白术防风汤)

5. 心下坚，下如盘：枳实7枚，白术60克，上2味，以水900毫升煮取450毫升，分温3服。(《金匮要略》枳术汤)

6. 老小虚汗：白术15克，小麦1撮，水煮干，去麦为末，用黄芪汤下3克。(《全幼心鉴》)

7. 和养胎气：白术、人参、旋覆花、熟地黄、当归、阿胶各30克，上为粗末，每服6克，水400毫升、酒少许，同于银器中熬至200毫升，去滓，空心温服，每天1服，至6个月觉胎气荣安即罢服。若腰中痛，每服加吴茱萸4～7粒同煎。(《鸡峰普济方》白术散)

8. 妊娠七、八月后两脚肿甚者：白术、白茯苓各60克，防已、木瓜各90克，上为细末，每服3克，食前沸汤调下，每天3次，肿消止药。(《广嗣纪要》白术茯苓散)

［现代方］

1. 脾虚食滞、脘腹胀满：白术60克，枳实30克，研末，水泛丸如梧子大，每服6～9克，温开水送服。(《中国常用中草药》)

2. 慢性腹泻：白术、党参各12克，神曲6克，诃子6克，炙甘草3克，水煎服。又方：党参、白术各12克，补骨脂、神曲各9克，炮姜、炙甘草各3克，水煎服。

3. 脾虚气弱、肌表不固自汗：白术12克，黄芪15克，浮小麦9克，防风6克，水煎服。(《中国常用中草药》)

4. 胎动不安：白术12克，黄芩、白芍、当归各9克，水煎服。(同上)

5. 内耳眩晕病：炒白术30克，泽泻30克，炒薏苡仁30克，加水700毫升煎成450毫升，分3次内服，每天1剂。［湖北中医杂志，1983，(4)：20］

157. 白 石 花

【概述】

本品为梅花衣科植物白石花(染色梅衣)Parmelia tinctorum Despr. 的叶状体。又名石花、石衣、虾蟆皮等，体多皱，近圆形，边缘分裂成多数不规则浅裂片，下面边缘部分平滑，无光泽，有假根。产于四川、陕西等地。生于树皮或岩石上。四季可采。采后洗净晒干。药用叶状体全部。性凉，味甘。功能凉血、止血，解毒。主治无名肿毒，外伤出血等。主供外用。用法用量：治无名肿毒，白石花适量，晒干研末，菜油调匀敷患处。治外伤出血，白石花粉敷伤处。

【成分】

含石花酸(Iecanoric acid，Parmelialic acid)、石花素、去甲牛皮叶酸、藻纹苔酸(Salazinic acid)、3，5-二羟基甲苯、红粉苔酸、苔黑酚羧酸甲酯、荔枝素和绿石花素等。何氏介绍热压提取工艺得石花浸膏，再加丙酮溶解、浓缩后得3%～4% 3，5-二羟基甲苯。

【药理】

1. 抑菌作用：1%白石花液用沙氏培

养基、纸片法试验，可抑制白色念珠菌。3，5-二羟基甲苯对多种霉菌都有显著抑制作用。如对红色毛癣菌、白色念珠菌等具有明显的抑制作用。对小鼠有明显的辐射防护作用。荔枝素及红粉苔酸对霉菌则无抑制作用。

2. 毒副作用：石花制剂及3,5-二羟基甲苯用药较安全。小鼠静脉注射LD50为(290±30)毫克/千克。但犬肌肉注射(150～250)毫克/千克可致肝脏坏死及肾盂肾炎。40%乙醇溶液对家兔皮肤有显著刺激作用。

【临床报道】

1. 治疗体癣、股癣：用白石花酊治疗590例，有效率92%。

2. 治疗霉菌性阴道炎：用白石花泡腾片治疗442例，有效率85%。[中草药，1980,(11)：272]

3. 治疗皮肤浅表霉菌病：用4%石花酊治疗137例，结果治愈53例，好转80例，无效4例。[中草药，1980,(11)：412]

【附方】

[现代方]

1. 无名肿毒：白石花适量，晒干研末，菜油调匀敷患处。(《中国药用孢子植物》)

2. 外伤出血：白石花适量晒末研末，敷患处。(同上)

【备注】

白石花与石花不同。石花为梅衣科植物梅衣 Parmelia Aaxatilis Ach. 别名在宁夏也称石花、地衣。又名梅藓、藻纹梅花衣。白石花也应与石花菜鉴别，后者在本书另有专条。

158. 白　石　耳

【概述】

本品为皮果衣科植物白石耳 Dermatocarpon miniatum (L.) Mann. 又名皮果衣、朱红革壳衣等，生山坡岩石上。药用全草，夏季雨后或细雨天易采，晒干。性平，味淡、微苦。功能健胃消食、除胀、祛风湿、利水驱虫。用于消化不良、小儿疳积、痞块、虫积、赤白带下。用法用量：12克，煎服。注意与石耳 Umbilicaria esculenta 区别。石耳原名脐衣，又名地耳、石木耳。

朱红革壳衣(《中药大辞典》)，拉丁学名即白石耳，附在"红石耳"(《陕西中草药》)项下。红石耳，亦称红腹脐衣 Umbilicaria hypocrocina (Jatta) Llanv. 或称黄底石耳、石耳子、红腹石耳的叶状体。与白石耳不同。据报道红石耳含强心苷、肽和氨基酸等。

【成分】

白石耳含十余种氨基酸，又含多糖10%，为降压有效成分。

【药理】

1. 降压作用：动物实验有显著持久的降压作用。对大鼠肾型高血压实验治疗有明显降压作用。

2. 镇静作用：可减少小鼠自发活动，能与戊巴比妥钠产生协同作用，对电休克有一定的保护作用。

【临床报道】

治疗消化不良等。

【附方】

[现代方]

1. 消化不良、小儿疳积：白石耳12克，炒麦芽15克，水煎服。

2. 赤白带下：白石耳12克，椿根皮9克，水煎服。

3. 慢性气管炎：白石耳12克，冰糖15克，水煎服。(《中国药用孢子植物》)

159. 白 头 翁

【概述】

本品为毛茛科植物白头翁 Pulsatilla chinensis (Bge.) Regel 的干燥根，又名白头公、野丈人、老白毛等。主产内蒙古、辽宁、河北等地。饮片则除去杂质，洗净，润透切薄片，干燥而成。性寒，味苦。归胃、大肠经。功能清热解毒，凉血止痢。主治热毒血痢，阴痒带下，阿米巴痢。用法用量：9～15 克，水煎服。

【成分】

根含白头翁皂苷约 9%，已分离到五个苷类成分；全草含原白头翁素（Protoanemonin）及银莲花素（也称白头翁素 Anemonin）。原白头翁素为毛茛苷（Ranunculin）受酶水解而成。在毛茛科白头翁属中，我国还有不同的白头翁品种 6 种在不同地区分别以根作白头翁应用。如兴安白头翁（东北）、朝鲜白头翁（东北）、细叶白头翁（内蒙古）、高山白头翁（新疆）、钟萼白头翁（新疆）等，所含成分有所不同。

【药理】

1. 抗菌、抗病毒作用：① 抗菌作用：白头翁鲜汁、煎剂及乙醇提取物等体外均有明显的抗菌作用。对金黄色葡萄球菌、绿脓杆菌敏感，煎剂及乙醇提取物并对痢疾杆菌、枯草杆菌、伤寒杆菌、沙门菌等亦呈明显抑菌作用。其抗菌有效成分为原白头翁素及白头翁素。以本品配伍黄连、黄柏、秦皮组成的白头翁汤及各单味药对志贺、施氏、福氏及宋内痢疾杆菌均有明显的抑菌作用。白头翁素对白喉杆菌、葡萄球菌、链球菌、大肠杆菌、结核杆菌等的 MIC 处在 8×10^5～2×10^6 之间。白头翁与组成白头翁汤的其他三种中药未见协同或对抗作用，但白头翁素和链霉素却表现协同作用。② 抗真菌作用：白头翁及白头翁汤对一些皮肤真菌、酵母菌、白色念珠菌等也有一定抑制作用。③ 抗病毒：对小鼠流感病毒感染也有轻度抑制作用；水浸液能延长小鼠感染 PR_8 株病毒后的存活时间。

2. 抗阿米巴原虫作用：白头翁煎剂及其皂苷在体内外均有抗阿米巴虫的作用，在体外实验时，白头翁煎剂 1：60，皂苷 1：500 时可减少原虫繁殖；在感染大鼠实验治疗时，用煎剂 1 克/千克或皂苷 1 克/千克连续 6 天，均能抑制阿米巴在体内的生长。但剂量小到 0.3 克/千克时，作用即不明显。

3. 抗滴虫作用：白头翁对阴道滴虫有明显的抑杀作用。60%乙醇浸膏或水液配成 5%浓度时 5 分钟即可杀灭滴虫。但乙醇浸膏对阴道黏膜刺激性很大，改以丙酮，乙醚相继提得物，刺激性小，对滴虫仍有效。体外试验白头翁粉杀滴虫的 MIC 为 2 毫克/毫升。

4. 其他作用：白头翁乙醇提取物还有镇静、镇痛作用。原白头翁素体外平滑肌试验及体内用药，证明有抗组胺作用。又原白头翁素对皮肤、黏膜有强烈刺激作用，新鲜白头翁捣烂可致皮炎、发泡。干燥久存，其刺激性减小。

【临床报道】

1. 治疗阿米巴痢疾及肝脓肿：用白头翁及以白头翁为主的复方，对急、慢性阿米巴痢疾和阿米巴性肝脓肿，均有较好疗效。

2. 治疗菌痢：白头翁鲜品或白头翁汤加减治疗菌痢口服，疗效满意。如以白头翁汤液作保留灌肠，对菌痢亦有效。

3. 治疗某些炎症：如肺炎、淋菌性尿道炎及其他尿路感染、盆腔炎、胆囊炎、急性结膜炎、腮腺炎。

白头翁与其他药配伍后治病范围很广。一般而言，配黄连、黄柏，治热毒血痢；配艾叶，治冷劳泄利及妇人产后带下；配柴胡、半夏，治温疟；配当归尾、牡丹皮治瘰疬；配生地榆，治鼻衄，痔出血。

【附方】

［古代方］

1. 热痢下重：白头翁、黄连、黄柏、秦皮，上4味，以水煎服。(《金匮要略》白头翁汤)

2. 产后下利虚极：白头翁汤加甘草、阿胶，6味水煎，胶后下，分温3服。(《金匮要略》白头翁加甘草阿胶汤)

3. 休息痢，日夜不止，腹内冷痛：白头翁、黄丹、干姜、莨菪子、白矾，右药捣箩为末，以醋煮面糊和丸如梧子大，每服食前以粥饮下10丸。(《太平圣惠方》白头翁丸)

4. 白头翁丸：白头翁(去芦头)15克，艾叶60克，微炒，此二味为末，用米醋80毫升，入药一半，先熬或煎，入余药末，和丸梧子大，每服30丸，空心食前米饮下。(《圣济总录》)

5. 温疟：白头翁30克，柴胡15克、黄芩、槟榔各6克，甘草2克，水煎服。按《本草纲目》载，用白头翁花"治疟疾寒热"。(《本草汇言》)

6. 外痔肿痛：白头翁草，以根捣涂之。(《卫生易简方》)

7. 肠胃热毒积滞而致大便脓血、里急后重，腹痛便频：白头翁、黄连、黄柏、苦参、槟榔、白芍，水煎服。(《中华药海》)

［现代方］

1. 原虫性痢疾：白头翁根茎15～30克，水煎，每天分3次服，7天为1个疗程。病程较重者，另用30～50克煎或100毫升，药液作保留灌肠，每天1次，治23例，全部治愈。［中华医学杂志，1995，(6)：529］

2. 鼻衄、痔疮出血：白头翁9克，生地榆12克，水煎服。(《安徽中草药》)

3. 痈疽疔疮初期：白头翁适量，研细末，醋调外敷。干则更换。(《安徽中草药》)

4. 痔疮溃后，脓水清稀，久不收口：白头翁150克，洗净，剪成寸段，用白酒1升，浸泡，装坛内密封，隔水煎煮数沸，取出后放地上阴凉处2～3天，然后开坛，捞出白头翁，将酒装瓶密封。早晚食后1小时，各服1次，每次30～60毫升，1～2个月为1个疗程。［江苏中医，1966，(2)：37］

5. 蛲虫病：白头翁根，3岁以下每次6～9克；4～10岁每次9～15克；10～15岁每次15～18克；成人每次30克加水煎取浓汁，于早晨空腹服下，日服1次，连服3～5天，以虫下尽为度。(《嘉山民间土药单方简易疗法》)

6. 甲状腺肿瘤：白头翁40～50克，夏枯草、牡蛎、昆布各30克，水煎服，每天1剂。(《中国常用中草药》)

7. 消化性溃疡：白头翁210克、生黄芪105克，蜂蜜280毫升，制成糖浆500毫升，每次20毫升，每天服3次。［江苏中医杂志，1982，(3)］

8. 痢疾：白头翁15克，黄柏9克，黄连6克，秦皮9克，水煎服，每天1剂。

9. 小儿热毒下痢如鱼脑：白头翁15克，黄连、石榴皮各9克，研为粗末，每服12克，包煎。

【备注】

1. 华东、华南及西南等地，有将蔷薇科植物委陵菜的根或带根全草作白头翁用。

2. 华东、华南等地有将蔷薇科植物翻白草作白头翁用。

3. 作为白头翁地区用药，产于东北及内蒙古等地者，有毛茛科植物兴安白头翁、朝鲜白头翁、细叶白头翁及北白头翁四种。

4. 四川部分地区用毛茛科打破碗花花；陕西个别地区用菊科祈州漏芦等。

160. 白　芍

【概述】

本品为毛茛科植物芍药 Paeonia lactiflora Pall. 的干燥根。性微寒，味苦、酸。归肝、脾经。功能平肝止痛，养血调经，敛阴止汗。主治头痛眩晕，胁痛，腹痛，四肢挛痛，血虚萎黄，月经不调，自汗，盗汗。炒白芍系白芍片按清炒法，炒至微黄色。酒白芍，系白芍片照酒炙法，炒至微黄色。《药典》1985 年版白芍与赤芍各列专条。据包头市药检所在主产地多伦县的调查，证明赤、白芍是同一种植物，只是根的颜色有所差别，即根有赤、白二色。认为目前使用的三种主要芍药是：① 芍药 Paeonia lactiflora Pall.；② 卵叶芍药 Paeonia obvata Maxim.；③ 川赤芍 Paeonia veitchii Lynch.《药典》规定①为白芍；②、③为赤芍。用法用量：一般用量 6～15 克，入煎剂。

【成分】

从化学成分研究结果，白芍和赤芍所含一般化学成分基本相同。均含挥发油、脂肪油、树脂样物、鞣质、糖、淀粉、黏液质及蛋白质等，但赤芍中含量较高。而且含苯甲酸量较多。白芍根含芍药苷及少量羟基芍药苷、芍药内酯苷（Albiflorin）、苯甲酰芍药苷、丹皮酚苷。此外还含有苯甲酸 1.1%，鞣质 12.6%，β-谷甾醇及挥发油等。因为芍药苷主要存在于芍药的外皮中，白芍加工时既去掉外皮，故白芍中芍药苷的含量自然较赤芍为少。

【药理】

1. 对平滑肌的作用：白芍具有解痉作用，芍药苷对豚鼠、大鼠离体肠管及在体胃运动和大鼠子宫张力均有抑制作用并能拮抗催产素引起的收缩，解痉作用与甘草甲醇提取物 FM_{100} 有协同作用。

2. 对中枢神经的作用：白芍总苷对东莨菪碱引起的学习和记忆障碍有改善作用，芍药苷对中枢神经抑制，表现镇静作用，也有降温解热和镇痛效果。芍药浸膏能对抗士的宁引起的惊厥，也是中枢性的。

3. 对心血管的作用：扩张血管可增加冠脉流量，并能增加小鼠心肌营养血流量而具有抗心肌缺血作用。总苷还有清除自由基抗氧化作用。由于血管扩张，外周阻力下降，芍药苷可使动物血压降低。

4. 免疫调节作用：白芍总苷对小鼠细胞和体液免疫反应均具有功能依赖性双相调节作用。

5. 降血糖作用：小鼠静脉注射芍药苷，能明显降低糖尿病造型小鼠的血糖，用药时间延长而血浆含糖量逐渐减低，剂量加大时，降糖作用明显。

6. 抗菌抗炎作用：白芍煎剂对志贺痢疾杆菌及葡萄状球菌有抑制作用。酊剂能抑制绿脓杆菌；浸剂还能抑制某些致病性真菌。此外，芍药苷还被实验证明有抗炎症作用。抗菌、抗炎症及解痉止痛，对痢疾腹泻患者有综合疗效。芍药总苷还有抗病毒作用。

7. 对呼吸道的作用：白芍能抑制副交感神经的兴奋性，可使豚鼠气管扩张而出现平喘镇咳作用。

8. 抑制血小板聚集作用：芍药苷对 ADP 诱导的大鼠血小板聚集有抑制作用。加以它有显著的扩冠脉作用，对冠心病有利。

9. 保肝作用：芍药对黄曲霉素 B_1 引

起的急性肝损伤和CCl_4所致肝损伤，具有防治作用。

10. 毒副作用：妊娠大鼠灌服白芍总苷溶液，对胎仔和胎盘发育，具有毒性。如芍药中苯甲酸摄入量较多时，也有毒副作用。

【临床报道】

1. 治疗三叉神经痛：与炙甘草、枣仁、木瓜配伍，水煎服。

2. 治疗免疫功能异常：本品对慢性疾病患者免疫功能异常具有较好疗效。

3. 治疗乙型肝炎：白芍总苷使HBV标志物的转化总有效率为63.6%。

4. 治疗腓肠肌痉挛：白芍、甘草水煎服用于治疗腓肠肌痉挛、不安腿综合征。

5. 治疗痢疾：与当归、槟榔、黄连、黄芩、麻黄、肉桂、甘草配伍，水煎服。

6. 治疗急性胰腺炎：本品配柴胡、黄芩等，水煎服。

7. 治疗习惯性便秘：生白芍24～40克，生甘草10～15克，水煎服，对燥热、气滞、阴血虚之肠燥便秘有效。

白芍与赤芍比较，白芍特点是平肝止痛、养血敛阴，常用于补血、养阴、调经方中；赤芍长于凉血活血散瘀，常在清热凉血、活血祛瘀方中应用。

【附方】

［古代方］

1. 血崩腹痛：白芍(酒炒黄)30克，侧柏叶(炒黑)180克，共为末，每用6克，酒调服。(《一盘珠》六一散)

2. 风湿百节疼痛，不可屈伸：芍药120克，甘草炙90克，芎䓖120克，附子炮90克，四破上4味㕮咀，以水3 000毫升，煮取1 200毫升，分服。忌猪肉、冷水。(《外台》引《深师方》)

3. 衄血咯血：白芍30克，犀角末0.3克，为末，新水服3克，血止为限。(《古今录验》)

4. 泄痢腹痛：黄芩、芍药各30克，甘草15克，为粗末，每服15克，水煎。(《保命集》)

5. 消渴引饮：白芍、甘草等份为末，每用3克，水煎服，每天3次。(《本草纲目》引日华《经验方》)

［现代方］

1. 不安腿综合征：白芍、甘草各15克，水3杯，煮取1杯去滓，分2次温服，日暮时服1次，2小时后再服1次。

2. 三叉神经痛：芍药甘草汤治疗42例，服药7～25剂，疼痛全部缓解。

【备注】

1. 芍药的栽培品根肥大而直，白芍均由此加工而成，其野生品的根较瘦小也不平直，是赤芍的一部分来源。变种毛果芍药Paeonia lactiflora Pall. Var. trichocarpa (Bunge) Stern.与正种之区别为本变种子房密生柔毛，分布于吉林、辽宁、山西、河北及内蒙古东部，其根部亦同供药用。

2. 芍药的根经加工去皮后，外表类白色，名白芍。主产于浙江的称杭白芍，主产于安徽亳州的白芍，称亳白芍。芍药的根直接晒干后，外皮赤色，故名赤芍。二者均含芍药苷，而苯甲酸含量以白芍(特别杭白芍)含量低。

161. 白豆蔻(豆蔻)

【概述】

本品为姜科植物白豆蔻Amomum kravanh Pierre ex Gagnep.或爪哇白豆蔻Amomum compactum Soland ex Maton.的干燥成熟果实。又名豆蔻、多骨、壳蔻、白蔻、白蔻仁等。原产柬埔寨、越南、缅甸和泰国，我国海南、云南和广西等地有栽培。性温，味辛。归肺、脾、胃经。功能化湿消痞，行气温中，开胃消食。用于湿浊中阻，不思饮食，湿温初起，胸闷不饥，寒湿呕逆，胸腹胀痛，食积不消。用法用量：内服，煎汤(须后下，不宜久煎)，3～6克；或入丸、散。以研冲服为佳。阴虚血燥而无寒湿者忌服。

【成分】

种子主含挥发油，油中含1,8-桉叶素、α-蒎烯、β-蒎烯、丁香烯、石竹烯、月桂烯、香桧烯、乙酸龙脑酯、α-松油醇、芳樟醇、3-蒈烯、樟脑、4-松油烯醇、侧柏酮、香橙烯、广藿香烯、α-榄香烯、α-荜澄茄油烯、甜没药烯、葛缕酮、桃金娘醛等和一种新的二萜过氧化物。还含少量皂苷、色素等。

【药理】

1. 抗结核菌作用：白豆蔻所含的挥发油对豚鼠实验性结核，能增强小剂量链霉素的治疗作用。

2. 助消化作用：白豆蔻所含的挥发油有良好的芳香健胃作用，能刺激胃黏膜，促进胃液分泌，制止异常发酵有助于消化。

3. 对肠管的调节作用：白豆蔻煎剂对豚鼠离体肠管低浓度兴奋；高浓度呈抑制作用。

【临床报道】

豆蔻行气化湿、温胃止呕为主。对湿困中焦和脾胃气滞所致胸腹胀满不思饮食，可配伍厚朴、木香；对消化不良、恶心呕吐、呃逆嗳气用之良效；对反胃呕吐，可配伍藿香、半夏等；对脾胃寒湿可配砂仁、苍术等。

【附方】

[古代方]

1. 胃口寒作吐及作痛：白豆蔻仁9克为末，酒送下。(《赤水玄珠》)

2. 胃气冷，吃饭即欲得吐：白豆蔻子3枚，研细，酒调服。(《随身备急方》)

3. 产后呃逆：白豆蔻、丁香各15克。(《乾坤生意》)

4. 噎食不纳：白豆蔻、荜澄茄等份为末，干舐之。(《寿域神方》)

5. 小儿胃寒吐乳：白豆蔻仁、缩砂仁各14个，生、炙甘草各6克，共为末。(《世医得效方》)

[现代方]

1. 呕吐：方一：治妊娠呕吐：白豆蔻3克，竹茹10克，大枣3枚，水煎，冲姜汁服。(《武汉医药卫生》)方二：治外感呕吐：白豆蔻、藿香各10克，半夏、陈皮各6克，生姜5克，水煎服。

2. 小儿流口水：白豆蔻2粒，老姜3片，泡开水频服。

3. 虚寒痢疾：白豆蔻100克，橘皮100克，诃子60克，当归50克，共研细末，用大枣煎水冲服。

【备注】

白豆蔻壳为姜科植物白豆蔻 Amomum kravanh Pierre ex Gagnep. 或爪哇白豆蔻 Amomum compactum Soland ex Maton. 的果皮。又名白豆壳、白豆衣等。性微温，味辛。归肺、脾、胃经。功能化湿行气，温中止呕。治湿阻气滞而致胸脘胀闷，食欲不振，呕吐等轻症。用法用量：煎服，3～5克。药理白豆蔻壳煎剂对志贺痢疾杆菌有抑制作用。

162. 白　芷

【概述】

本品为伞形科植物白芷 Angelica dahurica (Fisch. ex Hoffm.) Benth. et Hook. f. 或杭白芷 Angelica dahurica (Fisch. ex Hoffm.) Benth. et Hook. f. var. formosana (Boiss.) Shan et Yuan 的干燥根。(据1995年版《药典》一部)：前一学名，称为白芷、禹白芷、祁白芷及会白芷；后一学名称为杭白芷、川白芷。杭白芷亦称香白芷。祁白芷野生者多见

于湿草甸子、灌木丛及河沟两旁砂土或石砾质土壤中，我国南北各地均有栽培，主产于四川、河南、河北等地；川白芷生于山坡、路旁、林缘、河边、溪边，东北有野生，主要栽培于四川，我国南北各地有引种栽培；杭白芷生于灌木丛间，我国福建、台湾有分布，浙江等地有栽培。性温，味辛。归胃、大肠、肺经。功能散风祛湿，通窍止痛，消肿排脓。用治风寒感冒，眉棱骨痛，鼻渊，牙痛，赤白带下，痈疽，疮毒，痔漏便血，风湿痹痛，烧伤等。用法用量：3～9克水煎内服，外用适量。

【成分】

1. 白芷含挥发油和10种呋喃香豆素，有比克白芷素、氧化前胡素、欧前胡素、白芷毒素、珊瑚菜素、花椒毒素、比克白芷醚及水合氧化前胡素等。

2. 川白芷含川白芷内酯、香柠檬内酯、伞花内脂、库页白芷内脂等。

3,4′-二羟基-3′，4′-二氢山色林二白芷酸酯、白芷毒素。

3. 杭白芷含异欧前胡素、欧前胡素、马美辛、白芷素、别欧前胡素、氧化前胡素、异氧化前胡素、水合氧化前胡素、白当归脑、白当归素、新白当归脑、花椒毒素、香柠檬内酯、珊瑚菜素等。并含钠、镁、磷、钙、铁等多种元素。

【药理】

1. *抗炎、解热、镇痛作用*：本品煎剂4克/千克给小鼠灌胃，可抑制二甲苯所致的小鼠耳部炎症；对蛋白胨皮下注射造成的大白兔高热模型，本品煎剂15克/千克灌胃，有明显的解热作用；本品煎剂对实验鼠有镇痛作用。

2. *对皮肤的作用*：本品所含香柑内酯、花椒毒素、异欧前胡素等为"光活性物质"，可用于治疗白癜风；异欧前胡素为治疗银屑病的有效成分，口服白芷加体外黑光照射，对人淋巴细胞的DNA合成有显著抑制作用，可用于治疗银屑病；白芷酊外用加小剂量长波紫外线照射，对豚鼠二硝基氯苯变应性接触性皮炎有明显抑制作用。

3. *抗菌作用*：川白芷水煎剂对大肠杆菌、宋氏痢疾杆菌、伤寒杆菌、绿脓杆菌及变形杆菌等有一定抑制作用，对人型结核杆菌有显著的抑制作用；白芷在试管内对絮状表皮癣菌、石膏样子芽孢癣菌等有抑制作用。

4. *对心血管的作用*：本品所含异欧前胡素和印度榅桲素对猫有降压作用，亦能降低离体蛙心收缩力；白芷素有扩张冠状动脉的作用。

5. *抗癌作用*：异欧前胡素和白当归素对Hela细胞有细胞毒作用，从而具有抗癌作用。

6. *解痉作用*：本品所含佛手柑内酯、花椒毒素、异欧前胡素乙对兔回肠有解痉作用，对新斯的明和氯化钡引起的强直性收缩显示解痉作用。东莨菪素对雌激素或氯化钡所致的大鼠子宫痉挛也有解痉作用。

7. *兴奋中枢作用*：白芷毒素小量能兴奋延髓呼吸中枢、血管运动中枢、迷走神经和脊髓，大剂量时可致惊厥、麻痹。

8. *其他作用*：白芷外用可致接触性皮炎；白芷可抑制肝药物代谢酶系统；滇白芷有平喘作用。白芷呋喃香豆精可活化交感系统激素，抑制脂肪合成。白芷水溶性成分有止血作用。

【临床报道】

白芷的临床应用较广，如：① 治疗胃、十二指肠球部溃疡和慢性胃炎引起的胃脘痛，可与甘草配伍。② 治疗顽固性头痛、血管神经性头痛等病证，常与川芎、制草乌、全蝎、白僵蚕等配伍。③ 与牛蒡子配伍用于治疗面瘫。④ 治疗白癜风常与补骨脂、防风、沙参等配伍水煎服，或以15%白芷酊外用。⑤ 治疗额窦炎常与葛根、苍耳子、黄芩等配伍。⑥ 感冒及副鼻窦炎所致头痛与菊花配伍水煎服。⑦ 本品与紫草、忍冬藤、虫白蜡、冰片、香油制成油剂，外用治疗烧伤。

白芷与藁本均能解表散寒，治外感头痛，但白芷善治阳明头痛，前额、眉棱骨痛；藁本治巅顶痛。又白芷与细辛均治牙痛，但白芷治牙龈肿痛；细辛治牙髓疼痛。白芷与荆芥均为辛温解表，但白芷辛香温燥、散寒力强，且能通鼻窍，活血排脓；荆芥辛温不燥，祛风力大，且能止痉，清头利咽。

【附方】

［古代方］

1. 头痛：石膏、白芷各 6 克，薄荷叶、芒硝各 9 克，郁金 3 克，研末，先含水再用药末鼻内搐之。(《兰室秘藏》)

2. 睛痛难忍：白芷、赤芍、防风、细辛各等份，上为末，每服 9 克；砂糖 6 克，煎服。(《续本事方》)

3. 崩漏不止：香白芷 4.5 克，龙骨 30 克，荆芥叶 15 克，上为细末，每服 6 克，温酒调下，米饮汤调亦得，食前。治风秘，香白芷焙干，为细末，每服 6 克，蜜少许，温米饮调下，连进 2 服即通，食前。(《杨氏家藏方》)

4. 鼻渊：辛夷、防风、白芷各2.4克，苍耳子3.6克，川芎1.5克，北细辛2.1克，甘草0.9克，白水煎，连服 4 剂，忌牛肉。(《疡医大全》)

5. 鼻流青涕不止：白芷为细末，以葱白捣烂为丸，小豆大，每服 20 丸，茶水送下。(《证治准绳》)

6. 毒蛇伤：香白芷为末，麦冬水调饮，仓卒时新汲水亦得。(《洪氏集验方》)

7. 乳痈、乳头腐烂，延及周围：白芷 6 克，牡蛎粉 15 克，冰片 0.6 克，为细末，搽患处。(《外科真诠》)

8. 痈疽赤肿：白芷、大黄各等份，为末，米饮服 6 克。(《经验方》)

9. 痔疮肿痛：先以皂角烟熏之，后以鹅胆汁调白芷末涂之。(《医方摘要》)

10. 肿毒热痛：醋调白芷末敷之。(《卫生易简方》)

［现代方］

1. 腰麻后头痛：白芷 30 克，水煎，分 2 次服。

2. 白癜风：杭白芷制成 0.5%、1% 酊剂或软膏剂，每天中午用酊剂或软膏后，加日光照射。(《皮肤病学》)

3. 溃疡病胃痛：白芷、白芍、白及各 10～30 克，白豆蔻 6～12 克，水煎服。

4. 银屑病：川白芷制成冲剂(每克相当于原生药 5.6 克)，体重 50 千克以下者服 20 克，50～60 千克者服 25 克，60～80 千克者服 30 克，服药 2 小时后照黑光(长波紫外线)，照前配合外用川白芷酊。

【备注】

1. 东北地区野生大活(独活)是白芷 Angelica dahurica (Fisch.) Benth. et Hook 的根，当地习称吉林大活。

2. 栽培的祁白芷和杭白芷应分别定其为栽培变种。

3. 河北独活 Heracleum moellendorffii Hance 分布于辽宁、河北及内蒙古一带，在河北有误作白芷用者。

4. 糙叶白芷(滇白芷)Heracleum scabridum Franch. 产于云南，当地常作白芷用。

5. 川鄂独活 Heracleum hemsleyanum Diels 分布于湖北、四川等地，在产地作土白芷使用。

163. 白花蛇(附：蛇类、蛇毒及蛇药)

【概述】

本品为蝮蛇科动物五步蛇 Agkistrodon acutus Günther 或眼镜蛇科动物银环蛇 Bungarus multicinctus Blyth 和游蛇科

百花锦蛇 Elaphe moellendorffi Boettger 去内脏的干燥体，始载于《开宝本草》称褰鼻蛇，《本草纲目》称蕲蛇。《中药大辞典》有百五步蛇、五步跳、龙蛇、尖吻蝮等名称。《药典》上的蕲蛇，即指五步蛇的干燥体。至于《药典》上记载的"蛇蜕"，系游蛇科动物黑眉锦蛇 Elaphe taeniura Cope 锦蛇 Elaphe carinata (Guenther)或乌梢蛇 Zaocys dhumnades (Cantor)等蜕下的干燥表皮膜。又"蛇肉"系指眼镜蛇科动物银环蛇(拉丁名见前)、蝰科动物高原蝮 Agkistrodon strauchii Bedriaga 或游蛇科动物翠青蛇 Opheodrys major (Guenther)除去头尾及皮的干燥体。"蛇胆汁"为眼镜蛇科、游蛇科或蝰科动物多种蛇的胆汁。性温，味甘、咸，有毒。归肝经。《图经本草》认为"有大毒"。功能祛风湿，透筋骨，定惊搐，攻疮毒。主治风湿顽痹，肌肤麻木、筋脉拘急，中风，口眼㖞斜，半身不遂，肢体瘫痪，小儿惊风抽搐。破伤风，麻风疥癞，杨梅疮，瘰疬恶疮，皮肤顽癣。用法用量：内服3～6 克，水煎服；浸酒，熬膏或入丸散用。研末吞服 1～1.5 克。

【成分】

主含蛋白质、脂肪及鸟嘌呤核苷(Guanoside)。头部毒腺中含强剧的神经毒，并含溶血性成分和血球凝集成分。蛇毒中含有凝血酶样物质(是一种糖蛋白)，酯酶及三种抗凝血物质。五步蛇蛇毒中含有 AC_1-蛋白酶、AC_2-蛋白酶，AC_3-蛋白酶，AC_4-蛋白酶和 AC_5-蛋白酶。还含有三种出血毒素，三种毒蛋白。① 五步蛇还含有一种焦谷氨酰色氨酰的肽，乌苷及一种未知结构的肽。毒液中含有胆碱酯酶、蛋白酶、ATP 酶、5-核苷酸酶、磷酸二酯酶及磷脂酶 A 等。五步蛇中还含钙、磷、镁等较高，铁、铝、锌次之。② 银环蛇还含α-环蛇毒素(神经毒)、β-环蛇毒素，亦含有二种α-型突触毒素及五种β-型突触毒素，该蛇毒中还含有心脏毒样蛋白。

【药理】

1. 血循毒：五步蛇、蝰蛇蛇毒主要是血循毒，人和动物中毒后出现急性心肌损害，急性溶血引起高血钾，导致心力衰竭。因五步蛇毒具有凝血酶样作用，故出现广泛出血。被五步蛇咬伤后，局部出现疼痛、淤斑、溃烂；全身出现溶血、出血、咯血、水与电解质紊乱，很快发生血压骤降，导致呼吸跳停止而死亡。

2. 神经毒：银环蛇蛇毒为强剧的神经毒。中毒后，局部出现麻木，严重病人可发生呼吸麻痹而致死。银环蛇还有另一蛇毒，称β-环蛇毒素(β-Bungartoxin)，与眼镜蛇神经毒，α-环蛇毒素或箭毒不同，作用于突触前部位，即抑制神经末梢释放乙酰胆碱。银环蛇毒不仅对呼吸肌、神经系统尤其是呼吸中枢有抑制作用，也能抑制胃肠功能使其麻痹。严重时也可出现心肌损害，导致循环衰竭。

【临床报道】

临床用治：① 搜风通络：白花蛇甘碱，入肝经血分，善透骨搜风，又因蛇性走窜，长于祛风而外达皮肤，内走脏腑，故凡体内外风湿之邪皆可应用，对风湿顽痹，筋脉拘急，中风，半身不遂，小儿暑湿等皆可用之。② 定惊止痉：对小儿痉惊抽搐，破伤风有用。③ 祛风攻毒：用于麻风，顽癣，恶痉可用。

白花蛇对阴虚内热者忌用。

【附方】

[古代方]

1. 紫癜风：白花蛇(酒炙)、麻黄、天麻、何首乌、制南星、制白附子、肉桂、炒僵蚕等。(《圣济总录》白花蛇散)

2. 诸风，腹痛缓弱，精神昏冒、口面歪斜、语言謇涩、痰涎壅盛或筋脉拘急，肌肉顽痹，皮肤瘙痒，关节酸痛：白花蛇(炙)、海桐皮、杜仲、天麻、干蝎(炒)、当归、厚朴、木香、藁本、肉桂等。(《太平惠民和剂局

方》大通圣白花蛇散)

3. 破伤风，颈项紧硬，身体强直：蜈蚣1条，乌梢蛇、白花蛇项后各取5厘米，先浸酒，去骨并酒炙，此3味为末，每服6～9克，煎酒小沸调服。(《圣济总录》定命散)

4. 九漏瘰疬、发于颈腋之间，憎寒发热：白花蛇(酒浸软，去皮骨，焙干)60克，生犀(镑)1.5克，黑牵牛(半生半炒)1.5克，青皮1.5克，共为末，每服6克。(《三因方》白花蛇散)

5. 营卫不和，阳少阴多，手足举动不快：白花蛇(酒煮、去皮骨、瓦焙、取肉)30克，天麻、狗脊各60克，共为细末，以银盂盛，无灰酒1 000毫升浸之，重汤煮调如膏，银匙搅之，入汁25毫升，同熬匀，瓶收，每服5～10毫升，用好酒或白汤化服。(《鸡峰普及方》白花蛇膏)

6. 疠疾，手足麻木，毛落眉脱，遍身疮疹，皮肤瘙痒，抓之成疮及一切疥癣风疾：白花蛇、乌梢蛇各1条，酒浸二三天，去骨取肉，令干。土蝮蛇1条，酒浸二三天，去骨取肉，令干。苦参500克(研取头末120克)，用水300毫升，揉取浓汁，去渣，在银石器内熬膏和前末为丸，梧桐子大，每服60～70丸，"煎防风通圣散送下，粥饭压之，每天三服。三日浴，以大汗出为应，再三日又浴取大汗，三浴乃安。"(《医学正传》愈风丹)

7. 卒中急风、牙关紧闭、精神昏瞶、口眼歪斜、不省人事、痰涎不利、喉中作声：白花蛇(酒浸去皮骨焙)、全蝎(炒)独活、天麻、附子(炒去皮、脐)、人参、防风、肉桂、白术、藁本、白附子(炮)、赤箭、川芎、细辛(去叶)、白僵蚕(灰炒)、甘草(炒)、半夏(汤浸)、白茯苓、麻黄(去节)各30克，水煮去沫细切，上为粗末，每次15克加生姜5片水煎，稍热服。(《御药院方》蛇蝎续命汤)

8. 杨梅疮：花蛇肉(酒炙)、龟版(酥炙)、穿山甲(炙)、蜂房(炙)、轻粉、朱砂各3克为末，大枣肉捣丸梧子大，每服7丸，冷茶下，每天3次，忌鱼肉。服尽即愈，后服土茯苓调之。先服发散药，后服此方。(《本草纲目》白花蛇丸)

9. 诸风疬癣：白花蛇1条，酒润去皮骨，取肉，绢袋盛之，蒸糯米5千克，安麴于缸底置蛇于麴上以饭安蛇上，用物密盖，3～7天取酒，以蛇晒干为末，每服0.9～1.5克，温酒下，仍以浊酒并糟作饼食之。(《瑞竹堂经验方》白花蛇酒)

10. 小儿夜啼：取蝰科动物五步蛇的眼睛，"以一只为主，竹沥调少许灌之。"(《普济方》白花蛇目睛)

11. 小儿惊风，紫癜风、毒癞：① 白花蛇头1枚(自开口者生用)全蝎炒15克，牛黄、龙脑各0.15克，朱砂0.3克，麝香4克，共研细末，炼蜜和丸绿豆大，每服2丸，温薄荷水送服。治小儿急惊，体热涎壅，四肢拘急，筋脉牵掣。(《圣济总录》白花蛇丸) ② 白花蛇头2枚(酒浸炙)，防风、蝎梢(炒)各30克，共研细末，每服3克，温酒调服。(《圣济总录》除风散)

[现代方]

1. 脑脊髓膜炎：金钱白花蛇6条(如无白花蛇，可以真祈蛇代之，约需18克)，全蝎9克，白附子4.5克，生川乌6克，天麻9克，明雄60克，薄荷、梅片各9克。独活15克，麻黄60克，犀黄4.5克，麝香3克，上药用陈酒熬膏，制丸绿豆大。一般小儿服3粒(化服)病重者可酌增。(《近代中医流派经验选集》安脑丸)

2. 绒毛膜上皮癌：白花蛇2条，蜈蚣2条，蜂房6克，共为细末，每次6克，每天1次。(《肿瘤的诊断与防治》)

3. 肝癌，肺癌，乳腺癌：白花蛇75克，干蟾5个，鳖甲150克，黄精60克，三棱60克，莪术60克，僵蚕60克，青黛60克，

共为细末，水泛为丸。赭石为衣，每天3次，每次6克。（《肿瘤的诊断与防治》延中丸）

4. 风湿关节痛，半身不遂：蕲蛇24克，当归、羌活、防风、天麻、秦艽、五加皮各15克，用白酒1 500毫升，加热后浸泡7天，每次服10～15毫升，每天2次。（《中国常用中草药》）

【备注】

1. 白花蛇一般为银环蛇的幼小蛇除去内脏的干燥体，也称金钱白花蛇、小白花蛇。偶混有其他有环纹的蛇种，如金环蛇、白环蛇、赤链蛇、眼镜蛇等入药，应予鉴别。

2. 大白花蛇为蝰科蝮蛇亚科动物五步蛇（蕲蛇）去内脏后的干燥全体。华北、华中部分省也作白花蛇用，称作大白花蛇。（五步蛇学名已见前文），参见“蕲蛇”条。

3. 百花锦蛇，为游蛇科动物，学名已见前，两广及湖南等地作白花蛇用。

4. 乌梢蛇为黑花蛇，易与白花蛇区别。

164. 白花蛇舌草

【概述】

本品为茜草科植物白花蛇舌草 Hedyotis diffusa Willd.；即 Oldenlandia diffusa (Willd.) Roxb. 的干燥全草。又名二叶藤、蛇舌草等。产于长江以南各地，主产江西、福建、广东、广西等地。性寒，味苦、甘。归心、肝、脾经。功能清热解毒，利湿散瘀，抗癌。主治肺热喘咳，咽喉肿痛，肠痈，痢疾，黄疸，盆腔炎，泌尿系感染，跌打瘀痛，痈肿疔疮、毒蛇咬伤、癌肿。归胃、大肠、小肠经。用法用量：内服15～60克煎汤，或捣汁；外用适量，捣敷。孕妇慎用。

【成分】

白花蛇舌草含三十一烷、豆甾醇、乌索酸、土当归酸、齐墩果酸、β-谷甾醇及车叶草苷、鸡屎藤苷等环烯醚萜苷类和车叶草苷酸、京尼平苷酸等。

【药理】

1. 抗菌作用：体外抗菌作用不显著，高浓度水煎液只对伤寒杆菌、绿脓杆菌、变形杆菌的生长有抑制作用。对其他多种常见致病菌作用甚弱。但体内治疗细菌性感染有一定疗效。

2. 增强白细胞吞噬功能：体外试验也能增强人的白细胞对金黄色葡萄球菌的吞噬能力。对实验性阑尾炎作用显著，炎症基本吸收。证明前述抗感染作用是通过网状内皮细胞增生，吞噬细胞活力加强所致。

3. 抗癌作用：高浓度时体外对艾氏腹水癌、吉田肉瘤及多种白血病癌细胞有抑制作用。而且有抑制腹水性肝癌细胞的作用。

【临床报道】

临床主要用于感染性疾病的治疗，如：① 肺热喘咳，可配黄芩、瓜蒌皮以清肺化痰止咳。② 浅表性胃炎、单纯性急性阑尾炎，限局性腹膜炎和慢性结肠炎。③ 盆腔炎及泌尿系炎症。④ 咽喉肿痛，可配桔梗、射干；并治儿童扁桃体炎、成人慢性支气管炎和大叶性肺炎。⑤ 流行性腮腺炎。⑥ 胆道感染及肝炎。⑦ 用于痈肿痤疡，配蒲公英、紫花地丁等。也可配成复方治疗癌症。

常用量时未见明显副作用，但有过敏反应报道。

【附方】

［现代方］

1. 疮疖痈肿、跌打瘀痛：白花蛇舌草鲜品125～250克（干品30～60克），水煎

服，或用鲜品捣烂外敷。(《常用中草药手册》)

2. 急性肾炎、浮肿、尿蛋白阳性：用白花蛇舌草、车前草各 15 克，白茅根 30 克，山栀子 9 克，苏叶 6 克，水煎服。(《中药基础知识简编》白车汤)

3. 急性阑尾炎：白花蛇舌草 60～120 克，羊蹄草 30～60 克，两面针 9 克，水煎服。(《广东中草药》)

4. 胃癌、食管癌、直肠癌：白花蛇舌草 75 克，薏苡仁30 克，黄药子9 克，乌药、龙葵各3 克，乌梅6 克，田三七 1.5 克，水煎服，每天1 剂。按：白花蛇舌草的主要功效为清热散瘀、消痈解毒，所以现代临床及所用方剂，均依此原理。治癌方剂中可加入白花舌草30～60 克。(《全国中草药汇编》)

【备注】

1. 白花蛇舌草的近似品有同属植物伞房花耳草 H. corymbosa (L.) Lam. 的全草，功效基本相同。

2. 纤花耳草 H. tenelliblora (BL.) Kuntze 的全草，有时也混入白花蛇舌草的药材中，也应鉴别。(《中药采收鉴别应用全书》)

165. 白　　及

【概述】

本品为兰科植物白及 Bletilla striata (Thunb.) Reichb. f. 的干燥块茎。又名白芨、白根、白鸡儿、地螺丝等。产于贵州、四川、湖南、湖北、安徽、浙江、江西、陕西等地。性微寒，味苦、甘、涩。归肺、肝、胃经。功能收敛止血，消肿生肌。主治咳血，吐血，外伤出血，疮疡肿毒，皮肤皲裂，肺结核咳血，溃疡病出血。用法用量：一般煎剂用6～15 克，研粉吞服3～6 克；外用适量。

【成分】

白及块茎含多量白及胶质黏液约56％，其中多聚糖，水解得甘露糖和葡萄糖。并含挥发油及淀粉等。

【药理】

1. 止血作用：将狗肝叶或脾脏大部分切除，兔大腿肌肉横行切断，结扎大动脉，以白及水浸液复盖创面，可自行粘着，出血立即停止。如将白及液注入蛙血循环后，可使末梢血管内血细胞凝集形成人工血栓。对胃及十二指肠溃疡出血，临床有大量报道，显示了它的显著疗效。对溃疡病穿扎，白及在胃内形成一胶状膜，有保护和治疗作用。

2. 抗菌作用：白及体外试验对人型结核杆菌有抑制作用，也能抑制一部分革兰阳性菌。

【临床报道】

1. 收敛止血：白及粉常治疗肺结核有效，并特别适用于肺咯血。

2. 治疗肺结核：对浸润型或空洞型肺结核，多用白及配伍滋阴补气药，如牡蛎、龟板、阿胶、党参、黄芪等。文献中有人用白及与牡蛎等治疗肺结核；有的用黄芩合剂和白及糊治疗肺结核，有的用白及合并西药抗结核药应用；有的用白及合并黄连素；有的用白及合并异烟肼；也有的用白及配伍百合粉治疗肺结核咯血。

3. 其他：除治疗结核病外，报道中用白及粉治疗胸膜炎、支气管扩张、矽肺、结核性冷脓肿；白及膏治疗手足皲裂，肛门破裂、肠瘘、乳头皲裂等，显示了它的广泛用途。

白及粉合并冰硼散治疗食道炎；白及对人工诱发大鼠肝癌发生发展的影响，显示了一定的抗癌作用。对疮疡未溃，白及每与银花、连翘、皂刺、乳香等同用；已溃而久不收口，研粉外用，可以敛疮生肌，对创面可促进肉芽生长及愈合。

本草记载白及忌与乌头、附子配伍。肺有实火、外邪极盛时,不宜早用。

【附方】

［古代方］

1. 疮口不敛:白及3克,赤石脂(研)3克,当归(去芦头)9克,龙骨(研)少许,上为细末,干掺。(《百一选方》)

2. 痈疽恶疮:① 治一切疮疖痈疽:白及、芙蓉叶、大黄、黄柏、五倍子,上为末,用水调搽四周。(《保婴撮要》)② 又治一切恶疮初起:白及、白芷、白蔹、青黛、五倍子各等份,上为末,用醋250毫升,熬至180毫升,调药末,以笔蘸药,从未肿处圈起,疮周围涂尽,当中留一小孔,以出毒气,俟干再涂,肿即消。(《易简方便医书》铁箍散)

3. 白及枇杷丸治咯血:白及30克,枇杷叶(去毛蜜炙)15克,藕节15克,上为细末,另以阿胶15克,锉如豆大,蛤粉炒成珠,生地黄自然汁调之,火上炖化,入前药末为丸,如龙眼大,每服1丸,噙化。(《证治准绳》)

4. 白及散治瘰疬脓汁不干:白及、贝母、净黄连各15克,轻粉30克,前3味锉,焙,为末。仍以轻粉乳钵内同杵匀。抄3克至6克,清油调搽患处。用时先以槲皮散煮水候温,洗净拭干,方涂药。(《活幼心书》)按:《圣济总录》有槲皮汤,治产后乳痈,发热肿痛,用槲皮37克,加水煮取2 600毫升,频洗之。

［现代方］

1. 胃肠道出血:白及,研粉,每次6克,每天3次。又方治肠胃出血:白及、地榆各等量,炒焦研末,每服3克,温开水送服,每天2～3次。(《浙江民间常用草药》)

2. 肺结核咳血:白及、百合、川贝各等份,共研细粉,每服3～5克,每天2次。(《中国常用中草药》)

3. 外伤出血:白及、煅石膏各等份,共研细粉,适量敷伤口,加压包扎。(同上)

4. 乳糜尿:白及30克,研末,早晚分2次冲服,10天为1个疗程。治疗37例,总有效率89%。[中医杂志,1992,(7):53]

【备注】

四川、云南一带有“小白及”药材,基源为同属植物黄花白及 Bletilla ochracea Schltr. 与小白及 B. yunnanensis Schltr. 的块茎,较瘦小,棕黄色,外皮皱缩。

166. 白 附 子

禹 白 附

【概述】

本品为天南星科植物独角莲 Typhonium giganteum Engl. 的干燥块茎。通称白附子,也称牛奶白附、鸡心白附、独脚莲、禹白附等。主产河南、湖北、甘肃等地。饮片有生白附子和制白附子两种。制白附子按《药典》法炮制,切厚片,每100千克,用生姜、白矾各12.5千克炮制而成。另有关白附,亦称白附子,科属不同,应与此区别。性温,味辛,有毒。归胃、肝经。功能祛风痰,定惊搐,解毒,散结,止痛。主治中风痰壅,口眼㖞斜,语言謇涩,痰厥头痛,偏正头痛,喉痹咽痛,破伤风症。外治瘰疬痰核,毒蛇咬伤。内服一般应用炮制品,用法用量:一般3～6克,水煎服或浸酒,散剂用0.5～1克;外用生品15～30克捣烂,熬膏或研末,以酒调敷患处。孕妇慎用,生品不宜内服。

【成分】

禹白附含皂苷、β-谷甾醇、β-谷甾醇-D-葡萄糖苷、肌醇、蛋白质、生物碱及胆碱、尿嘧啶、酪氨酸、琥珀酸、亚油酸、黏液质、草酸钙、蔗糖等炮制后的制禹白附水溶性成分及脂溶性成分均比生品含量降低。

【药理】

1. 抑制结核杆菌作用：与链霉素相似。

2. 镇静抗惊厥作用：小鼠腹腔注射生禹白附或制禹白附，与戊巴比妥钠有协同作用，制禹白附作用较强。腹腔注射禹白附溶液也能对抗硝酸士的宁及戊四氮唑引起的惊厥。以本品为主的玉真散亦具有抗惊厥作用。小鼠静脉注射最小致死量的破伤风毒素后，再肌肉注射禹白附温浸剂、水提液，醇提液以及腹腔注射水提液，每天1次，每次0.2毫升，连续5天，结果证明对破伤风毒素均有效，又在注射破伤风毒素后，立即腹腔注射0.5%的禹白附蛋白0.2毫升，每天1次，连续五天，或待破伤风症状出现后再注射，均有对抗作用，动物存活率显著增加。

3. 抗炎作用：对大鼠蛋清性关节炎、酵母性关节炎以及棉球肉芽肿，均可对抗炎症肿胀度和降低肉芽肿重量。

4. 杀虫作用：禹白附20倍的水溶液对孑孓的杀灭率为100%，可作为农业杀虫剂。

5. 毒副作用：小鼠静脉注射急性毒性LD50，生品为(32.58±2.65)克/千克，炮制品为(2.57±2.7)克/千克。多数动物在用药后20分钟内死亡，死亡前出现呼吸抑制或惊厥，小鼠灌胃120克/千克，家兔40克/千克，水煎剂生品，均未见死亡。生禹白附对眼结膜、皮肤均有刺激作用。亚急性毒性试验，大鼠灌胃禹白附粉混悬剂5～15克/千克，每天2次，连续3周以上，未见血象、肝、肾功能异常。

【临床报道】

1. 治疗肺结核：禹白附可配猫科动物金钱豹Pana猫眼草、蟾蜍皮、木鳖子和守宫等，在香油中熬枯去渣，加黄丹收膏，待温后加入麝香等，摊在布上备用，外用贴在大椎、肺俞，膻中等穴。对浸润型、血行播散型有效。治疗外伤性头痛，独角莲配防风、僵蚕、天麻、南星等(加味玉真散)，水、酒各半煎服。疗效较好。

2. 治疗淋巴结核：(《中国药用植物志》)、毒蛇咬伤。用量过大或误食，易致中毒，有一患者误食鲜品7个(约30克)中毒死亡。救治之法，急洗胃导泻并举；以生姜汁和白米醋含嗽，并内服适量；生甘草50克，嚼咽；并对症处理。

【附方】

［现代方］

1. 中风痰壅，口眼㖞斜、语言謇涩，偏正头痛：制白附子30克，僵蚕30克，全蝎30克，共研细末，每服3克，温开水或温黄酒送服。(《中国常用中草药》)

2. 毒蛇咬伤：白附子30克，雄黄15克，共研细末，用水或酒调敷伤处。(同上)

3. 毒蛇咬伤：独角莲根60克，雄黄30克，共研细末，用水或烧酒调涂伤处。(《江西民间草药》)

4. 腰腿痛，关节痛：白附子45克，鸡血藤12克，牛膝9克，独活9克，五加皮12克，水煎服。(《山东中草药手册》)

5. 偏正头痛，三叉神经痛：制白附子、白芷、猪牙皂角各30克共为细末，每次3克，每天2次，开水送服。(《陕甘宁青中草药选》)

【备注】

白附子，始见于《名医别录》,《本草纲目》等记载的关白附，原植物为黄花乌头；《药典》记载的禹白附，为天南星科植物独角莲。二者均称为白附子，其药材应予区分。

关白附

本品为毛茛科植物黄花乌头Aconitum coreanum (Levl.) Raipaics的干燥子根及母根。又名白附子(辽宁、吉林、黑龙江等地通称)、竹节白附。分布于黑龙江东部,吉林、辽宁及河北北部。

关白附主治中风痰壅,口眼㖞斜,偏正头痛,小儿惊风,破伤风,风湿痹痛,面目皯黯,疥癣,湿疹等。

【备注】

1. 关白附的成分、药理、临床及附方,详见本书"关白附"条。

2. 白附子之名,在《名医别录》中,列为下品。后来唐代《新修本草》、《本草纲目》等记述的白附子,根据形态和产地,被认为是关白附(《中华本草》)。所以古代本草所述的白附子,不是近代使用的独角莲,而是毛茛科的黄花乌头,商品称关白附。

167. 白 茅 花

【概述】

本品为禾本科植物白茅 Imperata cylindrica (L.) P. Beauv. var. major (Nees) C. E. Hubb. et Vaughan 的花穗。又名茅针花、茅盔花等。4~5月间于花盛开前采收。《新修本草》称为菅花。性微凉,味甘,无毒。归肺、肝二经。功能活血止血,止血疗伤,消瘀止痛。用治衄血,吐血,跌打损伤,金疮刀伤,心腹剧痛,产后恶露不行,或月经不调,少腹急痛等。用法用量:内服4.5~9 克水煎,外用捣敷。

【成分】

含氨基酸、挥发油及多种微量元素。氨基酸为胱氨酸、赖氨酸、组氨酸、谷氨酸、精氨酸、甘氨酸、丙氨酸、脯氨酸、酪氨酸及色氨酸等。

【药理】

促进血液凝固:水煎剂给家兔灌胃,0.5 克/千克,共服 3 天,服药的第 5 天后其凝血和出血时间较对照组缩短,且作用可维持数天。并能降低血管通透性,增强毛细血管抵抗力的作用。

【临床报道】

止血定痛。治疗咯血、吐血、衄血、尿血、外伤出血,主用于血证。

【附方】

[古代方]

1. 伤寒鼻衄不止:茅花 1 大把(约 20 克),加水 800 毫升,煎取 300 毫升,分 3 次服。如无茅花,取茅根代之亦可。(《外台秘要》卷二引《小品方》茅花汤)

2. 妇人血崩不止,赤白带下:茅花(炒)4 克,棕树皮 10 厘米,嫩荷叶 3 张,甘草节 60 克,上药为细末,每次5 克,空腹用酒调服。(《普济方》茅花散)

3. 鼻衄:白茅花 15 克,猪鼻 1 个,同炖 1 小时,饭后服。(《泉州本草》)

168. 白茅根(茅根)

【概述】

本品为禾本科植物白茅 Imperata cylindrica Beauv. var. major (ness) C. E. Hubb. 的干燥根茎。又名茅根、丝毛草根等。全国各地均产。性寒,味甘。归肺、胃、膀胱经。功能凉血止血,清热利尿。主治血热吐血、衄血、尿血,热病烦渴,黄疸,水肿,热淋涩痛,急性肾炎水肿。用法用量:9~30 克水煎服,鲜品则用 30~60 克。饮片除生品外,尚有茅根炭,系取白茅根切段,干燥,按炒炭法炒至焦褐色。

【成分】

白茅根含三萜类化合物,有 0.1% 芦竹素(Arundoin)、0.1% 白茅素、羊齿烯醇(Fernenol)、细米杜鹃素(Simiarenol)及苦薏苡素。并含糖 18.8%等。

【药理】

1. 利尿作用：煎剂和水浸剂灌胃，对正常家兔有利尿作用，连续服用5～10天，作用最明显，利尿作用可能与所含大量钾盐有关。

2. 止血作用：白茅根能促进凝血酶原的形成而加速凝血过程。白茅根粉撒于犬或兔的股动脉出血处，压迫1～2分钟，可以止血。临床用以治疗鼻衄。杭州止血粉(白及、白茅根等)经9只犬实验，证明效果理想。

3. 抗菌作用：煎剂在试管内对福氏及宋氏痢疾杆菌有明显的抑制作用。但对志贺菌则无作用。

4. 其他作用：水浸液可降低血管通透性。白茅根的水醇综合提取物，可使小鼠心肌对^{86}Rb的摄取量增加。

5. 毒副作用：家兔灌服白茅根煎剂25克/千克，36小时后呈现运动迟缓，呼吸加快，但很快恢复，静脉注射25克/千克，6小时后可死亡。

【临床报道】

1. 治疗出血性疾病：如呕血、鼻衄、尿血、血崩等，单味白茅根或加藕节等其他中药，对皮肤黏膜瘀点、牙龈出血、痰中带血亦有良效。复方白茅根汤治疗鼻衄100例，曾获佳效。

2. 治疗急性肾小球肾炎、水肿：用白茅根250～500克，加水500～1 000毫升煮沸后，文火煎10分钟，取汁分2次服，效果良好。

3. 治疗急、慢性传染性肝炎：煎剂疗效满意。也有配伍玄参、当归、生黄芪、升麻等组成复方以治疗肝炎者。

4. 治疗上呼吸道感染：白茅根配伍大青叶、桑叶、芦根、生石膏等治疗上感，改善症状，退热良好。白茅根无毒，临床偶见头晕、恶心、大便次数略增现象。

白茅根在临床多配伍应用。如：①配车前草、玉米须、黑山栀，治咯血、衄血、血尿。②配茵陈，治黄疸。③配黄芪，治气虚水肿。④配桑白皮，治哮喘。

【附方】

［古代方］

1. 血热妄行所致各种出血：大蓟、小蓟、荷叶、侧柏叶、白茅根、茜草根、栀子、大黄、牡丹皮、棕榈皮各等份，烧灰存性，研极细，每次15克，藕汁调末，饭后服。(《十药神书》十灰散)

2. 阴虚痰喘，劳嗽久不愈，咯血：雪梨汁、藕汁、生地黄汁、白茅根汁各2升，麦冬汁、生萝葡汁各1升，生姜汁150毫升，蜂蜜500克，饴糖250克，煎成膏每次20克，每天3次。(《万病回春》玄霜雪梨膏)

3. 喘：茅根60克生用，桑白皮等份，水400毫升，煎至200毫升去滓，食后温服。(《太平圣惠方》如神汤)

4. 小便出血：白茅根60克切碎，以水300毫升。煎至150毫升去渣，温温频服。(《太平圣惠方》)

5. 胃出血：白茅根30克，生荷叶30克，侧柏叶9克，藕节6克，黑豆少许，水煎服。

6. 尿血，痛不可忍：白茅根(锉)90克，赤芍药30克，滑石60克，木通60克，子芩45克，葵子60克，血余炭45克，上药捣，粗箩为散，每服12克，加水300毫升，煎取180毫升，去滓，空腹温服。(《太平圣惠方》茅根散)

7. 消渴，口干，小便数：茅根(锉)、芦根(锉)、菝葜(细锉)各60克，石膏(碎)45克，乌梅(去核、炒)15克，上药6味，粗捣筛，每服12克，用水220毫升，煎取150毫升，去滓温服。(《圣济总录》)

8. 呃逆：茅根、葛根。(《沈氏尊生书》茅葛汤)

9. 虚劳，痰中带血：鲜茅根、鲜藕节。(《医学衷中参西录》二鲜饮)

10. 阳虚不能化阴，小便不利，或有湿热壅滞致成水肿：白茅根500克，取鲜者，细切，用水1 000毫升煮一沸，移锅至炉旁,候10分钟左右,视茅根若不沉水底,再煮一沸,俟皆沉水底,去渣温服,每次30~50毫升,日服5～6次,夜服2～3次。(《医学衷中参西录》白茅根汤)

[现代方]

1. 胃出血:白茅根、生荷叶各30克,侧柏叶、藕节各9克,黑豆少许,水煎服。(《全国中草药汇编》)

2. 血淋,尿血:白茅根30克,滑石30克,冬葵子9克,赤芍6克,木通4.5克,车前子4.5克,黄芩6克,血余炭3克,水煎服。(《中国常用中草药》)

169. 白 矾

【概述】

本品为硫酸盐类明矾石族矿物明矾石Alunite经加工提炼而成的结晶。又名明矾、矾石、生矾、涅石等。性寒,味酸、涩。归肺、脾、胃、大肠经。功能:外用解毒杀虫,燥湿止痒,用于湿疹,疥癣,聤耳流脓;内服止血止泻,祛除风痰,用于久泻不止,便血,崩漏,癫痫发狂。用时捣碎,或火煅研末用。煅后称枯矾,功能收湿敛疮,止血化腐,用于湿疹湿疮,聤耳流脓,阴痒带下,鼻衄齿衄,鼻瘜肉。用法用量:外用适量,研末撒,或吹喉,或调敷,或化水洗漱;内服0.5~1.5克,入丸、散剂。

【成分】

本品主含合水硫酸铝钾[$KAl(SO_4)_2\cdot 12H_2O$]。易溶于水和甘油,不溶于乙醇,以色白、透明、质硬、无杂质者佳。

【药理】

1. 抗菌作用:体外试验表明本品对多种革兰阴性和阳性菌,如金黄色葡萄球菌、变形杆菌、大肠杆菌、绿脓杆菌、炭疽杆菌、痢疾杆菌、伤寒及副伤寒杆菌、白色念珠菌等均有明显抑制作用。尤对绿色链球菌、溶血性链球菌、肺炎链球菌、白喉杆菌作用最强。亦有研究表明:白矾对厌氧菌类如产黑素类杆菌、核酸杆菌、变异链球菌、产气荚膜杆菌及其他口腔杂菌等抑制作用强,对破伤风杆菌和淋病双球菌也有明显抑制作用,对表皮癣菌、石膏样小孢子菌、红色毛癣菌、新型隐球菌等亦有明显抑制作用,其最小抑菌浓度(MIC)在3.125~6.25毫克/毫升之间。

2. 收敛固脱作用:明矾有较强的收敛作用,能凝固蛋白。8%明矾注射液注射于直肠周围后,可使浆膜及平滑肌凝固性坏死,继而形成灭菌性粘连,从而使直肠各层和直肠与周围组织固定,直肠不再滑脱。局部用4%明矾溶液对动物子宫脱垂有一定作用。

3. 止血作用:试验表明白矾溶液有一定的止血作用。

4. 其他作用:10%的明矾液在试管内有明显的抗阴道滴虫作用;内服白矾能刺激胃黏膜引起反射性呕吐。

【临床报道】

1. 治疗内痔:用12%的枯矾液局部注射治疗内痔30例,均获痊愈;用消痔灵注射液(明矾4%,鞣酸0.15%)治疗三期内痔968例,治愈933例,治愈率96.4%。

2. 治疗直肠脱垂、子宫脱垂:用6%明矾溶液治疗直肠脱垂89例,临床治愈率达100%;用10%明矾普鲁卡因注射液局部封闭注射治疗子宫脱垂85例,痊愈84例,治愈率达96.82%。

3. 治疗各种出血证:用6%明矾液注射治疗胃出血(口服或灌胃)、前列腺术后出血(尿管注入)、出血性膀胱炎(尿管注入)、结肠直肠出血(保留灌肠)等各种出血症50例,47例收到明显效果。应用明矾液治疗胃出血、前列腺术后出血、膀胱出血等均有较好的止血效果。明矾液在肠内吸收，能制止肠黏膜分泌而有止泻作用。

4. *治疗癫痫*：白矾240克，朱砂、煅磁石各30克，研末装胶囊内服，治疗癫痫30例，控制发作21例，显效5例，无效4例，总有效率为87%。

5. *治疗顽固性口腔溃疡*：将白矾6克，白糖4克，加热熔化成矾糖膏，用棉签蘸涂于患处，治疗95例，用药1次治愈者达90%以上。

6. *治疗中耳炎*：枯矾、五倍子各等份研末，加少许冰片共研。先用3%双氧水滴于患耳中清洗，棉签拭干，将药粉适量吹入耳中，治疗49例，48例均在3天内治愈。

7. *治疗尿潴留*：白矾12克，生葱白500克，共捣成糊状，敷于脐下及下腹膀胱区，纱布覆盖，外盖塑料薄膜并固定。治疗10例，全部有效，敷药后患者自觉有热气入腹内，1～3小时尿即排出。阴虚胃弱、无湿热痰火者忌服。

【附方】

［古代方］

1. *经闭不利，中有干血*：杏仁、枯矾为末，炼蜜丸，纳脏中。(《金匮要略》矾石丸)

2. *癫狂因忧郁而得，痰涎阻塞包络心窍*：白矾、川郁金，为末糊丸，梧子大，温汤下。(《本事方》白金丸)

3. *喉痹，乳蛾，喉风*：明矾、胆矾，共为细末，吹喉患处。(《普济方》吹喉散)

4. *疔肿恶疮*：白矾、黄丹各等份，另研，临用时各抄少许和匀，三棱针刺疮见血，待血尽上药，膏药盖之。(《卫生宝鉴》二仙散)

5. *面皯䵟*：明矾、硫黄、白附子各10克为末，以醋浸药末3日，洗面后涂之，又矾香散有同效。(《普济方》矾石散)

［现代方］

1. *慢性肠炎，胃及十二指肠溃疡*：明矾9份，淀粉1份，冷水制丸，如黄豆大小，每次服6克，每天3次。(《中草药新医疗法资料选编》)

2. *湿疹，皮炎*：五月艾、百部、明矾、毛麝香各1.5克，煎水外洗。(《中药临床应用》五百明洗剂)

3. *阴痒*：白矾60克，鲜樗树皮100克，食醋250克，先将樗树皮煮沸20分钟，除去药渣，加入白矾，食醋再煮沸3分钟，趁热先熏后坐浴，每天2次治疗，一般2～3天即愈。(《中药新用精选》阴痒方)

4. *黄水疱(石榴皮黄矾粉)*：用石榴皮、黄柏、枯矾等份，3味药碾粉，消毒后撒布。[中医函授通讯，1983，(5)：11]

5. *大便出血*：白矾15克，儿茶、白芷各25克，共研细末，每服3克，每天3次，饭后红糖水送服。(《中国常用中草药》)

6. *酒渣鼻*：白矾、硫黄、乳香各等份，共研细末，搽患处。(同上)

7. *湿疹*：白矾、熟石膏各20克，雄黄7克，冰片6克，共研细末，搽患处。(同上)

170. 白　果

【概述】

本品为银杏科植物银杏 Ginkgo biloba L. 的干燥成熟种子，银杏为我国特产植物，被称为裸子植物的"活化石"。是中生代孑遗的珍贵树种。全国大部分地区有栽培。天目山有野生，上海地区有古树保存。秋季种子成熟时采收，除去肉质外种皮，洗净，稍蒸或略煮后，烘干。除去杂质和硬壳后，称白果仁。炒果仁按《药典》清炒法，炒至有香气。用时捣碎。性平，味甘、苦、涩，有小毒。归肺经。功能敛肺定喘，止带浊，缩小便。主治肺虚喘咳，带下白浊，遗尿尿频。用法用量：4.5～9克。煎汤内服，配方用炒果仁，生食有毒，去壳捣碎，入丸散；外用适量捣敷。

【成分】

种子含少量氰苷及赤霉素等。从内胚乳曾分离到两种核糖核酸酶。一般成分有蛋白质、脂肪、醣类、钙、磷、铁、核黄素、胡萝蔔素和多种氨基酸。外种皮含有毒成分白果酸(Ginkgolic acid)、氢化白果酸、白果品酚(Bilobol)、白果醇(Ginnol)与天门冬素、甲酸、丙酸、丁酸、辛酸等。

【药理】

1. 抗菌作用：白果肉、白果汁、白果酚及白果酸体外研究，发现它们对人型结核杆菌和牛型结核杆菌有抑制作用。白果提取物实验治疗结果，证明对感染人型结核杆菌的豚鼠有明显的治疗作用。油浸白果果浆对某些革兰阳性及阴性菌皆有抗菌作用。白果水浸液体外对堇色毛癣菌、小芽胞癣菌、星形努卡氏菌等真菌呈抑制作用。

2. 对心血管系统的作用：新鲜白果中含有的白果二酚可短暂降低兔血压，灌流实验发现它有释放组胺作用，引起毛细血管通透性增加，发生水肿。用扑尔敏可对抗此一作用。

3. 对呼吸系统的作用：白果乙醇提取物予小鼠腹腔内注射，酚红试验法表明有祛痰作用。

4. 对平滑肌的作用：白果二酚对豚鼠离体气管平滑肌具有微弱的松弛作用。对兔肠有麻痹作用，但对离体子宫有收缩作用。而白果肉呈现收敛作用。

【临床报道】

主要用于敛肺、止带。久咳气喘实证，宜与麻黄、杏仁、苏子、半夏等配伍；带下白浊，宜与黄柏、车前子、芡实等配伍。

现代临床报道主要有：① 润肺、定喘、涩精、止带，治支气管哮喘、慢性气管炎、肺结核、尿频、遗精、白带；外敷治疥疮。② 果肉捣碎贴布有发泡作用；菜油浸白果1年以上，用于肺结核。③ 治喘咳痰稀，肾虚引起的小便频数，小儿腹泻，妇女赤白带下，痈疮疖肿，各种体癣，阴部疳疮、酒渣鼻红肿。④ 外用治滴虫性阴道炎。

白果的临证常用配伍有：配麻黄、甘草，治哮喘痰嗽；配芡实、黄柏，治湿热带下；配萆薢、益智仁，治白浊；配芡实、桑白皮治肺热痰多气喘；配芡实、金樱子，治肾虚遗精；配诃子，加强敛肺下气功效。治阴虚火旺，夜间咳嗽或肺虚久咳。

使用时应注意：① 白果有小毒，不可用量太大，也不可久服，生食尤易中毒。如出现不安惊厥、呕吐等症状应及时处理。② 生白果降痰解毒疗效较好；熟白果定喘、敛尿较好。③ 外种皮可引起皮肤炎症，口服可导致胃肠炎和肾炎，且有溶血作用。又白果与五味子比较，二者均能敛肺以治咳喘，但白果以歛肺定喘为主，适用于肺热痰多之喘嗽；五味子以敛肺止咳为主，适用于肺虚久咳及肺寒痰多之喘嗽。

【附方】

[古代方]

1. 风寒外来，痰热内蕴所致之哮喘：熟白果21个，桑白皮、法半夏、款冬花、麻黄各9克，黄芩、杏仁各4.5克，苏子6克，甘草3克，水煎，分2次服。(《摄生众妙方》定喘汤)

2. 脾虚带下：黄柏6克，芡实、山药各30克，白果10枚，车前子3克，水煎，温服。(《傅青主女科》易黄汤)

3. 哮喘痰盛：半夏、麻黄、款冬花、桑白皮、甘草各9克，白果21个，黄芩、杏仁各15克，苏子6克，米壳3克，水煎，分2次温服。(《证治汇补》白果汤)

[现代方]

1. 痰热内蕴、复感风寒、咳喘气急：白

果、麻黄、款冬花、半夏、桑白皮各9克，苏子6克，杏仁、黄芩各4.5克，甘草3克，水煎服。

2. 带下清稀、腰酸腿软：炒白果仁、椿根白皮、海螵蛸、山药各12克，水煎服。

171. 白背叶(附：白背根)

【概述】

本品为大戟科植物白楸(白背叶)，Mallotus apelta (Lour.) Muell. - Arg. 的叶，又名白背娘、白背桐、白朴树、白泡素、白膜叶、白帽顶、白背木、白面虎、白吊栗、白毛树、野芙蓉、白林树、白桃叶、白面风、木梗天青地白等。性寒，味苦、涩，无毒。归肝、脾、胃经。功能清热利湿，凉血止血，清热解毒，行气止痛。主治淋浊，外伤出血，口疮，痔疮，溃疡胃痛，跌打损伤，蛇咬伤。用法用量：5～9克，煎汤内服。外用研末撒布或煎水洗。白背叶根又称白膜根、白朴根、野桐根，性平，微苦涩。能清热，利湿，固脱，散瘀。主治肠炎，痢疾，脱肛，淋浊，疝气，肝炎，脾肿，子宫下垂，妊娠水肿，产后风瘫，白带，喉蛾，赤眼，耳内流脓，刀伤，胃痛，肾虚腰痛，风湿性关节炎，跌打损伤等。用法用量：内服15～30克煎服；外用适量，浸液滴耳。

【成分】

白背叶的枝叶含挥发油，主成分为水杨酸甲酯。白背叶根，含酚类、氨基酸及鞣质等。

【药理】

0.5%～1%煎剂或浸剂均能抑制钉螺活动。如将钉螺浸于0.5%煎剂或浸剂中1天，死亡率分别为40%～66%和34%。水煎剂和醇提物对大鼠幽门结扎性胃溃疡有明显保护作用。对慢性醋酸性胃溃疡有促进愈合作用。

【临床报道】

白背叶始载《南宁市药物志》，据称能清热，利水，祛风湿，止痛。治淋浊，痔疮，跌打，蛇伤；《闽南民间草药》治胃痛呕水，治鹅口疮；《福建中医药》治皮肤湿痒；《岭南草药》；治产后风。

【附方】

［现代方］

1. 慢性中耳炎：取干白背叶30克研成粗末，加水250毫升，置于加盖的瓷杯内，隔水炖2小时以上，去渣，过滤，滤液内加适量防腐剂。用前先将患耳脓液洗净，消毒棉拭干，再滴入药液，每次3～4滴，每天3次，1个疗程3～15天。(《全国中草药汇编》)

2. 上消化道出血：用白背叶合剂，合剂Ⅱ号为白背叶70克、五倍子30克，水煎浓缩至500毫升，每次30～50毫升，每天3次。(《广西中医》)

3. 鹅口疮：白背叶30克，蒸水，用消毒棉签以药水拭涂患处。

172. 白 前

【概述】

本品为萝藦科植物柳叶白前 Cynanchum stauntonii (Decne.) Schetr. ex Lévl. 或白前(芫花叶白前) Cynanchum glaucescenes (Decne.) Hand - Mazz 的干燥根茎及根。饮片有白前和蜜白前。后者系取净白前，照蜜炙法，炒至不粘手为度。性微温，味辛、苦。归肺经。功能降气消痰，止咳。主治肺气壅实，咳嗽痰多，胸满喘急。用法用量：3～9克，水煎服。

【成分】

芫花叶白前含三萜皂苷(芫花叶白前苷 Glaucoside)A、B、C、D、F、G、H、I、J、K 和芫花叶白前苷元(Glaucogenin)A、B、C、D 及 Glaucogenin C mono - D - thevetoside、新芫花叶白前苷元(Neoglaucogenin)新芫花叶白前苷 A、B 等。

【药理】

实验证明,芫花叶白前有镇咳、祛痰及平喘作用。

【临床报道】

用以治疗慢性气管炎、中暑高烧及肺热咳嗽。

白前配紫菀,疗久咳逆上气,体肿短气,胀满不得卧者。配桔梗、桑白皮,治久咳吐血。配紫菀、款冬花,治咳喘痰鸣。配百部,治外感咳嗽,日久不止者。张山雷认为白前微寒顺气,清肃肺金,为其主效,治胸胁逆气,咳嗽上气,功效卓绝。

【附方】

[古代方]

1. 咳逆上气,身体浮肿,短气胀满,旦夕倚壁不得卧,喉中水鸡声:白前、紫菀、半夏、大戟各 9 克,水1 000 毫升浸 1 宿,明旦煮取300 毫升,分 3 服。(《千金方》白前汤)

2. 骨蒸肺痿、心中烦渴、痰嗽不止:白前 0.9 克,甘草炙 15 克,人参(去芦)、生、干地各 30 克,大麻仁 0.9 克,桂心 15 克,赤茯苓 30 克,黄芪 0.9 克,阿胶(炒)30 克,麦冬去心,焙,45 克,桑根白皮 0.9 克,右捣粗箩为末,每服 9 克以水 200 毫升,入生姜 0.15 克,枣 3 枚,煎至六分,去滓,不计时温服,忌炙爝油腻。(《太平圣惠方》白前散)

3. 水气及诸气逆:白前 0.9 克,姜半夏 1.5 克,紫菀 0.6 克,麻黄去根节,30 克,厚朴(炙,焙干)、人参各 0.9 克,甘草(炙),15 克,桂(去粗皮)、杏仁(炒)各 0.9 克,在粗捣筛,每服 9 克,生姜 0.15 克拍碎,枣 2 枚,水 300 毫升煎至 150 毫升,去滓温服,每天 3 次。(《圣济总录》白前汤)

4. 肺气壅热咳嗽,或鼻塞流脓涕,或恶风身热咽喉疼痛:前胡、紫菀、柴胡、赤茯苓、桔梗、桑白皮、百部、杏仁、白前、栝楼根各 6 克,水煎服。(《圣济总录》前胡汤)

5. 暴热咳嗽,痰涎喘急:贝母、紫菀、杏仁各 30 克,百部 15 克,桑根白皮 30 克,五味子、白前、甘草各 15 克,加水煎膏,每服 15 克含化咽津。(《太平圣惠方》贝母煎)

[现代方]

1. 气管炎,咳嗽哮喘:白前、桔梗、紫菀、百部、苏子各9克,陈皮 6 克,水煎服。(《全国中草药汇编》)

2. 肺热咳嗽:白前、桑白皮、百部、南沙参、紫菀各 9 克,川贝母、生甘草各 6 克,水煎服。(《安徽中草药》)

3. 发背:柳叶白前、青木香适量,捣烂外敷。(《草药手册》)

4. 咳嗽,坐卧不得,喉中痰鸣:白前、麻黄、紫菀、半夏各6 克,炙甘草 3 克,大戟 1 克,生姜 1 片,水煎服。(《中国常用中草药》)

【备注】

古方白前汤(《外台秘要》卷十),系白前、紫菀、半夏各 9 克,大戟 3 克组成,只是大戟减量为 3 克,副反应较少。

173. 白首乌

【概述】

本品为萝藦科植物牛皮消(耳叶牛皮消)Cynanchum auriculatum Royle ex Wight 的干燥块根。又称牛皮消、隔山消等。自唐、宋以来，即与蓼科植物赤何首乌并用，白首乌在江苏民间栽培应用已有一百多年的历史。吉林出产的同属植物隔山牛皮消 C. Wilfordii Maxim Hemsl 和山东、河北、山西、陕西等地出产的戟叶牛皮消 C. bungei Decne 又称泰山何首乌、地葫芦、山葫芦等。都作为白首乌药材在其产地使用。性微温，味苦、甘、涩。功能滋补补肝肾，益精血，壮筋骨，乌须发。用于肝肾不足，未老先衰，腰膝酸软，失眠健忘，少年白发等。用法用量：6～12 克，水煎服或入丸散。

【成分】

1. 白首乌含多种磷脂。主要为磷脂酰胆碱（Phosphatidylcholine）、磷脂酰乙醇胺（Phosphatidylethanolamine）、磷脂酰肌醇（Phosphatidylinositos）及多量 C_{21} 甾苷等组成。从牛皮消和隔山牛皮消白首乌中分离到甾体酯型苷元，有牛皮消素（Caudatin）、12-O-桂皮酰基去酰萝藦苷元（Kidjoranin）、萝藤苷元（Metaplexigenin）。隔山消白首乌还含有肉珊瑚苷元（Sarcostin）、去酰基牛皮消苷元（Deacylcynanchogenin）、Penupogenin 等。牛皮消白首乌中还含一种新的二苯酮衍生物，为白首乌二苯酮。并含白首乌苷 A、B 及杂多糖、B 族维生素等。

2. 戟叶牛皮消含戟叶牛皮消苷白微素（Cynanchol）、多羟基孕甾烷酯苷、磷脂类、微量元素。

【药理】

1. 强心作用：总磷脂有明显的强心作用，白首乌总甾体酯苷可明显降低心肌细胞悬浮液的耗氧量。磷脂还能提高小鼠外周血 T 淋巴细胞，并促进淋巴细胞转化。

2. 增强免疫作用：白首乌水醇浸膏及 C_{12} 甾体酯苷均有增强免疫作用。水浸膏和总苷可使细胞免疫和体液免疫功能明显增强，多型指标改善，总苷对癌细胞 S 期有阻滞作用，故有抗肿瘤和抗衰老作用。

3. 抗氧化作用：白首乌可抗氧化损伤，降低肝、脑、肺过氧化脂质含量。外层栓皮比老皮块根清除超氧阴离子自由基（O_2^-）作用好。又白首乌的抗 O_2^- 作用比赤何首乌和灵芝清除自由基的作用为低，与西洋参和当归相差不大。

4. 保肝、降血脂作用：总苷和原生药粉能降低总胆固醇，其降脂可能与调节肝内 ATP 酶等的活性有关。

5. 毒副作用：很少，C_{21} 甾苷粗品给小鼠灌胃 75 克和 130 克/千克（生药），未出现死亡及行为异常。

【临床报道】

作滋补强壮药，用于肝肾不足所致的阳痿遗精，头晕耳鸣，心悸失眠，须发早白，腰膝酸痛。可单用久服。如肾虚腰痛，关节不利，可配伍杜仲、续断、牛膝；阳痿、滑精，可配淫羊藿、菟丝子、金樱子同用；头晕耳鸣、心悸失眠，则配伍远志、酸枣仁、合欢皮等。

【附方】

［现代方］

体虚失眠，健忘多梦，皮肤瘙痒：白首乌 9～30 克，水煎服。

【备注】

1. 白首乌粉以水在室温浸渍，温浸提取、沸水提取及 30％、50％、75％与 95％乙醇等室温浸提七种方法的提取液，对 O_2^- 的清除活性，以 30％乙醇浸液为最高。故建议用白首乌饮片作保健目的饮用时，以稀醇浸液（低浓度酒）为最好。

2. 首乌有赤、白之分，《药典》一部所载何首乌为蓼科植物赤何首乌。自唐、宋以来，赤何首乌即与白首乌并用。明，李中梓曾谓："白者入气，赤者入血，赤白合用，气血交培。”吉林所用白首乌为隔山牛皮消 C. Wilfordii Maxim Hemsl；山东白首乌为戟叶牛皮消 C. bungei Decne 有关文献可与“何首乌”条相互参阅。

174. 白 扁 豆

【概述】

本品为豆科植物扁豆 Dolichos lablab L. 的干燥成熟白色种子。又名南扁豆、沿篱豆、峨嵋豆、羊眼豆、膨皮豆、茶豆、小刀豆、眉豆等。全国各地均有栽培。处方用名有白扁豆、炒扁豆、扁豆衣等。性微温，味甘。归脾、胃经。功能使脾化湿和中消暑，除湿止带及解毒等。主治脾胃虚弱，食欲不振，大便溏泻，白带过多，暑湿吐泻，胸闷腹胀。用法用量：9～15 克，水煎服。凡脾虚有滞者禁用。炒扁豆系按《药典》清炒法，用时捣碎，主治脾虚泄泻。扁豆衣系扁豆外种皮，治脾虚泄泻，痢疾，浮肿。又扁豆花，亦名南豆花。性平，味甘。功能清暑化湿，健脾和胃。用于暑湿泻痢，赤白带下。用法用量：4.5～9 克，水煎服。扁豆根治便血、痔漏、淋浊。用法用量：6～9 克，水煎服。

【成分】

白扁豆每 100 克中含蛋白质 22.7 克，脂肪 1.8 克，碳水化合物 57 克，钙 46 毫克，磷52 毫克，铁1 毫克，植酸钙镁（Phytin)25 毫克，泛酸 1.23 毫克，锌 2.44 毫克，维生素 B_1 及 C、胡萝卜素、葡萄糖、麦芽糖等。豆荚含有 L-哌可酸（L-pipecolic acid）。扁豆根含天门冬酰胺酶；根瘤含多种氨基酸。种子中还含有胰蛋白酶和淀粉酶抑制成分及血球凝集素 A、B。

【药理】

1. 抑菌抗病毒作用：100％煎剂对痢疾杆菌有抑菌作用；水透析中含有对大鼠 Lolumbia sk 病毒有抗病毒成分。

2. 增强免疫作用：冷浸液对活性 E-玫瑰花结形成有促进免疫功能的作用。DLA 0.5～20 微克/毫升范围时对小鼠 IL-2的产生，可随浓度增加而升高。

3. 抗凝血作用：扁豆中含有对人红细胞非特异性凝集素。其凝集素 B 溶于水，能抑制凝血酶。从扁豆中分离的外源性凝集素（Lectin-DLA），作用类似刀豆素 A，对红细胞有很强的凝集作用。

4. 毒副作用：植物凝集素 A 不溶于水，无抗胰蛋白酶作用。B 可溶于水，有抗胰蛋白酶作用。煮沸后无作用。混于饲料中喂饲大鼠，可抑制其生长，甚至引起肝坏死。但加热可使其毒性大为减轻。

【临床报道】

用于治疗脾胃虚弱、泄泻、水肿及妇女带下。又治伤暑、脾胃不和所致的下泻。治慢性胃炎，一般与枳实、白术配伍；用于婴幼儿腹泻，常与怀山、茯苓、莱菔子配伍。《药性本草》谓“解一切草木毒”。对醉酒、河豚鱼毒，古人认为可急服扁豆煎液解之。据今观察，难以奏效。因其化湿消暑，故可消暑解毒，对夏月伤暑可以应用。生扁豆消暑化湿，炒扁豆健脾止泻。配香薷，消暑化湿乏力增强；配白术用于脾虚湿重之泄泻。配花粉治热病伤津。配绿豆试用于解草木中毒。

【附方】

［古代方］

1. 伤暑：香薷 500 克，白扁豆、厚朴各 250 克为粗末，每次 9 克，水煎冷服。（《和剂局方》香薷散）

2. 妇人赤白带下：白扁豆炒黄为末，米饮调下。（《妇人良方》）

3. 心脾肠热，口舌干燥生疮：炒扁豆蒺藜子各 60 克，上 2 味，粗捣筛，每服 15

克，水 300 毫升，煎至 200 毫升，去滓，每天服 3 次。（《圣济总录》扁豆汤）

4. 夏月暑湿，霍乱吐泻：扁豆叶 9 克，香薷叶 9 克，木瓜 9 克，干姜 3 克，用水 600 毫升，煎取 360 毫升，去滓，分 3 次温服。（《外台秘要》扁豆汤）

［现代方］

1. 夏季伤暑，烦躁口渴、呕吐腹泻：白扁豆（炒）120 克，广藿香叶 60 克，共研细末，每服 6 克，每天 2～3 次，冷开水冲服。（《中国常用中草药》）

2. 脾虚腹泻：白扁豆（炒）50 克，山药 60 克，麦芽 30 克，焦山楂 40 克，共研细末，每服 15 克，每天 2 次，温开水送服，连服 3～5 天。

3. 脾为湿困，纳差：白扁豆（炒）15 克，茯苓、白术（炒）、神曲各 9 克，藿香、佩兰各 6 克，水煎服。（《中国常用中草药》）

4. 慢性肾炎、贫血：扁豆 30 克，大枣 20 枚，水煎服。（《福建药物志》）

【备注】

扁豆为食疗原料之一。老年人健脾养胃，可用"养元藕粉"，组成为：白莲藕粉、莲肉（去心）、白茯苓、白蜜、白扁豆（炒）、川贝母（去心）、怀山药各等份，上为细末，用人乳拌成一块，每用 30 克，开水冲服。（《良方合璧》卷上）

175. 白　蔹

【概述】

本品为葡萄科植物白蔹 Ampelopsis japonica（Thunb.）Makino 的干燥块根。又名猫儿卵、鹅抱蛋、见肿消等。产于河南、安徽、江西、湖北等地。性微寒，味苦。归心、胃经。功能清热解毒，消痈散结。主治疗疮瘰疬，痈疽发背，水火烫伤。用法用量：内用4.5～9 克，水煎服；外用适量，煎汤洗或研成极细粉外敷患处。应用时，不宜和乌头类药材同用。

【成分】

本品块根含黏液质和淀粉。

【药理】

1. 抑菌作用：对痢疾杆菌有抑制生长作用。其1∶3水浸剂在试管内对同心性毛癣菌、奥杜盎小芽胞癣菌、腹股沟和红色表皮癣菌等多种皮肤真菌有不同程度的抑制作用。

2. 镇痛作用：煎剂可增强黑附片和炙山乌的镇痛作用。

【临床报道】

主要用于痈疽、疔疮初起、瘰疬、水火烫伤等。

白蔹与白薇均能清热，但白蔹常用于外科，偏清气分之热。白薇为内科常用，偏清血分之热。白蔹与地丁、蒲公英虽皆为外科常用的清热消肿药，但白蔹宜用于疮疡末期破溃者，用于消肿生肌；而地丁、蒲公英宜用于初期，用于清热止痛。白蔹与漏芦均能清热解毒，消肿排脓，除湿杀虫。但白蔹凉血行瘀，散结止痛；漏芦下乳汁，通筋脉，利水除热。

【附方】

［古代方］

1. 瘰疬生于颈腋，结肿寒热：白蔹、甘草、玄参、木香、赤芍、川大黄各 15 克，右药捣细、箩为散，以醋调膏，贴于患处，干即易之。（《太平圣惠方》白蔹散）

2. 吐血、咯血不止：白蔹 90 克，阿胶 60 克共为粗末，以生地黄汁送服。（《圣济总录》白蔹汤）

3. 痈肿：白蔹、乌头炮、黄芩各等份，捣末筛，和鸡子白敷上。（《普济方》白蔹散）

4. 冻耳成疮或痒或痛者：黄柏、白蔹

各15克，为末，先以汤洗疮，后用香油调涂。(《仁斋直指方》白蔹散)

5. 痈肿：白蔹0.6克，藜芦0.3克，为末酒和如泥，贴上，每天3次。(《肘后方》)

6. 室女冲任虚寒、带下纯白：由鹿茸60克，白蔹、金毛狗脊各30克组成。(《严氏济生方》白蔹丸)

[现代方]

1. 湿热白带：白蔹、苍术各6克，研细末，每服3克，每天2次，白糖水送下。(《全国中草药汇编》)

2. 痈疽：鲜白蔹、鲜白及各适量，共捣烂如泥，外敷患处。(《安徽中草药》)

3. 疔疮初起：白蔹片，醋浸润透，贴患处。另用白蔹9克，水煎服。

4. 水火烫伤：白蔹、地榆等量研细，菜油调敷。现代成药有万应膏、红膏药、拔毒膏等。

176. 白 鲜 皮

【概述】

本品为芸香科植物白鲜 Dictamnus dasycarpus Turcz 的干燥根皮，春秋二季采挖根部，除去泥砂及外层粗皮后，剥取根皮，干燥而成。又名白藓、白膻、地羊膻等。产于辽宁、河北、山东等地。性寒，味苦。归脾、胃、膀胱经。功能清热燥湿，祛风解毒。主治湿热疮毒，黄水淋漓，风疹，湿疹，疥癣疮癞，风湿热痹，黄疸尿赤，皮肤瘙痒，阴部瘙痒，荨麻疹。用法用量：内服4.5～9克，煎汤；外用适量，煎汤洗或研粉敷。

【成分】

本品主含生物碱及内酯类。根含白鲜碱(Dictamnine)、γ-崖椒碱(γ-Fagarin)、高茵芋碱(Perskimmianine)、茵芋碱、白鲜明碱(Dasycarpamin)、胡芦巴碱、胆碱等。地上部分含补骨脂素(Psoralen)和花椒毒素(Xanthotoxin)。还有黄柏酮、梣酮等。

【药理】

1. 解热作用：白鲜根皮浸出液对用温刺发热的家兔灌服后，具有解热作用。多用于与皮肤病出现的发热。

2. 抗菌作用：本品煎剂对多种细菌有抑制作用，白鲜碱、茵芋碱及花椒碱均有抗菌作用。水浸液用试管稀释法，证明1∶20稀释浓度对堇色毛癣菌、许兰菌、铁锈色小孢子菌、红色表皮癣菌等皮肤真菌，均有抑制作用。花椒碱有显著的抗菌作用。临床上也证明用白鲜皮粉及其复方，对治疗某些皮肤病有效。

3. 对心血管系统的作用：小剂量白鲜碱对离体蛙心呈兴奋作用。可使心肌张力增强，心输出量增加。对兔耳血管有收缩作用。花椒碱有抗心律失常作用。

4. 对平滑肌的作用：白鲜碱兴奋家兔和豚鼠子宫平滑肌，可使其收缩加强。茵芋碱也能加强猫或兔的在位子宫收缩。白鲜内酯能抑前肠运动。

白鲜根所含的花椒碱(Fagarine)对氯化钡引起的离体肠痉挛和大鼠奥狄括约肌，均有解痉作用。与白鲜碱的子宫作用相反，花椒碱可减弱催产素引起的大鼠子宫收缩，但对自发性子宫收缩无影响。

5. 驱虫作用：白鲜内酯有驱虫作用，对蛔虫的作用较山道年差。

6. 抗癌作用：白鲜皮乙醚提取物分离的梣皮酮、白鲜碱及挥发油中得到的一种无色透明液体具有体外抗癌活性。可杀死艾氏腹水瘤、S180及L114细胞，胡芦巴碱还有一定抗癌作用，能延长D388白血病小鼠的生命。

7. 其他作用：① 白鲜内酯能降低家兔血糖。② 茵芋碱能提高横纹肌能力，加强背髓反射兴奋性。③ 葫芦巴碱能抑制动植物细胞的生长。④ 有较强的免疫抑制作用。⑤ 花椒碱与茵芋碱、白鲜碱三者混合应用,可降低肾上腺素对豚鼠精囊的作用。

8. 毒副作用：白鲜碱有毒,对小鼠口服的最小致死量为 5 毫克/只。对小鼠腹腔注射,白鲜碱与茵芋碱、花椒碱 LD50 相近,为 150～250 毫克/千克,胡芦巴碱对大鼠皮下 LD50 为 5 克/千克。

【临床报道】

白鲜皮主头风、黄疸、咳逆、淋漓、女子阴中肿痛、湿痹死肌、四肢不安、一切热毒风、疥癞、眉发脱脆、热黄、酒黄、谷黄、劳黄等之为宜。

配伍应用时配防风,治皮肤瘙痒;配灵仙治风湿痹痛;配茵陈,治黄疸。虚寒证忌服;下部虚寒之人,虽有湿证勿用。

【附方】

［古代方］

1. 胸膈不利,时发烦躁：白鲜皮、防风、人参、知母、沙参各 30 克,黄芩 10 克,同研细末,每服 6 克。(《圣济总录》白鲜皮散)

2. 黄疸：白鲜皮、茵陈各等份,水煎服。(《沈氏尊生书》白鲜皮汤)

3. 热病、狂言不止：白鲜皮,黄芩、犀角屑、秦艽、大青、麦冬、杏仁、甘草各 15 克。(《太平圣惠方》白鲜皮散)

［现代方］

1. 慢性湿疹,荨麻疹及风湿痹痛：白鲜皮、乌梢蛇、防风、当归各 9 克,白蒺藜、生地各 12 克,甘草 6 克,水煎服。(《中药大全》双白祛风汤)

2. 下肢湿热痹痛：白鲜皮、牛膝、泽泻、薏苡仁、苍术、黄柏各 9 克,水煎服。(《中国常用中草药》)

3. 湿热疮毒,黄水淋漓：白鲜皮、黄芩、黄柏、苦参各 9 克,金银花 15 克,水煎服。(同上)

4. 疥癣湿疮：白鲜皮、金银花、防风、荆芥、苦参各 9 克,水煎服。(同上)

177. 白　薇

【概述】

本品为萝藦科植物白薇 Cynanchum atratum Bge,或蔓生白薇 Cynanchum versicolor Bge. 的干燥根及根茎。白薇产于东北、华东、西南及甘肃、陕西、湖北等地;蔓生白薇主产于辽宁、河北、河南、安徽、江苏、浙江等地。性寒,味苦、咸。归胃、肝、肾、经。功能清热凉血,利尿通淋,解毒疗疮。主治温邪伤营发热,阴虚发热,骨蒸劳热,产后血虚发热,热淋,血淋,痈疽疮毒。用法用量：4.5～9 克,水煎服。

【成分】

根含白薇醇(Cynanchol)、挥发油、强心苷等,有谓白薇根中含有大量的 C_{21} 甾体皂苷类成分。

【药理】

实验白薇油直接作用于心肌使之收缩加强,并有利尿作用。直立白薇还有退热,抗炎作用。

【临床报道】

治疗体虚发热、肺结核潮热、瘰疬乳痈、喉炎尿路感染等。

白薇配地骨皮,益阴除热,凉血除蒸,治骨蒸潮热,血虚发热。配青蒿、生地治实热证。配地骨皮、知母,治阴虚内热,产后虚热。配犀角、生地、玄参治暑疫在营份、舌绛。

白薇与青蒿皆能清退湿热,主治骨蒸潮热和五心烦热,但青蒿偏透阴份之热,且能舒肝解郁。又白薇与百合皆能清热益阴，除烦安神，但白薇偏走血份，长于凉血；百合偏入阴份，长于益阴，润肺安神。

【附方】

［古代方］

1. 妇人遗尿：白薇、芍药各 30 克，此2 味，治，下筛，酒服 2 克，每天 3 次。（《千金方》）

2. 产后虚热，骨节烦疼：芍药、牡丹皮、人参、芎穷、白茯苓、干姜、甘草、白薇、麦冬、熟地。（《圣济总录》）

3. 惊恐、神志不宁、狂叫乱走：白薇、细辛、龙齿、杏仁。（《圣总济录》白薇汤）

4. 郁冒血厥：忽然如死，默默不知人，目闭不能开，口噤不能语，又或似有知，而恶闻人言，或但如眩冒，移时乃寤。白薇、当归各 30 克，人参 15 克，炙甘草 7.5 克，上为散，每服 15 克，水 200 毫升，煎至100 毫升，去滓温服。（《全生指迷方》白薇汤）

5. 金疮血不止方：白薇末贴之。（《儒门事亲》）

6. 肺实臭塞不知香臭方：百部60 克，款冬花、贝母、白薇各 30 克，上为散，每服3 克，米饮调下。（《普济方》）

7. 妇人月水不利，四肢羸瘦，饮食减少，渐觉虚乏，以致不孕：（《妇人大全良方》白薇丸）

［现代方］

1. 肺结核潮热：白薇9 克，葎草果实9 克，地骨皮 12 克，水煎服。（《常用中草药》）

2. 体虚低热，夜眠出汗：白薇、地骨皮各 12 克，水煎服。（《河北中药手册》）

3. 尿路感染：白薇 15 克，车前草 30克，水煎服。（《常用中草药》）

4. 瘰疬：鲜白薇、鲜天冬各等份，捣绒敷患处。（《贵州草药》）

5. 乳痈，骨疽，蛇咬伤：鲜白薇，全草捣烂，敷患处。（《中草药手册》）

6. 阴虚潮热：白薇、银柴胡、地骨皮各 9 克，生地 15 克，水煎服。（《中国常用中草药》）

178. 瓜蒌

【概述】

本品为葫芦科植物栝楼 Trichosanthes kirilowii Maxim. 或双边栝楼 Trichosanthes rosthornii Harms 的干燥成熟果实。又名栝楼。前一栝楼产于华北、华东、中南、辽宁等地，双边栝楼（中华栝楼）产于甘肃、陕西、湖北、四川、贵州、云南、江西等地。性寒，味甘、微苦。归肺、胃、大肠经。功能清热涤痰，宽胸散结，润燥滑肠。主治肺热咳嗽，痰浊黄稠，胸痹心痛，结胸痞满，乳痈，肺痈，肠痈肿痛，大便秘结。一般用量 9～15 克。瓜蒌子为其成熟种子，性寒，味甘。归肺、胃、大肠经。功能清肺化痰，滑肠通便。主治燥咳痰粘，肠燥便秘。一般用量 9～15 克。瓜蒌皮为其成熟果皮，性寒、味甘。归肺、胃经。功能清火热痰，利气宽胸。主治痰热咳嗽，胸闷胁痛。一般用量 6～9 克。以上三种药材均不宜与乌头类药同用。

【成分】

瓜蒌含三萜皂苷、有机酸及其盐类、树脂、糖类、色素等。瓜蒌子仁含大量脂肪油，油中含多种甾醇。瓜蒌皮含多种氨基酸及类生物碱物质。叶含山萘苷(Kaempferitrin)。根即天花粉，见“天花粉”条。据报道，根中含有 γ-氨基丁酸。

【药理】

1. 调节血糖作用：瓜蒌的水提取物可使血糖先升后降，最后恢复正常。

2. 抑菌作用：煎剂在体外对大肠杆

菌等革兰阴性菌有抑制作用；并对葡萄球菌、肺炎链球菌、甲型溶血性链球菌、流感杆菌及几种真菌有一定的抑制作用。

3. 祛痰作用：动物实验证明，瓜蒌皮提取的总氨基酸有较强的祛痰作用。因瓜蒌含致泻物质，有泻下作用，故能用于咳痰黄稠而大便秘结者。瓜蒌子含大量脂肪油，易致泻。皮的作用较差。

4. 对心血管的作用：实验证明瓜蒌皮、子水煎醇沉浓缩剂及瓜蒌皮浸膏制成的瓜蒌注射液对动物有扩张冠脉作用，对实验性急性心肌缺血有保护作用，且能提高小鼠的耐缺氧能力。对瓜蒌扩冠作用的强度，因部位而异，瓜蒌皮最强，瓜蒌霜次之，瓜蒌子再次之，瓜蒌仁甚差，瓜蒌子外壳最差。

5. 毒副作用：瓜蒌毒性甚低，服过量蒌仁可致胃部不适。瓜蒌注射液不良反应有胸闷、血压下降、头晕怕冷、下腹疼痛等，总发生率约1.7%。

【临床报道】

1. 治疗冠心病：中医用瓜蒌治疗胸痹、结胸或胸膈痞闷作痛（冠心病心绞痛）等证。

2. 治疗便秘：对于肠燥便秘，瓜蒌仁可以润肠通便，常与火麻仁、桃仁、柏子仁、枳壳等配伍。

3. 治疗乳痈：全瓜蒌可用于乳痈肿痛，近年用治乳腺炎、肋软骨炎等，常与蒲公英、穿山甲、金银花、乳香、没药等合用。对肺痈、肠痈属热火者，前者用蒌仁与鱼腥草、桔梗等同用；肠痈则与蒲公英、牡丹皮等同用。

本品既有全瓜蒌及皮、子、仁之分，则全瓜蒌功在清化热痰，宽胸散结，润肠通便。蒌皮则长于清化热痰，宽胸利膈。蒌仁质润多油，长于滑肠通便。又瓜蒌仁、火麻仁及桃仁均有滑肠通便的作用，但火麻仁治肠燥气虚之便秘；桃仁治血瘀热郁之便秘；蒌仁则用于热痰内阻之便秘。《世医得效方》的五仁丸（杏仁、桃仁、柏子仁、松子仁、郁李仁、陈皮）治津枯便秘，而不用蒌仁，即可知用药辨证之重要。而且瓜蒌仁甘寒清润，不仅用于燥热便秘，且可配伍生地、玄参、沙参等以治消渴。故迁有燥热便秘且口干烦渴者宜用之。

【附方】

［古代方］

1. 胸痹、喘息咳唾、胸背痛、短气：栝楼实（捣）12克，薤白12克，白酒适量（15毫升），前2味先煎取600毫升，后下白酒同煮，去滓，分温2次服。凡冠心病、肺心病出现上述症状者，可用本方加减治之。（《金匮要略》栝楼薤白白酒汤）

2. 胸痹不得卧、心痛彻背：栝楼实12克，薤白9克，半夏（制）9克，4味同煎，取800毫升，去滓，白酒20毫升后下。（《金匮要略》栝楼薤白半夏汤）

3. 乳疽、乳痈、红肿热痛、憎寒壮热：栝楼仁、牛蒡子（炒研）、花粉、黄芩、生栀子（研）、连翘（去心）、皂刺、金银花、生甘草、陈皮各3克，青皮、柴胡各1.5克，用水400毫升，煮取320毫升，入酒适量和匀，去滓。食远服。（《医宗金鉴》栝楼牛蒡汤）

4. 消渴：栝楼根、生姜各15克，生麦冬（用汁）、芦根（切）各25克，茅根（切）30克，上㕮咀，用水1升。煎取300毫升，去滓，分2次温服。（《千金要方》栝楼汤）又《医心方》卷十二引《范汪方》，治消渴、饮水不止、小便甚多。用栝楼6克，黄连3克，甘草6克，水煎服。

［现代方］

1. 产妇乳疽，乳痈：栝楼（连皮、子捣碎）1个，当归、金银花各9克，白芷3克，青皮1.5克，乳香1.5克，没药1.5克，甘草1.2克，蒲公英15克，水煎去滓，加酒适量，温服。（《梅氏验方新编》栝楼乳香散）

2. 糖尿病：天花粉、山药各60克，生

黄芪 24 克，生地 30 克，钩藤、玉竹各 18 克，杜仲、泽泻各 12 克，五味子 3 克，水煎，去滓，分 2 次温服。(《常见病的中医治疗研究》栝楼根煎剂)

3. 肺热咳嗽，痰浊黄稠：瓜蒌 12 克，浙贝母、苦杏仁、知母各 9 克，桔梗、黄芩各 6 克，水煎服(《中国常用中草药》)。对风热燥咳、痰稠咽干，可选用《医学心悟》中的贝母栝楼散：浙贝母 4.5 克，栝楼皮9克，天花粉 2.4 克，茯苓 9 克，橘红 2.4 克，桔梗 3 克，水煎服。"

【备注】

1. 瓜蒌：可用于胸痹心痛，方如：瓜蒌 15 克，薤白、制半夏各 9 克，白酒适量，水煎服。

2. 瓜蒌子：可用于肠燥便秘，方如：瓜蒌仁 12 克，火麻仁、郁李仁各 9 克，水煎服。栝楼实丸：主治胸痞、胸痛彻背胁喘息，栝楼实(另研)、枳壳(麸炒)，半夏汤泡 7 次，桔梗各 30 克上为细末、姜汁打糊为丸，如梧子大，每服 50 克，食后淡姜汤下。

3. 瓜蒌皮：可用于肺熟咳嗽、吐黄脓痰、肺痈，方如：瓜蒌皮、大青叶、冬瓜子各 12 克，薏苡仁 15 克，前胡 5 克，水煎服。

4. 瓜蒌根：见"天花粉"条。古方有栝楼根丸，治消渴，饮水不止：栝楼根、黄连、知母(焙)、麦冬(去心)各 150 克，上为末，炼蜜为丸，如梧子大，每服 30 丸，米饮送下，能泻火生津。

5. 瓜蒌除葫芦科植物栝楼、双边栝楼的干燥成熟果实外，尚有日本栝楼 T. japonica Regel. 供药用。

6. 同属多种植物的果实和种子，供作药用的，还有：① 大子栝楼 T. truncata Clarke，分布于两广。② 大苞栝楼 T. bracteata (Lam.) Voigt，分布于两广、云、贵等地。

7. 栝楼皮表有皱皮和光皮不同。皱皮产于山东肥城、长清等地；光皮栝楼产于河南、河北、山东、安徽、江苏、浙江、广西等地，习惯认为皱皮者较好，糖分多者为佳。古文处方常写糖栝楼。(《中药基础知识简编》)

179. 冬　瓜

【概述】

本品为葫芦科植物冬瓜 Benincasa hispida (Thunb.) Cogn. 的果实。又名白瓜、枕瓜、东瓜等。全国各地均有栽培。去皮、瓤后的果肉，称冬瓜肉。性凉，味甘、淡。归肺、大肠、小肠、膀胱经。功能利水，消痰，清热，解毒。用治水肿，胀满，咳喘，痰吼，消温，暑热。用法用量：60～120 克煎服；解鱼腥，酒毒，捣汁饮。

【成分】

含蛇麻脂醇、甘露醇、β-谷甾醇、葡萄糖、鼠李糖及多种维生素。

【临床报道】

1. 治疗水肿：冬瓜配茯苓、车前草。

2. 治疗喘满、咳喘：冬瓜配炒杏仁、黄芩、蛤蚧粉。

3. 治疗糖尿病：冬瓜配黄连、麦冬、天花粉、生地。

【附方】

[古代方]

1. 消渴：冬瓜汁250 毫升，五苓散去桂枝 30 克。用冬瓜汁调成饮子，每服 50 毫升(《普济方》冬瓜饮子)。又方：冬瓜 1 个去瓤，黄连45 克，麦冬、天花粉各 30 克为末，纳冬瓜中浸 7 天，焙干，每服 6 克(《普济方》)。

2. 水气，浮肿喘满：冬瓜 1 只焙干为末，糊丸，每服 10 克，冬瓜子汤下。(《普济

方》冬瓜丸)

3. 食鱼中毒：冬瓜1只捣取汁50毫升，饮之。(《普济方》冬瓜方)

4. 膨胀：冬瓜1只煎水1升，白术90克，车前子15克，肉桂6克，煎汤。(《辨证录》冬瓜汤)

5. 消渴，烦热，饮水量多：冬瓜1只，黄连480克为末，甘草炙60克，童便100毫升，生地汁、蜂蜜各50毫升，纳药于冬瓜肉，黄土裹瓜，火烧，布绞取汁，每服10毫升。(《普济方》冬瓜饮)

6. 利久，津液枯竭，口干，四肢浮肿，泥裹煨：令烂熟，绞汁服之。(《普济方》冬瓜汁)。

[现代方]

1. 肾炎水肿：冬瓜500克，赤小豆60克，煮食之。

2. 糖尿病，口渴心烦：冬瓜瓤300克，干后研末，每服1/10，水煎去渣服。

【备注】

《图经本草》谓："初生正青绿，经霜则白粉……入药需霜后取。"

180. 冬 瓜 子

【概述】

本品为葫芦科植物冬瓜 Benincasa hispida (Thunb.) Cogn. 的种子。又名瓜子、白瓜子、冬瓜仁等。各地均有栽培。性凉，味甘。归肺、大肠、小肠经。功能清肺，化痰，利湿，排脓。用治肺热咳嗽痰多，肺痈，肠痈。并治水肿，小便不利，湿热带下，用法用量：9～30克，煎服；或去壳取仁用。

【成分】

含皂苷约0.68%及大量脂肪油占14%，脂肪酸为亚细酸、油酸、硬脂酸、棕榈酸等，并含尿素酶、腺嘌呤、瓜氨酸、中性糖、糖醛酸及蛋白质等。无机元素有硒、铬等。

【药理】

1. 促进免疫：冬瓜子水提取后的透析内液，对小鼠淋巴细胞有致丝裂活性，为B细胞致丝裂剂，可使空斑形成细胞数显著升高，显示促进免疫作用。

2. 抑制胰蛋白酶活性：从冬瓜子中分离出四个具有抑制胰蛋白酶活性的组分，其中两个组分为小分子胰蛋白酶抑制组分。

【临床报道】

1. 治疗咳嗽：炒冬瓜子配川尖果、蜜炙枇杷叶、辽沙参，煎服，冲鲜梨汁。

2. 治疗消渴、小便多：冬瓜子配麦冬、黄连，水煎服。(《摘元方》)

3. 治疗水肿：冬瓜子(炒)配淡竹叶、白茅根、玉米须。

4. 治疗肺痈：冬瓜子(炒)配仙鹤草、鱼腥草、黄芩、金银花、天花粉等，辨证施治。

5. 治疗肠痈：配昆布、薏苡仁、半枝莲等，辨证加减。

【附方】

[古代方]

1. 遗精白浊：冬瓜仁(炒)为末，每服15克，米饮下。(《善济方》冬瓜仁散)

2. 男子五劳七伤、目昏暗：冬瓜子84克，搅沸汤中，晒干，醋浸1夜，曝干，每服3克，酒下。(《普济方》冬瓜子方)

[现代方]

1. 鼻面酒糟如麻豆，疼痛搔之黄水出(冬瓜子散)：栀子、冬瓜子(炒)各60克，柏子仁、茯苓、冬葵子(炒)、枳壳(麸炒)各30克，为散，每服6克，粥饮下。

2. 悦泽肌肤如玉(冬瓜子丸)：冬瓜子450克，去皮捣为丸，每服6克。

【备注】

马志说："冬瓜经霜后，皮上白如粉涂，其子亦白，故名冬瓜，而子云白瓜子也。"

181. 冬 瓜 皮

【概述】

本品为葫芦科植物冬瓜 Benincasa hispida (Thnub.) Cogn. 的干燥外果皮。又名白瓜皮。性微寒,味甘。归脾、肺经。功能利尿消肿,清暑化湿。用治水肿胀满,小便不利,脚气,暑湿口渴,荨麻疹。用法用量:15～30 克煎服。

【成分】

含蜡类及树脂。主要成分为胆甾醇和三萜类化合物,并含挥发油及纤维素等。

【药理】

1. 利尿作用:非肾病性水肿恢复期病人,冬瓜皮 50 克,加水 1 000 毫升煎饮,2 小时内尿量增加 2 倍,2 小时后尿量反较对照组减少。

2. 对血糖的作用:给大鼠灌服乙醇提取物 250 毫克/千克,对血糖无影响。

【临床报道】

1. 治疗暑湿高热:冬瓜皮 500 克,配伍白虎汤或清宫汤加减,有一定疗效。

2. 治疗肺气肿:冬瓜皮、鱼腥草、芦根,水煎服。

【附方】

[古代方]

1. 咳嗽:冬瓜皮 15 克,蜂蜜少许,煎服。(《滇南本草》)

2. 手足冻疮:冬瓜皮、干茄根,2 味煎汤热洗,不过 3 次即效。(《医便》)

[现代方]

肾炎全身浮肿:冬瓜皮 20 克,西瓜皮 20 克,白茅根 20 克,玉蜀黍蕊 15 克,赤豆 100克,水煎,每天 3 次分服。(《现代实用中药》)

182. 冬 虫 夏 草

【概述】

本品为麦角菌科真菌冬虫夏草 Cordyceps sinensis (Berk.) Sacc. 寄生在蝙蝠蛾科昆虫幼虫上的子座及幼虫尸体的复合体。又名虫草、冬虫草等。产于青海、四川、西藏、云南等地。性平,味甘。归肺、肾经。功能补肺益肾,止血化痰。主治久咳虚喘,劳嗽咯血,阳痿遗精,腰膝酸痛。用法用量:一般用量 3～9 克,水煎服。冬虫夏草为寄生的真菌植物,幼虫死后,菌丝发育成子座,自幼虫头部出土,即为虫草。常被误认为昆虫变为植物。近年已用人工分离培养,得虫草菌丝体。

【成分】

虫草中虫草酸,后证明为 D-甘露醇。从蛹草菌人工培养液中,分出一种代谢产物为蛹虫夏草菌素,系核苷类抗生素。虫草,含维生素 A、维生素 B_{12}、维生素 C,烟酸及多种微量元素、氨基酸、甘露醇、次黄嘌呤、鸟嘌呤、腺嘌呤和腺苷以及粗蛋白 25%～32%。

【药理】

1. 增强免疫功能:虫草能明显促进免疫功能,已知肾虚者往往出现免疫功能低下,虫草之提高免疫能力,即显示益肾的一个方面。

2. 解痉作用:虫草浸剂扩张气管平滑肌,具有平喘作用和补肺治虚喘的功效符合。

3. 镇静作用:虫草及其菌丝体均能明显减少小鼠自发活动,也能延长小鼠对安眠药的睡眠时间,表现镇静作用。

4. 雄激素样作用：对去势大鼠，可明显增加其精囊重量，具有雄性激素样作用，对治疗阳痿遗精，提供了药理学依据。

5. 抗菌作用：体外试验表明冬虫夏草素（或称虫草酸，即甘露醇）对葡萄球菌、链球菌、炭疽杆菌等均有抑制作用。当1毫克/毫升浓度时，对枯草杆菌也能抑制。煎剂对须疱癣菌、絮状表皮癣菌、石膏样小芽胞癣菌、羊毛状小芽胞癣菌等真菌均有抑制作用。多数报道虫草醇浸剂对结核杆菌有一定抑菌作用。冬虫夏草菌素对鸟型结核菌也有明显的抑菌作用。

6. 抗癌作用：近年研究由蛹草培养液中分得的一种虫草素注射，可抑制小鼠艾氏腹水癌，并能延长动物存活时间。在组织培养中对人的鼻咽癌细胞（KB）生长，也有抑制作用。人工培养的冬虫夏草菌素对小鼠艾氏实体癌也有一定的抗癌活性。

7. 毒副作用：虫草菌丝的毒性较生药冬虫夏草小。虫草冷浸剂毒性较大。加热煮沸，不论浸剂或醇提取物均无毒性。

【临床报道】

本药为平补之品，取效缓。一般用于病后调补。常配鸭、鸡肉炖服，增强抵抗力，目前常作食疗用。用于肾阳虚之阳痿遗精，腰酸腿软。单用或配杜仲、巴戟天、淫羊藿、菟丝子等，也用于肺虚或肺肾两虚的虚喘短气，常与人参、蛤蚧等配伍，阴虚劳嗽，宜与川贝、麦冬、沙参配伍，有表邪者不宜用。

目前与冬虫夏草配伍生产的成药有：与黄芪、党参配伍组成的虫草参芪膏，用于气虚肾亏，腰膝酸软，喘咳；与花粉配伍，有虫草花粉晶，用于气短喘咳，强身助育；与人参、党参、黄芪、枸杞子组成配合，称“虫草精”，能改善脑力、体力活动，用于病后、产后体弱，食欲不振；与蜂皇浆配伍，称虫草蜂皇精，用于体虚；虫草蜂皇浆胶囊；虫草花粉口服液；用冬虫夏草单味药浸酒内1周而成的冬虫夏草酒（《赵炳南临床经验集》）治脱发，外用。而内服的补酒，则有虫草人参酒、虫草壮元酒、虫草补酒等不同商品名称，（《全国中成药产品集》）。现代临床报道治疗慢性肾衰竭、变应性鼻炎、肺结核、高血压及慢性肝炎。此等功效，张山雷认为其效可疑，补精益髓，不尽可能，其兴阳之作用，宜于真寒，不宜于虚热。

【附方】

［现代方］

1. 肺结核咳嗽，咯血：冬虫夏草、川贝母各6克，沙参12克，杏仁、麦冬各9克，水煎服。（《中国常用中草药》）

2. 肾虚阳痿遗精：腰膝酸痛：冬虫夏草6～15克，研末，每次1.5～3克服，每天2次。（同上）

3. 肺结核阴虚，咳喘咯血，胸痛：冬虫夏草12克，杏仁9克，川贝9克，麦冬9克，阿胶珠（溶化）5克，白及9克，炙百部12克，水煎服。咳喘重者，加蛤蚧末3克，冲服；咯血重者加三七末3克冲服。（《中药基础知识简编》冬虫草汤）

4. 肾衰竭：冬虫夏草，每天6克，分3次吞服，30天为1个疗程。［中草药，1986，17(6)：16］

【备注】

1. 人工虫草菌丝体：培养的菌丝体，药理和临床与天然品近似。一些厂商生产的虫草制剂，多系此种菌丝体制造。

2. 虫草的类似品：有北虫草（蛹虫草）；亚香棒虫草（产湖南、安徽、江西）；香棒虫草，为香棒虫草的子座及虫体；凉山虫草，为凉山州虫草的子座及虫体（主产四川凉州）。

3. 据药材行业经验，虫草的伪品有：① 分枝虫草（产于浙江）。② 地蚕，以广西冬虫草或土冬虫草等名称出现，为唇形科地蚕的块茎。③ 广东发现人工作假的用面粉、玉米粉、石膏经模压而

成的假虫草，久尝粘牙，遇碘呈蓝色。（《中药学》）

183. 冬 凌 草

【概述】

本品为唇形科植物冬凌草（碎米桠）Rabdosia rubeslens（Hemsl.）Hara、蓝萼香茶菜 Rabdosia japonica（Burm. f）Hara var glaucocalyx.（Maxim）Hara 及毛叶香茶菜 Rabdosia japonica Maxim 的全草。又加冰凌花。主产于河南、山西等地。性微寒，味苦。功能清热解毒，消炎止痛，健胃活血。主治热毒壅盛之咽喉肿痛、扁桃体炎，脘腹痞满疼痛以及热盛出血等。近年多用于抗肿瘤。用法用量：15～30 克，水煎服，或制作成片剂口服。

【成分】

茎叶含挥发油，油中有蒎烯（α，β－Pinene）、柠檬烯（Limonene）等，并含单萜、倍半萜、二萜及三萜等萜类化合物以及黄酮和有机酸类。另从冬凌草中分出 5 种二萜类成分，即冬凌草甲、乙、丙、丁及戊素（Rabescensine A、B、C、D、E）。根、茎、叶中含有多种微量元素。还含 α－香树脂醇、β－谷甾醇等。

【药理】

1. 抗癌作用：离体实验表明，冬凌草甲素和乙素对人胃癌、食管癌、艾氏腹水癌、肝癌等细胞有明显的杀伤作用，并有剂量、作用时间和细胞增殖状态依赖性关系。体内实验表明，冬凌草甲素腹腔注射对艾氏腹水癌、肝癌及肉瘤 S180 腹水型均有明显的抗肿瘤作用，但对白血病 L615 无效。冬凌草乙素对 S180 艾氏腹水癌及肝癌腹水型均有明显的抗肿瘤作用，对白血病 L615 亦有一定的抑制作用，但对肉瘤 37 实体型则无明显的抗肿瘤作用。冬凌草的抗肿瘤作用可能是由于抑制肿瘤细胞 DNA 全成，导致 S 期细胞进入 M 期，从而使癌细胞的增殖受到抑制所致。

2. 抗菌作用：冬凌草对金黄色葡萄球菌，白色葡萄球菌，甲型、乙型溶血性链球菌，痢疾杆菌，肺炎链球菌，伤寒杆菌，大肠杆菌均有抗菌作用。

3. 对免疫功能的影响：给小鼠腹腔注射冬凌草甲素抗肿瘤的有效剂量时，可轻度抑制雄性小鼠溶血素形成；冬凌草乙素腹腔注射时，可刺激溶血素的形成。实验还发现，冬凌草甲素抗肿瘤有效剂量时，对移植抗宿主反应无明显影响，而乙素则可使脾指数升高，表明乙素对细胞免疫有一定的刺激作用。由此可见冬凌草甲素、乙素对小鼠免疫功能的影响有一定差异。

4. 抗炎作用：冬凌草煎剂及醇提物对大鼠棉球肉芽肿均有抑制作用。

5. 镇痛作用：热板法实验表明，冬凌草醇提物对小鼠有镇痛作用，可提高小鼠对热刺激的阈值。

6. 其他作用：冬凌草煎剂灌胃对大鼠因饲以甲基苄基亚硝胺所致的食管上皮增生和癌变均有抑制作用。

7. 毒副作用：给小白鼠腹腔注射冬凌草甲素的 LD50 为（55.8±5.7）毫克/千克，给小白鼠腹腔注射冬凌草乙素的 LD50 为（45.1±6.7）毫克/千克，慢性毒性实验证明其无毒。

【临床报道】

临床应用较广，如治疗食管癌，贲门癌：冬凌草糖浆与 PN（平阳霉素、消瘤芥）化疗合用，可提高对食管癌的疗效；治疗肝癌：口服冬凌草糖浆或冬凌草片；治疗急性化脓性扁桃体炎：口服冬凌草片。

【附方】

［现代方］

1. 食管癌，贲门癌：冬凌草片（4.5～5克/片生药），每次 5～8 片，每天 3 次，2～3 个月为 1 个疗程。

冬凌草糖浆（1∶1）：每次服 20～30 毫升，每天 3 次，连用 2～3 个月。

2. 肝癌：用冬凌草糖浆及片剂或冬凌草甲素，对肝痛和食欲减退等症状有改善。

3. 急性化脓性扁桃体炎：服冬凌草片 2 天，即见疼痛消失，体温及白细胞数恢复正常。

184. 冬 葵 子

【概述】

本品为锦葵科植物冬葵 Malva crispa L. 的种子。又名葵子、葵菜子等。我国大部分地区有分布。性寒、味甘。归小肠、膀胱经。功能利水通乳，滑肠，用治热淋，血淋，水肿，小便不利，乳汁不行，乳房肿痛，大便秘结。用法用量：3～9 克，煎服。孕妇慎服。

【成分】

子含脂肪油、蛋白质、黏液质、多糖等；花含花青素；叶含黏液质。

冬葵子的水溶性成分含 Cu、Fe、Pb、Zn、Ca、Mn 等无机元素，并含天门冬氨酸、苏氨酸、丝氨酸、谷氨酸、甘氨酸、丙氨酸、缬氨酸、亮氨酸、酪氨酸、苯丙氨酸、组氨酸及精氨酸等以及多糖类等。

【药理】

1. 抑菌作用：提取物给小鼠灌胃，未见利尿作用。2. 70%醇和水提物，对痢疾杆菌有明显的抑菌作用。

2. 对免疫系统的作用：冬葵子中性多糖 MVS-1 有显著的抗补体、降血糖作用和对网状内皮系统激活活性。

【临床报道】

1. 治疗水肿、小便不利、淋漓涩痛：通常与车前子、海金沙、茯苓配伍。

2. 治疗乳汁不行、乳房肿痛：与砂仁等配伍研粉，热酒送服。

冬葵子用量过大，可致中毒。10 克无不良反应。每服 50 克出现精神兴奋不安，伴幻觉、谵语。

【附方】

［古代方］

1. 妊娠下血，产后淋漓：冬瓜子 18 克，水 1 500 毫升，每天服 3 次。（《千金方》）

2. 面黑、粗糙：冬葵子，蒸熟晒干，去皮取仁，研末和蜜，敷面。（《普济方》冬葵子膏）

3. 大小便不通：冬葵子（微炒）、蒲黄各 15 克为粗末，水煎去渣。（《普济方》冬葵子汤）

4. 面皯皰：冬葵子、柏子仁、茯苓、冬瓜子各等份为散，每服 4 克，温酒调下，食后临卧时服。（《普济方》冬葵子散）

［现代方］

1. 胎盘滞留：冬葵子 30 克，红牛膝 25 克，水煎，分 2 次服。（《民间中草药大全》）

2. 泌尿系结石：冬葵子 10 克，土牛膝 9 克，积雪草 30 克，玉米须 30 克，水煎，分 2 次服，每天 1 剂。

【备注】

1. 圆叶锦葵 Malva ratundifolia L. 的种子亦作冬葵子用；叶中含大量抗坏血酸（1.18 克/千克）。

2. 野葵 Malva verticillata L. 的种子，叫冬葵果，也作冬葵子用，我国《药典》（1977 年版）曾收载。曾分离到中性多糖、糖肽化合物 MVS-V。此外从叶中分离到锦葵酸、黏液质和苹婆酸及多量 Cu 及 Zn 与氨基酸。蒙古族用以治疗淋病、大小便不利、乳汁不通等。

据沈保安研究，古代的冬葵子即以冬葵果为正品。

185. 玄 参

【概述】

本品为玄参科植物玄参(浙玄参) Scrophularia ningpoensis Hemsl. 的干燥根。又称黑玄参。主产浙江，是浙八味之一，亦产江西、湖北、四川等地。性微寒，味甘、苦、咸。归肺、胃、肾经。功能凉血滋阴，泻火解毒。主治热病伤阴，舌绛烦渴，温毒发斑，津伤便秘，骨蒸劳嗽，目赤咽痛，瘰疬，白喉，痈肿疮毒。药材除上述玄参外，还有北玄参[Scrophularia buergeriana Miq. (Scrophularia oldhami Oliv.)]，二者功效相似。一般用量 9～15 克。配方不宜与藜芦同用。

【成分】

玄参根含玄参素、单萜苷类，其中哈帕苷(Harpagoside)占 70%～80%，8-(膦-甲基-对-香豆酰)-哈巴苷占 20%～30%，为使玄参易变黑色的成分。还含天冬酰胺、脂肪酸、微量挥发油、甾醇、生物碱、肉桂醛、糖类等。

【药理】

1. 降压作用：对麻醉犬、猫、兔等均可因玄参水浸液、醇浸液及煎剂引起血压下降。口服玄参煎液对肾性高血压狗，降压作用较正常狗明显。同时发现玄参有扩张血管作用。

2. 对中枢神经系统的作用：多种玄参属植物有镇静、抗惊厥作用。北玄参根的醇提物对菌苗引起的家兔发热有退热作用。对温热病热入营分，伤阴劫液所致口渴烦热，夜寐不安、神昏等证，可清热泻火。与生地、黄连、金银花等凉血养阴、清热解毒药配伍。

3. 抗病原微生物作用：对绿脓杆菌有抑制作用。含玄参的养阴清肺汤体外对白喉杆菌有很强的抑杀作用，并能中和白喉毒素。

4. 其他作用：临床上观察到养阴清肺汤用后尿中 17-OH 类固醇含量增高，血中嗜伊红细胞大多数人下降，因之认为它对肾上腺皮质有兴奋作用。据此，玄参用于热证发挥的滋阴增液、消炎解毒的疗效，得到一些理解。又玄参所含皂苷有溶血和局部刺激作用。阴虚无热，脾虚泄泻者慎用。

【临床报道】

对温热病热入营分，玄参与生地、牡丹皮、金银花、连翘等同用组成清营汤；对阴虚肺燥、咯血潮热，玄参与生地、百合、贝母等配伍，组成百合固金汤；治疗血栓闭塞性脉管炎，与金银花、当归、生甘草等同用，组成四妙勇安汤；治疗咽白喉，与生地、麦冬、牡丹皮、生甘草等同用，如养阴清肺汤；温病伤津，口干便结，玄参与生地、麦冬等同用而成增液汤。

玄参以清营凉血、滋阴降火见长，并可解毒散，兼清虚热为滋清两全之品，玄参和生地都能清热凉血，养阴生津，而且两者常相须配伍。但玄参泻火解毒力强，且能软坚散结，故常用于瘰疬、痰核、瘿瘤等证，对热毒发斑、咽痛喉痹有效；生地清热凉血力大，故多用于热证出血，阴虚火旺、消渴等证。

【附方】

[古代方]

1. 素体阴虚，复感疫毒，灼伤阴液，热毒熏蒸于上，喉间起白斑点如腐，不易拭去，咽喉肿痛发热，鼻干唇燥：贝母2.4克(去心)，牡丹皮2.4克，薄荷1.5克，炒白芍

2.4克，大生地6克，麦冬3.6克，生甘草1.5克，玄参4.5克，水煎，去滓。温服，每天1剂。(《重楼玉钥》养阴清肺汤)

2. 热邪初入营分，身热夜甚，时有谵语、心烦不眠或斑疹隐隐，舌绛而干，脉象细数：犀角9克，生地15克，玄参9克，竹叶心3克，麦冬9克，丹参6克，黄连4.5克，金银花9克，连翘6克，用水1.6升煮取600毫升。每天分3次温服。(《温病条辨》清营汤)

3. 三焦积热：玄参、黄连、大黄各30克，为末，炼蜜丸梧子大，每服30～40丸，白汤下。(《丹溪心法》)

4. 口舌生疮，久不愈：玄参、天冬、麦冬(去心，焙)各30克，捣箩为末，炼蜜和丸，如弹子大。每以绵裹1丸，含化咽津。(《圣济总录》玄参丸)

5. 针眼暴赤成疮、疼痛羞明：玄参30克，黄芩30克，黄连(去须)30克，上药捣，细箩为散，以猪胆汁和令稠，剪帛子可视大小，匀摊药，贴睑上，干即易之。(《太平圣惠方》)

[现代方]

1. 热病伤津，肠燥，便秘：玄参30克，麦冬24克，生地24克，水煎服。(《中国常用中草药》)

2. 咽喉肿痛，慢性咽炎：玄参、生地、麦冬各9克，甘草3克，桔梗1.5克，水煎服。(同上)

3. 齿龈炎：玄参、生地、生石膏(先煎)各15克，麦冬、牛膝各9克，水煎服。(同上)。

【备注】

1. 玄参在清初因避康熙讳，而改称元参或称乌元参，处方用名至今一直沿用数百年。

2. 北玄参为玄参科植物北玄参 S. buergeriane Mig. 的根与玄参极相似。华北及东北地区作玄参用。效用与浙玄参同，根含环烯萜苷类，主为哈帕苷，并含玄参苷、甲氧基玄参苷、芍药苷和对-甲氧基桂皮酸等。

186. 半边莲

【概述】

本品为桔梗科植物半边莲 Lobelia chinensis Lour. 的干燥全草。夏秋二季采收。又名细米草、瓜仁草、小急解锁、半片花、蜈蚣草、奶浆草等。产于安徽、江苏、浙江等地。性平，味辛。归心、小肠、肺经。功能利尿消肿，清热解毒。主治大腹水肿，面足浮肿，痈肿疔疮，蛇虫咬伤及晚期血吸虫病腹水。用法用量：9～15克，水煎服。

【成分】

全草含生物碱、黄酮苷、皂苷、氨基酸、对羟基苯甲酸、琥珀酸等。生物碱中主要为山梗菜碱、山梗菜酮碱、山梗菜醇碱、去甲基山梗菜酮碱等。根含半边莲果聚糖。

【药理】

1. 利尿作用：半边莲浸剂或生物碱对麻醉犬和正常大鼠以及正常人口服半边莲粉剂，均有明显而持久的利尿作用。半边莲素2毫克/千克的利尿作用与撒利汞10毫克/千克相当。有效剂量半边莲长期应用，利尿作用逐渐减弱。开花期后较开花前利尿作用强。煮沸时利尿作用不受影响；但高温(150℃)烘烤24小时，利尿作用消失；浸剂于20℃下放置48小时变酸，作用亦消失。但0℃以下放置，利尿效价不变。

2. 对中枢神经系统的作用：主要为山梗菜碱的表现。对延髓中枢、神经-肌肉接头、颈动脉体及主动脉体化学感受器，自律神经节都呈先兴奋后抑制。

3. 对呼吸系统的作用：半边莲煎剂及其生物碱制剂对麻醉犬的呼吸系统呈兴奋作用。主要是通过刺激颈动脉体化学感受器反射地兴奋呼吸中枢所致。剂量过大可引起呼吸麻痹而死亡。半边莲碱对吗啡引起的呼吸抑制，兴奋作用较佳。

4. 对心血管系统的作用：半边莲浸剂对麻醉犬有显著而持久的降压作用。推测其降压机理与抑制血管运动中枢和阻断神经节有关。半边莲碱对离体兔心和蛙心有兴奋作用，收缩力加强，高浓度时兴奋之后继而抑制，最后导致心传导阻滞或停搏。

5. 其他作用：① 半边莲水煮醇沉剂给犬注射，胆汁流量成倍增加，显示其利胆作用。② 半边莲煎剂口服有轻泻作用。③ 猫和犬肌肉注射山梗叶碱，具有催吐作用。④ 体外试验发现半边莲煎剂对常见致病性真菌，有明显的抑制作用。对金黄色葡萄球菌和大肠杆菌，也有抑制作用。⑤ 山梗叶碱能抑制小鼠腹水癌细胞对氧的摄取。⑥ 半边莲制剂及其分离到的琥珀酸钠、延胡索酸钠组成的复方及对羟基苯甲酸钠于小鼠注射蛇毒前用药或同时用药，对小鼠具有较好的保护作用。注射蛇毒后用药，即无作用。

【临床报道】

用于水肿、臌胀、黄疸、痈肿疔毒、蛇虫咬伤、湿疹、癣疾、漆疮、癌肿等。虚证水肿忌用，过量使用可引起恶心、流涎、头痛、腹泻，脉搏先缓后速，甚至呼吸中枢麻痹导致死亡。

又半边莲与半枝莲均能清热解毒，但半边莲长于利尿消肿；半枝莲长于散瘀止痛，二药配合治疗痈肿、疮毒，为外用良药。半边莲善于通利水道，使水湿下泻而消肿，白茅根利水通淋，导热下行，二药合用，可增强利水消肿之功，且可凉血通淋，故治水肿、脚气浮肿、小便不利。半边莲与牛蒡子均可解毒消肿，合用使解毒作用增强，并能清散风热，用治外感风热、热毒上炎所致咽喉肿痛有效。

【附方】

［现代方］

1. 小儿多发性疖肿：半边莲30克，紫花地丁15克，野菊花9克，金银花6克，水煎服。(《全国中草药汇编》)

2. 毒蛇咬伤：鲜半边莲、鲜天胡荽、鲜连钱草各30克，共捣烂，绞汁内服，并用药渣围敷伤口。或用半边莲30～48克，文火慢煎半小时，分3次内服。又方：半边莲15克，鸡冠花蕊30克，用米酒适量捣烂过滤，将药汁内服，药渣外敷伤口。(《岭南草药志》)

3. 肝癌：半边莲、半枝莲、石见穿、石打穿各30克，水煎服。(《抗癌本草》)

187. 半 枝 莲

【概述】

本品为唇形科植物半枝莲 Scutellaria barbata D. Don 的干燥全草。注意枝与支不同。《中药辞海》第一卷载半枝莲，为马齿苋科植物大花马齿苋，别名草杜鹃或午时花者，《药典》未收。而本品别名称并头草或金挖耳，《药典》收载。《药镜拾遗赋》记载本品"半枝莲为解蛇伤之仙草"；《本草纲目拾遗》中记述有鼠牙半枝、狗牙半枝及虎耳半枝，均非本品。夏秋二季在茎、叶茂盛时采挖。性寒，味辛、苦。归肺、肝、肾经。功能清热解毒，行气利尿，消肿止痛，止血散瘀。用治疗疮肿毒，咽喉肿痛，毒蛇咬伤，跌扑伤痛，肾炎水肿，肝炎黄疸等。用法用量：15～30克，煎服，鲜品30～60克；外用鲜品适量，捣敷患处。

【成分】

半枝莲含27个黄酮类成分，（如汉黄芩素、半枝莲素、印黄芩素、芹菜素、木樨草素、红花素、全草醇、柚皮素、印黄芩苷）、二萜、三萜、甾体（如菜油甾醇、胆甾醇、豆甾醇、β-谷甾醇），多糖类以及对羟基苯甲醛、对羟基苄酮、对香豆酸、原儿茶酸等。

【药理】

1. 抗癌作用：它对急性粒细胞性白血病细胞有一定的抑制作用。并证明其抑制率大于75%。对小鼠S180、艾氏腹水瘤、脑瘤有抑制作用，半枝莲水提物和醇提物均有明显的抗肺癌、胃癌、肠癌、肝癌、乳腺癌、绒毛膜上皮癌的活性，并证明10个黄酮有细胞毒作用。

2. 抑菌作用：对金黄色葡萄球菌、绿脓杆菌、痢疾杆菌、伤寒杆菌有抑菌作用。

3. 抗炎、解热、抗病毒作用：水煎剂有解热作用。汉黄芩素、黄芩苷和黄芩苷元有抗炎活性，半枝莲可抑制乙肝病毒。

4. 其他作用：有一定的利尿和保肝作用。

【临床报道】

用于热毒痈肿、咽喉疼痛，又用于咽喉肿痛、肺痈、乳痈、肠痈、吐血、衄血、黄疸、赤痢、血淋、肝炎、肾炎水肿、肝硬化、腹水、癌肿、瘰疬、痈疮肿毒、跌打损伤及毒蛇咬伤等。

曾被作为治癌中草药，用于肺癌、食道癌、胃癌、子宫颈癌等，应用时配白花蛇舌草，用治胃、肠道癌症；配白英，治肺癌；配鱼腥草，治肺癌；配泽泻、半边莲，治湿热、小便不利；配蚤休、紫花地丁治疮肿、毒蛇咬伤；配露蜂房、制马钱子治胃癌；配鳖甲、丹参治肝炎；配龙葵、紫草治恶性葡萄胎；配当归、赤芍治跌打损伤、瘀血肿痛。本品对血虚者不宜，孕妇慎服。

半枝莲与一枝黄花，均具清热解毒、消肿之功，但一枝黄花兼能疏风解毒，故二药合用内服时可治风热感冒，咽喉肿痛；捣烂外敷，同解蛇毒。半枝莲与半边莲均有清热解毒之功，但半枝莲长于散瘀止痛；半边莲胜于利水消肿。又半枝莲与鱼腥草比较，半枝莲长于解毒散瘀，鱼腥草长于解毒排脓。二药合用，治疗肺痈甚宜。如《浙江民间常用草药》记载治肺脓疡方，即用半枝莲与鱼腥草二味同煎服。

【附方】

［现代方］

1. 咽喉肿痛：半枝莲、马鞭草各24克，射干6克，食盐少许，水煎服。（《中国常用中草药》）

2. 肺癌：半枝莲、白英各30克，水煎服，或半枝莲、白花蛇舌草各30克，水煎服。

3. 肝炎，肝肿大：半枝莲、板蓝根、茵陈、垂盆草各30克，丹参15克，水煎服。（同上）

4. 肿瘤：半枝莲2份，山豆根、露蜂房、山慈姑各1份，共研细粉，丸如绿豆大，每服15丸，每天2～3次，饭后服。（同上）

5. 热毒疮疡：半枝莲30克，紫花地丁20克，金银花10克，野菊花15克，水煎服。

6. 肺脓疡：半枝莲30克，鱼腥草30克（后下），薏苡仁30克，桔梗5克，水煎服。

7. 恶性葡萄胎：半枝莲60克，龙葵30克，紫草15克，水煎，分2次服，每天1剂。（《全国中草药汇编》）

8. 急性阑尾炎：半枝莲50克，败酱50克，虎杖50克，红藤30克，水煎，分2次服。

9. 痈肿疔毒：半枝莲、蒲公英各30克，水煎服，另用鲜半枝莲捣烂敷患处，干则更换。（《安徽中草药》）

188. 半　　夏

【概述】

本品为天南星科植物半夏 Pinellia terinata (Thunb.) Breit. 的干燥块茎。又名三叶半夏。主产于四川、湖北、安徽、河南及贵州等地。夏秋二季采挖后洗净，除去外皮及须根，晒干即得。药材有：生半夏、清半夏、姜半夏、法半夏等。《本草纲目拾遗》载有仙半夏。性温，味辛，有毒。归脾、胃、肺经。功能燥湿化痰，降逆止呕，消痞散结。主治痰多咳喘，痰饮眩悸，风痰眩晕，痰厥头痛，呕吐反胃，胸脘痞闷，梅核气；生用外治痈肿痰核。清半夏用于化痰：姜半夏多用于降逆止呕；法半夏多用于燥湿健脾。竹沥半夏化痰清热；半夏曲：化痰消食。用法用量：内服 3～9 克，水煎服；外用适量，磨汁涂或研末以酒调敷患处。注意本品不宜与乌头类药材同用。

【成分】

半夏块茎含挥发油、胆碱、L-麻黄碱以及类似毒芹碱与烟碱药理相似的生物碱。含β-谷甾醇及其 D 葡萄糖苷。还含一些氨基酸、半夏蛋白及棕榈酸、硬脂酸、油酸、亚麻仁油酸、黏液质、半夏淀粉等。

【药理】

1. 镇咳祛痰作用：生半夏、姜半夏、姜浸半夏和明矾半夏的煎剂 0.6～1 克/千克灌胃，对 0.1%碘液注入猫右肋膜腔或电刺激喉上神经引起的咳嗽，均有明显的镇咳作用。生品及老法制品镇咳作用较弱。制半夏乙醇提取物有祛痰作用。生半夏则无明显作用。

2. 抑制腺体分泌作用：半夏煎剂灌胃，犬呼吸道分泌物未见增加，但对毛果芸香碱引起的唾液分泌有显著的抑制作用。

3. 止吐作用：加热炮制或加明矾、姜汁炮制的半夏，对去水吗啡、洋地黄、硫酸铜引起的呕吐止吐，被认为系抑制呕吐中枢而出现镇吐作用。与上相反，生半夏和低温处理的半夏流浸膏口服，反而有催吐作用。生半夏粉 120℃熔 2～3 小时，仍有镇吐作用，催吐作用消失，说明镇吐成分耐热，而催吐成分不耐热。生半夏和掌叶半夏对家鸽的催吐作用以后者为强。

4. 对心血管的作用：20%乙醇提取的半夏浸膏液静脉注射，对麻醉犬、猫、兔有短暂降压作用，肌肉注射对血压无影响，半夏浸膏对离体蛙心和恶心有抑制作用。

5. 其他作用：① 姜半夏，盐酸和乙醇提取液，对大鼠实验性矽肺有抑制发展作用。② 半夏蛋白 30 克/千克对小鼠有明显抗早孕作用。③ 生半夏、姜半夏、法半夏的水煎液对受孕小鼠连续腹腔注射有致畸作用，提示治疗孕妇呕吐应予慎重。④ 掌叶半夏对稀醇或水浸出液对几种动物实验性肿瘤有抑制作用。其水溶液中的胡芦巴碱对小鼠肝癌(HCA)有明显抑制作用。⑤ 半夏煎剂可降低眼压。⑥ 半夏可使血中皮质酮升高。

6. 毒副作用：半夏浸膏小鼠腹腔内注射 LD_{50}为 325 毫克/千克；家兔每天灌服 0.5 克/只，连续 40 天，一般情况良好，体重增加。如剂量加倍，则致腹泻，半数兔死亡。又生半夏毒性最大，对黏膜有较大的刺激性，白矾处理则毒性减轻。

【临床报道】

临床常用于治疗胃肠功能紊乱，冠心病，眩晕，癫狂症，皮肤病。

半夏配橘皮，习称“二陈”，化痰湿之力增强，能健脾和胃，理气止呕；配茯苓，健脾利水，化痰宁心；配天麻，化痰熄风，治眩晕、头痛；配枇杷叶、祛痰定神。

【附方】

［古代方］

1. 寒热中阻、胃气不和、心下痞满，或干呕，肠鸣下利等症：半夏12克，黄芩、干姜、人参、甘草(炙)各9克，黄连3克，大枣12枚，擘，以水1升，煮取600毫升，去渣，再煎取300毫升，分2次温服。(《伤寒论》半夏泻心汤)

2. 胃中有寒，干呕吐逆：半夏，干姜各等份，研为粗末，每次3克，加水300毫升，煮取210毫升顿服。(《金匮要略》半夏干姜散)

3. 妊娠气血两虚，痰饮内停，胃气不和，致患恶阻、肢节烦痛、胸膈痰逆、呕吐恶心等症：半夏12克，茯苓、干地各6克，橘皮、人参、芍药、旋覆花、川芎、桔梗、甘草各9克，细辛3克，生姜12克吹咀，以水400毫升，煮取320毫升，分2次服。(《千金方》半夏茯苓汤)

4. 上焦冷气、噫醋吞酸、吐沫呕逆、不思饮食：半夏、丁香、炮姜。(《圣济总录》半夏丸)

5. 湿热下注、小便白浊：半夏、猪苓。(《丹溪心法》半夏丸)

6. 一切癣：半夏60克，捣箩为散，以陈酱汁调和如糊，涂抹患处，每天2～3次。(《圣济总录》半夏散)

7. 心腹痃癖冷气及年高风秘、冷秘或寒湿泄泻等：半夏汤浸7次，焙干为细末，硫黄研令极细，各等份以生姜自然汁同熬，入干蒸饼末，搅和匀，入臼内杵数百下，丸如梧子大，每服15～20丸，空腹用温酒或生姜汤下；妇人醋汤下。(《和剂局方》半硫丸)

8. 痰气郁结，咽中如有炙脔，咯吐不出，胸胁满闷；或湿痰咳嗽，或呕吐：半夏6克，厚朴10克，茯苓12克，苏叶6克，生姜15克，水煎，分4次服，日三夜一。(《金匮要略》半夏厚朴汤)

9. 胃中有寒之哕逆：生姜15克，切，半夏洗10克，用水400毫升，煎至320毫升，去滓，分2次分服。(《类证活人书》半夏生姜汤)

10. 脾胃气虚，痰涎内停，虚风上搅，以致头旋眼黑、恶心烦闷、气促上喘、心神不安、目不敢开、头痛如裂、身重如山、四肢厥冷、不能安睡：半夏(制)4.5克，白术(炒)6克，天麻4.5克，锉碎，加生姜3片，用水400毫升，煎至320毫升，食后温服。(《古今医鉴》半夏白术天麻汤)

［现代方］

1. 病毒性心肌炎：半夏18克，生姜24克，茯苓12克，水煎服，每天1剂。[上海中医药杂药志，1983，(9)：21]

2. 食管贲门癌梗阻(鲜半夏丸)：取鲜半夏剥去外皮，捣成糊状制成丸，每次用2克，置舌根部咽下，每天服3～4次。[新中医，1988，(11)：17]

3. 钩端螺旋体病脑动脉炎：半夏、茯苓、胆南星、僵蚕各9克，黄芪12克，当归尾9克，赤芍9克，川芎6克，地龙9克，桃仁9克，红花9克，水煎服。(《中国中医秘方大全》二五汤)

4. 囊虫病：姜半夏30克，陈皮30克，茯苓40克，白芥子40克，薏苡仁50克，雷丸30克，共研细末，过100目细筛，备用。每次15克，口服，每天2次，亦可制成水丸或蜜丸，每次15克，每天2次，30天为1个疗程，可续服1～6个疗程。(《中国中医秘方大全》囊虫散)

5. 扁平疣：生半夏斑蝥各等份，共研极细末，用10%稀盐酸调成糊状备用。治疗前先将扁平疣消毒，然后用消毒的小梅花针刺打疣的顶端，待微微出血，将药糊涂于顶端。涂后稍有烧灼感，继而干燥结痂。[河南中医，1983，(3)：12]

6. 神经性皮炎(半斑散)：生半夏斑蝥、白狼毒各等份。共研极细末，适量米醋调成糊状，涂擦患处。敷药后局部有刺激感遂起水疱，24小时左右水疱消失，继而结痂。[中西医结合杂志，1984，(8)：13]

7. 顽固性溃疡(疮疡散)：生半夏10

克，樟脑3克，麝香600毫克，血竭、冰片各3克，珍珠1克，上药共为细末，过120目筛，经高压消毒备用。[新中医，1988，(4)：23]

8. 癫狂：半夏、厚朴、茯苓各10克，苏梗7克，珍珠母30克，合欢皮10克，九节菖蒲10克，淡竹叶5克，莲子芯10克，水煎服，每天1剂。[江西中医药，1989，(4)：38]

9. 宫颈糜烂：生半夏洗净晒干，研粉过筛备用。用时以消毒棉球蘸药粉贴于创面，24小时后取出。每周上药1～2次，8次为1个疗程。[新医药学杂志，1977，(3)：33]

10. 郁热口疳（半夏散）：制半夏16克，桂枝、炙甘草各12克，共研粉末，分成2天量，水煎10余分钟，去滓，每天服3次。[辽宁中医杂志，1989，(4)：15]

11. 创伤出血：生半夏3克研细末，敷伤处。(《中国民间小单方》)

12. 外伤性出血：生半夏、乌贼骨等份研细末，撒患处。(《单方验方新医疗法选编》)

13. 疮疡肿毒：生半夏末适量，用蛋清调涂患处。(《全国中草药汇编》)

14. 鸡眼：半夏研末敷于患部。用药前先洗净患部，消毒后用手术刀削去鸡眼的角化组织，呈一凹面，然后放入半夏末，外贴胶布。[中级医刊，1965，(7)：6]

15. 湿痰咳嗽、痰多色白、胸膈胀满、头眩心悸：法半夏、陈皮各9克，茯苓6克，甘草3克，生姜5片，乌梅1枚，水煎服。(《中国常用中草药》)

189. 丝　瓜

【概述】

本品为葫芦科植物丝瓜 Luffa cylindrica (L.) Roem 或粤丝瓜 Luffa acutangula Roxb 的鲜嫩果实；或霜后干枯的老熟果实。又名天罗瓜、天吊瓜、水瓜等。性凉，味甘。归肝、胃、大肠经。功能清热化痰，凉血解毒，抗过敏。用于病毒性感染，过敏性疾患，炎症，免疫功能低下，体虚乏力等。本品的干燥成熟果实的维管束称为丝瓜络。于夏、秋二季果实成熟、果皮变黄、内部干枯时采摘，除去外皮及果肉，洗净，晒干，除去种子。丝瓜络由丝状维管束交织而成，多呈长棱形或长圆筒形。略弯曲，体轻，质韧，有弹性，不能折断。气微，味淡。丝瓜络味甘，性平。归肺、胃、肝经。功能通络，活血，祛风。用于痹痛拘挛，胸胁胀痛，乳汁不通。用法用量：4.5～9克，水煎服。

【成分】

主要含9个皂苷、并含丝瓜苦味质(Luffein)、多量黏液质与微量瓜氨酸(Citrulline)等成分。粤丝瓜全植物有杀昆虫作用。果实对鱼毒性很大，未发现有鱼藤酮(Rotenone)，但含有氢氰酸。另含皂苷元、齐墩果叶酸、丝石竹皂苷元及丝石竹皂苷元内酯、维生素B和维生素C等。

【药理】

1. 抗过敏作用：丝瓜组织培养细胞中的特异成分泄根酸BA[BA平面结构与甘草次酸(GA)类似]，具有与GA几乎相同的抗过敏作用。

2. 抗炎作用：BA能抑制由组胺、血清素或舒缓激肽引起的小鼠足趾浮肿，作用比GA强10倍以上，且毒性低。丝瓜组织培养细胞可成为很有希望的天然药物的来源。

3. 抗病毒作用：丝瓜芽提取物和丝瓜提取物均有显著抗乙型脑炎病毒感染作用。在感染病毒前腹腔注射丝瓜提取物时，有很明显的预防作用，感染病毒3.5天后注射，其保护率较低。说明本品对乙型脑炎病毒无直接灭活作用。

4. 抗癌作用：丝瓜中所含维生素A、

C可抑制和延缓上皮细胞癌变,可抑制体内的亚硝胺的合成。有一定抗癌作用,对脂肪肉瘤有辅助治疗的作用。

5. 抗菌作用：对常见皮肤细菌感染有抑菌作用。

6. 抗风湿作用：丝瓜络对风湿性关节炎有促进红肿消退,炎症吸收而止痛。

7. 对肝脏的作用：所含齐墩果叶酸对大鼠肝脏由 CCl_4 引起的急性损伤有治疗作用,能减轻肝细胞浆空心变性、疏松变性、肝细胞坏死及小叶变性反应。

8. 其他作用：丝瓜皂苷能促进幼龄小鼠的生长,对小鼠遭受高温、缺氧、疲劳和核辐射损伤均有保护作用;还能增加小鼠腹腔巨噬细胞吞噬功能和促进小鼠溶血素的形成。毒性齐墩果叶酸 Po 120 毫克/千克未见明显的毒性及副的反应,动物灌胃临床剂量的100倍,连服10天,镜检脑、心、肝等11种器官未见明显损害,表明毒性低,使用安全。本品对组织培养细胞、小白鼠、家兔未见有明显的毒性。

【临床报道】

用于治疗热病烦渴、肠风痔漏、崩带血淋,煎汤口服;又治风火牙痛,干品烧存性研末敷。

【附方】

［古代方］

1. 痔漏脱肛：丝瓜烧灰、多年石灰、雄黄各15克,为末,以猪胆、鸡子清及香油和调贴之,收上乃止。(《孙天仁集效方》)

2. 血崩：棕榈(烧灰)、丝瓜、上各等份,为细末,空心酒调下。(《奇效良方》)

3. 风热腮肿：丝瓜烧存性研末,水调搽之。(《本草纲目》)

4. 痈疽不敛、疮口太深：丝瓜捣汁频抹之。(《仁斋直指方》)

5. 经脉不通：干丝瓜1个为末,用白鸽血调成饼,晒干,研末,每服6克,空心酒下,先服四物汤3剂。(《海上名方》)

［现代方］

1. 乳腺癌肿块坚硬：赤芍9克,白术9克,䗪虫9克,川楝子9克,当归12克,橘核12克,川断12克,丝瓜络15克,白薇15克,丹参15克,柴胡6克,生牡蛎30克,隔天1剂,水煎分2次温服。

2. 脂肪瘤：夏枯草15克,海藻15克,昆布30克,生牡蛎15克,桑枝15克,橘核12克,天花粉12克,天葵子12克,桃仁12克,赤芍12克,丹参12克,丝瓜络12克,川芎9克,甲球9克,黄药子6克,白芍子6克,每天1剂,水煎,分2次温服。

3. 血管瘤：桃仁、赤芍、皂刺、丝瓜络、青皮各6克,红花3克,桂枝5克,云苓、牡丹皮、昆布各10克,水煎服。

4. 甲状腺瘤：丝瓜络、夏枯草各30克,甘草10克,每天1剂,水煎,早晚分服,1个月为1个疗程。

5. 鼻咽癌：生地15克,牡丹皮10克,石上柏30克,山豆根10克,钩藤15克,全蝎3克,夏枯草15克,丝瓜络10克,虎杖30克,僵蚕10克,鸡血藤30克,苍耳子10克,水煎服,每天1剂。(以上《实用抗癌验方10 000首》)

【备注】

丝瓜叶：含皂苷。治暑热烦渴、咽炎、咳嗽等。方如丝瓜白梅方：主治中暑霍乱。丝瓜叶1片,白霜梅1枚,上同研极烂,新汲水调服。(《医学从众录》卷六)

190. 丝 瓜 络

【概述】

本品为葫芦科植物丝瓜 Luffa cylindrica (L.) Roem 的干燥成熟果实的维管束(果络)。又名天萝筋《脉因证治》、丝瓜网《医林纂要·药性》、丝瓜壳《分类草药性》、瓜络絮瓜瓤《广州植物志》、天罗线《药材资料汇编》、丝瓜筋《江苏省植物药材志》、丝瓜瓤《河北药材》、千层楼《湖南药物志》、丝瓜布《四川常用中草药》等。丝瓜络主产于江苏、浙江等地，全国大部分地区也产。性平，味甘。归肺、胃、肝经。功能通络，活血，祛风。用于痹痛拘挛，胸胁胀痛，肺热痰咳，乳汁不通及疮肿等证。用法用量：4.5～9克煎汤内服；外用适量。

【成分】

本品含木聚糖、甘露聚糖、半乳聚糖等。

【药理】

1. 镇咳、祛痰、平喘作用：经 SO_2 或氨水引咳法实验证明，小鼠口服和腹腔注射丝瓜络水煎剂、鲜汁均有一定的镇咳作用。煎剂对豚鼠组胺性哮喘有一定的预防作用。

2. 抑菌作用：本品煎剂和乙醇浸剂对甲型链球菌、乙型链球菌和肺炎链球菌均有抑制作用，对后者的抑制作用较强。

3. 抗炎、镇痛作用：丝瓜络水煎液对角叉菜胶性足肿胀和棉球肉芽肿有明显抑制作用。

4. 镇静作用：水煎剂小鼠腹腔注射对戊巴比妥钠阈下催眠剂量有明显协同作用。

【临床报道】

治疗风湿痹痛、关节不利、胸胁疼痛、妇女经闭、乳痈肿痛、小便不利、水肿。又：炒炭研末服，治疗赤痢、便血、血崩。

【附方】

［现代方］

1. 腰痛：丝瓜络切碎，焙焦黄，研粉。每天1条，分2次用酒少许冲服。

2. 甲状腺瘤：丝瓜络30克，夏枯草30克，甘草10克。每天1剂，水煎2次，早晚分服。1个月为1个疗程，共需2～3个疗程。(《中国中医秘方大全》)

3. 胸痹及心气痛：丝瓜络15克，橘络3克，丹参10克，薤白12克，水煎服。(《四川中药志》)

【附】

1. 丝瓜花：主治肺热咳嗽、气促喘急、咽喉疼痛、疔疮肿毒、外伤出血，如肺热咳嗽，用丝瓜花6克，加蜂蜜前服。(《滇南本草》)

2. 丝瓜叶：主治暑热烦渴、百日咳、咽喉炎、痈肿、疔疮、带状疱疹、烧烫伤等。如中暑高热神昏，用鲜丝瓜叶60克，升麻3克，滑石30克，煎汤代茶频饮。(《河南省秘验单方集锦》)

3. 丝瓜子：主治肺热咳嗽、痰多黄稠、肢面浮肿、肠风、便秘、痔漏等。如咳嗽、痰多而稠，用丝瓜子6克水煎服。(《青岛中草药手册》)

4. 丝瓜皮：主治金疮、疔疮、坐板疮，如治疗坐板疮，用丝瓜皮焙干研末，外用适量，烧酒调搽之。(《摄生众妙方》)

六　画

191. 地丁(苦地丁与甜地丁)

【概述】

紫花地丁为堇菜科植物紫花地丁 Viola yedoensis Makino 的干燥全草。苦地丁为罂粟科植物地丁草 Corydalis bungeana Turcz. 的干燥全草。甜地丁为豆科植物米口袋 Gueldens-taedtia multiflora Bge 及其同属数种植物的干燥带根全草。《辽宁植物志》以豆科米口袋 Gueldenstaedtca verna (Georgi) Boriss 为地丁，或称大根地丁。《东北药用植物志》称东北地区以豆科植物米口袋 Amblytropis multiflora(Bunge) Kitag. 作地丁。黑龙江以同属植物“少花米口袋”A. panciflora Kitag. 为地丁，辽西一带则以罂粟科植物桃花紫堇 Corydalis lungeana Turcz. 作地丁。紫花地丁与米口袋的区别，又见《江苏中药名实考》、《中国主要植物图说——豆科》、《江苏省植物药材志》。

此处分述苦地丁与甜地丁。紫花地丁另有专条。

苦地丁

本品为罂粟科植物地丁草(地丁紫堇) Corydalis bungeana Turcz. 的干燥带根全草。为多年生草本，又名地丁草、小鸡菜等。生于山沟、溪旁、杂草丛、田边，产于甘肃、陕西、内蒙古、山西、山东、河北、辽宁等地。多为栽培。性寒，味苦。归心、肝经。功能清热，凉血消肿，消炎。用于治疗：① 痈疽发背，疔疮，肿毒，风热感冒，支气管炎，肠炎及其他化脓性感染。用法用量：煎服或捣敷患处；烫伤：研末菜油调敷。② 流行性感冒，支气管炎，急性传染性肝炎，肠炎，痢疾，肾盂肾炎，眼结膜炎，水痘等。用法用量：9～15 克(鲜品 30～60 克)，煎服。

【成分】

含苦地丁甲素、乙素、丙素、丁素等多种生物碱、紫堇灵(Corynoline)、乙酰紫堇灵、四氢黄连碱、普罗托品、香豆素或内酯、甾体皂苷、酚性物质、中性树脂、挥发油等。

【药理】

1. 抗菌作用：苦地丁注射液体外对链球菌、肺炎链球菌、金黄色葡萄球菌及痢疾杆菌、大肠杆菌以及皮肤真菌有抗菌作用。

2. 抗病毒作用：对单纯性疱疹病毒、副流感仙台株也有抑制作用。

3. 抑制心脏作用：注射液对离体蛙心有抑制作用。

【临床报道】

治疗疮疖、痈肿：特别适用于头面和背部的疖肿。常配蒲公英、野菊花、金银花等。

【附方】

［古代方］

恶疮肿痛：地丁、当归、大黄、赤芍、金银花各 9 克，甘草 4.5 克，水煎去滓，温服。(《简明医彀》地丁散)

［现代方］

1. 疔疮初起，红肿灼热、热毒渐炽、疼痛加剧：地丁 9 克，野菊花 9 克，金银

花9克，连翘9克，黑山栀9克，半枝莲9克，蒲公英15克，草河车9克，生甘草6克，水煎服。(《朱仁康临床经验集》地丁饮)

2. 脓疱疮：地丁31克，连翘12克，蒲公英31克，黄柏9克，黄芩9克，生薏苡仁12克，苍术12克，水煎服，去滓。(《中医皮肤病学简编》地丁汤)

甜地丁

本品为豆科植物米口袋 Gueldenstaedtia multiflora Bge. 的干燥根或带根全草，野生，产于华北、东北、中南各地，主产于江苏、山东等地。以根条粗壮叶绿色者为佳。《药典》(一部1985年版)载入。野生于山坡、草地、路旁。多年生草本，性寒，味苦、辛。功能清热解毒，消痈肿。用治疔疮痈肿，外耳道疖肿，阑尾炎。用法用量：9～15克，水煎服。

【成分】

含多种黄酮：芹菜素、4′-7-二羟基黄酮、槲皮素-3-β-D-葡萄糖苷、芹菜素-7-β-D-葡萄糖苷以及大豆皂醇B、E，谷甾醇等。

【临床报道】

清热解毒。参见“苦地丁”。

【附方】

参见“苦地丁”。

【备注】

甜地丁以根条粗壮、叶灰绿色者为佳。山东、湖南、湖北等地有些地区只用根不用地上部分。

192. 地　龙

【概述】

本品为巨蚓科动物参环毛蚓 Pheretima aspergillum (Perrier)或缟蚯蚓 Allolobophora caliginosa (Savigny) trapezoides (Ant. Duges)的干燥体。前者习称广地龙，后者习称土地龙。性寒，味咸。归肝、脾、膀胱经。功能清热定惊，通络，平喘，利尿。主治高热神昏，惊痫抽搐，关节痹痛，肢体麻木，半身不遂，肺热喘咳，尿少水肿；高血压症。一般用量：4.5～9克。

【成分】

地龙成分较为复杂。含地龙解热碱、花生四烯、醇酸次黄嘌呤、琥珀酸、五烯醇酸、蚯蚓毒素、多种氨基酸以及黄嘌呤、腺嘌呤、鸟嘌呤、胆碱、磷脂、胆固醇及脂肪酸类等。

【药理】

1. 解热作用：地龙的水溶性提取物含退热成分蚯蚓解热碱，对实验发热家兔有良好解热作用。此外，所含四烯醇酸、五烯醇酸、琥珀酸也有降低体温作用。解热机制可能主要是通过体温中枢，使散热增加，体温降低。

2. 镇静作用：地龙热水浸液、醇提取液对小鼠及兔均有镇静作用；对戊四氮及咖啡因造成的实验性惊厥及电惊厥，均有抗惊厥作用。对士的宁引起的惊厥无效。地龙含有琥珀酸，而琥珀酸有中枢抑制作用，文献中已报道可以对抗高压纯氧引起的惊厥，并使化学药物引起的惊厥出现时间延迟。地龙含谷氨酸，而谷氨酸钠可用于血氨增高所致的肝性昏迷和癫痫。

3. 平喘作用：广地龙中一种含氮成分“次黄嘌呤”，对大鼠及兔肺灌流，证明其扩张支气管作用。并能对抗组胺及毛果芸香碱引起的支气管收缩显示平喘作用。从广地龙抗组胺作用明显的水溶酸性部分分离到的琥珀酸，显示宽胸祛痰作用。

4. 降压作用：地龙热水浸剂及醇提液，对麻醉犬、大鼠及肾型高血压大鼠，注射或灌胃，均有明显的降低血压作用。广地龙1号液对麻醉兔、大鼠静脉注射时，急剧降压，甚至死亡。死亡可能由于粗提物众多复杂成分及剂量过大所致。对心律失常，有对抗作用。

5. 利尿作用：地龙含有的琥珀酸，虽表现一定的利尿作用，但对《本草纲目》记载的"大人、小儿小便不通"的效果，可能还与退热后生理性利尿有关。

6. 其他作用：地龙兴奋子宫、肠管及血管等平滑肌，可使子宫收缩、肠管紧张、血管收缩。孕妇用药应予注意。血管收缩是地龙液的直接作用，但因其中枢性的扩血管作用，则可对消部分血管收缩的不利因素，故仍适用于高血压症的治疗。又所含蚯蚓素虽有溶血作用，但口服时影响甚小。地龙冻干粉成分和由尿激酶作用形成的纤溶酶能增强体内纤溶活性，有溶栓和抗血凝作用。还有促进骨折愈合作用以及调节免疫作用。

7. 毒副作用：本草记载地龙有小毒，通过急性和亚急性毒性试验表明广地龙毒性极小。但复方地龙注射可引起过敏反应，以尽可能口服煎剂为宜。

【临床报道】

1. 治疗支气管哮喘：对于痰鸣喘息、难以平卧之证得到缓解。单服或配伍麻黄、杏仁等同用。作用缓和持久。反复应用，无耐药性。因地龙有降压作用，故对慢性气管炎及支气管哮喘兼患高血压者，甚宜。对兼有高血压症者，不可配伍麻黄；可改与天竺黄、胡颓子同用。

2. 治疗痹证：关节红肿热痛，屈伸不利，常与桑枝、络石藤、赤芍等同用；对中风患者，手脚活动障碍、大小便不畅，可与丹参、磁石、鸡血藤、羌独活等同用；中风后瘫痪者，可与黄芪、桃仁、红花、当归等同用。

3. 治疗急性腰背损伤性疼痛：可与当归尾、桃仁、肉桂等同用。

对脉虚而便溏者，慎用地龙。

地龙与僵蚕均有清热熄风之功，但地龙咸寒降泄，清热定惊熄风的作用较强，宜用于热盛动风，壮热发惊，且能平喘、利水、通络；而僵蚕咸辛平，偏于祛风泄热，化痰镇痉，又能消肿、散结、软坚。地龙镇惊之力不及全蝎、蜈蚣。

【附方】

［古代方］

1. 半身不遂：地龙、黄芪、当归尾、赤芍、川芎、桃仁、红花等。（《医林改错》补阳还五汤）

2. 风湿痹证，肢体疼痛、麻木拘挛：地龙、川乌、草乌、天南星、乳香、没药。（《和剂局方》小活络丹）

3. 缠喉风：活地龙5条，白梅肉2个，朴硝5克，同研成膏，含化。（《普济方》地龙膏）

［现代方］

1. 中风后半身不遂：地龙9克，全蝎6克，赤芍12克，红花9克，牛膝12克，水煎服。

2. 癫痫：干地龙3～6克，水煎服。［河北医药，1983，15(3)：48］

3. 骨质增生：活地龙数条，加白糖使其溶化成黏液，涂敷患处，覆以白纸，再包白布，用烙铁加温熨烫，直至烫干为度，每天2次。

4. 乙型脑炎后遗症：鲜地龙（淡红色者佳，绿色蜷曲者不可用）100～200克，洗净，加开水炖汤服，每天1剂，30天为1个疗程。

【备注】《北京市中药成方选集》小活络丹处方，与《局方》略有不同。

193. 地 肤 子

【概述】

本品为藜科植物地肤 Kochia scoparia (L.) Schrad. 的干燥成熟果实。主产于河南、河北、山东、江苏等地。但在东北和陕西等地的同属植物碱地肤 K. siversiana (Pall.) C. A. Mey. 华东及湖南、湖北、江西产同科植物藜 Chenopodium album L.，四川、云贵产的豆科植物草木樨 Melilotus suaveolens Ledeb. 等的果实均在当地作地肤子用，应予注意区分。以身干、色灰绿、个饱满、不含杂质者为佳。性寒，味辛、苦。归肾、膀胱经。功能清热利湿，祛风止痒。主治小便涩痛，阴痒带下，风疹湿疹，皮肤瘙痒等症。用法用量：9～15 克，水煎服；外用适量，煎汤熏洗。

【成分】

地肤子含有蜕皮甾醇类（Ecdysteroid），20-羟基脱皮素，5，20-二羟基蜕皮素，20-羟基-24-亚甲基蜕皮素，还含有氮、磷、钾、钙、镁、铁和锰等元素。种子中含有三萜皂苷、黄酮类和脂溶性成分等。

【药理】

1. 抑菌作用：1∶3 水浸剂体内试验对许兰黄癣菌、奥杜盎小芽孢癣菌、铁锈色小芽孢癣菌、羊毛状小芽孢癣菌、星形奴卡菌等皮肤真菌，具有不同程度的抑菌作用。

2. 利尿作用：家兔用地肤子煎剂 2 克/千克灌胃，6 小时发现尿中氯化物增加 127.1%以上，但尿总量无变化。筛选实验结果，可见地肤子对大鼠尿量及尿钠排出均有影响。

另外，还有抑制迟发型超敏反应的作用。

【临床报道】

地肤子曾用于以下疾病：① 地肤子洗剂治疗荨麻疹，地肤子汤治疗顽固性皮肤瘙痒，药物皮炎。② 治疗多形性红斑。③ 治疗玫瑰糠疹。④ 治疗急性肾炎。⑤ 治疗急性乳腺炎。⑥ 治疗头痛。⑦ 地肤子汤加减治疗尿石等。

本品性寒，凡脾胃虚寒者忌服。配黄芩，增强清热止痢之功；配生地，治风热赤眼；配白鲜皮，除湿止痒疗效增强。古人虽谓地肤子其益精强阳之功，入肾经，阳起石亦入肾经能温肾壮阳，二药配伍，如李时珍所谓："地肤子与阳起石同服，治丈夫阳痿不起，补气益力"，但如无湿邪，则不宜用。

【附方】

［古代方］

1. 肝虚目昏：地肤子配生地或地肤子配地榆、黄芩治血痢不止。（《和剂局方》地肤子散）

2. 热淋，小便短赤等：地肤子、猪苓、通草（即今之木通）、知母、黄柏、瞿麦、枳实、冬葵子各 6 克，甘草梢 3 克，水煎服。功能利尿除湿。（《济生方》地肤子汤）

3. 妊娠子淋、小便频数：地肤子、大黄各 9 克，知母、黄芩、茯苓、芍药、通草、升麻、枳实、炙甘草各 6 克，清热利湿通淋。（《外台秘要》地肤大黄汤）

4. 青盲不见物：地肤子（炒）、白蒺藜（炒去刺）、青葙子、茺蔚子、菟丝子（酒浸 1 宿生用）、草决明、车前（酒浸，炒）各 60 克，大黄（炒）、萤虫（去足）、细辛、黄连各 30 克，上为末，炼蜜为丸，如梧子大，每服 20 丸，温酒送服。（《眼科全书》地肤丸）

5. 小儿积热、小便不通：地肤子、瞿麦、冬葵子、知母、黄芩、川州麻、木通（锉）、川大黄（微炒）、猪苓（去黑皮）各 15 克，上为粗散，每服 3 克，加水 200 毫升煎至 120 毫升，去滓服。（《普济方》地肤子汤）

6. 阴份虚损，血亏不能濡润致小便不利：地肤子配熟地黄、生龟版、生白芍。(《医学衷中参西录》济阳汤)

[现代方]

1. 膀胱湿热，小便涩痛：地肤子 12 克，黄柏、猪苓、瞿麦各9克，木通、甘草各 6 克，水煎服。(《中国常用中草药》)

2. 妇女外阴瘙痒：地肤子、蛇床子、花椒各 15 克，白矾、苦参各 30 克，水煎洗患处。(《中国常用中草药》)

3. 湿疹，疥癣，皮肤瘙痒：地肤子 12 克，白鲜皮、荆芥、白芍、当归、乌梢蛇各 9 克，薏苡仁 20 克，水煎服。(《中国常用中草药》)

194. 地骨皮

【概述】

本品为茄科植物枸杞 Lycium chinense Mill 或宁夏枸杞 Lycium barbarum L. 的干燥根皮。除去杂质及残余木心，洗净，晒干而成。枸杞多野生，河北、河南、山西、江苏、浙江均产；宁夏枸杞主产宁夏、甘肃。以块大、无木心者为良。宜置通风干燥处保存。性寒、凉，味甘。归肺、肝、肾经。功能凉血除蒸，清肺降火。主治阴虚潮热，骨蒸盗汗，肺热咳嗽，咯血，衄血，内热消渴等证。用法用量：一般生用，每用9～15 克，水煎服；外用煎剂含嗽，淋洗。

【成分】

地骨皮含桂皮酸，高量酚类物质及皂苷。并含甜菜碱(Betaine)、β-谷甾醇、苦柯胺 A、蜂花酸及亚油酸等。

【药理】

1. 解热作用：水或乙醇提取物给人工发热家兔灌服或注射，均有解热作用。

2. 降脂作用：地骨皮浸膏给家兔灌服，可降低实验动物喂饲胆固醇引起的血脂升高。

3. 降压作用：地骨皮甲醇提取物给大鼠静脉注射出现明显的降压作用，降压的活性成分为苦柯胺 A(Kukoamine A)，大鼠静脉注射此成分 5 毫克/千克即呈明显的降压作用。

4. 降糖作用：家兔皮下注射地骨皮浸膏 6 克/千克可使血糖下降。灌服地骨皮煎剂也可使血糖下降，于 4.5 小时降低最显著，并能维持 4 小时以上。但对注射肾上腺素所致高血糖，无明显拮抗作用。

5. 抑菌作用：煎剂对金黄色葡萄球菌、伤寒杆菌、甲型副伤寒杆菌、福氏痢疾杆菌均有抑制作用。

6. 其他作用：对家兔、大小鼠离体子宫呈兴奋作用。

7. 毒副作用：地骨皮生药毒性很小，但注射液应用，应当谨慎，又因其性寒凉，故脾胃虚寒者忌用。犬灌服 120 克/千克或腹腔注射 30 克/千克迅即出现呕吐、四肢蜷伏，于 2～3 天后恢复。小鼠灌服 100%注射剂，相当生药2 626 克/千克以上，未见死亡。

【临床报道】

地骨皮常用于：① 高血压病：用地骨皮水煎 60 克，第 2 天复煎，用药 10～30 天。② 糖尿病。③ 骨蒸劳热：地骨皮 45 克泡茶饮用。④ 牙龈出血，用地骨皮、大黄炭煎液，加醋 1/3 量，含嗽，每天3～5次。⑤ 鼻出血：地骨皮 50 克泡茶饮。咯血：地骨皮 50克泡茶饮。

地骨皮与牡丹皮的区分，按黄宫绣所说："地骨皮，虽与丹皮为同治骨蒸之剂，但丹皮味辛，能治无汗骨蒸；此属味甘，能治有汗骨蒸。"又与白薇相比皆可退虚热，可用于阴虚劳热、低热，但地骨为凉血清热于内，而白薇则透达虚热由里而外。

本品对外感风寒发热者及脾虚泄泻者不宜用。

【附方】

［古代方］

1. 虚劳骨蒸潮热：地骨皮、知母、鳖甲、柴胡、秦艽、贝母、当归各等份为粗末，每次 6 克，加乌梅粉同煎。(《圣济总录》地骨皮汤)

2. 髓黄、四肢无力、身体赤黄、肌肉抖动、两脚酸胀等：地骨皮、柴胡、羚羊角屑各 30 克，人参 60 克，生地黄汁 30 毫升，炙甘草 30 克。(《太平圣惠方》地骨皮散)

3. 耳聋，流脓水不止、外渗：地骨皮 15 克，五倍子 0.3 克。(《圣济总录》地骨皮散)

4. 阳毒火炽，浑身壮热、心烦口渴：地骨皮、茯苓各 15 克，柴胡、黄芩、生地、知母各 30 克，石膏 60 克，羌活、麻黄各 22.5 克。(《丹溪心法》地骨皮散)

5. 肺热咳嗽，气急欲喘、皮肤蒸热：地骨皮、桑白皮各 30 克，甘草 3 克。(《小儿药证直诀》泻白散)

6. 阴虚内热，虚劳骨蒸：银柴胡 4.5 克，胡黄连、秦艽、鳖甲、地骨皮、青蒿、知母各 3 克，甘草 1.5 克。(《证治准绳》清骨热)

7. 消渴，日夜饮水不止，小便利：地骨皮(锉)、土瓜根(锉)、栝楼根(锉)、芦根(锉)各 45 克，麦冬(去心，焙)60 克，大枣(去核)7 枚，上药锉碎，每服12 克，用水250 毫升煎至 120 毫升，去滓温服，不拘时候。(《圣济总录》地骨皮饮)

［现代方］

1. 阴虚潮热：地骨皮 9 克，鳖甲 15 克，先煎，知母 9 克，银柴胡 9 克，太子参 9 克，黄芩 9 克，赤茯苓 12 克，水煎服。(《中国常用中草药》)

2. 肺热咳嗽：地骨皮 12 克，桑白皮、知母各 9 克，黄芩、甘草各 6 克，水煎服。

3. 骨蒸烦热、口渴：现代成药有地骨皮露(《新编中成药》)：为无色澄清露剂，用于每次口服 40～80 毫升，每天 2 次。(同上)

195. 地　黄

【概述】

本品为玄参科植物地黄 Rehmannia glutirosa Libosch. 的新鲜或干燥块根。前者称鲜地黄，干燥者称生地黄。以酒炖法(见《药典》)炖至酒吸尽，切片干燥者，称酒熟地黄；生地黄以蒸法蒸至黑润，切片干燥者，称蒸熟地黄。二者统称熟地黄。① 鲜地黄：性寒，味甘、苦。入心、肝、肾经。功能清热生津，凉血、止血。主治热风伤阴，舌绛烦渴，发斑发疹，吐血，衄血，咽喉肿痛。一般用量：12～30 克。② 生地黄：性寒，味甘。入心、肝、肾经。功能清热凉血，养阴生津。主治热病舌绛烦渴，阴虚内热，骨蒸劳热，内热消渴，吐血、衄血，发斑发疹。③ 熟地黄：性微温，味甘。归肝、肾经。功能滋阴补血，益精填髓。主治肝肾阴虚，腰膝酸软，骨蒸潮热，盗汗遗精，内热消渴，血虚萎黄，心悸怔忡，月经不调，崩漏下血，眩晕，耳鸣，须发早白。生地黄、熟地黄二者的一般用量，均为 9～15 克。

【成分】

鲜地黄的化学成分有梓醇、地黄素、生物碱、多种糖类、氨基酸及维生素 A 类物质等。地黄主含 β-谷甾醇、甘露醇与少量豆甾醇及微量菜油甾醇。据国外文献报道，怀庆地黄含樨草黄素(Luteolin)，Chrysoeriol，地黄皂苷甲、乙、丙、丁(Rehmannioside A，B，C，D)，梓醇(Catalpol)，蜜石皂苷(Melittoside)，单蜜石皂苷，二氢梓醇(Dihydrocatalpol)，Leonuride，以及桃叶珊瑚苷(Aucubin)，异桃叶珊瑚苷等。

【药理】

1. 降糖作用：地黄煎剂、浸剂或醇浸膏及六味地黄汤、八味地黄汤等，都有降低不同动物血糖的作用。

2. 强心作用：地黄醇浸膏中等剂量对离体蛙心有强心作用。低浓度可使血管收缩，高浓度则使之扩张。乙醇提出物及地黄炭均有促进血液凝固缩短出血时间的作用。

3. 对神经内分泌的调节作用：生地或与知母、甘草配合，均有抗地塞米松对垂体-肾上腺皮质系统的抑制作用，使血浆皮质醇浓度升高。12名正常人试验，也有类似现象。生地提取物可延缓肝细胞对皮质醇的分解代谢。地黄水煎液和醇浸剂，对大鼠实验性甲醛性关节炎有显著的抑制作用。煎剂对小鼠 CCl_4 中毒性肝炎有保护作用。此种抗炎和保肝作用原理，可能与生地用后皮质醇浓度升高有关。

4. 抗放射损伤作用：大鼠照射 ^{60}Co γ射线，总剂量600 r，应用生地黄注射液者，可使血小板减少程度减轻，回升速度显著地比对照组快。

5. 利尿作用：地黄浸膏给麻醉犬静脉注射，可见尿量增加。其成分梓醇也有利尿作用。六味地黄丸煎剂对肾型高血压大鼠，可明显降低血压，改善肾功能，减少死亡率。

6. 抗真菌作用：地黄水浸剂体外对须疮癣菌、石膏样及杜盎小芽孢癣菌等多种真菌的生长有抑制作用。临床采用间歇口服生地煎剂治疗湿疹、神经性皮炎等皮肤病，用量大到90克，疗效较好。

7. 毒副作用：地黄副作用小，不良反应可有腹泻、腹痛、头晕、疲乏、心悸等。对胃肠虚弱、气血虚弱之孕妇不宜应用。

【临床报道】

生地黄滋阴凉血，主要用于温热性疾病和阴虚内热。症见舌绛、口渴、便秘、睡眠不宁及阴虚喉痛、阴虚火旺所致的大便干结等。根据药理研究的皮质醇升高和抗炎作用，可对上述疗效得到一些理解。其确切疗效原理，尚待进一步研究。

鲜生地与生地黄(干地黄)性均甘苦而寒，但鲜者大寒偏于清热凉血，对急性热性病血热妄行及三消烦渴者，用鲜地黄，量要大。干者微寒，偏于滋阴降火，对慢性病阴虚火旺者，用生地黄，用一般剂量。又生地与熟地不同。生地滋阴凉血，而熟地是滋阴养血，温补肝肾，适宜用于肾阴不足、腰酸腿软、耳鸣目眩、肝血不足、阴虚咳嗽、月经不调、崩漏、消渴等证。

生地与知母石膏均治热病烦渴，但生地善治热在血分，舌质红绛者；知母石膏治在气分，舌质红者。

【附方】

[古代方]

1. 痨瘵阴虚，潮热骨蒸：鲜地黄汁5升，杞子250克，天冬180克，麦冬180克，知母、地骨皮各90克，归身500克，芍药250克，莲肉120克，川芎、丹参各60克，人参、丹皮各30克。

2. 生(干)地黄配方有：① 犀角地黄汤(《千金要方》，即《外台秘要》芍药地黄汤)：生地、芍药、牡丹皮、犀角，治热盛动血、吐血、衄血、尿血、便血、发热、大便黑者；热扰心营，神昏谵语，斑色紫黑，舌绛起刺者。② 地黄散(《千金要方》)：生地、蒲黄、芍药、黄芩、竹茹等，治血热妄行，口鼻出血，心中烦热者。③ 地黄煎(《仁斋直指》)：生地、鹿角胶，治肺虚吐血，嗽血。④ 地黄饮子(《易简方》)：生地、黄芪、二冬、石斛、人参等，治消渴、口燥咽干、小便频数。⑤ 地黄煎丸

(《鸡峰普济方》)：生地、当归、蒲黄、延胡索等，治胎动不安、下血漏血、脐腹满痛或产后胞衣不下，恶血上攻及热入血室，寒热往来或崩中下血。⑥ 清化饮(《景岳全书》)：生地、芍药、麦冬、牡丹皮、石斛、黄芩，治妇人产后发热，血热妄行。⑦ 增液汤(《温病条辨》)：生地、玄参、麦冬，治邪热伤津或津液不足引起的大便秘结。⑧ 生地黄丸(《杂病源流犀烛》)：生地、甘菊、防风、决明子、石决明、茯神等，治眉棱骨痛属肝虚者。⑨ 四生丸(《妇人大全良方》)：生地、生荷叶、生艾叶、生柏叶，治血热妄行所致吐血、衄血、口干咽燥、舌红或绛。⑩ 地黄丸：治鼻出血不止：干地黄、栀子、甘草各等份上为末，每服 3 克，酒送服，每天 3 次。(《千金方》)。

3. 熟地黄的配方有：① 六味地黄丸(《小儿药证直诀》)熟地、山药、山萸肉、泽泻、丹皮、茯苓，也称地黄丸(《正体类要》)。② 地黄饮(《圣济总录》)，熟地、巴戟天、山茱萸、肉苁蓉、附子等，主治下元虚衰、痰浊上泛等，现用于中风后遗症、偏枯、失语等。③ 地黄煎丸(《太平圣惠方》)，生地、熟地、牛膝、杏仁等，蜜丸，补益驻颜，长服黑须发，填精髓。④ 百合固金汤(《慎斋遗书》)，生熟地、归身、白芍、玄参、麦冬、川贝、百合等水煎服，治咳嗽气喘，咽喉燥痛，痰中带血等。现用于肺结核、气管炎、肺炎中后期、咽炎等。⑤ 地黄丸，治小儿肾元不充，颅解不合。人参 6 克，熟地 12 克，鹿茸(酒炙)、怀山药、茯苓、丹皮、山萸肉各 9 克，上为末，炼蜜为丸如芡实大，每服 1 丸，人参汤化服。(《赤水玄珠》)

[现代方]

1. 血热妄行致吐血、衄血，口干咽燥、脉弦数、舌红绛：生地 15 克，生荷叶 9 克，生艾叶 9 克，生侧柏叶 12 克，水煎服。(《中国常用中草药》)

2. 热病伤阴口渴：鲜地黄30克，石斛、芦根各15克，天花粉 9 克，水煎服。(同上)

3. 咽喉肿痛、口干舌燥：生地 12 克，玄参、麦冬各 9 克，金果榄、甘草各 6 克，水煎服。(同上)

196. 地　榆

【概述】

本品为蔷薇科植物地榆 Sanguisorba officinalis L. 或长叶地榆 S. officinalis L. var. Longifolia (Bert.) Yu et Li 的干燥根。以身干、质坚、切面呈棕红色者为良。生品除去杂质、洗净、除去残茎。润透后切片，因受潮易霉，故应注意干燥。置通风干燥处。性微寒，味苦、酸、涩。归肝、大肠经。功能凉血止血，解毒敛疮，主治便血，痔血，血痢，崩漏，水火烫伤，痈肿疮毒。用法用量：内服，9～15 克；外用适量，研末涂敷患处。地榆炭系取地榆片炒至表面焦黑色，内层棕褐色者，多用于各种出血症。

【成分】

地榆含大量鞣质，约 17%，经炒炭后几经破坏，含量明显下降，《药典》(1990 年版)规定地榆含鞣质至少在 10%以上。贾天柱认为 150℃烘制地榆炭鞣质含量高，止血作用好，止血宜制炭应用，程度在炒炭与炒焦之间为宜。地榆含三萜皂苷两种：地榆糖苷Ⅰ(Ziyuglycoside Ⅰ)和地榆糖苷Ⅱ，地榆皂苷水解后生成坡模醇酸(Pomolic acid)和阿拉伯糖及葡萄糖。此外还含维生素 A，根中又分离出儿茶酚和柱儿茶酚，中国地榆中还含有地榆皂酸二丙酯(Sanguisorbic acid dilactone)，地榆及地榆炭中还有大量宏量元素钙及微量元素镁、铁、锌、铜、锰、铬，炒炭较生品含钙量增多。茎叶含槲皮素和山萘酚的苷、熊果酸等三萜类物质，叶中含维生素 C，茎叶除鞣质外，还有游离没食子酸和鞣质酸。花含矢车菊苷和矢车菊双苷(Cyanin)。

【药理】

1. 抗菌作用：地榆煎剂对多种病原菌具有不同程度的抑制作用。地榆在体外对革兰阴性杆菌如大肠杆菌、伤寒杆菌、副伤寒杆菌、绿脓杆菌等均有作用。乙醇浸液对大肠杆菌、枯草杆菌及金黄色葡萄球菌有抑制作用，对人型结核杆菌也有抑制作用。对福氏痢疾杆菌、伤寒杆菌、金黄色葡萄球菌、绿脓杆菌、变形杆菌等六种噬菌体有灭活作用。从而抑制噬菌体的繁殖。

2. 止血作用：生地榆有明显的止血作用。水提物可使出血时间明显缩短，加热炮制可使鞣质含量降低，止血作用减弱。以地榆粉和炒炭地榆粉给小鼠灌胃 5 克/千克，均可使出血时间缩短。

3. 镇吐作用：地榆煎剂给鸽灌胃 3 克/千克，每天 2 次，连用 2 天，能抑制静脉注射洋地黄酊 0.3 毫升/千克引起的催吐，疗效与氯丙嗪0.25 毫克/千克相仿。但地榆不能抑制犬皮下注射阿扑吗啡引起的呕吐。

4. 对烧烫伤和炎症的影响：对兔或犬用热水烫伤Ⅱ～Ⅲ度，外用炒地榆粉有一定疗效。对于去神经组织烫伤的疗效，不如未去神经者。外用复方地榆制剂对大鼠由 3%凝固汽油Ⅱ度烧伤，有收敛、生肌、抑菌之效，减少渗出和组织水肿，保护创面。又对甲醛性足跖肿胀和巴豆油合剂诱发的小鼠耳壳炎肿，地榆有明显的抗炎症作用，其水提物抑制率为 73.39%，醇提剂为 83.56%，对前列腺 E 引起的皮肤微血管通透性亢进，大鼠棉球肉芽肿的增生，地榆均有抑制作用。

5. 对心血管的作用：地榆煎剂低浓度可使离体蛙心收缩加强，频率减慢，心输出量增加。对麻醉兔有短暂的轻度降压作用。

6. 对消化系统的作用：地榆水提取物给萎缩性胃炎模型大鼠灌服，可显著增强其对蛋白质的消化。

7. 其他作用：体外对人宫颈癌 JTC-26 株有明显抑制作用；地榆饲料可使小鼠或豚鼠动情期延长；鲜地榆注射液有升高白细胞的作用，周济桂曾用以治疗白细胞减少症。

8. 毒副作用：久服地榆及其复方，应补充维生素 B_1，以免出现消化不良、多发性神经炎等跨症状。又因地榆含大量鞣质，不宜与酶类制剂同服，以防降低疗效。

【临床报道】

1. 治疗感染性疾病：地榆片治疗急性菌痢，不同合剂治疗菌痢及秋季腹泻以及慢性非特异性肠炎有效。用地榆配伍大黄、黄柏、石韦、瞿麦等治疗急性泌尿道感染有效。又治疗伤寒和钩端螺旋体病有效。鲜地榆不同制剂对多例宫颈炎有治疗效果。

2. 治疗出血性疾病：用水煎剂，地榆炭或配合多种不同中草药而制成的复方制剂治疗上消化道出血，都有报道。并治疗肺结核咯血。配合地榆的一些复方，对子宫功能性出血疗效显著。配大黄、槐花等制成的化痔丸有止血和消痔功效。配白茅根、天冬、生地、黄柏等治疗鼻衄有效。

3. 治疗烧伤、烫伤：单用或复方制剂对于烧烫伤有显著疗效。有收敛、生肌、抑菌、消肿、镇痛之效，并兼有防止休克作用。

4. 治疗皮肤病：地榆油膏、煎剂或其复方制剂治疗急性、恶急性或脂溢性婴儿湿疹和糜烂感染性足癣等有效，刘氏制备一种新型地榆制剂治疗痤疮、酒漕鼻等。

5. 辅助治疗癌症：用地榆炭醋煎剂合并斑蝥治疗膀胱肿瘤，据张氏报道大部分有效，表现为瘤体缩小，血尿、尿痛、尿频、排尿困难等症状有明显改善。

本草学认为地榆在下述情况下禁用：① 虚寒冷痢禁用。② 热痢初起不可用。③ 血崩脾虚泄泻不可用。④ 久痢脓血瘀晦不鲜者禁用。⑤ 气虚下陷而崩带者不可用。⑥ 虚寒者忌用。

【附方】

［古代方］

1. 血痢不止：地榆60克，甘草15克。(《圣济总录》地榆汤)

2. 五色痢里急后重：地榆60克，罂粟壳120克，陈皮、藿香、黄连、炙甘草、苍术各30克。(《传信适用方》地榆散)

3. 泻利或血痢：地榆（微炒）、当归（微炒）、阿胶（糯米炒）、黄连（去须）、诃子肉（炒净肉）、木香（晒干）、乌梅肉（去核）各15克，上为末，炼蜜为丸梧子大，每服20～30丸，陈米饮吞下。(《普济方》地榆丸)

6. 久病肠风，肛门痛痒不止：地榆60克，苍术120克。(《活法机要》地榆汤)

7. 便血：地榆120克，炙甘草90克。(《杂病源流犀烛》地榆甘草汤)

［现代方］

1. 接触性皮炎，烫伤：生地榆粉40克，大黄粉10克，麻油50毫升，调成稀糊状。(《中医外科学》地榆油)

2. 泻利脓血：地榆15克，苍术9克，白芍12克，黄连6克，木香9克，白头翁15克，水煎服。(《中国常用中草药》)

3. 阴虚血热型崩漏：地榆15克，荷叶炭6克，熟地9克，茜草12克，黄芪12克，水煎服。(《中国常用中草药》)

4. 烫火伤：地榆20克，大黄12克，紫草9克，冰片5克，共为细末，香油调涂患处。(《中国常用中草药》)

【备注】

含地榆的成药有：地榆槐角丸，治痔疮便血属于风热者，广用于肛门直肠周围感染、肛隐窝炎及肛乳头炎、肛裂、肛周肿痛等。

197. 地 锦 草

【概述】

本品为大戟科植物地锦 Euphorbia humifusa Willd. 或斑地锦 Euphorbia maculata L. 的干燥全草。性平，味辛。归肝、大肠经。功能清热解毒，凉血止血。主治痢疾，肠炎，咳血，尿血，便血，崩漏，疮疖痈肿。用法用量：干品9～20克，鲜品30～60克，水煎服；外用适量捣烂，敷局部用以止血。

【成分】

地锦草含没食子酸、没食子酸甲酯、肌醇、鞣质等，叶中鞣质含量高达12.89%，从地锦草提得的总黄酮分离到5个单体，酸水解后得山奈素、槲皮素等。

【药理】

1. 止血作用：地锦草粉末局部应用，对犬股动脉切开出血处，有明显的止血作用。

2. 抗菌作用：本品鲜汁、煎剂，水煎浓缩乙醇提取液体外对金黄色葡萄球菌、溶血性链球菌、卡他球菌、白喉杆菌、大肠杆菌、伤寒杆菌、副伤寒杆菌、施氏痢疾杆菌、福氏痢疾杆菌、宋内痢疾杆菌、绿脓杆菌、肠炎杆菌、猪霍乱沙门菌等，均有明显抑菌作用。地锦草注射液及其去鞣质等的精制物，对金黄色葡萄球菌、大肠杆菌等也有抑菌作用。地锦草素系黄酮类混合物体外亦有广谱抗菌作用。并对流感病毒（亚洲甲型)所致鸡胚感染有效。地锦草煎液对钩端螺旋体也有一定抑制作用。

3. 解毒作用：地锦草除对白喉杆菌有较强抗菌作用外，并对白喉杆菌外毒素有明显中和作用，降低动物死亡率。

4. 毒副作用：地锦草毒性小。水煎醇提物制成的地锦草片给家兔灌服20克/千克，观察1周，或给大鼠灌服15克/千克，每天2次，连续16天。停药后观察1周，均未发现异常。

【临床报道】

1. 治疗出血性疾病：水煎液口服治疗肺结核咯血有效。

2. 治疗肠道感染：如菌痢、肠炎、急性阑尾炎等，水煎液、地锦丸或复方地锦止痢片均有效。

3. 治疗消化不良：对小儿单纯性消化不良、中毒性消化不良等有效。

4. 治疗皮肤疮毒、蛇咬伤：用地锦草鲜品捣烂外敷。

【附方】

［古代方］

1. 妇人血崩：草血竭(即地锦草)，嫩者蒸熟，以油、盐、姜腌食之，饮酒一二杯送下。或阴干为末；姜、酒调服3～6克。(《世医得效方》)

2. 金疮出血不止：血见愁草(即地锦草)研烂涂之。(《世医得效方》)

3. 血利不止：地锦草晒研，每服6克，空心米饮下。(《乾坤生意》)

［现代方］

1. 咳血，吐血，便血，崩漏：鲜地锦草30克，水煎或调蜂蜜服。(《福建中草药》)

2. 痢疾肠炎：地锦草、马齿苋各20克(鲜品60克)，水煎二汁混合，加红糖适量分2次服。(《中国常用中草药》)

3. 疮疖痈肿：鲜地锦草适量，洗净，加食盐少许，捣烂敷患处。(《中国常用中草药》)

4. 跌打肿痛方：鲜地锦草适量，同酒糟捣匀，略加面粉外敷。(《湖南药物志》)

5. 乳汁不通：地锦草21克，用公猪前蹄1只炖汤，以汤煎药，去渣，兑甜酒100毫升，温服。(《江西民间草药》)

6. 小儿疳积：地锦草6～9克同鸡肝1具或猪肝150克蒸熟，食肝喝汤。(《江西民间草药》)

198. 芒　　硝

【概述】

本品为含硫酸钠的天然矿物或含芒硝之“土硝”经精制而成的结晶体。将天然产品用热水溶解，滤过，放冷析出结晶，通称“皮硝”，再取萝卜洗净切片，置锅内加水与皮硝共煮，放冷析出结晶，结于上面，细芒如锋者称“芒硝”，沉于下面，成块者为“朴硝”。芒硝经风化失去结晶水而成的白色粉末称玄明粉。芒硝又名盆硝、水硝、净芒硝、精芒硝、川芒硝、英硝、马牙硝等；朴硝又名皮硝、毛硝、盐硝、海皮硝、海末、朴硝石、消石朴、硝石朴等；玄明粉又称元明粉、白龙粉、风化硝等。全国很多地区有产。多产于海边碱土地区、盐场附近及潮湿的山洞中，内陆盐湖、盐井、岩盐等地亦产。如河北、河南、山东、山西、江苏及安徽等地碱土地区。性大寒，味苦、咸。归胃、大肠经。功能泻热通便，润燥软坚，清火消肿。主治实热积滞，胸腹胀满，大便燥结，积滞腹痛，肠痈肿痛及乳痈，痔疮。用法用量：10～15克，冲入药汁或开水溶化后服；外用适量，水化涂洗、湿敷。

【成分】

天然芒硝经煮炼而得的无色透明、棱

柱状结晶体，为单斜晶系，主要成分为含水硫酸钠（$NaSO_4 \cdot 10H_2O$），并含钙、镁、锶、铁、铝、钛、硅等多种元素。常夹杂微量氯化钠、硫酸钙、硫酸镁等。

【药理】

1. 泻下作用：本品为容积性泻药，内服后其硫酸根离子不易被肠壁吸收，滞留在肠腔内成为高渗液，阻止肠内水分的吸收，促进肠壁细胞水分分泌，使肠内水分增加，肠腔膨胀，引起机械性刺激肠黏膜，反射性促进肠蠕动而致泻。此外，芒硝对肠黏膜也有化学刺激作用。

2. 利胆作用：少量多次口服芒硝可刺激小肠壶腹部，反射性地引起胆囊收缩，胆囊扩约肌松弛，利于胆汁排出。

3. 抗炎作用：本品有抗麻风杆菌作用；感染性创伤用元明粉外敷可加快淋巴生成，有消肿止痛作用；外敷大黄芒硝可刺激阑尾及脾脏的网状内皮系统，增强其吞噬功能。

4. 利尿作用：用4.3% Na_2SO_4 无菌液静脉注射，可用于无尿及尿毒症。

【临床报道】

1. 治疗急腹症：如胆石症、腹痛便秘，急性单纯性肠梗阻，粘连性肠梗阻、蛔虫性肠梗阻等，常与大黄、甘草、厚朴、枳实等配伍。

2. 痈肿疮毒、目赤肿痛、口疮等：常与硼砂、朱砂、冰片、黄连、生石膏等配伍。

3. 治疗痰阻气滞，引起臂痛肢麻等症：与半夏、茯苓、枳壳等配伍。

4. 治疗皮肤湿疹：与白矾配伍外洗。

5. 治疗胆囊炎：与板蓝根、连翘、柴胡等配伍。

6. 治疗头风、偏头痛：与麻黄、麝香配伍。

7. 治疗妇女血瘀经闭：与当归、红花、川芎配伍。

芒硝口服剂量大时，可引起恶心、呕吐、腹泻，甚至虚脱。

【附方】

［古代方］

1. 食物过饱不消，遂成痞膈：马牙硝30克，吴茱萸10克，水煎服。（经验方）

2. 关格不通，大小便闭：芒硝90克，泡汤200毫升。（《百一方》）

3. 小便不通：芒硝9克，茴香酒下。（《简要济众方》）

4. 漆疮：芒硝150克。汤浸以洗之。（《备急千金要方》）

5. 暴赤时眼：水芒硝15克，和铜青二分，泡汤频洗。（《本草汇言》）

6. 目生云翳：牙硝300克，汤泡汁，入飞砂黄丹30克，麝香0.15克，点眼。（《济急仙方》）

［现代方］

1. 便秘：单用芒硝6～15克，温开水溶后冲服，或大黄、厚朴各6克，水煎汁，冲服玄明粉6克。（《中药临床应用大全》）

2. 胆囊炎、黄疸：芒硝4.5克，温开水溶后内服，每天3次。（同上）

3. 乳腺增生：芒硝60克，生南星、露蜂房各20克，乳香、没药各15克，共研细末，凡士林调敷患处1小时，每天1次。（同上）豆腐上溶化，取汁点眼。（同上）

4. 血栓闭塞性脉管炎：芒硝60克，乳香、没药、露蜂房、透骨草各20克，水蛭15克，地丁30克，共为细末，猪油调敷患处，每次1小时，早晚各1次。（同上）

5. 漆疮：朴硝、千里光、大黄、生山楂各60克，水煎，取汁3 000毫升，外洗或湿敷患处。［广西中医药，1985，8(1)：36］

6. 睾丸炎：芒硝60克，青黛30克，共研细末，加适量面粉，使之有粘性，开水调和，敷在洗净的肿大阴囊上。（《中药新用精选》）

7. 湿疹，荨麻疹：芒硝、白矾各30克，开水溶化，乘热洗疹块。（《河北中草药》）

8. 痔疮肿痛：芒硝 30 克，马齿苋 60 克，水煎外洗。(《青岛中草药手册》)

9. 血栓性浅表静脉炎：芒硝、蒲公英各 50 克，独活、黄柏各 30 克。开水冲后熏洗，并用毛巾蘸湿后热敷局部。每天2～3次，每次半小时(药液凉时可加热)。[辽宁中医杂志，1987，(5)：23]

【备注】

1. 芒硝与朴硝、玄明粉功用虽同，而品质有异，朴硝为天然矿物，质不纯，泻下作用强烈，临床多以外用为主，治疗疮痈肿毒等证；芒硝质地较纯，泻下较强，主用于实热积滞，大便燥结；玄明粉质地最纯，但泻下作用缓和，临床多用治口腔、眼部疾患。

2. 李时珍解释芒硝说："生于盐卤之地，状似末盐……煎炼入盆，凝结在下粗朴者为朴硝，在上有芒者为芒硝，有牙者为马牙硝。"又说："取芒硝、英硝(马牙硝)再三以萝卜煎炼去咸味，即为甜硝。以二硝置之风日中吹去水汽，则轻白如粉，即为风化硝。以朴硝、芒硝、英硝同甘草煎过，鼎罐升煅，则为玄明粉。"

3. 日本正仓院所储我国唐朝中药材玄明粉，证明为硫酸镁。但今日我国药店中所售玄明粉，乃为硫酸钠。

199. 老 鹳 草

【概述】

本品为牻牛儿苗科植物牻年儿苗(或称长嘴老鹳草) Erodium stephanianum Willd. 带有果实的全草，或老鹳草(短嘴老鹳草) Geranium wilfordii Maxim. 的地上部分。始见于明朱橚编的《救荒本草》；后见于兰茂的《滇南本草》，清之赵学敏《本草纲目拾遗》，则详记其功能。又名五叶草、老官草、五瓣花等。《药典》未载。牻牛儿苗产于东北、内蒙古、河北、河南、山西、山东、安徽、江苏、浙江、江西、湖南、四川、陕、甘、青、云、贵等地。老鹳草产于云南、四川、湖北等地。性微温，味苦、辛、平。归脾、膀胱经。功能祛风通络，清热解毒。主治风湿疼痛，四肢拘挛，经行发热，腹痛泄泻，小便不利，痈疽疮肿。用法用量：内服量，6～15 克，煎汤、浸酒或熬膏。

【成分】

牻牛儿苗含挥发油，油中主含牻牛儿醇。又含槲皮素及其他色素。老鹳草全草含鞣质，四个品种五个不同产地的含量比较，在 4%～9%之间。尼泊尔老鹳草含鞣质、没食子酸、琥珀酸、槲皮素及其苷类。鼠掌老鹳草地上部分含鲨肌醇、山萘酚、槲皮素、原儿茶酸、没食子酸、鞣花酸、短叶苏木酚等。据报告：各种老鹳草都含有槲皮素、山萘酚、没食子酸及鞣花酸等。

【药理】

1. 抗菌作用：牻牛儿苗全草煎剂对金黄色葡萄球菌、乙型链球菌、肺炎链球菌、卡他球菌、福氏痢疾杆菌等，均有显著的抑制作用。其挥发油中所含的牻牛儿醇(Geraniol)对须发癣菌、奥杜安小孢子菌等真菌最低抑菌浓度为 0.39 毫克/毫升，老鹳草鞣质对金黄色葡萄球菌、福氏痢疾杆菌及绿脓杆菌作用较好，鼠掌老鹳草煎剂对金黄色葡萄球菌、福氏痢疾杆菌、变形杆菌、绿脓杆菌、溶血性链球菌和伤寒杆菌，均有抗菌作用。

2. 抗病毒作用：据西安流感防治研究组报道，牻牛儿苗 1∶8 400 浓度对流感病毒有抑制作用。对亚洲甲型流感病毒京科 68-1 株，副流感Ⅰ型仙台株病毒，均有较显著的抑制作用。煎剂去鞣质后，抑菌效能减弱，但抑制病毒的作用不受影响。

另一品种的牻牛儿苗水和甲醇浸膏有抗病毒作用，对黏液病毒、疱疹病毒Ⅰ型、水痘病毒性胃炎及牛痘病毒有效。

3. 对肠运动的影响：煎剂对肠蠕动有抑制作用，小剂量止泻，大剂量反而致泻。

4. 镇咳作用：小鼠氨雾引咳法及电刺激猫的喉上神经引咳法，均证明牻牛儿苗水煎醇沉剂，有明显的镇咳作用。以酚红排泌法和离体豚鼠气管试验，未见明显的祛痰作用和平喘作用。

5. 抑制脂质过氧化作用：老鹳草鞣质及其分解产物有抗氧化作用。

6. 其他作用：老鹳草鞣质及其分解物有抗诱变及杀伤早幼粒白血病细胞（HL－60）作用。牻牛儿苗醇有抑制黄曲霉菌活性的作用。槲皮素具有细胞毒作用和抗肿瘤活性。

【临床报道】

用于治疗风湿疼痛，类风湿关节炎，四肢拘挛和经行发热，对肢体关节疼痛，屈伸不利，运动受限，本品可燥湿去寒，血行痹开，故疼痛消退。对经前或经期发热恶塞，周身疼痛，头痛鼻塞者，本品可驱风散寒。又因有清热解毒功能，对感受寒湿之泄泻，湿热内阻小便利均有作用。对营卫不和、经络阻塞、气血凝滞而造成之痈疽疮肿，本品能清热燥湿，内服外用，可奏肤功。此外，还用于治疗菌痢、肠炎、疱疹性角膜炎、乳腺增生、小儿鹅口疮等。

老鹳草与独活均治风湿痹痛，但独活主治风湿，尤以下部痹症为宜。对腰腿疼痛，两足痿痹艰于行走者，属寒湿所致，独活用之为佳。而牻牛儿苗对于全身之风湿痹症都可应用。凡脾胃虚寒者，忌用本品。与威灵仙伍用，祛风湿止痛作用加强；配大枣，治脾胃虚弱、体倦乏力，食少便溏等证。

【附方】

［古代方］

妇人经行受寒，月经不调，经行发热，腹胀腰痛，不能受胎：老鹳草15克，川芎6克，大蓟6克，白芷6克，水、酒各200毫升，合煎，临卧服，服后避风。（《滇南本草》）

［现代方］

1. 搭背疮（老鹳草膏）：鲜老鹳草60克，儿茶10克，血竭10克，轻粉5克，红粉4克，冰片6克，煅大珍珠2粒，铜绿5克，朱砂5克，猎板油12克，制成膏药，每块膏药贴7天再换。［河南中医，1984，(5)：5］

2. 风湿性关节炎：老鹳草6克，千年健、威灵仙、生姜各15克，水煎服。（《湖北中草药志》）

3. 脑血栓形成（散风通络方）：豨莶草15克，老鹳草12克，桑枝20克，牛膝12克，秦艽12克，木瓜10克，地龙10克，海风藤10克，丹参12克，赤芎10克，䗪虫10克，全蝎6克，僵蚕10克，水煎服，连服2个月以上，改为隔天1剂。

4. 急慢性肠炎下痢：牻牛儿苗18克，红枣4枚，煎浓汤，每天3次分服。

5. 风湿痹痛、肢体麻木：老鹳草15克，桂枝、桑白皮各12克，鸡血藤18克，水煎服。（《中国常用中草药》）

【备注】

我国老鹳草的资源丰富，品种繁多。华北有粗根老鹳草、鼠掌老鹳草；南方一带有尼泊尔老鹳草；黑龙江有毛蕊老鹳草、绒背老鹳草 G. ulassovianum Fisch. ex Lindl.。产于日本的有童氏老鹳草 G. thunbergii Sied. et Zucc.，上面是地域分布情况。下面是临床应用情况：老鹳草一般指牻牛儿苗和短嘴老鹳草。但较广泛应用的两种有尼泊尔老鹳草 G. nepalense Sweet 和鼠掌老鹳草（西伯利亚老鹳草）G. sibiricum L.。

此外，还有多种，在各地也作老鹳草入药，它们是：① 沙头老鹳草（金山老鹳草）G. yezoense Franch. et Sav.。② 粗根老鹳草 G. dahuricum Dc.。③ 野老鹳草 G. carolinianum L.。④ 毛蕊老鹳草 G. eriostemon Fiach.。⑤ 纤细老鹳草 G. robertianum L. 又名独脚印。⑥ 草原老鹳草 G. pratense L.。⑦ 甘青老鹳草 G. pylzowianum Maxim.。这些老鹳草化学成分分析及药理研究，尚待进一步比较研究。

200. 亚 麻 子

【概述】

本品为亚麻科植物亚麻 Linum usitatissimam L. 的干燥成熟种子。又名山西胡麻、大胡麻、亚麻仁等。主产于内蒙古、山西、东北等地。性平，味甘、辛，无毒。归肝、胃、大肠经。功能润燥，祛风止痒，平肝止痛，用治肝风头痛，肠燥便秘，皮肤干燥，瘙痒，毛发枯萎脱落。用法用量：9～15克，水煎服。

【成分】

亚麻子含脂肪油 30%～48%和黏液质。脂肪油称为亚麻油，其主要成分为亚麻酸、亚油酸、油酸及棕榈酸，并含亚麻苦苷（Linamarin）和阿魏酸二十烷基酯（Eicosylferulate）等。

【药理】

1. 润滑、缓泻作用：亚麻油和黏液质，有润滑、缓和刺激的作用。可用于局部炎症。亚麻油有轻泻作用。

2. 调节肠管运动：亚麻苦苷（Linamarin）对小肠的分泌、运动有调节作用，它是一种氰苷，可产生氰酸，本品的氰酸含量可达0.17%～1.50%。氰酸含量 0.008%～0.08%时，对牲畜即有危险。制亚麻油或亚麻纤维时，可因其中含有某种刺激物质而引起非过敏性皮炎。

3. 降脂作用：本品脂肪油（即亚麻油）含量约 30%～48%，含多量不饱和脂肪酸，可用以预防高脂血症或动脉粥样硬化。家兔试验，亚油酸长期喂饲，对血脂甾醇水平、动脉粥样病变并无特殊保护作用，较向日葵油效果为差。

【临床报道】

用于肠燥便秘、肤表干燥瘙痒。

【附方】

由于古医书中黑芝麻为胡麻之子，亚麻之子也称胡麻子，且外形又近似，故常混淆。诸多医方中（胡麻丸、胡麻散），所指胡麻仁多为黑脂麻。个别方剂，按其功用判辨，所用者可能为亚麻子，例如：

［古代方］

1. 风毒外侵，遍身皮肤瘙痒或生疥疹；面上游风或如虫行；紫白癜风等：胡麻子 300 克，苦参、荆芥各 250 克，甘草（炙）、威灵仙各 180 克，何首乌（洗，焙）300 克，上为细末，每服 6 克，薄荷茶或蜜汤调服。（《和剂局方》胡麻散）

2. 癜风初起，皮肤作痒：大胡麻 120 克，防风、威灵仙、石菖蒲、苦参各 60 克，白附子、独活各 30 克，甘草 15 克，上为细末，酒丸。每服 6 克，形瘦者 4.5 克，食后、临卧白汤下。（《外科正宗》胡麻丸）

【备注】

1. 亚麻子与黑芝麻外形相似，在部分地区常与黑芝麻混淆，应注意鉴别。

2. 中药学中涉及到的几种麻及其子仁：① 大麻：桑科植物。又名火麻、黄麻、汉麻，子称麻子、大麻仁、火麻仁等。② 胡麻：胡麻科植物。又名芝麻、黑芝麻、油麻、脂麻、巨胜等。胡麻叶即脂麻叶、巨胜苗、青襄、胡麻苗。胡麻花名脂麻花，而《千金方》称麻花。③ 亚麻：亚麻科植物，又名鸦麻、胡麻、山西胡麻、山脂麻等，其子称胡麻子、亚麻子等。

3. 毒品大麻，为印度大麻分泌的有麻醉作用的树脂，为大麻的热带变种，可出现精神症状，为禁用品。

201. 西 红 花

【概述】

本品为鸢尾科植物番红花 Crocus sativus L. 的干燥柱头。又名藏红花、番红花(Saffron)等。原产南欧各国和伊朗等地区，过去经西藏进口，故名藏红花。现我国早已引种栽培成功并已生产。性平，味甘。归心、肝经，功能活血化瘀，凉血解毒，解郁安神。主治经闭癥瘕，产后瘀阻，温毒发斑，忧郁痞闷，惊悸发狂。用法用量：3～9 克煎汤，内服；或 3～6 克浸酒。孕妇慎用。

【成分】

含胡萝卜素类化合物，有番红花苷-1、(Crocin-1)番红花苷-2，番红花苷-3及番红花苷-4(Ⅰ、Ⅱ、Ⅲ及Ⅳ)，还有反式和顺式番红花二甲酯、α-番红花酸(α-Crocetin)、玉米黄质(Zeaxanthin)、番红花苦苷(Picrocrocin)，挥发油 0.4%～1.3%，油中主含番红花醛(Safranal)，为番红花苦苷的分解产物。此外，尚有桉脑、蒎烯、维生素 B_2 等。球茎含葡萄糖、氨基酸、皂苷。宋纯清从国产西红花中得二十九烷、山萘素、紫云英苷等。金蓉鸾等报道番红花总苷在 23%以上，番红花苷-1 在 14%以上。

【药理】

1. 兴奋子宫作用：西红花煎剂对小鼠、豚鼠、兔、犬及猫等对离体和在体子宫均有与兴奋作用，作用迅速而持久。可引起子宫节律性收缩，提高子宫的紧张性与兴奋性，大剂量可致痉挛，在体子宫一次用药，药剂可持续数小时，水煎剂作用比有机溶剂提取物强。

2. 对心血管的作用：煎剂可使麻醉犬、猫血压下降，并维持较长时间。小量煎剂及水浸剂可抑制蟾蜍和大鼠离体心脏，对狗、猫在位心脏，可使其停跳于舒张期。此一作用与其含有大量钾盐有关。又其花被、雄蕊和花粉对离体冠状血管显示一定的扩冠作用。

3. 其他作用：西红花能延长小鼠的动情周期；热水提取物对血液有抗凝作用；雄蕊水提物抑制 ADP 和胶原引起的大鼠血小板聚集，抑制血小板聚集的活性成分为腺苷，但球茎水提物及其总皂苷则具有诱导大鼠血小板聚集的作用；此外番红花酸钠和苷有利胆作用。水煎剂可使多种动物离体肠管兴奋性增加，产生短暂的节律性收缩；藏红花花瓣多糖还有免疫促进作用。急性毒性试验；灌胃给小鼠测得其 LD50 为 20.7 克/千克。

【临床报道】

用于治疗产后恶露不下，瘀血作痛，心情忧郁以及血瘀月经不调；跌打损伤，胸肋胀痛；心绞痛，心肌梗死，闭塞性脑血管病。文献报道左心劳损发展成完全右束支传导阻滞，以 10 毫升、葡萄酒送服 0.5～1.0 克红花后，心脏症状减轻；西红花治愈 1 例弥散性血管内凝血。

临床上配桃仁，可增加活血祛瘀力度，又可理血中之滞，用于一切血脉瘀滞之证；配苏木，治跌打损伤，瘀血肿痛；配当归，增强活血祛瘀，补血行血的功效；配川芎，能温经通络，又能祛风止痛，治一切痹证、头痛。

西红花不可服用过量，大量时可引起胃肠出血、血性呕吐、血尿等。以往曾用于堕胎，故孕妇忌用。

【附方】

［古代方］

1. 各种痞结：藏红花，每服1朵，冲汤下。忌食油荤、盐，宜食淡粥。(《本草纲目拾遗》)

2. 伤寒发狂，惊怖恍惚：用撒法郎0.6克，水200毫升，浸1宿服之。(《医林集要》《本草纲目》)

3. 腰背、胸膈、头项作痛：撒馥兰碾碎合羊心、牛心或鹿心，用火炙令红色，涂于心上食之。(《本草品汇精要》)

［现代方］

1. 经闭痛经，产后瘀阻：用红花6克，赤芍15克，牛膝15克，益母草30克，水煎服。(《中国常用中草药》)

2. 各种痞结：红花3～9克，水煎沸后取汁服，忌含油荤、盐，宜食淡粥。(同上)。

3. 产后瘀血：牡丹皮、当归各6克，大黄4.5克，番红花2克，干荷叶6克，研末调服。每服6克，每天3次，开水送服。(《青岛中草药手册》)

4. 经闭，痛经，产后腰痛：红花2克，丹参15克，益母草30克，香附12克，水煎服。(同上)

【备注】

近人张山雷已就藏红花与红花功效予以比较。据焦树德论证：红花少用能活血、养血；多用可破血行瘀。凡瘀血阻滞而产生的胃脘痛、腹痛、腹中积块等皆常应用。红花祛瘀活血作用较强，养血作用较差；西红花性质较润，其养血作用大于祛瘀作用。又桃仁治瘀血偏于局部有形或在下腹部者；而红花治瘀血偏于散在全身无定处者。二者同用可有协同作用。(《用药心得十讲》)

202. 西　洋　参

【概述】

本品为五加科植物西洋参 Panax quinquefolium L. 的干燥根。又名洋参、花旗参等。始载于赵学敏《本草纲目拾遗》。《本草从新》称为西洋人参；《药性考》称为洋参；《增订伪药条辨》称为西参；《中国药物志》称其为花旗参。又因初由广东进口，故名广东人参(《中国药用植物志》)。野生西洋参，名野参或野西洋参(《进口药物质量分析研究》)。规格有野原皮、去皮野山参、正光结等；栽培品称“种参”，规格有种光参、种面参、种光结、种原皮等。国内市场进口的西洋参，以种参为主。除去芦头、须根、侧根，称为统装西洋参，进口后按大小枝分级。最近几年国内各地已大量人工栽培西洋参，已有17个省市成功地引种栽培，质量已和进口洋参相符，价格低廉，完全可代替进口的洋参。西洋参性寒凉，味辛、甘、苦。归心、肺、胃、肾、大肠经。功能补气养阴，益气生津，清热止血，主治气虚咳喘，内伤消渴，外感热病，气阴两伤，虚热烦倦，肺热咳血，肠热便血等证。用法用量：内服2.4～6克，另煎和汤药同服，不宜与藜芦同服。胃有寒湿者忌服。

【成分】

西洋参根茎主含人参皂苷17种以上；国产洋参3～5年生者含总苷5.24%～6.56%，其中单体有 R_0、Rb_1、Rb_2、Rc、Rd、Re、Rf、Rg_1、Rg_2 等，以 Rg_1、Re 含量高；并含16种氨基酸及多糖、树脂、挥发油、果胶、脂肪酸和无机元素等。药理实验报道，有类似人参的中枢镇静作用。虽然人参和西洋参都含有人参皂苷，但两者之间有所不同。根据现代科学研究，人参与西洋参的化学成分也有区别：① 西洋参和人参共同具有的皂苷为人参皂苷-Rb_1、-Rb_2、-Rb_3、-Rc、-Rd、-Re、Rg_1、-Rg_2、-F_2。② 西洋参独有，在人参未曾发现的成分：有西洋参皂苷 R_1、假人参皂苷 F_{11} 和 Gypenoside ⅩⅧ。③ 人参独有而西洋参未发现的成分：有人参皂苷-Rf、-Rh_1、-Ra_1、-Ra_2、F_1、F_3 和 20-glucogin senoside Rf. 从上面介绍，已看出人参和西洋参存在质的不同。即二者共有成分，也有量的悬殊。

【药理】

1. 对中枢神经系统的作用：西洋参所含皂苷-Rg_1 的量比人参低，故西洋参中枢兴奋作用很弱。总皂苷主含-Rb_1，故基本呈现抑制作用，洋参皂苷的镇静作用较突出。西洋参有改善和增强记忆功能的作用，对中枢神经系统记忆过程的促进，主要是由于影响胆碱能神经，促进脑内蛋白质合成以及抗皮质缺氧，改善脑能量，促进脑内需氧代谢等多种方式以发挥对记忆的良好作用。

2. 对心血管系统的作用：① 对心脏：皂苷-Re 对蟾蜍离体心脏显示一定的抑制作用。西洋参茎叶总皂苷可增加心肌血流量、降低冠脉阻力，并减少心肌耗氧量，对心肌细胞氧化损伤有保护作用。实验还证实：它不仅能减少心肌梗死范围，调整脂蛋白代谢，抗心肌缺血，而且能阻止丙二醛含量升高。西洋参茎叶皂苷具有抗氧化作用。② 对血管：西洋参茎叶皂苷有保护缺血心肌的作用；假人参皂苷-F_{11} 对心血管系统具有外周和中枢作用。③ 对血压：给麻醉犬静脉注射西洋参茎叶皂苷，能明显降低犬的动脉压、左室压及左室压最大上升速率，使心脏作功耗氧减少，有利于抗心肌缺血，并能改善心肌梗死犬的循环功能。④ 对心律：有一定的抗心律失常作用和抗失血性休克作用。

3. 对造血系统的作用：西洋参茎叶总苷通过对造血相关因子的调节而拮抗环磷酰胺所致的骨髓抑制。西洋参水提物可缩短小鼠尾静脉的出血时间，并能抑制胶原诱导的大鼠血小板聚集。对实验性血瘀大鼠，西洋参皂苷可降低其血栓长度，减少红细胞压积，并增大动物红细胞膜流动性。

4. 对消化系统的作用：西洋参茎叶皂苷能降低血清丙氨酸转氨酶的活性，保护肝脏 GSH-PX 活性，减少脂质过氧化物（MDA）的生成，对肝损伤出现保护作用。

5. 对内分泌系统的作用：红参与西洋参总提取物和总苷，均可使脉鼠皮质酮升高，也都能使其肝糖原下降。

6. 对脂质代谢的影响：西洋参茎叶总苷给大鼠口服，可降低高脂血症大鼠血清 LDL-C 含量，降低 TC/HDL-C 比值，显著降低肝组织和血清过氧化酯质（LPO），并提高全血和肝组织谷胱甘肽过氧化酶（GSH-PX）的活性。从而纠正高脂血症大鼠脂蛋白-胆固醇代谢的紊乱，并能增强机体抗脂质过氧化作用。

7. 其他作用：① 洋参多糖可使活化的 T 淋巴细胞内游离钙增加，为有效的免疫功能增强药。② 西洋参茎叶皂苷能明显抑制单纯疱疹病毒在细胞内复制，使感染细胞得到保护。③ 有抗 DNA 损伤作用。

8. 毒副作用：动物实验证明西洋参基本无毒。煎剂给小鼠 1 次灌服 20 克/千克，无死亡。大鼠每天灌服 0.9 克/千克，连续 15 周，无异常。

【临床报道】

西洋参补气养阴、清肺火、生津凉、气阴双补，对火盛喘咳、燥、倦、口渴有益。

临床应用上，西洋参与人参、太子参、珠儿参均有不同：

1. 与人参比较：人参与西洋参均为

抗衰老、延年益寿的著名补品，人参大补元气、强心固脱、安神生津、补脾益肺；西洋参能补肺阴、降虚火、养胃生津。人参味甘平（温），西洋参味苦微甘凉（寒），前者治劳伤虚损、肢冷脉微、脾虚食少、虚咳喘促、惊悸健忘、内热消渴、阳痿宫冷、津伤口渴、久病虚羸、一切气血津液不足之证；而西洋参主要用于肺虚咳嗽、冒热伤津、口干舌燥、阴虚发热等症。以上性味、功能与主治比较，互有异同。

西洋参与人参二者合用，成分全面，功能互补，效用的发挥是相得而益彰，是强力珍贵的滋补强壮药。小量长期服用，延缓衰老，补虚弱，长肌肉，增体力，益智慧，强记忆，是名符其实的不老长生延年益寿的保健佳品，是强身防病的首选。

单用人参，有人不胜补，而出现人参综合征，表现为烦躁、头痛、失眠、胸闷心悸、血压升高等，如与西洋参合用，则可大大减轻副反应的发生。

2. 与太子参比较：二者皆能补气益阴，主治气阴两伤；但太子参力薄，补气、养阴、生津、清热之力均不及西洋参。故对气阴两伤而火盛者用西洋参。只有轻症火不盛者，可用太子参代之。

3. 与珠儿参比较：珠儿参味厚体重，清热之力较强，迁火盛者用之。西洋参可与生地、麦冬、石斛配伍性凉而补，治气阴两虚，烦倦口渴。

【附方】

[古代方]

夏伤暑热，舌燥喉干：洋参 3 克，麦冬 9 克，北五味九粒，当茶饮。（《喉科金钥》）

[现代方]

1. 津液不足，口干舌燥：西洋参水煎，频服。

2. 脱肛：用西洋参蒸桂圆肉服之。

3. 肺热咳血：用西洋参加麦冬、阿胶、知母、贝母煎服。

4. 多汗、心悸、失眠：西洋参加五味子、酸枣仁煎服。

5. 肺阴虚有痰热所致久咳、痰中带血、咽干乏力，亦治支气管扩张、肺结核具有以上证候者：西洋参3～6 克，北沙参 9～12 克，川贝母 9 克，白及12～15 克，水煎 2 次，分 2 次服，饭后半小时服。（《补品补药与补益良方》二参化痰止血汤）

6. 原因不明长期低热：西洋参3 克，地骨皮 6 克，粉丹皮 6 克，同煎服。[中西医结合杂志，1990，10(1)：14]

7. 心气阴虚兼瘀血之心悸、胸痛、气短、口干等：西洋参 30 克，灵芝 60～90 克，三七 30 克，丹参 45 克，洗净干燥，共为细末，每服 3 克，每天 2 次，温开水送下。亦治冠心病属气阴两虚有瘀者。（《补品补药与补益良方》）

203. 百　合

【概述】

本品为百合科植物卷丹（山百合）Lilium lancifolium Thunb. 百合 Lilium brownii F. E. Brown var. viridulum Baker 或细叶百合（山丹）Lilium pumilum DC. 的干燥肉质鳞叶。山百合产于河北、陕西、甘肃、河南、湖北、安徽、四川、西藏、贵州、山东、浙江、江西、湖南、云南等地。细叶百合产于东北、华北和西北地区。百合产于河北、山西、河南、陕西、湖北、湖南、安徽、浙江、江西等地。秋季采挖，剥取鳞叶，置沸水中略烫，干燥。蜜百合系照《药典》蜜炙法炒至不粘手为度。性寒，味甘。归心、肺经。功能养阴润肺，清心安神。主治阴虚久咳，痰中带血，虚烦惊悸，失眠多梦，精神恍惚。用法用量：6～12 克，水煎服。

【成分】

1. 百合鳞茎含秋水仙碱等多种生物碱、淀粉、蛋白质、脂肪及多种糖。

2. 细叶百合含 I－O 阿魏酰－3－O－P 香豆酰丙三醇，1，3－O－二阿魏酰丙三醇、腺苷、甲基－α－D－甘露糖苷、甲基－β－D－果糖苷、半乳糖、王百合苷 A.D.，细叶百合苷 A.B. 等。

3. 麝香百合：含 3，6′P－二阿魏酰蔗糖，4－乙酰基－3，6′－二阿魏酰蔗糖，百合苷（Lilioside）A. B.，王百合苷（Regaloside）D. E. 等。

4. 兰州地区栽培的食用百合 L. Japonicum Thunb. 含水份 63.63％，淀粉 6.96％，蔗糖 9.76％，还原糖、蛋白质、脂肪、粗纤维、果胶、灰分等，钾占总灰分量的 3％。

5. 湖北百合 L. henryi 鳞茎的热甲醇提取物，分离到 12 种化合物。

6. 砖红百合 L. testaceus 含多糖。

【药理】

1. 抗疲劳作用：卷丹、百合、川百合均可显著延长"肺气虚"模型小鼠的游泳时间，但较黄耆组为差。三者还能使肾上腺皮质所致"阴虚"小鼠的负荷游泳时间显著延长。

2. 耐缺氧作用：只有卷丹可显著延长小鼠耐常压缺氧时间；对异丙肾上腺素所致缺氧，只有川百合对所致心肌耗氧增加，能延长缺氧时间。

3. 镇咳祛痰作用：以 SO_2 引咳法证明百合水提取液 1 克/毫升给小鼠灌胃 20 克/千克，三种百合均可使咳嗽潜伏期延长。百合煎剂对氨水引起的小鼠咳嗽，亦有止咳作用。酚红比色法，又证明三种百合均使酚红排出量显著，显示具有祛痰作用。

4. 催眠作用：三种百合均可使戊巴比安钠睡眠时间延长。

5. 其他作用：百合三种均能显著抑制 7％ 2.4－二硝基氯苯（DNCB）丙酮液引起的小鼠迟发型过敏反应。

【临床报道】

用百合治疗阴虚咳嗽，失眠，萎缩性胃炎，胃脘痛；外用可止鼻血，治疮疡。

百合与玉竹合用，疗效增加，可用于虚烦惊悸，失眠多梦。与枸杞子合用，可治肝肾阴虚，眩晕，腰膝酸软，视力减退，遗精消渴等症。对风寒咳嗽或脾胃虚寒，二便滑泄者忌服。配款多花，润肺燥而止咳，配天门冬养阴清肺，百合润肺止咳，药力加强。配知母滋阴降火，加百合宁心安神，二药伍用，一清一润，一泻一补，故能润肺清热，宁心安神，同治头昏，心烦不安，失眠，精神恍惚等症。

【附方】

［古代方］

1. 百合病下之后：百合、滑石、代赭石。（《金匮要略》滑石代赭汤）

2. 百合病发汗后：百合、知母。（《金匮要略》百合知母汤）

3. 百合病不经吐下发汗，病如初者：百合、生地黄。（《金匮要略》百合地黄汤）

4. 肺肾阴亏，虚火上炎，咽喉燥痛，咳嗽气喘，痰中带血，手足心热，骨蒸盗汗，舌红少苔，脉细数：生地、熟地、麦冬、贝母、百合、白芍、当归、玄参、桔梗、甘草等，为一大复方。（《慎斋遗书》百合固金汤）

5. 百合病不解变成渴方：百合 30 克，用水1 200 毫升。浸渍 1 夜，用以洗身，洗后食，煮饼，不用盐豉。（《金匮要略》百合洗方）

6. 咳嗽上气，心膈烦闷，胸中不利：百合、紫菀、麦冬、贝母、五味子、炮姜、杏仁、诃黎勒皮各 10 克，桂心、皂荚子仁、炙甘草各 5 克，研末和枣肉为丸，如半枣大，每含 1 丸咽津。（《太平圣惠方》含化百

合丸）

7. 肺热久咳或痰中带血：款冬花、百合焙蒸等份，共为细末，炼蜜为丸，如龙眼大，每服1丸，食后临卧细嚼，姜汤咽下，噙化尤佳。（《济生方》百花膏）

8. 耳聋、耳痛：干百合为末，每次以温水送服3克，每天2次。（《千金方》）

［现代方］

1. 肺结核咯血咳嗽，慢性支气管炎伴肺气肿：鲜百合3个，洗净捣汁，以温开水冲服，早晚各1次。（《药补与食补》）

2. 肺热咳嗽、干咳：鲜百合50克，蜂蜜30克，将百合洗净，清水浸泡4～6小时，加入蜂蜜，炖服，每天1剂，连服3～5天。

3. 角化型手癣：米百合30克，海桐皮30克，水煮沸20分钟后倒出，待温后浸泡患手，每天1～3次。［四川中医，1985，(7)：17］

4. 肺燥咳嗽，痰中带血：百合24克，麦冬、玄参、白芍各9克，生地12克，熟地18克，当归、甘草、桔梗各4.5克，川贝母6克，水煎服。

【备注】

1. 百合野生于向阳山坡，也有栽培。

2. 个别省区也有用红百合（山丹、红花草）L. concolor Salisb.；麝香百合 L. longiflorum Thunb.；东北百合（轮叶百合）L. distichum Nakai.；川百合（西北百合）L. davidii Duch. 以及野百合（白花百合）L. browmii F. E. Brown ex Midllez. 作百合入药。

204. 百草霜

【概述】

本品为柴草经燃烧后，附于锅底或烟囱内的烟煤或灶灰。轻轻刮下或扫下，用细筛筛去杂质。见于宋代《本草图经》，又名灶突墨、灶突中尘、灶额上墨、灶烟煤。性温，味辛、苦。归肝、肺、胃经。功能止血，消积。用治吐血，衄血，便血，食积，咽喉口舌诸疮。用法用量：0.9～4.5克，内服入丸散；外用研末撒布或调敷。

【成分】

百草霜主含碳粒。

【药理】

有止血、止泻作用。

【临床报道】

承袭前人主治吐、衄、便血及消化积滞。现多用于：① 咯血、吐血、衄血、便血、血崩等血证。② 消积止泻。③ 清热解毒，"治疗咽喉口舌一切诸疮"。本草止血之药有多种。

三七、血余炭、百草霜皆能化瘀止血，但三七止血不留瘀，适用于出血兼瘀滞者；血余炭止血兼补阴利尿；而百草霜除止血化瘀外，尚治咽喉肿痛，口舌生疮等，而具清热解毒之效。凡阴虚火燥、咳嗽肺损者，勿用。

配黄连，活血止痛之功大增。黄连清热燥湿，泻火解毒，百草霜善收善涩，活血止痢，故治痢疾便血，食积血痢有效。配木香辛散温通，故能行气止痛，活血止痢。

侧柏叶凉血，用于血热妄行，百草霜用于瘀血性出血与虚寒性出血，二药合用，则用于各种出血症，亦可研末用于外伤出血及鼻衄等浅表出血。

【附方】

［古代方］

1. 妇人白带：百草霜30克，香金墨15克，研末，每服9克，猪肝1叶，批开入药在内纸里煨熟，细嚼，温酒送之。（《永类钤方》）

2. 卒下血不止：灶突中尖30克，黄连150克，地榆90克，此三味，捣筛为散，粥饮服2克，日三服，重者夜一。（《外台秘要》）

3. 血痢，不问远近：黄连30克，微炒，灶突墨60克，木香15克，上件药捣，细箩为散，每于食前，以粥饮调下6克。（《和剂局方》血痢方）

4. 妇人崩血大脱：百草霜、炮姜末各9克，用人参9克，煎汤饮。（《本草汇言》）

5. 血虚内热，血不归源血崩：陈槐花30克，百草霜15克为末，每服3～6克，烧红秤锤淬酒下。（《妇人良方》）

6. 衄血不止：百草霜末吹之。（《本草纲目》）

7. 咽喉无故肿闭：百草霜、白硼砂各6克研细末，吹入喉中。（《方脉正宗》）

8. 肠出血及子宫出血：百草霜、阿胶、藕节、侧柏叶、当归、茅根等份。研末蜜丸，温酒送下。（《医宗金鉴》疏血方）

9. 血箭痔在肛门内，大便则出血如箭，不痛不痒：百草霜120克，黄芩、栀子各30克，黄连、槐花、地榆各15克，共为末，打糊为丸，每服9克，清汤送下。（《外科大成》百草丸）

［现代方］

1. 胎动漏红：百草霜6克，棕炭3克，灶心土15克共研末，每天2次，用白汤或童便送下。（《常见病验方研究参考资料》）

2. 鼻出血：地榆炭、百草霜各等份，研末以棉花蘸药塞鼻。（《常见病验方研究参考资料》）

205. 百　部

【概述】

本品为百部科植物直立百部 Stemona sessilifolia(Miq.) Miq. 蔓生百部 Stemona japonica (Bl.) Miq. 或对叶百部 Stemona tuberosa Lour. 的干燥块根。直立及蔓生百部产于安徽、江苏、浙江、山东、湖北等地。对叶百部主产于湖南、福建、四川、广东等地。炙百部系百部用炼蜜照蜜炙法炒至不粘手而成。百部性微温，味甘、苦。归肺经。功能润肺下气止咳，杀虫。主治新久咳嗽，肺痨咳嗽，百日咳；外用于头虱，体虱，蛲虫病，阴痒症。蜜炙百部润肺止咳，主治阴虚劳嗽。用法用量：内服3～9克；外用适量，水煎或酒浸。

【成分】

百部含多种生物碱。直立百部含直立百部碱、原百部碱、百部定碱、异百部碱、对叶百部碱；蔓生百部含百部碱、百部定碱、异百部定碱、原百部碱、百部宁碱、华百部碱；对叶百部含百部碱、对叶百部碱、异对叶百部碱、斯替宁碱、次对叶百部碱、氧化对叶百部碱。

【药理】

1. 镇咳作用：百部生物碱能降低动物呼吸中枢的兴奋性，抑制咳嗽反射而有镇咳作用。百部生物碱提取液可松弛支气管平滑肌，作用与氨茶碱近似，作用较缓慢而持久，对慢性支气管炎病人的咳、喘有利。

2. 抗菌作用：体外试验，百部醇浸剂对人型结核杆菌有抑制作用，则对结核患者除有止咳的症状治疗外，可能对体内结核菌同时起到一定的病因性治疗作用。百部煎剂对多种细菌及皮肤真菌也有不同程度的抗菌作用。

3. 抗病毒作用：能防治亚洲甲型流感病毒对动物的感染。

4. 杀虫作用：百部水浸液和醇浸液对头虱、衣虱都有显著的杀灭作用，且可杀灭虫卵。乙醇浸出物50%的混悬液可迅即杀灭阴虱，但水浸液无效。对蛲虫、阴道滴虫都有杀灭作用。百部对头虱、衣虱虽都有作用，但以对头虱的作用最强。醇浸剂比水浸剂效力大。三种不同来源的百部缺少药理的比较实验和临床疗效的对比分析，其作用强弱和疗效优劣，缺少具体资料，难以作出评价。

【临床报道】

常用百部酊杀灭头虱，浸剂或煎剂灭体虱；百部坐药或灌肠治疗小儿蛲虫；百部煎剂棉球睡前塞于阴道深部治疗滴虫病，都有临床报道。对于皮炎、体癣、蚊虫叮咬，可以鲜品切断，用断面涂搽，每天数次。内服时对脾虚及溏泄者慎用。剂量过大，可导致呼吸中枢麻痹。

【附方】

［古代方］

1. 久新咳嗽，喘息有音，咽中腥臭，气息不通：百部根 90 克，升麻 15 克，桂心、五味子、甘草、紫菀、干姜各 30 克。（《千金要方》百部丸）

2. 小儿咳嗽发热：百部、贝母、紫菀、葛根各 30 克，石膏 60 克。（《太平圣惠方》百部散）

3. 牛皮癣：百部、蓖麻子、白鲜皮、鹤虱、黄柏、当归、生地各 30 克，黄蜡 60 克，明雄黄 15 克，麻油 15 克。（《医学心悟》百部膏）

4. 诸般咳嗽：桔梗、荆芥、紫菀、百部、白前各 100 克，甘草 30 克，陈皮 50 克。（《医学心悟》止嗽散）

［现代方］

1. 肺结核：百部蜜（炙）、白及、穿山甲、生牡蛎、紫菀各等量，研末，每服 3 克，每天 2 次，温开水送服。（《中国常用中草药》）

2. 百日咳：百部（蜜炙）、瓜蒌仁、麦冬各9克，黄芩、陈皮各 6 克，水煎服。（同上）又方“百日咳饮”：百部、沙参、川贝、白前各3克，加水400 毫升，煎服，分 6 次饮。（《中药基础知识简编》）或用“百部煎”方：百部9 克，白前 6 克，紫菀 9 克，川贝 6 克，沙参 9 克，陈皮 4.5 克，甘草4.5 克，水煎服。（同上）

3. 蛲虫病：百部 90 克，鹤虱 60 克，苦楝皮 60 克，乌梅 15 克，雷丸 9 克，槟榔片 9 克，用水800 毫升，煎至 400 毫升。2 煎加水 600 毫升，煎至300 毫升，2 次煎液合并浓煎至 500 毫升，每晚灌肠 250 毫升，保留 1 夜。（《中华效方汇编》）

【备注】

百部以上述三种植物为用，但个别地区以百合科天门冬属某些植物作百部使用。云南、四川部分地区使用羊齿天门冬（药材市场称小百部）；湖北个别地区用肥厚石刁柏的块根（药材名大百部），此等植物与百部性能绝不相同，应予更正。

206. 托盘及托盘根

【概述】

本品为蔷薇科植物托盘（山楂叶悬钩子）Rubus Crataegifolius Bge. 的果实及其根。分布于东北、内蒙古、河北、山东等地。又名树莓、野马林、野婆婆头等。性温，味酸、甘。功能补肝肾，缩小便。可治阳痿，遗精，遗尿，尿频。用法用量：6～9 克，水煎服。托盘根性平，味苦涩。祛风利湿，解毒。用于关节炎、痛风，15～30 克，水煎服。

【成分】

果含有机酸，主为柠檬酸、苹果酸，并含果胶质及维生素 C 等。托盘根含有大量酚酸和芪类化合物。

【药理】

酚酸和芪类化合物，大多具有一定的抗氧化活性。

【临床报道】

民间用托盘根治疗肝炎、风湿性关节炎等，用其乙酸乙酯萃取物研究抗组织过氧化作用，体外能显著抑制大鼠心、肝、脑、肾组织中过氧化脂质的生成；体内实验亦显著抑制小鼠血浆和肝、脑过氧化脂质的生成。自由基学说认为，随着机体的衰老，体内组织中自由基代谢平衡趋于紊乱，过多的自由基诱发组织老化，表现为对细胞膜脂质双分子层中的多不饱和脂肪酸的损害或氧化作用，产生脂质过氧化物，如予以外源性抗氧化剂可延缓衰老过程。天然产品中寻找高效低毒的抗氧化剂，受到国内外学术界的重视。

【备注】

《本草拾遗》首载悬钩子 Rubus Corchorifolius L. F. 悬钩茎及悬钩根，亦为蔷薇科植物，与本品不同。悬钩子是未成熟果实，饱满尚呈绿色者采摘，沸水浸1～2分钟后于烈日下晒干用。功能生津止渴，解毒消肿，用治消渴，解酒毒，消肿敛疮。托盘成熟后酸甜可口，可作水果食用。

207. 当　归

【概述】

本品为伞形科当归属植物当归 *Angelica sinensis*(Oliv.) Diels 的干燥根，又称西归、秦归、云归等。主产于甘肃、宁夏，亦产于云南、四川、陕西、湖北、贵州等地。性温，味甘、辛。归心、肝、脾经。功能补血和血，调经止痛，润燥滑肠。主治血虚萎黄，眩晕心悸，月经不调，经闭痛经，虚寒腹痛，肠燥便秘，风湿痹痛，跌扑损伤，痈疽疮疡。酒当归活血通经，主治经闭痛经，风湿痹痛，跌扑损伤。一般用量：4.5～9克。

【成分】

当归根含挥发油及非挥发性成分。甘肃岷县当归含油0.4%；四川汶县当归含0.7%。全株各部分都含挥发油，而以果实含量为多。油中主要成分为正丁烯酞内酯(n-Butylidene phthalide)和藁本酸酯，前者乃是具有特殊香气的成分；另有邻羧基苯正戊酮及倍半萜烯等。据兰州大学化学系分析挥发油含29种成分；非挥发成分有脂肪油、维生素A类物质、维生素B_{12}(0.25～0.4微克/100克)、维生素E、烟酸及多量蔗糖(40%)，根的皂化部分含棕榈酸、硬脂酸、肉豆蔻酸及不饱和油酸、亚油酸；不皂化部分含β-谷甾醇。水溶性部分有阿魏酸、丁二酸、尿嘧啶、腺嘌呤等。此外，还含多种元素。

东当归根含挥发油0.1%～0.3%，从中性油分离到黄樟醚(Safrole)、异黄樟醚、佛手内酯(Bergapten)、对-聚伞花素(p-Cymene)，由高沸点馏份皂化得正丁酰内酯、戊酰苯邻羧酸、乙酸、棕榈酸、亚油酸；由其不皂化部分分离到十二烷醇(Dodecanol)及正十四醇(Tetradecanol)。在乙醇浸膏中存在棕榈酸、亚油酸、油酸、β-谷甾醇等。此外，还含有葡萄糖、果糖、蔗糖以及烟酸、烟酰胺、泛酸、叶酸、亚叶酸(Folinic acid)、维生素B_{12}(77微克/克)及生物素(Biotin)等B族维生素类物质。

关于抗胆碱活性成分东当归酞内酯(Ligustilide)含量，中国产者为0.02%；日本大和当归和北海当归则为0.04%～0.17%。

【药理】

1. 对中枢神经系统的作用：东当归挥发油给家兔皮下注射，对大脑显示抑制作用。对由温刺而引起发热的家兔有解热作用，静脉注射作用于延脑中枢，小量时兴奋呼吸，大量时抑制呼吸，并见血压下降、周围血管扩张。中医用当归治疗血虚头痛、眩晕，世传华佗麻沸汤及日人华岗青洲外科麻药方除乌头、曼陀罗花外，均有当归，均取其镇静止痛作用。田中等将市场上五种当归的水提取物进行镇痛作用的研究，据认为胆碱为镇痛的一个成分，结果指出，野生当归 *A. acutiloba* var. *iwatensis* Hikino 作用最强。

2. 对心血管系统的作用：当归甘温而润，辛香善走，故可与理气药配合，以治气滞血瘀。当归煎剂对离体蟾蜍心脏灌流实验，明显抑制收缩幅度及频率。当归流浸膏 0.5%～1%浓度时可使离体兔心房不应期延长；对乙酰胆碱或电流引起的麻醉猫及犬心房纤颤有治疗作用。当归根或叶的挥发油对离体蟾蜍心脏均呈抑制作用。当归制剂中的挥发成分主要引起血压上升，而非挥发成分则引起血压下降。在体蟾蜍心脏在用 50%当归煎剂 2.08 克(生药)/千克腹壁静脉给药时，多出现完全性房室传导阻滞，心房收缩力明显减弱。当归流浸膏及醚提取物能降低心肌兴奋性，有使不应期显著延长及减慢洋金花加快大鼠心率的作用；有抗实验性心律失常作用。甘肃当归浸膏能扩张离体豚鼠冠脉，增加冠脉血流量，并能增加小鼠心肌摄取^{86}Rb 的能力；对垂体后叶素所致心肌缺血有一定缓解作用。

当归对家兔、猫及狗用小剂量血压微降，呼吸轻微兴奋；中等剂量呼吸抑制，血压下降较剧；大量时血压骤降，呼吸呈显著抑制。静脉给药时，可使犬及兔的血压均下降，降压机制可能与抑制心脏有关。当归及其成分阿魏酸尚有抗血栓形成的作用。

3. 对血液及造血系统的影响：当归既能补血，又能活血，故有和血之效。其所含有的阿魏酸及当归能抑制 ADP 和胶原诱发的血小板聚集，显示明显的抗血栓形成。当归多糖则对贫血小鼠的红细胞、血红蛋白、白细胞和股骨有核细胞的恢复有显著促进作用。

当归的抗贫血作用，可能与所含维生素 B_{12}、叶酸等有关。水剂给动物口服，可促进血红蛋白及红细胞生成。

4. 降脂作用：当归粉 1.5 克/千克口服对大鼠及家兔实验性高血脂症有降血脂作用。含 5%当归粉的食物及相当于上量的当归油及其他提取物，对实验性动脉粥样硬化大鼠的主动脉病变，有一定的保护作用。

5. 对生殖系统的作用

(1) 抗维生素 E 缺乏病的作用。用含 5%～6%当归的食物喂饲小鼠，对因缺乏维生素 E 引起的睾丸病变有一定保护作用。当归粉有防止流产作用，但未证明雌激素样作用。

(2) 对子宫的调节作用。实验发现，当归油能抑制离体狗、兔、豚鼠等动物子宫收缩，弛缓子宫肌紧张，作用快而持久。据吕富华等研究，当归含兴奋子宫及抑制子宫两类成分。抑制成分为高沸点的挥发性成分(沸点高达 180～210℃/5 mmHg，于普通煎制过程中不致大量损失)；兴奋成分为水溶性甚高，醇溶而醚不溶的非挥发性物质。近年证明当归对子宫的兴奋作用与兴奋组胺 H 受体有关。皮氏研究了当归乙醇浸膏对小鼠、豚鼠及家兔离体子宫的作用，据称作用强度比水浸膏大 10 倍左右，部分结果与吕氏等不同。当归叶制剂对子宫的作用，基本与当归相似。5%当归粉膳食喂饲小鼠，使其子宫内脱氧核糖核酸(DNA)的含量显著增加，乃有促进蛋白质合成，使子宫组织增生作用；使子宫利用葡萄糖的能力增大，显示代谢旺盛。

6. 抗炎与抗菌作用

(1) 抗炎：当归水煎液对三种致炎剂

引起的急、慢性炎症,均有显著的抑制作用。其抗炎作用主要为降低毛细管通透性和抑制 PGE_2 的合成或释放有关。

(2) 抗菌:当归煎剂在体外对痢疾杆菌、伤寒杆菌、副伤寒杆菌、霍乱弧菌、变形杆菌、大肠杆菌、溶血性链球菌等多种细菌有抑菌作用。

7. 免疫调节作用:当归对非特异性和特异性免疫功能都有增强作用。

当归及其成分阿魏酸钠能显著促进单核吞噬细胞系统对刚果红的廓清率,也能增强腹腔巨噬细胞吞噬能力。

东当归水浸膏或醇浸膏给动物腹腔注射,可抑制大鼠血清中皮肤过敏性抗体和小鼠脾中溶血斑形成细胞的产生。水浸膏口服可抑制大鼠被动皮肤过敏 PCA 反应及漏出色素量。

当归多糖有明显促进 E-花结率和酯酶染色阳性率作用。当归中性油能促进特异抗体 IgG 的产生。

8. 对平滑肌的作用:① 当归及其叶的流浸膏对离体兔肠肌呈抑制作用。日本学者证明,挥发油成分东当归酞内酯及正丁烯酞内酯等对大鼠肠管有抗乙酰胆碱作用。② 挥发油成分正丁酰酞内酯对豚鼠气管平滑肌有显著的松弛作用。

9. 其他作用:① 家兔口服东当归温水浸液,血糖呈短暂的升高后即下降。② 当归水浸膏对兔静脉注射或口服,血压及眼压下降,房水减少。水浸膏对兔皮下注射,出现明显的体温下降。③ 关于当归的外用效果,也值得注意。紫云膏中当归所引起的作用,据称可滋润肌肉和皮肤,外用和内服效果同。渡边、后藤两人指出:当归有"生肌止痛效能"。

【临床报道】

1. 治疗痛经及月经不调:当归治疗痛经,疗效确实。与红花合用制成当归红花酊,效果尤佳。中医妇科经验认为,当归、白芍、延胡索三药,是各型痛经共同的主药。并可治疗慢性盆腔炎。当归水提物能使子宫收缩;可使动物子宫内核糖核酸增加,调整子宫功能状态,促进蛋白质合成使子宫组织增生,代谢旺盛。

2. 治疗肌肉、关节疼痛及神经痛:当归有止痛,松弛肌肉,降低软组织炎症性反应及改善末梢神经和血管功能等作用。

3. 治疗营卫不调、气血不足之证:临床用以调节营卫,滋养气血,如当归补血汤用于肌肤燥热、困渴引颌;四物汤用治冲任虚损,月水不调,崩中漏下,少腹坚痛等。当归对因缺乏维生素 E 引起的睾丸病变有保护作用,还可防止流产。

4. 治疗缺血性中风:当归还可用于缺血性脑中风患者,使其血液粘滞性降低,血浆纤维蛋白原减少,凝血酶原时间延长,红细胞和血小板电泳时间缩短。当归久服可致虚火上炎,因其辛温芳香,故阴虚内热者慎用。

5. 其他应用:此外,有人报道了以当归为主的当归芍药汤治疗杆菌性痢疾;用当归粉或当归浸膏片治疗带状疱疹;有人认为用当归液穴位注射,对消除鼻因性头痛有特效,对各种鼻炎有较好疗效。当归芦荟丸治疗慢性白血病亦有一定疗效。

当归配川芎、熟地、白芍,为理血要剂的四物汤,可用于血虚及月经不调;对心悸、失眠等,用当归养血安神,如当归补血汤;对气血瘀滞而兼虚寒腹痛,可用当归建中汤。

【附方】

[古代方]

1. 妇人血瘀气滞,腹肋刺痛,筋挛骨痹,手足麻木等:当归(切焙)30克,没药(研)15克,五灵脂(锉)30克,上为末,醋煮面糊为丸如梧子大,每服10~20丸,食前温酒或生姜汤送服。(《圣济总录》当归丸)。

2. 妇人产后阴肿：当归、独活各6克，白芷、地榆皮、矾石各6克，上㕮咀，以水1.5升，煮成1升，去滓，用药汁洗浴。(《千金翼方》当归汤)

3. 小儿肝肾不足，血气不充，肌肉瘦薄：怀熟地(酒蒸)24克，山茱萸(去核酒蒸)、山药(蒸)、泽泻、牡丹皮、白茯苓、当归各(酒洗)9克，鹿茸(酥炙)、牛膝各(酒洗，去芦)12克，上为细末，蜜丸芡实大，每服1丸，热水研化，食前服。(《万病回春》当归地黄丸)

4. 血淋：牛膝、蒲黄、当归、黄连、生地各6克，麦冬(去心)、木通、扁柏叶(微炒)、山栀仁各3克，加灯心30茎，水煎，去滓。食前服。(《丹台玉案》当归饮)

5. 产后无乳属于气虚血弱：当归6克，黄芪30克，葱白10根，上锉、水煎、去滓，温服。(《济阴纲目》当归补血加葱白汤)

［现代方］

1. 营血虚滞、面色萎黄、头晕目眩、月经不调：当归、白芍各9克，熟地12克，川芎6克，水煎服。经行腹痛加香附6克，艾叶3克，同煎。闭经加桃仁9克，红花2克，同煎。

2. 肾虚腰腿酸软疼痛：当归9克，熟地15克，山药、山茱萸、杜仲各6克，牛膝5克，炙甘草3克，水煎服。

3. 手足皲裂：当归、紫草各60克，忍冬藤10克，共浸于麻油50毫升内，浸泡24小时后，文火煎至药枯焦，滤出留油，药棉蘸油涂患处，日数次。［新中医，1983，(13)：47)

4. 小儿疳积：当归15克，三棱15克，莪术15克，雄鸡肝或兔肝1个，芒硝适量，加水500毫升，共煎，熟后吃肝喝汤。分2次服完。［四川中医，1985，(6)：35］

【备注】

1. 当归复方甚多，《中华医方辞典》载有当归丸14首，当归汤28首，实际上更多。

2. 吉林延边栽培一种东当归 *A. acutiloba*(Sieb, et Zucc.) Kitag. 也称延边当归。

日本药典所收当归即东当归，日人称为大和当归、大深当归，别称本口当归、赤当归；栽培的北海道当归称为外口当归或白当归，学名为 *A. acutiloba* Kitag. var. *sugiyamana* Hikino，而将中国产品称唐当归(马尾归、秦归、西归、川归)；朝鲜产者为朝鲜当归 *A. uchiyamara* Yabe。韩国产者称韩当归 *A. gigas* Nakai。

3. 伞科植物欧当归 Levisticum officinale Koch. 在华北地区有引种栽培，民间代当归使用。

4. 传统认为"归头补血，归身养血；归尾破血；全归活血"，现在一般不分部位，而用全当归。但用于跌打瘀肿，可选用归尾。酒当归偏于活血祛瘀，炒当归长于治疗血虚，当归炭长于止血。

208. 肉 苁 蓉

【概述】

本品为列当科植物肉苁蓉 Cistanche deserticola Y. C. Ma 的干燥带鳞片的肉质茎。别名大芸、寸芸、地精、金笋等。主产于内蒙古、新疆、青海、陕西、宁夏、甘肃等地。性温，味甘、咸。归肾、大肠经。功能补肾阳，益精血，润肠通便。主治阳痿，不孕，腰膝酸软，筋骨无力，小便频数，肠燥便秘。用法用量：一般用量6～9克，水煎服。

【成分】

肉质茎含肉苁蓉苷A、B、C、D、E、F、G、

H、I，及洋丁香酚苷（Acteoside）、海胆苷（Echinacoside）、鹅掌楸苷、胡萝卜苷、甜草碱、β-谷甾醇、甘露醇、琥珀酸、三十烷醇、多糖类及15种氨基酸、微量生物碱、结晶性中性物质等。

【药理】

1. 延缓衰老作用：肉苁蓉提取物可显著抑制兔血及小鼠肝脏脂质过氧化物的生成，提高小鼠红细胞超氧化物歧化酶的活性，并降低心肌中脂褐质的含量。延长果蝇的平均寿命。所含的D-甘露醇和多糖类可显著延缓衰老的历程。煎剂还能延长家蚕的幼虫期和寿命。小鼠灌服煎剂可显著升高红细胞膜 $Na^{+}-K^{+}-ATP$ 酶的活性。

2. 免疫增强作用：肉苁蓉水提取液能显著增加小鼠脾脏和胸腺的重量，加强巨噬细胞的吞噬能力，增加溶血素和溶血空斑值，提高淋巴细胞转化率和迟发性超敏反应指数，还可升高腹腔巨噬细胞内的cAMP水平，降低cGMP水平，从而使cAMP/cGMP比值升高。

煎剂口服可增强阳虚模型小鼠体液免疫和细胞免疫功能，肉苁蓉增强细胞免疫的作用，可能与胸腺素有相似处。对免疫抑制小鼠，可能由于对抗糖皮质激素，而起到增强免疫功能的作用，肉苁蓉提取物在一定浓度时，可激活淋巴细胞杀伤K562细胞的作用。

3. 调整内分泌作用：肉苁蓉可调整阳虚及阴虚动物模型的肝、脾核酸含量的增减，有激活肾上腺释放皮质激素的作用，增强下丘脑-垂体-卵巢的功能，提高垂体对LRH的反应性和卵巢对LH的反应性。

肉苁蓉所含洋丁香酚苷，肉苁蓉苷A、C可对抗小鼠性功能及学习行为低下；海胆苷仅对抗性行为低下。

肉苁蓉还可增加阳虚动物肝、脾DNA的含量，促进DNA的合成，提高蛋白的核酸代谢。

4. 中枢作用：肉苁蓉乙醇提取物可提高利血平化小鼠下丘脑NE、纹状体DA和脑干5-HT的含量。

5. 对平滑肌的作用：水煎剂可显著抑制动脉粥样硬化家兔平滑肌细胞的变性增殖，改善其超微结构、降低细胞内过氧化脂质的含量，提高其超氧化物歧化酶的活性。从而显示其抗动脉粥样硬化作用。

6. 其他作用：① 稀醇浸出物，可促进大鼠生长发育。② 所含的有机酸可促进小鼠唾液分泌。③ 提高小鼠小肠推进功能，缩短通便时间。④ 肉苁蓉水浸液、乙醇浸出液对麻醉狗、猫、兔等有降低血压作用。⑤ 苷类成分有抗突变作用。

【临床报道】

据其补肾益精的理论，主要用于肾虚阳痿、遗精早泄，女子不孕及腰膝冷痛等。对老年虚弱或病后、产后血虚所致便秘，常与当归、火麻仁等同用。对肾虚患者药性温和，配以补骨脂、菟丝子、山萸肉等。脾虚便溏，实热便秘者慎用。

肉苁蓉补而不燥，滋而不腻。一般用淡苁蓉。肉苁蓉与锁阳均能壮阳益精，补肾，滑肠，但肉苁蓉温而不燥，锁阳性较温燥。益阴之力苁蓉为胜；壮阳之功，锁阳为佳。

【附方】

［古代方］

1. 男子五劳七伤、阳痿不起、小便淋漓：肉苁蓉、菟丝子、蛇床子、五味子、远志、续断、杜仲各等份，捣筛，蜜丸梧子大，晨服5丸，日再。（《医心方》肉苁蓉丸），又《太平圣惠方》同方名、效用，增牛膝、枸杞等数品。

2. 虚劳羸瘦、阳痿、健忘、腰膝疼痛：肉苁蓉（酒浸1宿、刮去外皮、炙干）60克，菟丝子(酒浸3天,晒干,别捣为末)、薯蓣、牛膝、巴戟、杜仲(炙微黄)、续断、白茯苓、枸杞子、五味子、蛇床子、山茱萸各30克,茯神、远志、柏子仁各60克,共为末,蜜丸梧子大,每服30丸,空腹温酒送下,晚食前再服。(《太平圣惠方》肉苁蓉丸)

3. 肾阳不足、精气衰竭、致患阳痿:肉苁蓉、鹿茸、牛膝、石斛、远志、菟丝子各30克,石龙芮22.5克,雄蚕蛾15克,五味子、蛇床子、天雄、巴戟各30克,上为细末,每服6克食前温酒调服。(《鸡峰普济方》肉苁蓉散)

[现代方]

1. 肾阳不足,阳痿精亏:肉苁蓉、菟丝子各9克,熟地、山药各12克,五味子6克,水煎服。(《中国常用中草药》)

2. 肾虚不孕:肉苁蓉、鹿角胶、紫河车各9克,当归、熟地各12克,水煎服。(同上)

3. 肠燥串枯,大便秘结:肉苁蓉、火麻仁、当归各9克,沉香3克,水煎服。(同上)

4. 神经根型颈椎病:肉苁蓉配伍当归、熟地、白芍、木瓜等有效。[浙江中医杂志,1991,26(7):322]

【备注】

除肉苁蓉外,同属植物:① 盐生肉苁蓉 Cistanche Salsa (C. A. Mey.) G. Beck. 产于内蒙古、陕西、甘肃、新疆、青海等地。② 沙苁蓉 C. sinensis G. Beck 产于内蒙古、甘肃、宁夏,在产地亦作肉苁蓉药用。

209. 肉 豆 蔻

【概述】

本品为肉豆蔻科植物肉豆蔻 Myristica fragrans Houtt. 的干燥种仁。又名迦拘勒、豆蔻、肉果、玉果、顶头肉、扎地(藏语)、麻尖(傣语)等。主产于马来西亚及印度尼西亚、斯里兰卡等国。我国广东、云南有引种。性温,味辛。归脾、胃、大肠经。功能温中行气,涩肠止泻。用于脾胃虚寒,久泻不止,脘腹胀痛,食少呕吐。用法用量:3～9克入煎剂,或入丸、散;散剂用量1.5～3克。湿热积滞泻痢者忌服。

【成分】

蒎烯、桧烯、樟烯、肉豆蔻醚、马拉巴酮B、丁香酚、异丁香酚、甲基丁香酚、甲氧基丁香酚、甲氧基异丁香酚、黄樟醚、榄香脂素、异三甲氧基苯丙烯、α-侧柏烯、二戊烯、香叶醇、齐墩果酸、肉豆蔻酸甘油酯、油液甘油酯等。

【药理】

1. 对胃肠平滑肌的影响:肉豆蔻煎剂对兔离体回肠有轻度兴奋作用,高浓度表现短时间兴奋,随即转入抑制。

少量服用肉豆蔻挥发油能增进胃液分泌和胃肠蠕动,而有开胃和促进食欲、消胀止痛的功效,但大量服用则有抑制作用。

2. 中枢抑制作用:肉豆蔻挥发油可增加雏鸡由乙醇腹腔注射引起的睡眠(特别是深睡眠)时间。丁香酚、甲基丁香酚等的混合液腹腔注射可使小鼠翻正反射消失。甲基丁香酚和榄香脂素对实验动物静脉给药后有麻醉作用。肉豆蔻油对低等动物可引起瞳孔扩大、步态不稳,随之睡眠,呼吸变慢,剂量过大则反射消失。肉豆蔻醚、榄香脂素对正常人有致幻作用,对人的大脑有中度兴奋作用,但与肉豆蔻不完全相同。后者可引起血管状态不稳定、瞳孔缩小、情绪不稳、孤独感和不能进行智力活动等。肉豆蔻及肉豆蔻醚能增强色胺的作用,体内体外试验均对单胺氧化酶有中度的抑制作用。

3. 抗病原微生物作用:肉豆蔻、肉豆蔻内衣及其炮制品均有很好的抑菌作用,尤以对肺炎杆菌、变形杆菌及金黄色葡萄球菌作用最强。甲基异丁香酚对金黄色葡萄球菌和肺炎链球菌的 MIC 分别为 0.4 毫克/毫升和0.5 毫克/毫升。马拉巴酮 B 对金黄色葡萄球菌、枯草杆菌和坚忍链球菌有较强的抑制作用，前两者的 MIC 为 1 微克/毫升，后者为 2 微克/毫升，马拉巴酮 C 对枯草杆菌的 MIC 为 2 微克/毫升。另外，萜类成分对细菌和霉菌有抑制作用。

4. 抗炎作用：肉豆蔻生品制品均有较好的抗炎作用，尤对蛋清致炎者更为明显。肉豆蔻油或肉豆蔻醚能对抗角叉莱胶引起的足肿胀，提示它对 PG 的合成、释放或致炎作用有明显抑制。

5. 抗血小板聚集作用：肉豆蔻油能明显对抗由花生四烯酸(AA)诱导的家兔血小板聚集，证明肉豆蔻油及其主要成分有抑制前列腺素生物合成的作用。肉豆蔻油中活性最强的是丁香酚和异丁香酚。其他成分的作用为强度为：黄樟醚＞肉豆蔻醚＞榄香脂素＞柠檬烯＞α-松油烯＞松油烯-4-醇。

6. 抗癌作用：肉豆蔻对 3-甲基胆蒽烯(MCA)诱发的小鼠子宫癌和二甲基苯并蒽(DMBA)诱发的小鼠皮肤乳头状癌有抑制作用。

7. 其他作用：肉豆蔻挥发油可降低大鼠血清谷丙转氨酶。肉豆蔻醚能增强色胺的作用。肉豆蔻煨制可对抗番泻叶及蓖麻油的致泻作用，并能显著抑制新斯的明引起的小肠推进功能亢进。肉豆蔻钠可用作芳香剂或祛风剂、胃肠道的局部刺激剂。

8. 毒副作用：肉豆蔻醚 1.9 克/千克一次性灌服，可使猫进入半昏迷状态，并出现肝脂肪性变性。肉豆蔻醚、榄香脂素对正常人有致幻作用。

【临床报道】

肉豆蔻治疗久泻不止，常与诃子、吴茱萸等配伍；治腹胀腹痛，常与砂仁、木香等配伍，有暖脾胃、固大肠之功。

本品辛散温燥芳香，以面裹煨熟去油，可改变其滑泻之性为固涩之能。故入大肠能涩肠止泻；入脾胃有温脾开胃，行气宽中之效。适用于虚寒久泻，脱肛，中焦寒郁气滞，腹胀呕吐；不欲饮食等症。尤以久泻不止兼有湿滞胀满、呕吐者用之为宜。但因本品以温中行气。涩肠止泻为主要功效，补虚扶正之力不足，故用于久泻滑脱之虚证，须与党参、黄芪、茯苓、白术、当归等补养气血之晶配合使用，方可标本同治，扶正祛邪。用于中焦虚寒，但见胃寒作胀，呕不欲食者，常与温中降逆、开胃进食的干姜，半夏，陈皮，木香同用，以增加药力。

【附方】

［古代方］

1. 脾虚肠鸣，泄泻不食：肉豆蔻 7 枚剜开，纳木香 1 粒在内，以面裹炖熟，研末，米饮汤调下。(《奇效良方》肉豆蔻散)

2. 脾虚泄泻：肉豆蔻 1 枚，入乳香 3 小块于内，面裹煨熟，为末服。(《杨氏家藏方》)

3. 痢不愈，食入即吐，腹痛：肉豆蔻 30 克，诃黎勒 30 克，白梅肉 30 克，黄连 30 克，白矾60 克，末为丸，空腹服 20 丸。(《太平圣惠方》肉豆蔻丸)

4. 肾泄久不愈，脉沉细无力：肉豆蔻、破故纸各等份，上为末，枣肉为丸。如梧子大，每服 6 克，米饮送下。(《洁古家珍》肉豆蔻丸)

5. 五更泄：肉豆蔻 60 克，破故纸 120 克，五味子 60 克，吴茱萸 120 克，水煎服。(《校注妇人良方》四神丸)

6. 胃冷呕吐：肉豆蔻 15 克，丁香 6 克，为末面糊丸，藿香、柿蒂汤下。(《幼幼新书》)

［现代方］

1. 腹泻：肉蔻粉、五倍子粉、豆浸膏粉、凡士林调膏贴敷神阙穴；或肉豆蔻、肉桂、甘草适量，水煎服。

2. 脾胃虚寒，久泻久痢：肉豆蔻9 克，党参9 克，白术12 克，干姜6 克，诃子9 克，

水煎服。(《中国常用中草药》)

3. 小儿伤食吐乳或消化不良：肉豆蔻3克，香附3克，神曲9克，麦芽6克，砂仁2克，陈皮3克，水煎服。(同上)

210. 肉 桂

【概述】

本品为樟科植物肉桂 Cinnamomum cassia Pres 的树皮或粗枝的皮。又名玉桂、板桂、条桂、紫油桂等。除去栓皮者，称桂心。另干燥嫩枝，称桂枝(见另条)。主产越南，称越南板桂或企边桂，皮厚、香浓。我国广东、广西、云南、福建也产，以广西为多。性大热，味辛、甘，气香浓烈。归肾、脾、心、肝经。功能补肾阳，暖脾胃，除积冷，散寒通脉止痛。用治：① 肾阳不足，阳痿，宫冷，尿频，腰膝冷痛，低血压。② 脾阳不振，胃腹冷痛，食少溏泻。③ 妇女冲任虚寒，闭经，痛经。④ 阴疽漫肿色白，久溃不敛。用法用量：1.5～4.5克，煎汤应后下；研粉每次用1～1.5克冲服。血热妄行者和孕妇忌服，不宜与赤石脂同用。

【成分】

肉桂树皮及枝叶均含挥发油1%～2%，称桂皮油。油中主要成分含桂皮醛(肉桂醛)及醋酸桂皮醛。水溶性成分有辛卡西醇(Cinncassiol) A、A_1、B、C_1、C_2、C_3、D_1、D_2、D_3，并含香豆素、β-谷甾醇、胆碱以及肉桂多糖等。桂皮还含鞣质、儿茶素、表儿茶素等。

【药理】

1. 镇静、镇痛作用：挥发油中的桂皮醛可使小鼠自发活动减少，显示镇静作用。桂皮醛对实验动物也有镇痛作用，并能延长环己巴比妥的麻醉时间。肉桂水煎液对实验也有镇静、镇痛和解热作用。

2. 抗溃疡作用：肉桂水溶性提取物能抑制小鼠水浸应激性溃疡、冷刺激应激性溃疡的形成，也能抑制盐酸或5-HT性大鼠溃疡形成，对结扎大鼠幽门性溃疡形成，仅有抑制作用倾向。醚提物和桂皮醛均有抗溃疡活性。

3. 对肠管的作用：桂皮水煎剂对离体兔肠有兴奋作用。桂皮油对胃肠有缓和的刺激作用，能增进消化机能，排除腹内积气，缓解胃肠痉挛性疼痛。

4. 对心血管的作用：煎剂增加豚鼠离体心脏的冠脉流量；改善兔实验性心肌缺血；能促进心肌侧支循环开放，改变血液供应，对心肌显示保护作用。

5. 其他作用：本品尚有利胆、抑制血小板聚集、升高外周白细胞、有抑菌作用。

【临床报道】

1. 治疗肾阳不足，命门火衰：肉桂、制附子、熟地、山药、山萸肉。

2. 治疗脘腹冷痛，泄泻肠鸣：肉桂、荜茇、干姜、高良姜等。

3. 治疗寒湿痹痛：肉桂、防风、牛膝、松节等。

4. 治疗经闭、痛经：肉桂、当归、川芎、炮姜、熟地等。

【附方】

［古代方］

1. 中风后口眼㖞斜：肉桂45克，去粗皮，捣箩为末，用酒150毫升调匀，慢火煎成膏，去火良久，用匙摊在帛上，贴在腮上，频频热熨，患左贴右，患右贴左。(《太平圣惠方》肉桂膏)

2. 脾胃虚寒，泻利清谷：肉桂、附子、干姜、木香、豆蔻、丁香、茯苓。(《三因方》桂苓丸)

［现代方］

1. 肾阳不足、命门火衰，畏寒肢冷、腰

膝软弱、阳痿、尿频：肉桂、制附子各60克，熟地240克，山药、山茱萸各120克，牡丹皮、茯苓、泽泻各90克，研末，蜜丸，每服9克，每天2次。(《中国常用中草药》)

2. 心腹冷痛，泄泻肠鸣：肉桂、荜茇各2 000克，干姜、高良姜各3 000克，研末、糊丸，每服9克，空腹服。(同上)

3. 小儿泄泻：丁香、肉桂、木香等研末敷脐。

4. 小儿流涎：肉桂研细末，醋调敷涌泉穴。[中医杂志，1983，24(8)：78]

5. 神经性皮炎：肉桂末米醋调成糊，涂敷病损处，2小时糊干即除掉，若不愈，隔1周后再涂1次。[辽宁中医杂志，(4)：封三]

【备注】

1. 肉桂以皮厚、质坚、少破碎、香气浓、甜味重、微辛者为佳。

2. 桂丁香：系未成熟果实和膨大的花萼，性温，味甘、辛。功能温中止痛，用治胃痛、腹痛。

3. 南货店所售桂皮，为樟科同属植物天竺桂的树皮，只作香料供调味用，不作药用。皮薄，表面灰棕色，味辛不甜，呈不规则块片，边缘自然翘起状。

211. 竹　叶

【概述】

本品为禾本科植物淡竹 Phyllostachys nigra Munro var. henonis (Mitf.) Stapf ex Rendle 等的叶。又名甘竹、白竹、毛金竹等。长江流域及南部各地均产。性寒，味甘、淡。归心、胃、小肠经。功能清热除烦，凉心止惊。主治热病烦渴，口舌生疮，小儿风热惊痫，热淋，茎中涩痛。煎服用量一般为6～9克。竹之初生嫩叶卷而未放者，名竹叶卷心，又名竹心、竹针等。性寒，味、甘淡，功能清心除烦，消暑止渴，生津利尿，主治暑热烦渴心火上炎及温病神昏谵语等。淡竹叶为禾本科植物淡竹叶 Lophatherum gracile Brongn. 的干燥茎叶。苦竹叶为禾本科植物苦竹 Pleioblastus amarus (Keng) Keng f. 的嫩叶。参见“淡竹叶”条。

【成分】

淡竹的叶成分不详。据日本出产的“和淡竹叶”Phyllostachys nigra (Loddiges) Munro var. henonis (Béan) Stapf. 及其同属植物的叶含木栓酮(friedelin)、粘霉醇(glutinol)、粘霉酮(glutinone)、羽扇醌(lupenene)等。

【药理】

1. 抗菌作用：竹叶对金黄色葡萄球菌、绿脓杆菌均有抑制作用。

2. 抗癌作用：淡竹粗提物对艾氏腹水瘤、肉瘤S180有抑瘤作用，对子宫颈癌14和淋巴肉瘤1腹水型均无抑制作用。毒性很小。近年试行削去淡竹的梢头，可收集淡竹液，可代竹沥使用。

3. 其他作用：竹叶提取的竹叶原生质提取物或竹叶提取液、粉状提取物制成片剂、可调整胃肠功能，清除血中污染物，激活细胞功能以提高机体免疫力，增强抵抗力，促进自身痊愈。

【临床报道】

竹叶与淡竹叶、苦竹叶性味与功效互有同异，三者宜区分。竹叶的古代配方如竹叶石膏汤(《伤寒论》)，竹叶汤(《金匮要略》)中张仲景所用的竹叶，一般认为应用的是淡竹之叶。竹叶与竹茹比较，二者均能清热，但竹叶偏于清心火而除烦热；竹茹长于清胃热而止呕吐。

【附方】

[古代方]

1. 伤寒温热，暑病之后余热未清，津

气两伤，身热多汗，心胸烦闷，气逆欲呕、口干喜饮，或虚烦不寐，舌红少苔：竹叶15克，生石膏30克，半夏（制）9克，麦冬10克，人参6克，炙甘草4.5克，粳米20克，水煎服。（《伤寒论》方，剂量自《实用方剂辞典》竹叶石膏汤）

2. 妇女温病，经水适来，耳聋，干呕，烦渴，甚或惊厥，脉滑数：生石膏18克，生地、麦冬各12克，知母、牛膝各6克，竹叶10克，水煎服。（《温病条辨》竹叶玉女煎）

3. 伏暑邪犯厥阴，神昏窍闭：用安宫牛黄丸、至宝丹等芳香开窍剂后，神识已清，再用本方调治。竹叶、麦冬、连翘各10克，鲜生地30克，生地15克，犀角2克（或以水牛角30克代），甘草6克，玄参12克，研细末，制丸。每服9克，每天3次。（《四时病机》竹叶地黄丸）

4. 胃有积热，耗伤气阴，胸中热感，五心烦热，手足痛，口干唇燥：竹叶、小麦各30克，知母、石膏各9克，黄芩、麦冬各6克，人参4.5克，生姜15克，甘草、栝楼根、半夏各3克，茯苓6克，上㕮咀，以水1.2升，煮竹叶、小麦，取800毫升，去滓纳药，煎取300毫升，去滓，分2次温服。（《备急千金要方》竹叶汤）

5. 心热炽盛，头痛目赤：竹叶1握，犀角、升麻、干葛各6克，黄芩、麦冬各（去心）9克，上切，以水1升，煮取400毫升去滓。分2次温服。（《外台秘要》竹叶饮）

6. 肝脏实热、眼赤疼痛：淡竹叶、犀角屑、木通（锉炒）、黄芩各（去黑心）30克，玄参、黄连（去须）、车前子各33克，亡硝60克，大黄（醋炒）、细辛（去苗、叶）各3克，上10味，粗捣筛，每服15克用水250毫升，煎取150毫升，去滓，食前温服，每天2次。（《圣济总录》竹叶汤）

【备注】

1.《本草图经》谓："篁竹、淡竹、苦竹……今处处有之。竹之类甚多，而入药者惟此三种。"竹为禾本科植物。淡竹叶已见另条。① 淡竹，即本条的原植物。又名毛金竹，分布于山东、河南及长江流域以南各地。② 青秆竹：分布于广东、广西，多生于平地、丘陵。③ 大头典竹：又名大头甜竹。生于广东、海南、广西。上3种为《中华本草》竹茹条所用原植物。未提出篁竹和苦竹。

2. 淡竹叶为淡竹叶的茎叶，不可与淡竹的叶（竹叶）相混淆。

3. 苦竹叶为禾本科植物苦竹的干燥嫩叶。主产于江南各地。

4. 竹叶，始载于《神农本草经》，在我国产的各种竹叶，自唐朝时即以淡竹为优。《重修政和经史证类本草》引《食疗本草》说："淡竹上，甘竹次，……篁、淡、苦、甘外，余皆不堪，不宜人。"在宋朝，也以淡竹为优，寇宗奭说："竹叶，凡诸竹与笋，性皆微寒，故知叶其用一致。本经不言笋及苦竹性，若取沥作油，亦不必强择也。张仲景竹叶汤，用淡竹。"由此文看来，虽然《本草经》的竹叶在《名医别录》中注明为篁竹叶，但自唐、宋之后，即以淡竹叶为最佳选择。就性味而言，《本草经》以竹叶味苦平，而淡竹的叶为甘，淡，寒。淡竹叶的叶也为甘，淡，寒；苦竹叶为味苦、性寒。均与本经记载有别。按《千金翼方》本草项文字作篁竹叶，故味苦平系指篁竹叶而言。宋《图经本草》说："篁竹、淡竹、苦竹，本经并不载所出州土，今处处有之。竹之类甚多，而入药者惟此三种……"李时珍《本草纲目》卷三十七木部将竹分为篁竹叶、淡竹叶、苦竹叶……及竹茹、竹沥等份条叙述。吴其浚《植物名实图考》所记淡竹叶列为湿草类，与李时珍所记湿草类的淡竹叶相同，根据宋《图经本草》以甘竹为淡竹，则陶隐居所说的甘竹叶，就是淡竹叶，结合寇宗奭在《本草衍义》中的说法，则自古就应用淡竹叶了。

212. 竹 沥

【概述】

本品为禾本科植物淡竹 Phyllostachys nigra var. henonis Stapf 的茎秆经加工火烤沥出的黑色粘稠液汁。又名竹汁、竹油、淡竹沥。性寒，味甘。归心、胃、大肠经。功能清热化痰，止咳定喘。主治中风不语，痰迷癫狂，温热咳嗽肺热多痰，咳喘胸闷，消渴烦闷。用法用量：20～60 克，冲服。出《本草经集注》，制造竹沥的原料以禾本科植物淡竹为正品。目前个别地区用禾本科的杂竹茎以火烤灼而取其流出的液汁。又苦竹沥，为禾本科植物苦竹 Pleioblastus amarus (Keng) Keng F. 的茎秆用火烤灼时流出的液汁。功用与淡竹沥同。近年在产地试行削去淡竹的梢尖，可收集淡竹液，代替竹沥使用。又竹沥用时常加姜汁同用，以制竹沥之寒滑，免伤胃气。

【成分】

竹沥含愈创木酚、甲酚、苯酚、甲酸、乙酸、苯甲酸、水杨酸、葡萄糖、果糖及天冬氨酸、谷氨酸、丝氨酸、亮氨酸、蛋氨酸、赖氨酸等多种氨基酸与铜、铁、锌、钴等微量元素。

淡竹液中的无机离子，与淡竹沥相似，以钾离子为主，有 13 种无机离子相同。二者有机成分亦相似，均含酚类、多糖和苷类。所不同者是淡竹液中不含单糖，而淡竹沥中则含较多单糖。

【药理】

1. 祛痰、镇咳作用：慈竹沥有明显的祛痰作用和镇咳作用，淡竹液有明显祛痰作用。

2. 其他作用：竹沥是清热化痰之佳品，有定惊、润燥等作用。并能增加尿中氯化物排出量的作用，增高血糖作用。还可促进小鼠小肠的推进运动。

【临床报道】

青淡竹炙烤收集的竹沥，对重症乙脑痰阻的患儿有效。临床也证明淡竹液治疗慢性气管炎及矽肺患者的咳、痰、喘几种症状有效。

【附方】

[古代方]

1. 心经实热，梦中喜笑，惊悸恐惧不安：淡竹沥 30 毫升，石膏 48 克，芍药、白术、郁李仁、人参各 9 克，知母、茯神、赤石脂、紫菀各 6 克，生地汁 30 毫升，上 11 味㕮咀，用水 900 毫升，煮后 10 味，取 300 毫升，去滓，下竹沥更煎，取 300 毫升，分 2 次服。(《千金要方》竹沥汤)

2. 产后中风，口眼㖞斜，言语不利，手足不遂：竹沥 150 克，防风 45 克，升麻 30 克，羌活、桂、芎䓖、羚羊角屑各 30 克，麻黄(去根节、掠去沫，焙)45 克，杏仁(去皮、尖、双仁、炒)80 枚，上药除竹沥外，余为粗末，每次 9 克，用水 300 毫升煎至 210 毫升，去滓，入竹沥 30 毫升，再煎至 150 毫升，不拘时温服。(《圣济总录》竹沥汤)

[现代方]

痰涎上逆，咳喘不得卧：生半夏(漂净)2.4 千克，白芥子 801 克，上为细末，用竹沥 900 毫升拌和，加糊成曲。每次 9 克包煎，去滓，温服。(《全国中药成药处方集》竹沥曲)

【备注】

竹沥与竹黄(大竺黄)均能清热、祛痰、镇惊。但竹沥大寒，其性滑利，长于清热润燥，且治四肢拘挛；竹黄微寒，其性较缓，多用于儿科。

213. 竹 茹

【概述】

本品为禾本科植物青秆竹 Bambusa tuldoides Munro、大头典竹 Sinocalamus beecheyanus (Munro) McClure var. pubescens P. F. Li 或淡竹 Phyllostachys nigra Munro var. henonis Stapf ex Rendle 茎秆除去外皮后刮下的干燥中间层。又名竹皮、竹二青、淡竹茹等。性微寒，味甘。归肺、胃经。功能清热化痰，除烦止呕。主治痰热咳嗽，胆火挟痰烦热呕吐，惊悸失眠，中风痰迷，舌强不语，胃热呕吐，妊娠恶阻，胎动不安。一般用量4.5～9 克。又苦竹茹，为禾本科植物苦竹 Pleioblastus amarus (Keng) Keng f. 的基秆除去外皮后刮下的中间层，主下热壅，止尿血，一般煎服用量为4.5～9 克。始见于《食疗本草》。

【成分】

淡竹的竹茹含 2，5-二甲氧基对苯醌、对羟基苯甲醛、丁香醛、松柏醛。但另二种竹的竹茹的化学成分未详。外观淡黄绿色，呈不规则的乱丝团状。丝条长短不一，较细薄，质柔软轻松而有弹性，气微味淡。

【药理】

对白色葡萄球菌、枯草杆菌、大肠杆菌及伤寒杆菌等均有较强的抑制作用。

【临床报道】

治疗胃热呕吐，口有臭气，喜寒恶热，舌苔黄腻：常与陈皮、半夏、栀子伍用。对胃虚呃逆而挟热者，可配柿蒂、枇杷叶、生姜等用。

竹茹与半夏均能止呕，但竹茹清热痰而止呕；半夏化湿痰而止呕。寒痰咳喘、胃寒呕逆及脾虚泄泻者禁服。

【附方】

[古代方]

1. 妇人乳中虚，烦乱呕逆：生竹茹 15 克，石膏 15 克，桂枝 7.5 克，甘草45 克，白薇 7.5 克，上药末之。枣肉和丸弹子大。以饮服 1 丸，日 3 夜 2。有热者倍白薇(用至15 克)，烦喘者加柏实 9.5 克。(《金匮要略》)

2. 消渴，小便数多：篁竹根(切)、生茅根(切)、芦根(切)各 50 克，菝葜 20 克，石膏(杵碎)50 克，乌梅 30 克，生姜(切)20 克，小麦 30 克，竹沥 20 毫升，白蜜 10 毫升，以水 5 升煮取 1 升，去滓，加竹沥、白蜜。但觉口中干或渴饮之。(《外台秘要》竹根饮子)

3. 胃虚呃逆而挟热：橘皮 9 克，竹茹 6 克，党参 9 克，甘草 3 克，生姜 12 克，大枣 6 枚，水煎服。(《金匮要略》橘皮竹茹汤)

4. 痰热郁结，抑郁烦闷，失眠惊悸：竹茹 9 克，枳实 3 克，法半夏 9 克，陈皮 6 克，茯苓 9 克，甘草 3 克，大枣 5 枚，水煎服。(《千金方》温胆汤)

[现代方]

1. 妊娠恶阻：竹茹15 克，陈皮15 克，茯苓12 克，生姜 12 克，制半夏 9 克，水煎服。

2. 急性胃肠炎，呕吐，恶心较重者：竹茹 9 克，生姜 6 克，水煎服。

3. 肺热痰咳：竹茹、枇杷叶、杏仁各 9 克，黄芩 4.5 克，桑白皮 12 克，水煎服。(《安徽中草药》)

4. 胃热呕吐(急性胃炎、妊娠呕吐及热病中的反应)：竹茹 9 克，山栀子 6 克，陈皮 6 克，法半夏 9 克，枇杷叶 9 克，甘草 9 克，生姜 9 克，大枣 4 枚，水煎服。(《中药基础知识简编》竹茹汤)

214. 竹 黄

【概述】

本品为肉座菌科植物竹黄 Shiraia bambusicola D. Henn 的子座，又名竹赤团子、竹赤斑菌、淡菊花、天竹花、淡竹花、竹花、竹茧、淡竹黄、竹三七、血三七、竹参等。《药典》一部载天竺黄，非此竹黄。产于浙江、安徽、四川、湖北等地，江西、福建、湖北、贵州亦产。多生长于将衰败的竹林里的箣竹属和刚竹属植物的杆枝上，为寄生真菌。竹黄为药用子座，清明前后采收，收后晒干。性温，味淡。归心、肝、胆经。功能祛风除湿，活血舒筋，镇惊熄风，化痰止咳，补血。用于中风后肢体不遂，小风惊风，胃痛，百日咳，气管炎，牙痛，坐骨神经痛，风湿痹痛，四肢麻木等。本品系内座菌科的竹黄，《中药大辞典》按《本草纲目》又列出一条竹黄，两者不可混淆。后者为天竺黄（天竹黄也简称竹黄），系禾本科植物青皮竹或薄竹等因被竹黄蜂咬伤后，竹节间流出的液体经干涸凝结而成者。用法用量：内服，煎汤6～9克或浸酒；外用涂搽。

【成分】

化学成分研究，已进行了分离和鉴定，证实其含竹黄多糖 SB_1 和 B_2、生物碱、甘露醇、硬脂酸、氨基酸及竹黄菌素 A、B (Hypocrelline A、B)等。

【药理】

1. 镇痛作用：竹黄水提物可增加坐骨神经痛刺激阈。并证明除 K^+ 的影响外，确含有能抑制神经动作电位的成分。济南军区总医院药理科从竹黄中提取到10种化学成分，其中含量较高的Ⅲ号结晶能提高小鼠的热板法痛阈值，并减少扭体反应。

2. 抗炎作用：100 毫克/千克灌胃表明有一定的镇痛及抗炎作用，可减轻蛋清所致足跖肿胀、甲醛性慢性关节炎和棉球肉芽肿。

3. 增强免疫：提高网状内皮系统的吞噬功能，增强机体抵抗力。

4. 其他作用：竹黄水煎液使离体蛙心收缩减弱，心律减慢。

5. 毒副作用：不良反应发现1例服竹黄者出现日光性皮炎样皮肤反应伴有窦性心动过缓。

【临床报道】

1. 治疗胃痛：用竹黄 60 克，浸于白酒 500 毫升中，浸 10 天，每服酒 10～15 毫升，每天 3 次。又方治胃气痛：竹黄 50 克，烧酒 500 毫升，浸泡 3～5 天，每次饮 20～30 毫升，每天 2 次。

2. 治疗中风及小儿惊风：用竹黄9 克煎服。

3. 治疗气管炎及风湿性关节炎：用竹黄45 克浸入 500 毫升白酒中，1 周后每晚服10～15 毫升。

4. 治疗小儿惊风：竹黄3 克，鲜瓦苇15～30 克，水煎，每天 1 剂，2～3 次分服。

5. 治疗肩周炎，踝关节扭伤，顽固性头痛：竹黄 9 克，50 度白酒 1 000 毫升，浸 1 周后，每天服 2 次，每次 30 毫升。

【附方】

风湿痹痛，四肢麻木：竹黄 60 克，烧酒 250 毫升，浸泡 24 小时，每晚 1 次，每次 30 毫升，或以酒外擦。

【备注】

中药天竺黄的别名，也称竹黄，与本条竹黄不同。应注意区分。

215. 竹 荪

【概述】

竹荪系鬼笔科食用菌长裙竹荪 Dictyophora indusiata (Vent. ex Pers.) Fisch 的子实体。又名竹参、竹笙、面纱菌、网纱菇、笋菌等。夏秋季群生或单生于竹林或其他林内或庭园林中地上。已广泛人工栽培。分布于江苏、安徽、浙江、江西、湖北、广东、广西、福建、云南、贵州、四川等地。性平,味甘。功能清热润肺,补气,活血。用于止痛,减肥,慢性支气管炎与痢疾。

【成分】

据贵州省理化测试分析研究中心报道,竹荪 Dityophora indusiata 干品含蛋白质 13%～17%,所含氨基酸以天冬氨酸、谷氨酸和亮氨酸居多。又据河南省科学院生物研究所报道,河南野生及人工栽培的竹荪,含粗蛋白 15%～22.2%,粗脂肪有 2.6%,氨基酸 17 种,其中赖氨酸实测值,野生的占 0.9%,栽培品 0.87%,比前人所测定的数值为高。又据重庆市生物技术研究所袁生峰测试短裙竹荪 D. duplicata 的子实体含糖量为 2.75～8.11 克/100 克,含维生素 C 总量为 32.5～132.9 毫克/100 克。河南测试野生的短裙竹荪,其赖氨酸含量为 0.73% 以上。说明它的营养价值甚高。竹荪含竹荪多糖。竹荪发酵菌中分离的多糖,由葡萄糖、甘露糖和半乳糖组成。

【药理】

1. 抗癌作用:竹荪提取物对小鼠肉瘤 S180 的抑制率为 60%,对艾氏腹水癌的抑制率为 70%,竹荪多糖已见报道表明抗癌作用。从竹荪中提出的五种相似的多糖和一种结合多糖组分 T-Z-A,具有明显的有丝分裂和刺激菌落功能。

2. 抗炎作用:竹荪多糖对角叉莱胶所致实验性足跖肿胀和人工烫伤,显示明显的抗炎症作用。

3. 其他作用:竹荪子实体和竹荪发酵菌丝体有相似的生物活性,有降血脂作用。并提高机体免疫力。

【临床报道】

长裙竹荪,味鲜可口,但需去掉菌盖和菌托。煮沸液可防菜肴变质,与鱼肉共煮亦能防腐。民间用以治疗痢疾、慢性支气管炎等。

【附方】

［现代方］

1. 慢性支气管炎:竹荪、银耳各 6 克,淫羊藿 3 克,前 2 味水发后加冰糖,淫羊藿,鬲水炖烂,去淫羊藿服用。(《贵州民间方药集》)

2. 降压、降脂,止痛、止咳:水发竹荪、水发香菇、鲜蘑菇各 50 克,加调料,煮至入味,用于高血压、冠心病、动脉硬化、癌症及体虚患者。(《中国野菜食谱大全》双菇竹荪汤)

3. 糖尿病辅助治疗:竹荪 25 克泡发切片,豌豆苗 100 克略烫捞出。清汤煮沸后,加调料,倒入竹荪豌豆苗碗内。

【备注】

竹荪同类品有短裙竹荪和红托竹荪,均以子实体入药。前者产于东北、内蒙古、河北、江苏、浙江、福建、广东、广西、四川等地,对高血压、高胆固醇等有较好疗效;后者产于云南、贵州、四川等地,功用与竹荪相同。

216. 朱 砂

【概述】

本品为硫化物类矿物辰砂族辰砂 Cinnabaris。又名丹砂、辰砂、灵砂、汞砂等。常呈矿脉生于石灰岩、板岩、砂岩中,与方解石或白云石连生。主产于湖南、贵州、四川、云南、广西等地。选择纯净辰砂矿石,采挖后砸碎,用水淘去杂石及泥沙,用磁铁吸净含铁的杂质。湘西辰溪为中心产地。多数地区选用湘、黔汞矿带所产赤色硫化汞,主要含 Hg、S,混入微量硒及碲。晶体结构属三方晶系,常呈方头状穿插双晶。为粒状或块状集合体,呈颗粒状或块片状。鲜红色或暗红色,体重、质脆,片状者易破碎,粉末状者有闪烁的光泽。无臭无味。

朱砂粉:取朱砂以磁铁吸去铁屑,研成细粉,或照《药典》附录的水飞法,水飞,晾干。传统用药方法是水飞细末。不宜火炮。性微寒,味甘,有毒。归心经。功能清心镇惊,安神解毒。主治心悸易惊,失眠多梦,癫痫发狂,小儿惊风,视物昏花,口疮,喉痹,疮疡肿毒。用法用量:内服 0.3～1.5 克,多入丸散服用,不作煎剂;外用适量。注意:本品不宜多服久服,以免汞中毒。瓶贮,置干燥处。

【成分】

本品主要成分为 HgS,并含微量硒、锌等多种微量元素。煎煮液中渗出率极低。

【药理】

朱砂有毒,一般研末水飞入药;在常温、常压下,不呈水银状态,对人体基本无毒。肝肾功能不良者,不宜用。用后主要表现中枢神经抑制作用,如:镇静、安定、抗惊厥;其次是清热、抗病原微生物作用。

由于朱砂中存在微量元素硒,而硒是一种半导体元素,有极灵敏的光电效应,故更有利于朱砂发挥药效。

【临床报道】

1. 用于镇静、安定:对成人心血虚所致心神不宁、时有惊悸、怔忡、神经衰弱患者,用猪心 1 个加朱砂约 0.9 克,炖 2 小时后服用。处方也可用朱茯神、朱远志、朱灯心。小儿急慢惊风,朱砂配天竺黄、天南星等。

2. 用于清热泻肺:治疗风痰眩晕、肺热吐血,朱砂配蛤粉同用。

3. 解毒:治疗咽喉肿痛发炎,以朱砂配冰片研末吹喉。

4. 外用治毒蛇咬伤:用朱砂调水局部涂敷。

【附方】

[古代方]

1. 头痛:朱砂、石膏、白附子各 30 克,冰片 1.5 克,以细末为丸。(《鸡峰普及方》朱砂丹)

3. 心神烦躁,小便赤涩不通:朱砂 30 克,滑石、犀角各 15 克,黄芩、车前子、甘草 7.5 克。(《普济方》朱砂散)

4. 无名肿毒,横痃,乳痈,恶疮,疔毒:以葱和松香熬膏后,再加麝香 15 克,樟脑 360 克,冰片 30 克,朱砂 180 克,蓖麻子 500 克,乳香、没药各 100 克为膏,贴患处。(《绛囊撮要》朱砂膏)

5. 中风口噤,痰厥,不省人事:辰砂、白矾等份。三伏内装入猪胆内,透风处阴干。每服 1 块(1 克),凉水研化灌下(《万病回春》)。

6. 心虚遗精:猪心 1 个,批片相连,以飞过朱砂末掺入,线缚,白水煮熟食之。(《唐瑶经验方》)

7. 痔瘘疽疮:光明砂(制研)、麝香、当门子(别研)、蛇皮(农历五月五日熬)。上 3 味等份研,先以盐汤洗拭干,于疮上敷少许蜜,以散敷之,差止。(《外台秘要》引《广济方》)

8. 咽喉肿痛,咽物妨闷:丹砂(研,水飞)0.3 克,芒硝(研)45 克。上 2 味再同研匀。每用 0.4 克,时时吹入喉中。(《圣济总录》丹砂散)

9. 小儿鹅口疮:朱砂、白枯矾各 15 克,牙硝 15 克。共为细末。搽舌上。(《片玉心书》保命散)

[现代方]

1. 关节扭挫伤，皮下血肿，肌肉劳损，风湿疼痛：朱砂6克，松香100克，樟脑50克，黄蜡24克。将松香、黄蜡置砂锅内慢火烊化；加樟脑粉溶化，离火，掺入朱砂细粉搅匀，即得。外用，涂敷于患处。[辽宁中医杂志，1981，(2)：47]

2. 风邪诸痫，狂言妄走，精神恍惚，思虑迷乱，乍歌乍哭，饮食失常，疾发仆地，口吐白沫，口噤戴眼，年岁深远者：辰砂（光明者，研）30克，酸枣仁（微炒，研）、乳香（光莹者，研）各15克。上3味合研令匀。先令患者尽量饮酒沉醉，次取药15克，酒200毫升，调下，于静室中安睡，勿令惊动。

【备注】

1. 朱砂始载于《本草经》，称丹砂，列为上品。后世医家多崇信其养神镇惊之效、解毒辟邪之功，不仅在汤药丸散中广泛使用，又常作为丸剂的包衣材料。朱砂主要成分为硫化汞，长期使用可致慢性汞中毒，大剂量服用则发生急性中毒，必须引起注意。朱砂只宜生用，忌火煅。

2. 人造朱砂质松易碎，粉末呈红黑色。

217. 延　胡　索

【概述】

本科为罂粟科植物延胡索 Corydalis yanhusuo W，T. Wang (C. turtschaninovii Bess. f. yanhusuo Y. H. Chou et C. C. Hsu)的干燥块茎。又名玄胡、元胡索等。始载宋《开宝本草》，处方习称玄胡或元胡。延胡索原植物有延胡索、东北延胡索及齿瓣延胡索等，拉丁学名，记载不统一。主产浙江，1995年《药典》一部拉丁学名定为 C. yanhusuo W. T. Wang。性温，味苦、辛。归肝、脾经。功能活血，利气，止痛。主治胸胁、脘腹疼痛，经闭痛经，产后瘀阻，跌扑肿痛。用法用量：一般用量3～9克，研末吞服每次1.5～3克。

【成分】

延胡索的主要成分为生物碱，近20种，其中以延胡索乙素（四氢掌叶防己碱）、甲素（紫堇碱）、丙素（原阿片碱）、丑素和去氢延胡索甲素等生物活性较强。地上部分含右旋海罂粟碱、右旋去甲海罂粟碱等。《本草纲目》记载："专治一身上下诸痛。"以乙素镇痛和镇静作用最强。

【药理】

1. 镇痛作用：延胡索总碱的镇痛效价，约为吗啡的40%，延胡索的各种剂型如粉剂、醇浸膏、醇制流浸膏、醋浸膏和水制流浸膏等均有镇痛作用。总碱中以甲素、乙素、丑素的镇痛作用明显，其中尤以乙素最强。其作用均在半小时内出现高峰，维持时间约2小时，强度以粉剂、醇浸膏、醋制流浸膏较好，对钝痛的作用优于锐痛。延胡索乙素的强度虽不如吗啡，但副作用少而安全，没有成瘾性，连续给药3个月，也不会出现戒断症状。临床用以治疗心、腹诸痛，痛经，疝痛，胃肠道、肝胆疼痛及外伤与术后疼痛等。

2. 对心血管的作用：① 抑制心脏，静脉注射或腹腔注射左旋四氢掌叶防已碱可使动物心率减慢，动脉血压短暂而急剧降低。东北延胡索与延胡索总碱均能抑制心肌收缩力。② 抗心率失常。③ 研究认为延胡索能增加冠脉流量，提高小鼠耐缺氧，并能扩张外周血管，降低外周阻力，增加输出量，改善心肌供氧，从而表现抗冠心病的作用。

3. 镇静作用：延胡索及其成分乙素，具有中枢安定作用，临床用以镇静、催眠，乙素用于失眠患者，减少多梦，次日无头昏、乏力、精神不振等后遗反应。其安定作用与西药吩噻嗪类似,即使大剂量引起的催眠,也易惊醒;且可使猴驯化,具有一定的镇吐和降体温作用。

4. 抗溃疡作用:去氢延胡索甲素皮下注射对大鼠实验性胃溃疡有明显保护作用,延胡索有抗溃疡、抑制胃液分泌,四氢巴马汀有抗5-HT作用。

5. 毒副作用:延胡索毒性较低,用大剂量,未见毒性反应;乙素常用量对心、肝、肾、血压无明显影响。偶见嗜睡、眩晕、乏力。但大剂量出现呼吸抑制。对月经先期,血热无瘀及血虚者忌用。虚证最好与补益气血药同用为佳。

【临床报道】

1. 治疗气滞,心、腹诸痛,痛经,疝痛等:四氢巴马汀对内脏疾病所致疼痛、神经痛及月经痛等均有较好疗效,也对头痛、脑震荡头痛、分娩疼痛和产后宫缩痛,也有止痛作用。孕妇禁用,脾胃虚弱者慎用,对跌打损伤、血瘀疼痛和四肢血滞痛,常配三棱、莪术、桃仁同用。

2. 治疗失眠:颅通定(左旋四氢巴马汀商品名)可用于失眠,睡前服。

3. 治疗胃病:对胃十二指肠溃疡、慢性胃炎等,均有显著疗效。服后减少胃酸分泌,降低胃蛋白酶活性。

延胡索能行血中气滞与气中血瘀,故其止痛作用较乳香、没药、五灵脂等为强。凡气血凝滞所致诸痛,首推延胡。治胃脘痛,可配良姜、香附;治肝区胁痛配枳壳、郁金、川楝子;治心绞痛,配当归、川芎、炒蒲黄等。

【附方】

[古代方]

1. 热厥心痛,或发或止,久不愈,身热足寒:玄胡索,金铃子肉各等份。为末。温酒或白汤下,每服6克。(《素问病机气宜保命集》金铃子散)

2. 疝气:延胡索,胡椒末等份。每服6克,酒、水各150毫升,煎七分服。(《卫生易简方》)

3. 痛经:延胡索8克,血余炭4克,研末。分上下午2次用黄酒调服,连服7天。

4. 血痢疼痛,饮食不进:延胡(炒)为末。每用6克,米饮调下。(《赤水玄珠》)

[现代方]

1. 胸痹心痛:延胡索9克,丹参12克,檀香6克,瓜蒌15克,薤白6克,水煎服。(《中国常用中草药》)

2. 肝区痛,胸胁痛:延胡索9克,枳壳6克,香附9克,郁金9克,水煎服。(同上)

3. 慢性浅表性胃炎(胃炎宁胶囊):飞滑石、醋酸延胡、白芍、甘草各等份,为细末装入胶囊,每囊重0.5克。

4. 急、慢性扭挫伤(延胡木金散):醋制延胡、广木香、郁金各等份,研细末,每次15克,每天3次,温开水送服。对跌打损伤、瘀滞作痛:延胡索9克,续断9克,乳香、没药各6克,三七粉(冲服)2克,水煎服。

5. 气滞血瘀,经闭,痛经:延胡索9克,当归12克,白芍9克,莪术6克,柴胡6克,水煎服。(同1.)

【备注】

1. 本品同属植物尚有东北延胡索 C. ambigua Cham. et Schlecht. var. amurensis Maxim、齿瓣延胡索 C. remota fisch. et Maxim. 及迷延胡索 C. ambigua Cham. et Schlecht、江苏产的苏延胡索 C. humosa Migo(土元胡)的块茎,也供药用,均为栽培品。

2. 野生品种,主要有:① 齿瓣延胡索 C. turtschaninovii Bess(《东北常用中草药手册》),分布于东北三省,块茎含紫堇碱、四氢掌叶防己碱、延胡索丑素、比枯枯灵等。② 全叶延胡索 C. repens

Mandl. et Muchld. 分布于东北、河北、山东、江苏等地。不含延胡索乙素，而含原阿片碱、比枯枯灵等多种生物碱，野生种，商品称为“土元胡”。

218. 血　余　炭

【概述】

本品为人发制成的炭化物。又名血余、乱发、人发灰、人退炭、披锡炭、发髲等。全国各地均产。性温，味苦。归心、肝、肾经。功能止血散瘀，补阴利尿，生肌敛疮。主用于衄血，咯血，吐血，便血，崩漏，外伤出血，小便不通等。用法用量：内服，研末6～15克，或1.5～3克，入丸散；外用，研末撒或调敷。

【成分】

主要成分是一种优角蛋白，含水分、灰分、脂肪、氮、硫、黑色素等；灰分中含钙、钠、钾、锌、铜、铁、锰、砷等重金属。炭制后主要成分为炭素。

【药理】

1. 抑菌作用：实验证明，血余炭对金黄色葡萄球菌、伤寒杆菌、甲型副伤寒杆菌及福氏痢疾杆菌均有抑制作用。

2. 止血作用：血余炭能明显缩短大、小白鼠的出血时间，加速大鼠的血凝，诱发大白鼠血小板聚集。止血作用可能与血余中的钙、铁离子有关。

3. 收缩血管：血余炭煎剂滴于犬或家兔眼内，可见黏膜由红变白、血管收缩等现象。

4. 利尿作用：本品有利尿作用，可用于小便不利。

【临床报道】

适用于治疗：① 各种出血证，如咯血、吐血、衄血、尿血、血淋、崩漏及便血等。② 小便不利、尿潴留。③ 外科皮肤感染，带状疱疹，泌尿系感染，黄疸等，是临床常用中药之一。

【附方】

［古代方］

1. 咯血，吐血：乱发烧灰，细研，温水调下。(《普济方》血余散)

2. 鼻衄：乱发3克，人中白15克，麝香1.5克，为末，每用一小豆许，吹入鼻中。(《圣济总录》三奇散)

［现代方］

1. 溃疡病出血：血余炭、侧柏叶各等量，共研粉，每天服3次，每次服3克。(《中草药制剂资料选编》)

2. 外伤出血：生大黄100克，加陈石灰50克，同炒至石灰呈粉红色，加入血余炭50克，共研为细末，敷于伤口上。［中国民间疗法，2000，8(4)：48］

3. 原发性血小板减少性紫癜：仙鹤草、生地各30～60克，花生衣、血余炭、茯苓、白术、阿胶、茜草、丹皮、焦三仙、麦芽、谷芽各16克，枸杞、何首乌、白茅根、藕节各15克，丹参、炙甘草各9克，每天1剂，水煎分2次服。［江西中医药，1992，(3)：19］

4. 月经过多(血余归血汤)：血余炭、当归炭各9克，益母草15克，何首乌9克，生地18克，大枣5枚，水煎服。(《中药临床应用》)

5. 带状疱疹：血余炭、雄黄各9克，共研细末，香油30克调敷患处；(《徐州单方验方新医疗法选编》)或本品用香油调糊状，外涂患处，每天1次。［浙江中医杂志，1991，(6)：255］

6. 急性伤筋：血竭、山柰各1份，红花、制乳香、制没药、苏木、大黄、赤芍、羌活、独活、樟脑各4份，血余炭、生石膏、栀子、生甘草各2份，共研细末，用蜂蜜调成膏状，涂于敷料上贴敷患处，3天1次。［江苏中医，1992，(10)：33］

7. 面部色素痣：血余、炉甘石、大朱、

氢氧化钠等中西药，配成稀糊状膏剂，直接点涂于痣表面。［天津中医，1989，(4)：13］

8. 烫伤：血余炭研细和以适量凡士林调匀涂于创面上，如有水泡，剪破后用消毒棉球拭干，涂药后用消毒纱布包扎。头面部每天涂1次，其他部位每隔2～3天1次。《中药大辞典》

9. 产后尿潴留：血余10克，洗净晒干，炒炭存性，研为细末，开水1次冲服。［中西医结合杂志，1989，9(8)：497］

【备注】

1. 血余一般以炮制品用于临床，可采用焖煅法、烘法或将头发溶于油内，制成油膏使用。

2. 本品制炭须存性，否则影响疗效。

3. 血余与三七均止血消淤，但前者宜治血淋、石淋之出血，后者宜治跌打损伤之肿痛者。

219. 血　竭

【概述】

本品为棕榈科植物麒麟血竭 Daemonorops draco Blume 及同属他种植物果实中渗出的红色树脂。我国龙舌兰科植物剑叶龙血树 Dracaena cochinchinensis (lour) S. C. Chen 的含脂木质部提取的树脂，亦作药用。又名麒麟竭、血竭花、血结、麒麟花、朱血竭等。麒麟血竭主产印度尼西亚，马来西亚、印度、伊朗等国亦产，我国台湾、广东有移植。剑叶龙血树产于海南、云南、广西等地，越南、柬埔寨亦产。性平，味甘、咸，有小毒。归心、肝经。功能活血化瘀，消肿止痛，外用止血敛疮。用治瘀血阻滞的胸痹，闭经，产后瘀血腹痛，跌扑损伤，恶疮痈疽，疮疡不敛，金创出血等。用法用量：0.3～0.9克，多入丸散服用，或研末服，每天2～3次；外用适量，研细撒或入膏药内敷贴。

【成分】

含大量暗红色树脂，约57%，从中曾分离出几种结晶，有血竭素(Dracorhodin)、血竭红素(Dracorubin)、去甲血竭素(Nordracorhodin)、去甲血竭红素(Nordracorubin)、血竭白素、松脂酸、苯甲酸及血竭树脂烃等。我国产的百合科血竭含糖类、挥发油、黄酮及其他酚类成分。红色树脂高达80%以上。

【药理】

1. 抗血栓作用：实验证明，血竭有防止血栓形成的作用。机理是：显著降低红细胞压积，缩短红细胞电泳时间，加快血小板电泳速度，改善血液流变性，消除瘀血；抑制ADP诱导的血小板聚集功能(抑制率87.16%)；提高纤维蛋白溶解活性，从而促进血栓分解；提高血浆中cAMP含量，降低cGMP水平，有利于活血作用。

2. 止血作用：显著缩短家兔血浆再钙化时间，临床研究表明，血竭能使局部组织恢复正常的凝血机制，起到收敛止血作用。

3. 抗炎作用：广西血竭能明显拮抗二甲苯引起的小鼠耳炎，局部外用，对烫伤所致炎症能加速结痂，促进伤口愈合。

4. 抗菌作用：血竭对多种皮肤真菌及金黄色葡萄球菌、白喉杆菌、耻垢分枝杆菌有不同程度抑制作用。

5. 其他作用：血竭尚有抗减压缺氧作用及镇痛、扩张冠脉、增加冠脉流量、耐缺氧等作用。

【临床报道】

用以防治血管栓塞性疾病，如血管闭塞性脉管炎、视网膜炎、冠心病等，并用于上消化道出血，痛经及跌打损伤出血或因伤瘀血，外用治恶疮。用于外伤出血，溃疡不敛，可单用，亦可配伍蒲黄等份，研末外敷；或配乳香、没药、儿茶等。跌打损伤，瘀血肿痛，常配乳香、没药等，可内服及外敷，如七厘散。还可用于妇女瘀血经闭，痛经，产后败血冲心及瘀滞心腹疼痛及上消化道出血、面神经炎、带状疱疹、偏头痛及化脓性疾病等。

【附方】

［古代方］

1. 瘰疬已破浓水不止：青州枣（烧炭）20个，干地黄（杵为末）15克，血竭（炒）7.5克，共研细粉，贴疮上。（《博济方》血竭散）

2. 产后败心冲心，胸满上喘，健忘失志以及胎衣不下：真血竭、没药各等份，研细过筛，再研，每服6克，用童便合好酒120毫升，煎一沸，温服。分娩后即服，上床良久再服。（《卫生家宝产科备要》血竭散，又称夺命丹）

3. 杖疮、夹伤，皮骨破折：血竭120克，大黄36克，自然铜（醋煅7次）6克，共研细末，生姜汁调涂。成药有七厘散：为血竭配乳香、没药、红花等制成，用于跌打损伤、瘀血凝滞、遍身疼痛。（《疡科选萃》血竭散，同方载《沈氏遵生书》）

［现代方］

1. 鼻衄：血竭、蒲黄等份，为细末，吹之。

2. 痔痛不可忍：血竭为细末，用自津唾调涂少许，频为妙。

3. 颈淋巴结核：血竭3克，露蜂房（瓦焙存性）1个，麝香0.4克，山慈姑6克，明矾40克，研粉，用香油调敷患处。［江苏中医杂志，1982，(60)：25］

4. 尿潴留：麝香0.3克，血竭1克，共研细末，敷于脐部。［浙江中医杂志，1988，23(6)：248］

5. 面神经炎：血竭6克，没药、乳香各9克，儿茶6克，铅丹9克，黄精120克，郁李仁（去壳）100克，麝香（另包）1克，将前五味药焙干，研成粉末，黄精放入温水中浸泡24小时后，连同郁李仁碾成膏状，再调入药末备用，外敷患侧面部，胶布固定，1天1次。［中医外治杂志，2000，9(1)：49］

6. 扭挫伤：血竭30克，乳香、没药、寒水石、龙骨各6克，儿茶、海螵蛸、大黄、冰片各3克，珍珠、麝香各1.5克，共研细末，外涂患处。（《中医验方》）

7. 痔疮：血竭18.6克，黄连21.7克，乌梅9克，朱砂6.2克，枯矾43.4克，普鲁卡因10.5毫升，仙鹤草20克，赭石18.6克，制成药液，注入痔核中央。［北京中医，1983，(3)：30］

8. 带状疱疹：血竭300克，儿茶60克，朱砂、炒乳香、炒没药、红花各45克，麝香、冰片各3.6克。共研极细末，密封收贮，每包2.1克，成人每次1包，每天3次，温开水或黄酒送服。儿童减半，每天2～3次，温水送服。［中医杂志，1965，(12)：18］

9. 化脓性疾病（老鹳草膏）：血竭、儿茶各10克，轻粉、铜绿、朱砂各5克，红粉4克，冰片6克，大珍珠（煅）2粒，共研细末，同鲜老鹳草60克，猪板油120克共调，铁锤捣烂如糊状调匀即成，将此膏分为2贴，每贴7天。［河南中医，1984，(5)：527］

10. 人流后不孕症：血竭、制大黄各6克，乳香、没药、五灵脂、桃仁、炮山甲、鹿角片各10克，水煎服。［交通医学，2001，15(1)：89］

11. 口腔溃疡（连竭散）：黄连、血竭、孩儿茶各10克，冰片（另包）1克，研细末，装入消毒小瓶内，外涂于溃疡面上，早晚饭前、后各1次。［北京中医，2001，(1)：33］

12. 腋臭（枯痔液）：雄黄、血竭、赤石脂各9克，黄连9.5克，轻粉0.3克，红粉0.5克，朱砂3克，冰片3克，枯矾20克，普鲁卡因 5.25 毫升，将上药制成注射液，腋下剃毛，消毒后，注入此液 30 毫升。[河北中医，1984，(2)：20]

【备注】

1. 血竭商品来源甚复杂，我国台湾、广东和云南的长花龙血树(D. angustifolia Roxb.)亦为血竭原植物。

2. 除以上外，下列植物的树脂也作血竭入药，但均为副品：龙血树 Dracaena ombet Kotschy 的树脂，及海南龙血树 D. cambodiana Pierre ex Gagnep.（前者主产于东非）；山铁树（又名柬埔寨龙血树）Pleomele cambodidna（Pier. ex Gagn.）Merr. et chuz 的树脂，主产于我国云南；豆科植物龙血紫檀 Pterocarpus draco L. 主产于美洲；大戟科植物龙血巴豆 Croton draco Schecht. 主产于墨西哥；大戟科植物木槿叶巴豆 C. hibiscifolius Kunth 主产于西班牙；大戟科植物流脂巴豆 C. gossypiifolius Vahl [C. sanguifluus H. B. et K. Nov.]主产于新安达拉西亚。

220. 全 蝎

【概述】

本品为钳蝎科动物东亚钳蝎 Buthus, martensii Karsch 的干燥体。春末至秋初捕捉，除去泥沙，置沸水或沸盐水中，煮至全身僵硬，捞出，置通风处，阴干。性平，味咸、辛，有毒。归肝经。功能熄风镇痉，攻毒散结，通络止痛。用于小儿惊风，抽搐痉挛，中风口㖞，半身不遂，破伤风，风湿顽痹，偏正头痛，疮疡，瘰疬。用法与用量：3～6 克，水煎服。贮藏于干燥处，防蛀。孕妇及虚劳体虚者勿用。

【成分】

全蝎中含有蝎毒(Katsutoxin)，蝎毒中含较复杂的毒性蛋白和非毒性蛋白，系一种类似蛇毒神经毒的蛋白质。分离蝎毒得到 12 个蛋白组分。又一测定将蝎毒分成 13 个蛋白组分，其中一个组分对哺乳动物(小鼠)、甲壳动物(潮虫科鼠妇属甲壳虫)和昆虫(丽蝇幼虫)都有较强毒性。全蝎还含甜菜碱(Betaine)、三甲胺(Trimethylamine)、牛磺酸(Taurine)、棕榈酸(Palmitic acid)、硬脂酸(Stearic acid)、胆缁醇(Cholesterol)、卵磷脂(Lecithin)、氨基酸等。蝎毒又分离出 9 种蝎毒素和 1 种多肽 AEP。

【药理】

1. 抗癌作用：以全蝎提取液 0.2 毫升(相当生药 0.04 克/只)，隔天皮下给药，连用 5 次后，在用药第 11 天和停药第 8 天时，对细胞肉瘤(SRS)实体瘤有抑制作用。可使瘤组织的 DNA 明显减少；并使乳腺癌逐渐增多的 ATP 趋向减少，表明全蝎对带瘤小鼠的肿瘤生长有明显抑制作用，全蝎 530 号粗提物，可使体外培养的 Hela 细胞全部死亡脱壁。对 LA－795 肺腺癌带瘤小鼠每天皮下注射 0.2 毫克/只，连用 10 天，肿瘤生长的抑制率为 38.3% 和 52.4%。东亚钳蝎尾提取物灌胃，预防给药组 S180 肉瘤抑瘤率为 45.0%，治疗给药组 S180 肉瘤抑瘤率为 47.6%，表明其兼有预防和治疗作用。

2. 对中枢神经系统的作用

(1) 抗癫痫：有实验表明东亚钳蝎毒和从粗毒中纯化得到的抗癫痫肽(AEP)有明显抗癫痫作用。东亚钳蝎毒抗癫痫肽静脉注射 1.56 微摩尔/千克，可明显延长头孢霉素、马桑内酯和印防己毒素引起的大鼠癫痫发作的潜伏期，降低头孢霉素、马桑内酯癫痫持续时间的百分比，与苯妥英钠、卡西平和抗痫灵相比较，抗癫痫肽作用强，用量小，毒性低；在印防已毒素模型上作用与苯妥英钠相似。

(2) 抗惊厥：给小鼠口服全蝎和蜈蚣干粉各 0.5 克，对戊四氮、士的宁、烟碱有抗惊厥作用，对抗士的宁惊厥的作用强度与安定相似。

(3) 镇痛：用小鼠扭体法，小鼠热辐射甩尾法，大鼠三叉神经诱发皮质电位实验表明蝎毒对内脏痛、皮肤灼痛和三叉神经诱发皮质电位有较强的抑制作用，蝎毒镇痛可能作用于中枢与痛觉有关的神经元。小鼠扭体法实验表明蝎毒素的镇痛作用较粗毒强 3 倍，较安痛定作用亦强。小鼠光热甩尾法实验结果，蝎毒素静脉注射使痛阈(甩尾反应时间)提高 4 倍。

3. 对心血管系统的作用

(1) 对心脏：东北蝎粗毒素结晶的盐酸盐(Bothothoxin)能增强离体蛙心的收缩力，蝎毒 3×10^{-4} 克/毫升对离体家兔右心房有正性肌力作用，能明显提高心肌张力。蝎毒能使麻醉兔 LVP、LVPdt 升高，心率稍减慢，心得安能对抗蝎毒升高左室 dp/dt 和 dp 的作用，蝎毒使离体豚鼠心脏收缩张力增强，心率减慢，并呈频繁的心律不齐，心得安能对抗其心脏收缩力增强，但不能消除心律不齐。T. serrlatus 和 T. bahiensis 蝎毒对心脏的最初作用是减缓心搏，而后使心跳频率和心搏力增加。心搏缓慢是由迷走神经兴奋所致，因为这个效应可被阿托品阻断，而被新斯的明增强。后者的效应是山儿茶酚胺的释放造成的。B. occitanus amorenx 毒的心血管效应，主要是刺激交感神经和组织释放儿茶酚胺，也包括对心脏的直接刺激作用。把该毒注入兔体内最初可引起短时间的心搏徐缓，然后是心动过速，再后是一个拖长的心搏徐缓，认为最初的心搏缓慢是由于蝎毒的胆碱能的影响，心动过速则是由于交感神经受刺激和组织释放儿茶酚胺的结果。在离体豚鼠心脏的灌流液中加入 1×10^{-4} 克/毫升的 Buthus eupus 的毒汁可引起双相效应：一开始心搏缓慢，然后收缩频率及振幅增强。

(2) 对血管和血压：东北蝎粗毒素结晶的盐酸盐可使家兔血压暂时下降。蝎毒可使离体犬主动脉、肾动脉和椎动脉条的张力分别增加(2.57±0.56)克、(0.79±0.28)克和(0.18±0.06)克，蝎毒对血管的正性肌力作用能被 4×10^{-4} 摩尔/升的妥拉苏林拮抗，同时蝎毒可引起血管条自发节律性收缩。静脉注射50～100 微克/千克 Buthus eupus 毒汁同样可引起猫和大鼠动脉压的双相效应。六烃季胺对此无影响。阿托品 1 毫克/千克可预防猫的血压降低，二氢麦角胺能完全防止血压升高甚至降低血压。麻醉猫和犬静脉注射 0.06 毫克/千克蝎毒后血压分别升高 1.6、1.9 kPa，若先静脉注射 2 毫克/千克妥拉苏林，可对抗蝎毒的升压作用，当累积静脉注射蝎毒超过0.18 毫克/千克时，猫和犬的血压呈先降后升的双相变化。

(3) 对血液系统：家兔静脉注射蝎毒 0.2 毫克/千克能明显延长凝血时间，但对家兔出血时间及血液粘度等血液流变学指标无明显影响。

4. 对免疫系统的作用：应用东亚钳蝎蝎毒免疫家兔血清所制备的血清与蝎毒进行琼脂扩散实验，证明蝎毒有一定的免疫活性。由于蝎毒的主要成分是蛋白质，因而具有一定的抗原性。通常蝎的系统发育越接近，其毒的免疫学性质也就越接近，即在免疫扩散试验中出现的沉淀带增多。

5. 对代谢的作用：多种蝎的毒素均能引起大鼠血糖升高和肝及肌肉糖元分解。蝎毒对代谢的影响主要是对酶的影响。它可以影响不同组织的许多酶。fulvipes 毒对肌肉中琥珀酸脱氢酶(SDH)、乳酸脱氢酶(LDH)和乙酰胆碱酯酶(AChE)

的抑制程度要大于神经干中的酶。L. quinquestriatus 毒能抑制人红细胞的氧化能力，Buthus ninax 毒可降低脑白质中胆碱酯酶(ChE)活性，还降低肝门和肝细胞的 ChE 活力，也降低小白鼠肾、心、肝脏的 SDH 活力。

总之，蝎毒对各类型组织中的 SDH 都有抑制作用，对于 GDH 和 AChE 或 ChE 也有抑制作用。因为 H. fulvipes 蝎毒的作用使组织需氧量极大减少，导致组织缺氧状态。同时又由于蝎毒使组织中线粒体变形，并且使不同组织中胺累积，往往使得存在于线粒体中的 SDH 和 GDH 受到抑制。蝎毒对糖代谢亦有影响，将亚致死量的 H. fulvipes 毒注入大鼠体内，结果使脑、缝匠肌、心肌和肝组织的 NADP-异柠檬酸脱氢酶，NAD-苹果酸脱氢酶水平降低，这种三羧酸循环酶类活力水平下降表明，在蝎毒毒化作用后，细胞的氧化能力降低，而磷酸戊糖途径的 NADP-葡萄糖-6-磷酸脱氢酶在注射后活力显著提高。

6. 对外周神经系统的作用

(1) 对胆碱能神经：Buthus eupeus 蝎毒能提高大鼠离体回肠的节奏性收缩幅度和肌张力，并能松弛经阿托品处理过的离体大鼠十二指肠。蝎毒的作用是促使乙酰胆碱释放，或者说有胆碱能系统参与，并且作用位点是突触前部位。这些毒素的主要作用是突触前作用，阿托品和河豚毒还能消除蝎毒诱发乙酰胆碱分泌所造成的心律失常，说明蝎毒作用于副交感神经。α-筒箭毒、奴佛卡因、河豚毒素及 Ca^{2+} 能阻滞毒素的兴奋作用，则毒扁豆碱则增强其兴奋作用。六烃季胺不改变毒素的兴奋作用，阿托品能预防毒素的兴奋作用，表明蝎毒对胆碱能神经有作用。

(2) 对肾上腺素能神经：大鼠腹腔注射 Buthus eupeus 蝎毒 2.5 毫克/千克 10 分钟后，血浆中的肾上腺素和去甲肾上腺素水平均显著升高。这被认为是前丘脑下部肾上腺素释放或是 Na^{+}、Ca^{2+} 平衡反转而导致的。用 L. quinquestriatus 毒中纯化的一种毒素对大鼠试验发现能使大鼠突触体释放去甲肾上腺素。毒素所诱导的这个过程要依赖 Ca^{2+} 离子。这种作用还可为河豚毒素所拮抗。所以认为蝎毒素诱导儿茶酚胺释放的机理类似藜芦碱，而不同于利血平。

(3) 对离子通道：蝎毒往往通过作用轴突，引起神经膜的逐渐去极化，从而影响神经膜的通透性。

7. 其他作用

(1) 对破伤风杆菌：全蝎15克，赤芍15克，大黄10克，甘草7.5克，制成200毫升煎剂即为蝎子汤，用1%～10%蝎子汤与破伤风杆菌混合，60～90分钟无抑制作用，但混合入培养基进行培养，则有一定抑制作用。

(2) 对皮肤真菌：全蝎水浸剂(1∶5)在试管内对奥杜盎小芽孢癣菌有抑制作用。

(3) 对骨骼肌：蝎毒素对骨骼肌具有直接作用，可引起骨骼肌自发性抽动和强直性痉挛，最后导致不易恢复的麻痹。

(4) 全蝎醇提取物置于15%猪胆汁常水溶液中，进行体外培养有明显的杀灭猪囊虫尾蚴的作用，其不同的加工品和药用部位，灭囊活性无显著差异。

(5) 蝎毒素 Tityustoxin 对大鼠有催涎作用。该毒素还刺激大鼠分泌的胃液体积增大，胃液的酸度和蛋白酶活力增加。

(6) Buthus minax 毒还可引起尿体积减少，这种作用被认为是蝎毒促使抗利尿激素的释放，其次是由于蝎素促使乙酰胆碱释放和蝎毒的抗胆碱酯酶活性所致。

(7) 蝎毒还能产生宫缩，并导致早期流产。蝎毒中对宫缩起作用的是松弛结合在蝎毒中一种强碱性蛋白质上的 5-HT

样物质。

8. 体内过程：用放射性同位素^{125}Ⅰ标记的 L. quinquestriatus 蝎毒，肌肉注射和腹腔注射给雌性大白鼠。发现在处死的鼠体肾脏中放射活性最高，说明蝎毒在鼠体内排泄率非常快，注射 15 分钟后所排出的尿中也发现了很高的放射性；肺和心脏也有较高的放射活性，这可能由于蝎毒的最初作用部位是这些器官，而后，随着分布又向各个组织扩散。

9. 毒副作用

(1) 急性毒：全蝎及蝎毒由于产地及蝎种不同，其毒性有很大差异。蝎尾提取物给小鼠灌胃 LD50 为 5.2 克/千克。东亚钳蝎 Buthus martensji 蝎毒（辽宁产）腹腔注射小鼠 LD50 为 10.3 毫克/千克。河南和山东产腹腔注射小鼠 LD50 为 2.4 毫克/千克。产自山东泗水的蝎毒小鼠静脉注射和腹腔注射的 LD50 分别为(1.72±0.16)毫克/千克和(2.74±0.06)毫克/千克。小鼠腹腔注射 Buthus eupens 毒汁后引起不安、兴奋性提高、流泪、唾液分泌过多，随后产生阵发性痉挛。一般说来，蝎毒对大多数哺乳动物都有毒，如对人、狗、猫、兔、鼠等。

(2) 特殊毒：马氏钳蝎粗分蝎毒Ⅰ(Scorpion Venom Crude 1，SVC1)和粗分蝎毒Ⅱ(Scorpion Venom Crude 2，SVC2)，作用于体外培养的人血淋巴细胞48 小时，生长分裂阻滞，SVC1 1∶100 组第一周期中期分裂。经 SVC1 与 SVC2 处理后，淋巴细胞变小，胞核固缩，核质致密浓染，呈退行性表现。结果表明，马氏钳蝎蝎毒对人血淋巴细胞无诱变作用，但具有明显的细胞毒性作用。

【临床报道】

全蝎配伍的复方较多，如五虎追风散治破伤风；牵正散治口眼㖞斜，与蜈蚣同用，称止痉散，再配伍僵蚕、天南星、白附子等治半身不遂，配熄风药治急惊风；与党参、白术、天麻配伍，治慢惊风；与蜈蚣、䗪虫、地龙配伍，治血栓闭塞性脉管炎；与川芎、白花蛇、没药等配伍，治风湿痹痛；与蜈蚣、僵蚕、川芎等配伍，治偏正头痛。

【附方】

［古代方］

1. 小儿口噤：全蝎(洗炒)20 个，朱砂(水飞)1.5 克，硼砂、冰片、麝香各 0.75 克，上为末，用乳母唾调，涂儿口唇内及牙上。(《简明医彀》全蝎散)

2. 多年瘰疬：全蝎(焙干，去钩、足)90 克为末，用油核桃肉捣为丸，如绿豆大，晨服 1.8 克，晚用 2.1 克，酒送服。(《外科启玄》全蝎丸)

［现代方］

1. 治疗癌症

(1) 乳房肿瘤：用全蝎 160 克，瓜蒌 25 个，将瓜蒌开孔，把蝎子分装于瓜蒌内，放在瓦上焙干，研细末，每天服 3 次，每次 3 克。

(2) 宫颈癌：二虫昆藻汤：全蝎6 克，蜈蚣 3 条，昆布、海藻、当归、续断、半枝莲、白花蛇舌草各 24 克，白芍、香附、茯苓各 15 克，柴胡9 克，随证加减。水煎服，每天 1 剂，佐服云南白药 2 克。

(3) 乳腺癌：全蝎 12 克，蜈蚣 12 克，生穿山甲 15 克，净僵蚕 12 克，生军 30 克，柴胡 12 克，白芍 9 克，木香 9 克，乳香 12 克，没药 12 克，山栀 12 克，青皮 9 克，陈皮 9 克，连翘12 克，橘红 9 克，川贝母 12 克，赤芍 12 克，牡丹皮6 克，蒲公英 30 克，金银花 15 克，生甘草 5 克，水煎服。

(4) 脑瘤：全蝎 4.5 克，蜈蚣 6 条，丹参 20 克，川芎 4.5 克，僵蚕 9 克，地龙 9 克，半夏 9 克，钩藤 15 克，白术 9 克，天麻 9 克，天葵子 15 克，夏枯草 30 克，贝母 9 克，女贞子 15 克，枸杞子 15 克，云雾草 15 克，分心草15 克。水煎服。

(5) 喉癌：全蝎、僵蚕、白附子各30克，研细末，每服3克，热酒调下，每天2次。

(6) 肺癌：全蝎10只，蜈蚣4条，穿山甲9克，朱砂1.5克，乳香、没药各6克，赤链蛇(煅)1条。共研细末，装胶囊备用，每天3次，每次1丸，饭后吞服。对病情顽固者，可加斑蝥5～6只，去头足，研末合药之中。

2. 脑血栓形成：白花蛇1条，蜈蚣1条，全蝎10克。共研细末，每天1剂水煎分3次服；静脉滴注维脑路通每天400毫克(100毫升)。

3. 小儿急惊风：全蝎、蜈蚣各等量，共研细粉，每服1克。(《中国常用中草药》)

4. 癫痫：全蝎、郁金、明矾各等量，研粉混匀，每服1.5克，每天3次。(同上)

221. 合欢皮与合欢花

【概述】

本品为豆科植物合欢 Albizia julibrissin Durazz.，其树皮为合欢皮，其花或花蕾叫合欢花；豆科植物阔荚合欢 Albizia lebbeck(L.)Benth. [Mimosa lebbeck L.]又名大叶合欢，树皮及根皮叫大叶合欢皮。合欢皮又名合昏皮、夜合皮、合欢木皮等；合欢花又名夜合花、乌绒等。分布于东北、华东、中南及西南各地；阔荚合欢在我国福建、台湾、广东、海南、广西有栽培，原产热带非洲。合欢皮性平，味甘。功能安神解郁，活血消痈。主治心神不安，忧郁，不眠，内外痈疡，跌打损伤。归心、肝、肺经；合欢花味甘、苦，性平；归心、脾经。功能解郁安神，理气开胃，消风明目，活血止痛。主治忧郁失眠，胸闷纳呆，风火眼疾，视物不清，腰痛，跌打伤痛。大叶合欢皮味苦，性平；功能消肿止痛，收敛止泻，主治跌打肿痛，疮疖，肿毒，眼炎，牙床溃疡，痔疮，腹泻。用法用量：合欢皮：内服，煎汤，10～15克，或入丸、散；外用，适量，研末调敷。合欢花：内服，煎汤，3～9克，或入丸、散。大叶合欢皮：内服，煎汤，10～15克；外用：适量，捣烂敷。

【成分】

1. 合欢皮：合欢干皮中含木脂体糖苷；合欢树皮含鞣质。

2. 合欢花：花中鉴定了25种芳香成分，主要芳香成分为反-芳樟醇氧化物、芳樟醇、异戊醇、罗勒烯和2,2,4-三甲基恶丁烷等。此外，还含矢车菊素-3-葡萄糖苷。

3. 大叶合欢皮：种子中含大叶合欢皂苷A、B，花中含大叶合欢皂苷F、G、H、D，β-谷甾醇，磷酸烯醇丙酮酸，乙醛酸，草酰乙酸酯，花、叶中含三种非蛋白含硫氨基酸。叶中含磷酸烯醇丙酮酸、乙醛酸、瑞诺苷、芸香苷、杨梅树皮苷、洋槐苷。荚中含大叶合欢皂苷。种子油中含棕榈酸、油酸、亚油酸、亚麻酸、花生酸，另外，本品还含有γ-谷甾醇。

【药理】

1. 抗生育作用：合欢皮冷水提取物具有显著的抗生育作用。山合欢树皮皂苷有抗着床和抗早孕作用。

2. 抗过敏作用：合欢皮煎剂有抗过敏作用。

3. 抗癌作用：合欢皮所含多糖有抗肿瘤的作用。

4. 中枢抑制作用：合欢花煎剂能明显减少小鼠的自发活动及被动活动，明显协同巴比妥类药物的中枢抑制作用，延长戊巴比妥钠、苯巴比妥钠所致小鼠麻醉时间。

【临床报道】

1. 合欢皮：用于治疗心神不宁，忧郁失眠，可单味煎服，亦可与柏子仁、远志、郁金等同；用于内外痈疡，可单用本品煎服，可与白蔹煎服；用于疮肿可配蒲公英、紫花地丁煎服。

2. 合欢花：用于治疗忧郁失眠，临床常与柏子仁、远志、郁金、酸枣仁等同用；用于治疗心脾气郁，胸闷不舒，纳呆食少等症，常与佛手、郁金、广木香、麦芽等同用；用于治疗腰脚疼痛，跌打伤痛，可与牛膝、红花等药同用。

【附方】

［古代方］

1. 肺痈：合欢皮手掌大1片。细切，以水 250 毫升，煮取 90 毫升，分 3 服。(《千金要方》黄昏汤)

2. 肺痈久不敛口：合欢皮、白蔹各 6 克，同煎服。(《景岳全书》合欢饮)

3. 夜盲：合欢皮、千层塔各 9 克。水煎服。(《青岛中草药手册》)

［现代方］

1. 心烦失眠：合欢皮 9 克，夜交藤 15 克。水煎服。(《浙江药用植物志》)

2. 神烦不宁，抑郁失眠：合欢花、柏子仁各 9 克，白芍 6 克，龙齿 15 克，琥珀粉 3 克（分 2 次冲服），煎服。(《安徽中草药》)

3. 湿浊中阻，食欲不振：合欢花、扁豆花、厚朴花各 6 克，煎服。(《安徽中草药》)

【备注】

山合欢 Albiaia kalkora (Roxb.) Prain.。分布于东北、西北、华东、中南、西南等地，其皮在北京、山西、河北、河南、江苏、江西、湖南、四川部分地区也作合欢皮使用。

222. 刘 寄 奴

【概述】

本品为菊科植物奇蒿 Artemisia anomala S. Moore 的全草。又名金寄奴、乌藤菜、六月雪、九里光、白花尾、炭包包、千粒米、斑枣子、细白花草、九牛草、苦连婆等。野生于山坡、树林下。主产江苏、浙江、江西等地。商品刘寄奴，各地所用品种很不一致。唯上述一种与《本草》所载近似，仅在江苏、上海、浙江、江西、福建等地使用，习称“南刘寄奴”。另一种“北刘寄奴”系玄参科植物阴行草 siphonostegia chinennsis benth. 的带果全草，虽与《本草》所载者不同，但亦有较长的使用历史。参见“北茵陈”条。此外，四川所用的刘寄奴为菊科植物狭叶艾 artemisia selengensia turcz 的全草。又名红陈艾、芦蒿等。性温，味苦。归心、脾经。功能破血通经，敛疮消肿。主治经闭癥瘕，胸腹胀痛，产后血瘀，跌打损伤，金疮出血，痈毒淋肿。用法用量：内服，煎汤，3～9 克，或入散剂；外用，捣敷或研末撒。气血虚弱、脾虚作泄者忌服。

【成分】

主要含挥发油、香豆素、7-甲氨基香豆素、生物碱、奇蒿内脂、奇蒿黄酮等。

【药理】

1. 对血小板聚集的影响：用刘寄奴将二磷酸腺苷诱导的血小板聚集进行解聚试验观察，结果表明刘寄奴对血小板聚集无影响。

2. 抗缺氧作用：刘寄奴溶液对由氰化钾或亚硝酸所致的小鼠组织性缺氧和结扎颈总动脉所致的脑循环障碍性缺氧有明显的保护作用。对由密闭所致的小鼠低缺氧有降低氧耗速度，延长其在低氧环境中生存时间的作用。

3. 抗菌作用：刘寄奴对宋内氏痢疾杆菌、志贺痢疾杆菌、福氏痢疾杆菌、鲍氏痢疾杆菌、大肠杆菌、变形杆菌均有杀灭或抑制作用。

4. 对卵巢和子宫功能的影响：刘寄奴能降低卵巢内前列腺素 E_2 含量、血中孕酮含量和子宫雌二醇受体特异结合量，抑制卵巢内源性前列腺素 E_2 生成以及体外培养后前列腺 E_2 的生成，但能促进子宫内源性前列腺 $F_{2\alpha}$ 的生成。

5. 对肝脏损害的影响：刘寄奴能明显降低醋酸乙棉酚所致肝损害引起的大鼠高血清 ALT，但对升高的血清 ALT 无明显影响。

6. 毒副作用：刘寄奴总碱和总黄酮碱灌胃，对小鼠的 LD50 分别为(1.54±0.23)克/千克及(17.25±1.3)克/千克。

【临床报道】

用于治疗瘀血内阻诸证。能破瘀通经，散瘀止痛。用于治疗血瘀经闭、痛经配红花、归尾、牛膝、赤芍等，又治产后瘀滞腹痛、跌打血瘀肿痛等。

【附方】

［古代方］

1. 产后恶露不尽，脐腹疠痛，壮热憎寒，咽干烦渴：刘寄奴、知母(焙)各30克，当归(切，焙)、鬼箭羽各 6 克，桃仁(去皮、尖、双仁，炒)45 克。上 5 味粗捣筛。每服 6 克，水 300 毫升，煎至八分，去渣，温服，空心食前。(《圣济总录》刘寄奴汤)

2. 被打伤，腹中有瘀血：刘寄奴、延胡索、骨碎补各 30 克。上 3 味细切，以水 1 000 毫升煎取 350 毫升。复内酒及小便各 50 毫升，热温顿服。(《千金方》)

3. 妇人经血不止：刘寄奴 75 克，赤芍(锉炒)60 克，白茯苓(去里皮)30 克，芍药、当归(切焙)各 45 克，艾叶(炒)120 克，6 味粗捣筛，每服 6 克，用水 150 毫升，煎至 100 毫升，去滓，空腹温服，每天 2 次。(《圣济总录》)

4. 大小便血：刘寄奴为末，茶调，空心服 6 克。(《濒湖集简方》)

5. 治行房忍精致白浊，便短刺痛：刘寄奴 30 克，车前 15 克，黄柏 1.5 克，白术 30 克，水煎服。(《蕙怡堂经验方》散精汤)

［现代方］

1. 烧伤：取刘寄奴(品种未详)全草 40 克，冰片 1 克，分别置灭菌乳钵中研细。混合后再加入干热灭菌处理过的香油适量(约 60 毫升)，调成稀薄糊状外用。用时搅匀，如有块状凝结必须搅拌、磨细后再使用。对严重烧伤患者应注意全身合并症的处理，如输液、输血、输血浆，及抗菌素的应用等。

2. 急性细菌性痢疾：刘寄奴水煎、浓缩、压片，每片含生药 1 克，每次 6 片，每天 4 次。

【备注】

1. 本品又称南刘寄奴。

2. 商品药材中除上述奇蒿外，尚有：① 阴行草(北刘寄奴)：产东北、河北、山东、河南。② 蒌蒿 A. Selengensis Turcz，产于四川。

223. 问 荆

【概述】

本品为木贼科植物问荆 Equisetum arvense L. 的全草。又名空心草、公母草、搂接草、马蜂草、节节草等，生于溪边或阴谷。分布于江西、安徽、贵州、四川、西藏、新疆、陕西、山东、河北及东北各地。性凉，味苦。归脾、肺、膀胱经。具清热，凉血，止咳，利尿等功效。主治吐血，衄血，便血，倒经，咳嗽气喘等。用法用量：内服，3～9克，水煎。外用捣敷。

【成分】

全草含皂苷、黄酮苷及微量生物碱等，主要含皂苷类（问荆皂苷）、黄酮苷类（异槲皮苷、木樨草苷、问荆苷、紫云英苷）及生物碱（菸碱、问荆碱）与硅酸等。近来又分离出 P-羟苯乙酮、Onitin 两种活性成分。此外，还含多种氨基酸、有机酸、脂肪、胡萝卜素及镁、铁、铝等多种元素。

【药理】

1. 中枢抑制作用：问荆碱有镇静、催眠、安定等中枢抑制作用。其作用机理与影响神经递质释放，抑制单胺类神经递质的再摄取，促进单胺类神经递质的分解及影响多巴胺受体功能等因素有关。

2. 对心血管系统的作用

(1) 抗动脉粥样硬化：硅化合物分布于血管时，即存在于弹性硬蛋白和胶原中，它起着调节血管壁的通透性，降低脂质的渗透力，防止脂质的沉积等作用；它又能促进弹性纤维增生和胶原生物合成胶原纤维，维护血管壁的弹性。动脉粥样硬化的发生和发展，与动脉壁含硅量有密切关系，含硅量愈少，疾病的发展愈严重。动物实验表明问荆具有预防动脉硬化的发生，并能保持血管的弹性作用。应用问荆及由问荆中提出的硅酸，对动物的动脉硬化症有预防及治疗作用，对已经失去一定程度弹性的动脉硬化症，应用问荆及其制剂治疗，还能使其再恢复弹性。

(2) 降血脂：问荆煎剂对实验性大鼠高甘油三酯血症，具有预防和治疗作用；对实验性大鼠高胆固醇血症，也具有治疗作用和较弱的预防作用。但对正常大鼠的血脂无明显影响。

(3) 降血压：问荆及其制剂有降低高血压作用，并证明硅是降压的有效成分。

3. 其他作用：问荆及其所含的硅化合物能调整和恢复体内正常的含硅量，纠正机体的机能状态。因此对多种器官疾病有效。

(1) 降血糖：胰腺中富含硅元素，当患糖尿病时，在其血中和胰腺中硅含量显著降低。应用问荆及硅化合物治疗各型糖尿病时，能补充胰腺的含硅量，而产生肯定的治疗效果。

(2) 保肝：问荆及硅化合物对肝脏能从本质上改变肝脏的功能状态，又能增强肝脏氧化酶的活性。中医认为问荆能清肝，明目，散翳。近有问荆煎剂能显著地降低 ALT 的报道，但能否用于肝炎，尚有待临床证明。

(3) 利尿：问荆对肾脏的机能活动，也有调整的作用。硅酸是利尿的主要成分，此外，问荆皂苷、问荆酸及氯化钾等都有利尿作用。问荆和硅化合物还能清除体内代谢产物、异物和毒物，因而在机体内有排毒和解毒等保护作用。

4. 增强抗病能力作用：20 世纪初在欧洲民间应用问荆及其他硅性植物治疗结核病。其后研究发现硅酸对于炎症性损害，可使身体产生强度的抵抗作用，因而认为是一种非特异性的刺激疗法。

5. 抗癌作用：硅化合物对多种肿瘤，特别是进展迅速的癌瘤有一定疗效。目前认为硅能促进结缔组织和胶原的增生，形成一种屏障。这种屏障能阻止瘤细胞的快速增殖和扩散。

6. 体内过程：硅化合物由十二指肠吸收，主要由大肠排泄。硅化合物被吸收后，几乎分布于所有组织和器官中。主要分布于上皮组织和结缔组织中以及牙齿的珐琅质、头发、肺、淋巴腺、乳汁、胸腺、肾上腺、胰腺、血球、血清、纤维蛋白、肌肉、小肠、角膜等，它能使这些组织具有坚固性、致密性和弹性。

硅在所有组织的物质代谢过程中，特别是在脂质的代谢中，起着极其重要的作用。它又参与生活原生质的动态变化，并能维持细胞表面电位的变化，它可能也参与氧化过程，并以辅酶的形式构成淀粉酶的成分，机体生活组织对硅化合物是必需的，因而对硅化合物表现出有一定的亲和力。机体细胞中硅化合物的代谢，也受到机体内特殊的酶活性的制约。

7. 其他作用：草问荆黄酮有延缓衰老作用；问荆还有利尿作用；P-羟苯乙酮、Onitin均能抑制血小板聚集；问荆氯仿提取物对角叉菜胶足趾肿胀有抑制作用。

【临床报道】

中医临床用于治疗目赤肿痛、头目眩晕、湿热黄疸、小便不利、水肿、淋病、小便涩痛、吐血、衄血、便血、倒经、痔出血、咳嗽、气急、咳痰等。近年报道问荆用于治疗高血压、急性肾炎、动脉粥样硬化、冠心病、高血脂、糖尿病及肿瘤等。

【附方】

［现代方］

便血：问荆12克，地榆9克，槐角6克，生甘草3克，水煎，早、晚2次分服。

224. 灯心草

【概述】

本品为灯心草科植物灯心草 Juncus effusus L. 的茎髓，或干燥全草。又名灯草。我国各地均产。主产江苏、浙江及四川等地。在清代以前曾作油灯照明时的灯心使用。性微寒，味甘、淡。归心、肺、小肠经。功能清心降火，利尿通淋。用治心烦不寐，小儿惊热夜啼，口舌生疮，水肿黄疸，尿路感染，尿少涩痛。用法用量：每用1.5～2.5克，煎服。又治急喉痹，烧存性，研末吹喉。灯心草根治湿热黄疸，乳痈初起。中医处方时，常以灯草为引，随各药煎用。

【成分】

挥发油含芳樟醇、沉香醇、β-苯乙醇等。

全草含阿拉伯聚糖、木聚糖、甲基戊聚糖、鲜草含木樨草素、氯化钾等。灯心草又含三肽。茎髓含阿拉伯树胶、纤维素、脂肪油、蛋白质和多糖等。

【药理】

抗癌作用：灯心草水提取物在试管内对人癌细胞株在500毫克/毫升以下浓度时，对癌细胞的抑制作用小于70%，而同样浓度对正常人胚细胞也有作用，显示它对癌细胞并无选择性作用。

【临床报道】

治热证小便不利之轻者及心热烦躁、小儿夜啼、惊痫等。

【附方】

［古代方］

1. 五淋：灯心草根及苗，水煎服适量。(《普济方》灯心草汤)

2. 小儿夜啼：灯心草烧灰，涂乳上，饲小儿吮吸。(《宝庆本草折衷》)

3. 阴疳：烧灰入轻粉、麝香，涂之。(《本草纲目》)

［现代方］

1. 慢性肾小球肾炎：新鲜灯心草60克，豆腐500克，水煎连汤带豆腐一起吃掉。(《中药药理与临床应用》)

2. 鼻衄：与仙鹤草、铁苋菜配伍，水煎服。［湖北医学院学报，1982，15(3)：36］

3. 心烦失眠、口渴：灯心草3克，淡竹叶、麦冬各9克，夜交藤12克，煎服。又方：灯心草20克，夜交藤30克，合欢花15

克，煎服。(《中草药大全》)

4. 热淋，尿少涩痛：灯心草3克，车前草15克，肉桂1.5克，水煎服。(《中国常用中草药》)

225. 灯盏细辛

【概述】

本品为菊科植物短葶飞蓬 Erigeron breviscapus(Vant.) Hand.-Mazz. 的干燥全草。最早记载于明代兰茂编著的《滇南本草》中。近见于《云南中草药》。《药典》未收。灯盏细辛又名灯盏花、地顶草。分布于西南地区及湖南、广西等地。主产于云南。性温，味辛、微苦。归肺、脾、胃经。功能散寒解表，祛风除湿，活络止痛。用治感冒，头痛，鼻塞，瘫痪，风湿痹痛，胃痛，跌打损伤；外治牙痛，疔毒，疮疖。用法用量：9～15克，水煎内服或研粉蒸鸡蛋服食。外用适量捣敷。

【成分】

含黄酮、内酯、氨基酸、挥发油。主成分为4′-羟基黄芩素及焦炔庚酸和飞蓬苷。所含黄酮类的混合结晶，称灯盏花素。其中灯盏乙素经鉴定为野黄芩苷。此外，尚含其他几种黄芩素葡萄糖苷、木醛酮、洋芹素、木樨草素等。据新近报道，灯盏细辛水提液中野黄芩苷收率达55%。

【药理】

1. 改善微循环作用：灯盏花注射液对家兔静脉注射可防治实验性微循环障碍，使血流速度加快，流态改善，全血及血浆粘度、红细胞电泳及血小板电泳均予恢复。灯盏素3毫克/千克可改善豚鼠软脑膜微循环障碍。也可防治大鼠实验性肠系膜微循环障碍。

2. 抗凝作用：家兔静脉注射灯盏花注射液，可使其体外血栓形成时间延长、血栓长度缩短，重量减少。静脉给药对急性梗死犬，可减轻血小板聚集，减小梗死范围，并显示抗心肌缺血作用。

3. 对心脑血管的作用：注射液可降低兔脑血管阻力，也能提高动物血脑屏障的通透性，并能降低外周血压，增加离体豚鼠心冠脉流量。静脉注射灯盏花注射液，可明显改善实验大鼠和家兔缺血缺氧性心电图。灯盏花浸膏可增加小鼠耐缺氧能力。

4. 抗氧化作用：提高超氧化物歧化酶和谷胱甘肽过氧化物的活性。

5. 对肾脏的作用：改善肾功能防治肾功能衰竭，并改善肾脏微循环。

6. 提高血cAMP含量：小鼠腹腔注射灯盏花素后，可使血浆中cAMP含量增加。

【临床报道】

主要治疗脑血管病。现代临床用于治疗中风后瘫痪、冠心病等。① 治疗脑血管意外，注射治疗中风后瘫痪，片剂治疗闭塞性脑血管病及脑出血后引起的瘫痪。② 注射剂静脉点滴后，口服补阳还五汤治疗脑血栓，有效率很高，而且使全血粘度降低。③ 灯盏花叶制剂肌肉注射后或胶囊内服可改善心绞痛症状。④ 复方含片可治疗复发性口疮。

【附方】

［古代方］

牙痛：灯盏细辛全草捣烂外敷。

［现代方］

脑溢血后遗瘫痪：① 灯盏花14棵(约10克)，蒸鸡蛋1个，或炖猪脚服，每天1次。② 灯盏花500棵(约430克)，浸白酒500毫升，每次10毫升，每天3次。(《实用临床草药》)

226. 决明子(草决明、马蹄决明)

【概述】

本品为豆科植物决明(钝叶决明或大决明)Cassia obtusigelia L. 或小决明 Cassia tora L. 的干燥成熟种子。又名草决明、羊明、马蹄决明、假绿豆、羊角豆、猪屎豆、野花生、假咖啡豆等。生于山坡、荒野及河滩沙地。9～10 月间果实成熟后采收,摘下果荚,或将全株割下,晒干,打出种子,扬净荚壳及杂质,再晒干即得。性微寒,味甘、苦。归肝、大肠经。功能清热明目,润肠通便。用于目赤涩痛,羞明多泪,头痛眩晕,目暗不明,大便秘结。用法用量:9～15 克,水煎服,或研末。

【成分】

大决明子含蒽醌衍生物约 1.2%,有大黄素蒽酮(Emodin anthrone)、大黄素甲醚(Physcione)、芦荟大黄素、大黄酚、钝叶素(Obtusifolin)决明素(Obtusin)、黄决明素(Chryso-Obtusin)、橙黄决明素(Auranto-Obtusin)及其苷类和大黄酸(Rhein)等。此外,尚含蒽醌糖苷类化合物(Gluco-Obtusifolin, Gluco-Fu-ranobtusin 和 Gluco-Chrysobtusin)。

小决明子含蒽醌衍生物约 1.1%,新鲜种子含大黄酚、芦荟大黄素、大黄素、大黄酸、大黄素葡萄糖苷、大黄素蒽酮、大黄素甲醚、决明素(Obtusin)、橙黄决明素及新月孢子菌玫瑰素(Rubrofusarin)、决明松(Torachryson)、决明内酯(Toralactone)以及维生素 A,不含钝叶素以及其苷类。

两种决明子均含黏液、蛋白质、谷甾醇、氨基酸。脂肪油约 4.6%～5.8%,脂肪酸为棕榈酸、硬脂酸、油酸、亚油酸等。

【药理】

1. 降压作用:决明子水浸液、醇-水浸液,醇浸液,对麻醉猫、犬、兔均可降压。经麻醉大鼠切断迷走神经或交感神经分析,其降压作用可能是通过迷走神经改变血管运动中枢的张力所致。降压成分可能是决明子内酯。

2. 降脂作用:对大鼠实验性高血脂,可降低血浆总胆固醇和甘油三酯。决明子粉能抑制血清胆固醇的升高和主动脉粥样硬化斑块的形成。

3. 抗菌作用:决明子醇浸出物对葡萄球菌、白喉杆菌、伤寒及副伤寒杆菌及大肠杆菌均有抑菌作用。决明子水浸液对多种致病性真菌如许兰黄癣菌、杜盎孢子癣菌及石膏样毛癣菌等皮肤真菌,均有抑制作用。

4. 缓泻作用:决明子流浸膏给小鼠灌胃后 3～5 小时,出现高峰泻下作用,泻下成分可能为大黄酚二蒽酮,又决明子有利尿作用。

5. 对免疫功能的影响:决明子水煎醇沉剂每天用 15 克/千克剂量连续 7 天注射,使小鼠腮腺萎缩,外周淋巴细胞 ANAE 染色阳性率降低,DNCB 所致小鼠迟发型过敏反应受抑,表明对细胞免疫有抑制作用。此外,还能使小鼠巨噬细胞吞噬功能增强,溶菌酶水平升高。

6. 对消化道的作用:决明子提取物有促进胃液分泌的作用。

【临床报道】

发现决明子能降低血液胆固醇,观察 100 例,2 周内有 85%降至正常水准,4 周降至正常水准者达 96%,总有效率为 98%。但停药后,血液胆固醇又逐渐上升,再服药仍有效。说明疗效是暂时性的,为达到彻底治疗目的,需长期维持治疗。服药后有 85%病例的头晕、头痛、乏力等症状有所改善。用法是:① 煎剂,用决明子

30 克，水煎分 2 次服。② 糖浆剂每 100 毫升含生药 45 克，每次口服20 毫升，每天 3 次。③ 片剂，每片含生药1.8 克，每次 5 片，每天 3 次。三种剂型的疗效相近，但剂量与疗效密切攸关。如煎剂每天用 15 克则达不到疗效要求。又临床治疗高脂血症，用复方明星片（决明子、制南星、山楂）治疗 127 例，其甘油三酯下降有效率 88.39%、胆固醇下降88.98%，β-脂蛋白下降 81.55%。

【附方】

［古代方］

1. 视物昏暗、迎风泪出：决明子、地肤子、细辛、白芷、桂心、车前子各 90 克，防风、柏子仁各 60 克，川椒 120 克。（《太平圣惠方》决明子散）

2. 风热毒气上攻，眼目肿痛，或赤脉胬肉，或痒或涩，羞明多泪：黄芩、甘菊花、木贼、决明子、蔓荆子、石膏、川芎、赤芍、羌活、甘草、石决明各 30 克。（《严氏济生方》决明子散）

4. 雀目：用决明子 60 克，地肤子 30 克，2 药捣细箩为散，食后以清粥饮调下 3 克。（《太平圣惠方》）

［现代方］

1. 高血压，头痛眩晕：决明子 20 克，菊花 10 克，牛膝 10 克，钩藤 20 克，石膏 20 克，夏枯草 20 克，水煎。

2. 成药明目蒺藜丸、黄连羊肝丸、石斛夜光丸、清脑降压片中都有决明子。决明子一般生用。茶叶店有售炒黄决明子，可在夏季作饮料代茶。

227. 冰　片

【概述】

本品为龙脑香科龙脑香 Dryobalanops aromatica Gaertn. f. ［D. camphora Colebr.］树脂的加工品。或以樟脑、松节油等化学合成的加工品。又名龙脑、脑子、瑞龙脑、梅花脑子、梅花片脑、梅片、片脑等。原系从龙脑香树干的裂缝处，采取干燥树脂，进行加工，或采伐树干、树枝，切成碎片，经水蒸气蒸馏升华，冷却后析出结晶。为无色透明或白色半透明的片状松脆结晶，有清香气、辛凉，具挥发性。性微寒，味辛、苦。归心、脾、肺经。功能开窍醒神，清热止痛，去翳明目。用于热病神昏，中风痰厥，气郁暴厥，中恶昏迷，目赤口疮，咽喉肿痛，耳道流脓，疮疡溃后不敛。用法用量：0.15～0.3 克，入丸散用；外用研粉点敷患处。

【成分】

机制冰片为消旋龙脑（dl-Borneol）；艾片为左旋龙脑。从龙脑香的树脂和挥发油中取得的结晶，则近乎纯粹的右旋龙脑（α-Borneol）。在树脂和挥发油中除龙脑外，还含有葎草烯、β-榄香烯、石竹烯等倍半萜；也有齐墩果酸、麦珠子酸、积雪草酸、龙脑香醇酮、龙脑香二醇酮、古柯二醇等三萜化合物。

【药理】

作用类似樟脑，局部应用对感觉神经有轻微刺激，有止痛及温和的防腐作用。体外试验，较高浓度（0.5%）时有抑菌作用，对金黄色葡萄球菌、大肠杆菌、霍乱弧菌等有抑制作用。可用于神经痛及消炎。黏膜、皮下组织均易吸收；体内与葡萄糖醛酸结合后而排出体外。

【临床报道】

内服开窍醒脑，外用止痛生肌，明目退翳，用于治疗：① 慢性气管炎：冰片研细，与等量凡士林调匀，涂在油纸上，贴膻中穴。② 蛲虫病：冰片 1.5 克，麻油 3 毫升，调成糊状，先用一棉球蘸药糊塞入肛门内涂抹，再用另一棉球蘸药在肛门口涂抹。③ 溃疡性口腔炎：冰片 0.3 克加 1 个鸡蛋的蛋白混匀，患者用 0.02% 呋喃西林溶液漱口，拭干后涂以冰片蛋白，每天 4～5 次。可止痛，加速炎症消退，促进糜烂和溃疡愈合。④ 化脓性中耳炎：冰片 1 克研成细末，加入核桃油 16 毫升中，不断搅拌使其溶解。用棉球拭干后滴入药液 2～3 滴，再用棉球将外耳孔堵住，以免药液外溢。近年用于治疗冠心病心绞痛、齿痛等。

【附方】

［古代方］

1. 急中风目瞑牙噤：天南星、龙脑各等份，研细，揩齿，其咽开，始得下药。(《圣剂总录》开关散)

2. 头目风热上攻：龙脑末 15 克，南蓬砂末 30 克，频搐两鼻。(《御药院方》)

3. 咽喉，口齿新久肿痛及久嗽痰火咽哑咋痛：冰片 1.5 克，朱砂 1.8 克，玄明粉、硼砂各 15 克，共研极细末，吹搽患处，甚者日搽五六次。(《外科正宗》冰硼散)

4. 内外痔疮：片脑 0.3～0.6 克，葱汁化搽之。(《简便良方》)

5. 头脑疼痛：片脑 3 克，纸卷作拈，烧烟熏鼻，吐出痰涎即愈。(《寿域神方》)

【备注】

1. 目前国产冰片主要为人工合成的机制冰品。

2. 菊科植物艾纳香制取的冰片，习称艾片。

3. 少量进口的冰片，为龙脑香树脂的加工片。

228. 守宫(壁虎)

【概述】

本品为壁虎科(Gekkonidae)动物无蹼壁虎 Gekko swinhonis Güenther 的干燥全体。又名守宫、天龙、蝎虎、地塘虫、蝘蜓等。原动物体形小，全身扁平，雄体有肛前窝数个。身体和四肢的背面灰棕色，腹面白色。多栖息房屋墙隙、石块缝中，白天隐蔽，夜出活动，到有光的地方捕食小型昆虫。分布于辽宁、河北、山东、河南、山西、陕西、安徽、江苏等地。夏、秋季，在晚间灯光下昆虫聚集处捕捉。捕后处死，烘干。亦有用刀破腹去内脏，将血液擦干，用细竹片撑之，使身体及四肢顺直，烘干。药材呈干瘪、屈曲状。性寒，味咸，有小毒。功能祛风定惊，散结解毒，补肺肾，益精血，止咳喘，祛风活络，镇静解痉。主治中风瘫痪，历节风痛，惊痛，破伤风，痫疮，病风，风癣，噎隔。用法用量：2～5 克，水煎服，也有用至 5～10 克者；1～2 克，研末服；或浸酒；或入丸散。使用注意：阴虚血少、津伤便秘者慎服。

【成分】

壁虎含脂肪油 10.5%；无机元素 18 种：以钠为主，其次是钾、磷、钙、镁、铁、铝、铬、铜、锰、铅、钡、锶、锌、锆等；尚含 14 种氨基酸：甘氨酸、谷氨酸、脯氨酸、丙氨酸、天冬氨酸等；并含有与马蜂毒相似的有毒物质及组胺类。

【药理】

1. 抗癌、抗菌作用：壁虎水溶液在体外对肝癌细胞有抑制作用，抗病原微生物。本品对细菌、真菌等病原微生物有一定的抑制作用。对结核杆菌及常见致病真菌有一定抑菌作用，还有抗惊厥及溶血作用。壁虎 80% 乙醇提取物小鼠静脉注射 LD50 为 0.49 克/千克，腹腔注射为 5.1 克/千克。

2. 对中枢神经系统的影响：壁虎有镇静催眠的作用。无疣壁虎的乙醇提取物能增强戊巴比妥钠对小鼠的催眠作用和降低小鼠的自发活动。此外,本品还能拮抗苯丙胺的作用和增强咖啡因的作用。

3. 抗血栓形成:本品提取物的抗栓作用,与水蛭合用效果更明显,并能改善动脉血栓形成后的组织血液供应,但对溶血及溶栓无明显影响。

4. 降压作用:以本品制成注射液有一定降压作用。

【临床报道】

1. 治疗结核病:壁虎置瓦上焙干研细,装入胶囊。每天3次,每次3~4粒,小儿1~3粒,连服3个月为1个疗程。

2. 治疗瘘管,窦道及创伤性感染:新鲜全壁虎或市售干壁虎,烘干勿焦,研细粉。清除瘘管内死骨、异物等。用壁虎粉填满瘩管,或用盐水纱布沾药下人瘘管基底,外口均用纱布包扎固定。每2~3天换药1次,同时加服壁虎1克,每天3次,至痓管愈合后,再服1个月止。

3. 治疗食管癌:壁虎50克(夏季用活壁虎10条),泽漆100克,蟾皮50克,锡块50克。用黄酒1 000毫升浸泡,5~7天后滤去药渣,静置2天即成。每天3次口服,每次25~50毫升。

4. 治疗雷诺病:壁虎、丹参等量,焙干研末,装入胶囊,每服10粒,每天3次。

【附方】

[古代方]

1. 瘫痪,手足走痛不止(非痛勿用):御米壳(蜜炒)3克,陈皮15克,壁虎(炙黄)、乳香、没药、甘草各7.5克。上为末。每服9克,水煎服。(《医学正传》如神救苦散)

2. 久年惊痫,心血不足:守宫1个,以铁铃定,剪去匹足,连血研细,珍珠、麝香、片脑各0.4克许,研细,薄荷汤调作1服。先须用夺命散,逐下痰涎,或用吐法,次服此药。(《奇效良方》守宫膏)

3. 破伤风,角弓反张,筋脉拘急,口噤:守宫子(微炙)7枚,天南星(炮裂)30克,腻粉30克,白附子(炮裂)30克。上为末,炼蜜和丸,如绿豆大。每服不计时候,以温酒研下7丸。以汗出为效,未汗再服。(《太平圣惠方》)

4. 历节风,疼痛不可忍:蛴螬(湿纸裹煨熟)3枚,壁虎(研)3枚,地龙(研)5条,乳香(研)0.3克,草乌头(生)3枚,木香15克,麝香(研)3克,龙脑(研)1.5克。上将草乌头、木香为末,合研匀,为丸(如干,入少酒煮面糊),如梧桐子大。每服30丸,临卧乳香酒下。(《圣济总录》麝香丸)

5. 结核性溃疡久不愈合:娱蛤、天龙各15克,黄升、冰片各3克。先将娱蛤、天龙晒干研末,后加研细之黄升、冰片共研匀,过100目筛。外用。(《痕病证治》娱龙散)

[现代方]

本品为民间常用的抗肿瘤药物,用于多种肿瘤,常配合其他收敛消炎中西药治疗食管癌通道梗阻,也用于肝癌、胃癌、乳腺癌和宫颈癌等。同时还有广泛的应用范围,处方选例如下:

1. 食管癌,胃癌:壁虎7条放砂锅炒焦,木香、人参、朱砂各4.5克,乳香3克为末,蜜丸梧子大。每服7粒,木香汤下,早、晚各服1次。(《丹溪摘方》)

2. 各类侵犯神经的癌肿:壁虎15克,蜈蚣10条,全蝎15克,红娘子30克。共研细末,1次1~1.5克,1天3次。(《四川经验方》)

3. 脉管炎:与麝香、丹参、路路通、乳香、没药、地龙等配伍,可治疗血栓闭塞性脉管炎。

【附注】

1. 同属动物中国壁虎 G. chinensis Gray、多疣壁虎 G. j-aponicus(Dumeril er Bibron)或蹼趾壁虎 G. subpalmatus Güenther 的干燥全体,亦同等供药用。

2. 本品善行走窜,既能祛风止痛,又

能定惊止搐。凡中风瘫痪，手足走痛者，可与乳香、没药、罂粟壳等配伍，如《医学正传》如神救苦丹；历节风，关节肿痛，四肢不遂者，可与草乌、地龙、乳香、麝香等同用，如《圣济总录》麝香丸。破伤风，角弓反张，筋脉拘急，口噤者，《太平圣惠方》乃与白附子、天南星、腻粉相合，以熄风止痉。久年惊痛者，可与珍珠、麝香、冰片、薄荷 相配，如《奇效良方》守宫膏；小儿惊风，抽搐痰塞者，则可与朱砂、琥珀、牛黄等并施。本品又能治瘰疬、痈疮、疠风、风癣、噎嗝等。凡初起未溃者，可单用或与牡蛎、玄参、浙贝母等配伍制成丸、散内服；若已溃者，可研粉或熬膏外敷于疮口。痈疮肿痛者，《医方摘要》乃单用研末油调外敷；痔疮溃烂，或日久成瘘者，《疡科纲要》则用其尾插入瘘管中治之。又与蚕砂同用，可治疠风成癞，如《卫生宝鉴》祛风散；与蜈蚣浸酒，可作风癣之搽剂。古代尚有用壁虎浸酒饮，或与人参、木香、乳香等配伍为丸服，以治噎嗝反胃者。现代也有用壁虎同米炒黄研粉服，或加入复方中使用，治疗食管癌、胃癌、肺癌、肝癌、宫颈癌、鼻咽癌、恶性淋巴瘤、脑肿瘤等多种癌肿。

229. 安 息 香

【概述】

本品为安息香科植物安息香(Styrax benzoin Dryand)或越南安息香(白花树)Styrax tonkinensis(Pierre)Craib ex Hartw的干燥树脂。树干经自然损伤或于夏、秋二季割裂树干，收集流出的树脂，阴干。后者产广东、广西、云南等地。安息香 S. benzoin Dryand 主要分布于印度尼西亚的苏门答腊及爪哇。也称苏门答腊安息香。性平，味辛、苦。归心、脾经。功能开窍清神行气，活血，止痛。主治中风痰厥，气郁暴厥，中恶昏迷，心腹疼痛，产后血晕，小儿惊风等。用法用量：内服研末 0.6～1.5克；或入丸散用。阴虚火旺者慎服。

【成分】

越南安息香主含树脂，约为 70%～80%，其主要成分为 3-苯甲酰泰国树脂酸(3-benzoylsiare-sinolic acid)、松柏醇苯甲酸酯(coniferyl benzoate)、游离苯甲酸 20%，香草醛 0.15%～2.3%，不含桂皮酸。

苏门答腊安息香含树脂约 90%，其主要成分为 3-桂皮酰苏门树脂酸酯(3-cinnamyl sumaresinolic acid)、松柏醇桂皮酸酯(coniferyl cinnamate)、苏合香素(styracin cinnamyl cinnamate) 2%～3%、香草醛、桂皮酸苯丙醇酯(phenylpropyl cinnamate)及游离苯甲酸和桂皮酸等，总桂皮酸含量达 10%～20%。《药典》(1995年版)规定：安息香含总香脂酸以醇溶性浸出物的干燥品计算，不得少于 30%。

【药理】

1. 祛痰作用：将安息香酊置于热水中，吸入其蒸气(蒸气的浓度不宜过高，以免刺激眼、鼻、喉等)，能直接刺激呼吸道黏膜而增加其分泌，因此可用于支气管炎，以促进痰液排出。

2. 兴奋中枢作用：安息香芳香开窍，能兴奋中枢神经系统，治疗中风不省人事，其作用大致与麝香、苏合香相近。

3. 防腐作用：本品可外用作局部防腐剂，有一定防腐作用，一般皆用其复方酊剂。

4. 毒副作用：本品经动物毒性试验，无明显毒性。用国产安息香按 500 毫升/千克的剂量给小鼠灌胃，连续给药 6 天，不影响小鼠的体重，于第 8 天解剖小鼠，未见明显病变。按 250 毫克/千克剂量给猫灌胃，未见呕吐、腹泻等胃肠道反应。

【临床报道】

本品常与麝香、苏合香、冰片等配伍应用，以芳香辟秽，豁痰开窍，治中风、惊痫、痰壅气闭、突然昏迷等症，如苏合香丸。现代常用此方治疗脑血管意外、冠心病、癔病性昏厥、癫痫等症。与五灵脂配伍研末服，可行气血、清神志，治疗产后血晕，昏迷不醒，因恶露不下而致者；与木香、香附配伍，可增行气止痛之效，用于治疗心腹疼痛；与麝香、天麻、乳香等同用，有行气活血、蠲痹止痛之效，用于治疗顽痹血脉凝涩，遍身疼痛，不得屈伸者，如《和剂局方》麝香天麻丸。

《海药本草》载："主男子遗精，暖肾、辟恶气。"《东宝医鉴》载："辟瘟疫。"《本草汇言》载："通心窍，治老人气闭痰厥失音。"《本草述》载："治中风，风痹，风痫，鹤膝风，腰痛、耳聋。"《本经逢原》载："止卒然心痛，呕逆。"

【附方】

［古代方］

1. 男、妇暗风痫病：安息香、铅丹各30克，研为细末，入白羊心中血研匀，丸如梧桐子大，每服10丸，空腹服。（《圣济总录》安息香丸）

2. 小儿肚痛：安息香酒蒸成膏，沉香、木香、丁香、麝香、八角茴香各9克，香附子、缩砂仁、炙甘草各15克，研末，以膏和炼蜜丸，芡子大。每服3克，紫苏汤送下。（《全幼心鉴》安息香丸）

3. 风腰脚疼痛冷痹及四肢无力：安息香60克，附子60克，虎胫骨60克，研末，饭前每服3克，温酒调下。（《太平圣惠方》安息香散）

4. 产后血晕：安息香3克，五灵脂15克，共研末为散，每服3克，炒姜汤送服。（《本草汇言》，又见《方脉正宗》）

［现代方］

1. 上呼吸道慢性炎症：安息香100克，芦荟粉20克，苏合香75克，妥路脂25克，90%乙醇适量。按浸渍法加乙醇500～800毫升，依法浸渍后，用乙醇稀释至1 000毫升，必要时滤过，即得。本品含醇量70%～77%。功能祛痰。用法是加入沸水中，吸入蒸气。（《上海市药品标准》1980年版复方安息香酊）

2. 气滞血瘀或痰瘀交阻引起的胸痹心痛及冠心病心绞痛的辅助治疗：安息香、苏合香、沉香、川芎、丹参等26味药，研末，分装入通透性强的棉布袋中，每袋100克。功能芳香开窍，活血化瘀，通痹止痛。外用，1次1袋，将药袋带于左胸心前区紧贴皮肤，可维持3～4周，若需要可继续更换药袋使用。（《中国药物大全》保心包）

3. 中风痰厥，中恶昏迷：安息香3克，兔血6克，犀角2.4克，牛黄1.5克，朱砂、乳香、雄黄各3.6克，研末为散，每次1.5克，用石菖蒲、生姜各3克，煎汤送服。（《中国常用中草药》）

230. 安络小皮伞

【概述】

本品为伞菌科小皮伞属的真菌安络小皮伞 Marasmius androsaceus (L. ex Franch.) Fr. 的菌索。产湖南、云南等地。又名鬼毛针、盾盖小皮伞、树头发、黑炳皮伞菌、茶褐小皮伞等。与安络小皮伞近似的还有臭小皮伞 Microphale perforans (Franch.) Pat. 及小皮伞属的一些种药用菌索，5～10月采收。性温，味微苦。功能消炎止痛。用于跌打损伤，骨折疼痛，坐骨神经痛，三叉神经痛，偏头痛，眶上神经痛，麻风性神经痛，腰肌劳损，风湿性关节炎等。用法用量：用时剪碎，内服 12～15 克，水煎；也可浸酒或制胶囊。

【成分】

含有机酸、甾醇、甘露醇、黄酮、总萜内酯、氨基酸、糖类、酚类等。从安络小皮伞中提得的粗多糖，含葡萄糖、甘露糖和果糖，纯化后得六个级分，其中 FP_1 为 β-甘露聚糖。以水提取水溶性多糖之后的残渣，再经稀碱液提取，又得多糖 B_1 和 B_2。

【药理】

本品能促进神经组织和纤维结缔组织的炎症消失，改善局部血液循环和组织营养状况，恢复神经功能。

【临床报道】

治疗多种类型神经痛、神经炎、风湿性关节炎等，总有效率 84.3%。制剂有：① 安络痛酊，系安络小皮伞菌丝及培养基混合物组成。功能活血止痛，用于三叉神经痛，坐骨神经痛，神经性头痛，风湿性关节炎，跌打损伤等。② 安络痛药酒，功能活血通络，止痛，用于神经性头痛。③ 安络解痛片，系安络小皮伞菌丝体制成。功能祛风通络，活血镇痛，用于坐骨神经痛，三叉神经痛，风湿痛。简称"安络痛片"。但据笔者所知，山东淄博人民制药厂曾出品"安络痛片"，原料不是安络小皮伞，而是芫花茎叶提取后制成，用于关节炎，风湿痛等，成药名称相同，而原料不同。

【附方】

［现代方］

1. 各型神经痛，面神经麻痹，面肌痉挛，坐骨神经痛，关节炎：鬼毛针 6～9 克，剪碎，水煎服。(《中国药用真菌》)

又安络小皮伞 60 克，浸 50 度米酒 500 毫升中，2 周后即可饮用，每天 1～2 次，每次 10～30 毫升。用途同上。

2. 跌打损伤，腰肌劳损，三叉神经痛，眶上神经痛，坐骨神经痛等：鬼毛针6～9 克，剪碎，水煎服，每天 2 次。

又方：鬼毛针30 克，用50 度米酒 500 毫升，浸泡 14 天后启用，日服 10～30 毫升，分1～2 次服。

231. 羊 栖 菜

【概述】

本品为马尾藻科的海藻羊栖菜 Sargassum fusiforme(Harv.) Setchell 的藻体。又名玉草、海草、玉茜、六角菜、秧菜、胡须泡、海大麦、海菜芽、鹿角尖、海藻、落首、蒟等。药用全草，夏秋采收，采后洗净晒干，产于辽宁、山东、福建、浙江、广东等地。性寒，气腥，味苦、咸。归肺、脾、肾经。功能软坚，消痰，利水，泄热。用于瘰疬，瘿瘤，积聚，水肿，脚气，睾丸肿痛，淋巴溃疡，动脉硬化等。本品与海蒿子二种为《药典》法定的海藻。

按：所谓海藻，包括了马尾藻科(Sargassaceae)的十二种藻类，计有：① 羊栖菜 Sargassum fusiforme(Harv.) Setchell。② 海蒿子 S. pallidum(Turn.) Ag.。③ 铜藻 S. horneri(Turn.) Ag.。④ 无肋马尾藻 S. enerve Ag.。⑤ 半叶马尾藻 S. hemiphyllum(Turn.) Ag.。⑥ 亨氏马尾藻 S. henalowianum Ag.。⑦ 海黍子 S. hjellmallinnum Yendo。⑧ 匍枝马尾藻 S. polycyatum Ag.。⑨ 裂叶马尾藻 S. Diliguastum (Turn.) Ag.。⑩ 鼠尾藻 S. thunbergii (Mert.) O. huntze。⑪ 三角藻 S. tortile C. Ag.。⑫ 瓦氏马尾藻 S. vachellianum Grev.。在上述 12 种海藻中，本书以羊栖菜、海蒿子、海黍子、鼠尾藻及三角藻等 5 种海藻都值得专题讨论，余 7 种由于文献资料太少，故不录。

【成分】

羊栖菜含褐藻酸 (Alginic Acid)

20.8%，粗蛋白7.95%，甘露醇10.25%，钾12.82%，碘0.03%和黏液质。广东潮阳产品含褐藻酸量较高。(《中国药用海洋生物》)

【药理】

1. 对甲状腺功能的影响：因所含碘量仅0.03%，远较海带含碘量0.28%～72%和昆布含碘量0.27%为低，故不足以对甲状腺功能有多大影响。如果用量大或时间长，所含碘化物也可预防和纠正由于缺碘引起的甲状腺功能不足。

2. 降压作用：水浸剂对麻醉兔、狗静脉注射本品水浸剂0.75～1克/千克，有降压作用，乙醇浸剂的作用次于水浸剂。

3. 抗凝作用：褐藻酸的降解物引进—0504H使其含硫达9.2%～12.3%时，抗凝作用约为肝素的1/2。褐藻酸可防止血液凝固。

4. 降血作用：多种海藻能降低大鼠高脂饮食所致血清胆固醇或脏器中胆固醇的含量升高。褐藻酸硫酸化物有抗脂血症的作用，褐藻酸硫酸酯给喂饲胆固醇饮食的家兔注射5～10毫克/千克，不仅可降低血脂，且可显著减轻动脉粥样硬化，大网膜及腹膜后脂肪较少，故有可能与网状内皮系统吞噬脂粒之能力增强有关。

5. 扩容作用：褐藻酸钠可制作血浆代用品，作为血液扩容剂。用0.4%褐藻酸钠、5%葡萄糖及生理盐水组成的混合物，扩容效力与右旋糖酐相似，一般无过敏，对肝、脾、肾、骨髓亦无损伤，商品名Alginon，据称可保存数年。

6. 抗肝纤作用：海藻、昆布流浸膏对血吸虫病肝硬化有一定作用。

【临床报道】

有消痰、软坚、散结功效。防治甲状腺肿、淋巴结核溃疡、动脉粥样硬化等。

【附方】

［现代方］

1. 地方性甲状腺肿：羊栖菜、昆布各等份，研粉，水丸，每服3克，每天2次。(《中国孢子药用植物》)

2. 单纯性甲状腺肿：羊栖菜、昆布、浙贝母、青皮各9克，半夏6克，海螵石3克，水煎服。(同上)又方：羊栖菜、黄药子等量研末，每服1.5～3克，水冲服。［陕西新医药，1979，(1)：54］

3. 颈淋巴结核：羊栖菜、海带、海螵蛸、海蛤粉、川芎、昆布各30克，木香6克，共研细粉、蜜丸，每服6克，早晚各1次，孕妇忌服。(同上)

4. 冠心病心绞痛：羊栖菜、昆布各12克，桃仁、红花各9克，山楂24克，水煎服，每天1剂。(《中国药用孢子植物》)

【备注】

1. 其他文献参考“海藻”条及光盘《中药研究百年文献大典》。

2. 本书另有“三角藻”、“海藻”和“鼠尾藻”三条专门讨论。

232. 羊　蹄

【概述】

本品为蓼科植物羊蹄 Rumex japonicus Houtt. 的根或全草。别名土大黄、羊舌头、野大黄等。原植物为多年生草本，高35～120厘米。主根粗大，长圆形，黄色。茎直立，粗壮，不分枝。花期4月，果期5月。生于路旁或湿地。分布于江苏、浙江、福建、台湾、安徽、江西、湖北、湖南、四川、广东和广西等地，朝鲜、日本也有。夏、秋二季采收，洗净，晒干或鲜用。根部表面棕灰色，具纵皱纹及横向突起的皮孔样疤痕。质硬易折断，折断面黄灰色颗粒状。有特殊香气，味微苦涩。性寒，味苦、微涩。归心、肝、大肠经。功能凉血，止血，清热解毒，利水，通便，杀虫疗癣和治各型白血病与淋巴瘤；兼治血小板减少性紫癜，慢性肝炎，肛门周围炎，功能性子宫出血，大便燥结，淋浊，黄疸，吐血，肠风，秃疮，疥癣，痈肿，跌打损伤。内服用量：15～30克。

【成分】

酸模属羊蹄类中草药，除上述羊蹄、尼泊尔羊蹄、皱叶酸模外，还有酸模（R. acetosa L）、毛脉酸模（R. gmelini Turcz.）、巴天酸模（R. pauentm L.）、窄叶酸模（R. stenophyllus Ledeb.）、钝叶酸模（R. obtusifolius L.）及红丝酸模（R. chalepentsis Mill.）等；植物的各部分均含有蒽醌类化合物，有大黄素（Emodin）、大黄酚（Chrysophanol）、大黄素甲醚（Physcion）、大黄酸（Rhein）和芦荟大黄素（Aloemodin）以及它们的 0-苷和 C-苷，还含有酸模素（尼坡定 Nepodin，musizin，2-乙酰-1，8-二羟基-3-甲基萘）。总蒽醌的含量可从 0.44%（毛脉酸模）至 3.18%（酸模）。酯模类植物根部的游离型与结合型蒽醌含量相差幅度没有大黄属（Rheum）植物的悬殊。结合型蒽醌水解后主要得到大黄酚，还有少量大黄素和大黄素甲醚，鞣质为缩合型鞣质。根还含有糖类、色素、树脂、有机酸、淀粉和草酸钙。叶含有槲皮苷，果含 5%的鞣质。

【药理】

1. 抗癌作用：大黄素、大黄酸对小鼠的黑色素瘤、乳腺瘤及氏癌腹水型均有抑制作用，具对瘤细胞直接破坏作用。当每天每千克体重50 毫克剂量时对黑色素瘤的抑制率为 76%。羊蹄根（品种未鉴定）煎剂浓缩后酒精提取物对急性淋巴细胞型白血病、急性单核细胞型白血病和急性粒细胞型白血病患者血细胞脱氢酶都有抑制作用，对前两者白细胞的呼吸有一定的抑制作用。

2. 泻下作用：羊蹄类中草药含有鞣质、钙等，故有止血、收敛作用，若大剂量服用则引起泻下。一般认为产生泻下作用的有效成分是蒽醌苷，蒽醌无泻下作用。但也有报道以 10～30 毫升/升浓度的大黄酸溶液 2 毫升注射于麻醉大鼠结肠，明显抑制肠道水分的吸收，因而具有极强的水泻作用。

3. 抗菌作用：大黄酸、大黄素、芦荟大黄素为抗菌活性很强的植物抗菌素。对金黄色葡萄球菌、链球菌有明显的抑制作用，对白喉、枯草、炭疽、伤寒、副伤寒和痢疾杆菌亦敏感，抑菌有效浓度为 15～25 微克/毫升。此外，大黄酚、大黄素对肺炎链球菌、流感杆菌、卡他球菌均有不同程度的抑制作用，大黄素还对大肠杆菌、绿脓杆菌有抑制作用，对须发癣菌、犬小芽孢子菌等真菌亦有抑制作用。芦荟大黄素对培养基中金黄色葡萄球菌呼吸、核酸及蛋白质的合成具有明显抑制作用。酸模素具有很强的抗真菌作用，能抑制红色发癣菌及指型发癣菌的生长。

4. 止咳、祛痰、平喘作用：皱叶酸模根煎剂、去蛋白后水煎液给小鼠灌胃，均有明显的止咳作用，小鼠酚红法有祛痰作用；动物实验巴天酸模的祛痰、平喘作用与皱叶酸模相同。大黄素、大黄酚均有明显的止咳作用，大黄素略强于大黄酚，大黄酸无止咳作用。

5. 止血作用：80%羊蹄乙醇提取物分离得蒽醌—鞣质缩合物对小鼠和家兔的出凝血时间比大黄酚有明显缩短，而且有增加血小板量，促进血管收缩和增高白细胞的作用与牛西西临床结果相符。巴天酸模止血时间为 24.5 秒，而仙鹤草素、维生素 K、安络血的止血时间平均在 1 分 20 秒至 1 分 40 秒。

6. 利尿作用：大鼠试验证明大黄素、大黄酸、大黄酚均有轻度的利尿作用。实验证明，槲皮苷具有利尿作用，其 1/10 万的浓度尚有强力的利尿作用。2.7%溶液能扩张肾动脉，增加血流量。

7. 其他作用：大黄酚对胆汁及胰消化液的分泌具有轻度的促进作用。

【临床报道】

1. 治疗肺癌：① 生半夏、生南星、重楼、蛇六谷、羊蹄根、铁树叶、白花蛇舌草各30克，商陆、干蟾皮各15克，蜈蚣粉1.5克(分吞)，壁虎粉1.5克(分吞)，䗪虫粉(分吞)。本方以攻癌为主，清热解毒。② 南沙参、北沙参、天麦、麦冬、白及、制紫菀各12克，野百合、蒸百部、黄芪、党参各15克，天花粉30克，杏仁、山药各9克。本方以扶正、润肺为主。③ 生地、熟地、薏苡仁各12克，制龟版15克，鹿角、茯苓、白术、制首乌、黄精各9克，本方以健脾、益肾为主。上三方配合化疗，治疗晚期肺癌14例，特效1例，显效4例，有效4例，总有效率64.3%。方中南星、半夏、蛇六谷须先煎1～2小时。

2. 治疗白血病(猪莲二根汤)：① 猪殃殃60克，半枝莲30克，羊蹄根30克，板蓝根30克，制黄芪12克，当归12克，党参9克，三棱9克，莪术9克。发热加生地、牡丹皮；出血加仙鹤草、白茅根、旱莲草；纳减加炒二芽、焦六曲、陈皮。此方治疗各型白血病15例，总有效率73.3%。② 羊蹄根30克，猪殃殃30克，猪苓30克，山慈姑30克，天冬15克，山豆根30克，女贞子15克，板蓝根30克，铁扁担30克，鸡血藤30克，党参30克，黄芪30克。水煎服，每天3次，用于补脾生血扶正固体。(《妙方秘笈》) ③ 羊蹄根、紫草根各30克，猪殃殃60克，牡丹皮9克。水煎服，每天1剂。治急性白血病。④ 狗舌草、羊蹄根、白花蛇舌草各30克，水煎服。⑤ 墓头回15克，羊蹄根30克，水煎服，每天1剂。

3. 治疗骨肉瘤：寻骨风、白英、羊蹄根各30克，补骨脂15克。水煎服，每天1剂。

【附方】

[现代方]

1. 功能性子宫出血：尼泊尔羊蹄30克，水煎服。

2. 血小板减少症：羊蹄根15克，水煎服。

3. 各型急性白血病：常与猪殃殃、紫草、牡丹皮等配伍；并用于放疗、化疗引起的血小板减少症或出血等。日常用量15～30克。处方选例如下：

(1) 羊蹄根30克，半枝莲30克，板蓝根30克，干蟾皮9～12克，重楼15克，白英30克，射干9克，紫草15克。用于急性单核细胞性白血病及急性非淋巴细胞白血病。(《抗癌中药一千方》)

(2) 羊蹄根60克。每天1剂，分2次服。用于白血病。(《治癌中药处方七〇〇种》)

4. 治疗再生障碍性贫血：羊蹄根45克，枸杞根、仙鹤草、丹参、益母草各30克，马蹄金、当归、黄精各15克。(《治癌中药处方七〇〇种》)

5. 治疗体癣，股癣及神经性皮炎(干癣)：羊蹄根180克，土槿皮180克，制川乌、槟榔、百部、海桐皮、白鲜皮、苦参各30克，蛇床子、千金子、地肤子、香木鳖、蛇衣、大枫子各15克，蜈蚣末9克，白砒6克，斑蝥(布包)6克，高粱酒2.5升，浸0.5～1个月，外搽。(《朱任康临床经验集》)

【备注】

同属植物尼泊尔酸模 R. nepalensis Spreng. 的根等，亦同供药用。

233. 羊角拗

【概述】

本品为夹竹桃科植物羊角拗 Strophanthus divaricatus (Lour.) Hook. et Arn. 的种子、根或茎叶。又名羊角纽、羊

角藕、断肠草等。产于广东、广西、云南、贵州、福建等地。性寒,味苦,有毒。具有祛风湿,通经络,解疮毒,杀虫功效。主治风湿痹痛,经脉拘急,疮疡肿毒等。用法用量:外用捣敷,内服有大毒宜慎。

【成分】

羊角拗总苷占9%~10%,各部位均含强心苷,以种子含量最高。有羊角拗苷(Divaricoside)、羊角拗异苷(Divostroside)、考多苷(Caudoside)、D-毒毛旋花苷-Ⅰ(D-strophanthin-Ⅰ)和D-毒毛旋花苷-Ⅱ(D-Strophanth in-Ⅱ)等。

【药理】

1. 强心作用:羊角拗的强心作用与毒毛旋花子苷K相似,但稍弱而持久。其中所含的纯苷(D-毒毛旋花苷-Ⅰ)为强心作用的有效成分之一。羊角拗混合苷(Divasidum)能使冷血、温血动物的心脏收缩加强,心率减慢,传导阻滞,本品对水合氯醛、戊巴比妥钠、氰化钠、二硝基酚等所致的心力衰竭有治疗作用,不仅能使心肌收缩力加强,而且可使输入量增加,静脉压下降。

2. 兴奋平滑肌作用:在对家兔离体、在体子宫及子宫瘘管的实验中证明,羊角拗混合苷与毒毛旋花子苷K相似,有兴奋子宫的作用。也对离体肠管增加张力及运动。

3. 对冠状血管的作用:羊角拗苷0.4毫克/千克可使牛离体冠状动脉收缩振幅扩大。当达中毒剂量时,可使冠状血管显著收缩。

4. 镇静作用:小鼠皮下注射羊角拗苷15.2、20.0毫克/千克,有明显镇静作用,40毫克/千克则可发生惊厥,大部分动物死亡。

5. 抗心律失常作用:静脉注射羊角拗苷0.15毫克/千克可制止麻醉犬以强直感应电流刺激右房所引起的房颤,低于此剂量则无效。

6. 利尿作用:本品对麻醉犬及正常大鼠均有利尿作用。

【临床报道】

治疗充血性心力衰竭,对高血压性心脏病疗效较好,肺源性心脏病疗效差。临床所用羊角拗苷(地伐西,Divasidum)是亲脂性苷的混合物。弱亲脂性苷有D-毒毛旋花子苷Ⅰ和Ⅱ。

试用羊角拗苷治疗充血性心力衰竭,疗效较好,其中以高血压性心脏病疗效最好,梅毒性及风湿性心脏病疗效次之,肺源性心脏病疗效最差。一般用量0.125~0.25毫克以25%葡萄糖注射液40毫升稀释后,5分钟内缓慢静脉注射,每天剂量0.25~0.5毫克,其总量3.5~4.5毫克时,一般可控制病情。静脉注射太快或剂量过大,可发生心动过速或心律失常,严重者可致昏迷、心停,终至死亡。对于中毒性心肌损伤、休克和急性传染病所致循环衰竭等,则不宜使用。

234. 关白附

【概述】

本品为毛茛科植物黄花乌头 Aconitum coreanum(Lévl.)Rap. 的干燥子根及母根。又名白附子(辽、吉、黑等地区通称)、竹节白附等。产于东北。曾载《药典》(1977年版),药材分生关白附和制关白附。性大温,味辛、甘,有毒。归肝、脾、肺、胃经。功能祛寒湿,止痛。主治腰膝关节冷痛,头痛,口眼歪斜,冻疮。用法用量:1.5~4.5克炮制品煎服,或入丸散。外用适量,捣烂外敷。生关白附内服宜慎。孕妇忌服。本品与禹白附(天南星科植物独角莲，通称白附子）不同，后者另见“禹白附”条。孕妇忌服。

【成分】

关白附含生物碱类：次乌头碱（Hypaconitine）、异枸异叶乌头碱（Atisine）、关附甲素、乙素、丙素、丁素、戊素、己素、庚素、辛素、壬素等。炮制后可保持其强心、镇痛、解痉作用而毒性显著降低，较好的炮制法是高温加压（三个大气压）1小时，即能去除毒性而保持原有疗效。制关白附每用生品100千克，加生姜、白矾各12.5千克制成。生关白附块根含总生物碱以关附甲素计算为0.3%～2.13%，炮制品总生物碱为0.05%～0.23%

【药理】

1. 对心血管系统的作用

（1）关附甲素对离体豚鼠右心房有减慢收缩频率的作用，但对收缩力无明显影响。关附庚素能减慢大鼠心率，减慢房室和室内传导，延长心室肌复极时程。关附庚素在7.1～42.5毫克/毫升浓度时对豚鼠心房自律性、收缩性均有抑制作用，浓度为10～160微克/毫升时，对乳头状肌的收缩也有明显抑制作用。关附庚素可明显延长豚鼠右心室乳头状肌和APD，降低Vmax、延长ERP。

（2）关附甲素Ⅳ。对乌头碱所致大鼠室性心律失常和电刺激引起家兔心室纤颤都有保护作用。它还能降低氯化钙所致大鼠室颤发生率和死亡率，其减慢心率的作用，不是由于迷走神经兴奋或β-受体阻滞。它降低离体豚鼠心率、心缩幅度和冠脉流量，说明能降低窦房结的自律性和延缓房室传导，可能对室上性心动过速也有效，用微机系统自动分析浦肯野氏纤维动作电位结果，认为关附甲素具有抗心律失常药物的电生理特性。其作用机理，主要是通过对快钠通道阻滞而发挥抗心律失常作用。此外，庚素也有对抗氯仿诱发小鼠室颤和乌头碱所致大鼠心律失常的作用。

2. 镇痛、抗炎作用：关白附中含有的二萜类生物碱，能提高小鼠对热刺激产生的痛阈。还能抑制蛋清、甲醛及5-HT引起的大鼠足跖肿胀，显示其抗炎作用。10～20毫克/千克关附甲素能降低大鼠毛细血管通透性。

3. 抗溶血作用：关附甲素对低渗性、加热性、酸性和皂素引起的溶血，均有保护作用。

4. 毒副作用：关附甲素对小鼠静脉注射，其LD50为134毫克/千克腹腔注射为430毫克/千克，显示毒性不太大。但黄花乌头碱给小鼠静脉注射时，LD50为2.781毫克/千克。

【临床报道】

1. 治疗外伤出血，内伤疼痛，破伤风：关白附60克，白芷、天麻、南星、防风、羌活各30克，共研细粉外敷包扎。也可每次内服1.5～3克，每天2次。（《有毒中草药大辞典》）

2. 治疗偏正头痛：制关白附、细辛、白芷各3克，共研细粉，每服3克。（《全国中草药汇编》）

3. 治疗三叉神经痛：关白附、僵蚕、全蝎、白蒺藜、白芍，水煎服。（《中药临床应用》）

应该鉴别的是：关白附和禹白附，一般统称为白附子，古医书所称，多为今之关白附。现在的文献报道介绍混淆。故对文献原文所引用拉丁学名应予注意，因二者来源于不同植物，毒性、成分有别，不能混为一谈。目前药店供应的商品白附子，多为禹白附。二者功效虽相似，但关白附毒性大，燥烈，偏于祛寒湿，止疼痛，适用于中风、偏正头痛，风寒湿痹、中风、口眼㖞斜等。禹白附祛风痰，熄风止痉强，适用于破伤风抽搐及中风痰壅、半身不遂症。

【附方】

［古代方］

1. 痰厥头痛：用半夏、白附子、天南星各等份，为细末，生姜自然汁浸蒸饼为丸，如绿豆大，每服 40 丸，食后姜汤送下。（《济生方》三生丸）

2. 中风，口眼㖞斜，半身不遂：白附子、白僵蚕、全蝎各等份，共为细末，每服 3 克，热酒调下，不拘时服。（《杨氏家藏方》牵正散）

3. 破伤风，牙关紧闭，口撮唇紧，身躯强直，角弓反张：南星、防风、白芷、天麻、羌活、白附子各等份，共为末，每服 6 克，热酒调服，更敷患处。若牙关紧急，腰背反张者，每服 9 克，热童便调服，若治疯犬伤，更用漱口水洗净，搽伤处。（《外科正宗》玉真散）

4. 风痰眩晕、头痛气郁、胸膈不利：关白附炮，去皮脐 250 克，石膏（煅红）250 克，朱砂 68 克，龙脑 3 克，右为末，粟米饭丸，小豆大，每服 30 丸，食后茶酒任下。（《御药院方》）

5. 小儿咳嗽有痰，感冒发热、吐泻、心神不安：南星 60 克，半夏、白附子、白矾各 30 克，为细末，姜汁糊丸，如梧子大。1 岁儿服 8 丸，用薄荷汤化下。（《证治准绳》白附丸）

6. 一切风湿，雀斑，酒刺，白屑风，皮肤作痒：绿豆 250 克，滑石、白芷、白附子各 6 克，共为细末。每用 3 匙，早晚洗面时汤调洗患处。（《外科正宗》玉肌散）

［现代方］

1. 外伤出血，内伤疼痛，破伤风：关白附 60 克，白芷、天麻、南星、防风、羌活各 30 克，共研细粉外敷包扎。也可每次内服 1.5～3 克，每天 2 次。（《有毒中草药大辞典》）

2. 偏正头痛：制关白附、细辛、白芷各 3 克，共研细粉，每服 3 克。（《全国中草药汇编》）

3. 三叉神经痛：关白附、僵蚕、全蝎、白蒺藜、白芍各适量，水煎服。（《中药临床应用》）

4. 三叉神经痛，偏头痛，牙齿痛：白附子、白芷、天麻各 10 克，细辛、藁本各 5 克，共研细粉，蜂蜜为丸，每服 2 克，每天 3 次，温水送服。（《现代实用中药》）

【备注】

禹白附见“白附子”条。

235. 寻骨风

【概述】

本品为马兜铃科植物绵毛马兜铃 Aristolochia mollissima Hance 的干燥全草，又名清骨风、猫耳朵、穿地节、毛香、地丁香、黄木香、白面风、兔子耳、毛风草、猴耳草等。主产于江苏、湖南、江西等地。性平，味辛、苦。归肝经。功能祛除风湿，通络止痛。主治风湿痹痛，筋脉拘挛，肢体麻木，跌打伤痛，胃脘疼痛，疝气坠痛，牙痛等。用法用量：煎服，9～15 克。

【成分】

全草含生物碱、芳香油、内酯和糖类等。根茎含马兜铃酸 A、马兜铃酸 D、马兜铃内酰胺、新马兜铃内酯等化合物，地上部分还含有挥发油。

【药理】

1. 抗炎作用：寻骨风挥发油及总生物碱对大鼠蛋清性“关节炎”有明显的预防作用，对蛋清性、甲醛性关节肿以及二甲苯引起的小鼠耳郭炎症及棉球肉芽组织增生均有抑制作用。

2. 镇痛作用：皮下注射寻骨风煎剂可显著减少小鼠扭体次数，提高痛阈。

3. 终止妊娠作用：寻骨风醇提取物

对大鼠和小鼠有显著抗着床作用，从寻骨风中提得的马兜铃酸A对小鼠有显著的抗着床和抗早孕活性。

4. 抗癌作用：全草的粉末混于饲料中喂饲小鼠，对艾氏腹水癌和腹水癌细胞总数均有明显抑制作用。

5. 抗感染作用：皮下注射马兜铃酸对金黄色葡萄球菌、肺炎链球菌等细菌感染小鼠有保护作用。

此外，口服马兜铃酸能提高吞噬细胞的活性，增强机体防御能力。马兜铃酸还能提高肝、脾细胞的代谢能力。新近研究发现马兜铃酸是一种天然钙调素抑制剂。马兜铃酸具有致突变作用。

【临床报道】

治疗关节炎：鲜寻骨风根、鲜大活血、鲜威灵仙、鲜杜衡，煎服。(《江西草药手册》)

【附方】

1. 风湿性、类风湿关节炎：用寻骨风浸膏(每200毫升流浸膏相当于15克)，口服，每天20～40毫升，分2～3次饭后服；浸膏片(每片0.3克，相当于生药3.75克)口服，每天6～12片，分2～3次饭后服；注射液(每2毫升含寻骨风总生物碱20毫克)，肌肉注射，每次2毫升，每天1～2次。

2. 三叉神经痛：寻骨风300克，浸于白酒2 500毫升中，密封，1周后服用。每次10毫升，每天2次。

3. 急性乳腺炎：寻骨风30克，水适量，煎取浓汁后加入鸡蛋1个，煮熟，临睡前服下。

236. 防　己

【概述】

本品为防己科植物粉防己 Stephania tetrandra S. Moore 的干燥根。又名汉防己、粉防己、山乌龟、瓜防己、石蟾蜍、白木香、倒地拱，也即《本草纲目拾遗》中的金线吊葫芦。防己生于山坡、丘陵地带的草丛及灌木林中或路沟旁边，以石灰岩山地生长较多，我国南方大部分地区有分布，主产于湖北、江西、浙江、安徽等地，均有野生。性寒，味苦。归膀胱、肺经。功能利水消肿，祛风除湿，行气止痛。用于水肿脚气，小便不利，风湿痹痛，湿疹疮毒，高血压病；外用治毒蛇咬伤，痈疖肿毒等。用法用量：4.5～9克，水煎服；外用适量，鲜根捣烂敷患处。

【成分】

根含多种生物碱，主要为粉防己碱(汉防己甲素)，防己诺灵碱(汉防己乙素)，去甲基粉防己碱，氧化防己碱，轮环藤酚碱(汉已素)，防己菲碱，小檗胺，粉防己碱(Hanfangchin)A、B、C、D等(A即甲素，B即乙素)，此外，尚含维生素B_6及黄酮苷、酚类、氨基酸、有机酸及糖类等，粉防己碱(甲素)与碘甲烷或溴甲烷生成的季铵盐名“汉肌松”。

【药理】

1. 镇痛作用：煎剂、流浸膏和总碱以及小剂量粉防己碱(甲素)、去甲基粉防己碱(乙素)和丙素均有程度不等的镇痛作用，大剂量粉防己制剂的镇痛作用减弱。

2. 抗心律心常作用：粉防己碱可对抗氯仿-肾上腺素诱发猫室性纤颤，也可预防乌头碱诱发的大鼠心律失常。

3. 抗心肌缺血作用：粉防己碱对犬左心室抑制，也能减慢大鼠心率，对离体兔冠状血管有明显扩张作用，对动物实验性心肌梗死有一定保护作用，对垂体后叶素性急性缺氧缺血心肌损害有预防作用；本品能对抗强心苷、乌头碱等所致的动物心律失常。

4. 降压作用：粉防己所含多种生物碱对多种动物均有降压作用。汉防己甲素、乙素静脉注射、肌肉注射或灌胃均可使麻醉猫血压明显下降，乙素作用弱且毒性较大。降压机理由于直接扩张血管及轻度抑制血管运动中枢所致，主要是通过中枢神经。汉已素对猫、兔有降压作用，能扩张血管并有神经节阻断作用。甲素对Ⅱ期和Ⅲ期高血压病人口服，大部分有效，没有利血平制剂引起的头晕、鼻塞、心跳过缓等副作用。加用双氢氯噻嗪可提高疗效。因能抑制血小板聚集，对冠心病合并高血压者适用。

5. 对肾脏的作用：本品对肾脏小剂量有刺激作用，使尿量增加；大剂量抑制，使尿量减少。

6. 抗阿米巴原虫作用：粉防己碱在体外及体内均有抗阿米巴原虫的作用。

7. 保护肺泡作用：粉防己碱对大鼠实验性矽肺有明显预防和治疗作用，具有一定的保护肺泡免受损害。

8. 肌松作用：粉防己总生物碱对小鼠、兔、狗的骨骼肌均有松弛作用；合成品"汉肌松"具有更显著的肌肉松弛作用。汉己素也有松弛横纹肌的作用，能被新斯的明所对抗。汉肌松可用于针麻手术及醚麻、腰麻、硬膜外及静脉麻醉等手术。腹肌松弛有效率很高，呼吸抑制较强，优于筒箭毒碱。

9. 抗缺氧作用：粉防己碱对脑缺血有保护作用，能显著提高脑细胞对缺血缺氧的耐受性。

10. 抗纤维增生作用：粉防己碱对人皮肤成纤维细胞生长具有明显抑制作用，从而有抗增生性瘢痕作用。

11. 抗菌、抗炎作用：粉防己煎剂在试管中可抑制痢疾杆菌，也有一定的抗溶组织阿米巴作用。并且对同心性毛癣菌、紧密着色芽生菌及星形奴卡菌芽有抑制作用。粉防己碱对大鼠急性出血性坏死性胰腺炎的治疗效用与其抑制 iNos 活性，减少 NO 的生成有关。粉防己对大鼠甲醛性关节炎有抗炎作用。甲素比乙素强。并能降低毛细血管通透性。

12. 抗癌作用：汉防己甲素体外培养能杀死艾氏腹水癌细胞，对 KB、Hela 及 $Helas_3$ 有明显细胞毒作用，对肝癌细胞株有一定的抑制作用；体内对艾氏腹水癌腹水型、B 型及 T 型肝癌小鼠株 W256 有明显抑制作用。甲素和乙素对 L7712 和 S180 细胞 DNA、RNA 及蛋白质合成有抑制作用。

13. 解热作用：粉防己碱(甲素)和丙素对人工致热的兔有解热作用，对兔血小板凝聚反应有抑制作用。

14. 降糖降脂作用：动物实验表明粉防己碱，有防止四氧嘧啶升高血糖的作用，并有抗脂质过氧化作用。

15. 抗过敏作用：粉防己碱既是过敏介质的拮抗剂，又是其阻释剂，对蛋清引起的兔过敏性休克具有减轻症状作用。可降低家兔过敏性休克的发生率，但不能对抗组胺休克。

16. 毒副作用：人静脉注射粉防己碱时，过快可产生急性低血压而致死。据胡世林等研究，防己的急性毒性与马兜铃酸含量高低无直接关系。四种防己毒性比较结果，防己科的木防己和粉防己不含马兜铃酸，但急性毒性比马兜铃科的广防己大；汉中防己和广防己中马兜铃酸含量相差不多，但急性毒性相差 10 倍以上，说明 LD50 与马兜铃酸含量高低不相关。

粉防己碱对大鼠肝、肾都有一定毒性。对黏膜有局部刺激作用。能致鸽呕吐。注射局部可致疼痛及静脉炎，注射量大时可出现贫血、恶心、呕吐、呼吸紧迫等。汉防己总碱中毒症状为下肢无力、共济运动失调、震颤惊厥、呼吸困难等。

【临床报道】

1. 治疗血栓性静脉炎：防己常配伍苍术、黄柏、川芎、当归、王不留行等中药。

2. 治疗尘肺：与青木香、黄芪配伍。

3. 治疗脚气肿痛：可与木瓜、牛膝、薏苡仁等配伍。

4. 治疗高血压：粉防己碱 A(汉防己甲素)静脉注射，一般3毫克/千克，每次120～180毫克，每天2次。

5. 治疗心绞痛：用粉防己碱 A 2～3毫克/千克稀释至20毫升，静脉注射，每天2次。

6. 治疗风湿痹痛：用防己祛风除湿、止痛，可与川乌、桂心、滑石、薏苡仁、蚕砂等配伍。

7. 治疗小便不利：水肿，腹水以利水消肿，可与黄芪、白术、桂枝、茯苓、葶苈子、椒目、大黄等配伍。

一般认为汉防己以利水渗湿为主，广防己以祛风利湿为主，故治水用汉防己，治风用广防己。汉防己与木防己比较，两者均可治风湿，但汉防己长于利水消肿，以利水渗湿为主；木防己长于祛风止痛，以祛风利湿为主。

【附方】

［古代方］

1. 历节风，四肢疼痛：防己与茯苓、白术、桂心、生姜各12克，川乌(去皮，煮令黑)7枚，人参6克，甘草9克。(《备急千金要方》防己汤)又同名防己汤(《郑氏女科万金方》)：防己4.5克，桑白皮、赤苓、苏叶各6克，木香1.5克，治妊娠水肿，腹满肠鸣。

2. 风水或风湿，身重浮肿，关节烦痛，汗出恶风，小便不利：防己30克，甘草15克，白术23克，黄芪33克。(《金匮要略》防己黄芪汤)

［现代方］

1. 水肿脚气，小便不利：防己、黄芪、桂枝各9克，茯苓18克，甘草6克，水煎服。(《中国常用中草药》)

2. 头面身肿，小便不利(风水症)：防己9克，黄芪15克，白术12克，甘草6克，生姜3片，大枣3枚，水煎服。(《中国常用中草药》)

3. 膀胱湿热，小便不利：防己9克，木通6克，泽泻9克，猪苓12克，水煎服。(《中国常用中草药》)

4. 风湿热邪阻滞经络所致骨节烦痛，屈伸不利，小便短赤：防己9克，滑石15克，桑寄生9克，蚕砂9克，水煎服。(《中国常用中草药》)

5. 尘肺：防己4份，青木香1份，研末、过筛、混合，再用黄芪1份煎汁制成小丸，烘干，每晚睡前服3克。

【备注】

1. 据考证，《本草经》记载的防己，即今日的汉中防己，并非近代汉防己。后世将传统防己分为汉防己(粉防己)和木防己(汉中防己和木防己)两大类，并把广防己 A. fangchi(水防己)也作为木防己类的一种。单称防己，即指汉防己；而非马兜铃科的汉中防己 Aristolochia heterophylla Hemst，商品木防己涵有马兜铃科的广防己和汉中防己，有时也包括防己科的木防己。现时中医应用防己经验，汉防己偏于利湿而走里，可利小便以消肿；木防己偏于祛风而走外，用祛风湿以止痛。

2. 防己科千金藤属植物中除粉防己外，尚有下列数种在不同地区也以其根作防己用：① 千金藤 Stephania japonica (Thunb) Miers，其根形似粉防己而细，但其较粗者，在浙江、福建一带也作粉防己用。② 圆叶千金藤 Stephania rotunda, Lour.，根圆锥状，木质，分布于两广和西藏，西藏以之作防己用。③ 雅致千金藤

Stephania elegans Hook，f，et Thoms，在西藏亦有作防己入药者。各地以防己科植物的根充防己用的，除前述品种以外，尚有青藤 Sinomenium acutum（Thunb.）Rehd，et wils（河南、四川）、毛防己 S，acutum(Thunb.)Rehd，et wils，Var，cinereum(Diels)Rehd. et wils（河南）、秤钩风（湘防己）Diploclisia chinensis Merr.（湖南）等。总之，防己、粉防己即指汉防己；广防己（水防己）即木防己；汉中防己为古代汉防己，实即木防己，也称广元防己；木防己即古代木防己。陕西汉中地区出产的汉中防己及日本药局方收载的防己（清风藤），均与汉防己不同，应予区分。

3. 汉中防己（异叶马兜铃）Aristolochia heterophylla Hemsl. 的根含木兰花碱、马兜铃酸 A、尿囊素及β-谷甾醇等。气微香，味苦涩。根据《本草纲目彩色药图》记载：《本草经》上的防己即汉中防己。防己科木防己木质无粉性，无臭，味微苦。含双苄基异喹啉生物碱类，主要有异木防己碱、木防己碱、N-氧化异木防己碱及N-去甲基木防己碱。

防己科植物秤钩风或苍白秤钩风，生在湖南衡阳，邵阳地区，称“湘防己”，广西则称为“花粉己”。（《中药采收鉴别应用全书》）只作为地区药材。

4. 日本把防己科青藤 Sinomenium acutum(Thunb)Rehd，et wils 称汉防己，注意与本条汉防己不同，应予鉴别。

237. 防 风

【概述】

本品为伞形科植物防风 Saposhnikovia divaricata（Turcz.）Schischk.［Ledebouriella seseloides aoct non Wolff；Siler divaricatum（Turcz.）Benth. Et Hook. f］干燥根。又名铜芸、回云、回草、百枝、茴根、百韭、屏风、风肉等。主产于黑龙江的安达、泰康、泰来、肇东、肇州、肇源，吉林的洮安、镇赉，辽宁的昭盟、铁岭等地，以黑龙江产量最大。此外，内蒙古乌盟的化德、商都、兴和，山西的安泽、沁源、和顺、武乡，河北的张家口，承德等地均产。性温，味辛、甘。归膀胱、肝、脾经。功能解表祛风，胜湿，止痉。用于感冒头痛，风湿痹痛，风疹瘙痒，破伤风等。用法用量：4.5～9 克，水煎服。

【成分】

水蒸气蒸馏法从防风中得到挥发油 0.3%～0.6%，其中的主要成分为辛醛、棕榈酸乙脂、β-没药烯、榄香烯、十七烷、7-辛烯-4 醇、壬醛、己醛、辛酸、十六烷、姜黄烯、花侧柏烯、β-桉叶醇；此外还有聚乙炔类、化合物、多糖、香豆素等。

【药理】

1. 解热作用：防风煎剂与浸剂对人工发热家兔，用药后半小时即出现明显解热作用，煎剂作用较浸剂强，且解热作用可维持 2 小时以上。将家兔用三联疫苗（百日咳、白喉、破伤风疫苗）制成致热模型。腹腔注射防风水煎剂 2 克/千克，以安替比林和生理盐水作对照，其在 1～2 小时内解热作用明显。

2. 镇痛作用：口服防风水煎液 40 克/千克，可降低由醋酸致小鼠扭体反应次数，升高用热板法测定的痛阈。电刺激鼠尾法表明，小鼠灌服 50%防风乙醇浸出液，能明显提高痛阈，皮下注射同样有效。另有报道，防风挥发油对小鼠醋酸扭体反应有明显的作用。正丁醇提取液，用小白鼠热板法做镇痛实验，其保持时间比颅痛定长。

3. 镇静作用：对戊巴比妥钠阈下睡眠剂量的影响和对小鼠自发活动影响实验表明，防风水煎剂有明显的镇静作用。

4. 抗凝作用：防风中的多炔化合物能抑制血栓的形成。防风正丁醇萃取物4～8克/千克腹腔注射能显著延长出、凝血时间，有明显的抗凝作用。

5. 抗菌作用：采用平板法进行体外抑菌实验，结果表明防风对金黄色葡萄球菌、二型溶血性链球菌、肺炎链球菌及二种霉菌（产黄青霉菌、杂色曲霉菌）等有抑制作用。另外防风水煎剂对痢疾杆菌、枯草杆菌、某些皮肤真菌及流感病毒、哥伦比亚病毒也有抑制作用。

6. 抗炎作用：对由巴豆油引起的耳炎，口服防风水煎剂可降低其肿胀程度。灌服防风水煎剂与乙醇浸液10克/千克，对大鼠蛋清性脚肿有一定抑制作用。

7. 对免疫功能的作用：防风水提液能显著提高小鼠腹腔巨噬细胞的吞噬百分率，增加小鼠免疫器官脾脏的重量，并能对抗氢化可的松小白鼠腹腔巨噬细胞吞噬功能的抑制作用，使其明显恢复并超过正常水平。由防风中分离出的三种均一多糖Saponikovian A、B、C及防风多糖JBO-6均具有免疫增强活性。

8. 抗癫痫作用：防风有抑制DNCB所致迟发型过敏反应的作用，对致敏豚鼠离体气管、回肠平滑肌的过敏性收缩均有明显的抑制作用。

9. 其他作用：由防风中分离得到的结晶性化合物3-氧当归酰基亥茅酚和5-氧甲基阿密茴醇具有降压作用。香豆精类如花椒毒素、东莨菪素、欧前胡素、香柑内酯等具有抗菌、抗炎、止痛和祛痰等活性，而补骨脂素、东莨菪素尚具有抗肿瘤活性，但此类成分在防风中含量较低。防风中所含三种聚乙炔类化合物对人体血小板中花生四烯酸的代谢有影响，能抑制HHT和凝血恶烷B2的形成。另有实验表明防风正丁醇萃取物有明显的抗凝作用。另外，小鼠断头致急性脑缺氧实验表明防风能提高耐缺氧能力。体外NADPH-Vit C诱发大鼠肝微粒体脂质过氧化试验表明防风能显著抑制脂质过氧化物的形成。

10. 毒副作用：采用雄性小白鼠，腹腔一次注射防风醇提水制剂和水提取液，连续观察3天，其半数致死量分别为(11.80±1.90)克生药/千克与(37.18±8.36)克生药/千克。按改良寇氏法测得防风水提液小白鼠腹腔注射的LD50为(11.82±8.06)克/千克(观察24小时)。

【临床报道】

1. 排砷：每天以防风12克，绿豆、红糖各9克，甘草3克，水煎分2次服，14天为1个疗程，用于砷中毒278例，经2个疗程后，自觉症状改善与二巯基丙醇相似，如以尿砷降到正常为治愈标准，则防风剂组为55.76%，二巯基丙醇组为21.95%。

2. 治疗慢性腰背关节痛：以防风注射液（防风、牛膝、桂枝按中药常规制剂法制成）于腰背部压痛明显的穴位按归经用药法选穴，每穴注射0.5～1毫升，每天1次，5～7次1个疗程，治疗336例，总有效率96%，治愈率40%。

荆芥与防风同属辛温解表药，但荆芥发汗力较强，防风祛风力较胜，且能胜湿。对治感冒，常二者并用。风湿痹痛，则用防风。

【附方】

［古代方］

1. 偏风：防风、川芎、白芷、牛膝、狗脊、萆薢、白术各3克，羌活、葛根、附子、杏仁各6克，麻黄12克，生姜15克，石膏、苡仁、桂心各9克。（《备急千金要方》防风汤）

2. 外感头痛：防风、升麻、黄芩、赤芍、蔓荆子、石膏、葛根、甘草。（《太平圣惠方》防风散）

［现代方］

1. 砷中毒：防风12克，绿豆9克，红糖9克，甘草3克，每天1剂。水煎分2次服。14 天为 1 个疗程。

2. 腹部手术后肠胀气：防风 50 克，木香 15 克，水煎至 60 毫升，一次或多次服完。

3. 感冒头痛：防风、白芷、川芎各 9 克，荆芥 6 克，水煎服。

【备注】

同科植物川防风和云防风在部分地区也作防风用。

238. 红 大 戟

【概述】

本品为茜科植物红大戟 Knoxia valerianoides Thorel et Pitard 的干燥块根。采挖后除去须根，洗净置沸水中略烫，干燥。又名红芽大戟、南大戟、广红戟等。产于福建、广东、广西及云南等地。性寒，味苦，有小毒。归肺、脾、肾经。功能泻水逐饮，攻毒，消肿散结。主治胸腹积水，二便不利，痈肿疮毒，瘰疬痰核。用法用量：1.5～3 克，水煎服。本品在我国部分地区亦作大戟使用。《药典》红大戟与京大戟均载。根据一些文献记载，二者功效近似。但红大戟据称并非古代本草记载的传统药用正品大戟，也非古代本草所载的红芽大戟。因为京大戟的幼芽呈红色，所谓"春生红芽"，遂又将大戟称为红芽大戟。此与红大戟根皮红色而又名之曰红芽大戟者，特征不同。

【成分】

红大戟根皮含大戟素甲、乙、丙；根含游离和结合性蒽醌类化合物。其醇提取物中曾分离到了 3-羟基巴戟醌、丁香酸、虎刺醛、甲基异茜草素和一种红大戟素(Knoxiadin)。

【药理】

1. 抗菌作用：对金黄色葡萄球菌和绿脓杆菌有较强的抑制作用。

2. 利尿作用：红大戟水煎液浓缩，对小鼠灌胃，2 小时后尿量增加。

【临床报道】

用于治疗渗出性胸膜炎、流行性腮腺炎。体虚者及孕妇忌用。

【附方】

［现代方］

1. 慢性咽炎：用红大戟 3 克，置口中含服，每天 2 次。含服后咽干、咽痛等不适症状及黏膜充血缓解。［江西中医药，1987，(43)：12］

2. 躁狂性精神分裂症：新鲜红大戟全草 500 克，洗净，加水煎煮，取汁 300 毫升，顿服，得吐下后，狂势得挫者，用糜粥调养。本法对邪正俱实者酌用。对邪实正虚，正盛邪微以及老、幼、妇女均忌用。［广西中医药，1987，(4)：21］

3. 风火牙痛：红大戟 10 克，薄荷 10 克，生地 15 克，水煎，凉后含嗽(不咽服)。［浙江中医杂志，1986，(11)：30］

4. 哮喘：红大戟 1.5 克(研粉冲服)，杏仁、紫菀、麦冬各 10 克，陈皮 6 克，甘草 5 克，煎服。［浙江中医杂志，1986，(11)：18］

5. 顽固性皮疹：红大戟 20 克，芫花 10 克，地肤子 15 克，土茯苓 100 克，煎水外洗，每天 1 次。［浙江中医杂志，1986，(11)：29］

【备注】

1. 历代本草所载大戟，据《中药大辞典》称品种不止一种，但大多数为大戟科大戟属的大戟。如《蜀本草》中所述大戟，《本草图经》所绘"滁州大戟"、"并州大戟"以及《植物名实图考》中的大戟所述形态，都和大戟科的大戟近似。至于《本草图经》中所绘"河中府大戟"，认为系豆科植物；《本草纲目》所称"北方绵大戟"似即今之绵大戟。而茜草科的红大戟，过去本草典籍未见收载，并非古代本草大戟条中所述红芽大戟。可能因为茜草科红大戟，仅为小毒，而非大戟毒性之强烈，故为目前使用较广的原因。张路玉《本经逢原》谓："大戟对脾胃肝肾虚寒，阴水泛滥，犯之立毙，不可不审。"对后世应用大戟者提高警惕。

2. 在红大戟药材商品中，常有草大戟和绵大戟作为红大戟出售。草大戟为豆科植物美丽胡枝子 Lespedeza formosa (Vog) kochne 的根皮，仅在黑龙江、安徽等个别地区作大戟使用。其皮质红棕色，内表面暗棕色，质柔韧，纤维性极强，不易折断，气微，味涩。绵大戟为瑞香科植物瑞香狼毒 Stellera chamaejasme L 的根，即本草书中记载的狼毒，在陕西安康和湖南等少数地区误作大戟使用。以上二种均与红大戟功能不同，且均有毒，不可误用，应予鉴别。

3. 因部分中草药书中，京大戟与红大戟混为一条，统在大戟项下，而且大戟与红大戟均曾称之为红芽大戟，乃致混淆。本书特分条缕述。但鉴于报刊文献比较混杂，请并参京大戟条。

239. 红　曲

【概述】

本品为曲霉科真菌紫色红曲霉 Monascus purpureus Went 寄生在粳米上而成的红曲米。菌丝体生长在粳米内，使粳米成紫红色，故又名红米、红曲霉、红糟、紫红曲霉等。主产福建、广东，江西、浙江、台湾等地也产。性温，味甘。归肝、脾、大肠经。功能活血止痛，健脾消食。用治消化不良，产后恶露不净，瘀滞腹痛，食积饱胀，赤白下痢。用法用量：9～12 克，水煎服，或研末入丸散；外用捣敷。

【成分】

通过发酵分离到两种抗生素及辅酶 Q_{10}、麦角甾醇、硬脂酸、Monasin、Rubropunctatin、红曲霉红素、红曲霉黄素、柠檬酸、琥珀酸、麦芽糖酶、淀粉酶、蛋白酶等。

【药理】

红曲发酵后可分离到辅酶，又名泛醌，为细胞代谢和细胞呼吸的激活剂。有抗氧化作用，可保护生物膜结构的完整性，并能增强免疫及改善心肌功能和抗醛固酮作用。

【临床报道】

1. "活血消食，健脾暖胃，赤白痢下水谷。"(《本草衍义补遗》)

2. "治女人血气痛及产后恶血不尽，擂酒饮之良。"(《本草纲目》)

3. "健脾、益气、温中。"(《饮膳正要》)

4. "入营而破血、燥胃消食、活血和血，治赤白下痢、跌打损伤。"(《本草备要》)

【附方】

［古代方］

心腹作痛：红曲、香附、乳香各等份为末，酒服。(《摘玄方》)

［现代方］

1. 饮食停滞、胸膈满闷、消化不良：红曲 9 克，麦芽 6 克，山楂 9 克，水煎服。(《中国药用孢子植物》)

2. 痰多，纳差：红曲 6～9 克，煎服。(《中国药用真菌》)

【备注】

最近河北、四川有两家药厂生产红曲片及复方红曲片，用治高脂血症。

240. 红　花

【概述】

本品为菊科植物红花 Carthamus tinctorius L. 的干燥花。又名草红花、红蓝花等。为一年生或越年生草本植物。古代民间用于催产下胎，为妇科要药。现代也用于心脑血管病，全国大部分省区都有栽培。西红花为鸢尾科多年生草木植物，学名为 Crocus sativus L. 又名番红花、藏红花等。原产地中海沿岸，于西班牙、法国、希腊、伊朗、印度等温带地区盛产。我国所用者，过去多由印度经西藏进口，故称藏红花。20 世纪 60 年代中期以来开始引种，现浙江、江西、福建、广西、北京、南京、上海等地已有栽培。见另条。红花性温，味辛。归心、肝经。功能活血通经，散瘀止痛，主治经闭、痛经，恶露不行，癥瘕痞块，跌扑损伤，疮疡肿痛。用法用量：3～9 克，水煎服。孕妇忌服。藏红花另见“藏红花”条。

【成分】

红花成分有红花苷(Carthamin)、新红花苷（Neocarthamin）及红花醌苷(Carthamone)。其红色素为红花碳苷，黄色素为红花黄素 A(Safflor yellow A)、B 及 C 均系查尔酮碳苷。红花的籽仁中含红花油，含量高达 49.75%，为多种不饱和脂肪酸的甘油酯。红花及油中含棕榈酸、肉豆蔻酸、月桂酸、油酸、亚油酸和亚麻酸等。花中还含有木樨草素(Luteolin)、木樨草素 7-O-β-D-葡萄糖苷、β-谷甾醇及其 β-D-葡萄吡喃糖苷。花、茎、叶含 86 种挥发性成分。花中的挥发性成分主要为聚乙炔(Polyacetylenes)的混合物。

【药理】

1. 对心血管系统的作用

(1) 对心脏：小剂量红花煎剂可使蟾蜍离体心脏及家兔在体心脏有轻度兴奋作用，大剂量则呈抑制。10%红花水提液给犬能显著增加冠脉流量。红花水煎剂较大剂量时能明显增加小鼠营养性血流量，红花黄色素Ⅲ能立即增加兔离体心脏冠脉流量，但迅即转呈抑制状态。结扎左冠状动脉前降支造成的犬心肌梗死，用红花注射液静脉滴注，可以缩小梗死范围，可能与降低心肌耗氧量有关。红花乙醇提取液给大鼠 ip，及红花水煎剂给小鼠 ip，均能显著延长常压缺氧时的存活时间。对垂体后叶素引起的大鼠急性心肌缺血，舌下静脉注射红花黄色素 A、B、C 0.2 克/千克均有明显的保护作用，煎剂对兔 ip，对心肌缺血也有保护作用。

(2) 对血管：对蟾蜍内脏、后肢及兔耳离体血管，红花煎剂对其有收缩作用。而对微量肾上腺素或去甲肾上腺素灌流所致血管紧张度增加的离体豚鼠后肢血管及兔耳血管，却有扩张作用。整体实验能使麻醉犬股动脉血流量轻度增加，并降低外周血管阻力。

(3) 对血压：红花煎剂、水提液及提得的白色晶体液和红花黄色素对麻醉犬、猫或兔均有不同程度的降压作用。大剂量时可致血压骤降、呼吸抑制而死亡。

(4) 对微循环：对高分子右旋糖酐所致家兔眼球结膜微循环障碍，红花黄色素及黄色素Ⅱ、Ⅲ，有改善外周微循环作用，使血流加速，白细胞聚集程度减轻。

2. 对血液和血脂的作用

(1) 抗血栓：红花有抑制血小板聚集和增强纤维蛋白溶解作用。体内外实验均证明：红花、红花黄色素、醌苷母液等均能抑制 ADP 或胶原诱导的家兔血小板的聚集，其中以黄色素 C 作用较强。对大鼠体外纤维蛋白血栓有明显的延长血栓形成时间，缩短其长度和减轻重量。红花黄色素有明显增强大鼠纤维蛋白的溶解的活性。

(2) 降血脂：口服红花油可使高胆固醇血症家兔血清中总胆固醇、总脂、甘油三酯及非酯化脂肪酸水准降低。对恒河猴口服红花油每天每千克体重 5 克，5 个月时间血清总胆醇显著下降。但家兔口服红花煎剂 90 天，血脂明显升高，报告也指出：红花油还可使家兔肝内大量沉积胆固醇，出现早期肝硬化，并不能预防主动脉及冠脉粥样硬化斑块的形成。

3. 对平滑肌的作用

（1）对子宫：红花煎剂对小鼠、豚鼠、兔、猫、犬的怀孕或未孕离体和在体子宫均有兴奋作用。小剂量可产生紧张性或节律性收缩，大剂量则收缩加强，甚至痉挛，对已孕子宫更为明显。对兔子宫瘘的兴奋性持续时间较长。并证明红花尚有性激素样的作用。

（2）对肠管：煎剂对小鼠、豚鼠、家兔离体肠管主要呈兴奋作用，但对乙酰胆碱引起的离体肠管痉挛呈现解痉作用。

（3）对支气管：红花煎剂对豚鼠支气管出现收缩作用。

4. 对神经系统的作用：红花对大鼠颈动脉结扎所致急性缺血缺氧性脑损害有明显保护作用。红花黄色素对小鼠热板法及醋酸扭体法实验证明有一定的镇痛效应，并能增强巴比妥类及水合氯醛的中枢抑制作用。呈现镇静和抗惊厥作用。

5. 抗炎及免疫调节作用：棕榈酸、肉豆蔻酸、月桂酸等提得成分，均有一定的抗炎作用，黄色素对大鼠甲醛性足跖肿胀及棉球肉芽肿均有抑制作用。水溶性成分红花多糖有促进小鼠脾中空斑形成细胞数的作用，并使小鼠脾重显著增加及促进小鼠脾脏淋巴细胞转化，说明红花多糖对免疫可能有调节作用。

6. 毒副作用：红花煎液对小鼠灌服或腹腔注射无明显毒性。但有报道红花提取液有明显的致突变作用，应予注意。红花活血作用较强，有出血倾向而无瘀血者慎用。又因收缩子宫，对孕妇忌用。

【临床报道】

红花在内、外、妇等各科广泛使用，如：① 对冠心病、脑血栓及血管性疾病有较好疗效。② 降低肝炎患者 ALT。③ 对急慢性肌肉损伤、神经痛、腰痛有明显效果。④ 用治扁平疣、神经性皮炎及突发性耳聋。⑤ 红花油与食用油混合，可供食用。黄色素可作食品着色剂。

又红花与苏木功效相似，但红花性温专治血分；苏木性凉且能祛风而散表里之风，是所不同。

红花的主要配伍应用有：① 配桃仁，破血祛瘀通经止痛。② 配川芎，活血行血，祛瘀通经，治气滞血瘀型冠心病。③ 配牛膝，治难产，胞衣不下。④ 配益母草，治瘀血腹痛，产后恶血不下。⑤ 配川芎、银杏叶治冠心病、心绞痛。⑥ 配当归、桃仁、三棱，治血瘀经闭。⑦ 配桃仁、红花、没药治跌打损伤、瘀血肿痛。

【附方】

［古代方］

1. 妇人产后血晕，胞衣不下，血崩，月事不调：干荷叶、牡丹皮、当归、红花、蒲黄（炒）各等份，为细末，每服 15 克酒煎，和滓温服。如胞衣不下，另用榆白皮研末煎汤调服。（《素问病机气宜保命集》红花散）

2. 经行过期及不月：红花、琥珀、白芍、麝香、没药、当归、桂枝、桃仁、苏木，水煎去滓，温服。（《妇科玉尺》红花汤）

［现代方］

1. 小儿急性病毒性肝炎（茵陈红花汤）：茵陈 15～30 克，龙胆草、红花各 1.5～3 克，广郁金、白术各 6～10 克，茯苓 10～15 克，水煎服，每天 1 剂。［浙江中医杂志，1989，(9)：19］

2. 顽固性网球肘（红花乌头酒）：红花、桃仁、当归、血竭、乳香、没药、川草乌、徐长卿、甘草各 50 克，生姜 10 克，用白酒 500 毫升密闭浸泡上药 1 周滤汁，然后再用白酒 500 毫升，将上药浸泡 10 天后滤汁，2 份药酒合在一起，加入樟脑 10 克，麝香 1 克，加水 100 毫升，装瓶备用。用时摇匀，用 10 厘米×10 厘米大小 6～8 层纱布浸沾药酒后敷患处。外层用油纸或塑料薄膜覆盖包扎，然后将热水袋置于外层热敷，每晚1次，5次为1个疗程。[中国中医骨伤科杂志，1988，(4)：21]

3. 雷诺病：红花、川椒、艾叶各适量，水煎，趁热熏洗患肢，稍凉后浸洗患肢，每次30～40分钟，每天2～3次，10～15天为1个疗程。[四川中医，1989，(2)：21]

4. 腰椎间盘突出：红花、透骨草、刘寄奴、䗪虫、秦艽、荜拨、川乌、艾叶各10克，加水置于700瓦电炉上加热，并置其于治疗床下，患者卧于床上接受蒸气熏蒸，每次30分钟，每天1次，6次为1个疗程。[中华理疗杂志，1982，(1)：30]

5. 脑溢血(红龙根汤)：红花15～25克，地龙25～40克，葛根30～50克，水煎服。[云南中医杂志，1982，(3)：12]

6. 鸡眼及胼胝：地骨皮、红花等量研粉，每个鸡眼或胼胝取粉3～5克加适量植物油调成糊状，附于纱布块上，敷贴患处，胶布固定，3天换药1次。[中华皮肤科杂志，1988，(2)：21]

7. 经闭、痛经：红花、苏木、当归各9克，水煎取汁，兑酒少许，空腹分2次服。(《中国常用中草药》)

8. 跌打损伤：红花6克，桃仁6克，苏木6克，当归、赤芍各9克，枳壳6克，木香1.5克，乳香6克，没药4.5克，水煎服。(《中国常用中草药》)

9. 褥疮：红花适量，泡酒外搽。(《云南中草药》)

10. 慢性腰痛：红花酊局部外搽，配合红外线照射。[中华理疗杂志，1981，(1)：17]

11. 红花酊：防褥疮。红花15克，当归12克，赤芍12克，紫草9克，60%乙醇500毫升，浸5天，局部按摩搽用。(《中药制剂汇编》)

241. 红景天

【概述】

本品为景天科植物大株红景天 Rhodiola kirilowii (Regel) Regel 的干燥根和根茎。或唐古特红景天 R. algida (ledeb.) Fisch et Mey. var. tanguica (Maxim.) Fu 等根及根茎。又名红景天市售商品有东北长白山产者即称红景天；西藏出者称西藏红景天，藏名扫罗玛尔布。性凉，味微苦涩。归脾、肺、心经。功能清热解毒，燥湿止血，破坚消积，止痛，止泻。主治瘟病肺热，四肢肿胀，跌打损伤，腰痛，吐血，崩漏，月经不调，痢疾。用法用量：0.6～1.2克，水煎服。孕妇忌服。

【成分】

红景天根茎醇提取物分离到红景天苷(毛柳苷 Salidroside)和景天苷元(酪醇 tyrosol)。根含黄酮苷 Rhodionidin，Rhodiolgin 及 Rhodiolgidin 等。又含挥发油，油中以 Sosaol 含量最高，β-石竹烯、α-榄香烯等次之。

【药理】

1. 适应原样作用：如抗疲劳、耐缺氧、抗寒冷、耐高温、抗辐射及抗变态反应。

2. 抗氧化、延缓衰老作用：延长动物生命，红景天素(Rhodosin)能延长2BS细胞的传代寿命，促进细胞生长增殖，提高巨噬细胞功能。

3. 抗心肌缺血，调节心功能：改善进驻高原地区后的心电改变。红景天苷(Salidroside)和酮在短时间内显著降低大鼠左心室舒张末压(LVEDP)和股动脉平均压(BP)。

4. 提高心肌耐缺氧能力：口服深红

红景天醇浸膏(RKEE)能提高脑组织对缺氧时的耐力，以延长存活时间。

5. 影响物质代谢：红景天制剂能阻止能量代谢的紊乱，延长肌肉负荷时间，提高 DNA 含量，促进 ATP 的再合成，使血液中血红蛋白和红细胞数量增加，红景天苷能显著降低肾上腺素性高血糖。红景天多糖可降低正常小鼠血糖、肝糖原及血脂。对葡萄糖引起的高血糖也有抑制作用。

6. 镇静、催眠、抗惊厥作用：红景天苷可缩短戊巴妥钠引起的睡眠时间，红景天苷元可显著缩短戊巴比妥钠入睡时间并延长其睡眠时间。煎剂也能明显增强硫喷妥钠的催眠作用，拮抗苯甲酸钠咖啡因的致惊厥作用。

7. 抗炎、抗毒素、抗病毒作用：红景天水煎剂能显著抑制右旋糖酐所致大鼠足趾肿胀。皮下注射红景天苷 10 毫克/千克，可预防皮下注射松节油引起的白细胞增多。红景天还能提高小鼠中毒后的生存率。对抗各种细菌毒素，改善布鲁杆菌疫苗的免疫效应。高山红景天多糖能阻止病毒在宿主细胞的吸附作用，并抑制宿主体内的病毒复制。

8. 其他作用：① 红景天对肿瘤细胞有选择性的抑制作用。② 煎剂 1 克/千克可降低去甲肾上腺素引起的血压升高；但对组胺引起的低血压有升高作用。③ 抗辐射：红景天苷能恢复受微波辐射后小鼠脑内单胺类递质、脾脏及胸腺内环磷酸腺苷，淋巴细胞转化率、血清溶血素等出现的抑制性变化。④ 红景天苷元可松弛回肠平滑肌；浸膏能提高骨胳肌的 RNA 含量，促进 ATP 再合成。⑤ 改善人体体力和脑力活动的效率。⑥ 增强甲状腺、肾上腺皮质和卵巢的功能。

【临床报道】

治疗高原红细胞增多症：明显改善头痛失眠、心悸气短、胸闷腹胀等症状，患者红细胞压积、血红蛋白和红细胞数得以减少。

【备注】

据报道，红景天植物有多种，如：狭叶红景天、大花红景天、四裂红景天、深红红景天、大紫红景天、大株红景天、长鞭红景天、圣地红景天、蔷薇红景天等。

七　画

242. 麦　冬

【概述】

本品为百合科植物麦冬 Ophiopogon japonicus（L. f.）Ker-Gawl. 的干燥块根。又名寸冬、麦门冬。主要栽培于四川、浙江、江苏等地。原植物曾称沿阶草。性微寒，味甘、微苦。归心、肺、胃经。功能养阴生津，润肺清心。主治肺燥干咳，虚劳咳嗽，津伤口渴，心烦失眠，内热消渴，肠燥便秘，白喉。一般用量6～12 克。感冒风寒及脾胃虚寒泄泻者忌服。

【成分】

麦冬块根含多种甾体皂苷，即沿阶草皂苷甲、乙、丙、丁（Ophi opogonin A、B、C、D)等。甲、乙和丁的苷元为鲁司可苷元(Rusco genin)。还含多种黄酮类化合物，如麦冬黄酮 A、B、甲基麦冬黄酮 A、B 等以及挥发油、麦冬多糖。土麦冬（大麦冬）中含甾体皂苷外，还分离到 β-谷甾醇、氨基酸、葡萄糖和维生素 A 样物质。

【药理】

1. 提高耐缺氧能力：配合人参、五味子组成的生脉散可改善缓慢型心律失常，升压强心治疗休克，治疗心肌炎、冠心病心绞痛以及充血性心力衰竭等。麦冬活性多糖有抗心肌缺血作用，可以保护心肌细胞，并有清除氧自由基的作用。实验证明复方具有正性肌力作用，增加冠脉流量，降低心肌氧耗量，改善微循环等，麦冬起到了一定的协同作用。

2. 调节血糖作用：动物灌服麦冬水浸液或肌肉注射麦冬煎剂滤液，可以升高血糖，但对麦冬水、醇提取物给兔口服，则有降血糖作用、对四氧嘧啶性糖尿病兔，每天0.5 克/千克，连续 4 天，亦显示降糖，并促使胰岛细胞恢复。此等不同结果，可能由于动物及实验条件所致。

3. 抑菌作用：体外试验表明，麦冬粉对白色葡萄球菌、枯草杆菌、大肠杆菌及伤寒杆菌，均有抑制作用。

【临床报道】

麦冬益胃生津，润肺止咳，以生津润燥见长，故用治劳热喘咳、口渴心烦、肺阴虚久渴者，多用于肺结核，慢性支气管炎，慢性咽炎等。

麦冬与天冬均甘寒清润，能养阴清热，润燥生津。但麦冬重在清润肺燥、养胃生津，且能清心除烦，热病伤阴者宜用之；天冬重在滋肾润肺，兼化痰热，肺肾阴虚者多用之。

商品麦冬，有以土麦冬代者，体较瘦小，中心木质坚硬，质量差，宜不用。又麦冬去心问题，也曾著文讨论，一般认为去心与否，对临床影响不大，如带心麦冬作煎剂时，以压扁后入煎较妥。

【附方】

［古代方］

1. 风邪热气冲心，胸闷短气：麦冬 6 克，人参 3 克，陈皮 3 克，羚羊角 3 克，生姜 9 克。(《外台秘要》麦门冬饮)

2. 消渴：麦冬、人参、黄芪各 60 克，茯苓、山药、山茱萸、桂心各 45 克，黑豆 105 克，生地汁 500 毫升，生乳 300 毫升。(《三

因极一病证方论》麦门冬煎）

［现代方］

1. 热病恢复期，阴虚血亏：麦冬 9 克，玉竹15 克，首乌 12 克，当归 9 克，熟地 12 克，生地9 克，山药 12 克，茯苓 9 克，女贞子 9 克，天花粉6 克，白芍6 克，炙甘草 3 克，水煎服。（《中药基础知识简编》用养正汤）

2. 阴虚肺痿，咳喘短气，咽干舌燥：麦冬35 克，半夏、人参、粳米各 5 克，甘草 3 克，大枣 4 枚，水煎服。

3. 糖尿病：麦冬、玄参、知母各 9 克，竹叶、天散粉各 15 克，生地 12 克，葛根、茯神各 6 克，五味子、甘草各 3 克，水煎服。

4. 萎缩性胃炎：麦冬、党参、北沙参、玉竹、天花粉各 9 克，乌梅、知母、甘草各 6 克，水煎服。

【备注】

商品麦冬还包括以下两种植物的块根：

1. 山麦冬 Liriope Spicata Lour.，栽培于浙江、四川、广西等地，所含包苷 A、B、D，与麦冬者一致，并含腺苷、焦谷氨酸等。湖北麦冬是湖北山麦冬的块根。

2. 大麦冬，为阔叶山麦冬 L. platyphylla Wang et Tang 的块根，又称土麦冬。

243 麦　芽

【概述】

本品为禾本科一年生草本植物大麦 Hordeum Vulgare L. 的成熟果实经发芽干燥而成。又名麦蘖、大麦毛、大麦芽、草大麦芽、芒大麦等。全国各地均产。性温，味甘。主归脾、胃、肝经。功能行气消食，健脾开胃，退乳消胀。主治米、面、薯、芋等淀粉食物积滞不化和乳汁郁滞，乳房胀痛等。用法用量：内服，10～15 克，回乳炒用 60 克。

【成分】

含 α-及 β-淀粉酶，转化糖酶，朊脂酶，维生素 B、C，麦芽糖，葡萄糖，脂肪及糊精。麦芽中还含有微量大麦芽碱、甜菜碱、胆碱、腺嘌呤、氨基酸等。另含抗霉菌有效成分大麦芽胍碱 A、B 及其葡萄糖苷。

【药理】

1. 助消化作用：麦芽所含 α-及 β-淀粉酶、转化糖酶、蛋白酶及维生素 B 等可促进碳水化合物、蛋白质的分解，有助于食物的消化。β-淀粉酶能将糖淀粉完全水解成麦芽糖，α-淀粉酶则使之分解成短直链缩合葡萄糖即糊精，后者可再被 β-淀粉酶水解成麦芽糖。淀粉酶不耐高温，宜用生品或微炒者研粉冲服。有实验表明，麦芽煎剂对胃酸及胃蛋白酶的分解有轻度促进作用。

2. 降血糖作用：麦芽浸剂口服，可使家兔及正常人血糖降低，临床证明麦芽制剂对糖尿病有较好疗效。

3. 对哺乳期乳腺分泌的作用：实验证明，麦芽有回乳作用，能显著抑制正常人睡眠时催乳素释放高峰，对正常人灭吐灵实验造成的高催乳素血症有明显抑制作用。生麦芽有催乳作用，有报道，麦芽回乳和催乳的双向作用关键不在于生、炒与否，而在用量的差异，小量催乳，大量抑乳。

4. 抗霉菌作用：大麦芽碱 A、B 及其葡萄糖苷，有抗霉菌作用。

5. 其他作用：大麦芽碱属于拟交感胺类，其药理作用特点与肾上腺素相似，可兴奋心脏、收缩血管、扩张支气管、抑制肠运动，但由于它在麦芽中含量很少，且不易溶于水，故无药理意义。高脂血症模型小鼠喂以小麦胚芽，能显著降低其血清胆固醇及甘油三酯的含量，同时也抑制高脂食物诱导之小鼠肝组织胆固醇、甘油三酯及过氧化脂质含量的增加，表明麦芽可能有降低血脂及护肝作用。

【临床报道】

1. 消食健胃：用于米、面、薯等食物引起的消化不良、脘闷腹胀、小儿消化不良之吐乳，常与谷芽、神曲、山楂、陈皮等同用。对于消化功能减退、营养不良、食欲不振者，可与白术、党参、茯苓等合用。

2. 回乳消胀：用于断乳、乳汁郁滞所致乳房胀痛，可取生、炒麦芽各 60 克煎服。

3. 其他：麦芽还可用于急慢性肝炎、急性乳腺炎、真菌感染的治疗。

【附方】

［古代方］

1. 产后七天不大便：大麦芽不拘多少，土炒黄为末，每服 9 克沸汤调下，与粥同服。(《妇人良方》麦芽散)

2. 宿食停积，不欲饮食：人参、缩砂、香附子(炒去毛)、三棱(煨)、莪术(煨)、青皮、陈皮、神曲(炒)、麦芽(炒)、枳壳(炒去瓤)各等份，上药为末，粳米糊丸，如梧子大，每服 30 丸，空腹米饮送服。(《世医得效方》谷神丸)

［现代方］

1. 消化不良：麦芽 250 克，神曲 200 克，白术、陈皮各 150 克，共为细末，每服 10～20 克，小儿酌减；(《中药临床应用大全》)也可用麦芽(炒焦)9 克，带壳高粱(炒炭)15 克，鸡内金 9 克，红糖 3 克，水煎服，治疗小儿泄泻、消化不良；[新中医，1976，(2)：32]另有报道，用山楂、麦芽、神曲各 18 克，炒焦后加水 200 毫升，煎至 120 毫升，用量按年龄而定，2 岁以下 10～15 毫升，2～4 岁 15～20 毫升，4 岁以上 20～25 毫升，每天 3～4 次口服。[江西医药，1962，2(3)：22]

2. 小儿消食：麦芽、谷芽各 6 克，山楂 4.5 克，莱菔子 3 克，陈皮 2.4 克，连翘 3 克，神曲6 克，白术 3 克，水煎服。(《中药基础知识简编》)

3. 回乳：生麦芽 125 克，微火炒黄，置锅内，加水 800 毫升，煎至 400 毫升，滤汁后，再加水 600 毫升，煎至 400 毫升，将两次药液混合为 1 天量，分 3 次温服；[中医杂志，1964，(2)：29]或大麦芽 120 克，水煎，红糖为引，分 2～3 次服；(《安徽单验方选集》)也可用炒麦芽 60 克，蒲公英 30 克，夏枯草15 克，每天 1 剂，水煎服；[山东中医杂志，1995，14(4)：179]另有介绍，用炒麦芽100 克，淡豆豉15 克，神曲15 克，苦地丁20 克，蝉蜕10 克，水煎服。[广西中医药，1985，8(5)：213]

4. 乳腺增生病：麦芽 50 克，山楂、五味子各 15 克，水煎服，每天 1 剂，10 剂为 1 个疗程。(《现代临床中药学》)

5. 浅表真菌感染(手足癣、股癣、花斑癣等)：麦芽 40 克，加入 75%乙醇室温浸泡 1 周，或密封于 70～80℃温水中浸泡 3～4天，取上清液过滤，得橙黄色澄明液体。用药棉深擦患处，每天早晚各 1 次。[中西医结合杂志，1987，7(4)：710]

6. 急性乳腺炎：麦芽 100 克，橘皮 10 克，水煎服，4 小时 1 次，分 4 次服。(《食物药用指南》)

7. 病毒性肝炎：取大麦低温发芽的幼根干燥后磨粉制成糖浆内服，每次 10 毫升(内含麦芽粉 15 克)，每天 3 次，饭后服。另适当加入酵母或复合维生素 B 片，治疗急慢性肝炎；[新医药通讯，1972，(1)：21]或取酒蒸大黄 40 克、生麦芽 30 克，小儿酌减，治疗黄疸型肝炎；[浙江中医杂志，1985，20(5)：224]亦可用大麦芽、茵陈各 30 克，橘皮 15 克，水煎服，治疗肝炎胸闷、食欲不振。(《食物药用指南》)

8. 婴幼儿腹泻：利克泻、焦山楂各 1 份，炒麦芽、炒山药、炒茯苓、炒车前各 2 份，焦白术、炮姜炭、炙甘草各 0.6 份，研成细粉，每包9克。年龄3月者每次1.5克，4～6个月每次1.8克，7～12月每次2.4克，1岁以上者3克，以粉末调水吞服，日3次。[上海医学，1978，(5)：10]

9. 高泌乳素血症：柴胡8克，生麦芽60克，淫羊藿、川牛膝各12克，仙茅、郁金各10克，白芍、当归、瓜蒌、茯苓、熟大黄各15克，生大黄5克，水煎服。(《临床中药学》)

【备注】

1. 麦芽可消食，对脾胃虚弱、食积不化、脘腹胀满、不思饮食者宜用之。

2. 麦芽中含0.02%～0.35%的麦芽毒素，其属季胺类，口服不易吸收，故临床应用麦芽制剂毒性小，无不良反应。但做家畜饲料因摄入量大，可能引起中毒，应予重视。另外，麦芽在收藏过程中如发生霉变，也会引起中毒，应注意。

244. 远志

【概述】

本品为远志科植物远志 Polygala tenuifolia Willd.（又名细叶远志）和西伯利亚远志 Polygala sibirica L.（又名宽叶远志、卵叶远志）的根。又名葽绕、蕀蒬、细草、小鸡腿、小鸡眼、小草根。生于向阳山坡或路旁。分布于东北、华北、西北及山东、江苏、安徽和江西等地。西伯利亚远志生于海拔1 100～2 800米的山坡草地。性温，味苦、辛。归心、肺、肾经。功能宁心安神，祛痰开窍，解毒消肿。主治心神不安，惊悸失眠，健忘，惊痫，咳嗽痰多，痈疽发背，乳房肿痛。用法用量：内服，煎汤，3～10克，浸酒或入丸、散；外用适量，研末酒调敷。

【成分】

远志根含皂苷，水解后得2个皂苷元：远志皂苷元A及B；还含有：细叶远志素、三萜皂苷(远志皂苷A、B、C、D、E、F、G)、5个酚性糖苷、6个寡糖(远志寡糖A、B、C、D、E、F)，咕吨酮化合物，还含3，4，5-三甲氧基桂皮酸、远志醇、N-乙酰基葡萄糖胺、细叶远志定碱。

【药理】

1. 镇静作用：远志有中枢镇静及抗惊厥作用。

2. 祛痰作用：远志皂苷A及B有恶心性祛痰作用。

3. 溶血作用：远志皂苷破坏红细胞膜，显示溶血作用。

4. 缩宫作用：远志流浸膏和远志水煎剂对子宫有收缩作用。

5. 抑菌作用：远志煎剂对肺炎链球菌有抑制作用。其乙醇浸液在体外对革兰阳性菌及痢疾杆菌、伤寒杆菌、人型结核杆菌均有明显的抑制作用。

6. 抗突变作用：远志水溶性提取物对TA98菌株回变菌落数有明显抑制作用，说明其有抗突变效应。

【临床报道】

1. 宁心安神：用于治疗惊恐所致的惊悸不安，多与茯神、龙齿、朱砂等镇静安神药同用，思虑过度，心气内耗所致的心神不安、失眠、健忘等，多与人参、石菖蒲、茯神同用，以益气安神。

2. 祛痰开窍：用于治疗痰阻心窍所致的精神错乱，神志恍惚，癫痫，临床常与菖蒲、郁金、白矾等同用，以增强效果。

远志筒与远志棍比较，前者祛痰作用、溶血作用较强；后者镇静作用略强。远志与小草比较，远志有宁神益智、豁痰开窍、解毒消痈三个方面的作用，而小草仅用作补阴、益精、安心神方面。远志与桔梗比较，远志为安神药，桔梗为止咳祛痰病，二者相同之处是都含皂苷，远志皂苷和桔梗皂苷。以祛痰作用而论，用小鼠酚红法证明远志皂苷强于桔梗，但用测定犬的呼吸道分泌法证明其祛痰作用不如桔梗。因为实验方法、动物种属不同，很难确定孰优孰劣。又远志与其同科同属植物瓜子金 P. japonica Houtt. 比较，二者性味功效略同，但瓜子金长于解毒消痈，主治咽喉肿痛，痈肿疮疡，毒蛇咬伤，跌打损伤等。

【附方】

［古代方］

1. 心虚劳损，心神昏闷：远志、白术、人参、黄芪、柏子仁、茯苓、山药、山茱萸、生地、牛膝、川椒、天冬、石斛各 30 克，肉桂、鳖甲各 45 克。(《太平圣惠方》远志散)

2. 多梦不安，惊悸恐怯：远志、菖蒲各 60 克，茯神、人参、龙齿、茯苓各 30 克。(《重订严氏济生方》远志丸)

3. 天王补心丸(丹)：为常用成药，古代方书《杨氏家藏方》、《世医得效方》、《校注妇人良方》、《万病回春》及我国现行《药典》一部均有记载，处方大同小异，但都有远志这味药在内。

4. 久心痛：远志(去心)、菖蒲(细切)各 30 克。上二味，粗捣筛，每服 9 克，或加水煎服，去滓，不拘时温服。(《圣济总录》远志汤)

5. 一切痈疽、发背、疮毒，不问虚实寒热：远志(汤洗去泥，捶去心)为末。酒 200 毫升，调末 9 克，迟顷，澄清饮之，以滓敷病处。(《三因方》远志酒)

6. 健忘：远志、石菖蒲等份。煎汤常服。(《卫生易简方》)

［现代方］

1. 急性乳腺炎：远志 12 克，加 60 度白酒 15 毫升，稍浸片刻，再加清水 1 碗，用砂锅煎煮沸后 20 分钟，约半小碗量，温服，每天 1 剂。

2. 阑尾炎：黄柏 30 克，远志 20 克，煎汤(远志先煎 10 分钟)，温服。［吉林中医药，1987，(2)：16］按：远志用量不宜过大，以免引起呕吐。

【备注】

1. 远志的地上部分称“小草”，能益精，补阴气。

2. 去除木心，称远志筒；不去木心直接晒干，称远志棍。

3.《本草图经》附有远志图五幅，即泗州远志、解州远志、威胜军远志、齐州远志、商州远志。据产地、形态描述和附图可知，古代之药用远志来源已有数种。其主流产品有小叶者即今用的远志，大叶者即今用的西伯利亚远志。

245. 杜 仲

【概述】

本品为杜仲科植物杜仲 Eucommia ulmoides Oliv 的干燥树皮。又名木绵、思仲、扯丝皮。主产云南、贵州、四川，也见于陕西、河南、湖北等地。性温，味甘、微辛。归肝、肾经。功能补肝肾，壮筋骨，降血压，安胎。用治腰膝酸痛，筋骨痿弱，阳痿尿频，高血压，先兆流产等。用法用量：9～15 克，煎服。

【成分】

树皮含 20 多种木脂素类成分。并含桃叶珊瑚苷(Aucubin)和杜仲胶(6.5%)、树脂(7%)、鞣质以及钾约 0.4%。

杜仲胶的主要成分为硬橡胶$(C_5H_8)n$，分子量较橡胶低 2～3 万倍，也是异戊二烯的聚合体。

羽扇醇(lupeol)为杜仲胶的一个组成成分。

此外，还含有环烯醚萜类、杜仲醇、杜仲醇葡萄糖苷等成分。锗和硒等多种微量元素。

过去只用树皮，近年也用枝叶，成分基本相同。

【药理】

1. 降压作用：杜仲分别用水、15%乙醇、95%乙醇及微酸或微碱溶媒提取液，对麻醉犬静脉注射，产生显著降压作用，煮沸不影响其降压作用，但腹腔注射或经口给药，均未见降压效果。对3只肾型高血压狗每天5～8克/千克灌胃，从第2～4周先后出现不同的降压作用，但降压效果不够满意。杜仲水浸液，乙醇-水浸液和乙醇浸出液，可使麻醉猫、狗、兔的血压下降。杜仲对正常兔耳血管有直接扩张作用，但引起正常动物血管扩张的浓度，对实验性动脉粥样硬化兔的耳血管与冠状血管却引起收缩。对动脉硬化兔的降压作用比正常兔更为明显。

各种杜仲制剂的降压作用，以炒杜仲最好，炒杜仲比生杜仲降压作用大，煎剂较酊剂强，乙醇提取后的残渣，仍有降压作用。对猫的降压作用没有快速耐受性，不受切断两侧迷走神经和注射阿托品的影响。

2. 镇静催眠作用：大剂量杜仲煎剂（每天用量20～25克/千克）对正常狗有镇静、催眠作用。服药后出现安静和嗜睡现象。

3. 其他作用

(1) 对呼吸的作用：炒杜仲和生杜仲对麻醉猫的呼吸有反射性兴奋现象，呼吸加快。

(2) 扩血管：杜仲煎剂对蛙血管有扩血管作用。对正常家兔引起血管扩张的浓度，却使血管硬化兔动脉收缩。实验还证明杜仲对血管有直接作用。

(3) 水煎剂可升高小鼠血糖。

(4) 杜仲对金黄色葡萄球菌有显著抑制作用。

(5) 杜仲胶的成分羽扇醇对瓦克氏癌瘤-256有抑制作用。

(6) 抗炎和增强免疫功能。

4. 毒副作用：杜仲的毒性很少，50克/千克，引起小白鼠的致死数仅有20%，亚急性实验，杜仲煎剂使大白鼠、豚鼠、兔和狗的肾组织出现轻度水肿变性；对心、肝和脾等组织无害。

【临床报道】

1. 治疗高血压病：树皮和叶均可应用。中医用以补肝肾，壮筋骨。《本经》记载："主腰脊痛，补中，益精气，坚筋骨、强志、除阴下痒湿，小便余沥。"《别录》谓其"治脚中酸痛、不欲践地"。《药性本草》说："治肾冷，臀腰痛；人虚而身强直，风也。腰不利，加而用之。"现代研究证明有良好的降低血压作用，炒杜仲的作用较生杜仲强，煎剂比酊剂强。可用5%～10%杜仲酊口服。

近年来报道杜仲治疗高血压病的文献较多，有人报告：杜仲酊剂内服对舒张压100毫米汞柱以上的高血压病患者都有良好疗效，还表现出主观症状的改善。10%杜仲酊治疗119名高血压病人的有效率为42.8%，显效病例血压降低到正常或接近正常，自觉症状部或完全消失。门诊124人用杜仲酊后症状改善的占51.6%，生杜仲和桑寄生、黄芩等配合的复方杜仲酊也有较好的疗效。

2. 治疗风湿性关节炎和腰腿痛：复方五圣止痛汤剂（炒杜仲、防风、白术、当归、穿山甲）制成的胶囊，每次4粒，每天3次，黄酒引服，据称有显效。腰酸痛，杜仲与川续断、桑寄生、补骨脂、白芍配伍，关节炎也可用杜仲叶注射剂，肌肉注射。

【附方】

［古代方］

1. 风疾，肾虚脚气：杜仲、牛膝、菟丝

子、续断(此前两味均酒浸 1 宿晒干)、木瓜、萆薢(炒)各 75 克,狗肾(米醋煮焙)150 克,醋煮糊丸。每服6~10 克,温酒下。(《普济方》杜仲丸)

2. 伤寒后,风伤腰胯冷痛,兼补益元脏:杜仲、干漆、巴戟天各45 克,牛膝、五加皮、肉桂、附子(炮)、独活、山萸肉、狗脊各 30 克,防风 15 克,蜜丸,每服4克。(《普济方》杜仲丸)

3. 伤寒后体虚,元脏挟风冷,腰膝疼痛:杜仲(炙)60克,独活 15,附子(炮)、牛膝各 30 克,淫羊藿 23 克,细末(生绢袋盛),酒 500 毫升浸 7 天,每服 20~30 毫升。(《普济方》杜仲酒)

4. 伤寒后虚羸,夜多盗汗,口干舌燥:杜仲(炙)60 克,牡蛎、麻黄根各 45 克,白术、人参、茯苓(各)23 克,肉苁蓉、黄芪、白芍各 30 克,甘草(炙)15 克,为散,每服 15 克,水煎服。(《普济方》杜仲散)

[现代方]

1. 坐骨神经痛:杜仲 30 克,猪腰一对,同煎煮后,吃猪腰喝汤。[蚌埠医学院学报,1979,7(1):36]

2. 肾虚腰痛:盐杜仲 500 克,炒补骨脂 240 克,核桃仁 20 个,大蒜 120 克(熬膏),以蒜膏加上药细粉为丸,每服 6 克,每天 2 次,空腹黄酒送服。

246. 杜衡

【概述】

本品为马兜铃科植物杜衡 Asarum forbesii Maxim. 和小叶马蹄香 Asarum ichangense C. Y. Cheng et C. S. Yang 的根茎、根或全草。又名马蹄香、杜细辛、杜葵、马细辛、土辛、马辛、马蹄细辛、南细辛。多年生草本。根茎短,有辛香气。分布于江苏、浙江、安徽、江西、河北、河南、湖北、湖南、四川等地。小叶马蹄香,多年生草本。根茎短。生于林下草丛或溪边阴湿处。分布于安徽、浙江、江西、福建、湖北、湖南、广东、广西等地。春、夏间采挖,除去泥沙,取原药材,除去杂质,洗净,稍润,切断,干燥。

杜衡 Herba Asari Forbesii《江苏省植物药材志》:"发汗,祛痰。治感冒头痛,牙痛,口舌生疮。含于口中能去口臭。"气芳香,有浓烈辛辣味,有麻舌感。

小叶马蹄香 Herba Asari Ichangensis 根茎短,贮干燥容器内,置通风干燥处。

本品性温,味辛,有小毒。归肺、肾经。芳烈行散。功能祛风散寒,消痰行水,活血止痛。主治风寒感冒,痰饮喘咳,瘰疬痰瘤,水肿,风寒湿痹,跌打损伤,头痛,龋齿痛,胃痛,痞气腹痛,无名肿毒,虫蛇咬伤。用法用量:内服,煎汤,1.5~9 克,或浸酒,或研末;外用,适量,研末吹鼻,或鲜品捣敷。体虚多汗、咳嗽咯血及孕妇禁服。本品有毒,大量服用可引起头痛、呕吐、黄疸、血压升高、烦躁、痉挛等中毒等症状,严重者可致呼吸麻痹而死亡。

【成分】

1. 杜衡:全草含杜衡素(Asarumin)A、B、C、D,榄香脂素(Elemicin),细辛脑,亚油酸(Linoleic acid)等。还含挥发油,如甲基丁香酚(Methyl eugenol)、甲基异丁香油酚(Methyl isoeugenol)、卡枯醇(Kakuol),以及樟烯(Camphene)、香桧烯(Sabinene)、月桂烯(Myrcene)、柠檬烯(Limonene)、1, 8-桉叶素、对-聚伞花素(p-Cymene)、α-松油醇(α-Terpineol)、3,5-二甲氧基甲苯(3, 5-Dimethoxytoluene)、黄樟醚(Safrole)、反式-丁香烯(Trans - caryophyllene)、细辛醚(Asai-

icin)、肉豆落醚(Myristicin)、异榄香脂素(Isoelemicin)等。

2. 小叶马蹄香：与杜衡基本相同。主含挥发油，如 1,8-桉叶素、芳樟醇(Linalool)、龙脑、异龙脑、爱草脑(Estragole)、a-松油醇、萘(Naphthalene)、24丙基-5-甲基茴香醚(2-Isopropyl-5-methy-anisole)、乙酸龙脑酯、3,5-二甲氧基甲苯、黄樟醚、反式-丁香烯、2,3,5-三甲氧基甲苯、甲基丁香油酚、橙花叔醇(Merolidol)、细辛醚、肉豆蔻醚、榄香脂素、异榄香脂素、樟烯、α-水芹烯、月桂烯、柠檬烯(Limonene)、卡枯醇等。

【药理】

1. 对中枢神经系统作用：杜衡提取的挥发油腹腔注射可使小鼠自发活动明显减少，并有明显协同戊巴比妥钠的作用，延长硫喷妥钠睡眠时间；小鼠热板法实验证明有较弱的镇痛作用；对小鼠戊四氮惊厥和电惊厥均有明显对抗作用。

2. 降脂作用：杜衡挥发油低浓度时即有较强的降低小鼠 Ch 作用。由杜衡挥发油制成的滴丸Ⅰ(解脂丸)，降脂疗效相当于安妥明，毒副反应少，安全可靠。

3. 抗过敏作用：杜衡的醋酸乙酯提取物中的杜衡素 A、B、C 和亚油酸对大鼠被动皮肤过敏反应具有抑制作用。

4. 毒副作用：杜衡挥发油小鼠灌胃的 LD50 为 1.823 克/千克，腹腔注射为 0.672 克/千克；解脂丸小鼠灌胃的 LD50 为5.067 克/千克，腹腔注射为 1.926 克/千克。

【临床报道】

用于治疗风寒表实感冒、头痛及风寒痹病，水肿痰饮，并治跌打损伤、蛇咬伤。

细辛与杜衡比较：二者皆可疏风散寒，止痛化饮。但细辛散寒力强，杜衡偏于消肿行水，活血通经。配金银花，消肿止痛之功加强，常用于蛇伤肿痛。配瓜蒂治喉痹喘急。

【附方】

［古代方］

1. 哮喘：马蹄香，焙干，研为细末。每服 3～6 克，如正发时，用淡醋调下，少时吐出痰涎。(《普济方》黑马蹄香散)

2. 呼吸喘息，若犹觉停滞在心胸，膈中不利者：瓜蒂 0.6 克，杜衡 0.9 克，人参 0.3 克，捣筛，每次 2 克，每天 2～3 次服。(《肘后方》)

3. 噎食隔气：马蹄香 120 克。为末，好酒 3 升，熬膏。每服 2 匙，好酒调下，每天 3 次。(《孙氏集效方》)

4. 产后血晕：杜衡、牙皂等份。上研末，搐入鼻孔。(《文堂集验方》)

5. 风寒头痛，伤风伤寒，头痛发热初觉者：马蹄香为末。每服 3 克，热酒调下，少切饮热茶 1 碗，催之出汗。(《杏林摘要》香汗散)

［现代方］

1. 寒痰咳喘：杜衡 1.5 克。研细末，淡醋调下。(《安徽中草药》)

2. 瘰疬(颈淋巴结核)：杜衡根3 克，威灵仙 9 克，牛膝 5 克水煎，早、晚饭后各服 1 次。忌食猪头肉。(《浙江民间常用草药》)

3. 暑天发痧：杜衡根(研粉)0.9～1.2 克，开水吞服。(《天目山药用植物志》)

4. 风寒头痛、发热：杜衡 3 克，白芍 6 克，葱白 3 根。煎服取微汗。(《安徽中草药》)

5. 肋间神经痛：杜衡 3 克，枳壳 9 克。水煎，加酒少许服。(《安徽中草药》)

6. 蛀齿疼痛：杜衡鲜叶捻烂，塞入蛀孔中。(《福建民间草药》)

7. 腰痛，腹胀：杜衡 3 克，厚朴 9 克。水煎服。(《安徽中草药》)

8. 口舌生疮：杜衡根茎及根，加黄连

等量。研末敷患处。(《浙江民间常用草药》)

9. 损伤疼痛及蛇咬伤：杜衡研末，每次吞服 0.6 克；外用鲜杜衡捣敷患处。(《天目山药用植物志》)

10. 蛇咬伤：杜衡根 3～6 克，青蓬(菊科牡篙)叶、竹叶细青(兰科斑叶兰)各等量，金银花 9～12 克，野刚子(马钱科醉鱼草)15～18 克。水煎，每天 3 次，饭前服。(同上)

11. 疮毒：杜衡根、青蓬叶各 3～6 克，捣烂敷患处。(同上)

12. 无名肿毒，瓜藤疽初起，漫肿无头，不痛不红，连贯而生：杜衡鲜叶 7 片，酌冲开水，炖 1 小时，服后出微汗，每天 1 次；渣捣烂加热敷贴。(《福建民间草药》)

247. 芫　　花

【概述】

本品为瑞香科植物芫花 Daphne genkwa Sieb. et Zucc. 的干燥花蕾。又名紫芫花、南芫花。当春季花未开放时采收，除去杂质，干燥即得。炮制照醋炙法，得醋芫花。性温，味苦、辛，有毒。归肺、脾、肾经。功能泻水逐饮，解毒杀虫。主治水肿胀满，胸腹积水，痰饮积聚，气逆喘咳，二便不利；外治疥癣秃疮，冻疮。用法用量：芫花 1.5～3 克，水煎服；醋芫花研末吞服，一次 0.6～0.9 克，每天 1 次。孕妇禁用。本草传统记载，不宜与甘草同用，类似品黄芫花，见另条。

【成分】

芫花含芫花素(Genkwanin)、羟基芫花素、芹菜素(Apigenenin)等黄酮类，并含谷甾醇、苯甲酸与刺激性油状物。花的乙醇提取物中，分离出抗生育有效成分：芫花酯甲(Yuanhuacine)、芫花酯乙、芫花酯丙、芫花酯丁。其花蕾中所含芫花酯乙比根中高三倍。根皮含芫根苷及芫根乙素、β-谷甾醇及挥发性油状物。后又分出芫根酯甲(Yuanhuacine)，即芫花萜，含量较高。

【药理】

1. 镇咳祛痰作用：芫花醇水提取液给小鼠灌胃，或羟基芫花素，均有止咳作用，也证明有祛痰作用。

2. 抗菌作用：体外试验说明芫花煎剂对金黄色葡萄球菌、伤寒杆菌、绿脓杆菌和大肠杆菌有抑制作用。1∶4 芫花水浸液对许兰黄癣菌、奥杜盎小孢子菌、星形奴卡菌等有抑菌作用。

3. 利尿与泻下作用：芫花煎及乙醇浸膏对实验性腹水大鼠有利尿作用：芫花素能刺激肠黏膜，可引起剧烈腹痛和水泻。生芫花与醋制芫花醇浸剂对兔能轻度致泻，对犬也致泻。

4. 对心血管作用：芫花素给犬静脉注射，可致血压降低，并抑制离体蛙心。芫花叶及芫花根乙素能扩张豚鼠冠脉。并能提高小鼠耐缺氧能力。

5. 对子宫作用：芫花酯甲、酯乙对早孕和未孕大鼠离体子宫可直接兴奋子宫肌，增加收缩张力，酯甲宫缩作用大于酯乙。芫花酯甲等引产成分能引起蜕膜组织化学炎症，继而引起蜕膜组织变性坏死，此时前列腺素合成增加并释放出来产生宫缩，娩出胎儿。芫花萜对着床前鼠胚脱氧核糖核酸的合成，有一定的抑制作用。

6. 毒副作用：芫花煎剂给大鼠腹腔注射 LD50 为生药 9.25 克/千克，死亡前出现惊厥，多死于呼吸衰竭。醋制芫花醇水提取液给小鼠灌胃 LD50 为(8.48±1.18)克/千克，芫花毒性部分为刺激性油状物，可用极性小的有机溶媒除去，但不影响疗效。炮制芫花安全范围较大，醇水提取液给小鼠灌胃 LD50 为(14.05±2.03)克/千克(生药)。芫花萜醇剂给孕猴静脉注射 20～100 微克/千克，连续 10 天，体内脏器有明显改变，可因血管弥散性内凝血而死亡。注射后，动物出现发热，肾上腺皮质激素对发热具有防治作用。芫花的果及树皮毒性较大，花作药用，茎叶根可作农药，可杀蛆及毒鱼。

【临床报道】

应用芫花治疗慢性气管炎、传染性肝炎、精神病、牙痛、抗早孕及用于引产。根皮用于引产，由芫花及其根皮提取的芫花萜，为抗生育有效成分，芫花萜药膜较宫腔注射法也较安全。将药膜置入子宫颈内口以上，72 小时后如无宫缩，可重复给药一次，其成功率高，感染机会少，副作用小。

凡体质虚弱及孕妇禁服。本草记载反甘草，动物实验也证明芫花与甘草合用，毒性增强，利尿与泻下作用受影响而减轻。

【附方】

[古代方]

1. 悬饮：甘遂、大戟、芫花、大枣。(《伤寒论》十枣汤)

2. 卒得咳嗽：芫花 18 克，大枣 14 枚，水煮服。(《补缺肘后方》)

3. 蛊胀：芫花、枳壳各等份，酽醋浸芫花，和为丸。(《普济方》)

4. 白秃头疮：芫花末，猪脂和涂之。(《集效方》)

5. 小瘤：芫花、大戟、甘草各等份，为末，米醋调敷其中。(《世医得效方》)

6. 诸般气痛：芫花 15 克醋煮，延胡索 45 克，为末。(《仁存堂经验方》)

7. 一切菌毒：芫花生研，新汲水服 3 克。(《世医得效方》)

8. 妇人积年血气块结痛：芫花、当归、桂心各 30 克，以软饭和丸。(《太平圣惠方》)

[现代方]

1. 冻疮：取芫花、甘草各 9～15 克水煎，泡手足冻疮；或芫花 7.0 克，红花 3.5 克，泡入 75%乙醇溶液 100 毫升中，加 654-2甘油擦患处。

2. 痔疮瘿瘤：芫花 15 克，壁虎 6 克，棉线 9 克，煎煮，取线扎于患处。(《中药制剂学》)

3. 冻疮：芫花 15 克，生甘草 15 克，水煎液浸泡手足。

4. 水肿胀满，胸腹积水：芫花、甘遂、大戟各等份研细末，每服 1.5～3 克，用大枣 10 枚煎汤送服。早晨空腹 1 剂。用于渗出性胸膜炎、肝硬化、慢性肾炎所致胸水、腹水或全身水肿而体质尚实者。

【备注】

同科植物河朔芫花 Wikstroemia Chamaedaphne Meisn 的干燥花蕾，产于山西、陕西、甘肃、内蒙古等地，当地作芫花使用，称北芫花，谢宗万认为即《本草图经》中的黄芫花。

248. 花椒(附：椒目)

【概述】

本品为芸香科植物青椒 Zanthoxylum schinifolium Sieb. et Zucc. 及花椒 Z. bungeanum Maxim 的干燥成熟果皮。各地区应用的土花椒有：野花椒 Z. Simulans Hance.、朵椒 Z. molle Rehd.、竹叶椒 Z. avmotum Dc.、樗叶花椒 Z. ailanthoides Sieb. et Zucc.、勒榄 Z. avicennae (Lam.) Dc. 等。性温，味辛，有毒。归脾、肺、肾经。原名蜀椒、秦椒，别名川椒、红

椒、香花椒、青花椒。功能温中止痛，杀虫止痒。用治脘腹冷痛，呕吐泄泻，虫积腹痛及蛔虫病。用法用量：内服3～6克，煎汤；外治湿疹瘙痒，适量煎汤熏洗。阴虚火旺者禁服，孕妇慎服。

【成分】

青椒的果皮中含挥发油(主成分为草蒿脑)、香柑内酯、伞形花内酯、茵芋碱、青椒碱。花椒果皮中含挥发油(主成分为柠檬烯、1,8-桉叶素、月桂烯)、青椒碱、茵芋碱等。花椒的果实中挥发油主要含有柠檬烯、辣薄荷酮、芳樟醇、香松烯等。

【药理】

1. *抗菌作用*：100%花椒煎剂对甲型和乙型链球菌、葡萄球菌、肺炎球菌、炭疽杆菌、枯草杆菌、白喉杆菌、变形杆菌、霍乱弧菌、伤寒、副伤寒杆菌、大肠杆菌、宋氏痢疾杆菌和绿脓杆菌，均有抑制作用。

2. *抗真菌作用*：40%花椒水浸剂体外对星形奴卡菌有抑制作用。花椒根所含花椒明碱(Zan thobungeanine)有广谱抗真菌作用。对酵母样致病菌及皮肤致病菌均有抑制作用，但作用不强。以花椒油为原料制成抗霉阴道栓，据称有效。花椒挥发油对11种皮肤癣菌和4种深部真菌，均有一定的抑制和杀菌作用。

3. *杀疥螨作用*：花椒氯仿提取物对疥螨有较强的触杀作用。对兔疮疥疗效显著。体外实验灭阴道毛滴虫有效。

4. *对神经系统作用*：① 花椒挥发油小剂量能抑制大鼠的自发活动。② 花椒浸液对蟾蜍离体坐骨神经，可逆地阻断神经干的冲动传导，浓度高，作用快，但恢复慢；浓度低，药液可降低神经干的兴奋性，除去药液后则恢复。③ 镇痛：水或醚提物给小鼠灌胃，可抑制乙酸或酒石酸锑钾引起的扭体反应。热板法试验，小剂量水提物无作用。

5. *对消化系统的作用*：① 抗溃疡：花椒水提物对应激或吲哚美辛加乙醇所致小鼠胃溃疡及结扎所致的幽门性溃疡的大鼠有抑制作用。石油醚提取物对大鼠盐酸性胃溃疡有抑制作用。② 对胃肠功能：对离体小肠，低浓度时作用不恒定，大剂量时则抑制之。大量口服后，可抑制胃肠运动。水提物能抑制胃肠推进运动，醚提物无此作用。③ 止泻：花椒水煎剂可抑制蓖麻油刺激小肠性腹泻和番泻叶引起的刺激大肠性腹泻。

6. *局部麻醉作用*：花椒水浸液、挥发油均有局麻作用，醇提液也有局部麻醉作用。豚鼠浸润麻醉显示，效力较普鲁卡因强；家兔角膜表面麻醉，效力较地卡因稍弱。

7. *抗血栓作用*：花椒水提物能预防电刺激大鼠颈动脉所致的血栓形成；还能呈浓度依赖性地抑制试管内ADP或胶原诱导的兔血小板聚集。花椒油等并对肺血栓有作用。

8. *驱蛔作用*：花椒挥发油、牻牛儿醇可使猪蛔严重中毒。

9. *毒副作用*：动物中毒死亡皆由于呼吸麻痹。死后解剖其呼吸道有牻牛儿醇香气。且有多量渗出液，肺和支气管有许多出血斑，认为死亡乃由于呼吸极度困难所致。Ames试验显示，花椒对TA_{98}和TA_{100}均呈阳性反应。

【临床报道】

现代临床报道治疗：① 霉菌性阴道炎：用花椒油栓剂。② 胆道蛔虫病：用花椒20粒，食醋100克，加水50毫升，食糖少许，煎沸后取出花椒，待温后顿服，据称大部分病例有效。③ 蛔虫性肠梗阻：用花椒9克，芝麻油130克，锅中加热，俟花椒微焦时熄火，取出花椒，将油顿服或在2～3小时内服下。④ 治疗蛲虫病：花椒30克，加水1 000毫升煮沸40～50分钟，过滤。用滤液25～30毫升，保留灌肠，每天1次，连用3～4次，据报有效。⑤治疗顽癣：川椒去籽，25克，紫皮大蒜100克，先将川椒研粉，再与大蒜混合，捣成药泥，备用。用时以棉签敷上一薄层蒜泥，以棉球反复揉搓，每天1～2次，连用10天为1个疗程。皮损基本痊愈，再用羊蹄根煎液洗擦患处，每周2～3次，坚持2～3个月，巩固疗效。共治头癣、体癣、手足癣、甲癣等顽癣，经1～3个疗程全部治愈。

【附方】

［古代方］

1. 胸中气满，心痛引背：用蜀椒（炒至出汗）20克、半夏（洗）20克，附子（炮）30克，上3味捣筛，蜜和为丸如梧子大，每服5丸，每天3次。（《外台秘要》蜀椒丸方）

2. 久患冷气，心腹结痛，呕吐，不下食：蜀椒（开口者）15克，面90克。先以醋浸椒，经宿漉出，以面拌令匀，以少水煮，和汁吞之。（《食医心鉴》）

3. 冷虫心痛：川椒120克，炒出汗，酒300毫升淋之，服酒适量。（《寿域神方》）

4. 水泻无度：椒（去目）60克、醋160毫升，煮至醋尽，焙干，为末，糊丸，绿豆大。（《小儿卫生总微论方》）

5. 冷痢：川椒（微炒出汗）捣，箩为末，炼蜜和丸如绿豆大。每服以粥饮下5丸，每天3～4次。（《太平圣惠方》）

6. 齿痛：蜀椒，醋煎含之。（《食疗本草》）

7. 妇人阴痒不可忍：花椒、吴茱萸、蛇床各30克，藜芦15克，陈茶4克，烧盐60克，水煎熏洗。（《医极》椒茱汤）

8. 秃疮：先洗净，好花椒末不拘多少调敷，每天3～5次。（《普济方》）

［现代方］

1. 胃腹冷痛：花椒6克，炮姜8克，制香附6克，饴糖15克，水煎去渣，加饴糖融化，分2次空腹服。（《中国民间百草良方》）

2. 寒喘：花椒5克，苏子15克，水煎服。（《中国民间百草良方》）

3. 皮肤溃疡感染，焮红痛痒：花椒、枯矾各100克，冰片10克，炒黄研末，再加入冰片研细备用。用时适量撒布创面或加麻油调涂。（《中国民间百草良方》）

4. 急性湿疹：芝麻油烧开500克放花椒9克，待油凉后，去花椒，涂患处。（《赵炳南临床经验集》花椒油）

5. 皮肤瘙痒：花椒、白矾各9克，苦参30克，地肤子15克，煎汤熏洗。（《中国常用中草药》）

【备注】

1. 椒目：果熟未开裂时剪下果序，晒干，分开果皮（花椒）及种子（椒目），分别入药。椒目又名川椒目，性寒，味苦辛，有毒。入脾、膀胱经。气香味辣。功能去水平喘。主治水肿胀满、痰饮喘息。内服1.5～4.5克，煎汤，或入丸散。含挥发油。

2. 个别地区用竹叶椒及野花椒的果皮作花椒用。外果皮相似。

249. 芥　子

【概述】

本品为十字花科植物白芥 Sinapis alba L. 及芥菜 Brassica juncea (L.) Czern. et Coss 的干燥成熟种子。前者又名蜀芥、胡芥；后者又名芥菜子、黄芥子、白芥子、辣菜子、芥末。全国各地皆产，以河南、安徽产量最大。性热，味辛。归肺、胃经。功能温中散寒，利气豁痰，通经络，消肿毒。主治胃寒吐食，心腹疼痛，肺寒咳嗽，痛痹，喉痹，阴疽，流痰，跌打损伤。用法用量：内服，煎汤，3～9克，或入丸、散；外用，研末调敷。肺虚咳嗽及阴虚火旺者忌服。

【成分】

白芥子含白芥子苷(Sinalbin)、黄酮苷、脂肪油、芥子碱、芥子酯、蛋白质、多糖等。后者种子含黑芥子苷(Sinigrin)、芥子酶(Myrocin)、芥子酸(Sinapic acid)、芥子碱(Sinapine)、脂肪油、蛋白质、黏液质。白芥子苷酶解后所得挥发油名芥子油(Mustard oil),含有异硫氰酸的甲酯、异丙酯、烯丙酯、丁酯、仲丁酯、丁烯-3-酯、戊烯-4-酯、苯酯、苄酯、苯乙酯和3-甲硫基丙酯。脂肪油是多种脂肪酸的甘油酯,其脂肪酸为芥酸(Erucic acid)、廿碳烯-11-酸(Eicosenoic acid)、油酸、亚油酸、亚麻酸、棕榈酸、花生酸、硬脂酸、山萮酸(Behenic acid)。

【药理】

1. 抗癌作用:白芥子对乳腺癌有一定作用,其抗癌机理尚不明,有待实验研究。

2. 对呼吸系统的作用:所含芥子苷经酶水解后产生的芥子油,对胃黏膜有轻度刺激作用,反射性增加支气管的分泌,有祛痰作用。

3. 抑菌作用:白芥子水浸液在试管内对毛癣菌、许兰黄癣菌等真菌有不同程度的抑制作用。异硫氰酸苄酯为广谱抗菌剂。

4. 刺激作用:芥子含黑芥子苷,苷本身无刺激作用,但遇水后经芥子酶的作用生成挥发油,主要成分为异硫氰酸烯丙酯,有刺鼻辛辣味及刺激作用。应用于皮肤,有温暖的感觉并使之发红,甚至引起水泡、脓疱。通常将芥子粉除去脂肪油后做成芥子硬膏使用,用作抗刺激剂(刺激性药物使用于皮肤局部,其作用不仅限于用药部位,并牵涉到其他部位,产生治疗作用时,称为抗刺激作用),治疗神经痛,风湿痛,胸膜炎及扭伤等。使用前先用微温的水湿润,以加强芥子酶的作用(沸水则抑制芥子酶的作用)。应用时间不超过15~30分钟,皮肤敏感者只能应用5~10分钟。芥子粉用作调味剂,使唾液分泌及淀粉酶活性增加,使心脏体积和心率减少。小量可刺激胃黏膜增加胃液及胰液的分泌,有时可缓解顽固性呃逆。内服大量可迅速引起呕吐,可用于麻醉性药物中毒之治疗。

5. 其他作用:豚鼠饲以芥属植物可使甲状腺摄取^{131}I的作用受抑制且血清中含量升高。但并未发现食物中硫氰酸盐(CNS)的含量与^{131}I摄取的抑制有何关系。也有报告给动物长期喂饲芥属植物可使其甲状腺肿大,此可能由于分泌了过多的促甲状腺激素所致。家兔静脉注射芥子生理盐水浸出液,血压先有轻度上升,后则下降,呼吸增快。

6. 毒副作用:芥子油或芥子硬膏用于皮肤,如果时间过久或浓度过高,可引起发泡甚至化脓,此时即使停药,愈合也较慢,此因芥子油已被吸入皮肤,停药后仍继续发挥作用所致。芥子油对黏膜刺激性很强,15%溶液滴入兔眼很快引起明显的结膜水肿。小量芥子内服作调味剂,大量引起呕吐,更大量则引起强烈的胃肠道刺激。

【临床报道】

1. 治疗乳腺癌:全瓜蒌150克,生地黄150克,土贝母120克,生香附120克,煅牡蛎120克,漏芦90克,白芥子90克,野茯苓90克,炒麦芽90克,王不留行60克,制半夏60克,全当归60克,福橘叶60克,炒白芍60克,小青皮60克,炮山甲30克,广陈皮60克,潼木通30克,川芎30克,甘草30克。本方结合辨证治疗50例乳腺癌,结果10例近期治愈,肿块消失;1例好转。

2. 治疗各种体表原发或转移癌肿(软坚膏):麝香0.5克,蟾酥1克,雄黄4克,白芥子8克,冰片、血竭各6克,大黄、乳香、没药各10克,黄酒(或白酒)适量。按上列比例配方共研细粉和匀，若体表癌肿则将局部清洁敷热后，用黄酒(或白酒)将药粉调糊状药膏，将药膏遍涂于肿块处，厚度约2毫米，用麝香虎骨膏(或稳皮膏)覆盖固定，每隔2～3天换敷1次，脏腑癌肿可在脏腑相应穴位敷贴，局部皮肤溃破者忌用，治疗各种体表原发或转移癌肿数十例，取得较好效果，未发现明显的毒副反应。

3. 治疗恶性淋巴瘤：苍术、厚朴、法半夏、山慈姑、七叶一枝花各12克，陈皮、白芥子、川芎各9克，茯苓、薏苡仁、丹参各15克，白蔻、甘草、天南星各6克。水煎服，每天1剂，此方治疗1例霍奇金病，连服6个月，达到临床治愈，5年内未复发。

4. 治疗甲状腺瘤(复方玄参汤)：玄参30克，白芍12克，制香附12克，夏枯草30克，海浮石30克，白芥子12克。口服每天1剂，煎2次分服，连服3个月为1个疗程。喉痛加藏青果4.5克，射干6克；胃痛加白术9克，陈皮9克，效果慢加蛇果草30克，猫爪草30克。此方治疗甲状腺瘤206例，总有效率达82%。

5. 治疗慢性气管炎：用10%或20%的白芥子注射液行穴位注射。每次选2～3穴，每穴注射0.5～1毫升，每天1次，7～10天为1个疗程。1个疗程结束后休息3～4天，再行第2个疗程。取穴：喘息型以膻中、定喘、肺俞、天突为主，单纯型以天突、中脘、肺俞为主，交替应用。149例患者经1～2个疗程，其中单纯型70例，临床治愈10例，显效19例，好转24例，无效17例，总有效率为75.7%；喘息型79例，临床治愈11例，显效29例，好转27例，无效12例，总有效率为84.9%。另据157例哮喘型患者的观察结果，有效率为75.8%，显效率为35%。本药对慢性气管炎主要症状和体征的消减都有一定的作用，但以见效的快慢和好转的程度来看，以平喘作用较好，故多数患者治疗后痰易吐出，随之气喘明显减轻，以后咳嗽逐渐减轻，但无明显消炎作用。

6. 治疗周围性神经麻痹：用黄芥子或白芥子研细末，取5～10克用水调成糊状，摊于纱布上敷贴患侧颊部，相当于地仓、下关、颊车三穴之间，根据病情加穴位，用胶布固定，一般3～12小时取下，间隔10～14天后可重复治疗，并加挑刺共治1 052例，其中137例治疗1次中断，其余915例，均有好转，总有效率97.7%。

【附方】

［古代方］

1. 上气呕吐，脐腹绞痛：芥子60克，末之，蜜丸，寅时井花水服，如梧子7丸，每天2服；亦可作散，空腹服之；亦可酒浸服，并治脐下绞痛。(《千金要方》芥子丸)

2. 妇人中风，口噤，舌本缩：芥子30克，细研，以醋210毫升，煎取80毫升，涂颔颊下。(《太平圣惠方》)

3. 阴证伤寒，腹痛厥逆：芥菜子研末，水调贴脐上。(《生生编》)

4. 咽喉闭塞不通甚者：芥子90克，捣，细箩为散，以水蜜调为膏，涂于外喉下熘之，干即易之。(《太平圣惠方》)

5. 耳聋：芥子捣碎，以人乳和，绵裹内之。(《千金要方》)

6. 眉毛不生：芥菜子、半夏等份。为末，生姜自然汁调搽。(《孙天仁集效方》)

［现代方］

1. 关节炎：芥末30克，醋适量。将芥末先用少量开水湿润，再加醋调成糊状，摊在布上再盖一层纱布，贴敷痛处。3小时后取下，每隔3～5天贴1次。(《单方验方新医疗法选编》)

2. 膝部肿痛：白芥子(或黑色芥菜子)100克研末。用烧酒或黄酒调成糊状，包敷患处，干了就换，以局部发泡为度。

3. 小儿肺炎：以芥子泥敷胸辅助治疗小儿肺炎100例，对促进炎症吸收有较好效果。

【备注】

芥子有白、黄之分，药用多白芥子，佐餐芥末为黄芥子。

250. 苍　术

【概述】

本品为菊科植物茅苍术 Atractylodes lancea（Thunb.）DC. 和北苍术 Atractylodes chinensis（DC.）Koidz. 的干燥根茎。以产地不同可分为关苍术、北苍术、茅苍术，一般认为关苍术和茅苍术质佳。又名赤术、马蓟、仙术、茅术、南苍术、关南术、山苍术、霜苍术。茅苍术主产于湖北、江苏、河南等地。北苍术主产于河北、山西、陕西等地。性温，味辛、苦。归脾、胃、肝经。功能燥湿健脾，祛风散寒，明目。用于脘腹胀满，泄泻，水肿，脚气，佝偻病，风湿痹痛，风寒感冒，夜盲。用法用量：内服，煎汤3～9克，或入丸、散、膏剂。

【成分】

茅苍术根茎含挥发油，油中主要成分有：β-桉叶醇、茅术醇、苍术酮、苍术呋喃烃、苍术素、苍术素醇、乙酰苍术醇、β-马榄烯、α-愈创烯、布藜烯、石竹烯、榄香烯、榄香醇、色氨酸、白术内酯B等。茅苍术还含有微量元素，并含胡萝卜素、维生素B及菊糖。北苍术根茎挥发油中主含苍术醇、苍术酮、茅术醇、桉叶醇、榄香醇、苍术呋喃烃、乙酰基苍术呋喃烃醇等。

【药理】

1. 对消化系统的作用：苍术挥发油有祛风健胃，促进食欲的作用；具有对抗副交感神经介质乙酰胆碱所致肠痉挛；降低正常家兔离体小肠的自发运动。苍术制剂可抑制蓖麻油、番泻叶所引起的小鼠腹泻，降低小鼠墨汁胃肠推动作用。苍术可通过对抗胆碱作用而产生对抗盐酸所致大鼠急性胃炎及幽门结扎所致大鼠胃溃疡。苍术醇有促进胃肠运动，对胃平滑肌有轻度收缩作用。β-桉叶醇对胃肠运动有双向调节作用，即在胃肠功能正常或低下时均能促进胃肠运动。

2. 对心血管系统的作用：苍术浸膏小剂量能使家兔血压升高，大剂量则表现为下降。苍术可轻度抑制蟾蜍心脏，对蟾蜍后肢血管有轻度扩张作用。

3. 对中枢神经系统的作用：小剂量挥发油对动物有镇静作用，自发活动减少，增强苯巴比妥钠的催眠作用。β-桉叶醇和茅苍术醇小剂量对蛙产生镇静作用，同时使脊髓反射亢进；较大剂量则呈抑制作用，终至呼吸麻痹而死。

4. 保肝作用：苍术水煎剂明显促进肝蛋白合成，生药及苍术醇、苍术酮、β-桉叶醇对 CCl_4 诱发肝细胞损伤有显著预防作用。

5. 对血糖的作用：苍术煎剂、醇浸剂能升高正常家兔血糖，对四氧嘧啶性糖尿病家兔血糖是先略升高后显著下降。苍术苷能降低小鼠、大鼠、家兔和犬的血糖、肌糖原、肝糖原，抑制糖原异生，降低耗氧量，增加血乳酸含量。

6. 对泌尿系统的作用：茅苍术煎剂显著增加钠和钾的排泄，但无利尿作用。

7. 抗缺氧作用：β-桉叶醇可明显提高氰化钾所致缺氧模型小鼠的存活时间。

8. 抗炎、抑菌作用：苍术能抑制二甲苯所致的小鼠耳肿，角叉菜胶性小鼠足跖肿；降低乙酸性小鼠腹腔毛细血管通透性；降低手术间地面上菌落数，具有环境消毒作用。苍术有抑制结核杆菌、金黄色葡萄球菌、大肠杆菌、枯草杆菌和绿脓杆菌的繁殖及灭活作用；对腮腺炎病毒、流感病毒、核型多角病毒、肺炎支原体、口腔支原体及黄曲霉素等致病菌以及一些致病真菌有显著杀灭作用。但对蚊虫无作用。

9. 抗癌作用：苍术挥发油、茅术醇及β-桉叶醇体外对食管癌细胞有抑制作用。

10. 对烟碱(N)受体的阻断作用：β-桉叶醇能降低小鼠肌肉张力，降低终板膜电位，显著缩短小鼠膈肌动作电位时程，但不影响波峰。

【临床报道】

苍术为芳香化湿药，主要用于湿浊内阻，脾胃运化机能失调。治疗湿邪侵犯脾胃，脾阳为湿所困，运化失司，治疗即以苍术为主，配伍厚朴、陈皮、木香等组成复方平胃散、藿香正气水等。化湿药普遍含有或多或少的挥发油，而挥发油内服后可刺激胃肠运动，有助于胃肠内容物的排空。且苍术、厚朴有苦味健胃作用，故能促进食欲。古人用散剂，推测意欲保持含量较多的挥发油成分，因为煎剂挥发物质散逸，作用自会减小。所称苍术善燥脾湿、醒脾，就是促进消化系统功能为主。其次苍术临床上用于祛风湿、止痹痛。对于湿邪偏重的痹证，常与独活、秦艽等配伍。对于外感风寒湿邪引起的头痛、身痛、无汗等证，常与羌活、防风等配伍。苍术与艾叶等作香熏烟，可杀灭室内环境中的多种病菌和病毒，预防流感、气管炎、上呼吸道感染等，有积极意义，符合芳香辟秽的中医理论。因为含有维生素A的前体胡萝卜素，过去用以治夜盲，但因含量小而达不到治疗量，故宜与猪肝等同时蒸食，以奏良效。苍术治疗湿热所致下肢胀痛无力，常配牛膝、黄柏、苡仁等合用。苍术与苦参做成散剂，杀虫止痒敛汗，外用于手足癣。苍术性辛燥，对阴虚血燥、大便燥结、咯血鼻衄者不宜。

苍术生用，辛散祛湿性大，炒用辛散力差(挥发油成分部分损失)。生用可解表祛湿；炒用健脾燥湿。又苍术与厚朴均能化湿，祛风燥湿以苍术见长；消胀除满，以厚朴为优。对胃肠胀满，二者常相配伍。

【附方】

［古代方］

1. 湿困脾胃，脘腹胀满，不思饮食：苍术120克，厚朴90克，陈皮60克，甘草30克。(《和剂局方》、《医方类聚》平胃散)

2. 湿热下注，下肢痿软无力，阴部湿疮等：即二妙苍柏散(《医学入门》)，苍术、黄柏，锉散。(《世医得效方》苍术散)

3. 腰腿疼痛：黄柏、防风、柴胡。(《兰室秘藏》苍术汤)

4. 湿热下注致成痿证：苍术、黄柏、牛膝、薏苡仁。(《丹溪心法》四妙丸)

5. 腹中虚冷不能食：制苍术1 000克，神曲500克，炼蜜为丸。(《杂病源流犀烛》)

6. 内外障眼：苍术120克，木贼60克，于饮食、蔬菜内调下。(《经验方》)

［现代方］

1. 脘腹胀满，食欲不振：苍术9克，陈皮、厚朴各6克，甘草3克，水煎服。(《中国常用中草药》)

2. 急性单纯性胃炎：苍术、陈皮、白豆蔻、山楂、沉香各等份，为散剂。

3. 风寒湿痹：苍术、独活、防风、秦艽各9克，桂枝6克，水煎服。(《中国常用中草药》)

4. 小儿腹泻：苍术、丁香、吴茱萸、五倍子、车前子用米醋调敷患儿脐部。

5. 小儿湿疹：生苍术、生黄柏、雄黄各等量，以生鸡蛋清或香油调成糊状涂敷患处。

6. 女性黄褐斑：苍术、黄柏各10克，薏苡仁30克，水煎服。

7. 夜盲症：苍术25克，谷精草30克，同猪肝共煮，米汤或酒送下。(《中国食疗学》)或苍术9克，同牛肝水煮，饮汤食肉。(《四季补品精选》)或苍术30克，石决明15克，夜明砂15克，猪肝100克，3药煎汁分服，睡前煮食猪肺。[中医杂志，1981，(12)：40]

【备注】

关苍术 Atratylodes japonica koidz. ex kitam. 根状茎含挥发油约1.5%，油中主成分苍术酮占20%，苍术素含量较少。分布于东北、河北及内蒙古，在我国东北作苍术用，在日本、韩国、朝鲜作白术用。

251. 苍 耳 子

【概述】

本品为菊科植物苍耳 Xanthium sibiricum Patr. ex Widd. 的干燥成熟带总苞的果实。又名菒耳实、道人头、苍耳实、刺儿颗、棉螳螂、苍子、胡苍子、饿虱子、苍棵子、苍耳蒺藜。全国各地都有野生，全草名苍耳草。性温，味辛、苦，有毒。归肺经。功能散风除湿，通鼻窍，止痛。用于风寒头痛，鼻渊流涕，风疹瘙痒，湿痹拘挛。用法用量：煎服，3～9克，或入丸散。

【成分】

本品油中含棕榈酸、亚油酸、油酸等有机酸类以及树脂、脂肪油、糖类、蛋白质和氨基酸类成分，还含有毒蛋白、氢醌，并含苍耳苷、羧基苍耳苷、苍耳醇、异苍耳醇等有毒成分。

【药理】

1. 降糖作用：给兔、大鼠或犬注射或口服羧基苍术苷均有降血糖作用，对四氧嘧啶糖尿病大鼠也有降血糖作用。

2. 抑制心脏作用：苍耳子煎剂对离体蛙心和豚鼠心脏有抑制作用，使心率减慢，收缩力减弱。

3. 抗炎、镇痛作用：苍耳子甲醇提取物腹腔注射能抑制大鼠角叉菜胶性足肿胀，并能减少小鼠醋酸扭体次数。

4. 降脂作用：苍耳子甲醇提取物对因禁食所致兔血清胆固醇和甘油三酯的降低，能使其较快地恢复至正常。

5. 抗病原微生物作用：苍耳子煎剂在体外对金黄色葡萄球菌、乙型链球菌、白喉杆菌有抑制作用。对红色发癣菌和堇色毛癣菌有抗真菌作用。

6. 其他作用：苍耳子煎剂对小鼠有镇咳作用。苍耳子提取物对子宫颈癌有抑制作用，对血管紧张素Ⅱ受体、钙通道阻滞剂受体有抑制作用。苍耳子酊剂静脉注射对脊髓反射有抑制作用。苍耳子的水浸剂小鼠腹腔注射 LD50 为0.93克/千克。

【临床报道】

用于鼻渊头痛、流浊涕，常配辛夷花、白芷、薄荷，如苍耳子散；又抗风湿痛、肢挛，配威灵仙、肉桂、苍术；并散风止痒，治头风头痛。注意：血虚头痛禁用，过量服用易致中毒。

【附方】

[古代方]

苍耳散：① 治鼻渊、鼻流浊涕不止。现用于慢性鼻炎、副鼻窦炎，辛夷仁15克，苍耳子7.5克，香白芷30克，薄荷叶1.5克，晒干、研细末，每服6克，食后用葱、茶调服。(《严氏济生方》)。②《济生方》苍耳散：苍耳子6克，辛夷6克，白芷6克，薄荷(后下)4.5克，生石膏(先煎)30克，黄芩6克，水煎服。

[现代方]

1. 急性细菌性痢疾：苍耳子120～150克，水煎，每天1剂，分3次口服。

2. 慢性鼻炎：苍耳子(打碎)160克，辛夷16克，加入温热的麻油1000毫升中，浸泡 24 小时，文火煎至 800 毫升，冷却后过滤备用，每天滴鼻 3～4 次。

3. 牙痛：苍耳子 6 克，焙黄去壳，研细末，与鸡蛋 1 个和匀，炒熟食之，连服 3 剂。或玄参、苍耳子各 15 克，加水煎服。

4. 功能性子宫出血：鲜苍耳草 60 克（干品 30 克），煎服，每天 1 剂。

5. 寻常疣、扁平疣：苍耳子 10 克，浸泡于 75%酒精 50 毫升内，密闭 7 天，取液备用。用棉球蘸药液涂抹患处。每天数次。

252. 芡　　实

【概述】

本品为睡莲科植物芡 Euryale ferox Salisb. 的干燥成熟种仁。又名鸡头实、雁喙实、苏芡实、刺莲蓬实、鸡咀莲。一年生水生草本。全株具尖刺。根茎粗短，花单生于花梗顶端，伸出水面，昼开夜合；花瓣多数，紫红色，浆果鸡头状，海绵质，暗紫红色，种子球形，红棕色至黑色。花期 7～8 月，果期 8～9 月。生于池塘、湖沼及水田中。分布于东北、华北、华东、华中及西南地区。9～10 月采果实，用棒击破带刺外皮，取出种仁洗净，阴干。或用草覆盖 10 天左右至果壳沤烂后，淘洗出种子，搓去假种皮，放锅内微火炒，大小分开，磨去或用粉碎机打去种壳，簸净种壳杂质即成。性平，味甘、涩。归脾、肾经。功能补肾固精，健脾涩肠，祛湿止带。主治遗精，滑精，白浊，带下，小便不禁，脾虚泄泻。用法用量：内服，煎汤，15～30 克；或入丸、散，亦可适量煮粥食。使用注意：食滞不化者慎服，大小便不利者禁服。

【成分】

芡实含淀粉、蛋白质及脂肪；尚含钙、磷、铁和维生素 B_1、B_2、C，烟酸（Nicotinic acid）、胡萝卜素（Carotene）及 α-、β-、γ-和 δ-生育酚等。

【临床报道】

治疗久泻不止，常与党参、茯苓、山药、白术等配伍；治疗遗精、遗尿常与金樱子、莲须、牡蛎等配伍；治疗湿热带下，常与黄柏、车前子等配伍。

【附方】

［古代方］

1. 遗精，白浊：取鸡头实去外皮，取实连壳，杂捣令碎，晒干为末；复取糖樱子去外刺并其中子，洗净捣碎入甑中蒸令熟，却用所蒸汤淋三两次，取所淋糖樱汁，入银挑慢火熬成稀膏，用以和鸡头末，丸如梧子大。每服盐汤下 50 丸。久服固真元，悦泽颜色。（《洪氏集验方》水陆二仙丹）

2. 梦遗漏精：鸡头肉（末）、莲花蕊（末）、龙骨（别研）、乌梅肉（焙干，取末）各 30 克。上件煮山药糊为丸，如鸡头大。每服 1 粒，空心温酒、盐汤任下。（《杨氏家藏方》玉锁丹）

3. 思虑、色欲过度，损伤精气，小便数，遗精：秋石、白茯苔、芡实、莲肉各 60 克。为末，蒸枣为丸，如梧子大。每服 30 丸，空心盐汤下。（《永类钤方》四精丸）

4. 浊病：芡实粉、白茯苓粉。共炼蜜和丸，梧子大。每服百丸，盐汤下。（《摘玄方》分清丸）

5. 膏淋：生山药 30 克，生芡实 18 克，生龙骨 18 克，生牡蛎 18 克，大生地 18 克，潞党参 9 克，生杭芍 9 克。水煎服。（《医学衷中参西录》膏淋汤）

6. 黄带：山药（炒）30 克，芡实（炒）30 克，黄柏（盐水炒）6 克，车前子（酒炒）3 克，白果 10 枚。水煎服。（《傅青主女科》易黄汤）

7. 老幼脾肾虚热及久痢：芡实、山药、茯苓、白术、莲肉、薏苡仁、白扁豆各

120克，人参30克。俱炒燥为末，白汤调服。(《方脉正宗》)

8. 风湿足膝疼痛，不能步履：山药、莲肉、芡实、茯苓、薏苡仁(炒)、糖霜各500克，粳米(炒)60克。上为末拌匀，适量用土茯苓煎汤常调服，不过半月即愈。服此药忌茶，以土茯苓汤当茶。(《万氏家传方》)

9. 思虑伤心，疲劳伤肾，心肾不交：精之不固，面少颜色，惊悸健忘，梦寐不安，小便赤涩，遗精白浊，足胫酸疼，耳聋目昏，口干脚弱。芡实蒸(去壳)，莲须各60克，茯神(去木)、山萸肉、龙骨、五味子、枸杞子、熟地黄(酒蒸、焙)、韭子(炒)、肉苁蓉(酒浸)、川牛膝(酒浸、焙)、紫石英(煅7次)各30克，上为细末，酒煮山药糊为丸如梧子大，每服70丸，空心用盐酒或盐汤送下。(《济生方》芡实丸)

[现代方]

1. 久泻不止，脾肾阳虚，口唇淡白，手足不温：芡实(炒)15克，山药25克，车前子(炒)5克，肉桂7.5克，莲肉(炒)15克，以上5味，粉碎成细粉，过100目筛，混匀，分装即得。口服，5岁以下每次1.2克，每天3次。(《吉林省医院制剂规范》)

2. 蛋白尿：芡实30克，白果10枚，糯米30克，煮粥，每天1次，10天为1个疗程，间隔服2～4个疗程。(食量少者，芡实、糯米用15～20克)。三者煮粥，具健脾补肾，固涩敛精，通利小便之效。此粥可作为治疗原发性肾小球肾炎蛋白尿的辅助食养疗法，长期间歇服用。

3. 慢性泄泻：芡实粉、白扁豆粉、莲肉、怀山药等份，研细粉加糖蒸熟作点心。(《食物中药与便方》)

【备注】

本品甘涩收敛，功能补肾固精，健脾涩肠，故常用于肾脾亏虚所致的遗精，滑精，白浊，带下，小便不禁，泄泻等证。凡精关不固，梦遗漏精者，可与金樱子配伍，以固肾涩精，如《洪氏集验方》水陆二仙丹；或与莲须、龙骨、乌梅同用，如《杨氏家藏方》玉锁丹。若精滑不禁者，可与沙苑蒺藜、莲须、龙骨、牡蛎相合，以涩精秘气而止滑脱，如《医方集解》金锁固精丸。凡脾肾两虚，小便白浊者，可与茯苓相伍，以补肾健脾，分清别浊，如《摘玄方》分清丸。凡脾肾气虚不固，带下不止者，可与山药、茯苓、白术、乌贼骨等相配，以健脾补肾止带；若属湿热下注，带下色黄者，可与山药、黄柏、车前子等并用，以补脾清热利湿，如《傅青主女科》易黄汤。凡肾虚不固，小便频数、失禁或遗尿者，可与桑螵蛸、菟丝子、益智仁等配用，以固肾缩尿。凡脾肾阳虚久泻不止者，可与肉桂、山药、莲肉、车前子并施，以温肾补脾、涩肠止泻，如《吉林省医院制剂规范》益脾散。本品味甘、涩，长于敛涩，以补肾固精，健脾涩肠为主，主治遗精，滑精，白浊，带下，小便不禁，脾虚泄泻。

253. 芦　荟

【概述】

本品为百合科植物芦荟(Aloe vera L.)，即库拉索芦荟 Aloe barbadensis Miller 与好望角芦荟 Aloe ferox Miller 或其他同属近缘植物叶的汁液浓缩干燥物。库拉索芦荟习称“老芦荟”，好望角芦荟习称“新芦荟”。又名卢会、讷会、象胆、奴会、劳伟。库拉索芦荟主产于南美洲北岸附近的库拉索、阿律巴、博内尔等小岛。我国南部一些省区有引种。好望角芦荟主产于非洲南部。性寒，味苦。归肝、胃、大肠经。功能清肝热，通便。用于便秘，小儿疳积，惊风；外治湿癣。用法用量：内服，煎汤，1～2克，或入丸、散；外用，捣汁研末敷或撒或熬膏涂患处。脾胃虚寒，食少便溏及孕妇忌服。

【成分】

老芦荟含芦荟总苷约25%，其中以芦荟苷为主。还有芦荟大黄素苷、异芦荟大黄素苷、芦荟大黄素、β-芦荟苷、树脂、游离多糖。库拉索芦荟中含有7-羟基芦荟大黄素苷、芦荟树脂鞣酸与桂皮酸所结合的酯；好望角芦荟中含有好望角树脂鞣酸与对羟基桂皮酸结合的酯、好望角芦荟素。

【药理】

1. 泻下作用：芦荟大黄素苷具有泻下作用，主要作用部位在大肠，通过肠内细菌分解产生活性成分，发挥导泻作用。

2. 对消化系统的影响：斑纹芦荟的提取物芦荟多糖能抑制应激性胃溃疡，也能抑制乙醇及吲哚美辛所致的胃溃疡。

3. 保肝作用：芦荟对CCl_4性肝损伤有保护作用，可对抗硫代乙酰胺或氨基半乳糖引起的小鼠ALT升高。

4. 抗菌、抗真菌作用：芦荟对大肠杆菌、绿脓杆菌、金黄色葡萄球菌、福氏痢疾杆菌、须发癣菌等有抑制作用；试管内对腹股沟表皮癣菌、红色表皮癣菌、星形奴卡菌等皮肤真菌有抑制作用；对人型结核杆菌体外也有抑制作用；影响流感病毒、假性狂犬病毒的传染力；抑制单纯性疱疹病毒Ⅰ型和Ⅱ型。芦荟大黄素对临床常见的厌氧菌有很强抑制作用。

5. 抗癌作用：芦荟素A对甲基胆蒽所致纤维肉瘤和P388淋巴细胞白血病的小鼠有肿瘤抑制作用，并延长其生存期。芦荟中的蒽衍生物具有杀伤L929、GM303、Y99、MethA的能力。从芦荟浸出物中分离出的Alomicin物质，抗癌作用更强。从芦荟中制得名为AS-40的物质，经分离得p-Z物质，对小鼠肉瘤S180具有抑制作用。

6. 免疫增强作用：芦荟多糖能增强小鼠对单核细胞增多性李司忒菌感染的抵抗能力。芦荟素A对幼仓鼠肾细胞的DNA合成有刺激作用，可使白细胞增殖，促进坏死细胞脱落，有利于创口的愈合。斑纹芦荟多糖A的溶液对腹腔巨噬细胞增殖有促进作用。

7. 其他作用：家兔服用芦荟提取物可强烈抑制高胆固醇血症的产生；有抗动脉硬化作用。芦荟能降低巴豆油对兔皮肤的刺激作用，增加皮肤胶原中的羟脯氨酶的含量。芦荟多糖可解除小鼠南美箭毒的阿托品的毒性。芦荟提取物可抑制紫外线引起的突变作用。对肾上腺皮质有某些兴奋作用，能降低大鼠肾上腺内维生素C的含量。芦荟还具有美容作用，可减少皮肤皱纹，防止粗糙。

【临床报道】

临床多用于治疗以下疾病：① 热结便秘：芦荟配伍龙胆草、黄连等。② 血热型皮肤瘙痒：芦荟水煎液外洗。③ 小儿肝热惊风：芦荟与胆南星、天竺黄、贝母配伍。④ 青光眼：芦荟、丁香、黑丑各50克，磁石100克，研细末入胶囊中。⑤ 痤疮：浓度为5%～7%的芦荟天然叶汁配普通膏剂化妆品涂擦。⑥ 萎缩性鼻炎：20%芦荟浸出液2毫升注射于两侧的下鼻甲前端黏膜下。⑦ 鸡眼：取芦荟叶置于鲜童便或自己的尿中，浸后取清水漂洗，切皮贴患处。⑧ 止血：芦荟粉5～10克，撒敷出血处。⑨ 鲜芦荟外用可治烧烫伤。

【附方】

［古代方］

1. 肠燥结：芦荟21克，朱砂1.5克。（《医学广笔记》更衣丸）

2. 小儿脾疳：芦荟、使君子各等份为细末，米饮调下。（《儒门事亲》）又芦荟、芜荑、木香、鹤虱各15克为末，丸如黄米大，每服10丸，米饭下。（《普济方》）

3. 痔瘘胀痛、血水淋漓：芦荟经白酒

磨化，和冰片，调搽。(《本草切要》)

4. 小儿惊风：芦荟、胆星、天竺黄、雄黄各3克，共为末，甘草汤和丸，如弹子大，每遇此证，用灯芯汤化服1丸。(《本草切要》)

5. 小儿疳痫久不瘥，肚大有青脉，四肢渐瘦：芦荟30克，巴霜0.3克，上件药同研为末，以日煎黄连汁至浓和丸，如绿豆大，每服食前以粥饮下5丸。(《太平圣惠方》)

6. 癣疮：用芦荟、大黄为末敷之。(《丹溪心法》)

7. 蛔结心痛：芦荟3克，剪碎如米粒大，用乌梅花椒汤吞服。(《本草切要》)

8. 膨胀：芦荟、蟾酥各9克，酒150毫升，浸1天，蒸化为膏，以生半夏(为末)60克，巴霜0.9克，上为末，水浸炊饼，丸如黄米大，每服10丸，米饮下。(《普济方》)

9. 手指青点黯，作甲疽：芦荟15克，麝香15克，绿矾60克(烧灰)，上件药合研如粉，以绢袋子盛，纳患指于袋中，以线缠定，不令动摇，以差为度。(《太平圣惠方》)

[现代方]

1. 燥结便秘，习惯性便秘：芦荟21克，朱砂1.5克，以好酒少许为丸，每服3克。

2. 疳积，虫积：芦荟、砂仁、胡黄连、大黄、神曲、槟榔、山楂、麦芽各60克，陈皮、炙甘草各15克，使君子90克，研细末，水泛为丸。少儿每服5克，幼儿每服2克，温开水送服。

3. 白秃疮：芦荟30克，蟾蜍5克，酒浸切细，熬如饴状外擦。

4. 痤疮：普通膏剂化妆品(药物化妆品)加入芦荟天然叶汁(浓度为5%～7%)，制成芦荟美容膏，按一般用法擦涂。

5. 烧烫伤：鲜芦荟叶捣汁涂患处。(《全国中草药汇编》)

6. 慢性肝炎活动期，肝原性低热：芦荟、胡黄连各1.5克，黄柏3克，水泛为丸，每次服3克，每天2次。(《浙江药用植物志》)

【备注】

1. 世界上芦荟有500多种，广泛作药用、食用及美容等，近年我国芦荟种植已有一定规模，在广东、海南、广西、福建、四川、云南等地，常有栽培植物斑纹芦荟(又名华芦荟)Aloe vera L. var. chinensis (Haw.) Berger [A. barbadensis Mill. var chinensis Haw. j A. chinensis (Haw.) Baker]。我国已开发出芦荟浓缩液、芦荟凝胶、芦荟片等产品及多种健康食品。

2. 广东、海南、广西、福建、四川等地栽培的芦荟 Aloe vera L. var. Chinensis (Haw.) Beg. 已用于化妆品等，尚待研究代替进口芦荟的药用问题。

254. 芦　根

【概述】

本品禾本科植物芦苇 Phragmites communis Trin. 的新鲜或干燥根茎。又名芦茅根、苇根、芦茹根、苇茎、芦柴根、芦通苇子根、芦芽根、甜梗子。我国大部分地区有产。性寒，味甘。归肺、胃经。春夏秋挖取，去净泥土、芽和细根，晒干即可。有清热，生津，除烦，止吐，利尿的功能。用于热病烦渴，胃热呕吐，噎膈，反胃，肺痈吐脓，热淋涩痛。用法用量：内服，煎汤15～30克，鲜者，30～60克，或捣汁。

【成分】

芦根含薏苡素(Coixol)，以及5%蛋白质、1%脂肪、51%碳水化合物、0.1%天门冬酰胺、糠醛、还原糖、蔗糖、淀粉。此外，尚含香树脂醇、菜油脂醇等。

【药理】

1. 对骨骼肌的抑制作用：本品所含

的薏苡素能抑制蛙神经肌肉标准的电刺激所引起的收缩反应及大鼠膈肌的氧摄取和无氧糖酵解，并能抑制肌动蛋白三磷酸腺苷系统的反应。

2. 对心血管系统的作用：静脉注射可引起家兔血压短暂下降，对离体蟾蜍心脏有抑制作用。但对兔耳血管无明显影响。

3. 对平滑肌的抑制作用：本品含的苜蓿素对离体豚鼠肠管有松弛作用，在2×10^{-5}浓度时，能显著抑制离体兔小肠的收缩。

4. 抑菌作用：体外实验证明芦根对溶血性链球菌有抑制作用。

5. 解毒作用：芦根可解鱼蟹毒，尤其是河豚鱼中毒。

6. 解热作用：对 TTG（Pseudomonas fluorescens 菌体的精制复合多糖类）性发热的解热作用较好，对二硝基酚引起的发热无甚作用。

7. 保肝作用：CCl_4损伤小鼠肝脏后给予芦根提取物浸膏物，给药组无一只动物死亡。这些结果表明，芦根提取物对CCl_4肝损伤具有良好的保护作用。

8. 体内过程：主要从尿、呼吸道排泄。

9. 毒副作用：小鼠一次腹腔注射混悬液 500 毫克/千克后，仅见短暂的镇静作用，无一只死亡。每天口服 20 毫克/千克、100 毫克/千克、500 毫克/千克，连续 30 天，无明显症状出现。静脉注射 100 毫克/千克，亦不致死。临床应用未见明显副作用。

【临床报道】

1. 治疗肺脓疡：干芦根 300 克，文火煎两次，取汁约 600 毫升，1 天分 3 次服完。疗程 1～3 个月。治疗 8 例，均愈。一般 7 天见效。

2. 治疗癞疝：芦根 50 克，水煎服，每天 1 剂，治疗癞疝有良效。

3. 治疗肝炎，胆囊炎：本品治疗肝炎 108 例，效果满意。芦根水煎后服用，治疗肝炎及胆囊炎患者各 1 例，症状明显改善。

芦根可配竹茹，二药皆能清胃止呕，然芦根兼能生津，竹茹可化痰，相配治因热呕吐，其效甚佳；配茅根，二者皆为甘寒凉润之品，均能入肺胃二经，具清热之功。二药同用，相须相辅，清热生津力强。可广泛应用于多种热证，诸如温病高热烦渴，肺热阴亏，咳嗽咽干，胃热津伤，气逆呕哕，以及下焦伏热，热淋尿血等，二者鲜品入药，疗效更佳；配地骨皮，用于治疗肺热阴伤，肺失清肃之喘咳，尤宜于正气稍弱，伏火不胜者；配石膏，临床宜用于温病发热缠绵，日久不退，或温病后期，余热未清，心烦口渴，口干恶心，小便短赤等热邪未尽，阴伤津亏之证。本品脾胃虚寒者忌服。因寒霍乱作胀，因寒呕吐勿服。

【附方】

［古代方］

1. 伤寒，心脾虚热，干呕烦渴，不下食：芦根（锉）60 克，人参 45 克，赤茯苓 30 克，淡竹茹 30 克，甘草（炙，锉）15 克，上为粗末，每用 15 克加水 225 毫升，加小麦 10 克，生姜（拍碎）3.5 克，同煎至 150 毫升去滓，温服，每天 2 次。（《圣济总录》芦根汤）

2. 妊娠恶阻，呕吐涎水：芦根汁 200 毫升，水梨汁 200 毫升，槟榔 3 克，橘红 3 克，枇杷叶（刷净毛）6 克，生姜 2 片，先煎后回味，去滓，冲入二汁，分 3 次服。（《医略六书》芦根汤）

［现代方］

1. 胃热呕哕反胃：鲜芦根 60 克，竹茹 30 克，粳米 15 克，生姜 9 克，水煎服。（《中国常用中草药》）

2. 胃热津伤，烦热口渴：鲜芦根汁 15 毫升，梨汁 10 毫升，荸荠汁 10 毫升，麦冬汁 10 毫升，藕汁 10 毫升，和匀凉服。（同上）

【备注】

芦根与芦竹根鉴别：芦根为禾本科植物芦苇的根茎，芦竹根为禾本科植物芦竹 Arun donax L. 的根茎。又名荻芦竹、绿竹、芦荻头、芦竹笥。性寒，味苦。归肺、肝、肾、胃经。功能祛风止痛、退火清热，治风火虫牙痛，骨蒸潮热，火淋，天行热狂，瘟马肉中毒。用量：15～30 克水煎服，或取根捣烂取自然汁，体虚无热者慎服。

255. 芦 笋

石刁柏

【概述】

本品为百合科植物石刁柏 Asparagus officinalis L. 的块根或嫩茎。块根称小百部，嫩苗又名芦笥作食用，全草称石刁柏、山文竹、细叶百部，为多年生草本。性微温，味微苦、辛，有小毒。归肝、心、脾经。功能润肺镇咳，杀虫止痒。主治肺热咳嗽，杀疳虫，外治皮肤疥癣。用法用量：内服 3～9 克，水煎服，或入丸散，外用煎水熏洗或捣汁涂。

【成分】

芦笋含蛋白质、碳水化合物，其维生素 C 和胡萝卜素含量较高。根含甾体皂苷(9 种，称为芦笋皂苷 A_1、A、B、C、D、E、F、G、H)、新皂苷 A_{s-1}、螺旋甾烷醇葡萄糖苷、谷甾醇-β-D-葡萄糖苷以及黄酮类化合物、氨基酸、多糖、精油多种挥发性香气成分和纤维素、微量元素锌、铜、铁、锰、硒等。果实中含 Hyperoside、异槲皮苷、Cosmosilin、芦丁、槲皮素低聚葡萄糖苷；浆果中含类胡萝卜素(Carotenoid)、种子含油脂。叶中含芸香苷；种子含多糖；全草含天门冬素、松柏苷(Coniferin)、白屈菜酸(Chelidonic acid)。

【药理】

1. 对免疫功能的影响：① 促进 T 淋巴细胞转化；芦笋汁可提高小鼠、人以及肿瘤病人血淋巴细胞转化的功能，为机体免疫功能的生物调节剂，可减少人的老年病的发生。② 促进小鼠巨噬细胞的吞噬功能。复方芦笋(芦笋、薏苡仁、山药等)提取液可增加正常小鼠胸腺及脾脏重量。③ 降低血清循环免疫复合物。

2. 抗癌作用：① 体内实验：小鼠灌服芦笋尖和茎的提取液，都能明显抑制肉瘤 S180。复方芦笋提取液对小鼠艾氏腹水癌、宫颈癌也有明显的抑制作用。芦笋制成的饮料，对胃癌、白血病和肝癌有一定的抑制作用。② 体外实验证明芦笋所含多糖、皂苷及茎中提取的含硫化合物，对体外培养的腹水型肝癌细胞有杀伤作用。芦笋汁对人鼻咽癌、宫颈癌和食管癌离体细胞，可明显抑制其集落生长。

3. 降脂作用：芦笋对实验性高脂血症有预防作用，也有治疗作用。预防实验时，可见血脂上升程度受到抑制，小鼠体重增加减慢，肝脏没有增大。可见高脂饮食加食芦笋的重要性。

4. 抗氧化作用：芦笋尖及汁喂饲小鼠，可见其心、肝等组织过氧化脂质含量下降，超氧化物歧化酶活性保持较高水准。芦笋提取物也能显著抑制小鼠肝、脑中过氧化脂质的生成，却对红细胞中 SOD 活性改变不明显，此一作用可能与其所含硒有关。

5. 抗疲劳作用：芦笋液给小鼠灌服或腹腔注射后，可以显著延长小鼠负重游泳的持续时间，并显示量-效关系。

6. 其他作用：① 扩张血管，降低血压。② 抗真菌作用，对念珠菌属、小芽孢菌属、发癣菌属及表皮癣菌属等有抑制作用。③ 利尿作用。

【临床报道】

用于淋巴腺癌、银屑病、乳腺增生、乳痈等。

【附方】

淋巴结结核：鲜石刁柏根 60 克，炒荞麦面 15 克捣成泥膏，外敷，每天换药 1 次。(《内蒙古中草药新医疗法资料选编》)

【备注】

1. 药材芦笋，一为禾本科芦苇的嫩苗；一为百合科的石刁柏，后者在部分书中以"小百部"立名，嫩茎常作蔬菜罐头食品。

2. 云南、四川部分地区将羊齿天门冬 Asparagus filicinus Ham. 的块根，命名为"小百部"。湖北个别地区使用肥厚石刁柏 A. officinalis L. var. altilis L. 的块根，药材名为"湖北大百部"。以上均与正名百部混淆，而小百部又与芦笋混充。为此，本书为了醒目，将不同的两种芦笋，同列于此，以待植物分类学专家予以正名。

芦　笋

【概述】

本品为禾本科植物芦苇 Phragmites communis Trin. 的嫩苗。又名苇子草、笋尖、芦尖。多于春夏挖取。分布于温带地区，北方农田普遍生长。性寒凉，味甘、微苦。功能清肺止咳，利水通淋，清热生津，解鱼蟹及诸肉毒。用治热病口渴，淋病，小便不利，解鱼蟹、诸肉毒。用法用量：鲜品用量 30～60 克；干品用量 6～9 克，水煎服。

【备注】

1. 芦苇的茎，称芦茎，又名苇茎、嫩芦梗。亦入药。性寒，味甘，入肺经。功能清肺排脓，可治热毒蕴肺、肺痈咳嗽，吐腥臭痰，心胸烦闷。如苇茎汤(即千金苇茎汤)：鲜芦茎 60 克，薏苡仁、冬瓜仁各 20 克，桃仁 9 克，水煎服，治肺痈。见《千金要方》。

2. 芦苇的花，称芦花。秋后采收，备用。又名葭花、芦蓬茸、蓬茸。性寒，味甘。入肺、肝、大肠经。功能凉血止血，清热凉血、化痰止血。可治吐血，衄血，咳血，血崩等血热妄行之证。又能解毒辟秽，可治疫疠秽浊引起的霍乱吐泻，并煮浓汁治鱼蟹中毒。内服用量 15～30 克，水煎。外用时煅存性，研末吹鼻止衄血。治诸般血病，水芦花、红花、槐花、白鸡冠花、茅花各等份，水 400 毫升，煎取 200 毫升服。(《积善堂经验方》)

3. 芦叶，又称芦箬。为芦苇之叶。功能清肺止渴，用于咳嗽痰稠；消肿排脓，用于痈疽发背，并可平胃热、止呃逆。用量 15～30 克。

4. 芦根：已有专条，为芦苇的根茎。

256. 苏　木

【概述】

本品为豆科植物苏木 Caesalpinia sappan L. 的干燥心材，原名苏枋，又名赤木、红柴、苏方木。产于广东、广西、福建、台湾、贵州、云南、四川等地。秋季采伐，除去边材。性平，味甘、咸、微辛。归心、肝、脾经。功能行血祛瘀，活血通经，消肿止痛。主治妇女血气心腹痛，血郁经闭，产后瘀阻腹部胀痛，血晕，跌打瘀痛，扑损瘀滞肿痛，痈肿等。用法用量，3～9 克，水煎服。孕妇忌服。

【成分】

心材含巴西苏木素(Brasilin)、苏木酚(Sappain)、挥发油、棕榈酸、硬脂酸、亚油酸、油酸和鞣质等。巴西苏木素在空气中易氧化为巴西苏木色素(Brasilein)，即其红色素成分。挥发油为苏木的香气成分，主含 d-水芹烯及罗勒烯(Ocimene)等。

【药理】

1. 抗白血病作用：苏木水提液对人早幼粒白细胞病细胞(HL-60)、人红髓白血病细胞(K-562)、小鼠成纤维瘤细胞株(L929)及小鼠淋巴瘤细胞株(yac-1)均有明显的杀伤作用，腹腔注射苏木水煎液对白血病P388、L1210小鼠(DBA/2)均有较强的抑制治疗效果，明显延长小鼠的存活时间。但口服灌胃后则无明显效果。

2. 抗炎、抗菌作用：巴西苏木素可抑制角叉菜胶引起的大鼠足跖胀。苏木煎液对金黄色葡萄球菌和伤寒杆菌有较强抑制作用。浸煎液对白喉杆菌、流感杆菌、福氏痢疾杆菌、溶血性链球菌、肺炎球菌等作用显著。

3. 对心血管的作用：苏木煎剂和巴西苏木素可加强离体蛙心收缩，并能恢复水合氯醛、奎宁、毛果芸香碱、毒扁豆碱等对蛙心的抑制。苏木还能降低冠脉阻力，增加冠脉流量，降低心率、增加心肌耗氧量，改善微循环。

4. 抗血小板聚集作用：巴西苏木素和苏木精可降低各种切速下血粘度，抑制ADP诱发的血小板聚集。苏木热水提取物对人的新鲜血中血小板聚集具抑制作用。

5. 促进血液凝固作用：苏木能缩短家兔血浆再钙化的时间，有促进血液凝固作用。

6. 其他作用：① 本品煎剂灌胃或注射对小鼠、豚鼠、家兔等均有镇静、催眠作用，并能对抗士的宁对小鼠引起的惊厥作用。② 煎剂可引起正常犬的呕吐和腹泻。③ 有免疫抑制作用。

【临床报道】

内治呕逆、经闭腹痛、心绞痛、产后瘀血胀痛喘急等，外治足癣、跌打损伤、扑损肿痛瘀血以及外伤出血、痈肿等。祛风与防风配伍，血虚无瘀者不宜，孕妇忌服。李时珍认为，多用则破血。

【附方】

［古代方］

1. 被打伤损，筋骨疼痛：苏木(捶烂碎)60克，用酒200毫升，煎取100毫升，去滓，分3次服。晨空心、午时、夜卧各1次。(《圣济总录》苏木酒)

2. 产后气阴俱虚，瘀血上冲，气促不能平卧，汗出口干，神疲体倦：苏木、人参、麦门冬，水煎去滓服。(《妇科玉尺》苏木汤)

3. 眼胞伤损，瞳神不碎，堕物打伤震动颇顶骨缝以致脑部疼痛，昏迷不省：活血散瘀，接骨止痛。苏木面3克，半两钱3克，自然铜(醋淬7次)9克，乳香9克，没药9克，血竭9克，麝香0.3克，红花3克，丁香1.5克，马钱子(油炸去毛)3克，上为细末，每服0.24～1.2克，黄酒燉温冲服，或童便调。忌食生冷发物、猪头肉、茶水。(《医宗金鉴》八厘散)

［现代方］

1. 足癣：苏木、钩藤、花椒各30克，枯矾6～9克，煎水浸泡双足治疗各种足癣。[湖北中医杂志，1991，(2)：6]

2. 白血病：苏木配伍其他中药。[福建中医药，1987，(2)：48]

3. 跌打损伤、瘀血肿痛：苏木9克，乳香6克，没药6克，血竭6克，红花6克，水煎服。(《中国常用中草药》)

4. 脘腹痛，痛有定处：苏木9克，五灵脂9克，蒲黄9克，桃仁6克，香附9克，水煎服。(同上)

5. 骨质增生：苏木配伍川乌、细辛、独活、蜈蚣、僵蚕、乳香、没药、威灵仙，共研细末，白酒调敷患处。[北京中医，1990，11(5)：31]

【备注】

同属植物基里苏木 C. gilliesii Wall. 的水提物对小鼠肉瘤S180及大鼠W256肉瘤均有抑制作用。

257. 苏 铁 叶

【概述】

本品为苏铁科植物苏铁 Cycas revoluta Thunb. 的叶。又名铁树叶、凤尾松、凤尾蕉叶、番蕉叶。分布于我国南方，长江流域及华北都有栽培。性平，味甘、淡，有小毒。归肝、胃经。《中药大辞典》谓性微温，味甘、酸。功能理气，和血，止血，消肿解毒。主治肝胃气痛，经闭，吐血，痢疾。用法用量：9～15 克，水煎服；又治外伤出血，煅存性，研末服；治肿痛初起，煅存性，研末调敷。

【成分】

苏铁叶含苏铁双黄酮、扁柏双黄酮、二氢扁柏双黄酮，并含苏铁苷、胆碱、葫芦巴碱等。

【药理】

体外试验对胃癌细胞敏感。

【临床报道】

传统认为主治肝胃气痛，经闭，难产，吐血，跌打刀伤等，现代临床用以治疗脑肿瘤，鼻咽癌，食管癌，绒毛膜上皮癌等。

【附方】

1. 胃痛：铁树叶 15 克，水煎服。（《浙江民间草药》）

2. 妇女经闭：苏铁叶晒干，烧存性、研末，每服 6 克，用黄酒送下，每天 1 次。（《福建民间草药》）

【备注】

苏铁的种子称铁树果，始见于《植物名实图考》，又名凤凰蛋。性平，味苦、涩，有毒。归肺、大肠经。功能清热，止血，祛痰。用于咳嗽，痢疾，跌打刀伤。9～15 克水煎服或研末外用。

258. 苏 合 香

【概述】

本品为金缕梅科植物苏合香树 Liquidambar orientalis Mill. 的树干渗出的香树脂，经加工精制而成。性温，味辛、甘。归心、脾经。功能开窍、辟秽、止痛。主治中风痰厥，猝然昏倒，胸腹冷痛，惊痫，温疟。用法用量：0.3～1 克，宜入丸散服，不入煎剂。

【成分】

树脂含齐墩果酮酸和 3-表-齐墩果酸等。

【药理】

1. 抗血小板聚集作用：苏合香脂及从中提取的顺式桂皮酸对胶原、ADP 诱导的家兔、大鼠血小板聚集，均显示一定的抑制作用。强度与阿司匹林、阿魏酸相当。桂皮酸的作用主要针对血小板内含物释放及花生四烯酸代谢而发挥抑制效能。

2. 抗血栓作用：苏合香混悬液体外试验可使兔血栓形成度缩短和重量减轻。苏合香可显著提高血小板内 cAMP 含量，体内外试验均证明苏合香能延长复钙时间、凝血酶原时间和白陶土部分凝血活酶时间，降低血浆纤维蛋白原含量，促进纤溶酶活性。

3. 对心血管系统的作用：① 苏合香脂具有抗血栓、抑制血小板聚集及增加冠窦血流量的作用，从而治疗冠心病心绞痛的发作。② 苏合香脂、冠心苏合丸能显著延长小鼠耐缺氧时间。

4. 其他作用：① 为刺激性祛痰药。② 对呼吸道感染有一定的抗菌作用。③ 缓解局部炎症、湿疹、瘙痒。④ 促进溃疡与创伤愈合。

【临床报道】

现代临床常用于：① 冠心病心绞痛：用苏冰滴丸、苏合香丸。② 腹、胁疼痛及巅顶头痛，用苏合香丸。③ 胆道蛔虫病：用苏合香丸，《本经逢原》记载阴虚多火之人禁用。

苏合香配皂荚开窍通关，对猝然昏迷、口噤不开突闭之症，可用二者研末，吹鼻，取嚏，促其苏醒。配伍麝香、安息香、丁香等，治中风昏倒；配伍檀香、冰片等，治胸腹冷痛。

【附方】

［古代方］

1. 中风寒闭，中恶客忤，神志昏迷：温通开窍，理气解郁，散寒化浊，辟秽醒神。苏合香、麝香、安息香、丁香、沉香、檀香、木香、乳香、香附、冰片、白术、朱砂、犀角、诃子、荜茇。蜜丸，每丸重 3 克，口服每次 1 丸，每天1～2 次。温开水送服，有成药。(《和剂局方》苏合香丸)

2. 昏厥，小儿惊痫，中恶：沉香、僵蚕、丁香、郁金、檀香、木香、藿香、降香、乳香、琥珀各 60 克，牛黄 30 克，冰片 15 克，苏合香 60 克，安息香 30 克，麝香、香附、诃子肉、僵蚕、天麻、郁金、蒌仁、莲心、朱砂各 60 克。蜜丸，每丸重 6 克，口服，每次 1 丸，每天 2 次，温开水送服，芳香开窍，化痰定惊。(《春脚集》十香返魂丹)

3. 中风中气，猝然昏倒，牙关紧闭，不省人事，或胸腹满痛，昏迷气闭，时疫霍乱，腹满胸痞，甚则昏闭，寒闭气滞：在《苏沈良方》卷五亦称苏合香丸，但与前文《和剂局方》的苏合香丸处方不同，计有白术、光明砂、麝香、诃黎勒皮、香附子、沉香、青木香、丁子香、安息香、白檀香、荜茇、犀角各 30克，熏陆香、苏合香、龙脑香各 15 克，上 15 味捣碎极细，白蜜煎去沫，和为丸，丸如梧子大，晨起服 4 丸，用井华水于净器中研破服。脱证、热闭及孕妇禁服。(《外台秘要》引《广济方》吃力迦丸)

259. 赤石脂

【概述】

本品为硅酸盐类矿物多水高岭石族多水高岭石，主含含水硅酸铝［$Al_4(Si_4O_{10})(OH)_8 \cdot 4H_2O$］。采挖后，除去杂质。多生于岩石的风化带和粘土层中，又名红土、赤石土、红高岭。性温，味甘、酸、涩。归胃、大肠经。功能涩肠，止血，生肌敛疮。用于久泻久痢，大便出血，崩漏带下；外治疮疡不敛，湿疹脓水浸淫。用法用量：内服，入汤剂，9～12克；外用适量，研末敷患处。本品温而固涩，凡有实热者不宜用。

【成分】

赤石脂主要成分为含水硅酸铝，并含有氧化铁、氧化铬、氧化镁等，其组成为：硅(Si) 42.93%、铝(Al) 36.58%、氧化亚铁(FeO)及锰(Mn)4.85%、镁(Mg)及钙(Ca)0.94%、水分 14.75%。另还含有微量元素钛(Ti)、镍(Ni)、锶(Sr)、钡(Ba)等。

【药理】

1. 吸附及止泻作用：本品有较强的吸附作用，家兔用黄磷烧伤，伴血磷升高和肝、肾损害，创面应用赤石脂吸附磷，可降低血磷，促进尿磷排泄并降低动物死亡率，每 1 克赤石脂可吸附 0.5 克磷。本品内服能吸附消化道内毒物，如磷、汞、细菌毒素及食物异常发酵的产物等，并能保护消化道黏膜，减少对肠黏膜的刺激，因而可呈现止泻作用。

2. 抗炎作用：本品研末外用有吸湿性，能使创面皮肤干燥，防止细菌生长，减轻炎症，促进溃疡愈合。内服对发炎的胃肠黏膜有局部保护作用。

3. 止血作用：内服对胃肠道有止血作用。赤石脂水煎浓缩液(2克/毫升生药)能显著缩短出血时间、凝血时间和血浆复钙时间,体内体外均能显著抑制二磷酸腺苷ADP诱导的血小板聚集,对ADP引起的体内血小板血栓形成也有显著的对抗作用。

4. 毒副作用：赤石脂煎液静脉注射小鼠LD50为31.60克/千克,动物出现肝肿大,肺充血现象。

【临床报道】

1. 治疗慢性腹泻：口服复方赤石脂片(每片0.34克,含赤石脂、枯矾、天仙子的比例为1∶1∶0.12),每次3～5片,每天3次,30天为1个疗程。总有效率94.3%。

2. 治疗婴儿秋季腹泻：赤石脂、灶心土、肉桂、炒白术各2份,丁香1份,白胡椒、罂粟壳各0.5份,制成药末,外敷脐部,必要时配以内服药。治疗376例,总有效率99.2%。

3. 治疗上消化道出血：赤石脂、白及按1∶1比例混合粉碎成粉,每服3克,每天3次,温开水调成糊状空腹服。治疗40例,总有效率95%。

4. 治疗寻常疣扁平疣：赤石脂、鸦胆子各300克,研末混匀,临用时取食醋适量调糊涂搽患处,早晚各1次,1周为1个疗程,治疗112例,痊愈84例。

【附方】

［古代方］

1. 大肠寒滑,小便精出：赤石脂、干姜各30克,胡椒15克,为末,醋和丸。(《本草衍义》)

2. 冷痢腹痛,下白冻如鱼脑：赤石脂、干姜等份,为末,蒸饼和丸。(《备急千金要方》)

3. 痢后,气下,推出肛门不入：赤石脂、伏龙肝各等份,为细末,每用1.5克敷肠头上。(《小儿药证直决》)

4. 汤火所伤,赤烂热痛：赤石脂、寒水石、大黄等份为末,以新汲水调涂伤处。(《证治准绳》)

5. 诸疮多脓水,久不干,不敛口：赤石脂研细,日日掺之。(《外科精义》)

［现代方］

1. 虚寒腹泻,便带脓血：赤石脂15克(一半入煎,一半研细分次冲服),干姜5克,粳米30克,水煎服。(《中国常用中草药》)

2. 崩漏带下：赤石脂12克,侧柏叶12克,海螵蛸9克,水煎服。(同上)

3. 疮疡久溃不敛：赤石脂30克,龙骨30克,炉甘石30克,血竭10克,乳香12克,没药12克,冰片10克,轻粉3克,共研细末,敷患处。(同上)

4. 外伤出血：赤石脂八份,五倍子、松香各6份,共研细末撒于伤口。(《中草药新医疗法资料选编》)

常用的中成药有：

1. 震灵丸：赤石脂(煅)、禹余粮(煅)、紫石英、代赭石、乳香、没药、五灵脂、朱砂,水泛丸。口服,每次6～9克,每天2次。功能止血化瘀。用于瘀阻胞宫,出血不止,小腹疼痛。

2. 疴呕肚痛散：赤石脂(煅)、樟木子、木香、白芍、甘草,制成散剂,每瓶0.9克。口服,每次1瓶,每天1～2次。功能止吐制泻。用于肠鸣腹泻,胸闷欲吐,水泻不止。(均载《中国药物大全》中药卷)

3. 消炎止血散：赤石脂、寒水石、煅石膏、炉甘石各250克,冰片10克,制成散剂。外用,每天1～2次适量外敷。功能消炎止血。用于烫伤、痔疮及黄水疮、外伤出血等。(《辽宁省药品标准》1987年版)

【备注】

赤石脂与高岭土极其相似,事实上赤石脂在180～200℃,尚余2分子的水时,即成高岭土。普通的赤石脂是带红色的,但由于它所含氧化铁、氧化锰的多寡,故颜色可从白、灰以至青绿、黄、红、褐等色；而高岭土则比较纯粹，故多为白、灰色。

260. 赤 芍

【概述】

本品为毛茛科多年生草本植物芍药 Paeonia lactiflora Pall. 或川赤芍P. veitchii Lynch 的根。又名赤芍药、红芍药、草芍药、木芍药、山芍药、毛果赤芍、卵叶赤芍、参幌子、臭牡丹根。芍药产于黑龙江、吉林、辽宁、河北、河南、山西、陕西、内蒙古等地；川赤芍产于山西、甘肃、青海东部和四川、西藏等地。性微寒，味苦。归肝经。功能清热凉血，祛瘀止痛。主治温毒发斑，目赤肿痛，吐血衄血，肝郁胁痛，经闭痛经，腹痛，跌扑损伤，痈肿疮疡。用法用量：6～15 克，水煎服，或入丸、散。清热凉血宜生用，祛瘀止痛宜醋炒或酒炒用。

【成分】

芍药主要含单萜类成分，如赤芍苷、芍药内酯苷、氧化芍药苷、苯甲酰芍药苷、芍药吉酮、芍药新苷等。此外，还含有苯甲醛、浸食子鞣质等成分。赤芍尚含 d-儿茶精及没食子酸乙酯。

【药理】

1. 对循环系统的作用：本品有钙通道阻滞作用，直接扩张冠状血管使冠脉血流量及心输出量增加，对大鼠心肌缺血有保护作用；且能增加心肌营养血流量，改善微循环，降低门脉高压；能使凝血酶原时间及白陶土部分凝血酶时间延长；并能降低线粒体耗氧量，干扰血小板能量代谢，升高血小板 cAMP，从而抑制血小板聚集，具有抗血栓形成作用；还能增加纤溶活性，促进血栓溶解；并能抗动脉粥样硬化。d-儿茶精亦可增加冠脉流量，它和没食子酸乙酯均有抑制大鼠体外血栓形成及血小板聚集，延长兔血浆复钙时间等作用。

2. 抗病原微生物的作用：本品对痢疾杆菌、伤寒杆菌、副伤寒杆菌、绿脓杆菌、大肠杆菌、变形杆菌、百日咳杆菌、葡萄球菌、肺炎双球菌以及霍乱弧菌等均有抑制作用；对副流感、麻疹、疱疹及肠道病毒及某些皮肤真菌亦有抑制作用。

3. 免疫抑制作用：赤芍水提物和70％乙醇提取物对小鼠体液免疫和细胞免疫均有较强的抑制作用。

4. 抗癌作用：其正丁醇提取物对S180 实体瘤有明显抑制作用。

5. 其他作用：所含芍药苷能对抗乙酰胆碱引起的平滑肌痉挛，抑制胃肠运动和子宫收缩。且有镇痛、镇静、抗炎作用；对应激性溃疡有预防作用。古方赤芍散及芍药甘草汤都能抑制平滑肌解痉止痛。

【临床报道】

1. 治疗皮肤感染：对湿疹、脓疱疮、体表脓肿、急性淋巴结炎等，常与当归、银花、连翘等配伍。

2. 治疗血热瘀滞而致的小腹或腰背疼痛、坠痛：如妇女闭经、痛经等，常与丹皮、红花、桃仁、川芎配伍。

3. 治疗扭挫伤、瘀血疼痛：与乳香、没药、血竭、当归等配伍。

4. 治疗血瘀胁痛、慢性肝炎等：常与丹参、当归、茯苓等配伍。

5. 治疗脑震荡后遗症之瘀血头痛：常与川芎、白芷、当归、羌活等配伍。

6. 治疗冠心病心绞痛：与川芎、红花、降香等配伍。

7. 治疗慢性前列腺炎：常与蒲公英、败酱草配伍。

8. 治疗痈肿疮毒：与天花粉、白芷、姜黄配伍。由于上述抗菌、抗病毒作用，加上它的解热和较弱的抗炎症作用，对细菌性痢疾、急性乳腺炎及某些急腹症等有效。

赤芍用于因血瘀而引起的疼痛和烦热，能活血祛瘀止痛，如因血热瘀滞所致的小腹或腰背疼痛；妇女经闭腹痛；跌打损伤和疮痈肿痛；脑震荡后遗症的瘀血头痛；冠心病心绞痛等，均有疗效。对温热病热入血分引起的身热、舌绛、斑疹及血热妄行出现出血、衄血等证，能清热凉血，常与生地、丹皮等同用。

赤芍与白芍的效用，重点不同，赤芍长于活血散瘀，偏于疏泄，凉血、行瘀、消肿、止痛较白芍为优；白芍养血柔肝，缓中止痛，偏于补收，主血虚肝旺所致头晕目眩或阴虚不敛吐衄咯血，有养血益阴、收敛固涩之效。又赤芍与丹皮比较，二者清热凉血、活血行瘀功效近似。但赤芍活血逐瘀之力大于丹皮；凉血清热之功都不及丹皮。

【附方】

［古代方］

1. 历节风：赤芍、当归、附子、黄芩、白术、甘草各30克，生地120克，阿胶60克。治虚寒吐血，唾血。（《太平圣惠方》赤芍药散）

2. 胸痛，头痛日久不愈，痛如针刺而有定处：桃仁12克，红花、当归、生地各9克，川芎45克，赤芍6克，牛膝10克，桔梗4.5克，柴胡3克，枳壳6克，甘草3克。（《医林改错》血府逐瘀汤）

3. 少腹胀满，或经期腰酸少腹胀，或月经不调，其色紫黑，或有瘀块：炒小茴香7粒，炒干姜0.6克，延胡索3克，没药、川芎各6克，官桂3克，赤芍6克，炒五灵脂6克，蒲黄、当归各9克。（《医林改错》少腹逐瘀汤）

4. 妇人血崩，赤白带下：香附子、赤芍药。（《太平圣惠方》如神散）

［现代方］

1. 肝区综合征：赤芍30克，川朴25克，丹参20克，水煎服。每天1剂，分3次服。［辽宁中医杂志，1987，11(8)：18］

2. 急性乳腺炎：生赤芍100～150克，生甘草50～100克，水煎服。［辽宁中医杂志，1980，(9)：30］或赤芍、蒲公英各60克，水煎服。（《中药临床应用大全》）

3. 月经不调，闭经，痛经：赤芍、当归、川芎各9克，益母草12克，水煎服。（《现代临床中药学》）

4. 心绞痛：赤芍、槐花各12克，丹参9克，桃仁6克，没药3克，1天量制水丸，每天服12～18克。（《全国中草药汇编》）

5. 淤胆型重型肝炎：赤芍60克，生地15克，丹参15克，葛根30克，丹皮15克，水煎服。［中医杂志，1983，(6)：15］

6. 充血性心力衰竭：赤芍15克，川芎15克，丹参15克，鸡血藤15克，党参25克，坤草25克，麦冬25克，附子10～15克，五加皮10～15克，泽兰15克，水煎服。（《中国中医秘方大全》）

7. 痛经：赤勺、乌药、香附各15克，当归12克，延胡索6克，水煎服。（《全国中草药汇编》）

8. 血虚型萎缩性舌炎：赤芍12克，白芍12克，生地12克，当归12克，黄芪20克，川芎9克，桃仁6克，红花9克，莪术9克，水煎服。（《中国中医秘方大全》）

9. 突发性耳聋：赤芍9克，红花9克，桃仁9克，川芎6克，参三七3克，水蛭6克，白芷9克，干姜3克，大枣15枚，制成冲剂，每天2次，每次1包。（《中国中医秘方大全》）

10. 子宫肌瘤：赤芍60克，丹参60克，全当归40克，生蒲黄40克，五灵脂40克，夏枯草60克，穿山甲40克，连翘40克，生山楂60克。共研细末，配成小粒水丸，每服9克，日服2次，温水送下。（《简明家庭中医百科全书》）

【备注】

在药材商品市场上，下列同属植物的

根或块根,在不同地区亦作赤芍入药,功效相近,但非正品。变叶赤芍(又名西北草赤芍)P. anomala L. 分布于陕西、甘肃;美丽赤芍P. mairei Levl. 分布于四川、贵州、云南;毛叶赤芍 P. obovata Maxim. var. willmottiae (Stapf) Stern. 分布于安徽、河南、四川;块根芍药P. hybrida Pall. 分布于新疆。另外,在赤芍加工中,是否去皮,尚无定论。有人认为不去皮好,因赤芍的主要成分为芍药苷,皮中含量高于髓部。另外,具有降低血中尿素氮作用的活性成分也富含于皮中,去皮后则含量低。故不去皮者,有效成分高,且利于保存药性。

261. 杏仁(苦杏仁)

【概述】

本品为蔷薇科植物山杏 Prunus armeniaca L. var. ansu Maxim.,西伯利亚杏 Prunus sibirica L.、东北杏(辽杏) Prunus mandshurica (Maxim.) Koehne 或杏 Armeniaca Vulgaris Lam. (Prunus armeniaca L.)的干燥成熟种子。苦者名苦杏仁,甜者名甜杏仁,前者入药。产于全国各地,尤以华北、西北、华东地区栽种较多。药材照焯法去皮。炒苦杏仁乃取焯苦杏仁清炒至黄色。用时捣碎。性微温,味苦,有小毒。归肺、大肠经。功能降气止咳平喘,润肠通便。主治咳嗽气喘,胸满痰多,血虚津枯,肠燥便秘。用法用量:4.5～9 克,入煎剂,宜后下。

【成分】

苦杏仁含苦杏仁苷约 3%及多种氨基酸,并含大量脂肪油(杏仁油)、蛋白质等。尚含苦杏仁酶、苦杏仁苷酶及樱苷酶。苦杏仁苷受酶作用后,可生成氢氰酸、苯甲醛等。文献对杏 Prunus armeniaca L. 的研究较多,生理活性成分有:扁桃苷(即苦杏仁苷)、柠檬醛及对-聚伞花素(P-Cymene)等。

【药理】

1. 镇咳平喘作用:杏仁中所含苦杏仁苷在体内缓慢分解,生成微量氢氰酸,轻度抑制呼吸中枢,表现镇咳平喘作用。煎剂宜后下。如久煮或长时间浸泡,则受酶的作用使苷水解而失却镇静呼吸的作用。对-聚花素(百里香素)存在杏的挥发油中,有特殊香气,动物口服时,有明显的祛痰作用,临床上已证实其祛痰确切,起效快,副作用小等优点。所以口服杏仁煎剂后,有镇咳祛痰两种效果。

2. 对消化系统的作用:苯甲醛成分能抑制胃蛋白酶的消化功能,故服用时间久,对蛋白质食品的消化有影响。

3. 抗癌作用:杏仁最主要的发现,是它的抗肿瘤作用。杏仁热水提取物粗制剂对人子宫颈癌 JTC 26 株的抑制率为 50%～70%。氢氰酸、苯甲醛及苦杏仁苷体外试验均被证明有微弱的抗癌作用。对大鼠 W 265 肉瘤,用苦杏仁苷治疗,明显延长其存活期。小鼠食用苦杏仁,可抑制艾氏腹水癌的生长;幼年大鼠长期吸入氢氰酸,能延缓移植性 Jensen 肉瘤的生长。但有人报道,抗癌作用是由于扁桃腈而非氰化物所致。日本、美国曾报道用苦杏仁苷治癌效果,美国国立癌症研究所曾用此成分对 200 名用其他方法治疗无效的癌症患者予以试验治疗,结果未予肯定。

4. 其他作用:柠檬醛,有杀驱昆虫作用。防腐作用比他药强。并有抑杀真菌作用。此等作用,也在百里香素中证实,它也有杀昆虫和抗真菌活性。误服过量杏仁,可在体内分解出氢氰酸而导致中毒。首先作用于延髓的生命中枢，表现症状有眩晕，头痛，呼吸急促，呕吐，心悸，紫绀，最终昏迷，惊厥，呼吸中枢麻痹而死亡。机理是氢氰酸很易与细胞色素氧化酶的三价铁反应，形成酶-氰复合物，使细胞呼吸抑制，组织窒息，引起死亡。急救主要用亚硝酸盐和硫代硫酸钠。

【临床报道】

杏仁止咳平喘，可配伍不同中药而用于多种类型。咳嗽偏热者，与清热药配伍；偏寒者，与祛寒药配伍；有表证者，与解表药配伍。

杏仁有苦、甜两种：苦杏仁含苦杏仁苷量多，长于止咳平喘。甜杏仁含苦杏仁苷量少，又称南杏，长于润肠通便。杏仁与瓜蒌仁比较，二者皆能止咳、化痰、平喘、润肠通便。但杏仁苦温，宣肺降气，长于止咳平喘，归肺与大肠经；瓜蒌仁甘寒，清肺化痰，润燥利气，长于治痰热咳逆，归肺、胃、大肠经。服苦杏仁不可过量，以免中毒。

【附方】

［现代方］

1. 寒邪所致恶寒无汗，咳嗽气急：苦杏仁 9 克，苏叶 15 克，半夏 9 克，茯苓 12 克，枳壳 6 克，水煎服。

2. 肺燥干咳无痰：苦杏仁 9 克，桑叶 12 克，南沙参 12 克，川贝母 9 克，甘草 6 克，水煎服。

3. 肠燥津枯便秘：苦杏仁 9 克，柏子仁 12 克，火麻仁 6 克，桃仁 6 克，郁李仁 6 克，水煎服。

【备注】

1. 作为苦杏仁药用的还有同属植物野杏 Armeniaca vulgaris Lam. var. ansu (Maxim.) yu et Lu 的成熟种子。

2. 杏仁有甜、苦之分，野生的一般为苦杏仁；栽培的有些是甜杏仁。

262. 连　翘

【概述】

本品为木樨科植物连翘 Forsythia suspensa (Thunb) Vahl. 的干燥果实。秋季果实初熟带绿色时采收，蒸熟、晒干，习称“青翘”；熟透后采收，晒干，习称“老翘”。性微寒，味苦。归肺、心、小肠经。功能清热解毒，消肿散结。主治痈疽，瘰疬，乳痈丹毒，风热感冒，温病初起温热入营，高热烦渴，神昏发斑，热淋尿闭。用法用量：6～15 克，水煎服。

【成分】

连翘含连翘苷(Phillyrin)，连翘苷原，冷杉树脂酚，芸香苷，连翘酯苷 A、C、D 及齐墩果酸、白桦脂酸、熊果酸等。其果实含连翘苷，齐墩果酸，芦丁。连翘种子含大量挥发油，有 α、β-蒎烯，莰烯，柠檬烯，龙脑，黄樟醚，α-萜品醇，樟脑，香叶醛等。连翘叶含连翘苷，连翘苷元，熊果酸，芦丁及连翘酯苷。

【药理】

1. 抗病原微生物作用：① 对金黄色葡萄球菌、溶血性链球菌、伤寒杆菌、痢疾杆菌等病原菌，体外有显著的抑菌作用。挥发油及非挥发性成分均有抗菌活性。连翘酯苷尚有较强抗真菌作用。② 连翘种子挥发油除抗菌作用外，还有抗病毒作用。能抑制流感病毒亚甲型京科 68-Ⅰ株，对Ⅰ型副流感病毒也有抑制作用。

2. 抗炎症作用：能显著抑制炎性渗出、水肿。连翘复方制剂如银翘散、复方连翘注射液及清胆注射液也均有显著的抗炎作用。

3. 解热作用：由连翘为主组成的几种复方制剂对多种致热原引起的发热，均有解热作用。

4. 对心血管系统的作用：① 连翘静脉注射可使麻醉犬、兔血压明显下降。清胆液既可扩张血管，改变微循环，又可保持血管张力，维持血压。② 清胆液可以增强内毒素性休克动物的心肌收缩力，增加心输出量和静脉回心血量。

5. 其他作用：① 对 CCl_4 所致大鼠急性肝损伤，连翘有明显保护作用。② 连翘有显著镇吐作用。③ 实验显示可能具有抗过敏作用。④ 所含齐墩果酸有轻微强心作用。⑤ 所含芦丁有止血作用。

【临床报道】

临床应用连翘，治疗多种常见病：① 急性呼吸道感染：如感冒、流感、上感、急性扁桃体炎等。② 急性皮肤化脓性感染。如疮疡痈肿、疔疖丹毒。③ 其他：急性传染性肝炎、急性肾炎以及多种病因所致呕吐。

连翘与银花均为清热解毒药，既能透热达表，又能清里热而解毒，共治外感风热、温病热毒。所不同者是银花偏散表热，连翘清心火力强，并善通淋。配合银花并走于上，清气凉血，清热解毒力量增强。配牛蒡子治疮疡肿毒，并促痈结部分消散。配赤小豆，用治湿热内蕴之黄疸、湿热下注之淋证，也用于盆腔炎和产后高热。配栀子，清心除烦，凉血解毒，用治温病热入心包以及口舌生疮、尿赤短涩、疮疡肿毒等症。

【附方】

［古代方］

1. 上中二焦邪郁生热：大黄、朴硝、甘草各 600 克，栀子仁、薄荷、黄芩各 300 克，连翘 1 200 克。(《和剂局方》凉膈散)

2. 大头瘟症见恶寒发热，头面红肿焮痛、目不能开、咽喉不利、舌燥口渴、舌红苔黄等：黄芩、黄连各 15 克，玄参、橘红、生甘草、柴胡、桔梗各 6 克，连翘、板蓝根、牛蒡子、马勃各 3 克，僵蚕、升麻各 2.1 克。(《东垣试效方》普济消毒饮)

3. 温病初起：银花、连翘各 30 克，桔梗、薄荷各 18 克，竹叶、荆芥各 12 克，牛蒡子 18 克，豆豉、生草各 15 克。(《温病条辨》银翘散)

4. 发热，微恶寒，口渴头痛，咳嗽咽痛，无汗或有汗不畅，舌尖红，苔薄黄，脉浮数：银花、连翘、薄荷、牛蒡子、桔梗、淡竹叶、甘草。(《温病条辨》银翘解毒丸)

5. 外感风热、风温初起：银花、连翘、羚羊角粉、淡竹叶、牛蒡子、淡豆豉、桔梗、荆芥、薄荷、甘草。(《温病条辨》羚羊感冒片)

［现代方］

1. 风热感冒：连翘 9 克，桑叶、荆芥、桔梗各 6 克，薄荷、蝉蜕各 4.5 克，甘草 3 克，水煎服。

2. 痈肿疮疖：连翘 12 克，金银花、野菊花、蒲公英、紫花地丁、牡丹皮各 9 克，水煎服。

3. 乳痈：连翘、川芎、瓜蒌、皂角刺、金橘叶、青皮、桃仁、甘草各 6 克，水煎，饭后 1 小时服。

【备注】

1. 据沈保安著书考证，古代本草记载的连翘为金丝桃科植物湖南连翘 Hypericum ascyron L. 的果实或全草。

2. 同属植物金钟花（黄藤）F. Viridissima Lindl. 的果实，常混入连翘中使用，两者成分相似，《日本药局方》作为连翘收载。

263. 吴 茱 萸

【概述】

本品为芸香科落叶灌木或小乔木吴茱萸 Evodia rutaecarpa (Juss.) Benth. 石虎 E. rutaecarpa (Juss.) Benth. var. officinalis (Dode) Huang 或疏毛吴茱萸 E. rutaccarpa (Juss.) Benth. var. bodinieri (Dode) Huang 的近成熟果实。又名吴萸、吴芋、吴椒、吴萸子、石虎子、茶辣、淡吴萸、开口吴萸。吴茱萸有栽培，分布于安徽、浙江、福建、湖北、湖南、两广、四川、云贵等地；石虎主产于湖北、湖南、四川、广西、贵州、江西、浙江等地，多为栽培。疏毛吴茱萸产于江西、湖南、广东、广西、贵州。性热，味辛、苦。归肝、脾、胃、肾经。功能散寒止痛，降逆止呕，助阳止泻。主治脘腹冷痛，疝痛，头痛，虚寒泄泻，寒湿脚气，经行腹痛，呕吐吞酸等。用法用量：内服，煎汤 1.5～5 克，或入丸、散；外用适量研末调敷或煎水洗，或蒸后热敷。

【成分】

含挥发油，主要为吴茱萸内酯，吴茱萸烯等。又含苦味质及生物碱，主要为吴萸碱、吴萸次碱、吴茱萸碱、羟基吴茱萸碱等。水溶性部分还含有对羟福林。石虎中含消旋去甲衡州乌药碱。

【药理】

1. 镇痛作用：本品醋提取液有镇痛作用，并可致正常兔体温上升，与四氢-β-萘胺有协同作用。

2. 健胃作用：所含吴茱萸烯有芳香健胃作用，能增加消化液的分泌，抑制胃肠蠕动，呈解痉、镇吐作用。

3. 对子宫的作用：所含对羟福林有松弛离体子宫的作用，所含去氢吴茱萸碱、吴茱萸次碱、芸香胺则能兴奋子宫。

4. 抑制血栓形成作用：本品能使血小板聚集时间延长，对血小板血栓形成和纤维蛋白血栓形成，均有抑制作用。

5. 利尿与抑菌作用：其煎剂有一定利尿作用，并对金葡菌、绿脓杆菌、结核杆菌、霍乱弧菌及堇色毛癣菌、同心性毛癣菌等多种皮肤真菌均有不同程度的抑制作用。

6. 杀虫作用：本品水煎剂及醇、乙醚提取物体外能杀死猪蛔虫、蚯蚓及水蛭等。

7. 正性肌力作用：本品能增强离体蟾蜍心肌收缩力和增加心输出量，对离体大鼠心房有正性肌力和正性频率作用。吴茱萸注射液对麻醉大鼠和狗有明显升压作用。

8. 抗癌作用：所含吴茱萸碱对中国仓鼠肺细胞(V－79)有显著细胞毒作用。

9. 抗溃疡作用：本品甲醇提取物具有抗大鼠水浸应激性溃疡的作用，具有抗小鼠盐酸性胃溃疡和吲多美辛加乙醇性胃溃疡作用。

【临床报道】

1. 治疗脾虚中寒症：本品温中散寒，降逆止呕止呃，用于治疗急慢性肠胃炎，妊娠呕吐，梅尼埃综合征，神经性头痛，偏头痛等，证属脾胃虚寒，脘腹冷痛，多与干姜、桂枝、木香配伍，如吴茱萸汤；证属肝胃虚寒者，常与人参、生姜配伍；寒疝腹痛，配乌药、小茴香；经行腹痛，常与当归、艾叶、香附同用。

2. 治疗肠结核、过敏性肠炎：证属脾肾虚寒者，常与补骨脂、肉豆蔻、五味子、生姜、大枣配伍。

【附方】

［现代方］

1. 中焦虚寒，头顶疼痛，胃脘冷痛，呕吐吞酸：吴茱萸 4.5 克，人参 6 克，生姜 12 克，大枣 6 枚，水煎服。

2. 寒疝腹痛：吴茱萸、小茴香、木香各 4.5 克，胡芦巴、乌药各 9 克，水煎服。

3. 口疮，喉痛：吴茱萸研细末，醋调涂足心涌泉穴，睡前敷，次晨洗去，每天 1 次。

【备注】

1. 吴茱萸水煎剂，能明显减少番泻叶引起的小鼠大肠刺激性腹泻的次数，对蓖麻油引起的小鼠小肠刺激性腹泻有减少的倾向，故吴茱萸有恶番泻叶、蓖麻油的作用。另外，吴茱萸有降压作用，甘草煎剂可使其消失，故甘草有恶吴茱萸的作用。在古今临床配方中，鲜有吴茱萸配甘草使用者，是否吴茱萸治疗的证候，多不宜与甘草同用，值得进一步研究。但是，传统上炮制吴茱萸，一向均用甘草水剂，而这一炮制方法，是否合理，仍待研究。

2. 石虎和疏毛吴茱萸二者习称小粒吴茱萸。

264. 牡丹皮

【概述】

本品为毛茛科植物牡丹 Paeonia suffruticosa Andr.（单瓣者）或药用牡丹 P. pupaveracea Andr. var. lishizhenensis Hong et B. A. Shen 的干燥根皮。又名丹皮、粉丹皮、木芍药、条丹皮、洛阳花、丹根等。生于向阳及土壤肥沃处，常栽培于庭园，全国各地均有栽培。性微寒，味苦、辛。归心、肝、肾经。功能清热凉血，活血化瘀。用于温毒发斑，吐血衄血，经闭痛经，痈肿疮毒，跌扑伤痛，高血压病，神经性皮炎，过敏性鼻炎等。用法用量：内服，6～12 克，水煎服，孕妇慎用。

【成分】

鲜皮含酚类：牡丹酚（Paeonol）、牡丹酚苷（Paeonoside）、牡丹酚原苷（Paeonlide）和牡丹酚新苷（Apiopaeonoside）。牡丹根皮中芍药苷（Paeoniflorin）及牡丹酚原苷的含量最高，芍药苷含量为 0.91%～2.5%，还含有没食子酸（Gallic acid）和吡喃葡萄糖没食子酸盐（Glucopyxonose gallates）等。并含挥发油、植物甾醇等。

【药理】

1. 对中枢神经系统的作用：有镇静、催眠、抗惊厥、抗癫痫作用，牡丹酚对咖啡因引起的小鼠自发活动增加具有明显抑制作用，给药剂量加大其抑制作用增强。能明显延长环己巴比妥所致小鼠睡眠时间，大剂量时可使小鼠翻正反射消失，能明显抗戊四氮、士的宁、烟碱和电休克所致的惊厥，牡丹皮流浸膏具有明显抗癫痫作用并可抑制小鼠自发活动。有镇痛作用，小鼠热板法实验结果显示，丹皮酚磺酸钠 3 克/千克腹腔注射，给药后小鼠痛阈可提高，这种作用比丹皮酚 200 毫克/千克的作用弱而与氨基比林 50 毫克/千克的作用相当。给小鼠皮下注射丹皮酚磺酸钠或丹皮酚油剂，均可使醋酸引起的扭体反应次数减少。有解热降温作用，能使正常小鼠体温降低（腹腔注射或灌胃），对人工发热小鼠（注射伤寒或副伤寒杆菌所致）也有退热作用。

2. 对心血管系统的作用：① 能抗血栓形成和抗动脉粥样硬化，以牡丹皮提取物 3 克给 9 名健康人服用，连续 7 天，对 ADP、胶原和肾上腺素诱导的血小板聚集力有显著抑制作用，血小板聚集时产生的血栓素 B_2（TXB_2）也明显减少。在健康人血小板悬浮液中加入不同浓度的牡丹皮水提取物，能抑制血小板的 HHT 和 TXB_2 的产生，而 12 - HETE 产生亢进，对凝血酶刺激时血小板膜中花生四烯酸的游离无明显影响，但能抑制 HHT、TXB_2 的产生，并能使 12 - HETE 产生亢进。以上结果说明牡丹皮水提取物作用机理不是通过影响血小板膜的花生四烯酸的游离（磷脂酶反应）及从 PGH_2 生成 TXA_2（血栓素 A_2 合成酶反应），而是抑制从花生四烯酸至 PGH_2 的环氧化酶反应。② 静脉注射牡丹皮提取物可对抗心肌缺血、保护缺血心肌，使左室作功减少，心肌耗氧量降低，冠脉流量增加，并有降压和减少心输出量作用。③ 给家兔腹腔注射丹皮酚，可显著抑制食饵性动脉粥样硬化斑块的形成。④ 丹皮酚可显著抑制正常心肌细胞的快相和慢相 Ca^{2+} 的摄取，从而有抗心律失常作用。

3. 降压作用：牡丹皮煎剂、去牡丹酚后的煎剂或牡丹酚静脉注射对麻醉犬和大鼠均有降压作用。原发性和肾性高血压犬，用牡丹皮煎剂 5 克/千克腹腔注射，连续 5 天，于第 6、7 天剂量增至 10 克/千克，血压明显下降。肾型高血压犬，用去牡丹酚后的煎剂 10 克/千克灌胃，连续 10 天，血压有所下降。肾型高血压犬和大鼠，用牡丹酚灌胃，也出现一定的降压效果。

4. 增强免疫作用：对细胞免疫和体液免疫均有增强作用。牡丹皮甲醇提取物 100 毫克/千克、400 毫克/千克，牡丹酚 25 毫克/千克、50 毫克/千克，正丁醇可溶部分 100 毫克/千克、200 毫克/千克，可溶部分分离得到的单萜苷类，给雄性小鼠口服能增强肝脏枯否细胞吞噬碳粒的作用，增加腹腔浸出液的细胞数；与阳性对照网状内皮系统激活剂酵母多糖一样，能明显缩短体内炭粒廓清时间。即使网状内皮系统功能处于低下状态，牡丹皮亦能使其恢复，肝肺中吞噬细胞吞噬功能亦增加，故牡丹皮可能有激活免疫系统的作用。

5. 抗炎作用：丹皮酚100毫克/千克、200毫克/千克，给小鼠腹腔注射能显著抑制由二甲苯所致耳郭肿胀；给大鼠丹皮酚 150 毫克/千克，连续 5 天，对角叉菜胶、甲醛、新鲜蛋清以及组胺、5－HT 和缓激肽等炎性物引起的大鼠足趾肿胀有显著抑制作用。丹皮酚75 毫克/千克、150 毫克/千克腹腔注射，还能显著抑制由牛血清白蛋白(BSA)诱导的大鼠 Arthus 型足跖肿胀。给小鼠腹腔注射 1％羧甲基纤维素丹皮酚混悬液100 毫克/千克、200 毫克/千克，共 7 天，对绵羊红细胞(SRBC)腹腔注射引起的 DTH 有明显抑制作用。同样剂量的丹皮酚连续给药 8 天，还能抑制二硝基氟苯(DNFB)引起的小鼠耳郭接触性皮炎。

6. 抑菌作用：体外实验表明，本品对伤寒杆菌、副伤寒杆菌、痢疾杆菌、变形杆菌、大肠杆菌、绿脓杆菌、百日咳杆菌、霍乱弧菌、溶血性链球菌、肺炎球菌和金黄色葡萄球菌等均有抑制作用。

7. 抗癌作用：丹皮甲醇提取物可抑制小鼠子宫颈癌细胞和艾氏腹水癌细胞。

8. 其他作用：丹皮总苷对 CCl_4 和乙醇引起的小鼠肝脏氧化损伤有保护作用；丹皮酚还有利尿、降低正常体温和发烧时的解热作用。腹腔注射丹皮酚，可明显降低实验鼠早孕率和受孕率。丹皮总苷能清除超氧化物阴离子自由基，还能抑制 H_2O_2 引起的溶血反应。

9. 毒副反应：丹皮及丹皮醇毒性很低，治疗实验性高血压狗，未见肝、肾、血象及心电图的异常改变。

【临床报道】

1. 治疗温病热入营血：用丹皮清营凉血，可与生地、黄连、赤芍、水牛角等配伍。

2. 治疗胃经实火牙痛、龈肿口臭：丹皮常与黄连、生地、升麻配伍，以清胃泻热、凉血解毒。

3. 治疗血瘀经闭，痛经：用丹皮活血散瘀，常与桂枝、桃仁、赤芍等配伍。

4. 治疗肠痈初起：丹皮常与大黄、芒硝、桃仁同用，以泄热破瘀消痈。

5. 治疗跌打闪挫损伤：丹皮与红花、当归、血竭等伍用，以活血化瘀，消肿止痛。

6. 治疗痔疮肿毒：丹皮常与地榆、槐角伍用，以行瘀消肿。

7. 其他：丹皮提取物不同制剂亦用治疗高血压病、各种痛症、过敏性鼻炎及湿疹类皮肤病。

【附方】

［古代方］

下部生疮，已决洞者：牡丹(末)，汤服 6 克，每天 3 次。(《肘后方》)

［现代方］

1. 过敏性鼻炎：牡丹皮9克，水煎服，连服10天为1个疗程。（《青岛中草药手册》）

2. 痛经：牡丹皮6～9克，仙鹤草、六月雪、槐花各9～12克，水煎，冲黄酒、红糖，经行时早晚空腹服，忌食酸、辣、芥菜。（《青岛中草药手册》）

3. 高血压病：牡丹皮30～45克，水煎成120～150毫升，每天分3次服；或初次用量15～18克，如无不良反应增至30克。（《北京铁道医学院论文汇编》）

4. 皮肤病：以5%丹皮酚霜治疗湿疹、脂溢性皮炎、接触性皮炎、神经性皮炎等。

5. 热病发斑，吐血衄血：牡丹皮、生地、赤芍、玄参各12克，水煎服。

6. 经闭痛经：牡丹皮、桃仁、赤芍、香附各9克，丹参15克，柴胡6克，水煎服。

7. 痈肿疔毒、肠痈成脓而未溃，大便秘结：牡丹皮15克，薏苡仁30克，瓜蒌仁、桃仁各9克，水煎服。

8. 跌扑损伤，瘀血肿痛：牡丹皮、当归、骨碎补、续断、赤芍各9克，红花、桃仁各6克，生地12克，乳香、没药、川芎各4.5克，水煎服。

【备注】

1. 下列同属植物的根皮在不同地区也作牡丹皮入药：① 川牡丹 Paeonia szechuanica Fang 形态极近牡丹，分布于四川，根皮亦作丹皮用。② 矮牡丹 Peaonia suffruticosa Andr. var. spontanea Rehd. 分布于山西、陕西及甘肃，也作牡丹皮入药。③ 粉牡丹 Paeonia suffruticosa Andr. var. papaveracea（Andr.）Kerner [P. papaveracea Andr.]近正种，在四川广元栽培的粉丹皮和陕西太白山一带栽培的丹皮植物中均有本品。④ 黄牡丹 Paeonia lutea Franch. 近牡丹，分布于四川、云南、西藏等地，在当地也有作牡丹皮药用的。⑤ 紫斑牡丹 P. papaveracea Andr. 的根皮。

2. 药用牡丹，即李时珍所说单瓣者，经过栽培变异形成重瓣，一般只作观赏用。

265. 牡荆叶

【概述】

本品为马鞭草科植物牡荆 Vitex negundo L. var. cannabifolia（Sieb. et Zucc.）Hand. -Mazz. 的新鲜叶和干燥叶。以色绿、香气浓者为佳。又名荆叶、布荆。牡荆叶产于江苏、浙江、安徽、江西、福建、湖南、广西、贵州等地。性平，味微苦、辛。归肺经。功能祛痰，止咳，平喘。祛风解表，除湿祛痰。用于咳喘，风寒感冒，风湿脚气。用法用量：鲜用，供提取牡荆油用，干叶用量9～15克，水煎服，鲜叶30～60克捣汁饮；外用捣敷。

【成分】

本品含挥发油0.1%～1.5%，其中主要成分为β-丁香烯，另外还含有香桧烯、1,8-桉叶素、丁香烯氧化物、β-榄香烯、对聚伞花素等。又含紫花牡荆素、牡荆内酯及苦味质等。

【药理】

1. 祛痰、镇咳、平喘作用：小鼠灌胃牡荆叶油，有显著祛痰作用和镇咳作用。豚鼠灌胃牡荆油乳剂能显著延长组胺引喘潜伏期，并减少抽搐的动物数。

2. 抗菌作用：水煎剂对金葡菌、炭疽杆菌有抑制作用。对大肠、白喉、伤寒杆菌也能抑制。

3. 调节血清蛋白作用：牡荆叶挥发油能使白蛋白回升，对γ、β和α球蛋白有双向调节作用。

4. 降压作用：猫静脉注射牡荆叶挥发油可使血压明显下降。

5. 免疫增强作用：小鼠灌胃牡荆挥发油，有增强腹腔巨噬细胞对鸡红细胞吞噬活力的作用。丁香烯有增强血清 IgG 水平，增强体液免疫功能。能促进白蛋白合成、有调节免疫球蛋白的作用。

6. 其他作用：牡荆叶挥发油能增强肾上腺皮质功能，对离体回肠有明显抗组胺作用。并有增强肾上腺皮质功能的作用。牡荆叶挥发油小鼠灌胃的 LD50 为 7.4 克/千克。

【临床报道】

治疗感冒，单味牡荆叶煎服；也可配紫苏叶，散风寒以解表。咳嗽气喘，可与杏仁、苏子等配伍。治疗胃痛、腹痛，可用单味水煎服。治疗脚气肿胀，风疹瘙痒，脚癣，蛇虫咬伤，可将牡荆叶捣敷，或煎水洗患处；治疗脚气肿胀时，也可与紫苏、丝瓜络、水菖蒲根配伍煎服。

【附方】

［现代方］

1. 慢性支气管炎：牡荆叶挥发油制成胶丸（每丸含挥发油 17 毫克），每天 3 次，每次 1 丸。

2. 上呼吸道感染：牡荆叶 45 克，水煎成 100 毫升，每天 3 次，每次 10 毫升，口服。

3. 风寒感冒：牡荆鲜叶 24 克或加紫苏叶 12 克，水煎服。（《福建中草药》）

4. 感冒食滞：牡荆叶、火炭母、布渣叶，水煎服。（《香港中草药》）

5. 脚气肿胀：牡荆叶 60 克，丝瓜络 21 克，紫苏 21 克，水菖蒲根 21 克，艾叶 21 克，水煎熏洗。（《江西民间草药》）

266. 牡荆子

【概述】

本品为马鞭草科植物牡荆 Vitex negundo L. var. Cannabifolia（Sieb. et Zucc.）Hand. -Mazz. 带宿萼的干燥果实。又名牡荆实、荆实、黄荆子。《名医别录》载："牡荆生田野，八月、九月采实，阴干。"产于华东各省及河北、四川、广西、广东、贵州等地。性温，味微苦、辛。归肺、肝、大肠经。功能祛痰下气。止咳平喘，理气止痛，化湿，用治咳嗽气喘，感冒咳嗽，中暑发痧，胃痛，疝痛，脚气肿胀等。用法用量：内服 6～9 克，水煎服，研末或浸酒。

【成分】

牡荆子含丁香酸、香草酸、牡荆木脂素和棕榈酸、硬脂酸、油酸、亚油酸等。其宿萼还含有 0.05%的挥发油。

【药理】

1. 镇咳作用：牡荆子的乙醇和石油醚提出物及其挥发油均有止咳作用。黄酮苷静脉注射可对抗电刺激麻醉猫喉上神经引起的咳嗽。

2. 祛痰作用：牡荆子油及挥发油给小鼠灌胃，有明显祛痰作用。

3. 平喘作用：煎剂或其黄酮苷能对抗豚鼠实验性哮喘，离体豚鼠肺灌流，煎剂、乙醇提取物、黄酮苷等均有不同程度的扩张气管或支气管的作用；醚提取物对支气管也有显著的扩张作用；牡荆子脂质对小鼠气管平滑肌的扩张作用，被认为是其油酸、亚油酸、棕榈酸和硬脂酸协同作用的效果。

4. 抗菌作用：25%牡荆子水煎液体外对金黄色葡萄球菌、大肠杆菌和绿脓杆菌有不同程度的抑菌作用。对卡他球菌也有作用。

5. 降压作用：牡荆子黄酮苷对麻醉

猫、大鼠的血压，有稳定持久的降压作用。牡荆子醇提取物有降血压作用。

6. 对心血管的作用：牡荆根黄酮能增加麻醉犬冠脉血流量；根的煎剂及其乙醇提取物和牡荆黄酮苷对平滑肌血管均有松弛作用。

7. 其他作用：① 牡荆子醚浸液中的脂类化合物对豚鼠离体肠管有明显的松弛作用。② 牡荆子乙醇提取物有促进肾上腺皮质功能的作用。③ 牡荆子油可提高小鼠腹腔巨噬细胞的吞噬功能。④ 牡荆黄酮Ⅱ有雌激素样作用，能使小鼠子宫重量增加。

【临床报道】

1. 治疗咳喘病：用于咳喘，适用于因寒痰者，可单味研末服，也可与杏仁、苏子配伍；慢性气管炎痰热重者，配伍鱼腥草、枇杷叶；病久肺肾两亏者，宜与山药、紫河车为丸服。

2. 治疗气滞胃痛：可单味研末服。疝痛，可与小茴香、荔枝核配伍。

3. 治疗泄泻、痢疾、白带、脚气肿胀：均可用牡荆子研末内服；脚气肿胀可与牛膝、木瓜、独活等配伍。

【附方】

［现代方］

1. 寒咳，哮喘：牡荆子 12 克，炒黄研末，每服 6 克，每天 3 次，开水送服。(《江西草药》)

2. 慢性气管炎：牡荆子 9 克，胡颓子叶、鱼腥草(后下)、蜜炙枇杷叶各 15 克，水煎服。(《浙江药用植物表》)

3. 胃痛：牡荆实、樟树二层皮各 15 克，生姜(火烘)2 片，水煎服。(《福建药物志》)

4. 酒后伤风：牡荆子、葛花各 9 克，水煎服。(《闽东本草》)

【备注】

黄荆 Vitex negundo L. 或荆条 Vitex negundo L. var. heterophylla (Franch.) Rehd. 带宿萼的干燥果实，在不同产地均作牡荆子入药。

267. 牡　蛎

【概述】

本品为牡蛎科动物长牡蛎 Ostrea gigas Thunberg、大连湾牡蛎 Ostrea talienwhanensis Crosse 或近江牡蛎 Ostrea rivularis Gould 的贝壳。又称左牡蛎、左壳、海蛎子壳、海蛎子皮、牡蛤、蠔壳、蛎房等。我国沿海各省均有生产，并有养殖。性微寒，味咸。归肝、胆、肾经。功能重镇安神，益阴潜阳，软坚散结，收敛固涩。用治惊悸失眠，眩晕耳鸣，头痛，瘰疬痰核，癥瘕痞块，肢麻，遗精，崩漏带下，自汗、盗汗，胃痛吐酸等。用法用量：10～30 克，入汤剂宜先煎。镇静潜阳，软坚宜生用；收敛、制酸宜煅用。

【成分】

本品主含碳酸钙、磷酸钙、硫酸钙及多种氨基酸，并含镁、铁、铝、硅、氯离子以及有机质和水；煅烧后碳酸盐分解，产生氧化钙等，有机质则被破坏。

【药理】

1. 抗血栓作用：海洋贝类提取物可明显降低大鼠血管壁中血栓素 TXB_2 含量，减少血浆中 TXB_2 的水平，显示抗血栓防止动脉硬化作用。

2. 制酸止痛作用：牡蛎中的碳酸钙有收敛、制酸、止痛等作用，有利于胃及十二指肠溃疡的愈合。

3. 免疫促进作用：牡蛎水提取物具有提高机体细胞免疫功能的作用。

4. 抗癌作用：实验研究表明，本品提取物具有抗肿瘤作用。

5. 麻醉作用：牡蛎水提取物对青蛙坐骨神经有明显的局部麻醉作用。

6. 其他作用：①牡蛎壳中的钙盐能致密毛细血管，降低血管的渗透性。②牡蛎可能有调节整个大脑皮质的功能，生用镇静、解热效力良好。

【临床报道】

1. 治疗肝阴不足所致的惊悸不安，失眠，胆怯易惊：用牡蛎重镇安神、益阴，可与龙骨、酸枣仁、远志等配伍。

2. 治疗痰火郁结之瘰疬、痰核及癥瘕痞块：用牡蛎清热化痰，软坚散结，可与海藻、昆布、浙贝、鳖甲、丹参、桃仁、夏枯草等配伍。

3. 治疗遗精、虚汗、崩漏、带下及汗证：用煅牡蛎之收敛固涩之功，治肾虚遗精，可与沙苑子、芡实、莲须等伍用；治虚汗可单用或与黄芪、麻黄根、浮小麦配伍；治崩漏带下，可与煅龙骨、乌贼骨等配伍。

4. 治疗阴虚阳亢所致的头痛、眩晕、耳鸣、肢麻、手足瘈疭：用牡蛎益阴潜阳熄风，可与龙骨、白芍、龟板、牛膝、阿胶等配伍应用。

【附方】

［古代方］

1. 白带：牡蛎粉、艾叶、茴香各30克，糯米(炒熟)3克。上为末，滴水为丸，如梧子大，温米饮下，空心，每服50丸。(《澹寮方》)

2. 崩中漏下赤白不止，气虚竭：牡蛎、鳖甲各90克，上2味，治下筛，酒服6克，每天3次。(《千金要方》)

3. 心痛气实者：用单味牡蛎煅为粉，酒调6克服之。(《丹溪心法》)

4. 风虚汗出，少气：牡蛎(烧为粉)、白术、防风(去芦头)各30克。捣细箩为散，每服不计时候，以温水调下6克。恶风倍防风，少气倍白术，汗多出、面肿倍牡蛎。(《太平圣惠方》)

5. 紫癜风：牡蛎、胆矾各15克，生用为散，醋调摩患处。(《圣济总录》)

［现代方］

1. 肺结核盗汗：牡蛎15克，水煎早晚分服。

2. 胃十二指肠溃疡：生龙骨、煅牡蛎各30克，水煎服。

3. 颈淋巴结结核：生牡蛎、浙贝母、玄参各60克，共研细粉，炼蜜为丸，每丸重9克，每服1丸，每天2次。(《全国中草药汇编》)

4. 胃酸过多：牡蛎、海螵蛸各15克，浙贝母12克，共研细粉，每服9克，每天3次。(《山东中草药手册》)

5. 眩晕：牡蛎18克，龙骨18克，菊花9克，枸杞子12克，何首乌12克，水煎服。(《山东中草药手册》)

【备注】

江苏兴化市将江苏平原地貌演变后遗留产物属于古生物牡蛎外壳化石作为药用牡蛎。

268. 何首乌

【概述】

本品为蓼科植物何首乌 Polygonum multiflorum Thunb. 的干燥块根。初见于宋初《开宝本草》，亦名交藤、夜合、地精，简称首乌。主产于河南、江苏、浙江、江西、湖北、广东、广西、贵州、四川等地。性平，味苦、甘、涩。归肝、心、大肠经。功能解毒，消痈，润肠通便。主治瘰疬疮痈，风疹瘙痒，肠燥便秘，高脂血症。一般用量为6～12克。

制首乌为何首乌的炮制加工品。性微温，味甘。归肝、肾经。功能补肝肾，益精血，乌须发，强筋骨。主治血虚萎黄，眩晕耳鸣，须发早白，腰膝酸软，肢体麻木，崩漏带下，久疟体虚，高血压。用量同首乌。

【成分】

首乌块根中含羟基蒽醌衍生物，以大黄酚和大黄素为主，其次为大黄酸、大黄素甲醚、大黄酚蒽酮及土大黄苷等。此外尚含卵磷脂、淀粉、粗脂肪等。据称还含有2，3，5，4′-四羟基芪-α-O-β-D葡萄糖与表儿茶精以及类似肾上腺皮质激素的成分。

【药理】

1. 泻下作用：首乌中提取的大黄酚和首乌浸膏，均能促进肠管运动。符合中医润肠通便的记载。致泻物质系结合状态的蒽醌衍生物。生首乌炮制后结合状态的蒽醌类含量减少，游离型蒽醌衍生物显著增加，故制首乌用后致泻作用减轻。本来蒽醌类都有致泻作用，但因游离蒽醌口服后未到大肠前，大部分被氧化破坏。而结合蒽醌由于其分子中糖的保护，可使苷元不被氧化而直达大肠，再经酶水解而释放出游离蒽醌发挥作用，故制首乌致泻作用很弱。

2. 降脂、抗动脉粥样硬化作用：何首乌能抑制家兔实验性血清胆固醇升高，并能减少家兔肠道内胆固醇的吸收。首乌延寿丹也对鸽的高血清胆固醇有降低作用。其抗动脉硬化的原理，除其能与胆固醇结合及因致泻作用而阻止肠道中胆固醇的吸收促进排泄外，也有人认为系所含卵磷脂阻止胆固醇在肝中沉积，阻止类脂质在血清中滞留，从而延缓动脉硬化的发生与发展。又首乌能提高纤溶活性，促使纤维蛋白原裂解而减少动脉硬化的形成机会。

3. 抗菌作用：首乌对人型结核杆菌、弗氏痢疾杆菌，均有抑制作用。对流感病毒也有抑制作用。因含蒽醌衍生物，对葡萄球菌、链球菌、白喉杆菌、炭疽杆菌、伤寒杆菌、副伤寒杆菌等，均有抑制作用。所谓解毒、消痈，治瘰疬疮痈，即其抗菌作用的发挥。常与其他散结、解毒或祛风止痒药合用。

4. 皮质激素样作用：家兔口服首乌煎剂，可使血糖上升，对去肾上腺饥饿小鼠，制首乌可使其肝糖元升高。此种对糖代谢的影响，类似皮质激素样作用。

5. 其他作用：首乌中的卵磷脂是构成神经组织的成分；又对离体蛙心有兴奋作用，对疲劳心脏有强心作用；也有实验报告能使心率减慢，轻度增加离体兔心的冠脉流量，对垂体后叶素引起的家兔心肌缺血，有一定的保护作用。虽然首乌是不寒不燥不滋腻的平补品，但脾虚湿盛者应慎用。

【临床报道】

1. 生首乌：用于治疗久疟、瘰疽、痈疽、大便秘结。

2. 制首乌：根据病情施用于：① 补肝肾、益精血，用于血虚、眼目昏花、心悸失眠，宜与当归、熟地、远志、枣仁等配伍。② 治疗肝肾亏虚，眩晕耳鸣、腰膝酸软、须发早白，常与当归、枸杞子、菟丝子等配伍。③ 固肾涩精，用于遗精、白带，常与当归、熟地、枸杞子、菟丝子等配伍。

生首乌致泻性强，长于润肠通便，消散疮痈。制首乌补性大，长于补益肝肾，养血填精。夜交藤能养血安神，祛风胜湿，内服常与合欢皮同用；外洗则解毒止痒，用于皮肤瘙痒。与熟地比较，滋阴之功不及，但滋而不腻。熟地峻补真阴，补虚力强，而滋腻。

【附方】

［古代方］

1. 疥癣瘙痒，瘾疹，手足皴裂，紫癜，白癜：荆芥穗、蔓荆子、威灵仙、何首乌、防风、甘草。（《和剂局方》何首乌散）

2. 遍身疮肿痒痛：防风、苦参、何首乌、薄荷。（《普济方》何首乌散）

3. 肝肾不足，须发早白，齿牙动摇，梦遗滑精，崩漏带下，肾虚不育，腰膝酸软：制首乌、赤白茯苓、牛膝、当归、枸杞子、菟丝子、补骨脂。(《本草纲目》引邵应节方七宝美髯丹)

4. 肝肾不足，头晕目花，耳鸣重听，四肢酸麻，腰膝无力，夜尿频数，须发早白：制首乌、豨莶草、菟丝子、杜仲、牛膝、女贞子、桑叶、银花、生地、桑椹、金樱子、旱莲草、黑芝麻。(《世补斋医书》首乌延寿丹)

5. 男子元脏虚损，发白再黑，填精补髓：何首乌、肉苁蓉、牛膝。(《太医院经验奇效良方》何首乌丸)

6. 久病阴虚：何首乌末，鳖血为丸黄豆大，辰砂为衣，五更白汤送下2丸。(《赤水玄珠》何首乌丸)

7. 气血不足，久疟不止：何首乌、当归、人参、陈皮、煨生姜，水煎或酒浸1宿。(《景岳全书》何人饮)

［现代方］

1. 肝肾不足，气血两虚，须发早白，头晕目花，梦遗滑精，消瘦：制首乌20克，茯苓、牛膝、当归、枸杞、菟丝子各5克，补骨脂2.5克，水煎服。

2. 眩晕(化疗后白细胞减少症)：制首乌20克，山茱萸、女贞子各12克，淫羊藿、丹参、厚朴各9克，炮山甲15克，鸡血藤30克，甘草6克，水煎服。

3. 中风偏瘫：制首乌12克，枸杞子、当归、牛膝、天麻、胡麻各6克，菊花、石斛、黑豆皮各9克，水煎服。

4. 男性不育：制首乌、桑螵蛸、苍术各15克，覆盆子30克，菟丝子、补骨脂各9克，水煎服。

269. 伸 筋 草

【概述】

本品为石松科植物石松 Lycopodium japonicum Thunb.、华中石松 Lycopodium centro-chinense Ching 和灯笼草 Palhinhaea cernna (L.) Franco et Vase.［Lycopodium cernuun L.］的干燥全草。又名石松、宽筋藤、太岁葛、过山龙、穿山藤、筋骨草。本品匍匐茎呈细圆柱形，略弯曲，长可达2米，石松主产于湖北、浙江、贵州、四川、福建、江苏、山东。断面皮部浅黄色，木部类白色。无臭，味淡。夏、秋二季茎叶茂盛时采收，除去杂质，洗净，晒干，切段，干燥。性温，味微苦、辛。归肝、脾、肾经。功能祛风除湿，舒筋活络。用于关节酸痛，屈伸不利，肌肉酸痛，痰湿咳嗽，痢疾等。用法用量：3～12克，水煎服。贮藏于干燥处。

【成分】

1. 石松：含有多种生物碱：石松碱(Lycopodine)、伸筋草碱(Clavatine)、石松毒碱、棒石松宁碱(Clavolonine)、棒石松毒(Clavatox-in)及烟碱(Nicotine)等；萜类化合物：α-芒柄花醇(α-Onocerin)、石松三醇(Lycoclavanol)、石松四醇(Lyclaninol)、石松四醇酮(Lycoclavanin)、棒石松醇(Clavatol)、二表石松稳四醇(Diepilycocryptol)、千层塔烯二醇(Serratenediol)、二表千层塔烯二醇(Diepiser-ratenediol)、21-表千层塔烯二醇(21-Episerratene-diol)、16-氧代-21-表千层塔烯二醇(16-Oxo-21-episer-ratenediol)、16-氧代二表千层塔烯二醇一氧代石松三醇(16-Oxolycoclavanol)及16-氧化石松五醇(16-Oxolyclanitin)等；还含香草酸(Vanillic acid)、阿魏酸(Ferulic acid)、壬二酸(Ajelaic acid)和大黄素甲醚(Physcion)。

2. 灯笼草：生物碱有垂石松碱(Cer-

nuine)，羟基垂石松碱(Lycocernuine)，去氧垂石松碱(Deoxocern-uine)及烟碱等；萜类化合物：21-表千层塔烯二醇，千层塔烯二醇，21-表千层塔烯三醇(21-Episer-rat-riol)，16-氧代石松三醇，二表千层塔烯二醇，α-芒柄花醇、垂石松酸(Lycer-nuicacid)A、B等。

3. 玉柏石松：含石松碱、棒石松宁碱、玉柏碱(α-Obscurine)、玉柏宁碱(Ob-scuri)、石松定碱、二氢石松碱(Dihydroly-copodine)、乙酰基二氢石松碱(O-acetyldihy-drolycopodine)、棒石松碱(Clavatine)、卜洛叶碱(件 Lofoline)、石松叶碱(Lycofoline)、去-N-甲基-α-玉柏碱(Des-N-methyl-A-obscurine)、去-N-甲基-β-玉柏碱(Des-N-methyl-β-obscuri-ne)、尖叶石松醇碱(Acrifoli-碱)等；萜类化合物：α-芒柄花醇、21-表千层塔烯二醇、千层塔烯二醇等；蒽醌类化合物：大黄素甲醚、大黄素(Emodin)、大黄素甲醚、大黄素-8-D-葡萄糖苷(Emodin-8-D-glu co-side)等。

【药理】

1. 对神经系统的作用：伸筋草能显著延长小鼠戊巴比妥钠睡眠时间，而对士的宁等中枢兴奋药无抑制作用。伸筋草醇提取物口服对小鼠有明显镇痛作用。本品对中枢神经作用表现为既兴奋，又抑制，可调节中枢神经。还能增强可卡因的毒性反应，表明本品对中枢特定部位有一定的兴奋作用。

2. 解热镇痛作用：本品水浸液及乙醇提取物对实验性发热家兔有明显降温作用。扭体法和热板法疼痛实验表明，本品醇提物(1克/毫升)口服对小鼠镇痛效果明显。

3. 抗矽肺作用：将本品用超滤法制成注射剂，给染尘大鼠腹腔注射，对实验性矽肺有较好疗效。

4. 抗菌作用：本品对福氏痢疾杆菌、宋内痢疾杆菌有高度敏感性，对志贺痢疾杆菌有中度敏感性。

5. 升压作用：本品所含生物碱有升高猫血压的作用，但对呼吸无影响。

6. 兴奋子宫作用：本品所含石松碱有兴奋离体子宫作用。

7. 其他作用：本品生物碱注入蛙淋巴囊内可引起肌肉运动不协调、麻痹等；石松碱静脉注射，可引起家兔缩瞳。石松碱对豚鼠、大鼠和兔的离体小肠有兴奋作用。临床见有伸筋草致接触性皮炎的病例报道。

【临床报道】

主要用于舒筋活络，兼能祛风湿。对风湿痹痛而出现关节屈伸不利，筋脉拘急不易伸开者，可用本品，常配伍羌活、独活、当归、木瓜、红花、桃仁、桂枝、鸡血藤、海风藤等。对痹证日久，肝肾不足，筋失所养所致筋骨屈伸不利，常配伍熟地、山药、山萸肉、枸杞子、潼蒺藜、千年健、红花等。伸筋草又具消肿解毒之功，常用于跌打损伤、疮疡疱疹等证。凡跌打损伤，瓣血肿痛者，可与乳香、没药、红花、苏木等品配伍，以活血消肿。治带状疙疹，可用本品炒炭存性，加冰片同研，麻油调敷，以收消肿止痛之功。

伸筋草与络石藤比较：伸筋草偏于舒筋活血；络石藤偏于通经活络。

【附方】

[古代方]

1. 风痹筋骨不舒：宽筋藤，每用9～30克，水煎服。(《岭南采药录》)

2. 水肿，气实者：过山龙(细末)1.5克，糠(火煅存性)4.5克，槟榔3克。用槟榔、糠煨汤吃过山龙末，以泻为度。(《滇南本草》)

[现代方]

1. 关节酸痛：石松9克，虎杖根

15克，大血藤9克，水煎服。(《浙江民间常用草药》)

2. 关节酸痛，手足麻痹：凤尾伸筋草、丝瓜络各15克，爬山虎15克，大活血9克，水、酒各半煎服。(《中草药学》)

3. 小儿麻痹后遗症：石松、南蛇藤根、松节、寻骨风各15克，威灵仙9克，茜草6克，杜衡1克，水煎服。每天1剂。(《中草药学》)

4. 跌打损伤：伸筋草15克，苏木、土鳖虫各9克，红花6克，水煎服。(《陕甘宁青中草药选》)

5. 跌扑扭伤疼痛：伸筋草、大血藤、一支箭各60克，红花18克，白酒泡服。每服9～15克，每天2次。(《四川中药志》1982年版)

6. 硬皮病，下肢静脉曲张，象皮肿：伸筋草30克，透骨草15克，祁艾30克，刘寄奴15克，桑枝30克，官桂15克，苏木10克，穿山甲15克，草红花10克。将上药碾碎，装纱布袋内，用桑枝架水锅上蒸后热敷，或煮水浸泡，隔天1次。(《赵炳南临床经验集》伸筋草洗方)

7. 关节酸痛，屈伸不利：伸筋草12克，牛膝、防己、桑枝、丝瓜络、威灵仙各9克，桂枝5克，水煎服。

8. 风湿疼痛：伸筋草、老鹳草各15克，牛膝9克，水煎服。

9. 劳损腰痛：伸筋草30克，杜仲10克，金毛狗脊20克，酒适量，水煎，分2～3次，加酒兑服。(《民间中草药大全》)

【备注】

华中石松分布于江西、湖北、湖南、广东、广西、四川、云南、贵州等地。灯笼草又名小伸筋、凤尾伸筋、铺地蜈蚣等，分布于长江以南各地。

270. 佛 手 柑

【概述】

本品为芸香科植物佛手 Citrus medica L. var. sarcodac. tylis (Noot.) Swing 的果实，又名五指柑、佛手香橼、佛手。主产四川、广东、广西、福建、浙江、江西等地。性温，味辛、苦、酸。归肝胃经。功能理气止痛，舒肝和胃，解郁化痰。用于胸闷气滞，肝胃气痛，痰饮咳喘，食少嗳气，恶心呕吐。又治咳久痰多、胸痛。每用4.5～9克，煎服。① 佛手露：佛手柑经蒸馏所得的饱和水溶液，称佛手露。可以宽胸解郁，治气膈。② 佛手花：为佛手的花或花蕾，气微香，味微苦，功能醒脾开胃、止呕。

【成分】

佛手含挥发油，主要为柠檬油素。又含香豆精类化合物，主要是6，7－二甲氨基香豆精，又含佛手内酯、柠檬内酯。还含黄酮类化合物，主要为布枯叶苷、橙皮苷。

果皮含挥发油。

【药理】

1. 解痉作用：佛手柑对肠管痉挛有抑制作用。对气管收缩有解痉作用。

2. 抗炎、抗病毒作用：佛手柑另一成分橙皮苷有抗炎、抗病毒作用。

3. 阻滞β－受体作用：佛手中所含一种甾醇苷对β－肾上腺素能受体且有广泛而显著的阻滞作用。100微克/千克的剂量能对抗异丙肾上腺素10微克/千克所诱发的豚鼠、家兔和大鼠的离体或在位心脏的兴奋作用，与心得安150微克/千克相当。佛手甾醇苷500微克/千克除能阻滞10微克/千克异丙肾上腺素及肾上腺素舒血管(β-受体效应)所致的降压作用外,尚能减慢大鼠在位心脏正常心率,对血压下降不明显。佛手甾醇苷本身无明显的抑制心脏的作用。

4. 对心血管系统的作用:佛手水提取液低浓度兴奋蟾蜍心脏,高浓度抑制,并能使心率减慢。佛手醇提液予豚鼠心脏灌流,可见心率减慢和心缩幅度变小。对猫股静脉注射佛手醇提液,有显著的降压作用,也可对抗肾上腺素和去甲肾上腺素的升压效应。佛手醇提液对注射脑垂体后叶素引起的急性心肌缺血,有保护作用。它还可对抗氯仿-肾上腺素引起的心律失常。

5. 对中枢神经的作用:镇静作用表现在小鼠腹腔注射佛手醇提液,自发活动明显减少。和戊巴比妥具有协同作用,对小鼠的睡眠时间显著延长。又佛手醇提液对士的宁、戊四氮、咖啡因引起的小鼠惊厥,有显著的对抗作用。佛手醇提液对酒石酸锑钾、电刺激所致的痛觉反应,有明显的抑制作用,与对照组比较,差异显著。

6. 抗缺氧作用:佛手醇提液对小鼠常压耐缺氧试验,可明显延长小鼠的存活时间,而佛手水提液无此作用。

7. 局麻作用:佛手甾醇苷有类似普鲁卡因的局部麻醉作用。

8. 抗过敏作用:佛手甾醇苷可延长豚鼠因组胺所致过敏性休克的死亡时间,并使部分豚鼠免于死亡。

9. 解酒作用:佛手甾醇苷对乙醇所致小鼠神经系统中毒——昏睡和致死,具有显著的防护作用。

【临床报道】

佛手临床应用较广,如:① 治疗顽固性咳喘。② 对慢性支气管炎有一定疗效。③ 对急性胃炎,以本品 50 克,分 2 次浸汤凉饮,症状可望缓解。④ 胁肋胀痛、脘腹满闷,有一定疗效。

用于治疗肝郁气滞之胁痛、胸闷,佛手常与香附、郁金配伍;对胃脘胀痛、呕恶,宜与木香、陈皮、枳壳同用;若脾虚气滞、腹部胀满而痛,宜与砂仁、陈皮、白术等伍用;治妊娠呕吐,配竹茹、黄芩;治久咳痰多,宜与橘络、桔梗等同用。

化痰的作用,香橼大于佛手;止呕的作用,佛手强于香橼。佛手花偏用于胸胁气滞作痛,佛手则适用于中焦气滞胃痛作呕。

【附方】

[古代方]

1. 膨胀发肿:佛手(去瓤)120 克,人中白 90 克,共为末,每服 20 克,空腹白汤下。(《岭南采药录》)

2. 面寒痛,胃气痛:佛手柑新瓦焙黄为末,每服9克,烧酒送下。(《滇南本草》)

[现代方]

1. 肝胃气痛:鲜佛手 12~15 克,开水冲泡,代茶饮。或佛手、延胡索各 6 克,水煎服。(《全国中草药汇编》)

2. 食欲不振:佛手、枳壳、生姜各 3 克,黄连 0.9 克,水煎服,每天 1 剂。(同上)

3. 湿痰咳嗽:佛手、姜、半夏各6克,砂糖等份,水煎服。(同上)

4. 肝气犯胃,脘腹作痛:佛手 9 克,延胡索 12 克,水煎服。

5. 肝气郁滞,胁肋胀痛,胸腹痞满,恶心呕吐:佛手、柴胡、枳壳、青皮、郁金、香附各 10 克,麦芽 15 克,大枣 30 克,生姜 7 克,甘草 5 克,水煎服。(《中国常用中草药》)

【备注】

1. 佛手分川佛手和广佛手,习惯认为川佛手品质最优。川佛手主产于四川合江、江津、泸县、犍为,云南易门、宾川等地;广佛手主产于广东高要,集散于肇庆;其次产于广西凌乐、灌阳。

2. 佛手柑在古代常与枸橼、香圆等相混。

3. 佛手花为佛手的花或花蕾，淡棕黄色，气微香，味微苦，有醒脾开胃、止呕的功效。余同佛手柑相近。

271. 皂 矾

【概述】

本品为水绿矾 Melanterite 的矿石，属单斜晶系，是含硫酸亚铁的矿石，又名绿矾、青矾。主产于山东、河南、安徽、湖南、陕西、甘肃、新疆等地。常存于氧化带以下富含黄铁矿半分解矿石的裂隙中，采后除去杂质。为棱柱状结晶或颗粒状，半透明，呈现各种不同绿色，质较坚硬而脆。性凉，味酸、涩。归肝、脾经。功能解毒燥湿，杀虫补血。用治疮毒疥癣，口疳，黄肿病，钩虫病与黄疸。用法用量：0.8～1.6 克，煅用入丸散内服；外用于湿疹、疥癣，研末撒或调敷。

【成分】

主为含水硫酸亚铁（$FeSO_4 \cdot 7H_2O$），杂有铜、钴、镁、锌等。

【药理】

1. 对黏膜的作用：外用与蛋白质结合，生成不溶性蛋白化合物而沉淀，浓溶液对局部黏膜有腐蚀作用，可退翳。内服能刺激胃黏膜，反射至延髓呕吐中枢，引起呕吐，故有催吐作用。

2. 补血作用：内服后终成血浆铁，对贫血有良效。

【临床报道】

1. 治疗黄肿病，痞积，贫血：煅研细末，饭后吞服 0.3 克或入丸剂。小量补血，用治缺铁性贫血及寄生虫病，特别是钩虫病引起的贫血。但内服可能引起呕吐、腹痛、泄泻、头昏等不良反应，有胃病及呕血史者不宜服用，孕妇禁服。服药期间忌饮茶。

2. 其他：外用治湿疹、疥癣，研末调搽；烂弦风眼，煅研细，沸水溶后澄清液点洗。

【附方】

［古代方］

黄肿病，补血退黄：五倍子（炒黑）250 克，绿矾（姜汁炒白）125 克，神曲（炒微黄）250 克，针砂（醋炒红色）125 克，上为细末，生姜汁煮枣肉为丸，如梧桐子大，每服60～70 丸，温酒送服。不能饮酒者，米汤送服。（《医学正传》引《集验方》绿矾丸）

［现代方］

1. 缺铁性贫血：绿矾 20 克，黄酒 500 毫升，胡桃 7 枚，鸡子去黄 1 枚，将绿矾装入蛋壳内，纸包煨熟，研细放入黄酒瓶内，胡桃仁封口，蒸 40 分钟，每次 1 酒杯，每天 3 次。（《中药现代研究与应用》）

2. 小儿升血灵：皂矾 0.15 克，大枣等制成冲剂 30 克，分 3 包，此为 10 千克小儿的 1 天量。治疗 6 个月，血红蛋白在 110 克/升以下者 300 例，有佳效。［同上，中成药，1989，11(12)：23］

【备注】

1. 李时珍谓："绿矾可以染皂色，故谓之皂矾。"又称"其中拣出深青莹洁者，即为青矾；煅过复赤，即为绛矾"。绛矾也叫红矾或称煅绿矾，系将皂矾和米醋（10∶2）同放在砂锅内，在炭炉上煅烧，待皂矾熔化时，以竹片搅拌均匀，再煅，直至全部呈绛色为度。取出待冷击成小块。

2. 皂矾遇鞣质易生不溶于水的鞣酸铁，失去疗效，故服皂矾，忌饮茶。

272. 谷　　芽

【概述】

本品为禾本科植物粟 Setaria italica (L.) Beauv. 的成熟果实经发芽处理而得。又名粟芽、红谷芽。产于全国各地，华北广为栽培。稻芽南方为多。出芽率不得少于85％，炒谷芽，系取净谷芽，照清炒法，炒至深黄色。焦谷芽系取净谷芽，炒至焦褐色。谷芽性温，味甘。归脾、胃经。功能消食和中，健脾开胃。主治食积不消，腹胀口臭，脾胃虚弱，不饥食少。炒谷芽偏于消食，用于不饥食少。焦谷芽善化积滞，用于积滞不消。一般用量 9～15 克。

【成分】

谷芽的主成分为淀粉酶，含量较麦芽低。并含蛋白质、脂肪、淀粉、B 族维生素等。

【药理】

所含淀粉酶能分解糖淀粉，水解为麦芽糖和葡萄糖，容易被肠道吸收。有实验证明：生用效果较好，微炒与生用作用相似。久炒则作用大减。此一助消化功能，即开胃、消滞的内涵。

【临床报道】

用于治疗食滞胀满，食欲不振，一般多与麦芽同用，以增强疗效。也常与厚朴、陈皮等行气宽中药同用。也可配伍党参、白术、山药补气健脾药合用。《本草纲目》谓其“快脾开胃，下气和中，消食化积”正是此意。详情另见麦芽条。

谷芽与麦芽比较，消食功能较缓和，助消化而不伤胃气，长于消食下气，对热滞者较宜；麦芽助消化力强，对寒滞而吸收功能差者较宜。《药典》上记载的谷芽，系采用华北地区生产的粟的颖果经水湿生芽后的干燥品，与南方习用的谷芽不同。后者系稻 Oryza sativa L. 的成熟果实，发芽后晒干而成。二种谷芽性能相同。都是借助淀粉酶帮助消化。

【附方】

［现代方］

1. 小儿外感风滞，有呕吐发热：谷芽 15 克，藿香 6 克，蝉蜕 4.5 克，防风 0.5 克，茯苓 7 克，苏梗 15 克，薄荷 3 克（后下），黄连 2.1 克，水煎服。（《中药基础知识简编》外感风滞方）

2. 食滞胀满，食欲不振：一般是谷麦芽同用各 9 克，水煎服，但谷芽煎服，疗效降低，不如微炒后研粉冲服为好。

3. 胃十二指肠溃疡：早稻谷芽（去壳）3 千克，大麦芽 1 千克，海螵蛸 300 克，鸡内金 200 克，均用文火炒至微黄色，与冰糖 200 克共碾细末，过 120 目筛，饭后 1 小时开水调服 1 汤匙，每天 3 次。［湖南中医杂志，1992，(3)：43］

273. 龟　　甲

【概述】

本品为龟科动物乌龟 Chinemys reevesii (Gray) 的背甲及腹甲。又名龟版、龟下甲、龟腹甲、败龟版、六武版、乌龟壳。性微寒，味咸、甘。归肝、肾、心经。全年均可捕捉，以秋、冬二季为多。捕捉后杀死，剔除筋肉，剥取腹甲，晒干，称“血版”；或用沸水烫死后，剥取腹甲，除去残肉，晒干，称“烫版”。功能滋阴潜阳，益肾强骨，养血补心。主治阴虚潮热，骨蒸盗汗，头晕目眩，虚风内动，筋骨痿软，心虚健忘。用法用量：内服，9～24 克，入汤宜先煎，亦可熬膏或入丸散用。

【成分】

含胶质、脂肪、钙盐及多种氨基酸，乌龟的腹甲含有天门冬氨酸(Asparic acid)、苏氨酸(Threonine)、丝氨酸(Serine)、谷氨酸(Glutamic acid)、脯氨酸(Proline)、甘氨酸(Glycine)、胱氨酸(Cystine)、缬氨酸(Valine)、亮氨酸(Leucine)、赖氨酸(Lysine)、精氨酸(Arginine)、γ-氨基丁酸(γ-Aminobutyric acid)等18种氨基酸。另含有铬(Cr)、锰(Mn)、铜(Cu)、锌(Zn)、磷(P)、镁(Mg)、铁(Fe)、钠(Na)、锶(Sr)等10多种无机元素，并含有二氧化硅(SiO_2)等多种氧化物。还含有骨胶原(Collagen)、角蛋白等，龟的背甲亦含有类似成分。

【药理】

1. 增强免疫功能：用20%龟甲胶液每天每只0.5毫升灌服，可使小鼠白细胞数量明显升高。每天每只85毫克龟甲提取液腹腔注射，连续7天，能促使小鼠腹腔巨噬细胞数量增加，体积增大，伪足增多。每天灌服100%龟甲煎液(10毫升/千克)可使T_3造成甲亢型大鼠萎缩的胸腺恢复生长，使淋巴细胞转化率提高，血清中IgG含量增加，有提高细胞免疫及体液免疫的功能。

2. 对肾上腺功能的影响：每天灌服100%龟甲煎液(10毫升/千克)，连续6天，能使T_3造成甲亢型大鼠肾上腺皮质恢复生长，皮质球状带增厚，束状带单位面积细胞数量减少，但胞体增大，胞浆丰满，肾上腺重量增加，使血浆皮质醇及尿17-羟类固醇含量降低。能有效地降低甲亢型大鼠的肾上腺皮质功能。

3. 对甲状腺功能的影响：每天灌服100%龟甲煎液(10毫升/千克)，连续6天，可降低甲亢大鼠血清中T_3、T_4的含量，降低红细胞膜Na^+-K^+-ATP酶活性、血浆cAMP和血浆粘度，使萎缩的甲状腺恢复生长。能降低大鼠的整体耗氧量，升高血糖，提高痛阈，减慢心率，使大鼠的饮水量减少，增加尿量，体重增加。表明龟甲能有效地降低甲亢型大鼠的甲状腺功能。

4. 兴奋子宫作用：100%龟甲煎剂10～30毫克/毫升对大鼠、豚鼠、家兔和人的离体子宫均有明显的兴奋作用。将5克/千克龟甲煎剂灌胃，对家兔在体子宫亦显示兴奋作用。

5. 延缓衰老作用：2毫克/毫升的龟甲提取液能显著促进体外培养第35代人胚肺二倍体成纤维细胞(2Bs细胞)的生长增殖，表明对细胞具有延缓衰老作用。

6. 对核酸合成的影响：对阴虚动物模型的虚证有调节作用。当肝、脾核酸合成升高时可使之下降，合成降低时则使之升高。

7. 抗高血脂症及动脉粥样硬化作用：龟甲、鳖甲等组成的复方可降低家兔血清中的胆固醇含量，并明显减少高脂家兔主动脉脂质斑块面积，以抑制动脉粥样硬化的形成。

8. 其他作用：兴奋子宫、增加生殖器重量、抗突变、抗肿瘤等。

【临床报道】

1. 治疗肾阴不足，阴虚火旺所致之劳热骨蒸、盗汗、遗精、耳鸣等：常与黄柏、知母、熟地、猪脊髓等配伍，以降阴火，补肾水，如《丹溪心法》大补阴丸。

2. 治疗肝肾阴虚阳亢，头晕目眩，两耳轰鸣等虚阳上潜者：本品常与生牡蛎、怀牛膝、生白芍等配伍，以滋阴潜阳，如《医学衷中参西录》之镇肝熄风汤。

3. 治疗肾阴不足，腰酸骨痿，或小儿行迟，囟门不合，齿牙迟生等：用本品与补肾强筋健骨，助长发育等药配伍，如《丹溪心法》之补肾丸、虎潜丸。

4. 治疗阴虚火旺，心肾不交而致心悸怔忡、失眠健忘：可用本品配龙骨、远志、菖蒲，如《千金翼方》孔圣枕中丹。

5. 治疗温热病阴伤液耗，手足挛急抽搐，虚风内动者：用龟甲配阿胶、地黄、麦冬，如《温病条辨》之大定风珠。

6. 治疗阴虚血热，热伤冲任，月经过多，崩中漏下：常与白芍、黄芩、椿根皮等同用，以滋阴制火，凉血止血，如《医学入门》之固经丸。

7. 其他：此外，本品咸能软坚，常与鳖甲、桃仁、赤芍、䗪虫等破积祛瘀药配伍治疗妇女瘀滞癥瘕，近年来还用其治疗肝脾肿大等，均有疗效。

【附方】

［古代方］

1. 久病肾虚，腰酸膝软，精血不足，遗精阳痿：龟甲 250 克，鹿角 250 克，党参 47 克，枸杞子 94 克。先将龟甲、鹿角加水煎煮 3 次，每次 24 小时，合并煎液，滤过静置，另取党参、枸杞子加水煎煮 3 次，合并煎液，滤过静置，合并 2 种滤液，浓缩成清膏，加糖浆制成相对密度不低于 1.10 的膏剂，分装即得。口服，每次15～20 克，每天 3 次。功能温肾益精，补气养血。（卫生部《药品标准·中药成方制剂》龟鹿二仙膏）

2. 阴虚火旺，潮热盗汗，咳嗽咯血，耳鸣遗精：熟地、龟甲各 120 克，知母、黄柏各 80 克，猪脊髓 160 克。将各药粉碎成细粉，加适量的炼蜜和水制丸，干燥即得。口服，每次 6 克，每天 2～3 次。功能滋阴降火。（《药典》2000 年版，大补阴丸）

3. 阴虚血热，月经先期，量多色紫，赤白带下：黄柏 300 克，黄芩 200 克，椿皮 150 克，香附 150 克，白芍 300 克，龟甲 400 克。将以上药物碎成细粉，用水泛为丸，干燥即得。口服，每次 6 克，每天 2 次。功能滋阴清热，固经止带。（《药典》1995 年版，固经丸）

［现代方］

1. 肝肾阴虚、骨蒸潮热：龟甲 180 克，熟地 180 克，黄柏 120 克，知母 120 克，共研细末，炼蜜为丸，每服 9 克，每天 2 次。

2. 阴虚阳亢，头晕目眩：生龟甲 30 克，生鳖甲 24 克，生牡蛎 15 克，生地黄 18 克，炙甘草18 克，白芍18 克，麦冬15 克，阿胶9 克，火麻仁9 克，水煎服。

【备注】

龟板胶为龟甲煎煮浓缩而成的固体胶，深褐色，长方形或方形扁块，质硬而脆，断面光亮。气微腥、味淡。有滋阴养血功效，可用于阴虚潮热，骨蒸盗汗，腰膝酸软，崩漏带下。

274. 角叉菜

【概述】

本品为松藻科植物角叉菜 Chondrus ocellatus Holmes 的藻体。浙江、台湾称作鹿角菜。而俗名叫鹿角菜的还有刺松藻(Codium fragile)、珍珠麒麟菜(Eucheuma okamurai)、海萝(Glaiopeltis furcata)、麒麟菜(Eucheuma muricatum)，它们的别名都称鹿角菜。而真正学名为鹿角菜的为鹿角菜科植物鹿角菜 Pelvetia siliguosa Tseug et C. F. Chang.，另有专条。角叉菜药用全藻，可作轻泻剂。

【成分】

角叉菜含卡拉胶(Carrageenan)和 N-(1-Carloxyethyl)-taurine。

【药理】

抗病毒作用：很多藻类多糖有抗病毒活性，角叉菜的主要组成硫酸化多糖，可抑制病毒复制、反转录酶的作用及在体外抑制乙肝病毒抗原与抗体反应。机理有二：① 抑制病毒附着细胞进入细胞及复制。② 调节机体免疫系统，增强对抗病毒免疫反应。从角叉菜提取的卡拉胶对B型流行性感冒与腮腺炎病毒有一定的抑制作用，并有抗胃蛋白酶和抗溃疡病的作用。

【临床报道】

用作抗病毒的辅助药：原上海第二医科大学附属仁济医院药房试制“硒卡拉胶胶囊”，系以微量元素硒和角叉菜胶配合。证实有抗自由基作用，硒化的卡拉胶具有调节、改善免疫功能的作用，可增强机体对疾病的抵抗力，延缓衰老。用于肿瘤，心血管疾病，肝炎，糖尿病，老年性白内障等，有治疗和辅助治疗的作用。并可减轻化疗药物对肿瘤病人的毒副作用。每粒含硒50微克。保健剂量：每天1粒。治疗剂量，因病种及其严重程度而定。如各种肿瘤，每次5粒，每天2次口服；糖尿病者每次3粒，每天2次口服。心血管病，白内障，红斑狼疮，急慢性肝炎，风湿性疾病，均每次2粒，每天2次。

【备注】

角叉菜常用于动物急性非特异性炎症模型的致炎剂。

275. 辛　　夷

【概述】

本品为木兰科植物望春玉兰(望春花)Magnolia biondii Pamp. 玉兰 M. denudata Desr. 或武当玉兰 M. sprengeris Pamp. 的干燥花蕾，春初花未开放时采用。除去枝梗，阴干。又名迎春、望春花、木笔花、姜朴花、辛夷花、毛笔头、桂兰、玉兰、木兰、林兰等。望春花主产于河南、四川、陕西、湖北等地；此外，甘肃亦产。玉兰主产于浙江、安徽、江西；此外，湖南、广东等地亦产。武当玉兰主产于四川、湖北、陕西等地。性温，味辛。主归肺、胃经。功能祛风散寒，除湿止痛，主治风寒感冒，巅顶头痛，急慢性鼻炎，鼻渊(鼻窦炎)流浊涕等。用法用量：3～9克，水煎服，宜纱布包煎以免绒毛在内服时刺激咽喉引起咳嗽，呕恶；外用适量研末吹鼻或水浸蒸馏液滴鼻，或乳剂棉条塞鼻。

【成分】

1. 望春花：含0.26%～5%挥发油，油中主要成分为α-松油二环烯、桉叶素、丁香油酚、β-石竹烯、黄樟油脑、茴香脑、桂皮醛、樟脑、β-蒎烯、δ-甲基丁香酚、胡椒酚甲醚和柑醛等。另外，最近报道由其花蕾中分离出四种木脂类成分，分别为松脂素二甲醚、里立脂素二甲醚、木兰脂素和辛夷脂素；尚含黄酮苷、花色苷、维生素A及生物碱(乌药碱)。

2. 玉兰花：花蕾含挥发油3.1%，油中主成分为β-蒎烯、柠檬烯、桉叶素、烩烯等。叶的挥发油含β-丁香烯、α-松油醇等。

3. 武当玉兰花蕾：含挥发油1.2%，油中主成分为萜品烯-4-醇、乙酸龙脑酯、桉叶素、α-及β-蒎烯、柠檬烯等。

【药理】

1. 降压作用：辛夷水、醇提取物对麻醉犬、猫、兔及不麻醉大鼠均有降压作用。

2. 扩血管作用：辛夷挥发油滴入兔结膜囊中，立即见结膜血管扩张，滴入麻醉兔肠黏膜表面，静脉亦扩张、微血管扩张尤为明显。

3. 麻醉作用：辛夷的1∶1浸剂或1∶4煎剂给豚鼠皮下注射均有浸润麻醉作用，辛夷饱和溶液注射于蛙坐骨神经处，可产生阻断麻醉。

4. 抗病源微生物作用：15%～30%辛夷煎剂体外试验对趾间毛癣菌等多种致病性真菌有抑制作用；高浓度辛夷制剂对白色念珠菌、金葡菌、乙型链球菌、白喉杆菌、痢疾杆菌、炭疽杆菌以及流感病毒有不同程度的抑制作用。

5. 兴奋子宫作用：辛夷煎剂和流浸膏对大鼠及兔离体子宫、犬及兔在体子宫有兴奋作用，已孕子宫较未孕子宫更为敏感。

6. 对神经肌肉的作用：望春花中提取的酚性生物碱，在蛙腹直肌及坐骨神经缝匠肌标本上呈现箭毒样作用。

7. 抗癌作用：本品体外试验对肿瘤细胞有抑制作用。

8. 抗变态反应作用：辛夷醇提物、氯仿提物对由组胺引起的鹑离体直肠的收缩有强烈的抑制作用；其水提物对大鼠腹腔肥大细胞组胺游离呈强烈抑制作用。其所含腺苷类化合物是抗变态反应的主要生物活性成分。

9. 中枢镇静作用：辛夷成分中α-乌药碱具有抑制中枢多巴胺能神经系统的作用，并抑制交感神经摄取多巴胺。

【临床报道】

1. 治疗外感风寒、头痛鼻塞：常与防风、白芷、川芎等药同用。

2. 治疗鼻渊头痛：偏于寒者，多与白芷、细辛、防风、藁本等同用；偏于热者每与黄芩、连翘、薄荷、苍耳子等药配伍。

3. 治疗鼻息肉：可与苍术、白芷、天南星等配伍。

4. 治疗鼻咽癌：多与半枝莲、白花蛇舌草、蚤休、莪术、山豆根等同用；用于鼻衄，常与白茅根、侧柏叶、石决明、川牛膝等配伍。

5. 用于美容：本品外用以护肤美容、香发止痒，常与桃仁、杏仁、当归、川芎、白附子、细辛、菟丝子、白芷等配伍。

6. 治疗急性鼻炎、副鼻窦炎：与木香、酒知母、酒黄柏配伍。

7. 治疗鼻窦炎，慢性鼻炎：与苍耳子、荆芥、黄芩配伍。

【附方】

[古代方]

1. 鼻渊：辛夷、白芷、防风、细辛、升麻、藁本、川芎、木通、甘草各等份为末，每服6克，清茶送下。（《济生方》辛夷散）

2. 头目昏眩，鼻塞声重：辛夷、甘菊花、吴白芷、前胡、川芎、薄荷叶、石膏、白术、赤茯苓、生地黄、干地黄、陈橘皮(去白)各30克，甘草(炙)60克，上为粗末，每次15克，用水25毫升，煎至5毫升，去滓，食后温服，每天3次。（《御药院方》辛夷汤）

[现代方]

1. 急、慢性鼻炎和鼻窦炎：辛夷、白芷、防风各200克，苍耳子150克，用蒸馏法制成1 000毫升滴鼻液，每次3～5滴，每天3次。[中药通讯，1981，6(6)：33]

2. 慢性气管炎：将辛夷制成30%的酊剂，每天3次，1次10～20毫升。[河北新医药，1974，(5)：12]

3. 肥大性鼻炎：辛夷50克，研碎，用酒精浸泡3天后过滤，滤液加热浓缩成粘稠状浸膏，与20克无水羊毛脂混合调匀，再加凡士林100克，调成软膏，使用时将软膏均匀涂于大小适中的凡士林纱条上，填入鼻腔，2～3小时后取出。每天或隔天1次。（《现代实用中药学》）

4. 慢性鼻炎、鼻窦炎：辛夷15克，柴胡、菊花、薄荷、蔓荆子、防风、芥穗、黄芩、桔梗、川芎、白芷、枳壳各10克，水牛角100克，细辛、龙胆草各5克，共为细末做蜜丸，每丸重3.5克。日服2～3次，每次1～2丸。[中医杂志，1983，(10)：18]

5. 感冒头痛鼻塞：辛夷6克，苏叶9克，开水泡服。（《全国中草药汇编》）或辛夷9克，白芷6克，防风9克，川芎6克，甘草3克，水煎服。（《中国常用中草药》）

6. 牙痛：辛夷4.5克，水煎服。（《安徽中草药》）

【备注】

除上述品种外，各地尚有同属植物罗田玉兰 Magnolia pilocarpa Z. Z. zhao et Z. W. xie（湖北、安徽）、凹叶木兰 M. sargentiana Rehd. et Wils（四川）、西康玉兰 M. wilsonii （Finet et Gagnep.）Rehd. et Wils（四川、云南）、紫玉兰 M. liliflora Desr.（陕西）、滇藏木兰 M. camphellii Hook. f. et Thoms.（云南）等的花蕾作辛夷使用的报道。另外，辛夷入药品种多，均以含苞未放的花蕾使用，其已开放之花，往往另作一药，其功用相互有别。又不少地方将辛夷炒后入药，认为可使其花蕾上的绒毛焦化，避免刺激咽喉。因为辛夷中所含挥发油是主要成分，采收时历来强调阴干，如高温炒制，将会降低辛散温通的功效。

又据范崔生等记载：同属植物山玉兰 M. davidii 的花蕾，在云南亦作辛夷使用。

276. 没　　药

【概述】

本品为橄榄科植物没药树 Commiphora myrrha Engl. 或其他同属植物树干皮部渗出的油胶树脂。又名末药。主产于非洲索马里、埃塞俄比亚以及印度等地。采集由树皮裂缝处渗出的白色油胶树脂，于空气中变成红棕色而坚硬的圆块。打碎后，炒至焦黑色应用，形状呈不规则颗粒状或粘结成团块，大小不一，一般直径约2.5 厘米，有的可达 10 厘米。表面红棕色或黄棕色，凹凸不平，被有粉尘。质坚脆，破碎面呈颗粒状，带棕色油样光泽。与水共研形成黄棕色乳状液。气香而特异，味苦而微辛。以块大、色红棕、半透明、微粘手、香气浓而持久，杂质少者为佳。性平，味苦。归心、肝、脾经。功能渗血止痛，消肿生肌。用于跌打损伤，痈疽疮疡，心腹诸痛，寒湿痹痛，经闭经痛。用法用量：2.4～6 克，煎服。

【成分】

主要为含树脂、树胶、挥发油等。

【药理】

1. 抗菌作用：没药水浸剂对堇色毛癣菌、同心性毛癣菌、许兰黄癣菌等多种致病真菌均有不同程度的抑制作用，这种作用可能与其所含丁香油酚有关。

2. 降脂作用：没药的含油树脂部分能降低高胆固醇血症雄性家兔血浆中胆固醇的含量，并能防止动脉粥样硬化斑块形成。高血脂患者服用没药胶囊后，血浆胆固醇、血清低密度脂蛋白均明显降低，并对高凝状态所致继发性纤溶亢进有治疗作用。

3. 抗炎、镇痛作用：由乳香、没药、马钱子、麻黄等组成的九分散能使巴豆油所致炎症明显减轻，毛细血管通透性明显减少，还能使醋酸引起的小鼠扭体次数明显减少，具有明显的消炎镇痛作用。没药外用还有收敛和消炎作用。

4. 其他作用：生没药有局部刺激作用，可引起恶心和呕吐，当胃肠无力时，可用以兴奋肠蠕动。

【临床报道】

1. 治疗高血脂症：没药制成胶囊（每粒胶囊含没药浸膏 0.1 克），每天 3 次，每次 2～3 粒，疗程 2 个月。

2. 治疗急性腰腿扭伤：乳没糊剂（乳香、没药各等份研末，用 30%乙醇将上药调成糊状）外敷，每天 1～2 次，一般 3～5 天即愈。

乳香、没药皆能活血止痛，区别是：乳香行气以活血兼能伸筋、通经舒络而止痛；没药是散瘀以活血、消肿定痛。二药合用相得益彰。乳香、没药于疮疡破溃后则不

宜用，二者醋制可加强疗效。（《焦树德用药心得》）

【附方】

［古代方］

1. 跌打损伤，骨断筋折，创伤出血：能活血散瘀，定痛止血。血竭30克，麝香、冰片各0.36克，乳香、没药、红花各4.5克，朱砂3.6克，儿茶7.2克，上药八味，研极细末，每服0.21克，每天1～2次，或用酒调敷患处。（《良方集腋》七厘散）

2. 从高跌下，伤筋损骨，皮肉疼痛：没药30克，当归（锉微炒）30克，血竭30克，蒲黄30克，牡丹30克，骨碎补30克，橘仁（微炒）30克，上药捣细为散，不拘时，温酒调下6克。（《太平圣惠方》没药散）

3. 跌打损伤：没药、乳香、白术、当归、白芷、肉桂、甘草。（《御药院方》没药乳香散）

4. 寒湿痹痛：没药66克，川乌180克，乳香66克，草乌（去皮）180克，地龙180克等，研细混匀，酒调糊丸如梧子大，每服20丸冷酒送下。（《和剂局方》活络丹）

5. 外敷治疮疡：乳香，没药等份。使腐肉自化，新肉自生，能拔毒收口。（《医学心悟》海浮散）

6. 打扑损伤，筋断骨折，挛急疼痛，不能屈伸，皮肉刺痛，肩背拘急：自然铜（火煅，醋淬12次，研末水飞，焙）、川乌头（去皮脐，骨碎补烂，去毛）、白芍、没药（别研）、乳香（别研）、当归（洗，焙）各30克，生地黄、川芎各45克，共研细末，以生姜汁与蜜等份炼熟为丸，每30克作4丸，每服1丸，捶碎，水、酒各75毫升，入苏木少许，同煎至120毫升，去苏木，空腹时热服。（《古今医统》没药降圣丹）

7. 心脾气痛：延胡索、没药、五灵脂、草果各等份为末，每服9克，热酒调服。（《奇效良方》手拈散）

8. 疔疮、无名肿毒：没药（去油）、辰砂、血竭、硼砂、乳香（去油）、雄黄、蟾酥（人乳浸化）、轻粉、冰片、麝香各等份，共乳细末，用乳捣和丸，如小麦大，每用3丸含舌下，噙化咽下，出汗自消。如无汗，以热酒催之。（《疡医大全》舌化丹）

［现代方］

痈疽疮毒，去腐生肌：采用《疡医大全》海浮散方，以儿茶、乳香、没药、血竭各9克，冰片1克，共研细，撒疮上，外以膏药贴之。（清末名医王锡珮经验方）

【备注】

使用禁忌：① 过敏反应：少数人服后会出现过敏性皮疹、面红、发热、恶寒。② 内服未经炮制或炮制不当的没药，可引起胸闷、烦躁、呕吐、腹痛、腹泻。没药对胃肠道有刺激作用。③ 没药活血祛瘀之力大，孕妇忌服，痈疽已溃者、腹痛而无瘀血者、血虚无瘀者均不宜服用。

277. 沉 香

【概述】

本品为瑞香科植物沉香 Aquilaria agallocha (Lour.) Roxb. 与白木香 Aquilaria sinensis (Lour.) Gilg 含有树脂的心材。全年均可采收，割取含树脂的木材，除去不含树脂的部分，阴干。入水下沉，香气浓郁者为佳。沉香又名蜜香、栈香、沉水香、奇南香等。白木香又名土沉香、女儿香、莞香等。沉香产于印度尼西亚、马来西亚、越南等地，习称进口沉香。台湾、两广地区有栽培。白木香产于海南、广西、广东、福建等地。性微温，味辛、苦。归脾、胃、肾经。功能行气止痛，温中止呕，纳气平喘。用于胸腹胀闷疼痛，胃寒呕吐呃逆，肾虚气逆喘急。用法用量：内服煎汤，2～5克，入煎剂宜后下。

【成分】

1. 沉香：含挥发油，其中倍半萜成分沉香螺醇、沉香醇、α，β-沉香呋喃等，并含沉香四醇等。

2. 白木香：含挥发油，倍半萜类有沉香螺醇、白木香酸、白木香醛、白木香醇以及其他挥发类成分。

【药理】

1. 对消化道系统的作用：沉香的水煎液及水煎醇沉液对动物小肠有抑制作用。能对抗乙酰胆碱、组胺所致痉挛性收缩。

2. 对中枢神经系统的作用：沉香的苯提取物小鼠口服能明显延长环己巴比妥的睡眠时间。

3. 其他作用：沉香茎皮中含有二种细胞毒成分，体外有一定抗癌活性。

【临床报道】

1. 治疗胃炎及消化性溃疡：砂仁、沉香等份为末，混匀装胶囊(每粒0.3克)。每次4粒，每天2～3次，饭前服用，7天为1个疗程。

2. 治疗老年性肠梗阻：沉香6克，加水300毫升，浓煎至200毫升。另用蜂蜜120克，猪油150克，加热至沸腾，搅拌均匀，备用。先用胃肠减压抽尽胃内容物，再服沉香药液，接服蜂蜜、猪油混合物，然后让病人安睡，最好取半卧位。

注意：阴虚火旺、气虚下陷者慎用。对于寒凝气滞之胸腹胀痛，常与乌药、木香、槟榔等配伍；对于脾胃虚寒、呕吐呃逆，常与丁香、白豆蔻等同用。对于虚喘，沉香常与熟地、补骨脂、蛤蚧等配伍。

【附方】

［古代方］

1. 冷气攻冲：沉香、木香、槟榔、乌药。"上用水八分盏，分作四处，以乳钵内，逐药徐徐磨，水浓为度，然后四者合而为一，再用慢火煎至六分已，服之。"(《卫生家宝》沉香四磨汤)

2. 胸膈痞塞，心腹胀满：香附(炒，去毛)120克，沉香55克，缩砂仁148克，甘草360克。上为细末，每服3克。入盐少许，沸汤点服。(《和剂局方》沉香降气汤)

3. 腹胀气喘，坐卧不安：沉香、木香、枳壳各15克，萝卜子炒30克。每服15克，姜3片，水煎服。(《赤水玄珠》沉香饮)

4. 胃冷久呃：沉香、紫苏、白豆蔻各3克。为末，每服1.5～2.1克，柿蒂汤下。(《活人心法》)

5. 一切哮证：沉香60克，莱菔子蒸熟晒干150克，上为细末，生姜汁为细丸，每服2.4克，白汤送下。(《丹台玉案》二仙丹)

［现代方］

1. 气逆喘急，咳嗽痰涎：沉香5.4克，炒香附120克，砂仁15克，炙甘草36克，共研细末，每服3～6克，入食盐少许，温开水下。(《中国常用中草药》)

2. 胃寒呕吐、呃逆：沉香1.5克后下，砂仁3克打碎后下，乌药9克，丁香3克，制半夏5克，生姜3片，刀豆子7枚打碎，水煎服。

278. 羌 活

【概述】

本品为伞形科植物羌活 Notopterygium incisum Ting ex H. T. Chang 或宽叶羌活 Notopterygium forbesii Boiss. 的干燥根茎及根。又名羌青、扩羌使者、胡王使者、羌滑、黑药。以四川为主产区者称川羌，主产于四川省阿坝藏族自治州的小金、松潘、黑水、理县等地，云南省丽江地区的腾冲等地。西北地区为主产区者称西羌，主产于甘肃的天祝、岷县、临夏等地，青海的海北、黄南、海南等地。性温，味辛、苦。归膀胱，肾经。功能散寒，祛风，除湿，止痛。用于风寒感冒头痛，风湿痹痛，肩背酸痛。用法用量：煎服，3～9 克。

【成分】

本品含有异欧前胡素、香柑内酯、羌活醇、羌活酚、前胡苷 V、紫花前胡苷等，还含 2.7%挥发油、生物碱、有机酸（棕榈酸、油酸、亚油酸）等。挥发油含 α 及 β-蒎烯、柠檬烯和乙酸龙脑酯。

【药理】

1. 解热、镇痛、抗炎作用：羌活注射液和羌活挥发油腹腔注射，均有显著的解热作用和镇痛作用。羌活挥发油灌胃除能使小鼠热刺激的痛阈明显提高外，还能抑制大鼠角叉菜胶性足跖肿胀。

2. 抗休克作用：羌活煎剂小剂量连续灌胃有明显抗休克作用。

3. 抗心律失常作用：羌活水溶部分给大鼠灌胃，对乌头碱、氯仿-肾上腺素所致心律失常有明显对抗作用。羌活水提取物也能显著延长 $CaCl_2$ 所致室颤的潜伏期。

4. 抗急性心肌缺血作用：羌活挥发油能扩张冠状动脉，增加冠脉流量，明显对抗垂体后叶素所致心肌缺血。

5. 抗过敏作用：羌活挥发油灌胃或腹腔注射对 2，4 -二硝基氯苯（DNCB）所致迟发型超敏反应有抑制作用。

6. 抑菌作用：羌活油对金黄色葡萄球菌和大肠、伤寒、痢疾杆菌等有明显抑制作用。羌活挥发油对布氏杆菌有抑制作用，羌活水煎剂有抑制金黄色葡萄球菌和变形、枯草杆菌作用。其酒精浸剂在1∶5 000浓度内能抑制结核杆菌的生长，挥发油对皮肤一些致病性真菌有抑制作用。

【临床报道】

羌活有解热镇痛作用，用后增加汗液分泌。临床用羌活治疗风寒感冒、发热头痛，用以解表发汗，常与防风、白芷、苍术等配伍。也用于慢性风湿性关节炎，对关节、肌肉风湿均可应用，特别对寒湿较重的上半身风湿痛与肩背酸痛有效，常与独活、防风、秦艽、威灵仙、桂枝、当归等同用。恶寒明显者，酌加附子；气血不足者加党参、黄芪、熟地等。对风寒头痛，羌活常与川芎、细辛等同用。血虚痹痛，阴虚头痛者不宜用。

羌活与防风二药都能祛风止痛，但防风性缓，能祛周身之风，长于治疗风寒表证；羌活性烈，祛风直上巅顶，穿行肢节，长于治上半身沉重风湿，散风之力比防风强。羌活、独活二药常合并应用，二者均能通痹止痛，但羌活气香，辛散作用强，发汗上行，长于发散肌表风寒湿邪，多用于上半身风湿痹痛；独活性淡而发散缓和，温燥下行，长于发散肌腠深部之伏风，多用于下半身寒湿痹痛，且除湿作用较强。

【附方】

［古代方］

1. 风湿外侵，内有郁热，头痛项强，肢节烦痛，遇阴雨甚：配前胡、川芎、防风、细辛、蔓荆子等。（《和剂局方》羌活散）

2. 头痛项强，腰背重痛，一身尽痛，难以转侧：羌活、独活、藁本、防风、川芎等。（《内外伤辨》羌活胜湿汤）

3. 感冒风寒，头痛发热，恶寒无汗者：羌活、川芎、白芷、藁本、苍术、细辛等。（《伤寒全生集》羌活神术散）

4. 坠堕内挫，气血凝滞，腰部刺痛：羌活、桃仁、红花、牛膝、玄胡、大黄。（《观聚方要补》羌活桃仁汤）

5. 外感风寒湿邪，恶寒发热无汗，头痛项强，肢体酸楚疼痛，口苦而渴者：羌

活、防风、苍术、川芎、白芷、生地、黄芩、细辛、甘草合用。(《伤寒全生集》九味羌活汤)

6. 项臂痛重，上举困难，身体烦痛：羌活、附子、干姜、炙甘草同用，治客寒犯脑，脑痛连齿，手足厥冷。(《医学心悟》羌活附子汤)蠲痹汤(《杨氏家藏方》)，乃羌活与姜黄、白芍、酒当归、炙黄芪、防风、炙草配伍。

[现代方]

1. 感冒发热，扁桃体炎：羌活 12～15 克，板蓝根、蒲公英各 30 克。水煎，每天 1 剂，分 2 次服。

2. 流感，上呼吸道感染：羌活、牛蒡子、蒲公英、薄荷各 10 克，水煎服。

3. 风寒感冒，恶寒发热，头痛身痛：羌活、防风、苍术各 6 克，川芎、白芷、生地、黄芩、甘草各 3 克，细辛 2 克，水煎服。

279. 诃　子

【概述】

本品为使君子科植物诃子 Terminalia Chebula Retz. 或绒毛诃子 Terminalia Chebula Retz. var. tomentella Kurt. 的干燥成熟果实。又名诃黎勒、随风子。秋、冬二季果实成熟时采收，除去杂质，晒干。用时打碎。主产于云南临沧地区和德宏自治州。广东、广西亦产。诃子肉系诃子稍浸，闷润，去核，干燥。性平，味苦、酸、涩。归肺、大肠经。功能涩肠敛肺，降火利咽。用于久泻久痢，便血脱肛，肺虚喘咳，久嗽不止，咽痛音哑。用法用量：3～9 克，水煎服，或入丸散；外用：煎水熏洗。清肺利咽多生用；涩肠止泻宜煨用。

【成分】

诃子果实含鞣质 23.6%～37.36%，成分有诃子酸(Chebulinic acid)、诃黎勒酸(Chebulagic acid)、1，3，6-三没食子酰葡萄糖、1，2，3，4，6-五没食子酰葡萄糖、鞣云实精(Cori lagin)、原诃子酸、葡萄糖没食子鞣苷(glucogallin)、鞣花酸(Ellagic acid)及没食子酸等。又含莽草酸、去氢莽草酸、奎尼酸、阿拉伯糖、果糖、葡萄糖、蔗糖、鼠李糖和氨基酸。干果尚含番泻叶苷 A(Sennoride A)、诃子素(Chebulin)、鞣酸酶(Tannare)、多酚氧化酶(Polyphenol oxidare)、过氧化酶、抗坏血酸氧化酶等。

【药理】

1. 收敛作用：果实富含鞣质，有收敛、止泻作用。对菌痢、肠炎形成的黏膜分泌物，口服有收敛作用。

2. 解痉作用：从干果 80%乙醇提得的诃子素，对肠管平滑肌有罂粟碱样的解痉作用。因除含收敛成分鞣质外，还含致泻成分番泻叶苷 A，故与大黄类似有先泻后收敛的效果。

3. 抗菌作用：100%诃子水煎剂除对各种痢疾杆菌有效外，且对绿脓杆菌、白喉杆菌有较强作用，对金黄色葡萄球菌、大肠杆菌、肺炎球菌、溶血性链球菌、变形杆菌、鼠伤寒杆菌，亦有作用。体外抗菌试验，对几种痢疾杆菌的作用，以诃子壳为佳。

4. 抗癌作用：体外对多种肿瘤细胞的增殖有抑制作用。分别接种艾氏腹水癌、小鼠腹水肉瘤、梭形细胞肉瘤的小鼠，口服诃子煎液后，所产生的腹水量或肿瘤重量，均较对照组为少。说明其对上述三种肿瘤的生长，具有抑制作用。

5. 毒副作用：所含水解型鞣质有较大肝毒性。诃子鞣质皮下注射给小鼠可引发动物肝癌。

【临床报道】

1. 治疗急性菌痢：诃子片(每片含生药 5 克)，每次服用 5～8 片，每天 3 次，治疗100例,治愈86例,好转8例。

2. 治疗婴儿腹泻：用诃子、防风、陈皮、麦芽各5～10克,葛根、山楂各5～20克,并随症加减,治疗230例,痊愈227例,无效3例。

3. 治疗大叶性肺炎：诃子肉15克,栝楼15克,百部9克,为一天量,水煎分两次服。观察20例,多数在1～3天内退热,6～11天内炎症吸收,未发现不良副作用。

4. 治疗白喉带菌者：内服10%诃子煎液,每天3～4次,每次100～150毫升,并用煎液含嗽,每天4～5次。或用蒸过的诃子含咽,每次1～2粒,每天4～5次。亦可用50%煎液喷鼻腔及咽部,每天一次。观察20例,服药后转阴,用药时间最短者4天,最长者17天。

5. 治疗慢性气管炎：诃子配百合、百部,诃子配白及、延胡索治疗胃十二指肠溃疡者。成药有白地诃片、清咽丸、三子散、六味安消散等。

【附方】

［古代方］

1. 久咳语声不出：诃子(去核)30克,杏仁(去皮尖)30克,通草7.5克,㕮咀,每用12克,水煎服。(《济生方》诃子饮)

2. 失音,不能语者：诃子(半炮半生)4个、桔梗(半炙半生)30克、甘草(半炙半生)60克,上为细末,每服6克,用童便200毫升,水200毫升,同煎至五七沸,温服。(《宣明论方》诃子汤)

3. 老人久泻不止：诃黎勒、白矾捣为散,以粥饮,调下6克。(《太平圣惠方》)

［现代方］

1. 久泻久痢,脱肛：诃子9克,罂粟壳、陈皮各6克,炮姜3克,水煎服。(《中国常用中草药》)

2. 肺虚喘咳,久嗽不止：诃子、陈皮、芦根、半夏、茯苓各9克,人参、枳壳、五味子各6克,木香4.5克,肉桂3克,生姜2片,水煎,空腹时服。(同上)

280. 补骨脂

【概述】

本品为豆科植物补骨脂 Psoralea corylifolia L. 的干燥成熟果实。种子有油性,气香,微辛,味苦。又名破故纸、怀故子、川故子、黑故子。主产四川、河南、安徽等地,陕西、江西、山西、云南亦产。性温,味辛、苦。归肾、脾经。功能温肾助阳,纳气,止泻。主治阳痿遗精,遗尿尿频,腰膝冷痛,肾虚作喘,五更泄泻;外用治白癜风,斑秃。用法用量：6～9克煎服;外用20%～30%酊剂涂患处。

【成分】

补骨脂含黄酮类、香豆素类、单萜酚类化合物及挥发油、脂肪油、树脂等。黄酮类有补骨脂甲素、乙素、补骨脂色烯素等;香豆素类有补骨脂内酯、异补骨脂内酯等;单萜酚类有补骨脂酚等。最近阮、孔二人分离到补骨脂素、异补骨脂素、补骨脂查耳酮、补骨脂二氢黄酮、大豆苷和利尿嘧啶等七个化合物。

【药理】

1. 对心脏的作用：补骨脂乙素能扩张动物的冠脉,并使心收缩力增强。使冠脉血流量明显增加,心输出量及做功量增加,但心肌耗氧量未见明显增加。甲素也有扩张冠脉作用。

2. 致光敏作用：使皮肤容易出现色素沉着。故用以治白癜风。

3. 抑菌作用：补骨脂提取物对青霉素等产生抗药性的金黄色葡萄球菌、白色葡萄球菌等可抑制其生长。

4. 其他作用：实验还发现抗着床和雌性激素样作用;乙素在体外有抑制 Hela

细胞和肉瘤 S180 的作用。

【临床报道】

对妇科出血性病证，内服补骨脂煎剂，有较好疗效，但对出血量大及时间过久者，需配其他止血药同用。补骨脂治疗银屑病，配合紫外线照射，可使疗程缩短。醇浸液可外搽鸡眼。补骨脂制成的制斑素除用以治疗白癜风外，肌肉注射辅以紫外线照射，治秃发有效。醇浸膏治外阴白斑，蜜丸治白血球减少症，粉末治小儿遗尿，挥发油治阳痿及月经不调等，均见于临床报道。阴虚火盛者不宜内服。

补骨脂与附子比较，均能温肾助阳，但补骨脂苦温而燥，限于温暖下焦；附子辛温大热，能温全身之阳，回阳救逆。补骨脂与益智仁比较，二者均能补肾壮阳，温脾止泻，固精缩尿，为治脾肾阳虚之剂。但补骨脂以温补肾阳为主；益智仁以温补脾阳为主。故补骨脂长于治腰膝冷痛、阳痿；而益智仁偏于健胃、止呕。

【附方】

［古代方］

脾肾虚寒，五更泄泻：肉豆蔻、补骨脂、五味子、吴茱萸。（《内科摘要》四神丸）

［现代方］

1. 阳痿遗精，腰膝冷痛：盐补骨脂120克，菟丝子120克，核桃仁30克，乳香10克，没药10克，沉香10克，研细末，调匀，炼蜜为丸如梧子大，每服30丸，空腹淡盐水送服。（《中国常用中草药》）

2. 皮肤白斑，白癜风，斑秃：补骨脂60克，菟丝子60克，栀子60克，三味粉碎成细粉，用70%乙醇浸提，取浸出液1 000毫升，即得。乙醇含量不低于60%，外搽，每天2～3次。搽药后，患处在日光下照射20分钟，疗效更佳。（南京市卫生局《医院制剂规范》白斑酊）

3. 白癜风，汗斑：补骨脂600克，雄黄250克，密陀僧250克，粉碎成细粉，过140目筛，混匀，即得。外用，醋调涂患处。（《吉林省医院制剂规范》白癜风散）

4. 遗尿：补骨脂（盐炒）60克，益智仁（盐炒）60克，研细末过筛，分成6包，每餐用米汤泡服1包（成人倍量）。6天为1个疗程，共治60例，均愈。［湖南医药杂志，1984，(1)：35］

281. 灵　芝

【概述】

本品为多孔菌科真菌灵芝（赤芝）Ganoderma lucidum (Leyss. ex Fr.) Karst. 及紫芝（木芝）G. japonicum (Fr.) Lloyd. 的干燥子实体。始载于《神农本草经》，又名六芝、菌芝、灵芝草。是一腐生真菌，除野生者外，各地区亦有大量人工培养。性平，味淡。归肾、肝、心、肺经。功能滋补强壮，宁心安神，补气益血，止咳平喘。主治神经衰弱，失眠，食欲不振，虚劳咳嗽，老年慢性气管炎及癌症辅助治疗。用量1.5～3克研末服，或浸酒服用。《药典》(1977年版一部）载有灵芝片，口服每次3片，每天3次。同属植物薄树芝 G. capense (Lloyd.) Teng（薄茎灵芝）的子实体，亦供药用。功效近似灵芝。其与灵芝的主要区别是菌盖较薄，有侧生短柄或无柄。

【成分】

化学成分因所用菌种、产地、培养方法、提取工艺等不同而异。总的来说，灵芝属的子实体、菌丝体、孢子中含多糖类、核苷类、呋喃类衍生物、甾醇类、生物碱类、蛋白质、氨基酸、多肽、三萜类、倍半萜、有机锗等微量元素。据报道，灵芝含麦角甾醇、真菌溶菌酶、酸性蛋白酶、三萜类、香豆精苷、多糖类、蛋白质、氨基酸等，国外报告所含三萜类有灵芝酸、赤芝孢子内酯等。苦味成分为多个三萜。对多糖成分，进行了多方面抗癌研究。并证明其无机成分，如Ca、Mg、Mu、Fe、Zn、Ge等和多糖是其增强免疫活性成分。此外还含有甾醇、脂肪酸等。

【药理】

1. 对中枢神经系统的作用：① 镇静：赤芝酊及水浸液给小鼠腹腔注射后，显示活动减少、肌肉轻度松弛，发酵液亦可见小鼠明显抑制，浓缩液灌胃亦可使其自发活动减少。镇静可持续3～6小时。② 延长环己巴比妥睡眠时间。③ 灵芝酊能对抗电惊厥。④ 镇痛：热板法证明渗漉液有镇痛作用。用电刺激法及热板法证明，小鼠灌胃或腹腔注射灵芝，痛阈均有提高，辐射热法测定可使大鼠痛反应潜伏期延长。

2. 对呼吸系统的作用：止咳，祛痰，平喘，对慢性气管炎动物有治疗作用。

3. 对心血管系统的作用：① 强心：赤芝，菌丝体乙醇提取液及发酵浓缩液均有强心作用。② 对心肌缺血有一定的保护作用。赤芝能增加营养性血流量。赤芝总碱可使冠脉流量增加，同时能明显降低冠脉阻力、改善缺血心肌心电图。③ 长期口服赤芝浓缩液可使动脉粥样硬化斑块形成缓慢，赤芝有抗斑块形成作用。④ 灵芝水提物静脉注射，可使家兔及大鼠血压降低，但对心率无影响。⑤ 灵芝酸A、B、C、D可抑制组胺的释放，灵芝酸F抑制血管紧张素酶的活性，赤芝孢子酸A能降低胆固醇等。⑥ 所含腺嘌呤核苷可抑制血小板凝聚减少心肌梗死、血管内凝血等的发生。

4. 调节免疫作用：① 对非特异性免疫功能的影响：赤芝能增强网状内皮系统的吞噬能力。灵芝液灌胃能使小鼠腹腔巨噬细胞吞噬百分率和吞噬指数增加，它增强巨噬细胞吞噬的活性，与给药时间长短正相关。薄芝液亦有类似作用。② 对体液免疫功能的影响：灵芝多糖对小鼠体液免疫功能有一定促进作用。灵芝菌丝体蛋白LZ_8能抑制抗HBsAg抗体的产生。松杉树芝子实体多糖给小鼠灌胃可显著增加抗SRBC空斑形成细胞数。③ 对离体淋巴细胞培养的影响；灵芝多糖能明显促进Con A诱导的淋巴细胞增殖反应。薄芝液对体外培养的脾细胞增殖反应起调节作用。赤芝多糖GL－B可明显增强老年小鼠脾淋巴细胞DNA多聚酶α活性。灵芝蛋白LZ8体外对小鼠细胞有强大的促有丝分裂作用。④ 对免疫细胞因子产生的影响：灵芝多糖与Con A合用，显著提高T细胞增殖。也证明显著增加正常小鼠脾细胞在Con A存在时IL－2的产生。GL－B具浓度依赖性地促进脾淋巴细胞生成IL－2。并证明GL－B可促进巨噬细胞合成和分泌IL－2。⑤ 对过敏反应及迟发性变态反应的影响：赤芝发酵浓缩液能显著抑制卵蛋白及破伤风类毒素主动致敏豚鼠肺组织释放组胺与过敏性反应物质(SRSA)两种过敏反应介质的释放。灵芝的抗过敏作用可能是几种成分的综合效应。

5. 抗癌作用：灵芝多糖成分G－Z对移植肿瘤S180的生长有抑制作用。三萜类灵芝酸U、V、W、X、Y、Z对人肝癌细胞有细胞毒作用。赤芝热水粗提物对小鼠S180有一定抑制作用，也抑制人癌细胞株JTC26的增殖。赤芝水溶部分对S180有抑制作用。灵芝菌丝体提取物(GLP)对C_3H小鼠肌纤维恶性肿瘤有抗癌活性。三种台湾灵芝水提液高剂量时均有明显抗癌效应。据称灵芝的抗癌作用是来自多糖，并且由于增强机体免疫功能所致。

6. 其他作用：① 发酵赤芝总碱能显著提高小鼠耐受低气压缺氧和常压缺氧的能力。赤芝子实体、菌丝体及其发酵液均能显著提高小鼠耐常压缺氧能力。有人证明灵芝发酵液提高耐缺氧能力的有效组份是灵芝氨洗脱部分。② 灵芝多糖D6能促进^3H-亮氨酸掺入血清蛋白质和肝蛋白质，从而促进肝细胞合成蛋白质，连续给药还能促进骨髓细胞蛋白质，核酸的合成。③ 赤芝子实体中提取的灵芝液有一定的抗放射作用，可保护放射性损伤。④ 降血糖作用。⑤ 清除自由基作用：灵芝子实体热水提取物能明显清除 H_2O_2，明显清除超氧自由基。⑥ 抗凝血：灵芝水提物对由胶原酶诱发的血小板聚集有抑制作用，从而可能防止 DIC 的形成。⑦ 灵芝多糖可使 DNA 多聚酶活性提高，氨自由基和羟自由基的消除，有利于延缓衰老。

【临床报道】

常用于治疗慢性支气管炎，冠心病心绞痛和高脂血症，神经衰弱失眠，病毒性肝炎，白细胞减少症等。

灵芝配磁石，治肾气不足，耳鸣耳聋；灵芝配山药大补五脏精气，生精化血，润肤美颜；配升麻治脾虚阳虚，便血脱肛；配麻子仁、白瓜子，则润肠通便。对虚弱、气血不足、脏腑功能失调，可配人参、黄芪、当归、熟地等；心悸、失眠，可配酸枣仁、柏子仁；咳喘者，可与人参、五味子同用；食欲不振，体虚乏力，与白术、茯苓同用。

【附方】

［现代方］

1. 神经衰弱，心悸，夜寐不宁：灵芝 1.5～3 克，水煎服，每天 2 次。

2. 慢性肝炎，肾盂，肾炎，支气管哮喘：灵芝研末，每服 0.9～1.5 克，每天 3 次。

3. 神经衰弱，全身无力，食欲不振：灵芝 50 克，五味子 25 克，均研粗粉，制五加浸膏 20 克，蔗糖 500 克，60%乙醇适量，前 2 药浸 2 次，每次 1 周，分次滤过，药渣压榨，合并滤液及压榨液、加刺五加膏搅匀，静置 24 小时，分取上清液蔗糖制成单糖浆，与上述溶液合并，加水 1 000 毫升，搅匀，分装。（《黑龙江省药品标准》1986 年版，安神宁）

4. 体质衰弱，气短乏力，少寐多梦，头眩倦怠，自汗心悸：灵芝 600 克，人参 120 克，碎断，按水醇法制成流浸膏，加糖、糊精搅拌均匀，制粒，约制颗粒 1 000 克，每服 5 克，每天 2 次。（《黑龙江省药品标准》人参灵芝冲剂）

5. 白癜风，扁平疣，斑秃，神经性皮炎，瘙痒症（补骨脂酊）：补骨脂 180 克，75%酒精 360 毫升，将补骨脂敲碎，置酒精内浸泡 7 昼夜，过滤去滓。蘸药涂患处，并摩擦 5～15 分钟。

【备注】

1. 我国拥有最丰富的灵芝科物种，有 27 个省区有野生资源。野生灵芝主产于安徽、江西、福建、广东和广西。现已实施人工栽培，主要有灵芝（赤芝）、松杉树芝、密纹薄芝、紫芝等。灵芝为一年生或多年生真菌、由菌柄和菌盖组成。灵芝子实体的菌盖，含有丰富的有效成分，菌柄含量较少。

2. 灵芝孢子是其遗传单位（种子），凝聚了灵芝本体的精华。灵芝孢子加热，所含酶类被破坏，故不能煎服，只有破壁使用，才能吸收生效。

3. 灵芝多糖是具有螺旋状立体构形的聚糖，是大分子的化合物，是灵芝的主要有效成分。已证明其抗癌、调节免疫、降血糖、降血脂、抗氧化及抗衰老等生理活性。结构中具有 1-6β 侧链的多少，决定其抗癌活性的强弱，如香菇、云芝、茯苓、银耳多糖具备以上结构和一定量的 1-6β 侧链，也有不同程度的抗癌活性。

4. 灵芝有效成分中，由于多糖类、三萜类含量最多，生理活性也最显著。他如核苷类、酶类、氨基酸、微量元素和有机锗，以及生物碱类、脂肪酸等，也都参与了药理作用的发挥。

5. 从灵芝的菌丝中提取的蛋白多糖，也有抗癌和调节免疫作用。菌丝体酒精萃取的不溶性物有杀伤活性、增强自然杀伤细胞活性，还能诱生干扰素。

282. 阿　胶

【概述】

本品为马科动物驴 Equus asinue L. 的皮去毛后熬制而成的胶块。旧出东阿，遂名阿胶 Colla corii Asini，阿胶珠系将阿胶烘软，切成丁，照烫法用蛤粉烫至成珠，内无溏心。以张大、毛灰黑、质地肥厚、伤少无病的驴皮为优。冬季末的为佳，名为“冬板”，张小皮薄色杂的“秋季板”次之，夏季采取驴皮制的为“伏板”质最差。性平，味甘。归肺、肝、肾经。功能补血滋阴，润燥，止血。主治血虚萎黄，眩晕心悸，肌痿无力，心烦不眠，虚风内动，肺燥咳嗽，劳嗽咯血，吐血尿血，便血崩漏，妊娠胎漏。用法用量：3～9 克，烊化兑服；阿胶珠直接可入煎，而阿胶应用开水或黄酒烊化冲服，或入丸、散服。

【成分】

本品的化学成分含骨胶原(Collagen)，水解可得明胶元(Glutin)、蛋白质及多种氨基酸。山东阿胶的蛋白质含量约为 84.94%，含有 18 种氨基酸(包括 7 种人体必需氨基酸和氨)，其含量分别为赖氨酸 2.63%、组胺酸 0.59%、精氨酸 4.42%、天冬氨酸 3.21%、苏氨酸 3.02%、丝氨酸 1.86%、谷氨酸 0.15%、脯氨酸 6.52%、甘氨酸 13.36%、丙氨酸 0.12%、缬氨酸 0.84%、氨 0.38%、蛋氨酸 0.2%、亮氨酸 1.92%、异亮氨酸 0.91%、酪氨酸 0.29%、苯丙氨酸 1.59%等，所含的金属元素有 K、Na、Ca、Mg、Fe、Cu、Al、Mn、Zn、Cr、Pt、Pb、Mo、Sr 等。在将阿胶炮制成阿胶珠后，其所含的氨基酸变化不大，仍以甘氨酸含量最高，平均为 18.33%，其次是脯氨酸 9.4%及谷氨酸 8.63%。阿胶的许多药理作用有人分析认为与其所含的氨基酸和金属元素有关。

【药理】

1. 对造血系统的作用：动物实验表明，阿胶对红细胞、血红蛋白有促进作用。有较强的补血作用。疗效优于铁剂。

2. 抗休克作用：阿胶精制液可作血浆扩容剂。麻醉猫反复从股动脉放血造成失血性休克，静脉注射 5%～6%阿胶溶液约 8 毫升/千克，能使低血压升高，且作用较持久。对组胺所致休克猫，反复注射生理食盐水无明显作用，改用阿胶溶液静脉注射，血压逐渐恢复。

3. 对钙代谢的影响：用动物狗实验表明，阿胶有改善钙的平衡作用，能使血钙稍微增加，似与所含甘氨酸能促进钙的吸收及协助钙运输有关。

4. 其他作用：本品能促进健康人淋巴细胞转化。含阿胶的复方人参清肺汤也能提高肿瘤患者的淋巴细胞转化率。此外，它还有润肠作用。

5. 毒副作用：本品性质粘腻，有碍消化，故脾胃虚弱、不思饮食，或纳食不消、痰湿呕吐、泄泻，舌苔厚腻者均不宜服。

【临床报道】

1. 治疗肺结核咯血：将阿胶研成细末，每服 20～30 克，每天 2～3 次，温开水送服，或煎成糊状饮下。大咯血不止者可先注射脑垂体后叶素 5～10 U，或其他西药止血剂，待咯血量减少后再用阿胶口服。中小量咯血者单用阿胶止血。均配用常量抗结合西药。共治 56 例，显效 37 例，有效 15 例，无效 4 例。

2. 治疗上消化道出血：阿胶 9～24 克(烊化)，新艾叶 9 克，当归 12 克，川芎 6 克，白芍 15 克，熟地 12 克，炙干草 9 克。水煎分 2 次温服。治疗胃及十二指肠溃疡合并出血 50 例，49 例服药 3～7 剂后大便潜血实验转阴。

3. 治疗白细胞减少及缺铁性贫血：阿

胶补浆(阿胶、人参、熟地、党参、山楂等)有升高白细胞、补血及增强免疫等作用。治疗白细胞减少症179例,有效率79.33%;缺铁性贫血236例,有效率67.8%。

4. 治疗胎动不安、滑胎:阿胶12克,鸡蛋2枚,红糖30克(打荷包蛋服),观察36例,占83.3%。

5. 治疗破溃性颈淋巴结结核:阿胶块200克,捣粉,倒在硬纸上摊开,用紫外线治疗灯消毒15～20个生物剂量,包好备用。将溃疡或窦道清创消毒后敷上或填入阿胶粉,用无菌纱条或纱布覆盖,每天或隔天1次,治愈为止。治疗11例,全部治愈。

6. 治疗疮溃:阿胶1块,烘软压平,修剪与疮面一样大小,覆贴于疮面上,外盖纱布;如有瘘道可捻成1小柱条插到瘘道底部。治疗臁疮、腋瘘等疮疡病证疗效显著。

7. 治疗小腿慢性溃疡:先将溃疡面作清创消毒,每次换药前红外线照射10～15分钟。然后将30克阿胶放入碗内,加净水70毫升,文火温化成膏,按创面大小,将2～3克阿胶膏置于无菌纱布条或纱布块上覆盖于创面,固定,每天1次,一般20余次即愈,共治24例均愈。

阿胶与黄明胶性味相似,古代曾与阿胶同等入药,但目前只用驴皮胶,黄明胶作工业用。阿胶原产于山东东阿县,用阿井之水将驴皮煎熬浓缩而成。今东北、江浙都有生产。各地水源不同,水中所含元素必将混入胶中,尚待作各地产品微量元素之分析比较。

【附方】

[古代方]

1. 妊娠胎动,腹中疼痛,不思饮食:阿胶、白茯苓、白术、当归、陈皮、芎䓖、甘草。(《太平圣惠方》阿胶散)

2. 产后崩中,下血不止:为阿胶、赤石脂、续断、川芎、当归、甘草、丹参、龙骨、鹿茸、乌贼骨、鳖甲。(《妇人良方大全》阿胶丸)

3. 心移热于膀胱,迫血妄行,致患尿血:阿胶、丹参、生地、黑山栀、丹参、血余、麦冬、当归 。(《医学心悟》阿胶散)

4. 热伤肺脏,唾血不止:生干地黄、阿胶。(《太平圣惠方》阿胶地黄汤)

5. 心烦不寐,肌肤枯燥,神气虚弱,咽干溺短:陈阿胶、生白芍、小川连、鲜生地、青子芩、鸡子黄。(《通俗伤寒论》阿胶黄连汤)

6. 下焦温病,热邪灼阴,神倦瘈疭,脉气虚弱,时时欲脱:生白芍、阿胶、生龟版、干地黄、麻仁、五味子、生牡蛎、麦冬、炙甘草、鸡子黄、鳖甲。(《温病条辨》大定风珠)

7. 妇人血虚火旺,血崩不止:阿胶、艾叶、当归、熟地、白芍、川芎、炙甘草、蒲黄、黄连、黄芩、生地、栀子、地榆、白术。(《古今医鉴》胶艾四物汤)

8. 妇人冲任虚损,崩漏下血,经水过多,淋漓不止,胎漏下雨:芎䓖、阿胶、甘草各6克,艾叶、当归各9克,芍药、干地黄各12克。(《金匮要略》芎归胶艾汤)

[现代方]

1. 妇女血崩,妊娠下血:阿胶9克,艾叶9克,当归9克,川芎6克,白芍12克,生地18克,甘草6克,水煎服。

2. 贫血:阿胶9克,当归9克,熟地15克,水煎服。

283. 阿　魏

【概述】

本品为伞科植物阿魏 Ferula assafoetida L.,新疆阿魏 Ferula sinkiangensis K. M. Shen,或阜康阿魏 F. fukanensis

K. M. Shen 及其具葱蒜样特臭的同属植物的油胶树脂。又名哈昔泥、五彩魏、臭阿魏。进口阿魏产于伊朗、阿富汗及印度等国；国产阿魏，主要为新疆阿魏，少量为阜康阿魏。以凝块状，表面具彩色，断面乳白色或稍微红色，气味浓而持久者为佳。性温，味辛、苦，有小毒。归肾经。功能温肾壮阳，燥湿，祛风，杀虫。用治阳痿，宫冷，寒湿带下，湿痹腰痛；外治外阴湿疹，妇人阴痒，滴虫性阴道炎。用法用量：内服，3～9 克，水煎服，阴虚火旺或下焦有湿热者不宜服用；外用适量，煎汤熏洗或研末调敷。

【成分】

国产阿魏含挥发油 3%～19.6%，质优的阿魏树脂含量达 62%，树胶 25%，游离阿魏酸 1.28%，并含微量香甲兰醛。挥发油有强烈蒜臭，主成分为蒎烯及多种二硫化物，进口阿魏成分见本条备注。

【药理】

1. 抗菌作用：水煎剂体外对人型结核杆菌有抑制作用。

2. 抗过敏作用：阿魏挥发油水乳剂可抑制过敏反应，阻止过敏介质释放及肥大细胞脱颗粒作用，肥大细胞在抗原攻击时不释放过敏介质，直接拮抗组胺和慢反应物质-A(SRS－A)对气道平滑肌的收缩反应（支气管哮喘）。阿魏水乳剂可使大鼠腹腔巨噬细胞内，小鼠血浆、脾脏和豚鼠气管平滑肌内 cAMP 的含量增加，并降低大鼠腹腔巨噬细胞和气管平滑肌内 cGMP 含量，使 cAMP/cGMP 的比值升高，说明阿魏对免疫机制和抗过敏介质的作用乃通过对机体环核苷酸代谢而完成的。

3. 抗炎和免疫抑制作用：阿魏挥发油水乳剂对角叉菜胶引起和福氏佐剂所致大鼠足趾肿胀有明显的抑制作用，也能明显抑制组胺或 5-羟色胺引起的毛细血管通透性增加，还能明显抑制绵羊红细胞或二硝基氯苯诱发的小鼠迟发型超敏反应和血清溶血素的生成，并降低由植物凝集素诱导的淋巴细胞转化反应，使 $^{3}H-TdR$ 的掺入量显著减少。

4. 对心脏的作用：新疆阿魏水煎剂及水醇提取液能降低蛙离体心脏的心收缩幅度、增加心率。

5. 对子宫的作用：对离体豚鼠子宫，阿魏煎剂可引起强烈收缩，对孕兔离体子宫也出现兴奋作用。对正常未孕家兔和小鼠以及对摘除卵巢无性激素家兔的离体子宫，均有抑制作用。提示阿魏对子宫有直接作用，当雌激素水平体内较高时呈抑制作用，而体内孕酮水平较高时，则对子宫有兴奋作用。

6. 抗生育作用：阿魏脂溶性成分给妊娠早期（7 天）小鼠灌胃 180 毫克/千克，每天 2 次，连续 3 天，可终止妊娠 100%，妊娠中期（11 天），终止率为 93%。由于阿魏对抗了雌激素活性或抑制输卵管的活动，使孕卵运行迟缓，故明显抑制卵子着床。

【临床报道】

现代临床报道，阿魏配黄连、山楂研末服用，治小儿食积。对气血瘀滞日久形成的痞块，常与鳖甲、当归、川芎、大黄等同用。用于积滞，阿魏可消积化食，特别是消除肉积。治疗肉食积滞所致胸腹胀痛，常与神曲、山楂等同用，对伤于谷食者，还可与神曲、麦芽、莱菔子等配伍。

【附方】

［古代方］

1. 气积，肉积，心腹膨满，结块疼痛，不食饮食：木香、槟榔各 15 克，胡椒、阿魏（用醋化开）各 7.5 克，上为细末，用阿魏膏子并粟米饭杵和为丸，如桐子大，每服 40 丸，生姜皮汤下。（《济生方》阿魏丸）

2. 腹中痞瘕，渐大成形，牵引作痛：川芎、当归、白术、茯苓、红花、阿魏各 9 克，鳖甲（酥炙）15 克，酒炒大黄 24 克，荞麦（面微炒）30 克，研细末，每服 9 克，空腹用好酒和水 200 毫升调服。（《外科正宗》阿魏化

痞散）

3. 诸般积聚，癥瘕，痞块：山楂、南星（皂角水浸）、半夏（皂角水浸）、麦芽（炒）、神曲（炒）、黄连各 30 克，连翘、阿魏（醋浸）、栝楼、贝母各 15 克，风化硝、石碱、萝卜子（蒸）、胡黄连各 7.5 克，上药为末，姜汁浸蒸饼为丸，如梧子大，每服 30 丸，空腹生姜汤下。（《丹溪心法》阿魏丸）

4. 痞块：羌活、独活、玄参、官桂、赤芍、穿山甲、生地黄、两头尖、大黄、白芷、天麻各 15 克，槐、柳、桃枝各 9 克，红花 12 克，木鳖子（去壳）20 枚，乱发一握（如鸡子大），上用香油 1.12 升，煎黑去滓，入发煎，发化再去滓，徐下黄丹煎，软硬得中，入芒硝、阿魏、苏合香、乳香、没药各 15 克，麝香 9 克，调匀成膏，摊贴患处，内服胡连丸。贴前，先用朴硝随患处铺半指厚，以纸盖，用热熨斗熨良久，如消耗，再加熨之，二时许，方贴膏药。（《内科摘要》阿魏膏）

［现代方］

1. 瘀血癥瘕，腹中痞块，牵引作痛：阿魏、红花、当归、川芎、白术、茯苓各 3 克，炙鳖甲 15 克，酒炒大黄 24 克，荞麦面（微炒）30 克，研细末为散，每服 9 克，空腹用好酒兑水调服。（《中国常用中草药》）

2. 虚寒痞块，肚腹饱胀，腰腿疼痛，筋骨麻木，脾湿胃寒，行经腹痛：将膏贴于患处，孕妇忌贴。（卫生部《药品标准·中药成方制剂》阿魏麝香化积膏）

3. 积聚痞块，胸胁胀满，妇女癥瘕，肝脾肿大：阿魏、三棱、莪术、穿山甲、大黄、香附、当归、川芎、大蒜、白芷、使君子、厚朴、蓖麻子、木鳖子、草乌、蜣螂、胡黄连、肉桂各 60 克，雄黄、樟脑各 45 克，乳香、没药、血竭、芦荟各 10 克，外膏药剂。外贴患处。（《中药制剂手册》阿魏化痞膏）

【备注】

1. 国产阿魏除新疆阿魏、阜康阿魏外，尚有园茎阿魏 F. conocaula korov. 等，所含油胶树脂，功用相同。

2. 进口阿魏如阿魏草的树脂，多凝聚成不规则团块，具强烈而持久的蒜臭，味苦辣而有刺激性，含挥发油 5.8%～20%，油中亦含大量有机硫化物，树脂含 9.35%～65.12%，其中主要为阿魏树脂鞣醇，大部分与阿魏酸结合成酯，树胶含量 12%～48%。其中法尼费醇 A、B、C（Farnesiferol A、B、C）水解产生伞形花内酯，呈蓝色荧光。

284. 陈　皮

【概述】

本品为芸香科植物橘 Citrus reticulata Blanco 及其栽培变种茶枝柑、福橘或朱橘等多种柑橘成熟果实的外果皮。产于四川、浙江、福建等地，我国长江以南各地都产。茶枝柑（大红柑）主产于广东、广西；福橘主产于福建、四川、浙江。朱橘主产于江西、湖南、福建、浙江。陈皮又称红皮、黄橘皮。广陈皮又名广皮、新会皮，来源于大红柑（新会柑），主产于广东新会。性温，味辛、苦。归脾、肺经。功能理气健脾，燥湿化痰。用于：① 脾胃气滞，脘腹胀满，嗳气欲呕，呃逆。3～9 克，水煎服。② 治湿痰壅滞，胸膈满闷，咳嗽痰多，3～9 克，煎服。③ 治烧伤：鲜橘皮捣烂装瓶液化后，蘸涂创面，每天数次。

【成分】

外层果皮含挥发油，油中主要成分为右旋柠檬烯，占 80% 以上，柠檬醛次之。黄酮类化合物有橙皮苷、橘皮素（Tangeretin）、新橙皮苷（Neohesperidin）、川陈皮素（Neobiletin）、二氢川陈皮素、柚皮苷等，还发现含有辛弗林，N-甲基酪胺以及肌醇，维生素 B_1、C 等成分。

【药理】

1. 升压、抗休克作用：麻醉大鼠和猫、兔、犬等动物静脉注射橘皮提取液以及青皮、枳实、枳壳等水溶性注射液，均可引起血压升高，重复注射，仍能出现升压现象。但陈皮煎液对整体动物灌服，或给人口服，均不见血压升高。对动物失血引起的休克状态，提取物静脉注射则有抗休克作用。

2. 对心脏的作用：陈皮煎剂、醇提取物及橙皮苷均能兴奋离体及在体蛙心。橙皮苷静脉注射可使在位兔心收缩力增强，心输出量增加，对心率无影响。甲基橙皮苷可使豚鼠离体心房搏动减慢，收缩力减弱。犬静脉滴注甲基橙皮苷，能使冠脉阻力下降，流量增加，心率减慢，对心肌耗氧量无明显影响。

3. 对胃肠平滑肌的作用：陈皮水浸液及提取的水溶性注射液，对肠管有抑制作用。陈皮挥发油对胃肠有温和的刺激作用。能促进消化液分泌及排除肠内积气。离体兔肠试验，可见陈皮有对抗乙酰胆碱作用。陈皮还可改善小肠的消化功能。

4. 利胆和溶解胆结石：大鼠腹腔注射甲基橙皮苷，出现利胆作用。柠檬烯对胆固醇结石，有溶石作用。

5. 抑菌、抗病毒作用：广陈皮体外可抑制葡萄球菌、卡他奈氏菌、溶血性嗜血菌的生长。橙皮苷能保护细胞不受病毒侵害。如用它预先处理 Hela 细胞，则能预防流感病毒的感染。

6. 祛痰平喘作用：陈皮水提液可抑制离体豚鼠气管平滑肌的收缩。醇提物可对抗组胺引起的豚鼠支气管痉挛，有解痉作用。又陈皮挥发油含有的柠檬烯，有刺激性的祛痰作用。

7. 抗炎、抗过敏作用：橙皮苷对巴豆油性肉芽肿炎症反应，有抑制作用。对氯乙烷造成的耳部冻伤可减轻症状。又能对抗蝮蛇毒、组胺增加血管通透性的作用。

8. 抗溃疡作用：皮下注射甲基橙皮苷可明显抑制实验胃溃疡，并抑制胃液分泌。辛弗林对胃黏膜损伤，也有保护作用。

9. 其他作用：① 陈皮对体液免疫和细胞免疫都有促进作用。② 陈皮甲醇提取物对肝损伤有一定的保护作用。③ 陈皮水提取液有清除氧自由基、抑制小鼠肝脏脂质过氧化反应。④ 陈皮煎剂对小鼠离体子宫有抑制作用，静脉注射可收缩麻醉兔在体子宫。

【临床报道】

主要应用于治疗：① 脾胃气滞引起的消化不良，脘腹胀满，食欲不振、恶心呕吐，常用以消胀止呕。② 痰湿中阻引起的纳呆倦怠，咳嗽痰多，用于祛痰止嗽、慢性支气管炎。③ 溃疡性结肠炎。④ 急性乳腺炎：用陈皮20克，甘草6克，水煎。⑤ 冻疮：用鲜橘皮 3～4 个，生姜 30 克，水煎，浸泡。⑥ 抗休克：以陈皮提取物中主要成分对羟福林制成升压 3 号，治感染性休克；治疗流行性出血热低血压休克也有效。

【附方】

［古代方］

1. 干呕、手足厥冷者：橘皮6克，生姜12克，以水 700 毫升，煮取 300 毫升，温服100 毫升。(《金匮要略》橘皮汤)

2. 胸膈停痰，咳嗽痰甚呕吐：半夏(制)150 克，茯苓、陈皮各 90 克，细辛、青皮、桔梗、枳壳、甘草(炒)各 60 克，人参、旋覆花各 30 克，共挫散，每服 9 克，加生姜 5厚片，水煎服。(《仁斋直指方》橘皮汤)

3. 伤暑痰逆恶寒；吐利后，胃虚呃逆：甘草 15 克，人参 7.5 克，陈橘皮(去白)60克，共为粗末，每服15 克。用青竹茹一团，生姜 4 片，大枣 1 枚，水 220 毫升煎至 160毫升，去滓热服。(《普济方》橘皮散)

4. 小儿疳瘦：陈橘皮 30 克，黄连 45克，米泔浸 1 天，共为细末，研入麝香 1.5

克，用猪胆7个，分药入在胆内。浆水煮，候临热以针微扎破，以热为度取出，以粟米粥和丸绿豆大，每服10～30丸，米饮下。(《小儿药证直诀》橘连丸)

5. 气逆不降，呃逆或呕吐：橘皮12克，竹茹12克，大枣5枚，生姜9克，甘草6克，人参3克，以水1升，煮取300毫升，温服100毫升，每天3次。(《金匮要略》橘皮竹茹汤)

6. 痰湿中阻，泄泻，脉象沉滑：陈皮、半夏(制)、茯苓、白术、苍术(米泔制)、砂仁、山药(炒)、车前、木通、厚朴(姜汁炒)、甘草各等份，用生姜3片，乌梅1个，灯草1团，水煎，温服。(《万病回春》二陈汤)

7. 脘腹胀满，口淡食少，恶心呕吐，肢体倦怠，大便溏泄：苍术、厚朴各6克，陈皮、甘草各3克，加生姜2片，大枣2枚，水煎服。近年用于慢性胃炎，胃神经官能症。(《和剂局方》平胃散)

［现代方］

1. 呕吐，呃逆：陈皮12克，竹茹12克，大枣5枚，生姜9克，甘草6克，人参3克，水煎服。(《中国常用中草药》)

2. 胸痹，胸胁胀满：陈皮30克，枳实9克，生姜15克，水煎服。(同上)

【备注】

1. 甜橙(广柑)的成熟果皮往往混入橘皮中。单独用药时则称之为广柑皮。含橙皮素(Hesperetin)、柚皮苷(Naringin)和异樱花素(Isosakuranetin)以及挥发油成分。柑皮和橘皮性质相似，药理作用也有诸多雷同之处。

2. 广陈皮一名，见于《药性切用》，为产于两广的大红柑(茶枝柑)的外果皮，又称新会皮。理气燥湿，导滞化痰。江西樟树市出产的同属植物樟头红 C. reticulata Zhangshuensis 的果皮，曾代广陈皮用。

3. 栽培变种主要有茶枝柑 Citrus reticulata "Chachi"(广陈皮)、大红袍 Citrus reticulata "Dahongpao"、温州蜜柑 Citrus reticulata "Unshiu"、福橘 Citrus reticulata "Tangerina"等。沈保安等认为作为正品陈皮药用的主要为本种的栽培变种茶枝柑(广陈皮)、大红袍、温州蜜柑和福橘的成熟果皮。

285. 附　子(附：天雄)

【概述】

本品为毛茛科植物乌头 Aconitum carmichael; Debx. 的子根加工品。除去母根、须根及泥沙后，习称泥附子。主产于四川及陕西。由泥附子分别制成盐附子，黑顺片及白附片。盐附子再经炮制而成淡附片。子根即乌头的侧生块根，故称附子；主根称川乌(即乌头)。性大热，味辛、甘，有毒。归心、肾、脾经。功能回阳救逆，补火助阳，散寒止痛，逐风寒湿邪。主治亡阳虚脱，肢冷脉微，阳痿宫冷，心腹冷痛，虚寒吐泻，阴寒水肿，阳虚外感，寒湿痹痛。用法用量：3～15克，水煎，应先煎。

【成分】

附子的主要成分为乌头碱(Aconitine)、中乌头碱(Mesaconitine)及次乌头碱等。乌头中除上述生物碱外，还含有塔拉弟胺、川乌碱甲及乙。非生物碱部分有脂类、钙离子等。从附子中还分离出消旋去甲基乌药碱，具有很高的强心活性。乌头碱水解，变为毒性较小的苯甲酰乌头胺，继续水解可生成乌头原碱，毒性减小2 000倍。生附子经反复炮制，毒性大为降低。

【药理】

1. 强心作用：消旋去甲乌药碱有显著的强心作用；钙离子与微量乌头碱发生协同

作用，也出现强心作用。乌头碱剂量加大，则出现心律不齐。过量时可使心脏停搏而止于收缩期。长时间煎煮，乌头碱水解成乌头原碱，毒性大减，而强心成分不被破坏。消旋去甲乌头碱因品种、产地与采集时期不同而含量大不一致，它是一耐热成分。

2. 升压作用：附子能使血压升高，显著提高耐缺氧能力，增加心输出量与冠脉、脑及股动脉血流量，降低血管阻力，对心肌缺血损伤的范围和程度可明显缩小或减轻。四逆汤对动物缺氧性休克，血管栓塞性休克及心源性休克，均能升高其动脉压，加强呼吸运动，稳定中心静脉压和延缓因缺氧而引起的异常心电图的出现，并延长存活时间。

3. 镇静止痛和增强免疫作用：附子的治疗风寒湿痹关节疼痛，是由于它的抗炎作用和镇静、镇痛作用。附子对免疫功能的影响，既对特异性体液免疫有促进作用，且对非特异性免疫亦有促进作用。

4. 其他作用：实验也证明附子煎剂在寒冷环境下能抑制小鸡及大鼠的体温下降，甚至使降温的体温升高，延长生存时间。

5. 毒副作用：附子有毒，毒性主由乌头碱所引起。人口服乌头碱0.2毫克即致中毒，3～4毫克即可致死。附子、干姜、甘草组成的四逆汤比单用附子毒性为小。附子宜熟用，且应先煎、久煎，煮沸1小时以上，再入他药。与甘草、干姜配伍，不仅加强其温里作用，且可减少附子毒性。孕妇禁用。且《药典》上规定不宜与半夏、瓜蒌、贝母、白及同用。用量也不宜过大，以免中毒。用作强心，温中散寒，止痛，4.5～9克。抢救亡阳休克时，可考虑加大剂量。一般加强补药作用时，可用1.5～4.5克已足。阴虚和热证病人如发高热、内热外寒、大便热结等忌用。心脏病而有房室传导阻滞者，也不宜用。

【临床报道】

附子温经助阳，祛湿止痛，临床为主治厥逆脉微、亡阳虚脱的要药，单用或用参附汤、四逆汤。治脾肾俱寒，肾虚腰冷，用肾气丸，附子理中丸。

附子与乌头同源，附子上助心阳以通脉，中温脾阳以健运，下补肾阳以益火，为温里助阳要药。附子长于温肾散寒，回阳救脱；乌头长于逐风湿寒气。附子与干姜均可回阳救逆，但附子能温全身之阳，重点在下焦；干姜则温脾胃之阳，重点在中焦。肾阳、脾阳俱虚，则二味并用，功效加强。肾阳不足，命门火衰，阳痿遗精，并用熟地、肉桂等，如肾气丸；阳虚水肿，常与白术、茯苓、白芍配伍，如真武汤；脾阳不振，呕吐冷泻，脘腹作痛，与干姜常伍用。

【附方】

[古代方]

1. 脾肾阳衰，小便不利，四肢沉重或肢体浮肿等：炮附子5克，茯苓、芍药各9克，白术6克，生姜9克。(《伤寒论》真武汤)

2. 背恶寒，骨节疼痛，手足冷：附子15克，茯苓9克，人参6克，白术12克，芍药9克。(《伤寒论》附子汤)

3. 四肢厥逆：附子10克，干姜4.5克，甘草6克。(《伤寒论》四逆汤)

4. 附桂八味丸：地黄、山药、茯苓、附子、泽泻、丹皮、山茱萸、桂枝。(《金匮要略》肾气丸)

5. 桂枝附子汤：桂枝、芍药、炙甘草、炮附子、姜、枣。(《金匮要略》)

[现代方]

1. 亡阳虚脱，四肢厥逆，脉微：附子先煎9克，干姜9克，炙甘草12克，水煎服。

2. 肾阳不足，腰膝酸痛，水肿：附片、桂枝各30克，熟地240克，山药、山茱萸各120克，泽泻、茯苓、牡丹皮各90克，研细末，制成蜜丸，每服 9 克，每天 2 次。

3. 脾胃虚寒，饮食不化，四肢厥冷，肠鸣腹泻：炮附片 6 克，炮干姜、炒白术、人参、炙甘草各 7.5 克，水煎，空腹温服。

286. 忍 冬 藤

【概述】

本品为忍冬科植物忍冬 Lonicera japonica Fhunlesg 的干燥带叶茎藤。又名银花藤、金银藤、二花藤。我国大部分地区均产，主产河南山东。性寒，味苦、甘。归心、肺经。功能清热，解毒，通络。用治温病发热，咽炎，肺炎，肺脓疡，腮腺炎，肠炎，痢疾，肝炎，痈疮肿毒。用法用量：15～60 克，煎服；也可煎汤洗用。

【成分】

茎枝叶含多种黄酮衍生物，有忍冬苷(Lonicerin)、忍冬素(Loniceraflavone)、木樨草素、鞣质、生物碱、咖啡酸甲酯、香草酸、齐墩果酸等。

【药理】

1. 抗菌及抗病毒作用：体外抑菌试验，藤比花抗菌作用强。木樨草素对多种细菌有效，特别对化脓性菌效果更好。对病毒也有作用，为一广谱抗菌药。水浸液对白色葡萄状球菌有抑制作用；水煎液可推迟孤儿病毒所致的细胞病变。

2. 抗炎作用：对多种动物炎症模型，均有显著的抑制作用。

3. 对心脏及血管的作用：木樨草素一定浓度能增加豚鼠心脏的收缩幅度，并加快心率；灌服或静脉注射对麻醉猫、犬有显著的降压作用。降压机制与中枢、激动β-受体、直接扩张血管有关，对实验性动脉粥样硬化兔，可降低其胆固醇、β-脂蛋白和主动脉脂质含量。

4. 对免疫系统的作用：对细胞免疫和胸腺依赖性体液免疫都有一定的促进作用。

5. 镇咳平喘作用：木樨草素灌服或腹腔注射对小鼠显示强的镇咳作用，明显增加大鼠支气管分泌量，有显著的祛痰效用，并能直接扩张支气管，对抗乙酰胆碱、组胺引起的气管平滑肌痉挛，显示平喘作用。

6. 其他作用：对兔离体小肠有解痉作用；缩短苯巴比妥所致大鼠睡眠时间等。

【临床报道】

1. 治疗外感风热或温病初起发热口渴：忍冬藤可与连翘、荆芥、薄荷等同用，以解表清热。

2. 治疗肠炎，菌痢：忍冬藤主热毒血痢、水痢，宜浓煎，忍冬叶泡茶用以治疗急性菌痢和肠炎，常配地榆、黄连等。

3. 治疗慢性气管炎：木樨草素及木樨草苷为止咳祛痰成分，用半合成木樨草素40 毫克，每天 3 次口服有效。木樨草素为治疗慢性气管炎成分，临床表现对咳、痰、喘症有效。

4. 治疗阑尾炎和外科疮疡：用忍冬藤120 克，水煎服。

5. 治疗急、慢性湿疹：复方忍冬藤洗剂治疗急慢性湿疹有效。

6. 治疗急性关节炎伴肿、痛、热者：忍冬藤配伍威灵仙、秦艽、羌独活、防已、木瓜、透骨草、红花等同用(焦树德经验)。风湿热痹，宜与秦艽、黄柏、牛膝等同用。本品清热解毒，通行经络。治痈肿疮毒，筋骨酸痛等有效。凡虚寒作泻及痈疽气虚脓清者忌用。

忍冬藤与金银花性味功效相似，但藤的作用比花稍小些。故用量也要大些，且忍冬藤有通经活络，消除经络中风热的效用。

【附方】

［古代方］

1. 痈疽肿毒：忍冬嫩苗1握，生甘草15克，上药同研，用酒750毫升，砂罐塞口煮，去滓，温服。（《苏沈良方》忍冬饮）

2. 一切痈疽：忍冬藤（生取）150克，大甘草节30克，黄芪、当归各150克，用水500毫升，慢火煎至250毫升，入酒250毫升，煎数沸，去滓。分3次温服。24小时内服尽。如病重24小时内服二剂，至大小便通利为度。（《外科精要》忍冬酒）

［现代方］

1. 流感，感冒：金银花藤6克，野菊花3克，射干1克，阿司匹林0.3克，扑尔敏10毫克，维生素C 50毫克，压成5片，每次5片，每天3次。（北京制药厂方）

2. 慢性传染性肝炎：金银花藤60克，白茅根60克，玄参30克，当归15克，生黄芪30克，土茯苓15克，生甘草10克，水煎服。［江苏中医，1983，(5)：18］

3. 痈肿疮疡，咽炎，肺炎：忍冬藤、芦根、三颗针、蒲公英、紫花地丁各15克，甘草6克，水煎服。

4. 关节红肿热痛：忍冬藤30克，桑枝20克，防已9克，乳香、没药各6克，水煎服。

5. 风湿性关节炎：忍冬藤30克，豨莶草12克，鸡血藤15克，老鹳草15克，白薇12克，水煎服。

（以上3～5，出自《中国常用中草药》）

6. 细菌性痢疾（银樗汤）：银花藤5 000克，樗白皮2 500克，加水25 000毫升，煎煮至15 000毫升，口服，每次100毫升，每天2次。儿童酌减。［赤脚医生杂志，1976，(4)：22］

287. 鸡 内 金

【概述】

本品为雉科动物家鸡 Gallus gallus domesticus Brisson 胃的干燥沙囊内壁。又名鸡肚胵、鸡肫内黄皮、鸡肫皮、鸡黄皮等，全国各地均产。性平，味甘。归脾、胃、小肠、膀胱经。功能健胃，消食，涩精止遗，消癥化石。主治食积不消，呕吐泻痢，小儿疳积，遗尿、遗精。一般用量3～9克。

【成分】

鸡内金含胃激素（Ventriculin）、类角蛋白、多种氨基酸（如胱氨酸、精氨酸、色胺酸）、胆绿素及微量胃蛋白酶和淀粉酶。

实验又证明鸡内金煎液可加速放射性锶的排泄，酸提取液效果较煎剂好，据称从鸡内金中提到的氯化铵为其有效成分之一，尚待临床进一步研究。

【药理】

研究证明：健康人口服炙鸡内金粉末后，胃液分泌增加，胃液酸度明显增高，消化能力随之增强；胃蠕动加强，胃排空率加快。上述作用的出现，有人认为是胃激素促进胃分泌，有人认为是鸡内金消化吸收后通过体液因素兴奋胃黏膜的神经肌肉装置所致。

【临床报道】

1. 治疗消化不良：适用于因消化酶不足而引起的胃纳不佳、积滞胀满。常与神曲、谷麦芽、山楂、白术等同用。

2. 治疗反胃吐酸：《千金方》曾单用一味或配成复方。治小儿脾虚疳积，多与山药、白术、茯苓等配伍。

3. 治疗遗精：常配桑螵蛸、龙骨、牡蛎等。对成人小便频数、夜尿，也有效。对肺结核病人的体虚遗精，单用炙内金有效；

或配菟丝子、芡实等同用。

4. 治疗结石：又因鸡内金有化坚消石之功效，多用于尿路结石，常与海金沙、车前子、川牛膝等同用。治疗胆结石，常与金钱草、广郁金、茵陈、枳壳等同用。

5. 治疗妇女经闭：常与黄芪、山药、三棱、莪术配伍。

6. 治疗痈疽溃烂，久不收口：常用炉甘石、冰片配伍。

鸡内金与鸭内金功用近似，鸭内金有时代鸡内金应用，但效用较差。

【附方】

［古代方］

1. 小便数而多：系鸡内金与黄芪、龙骨、黄连、麦冬、生地、土瓜根同用。（《太平圣惠方》鸡膍胵丸）

2. 水臌，气臌：方为鸡内金、生于术、鲜茅根。（《医学衷中参西录》鸡胵茅根汤）

［现代方］

1. 食积腹胀：鸡内金 9 克，六神曲 9 克，麦芽 9 克，山楂 9 克，水煎服。

2. 脾胃虚寒，食少泄泻，完谷不化：鸡内金 60 克，白术 120 克，干姜 60 克，熟枣肉 250 克，前 3 味焙干研末和入枣肉，同捣如泥，作小饼炙干，分 10 次，空腹细嚼咽下。

【备注】

鸡内金实际应用时，有生用、砂炒后用及醋鸡内金。砂炒鸡内金为砂子置锅内炒；另有麸炒者，炒后酥脆，易碎。

288. 鸡　血　藤

【概述】

本品为豆科植物密花豆（三叶鸡血藤）Spatholobus suberectus Dunn 的干燥藤茎。又名血藤、血风藤、昆明鸡血藤。主产广西、云南等地。性温，味苦、甘。归肝、肾经。功能补血，活血，通络。主治月经不调，血虚萎黄，麻木瘫痪，风湿痹痛。一般煎剂用量为 9～15 克。在《本草纲目》之前无鸡血藤记载，迨清初赵学敏《本草纲目拾遗》收载鸡血藤胶。至吴其浚《植物名实图考》正式收录鸡血藤。因藤汁红如鸡血，故名。密花豆（三叶鸡血藤）也称昆明鸡血藤、大血藤。另有香花岩豆藤 Millettia dielsiana Harms ex Diels. 野生，又称丰城鸡血藤、山鸡血藤。此外，还有白花油麻藤 Mucuna birdwoodiana Tutch.、光叶崖豆藤 Mucuna nitida Benth. 在两广部分地区作鸡血藤用者。现以三叶鸡血藤为正品。鸡血藤的原植物相当复杂。在福建以常绿油麻藤 Mucuna sempervires Hemsl. 作鸡血藤用。香港有三种鸡血藤，即山鸡血藤 Milletia dielsiana Harms.（香花岩豆藤）、厚果鸡血藤（Milletia pachycarpa Benth.）及光叶鸡血藤（光叶岩豆藤）。

【成分】

密花豆茎藤含刺芒栖花素、芒柄花苷、樱黄素、大豆黄素、原儿茶酸、胡萝卜苷等。据称香花岩豆藤含有鸡血藤醇（Milletol）及铁质。包括香花岩豆藤（丰城鸡血藤）在内的香港产三种鸡血藤，其种子及根中均含鱼藤酮（Rotenone）类成分。茎叶中分离得到木栓酮、木栓烷－3β－醇，菜油甾醇及豆甾醇和谷甾醇的混合物。

【药理】

研究报告昆明鸡血藤煎剂对壮年期家兔有补血作用，能使红细胞增加，血红蛋白升高。煎剂能增强子宫节律性收缩，对在体子宫有兴奋作用。并认为系兴奋子宫平滑肌所致。

【临床报道】

1. 治疗老人血脉郁滞、类中风引起的手足痿弱，麻木瘫痪，眩晕：可在病情稳定期用鸡血藤行滞活络，调补气血，鸡血藤可配伍丹参、杜仲、桑椹子、山萸肉等。

2. 治疗风湿痹痛，关节不利：可与牛膝、半枫荷、海风藤、防已等配伍。

3. 治疗月经不调，痛经闭经：用鸡血藤补血活血调经。属气滞血郁者，配伍当归、川芎、赤芍、香附等；兼血虚者，鸡血藤和四物汤同用。

4. 治疗跌打损伤，瘀血肿痛：可与续断、骨碎补、䗪虫等配伍。

5. 治疗癌症放疗引起的白细胞减少：可用鸡血藤30克，黄芪15克，大枣5枚，水煎服。

6. 治疗再生障碍性贫血：可用下面附方中的再障方。

【附方】

1. 血不养筋，筋骨酸痛，手足麻木，妇女月事衰少：鸡血藤干者50千克入汤盆内，加清水50升淹没，煎8～10小时焐过夜，取汁，滤过澄清，收浓，加阿胶2.5千克烊入，冷切小块，每服9～15克。(《中药成方配本》鸡血藤膏)

2. 老人血管硬化，腰背痛：鸡血藤20克，杜仲15克，五加皮10克，生地15克，水500毫升，煎至200毫升，每天3次分服。(《现代实用中药》)

3. 白细胞减少症：鸡血藤15克，黄芪12克，白术、茜草根各9克，水煎服。(《益寿中草药选解》)

4. 再障：鸡血藤30克，首乌2.4克，丹皮9克，熟地15克，五爪龙30克，地稔30克，茯苓15克，白术15克，当归12克，水煎服。(《中药基础知识简编》再障方)

5. 风湿痹痛：① 一方：鸡血藤15克，木瓜15克，桑寄生15克，当归15克，羌活15克，秦艽15克，甘草5克，水煎服。② 二方：鸡血藤汤：鸡血藤15克，半枫荷30克，当归15克，牛膝9克，枫香寄生15克，海风藤15克，豆豉15克，水煎服。(《中药基础知识简编》)

6. 腰痛，白带：鸡血藤30克，金樱根、千斤拔、杜仲藤、旱莲草各15克，必要时加党参15克，每天1剂水煎，分2次服。(《全国中草药汇编》)

7. 血虚经闭：鸡血藤30克，当归15克，川芎、赤芍各10克，熟地20克，水煎服。

8. 血虚痿黄：鸡血藤15克，制首乌、熟地、茯苓、白术、黄芪、当归、阿胶(烊化)各10克，水煎服。(《中国常用中草药》)

【备注】

1. 据《中华本草》称，商品鸡血藤植物来源复杂，约6科近30个品种，范崔生等记载：① 白花油麻藤的茎藤在广东、广西等地区用作鸡血藤。② 常绿油麻藤在福建等地作鸡血藤使用。③ 大血藤在东北、西北、中南各省作鸡血藤用。④ 香花崖豆藤，在福建、江西、广东、广西、云南、四川等地作鸡血藤使用。⑤ 网络鸡血藤在南方个别地区使用。

2. 鸡血藤膏产地皆在云南。现有凤庆和禄劝两种鸡血藤膏，所用植物大有区别。

附：丰城鸡血藤

为豆科植物香花崖豆藤 Millettia dielsiana Harms 的干燥藤茎。又名山鸡血藤。产于浙江、江西、福建、广东、广西、云南、贵州、四川、湖南、湖北等地。斫断后渗出红棕色树脂状物，以树脂样分泌物多者为佳。性温，味苦、甘。功能补血，活血，通络。用治麻木瘫痪，风湿痹痛，月经不调，血虚痿黄。用量9～15克，酒浸服。

本品含刺芒柄花素、阿弗洛莫辛(Afromosin)、奥刀拉亭(Odoratin)、毛蕊异黄酮、大豆黄素、鸡血藤醇(Milletol)、无羁萜、蒲公英赛酮与多种甾醇以及野靛黄素、异甘草素等。

289. 鸡骨草

【概述】

本品为豆科木质藤本植物广东相思子 Arbus cantoniensis Hance (Arbus fruticulosus Wall. ex Wight et Arn.)的带根全草。又名红母鸡草、石门坎、黄食草、大黄草、土甘草。主产于广东、广西等地。全年可采,除去有毒之荚果及杂质,晒干。性凉味甘、微苦。归肝、胆经。功效清热解毒,利湿散瘀。主治黄疸,跌打伤痛,风湿痹痛。用法用量:15～30 克,煎服。

【成分】

从鸡骨草的 70%乙醇浸膏部分分得相思子碱(Abrine)、胆碱(Choline)和甾醇类化合物。有报道鸡骨草含皂苷(Saponins)、鞣质(Tannins)和蒽醌苷类(Anthraquinone glycosides)成分,并分得 β-谷甾醇(β-Sitosterol)和豆甾醇(Stigmasterol),以及两个羟基蒽醌:大黄酚(Chrysophanol)和大黄素甲醚(Physcion)。Chiang 氏从鸡骨草根的水解皂苷部分分离得到鸡骨草三醇(Cantoniensistriol),同时还得到槐花二醇(Sophoracliol)、大豆皂醇 B(Soyasapogenol B)、大豆皂醇 A(Soysaspogenol A)。Takeshita T. 等从鸡骨草全株植物粗皂苷水解物中分得 5 种三萜皂醇类成分,命名为相思子皂醇 B、E、D、F、G(Abrisapogenols B、E、D、F、G),以及葛藤皂醇 A(Kuduzsapogenol A)。Sakai Y 等于 1990 年从粗皂苷水解部分又分得两个新的齐墩果酸型皂醇和 1 个皂苷,分别命名为相思子皂醇 A、C(Abrisapogenls A、C)和相思子皂苷 I(Abrisaponin I)。

【药理】

1. 增强机体免疫功能:用玫瑰花形成实验法测定鸡骨草对经绵羊红细胞注射的小鼠免疫反应的影响。结果表明:鸡骨草醇提取液在小鼠经绵羊红细胞免疫 3 小时开始给药,连续 3 天,在 50～200 毫克范围内可见玫瑰花形成细胞明显增高,显示免疫增强的效果。

2. 保肝作用:本品粗皂苷对 CCl_4 所致的动物急性肝损伤有保护作用;本品三萜皂苷Ⅰ和Ⅱ两部分对小鼠因腹腔注射氯仿引起的肝脏疾病有治疗作用。

3. 抗炎作用:本品所含的相思子碱腹腔注射能降低肩部由葡萄球菌素引起的炎症反应,高浓度(1∶500)可抑制羊血球的溶解。鸡骨草的荚果有大毒,种子含相思子毒蛋白,故应除去荚果,不能带荚果内服。

【临床报道】

1. 治疗重症肝炎:据报道曾治 1 例重症肝炎(严重黄疸伴昏睡)患者,服鸡骨草煎剂每次 60 毫升,每天 3 次,4 天后,神志开始清楚,小便增多,第 5 天自觉症状显著减轻,第 14 天自觉症状消失,黄疸不现,第 19 天一般情况正常,停药观察,肝功能逐渐恢复,住院共 38 天痊愈出院。

2. 治疗急性传染性肝炎:鸡骨草全草 60～90 克(儿童 30～60 克),瘦猪肉 60 克,加水 1 000 毫升同煎,沸后文火再煎至 300 毫升,每月 3 次分服,直至痊愈为止。治疗 44 例,治愈 42 例,治愈时间平均为 21 天。黄疸消失平均为 15 天;肝功能恢复一般为 18～21 天;肝脾大随肝功能的恢复逐渐恢复正常。无不良反应。对慢性肝炎效果不佳。

3. 治疗黄疸:鸡骨草 60 克,红枣 7～8 枚,煎服治疗黄疸,有一定疗效。

治疗黄疸型肝炎时可单用,亦可与茵陈蒿、田基黄等配伍以利湿退黄。如与叶下珠、海金沙等配伍,则治膀胱湿热引起的小便刺痛。成药有鸡骨草肝炎冲剂。

【附方】

1. 外感风热：鸡骨草 60 克，水煎，每天分 2 次服。(《广西民间常用中草药手册》)

2. 黄疸：鸡骨草 60 克，红枣七八枚，水煎服。(《岭南草药志》)

3. 瘰疬：鸡骨草 3 000 克，豨莶草 2 000 克，研末，蜜丸，丸重 3 克，每服 2 丸，每天 3 次，连服 2～4 周。(《中草药新医疗法处方集》)

290. 鸡 冠 花

【概述】

本品为苋科植物鸡冠花 Celosia cristata L. 的干燥花序。又名鸡髻花、鸡公花、鸡角枪。全国大部分地区有产，为常见观赏花卉之一。秋季花盛开时采收，晒干。性凉，味甘、涩。归肝、大肠经。功能收敛止血，止带，止痢。主治吐血，崩漏，便血，痔血，赤白带下，久痢不止。用法用量：内服，6～12 克，煎汤或入丸、散；外用，煎水熏洗。

【成分】

鸡冠花含山萘苷(Kaempferitrin)、苋菜红素(Amaranthin)、松醇(Pinite)及多量硝酸钾(Potassium nitrate)。黄色花序中含微量苋菜红素，红色花序中主要含苋菜红素。种子含脂肪油。国外科学家对鸡冠花进行深入研究，发现它含有 21 种人体必需氨基酸。

【药理】

1. 止血作用：小鸡灌胃鸡冠花水煎液 17 克/千克，连续给药 5 天后，与对照组比较，出血时间明显缩短，家兔灌胃鸡冠花水煎液 17 克/千克，连续给药 7 天，与对照组比较，凝血时间、凝血酶原时间、血浆复钙时间均缩短，优球蛋白溶解时间明显延长。近来有研究认为鸡冠花的止血作用与其富含的维生素 C 和钙离子有关。

2. 杀灭阴道滴虫作用：试管法证明，本品煎剂对人阴道毛滴虫有良好的杀灭作用，10%煎剂加等量阴道滴虫培养液，30 分钟时虫体变圆，活动力减弱，60 分钟时大部分虫体消失；20%煎剂可使虫体 5～10 分钟内消失。

3. 引产作用：本品 10%注射液对孕鼠、孕豚鼠、家兔等宫腔内给药有中期引产作用。

4. 预防动脉粥样硬化作用：鸡冠花乙醇提取物可使高脂大鼠血清锌/铜比例增高，接近正常组，很可能因为给大鼠喂高脂膳食后引起血清锌/铜比例下降，鸡冠花乙醇提取物可调节高脂大鼠锌铜代谢，提高血清锌，有利于预防动脉粥样硬化。

5. 治疗氟中毒作用：氟中毒大鼠骨矿物含量(BMC)及骨密度(BMD)较低，补钙加鸡冠花预防可提高 BMC 及 BMD 水平。提示膳食中补钙，尤其是补钙加鸡冠花提取物，有助于预防和治疗氟中毒所引起的骨代谢紊乱，抗骨密度的降低，具有促进骨形成、预防骨质疏松的作用。

6. 增加耐力：鸡冠花可明显延长实验小鼠游泳、耐高温、耐缺氧的死亡时间，说明鸡冠花具有增强机体耐受力的作用。为探讨鸡冠花提高机体耐受力的作用机理，测定了耐力实验后小鼠体内肌糖原、肝糖原的含量，结果表明，鸡冠花具有提高小鼠机体肌糖原、肝糖原的储备作用。

【临床报道】

1. 治疗便血，痔血，崩漏：鸡冠花配伍生槐花、生地榆可治便血；配伍防风炭，可治痔血；配伍万年青根、土牛膝，可治崩漏。

2. 治疗妇科慢性炎症：以 10%鸡冠花注射液治疗 60 例妇科慢性炎症(包括输

卵管、卵巢、子宫体及子宫颈等慢性炎症)，疗效较为满意。这与本品抗菌作用有关，或能增强机体防御机能，通过淋巴、毛细血管使炎症吸收，或使炎性产物通过子宫、输卵管、阴道等自然管道排出于体外。

3. 治疗白带，痢疾：鸡冠花配伍白槿花、海螵蛸、白术、茯苓等可治白带；配伍椿根皮等，可治久痢。

4. 治疗室女崩漏：用生地炭、熟地炭各15克，鸡冠花炭、仙鹤草、阿胶珠、枸杞、莲房炭、山萸炭、当归身、炒白术各10克，黑升麻，黑芥穗、五味子、五倍子各9克，茅根炭30克，炙甘草6克，随证加减，每天1剂，水煎服，服药4～10剂，治疗本病30例，全部治愈。

5. 治疗上环后月经过多症：用阿胶珠、莲房炭、鸡冠花炭各15克，生地炭、熟地炭、党参各10克，山萸炭、当归身、五倍子各9克，黑升麻、五味子各3克，黑芥穗6克，仙鹤草12克，茅根炭60克。每天1剂，于经时或经前1周服用。治疗1～2个月经周期，观察本病56例，显效30例，好转23例，无效3例。

6. 治疗慢性盆腔炎：用白鸡冠花、白术、小茴香各10克，白花蛇舌草15克，党参、山药、白芍、柴胡各12克，乌药、枸杞各9克，肉桂6克。随证加减，每天1剂，水煎服，病情好转后，酌情改为丸药，每次6克，每天3次口服，已巩固疗效，治疗本病30例，治愈23例，显效5例，无效2例例。

7. 治青光眼，目翳：取鸡冠花15～30克，红枣两枚，煎水服。

8. 其他：鸡冠花配伍海螵蛸、白扁豆花，可治功能性子宫出血、白带过多；配伍防风、羌活、棕榈炭等，可治下血脱肛；鸡冠花粉空心酒下，可治经水不止；鸡冠花炭以米汤送下，可治血淋；鸡冠花配伍向日葵、冰糖煎水服用，可治风疹等。若治荨麻疹，鸡冠花全株，水煎内服外洗。

【附方】

［古代方］

下血脱肛：用白鸡冠花、防风等份，为末，糊丸梧子大，每服70丸。也可用二药各9克，水煎服。(《本草纲目》)

［现代方］

1. 白带过多：鸡冠花9克，海螵蛸12克，白扁豆花6克，水煎服。

2. 细菌性痢疾：鸡冠花9克，马齿苋30克，白头翁12克，水煎服。

八 画

291. 玫瑰花

【概述】

本品为蔷薇科植物玫瑰 Rosa rug，sa Thunb. 的干燥花蕾。春末夏初将初放的花分批采收，及时低温干燥。又名笔头花、刺玫瑰花等。全国各地均产，主产于浙江、江苏。性温，味甘、微苦。归肝、脾经。功能行气解郁，和血止痛。主治肝胃气痛，食少呕恶，月经不调，跌扑伤痛。用法用量：1.5～6 克，水煎服，后下。

【成分】

玫瑰鲜花含挥发油约 0.03%，其主要成分为芳樟醇、香茅醇(L-citronellol)、牻牛儿醇(Geraniol)、橙花油醇、丁香油酚、笨乙醇等。此外花中尚有槲皮苷、花色苷、没食子酸、苦味质、鞣质、脂肪油、有机酸、红色素、黄色素、β-胡萝卜素、蜡质等。花粉的挥发成分为 6-甲基-5-庚烯-乙-酮等。香气成分为β-突厥酮、玫瑰醚、α-白苏烯等，花托含玫瑰鞣质 A、B、C、D、E、F、G 等。

【药理】

1. 解毒作用：玫瑰花水煎剂能解除小鼠口服锑剂的毒性，但锑剂抗血吸虫病作用亦随毒性解除而消失，并解升汞毒性。

2. 利胆作用：玫瑰油可促进大鼠的胆汁分泌。

3. 保护心肌作用：以玫瑰花为主的玫瑰舒心口服液对大鼠结扎冠脉后即刻及 24 小时后灌胃分别为 3 毫升/千克及 6 毫升/千克，能明显减少心肌梗死范围。

4. 抗病毒作用：玫瑰花提取物对艾滋病病毒、白血病病毒和 T 细胞白血病病毒均有作用。

【临床报道】

1. 治疗气滞血瘀型冠心病心绞痛：用玫瑰舒心液复方治疗 100 例有效，心电图改善率 75%。

2. 治疗慢性肝炎、痛经：用玫瑰油治疗。

玫瑰花与绿萼梅均入肝、胃二经，疏肝解郁、理气和胃，但玫瑰花长于补益、和血；绿萼梅则长于疏肝解郁。玫瑰花配香附，共增行气解郁之功，二者均为气中之血药，用治肝胃不和之胁痛脘闷及月经不调。配当归，其舒肝理气、和血散瘀之功大增，常用于调经。

【附方】

［古代方］

1. 肝郁吐血，月经不调：玫瑰花蕊 300 朵，用新汲水放砂铫内煎取浓汁，去滓，再煎，白冰糖 500 克收膏。如专调经，可用红糖收膏，瓷瓶密贮，切勿泄气，早晚用开水冲服。(《饲鹤亭集方》玫瑰膏)

2. 肝胃气痛：玫瑰花阴干，冲汤代茶饮。(《本草纲目拾遗》胃痛方)

3. 噤口痢：玫瑰花阴干煎服。(《本草纲目拾遗》)

4. 乳痈方：玫瑰花 7 朵，母丁香 7 粒，无灰酒煎服。(《本草纲目拾遗》)

5. 肿毒初起方：玫瑰花去心蒂，焙为末 3 克，好酒和服。(《百草镜》)

［现代方］

1. 肝风头痛：玫瑰花 4～5 朵合蚕豆花

9～12 克,泡开水代茶频饮。(《泉州本草》)

2. 肝胃不和,胃脘胀痛：玫瑰花 6 克,佛手 12 克,香附 9 克,白芍 12 克,麦芽 20 克,水煎服。

3. 外伤瘀血肿痛：玫瑰花 6 克,红花 9 克,乳香 6 克,没药 6 克,赤芍 9 克,水煎服。(《中国常用中草药》)

4. 气滞,胸胁闷痛：玫瑰花 6 克,香附 6 克,水煎服。(《山西中草药》)

5. 月经不调：玫瑰花 9 克,月季花 9 克,益母草 30 克,丹参 15 克,水煎服。(《山东中草药手册》)

292. 青木香

【概述】

本品为马兜铃科植物马兜铃 Aristolochia debilis Sieb. et Zucc. 的根。马兜铃(果实)则为马兜铃及北马兜铃 Aristolochia contorta Bge 的果实。又名马兜铃根、土青木香、土木香、独行木香、青藤香、百两金、独行根、兜铃根。主产江苏、浙江、安徽、江西、湖南等地。10～11 月间茎叶枯萎时挖取根部,除去须根、泥土,晒干。性寒,味辛、苦。归肝、胃经。功能平肝止痛,解毒消肿。主治眩晕头痛,胸腹胀痛,痈肿疔疮,蛇虫咬伤。用法用量：内服,3～9 克,煎汤,或入散剂;外用适量,研末调服或磨汁涂。不宜多服,易引起恶心、呕吐。

【成分】

马兜铃根含挥发油约 1%,其主要成分为马兜铃酮,并含马兜铃酸 B、马兜铃酸 C、马兜铃内酰胺、尿囊素、青木香酸、木兰花碱、土青木香甲素及丙素等。还含有轮环藤酚碱。

【药理】

1. 降压作用：青木香粗制剂给多种动物静脉注射或口服均有一定的降压效果,一般煎剂作用较强。麻醉动物静脉注射常引起血压骤降,肌肉注射血压下降较慢,口服则更慢。青木香粗制剂或精制浸膏降压作用并非直接抑制心脏或扩张血管,与迷走神经也无关,主要与交感神经系统的完整性有关。其对血管运动中枢也无直接作用。

2. 抗癌作用：马兜铃酸对小鼠腹水癌及小鼠腺癌 775 有抑制作用。小鼠肉瘤 37 细胞与马兜铃酸 100～200 毫克保温 3 小时,细胞的生长受到完全抑制。小鼠移植肉瘤 37 细胞后,注射马兜铃酸每天 2.5～5 毫克/千克,共 30 天,生长抑制率为40%～50%。小鼠肉瘤 37 用马兜铃酸皮下注射 5 天,明显延长小鼠生存期。此外,一种马兜铃(Aristolochia SP)茎的丙酮提取物对小鼠艾氏腹水癌实体型有抑制作用。

3. 增强免疫功能：在体外实验中发现,青木香总生物碱对金黄色葡萄球菌、绿脓杆菌、大肠杆菌及变形杆菌有不同程度的抑制作用;马兜铃酸皮下注射对金黄色葡萄球菌性胸膜炎肺炎双球菌和化脓性链球菌等感染的小鼠有保护作用。能明显增强腹腔巨噬细胞的吞噬活性,并能使注射氯霉素、泼尼松或环磷酰胺所致的豚鼠吞噬细胞活性下降恢复正常。人服用马兜铃酸后亦能明显提高吞噬细胞的活性,从而增强机体的防御功能,但对环磷酰胺所致的白细胞减少无效。

4. 其他作用：青木香煎剂、流浸膏和盐酸浸出液对小鼠有镇静作用。青木香醚溶液酸性部分对鸽和犬有催吐作用。其挥发油对蛔虫有毒杀作用,亦有催吐作用,但较弱。环藤季铵碱有松弛横纹肌作用。马兜铃酸甲对 KB 细胞有明显的抑制作用。

5. 毒副作用：青木香粗制剂给体重25克的小鼠口服0.2克，体重2千克的猫口服20～40克，均无死亡。100%煎剂给兔静脉注射1克/千克后，可发生全身痉挛，瞳孔先放大，肌肉松弛，呼吸抑制，最后心跳停止。青木香粗制浸膏有催吐作用，除去醚溶性酸性成分和挥发油后的精制浸膏，则不引起催吐反应，毒性很小。马兜铃酸灌胃和静脉注射的LD50为48.7和22.4毫克/千克。

【临床报道】

1. 治疗高血压病：青木香精制浸膏片（每片相当青木香6克）4～12片/次，每天3～4次，对Ⅱ期高血压患者有一定疗效，收缩压下降较舒张压明显。

2. 治疗感染性疾病：口服马兜铃酸片（0.15毫克）1～2片/次，每天3次，治疗慢性骨髓炎，慢性化脓性脓肿，瘘管等，均收到满意效果。青木香汤治疗慢性咽炎36例，痊愈（临床症状体征消失，2年未复发）24例，有效（3个月没症状体征基本消失，咽部检查未全部正常）10例，无效2例。在治疗过程中无毒副作用。

3. 治疗胃痛：200余例临床观察，北马兜铃根酊剂或散剂对溃疡病，胃炎，胃痉挛及其他原因引起的胃痛有较好的止痛效果，有效率95%以上。单味青木香颗粒治疗幽门螺旋杆菌感染性胃炎30例，治疗4周。临床有效率为86.7%，HP清除率为73.3%，HP根除率为86.4%，服药期间无1例有不良反应。

4. 辅助癌肿化疗或放疗：用马兜铃酸配合化疗放疗治疗癌肿56例，除2例有白细胞下降外，54例在整个治疗过程中白细胞计数一直保持稳定，保证了化疗和放疗继续进行。大剂量青木香可致肾功能衰竭，临床应用应予以注意。

5. 治疗五官科急性炎症：治疗咽喉急性炎症用青木香适量，冷开水磨汁含服。治疗龋齿引起的急性牙髓炎用青木香粉加甘油配成5%混悬剂，以棉球浸药液充填龋洞。治疗急性中耳炎用青木香粉、秤星树根粉等量，加冰片少许，以乙醇配成5%醇浸液滴耳。

青木香可配香附用治肝气郁结所致的月经不调，乳房肿胀，痛经，具有理气、调经、止痛之效；配川楝子行气止痛之功大增，对有热象的肝气郁滞，肝胃不和所致的胸胁作痛、脘腹作痛及疝气等用之最宜；配白芷用治毒蛇咬伤等可见奇效，且无偏寒偏热值弊；配苦参共奏清热燥湿之功，可用治湿热痢疾、湿疮、湿疹等；配蒲公英有清热解毒之功，善治痈肿疮疡且蒲公英甘寒而益阴是其所长，二药相伍，清热解毒而又益阴，则痈肿疮疡易愈。青木香苦寒，虚寒患者慎服；本品不宜多用，多用易引起呕吐；肺寒咳嗽，寒痰作喘，胃虚少食之人勿服。

【附方】

［古代方］

1. 恶蛇咬伤：青木香，水磨涂之，仍煎汤饮。（《回生集》）

2. 腋臭：用青木香作厚片，好醋浸1宿，夹腋下数次，即愈。（《卫生易简方》）

［现代方］

1. 高血压：青木香30克，加水200毫升，煎至100毫升，每天1剂，分2次服。

2. 肠炎，腹痛下痢：土青木香9克，槟榔4.5克，黄连4.5克。共研细末，每次1～2克，温开水冲服。

3. 毒蛇咬伤：青木香30克，白芷60克，共研末，每次9克，用甜酒或温开水送服。另用青木香、细粉调敷伤口处。

【备注】

1. 马兜铃 Aristolochia debilis Seib. et Zucc. 和北马兜铃 Aristolochia contorta Bge. 的根。二者皆可用。

2. 以上二者的地上部分，称天仙藤，含马兜铃酸、木兰碱及β-谷甾醇。用于脘腹刺痛、妊娠水肿、关节痹痛。4.5～9克煎服。

293. 青 皮

【概述】

本品为芸香科植物橘 Citrus reticulata Blanco 及其栽培变种的干燥幼果或未成熟果实的果皮。自落的幼果晒干，习称"个青皮"，主产于福建、江西、四川、湖南、浙江、广西、广东等地。7～8月间采收的未成熟果实，在果皮上纵剖成四瓣，除瓤，晒干，习称"四花青皮"，主产于福建、四川、广西、广东、贵州等地。临床上用的醋青皮是青皮照醋炙法炒成微黄色的青皮片或丝。青皮，亦称青橘皮，因采摘时期有早晚，其形状有大小，皮的厚薄也有差别。市售青皮，也有同属植物福橘、朱橘、甜橙、代代花、香橼等的幼果或未成熟果实的果皮。性温，味苦、辛。归肝、胆、胃经。功能疏肝破气，消积化滞。主治胸胁胀痛，疝气，乳核，乳痈，食积腹痛。一般用量为3～9克。

【成分】

青皮含挥发油（主要有柠檬烯、枸橼醛等）、多种黄酮苷（橙皮苷、新橙皮苷、枳属苷、柚皮苷、二氢川陈皮素等）以及对羟福林等。

【药理】

1. 解痉作用：青皮煎剂对肠胃平滑肌有解痉作用，比陈皮舒张平滑肌的作用为强。此一作用既表现对抗胆碱能神经递质的作用，也可对抗氯化钡引起的肠管痉挛性收缩，说明青皮之所以有较强的解痉作用，具有向神经性及直接抑制肠管平滑肌的双重作用。青皮挥发油对胃肠道有温和的刺激作用，促进消化液分泌，排除肠内气体。

2. 利胆作用：青皮可增加胆汁排出量，并能舒张胆道平滑肌，为其舒肝止痛，治胸胁气逆，脘腹胀痛也提供药理学依据。

3. 平喘作用：实验发现青皮注射液能拮抗组胺引起的支气管痉挛性收缩，也能解除乙酰胆碱和组胺喷雾所致的豚鼠气急痉挛，显示了它的平喘作用，与中医治疗"咳逆上气"的经验符合。青皮中的平喘成分主要为对羟福林。

4. 祛痰作用：青皮挥发油有祛痰作用，其有效成分为柠檬烯，使呼吸道黏液分泌增加，痰液容易咯出。

5. 升压作用：近年临床以青皮提取液为主配以参附等，抢救休克有效。口服或皮下注射作用不明显，说明其成分可被胃肠消化液破坏，或在体内代谢失效所致。

【临床报道】

煎剂口服多用于肝胃不和引起的胸胁胀痛、消化不良性胃脘痞满；用消痈散治疗乳痈、乳房结核等。但气虚及汗多者不宜多用。青皮注射液可用于抢救休克。

青皮与陈皮比较，其性猛烈，长于疏肝破气，多用于胁痛、痞积、乳肿；而陈皮性较缓，长于健脾理气，治腹满、吐泻、痰嗽。橘核性温，味苦，能理气散结，止痛，用于乳腺炎、疝痛、睾丸胀痛等。

对肝胃不和引起的胸胁胀痛，青皮常与柴胡、香附、郁金等配伍，如有肝脾肿大，再加党参、鳖甲；如由精神因素引起的气郁胀痛，可配木香、乌药、砂仁等；如属跌打损伤所致胸胁痛，可配赤芍、肉桂、枳壳。对消化不良、胃脘痞满、食积不化者，青皮可与山楂、麦芽、神曲等配伍。治疗乳痈、乳房结核时，青皮可与金银花、蒲公英、浙贝母、炒山甲等配伍。

【附方】

［古代方］

1. 肝气不和，胁肋刺痛：青橘皮（酒炒）240克，白芥子、苏子各120克，龙胆草、当归尾各90克。共为末。早、晚各服9克。韭菜汤调下。（《本草汇言》引《方脉正宗》）

2. 久积忧郁成乳痈：青皮12克，水煎或用酒服。（《本草纲目》引丹溪方）

3. 乳痈初发：青皮、穿山甲、白芷、甘草、贝母各2.4克，共为细末，温酒调服。（《疡科选粹》青皮散）

4. 脘腹痞满胀痛：青皮3克，莪术、三棱各2.1克，陈皮、神曲各1.5克，延胡索1克，加生姜3片，水煎温服。（《医学入门》青皮汤）

5. 水肿：大腹皮、陈皮、茯苓皮、生姜皮、青皮、地骨皮、甘草各15克，共研细末，每服9克，用水300毫升，煎至240毫升，不拘时温服。（《重订严氏济生方》七皮饮）

6. 心胃久痛不愈：青皮15克，延胡索9克，俱醋拌炒，甘草3克，大枣3枚，水煎服。（《本草汇言》引《方脉正宗》）

7. 伤寒呃逆：四花青皮研末，每服6克，白汤下。（《本草纲目》引《医林集要》）

［现代方］

1. 肝气郁结、胸胁胀痛：青皮、柴胡各6克，郁金、香附各9克，水煎服。（《中国常用中草药》）

2. 食积腹胀而痛、不思饮食：青皮、山楂、神曲、麦芽各9克，草果5克，水煎服。（同上）

【备注】

市售青皮除幼橘外尚有甜橙（广柑）等柑橘的幼果和未成熟果实的果皮。李时珍说："青橘皮乃橘之未黄而青色者……其气芳烈，今人多以小柑、小柚、小橙伪为之，不可不慎辨之。"可见历史上已用未成熟的外果皮或幼果。

294. 青葙子

【概述】

本品为苋科植物青葙 Celosia argentea L. 的干燥种子。秋季果实成熟时采割植株或摘取果穗，晒干，收集种子，除去杂质。又名草决明、牛尾花子、野鸡冠花子。本植物的茎叶及根（青葙）、花序（青葙花）亦可供药用。全国大部分地区有产，子性微寒，味苦。归肝经。功能清肝明目退翳。用治肝热目赤，眼生翳膜，视物昏花，肝火眩晕。用法用量：9～15克，水煎服；炒青葙子按炒黄法微炒。

药材市场调查，商品除苋科青葙和鸡冠花种子外，有时发现其他苋科植物的种子，如反枝苋、苋（雁来鸿）、繁穗苋、皱果苋（绿苋）、刺苋、尾穗苋、凹头苋、千日红，均系误用品。

【成分】

青葙子含对羟基苯甲酸、3，4-二羟基苯甲酸、正丁基-β-D-果糖苷、棕榈酸胆甾烯酯、β-谷甾醇及蔗糖以及多量脂肪油和硝酸钾，并含少量烟酸。

【药理】

综合各家的报道，青葙子的主要药理作用为：① 对实验动物有降血压作用。② 对绿脓杆菌有较强的抑制作用。③ 水煎剂对家兔连续灌胃6天后，可使眼压明显下降。④ 本品提取物对 CCl_4 等所致肝损害有保护作用。⑤ 青葙子干粉能显著缩短家兔血浆再钙化时间。

【临床报道】

其功效为：① 清肝镇肝：清肝火，益脑髓，明耳目，用治风热头痛，肝阳头痛，眩晕。② 清肝明目：用于肝经风热流泪，目赤干涩，目翳，小儿青盲。③ 清热燥湿：用治风瘙痒，恶疮疥瘙。④ 祛风热，用治鼻衄出血，风寒湿痹。

青葙、青葙花、青葙子均苦寒，能清热。但青葙长于杀虫止血；青葙花长于凉血；青葙子长于祛风热。青葙子与决明子效用基本相同，区别是青葙子以治疗肝火引起的目赤肿痛为主；决明子以治疗由风热引起的目赤肿痛有表证者。与决明子配伍，清肝明目，用治慢性葡萄膜炎，视物模糊；配桑叶、菊花治目赤肿痛、羞明多泪。配生地、玄参，治阴虚阳亢之肝阳上亢所致头晕、头痛。

按：《神农本草经》记载，青葙子"疗唇口青"，从中药店所购商品的水提取液对猫、狗曾出现升高血压作用，但当时无生药学家鉴定，对青葙子对血压的作用难以肯定。后见文献青葙子有降压作用。看来问题出现在品种问题上。

【附方】

[古代方]

1. 翳睛及一切眼病：青葙子、蓝实、枳壳、炒大黄、菊花、炙甘草、草决明、黄连、羚羊角等组成的大复方，蜜丸梧子大，每服20丸，食后茶水送下，每天3次。(《证治准绳》青葙子丸)

2. 两目红肿疼痛，涩泪难睁，久则生翳膜，视物昏暗：(《医宗金鉴》青葙丸)

3. 目生黑花，渐成内障及偏视：羌活、独活、青葙子、菊花各30克研为细末，每服9克，羊肝1叶，淡竹叶数片同裹，另用黑豆49粒、米泔1碗同煮，豆烂取肝细嚼，温酒下，又食豆，空心午夜卧服。(《银海精微》黄肝散)

4. 小儿眼有翳膜遮睛：青葙子、蚺蛇胆、熊胆、马牙硝各15克，龙脑0.15克，上药罗为末，炼蜜和丸，如绿豆大，每服5丸，每天3～4次，量小儿大小加减。(《太平圣惠方》青葙子丸)

[现代方]

1. 视物不清：青葙子6克，夜明砂6克，蒸鸡肝或猪肝服。(《四川中药志》)

2. 肝火上炎，目赤肿痛：青葙子、决明子、菊花各9克，龙胆草、赤芍各6克，水煎服。(《中国常用中草药》)

3. 肝阳上亢，头晕目眩：青葙子、夏枯草、钩藤各9克，半夏6克，水煎服。(同上)

4. 夜盲，目翳：青葙子12克，乌枣30克，炖服。每天2次。饭前服。(《闽东本草》)

【备注】

1. 华北、西北等部分地区及北京、天津药肆，另习用一种"青葙子"，为苋科植物野苋菜和反枝苋的种子，体形略似，但较小。(《中药基础知识简编》)

2. 山西省部分地区以藜科植物藜(灰菜)的种子作青葙子用。陕西、甘肃部分地区青葙子中也混有藜的种子，其形状与苋菜子相似。(同上)

3. 同属植物鸡冠花和同科植物反枝苋的种子，在全国部分地区作青葙子用。(《中药采收鉴别应用全书》)

295. 青　蒿

【概述】

本品为菊科植物黄花蒿 Artemisia annua L. 的干燥地上部分。又名蒿子、香蒿、臭蒿、臭青蒿、香青蒿、细叶蒿、细青蒿、草青蒿、草蒿子等。生于旷野、路边、山坡等处，全国各地均有分布。性寒，味苦、辛。

归肝、胆经。功能退虚热，凉血，解暑，截疟。用治阴虚发热，伤暑发热，结核病潮热，疟疾，湿热黄疸等。用法用量：6～15克，水煎内服，或鲜用绞汁，入煎剂宜后下。

【成分】

本品主要含青蒿素、青蒿素A、青蒿素B、青蒿酸甲酯、莰烯、蒿酮、异蒿酮、杜松油烯、山奈黄素、槲皮黄素等；此外尚含香豆素、东莨菪苷、东莨菪素、豆甾醇、蒿甲醚和青蒿琥酯等。

【药理】

1. 抗疟作用：青蒿素对疟原虫红细胞内期有杀灭作用，可抑制疟原虫成熟；蒿甲醚、青蒿琥酯亦有抗疟作用。双氢青蒿素作用更强。

2. 免疫抑制作用：青蒿素、青蒿琥酯对体液免疫有抑制作用，上二者与高甲醚对特异性细胞免疫功能有增强作用，对非特异性免疫功能有抑制作用。

3. 抗癌作用：青蒿酸衍生物及青蒿β衍生物能明显抑制白血病P388细胞的活性。

4. 镇咳平喘作用：黄花蒿中挥发油和东莨菪素有明显镇咳、平喘作用。

5. 对心脏的作用：青蒿素可减慢心律，抑制心肌收缩，降低冠脉流量，抗心律失常，降低血压。

6. 保肝利胆作用：青蒿琥酯对小鼠实验性肝损伤有保护作用。黄花蒿水煎液氯仿提取物有明显的利胆作用。

7. 退热作用：本品注射液对实验性家兔发热有退热作用。

8. 抗寄生虫作用：青蒿素对血吸虫成虫有明显杀灭作用。

9. 抗病毒作用：本品所含谷甾醇和豆甾醇有抗病毒作用，青蒿素可抑制流感病毒。挥发油可抑制皮肤真菌。

10. 抑菌作用：本品煎剂对表皮葡萄球菌、卡他球菌、炭疽杆菌、白喉杆菌有较强的抑制作用，对金黄色葡萄球菌、绿脓杆菌、痢疾杆菌等也有一定抑制作用。

11. 其他作用：蒿甲醚对小鼠有辐射防护作用；青蒿素对实验性矽肺有明显疗效；青蒿琥酯可对抗戊巴比妥钠的作用。

12. 毒副作用：青蒿琥酯可以抑制骨髓红系造血细胞线粒体中亚铁螯合酶活性，导致血红蛋白合成受阻和骨髓幼红细胞成熟障碍。

【临床报道】

1. 治疗疟疾：用青蒿截疟，可单用鲜品捣汁服，或与黄芩、半夏、草果、常山等配伍。

2. 治疗温热病后期，阴液耗伤，热伏阴分：用青蒿养阴透热，可与鳖甲、生地黄、知母等配伍。

3. 治疗阴虚火旺，骨蒸潮热：用青蒿滋阴清热，除蒸，常与地骨皮、鳖甲、银柴胡等伍用。

4. 治疗血热鼻衄，紫斑：用本品凉血、清热，可用鲜品捣汁加冷开水冲服，亦可与升麻、当归、生地等配伍应用。

5. 治疗暑热外感：常与西瓜翠衣、绿豆、荷叶等配伍以清暑热。

6. 防暑：取其清热解暑，芳香化湿，常用其鲜品单味或与鲜荷叶、鲜竹叶作饮料频饮。

7. 治疗湿热黄疸：青蒿能清湿热，退黄疸，可与茵陈、栀子等配伍。

8. 其他：青蒿外用，可用治疥疮、湿疹、脂溢性皮炎等。

【附方】

［古代方］

1. 鼻衄：青蒿捣汁服之，并塞鼻中。(《卫生易简方》)

2. 中暑：用青蒿嫩叶捣烂，手捻成丸，黄豆大。新汲水吞下，数丸立愈。(《本草汇言》)

3. 牙齿肿痛：青蒿60克，煎水漱之。

(《济急仙方》)

4. 痱子：新汲水捣青蒿汁，调蛤粉敷之。(《百一选方》)

5. 蜂螫人：嚼青蒿敷之。(《肘后方》)

6. 聤耳脓血出不止：青蒿捣末，绵裹纳耳中。(《太平圣惠方》)

7. 急劳，骨蒸烦热：青蒿(细研)60克，猪胆(取汁)1枚，杏仁(汤浸，去皮尖，麸炒微黄)27粒，上药，以童尿300毫升，煎至五分，去滓，空心温服。(《太平圣惠方》)

8. 温疟痰甚，但热不寒：青蒿(童便浸，焙)60克，黄丹15克为末，每服6克，白汤调下。(《仁存堂经验方》)

9. 疟疾：青蒿末、常山、人参等份为末，每服6克，未发前一天，以好酒调匀，分黄昏、半夜、天明各冷饮一份。(《卫生易简方》)又方：青蒿500克，冬瓜叶、官桂、马鞭草各60克，上末为丸胡椒大，每30克分作四份，临发前1～2小时尽服之。(《丹溪纂要》青蒿丸)又查《丹溪心法》卷二截疟青蒿丸，处方与《纂要》不同：青蒿250克，冬瓜叶50克，官桂30克，马鞭草30克，为末，水丸如胡椒大，每服7.5克，于当发之前1小时服尽。

[现代方]

1. 尿潴留：鲜青蒿捣烂敷脐部。(《常用中药现代研究与临床》)

2. 皮肤瘙痒，荨麻疹，脂溢性皮炎：鲜青蒿5千克。洗净，切碎，放入锅内，加水10升，煎至3～3.5千克，每升药液加冰片(先用乙醇溶化)10克。用棉球醮药涂患处，每天3～4次。(《全国中草药汇编》)

3. 温病后期，夜热早凉，热退无汗：青蒿6克，鳖甲15克，生地12克，知母6克，牡丹皮9克，水煎服。

4. 夏令感冒：青蒿9克，薄荷3克(后下)，水煎服。

5. 疟疾：① 鲜青蒿30克，水煎服，每天1剂。② 青蒿叶晒干研末，每天用3克，发疟前4小时服用，连服5天，每天2次。③ 鲜青蒿捣汁，每天1次，每次3克。(《全国中草药汇编》)

6. 登革热：成人每剂用青蒿25～30克，每天3剂，加水煎煮，煎沸时间不超过3分钟，每剂仅煮1次，连服5～6天。(《中草药》)

7. 口腔黏膜扁平苔癣：每天口服青蒿蜜丸(青蒿研细，加等量炼蜜为丸，每丸9克)，4～6丸，服药1～5个月。

【备注】

1. 今之青蒿，原名草蒿。为黄花蒿的全草。今之邪蒿，原名青蒿，曾在江苏河北等个别地区作青蒿入药。系同属植物邪蒿 Artemisia apiacea Han. 地上部分，在个别地区亦作青蒿入药。据研究，无抗疟作用。

2. 北方部分地区，如辽宁，有以猪毛蒿 Artemisia scoparia Waldst. et kit. 入夏以后采收的地上部分做青蒿用。

3. 南方如四川、福建、湖南、浙江、广西等部分地区，除猪毛蒿外，尚有以成长的茵陈蒿 Artemisia capillaris Thunb. 的地上部分误作青蒿入药。

4. 上海、江苏、安徽、四川、广西等地尚有以牡蒿 Artemisia ja ponica Thunb.，或南牡蒿 Artemisia eriopoda Bunge 的地上部分混作青蒿入药。上述混淆品，全草均不含青蒿素。

296. 青黛(附：靛蓝、靛玉红)

【概述】

本品为爵床科植物马蓝 Baphicacanthus cusia (Nees) Bremek.、蓼科植物蓼蓝 Polygonum tinctorium Ait.、豆科植物

木蓝 Indigofera tinc. toria L. 或十字花科植物菘蓝 Isatis indigotica Fort. 的叶或茎叶经加工制得的干燥粉末或团块。又名靛青、靛花、靛沫花、青蛤粉、青红花。主产于福建、河北、云南等地。于夏秋雨季当植物的叶生长茂盛时，割取茎叶，置大缸或木桶中以清水浸泡，按传统方法捞取液面泡沫状物，晒干。本品为深蓝色粉末，质轻，易飞扬。微有草腥气，味淡。以蓝色均匀、体轻，能浮于水面，火烧时产生紫红色烟雾时间较长者为上品。性寒、味咸。归肝、肺、胃经。功能清热解毒，凉血定惊。主治温毒发斑，血热吐衄，胸痛咳血，小儿疳热，口疮，痄腮，喉痹，小儿惊痫。用法用量：内服，一般用量为1.5～3克，宜入丸散；外用适量。

【成分】

现代科学研究得知，凡含有靛苷、大青素β或吲哚-3-乙醛等吲哚酚衍生物的植物如马蓝、菘蓝、蓼蓝等均可作为制取青黛的原料。青黛的主要化学成分为靛玉红、靛蓝、蛋白质及无机盐。靛玉红已可人工合成，它是青黛中有效成分之一。

【药理】

1. 抗癌作用：对 Walker 256 癌有显著的抑制作用。临床也证明对慢性粒细胞型白血病有效。合成靛玉红除发现对动物轻度腹泻外，其他毒性不大。对机体免疫功能没有抑制作用，慢性粒细胞型白血病患者经靛玉红治疗后，骨髓细胞 Ph'阳性率大大降低，且不会导致染色体畸变。靛玉红可能有选择性破坏白血病细胞的作用。但不抑制正常造血细胞。研究还证明靛玉红对人慢粒细胞及动物移植性肿瘤细胞的 DNA 合成有明显的抑制作用，对蛋白质合成无明显影响。

2. 抗菌作用：青黛煎剂对金葡菌、炭疽杆菌、痢疾杆菌等有抗菌作用。

【临床报道】

1. 治疗慢性粒细胞性白血病：常用靛玉红，临床治疗协作组从1977年开始共治疗慢性粒细胞型白血病患者314例，无论用全合成品或半合成品，疗效均获满意。每天剂量一般为150～200毫克，分3～4次口服。1周左右自觉症状减轻，食欲增加。半月至1个月，血象改善，肝脾缩小。

2. 治疗病毒性感染：如乙型脑炎、病毒性肺炎、流行性腮腺炎，也可治疗细菌性感染，如上呼吸道感染。

青黛难溶于水，较多作丸、散内服。如入煎剂，必须研极细，使其充分混匀于汤液中。热郁而发紫黑斑者，可配生地汁、生石膏、升麻、黄芩、焦栀子水煎服；治伤寒赤斑，用青黛水研服；外涂腮腺炎，散剂调敷；治慢性湿疹、接触性皮炎，用青黛散冷开水调成糊状外敷。市售青黛散，系青黛配合滑石、黄柏、煅石膏而成。舒氏报告用加料青黛散，即青黛散方加冰片、黄连，治疗脓皮病有效。

【附方】

［古代方］

1. 小儿疳热：青黛30克，胡黄连、天竺黄、宣连各15克，朱砂(飞)0.3克，麝香3克，肉豆蔻2个，牛黄1.5克，蟾1个(端午酥炙，酒浸，去肠肚)研末，绿豆粉煮糊为丸，如芥子大，每次3丸，空腹时温汤送下。(《幼幼新书》青黛丸)

2. 小儿寸白虫，体瘦少力：青黛7.5克，苦楝根30克，炙鹤虱7.5克，槟榔1枚，捣细为散，服时先食淡肉脯少许，后以粥饮调下1.5克，每天2～3次。(《太平圣惠方》青黛散)

3. 发背疽，一切恶疮：白及、白蔹、白薇、白芷、白鲜皮、朴硝、青黛、黄柏、大黄、天花粉、芙蓉叶、老松树皮各等份，共研细末，用适量生姜汁调，围敷。干时再用生姜汁调润。(《瑞竹堂经验方》青黛散)

［现代方］

1. 乙脑：大青叶30克，生石膏120克

(先煎),黄芩12克,焦山栀9克,紫草9克,丹皮9克,鲜生地60克,玄明粉(冲服)6克,黄连3克,水煎服。(《中药基础知识简编》)

2. 热毒发斑:青黛(布包)3克,石膏(先煎)15克,生地12克,升麻、栀子各6克,水煎服。(《中国常用中草药》)

3. 痄腮肿痛及热毒痈疮:青黛3克,玄参、金银花、连翘、蒲公英各12克,紫花地丁9克,甘草6克,水煎服。

4. 口疮:青黛、黄连、儿茶、煅人中白各6克,薄荷、煅硼砂各9克,甘草3克,冰片1.5克,研作细末,麻油调匀,外擦患处。

297. 枇 杷 叶

【概述】

本品为蔷薇科常绿小乔木植物枇杷Eriobotrya japonica (Thunb.) Lindl. 的叶。又名巴叶、芦桔叶,主产于华东、中南、西南及甘肃、陕西等地。性微寒,味苦。归肺、胃经。全年皆可采收,采摘后,晒至七八成干时,扎成小把,再晒干。功能清肺止咳,降逆止呕,化痰解渴,抗菌消炎,强心利尿,镇咳平喘,利胆,下乳,升白细胞,镇静镇痛。主治咳嗽痰多,支气管哮喘,喘息性支气管炎,胃热呕逆,小儿肺炎,扁桃体炎,放疗、化疗所引起的白细胞下降,慢性肝炎,中毒性肝炎,妇科各种出血,风湿性关节痛,乳汁不下等。用法用量:内服,10～19克,煎汤、熬膏或入丸、散。

【成分】

叶含皂苷、苦杏仁苷(Amygdalin)、齐墩果叶酸(Oleanolic acid)、熊果酸(Ursolic acid)、柠檬酸、鞣质等;鲜叶主要含有挥发油,其中主要为橙花椒醇(Nerolidol)、金合欢醇(Farnesol)、α和β蒎烯、莰烯、月桂烯(Myrene)、芳樟醇、樟脑(Comphor)等;枇杷核(种子)含苦杏仁苷、游离氢氰酸,另含绿原酸、新绿原酸、咖啡酸、儿茶酸等。

【药理】

1. 抗炎作用:枇杷叶的乙醇提取物对角叉莱胶诱导的大鼠足肿胀有明显抑制作用,从中分离的三萜成分即山楂酸(Maslinic acid)亦有抗炎作用。

2. 降糖作用:从枇杷叶中的甲醇提取物中分离出的倍半萜糖苷丙200毫克/千克口服对小鼠糖尿有显著抑制作用,给药4小时后达到最高值,7小时后降低大约50%,倍半萜糖苷甲、乙300毫克/千克对糖尿无作用。但多羟基三萜成分500毫克/千克口服对小鼠糖尿均有较好抑制作用。

3. 对呼吸系统的作用:苦杏仁苷经胃酸或苦杏仁酶作用分解为氢氰酸和苯甲醛,吸收后抑制细胞色素氧化酶,低浓度能减少组织耗氧量,并由于抑制颈总动脉体的氧化代谢而反射性地使呼吸加深,对呼吸中枢呈镇静作用,使呼吸运动趋于安静而达到镇咳平喘的作用。大剂量易产生中毒,因大剂量氢氰酸使延髓生命中枢先兴奋后麻痹,呼吸衰竭而死亡。

4. 抗菌作用:5%煎剂用平板稀释法,对金黄色葡萄球菌有抑制作用。熊果酸体外实验具有一定的抗菌作用。齐墩果酸为广谱抗菌素,对金黄色葡萄球菌、溶血型链球菌、大肠杆菌、费氏痢疾杆菌、伤寒杆菌、猪霍乱沙门菌等有不同程度的抑菌作用。氧化芳樟醇、芳樟醇有较强的杀菌力,金合欢烯也有抗菌作用。鞣质有收敛、抗菌作用。

5. 对消化系统的作用:近年研究证实,绿原酸有显著增加胃肠道蠕动和促进胃液分泌及利胆作用,且无利胆后胆汁分泌显著减少现象。绿原酸的水解产物苯甲醛在消化道内有抑制酵母菌的作用,可防止发酵。

6. 止血作用：咖啡酸有缩短出凝血时间的作用。儿茶酸毒性低，对妇产科出血有一定疗效，它的作用可能通过增强毛细血管作用，也可能是由于其氧化物有收敛子宫的作用。

7. 祛痰、止咳、平喘作用：枇杷叶膏口服给药能增加小鼠支气管酚红的分泌量及促进鸽气管纤毛黏液流运动，推迟小鼠对浓氨水刺激的咳嗽潜伏期及减少咳嗽次数，对抗乙酰胆碱致豚鼠哮喘作用。动物实验证明枇杷叶煎剂及其乙酸乙酯提取部分有抑菌、平喘、祛痰作用。芳樟醇治疗支气管哮喘及喘息性支气管炎，有平喘镇咳作用。皂苷具有引起支气管黏膜的分泌作用，内服有祛痰的效果。咖啡酸具有镇咳祛痰作用。

8. 毒副作用：毒性低，以100毫克/千克，连续给药6次，大白鼠健康状况与对照组比无明显差异。小鼠皮下注射和口服混悬液2克/千克，大鼠1.0克/千克，连续观察5天未见中毒及死亡发生，健康状况良好。咖啡酸小鼠腹腔注射LD50为1 583毫克/千克；家兔每天静脉注射14毫克/千克，连续10天，兔心、肝、肾功能及解剖镜检均未见病理变化。

【临床报道】

1. 治疗上呼吸道感染：取枇杷叶，车前子，甘草各500克，南天竹400克，加水6 000毫升，煎取2 000毫升，每次服15毫升，小儿每次3～5毫升，每天3次，治疗感冒咳嗽412例，效果明显。

2. 治疗急性支气管炎：枇杷叶15克，百部，筋骨草，十大功劳各9克，水煎服，治疗急性支气管炎10例，均痊愈。

3. 治疗慢性支气管炎：枇杷叶90克，苏梗150克，加水3 000毫升，煎成2 000毫升，加单糖浆240毫升，每次10毫升，每天3次，20天为1个疗程。治疗167例，其中137例有效。

4. 治疗痤疮：枇杷清肺饮为枇杷叶10克，桑白皮10克，黄芩12克，野菊花12克，赤芍10克，白茅根30克，生槐花15克，苦参10克，黄连6克。皮脂溢出多加薏苡仁30克，生白术12克；脓疮多加蒲公英15克，地丁10克；结节囊肿加夏枯草12克，浙贝9克。水煎服，同时服用氨苯砜。7天为1个疗程。治疗50例，痊愈20例，显效16例，有效10例，无效4例。而单用中药组有效率60%，单用西药有效率为67%。痊愈病例用药6个疗程。

5. 治疗梅核气：鲜枇杷叶30克，刷去毛，洗净，第1次加水200毫升，煎至100毫升，滤汁，第2次加水160毫升，煎至100毫升，滤汁，合并两次前煎液，分2次早晚温服。治疗5例，效佳。

6. 治疗妊娠呕吐：人参、麦冬、枇杷叶、黄芩、白术各10克，茯苓15克，姜制竹茹12～20克，陈皮、甘草、大枣各6克，法半夏12克，每天1剂，水煎服，治疗51例中48例有效。

7. 治疗慢性胃炎：甘草3克，桔梗6克，郁金、枳壳各9克，制枇杷叶、紫菀各12克，每天1剂，20天为1个疗程，治疗137例中130例有效。

8. 治疗百日咳综合征：麦冬、天冬、沙参、野百合各9克，瓜蒌仁、百部、桔梗各8克，木蝴蝶、橘红各6克，枇杷叶15克，每天1剂，治疗60例中54例有效。

9. 治疗蛲虫病：鲜枇杷叶适量，刷去毛，洗净，加水煮沸1小时，将煎液浓缩过滤，每天200毫升。治疗小儿蛲虫病122例，15天后复查虫卵转阴率为67.21%，肛周成虫转阴率为78.85%。虫减少率为88.4%。

枇杷叶为临床常用止咳化痰药，用时以蜜炙为佳，适用于肺热咳嗽、干咳无痰或痰黄稠者，配清热解毒药。用于止呕时可用姜汁枇杷叶，适用于胃热恶心呕吐，配陈皮、半夏、竹茹等用。

【附方】

［古代方］

1. 妇人肺热久嗽，身如火炙：用枇杷叶、木通、款冬花、紫菀、杏仁、桑白皮各等份，大黄减半，各如常制，治讫同为末，蜜丸如樱桃大。食后、夜卧各含化1丸。(《本草衍义》)

2. 咳嗽，喉中有痰声：枇杷叶15克，川贝4.5克，杏仁6克，陈皮6克，为末，每服3～6克，开水送下。(《滇南本草》)

3. 热病烦渴，饮水过多，时有呕逆：枇杷叶(去毛，炙黄)60克，茅根30克，葛根(锉)30克，上件药捣筛为散，以水900毫升，煎至450毫升，去滓，不拘时，分3次温服。(《太平圣惠方》)

4. 小儿吐乳：枇杷叶(拭去毛，炙黄)0.3克，母丁香0.3克，上件药捣细，箩为散，乳头上涂，令儿咂便止。(《太平圣惠方》枇杷叶散)

5. 鼻赤：枇杷叶(去毛)、大山栀、苦参、苍术(米泔浸，炒)各等份为末，每服4.5克，酒调白滚汤咽下。(《证治准绳》)

［现代方］

1. 肺热咳嗽：枇杷叶9克，桑白皮12克，黄芩6克，水煎服；或蜜炙枇杷叶12克，蜜炙桑白皮15克，水煎服。(《陕西中草药》)

2. 风热咳嗽：枇杷叶、苦杏仁、桑白皮、菊花、牛蒡子各9克，煎服。(《安徽中草药》)

298. 板蓝根

【概述】

本品为十字花科植物菘蓝 Isatis indigotica Fort. 的干燥根。又名靛青根、蓝靛根，主产于河北、江苏等地。性寒，味苦。归心、胃经。功能清热解毒，凉血利咽。主治温毒发斑，舌绛紫暗，痄腮，喉痹，烂喉丹痧，大头瘟疫，丹毒，痈肿。一般用量为9～15克。

【成分】

板兰根含靛蓝、靛玉红、β-谷甾醇、多种氨基酸、糖类、板兰根结晶乙、丙、丁；马蓝根含有蒽醌类化合物等。全国大部分地区(福建、台湾、湖北、湖南、广东、广西、云南、贵州、四川等)习用十字花科菘蓝的根，中南、华东、西南有些地区应用爵床科植物马蓝的根。广东部分地区用马鞭草科大青叶的根作板蓝根使用。

【药理】

1. 抗菌、抗病毒作用：板蓝根煎剂对金葡菌、甲型链球菌、肺炎双球菌、脑膜炎双球菌；流感、白喉、伤寒及痢疾杆菌等有一定抑制作用；板蓝根注射液对流感病毒有抑制作用，煎剂还能延缓流感病毒对细胞的致病变作用。板蓝根对乙型肝炎表面抗原 HBsAg 有抑制作用。病毒感染后机体产生的毒性极强的3CL-8细胞，板蓝根对其有杀伤作用。

2. 抗内毒素作用：1%板蓝根氯仿提取物对大肠杆菌 $O_{111}B_4$ 内毒素有抑制作用，药材虽经γ射线辐照，也不会影响其抗内毒素作用。以正丁醇提取浸膏有显著活性。

3. 提高免疫功能：板蓝根多糖可提高小鼠免疫功能，增强脾细胞自然杀伤细胞的活性，明显增加正常小鼠脾重、白细胞数和淋巴细胞数，并能增强小鼠静脉注射碳粒的廓清速率。

4. 抗癌作用：50%板蓝根注射液体外培养对小鼠 Friend 红白血病3CL-8瘤细胞有直接杀伤作用。靛玉红明显抑制大鼠 W256 实体瘤和小鼠 Lewis 肺癌以及小鼠肉瘤 S180，并能延长淋巴白血病 L7 212 小鼠的生存时间，破坏白血病细胞。

5. 抑制血小板聚集：对二磷酸腺苷

诱生的家兔血小板聚集板蓝根对其有显著的抑制作用。

【临床报道】

临床上用以治疗流感，热病发斑，上呼吸道炎症，流脑，腮腺炎，肠炎，菌痢，肝炎，颜面丹毒以及扁平疣等。除用煎剂外，现多用板蓝根冲剂。毒性很低。但板蓝根注射剂注射后可引起过敏反应。

现代临床报道，该药可用于：① 治疗流行性乙型脑炎。② 防治传染性肝炎。③ 治疗小儿病毒性上呼吸道感染。④ 治疗慢性咽炎、肋软骨炎。⑤ 治疗痛风、眼疾、扁平疣等。常用板蓝根冲剂，复方板蓝根片及注射剂等。

治温毒发斑，高热头痛，常与大青叶、生石膏、黄芩等合用；治大头瘟、烂喉痧、丹毒、痄腮等，宜与黄连、僵蚕、玄参、牛蒡子等配伍；治疮疡，可与金银花、连翘、紫花地丁等配伍，治传染性肝炎，配伍茵陈、栀子、大黄、虎杖等；治流感，常与羌活、柴胡、荆芥等同用；治水痘、麻疹，可与蝉衣、芦根、升麻、紫草等配伍。

大青叶、青黛、板蓝根三者功用相似，但大青叶、板蓝根凉血消斑力强，为增加药效，常配伍使用。青黛泻肝火之力大，多入散剂内服 1.5～3 克。对口腔炎、咽喉肿腐宜干撒；治痄腮，中耳炎，丹毒等，则调涂患处。

【附方】

［古代方］

1. 大头天行，初觉憎寒体重，次传头面肿盛，目不能开，上喘，咽喉不利，舌干口燥：黄芩、黄连各 15 克，人参 9 克，橘红、玄参、生甘草、柴胡、桔梗各6 克，连翘、牛蒡子、板蓝根、马勃各 3 克，白僵蚕（炒）、升麻各 2 克，上为细末，半用汤调，时时服之；半蜜为丸，噙化之。（《东垣试效方》普济敛毒饮子）

2. 误食诸毒草并百物毒：板蓝根 120 克，贯众、青黛、甘草各 30 克，为末，蜜丸梧子大，以青黛别为衣，误中诸毒，急用此药 15 丸烂嚼，新汲水下。（《卫生易简方》）

3. 解砒毒及巴豆毒：用板蓝根、砂糖 2 味相和，擂水服之，更入薄荷汁尤妙。（《医学纲目》）

［现代方］

1. 乙型脑炎轻型或中型：板蓝根 30 克，大青叶、银花、连翘、玄参各 15 克，生地、生石膏（先煎）各 30 克；黄芩 12 克，干地龙 9 克，水煎服。（《中药临床应用》板蓝大青汤）

2. 流脑：板蓝根 125 克，水煎服。（《山西中草药》）

3. 肝炎：板蓝根、茵陈各 15 克，赤芍 9 克，甘草 3 克，水煎服。转氨酶升高者加夏枯草 6 克。（《新疆中草药》）又方：加栀子，去赤芍。

4. 肺炎：板蓝根、夏枯草各 15 克，虎杖 30 克，功劳叶 12 克，金银花、青蒿各 9 克，水煎服。（《湖北中草药志》）

5. 流感：板蓝根 30 克，羌活 15 克，水煎服。

6. 预防流感、猩红热、流脑、乙脑：板蓝根、贯众各 9 克，水煎服。连服 3 天。（《河北中草药》）

【备注】

1. 板蓝根的原植物菘蓝，各地均有栽培。以条长、粗大、体实者为佳。另爵床科马蓝的根，一些省区也作板蓝根入药，也称为南板蓝根。

2. 采菘蓝后剪去的茎叶，作大青叶。

299. 松 橄 榄

【概述】

本品为多孔菌科植物隐孔菌 Cryptoporus tolvatus（PK.）Hubbard 的子实体。又名树疙瘩、荷包菌、木鱼菌、香木菌、黑迈等。生于松树的树干上。药用子实体。全年可收,采后洗净去菌柄,晒干。性平,味微苦。功能止咳平喘。用于防治气管炎,哮喘及辅助小儿断奶。用法用量:6～9克,水煎服。

【成分】

子实体含松橄榄酸(Cryptoporic acid)等倍半萜类。

【药理】

给雌性大鼠肛门灌注 N-甲基亚硝基脲(N-methyl-N-nitsosourea)2毫克,第1、2周,每周3次。第3周起喂饲0.2%松橄榄酸E;又给小鼠1周15次腹腔注射二甲肼(1,2-dimethylhydsazine)10毫克/千克,从第1周起给予饮食中包含0.06%松橄榄酸E,共1～15周。大鼠实验35周,小鼠25周。其肿瘤发生率,大鼠松橄榄酸组为31%,对照组63%;小鼠松橄榄酸组为31%,比对照组75%为少。结果表明松橄榄酸对结肠肿瘤的发生有对抗生成的作用。认为松橄榄油可抑制大鼠和小鼠接种两种不同致癌物的结肠癌造型,以减少结肠肿瘤的发生。

【附方】

民间应用松橄榄6克,千日红12克,旋覆花9克,水煎服,治疗哮喘。又用松橄榄9克,金养麦15克,萍菜12克,水煎服,治疗气管炎。

300. 松 节

【概述】

本品为松科植物油松、马尾松、赤松、云南松等枝干的结节。又名黄松木节、油松节、松郎头。油松主产于辽宁、河北、山东、河南、山西、陕西、甘肃等地;马尾松主产于江苏、浙江、安徽、江西、福建、湖北;赤松主产于黑龙江、吉林、辽宁、山东及江苏;云南松主产于云南、四川、贵州、广西。性温,味苦。归肝、肾经。功能燥湿祛风,舒筋通络,活血止痛。用于风寒湿痹,历节风痛,脚痹痿软,腰腿疼痛,跌打伤痛等。用法用量:煎服,10～15克;浸酒、醋可外用。

【成分】

本品含挥发油,油中主要成分为α-蒎烯、β-蒎烯,尚含有樟烯、二戊烯、月桂烯、柠檬烯及树脂等。

【药理】

1. 镇痛、抗炎作用:松节有一定的镇痛抗炎作用。

2. 局部刺激作用:松节油有局部刺激作用,可促进血液循环,常用于肌肉痛、风湿痛或神经痛。

此外,松节油被大量吸收后,对中枢神经系统有先兴奋后麻痹作用。从呼吸道和肾脏排出体外,有祛痰和利尿作用。阴虚血燥者慎用。

【临床报道】

1. 治疗大骨节病:松节7.5千克,蘑菇750克,红花500克,加水50千克,煮至25千克,滤取药液,加白酒5千克。每次服20毫升,每天2次。

2. 治疗水田皮炎:松节、艾叶各适量,浸于酒精中,用药液涂抹患处。

【附方】

[古代方]

1. 百节风虚,脚痹疼痛:松节5千克(以水60升煎取汁30升),浸曲2.5千克与糯米(炊熟)30升拌和,密封21天,取酒。温饮200毫升,每天3次。(《千金方》松节酒)

2. 脚转筋疼痛:松节30克(细锉),乳香3克,慢火炒令焦,只留一二分性,出火毒,研细,每服3～6克,热木瓜酒调下。

(《孙尚药方》)

3. 反胃：松节锉碎，酒煎服之。(《百一选方》)

4. 从高坠损，恶血攻心，胸膈烦闷：黄松木节150克，细锉，用童便500毫升，醋500毫升，于砂盆内慢火炒，以尽为度，炒令干，捣细为散，每服以热童便调下6克，每天3～4次。(《太平圣惠方》松节散)

5. 牙齿历蠹，齿根黯黑：松节烧灰揩之。(《太平圣惠方》)

[现代方]

1. 风湿性关节炎：松节18克，桑枝30克，木瓜9克，水煎服。

2. 扭伤，跌打损伤(皮肤未破者)：松节适量劈成细块，白酒浸半月，外擦患处。(《四川中药志》)

3. 水田皮炎：松节、艾叶各适量，乙醇制成松艾酊，涂擦患处。(《陕甘宁青中草药选》)

301. 刺 五 加

【概述】

本品为五加科植物刺五加 Acanthopanax senticosus (Rupr. et Maxim.) Harms (Eleutherococcus senticosus Maxim.)的根与根茎。又名一百针、刺拐棒、刺本棒、老虎镣子。产于东北、河北、山西等地。性温，味辛、苦。归脾、肾、心经。果实亦可供药用。功能祛风湿，强筋骨，安神志，"破逐恶风血，治内不足"。提高机体对内、外的适应能力，同时补益"后天之本"脾和"先天之本"肾。促肝细胞再生，提升白细胞，抗辐射。主治各种癌症，冠心病，风湿性关节炎，脾肾阳虚，腰膝酸软，体虚无力，失眠多梦，神经衰弱，食欲不振。用法用量：内服，刺五加片2～4片；饮片6～15克，水煎服或入丸、散，泡酒；外用鲜品捣敷或研末调敷。

【成分】

刺五加根茎含多种苷，刺五加苷A、B、C、D、E(Eleutheroside A、B、C、D、E)，即胡萝卜甾醇的葡萄糖苷(Daucosterin)、紫丁香苷(Siringine)、乙基α-D-半乳糖苷(Ethyl-α-D-Galactoside)、紫丁香树脂酚的二葡萄糖苷(异构体)。刺五加根中尚含三萜皂苷Ⅰ和Ⅱ、绿原酸(Chlorogenic acid)、苦杏仁苷(Amygdalin)等化合物。又含刺五加苷F.G.原儿茶酸、多糖等。

【药理】

1. 对中枢神经系统的作用：刺五加对中枢神经系统的兴奋和抑制过程均有影响，可使皮质兴奋和抑制过程均衡，其有效成分为刺五加苷B、C、D、E，其中以刺五加苷E的作用最为显著。它的兴奋作用原理不同于苯丙胺类化合物，不仅毒性低，而且不扰乱正常的睡眠。刺五加对中枢神经系统的兴奋与人参颇为相似。它的抑制作用主要对中枢神经系统有镇静作用，并有抗惊厥作用。刺五加乙醇提取物有明显的镇静作用，给小鼠中刺五加乙醇提取物可明显降低小鼠的自发活动数。预先给小鼠中刺五加乙醇提取物20克/千克，给药后30分钟再给小鼠皮下注射印防己毒素(20毫克/千克)，结果表明刺五加乙醇提取物可明显延长小鼠出现惊厥的潜伏时间。刺五加能促进脑内DNA、RNA和蛋白质的生物合成，其作用大于三七、五味子。刺五加可以改善人的学习和记忆功能，提高工作能力。

2. 对非特异刺激反应性的作用：① 刺五加根的提取物和苷类均有抗疲劳作用，苷的作用较强，国外学者用爬绳法证明其抗疲劳作用较人参提取物及人参苷为强。② 刺五加的水浸膏和醇浸膏能增强小鼠对高温(45℃～48℃)和低温(0℃～10℃)的耐受力,可降低高温或低温应激刺激引起小鼠的死亡率。③ 增强抗辐射作用。④ 耐缺氧及耐高温。⑤ 刺五加不但能增强机体抵御各种物理应激,而且也能增强机体抗化学和生物应激的有害影响。刺五加口服,可降低青蛙因注入洋地黄毒苷的死亡率,提高机体对磷酸二甲苯酚酯和士的宁的解毒能力。

3. *对心血管系统的影响*:大剂量静脉注射刺五加苷能使动物血管扩张,改善大脑的血流量,静脉注射或皮下注射刺五加提取物也具有相似药理作用。

4. *对内分泌的影响*:刺五加能调节内分泌功能紊乱,既能阻止促肾上腺皮质激素引起的肾上腺增生,又可减少由可的松引起的萎缩,既可防止甲状腺素引起的甲状腺肥大,又可防止甲基硫尿嘧啶引起的甲状腺萎缩。既能使食物性及肾上腺素引起的血糖增高降低到正常,也可使胰岛素引起的低血糖增加。另外,刺五加根提取物及刺五加苷均有促性腺作用,具有促进动物性早熟和防止性机能降低的作用。

5. *对免疫功能的影响*:给豚鼠按50克/千克灌服刺五加根乙醇提取物,每天给药1次,连续给药15天,可明显增强腹腔巨噬细胞吞噬鸡红细胞能力。另一实验证明,于14天内,按25克/千克和50克/千克灌服刺五加乙醇提取物,可明显增强小白鼠网状内皮系统吞噬碳粒的功能。

6. *对呼吸系统的影响*:小鼠气雾引咳法测定半数动物咳嗽时间(EDT50)表明,口服刺五加根醇浸水溶液10克/千克、20克/千克及40克/千克与对照组比较有显著的止咳效果。小鼠酚红法表明刺五加根口服10克/千克、15克/千克及20克/千克剂量与对照组比较均呈明显祛痰作用。离体豚鼠支气管平滑肌法实验结果表明,水溶液(1∶40)无松弛气管平滑肌作用。

7. *抗癌作用*:刺五加根的提取物和总苷对动物实验性的移植瘤、药物诱发瘤、癌转移的小鼠自发白血病都有一定的抑制作用,还能减轻抗癌药物的毒性。

8. *"适应原样"作用*:刺五加根及地上部分皆具有与人参相似的药理作用,可增强机体的防御机能和对外界有害刺激因素的抵抗能力,使机体向有利方向发生变化,调节机体内外环境的平衡,增强机体对非特异性刺激的抵抗力。

9. *其他作用*:刺五加能抗病原微生物,抗衰老抗氧化,刺五加提取物还有利尿作用和刺激骨髓的造血功能,促进核糖核酸及蛋白质的合成,加速婴儿生长。

10. *毒副作用*:急性毒性实验显示刺五加根、茎、叶水提物对小鼠的平均致死量为14.5克/千克。亚急性毒性实验显示,实验期间无论血象、肝、肾的肉眼及组织学检查均未见异常变化。人长期用毒性甚小,且不影响入睡与正常睡觉。

【临床报道】

1. *治疗郁证*:王氏用刺五加注射液40～60毫升,加入5%葡萄糖注射液或生理盐水300～400毫升中静脉滴注,每天1次,2周为1个疗程。治疗35例患者中痊愈6例(17%)。显效25例(72%),无效4例(11%)。

2. *治疗神经衰弱*:口服刺五加根片剂及酊剂治疗120例神经官能症患者,有效率为90%。使患者体重增加,血象改善。全身虚弱、头痛、失眠、食欲不振等症状消除。

3. *治疗血管神经性头痛*:王氏等以刺五加注射液40毫升加入5%葡萄糖注射液150毫升中静脉滴注,每天1次。谷维素20毫克,每天3次口服。安定7.5毫克，临睡前30分钟口服，连服4天。结果：治疗30例患者中痊愈20例，好转9例，无效1例，总有效率为97%。

4. 治疗缺血性脑血管病：刺五加注射液40毫升（含生药20克）加入5%～10%葡萄糖注射液300毫升静脉滴注，每天1次，14天为1个疗程。治疗脑血栓形成28例，基本治愈16例，显效7例，有效4例，无效1例。与低分子右旋糖酐静脉滴注21例比较，有显著优势（$P<0.05$）。

5. 其他：刺五加用于治疗冠心病心绞痛，高血脂症，白细胞减少症，慢性胃炎，肾小球疾病"低T3、T4综合征"，治疗无脉，雷诺病，血栓闭塞性脉管炎，急性高原反应，黄褐斑，突发性耳聋等。

用于肾虚、腰膝酸软，刺五加宜与杜仲、川断、桑寄生等配伍；小儿肾虚、筋骨痿弱、行迟，宜配牛膝、菟丝子、沙苑子等药；脾虚乏力，纳差，宜配黄芪、党参、白术等药；脾虚食欲不振，常配党参、山药、炒麦芽等；兼气滞胀满者，可配党参、陈皮、砂仁等；失眠多梦者凡心气虚配人参、五味子，凡心血不足，则配地黄、当归、枣仁等，心脾两虚则配黄芪、当归、龙眼肉等，心肾不交，则配远志、石菖蒲、莲子等；治胸痹疼痛凡气虚血滞者，配黄芪、当归、地龙等，凡痰阻血瘀者，配瓜蒌、薤白、川芎等；治风寒湿痹，配羌活、独活、秦艽，风湿性腰腿酸痛，则配苍术、牛膝、豨莶草、威灵仙，跌打肿痛，可配红花、川芎、乳香等。

【附方】

1. 神经衰弱：刺五加40克，五味子20克，糖50克，制成复方刺五加糖浆，每次10毫升，每天3次。[黑龙江中医药，1991，(3)：5]

2. 冠心病心绞痛：刺五加注射液，每支20毫升，每天60～100毫升，加于5%葡萄糖液250～500毫升静脉滴注，2周为1个疗程，疗效显著。[中医药学报，1992，(4)：23]

3. 冠心病：刺五加叶总黄酮，制成冠心宁胶囊，每次3粒，每天3次，连服1～3个月有效，并降甘油三酯。[中医药信息，1990，(4)：36]

4. 白细胞减少症：对化疗引起者用刺五加片，有效率达84.2%。

5. 高脂血症：刺五加三份，香薷一份制成合剂，每天30毫升，两次分服，连服10天，防治动脉硬化有良效。[中西医结合杂志，1990，10(3)：155]

302. 刺猬皮

【概述】

本品为刺猬科动物刺猬 Erinaceus europaeus L. 或达乌尔猬（短刺猬）Hemiechinus dauricus Sundevall 及大耳猬 Hemiechinus auritus Gmelin 的干燥外皮。又名猬皮、仙人衣、猬鼠皮、偷瓜獾皮、毛刺皮、刺球子皮、刺鼠皮、刺鱼。主产于河北、山东、江苏、河南等地。性平，味苦。归胃、大肠、肾经。功能固精缩尿，收敛止血，化瘀止痛，行气。用于遗精滑精，遗尿尿频，便血，痔血，胃痛，反胃吐食，痔漏，脱肛。用法用量：内服，煎汤，5～10克，或入散剂；外用，研末撒或调敷。孕妇忌用。

【成分】

皮上层的刺主要含角蛋白，下层的真皮质主要由胶原、弹性硬蛋白及脂肪组成。

【临床报道】

1. 治疗烫伤：刺猬皮烤黄，研末，香油调成糊状涂敷患部。

2. 治疗遗尿症：刺猬皮2份，益智仁1份，炼蜜为丸，每丸重10g。

临证配伍：① 胃痛反胃：常配九香虫、香附等。对寒郁气滞者，配高良姜、延胡索等。② 肠风下血：便血及痔漏出血，前者配木贼、皂荚，后者配地榆炭、侧柏叶、生地。脱肛可配磁石、朴硝。③ 遗精遗尿：刺猬皮与益智仁同用，或选用芡实、金樱子、龙骨、牡蛎。

【附方】

［古代方］

1. 肠风下血：白刺猬皮1枚，木贼15克，上为细末，每服6克，热酒调下。（《杨氏家藏方》猬皮散）

2. 肠痔下部如虫啮：猬皮烧末，生油和傅之佳。（《简要济众方》）

3. 痔：猬皮、穿山甲等份，入肉豆蔻一半，热米饮调之。（《本草衍义》）

4. 五色痢疾：猬皮烧为灰，酒服6克。（《寿域神方》）

5. 反胃吐食：刺猬皮、高良姜等份，研和蜜丸。（《食物中药与便方》）或猬皮烧灰，酒服或煮汁，或五味淹炙食。（《普济方》）

6. 鼻中息肉：猬皮炙末，绵裹塞之。（《备急千金要方》）

7. 鼻衄：猬皮1枚，烧为灰，绵裹1.5克药末纳鼻中。（《太平圣惠方》）

8. 犬咬人：猬皮、头发各等份，烧为末，水和饮1杯。（《补缺肘后方》）

9. 肛出：猬皮1枚，磁石120克，桂心1尺。（《千金要方》）

10. 虚劳吐血：猬皮30克（烧灰）、硫黄0.3克，上件药研令匀细，每服空心，温酒调下3克。（《太平圣惠方》猬皮散）

11. 痔漏：刺猬皮三四个，酒浸、焙，经霜槐角子480克，当归120克，共为末，炼蜜丸梧子大，每服100～200丸，温酒下。（《疡医大全》猬皮丸）

［现代方］

1. 痔疮出血：刺猬皮末3克，槐米炭10克，地榆炭10克，浓煎服。（《中药临床应用》）

2. 遗精，滑精：刺猬皮烧存性，花龙骨等份，为蜜丸服。（《食物中药与便方》）

3. 神经衰弱，阳痿：刺猬皮40克，50度白酒500毫升，白糖适量。（《北京市中草药制剂选编》）

4. 遗精：炒刺猬皮研末服。（《吉林中草药》）

5. 前列腺炎、肾结石：猬皮2个，焙干研末分两包，米汤送服。（《中草药新医疗法资料选编》）

6. 赤白带下：刺猬皮、海螵蛸各15克，共研细末。（《常见病验方研究参考资料》）

7. 胃出血：刺猬皮30克，烧灰存性，研细末，开水送服。（《常见病验方研究参考资料》）

8. 乳汁不通：刺猬皮6克，焙干研细末，用酒冲服取汗。（《常见病验方研究参考资料》）

303. 刺蒺藜

【概述】

本品为蒺藜科植物蒺藜 Tribulus terrestris L. 的干燥成熟果实。又名白蒺藜、蒺藜。全国大部分地区均产，但以长江以北地区较多。秋季果实成熟后采取。性微温，味辛、苦，有小毒。归肝、肺经。功能平肝解郁，活血祛风，散风明目，止痒。用于头痛眩晕，胸胁不舒，乳房胀痛，乳闭乳痈，风疹瘙痒。用法用量：6～9克，水煎服。

【成分】

果含多糖、蒺藜酰胺、甾体皂苷。又含

黄酮山柰酚、蒺藜苷、生物碱、少量挥发油、谷甾醇、豆甾醇等。

【药理】

1. 抗动脉硬化作用：茎叶粗皂苷制剂可显著降低胆固醇水平，阻止动脉、心肌和肝脏的脂质沉着。并可降低血小板聚集作用。

2. 降压利尿作用：水浸液和乙醇浸出液对麻醉动物有降低血压作用。石油醚和乙醇提取物可使麻醉狗血压降低。生物碱部分有缓和的利尿作用。

3. 对心血管作用：蒺藜茎叶粗皂苷可增加猫、兔的心收缩力、减慢心率、扩张冠脉和外周血管。蒺藜皂苷除扩张冠脉、减慢心率作用外，也能改善脑血管病患者的血液流变性，增加脑缺血部位的血液供应。

4. 止咳平喘作用：蒺藜全草提取物有止咳祛痰平喘作用，且以镇咳作用显著。

5. 松肌作用：对大鼠离体肠管和蛙腹直肌标本有松弛作用。

6. 延缓衰老作用：蒺藜皂苷对衰老病理模型的小鼠体重减轻、脾及胸腺萎缩有抑制作用，对老年小鼠脾内色素颗粒的沉着和积聚，有改善趋势。延长大鼠的游泳时间，并对其肾上腺皮质功能具有双向调节作用。还能增强耐高温和抗寒能力，延长果蝇的寿命，说明对衰老过程中某些退化性变化有抑制作用。皂苷还有促性腺作用，使幼年小鼠性器官发育，对成年雄性大鼠可促进精子生成。对雌性大鼠促进卵巢功能。

7. 其他作用：① 蒺藜多糖能由于清除自由基及抗脂质过氧化作用以保护细胞膜。② 多糖可减轻或纠正糖尿病并发症呈现的代谢紊乱；蒺藜能明显降低四氧嘧啶糖尿病小鼠的血糖，提高血清胰岛素水平。③ 对迟发型变态反应有抑制作用。④ 乙醚提取部分可提高肾肌酐清除率。⑤ 增强机体的抗病能力。以上实验说明它直接或间接地显示抗衰老和保健作用。

【临床报道】

1. 治疗肝阳上亢型高血压病所致的眩晕头痛：常配合钩藤、菊花、珍珠母、牛膝等应用。

2. 治疗冠心病：有蒺藜皂苷胶囊服用，可改善胸闷、心悸、心前区痛等症状。

3. 治疗目赤多泪：对急性结膜炎、角膜炎，常配伍木贼、决明子、谷精草等。

4. 治疗风疹瘙痒，痈肿疮毒：煎服。

【附方】

［古代方］

1. 腰痛：刺蒺藜为末，每服9克。湿酒下。(《普济方》白蒺藜散)

2. 目赤多泪：白蒺藜、蔓荆子、菊花、草决明、连翘、炙甘草各等份，青葙子减半，为末。(《张氏医通》白蒺藜散)

［现代方］

1. 疮疖痈肿：蒺藜粉碎，加等量红糖，捣碎，加醋调成糊状，外敷。[中西医结合杂志，1983，3(1)：51]

2. 寻常疣：蒺藜鲜蔓，砸烂如泥，敷患处。[新医学，1976，7(11)：555]

3. 高血压：蒺藜15克，菊花12克，决明子30克，甘草6克，水煎服。

4. 急性眼结膜炎：蒺藜、连翘、蔓荆子各12克，菊花、赤芍、牡丹皮各9克，水煎服。

5. 风疹瘙痒：蒺藜、防风、蝉蜕各9克，白鲜皮、地肤子各12克，水煎服。

【备注】

刺蒺藜是白蒺藜，潼蒺藜为沙苑子，另见专条。前者为平肝熄风用；后者乃益肝肾药，应加区分。硬蒺藜、软蒺藜和潼蒺藜三者在形态上和外观上有所区别。

304. 茉莉花

【概述】

本品为木樨科植物茉莉 Jasminum sambac (L.) Ait. 的花。又名奈花、里华、小南强、木梨花、末利、没利、末丽。本品为常绿灌木,幼枝圆柱形,花白色芳香;花期6～11月。花后通常不结实。多栽培于湿润肥沃土壤中。分布于江苏、浙江、福建、台湾、广东、四川、云南等地。本植物的根(茉莉根)、叶(茉莉叶)亦供药用。6月前后花初开时,择晴天采收,晒干。贮存干燥处。药材:干燥的花,长1.5～2厘米,直径约1厘米,鲜时白色,干后黄棕色至棕褐色,冠筒基部的色略深;未开放的花全体紧密合成球形。气芳香,味涩,以纯净、洁白者为佳。性温,味辛、甘。功能清热燥湿,祛风杀虫利尿。主治下痢腹痛,结膜炎,疮毒,湿浊阻中之脘腹胀闷,外感发热等。用法用量:水煎服,1.5～3克,或泡茶;外用,煎水洗目或菜油浸滴耳。注意芳香温散,服用过量易耗气伤阴。

【成分】

鲜花含挥发油一般为0.2%～0.3%,主要成分为苯甲醇及其酯类、茉莉花素(Jasmone)、芳樟醇(Linalool)、安息香酸、芳樟醇等。

【临床报道】

1. 治疗胃气不和,脘腹不舒:用茉莉花1～3克,开水浸泡代茶饮;或用茉莉花1.5克,茶叶1.5克,煎汤饮。每天1剂,症状消失为度。

2. 治疗湿浊阻中之脘腹胀闷较甚,伴有泄泻,或痢疾腹痛:用茉莉花、佩兰、大黄各3克,藿香、白芍、枳实各9克,水煎服,每天1剂,连服3～5天。

【备注】

茉莉花性温,味辛、甘,质轻而气芳香。《本草正义》谓:"茉莉,今人多以和入茶茗,取其芳香。功用殆与玫瑰花、代代花相似。然辛热之品,不可恒用。"惟本品性缓力薄,多供佐使之用。

附:茉莉花露

为木樨科植物茉莉 Jasminum sambas (k) Ait. 的花之蒸馏液。原植物详"茉莉花"条,性味据《纲目拾遗》:"味淡。"功用主治:《纲目拾遗》:"解胸中一切陈腐之气。"《中国药植图鉴》:"健脾理气。"《纲目拾遗》:"止可点茶,不宜久服,令人脑漏。"

305. 苦　参

【概述】

本品为豆科槐属植物苦参 Sophora flavescens Ait. 的干燥根。又名野槐、苦骨、地槐、山槐、好汉枝、水槐、川参、地参、地骨等。生于山地、平原、沙质地或红壤地等处,除新疆、青海、海南外,全国各地均有分布。主产于山西、湖北、河南等地。性寒,味苦,有小毒。归心、肝、胃、大肠、膀胱经。功能清热燥湿,杀虫,利尿。用于热痢,便血,黄疸,浮肿,小便不利,赤白带下,阴肿阴痒,湿疹,湿疮,皮肤瘙痒,疥癣,痔疮,麻风;外用治外阴瘙痒,滴虫性阴道炎,烧烫伤等。不宜与藜芦同用。用法用量:水煎内服3～10克;外用适量,煎水洗或研末涂敷患处。

【成分】

根含多种生物碱:有苦参碱、氧化苦参碱、羟基苦参碱、野靛碱、甲基野靛碱、臭豆碱、膺靛叶碱及黄酮类化合物：苦参啶、苦参酮、去甲苦参酮、苦参啶醇、苦参醇、新苦参醇、去甲苦参醇、异苦参酮，异黄酮类化合物芒柄花黄素等。

【药理】

1. 利尿作用：苦参煎剂或苦参碱给兔灌胃、肌肉注射、静脉注射或皮下注射均有利尿作用。

2. 抗心肌缺血作用：苦参总黄酮能减慢培养乳鼠心肌细胞团自动搏动的频率；苦参生物碱对脑垂体后叶素所致家兔急性心肌缺血有明显保护作用。

3. 升白作用：氧化苦参碱有升高白细胞作用，给家兔静脉或肌肉注射苦参总碱和氧化苦参碱，能保护骨髓，升高白细胞。

4. 杀虫作用：苦参有抗滴虫、抗阿米巴原虫作用。

5. 祛痰平喘作用：苦参总碱、黄酮对小鼠有明显祛痰平喘作用。

6. 抗生育作用：体外实验表明，苦参碱体外可抑制精子活性。

7. 镇静作用：苦参总碱能明显抑制小鼠自由活动，对抗中枢兴奋剂所致的精神运动兴奋，尚有轻度镇静作用。

8. 免疫抑制作用：苦参碱、氧化苦参碱对小鼠免疫功能均有抑制作用。

9. 利胆作用：苦参碱有促进大鼠胆汁分泌的作用。

10. 抗炎作用：氧化苦参碱实验鼠渗出性炎症有抑制作用。

11. 抗过敏作用：氧化苦参碱有抗过敏、解热作用。

12. 护肝作用：苦参碱动物实验表明有抑制肿瘤坏死因子释放、保护肝脏的作用。

13. 抑菌、抗病毒作用：苦参碱可抑制痢疾杆菌、大肠杆菌、变形杆菌等；苦参对结核杆菌有抑制作用，苦参煎剂对常见致病性皮肤真菌有抑制作用；苦参总碱可抑制柯萨奇 B 病毒。

14. 毒副作用：苦参生物碱可引起实验动物痉挛和麻痹呼吸中枢。

【临床报道】

1. 治疗疥疮、麻风、皮肤瘙痒：用苦参祛风除湿、杀虫止痒，可与蛇床子、荆芥穗、白矾、防风、川椒、百部等配伍。

2. 治疗湿热泻痢：取其清热燥湿之功，可与白头翁、黄芩、芍药等配伍。

3. 治疗湿热黄疸：可与茵陈、栀子、龙胆草、大黄等配伍以利湿退黄。

4. 治疗赤白带下、阴部作痒：取其清热燥湿、杀虫止痒之功，可与黄柏、椿根皮等配伍应用。

5. 其他：应用苦参注射液、苦参胶囊等各种苦参制剂治疗白血病，白细胞减少症，宫颈炎，滴虫性肾盂肾炎及湿疹，皮疹等皮肤病，有显著疗效，且副作用小。

【附方】

[古代方]

1. 血痢不止：苦参炒焦为末，水丸如梧桐子大，每服 50 丸，米饮送服。(《仁存堂经验方》)

2. 赤白带下：苦参 60 克、牡蛎 45 克，为末，以雄猪肚 1 个，水蒸烂，捣泥和丸，梧子大，每服百丸，温酒下。(《积善堂经验方》)

3. 鼠漏诸恶疮、瘰疬：苦参 120 克，为末，生牛膝捣为丸如梧子，食后温水下 10 丸，每天 3 服。(《随身备急方》)

4. 嗜睡：苦参 9 克、白术 60 克、大黄 30 克，捣末蜜丸如梧子大，每食后服 30 丸。(《医心方》)

5. 阴蚀疮：苦参、防风、露蜂房、甘草(炙)各等份，上㕮咀，水煎浓汁洗疮。(《证治准绳》)

6. 小儿口疮：苦参、黄丹、五倍子、青黛各等份，研末外敷。(《外科理例》)

7. 齿缝出血：苦参30克、枯矾3克，为末，每天3揩。(《普济方》)

8. 大小便不利：苦参、滑石、贝齿各等份，上3味捣筛为散，每服饮下1匙，或煮葵根汁服之。(《外台秘要》)

9. 面皯黯疮：苦参、蛇床子、白矾、荆芥穗各等份，上4味煎汤，放温洗。(《济生方》苦参汤)

10. 酒皶鼻：苦参净末120克，当归身末60克，用酒糊丸，如梧桐子大，每服70～80丸，食后热茶下。(《古今医鉴》)

11. 面皯黵风刺：苦参480克，赤芍、冬瓜子各120克，玄参60克，上药为末，每3克用手洗面上。(《普济方》)

[现代方]

1. 赤白痢疾：苦参12克，蛇床子9克，当归9克，浙贝母9克，白芍9克，木香6克，水煎服。

2. 顽固性湿疹：苦参、蛇床子、苍耳子各30克，花椒、雄黄、白矾各3克，加水500毫升，煎制，去渣，用纱布浸药汁，湿敷患处。(《中国常用中草药》)

3. 中耳炎：苦参1.5克，冰片0.3克，麻油9克，将麻油煎沸，加入苦参炸焦变黑捞出，稍冷加入冰片细粉，混匀，冷后使用，用时清除耳内脓液后滴入，每天2～3次。(《中草药学》)

【备注】

1. 本品有小毒，用量不宜过大，中毒后出现流涎，步伐不整，呼吸、脉搏急速，可能发生惊厥，最后因呼吸衰竭死亡。解救方法：未出现惊厥时可洗胃和导泻，内服蛋清、鞣酸或浓茶，惊厥时肌肉注射苯巴比妥等解痉剂，呼吸障碍时用呼吸兴奋剂。

2. 广西地区以萝藦科草药古羊藤根充苦参，其原植物为马连鞍 Streptocalon griffithii Hook. f.，根长圆柱形，大小不一，表面黄棕色至暗棕色，稍粗糙，有不规则纵绉纹和裂纹，栓皮较厚，不易剥落。切片厚4～6毫米，皮部呈类白色，木部呈浅黄棕色，质坚硬，断面稍不平坦，略显粉性，味微苦。

306. 郁 金

【概述】

本品为姜科植物温郁金 Curcuma wenyujin Y. H. chen et C. Ling、姜黄 Curcuma Longa L、广西莪术 Curcuma kwangsiensis S. G. Lee et C. F. Liang、蓬莪术 Curcuma phacocaulis Val. 的干燥块根。又名毛姜黄，玉金主产于浙江者为温郁金，秋冬两季植株枯萎时采挖，摘取块根，除去须根，洗净泥土，入沸水中煮透，取出，晾干，切片用。又称黑郁金。性寒，味苦、辛。归心、肺、肝经。功能活血破瘀，消肿止痛，抗菌消炎，利胆消石。主治产后瘀血，血滞腹痛，经闭，跌打损伤，产后胀闷欲死，心腹绞痛，中风半身不遂。用法用量：内服，5～9克，煎服，磨汁或入丸、散。

【成分】

郁金的块根含挥发油6.1%，油的主要成分为姜黄烯(L. Curcumene)、莰烯(Canphene)、樟脑(Camphor)、倍半萜烯等。另含淀粉、脂肪油、橡胶、黄色染料等。其有效成分是对-甲苯基-甲基羟甲基姜黄素(P - Tolyl - methylcarbinoldiferuloyl-methane)。几种原植物成分有差异。

【药理】

1. 中枢抑制作用：1∶1郁金二酮注射剂(1克郁金生药制备1毫升郁金二酮)，1毫升/千克腹腔注射，能延长家猫的各期睡眠，对慢波睡眠的Ⅱ期(SWSⅡ)和快动睡眠期(REM)的延长作用明显优于朱砂安神丸，具有明显的中枢神经抑制作用。

2. *免疫抑制作用*：从郁金的热水提取物中提得的多糖 Ukoman A、B、C、D，分别给小鼠腹腔注射，通过碳粒廓清法测定其吞噬指数，发现低剂量时它们均显示极强的网状内皮系统激活活性。用郁金挥发油制成的郁金Ⅰ号注射液对正常小鼠非特异性免疫影响不大（对碳粒廓清无明显影响，脾重量改变也不大），而对特异性免疫（体液、细胞免疫）却有明显的抑制作用（体液免疫：PFC 和溶血素均明显下降；细胞免疫：淋巴细胞增殖被抑制）。本品的提取物还能抑制混合淋巴细胞反应和自然杀伤细胞的活性。

3. *抗心律失常作用*：郁金提取物镁钾络合物 13.3～26.6 毫克/千克静脉滴注或静脉注射对哇巴因与 $CaCl_2$ 诱发的豚鼠心律失常有明显的对抗作用。推测其抗心律失常可能与提高 Mg^{2+}、K^{+} 量络合 Ca^{2+} 有关。

4. *对脂质代谢的影响*：郁金具有调整血脂代谢的作用。姜黄醇提取物、姜黄挥发油、姜黄素等均有降血浆胆固醇、p-脂蛋白和甘油三酯的作用，并能使主动脉中的总胆固醇、甘油三酯的含量降低，其中尤以姜黄醇提取物和姜黄素的作用最为明显。但也有报道姜黄醇提取物对胆固醇无明显影响。

5. *对血循环及血流变的影响*：100% 水煎剂给家兔口服 5 毫克/千克，每天 2 次，连续 3 天，能明显降低低切变率下的全血粘度和红细胞聚集指数，显著提高红细胞的变形指数。进一步研究证明其还能明显抑制 ADP 诱导的血小板聚集。

6. *保肝利胆作用*：对大鼠急性中毒性肝炎模型，腹腔注射温郁金 0.5 毫克/100 克，4 个月后检查肝功能发现，ALT、WBC、γ-球蛋白、脾脏 PFC 均明显下降，而 RBC、Hb、总蛋白量、白蛋白均显著升高。组织学检查，病变明显减轻，多数肝细胞恢复正常，坏死肝细胞多已修复。说明郁金有保护肝细胞、促进肝细胞再生，去脂和抑制肝细胞纤维化的作用。对 CCl_4 和半乳糖胺所造成的肝损伤，郁金能对抗之。姜黄素有促进胆汁分泌利胆作用，能松弛胆道括约肌。挥发油内含松油精及姜黄素，对泥沙状结石有一定溶化作用，可用于胆结石的治疗。

7. *其他作用*：郁金对多种细菌均有抑制作用，对甲醛造成的大鼠实验性亚急性炎症有明显的对抗作用，能抗自由基损伤，本品还有兴奋豚鼠离体子宫，对晚期妊娠子宫的自发性收缩有抑制作用，并有镇痛、抗蛇毒、抑制血管平滑肌增生、抗诱变、抗癌等作用。还可用于消化系统疾病。

8. *毒副作用*：临床曾报道，儿童误服 0.75 克樟脑而致死，而成人有服 20 克，经抢救治愈。樟脑为中枢神经兴奋药，能放射性地兴奋中枢神经系统，中毒量可引起皮质性癫痫发作，间歇性痉挛可持续数小时。大剂量则抑制中枢神经系统，严重者可产生中枢麻痹及衰竭。可立即用 5%乙醇洗胃或补液，对症处理。忌用油类、乳汁，因促进其吸收。

【临床报道】

1. *治疗早搏*：川郁金制成粉（片）剂，开始口服 5～10 克，每天 3 次，无不适反应则加量至 10～15 克，每天 3 次，治疗期间未用其他影响心律的药物，3 个月为 1 个疗程。治疗 56 例，基本治愈 14 例，显效 11 例，好转 9 例，总有效率为 65%。

2. *治疗高脂血症*：白金丸（郁金 7 份、白矾 3 份，加 50%蜜水制成丸），每天 2～3 次，每次 6 克，饭后服，20 天为 1 个疗程，连服 2～3 疗程。治疗 344 例，治疗前后血脂比较，差异非常显著。

3. *治疗传染性肝炎，原发性肝癌*：郁金粉每次 5 克，每天 3 次，口服。治疗 33 例，自觉症状消失者 21 例，减轻者 11 例，1

例无变化；疗程平均为31天；有明显体征的26例中，14例完全消失，9例减轻，3例无变化；所有病例在治疗前转氨酶均有明显升高，治疗后完全达到正常者18例，明显降低或接近正常者9例，其余无改变。又据报道，郁金蒸馏液治疗急性黄疸型肝炎30例，退黄有效率100%，治疗慢性肝炎麝浊异常32例，总有效率91%。原发性肝癌治疗50例，生存期11.7月，1年生存率48%。

4. 其他：治疗中耳炎，胆汁返流性胃炎，胆石症，精神分裂症，恶性胸、腹腔积液等。

郁金可配白矾，豁痰开窍，其功益彰，则癫痫，惊狂可治；配菖蒲，芳香祛浊，开窍解郁，宣痹止痛，用治邪热入心或血热痰浊蒙蔽心窍之神昏谵语，惊狂，癫痫诸症有效；配香附，祛痰行气止痛，用于气滞血瘀的胁肋疼痛，经散腹痛等；配柴胡，舒肝解郁，活血止痛，常用于肝郁血滞的胁肋胀痛，月经不调，行经腹痛；配茵陈，清热凉血，利湿退黄，可用以治黄疸胀痛及湿病温痛的胸闷痞满，小便减少，食欲不振。

【附方】

［古代方］

1. 癫狂，痰涎阻塞包络心窍：白矾90克、郁金210克，米糊为丸，梧子大，每服50丸，水送下。（《本事方》白金丸）按：明末吴崑著《医方考》也有此方，治失心癫狂。

2. 厥心痛，小肠膀胱痛不可忍：附子（炮）、郁金、干姜各等份，为细末，醋煮糊和丸，如梧子大，朱砂为衣，每服30丸，男子温酒下，妇人醋汤下，食远服。（《奇散良方》）

3. 产后心痛，血气上冲欲死：郁金烧存性为末6克，米醋一呷调服。（《袖珍方》）

4. 心悬急懊痛：郁金15克，茯苓30克，赤芍30克，枳壳（麸炒微黄）30克，生干地黄30克，大腹皮（锉）30克，上药细锉和匀，每服0.3克，以水150毫升，入生姜3片，煎至六分，去滓，不拘时，稍熬服。（《太平圣惠方》郁金散子）

5. 妇人胁肋胀满，固气逆者：郁金、木香、莪术、丹皮，白汤磨服。（《本草记言》）

［现代方］

1. 胆石及黄疸：郁金、熊胆、明矾、火硝，研细为丸或作散剂。每服0.3～0.9克。（《四川中药志》）

2. 胸胁胀痛：郁金9克，香附9克，柴胡9克，白芍12克，甘草6克，水煎服。

3. 肠梗阻：郁金9克，桃仁9克，瓜蒌9克，水煎取汁，加麻油150克，一次温服。（《中国常用中草药》）

【备注】

1. 郁金在古代本草所记者，为姜黄等多种植物的块根。现在所用者计有：① 温郁金：学名见前，又名温州蓬莪术，主产浙江瑞安，也称黑郁金。② 姜黄：已见前文。另参姜黄专条，也叫黄丝郁金、广郁金。主产四川温江、乐山，亦产广东。③ 广西莪术：已见本条前文。也称莪苓、桂郁金。主产于广西。亦产广东，其原植物与姜黄相似。④ 莪术：Curcuma aeruginosa Roxb. 另参莪术条，也称绿丝郁金。⑤ 川郁金：Curcuma chuanyujin C. K. Hsieh et H. Zhang 多系栽培，分布于四川。按：《中华本草》商品仅分川、温、桂三种郁金。

2. 关于郁金的药材炮制，有郁金原药材、炒郁金、醋郁金、酒制郁金。

307. 郁李仁

【概述】

本品为蔷薇科植物欧李 Prunus humilis Bge.、郁李 Prunus japonica Thunb.，或长柄扁桃 Prunus pedunculata Maxim. 的干燥成熟种

子。前二种习称“小李仁”，后一种习称“大李仁”。又名郁子、郁里仁、李仁肉。欧李仁主产于辽宁、黑龙江、河北、山东等地；郁李仁主产于河南、河北、山西、广东、安徽、浙江等地；长柄李仁主产于黑龙江、辽宁、吉林、内蒙古等地。性平，味辛、苦、甘。归脾、大肠、小肠经。功能润燥滑肠，下气，利水。用于津枯肠燥，食积气滞，腹胀便秘，水肿，脚气，小便不利。用法用量：煎汤，6～9克，或入丸、散。大便不实者忌服。孕妇慎服。

【成分】

郁李仁苷A、B，苦杏仁苷两种蛋白质成分及IR-A和IR-B、植物甾醇、维生素B_1、挥发性有机酸、皂苷、脂肪油等。

【药理】

1. 泻下作用：郁李仁苷有强烈泻下作用，且属大肠性泻剂。

2. 促进肠蠕动作用：郁李仁水提物及其脂肪油可促进小鼠小肠蠕动；水煎剂能缩短燥结型便秘模型小鼠排便时间，使排便次数明显增多。

3. 抗炎镇痛作用：IR-A和IR-B具有抗炎和镇痛作用，对角叉菜胶性足跖肿胀有抑制作用。

【临床报道】

润肠通便，多配伍火麻仁、柏子仁；利尿消肿，多配伍薏苡仁、白茅根等。

【附方】

［古代方］

1. 便秘：郁李仁煮薄粥服。（《圣济总录》）

2. 风热气秘：郁李仁、陈橘皮、京三棱各30克，捣箩为散，每服6克。（《圣济总录》郁李仁散）

3. 肠燥便秘：桃仁、杏仁各30克，柏子仁15克，松子仁2克，郁李仁3克，五仁研为末膏，加陈皮120克研匀，蜜丸梧子大，每服50丸，空心米饮下。（《世医得效方》五仁丸）

4. 水肿：郁李仁、面各30克，作饼烧熟，热食。（《千金要方》）

5. 小儿水气：郁李仁、桑白皮各30克，粟米3克。捣碎作粥食之。（《太平圣惠方》）

6. 老人水气：郁李仁60克，薏苡仁15克，煎汁作粥食之。（《养老奉亲书》）

7. 积年上气，咳嗽不得卧：郁李仁30克，水80毫升，研如杏酪，煮熟顿服。（《圣济总录》）

8. 卒心痛：郁李仁21枚烂嚼，以新汲水下之。（《姚和众方》）

9. 小儿肺热咳喘，喉中作呀呷声：郁李仁0.9克，杏仁0.3克，川大黄0.3克，入蜜为丸。（《太平圣惠方》）

［现代方］

1. 血虚所致津枯肠燥，大便困难：郁李仁9克，杏仁9克，栀子仁12克，当归12克，麦冬6克，陈皮6克，水煎服。（《中国常用中草药》）

2. 习惯性便秘：郁李仁9克，火麻仁9克，全瓜蒌12克，番泻叶6克，水煎服。（同上）

3. 水肿，小便不利：郁李仁15克，桑白皮9克，赤小豆9克，白茅根15克，陈皮9克，紫苏9克，水煎服。（《中国常用中草药》）

308. 鸢 尾

【概述】

本品为鸢尾科植物鸢尾 Iris tectorum Maxim. 的干燥根茎。又名蓝蝴蝶、蛤蟆七、搜山狗、冷水丹、豆豉叶、扁竹根、鸭屁股、土知母、乌鸢。主产广东、广西、四川、贵州、云南及中南、华东地区。性平，味苦、辛，有小毒。一说性寒，味辛、苦。功能活血祛瘀，祛风利湿，消积解毒。主治跌打损伤，癥瘕积聚，风湿疼痛，咽喉肿痛，水肿腹胀，二便不通；外治痈疖肿毒、外伤出血。用法用量：9～15 克，入煎剂；外用适量，鲜品根茎捣烂外敷或干品研粉调敷患处。

【成分】

含草夹竹桃苷（占地梅苷 Androsin）、草夹竹桃双糖苷及三种异黄酮苷：鸢尾苷、鸢尾新苷 A 和鸢尾新苷 B。

【药理】

1. 抗炎作用：实验表明鸢尾能明显抑制大鼠透明质酸酶性的足浮肿，也能抑制巴豆油引起的炎性渗出和组胺引起的小鼠皮肤毛细血管通透性增高，对炎性渗出有显著的抑制作用。

2. 抗癌作用：在不影响正常细胞情况下，对癌细胞有抑制作用。其本身毒性不大。

3. 其他作用：① 鸢尾黄酮苷可促进动物唾液分泌。② 乙醇提取物有解热作用。

【临床报道】

临证应用：① 消食化积，治食滞胀满。可配木香。② 治瘀血内阻，腹中积块，疼痛拒按，用鸢尾活血散结，破瘀消癥。可配莪术。③ 行水消肿可配瞿麦。④ 清泄肝火，平肝止眩。⑤ 清热泻火，疗痔疮，敷肿毒。可配野菊花。

【备注】

源出《神农本草经》，历代本草多载之。鸢尾在西南地区也作射干使用。应鉴别。《新修本草》载："此草所在有之，人家亦种。叶似射干而凋短，不抽长茎，花紫碧色，根似高良姜，皮黄肉白，嚼之戟人咽喉，与射干全别。"《本草拾遗》谓："射干、鸢尾，按此二物相似，人多不分……射干即人间所种之花卉，亦名凤翼，叶如鸟翅，秋生红花，赤点；鸢尾亦人向多种，苗低下于射干，为鸢尾，春夏生紫碧花者是也。"据以上两部本草所言，其区别亦甚明白。但李时珍却说："此即射干之苗，非别一种也。"又谓"射干即今扁竹也，今人所种，多是紫花者，呼为紫蝴蝶"却又与鸢尾混淆。据《中华本草》品种考证，认为"花色红黄的即指射干，而色紫碧青的即指鸢尾"，当属确论。

309. 虎 耳 草

【概述】

本品为虎耳草科植物虎耳草 Saxifraga atolonifera Meerb. 的全草。同属植物中华虎耳草 S. Fortunei Hook. f 作虎耳草同等入药。曾收入《药典》1977 年版一部，又名石荷叶、金丝荷叶、金线吊芙蓉等。分布于华东、中南、西南及河北、陕西、甘肃等地，台湾也有栽培。性寒，味微苦、辛。归肺、脾、大肠经。功能祛风清热，凉血解毒。主治风疹，湿疹，咳嗽，吐血，肺痈，崩漏，丹毒，痔疾肿毒，中耳炎。用法用量：内服，9～15 克，水煎服；外用捣汁滴耳或煎水熏洗。

【成分】

虎耳草含有岩白菜素、去甲岩白菜素、没食子酸、原儿茶酸、绿原酸、琥珀酸等。茎含儿茶酚，根含挥发油。还有熊果酚苷以及无机盐类硝酸钾、氯化钾。

【药理】

药理实验发现其有：① 抗菌作用，虎耳草煎液对金黄色葡萄球菌、变形杆菌、伤寒杆菌、痢疾杆菌及绿脓杆菌等有抑菌作用。捣汁治化脓性中耳炎，显示有消炎作用。② 解热作用。③ 强心作用。④ 利尿作用。

【临床报道】

临床常用以治疗痔疾肿毒，耳内红肿流脓，咳嗽，吐血，肺痈吐臭流痰。

虎耳草配青黛，疏风清热、凉血止痒，用治湿疹、风疹、荨麻疹；配鱼腥草，清热解毒，排脓消痈之功增强，共治热毒重症；配生地增强凉血止血之力，用治吐血、崩漏。

【附方】

1. 中耳炎：鲜虎耳草叶，捣汁，滴入耳内。(《浙江民间常用草药》)

2. 荨麻疹：虎耳草9克，青黛3克，煎服。(《四川中药志》)

3. 风疹瘙痒、湿疹方：鲜虎耳草15～30克，煎服。(《上海常用中草药》)

4. 耳郭溃烂方：鲜虎耳草捣烂，调茶油涂患处。或加冰片1分、枯矾5分，共捣烂敷患处。(《全国中草药汇编》)

5. 肺痈吐脓臭痰：虎耳草12克，忍冬叶30克，水煎服。(《江西民间草药》)

6. 肺结核：虎耳草、鱼腥草、一枝黄花各30克，白及、百部、白茅根各15克，水煎服。(《福建药物志》)

7. 荨麻疹：虎耳草15克，土茯苓24克，忍冬藤30克，野菊花15克，水煎，头汁内服；二汁熏洗患处。(《浙江药用植物志》)

310. 败　酱

【概述】

本品为败酱科多年生草本植物黄花败酱 Patrinia scabiosaefolia Fisch. ex Link. 白花败酱 P. villosa Juss. 的带根全草。黄花败酱又名黄花龙芽、黄花草、野黄花、龙牙败酱、鹿酱、泽败、苦菜、苦猪菜、野苦菜；白花败酱又名攀倒甑、胭脂麻。生长于山坡、草地及路旁，全国大部地区均产。性微寒，味辛、苦。归肝、胃、大肠经。功能清热解毒，消痈排脓，祛瘀止痛。主治肠痈，热毒痈肿，赤白带下，目赤肿痛，瘀滞腹痛等。用法用量：水煎服，6～15克；外用适量。

【成分】

黄花败酱的根及茎中含挥发油，主要为败酱烯与异败酱烯、异戊酸。另外，根及根茎含有多种苷，如败酱皂苷，根含黄花败酱皂苷、常春藤皂苷等。白花败酱的根及根茎含白花败酱苷、莫诺苷和马钱苷等。全草含芥子油、挥发油、蔗糖、卵磷脂等。

【药理】

1. 抗病原微生物作用：败酱草浸剂对金葡菌、肠炎球菌、痢疾杆菌、大肠杆菌、流感嗜血杆菌、肺炎双球菌、脑膜炎双球菌、白色葡萄球菌、类白喉杆菌等有轻度抑制作用；白花败酱还对流感病毒有明显抑制作用；有抗钩端螺旋体作用。

2. 保肝作用：败酱草有促进肝细胞再生，防治肝细胞变性的作用。

3. 镇静作用：黄花败酱的乙醇浸膏或挥发油，有明显镇静作用，能增强戊巴比妥钠的催眠效应。

4. 其他作用：本品对癌细胞有强抑制作用；所含卵磷脂有抗动脉硬化作用。100%败酱草液可减少内毒素的活性。

【临床报道】

1. 清热解毒，消痈排脓：用于治疗阑尾炎，阑尾脓肿，与薏苡仁、附子等配伍；用于治疗慢性非特异性结肠炎，与玄胡、蒲公英、黄柏、薏苡仁、川楝子等药配伍。

2. 祛瘀止痛：用于产后瘀血腹痛及瘀血阻滞所致的胸腹刺痛，可与桃仁、红花、山楂、川芎、当归、丹参等配伍。

3. 清肝明目：用治肝火上炎所致的目赤肿痛，如眼结膜炎、急性肝炎，常与菊花、夏枯草、蒲公英、决明子等配伍。治产后恶露不绝，与当归、续断、芍药、川芎配伍。

4. 治疗疮痈肿毒：与紫花地丁、连翘配伍。

【附方】

［古代方］

1. 肠痈：薏苡仁30克，附子6克，败酱草15克，捣为末，以水400毫升可减半至200毫升，顿服。(《金匮要略》)

2. 吐血，衄血：败酱草60克，黑山栀

9克，熟地15克，灯心3克，水煎服。（《本草汇言》）

3. 赤眼痒痛：败酱草一握，荆芥、草决明、木贼草各6克，白蒺藜4.5克，水煎服。（《本草汇言》）

4. 产后宿血，腹痛：败酱草60克，没药、乳香各9克，当归、川芎各3克，香附、续断（俱酰）各15克，共为末，每早晚服6克，白汤调服。（《产育宝庆集》）

［现代方］

1. 流行性腮腺炎：黄花败酱鲜品，加生石膏捣烂，再加鸡蛋清调匀，外敷患处。［江西医药资料，1972，(1)：29］

2. 尖锐湿疣：败酱草、大青叶、紫草各30克，黄芪60克，加水1 500毫升，煎取1 000毫升，坐浴30分钟，日2次。（《临床中药学》）

3. 慢性阑尾炎：败酱草15克，赤芍、丹皮各9克，薏苡仁18克，水煎服。（《现代临床中药学》）

4. 产后瘀血腹痛：可单用败酱草煎服，或败酱草15克，川芎12克，当归、香附、没药各9克，水煎服。（同上）

5. 肛门疾患：鲜败酱草40～80克，水煎服。并配本品水煎熏洗，每天2～3次。（同上）

6. 阑尾脓肿：败酱草、金银花、紫花地丁、马齿苋、蒲公英、制大黄各15克，水煎服。（《全国中草药汇编》）

7. 慢性盆腔炎：败酱草30克，丹参20克，赤芍12克，木香10克，夏枯草30克，薏苡仁30克，玄胡12克，水煎为500毫升，每次服50毫升，每天2次。［山东中医，1988，(2)：18］

8. 老年性支气管继发感染：鱼腥草、败酱草、薏苡仁各30克，黄芩、贝母、杏仁各9克，桑白皮、丹参各15克，茯苓、炒白术各12克，桔梗、甘草各6克，水煎服。［浙江中医杂志，1986，(1)：10］

9. 无症状乙型肝炎病毒携带者：败酱草、黄芪、太子参、茯苓、虎杖、黄柏、白花蛇舌草各15～30克，丹参、山楂、桑寄生、黄精各10～30克，白术、山豆根各10～15克，桂枝、干姜各3～15克，薏苡仁15～40克。水煎服。每天3次，疗程半年。［安徽中医学院学报，1989，(3)：15］

10. 肋间神经痛：败酱草60克，水煎服。（《浙江药用植物志》）

【备注】

目前关于败酱的应用，除四川、江西、安徽、福建等地外，大部分地区习惯上用菊科植物苣荬菜 Sonchus brachyotus DC. 的带根全草和十字花科植物菥蓂 Thlaspi arvense L. 的带果全草作败酱使用。前者多用于北方，后者习用于南方。有些地区用蓼科植物油滴菜作败酱草用，这些均属混用，应当纠正。另外，异叶败酱、糙叶败酱（即墓头回），功效与败酱草相似，均有活血祛瘀之效，但前者能收敛止血，而后者则无此效，故古本草所载用治吐血及恶露不止等出血症，是否指异叶败酱，有待研究。败酱草的下列同属植物的全草，在某些地区亦作败酱草入药，功效相似，但非正品：狭叶败酱草 Patrinia angustifolia Hemsl. 分布于安徽、浙江、江苏、湖北等地；岩败酱 P. rupestris Juss. 分布于吉林、黑龙江等地；单药败酱 P. monandra Clarke 分布于云南等地。

311. 昆布

【概述】

本品为海带科植物昆布（海带）laminaria japonica Aresch. 及翅藻科植物黑昆布，植物为鹅掌菜（昆布）Ecklonia kurome

Okam 的叶状体。又名纶布、海昆布。生于较冷的海洋中，分布于山东、辽宁、福建、浙江一带沿海地区。性寒，味咸。归脾、胃经。功能软坚，行水。主治瘰疬，瘿瘤，噎膈，水肿，睾丸肿痛，带下。用法用量：内服，煎汤，5～15 克，或入丸、散。脾胃虚寒蕴湿者忌服。

【成分】

海带富含多糖类成分藻胶酸（Alginicacid，含量可达 32%）和昆布素（Laminsrin）、昆布酚、甘露醇、无机盐。干品中 20%～35%是无机物，水溶性盐中含氧化钾可到 40%、碘 0.27%～0.72%、钙约 1.06%以及钴、氟，又含胡萝卜素0.042%～0.77%（干品）、1.229%～1.710%（鲜品）及核黄素尚含维生素 C、蛋白质、脯氨酸等氨基酸。昆布含藻胶酸 25.6%、粗蛋白 9.97%、甘露醇 7.21%、灰分 26.03%、钾 4.92%、碘 0.28%。所含昆布氨酸，也叫海带氨酸或褐藻氨酸。从 Laminaria angustata 和 Ecklonia cava中还分离出海带氨酸（Laminne，即 5-氨基-5-羧基戊基三甲铵）。另外，在多种海藻中（包括 Ljaponica）也检出海带氨酸（Laminine）。

【药理】

1. 对甲状腺的作用：昆布可用来纠正机体由缺碘而引起的甲状腺机能不足，同时也可以暂时抑制甲状腺机能亢进的新陈代谢率而减轻症状，但不能持久，可作手术前的准备。碘化物进入组织及血液后，尚能促进病理产物如炎症渗出物的吸收，并能使病态的组织崩溃和溶解，故对活动性肺结核一般不用。

昆布中所含之碘，较单纯的碘、碘化钾吸收慢，体内保留时间长，排出也慢。

2. 平喘镇咳作用：海带根粗提取液对豚鼠有平喘作用（组胺法），对大鼠（0.59%，二氧化硫法）、猫（电刺激喉上神经法）的咳嗽有一定的镇咳作用。给予中毒量可使动物运动减少、侧卧甚至昏迷而死，与可待因不同。

3. 对免疫功能的影响：昆布热水提取物 100 毫克/千克给无癌的 Ddy 系小鼠腹腔注射，按照 Cuning ham 法则发现抗羊红细胞的 IgM 溶血空斑形成（PEC）显著增加；对无癌的 ICR 系小鼠在抗原感染前后 2 天内，腹腔注射昆布热水提取物 100 毫克/千克，亦能显著提高对延迟型过敏反应（DTH）的反应性。此外，S180 移植小鼠的 DTH 降低，通过给药，可使 DTH 恢复到无癌非治疗小鼠水平。提示昆布对机体免疫功能有明显促进作用。褐藻酸钠及褐藻淀粉 100 毫克/千克腹腔注射能明显促进小鼠腹腔巨噬细胞的吞噬功能，对抗由环磷酰胺引起的白细胞下降及$^{60}Co\gamma$射线辐射损伤，并能明显增加半数溶血值，增强体液免疫功能，同时褐藻酸钠及褐藻淀粉 40 微克/毫升可以促进淋巴细胞的转化。藻酸双酯钠（PSS）能使胸腺、脾重增加，促进碳廓清及抑制小鼠凝血素形成。

4. 对心血管系统的作用：以昆布根甲醇提取物按 Kottegoda 法滴取豚鼠心房进行实验，结果显示有强心作用，其活性成分为组胺。昆布及其同属植物叶片的水提取液 0.25 克/千克有显著降压作用，提取液中除海带氨酸外还有组胺存在。海带根（实为柄）经水提醇沉及阴阳离子树脂处理，其中性部位 12 克/千克给犬灌胃或静脉注射具有降压、减慢心率作用。昆布氨酸具有抗高血压作用，给平均体重为 350 克的雄性大鼠静脉注射，在 6.25，12.5，25 毫克/千克剂量下昆布氨酸有持久的降压作用，并且在 25 毫克/千克剂量下能抑制 100 毫克/千克烟碱所引起的升压作用。昆布降血压还因其含有丰富的钾元素。海带氨酸（Laminine）具有降压作用，海带氨酸单枸橼酸盐对麻醉兔静脉注射，可使血压短暂下降。此作用不被阿托品阻断；它不影响闭塞二侧颈总动脉或注射去甲肾上腺素引起之升压反应；在体及离体试验中，它都能抑制心跳振幅，但不影响心跳频率。

5. 抑制平滑肌作用：对平滑肌有较显著的抑制作用，如小肠、支气管等。并能对抗乙酰胆碱、5-羟色胺、氯化钡引起之收缩；在离体鼠小肠上，对抗乙酰胆碱之效力为罂粟碱的 0.8%；在离体豚鼠输精管上能增强去甲肾上腺素的作用；对蛙腹直肌之作用很弱。海带氨酸单盐酸盐亦能降压并抑制离体兔肠；但对离体兔心有轻度兴奋作用。

6. 对血脂的影响：昆布（Laminaria digitata）流浸膏粉 1 克/天，连续喂饲 15 天，明显降低喂饲胆固醇结晶及猪油诱发的实验性高脂蛋白血症家兔胆固醇（TC），β-脂蛋白（β-LP）及甘油三酯（TG）水平，同时升高高密度脂蛋白-胆固醇（HDL-C）及其亚类-乙（HDL_2-C）的水平。褐藻淀粉硫酸酯（简称 LS）10 毫克/千克给家兔耳静脉注入，具有澄清血脂的作用；同时每天予 LS 1 毫克/100 克体重腹腔注射 10 天，可显著降低由高脂饲料所致的血脂水平的提高，并可提高 HDL-C，尤其是 HDL_2-C 水平，可防止 HDL-C/TC、HDL_2-C/TC 比值的降低。褐藻酸钠 100 毫克/千克给小鼠腹腔注射，具有明显降低血清胆固醇作用。有人认为昆布可抑制胆汁酸的肝肠循环吸收，从而影响了胆固醇的水平。将海带多糖制成胶囊给高脂血症患者服用，结果表明海带多糖能明显降低患者血清胆固醇及甘油三酯的含量。此外昆布流浸膏粉 1 克/天连续喂饲 15 天，亦能使实验性高脂血症家兔全血比粘度（RBV）、血浆比粘度（RPV）、还原粘度（RV）和纤维蛋白原水平下降，但对红细胞压积（HCT）和红细胞变形指数（IED）无显著影响。

7. 对凝血机制的影响：褐藻淀粉硫酸酯 2 毫克/千克或 80 毫克/千克灌胃可使正常或高脂大白鼠凝血酶原时间延长；并可抑制凝血酶的活性和血小板的凝集性；改善家兔实验性微循环障碍。另有报道藻胶酸钠能促进纤维蛋白原转变为纤维蛋白，并能增加纤维蛋白聚合速率，且作用随藻胶酸钠的分子量增大，溶液浓度的增加而增强。有人认为口服给予的藻胶酸钠溶液到达胃出血部位的黏膜表面，在胃液作用下，成凝胶体，覆盖并压迫出血部，糜烂或溃疡等病变部位，因而获得物理性的止血效果，同时亦能防御组织损害及新的出血。褐藻酸钠止血海绵有表面吸收止血作用。

8. 降糖作用：褐藻淀粉腹腔注射 30 毫克/千克、褐藻酸钠腹腔注射 100 毫克/千克对正常小鼠有明显降血糖作用；褐藻淀粉灌胃 300 毫克/千克及褐藻酸钠腹腔注射100 毫克/千克均对四氧嘧啶所致实验性高血糖具有明显降血糖作用；褐藻淀粉灌胃及褐藻酸钠腹腔注射 300 毫克/千克对实验性四氧嘧啶糖尿病小鼠均有显著预防作用，能显著增强其葡萄糖耐受能力。

9. 其他作用：① 海藻昆布流浸膏对感染血吸虫尾蚴的家兔，有保护作用（煎剂无效）。以流浸膏 2 克/千克在感染后 1 天开始口服，连续 90 天，则兔体内血吸虫虫体余存数较对照组显著减少，特别是肝脏病变远较对照组为轻微，正常结构大致保存，仅见少量虫卵结节形成，周围纤维化不显著，尤其是新生虫卵很难找到。② 小鼠口服海藻、昆布及全蝎、蜈蚣等之复方（化癌丹）煎剂，对艾氏腹水癌有抑制作用。昆布素对大鼠的网状肉瘤 IRE（腹水型）则并无影响。③ 昆布素为多糖类，其低程度的硫酸化物（每一葡萄糖单位含 0.62 硫酸根）与肝素相似，有清除血脂作用，但无显著的抗血凝作用，可用于动脉粥样硬化病人。④ 从 L. cloustoni 中提得的硫酸昆布素 M，静脉注射（人）后清除血脂、增加脂蛋白之电泳能力、改变脂蛋白之分布情况皆与肝素相似，唯持续时间较短（4～6 小时）。肌肉注射（100 毫克）效果不显著，可能由于剂量不够。⑤ 海带中提取的藻胶酸钠，对动物股动脉之出血，据说有止血作用。⑥ 褐藻酸钠代血素有类似右旋糖酐的扩容作用。

10. *毒副作用*：褐藻淀粉和褐藻淀粉硫酸酯给小鼠腹腔注射的 LD 50分别为（980.00±10.05）毫克/千克和（689.80±80.92）毫克/千克。给小鼠皮下注射 0.2% 褐藻淀粉硫酸酯溶液 0.2 毫升，连续给药 30 天，未见有病理变化。

【临床报道】

1. *治疗甲状腺瘤*：山豆根 9 克，龙鳞草 15 克，夏枯草 15 克，天花粉 15 克，昆布 9 克，海藻 9 克，银花 9 克，莲子 9 克，生地 15 克，白芷 9 克，射干 9 克，升麻 9 克，甘草 4.5 克，口服每天 1 剂，煎 2 次分服。共治疗 36 例，总有效率 66.7%。（福建安溪县人民医院方）

2. *治疗肺癌*：确诊肺癌 1 例，服本方 1 年，癌肿变小，症状消失。本方为复方佛甲草汤：鲜佛甲草 30～60 克，昆布 15 克，海藻 15 克，黄芩 9 克，山栀 9 克，连翘 9 克，银花12 克，生石膏 30 克，桑皮 15 克，夏枯草 15 克，每天 1 剂，煎 2 次分服。（湖北黄石市中医院方）

3. *治疗肠癌*：昆布 30 克，半枝莲 60 克，石见穿 30 克，生地榆 30 克，薏苡仁 30 克，忍冬藤 30 克，山豆根 15 克，槐角 15 克，胡麻仁15 克，白蚤休 12 克，枳壳 9 克，川朴 9 克，水煎服。治疗 7 例大肠癌，显效 2 例，症状缓解 5 例。（湖北中医学院附院方）

4. *治疗食管癌（软坚降气汤）*：夏枯草、海藻、海带、石斛各 15 克，煅牡蛎、急性子、代赭石、南沙参、北沙参各 30 克，蜣螂虫、旋覆花、广木香、川朴、当归各 9 克，川楝子、姜半夏、姜竹茹各 12 克，公丁香 6 克。每天 1 剂，水煎，分 2 次温服。以本方治疗晚期食管癌 182 例，生存 6 个月以上 96 例，占 52.75%；1 年以上 27 例，占 14.83%；2 年以上 4 例，占 2.2%；3 年以上 2 例，占1.1%；4 年以上 1 例，占 0.6%。

5. *治疗胃癌（二焦汤）*：焦楂曲 9 克，焦麦芽 9 克，煅瓦楞 30 克，制内金 6 克，川楝子 9 克，玄胡索 15 克，陈皮 9 克，广木香 9 克，生枳实 9 克，丹参 15 克，桃仁 12 克，生牡蛎30 克，夏枯草 15 克，海藻 12 克，海带 12 克。每天 1 剂，煎 2 次分服。上海中医学院附属曙光医院肿瘤组用于治疗胃癌有较好效果，在全部病例中，存活 3 年以上者占 6.15%。

6. *治疗甲状腺机能亢进*：用昆布、海藻、玄参、茺蔚子等制成蜜丸，每丸 10 克，每天 2～3 丸。治疗甲亢 50 例，临床治愈 8 例，显效 18 例，好转 22 例，无效 2 例，总有效率 90%。

7. *治疗便秘*：昆布 60 克，温水浸泡几分钟后，煮熟，取出，拌佐料，1 次吃完，1 天 1 次。治疗便秘 35 例，8 例痊愈，24 例有效（停服则不排便），无效者 3 例。故可长期服用。

【附方】

［古代方］

1. *瘿气结核，瘰瘰肿硬*：昆布（洗去咸味）30 克。捣箩为散。每用 3 克，以绵裹于好醋中浸过，含咽津觉药味尽，即再含之。（《太平圣惠方》）

2. *下卒结囊，渐大欲成瘿*：昆布、海藻等份，末之，蜜丸如杏核大，含，稍稍咽汁，日四五次。（《肘后方》）

3. *瘿气初结，咽喉中壅闷，不治即渐渐肿大*：槟榔 90 克，海藻（洗去咸）60 克，

昆布(洗去咸水)90 克。上药,捣箩为末,炼蜜和丸,如小弹子大,常含 1 丸咽津。(《太平圣惠方》)

4. 气瘿,胸膈满塞,咽喉项颈渐粗:昆布(洗去咸汁)60 克,通草 30 克,羊靥(炙)二具,海蛤(研)30 克,马尾海藻(洗去咸汁)30 克。上五味,蜜丸如弹子大。细细含咽汁。忌生菜、热面、炙肉、蒜、笋。(《广济方》昆布丸)

5. 膈气噎塞不下食:昆布(洗净,焙,末)30 克,桩杵头细糠 28 克,共研。用老牛涎 75 毫升,生百合汁 75 毫升,慢煎入蜜搅成膏,与末杵丸,如芡实大。每服 1 丸,含化咽下。(《圣济总录》昆布方)

6. 膀胱急恍,宜下气:"昆布一斤,白米泔汁浸一宿,洗去咸味,以水 1 升,煮令向熟,擘长三寸、阔四五分,仍取葱白一握,二寸切断擘之,更合熟煮令昆布极烂,仍下盐、酢、豉、糁调和,一依服法,不得令咸酸,以生姜、橘皮、椒末等调和,宜食粳米饭、粳米粥,海藻亦依此法,极下气,大效,无所忌。"(《广济方》)

[现代方]

1. 甲状腺肿:昆布、海蜇、牡蛎(先煎)各 30 克,夏枯草 15 克,水煎服。(《中国药用海洋生物》)或昆布、海藻各 9 克,水煎服。(《中国常用中草药》)

2. 颈淋巴结肿:昆布、夏枯草各 18 克,海藻 15 克,青皮、白芥子各 9 克,水煎服。(《青岛中草药手册》)

3. 瘰疬:昆布、海藻、茯苓、炮山甲各 60 克,全蝎 100 只,龙胆草(酒炒)45 克,当归 30 克,核桃(劈开去肉,将全蝎嵌在核内,合紧,锻存性)50 个,共研细末,用荞麦面打糊为丸,每服 9 丸,每天 2 次。(《中国常用中草药》)

【备注】

1. 据陈登勤报告,中药商品昆布即裙带菜[植物杂志,1983,(5):22]按:裙带菜含碘、溴、钙约 1.8%、藻胶酸、1.4-噻嗪烷-3-羧酸 S-氧化物(1,4-Thiazade-3-carboxylicacid S-oxide)、核黄素210~1 000微克%(二份干品)、维生素 $B_1$0.7 微克%(鲜品)、丙氨酸、甘氨酸、脯氨酸、异亮氨酸(Alloisoleucine)等氨基酸,有机酸约 1.6%。从甲醇抽提物中还分离出亚麻酸甲酯、植物醇(Phyt01)、棕榈酸、岩藻甾醇(Fucosterol)、大褐马尾藻甾醇(Saringosterol)、无羁萜(Fridelin)、黑麦草内酯(Loliolide)、甘露醇。

2. 据谢宗万考证,陶弘景时代所用的昆布,原植物即今日的海带[海洋药物,1982,(3):7],并认为裙带菜作为昆布应用,只是部分地区的用药习惯。

3.《中药大辞典》海带条把《本草拾遗》中的大叶藻作为海带(Zostera marina L.)并谓一般所谓海带 Laminaria joponica Aresch 作昆布使用。辽宁有以大叶藻作为海带药用者。本文昆布条乃以《药典》为准。

312. 罗 布 麻

【概述】

本品为夹竹桃科茶叶花属植物罗布麻 Apocynum venetum L.,的叶或全草入药。又名罗布麻、红麻、茶叶花、红柳子、野麻、泽漆麻、红花草等。生于河草滩、多石的山沟、山坡的沙质土、盐碱地及林缘湿地,分布于东北、华北、西北及河南等地。性凉,味甘、苦。归肝经。功能平肝,清热,降压,利水。用治肝阳上亢眩晕,头痛,心悸失眠,浮肿尿少,高血压病,神经衰弱,肾炎浮肿等。用法用量:内服,3~6 克,煎服或泡水代茶。

【成分】

全草主含新异芸香苷、芸香苷、槲皮素、异槲皮苷、金丝桃苷、延胡索酸、绿原酸、琥珀酸、谷氨酸、丙氨酸、莨菪亭、异秦皮定、β-谷甾醇、三十烷醇以及多糖、蛋白质等。

【药理】

1. 强心作用：动物试验表明，罗布麻根含有多种强心苷，有强心利尿作用：有类似毒毛旋花子素的强心作用，具有一定的蓄积作用。

2. 降压作用：罗布麻浸膏水滤液给麻醉狗静脉注射可引起血压下降，心率减慢。

3. 止咳平喘作用：实验表明，罗布麻煎剂能平喘、止咳、化痰。

4. 利尿作用：罗布麻叶水浸膏及灼烧残渣均有利尿作用，前者利尿作用持续时间较长。

5. 抗惊厥作用：罗布麻叶浸膏有抗惊厥作用。

6. 抑制血小板聚集作用：罗布麻浸膏有抑制凝血酶诱导的血小板聚集作用。

7. 延缓衰老作用：罗布麻叶提取物对家蚕、小鼠有延缓衰老和延长寿命的作用。

8. 抑菌作用：本品水提取液对金黄色葡萄球菌、流感嗜血杆菌、卡他球菌、肺炎双球菌均有抑制作用。

9. 降脂作用：罗布麻叶水浸膏能降低 Triton 造成高脂血症大鼠的血清总胆固醇值、三酸甘油酯值，但不能降低小鼠因高脂饲料形成高胆固醇血症的胆固醇值。

10. 对平滑肌的作用：罗布麻叶煎剂可使离体兔肠肌和大鼠子宫收缩明显减弱，频率减慢。

11. 免疫增强作用：罗布麻叶中三十烷醇能增加小鼠脾脏重量，对其腹腔巨噬细胞的吞噬功能有增强作用。动物实验表明，罗布麻水提物有增强机体免疫功能的作用。

12. 扩血管作用：黄酮苷对离体兔耳血管有明显扩张作用，并可使兔耳灌流液流出量明显增加。

【临床报道】

1. 治疗头晕目眩：用罗布麻平抑肝阳，可单用水煎服或热开水冲泡代茶饮；若因肝阳上亢者，可配伍牡蛎、石决明、代赭石等；若肝火上攻者，可与夏枯草、钩藤、菊花等配伍。

2. 治疗水肿，小便不利：用本品清热利尿，可单用或与车前子、木通、茯苓等配伍。

3. 其他：近来有单用本品开水冲泡代茶饮，治疗高血压病、高脂血症，亦有用罗布麻根水煎服，治疗各种原因水肿。

【附方】

1. 肝炎腹胀：罗布麻、玄胡索各6克，甜瓜蒂 4.5 克，公丁香 3 克，木香 9 克，共研末，每次服 1.5 克，每天服 2 次，开水送服。(《新疆中草药手册》)

2. 高脂血症：罗布麻冲剂(每包 12 克，含黄酮苷按芸香苷计 100 毫克)每次 1 包，每天 3 次，开水冲服，或罗布麻胶囊(每粒含25 毫克黄酮苷按芸香苷计)每次4 粒，每天 3 次。

3. 水肿：罗布麻根 12～15 克，水煎服。

4. 防治感冒：罗布麻 500 克，加水 5 000 毫升，煎至 2 500 毫升，再加苯甲酸 0.25 克，每次 50～100 毫升，每天服 2 次，或制成 50%注射液，每天 2～3 次，每次 2 毫升肌肉注射。(《医学技术资料》)

5. 高血压，头痛，头晕，失眠：① 罗布麻、钩藤各 3～6 克，红枣 4 个，水煎服，每天 2 次。(《食物中药与便方》)② 罗布麻(开水浸泡)9 克，玉竹 9 克，煎汁兑服，每天 3 次。(《内蒙古中草药》)③ 罗布麻叶3～5 克，每天泡水代茶饮。(《全国中草药汇编》)

【备注】

1. 同属植物大花罗布麻 Apocynum hendersonii Hook. f. 含异槲皮苷、紫云英苷、白麻苷等，分布于新疆、甘肃等地，亦作罗布麻入药。

2. 罗布麻根含多种强心成分，有加拿大麻苷（Cyamarin）、毒毛旋花子苷元及K-毒毛旋花苷β以及槲皮素和异槲皮素。临床用于心性水肿、肾性水肿、肝硬化水肿及妊娠水肿。

313. 罗 汉 果

【概述】

本品为葫芦科植物罗汉果 Siraitia grosvenorii（Swingle）C. Jeffrey ex lu et z. y. zheng（Momordica grosvenori Swingle）的果实。又名拉汗果、假苦瓜。主产广西。亦产广东、贵州等地。性凉，味甘，无毒。归肺、大肠经。功能清热润肺，润肠通便，主治百日咳，痰火咳嗽，肠燥便秘，咽痛失音。用法用量：内服，9～15 克，煎汤。

【成分】

主含罗汉果苷Ⅳ、Ⅴ，总量达 22%。又分得罗汉果苷 A. 此外含 14%果糖及D-甘露糖、多种维生素、氨基酸、蛋白质、无机盐等。

【药理】

1. 抗癌作用：罗汉果中含较多的维生素C成分，维生素C是人体必需的营养物质，也能抑制癌细胞的繁殖和生长，所含甜味物质也具有抗癌的作用。

2. 止咳、祛痰作用：水提物 D-甘露醇有止咳、祛痰作用。

3. 对肠管作用：罗汉果健身茶（含罗汉果 77.5%，茶叶 15%，7.5%制剂）对小鼠离体小肠自发活动无明显影响，但可加强家兔和狗离体小肠自发活动。对乙酰胆碱或氯化钡引起的肠管强直性收缩均有拮抗作用，使肠管松弛而解痉，也对肾上腺素引起的肠管松弛有拮抗作用，使肠管恢复自发活动，表明罗汉果健身茶对肠管运动机能有双向调节作用。

4. 降低颅内压作用：本品对脑水肿能提高血液渗透压，降低颅内压，且持续时间长。

5. 其他作用：罗汉果健身茶对正常家兔胃生物电无影响，即不影响正常的消化道运动机能。罗汉果健身茶给麻醉狗灌胃、血压和心电图均无明显影响。

6. 毒副作用：罗汉果健身茶急性毒性试验表明其毒性甚小。

【临床报道】

临床主要用于：① 辅助治疗鼻咽癌，喉癌，肺癌。② 咽喉疼痛，失音。③ 天然甜味饮料的添加物。还可用于大面积烧伤和烫伤的水肿、防治急性肾衰竭病和降低眼球内压、治疗急性青光眼以及代替糖作糖尿病患者的甜味食品或调味剂。

【附方】

饮料：橄榄 30 克，罗汉果 1 只。制法：把橄榄、罗汉果混合后置于清水内，煮沸，饮其汤水。

【备注】

本品植物学名系按照 1995 版《药典》。

314. 知　母

【概述】

本品为百合科植物知母 Anemarrhena asphodeloides Bge. 的干燥根茎。又名毛知母、知母肉。主产于河北。山西、陕西、内蒙古及东北西部亦产。性寒，味苦、甘。归肺、胃、肾经。功能清热泻火，生津润燥。主治外感热病，高热烦渴，肺热燥咳，骨蒸潮热，内热消渴，肠燥便秘。首载于《神农本草经》："主消渴热中，除邪气，肢体浮肿，下水，补不足，益气。"日华子《大明本草》谓其"消痰，止嗽，润心肺，补虚乏，安心止惊悸"。一般用量6～12克。

【成分】

知母含多种甾体皂苷，有知母皂苷A_{I-IV}、B_{I-II}。由菝葜皂苷元、马克苷元、新芰皂苷元和葡萄糖及半乳糖结合而成。水解后生成菝葜皂苷元、马尔可皂苷元、纽吉托皂苷元，其结合的糖为D-葡萄糖和D-半乳糖。并含菸酸、知母多糖及多种金属元素和多量黏液质，又含新甾体皂苷。

【药理】

1. 抗菌作用：知母煎剂对痢疾杆菌、伤寒杆菌、副伤寒杆菌、霍乱弧菌、大肠杆菌、白喉杆菌、葡萄球菌、肺炎双球菌、β-溶血性链球菌、白色念珠菌等有不同程度的抑制作用。乙醚浸膏对结核杆菌抑菌作用较强。对豚鼠实验性结核病疗效较好。知母煎剂对许兰毛癣菌、堇色毛癣菌等常见致病性皮肤癣菌也有抑制作用。

2. 解热作用：知母煎剂浸膏还有解热作用。故临床用以治温热病具有高热、烦渴、大汗症状的气分实热有效，常与石膏配伍，称白虎汤。近年曾用于肺炎、流脑、乙型脑炎的治疗。配青蒿、鳖甲、麦冬等，可治暑疟(夏季热)。

3. 保护肾上腺作用：动物实验发现服用滋阴降火药生地知母甘草汤，能使受地塞米松抑制的血浆皮质醇浓度升高，并有防止肾上腺萎缩的作用，能延缓肝细胞对皮质醇的分解代谢。

4. 对脑细胞和心肌细胞M受体的影响：① 知母皂苷元可加快老年小鼠脑M受体的更新，通过受体合成的加快以调节衰老动物脑M受体数的减少。② 又知母皂苷元琥珀酸衍生物可提高体外培养心肌细胞M受体，使其受体密度提高以接近正常水准。

知母对"阴虚"模型肾和脑β-肾上腺素受体和M-胆碱能受体的细胞调控机制反方向变化时，显示其双向调节作用。即知母可使增多的β-肾上腺素受体最大结合位点数(RT)减少，使减少的M-胆碱能受体最大结合位点数增多，使其各自向相反方向转化，以调整其相互关系，使细胞功能异常得以纠正。50%知母水煎剂予大鼠口服，每天4毫升，连服3周，可使心率减慢，血清、肾上腺和脑内多巴胺-β-羟化酶活性降低。

5. 提高学习和记忆功能：Y型迷宫实验证明喂饲知母皂苷元的大鼠学习和记忆能力提高。

6. 抗血小板聚集作用：知母分离的活性成分知母皂苷A_{I}、A_{II}可明显抑制ADP和5-HT等诱导的兔和人血小板聚集。

7. 对激素作用的影响：给兔灌服知母水煎液5天，能对抗同时灌服的地塞米松对血浆皮质酮的反馈抑制作用，使其回升接近正常水准。体外试验还证明知母粗提物能延缓正常肝细胞对皮质醇的分解代谢。

8. 降糖作用：知母水浸提取物可降正常家兔血糖。对四氧嘧啶造型糖尿病兔，降糖作用尤为明显，对高血糖模型小鼠也有降糖作用，可使尿中酮体减少。

9. 其他作用：① 知母水提液对猪晶体醛糖还原酶有较强的抑制作用，可能延缓糖性白内障的发病。② 知母皂苷及其水解产物菝葜皂苷元能抑制Na^{+}-K^{+}-ATP酶的活性。③ 知母中分离的木脂类化合物为较强的cAMP磷酸二酯酶抑制剂。④ 知母皂苷A_{III}有杀死钉螺作用。⑤ 知母中含有的杧果苷有明显的利胆作用，还有免疫抑制作用。⑥ 知母所含新甾体皂苷对实验性肝炎有抑制作用。

【临床报道】

知母清肺胃实热，常与石膏同用，如白虎汤。知母能泻实火，又能滋阴润燥，可用于阴虚火旺所致骨蒸潮热，盗汗心烦，咳血，舌红少津，脉细数等证，常与黄柏配用。

常用的知母配伍：对肾火亢盛，内伤阴虚，多与黄柏等合用泻火而坚阴，如知柏地黄丸。对午后潮热，虚热盗汗等证，可配鳖甲、地骨皮、龟板等，又如大补阴丸即知母、黄柏、龟板、熟地组成。对肺热咳嗽或阴虚燥咳，常与贝母同用，如二母散。对慢性肾盂肾炎而有阴虚阳亢者，可用知柏地黄丸（《医宗金鉴》），茅根汤送服。

知母与石膏的比较：二药均能清泻实热，但知母长于滋阴兼清肺胃之火，用于里热津液已伤者；石膏长于清热而不滋阴，可用于里热重而津液未伤者。

【附方】

［古代方］

1. 伤寒骨节疼痛，头痛，咳嗽：知母、贝母、干葛、芍药、石膏、黄芩、杏仁、栀子仁。（《外台秘要》知母汤）

2. 哮喘：知母、贝母。（《寿世保元》二母丸）

3. 肺热咳嗽及疹后嗽甚者：知母、贝母各等份。（《景岳全书》二母散）又同名二母散（《急救仙方》），主治喘急咳嗽，痰涎壅盛。如喘急甚，加苦葶苈末；久嗽不止，加马兜铃末，如无以罂粟壳代之。

4. 肝肾阴虚，骨蒸潮热，盗汗，足膝痛热，舌红少苔：黄柏、知母、熟地、龟板，滋阴降火。（《丹溪心法》与《医学正传》大补阴丸）

5. 肾水不足，骨枯髓减，骨蒸潮热：六味地黄丸加黄柏、知母，源出《医方考》。《笔花医镜》称知柏八味丸。（《医宗金鉴》知柏地黄丸）

6. 阴虚火旺之牙痛：知母、黄柏、天门冬、生地黄。（《症因脉治》知柏天地煎）

7. 伤寒，咽喉涩痛，口唇破，吐脓血：石膏、黄芩、知母、甘草。（《圣济总录》知母汤）又：疗渴，小便数（《外台秘要》）知母、栝楼、茯苓、鸡内金等。

［现代方］

1. 阴虚火旺，潮热盗汗，口干咽痛，耳鸣遗精，小便短赤：知母、黄柏、山药、茯苓各 9 克，熟地 15 克，山茱萸、牡丹皮、泽泻各 6 克，水煎服。（《中国常用中草药》）

2. 内热消渴：知母、天花粉、麦冬各 12 克，黄连 4.5 克，水煎服。（同上）

3. 肺热咳嗽：知母、黄芩、桑白皮、茯苓、麦冬各 9 克，桔梗、甘草各 3 克，水煎服。（同上）

315. 使君子

【概述】

为使君子科落叶藤本状灌木植物使君子 Quisqulis indica L. 的成熟果实。又名留求子、史君子、五棱子、使君肉、四君子、病柑子、冬均子、君子仁。生于平原灌木丛或路旁等向阳处。产于江西、福建、台湾、湖南、广东、四川、广西、云南、贵州等地。性温，味甘，有小毒。主归脾、胃经。功能杀虫，消积，健脾。主治蛔虫腹痛，小儿疳积，乳食停滞，腹胀泻痢等。用法用量：成人 3～15 克，捣碎入煎剂。小儿每岁 1 粒半，每天总量不超过 20 粒，空腹连用 2～3

天，去壳取仁，炒香嚼服。亦可入丸、散剂。

【成分】

含使君子酸钾 0.5%、大量脂肪油(20%～27%)，油中含油酸(48.2%)、棕榈酸(29.2%)、硬脂酸(9.1%)、亚油酸(9.0%)、肉豆蔻酸(4.5%)、花生酸及甾醇。此外，尚含蔗糖、葡萄糖、果糖、戊聚糖、苹果酸、柠檬酸、琥珀酸、胡芦巴碱、吡啶及氨基酸等。使君子果壳及叶也含使君子酸钾。

【药理】

1. 驱虫作用：实验证明，使君子在体外实验中对蚯蚓、水蛭、猪蛔等均有较强的抑制效果。10%的使君子水浸膏可使蚯蚓昏迷或死亡，其50%的乙醇提取物的驱虫作用在20种中药中居首。猪蛔首部描记法证明，使君子提取物有较强的麻醉猪蛔首部的作用，进一步证明使君子酸钾及脂肪油是有效成分。另外，使君子所含千分之一的吡啶及同类物亦有驱蛔作用。

对自然感染鼠蛲虫的小鼠实验结果表明，使君子粉有一定驱蛲作用，与百部合用，效力增强，且对幼虫亦有作用。

2. 抗皮肤真菌作用：使君子水浸剂(1∶3)在体外对堇色毛癣菌、同心性毛癣菌、许兰黄癣菌、奥杜盎小芽孢癣菌、铁锈色小芽孢癣菌、羊毛状小芽孢癣菌、腹股沟表皮癣菌、星形奴卡氏菌等皮肤真菌均有不同程度的抑制作用。

3. 其他作用：使君子酸钾静脉注射可增加小鼠自发活动，损害小鼠记忆再现能力，并对小鼠有降压作用；其粗制剂给犬口服，可致呕吐、呃逆；其水浸膏给小鼠皮下注射，数分钟后呈抑制状态，1～2小时后全身发生轻度痉挛，呼吸停止而死。

【临床报道】

1. 治疗蛔虫病：对于轻症可单用本品炒香嚼服或为末服，如蛔虫较多，证情较重，则可与苦楝皮、槟榔等配伍。

2. 治疗蛲虫病：具有杀虫止痒作用。

3. 治疗小儿疳积，面色萎黄：常配人参、白术、鸡内金等以健运脾胃、杀虫消积。

4. 其他：还可用于肠道滴虫病、化脓性中耳炎及皮肤疮癣等症。

【附方】

［古代方］

1. 头疮面疮：使君子仁，以香油少许，浸3～5个，临卧前细嚼，香油送下，久而自愈。(《普济方》)

2. 黄病爱吃生米、茶叶、桴炭、泥土、瓦屑之类：使君子肉(切碎，微炒)60克，槟榔60克，南星(俱用姜汁拌炒)90克。共为细末，红曲打糊为丸，如梧桐子大。每服百余丸，乌梅、花椒汤送下。(《万病回春》)

3. 小儿虚肿，头面，阴囊俱浮：使君子(去壳，蜜五钱炙尽)30克为末。每食后米汤服3克。(《简便方》)

［现代方］

1. 蛔虫病：将使君子仁炒干，于早餐后1～2小时1次嚼吞。12岁以下10克，13岁以上20克[中华医学杂志，1995，41(5)：456]；也可用使君子肉切片，炒至脆或使君子肉500克，切片焙脆，研成粉末，加蜂蜜375毫升，炼蜜为丸。口服使君子肉片，每岁1克，分2次服，连服2天；口服使君子蜜丸，每岁7.5克，亦分2次服，连服3天。[新中医，1982，(9)：32]另据报道，用使君子(微炒)、苦楝皮、陈皮各9克，槟榔10克，木香、枳壳各6克，大黄3～6克(后下)，甘草3克，水煎服，1天1剂。[山西中医，1988，(10)：20]

2. 蛲虫病：使君子仁炒熟，于饭前半小时嚼服，小儿每天3～15粒，成人10～30粒，均分3次服，15天为1个疗程，服药前后忌饮浓茶。[江苏中医，1960，(2)：34]或将新鲜饱满的使君子研成粉，剂量比周岁年龄多1克(如1周岁2克，2周岁3克)，每天2次，共服3天。[中华儿科杂志，1955，4(2)：162]

3. 钩虫病：使君子4克，槟榔8克，加水100毫升，煎成30毫升，成人全量90毫升，儿童11～15岁60毫升，9～10岁45毫升，7～8岁30毫升，分3次口服。[江苏中医，1960，(2)：33]

4. 肠道滴虫病：使君子炒黄，成人嚼服，儿童研末服。1岁以下每天3克，1～2次分服，1～3岁每天4.5克，成人日服1次，每次15克，连服3～5天为1个疗程。[江苏中医杂志，1964，(10)：16]

5. 化脓性中耳炎：使君子、明矾、冰片适量(比例：4∶3∶1)，使君子数枚，撬一小孔，分别塞入黄豆大的明矾1块，烧至明矾熔化，加冰片少许共研末。先用双氧水或生理盐水洗净患耳，擦干，再将药粉少许吹入患耳内，每天1次。[湖北中医杂志，1985，(5)：26]

6. 肛管直肠脱垂：使君子仁捣烂后，加入适量饴糖，制成3克大小药丸，每次1丸，用瘦猪肉60～150克炖汤送服，3天服1次，3次为1个疗程。(《中药现代临床应用手册》)

7. 小儿疳积：使君子9克、木鳖子仁15克，共为细末，水泛丸如龙眼大。每以1丸，用鸡子1个破顶，入药在内，饭上蒸熟，空腹服。(《毒药本草》)

8. 牙痛：使君子适量，煎汤频频漱口。(同上)

9. 小儿腹痛：使香消积合剂。使君子10克，榧子8克，川楝子10克，神曲8克，楂肉10克，乌梅3枚，木香6克，白芍8克，加温水浸泡后文火浓煎，婴幼儿每天1剂，分数次服完。[福建中医药，1987，(4)：15]

10. 小儿腹胀不思食、瘦弱：使君子仁30克，厚朴、青黛、诃子肉、炙甘草各15克，陈皮3克，研成细粉炼蜜为丸，如黄豆大，3岁以上每服1丸。

【备注】

1. 本品毒性不大，但对胃黏膜有刺激性，治疗量可致恶心、呕吐、腹部不适；大剂量可致呃逆、腹痛腹泻，甚至发绀、惊厥、血压下降等。

2. 使君子炒香服可减少副作用，同时服使君子前后应忌茶。

3. 使君子与苦楝皮均有驱虫作用，可相配使用；另外，芦荟对胃黏膜有保护作用，可与使君子相配，以减轻使君子对胃黏膜的刺激作用。

316. 侧耳

【概述】

本品为侧耳科植物侧耳 Pleurotus ostreatus (Jacq. ex Fr.) Quél. 又名北风菌、青蘑、桐子菌、糙皮侧耳、柳耳。黄年来以平菇作标题，侧耳为副题。为山西五台“舒筋散”的原料。药用子实体，夏秋采收，采后晒干用。也可利用菌丝体深层发酵培养。味道鲜美，是我国目前广泛栽培的食用菌之一。性温，味甘。归肝、脾经。功能舒筋活络，散寒追风，温肾壮腰。用于受寒腰腿痛，手足麻木，筋络不适。用法用量：6～9克，水煎服。

【成分】

侧耳含人体必需氨基酸8种，氨基肽酶 A_1、A_2，维生素 B_1、B_2 和叶酸等。并含侧耳多糖、D-甘露醇、D-山梨醇、虫漆酶(Laccase)、核酸、Pectinel A、对氨苯甲酸、维生素C等。可作为病人的营养品。侧耳中含两种有抗癌活性的多糖，主要为侧耳酸性多糖。

【药理】

1. 抗癌作用：热水提取物对肉瘤S180有91%的抑制率。糖肽有促进Lak和NK细胞杀伤癌细胞的活性，可使肿瘤组织纤维化，形成较厚的纤维包膜。

2. 增强免疫作用：从糙皮侧耳分离的糖肽，促进细胞免疫，显示抗癌作用。侧耳中分离到的细胞毒作用成分 POCT，对肿瘤细胞有很强的细胞毒作用。

3. 降脂作用：侧耳用水及不同浓度乙醇提取的浸膏，真空干燥。以 3%醇浸膏加于仓鼠高脂饲料中，6 周后，水、30%和 60%醇提浸膏，可明显减轻血清及肝中胆固醇和甘油三酯。

4. 防治动脉粥样硬化：侧耳水提取物可降低血脂，抑制血小板聚集，防治主动脉粥样硬化。

【临床报道】

临床用侧耳多糖、舒筋散。侧耳多糖有抗肿瘤效果；舒筋散治疗腰腿痛，手足麻木，筋络不舒。

【备注】

药书中的侧耳根，系鱼腥草的别名，见《遵义府志》，与食用菌的侧耳，有所不同。

317. 侧 柏 叶

【概述】

本品为柏科植物侧柏 Platycladus orientalis (L.) Franco[Biota orieutalis (L.) Endl.; Thuja orientaliz L.]，以枝、叶入药。又名柏叶、扁柏、香柏、柏子树、丛柏叶。生于较干燥的山坡，为我国特产之一。分布于东北及内蒙的南部，经华北向南达两广北部，西至陕甘，西南至四川、云贵。性寒，味苦、涩。归肺、肝、脾经。功能清利湿热，凉血止血，生发乌发。用于吐血衄血，咯血便血，崩漏下血，尿血血痢，风湿骨痛，血热脱发，须发早白。用法用量：6～12 克，水煎服；外用适量，煎水洗，捣敷或研末调敷。

【成分】

1. 挥发油：含侧柏烯、侧柏酮、蒎烯、小茴香酮、樟脑、乙酸龙脑酯、萜醇及萜类化合物。

2. 黄酮化合物：槲皮素、山萘酚、杨梅树皮素、扁柏双黄酮、穗花杉双黄酮等。

3. 其他：树脂、鞣质、维生素 C 以及蜡质。

【药理】

1. 中枢抑制作用：与戊巴比妥钠有协同作用，可使动物安静、闭目，自主活动减少，显示中枢镇静作用。

2. 抗菌、抗病毒作用：醇浸剂在试管内对结核杆菌有抑制作用，较水煎剂强 1 800倍。且与异烟肼有协同作用。对肺炎球菌、卡他球菌有抑制作用。侧柏叶煎剂对京科 68-1型病毒有抑制作用。

3. 镇咳祛痰：叶中提取的黄酮有镇咳祛痰作用。镇咳成分也可能为一种酚性苷，祛痰为所含醇性皂苷。

4. 解痉作用：能舒张豚鼠离体气管平滑肌，并可部分拮抗乙酰胆碱的作用，但不能解除乙酰胆碱的致痉作用。

5. 止血作用：侧柏叶有一定止血作用，能明显缩短出血时间及凝血时间。

6. 毒副作用：煎剂腹腔注射给小鼠 LD 50为 15.2 克/千克水煎醇沉剂腹腔注射 LD 50为 30.5 克/千克。大鼠按 24 克和 48 克/千克灌胃给药，连续 6 周，未见死亡，说明毒性不大。

【临床报道】

临床报道有：① 治疗急慢性痢疾。② 治疗慢性气管炎。③ 治疗肺结核。④ 治疗百日咳等，有不同程度的疗效。治疗秃发用鲜侧柏叶浸泡于 60%酒精中 7 天，滤取药液备用。治疗时用侧柏酊涂搽脱落部位，每天 3 次。新鲜侧柏叶25～35 克(包括青绿色种子)切碎，浸于60%～75%酒精 100 毫升中，7 天后滤过。治疗秃发 160 例，显效 33

例，有效 91 例，总有效率77.5%。

【附方】

［古代方］

1. 血热妄行，吐咯不止：生柏叶、生荷叶、生地黄、生艾叶。上药等份，烂研，丸如鸡子大，每服 1 丸，水 600 毫升，煎至 200 毫升，去滓温服，不拘时。(《妇人良方》四生丸)

2. 吐血不止者：青柏叶9克，干姜9 克，艾叶3 克，以水500 毫升并取马通汁100 毫升，合煮取 200 毫升，分 2 次温服。(《金匮要略》柏叶汤)

3. 血淋：侧柏叶、藕节、车前草各等份，同捣取其汁，调益元散，神效。(《医学正传》)

4. 青盲：柏叶 30 克(微炙)，夜明砂(以糯米炒令黄)30 克，上药共捣，罗为末，用牛胆汁拌和，丸梧子大，每夜临卧时，以竹叶汤下 20 丸，至五更初，以粥饮下 20 丸。(《太平圣惠方》明目柏叶丸)

［现代方］

1. 肾盂肾炎，血尿：侧柏叶 9 克，荠菜 24 克，仙鹤草 15 克，淡竹叶 9 克，水煎服。(《福建药物志》)

2. 百日咳：侧柏叶 15～21 克，百部、沙参各 9 克，冰糖水炖服。(《福建药物志》)

3. 血热吐衄，血色鲜红，舌红或绛，口干咽燥，脉弦数有力：生侧柏叶、生地黄、生荷叶、生艾叶各 9 克，水煎服。

4. 便血：侧柏叶 12 克，荷叶、生地黄、百草霜各 9 克，水煎服。

5. 慢性气管炎：鲜侧柏叶 15 克，穿山龙 15 克，黄芩、桔梗各 9 克，苍术、黄芩各 6 克，甘草 1 克，水煎服。

6. 漆疮，皮炎：鲜侧柏叶、鲜杉皮各适量，水煎外洗。(《中草药学》)

318. 佩　兰

【概述】

本品为菊科植物佩兰 Eupatorium fortunei Turcz. 的干燥地上部分。又名兰草、水香、郁梁香、大泽兰、兰泽、燕尾香、香水兰、女兰、香草、省头草。主产于河北、山东、江苏、浙江、两广、四川等地。夏、秋二季分两次采割，除去杂质，晒干。本品茎呈圆柱形，质脆，断面髓部白色或中空；叶对生，绿褐色；边缘有锯齿；气芳香。性平，味辛。归脾、胃、肺经。功能芳香化湿，醒脾开胃，发表解暑。主治湿浊中阻，脘痞呕恶，口中甜腻，口臭，多涎，暑湿表症，头胀胸闷。用法用量：内服 3～9 克，水煎服；鲜品可用至 30 克，水煎服。

【成分】

全草含挥发油 1.5%～2.0%，其中主成分为：对-聚伞花素(p-Cymene)、乙酸橙花醇酯(Neryl acetate)、百里香酚甲醚(Methyl thymylether)。花及叶中含：蒲公英甾醇(Taraxasterol)、蒲公英甾醇棕榈酸酯(Taraxasteryl palmitate)、和乙酸酯、β-香树脂甾醇乙酸酯(β-Amyrin acetate)、β-香树脂醇棕榈酸酯(β-Amyrin palmitate)、豆甾醇(Stigmasterol)、β-谷甾醇(β-Sitosterol)、二十八醇(Octacosanol)、棕榈酸(Palmiticacid)。茎、叶含延胡索酸、琥珀酸、甘露醇；根含兰草素(Euparin)、宁德洛菲碱(Lindelofine)、仰卧天芥菜碱(Supinine)。

【药理】

1. 对消化系统的作用：佩兰煎剂口服可增加大鼠胃黏膜血流量和血清胃泌素水平，还能使胃黏膜组织 SOD 活性增高、MDA 含量降低。干、鲜佩兰挥发油可增强人唾液淀粉酶活性，鲜佩兰挥发油的作用大于干佩兰挥发油。

2. 抗炎及抗病原微生物作用：干、鲜佩兰挥发油对巴豆油引起的小鼠耳郭炎症有明显的抑制作用，并有量效关系，鲜佩兰挥发油的抗炎作用强于干佩兰挥发油。佩兰水煎剂对金黄色葡萄球菌、白喉杆菌、变形杆菌、伤寒杆菌等有抑制作用。佩兰挥发油及对-聚伞花素、乙酸橙花醇酯对流感病毒有直接抑制作用。

3. 抗癌作用：佩兰生物总碱腹腔注射可明显延长腹水型S180肉瘤小鼠的生存时间，对体外培养的人宫颈癌细胞也有明显抑制作用。与环磷酰胺合用时，呈现协同作用。佩兰还对人鼻咽癌细胞有细胞毒性作用。

4. 其他作用：佩兰挥发油及对-聚伞花素有明显祛痰作用。佩兰煎剂口服可引起小鼠发情期的暂停，抑制其排卵，还可促进子宫复位，增加乳汁的分泌。

5. 毒副作用：佩兰毒素可通过乳汁排泄，可能会对新生儿产生副作用。

【临床报道】

1. 治疗暑湿感冒：佩兰注射液(每1毫升含生药1克)肌肉注射，每天2次，每次2～4毫升，小儿酌减。共治40例，注射1～2次治愈者25人，3～4次治愈者7人；其余8例注射2次后症状未显著好转而改用他药治疗；4例因故中断治疗。

2. 治疗蛇咬伤：新鲜佩兰叶100克，先用0.1%高锰酸钾溶液或1%煤酚皂溶液冲洗浸泡伤口，再顺牙痕方向切开1厘米，用拔火罐方法吸出毒汁，并反复冲洗干净后，擦净创面。将洗净捣烂的佩兰叶摊平，敷在创面上，盖敷料后固定。每天换药2～3次，每次换药前均需冲洗伤口，至肿消神清即停。如伤口未完全愈合者可按外科常规换药。中毒重者辅以输液及对症治疗。观察30例，痊愈(神志清醒，感觉正常，3天以内肿痛消失)20例，好转(用药4天以上或加用其他草药治愈者)10例。其中2天治愈者8例，3天治愈者12例，4天以上治愈者10例。

【附方】

［古代方］

1. 五月霉湿，并治秽浊之气：藿香叶3克，佩兰叶3克，陈皮4.5克，制半夏4.5克，大腹皮(酒洗)3克，厚朴(姜汁炒)2.4克，加鲜荷叶9克为引。煎汤服。(《时病论》芳香化浊法)

2. 暑温初起，身大热，背微恶寒，继则但热无寒，口大渴，汗大出，面垢齿燥，心烦懊侬者：藿香叶3克，薄荷叶3克，佩兰叶3克，荷叶3克。先用枇杷叶30克，水芦根30克，鲜冬瓜60克，煎汤代水，再煎上药。(《重订广温热论》五叶芦根汤)

3. 风齿疼痛颊肿，及血出不止：用佩兰150克，水1升，煮取500毫升，热含吐之，一天尽。(《普济方》)

4. 唇疮：佩兰叶取汁洗之，每天3次。(同上)

［现代方］

1. 伤暑：佩兰9克，鲜荷叶15克，滑石18克，甘草3克，水煎服。

2. 湿浊困脾，脘痞呕恶，口中甜腻：佩兰9克，厚朴、苍术各6克，水煎服。(《中国常用中草药》)

3. 中暑头痛：佩兰、青蒿、菊花各9克，绿豆衣12克，水煎服。(《青岛中草药手册》)

4. 急性胃肠炎：佩兰、藿香、苍术、茯苓、三颗针各9克，水煎服。(《全国中草药汇编》)

【备注】

各地区以不同植物作为佩兰使用的有：

1. 同属植物园梗泽兰 E. japanicum Tbunb. 与佩兰相似。又名白头婆，分布于东北、华东、中南及山西、陕西、四川、云贵，在北京、山东、江苏、上海、浙江、湖北、湖南、广东等地作佩兰使用。

2. 林泽兰 E. lindleyanum DC. 在甘肃、山东、湖南作佩兰用。

3. 华泽兰 E. chinense L. 又名多须公,在浙江作佩兰用。

4. 罗勒 Ocimum basilicum L. 在山东、江苏部分地区作佩兰使用,应纠正。

319. 乳　香

【概述】

本品为橄榄科小乔木卡氏乳香树 Boswellia carterii Birdw. 及其同属植物皮部的渗出树脂。产于非洲的索马里、埃塞俄比亚及阿拉伯半岛南部。土耳其、利比亚、苏丹、埃及亦产。春、夏季将树干的皮部由下而上用刀顺序切伤,使树脂由伤口渗出,数天后凝成硬块,收集即得。入药多炒用。本品呈小形乳头状、泪滴状或不规则小块。长 0.5～2 厘米,有时粘连成团块。淡黄色,有时微带绿色或棕红色。半透明,有的表面无光泽并常常有一层类白色粉尘。质坚脆,断面蜡样,无光泽,亦有少数呈玻璃样光泽。气微芳香,嚼时开始碎成小块,迅即软化成胶块样,粘附牙齿,唾液成乳白色,并微有香辣感。本品遇热变软,烧之微有香气(但不应有松香气),冒黑烟,并遗留黑色残渣。与少量水共研,能形成白色乳状液。以色淡黄、颗粒状、半透明、无杂质、气芳香者为佳。性温,味辛、苦。归心、肝、脾经。功能活血行气,舒筋活络,消肿生肌,止痛。用于经闭经痛,跌打伤痛,痈疽疮疡,心腹诸痛,寒湿痹痛。一般用量 2.4～6 克。

【成分】

本品主要含树脂、树胶及挥发油。树脂主含 α,β-乳香酸及其衍生物、α,β-香树脂素、树胶主含多聚糖、挥发油含 α-水芹烯、二戊烯及马鞭草烯酮等。

【药理】

1. 抗菌作用:体外实验表明,乳香对结核菌有一定的抑制作用,并对小白鼠实验性结核病有疗效。

2. 抗炎镇痛作用:以乳香、没药等组成的九分散对巴豆油引起的小鼠耳肿胀、醋酯引起的小鼠腹腔通透性的增加均有明显的抑制作用,并能明显延长小鼠对热板刺激引起的疼痛反应时间,明显减少醋酸刺激小鼠腹腔引起的扭体次数,表明九分散具有消炎和镇痛作用。单用乳香也有一定的镇痛作用。

3. 心血管作用:可降低左心室做功,扩张血管,降低外周阻力,使血压下降,并促进微循环恢复。乳香可改善血液流变学,降低各种切变率下血粘度,并有抗凝血酶作用。

【临床报道】

1. 治疗乳核:乳没冰黄膏(乳香、没药、黄柏、大黄共研极细末,入冰片研匀,放在棕色瓶内),用时合鸡蛋清调膏,摊纱布上约 1 毫米厚,敷贴患处,加布固定,外用热水袋敷半小时,以增强疗效,24 小时后换药,直到乳核消失为止。

2. 治疗经闭腹痛(乌金丸):乳香、没药、大黄、香附、当归、玄胡、乌药、桃仁、蓬莪术、僵蚕、五灵脂、肉桂、木香、益母草、黑豆、苏木、红花。

3. 治跌打伤痛,气血凝结(七厘散):乳香、没药、辰砂、血竭、红花、儿茶、麝香、冰片。

使用禁忌:① 刺激胃肠道:服用乳香对胃肠道有刺激,用量大,多出现呕吐、腹痛、腹泻等反应。② 过敏反应:少数人服用后会出现过敏性皮疹,并见发热、烦躁、耳部红肿。③ 用药不当:本品活血祛瘀力大，孕妇不宜使用。另外，脾胃虚弱者、痈疽脓已溃破者也不宜使用。

【附方】

［古代方］

1. 跌打损伤，瘀肿疼痛，骨折筋伤，创伤出血：乳香、没药、辰砂、血竭、红花、儿茶、麝香、冰片。(《良方集腋》七厘散)又方，出自《伤科补要》卷四，也称七厘散，组成为乳香、没药、巴豆霜、血竭、自然铜、硼砂、半夏、归尾。

2. 疮疡溃后，脓毒将尽，乳癌溃破：乳香、没药研细末，撒患处。(《疮疡经验全书》海浮散)

3. 疮疡：乳香、血竭，没药(另研粉)各3.5克，上为细末，以狗胆和成膏，捏作饼子如榆荚大。用时看疮大小，以饼安疮上。(《圣济总录》乳香饼子)

4. 脓疡溃后，肌肉不生：红花、血竭、生乳香、生没药、麝香、冰片各等份，上为细末，掺患处。(《古方汇精》乳没生肌散)

［现代方］

1. 乳没片：每6片含乳香1.5克，没药1.5克，每服2片，每天3次。(《中药基础知识简编》)

2. 乳腺增生，乳房胀痛，有肿块且与月经周期有明显的关系，于月经前症状明显，经至又渐好转：柴胡、当归各6～9克，郁金(或用三棱)、橘核、山慈姑、香附、漏芦各9～12克，夏枯草、茜草各12～15克，赤芍15克，青皮、丝瓜络各6克，甘草3克，制成浸膏片，每服6片，温开水送服。每天3次。(《古今名方》乳核内消片)

3. 跌打损伤、筋断骨折：归尾12克，乳香、没药、自然铜、骨碎补、桃仁、大黄、雄黄、白及各30克，血竭、䗪虫、三七、红花、儿茶、麝香各15克，朱砂、冰片各6克，上为细末，每服2～3克，温开水调服，每天2次。(《中医伤科学讲义》接骨丹)

4. 骨折损伤：五加皮30克，乳香15克，没药15克，土鳖虫15克，骨碎补15克，白及15克，上为细末，蜂蜜或白酒调成糊状。敷患处。(《中医外伤科学》接骨膏)

【备注】

1. 洋乳香(Mastix)，为漆树科植物粘胶乳香树 Pistacis lentiscus L. 的树干或树枝切伤后流出的树脂。主产于希腊，与乳香相似，为制硬膏原料及填齿料。

2. 本条附列接骨丹方两则，另《春脚集》卷四有“接骨秘方”七厘散，治骨折有效。组成有乳香、没药、血竭、猴姜、制大黄、自然铜、土鳖虫等。为极细末，每次至多服0.21克，黄酒送服。

320. 金针菇

【概述】

本品为口磨科(Tricholomotaceae)食用菌金针菇 Flammulina velutipes 的子实体。又名金菇、冬菇、朴菰、构菌、冻菌及毛柄金线菌。子实体一般小型。早春和晚秋至初冬，丛生于阔叶林腐木桩上或根部。肉质细嫩，软滑味美。是目前人工栽培较广泛的食用菌之一。

【成分】

子实体含粗蛋白31.2%，脂肪5.8%，维生素 B_1、B_2、C 等，并含精氨酸、赖氨酸、天门冬氨酸、组氨酸、谷氨酸等。

【药理】

1. 增强免疫：金针菇多糖促进大鼠脾淋巴细胞的有丝分裂，显示增殖反应，产生IL－2以增强免疫。多糖0.5～10微克/毫升，能显著提高Con－A诱导正常大鼠脾淋巴细胞IL－2的产生。50微克/毫升大剂量时对IL－2的产生却出现抑制作用。它也能对抗氢化可的松对IL－2产生的抑制,使受抑淋巴细胞产生 IL-2的能力部分恢复。

2. 抗癌作用:金针菇所含多糖类物质有抗癌作用。后经进一步证实金针菇中所含抗肿瘤物质为多糖蛋白。金针菇热水提取物所含多糖,对小鼠S180的抑制率达81.1%~100%,对艾氏腹水癌抑制率为80%。

3. 强壮作用:学龄前儿童食用金针菇7周,身高及上臂围增长值明显高于对照组。服用金针菇一定时间的小鼠,乳酸脱氢酶活力、肌糖原、肝糖原含量,均比对照组显著增加。运动后的血乳酸水平及血清尿素氮明显降低,运动后恢复期血乳酸清除速率显著升高。提示机体对运动负荷的适应能力增强,对抗疲劳产生与加速疲劳消除,具有明显的作用。

4. 其他作用:金针菇可阻抑动物因喂饲高胆醇饲料而引起的血脂过高。还能促进大鼠血红蛋白生成。

5. 毒副作用:金针菇毒性极小。急性毒性LD 50,大鼠>20 克/千克;小鼠>20 克/千克。连续喂食 7 天,未见任何毒性反应。

【临床报道】

金针菇所含精氨酸,用于防治肝脏疾病和胃肠道溃疡;赖氨酸有助于儿童身高和体重的增长;所含 8 种人体必需氨基酸,对保健有益;金针菇多糖可用于癌症病人的辅助治疗。

321. 金 针 菜

【概述】

本品为百合科植物黄花菜 Hemerocallis citrina Baroni 的花蕾。又名柠檬草、萱草花、川草花、宜男花、鹿葱花、萱尊。多年生草本。根茎较短,近肉质,花期 5~8 月,生于山坡、谷地或林缘。分布于河北、河南、山西、陕西、甘肃、山东、江苏、安徽、浙江、江西、湖北、四川等地,全国各地有栽培。此外,同属植物的花蕾作金针菜入药的尚有:折叶萱草 Hemerocallis plicata Stapf;萱草 H. fulva (L.) L.、北黄花菜 H. lilio-asphodelus L.、小黄花菜 H. minor Mill 等。春末夏初花将开时采收,蒸后晒干或阴干。药材:金针菜 Flos Hemerocallis Citrinae 花呈弯曲条形,表面黄棕色或淡棕色,湿润展开后花呈喇叭状,气微香。炮制时取原药材,除去杂质,切段,筛去灰屑。贮干燥容器内,置阴凉干燥处,防霉,防蛀。性凉,味甘。归心、脾、肺经。功能养心解郁,清热利湿,解毒通乳。主治心中烦热,胸闷不舒,夜卧少寐,目昏,腮腺炎,黄疸,痢疾,小便短赤,白浊,痔疮便血,产后乳汁不下,大便不爽,风火牙痛等。用法用量:内服,煎汤,15~30 克,或煮汤、炒菜;外用:适量,捣敷,或研末调蜜涂敷。

【成分】

小萱草花含生物碱、鞣质、挥发油、槲皮素、绿原酸、芸香苷及丰富的维生素 A、B、C,蛋白质,脂肪;根含天片冬麦,秋水仙碱。

【药理】

金针花浸膏及提取物给小鼠灌胃,可使其自发活动显著减少,显示镇静作用。

【临床报道】

主治跌打损伤,关节痛,腰腿痛,失眠等。

【附方】

[古代方]

1. 忧愁太过,忽忽不乐,洒淅寒热,痰气不清:桂枝 1.5 克,白芍 4.5 克,甘草 1.5克,郁金 6 克,合欢花 6 克,广陈皮 3

克，贝母6克，半夏3克，茯神6克，柏子仁6克，金针菜30克。煎汤代水。(《医醇賸义》萱草忘忧汤)

2. 面部粉刺疙瘩：萱草花晒干210克，白蜜60克。捣烂置草花极细，与蜜调研令匀，入瓷盒中。每旦洗面后，涂面上。(《圣济总录》萱草膏)

［现代方］

1. 痔疮出血：黄花菜30克，红糖适量。煮熟，早饭前1小时服，连服3～4天。(《福建药物志》)

2. 乳痈：金针菜、皂角子、射干各9克。共炙研末。分3次服，砂仁汤下。(《鲜溪单方选》)

322. 金鸡纳

【概述】

本品为茜草科植物红色金鸡纳树 Cinchona succirubra Pav. 或其他几种同属植物莱氏金鸡纳树 Cinchone ledgeriana Moens、栽培种黄色金鸡纳树 C. calisaya Wodd、棕色金鸡纳树 C. officinalis L. 等的树皮、枝皮及根皮。又名金鸡勒。原产南美。印度尼西亚、印度及我国云南、台湾、广东、广西均有栽培。性寒，味辛、苦，有小毒。功能治疟疾，解热。用法用量：内服，煎汤，3～6克，或研末。孕妇忌服。

【成分】

金鸡纳树的干皮、根皮、枝皮及种子，含有约26种生物碱，总称为金鸡勒生物碱(Cinchona alkazloids)。其中含量最多且在医药上最重要的是奎宁(Quinine)，其次是辛可宁(Cinchonine)、辛可尼丁(Cinchonidine)、奎尼丁(Quinidine)等，其余在树皮中的含量很低，它们大部分是喹啉(Quinoline)衍生物，也有极少数是吲哚(Indole)衍生物。金鸡勒生物碱中，颇多互为立体异构体的，如：奎宁和奎尼丁、辛可宁和辛可尼丁、辛可亭(Cinchotine. Hydro-cinchonine)和辛查米丁(Cinchamidine, Hydrocinchonidine)、表奎宁(Epiquinine)和表奎尼丁(Epiquinidine)、氢奎宁(Hydroquinine, Quinotine)和氢奎尼丁(Hydroquinidine, Quinotidine)等。此外，还有辛可尼辛(Cincho nicine, Cinchotoxine)、奎尼辛(Quinlcine, Quinoto xine)、铜色树碱(Cupreine, Hydroxycinchonine)、奎胺(Quinamine)、辛可那明(Cinchonamine)、奎尼酮(Quini none)、阿立新(AriCine)，以及杷日素(Paricine)、红金鸡纳碱(Sueeirubin)、甲基红金鸡纳碱(Mcthylsuccirubin)、康奎那明(Conqninamine)、枯斯考尼丁(Cusconidine)、二康奎宁(Diconquinine)等。除生物碱外，还含金鸡勒鞣酸(Cinchotannic acid)奎宁酸(Quinic acid)、金鸡勒红(Cinchona red)等。在树皮中，生物碱乃与金鸡勒鞣酸、奎宁酸结合存在。

红色金鸡勒树含生物碱总量为4.5%～8.5%，其中奎宁2%～3%、奎尼丁0.11%、辛可尼丁1.43%～2.25%、辛可宁0.12%～1.73%、莱氏金鸡勒树含上列成分依次为15%、10%以上、0.08%～0.44%、0.1%～0.54%、0.08%～0.38%，黄色金鸡勒树的含量分别为6%～7%、3.4%、0.10%～0.20%、0.46%～0.75%、0.94%～0.56%，棕色金鸡勒树则为6%、3%、0.14%、1.34%、0.32%。

【药理】

1. 抗疟作用：奎宁能消灭各种疟原虫的裂殖体，而终止疟疾的发作。对间日疟疗效较好，对3日疟与恶性疟则较差。它不能消灭红细胞外型疟原虫，故不能防止良性疟的复发；也不能消灭红细胞前型疟原虫。对恶性疟配子体也无作用。奎宁一般用片剂口服，对脑型或其他严重型恶性疟病例，可改用注射法给药。

2. *对心脏的作用*：奎尼丁能降低心肌的异位节律点冲动之形成，降低应激能，减弱传导和收缩，特别是它能延长心肌的不应期，临床上用以治疗心房颤动。

3. *其他作用*：解热、抑制流感病毒，其几种主要生物碱对 X 型肾上腺素受体有拮抗作用。对于妊娠子宫，当阵缩开始后，作用始较明显，能加强其节律性收缩，又能抑制心肌。皮下或肌肉注射，容易引起组织刺激，甚至坏死。

4. *毒副作用*：奎宁与其他金鸡纳碱所引起的副作用，统称金鸡纳反应，如耳鸣、头痛、恶心、呕吐和视听力减退，甚至产生暂时性聋盲。停药后，一般可以完全恢复。少数人对奎宁有高敏性或特异质，反应特别严重，如产生所谓“黑尿热”（即急性溶血），可有寒战、高热、呕吐、背痛、黑尿（血红蛋白尿）、极度贫血及尿闭等，并可致死。少数人也可发生皮疹、瘙痒、血管神经性水肿及支气管哮喘等。

【临床报道】

治疗疟疾、高热。

【附方】

1. *疟疾*：金鸡勒 3 克，肉桂 1.5 克，同煎服。壮实人金鸡勒可用 6 克。（《本草纲目拾遗》）

2. *酒醉*：金鸡勒煎汤服。（《本草纲目拾遗》）

323. 金 果 榄

【概述】

本品为防己科植物金果榄（毛柄青牛胆）Tinospora capillipes Gagnep. 或同属植物青牛胆 T. sagittata (Oliv.) Gagnep. 的块根。又名金桔榄、地苦胆、金牛胆、金线吊葫芦、九莲子、九牛子。主产湖北、湖南、广东、广西、贵州，亦产陕西、四川、江西。性寒、味苦。归肺、胃经。功能清热解毒，利咽消肿，用于咽喉肿痛，急性咽喉炎，扁桃体炎，口腔炎，热咳失音；并治脘腹热痛，急性胃肠炎，胃痛，泄泻，菌痢，痈疽疔毒。用法用量：3～9 克，水煎服；外用适量，研末吹喉或用醋磨汁涂敷患处。也可切薄片含之。

【成分】

金果榄茎叶含掌叶防己碱（巴马汀 Palmatine）、防己内酯、咖伦宾（Columbin）、金果榄苷、药根碱等。块根含掌叶防己碱、药根碱、非洲防己碱、千金藤宁碱、木兰花碱等。并含氨基酸、糖类。

青牛胆含防己内酯、青牛胆苦素（Tinosporine，即咖伦宾）、金果榄苷（Tinoside）及巴马亭（金果榄碱）、药根碱（Jatrorrhizine）。

【药理】

1. *抗病原微生物作用*：掌叶防己碱有较强的抑菌作用，又煎剂在体外对钩端螺旋体有抑制作用。

2. *抗癌作用*：对小鼠 S 180移植性肿瘤有抑制作用，但对 S 17和艾氏腹水癌（EAC）无明显作用。

3. *对肾上腺的作用*：掌叶防己碱可使幼年小鼠胸腺萎缩，有明显的增进促肾上腺皮质激素（ACTH）分泌的作用。在猫、犬的血压试验，蟾蜍下肢灌流、大鼠离体精囊实验中，它具有抗肾上腺素的作用。

4. *其他作用*：① 抗胆碱酯酶作用。② 抗5-HT 作用。③ 青牛胆苦素有抗真菌作用，对大鼠红血球有溶血作用。

【临床报道】

主用于扁桃体炎，咽喉肿痛，口舌糜烂，白喉，热咳失音，泻痢，痈疽疔毒等。

金果榄与橄榄均能清热解毒，但前者兼能清肝明目，清热止嗽；后者兼能清肺利咽，生津开胃。

【附方】

1. 急性扁桃体炎：鲜青牛胆6克，连翘、牛蒡子各9克，水煎服。另取青牛胆研极细末，吹喉，每天2次。(《安徽中草药》)

2. 白喉，急性咽喉炎，扁桃体炎：地苦胆、八爪金龙各15克，硼砂6克，冰片3克，共研细末，每用适量，吹入患处，每天2～3次。(《贵州中草药资料》)或用二金汤：金果榄15克，金银花15克，岗梅根30克，崩大碗12克，山薄荷3克，水煎服。(《中药基础知识简编》)

3. 肾炎：金果榄10克，金钱草、车前草各30克，水煎服。(《中国民族药志》)

4. 水火烫伤：青牛胆、土大黄、生地榆各等量，研细末，麻油调，涂患处。(《安徽中草药》)

5. 咽喉肿痛：金果榄9克，冰片0.3克，研末吹喉。(《中国常用中草药》)

6. 急慢性咽喉炎，扁桃体炎：金果榄9克，金银花12克，射干6克，桔梗9克，胖大海9克，生甘草6克，水煎服。(同上)

7. 菌痢：金果榄9克，黄连6克，木香9克，水煎服。(同上)

8. 毒蛇咬伤，蜂螫伤：金果榄10克，积雪草、半边莲各15克，水煎服，并捣敷局部。(《四川中药志》)

【备注】

1. 同属植物还有云南青牛胆 T. sagittata (Oliv.) Gagnep. var. Yunnanensis H. S. Lo、江西青牛胆 T. cravenians S. Y. Hu、四川青牛胆 T. szechuanensis S. Y. Hu、中型青牛胆 T. intermedia S. Y. Hu 等的块根，外形与青牛胆均极相似，亦可作金果榄药用。

2. 同属植物心叶青牛胆 T. cardifolia 有降血糖作用。其水或醇提取物予兔、鼠灌胃，能降低空腹血糖，并增加葡萄糖耐量。

324. 金 顶 蘑

【概述】

本品为侧耳科植物金顶蘑 Pleurotus citrinopileatus Sing 的子实体。生于榆、栎等阔叶树的倒木或树干上。药用子实体，秋季采收。产于东北、河北、内蒙、四川、广东、云南等地。又称金顶蘑、榆蘑、金顶侧耳。虽别名榆蘑，实系吉林地方民间用名，与大榆蘑 Pleurotus ulmarius Quel，不可混淆。性温，味甘。功能强身滋补，润肺生津，补益肝肾，疏通经络，濡养肌肉，降血脂。用于体虚羸弱，哮喘，肺气肿，高血脂患者。用法用量：9～12克，水煎服。

【成分】

除一般营养成分外，野生子实体的有效成分属亲水性物质，包涵黄酮类、皂苷、酚类、多糖、生物碱等。又子实体还含尿嘧啶、烟酸、延胡索酸及多种脂肪类化合物。

【药理】

1. 免疫增强作用：金顶蘑液体摇瓶培养菌球提取液，对小鼠体液免疫功能和细胞免疫功能，均有明显的增强作用。小鼠每天口服 1.1×10^{-4} 毫升培养液/千克。连续服用15天，能显著增强其免疫功能。可增加网状内皮细胞的吞噬功能，菌丝体提取物对体液免疫和细胞免疫均有增强作用，出现滋补强壮功效。

2. 其他作用：降血脂作用。所含延胡索酸有平喘作用。进行毒性测定，其毒性甚小。

3. 毒副作用：用至成人正常剂量的800倍，未见不良反应。

【临床报道】

治疗虚弱痿证。

【附方】

1. 民间治肌痿和小儿麻痹后遗症：

用黄酒泡榆蘑，九蒸九晒后，焙成黄色研末，每服3克。再用榆蘑30克，用黄酒和水煎，煎毕，以之与前述榆蘑末一同服下，每天1次，连服10天。（《吉林中草药》）

2. 痫疾：用榆蘑4.5克焙干，研细末，每天2次。（《吉林中草药》）

3. 哮喘，肺气肿等证：金顶蘑15克，苏子30克，茶叶10克，红糖30克，金顶蘑、苏子煎汤，冲泡茶叶，溶入红糖，代茶饮。（《食疗本草》）

4. 肺气肿：金顶蘑9～12克，水煎，每天2次。

5. 慢性肝炎：金顶蘑15克，水煎代茶饮。（《新编偏方、秘方、验方汇海》）

325. 金佛草

【概述】

本品为菊科植物旋覆花 Inula japonica Thunb. 及线叶或条叶旋覆花 Inula linariifolia Turcz. 的干燥地上茎叶。又名旋覆梗、白芷胡、黄花草、黄柴胡。主产江苏、浙江、四川等地，亦产于江西。性温，味苦、辛、咸。归肺、肝、大肠经。功能降气止咳，消痰平喘，舒筋通络，消肿散结。用于风寒咳嗽，痰饮蓄结，痰壅气逆，胸膈痞满，喘咳痰多；外治疗疮肿毒。用法用量：4.5～9克，水煎服；鲜品适量，捣汁涂患处，或煎水洗。阴虚有热的燥咳忌用。

【成分】

1. 旋覆花地上部分成分，见“旋覆花”条，旋覆花为其头状花序，金沸草及其梗。

2. 大花旋覆花（或称欧亚旋覆花、线叶旋覆花），地上部分含欧亚旋覆花内酯、槲皮素、槲皮黄苷、异槲皮苷、槲皮万寿菊苷、万寿菊苷、尼泊尔黄酮苷、木樨草素、马栗树皮素、东莨菪素、绿原酸、异绿原酸、水杨酸、对羟基苯甲酸、原儿茶酸、香草酸、丁香酸、对羟甲苯乙酸、咖啡酸、阿魏酸、表无羁萜醇等。

【药理】

参见“旋覆花”。

【临床报道】

治疗疔疮肿毒、止金创血、吐衄，治疗风寒咳嗽、喘咳痰多、胸膈痞满，治疗小儿哮吼、咳嗽、胁下胀痛。

【附方】

［古代方］

1. 咳嗽痰喘且有表证者：荆芥12克，前胡9克，半夏（姜汁浸）3克，细辛3克，赤芍6克，甘草（炙）3克，金佛草9克，上捣箩为末，每次6克，水150毫升，生姜5片，枣子1枚，同煎至90毫升，去滓热服，未知，再服。（《类证活人书》金佛草散）

2. 外感风寒，发热恶寒，无汗恶风，肢体疼痛，鼻塞声重，咳嗽不已，咯痰不爽，胸膈满闷：荆芥穗120克，金佛草90克，前胡90克，半夏（姜汁浸）30克，赤芍药30克，麻黄（去节）90克，甘草（炙）30克，上为末，每次6克，用水150毫升，加生姜、大枣，同煎至90毫升，去滓热服。（《博济方》金佛草散）

【备注】

金佛草一名，又是鼠曲草的异名，药材应注意区别。又大花旋覆花亦入药。

326. 金荞麦

【概述】

本品为蓼科植物野荞麦 Fagopyrum cymosum (Trev.) Meisn. 的根茎及块根。又名开金锁、金锁银开、天荞麦、荞麦三七。

产于江苏、浙江、江西、河南、陕西、湖北、湖南、四川、广东、广西、云南等地。以个小质坚硬者为佳。性凉，味涩、微辛。归肺、肝经。功能清热解毒，排脓散瘀，祛风除湿。用治肺脓疡，肺炎，咽喉肿痛，肝炎，菌痢，消化不良，痛经，闭经，产后瘀滞腹痛，风湿痹痛。用法用量：15～30 克，水煎服，又治瘀肿、跌打，鲜品捣烂敷；蛇、蜈蚣咬伤，研粉醋调搽。

【成分】

块根含野荞麦苷(Shakuchirin)以及祛痰作用的成分双聚原矢车菊苷元(Dimeric procyanidin) 1%～2%。又含海柯皂苷元(Hecogenin)、β-谷甾醇(β-Sitosterol)、原儿茶酸酚等。全草含槲皮苷、槲皮素和芸香苷(芦丁 Rutin)。

【药理】

1. 抗菌作用：根的煎剂体外对金黄色葡萄球菌、肺炎球菌、大肠杆菌、伤寒杆菌、绿脓杆菌等有一定抑制作用；酊剂作用比水剂强，但黄烷醇体外并无明显的抗菌作用。

2. 解热作用：本品浸膏对伤寒菌苗注射引起的家兔实验性发热，有解热作用，但其成分黄烷醇无影响。

3. 镇咳祛痰作用：实验氨雾刺激致咳法，小鼠灌服金荞麦浸膏后有一定的镇咳作用，酚红法证明黄烷醇静脉注射对小鼠有稳定的祛痰作用，切断迷走神经后，此一作用消失，表明祛痰作用可能通过中枢或神经反射所致。

4. 抑制血小板聚集的作用：体外实验，黄烷醇能明显抑制 ADP 和金黄色葡萄球菌诱导的大鼠血小板聚集，随剂量增加而强度增强。

5. 抗炎、抗过敏作用：小鼠静脉注射黄烷醇可明显抑制巴豆油所致小鼠耳郭肿胀，切除肾上腺素后，抗炎作用消失，说明其抗炎作用与肾上腺有关。又本品还能抑制大鼠皮肤被动过敏反应。

6. 抗癌作用：本品水煎剂能抑制小鼠 Lewis 肺癌、L 14宫颈癌的生长。体外实验证明：金荞麦根素可抑制肺腺癌、宫颈鳞癌、鼻咽鳞癌细胞的生长，使癌细胞膜、RNA、DNA 代谢、核分裂受阻。金荞麦提取的威麦宁口服，能明显增强 S 180肉瘤荷瘤小鼠脾淋巴因子激活杀伤细胞活性，400 毫克/千克对荷瘤小鼠具有较好的抑瘤效果。其抗癌作用部位 A 为缩合。性原花色素的混合物，灌服对小鼠 L 14有一定的抑制。提取物金 E 在体外能明显抑制小鼠白血病细胞 P 388和人胃腺癌细胞 SGC-791 对^{3}H-TdR 的掺入。金 E 灌胃或腹腔注射对小鼠 S 180、L 14、Leuris 肺癌也均有较好的抑制作用。本品提取物对黑色素细胞侵袭、小鼠体内的转移和 HT-1080 细胞产生Ⅳ型胶原酶，都进行了研究。

【临床报道】

1. 治疗肺脓疡：单用或与鱼腥草、金银花、苇茎等配伍，水煎服；其成分双聚原矢车菊苷元治疗肺脓疡有效。

2. 治疗消化不良：可与猪瘦肉炖熟，吃肉喝汤。

3. 治疗气管炎：特别是伴有哮喘的患者疗效较佳。

4. 治疗肺心病、化脓性胸膜炎和麻疹肺炎：报道结果满意。

5. 治疗肺癌：有止痛、安眠、止咳祛痰等疗效，一般状况改善，免疫力提高。

6. 治疗上消化道出血：用金荞麦粉 4 克，每天分3～4次服完，治疗上消化道出血 21 例，结果 19 例患者大便隐血转阴。

7. 其他：对菌痢、胆道感染、盆腔炎及皮肤感染(肿疡、乳腺炎、蜂窝织炎和外伤感染)内服，也可取鲜叶捣敷患处。

327. 金钱白花蛇

【概述】

本品为眼镜蛇科动物银环蛇 Bungarus multicinctus Blyth 的幼蛇除去内脏的全干燥体。又名白花蛇、金钱蛇、银环蛇，主产于广东、广西，东南各省均产，也可人工养殖。以头尾齐全、肉色黄白、盘径小者为佳。性温，味甘、咸，有毒。归肝经。功能祛风，通络，止痉。用于风湿顽痹，麻木拘挛，中风口喎，半身不遂，抽搐痉挛，破伤风，麻风疥癣，瘰疬恶疮。用法用量：3～4.5 克，研粉吞服 1～1.5克。

【成分】

本品含银环蛇毒，有 α－BTX，β－BTX，磷脂酶 A、C，还含蛋白质、脂肪及鸟嘌呤核苷等成分。头部毒腺中含神经毒，并含溶血性成分及血球凝集成分。

【药理】

1. 抗凝作用：蛇毒制剂具有抗血栓形成作用，能降低纤维蛋白、血液粘度、血小板数量、粘附率和聚集功能。

2. 镇痛作用：小鼠热板法实验表明，腹腔注射蛇毒制剂能延长痛反应潜伏期。对大鼠的镇痛作用较吗啡强，且不产生耐受性和习惯性。

3. 类箭毒样作用：从银环蛇毒中分离出两种类型的神经毒素——α－BTX、β－BTX有类箭毒样作用。

此外，金钱白花蛇除毒性成分外，具有抗癌活性成分。其抗癌作用可能是对癌细胞的直接抑制。

【临床报道】

蛇毒的镇痛作用，可用于各种疼痛，如神经痛、癌痛等。

注意：阴虚血少、内热生风者禁用。

【附方】

［古代方］

1. 瘰疬：白花蛇肉(酒浸，焙)120克，犀角(镑)30 克，青橘皮(去白，焙)15 克，牵牛子(30 克炒熟，15 克生用)45 克，捣箩为散。每服 6 克，别入腻粉0.15 克，糯米饮调下。五更初服，至午前取下恶物。如恶物未尽，经半月后再服。未成疮者内消，成疮者自干合。(《圣济总录》白花蛇散)

2. 诸风顽痹，筋脉挛急：白花蛇、全蝎、当归、防风、羌活、白芷、天麻、赤芍、甘草、升麻。(《频湖集简方》白花蛇酒)

［现代方］

1. 中风，半身不遂、口眼㖞斜、骨节疼痛：金钱白花蛇 60 克，羌活 60 克，当归 60 克，天麻 60 克，秦艽 60 克，五加皮 60 克，防风30 克，研末，制成丸剂，每次服 9 克，用黄酒吞服。

2. 瘰疬：金钱白花蛇 60 克，犀角 1.5 克，黑牵牛子(半生半炒)15 克，青皮 15 克，研末，每次服 6 克，五更时用糯米饭调服。

【备注】

1. 本品偶有以其他有环纹的蛇种如金环蛇、白环蛇、赤链蛇、眼镜蛇等混充入药。应认真观察，认别真伪。

2. 大白花蛇，为蝰科蝮蛇亚科的五步蛇(蕲蛇)去内脏的干燥全体，在华北、华中部分地区，作白花蛇用，称为大白花蛇。

3. 百花锦蛇，为游蛇科百花锦蛇除去内脏的干燥体，在两广和湖南地区作白花蛇用。

4. 蕲蛇在《雷公炮炙论》中称作白花蛇，《绍兴本草》称作蕲州白花蛇；《本草纲目》称其为花蛇。都不是本品金钱白花蛇，而是蝰科动物尖吻蝮(五步蛇)除去内脏的干燥全体。刘若金《本草述》中论列的乌梢蛇与白花蛇功效之异同，也不是真正的白花蛇，而是蕲蛇。

328. 金钱草

【概述】

本品为报春花科植物过路黄 Lysimachia christinae Hance 的干燥全草。又名神仙对座草、过路黄、铜钱草、四川大金钱草、大连钱草等。主产于四川,长江流域各地亦产。性微寒,味甘、微苦。归肝、胆、肾、膀胱经。功能清利湿热,通淋消肿。主治热淋,石淋,尿涩作痛,黄疸尿赤,痈肿疔疮,毒蛇咬伤,肝胆结石,尿路结石。用法用量:15～60 克,鲜品加倍。

【成分】

金钱草含黄酮类、苷类、鞣质、挥发油、氨基酸、胆碱、钾盐、内酯类等。还含有对羟基苯甲酸、尿嘧啶 cAMP、cGMP 样物质、多糖和 Ca、Mg、Fe 等元素。

【药理】

1. 利胆排石作用:四川大金钱草有明显促进胆汁分泌和排泄作用。广金钱草煎剂也使胆汁流量显著增加。排石汤对犬可使胆汁流量增加多倍,胆汁中固体成分减少,胆道括约肌松弛,胆瘘病人用后亦有同样结果。

2. 利尿排石作用:江苏金钱草煎剂及其灰分液有明显利尿作用。大鼠利尿实验证明:广金钱草与四川小金钱草有明显利尿和排钠作用。尿路排石汤可使犬及输尿管结石患者尿量增加。并认为Ⅲ号排石汤对大鼠草酸盐尿结石有使结石缩小、松解而排出的作用。

3. 抗菌作用:四川小金钱草水煎剂及酊剂对白喉杆菌抑制作用较强,对金黄色葡萄球菌、溶血性链球菌、枯草杆菌及大肠杆菌也有抑制作用。四川大金钱草、江苏金钱草及广金钱草也均有抗菌作用,但广金钱草水煎液作用较差。

4. 抗炎作用:金钱草总黄酮及酚酸物对小鼠血管通透性增加,巴豆油耳郭炎症、蛋清踝关节肿胀,均有显著抑制作用。

5. 其他作用:① 金钱草对细胞免疫有抑制作用。② 对体液免抑也有抑制作用。③ 增强小鼠巨噬细胞的吞噬功能。④ 能松弛血管平滑肌。⑤ 对人血小板聚集有一定抑制作用。

【临床报道】

1. 治疗胆结石、胆囊炎:根据金钱草的利胆、抗菌作用,临床用以治疗肝胆结石及胆道感染。“总攻排石”治疗胆结石方案,可提高排石率。也用于胆囊炎、黄疸型肝炎。不良反应较少。

2. 治疗膀胱、输尿管结石:可用金钱草 60 克代茶饮,另用金钱草配海金沙、鸡内金等煎服;治疗肾结石,可配石韦、鱼脑石、杜仲等。

3. 治湿热黄疸:可配伍茵陈、栀子、黄柏等。

金钱草与茵陈蒿比较,二者均为清热利湿、清肝利胆之要药,但金钱草长于软坚、排石;茵陈蒿长于退黄、利水。前者主治结石;后者主治黄疸。

【附方】

1. 胆囊炎:金钱草 45 克,虎杖根 15 克,水煎服。如疼痛,加郁金 15 克。(《全国中草药汇编》)

2. 急性黄疸型肝炎:过路黄 90 克,茵陈 45 克,板蓝根 15 克,水煎加糖适量,每天分 3 次服,连服 10～15 剂。(《浙南本草新编》)又方:金钱草 30 克,茵陈 24 克,栀子 9 克,大黄 6 克,水煎服。(《中国常用中草药》)

3. 胆石症:过路黄 60 克,鸡内金 18 克,共研细粉,分 3 次开水冲服。(《福建药物志》)

4. 胆道结石：金钱草30克，茵陈、郁金各15克，枳壳、木香各9克，生大黄6克，水煎服。(《中国常用中草药》)

5. 输尿管结石：金钱草30克，萆薢、海金沙各15克，琥珀(研冲)1.5克，石韦、冬葵子、萹蓄、瞿麦、车前子、滑石、甘草各9克，水煎服。(同上)

6. 肾结石：金钱草30克，茵陈24克，栀子9克，大黄6克。水煎服。(同上)

【备注】

不同地区使用金钱草的药材多有不同。常用的主要有以下两种：① 豆科广金钱草 Desmodium styracifolium (Osb.) Merr. 的地上部分，华南地区多用之，产于两广、福建、云南、四川。气微香，味微甘。功能清热利湿，利尿通淋。用于热淋，砂淋，石淋，小便涩痛，水肿尿少，黄疸尿赤及尿路结石。② 唇形科活血丹 Glechoma longituba (Nakai) Kupr. 的地上部分。在江苏、浙江、安徽及上海市等作为金钱草药用，习称连钱草，全国大部分地区均产。茎叶含挥发油，搓之气芳香，味微苦。功能利水通淋，清热解毒，散瘀消肿。用于热淋，砂淋，湿热黄疸，疮痈肿痛与跌打损伤。

329. 金 银 花

【概述】

本品为忍冬科植物忍冬 Lonicera japonica Thunb.、红腺忍冬 Lonicera hypoglauca Miq.、山银花 Lonicera confusa DC.，或毛花柱忍冬 Lonicera dasystyla Rehd. 的干燥花蕾或带初开的花。又名银花、双花。忍冬产于全国大部分地区。红腺忍冬产于湖南、两广。山银花产于两广、云南及江西等。毛花柱忍冬产于山东、两广。河南出产“密银花”。性寒，味甘。归肺、心、胃经。功能清热解毒，凉散风热。主治痈肿疔疮，喉痹，丹毒，热血毒痢，风热感冒，温病发热。一般用量6～15克。

【成分】

为绿原酸类化合物(异绿原酸和绿原酸)、黄酮类(木樨草素-7-葡萄糖苷)及忍冬苷，并含挥发油、肌醇、鞣质等。茎叶的成分与花蕾类似。挥发油的主要成分为芳樟醇。

【药理】

1. 抗菌、抗病毒作用：芳樟醇有抗菌、抗病毒作用。金银花抗菌范围较广，对革兰阳性、阴性菌均有抑制作用。对钩端螺旋体及多种皮肤真菌也有抑制作用。银花及银翘散对呼吸道病毒如流感亚洲甲型、孤儿病毒($ECHO_{11}$)及疱疹病毒均有一定的抑制作用，且煎剂对柯萨奇病毒有明显抑制作用。

2. 退热作用：对实验动物发热模型有明显的退热作用。其对内毒素有直接抑制作用。

3. 抗炎作用：金银花能抑制炎性渗出，炎性增生及促进白细胞的吞噬作用，表现明显的抗炎症作用。从而加强对热性病及痈疽疔疮的治疗效果。

4. 其他作用：① 金银花中成分绿原酸、咖啡酸等有止血作用。② 乙醇提取液对小鼠有抗生育作用。③ 给大鼠灌服金银花，能减少肠内胆固醇吸收。④ 水及酒浸液对肉瘤180及艾氏腹水癌具有细胞毒作用。本品毒性很低，浸膏则有局部刺激性。绿原酸注射剂可致过敏反应，但口服用药安全。

【临床报道】

主要应用于上呼吸道感染，急性泌尿系感染，菌痢，宫颈糜烂，皮肤病等。

金银花与连翘均为清热解毒药，但前者既能解表，又能清里热，善治疮疡肿毒；

连翘亦能解表，又能清心热，善治热陷心包，神昏谵语。二者合用，则疗效增强。银花商品虽有南银花、东银花、山银花之分，但三种均以花蕾肥壮、青白或黄白，开放花朵少，无梗叶者为佳。

【附方】

［古代方］

1. 温病初起，发热恶风、头痛、口渴、咽痛：银花12克，连翘9克，桔梗6克，淡竹叶9克，薄荷(后下)3克，荆芥9克，淡豆豉9克，牛蒡子9克，芦根18克，甘草6克，水煎服。对疮疡稍重，痈初起，即用。(《温病条辨》银翘散)

2. 疼痛显著，而未溃破，应促脓肿消散或溃破：银花30克，炙山甲9克，皂角刺9克，赤芍9克，浙贝9克，防风6克，白芷4.5克，归尾12克，乳香3克，没药3克，陈皮6克，天花粉12克，甘草6克，水煎服。(《外科发挥》仙方活命饮)

［现代方］

1. 风热感冒或温病发热、头痛、口干、咳嗽、咽痛：金银花、连翘各15克，牛蒡子、桔梗、薄荷各9克，淡豆豉、淡竹叶、甘草、荆芥穗各6克，芦根18克，水煎服。

2. 疔疮痈肿，红肿热痛：金银花、野菊花、蒲公英、紫花地丁各15克，天葵子6克，水煎服。

3. 热毒型血栓闭塞性脉管炎：金银花、玄参各30克，当归15克，甘草9克，水煎服。

330. 金樱子

【概述】

本品为蔷薇科植物金樱子 Rosa laevigata Michx. 的干燥成熟果实。又名刺榆子、刺梨子、金罂子、山石榴、山鸡头子、棠球、黄刺果、金壶瓶、野石榴、藤勾子、螳螂果、糖刺果、灯笼果。主产于江苏、浙江、广西、广东、江西等地。此外，华东及西南各省亦产。性平，味酸、甘、涩。归肾、膀胱、大肠经。功能固精缩尿，涩肠止泻。用于遗精滑精，遗尿尿频，崩漏带下，脱肛，子宫下垂，久泻久痢。久服令人耐寒轻身，补血益精，调和五脏。用法用量：内服，煎汤，6～12克；或为膏、丸服。有实火热邪者忌服。

【成分】

果实含柠檬酸、苹果酸、仙鹤草酸A、B，果皮含金樱子鞣质A～G、蛇含鞣质、木麻黄鞣质、地榆素、树脂、维生素C、长梗马兜铃素、谷甾醇-β-D-吡喃葡萄糖苷四乙酸酯、β-谷甾醇，地上部分含齐墩果酸、齐墩果酸甲酯、熊果酸、熊果酸甲酯、常春藤皂苷元、委陵菜酸、枸橼酸、苹果酸、金樱子皂苷A。

【药理】

1. 延缓衰老作用：金樱子复方制剂对改善衰老症状及生理功能均有良好的效果，并能改善肺功能、血流状态、微循环灌注和甲状腺功能，增强Mn-SOD活力，延缓机体重要器官老化。

2. 降血脂作用：金樱子治疗实验性动脉粥样硬化家兔，可降低血清胆固醇及β-脂蛋白含量，减轻粥样化程度和肝脏与心脏的脂肪沉着。

3. 抗病原微生物作用：金樱子煎剂对流感病毒PR_8株抑制作用强，对亚洲甲型57-4株、乙型Lee株、丙型1233株和丁型仙台株也有抑制作用。金樱子所含鞣质对金黄色葡萄球菌、大肠杆菌有很高的抑菌作用，对绿脓杆菌也有效。

4. 对泌尿生殖系统的作用：金樱子可直接兴奋泌尿生殖道动力型平滑肌和拮抗交感神经兴奋，扩张血管。金樱子水提取物能使尿频模型大鼠排尿次数减少，排尿间隔时间延长，每次排尿增多。另外金樱子水提取物抑制家兔离体空肠平滑肌的自主收缩，拮抗乙酰胆碱、氯化钡引起的家兔空肠平滑肌、大鼠离体膀胱平滑肌的痉挛性收缩，拮抗去甲肾上腺素引起的家兔离体胸主动脉条收缩反应，对上述3种平滑肌的抑制作用均呈显著性的量效关系。

5. 毒副作用：小鼠口服金樱子的LD50为6克/千克。

【临床报道】

1. 治疗脾虚久泻：可单味金樱子熬膏服用，但常与党参18克，白术10克，鸡内金10克，山药15克，茯苓10克，芡实15克，焦槟榔10克配伍。水煎服，每天1剂，分2～3次服下。婴幼儿腹泻：金樱子3 000克加水3 000毫升，煎煮浓缩至1 500毫升。加0.2%尼泊金防腐，1岁以前每次10毫升，1～2岁15毫升，2岁以上20毫升，每天3次，空腹服下。

2. 治疗肾虚滑精，遗精，遗尿，小便频及带下：本品功专收敛，固精缩尿。可单味金樱子熬膏服用。金樱子汤合男士香露治疗早泄112例，治愈率为90.18%。

3. 治疗子宫脱垂：金樱子3 000克，加冷水浸1天，次日武火煮30分钟，过滤取汁，再加水煮30分钟，取汁，2次药液混合加热浓缩成3 000毫升，而成100%溶液备用。用时每天早晚空腹各1次60毫升连服3天为1个疗程。治疗子宫脱垂203例，用药后1～2个疗程，治愈16例，好转138例，有效率76%，其中年纪轻脱垂程度轻没有白带者疗效明显。

4. 治疗盗汗：金樱子60克，瘦猪肉50～100克，炖熟。每晚睡前1小时，饮汤吃肉，连服3～4天，效果良好。

5. 治疗直肠脱垂：金樱子60～90克，菝葜90～120克，水煎服。

6. 治疗尿血崩漏：金樱子150克，水牛角100克，水煎服。

7. 治疗脾肾虚型慢性盆腔炎兼白带过多：金樱子30克，水煎，汤中入鸡蛋2个，热服。临床应用制剂有金樱子片、金樱子膏等。

金樱子可配猪小肚治疗小便频数；与猪膀胱和或冰糖炖服可治男子下消，滑精，女子白带；金樱子去子洗净捣碎，入瓶中蒸熟，用汤淋之，取汁慢火成膏，加等份芡实肉（磨成粉），同酒糊和芡粉为丸，治白浊；配党参治久虚泄泻下痢。金樱子忌与酒石酸、碱及碱土金属碳酸盐、碳酸氢盐、醋酸盐配伍；含鞣质及与重金属盐类、明胶、蛋白质、氧化剂配伍。心肾实火邪热而致遗精、尿痛、尿频者忌用。

【附方】

［古代方］

1. 梦遗，精不固：金樱子5千克，煎成膏滋服。（《明医指掌》）

2. 遗精白浊：金樱子，芡实肉各等份。（《洪氏集验方》水陆二仙丹）

3. 脾泄下利，止小便利，涩精气：金樱子，捣烂，水煎服。（《寿亲养老新书》）

4. 补血：金樱子、缩砂，蜜制为丸，酒或盐汤下50丸。（《朱氏集验方》）

5. 滑精梦遗，小便后遗沥：金樱子、鸡头实各30克，白莲花蕊、龙骨（煅）各15克，上为末糊丸梧子大，每服70丸，空心盐汤下。（《古今医统》）

6. 遗泄精滑：菟丝子15克，茯苓（酒拌，蒸）9克，牡蛎（煅）4.5克，金樱子（去毛，蒸）6克，蜜丸，每服9克。（《不知医必要》金樱子丸）

［现代方］

1. 尿频，多尿，遗尿：金樱子和猪小肚1个，水煮服。（《泉州本草》）

2. 男子下消、遗精，女子白带：金樱子30克，水煎服，或和猪膀胱，或和冰糖炖服。（《闽东本草》）

3. 久虚泄泻下痢：金樱子30克，党参9克，水煎服。(《泉州本草》)

4. 久痢脱肛：金樱子30克，鸡蛋1枚炖服。(《闽东本草》)

5. 阴挺：金樱果30克，水煎服。(《闽东本草》)

6. 尿频，遗尿：金樱子9克，桑螵蛸9克，莲须9克，山药12克，水煎服。(《陕甘宁青中草药选》)

7. 子宫下垂：金樱子、生黄芪各30克，党参18克，升麻6克，水煎服。(《安徽中草药》)

331. 狗　脊

【概述】

本品为蚌壳蕨科植物金毛狗脊 Cibotium barometz (L.) J. Sm. (Polypodium barometz L. Dicksonia barometz Link.)的根茎及毛茸。又名金毛狗、金毛狮子、猴毛头、金毛狗脊、扶筋、金丝毛等。主产于福建、四川。生沟边及林阴处酸性土上。去硬根、叶柄及金黄色绒毛，切厚片，干燥为生狗脊片；蒸后晒至六七成干，切厚片干燥，为熟狗脊片。生狗脊片照《药典》规定烫法，用砂烫至鼓起，放凉后除去残存绒毛，稍烫狗脊。性温，味苦、甘。归肝、肾经。功能补肝肾、强腰脊、祛风湿、利尿通淋。用于腰脊酸软，下肢乏力，风湿痹痛，腰背酸痛。用法用量：6～12克，水煎服、熬膏或入丸剂；外用：煎水洗。

【成分】

狗脊成分含蕨素R、金粉蕨素及其葡萄糖苷、欧蕨伊鲁苷、蕨素Z、绵马酚与淀粉。根茎柔毛含鞣质及色素。叶的甲醇浸膏水解后得山柰素。

【药理】

1. 止血作用：实验发现对兔和犬肝、脾损伤性出血有止血作用，粉的止血效果最好。

2. 抗菌作用：体外实验，对流感杆菌、肺炎双球菌有抑菌作用。

3. 其他作用：狗脊有增加心肌营养血流量的作用。

【临床报道】

用于固精强骨，临床报道有：① 风寒骨痛、腰脊劳损：金毛狗脊9～15克，水煎服，亦可浸酒。② 外伤出血：柔毛粉外敷。③ 血崩：金毛狗脊炒黑研末，每服9～15克。④ 治病后足肿：狗脊煎汤浸洗。⑤ 固精强骨：与茯神、远志、归身合用有效。

狗脊与骨碎补二药均能补肝肾、强筋骨而治腰膝酸痛、筋骨无力等证，但狗脊甘温，补肾力大，兼能祛风湿；骨碎补苦温，活血止痛见长，兼能止血。故狗脊多用于腰痛脊强；骨碎补常用于跌打损伤。

【附方】

[古代方]

1. 肾脏虚冷，腰胯疼痛，羸弱无力：狗脊、木香、桂心、附子、牛膝、茯苓、独活、熟地黄。(《太平圣惠方》狗脊丸)

又狗脊丸：治五种腰痛，利脚膝。狗脊60克，萆薢(锉)60克，菟丝子(酒浸3天，晒干，别捣)30克，上药捣箩为末，炼蜜和丸如梧子大，每天空心及晚食前服30丸，以新萆薢渍酒14天，取此酒下药。(《太平圣惠方》)

2. 固精强骨：金毛狗脊、远志肉、白茯神、当归身各等份为末，炼蜜丸，梧子大，每酒服50丸。(《濒湖集药方》)

[现代方]

1. 腰腿痛，手足麻木：蘑菇、金毛狗脊各120克，酒500克，浸15～30天，每服9～15克，每天3次。

2. 肾亏腰痛，膝软无力、遗精梦泄，风湿骨痛，神经衰弱：为中成药。（《广东省药品标准》壮腰健肾丸）

3. 骨质增生，骨刺痛：狗脊、川牛膝、穿山龙、淫羊藿、熟地黄、枸杞子。（《四川省药品标准》穿龙骨刺片）

4. 腰腿疼痛，半身不遂：狗脊15克，牛膝、海风藤、木瓜各12克，桑枝、续断、杜仲、秦艽各9克，桂枝6克，水煎服。（《中国常用中草药》）

332. 鱼 腥 草

【概述】

本品为三白草科植物蕺菜 Houttuynia cordata Thunb. 的干燥地上部分。鲜品有鱼腥气。又名臭草、猪鼻孔、侧耳根、紫蕺、臭嗟草、臭腥草、狗贴耳。长江以南各省区均产。分布我国中部、东南至西南各地，陕西、甘肃也有。性微寒，味辛。归肺经。功能清热解毒，消痈排脓，利尿通淋。主治肺痈吐脓，痰热喘咳，热痢，热淋，痈肿疮毒。用法用量：一般用量，15～25克，不宜久煎，鲜品用量加倍，水煎或捣汁服；外用适量捣敷或煎汤熏洗患处。

【成分】

鱼腥草含挥发油，主要成分为癸酰乙醛（鱼腥草素，具特殊臭气）、月桂醛、甲基正壬酮、月桂烯等。尚含有蕺菜碱、槲皮苷、异槲皮苷、金丝桃苷及大量钾盐。

【药理】

1. 抗菌、抗病毒作用：实验证明，鱼腥草鲜汁对金黄色葡萄球菌有抑制作用，加热后使作用减弱。煎剂对金黄色葡萄球菌、溶血性链球菌、肺炎双球菌、卡他球菌、白喉杆菌、变形杆菌、志贺、弗氏、施氏及宋内痢疾杆菌等多种革兰阳性与阴性细菌及钩端螺旋体有不同程度的抑制作用：由于煎煮时，癸酰乙醛等随蒸气挥发，或贮存时间、条件及受热时间等均可影响其抗菌效能。乙醚提取物对结核杆菌有较强抑制作用，对小鼠实验性结核有一定疗效。煎剂还能抑制流感病毒、延缓孤儿病毒的致细胞病变。癸酰乙醛本身不稳定，合成的鱼腥草素是癸酰乙醛亚硫酸氢钠加成物，稳定而保留了抗菌活性。对金黄色葡萄球菌、肺炎双球菌、甲型链球菌、流感杆菌、卡他球菌有明显抑制作用，对痢疾、大肠及伤寒杆菌抑制作用较差。对白色念珠菌、新型隐球菌及一些癣菌也有明显作用。鱼腥草中所含槲皮苷，有抗病毒作用，对鼠体组织和鸡胚中的流感病毒A有消除作用。也有抗水疱性口炎病毒的作用。并有利尿作用。异槲皮苷有强化毛细血管的作用。

2. 增强机体免疫功能：鱼腥草煎剂体外能明显促进人外周白细胞吞噬金黄色葡萄球菌的能力，在体内也有同样作用，还能提高家兔和人的血清备解素水平。由于它的抗菌、抗病毒作用和促进免疫功能，对感染治疗有了基础，在治疗上呼吸道感染、肺炎、肺脓疡时，还见到对机体非特异吞噬功能的促进，都在临床疗效上具有重要意义。

3. 利尿作用：主要由于钾盐、槲皮苷和异槲皮苷的综合作用。还由于它能扩张血管、增加肾血流量所致。

4. 抗炎作用：对大鼠实验性脚肿胀有较显著的抑制作用。

5. 其他作用：对小鼠有止咳作用，并有抗肿瘤作用。

【临床报道】

近年临床应用十分广泛，肺炎，肺脓疡，支气管炎，上呼吸道感染，钩端螺旋体病以及外科感染，慢性宫颈炎，慢性化脓性中耳炎，萎缩性鼻炎，上颌窦炎，慢性脓疡等。煎剂口服安全，注射液可引起过敏性皮炎、末梢神经炎甚者发生休克，应予重视。治疗肺痈、肺热喘咳，常与苇茎汤同用；吐腐臭脓痰者，加配桔梗；治疗大肠湿热泄泻，配黄连、车前草；治疗膀胱湿热，配白茅根、海金沙等；治疗急慢性肾炎水肿，配白茅根、车前草等；治疗肺癌，可配冬葵子、土茯苓等。

鱼腥草和败酱草均能清热解毒、消痈排脓。但鱼腥草主为清肺热、消肺痈，又能利尿通淋；败酱长于清肠热肝热，消肠痈、肝痈，又能祛瘀止痛。

【附方】

［古代方］

1. 肺痈吐脓血：鱼腥草、天花粉、侧柏叶等份煎服。(《滇南本草》)

2. 疔疮作痛："鱼腥草捣烂敷之。痛一二时，不可去草。痛后一二天即愈。"(《积德堂经验方》)

3. 肛门边肿硬，疼痛不可忍者："鱼腥草一握，煎汤熏洗。"(《急救良方》)

4. 恶蛇虫伤："鱼腥草、皱面草、槐树叶、草决明，一处杵烂敷之。"(《救急易方》)

［现代方］

1. 病毒性肺炎，支气管炎，感冒：鱼腥草、厚朴、连翘各9克，研末。桑枝30克，水煎，冲服药末。

2. 肺痈：鱼腥草、苦桔梗、浙贝母、苦杏仁、枯黄芩、粉甘草。［福建中医药，1987，(5)：23］

3. 乳糜尿：鱼腥草、车前草、白茅根。［湖南中医杂志，1987，(5)：55］

4. 小儿肺炎：双花、鱼腥草、连翘、百部、桔梗、紫菀、杏仁、薄荷、蚤休、甘草、橘红、车前子各适量。［辽宁中医杂志，1989，(2)：21］

5. 肺炎：金银花、鱼腥草、板蓝根、石膏、芦根、虎杖、竹叶、黄芩、桑皮、贝母、连翘。［湖北中医杂志，1989，(6)：18］

6. 男性生殖系慢性炎症：鱼腥草、白头翁、蛇床子、当归、枸杞子各12克，柴胡、车前子、生地、香附各10克，甘草梢6克。［陕西中医，1990，(11)：499］

7. 肺痈咳吐脓血：鱼腥草、天花粉、侧柏叶各30克，水煎服。

8. 细菌性肺炎：鱼腥草、鸭跖草、半边莲各30克，金荞麦根、虎杖各15克，水煎服。

333. 夜交藤

【概述】

本品为蓼科植物何首乌 Polygonum multiflorum Thunb. 的藤茎或带叶干燥藤茎，及夜交藤 Caulis palygoni Multiflori（主产于浙江、湖北、江苏、河南等地）。又名棋藤、首乌藤。性平，味微苦、甘、涩。归心、肝经。功能养血安神，祛风通络。主治失眠多梦，血虚身痛，风湿痹痛；外治皮肤瘙痒。用法用量：9～15克；外用适量，煎水洗患处。

【成分】

含大黄素、大黄素-6-甲醚、大黄素-8-O-β-D葡萄糖苷，并含毛地黄黄酮-5-O-木糖苷以及四羟基乙酮的单葡萄糖苷、夜交藤乙酰苯苷。

【药理】

1. 镇静、催眠作用：夜交藤煎剂与戊巴比妥钠有协同作用。能使睡眠时间延长。煎剂给动物灌胃，催眠作用明显。

2. 镇咳作用：所含成分大黄素有镇咳作用。

3. 抗菌作用：体外实验证明对金黄色葡萄球菌、大肠杆菌、绿脓杆菌、甲型链球菌、肺炎球菌、流感杆菌、副伤寒杆菌等有不同程度的抗菌作用。

4. 降脂作用：本品煎剂对实验造成的高血脂症大鼠灌胃，可显著降低其胆固醇和甘油三酯。对高脂鹌鹑灌服后，可降低其血脂，明显升高 HDL－C/TC 比例。

5. 抗脂肪肝作用：研究证明本品对脂肪肝有防治作用，且有抗动脉硬化作用，使主动脉光滑，无斑块形成。

6. 其他作用：① 大黄素成分对离体和在体肠管均有一定作用，小剂量兴奋，大剂量抑制。② 大黄素对小鼠乳腺癌和艾氏腹水癌(EAC)有抑制作用，大黄素甲醚对人体宫颈癌 Hela 细胞抑制作用较强。③ 降压利尿作用。

【临床报道】

中医用夜交藤，安神养血，主治虚烦不眠、多梦等证。亦治血虚身痛，风湿痹痛。单用外洗则治皮肤痒疹。

失眠常与酸枣仁、柏子仁等配伍；血虚周身酸痛，与丹参、当归、白蒺藜等配伍；麻木不仁配鸡血藤、当归。皮肤痒疹，要带叶煎煮外洗，风疮疹癣，作浴汤。可单用，也可配苦参、地肤子等同用。

【附方】

1. 不眠，多梦：夜交藤30克，酸枣仁15克，柏子仁 6 克，龙眼肉 9 克，水煎服。(《中药基础知识简编》交藤饮)又方：夜交藤 30 克，珍珠母 30 克，丹参 9 克，水煎服。(《浙江药用植物志》)

2. 心肾不交，失眠多梦：首乌藤 15 克，合欢花 12 克，龙骨 30 克，龙齿 20 克，水煎服。(《中国常用中草药》)

3. 皮肤瘙痒：夜交藤、苍耳子各适量，煎水外洗。(《安徽中草药》)

4. 皮肤瘙痒，风疹，湿疹：首乌藤、黄芩、黄柏、独活、荆芥、薄荷各适量，水煎洗浴。

5. 腋疽：首乌藤、鸡屎藤叶各适量。捣烂，敷患处。(《广西民间常用草药》)

6. 痔疮肿痛：首乌藤、假蒌叶、杉木叶各适量，煎水洗患处。(《广西民间常用草药》)

【备注】

首乌藤一般用枝条粗壮、均匀、外皮棕红色者为佳。但湖北有用细嫩而绿的藤茎；山东、安徽有用萝藦科的白首乌茎作首乌藤者，各地习俗不同，宜辨别。

334. 闹 羊 花

【概述】

为杜鹃花科植物羊踯躅 Rhododendron molle (BL.) G. Don [R. sinense (Lodd.) Sweet]的花。又名玉枝、黄踯躅、羊不食草、黄色映山红、搜山虎、一杯倒、毛老虎、黄杜鹃花、羊踯躅花、踯躅花。主产于浙江、江苏、河南、湖北、湖南等地，亦产于四川、贵州。本品为落叶灌木，花冠宽钟状，金黄色，上面 1 片较大，有淡绿色斑点；蒴果长椭圆形，长达 2.5 厘米，花期4～5月，果期6～8 月。闹羊花 Flos Rhododendri Mollis 花多皱缩。花梗灰白色，长短不等。以花灰黄色、无杂质者为佳。生于丘陵山坡、石缝、灌丛或草丛中。亦有栽培。4～5 月间将初开放的花朵采下，晒干、阴干或微火烘干。亦可捆成把后再晒干。性温，味辛，有大毒。归肝、脾经。功能祛风除湿，散瘀消肿，止痉定痛，劫痰平喘，杀虫止痒。主治风湿痹痛，偏正头风，跌扑肿痛，惊风，疟疾，痰多气喘，顽癣，疥疮，龋齿。用法用量：内服，研末，0.3～0.6 克，或入丸、散，或浸酒；外用，适量，捣敷。使用注意：本品有大毒，不宜多服、久服。孕妇及气血虚弱者禁服。中毒症状为：嗜睡，出汗，流涎，恶心，呕吐，腹泻，心率减慢，血压下降，动态失调，轻瘫，严重者可致呼吸困难，进行性麻痹，心律失常，惊厥，常死于室颤或呼吸停止。民间用栀子汁解毒。

【成分】

花含闹羊花毒素（Andromedotoxin），石楠素（Ericolin），羊踯躅素（Rhodomollein）Ⅰ、Ⅱ、Ⅲ，日本杜鹃素（Rhodojaponin）Ⅲ，木黎芦毒素（Grayanotoxin）Ⅲ及山月桂萜醇（Kalrnanol）等。叶含杜鹃花毒素（Rhodofoxin）。

【药理】

1. 镇痛作用：闹羊花各种制剂均有镇痛作用，镇痛指数与阿片相似。作用以混悬剂最强，浸剂、酊剂次之，其镇痛作用随闹羊花剂量增加而减弱。闹羊花有很强的麻醉作用。

2. 对心血管系统的作用：八厘麻毒素麻醉犬静脉注射可使心率减慢，大剂量可致心律紊乱。静脉注射闹羊花醇提取物可对抗 $BaCl_2$ 诱发的大鼠心律失常，但对 $CaCl_2$ 所致的小鼠室颤无效。小剂量闹羊花醇提取物静脉注射对血压无影响，但同样剂量注入侧脑室则有降压效应，此作用可被注入侧脑室的育亨宾完全拮抗，呱哇嗪对此也有明显对抗作用。

3. 抗菌作用：闹羊花煎剂在体外对葡萄球菌、白喉杆菌、炭疽杆菌和乙型链球菌有较强的抗菌作用。

4. 解痉作用：羊踯躅果实中所含八厘麻毒素具有收缩支气管平滑肌的作用，该作用可被苯海拉明、酚妥拉明对抗。

5. 杀虫作用：闹羊花对昆虫有强烈毒性，属接触毒和食入毒，其毒性成分为八厘麻毒素和石楠素，对人亦有毒性。

6. 毒副作用：闹羊花对昆虫有强烈毒副作用，性质属接触毒与食入毒，可使鳞翅目幼虫和蜷象等昆虫呕吐和迅速麻痹，其有效成分为木黎芦毒素Ⅰ和石楠素。闹羊花浸剂和配剂小鼠灌胃的LD50为5.85克/千克和5.13克/千克。木黎芦毒素Ⅰ小鼠腹腔注射的LD50为1.5毫克/千克，皮下注射为4.36毫克/千克，口服为5.1毫克/千克。鲜花浓汁兑酒内服，可使人麻痹失去知觉；制成烟剂供动物吸入可致中枢神经麻痹、呼吸中枢衰竭而死亡。

【临床报道】

临床报道：用于手术麻醉以5%闹羊花注射液作耳穴麻醉，每穴注射0.1～0.2毫升，体穴麻醉每穴用0.2～1.0毫升。耳穴不超过5个穴位，体穴不超过12个穴位。一般在注射后5～10分钟即可开始手术。麻醉后均言穴位有酸胀感，即在术中仍可出现此种反应。从94例手术麻醉过程中观察到，闹羊花穴位麻醉对头、颈、胸、腹部手术镇痛效果较好，对四肢、脊柱、会阴、生殖器、疝气等手术镇痛效果较差。

【附方】

［古代方］

1. 风湿痹，身体手足收摄不遂，肢节疼痛，言语謇涩：踯躅花不限多少，酒拌蒸一炊久，取出晒干，为末。用牛乳20毫升，暖令热，调下0.3克。（《太平圣惠方》）

2. 妇人血风走注，随所留止疼痛：踯躅花、干蝎（全者，炒）、乌头（炮炙）各15克，地龙（阴干）20条。上为末，炼蜜丸，如小豆大。每服5～7丸，煎荆芥酒下，每天2次。（《圣济总录》踯躅丸）

3. 风痰注痛：踯躅花、天南星。生时同捣作饼，甑上蒸四五遍，以稀葛囊盛之，临时取焙为末，蒸饼丸，梧子大。每服3丸，温酒下。腰脚骨痛，空心服；手臂痛，食后服。（《续传信方》）

4. 小儿急慢惊风，诸药无效，神昏恶候：踯躅花半两，蝎尾0.45克，加脑子0.2克尤佳，麝香0.2克。上为末，少许吹入鼻中，嚏喷可治。亦治脑痛头疼。（《普济方》引《全婴方》问命丹）

5. 急慢惊风及中风，不省人事：猪牙

皂9克，细辛、川芎、白芷各6克，羊踯躅花4克，研细末，外用以棉签蘸少许点鼻内，得喷嚏为效。(《证治准绳》霹雳散)

6. 腹中痛结(作手术麻醉剂)：羊踯躅9克，茉莉花根3克，当归30克(按：《汉书·华佗传》张骥补注，当归用量作90克)，菖蒲0.9克。水煎服1碗。另有载用曼陀罗花。(《华佗神医秘传》麻沸散)

附：麻药散：疮疡需切开者。川乌尖、草乌尖、南星、生半夏各15克，胡椒30克，蟾酥12克，上为末以烧酒调为糊，敷患处，麻醉止痛。(《仙拈集》)

7. 鼻中生息肉，不通利：羊踯躅花15克，白矾(烧令汁尽)15克，矾石(细研)15克，肉苁蓉0.3克。上为细末，以青羊脂和，绵裹如枣核大，纳鼻中，日夜四五度换之，以渐渐消烂，即愈。(《太平圣惠方》塞鼻羊踯躅丸)

[现代方]

1. 风湿痹痛：闹羊花、全蝎、制川乌各15克，地龙20条，研末，制成蜜丸，每服4.5克，每天2次。(《中国常用中草药》)

2. 神经性头痛，偏头痛：鲜闹羊花捣烂，外敷后脑或痛处2～3小时。(《浙江民间常用草药》)

3. 跌打损伤：闹羊花6克，小驳骨30克，泽兰60克，共捣烂，用酒炒热，敷患处。

4. 皮肤顽癣及瘙痒：鲜闹羊花15克，捣烂敷患处。(《闽东本草》)

5. 疟疾：闹羊花0.3克，嫩松树梢15克，水煎服。(《湖南药物志》)

【备注】

1. 本品有毒，不宜多服、久服。心脏病患者或衰弱者及小儿忌用。《南方主要有毒植物》云："羊踯躅，中毒部位：叶和花。"中毒症状：开始时恶心，呕吐，腹泻，心跳缓慢，血压下降，动作失调，呼吸困难；严重者因呼吸停止而死亡。解救方法：酌情考虑催吐或洗胃及导泻；服蛋清、活性炭及糖水；也可静脉滴注5%葡萄糖盐水，并给兴奋剂，保暖，如血压下降则给去甲(基)肾上腺素；如呼吸困难可给氧。

2. 闹羊花是羊踯躅的干燥花序；八厘麻，又名六轴子，为闹羊花的干燥成熟果实。二者是用药部位不同。

3. 羊踯躅根又名巴山虎、山芝麻根、闹羊花根。为杜鹃花科植物羊踯躅的根。味辛，性温，有毒。归肝、脾、肺经。功能驱风除湿，散瘀止痛，化痰止咳。主治风湿痹痛，跌打损伤肿痛，咳嗽，痔疮疥癣。用法用量：内服，煎汤，1.5～3克；外用，适量，研末调敷，煎水洗或涂擦。本品有毒，不宜久服、过量，体质虚弱及孕妇禁服。

《草药新纂》云："止痛，治风痛及跌打损伤。"《浙江药用植物志》云："祛风，止咳，散瘀，止痛，杀虫。主治风湿痹痛，跌打损伤，神经痛，慢性气管炎，风湿性关节炎。"傅滋《医学集成》治痛风走注："黄踯躅根一把，糯米一盏，黑豆半盏。酒、水各一碗煎，徐徐服，大吐大泄，一服便能动。"《浙江药用植物志》治类风湿关节炎：羊踯躅根3～9克，毛果杜鹃30克，水煎服。《浙江民间常用草药》治坐骨神经痛：羊踯躅根3克(去外皮)，土牛膝60克，威灵仙、六月雪各30克，水煎，冲黄酒服。《浙江民间草药》治跌打损伤，关节风痛：羊踯躅根3克，土牛膝、大血藤、白茅根各9～12克，水煎服。《纲目拾遗》治痔漏：闹羊花根捶碎，煎汤放罐内，置桶中，盖上挖一孔，对痔坐定熏之。汤冷，复热之再熏。其管触药气，自渐渐溃烂不堪。熏半月，重者一月。切不可洗。《纲目拾遗》引《梁侯诚集验方》治两腮红肿：百合一个，山芝麻根(去皮)、贝母、玄明粉各3克，银朱2克。加白面调敷。《浙江民间常用草药》治癣：羊踯躅根120克，水500克，煎成120克，加醋30克，外擦患处。

4. 八厘麻为羊踯躅的干燥成熟果实。含八厘麻毒素，即闹羊花毒素Ⅳ(Rhodojaponin)功能祛风止痛，散瘀消肿。用治风湿痹痛，跌打损伤。用量1.5～4.5克。本品性温，味苦辛，有毒，用后易使心率减慢、血压下降。孕妇慎服。

335. 炉 甘 石

【概述】

本品为矿物菱锌矿，系天然的碳酸锌矿煅烧而成，色微黄为上。如含不纯物氧化铁，也称异极石(Calamina)，则呈淡红色粉末。另有水锌矿，产于矿床的氧化带中，为次生矿，与菱锌矿共生。别名甘石、羊甘石。主产四川、湖南、广西、云南等地。性平，味甘。功能明目去翳，收湿生肌。用治：① 目赤翳障，烂弦风眼。② 湿疹、疮疡，脓水淋漓。外用适量。

【成分】

主含碳酸锌 $ZnCO_3$，并含少量氧化钙、氧化镁、氧化铁、氧化锰，并有少量铁、钴、锰等碳酸盐。生炉甘石主含碳酸锌，经煅烧后变为氧化锌。

【药理】

1. 收敛作用：广泛用于皮肤科，作收敛剂：是和氧化锌同样的局部收敛药。有缓和的收敛作用，能中和创面的酸性分泌物，有保护皮肤作用。

2. 抑菌作用：抑制局部葡萄状球菌有效，用于皮肤炎症和表面创伤。古人炮制时，研极细末，用水飞过(《急救仙方》)，因为是不溶于水的天然碳酸锌，水制是有道理的。

【临床报道】

1. 治疗皮肤炎症和表面创伤：用于急性渗出性皮炎、亚急性皮炎、湿疹、过敏性皮炎等。制剂有炉甘石洗剂(Calomine lotion)、复方炉甘石洗剂(Phenolate calomine lotion)。炉甘石洗剂处方组成如下：炉甘石15克，氧化锌5克，甘油5.0克，玫瑰香精适量，氢氧化钙溶液加至100毫升。涂擦局部，每天数次。复方炉甘石洗剂是炉甘石洗剂中加1%液化苯酚。用于皮炎及湿疹等，止痒作用较强。

2. 治疗皮肤感染：对葡萄状球菌有抑菌作用，故对皮炎或湿疹的继发感染有效。

【附方】

[古代方]

1. 风泪不止：炉甘石(煅、飞细)3克，海螵蛸1.5克，梅花片少许共研极细，点泪窍处。(《审视瑶函》)

2. 口唇干裂破成疮：炉甘石6克，文蛤30克，黄柏30克，苍术15克，除甘石外，3味同炒，共研细末，入片脑0.9克再研，用蜡油调敷唇上。(《古今医鉴》)

3. 阴汗湿痒：炉甘石8克，海蛤壳6克，研粉敷之。(《普济方》炉甘石散)

4. 目赤翳障：炉甘石25克，片脑0.75克，黄连、黄柏各6克。(《证治准绳》炉甘石散)

[现代方]

1. 创伤感染：炉甘石配苍术、大黄粉各500克，制膏外敷，疗效显著。[中医杂志，1990，31(3)：42]

2. 肛门瘙痒：炉甘石粉30克，青黛粉3克，混匀后外扑患处。[广西中医药，1983，(1)：26]

3. 子宫颈糜烂：炉甘石120克，冰片、黄连各12克，雄黄6克，共研极细末。先将阴道冲洗干净，然后喷此药粉于子宫颈糜烂部位，每隔1～2天上药一次。(《全国中草药汇编》)

4. 目内生疮、破流脓水、痛痒浸淫：炉甘石(煅)450克，胭脂粉225克，枯矾45克，冰片6克，以上4味，分别粉碎成细粉，

配匀，过筛，混匀即得。外用：洗净脓水，吹撒患处。（卫生部《药品标准·中药成方制剂》第1册红棉散）

5. 目赤肿痛，羞明流泪：炉甘石（制）150克，荸荠粉60克，硼砂（煅）21克，冰片16.5克，分别研成细粉，混匀，过120目筛，分装即得。外用点眼，每天3次。（《江苏省药品标准》）

6. 暴发火眼，红肿痛痒，外障云翳：炉甘石（制）500克，冰片50克，麝香1克，熊胆10克，先将冰片、麝香共研细粉，过筛；熊胆化水，滤过，加入炉甘石细粉搅匀，低温烘干，研细过筛，再与冰片、麝香细粉套研，过140目筛，混匀。用时以玻棒浸凉开水蘸药少许，点入眼内，每天1～3次。（《江苏省药品标准》）

7. 皮肤湿疹：煅炉甘石15克，煅石膏10克，冰片、硼砂各3克，共研细末，敷患处。（《中国常用中草药》）

336. 泽　兰

【概述】

本品为唇科多年生草本植物地瓜儿苗 Lycopus lucidus Turcz. 的茎叶。又名虎兰、龙枣、虎蒲、小泽兰、地瓜儿苗、红梗草、蛇王草、捕斗蛇草、草泽兰、方梗草、麻泽兰、野麻花等。生于山野的低洼地或流溪沿岸的灌木丛及草丛中，全国大部分地区均产，主产于黑龙江、辽宁、浙江、湖北等地。性微温，味苦、辛。归肝、脾经。功能活血祛瘀，利尿消肿。主治经产瘀证，肢节瘀肿、痛麻，疮痈肿毒，水肿及心胃疼痛。用法用量：5～15克，入煎剂，或入丸、散剂；外用适量，捣烂外敷或煎水洗患处。

【成分】

含挥发油、葡萄糖苷、鞣质、树脂，还含有黄酮苷、酚类、氨基酸、有机酸、皂苷、泽兰糖、水苏糖、半乳糖和果糖等。

【药理】

1. 抗凝作用：泽兰水煎醇提物对兔有改善红细胞变形能力，增加红细胞电泳率，降低血小板粘附力，降低纤维蛋白原等作用，对体外血栓形成有对抗作用，能使血栓干重明显减轻，白陶土部分凝血时间延长。

改善“血瘀模型”的微循环障碍，加快微血管内血流速度，扩张微血管管径，改善血液流变学状态。

2. 强心作用：泽兰全草有强心作用，可使大鼠离体心脏心肌收缩幅度增加。

3. 兴奋子宫：泽兰对离体小鼠子宫平滑肌有兴奋作用，主要增加子宫平滑肌张力，对收缩频率、幅度影响次之。

4. 护肝作用：泽兰能抗 CCl_4 所致小鼠肝硬化，抑制肝脏胶原纤维增生，降低 CCl_4 中毒小鼠血清ALT和AST及显著提高血清总蛋白和白蛋白含量。

【临床报道】

1. 治疗血瘀经闭、经痛、月经稀发：通经效果较好，需与补益气血之品合用。

2. 治疗产后小便不利、身面浮肿：可配防己等份，研末，每服6～9克，温酒或醋汤调服。

3. 治疗跌打瘀肿：内服外用，常配姜皮、姜黄、银花藤等外洗。

4. 其他：可用于风湿性关节炎、肝炎、肝癌、不孕症等的治疗。

【附方】

［古代方］

1. 产后恶露不尽，脐腹疼痛：泽兰30克，当归（切、焙）60克，生地黄（切、焙）60克，甘草（炙、锉）30克，芍药60克，上为粗末，每次15克，用水300毫升。加大枣（劈破）3枚，煎至100毫升，去滓，温服。（《圣济总录》泽兰汤）

2. 妊娠堕胎，胞衣不出：泽兰叶（切

碎)、滑石(末)各 15 克,生麻油少许,用水 450 毫升,先煎泽兰至 225 毫升去滓,入滑石末并油,更煎三沸。温服,未下更服。(《圣济总录》泽兰汤)

3. 乳痈初起:泽兰 30 克,青皮 9 克,白及 15 克,橘叶 30 片,水煎,去滓。加酒适量冲服。(《仙拈集》泽兰煎)

［现代方］

1. 产后腹痛:泽兰叶 30~60 克,水煎,红糖适量冲服,每天 1 剂,分 2 次煎服。[赤脚医生杂志,1977,(1):33]

2. 糖尿病:2 型糖尿病者用泽兰、川芎、赤芍、地骨皮各 15 克,丹参 30 克,水蛭 10 克,鬼箭羽、天花粉、生地、黄芪各 20 克,水煎服,每天 1 剂。[中国中西医结合杂志,1992,12(1):12]

3. 经闭腹痛:泽兰、铁刺菱各 9 克,马鞭草、益母草各 15 克,土牛膝 3 克,水煎服。(《浙江民间草药》)

4. 痛经:泽兰汤:泽兰、续断各 14 克,红花 2 克,制香附、赤芍、柏子仁各 12 克,当归、酒炒元胡各 10 克,牛膝 3 克。水煎服,每天 1 剂,每次服后饮少量米汤酒。[山西中医,1988,9(12):541]

5. 慢性风湿性关节炎:泽兰叶 50 克,丝瓜 40 克,五灵脂 20 克,延胡索 15 克。每天 1 剂,水煎服。[实用中西医结合杂志,1991,(7):20]

6. 不孕症:泽兰、香附、焦白术、当归、覆盆子、枸杞各 15 克,益母草 30 克,蒲黄、王不留行、柴胡各 10 克,五灵脂 9 克,乌药 12 克,菟丝子 1 克,沉香 8 克。水煎服,每天 1 剂。[河北中医,1987,(2):18]

7. 急性黄疸性肝炎:泽兰、郁金、丹参、桃仁各 15 克,虎杖、白茅根各 20 克,栀子、贯众各 12 克,生大黄 9 克,水煎服,每天 1 剂。[实用中医内科杂志,1989,(2):21]

8. 肝癌:泽兰、三棱、莪术、当归各 9 克,平地木、丹参各 15 克,猫人参、半枝莲各 30 克,老鸦柿根(先煎)60 克,水煎服。(《抗癌本草》)

9. 肝硬化腹水:太子参 30 克,泽兰 10 克,鳖甲、山萸肉、地骨皮、生地各 15 克,丹参 20 克,牡蛎、茯苓各 15 克,山栀 10 克,沙参 15 克,知母 10 克,水煎服。[贵阳中医学院学报,1999,21(4):10]

10. 脑震荡及后遗症:泽兰、云苓各 15 克,丹皮、土鳖虫、当归、薄荷、柴胡、法半夏各 10 克,黄芪、大枣各 12 克,细辛 3 克,水煎服。[中医杂志,1983,24(1):15]

11. 急性腰扭伤:泽兰、当归尾、赤芍、丹皮、牛膝、川断、乌药、元胡各 9 克,红花 4.5 克,水煎服。(《中国中医秘方大全》)

12. 鼻衄:泽兰 18 克,生地、熟地、归身炭(土炒)各 15 克,荷叶(为引),水煎服。

【备注】

1. 古今所用泽兰品种比较混乱,所涉及的原植物有十余种。目前,少数地区尚有以下植物作泽兰入药的,如有人将同属植物毛叶地瓜儿苗 Lycopus lucidus Turcz. Var. hirtus. Reg. 作为正品使用。台湾地瓜儿苗 L. lucidus Turcz var. taiwanensis Hayata;小花地瓜儿苗 L. parviflours Maxim;狭叶地瓜儿苗 L. maackianus (Maxim.) Mak.;朝鲜地瓜儿苗 L. coreanus Levl.;欧地瓜儿苗 L. europaeus L.;菊科属植物花泽兰 Eupatorium Chinese L. 及山兰、兰草等。

2. 本品常与佩兰混用,应予区别。

337. 泽 泻

【概述】

本品为泽泻科植物泽泻 Alisma orientalis (Sam.) Juzep. (= A. plantago-Aquatiga L. var. orientale sam.)的干燥

块茎。又名水泻、芒芋、禹孙、天秃，主产福建、四川、江西，多为栽培品。性寒，味甘。归肾、膀胱经。功能利小便，清湿热。主治小便不利，水肿胀满，泄泻尿少，痰饮眩晕，热淋涩痛，及高血脂症。一般用量：6～9克。《本草经》记载“主风寒湿痹，乳难，消水，养五脏，益气力，肥健消水”。《名医别录》谓其“主消渴，淋沥，逐膀胱三焦停水”。泽泻商品主要分建泽泻、川泽泻两类，现各省多有引种。

【成分】

泽泻主要成分含生物碱，苷，天门冬酰胺，植物甾醇，脂肪酸，胆碱，泽泻醇A、B、C及挥发油等。泽泻含钾、钙、镁与糖，所含钾量每千克147.5毫克。

【药理】

1. 利尿作用：对人或兔均有利尿作用，它可使健康人的尿量增加63%，尿钠及尿素量也均增加。炮制可影响利尿效果，泽泻酒制、麸制对大鼠均有一定的利尿作用，盐泽泻不利尿。但五苓散中，不论泽泻生用或盐制，其他条件相同，二者利尿强度相似。泽泻用于水湿停滞、小便不利、水肿等症，与茯苓、猪苓配伍，以增强利水消肿的功效。还可治疗肾阴虚、肾阳亢盛而引起的遗精、滑精、眩晕等症。

2. 对心血管系作用：泽泻的甲醇、苯或丙酮提取的组分可使猫、兔的血压下降。醇提物的水溶部分能增加离体兔心的冠脉流量。兔静脉注射泽泻乙醇提取物可使血压较大幅度下降，使离体主动脉条松弛。

3. 降脂作用：泽泻提取物、醇浸剂及醇浸膏等，对家兔实验性高血脂症，有降低胆固醇及甘油三酯含量的作用，并能预防及抑制兔主动脉粥样硬化斑块的形成，主动脉内各种脂质含量减少。泽泻还能提高血中高密度脂蛋白的含量，促使胆固醇从动脉壁消除，促进肝脏内代谢及排泄，防止沉积。

4. 保肝作用：泽泻对实验性脂肪肝有抑制作用。对CCl_4引起的急性肝损伤有保护作用。对高脂血动物有改良肝脂肪代谢的作用。临床用于治疗高脂血症有效，疗程长，剂量大，可增加疗效。泽泻降甘油三酯效果更好。

5. 其他作用：泽泻还有轻度降血糖作用。有一定抗炎症作用。水煎剂对大剂量谷氨酸钠所致肥胖有减肥效果，降低甘油三酯含量和子宫、睾丸周围脂肪指数，毒性甚低。

【临床报道】

现代临床报告：治疗高脂血症和眩晕症。治水肿、小便不利。泽泻、茯苓均能渗湿利水，其不同处是泽泻渗湿而泄热，茯苓渗湿而健脾。

【附方】

［古代方］

1. 饮停心下，头目眩晕，胸中痞满，身体浮肿，小便不利：利水消肿，泽泻10克，白术4克，用水600毫升煎取300毫升去滓，分2次温服。(《金匮要略》泽泻汤)

2. 妊娠小便不利：泽泻、木通、茯苓、枳壳、桑白皮、槟榔、葵子、瞿麦各等份，加生姜9克水煎去滓，温服。(《产科发蒙》泽泻汤)按：本方去葵子、瞿麦即为《太平圣惠方》的泽泻散，治妊娠气壅，身体浮肿，呼吸喘促，大小便不爽。

3. 水湿内停，小便不利，泄泻，水肿，尿血：茯苓(去皮)、白术、泽泻各等份，上为细末，每服6克，空腹温开水调服。(《丹溪心法》四苓散)

［现代方］

1. 水肿，小便不利：泽泻、白术各12克，车前子9克，茯苓皮15克，西瓜皮24克，水煎服。(《全国中草药汇编》)

2. 痰饮内停，头目晕眩，呕吐痰涎：泽泻、白术各9克，荷叶蒂5枝，菊花6克，佩兰3克，泡煎代茶。[浙江中医药，(8)：288，1979]

3. 热淋涩痛：泽泻9克，甘草梢、木

香、栀子各6克，滑石12克，水煎服。(《中国常用中草药》)

338. 泽 漆

【概述】

本品为大戟科二年生草本植物泽漆 Euphorbia heioscopia L. 的全草。又名泽茎、猫儿眼睛草、五凤灵枝、五凤草、绿叶绿花草、凉伞草、五盏灯、五朵云、一把伞、铁骨伞等。生于山沟、路边、荒野、湿地。全国大部分地区有分布。性微寒，味辛、苦，有毒。主归大肠、小肠、肺经。功能利水消肿，化痰止咳，散结。主治水气肿满，痰饮喘咳，疟疾，菌痢，瘰疬，癣疮等。用法用量：内服，煎汤，5～10克，熬膏或入丸散；外用，煎水洗、熬膏或研末调敷。

【成分】

含槲皮素-5,3-二-D-半乳糖苷、泽漆皂苷、三萜、丁酸、泽漆醇、β-二氢岩藻甾醇、葡萄糖、果糖、麦芽糖等。乳汁含间-羟苯基甘氨酸、3,5-二羟基苯甲酸，种子含脂肪油、蛋白质、纤维素、糖及糖苷。

【药理】

1. 祛痰、止咳作用：泽漆有较强止咳作用，能抑制酸性粘多糖合成，减少痰中酸性粘多糖纤维，并能减少患者痰量，同时使痰液中各种细胞成分也明显减少，从而具有祛痰作用。

2. 抗菌作用：泽漆在很高浓度时(1∶50～100)时，能抑制结核杆菌的生长；在高浓度时，与链霉素、异烟肼有协同作用，但因所用浓度过高，其实际价值尚难定论。

3. 退热作用：茎叶煎剂灌胃对人工发热家兔有轻微降温作用。

4. 扩血管作用：根制剂对离体兔耳有扩血管作用，对离体兔、豚鼠及小鼠肠管有兴奋作用，同时可降低毛细血管通透性。

5. 腐蚀作用：泽漆乳状汁含刺激性树脂，接触局部可使局部发红甚至溃烂，能腐蚀疣。

6. 抗癌作用：药理研究表明，泽漆有抑制动物移植性肿瘤的效应。

7. 杀虫作用：用泽漆浸膏(每克相当于生药5克)与蓖麻油，两者按10∶1比例有预防小白鼠感染血吸虫尾蚴作用。

本品煎剂及其乙酸乙酯提取物对小白鼠的疟原虫抑制率分别为49%、56%。

【临床报道】

1. 治疗心性、肝性、肾性等各种原因所致的水肿：单用或同枣肉制成丸。

2. 治疗肺气肿合并心力衰竭：可配半夏、紫菀等。

3. 其他：治疗淋巴结核、结核性瘘管、菌痢、神经性皮炎、骨髓炎、肿瘤等。

治痰饮内停、咳逆上气，可配半夏、白前、甘草等同用，水肿喘息不安者，可配人参、白术、桑白皮等，治骨髓炎，泽漆与秋牡丹根、蒲公英配伍。

【附方】

［现代方］

1. 流行性腮腺炎：鲜泽漆30克(干泽漆15克)加水300毫升，浓煎至150毫升，每次50毫升，每天3次。用于预防，按上剂量连服3天。[湖北科技(医药部分)，1972，(8)：47]

2. 慢性咽炎：泽漆500克、大枣200克，先用水1500毫升将泽漆文火煎20分钟，后去泽漆加大枣至水干为止，每天早、晚各食大枣3～5枚。[四川中医，1986，(3)：封三]

3. 细菌性痢疾：泽漆1000克，煮2次滤过，浓煎至1000毫升，加适量防腐剂，成人每次5毫升，每天3次，儿童酌减。

[青海省医学科技情报站，医药卫生专辑，1972，(10)：1]

4. 乳糜尿：泽漆30克，随证加减，水煎分3次服。[新中医，1992，(9)：54]

5. 结核性瘘管：泽漆煮成流浸膏，涂于纱布外敷，每天1次；亦可用流浸膏2～3滴，以10～12毫升蒸馏水稀释后用纱布条浸湿塞入瘘管，每天换1次。[中医杂志，1956，(1)：25]

6. 外科急性感染：鲜泽漆除根部洗净切段，煎沸2～3遍，得棕黄色药液，过滤，以文火浓缩成流浸膏，外疡初期敷贴满整个病变部位，成脓及溃后宜敷于患处四周，每天换药1次。[山东中医杂志，1989，(5)：50]

7. 淋巴肉瘤：泽漆15克，蛇六谷(先煎)、土茯苓各30克，穿山甲9克，水煎服，每天1剂。(《抗癌本草》)

8. 宫颈癌：泽漆、二色补血草、小叶贯众各30克，水煎服，如出血多，将二色补血草加至60克。(《陕西中草药》)

9. 食管癌，胃癌：泽漆15克，石竹根30克，刘寄奴9克，水煎服。(《安徽中草药》)

10. 神经性皮炎：鲜泽漆白浆敷癣上或用楮树叶捣碎同敷。(《兄弟省市中草药单验方新医疗法选编》)

11. 肺源性心脏病：鲜泽漆茎叶60克，洗净切碎，加水500毫升，放鸡蛋2只煮熟，去壳刺孔，再煮数分钟，先吃鸡蛋后服汤，每天1剂。(《草药手册》)

12. 骨髓炎：泽漆、秋牡丹根、铁线莲、蒲公英、紫堇、甘草，水煎服。(《高原中草药治疗手册》)

13. 肺结核：鲜泽漆50克，百合、煅牡蛎各30克，生地15克，熟地、玄参各12克，川贝、白芍、麦冬各10克，当归8克，甘草5克，桔梗3克，每天1剂，每剂3煎，分3次服，再用鲜泽漆250克，洗净煎汤代茶饮。[浙江中医杂志，1992，(7)：328]

14. 急性肾炎：泽漆、泽泻各30克，半夏、紫菀、白前各12克，黄芪、茯苓、白术各15克，桂枝、甘草各6克，生姜5片，随证加减。每天1剂，水煎服，2周为1个疗程。[四川中医，1991，(11)：25]

15. 急性流行性出血性结膜炎：泽漆30克(鲜者加倍)，生白矾6克，用水100毫升，煎开5分钟后，先口服30毫升后趁热熏洗双眼，每次熏洗15～20分钟，每天2～3次。[山东中医杂志，1988，(5)：47]

16. 疟疾：泽漆煎剂，每次服21克，每天2次，连服3天，或用其乙酸乙酯提取物，每次相当于生药28克，每天2次，连服3天。(四川省523办公室，疟疾防治研究资料汇编，1973，62)

17. 肝癌：鲜泽漆500克切碎，与白公鸭1只同煮汤约2 000毫升，频吃肉喝汤，约于1周内服完。初期宜少量，2～3周后适当加量，以保持24小时大便2～3次。[吉林中医药，1992，(3)：28]

【备注】

《名医别录》言本品为大戟苗，《日华子本草》言本品为大戟花，其苗可食，这都是错误的。据《本草纲目》考证："泽漆利水，功类大戟。故人见其茎有白汁，随误以为大戟。""泽漆是猫儿眼草，非大戟苗。"

339. 降　香

【概述】

本品为豆科植物降香檀 Dalbergia odorifera T. Chen 的根部心材。又名紫藤香、降真香、降香。产于广东海南岛。降真香过去多从国外进口。主要为印度黄檀 Dalbergia sisso Roxb 的心材，即《纲目》所谓"番降"。

《本草纲目》的降真香，据所述植物分布，可能尚包括芸香科植物山油柑 Acronychia pedunculata（L.）Miq。性温，味辛。归肝、脾经。功能理气止血，行瘀定痛。主治吐血，咯血，金疮出血，跌打损伤，痈疽疮肿，风湿腰腿痛，心胃气痛。用法用量：内服，煎汤，3～5 克，研末服 1～2 克或入丸、散；外用，研末敷。

【成分】

含黄酮类，主要有芒果花素、黄檀素（Dalbergin）、去甲黄檀素（Nordalbergin）、异黄檀素（isodalbergin）、黄檀素甲醚（O-Methyldajbergin）、黄檀酮（Dalbergenone）和黄檀色烯（Dalbergichromene）、降真香碱（山油柑碱）。并含挥发油。

【药理】

1. 抗癌作用：本品含山油柑碱有抗癌作用，能显著缩短家兔血浆再钙化的时间。对动物骨髓性白血病、浆细胞性骨髓瘤、腺癌等有效。降真香碱能抑制细胞的有丝分裂和降低杏田腹水癌细胞分裂指数，并抑制癌细胞核酸的生成。

2. 对心血管系统的作用：降香挥发油及其芳香水 200 毫克/千克灌胃可明显抑制大鼠实验性血栓形成；明显提高孵育兔血小板 cAMP 的水平，对兔血浆纤溶酶活性有显著促进作用，提示有抗血栓作用。印度黄檀（Dalbergia sissoo Roxb）能显著缩短家兔血浆的“再钙化时间”。黄檀素（Dalbergin）给兔口服 50 毫克/千克，有微弱的抗凝作用（凝血酶原时间作指标）。在离体兔心灌流时，黄檀素能显著增加冠脉流量、减慢心率、轻度增加心跳振幅，不引起心率不整。

3. 对中枢神经系统的作用：降香乙醇提取物 250 毫克/千克灌胃，可以明显抑制小鼠的自主活动，对抗电惊厥的发生；100 毫克/千克灌胃可以显著延长戊巴比妥钠的睡眠时间，且作用呈一定的量效关系；500 毫克/千克可明显延缓烟碱所致惊厥的出现，缩短惊厥发作时间，但对戊四唑和毒蕈碱所致的惊厥无明显对抗作用；热板法证明，降香的乙醇提取物 50 毫克/千克灌胃，有明显的镇痛作用，但用醋酸扭体法，即使1 000 毫克/千克灌胃，也无明显的镇痛作用。

4. 其他作用：降香丹参复方 2 克/千克静脉注射 24 小时后，对皮下注射 10 克/L 氯化高汞 1.7 毫升/千克所致急性汞中毒家兔的血清尿素氮和血浆过氧化脂质的异常升高有明显的对抗作用。印度产降香（Dalbergia lanceolaria）的水、醇、醚提取物对大鼠甲醛性足跖肿胀有不同程度的抑制作用。

5. 毒副作用：较小。

【临床报道】

1. 治疗食管癌（降香通膈汤）：降香 40 克，佩兰、粉防己、半夏各 20 克，乌梅 15 克，炮山甲 7.5 克，便秘者加狼毒 1～2.5 克。水煎服，每天 1 剂。辽宁铁岭地区人民医院用之治疗 26 例（其中食管癌 21 例，贲门癌 5 例）。结果 8 例梗阻完全缓解，14 例梗阻部分缓解，有效 22 例。

2. 治疗跌扑闪锉之症：用田降散秘方（田七、降香、苏木、自然铜、红花、乳香、没药等）治疗跌扑闪锉之症，痛甚剧烈者较好。

3. 治疗心脑血管病：以降香、川芎、赤芍、丹参、红花各等份，组成冠心Ⅱ号，治疗心脑血管缺血性疾病，有较好的活血化瘀功能，据观察，总有效率为 94.2%。又复方丹参注射液：含降香、丹参各 1 克/毫升，用于冠心病。

治胸胁痛，降香常配郁金、桃仁、丝瓜络；治胸痹卒痛，配丹参、赤芍、川芎、红花等；治寒疝腹痛，可与川楝子、小茴香、乌药配伍；治跌打损伤，与乳香、没药配伍。

【附方】

［古代方］

1. 金刃或打扑伤损，血出不止：降真香末、五倍子末、铜末（是削下镜面上铜，于

乳钵内研细）等份或随意加减用之。上拌匀敷。（《百一选方》）

2. 痈疽恶毒：番降末、枫乳香等份，为丸熏之，去恶气。（《濒湖集简方》）

［现代方］

1. 外伤性吐血：紫降香3克，花蕊石3克，没药1.5克，乳香1.5克，共研极细末，每服0.3克，童便或黄酒1杯送服。（《现代实用中药》）

2. 跌打损伤：降香15克，紫荆皮15克，续断15克，补骨脂15克，当归15克，桃仁10克，水煎服。

3. 气滞血瘀所致胸痹刺痛：降真香10克，五灵脂10克，蒲黄10克，川芎10克，桃仁10克，水煎服。（《中国常用中草药》）

340. 细　辛

【概述】

本品为马兜铃科植物北细辛 Asarum heterotropoides Fr. Schmidt var. mandshuricum (Maxim.) Kitag.、汉城细辛 Asarum sieboldii Miq. var. seoulense Nakai 或华细辛 Asarum sieboldii Miq. 的干燥全草。前二种习称“辽细辛”。又名小辛、细草、独叶草、金盆草、万病草、卧龙丹、铃铛花、四两麻、玉香丝。辽细辛主产于黑龙江、吉林、辽宁。华细辛主产于山东、安徽、浙江、江西、河南、陕西。性温，味辛。归心、肺、肾经。功能祛风散寒，通窍止痛，温肺化饮。用于风寒感冒，头痛，牙痛，鼻塞鼻渊，风湿痹痛，痰饮喘咳。用法用量：内服，1～3克；外用适量。不宜与藜芦同用。

【成分】

细辛主要含挥发油，有甲基丁香酚(Methyl eugenol)、龙脑、异茴香醚、α-蒎烯(α-Pinene)、β-蒎烯(β-Pinene)、黄樟醚(Safrole)、枫香素(Elemicin)、细辛醚(Asarone)、柠檬烯(Limonene)等。细辛的辛味成分主要是异丁基十二烷四酰胺(Isobutyldodecatetraenamine)。细辛根含去甲乌头碱。此外，细辛还含左旋细辛素、软脂素、钾、钠、锌、钙、铁、锰、铜等元素。

【药理】

1. 麻醉作用：挥发油具有局部麻醉作用，临床用以拔牙或配止牙痛水。

2. 镇静作用：细辛挥发油有明显的中枢抑制作用，小剂量可使动物安静，自主活动明显减少，大剂量可使动物出现睡眠，并有明显抗惊厥作用，与阈下剂量的戊巴比妥钠或水合氯醛有协同作用。

2. 解热、镇痛作用：细辛挥发油的阿拉伯胶乳剂灌胃对正常体温、温热刺激、伤寒菌苗、四氢B萘胺引起的体温升高均有降温作用。细辛煎剂灌胃，对电击鼠尾具有镇痛作用。

4. 抗炎作用：腹腔注射细辛挥发油可降低毛细血管通透性，抑制白细胞游走，使胸腺萎缩，降低正常大鼠肾上腺内维生素C含量，抑制棉球肉芽肿，明显降低角叉菜胶所致炎性渗出和组织含量，对抗巴豆油引起的小鼠耳肿胀。

5. 免疫抑制作用：细辛煎剂能明显降低分离的豚鼠外周血中淋巴细胞α-醋酸萘酯酶阳性($ANAE^{+}$)百分率，有免疫抑制作用。细辛的水和乙醇提取物均能使速发型变态反应总过敏介质释放量减少。从北细辛甲醇浸出液中分离出的某些成分可明显抑制组胺所致离体豚鼠回肠的收缩。

6. 对心血管的作用：细辛挥发油能明显增加离体豚鼠心脏冠脉流量，对抗家兔垂体后叶素所致急性心肌缺血，增加小鼠减压缺氧能力，静脉注射细辛挥发油能降低麻醉猫和犬的血压。但细辛煎剂却有明显的升压作用,此作用可被可卡因所增强,被麦角毒所翻转。

7. 松弛平滑肌作用:细辛中分离的消旋去甲乌药碱有肾上腺β受体兴奋剂的生理作用。细辛挥发油低浓度兴奋子宫、肠管平滑肌,高浓度则有抑制作用,并能松弛组胺、乙酰胆碱以及氯化钡引起的豚鼠离体回肠痉挛,细辛挥发油能松弛组胺、乙酰胆碱引起的离体气管痉挛。甲基丁香油酚对豚鼠离体气管有显著的松弛作用。细辛浸剂家兔静脉注射可对抗吗啡所致的呼吸抑制。

8. 抗病原微生物作用:细辛挥发油对黄曲霉菌、白色念珠菌等16种真菌有抗菌作用,其有效成分为黄樟醚,细辛醇浸剂、挥发油等对革兰氏阳性菌、枯草杆菌及伤寒杆菌有抑制作用,煎剂对结核杆菌及伤寒杆菌亦有抑制作用。

9. 其他作用:细辛煎剂能可逆性地阻滞蟾蜍坐骨神经的冲动传导,其麻醉效果与1%普鲁卡因接近。挥发油有表面麻醉作用。甲基丁香酚还有抗组胺作用,水提物可抗变态反应。

从细辛中得到的去甲乌药碱,有强心、扩张血管、松弛平滑肌、增强脂质代谢及升高血糖等作用。此一成分,也在吴茱萸、蜀椒、良姜、附子、丁香等祛寒药中分离出来。从细辛、附子等份离到的消旋去甲乌药碱,具有肾上腺素能β-兴奋剂样作用,与温里祛寒药的作用多有类似之处,为此,说明中医自古以来把中药按性味功能的分类方法是高明的。

【临床报道】

1. 治疗神经痛:细辛10克,冰片5克,研末混匀。用时将药末0.1克置患侧鼻孔前用力吸入。

2. 治疗类风湿关节炎:细辛30~160克,制附子10~30克,豨莶草30~60克,水煎浓缩至200毫升。口服,每次50毫升,每天4次。(此方需在有经验的临床医生指导下应用。)

3. 治疗牙痛:细辛6克,荜茇10克。水煎,漱口。或细辛4克,石膏45克,水煎,取一半漱口,一半内服。或细辛、花椒、白芷、防风各3克,水煎,漱口。

4. 治疗阿弗他口腔炎:细辛9~15克,研末,和水,加少量甘油或蜂蜜调成糊状,摊纱布上敷于脐眼,胶布密封(至少贴3天)。

5. 治疗冠心病心绞痛:细辛挥发油50毫升,加冰片16克,溶于600毫升95%的酒精内,加二氯二氟甲烷制成气雾剂。心绞痛发作时,对准口腔按压阀门2~5次即可。

6. 治疗神经性皮炎:细辛、马钱子、草乌各5克,浸泡于80%~90%来苏液1 000毫升中,10~15天后涂擦患处。禁用于健康皮肤。

7. 治疗肩周炎:细辛80克研末,同生姜300克杵成泥绒,铁锅内炒热,加入60度高粱酒100克调匀,再微炒,将药铺于纱布上,热敷肩周痛处,每晚1次。

8. 治疗血管性头痛:细辛挥发油、川芎挥发油、冰片100毫克,溶于50%乙醇中,滴入双侧鼻孔各2滴。

9. 治疗小儿口舌生疮:细辛末2.5克,与适量小麦粉,用温水调成粘稠饼状,直径3~4厘米,厚0.5厘米,直接敷于肚脐上,外覆纱布,用胶布固定,早晚各换一次,3天为1个疗程。

10. 治疗头痛:细辛3克,川芎、菊花、白芷各6克,水煎服;亦可将细辛捣碎,加面粉用白酒调成糊状,敷太阳穴。

细辛用量不可过"钱",如过量可因气闷塞不通而致死。动物实验可见北细辛挥发油对蛙、小鼠、家兔等用后,均先兴奋后抑制,呼吸减慢,反射消失,最后呼吸麻痹而死，和人中毒气塞不通而死是一致的。临床上应严格控制剂量。

麻黄与细辛均为发散风寒药。麻黄还长于平喘，故风寒偏表，喘咳上气者宜之；细辛还能温里，故风寒偏里，骨间有风者宜之。细辛既能发散在表之风寒，也能祛散入里之风寒，故用于感冒风寒，鼻塞多涕，咽部有涎，可配荆芥、防风等。对头痛、牙痛、身痛等，可与羌活、白芷等同用。对肺寒咳喘，常与干姜、半夏、五味子同用。

【附方】

［古代方］

1. 风寒感冒，鼻塞多涕，痰涎喘咳：处方为细辛 12 克，桂枝 9 克，制半夏、茯苓、桔梗各 12 克，甘草 6 克。(《本事方》细辛汤)

2. 风寒客表，水饮内停，恶寒发热，无汗咳喘，痰多而稀，身体重痛，肌肤悉肿：处方为麻黄、芍药各 9 克，细辛、干姜、甘草各 3 克，桂枝 9 克，五味子 3 克，半夏 9 克。现用于慢性支气管炎、支气管哮喘、肺气肿等。(《伤寒论》小青龙汤)

3. 素体阳虚，外感风寒，无汗恶寒，发热倦卧，苔白，脉反沉：麻黄 6 克，细辛 3 克，炮附子 3 克。(《伤寒论》麻黄附子细辛汤)

4. 风寒在脑或感湿邪头痛头晕及眉棱眼眶痛：细辛 3 克，川芎、白术各 9 克，甘草 3 克，水 150 毫升，姜 3 片，煎八分，食远服。(《妇人良方》小黄辛汤)

5. 上气不得息卧，喉中如水鸡声，气欲绝：麻黄 6 克，细辛 3 克，五味子 4.5 克，干姜、桂心各 3 克，半夏 9 克，水煎。据《中药基础知识简编》介绍前人经验说："干姜、细辛、五味子为治疗痰饮咳嗽之良药。"沃雪汤一方乃俱有之，但因原方剂量太大，故不录，临诊可斟酌情况用药。(《古今录验》沃雪汤)

［现代方］

1. 风寒感冒，头痛、牙痛：细辛 3 克，白芷、菊花、川芎、薄荷、羌活、防风、荆芥各 6 克，生姜 3 片，水煎服。

2. 偏头痛：细辛、雄黄各等量，研细末，取药末适量左边痛搐入右鼻，右边痛搐入左鼻。

3. 牙痛：细辛、荜茇、花椒、白芷、防风各 3 克，水煎沸 15 分钟后取汁待温漱口，漱完吐出，饭后每次漱 3～4 回，每天 3 次。

4. 痰饮喘咳痰白色：细辛 3 克、炙甘草、干姜、五味子各 6 克，茯苓 12 克，水煎服。

5. 鼻渊：细辛、白芷各 3 克，苍耳子、藿香、甘草各 9 克，独活 4.5 克，水煎服。(《中国常用中草药》)

341. 贯　众

【概述】

本品常以鳞毛蕨科植物粗茎鳞毛蕨的根茎为代表。亦称绵马贯众。《药典》收载绵马贯众。味苦，性微寒。归肝、胃经。功能清热解毒、凉血止血，杀虫驱虫。因品种复杂，特详介如下。贯众的商品主要有以下四种：① 绵马贯众：为鳞毛蕨科植物粗茎鳞毛蕨 Dryopteris crassirhizoma Nakai 的带叶柄残基的干燥根茎；生林下湿地，药用根茎，秋季采收，收后去叶柄，洗净晒干。又名野鸡膀子、绵马、牛毛黄、广东菜、猴腿。为药材"贯众"来源之一。性微寒，味苦，有小毒。功能清热、活血散瘀、止血解毒，杀虫。② 紫萁贯众：为紫萁科植物紫萁 Osmunda japonica Thunb. 的带叶柄残基的干燥根茎。别名 O. regalis L. var. japonica M. lole，大叶狼衣、大贯众、贯众。药用根茎，全年可收，收后削去地上部分，洗净，晒干。性寒，味苦，有小毒。功能清热解毒，祛瘀杀虫，止血。③ 狗脊贯众：为乌毛蕨科植物单芽狗脊蕨 Woodwardia unigemmata Nakai 和狗脊蕨 W. japonica (L. f.) Sm. 的带叶柄残基的干燥根茎，生溪边或林下。性凉，味微苦。功能强腰膝、除风湿，杀虫，用于风寒湿痹，虫积腹痛等。又名贯众、真虾公草、细叶虎牙风。全年可收，收后洗净，去叶柄与须根，晒干。用量15克，煎服。④ 荚果蕨贯众：为珠子蕨科植物荚果蕨 Matteuccia struthiopteris (L.) Todaro 的带叶柄残基的干燥根茎，拉丁异名有 Osmunda struthiopteris L. 及 Struthiopteris Filicastrum All，别名有黄瓜香、野鸡膀子、贯众、小叶贯众、荚果蕨贯众。性微寒，味苦。功能清热解毒，杀虫，止血。用于流行性腮腺炎、鼻出血，蛲虫病，预防流感和乙脑等。用量9～30克，水煎服。

【成分】

1. 绵马贯众：含铁线蕨酮(Adianton)，乙酰绵马酸、绵马酸、黄绵马酸和微量白绵马酸，新绵马酸(Dryocrassin)，并含羊齿三萜、绵马三萜、羊齿烯、鞣质、挥发油、树脂等。

2. 紫萁贯众：含金松双黄酮、山萘酚-3-葡萄糖苷、蓝伯松酯酸、山萘酚黄耆苷、10-廿九醇、10-廿九酮、β-谷甾醇、尖叶土杉甾酮A(ponasterine A)、羟基促脱皮甾酮(Ecdysterone)和促脱皮甾酮(Ecdysone)。

3. 狗脊贯众：含儿茶酚衍生物。

4. 其他：含β谷甾醇、蕨甾酮(pterosterone)、坡那甾A、羟基促脱皮甾酮(Ecdysterone)和脂肪酸，其中以花生四烯酸为主。

【药理】

1. 绵马贯众：主要作用有：① 麻痹绦虫，使其不能附着肠壁，服后给予泻药，容易驱出。② 绵马酸镁盐驱肠虫效果较强。③ 煎剂1：800～1：1 600对各型流感病毒有不同程度的抑制作用。④ 煎剂在试管内对猪科动物金钱豹 Pant 蛔、蚯蚓与水蛭有杀虫作用；对牛的肝蛭有驱除作用。⑤ 新绵马素体外有抗血吸虫作用。⑥ 乙醚提取物对家兔和豚鼠离体子宫有较强的兴奋作用，剂量大时可使子宫呈强直收缩。⑦ 抗菌抗病毒作用。⑧ 抗肿瘤作用。⑨ 雌激素样活性。⑩ 绵马有毒虽在消化道不易吸收，但肠中脂肪过多，则可促进其吸收而引起中毒。可致呕吐，泻下，心肌麻痹，视力障碍，震颤，惊厥甚至延髓麻痹。

2. 紫萁贯众：药理实验证明对金黄色葡萄球菌、绿脓杆菌均有抑制作用。驱蛔用紫萁30克，乌梅6克，大黄3克，煎服，连服3天。驱蛲虫，紫萁24克，醉鱼草15克，煎服。防治脑炎，紫萁15～30克，大青叶15克，煎服。筋骨痛，紫萁9～15克，煎服。外伤出血，用紫萁晒干为末外敷。

【临床报道】

1. 绵马贯众：用于吐血、衄血、崩漏、赤痢、便血、虫积腹痛、肝炎以及麻疹和流感的预防。12～20克，水煎服。

2. 紫萁贯众：用于绦虫病、钩虫病、蛲虫病、腮腺炎、便血、外伤出血等。叶煎服可治水肿、淋病、脚气病等。9～30克煎服。

3. 狗脊贯众：用于风寒湿痹、虫积腹痛等。

4. 荚果蕨贯众：临床治疗蛲虫病，荚果蕨30克水煎，睡前洗肛门。流行性腮腺炎、鼻出血：用荚果蕨9克，干地黄15克，白茅根15克，煎服。预防流行性感冒、乙脑：荚果蕨9克，水煎服。

在《药典》中，只记载绵马贯众和紫萁贯众。其他均为地方习惯用药。上述的狗脊贯众和狗脊是两种不同植物。后一狗脊是金毛狗脊,《药典》有载,另见专题。

【附方】

［古代方］

1. 妇人崩漏:贯众同米炒,每服6克,早晚各1次,酒、醋或用温开水送服。(《海上方》)

2. 年深咳嗽出脓血方:贯众、苏枋木各9克,水200毫升,生姜3片煎服,每天2服。(《太平圣惠方》)

3. 鼻大衄方:贯众根为末,水调服2克。(《本草图经》)

4. 产妇恶露淋漓,体倦面黄,食少恶寒,惊悸汗出:贯众为末,每服6克,米饮下。(《妇人良方》)

5. 漆疮方:贯众,治末以涂上,干以油和之。(《千金要方》)

6. 便毒肿毒方:贯众,酒服6克。(《多能鄙事》)

7. 吐血成斗,命在须臾:贯众、血余、侧柏叶。将上药末两味,入柏汁内搅匀,于大碗内盛之,重汤煮一炷香时,取出待温,入童便150毫升、黄酒少许,频频温服。(《万病回春》贯众汤)

8. 疮疹:贯众、赤芍、甘草、川升麻、枳壳。每服3克,水150毫升,入竹叶7片,煎至五分,去滓温服,无时。(《小儿卫生总微论方》快斑散)

9. 火烧疮:贯众煅灰,和香油调涂,止痛。(《岭南采药录》)

10. 解轻粉毒,齿缝出血臭肿:贯众、黄连,水煎,入冰片少许,时时漱之。(《积德堂经验方》)

11. 骨鲠:缩砂仁、贯众、甘草,上捣成细末。治一切鲠,以绵裹少许含之,旋旋咽津,久则随痰出。(《普济方》)

12. 肠有伏热,下痢脓血:贯众(锉)30克,黄连、板蓝根、木香各15克,胡黄连、诃黎勒皮、肉豆蔻(去壳)各0.9克,上为末,面糊为丸如梧子大,每服15丸,煎甘草汤送下。(《圣济总录》贯众丸)

［现代方］

钩虫病:贯众30克,苦楝根皮30克,雷丸20克,榧子30克,槟榔30克,牵牛子10克,研粉,早晚冲服,每次1～1.5克,连用10天。(《小儿常见病诊治手册》)

【备注】

1. 贯众品种复杂,应用贯众正品时,按《药典》规定用法并鉴别真伪;各地区地产贯众,应按当地民间习惯用法用药。一般而言,煎剂用5～9克,用于清热解毒时,剂量可增至15～30克,如以抗菌、抗病毒或止血为治疗指标时,可用水煎法煎汤服;如用于驱虫,可以采用偏碱一些的水煎制。制剂应做毒性试验,尤其对毒性较大的绵马贯众,或含绵马酸的药材,更应注意。切忌过量,并应注意服药同时,不吃脂肪和油类食品。贯众配槟榔,共驱绦虫;配苦楝皮驱蛔;配大青叶治痄腮,咽喉肿痛;配甘草共解酒毒、药毒和食物中毒。预防流感、流脑,可配大青叶、板蓝根;吐血加血余、侧柏叶,可加强止血效果。如《万病回春》中的贯众汤治功能性子宫出血,可配五灵脂、乌贼骨;治肠痔下血及血痢,可与黄连、黄柏等同用。

在所有泛称"贯众"的植物中,除上述四种外,还有:

(1) 东方狗脊:系乌毛蕨科植物东方狗脊 Woodwardia orientalis Sw. 的根茎。又名大叶狗脊、老骨头、贯众。性微温,味甘。功能清热解毒,壮腰膝,祛风湿,杀虫。用于防治感冒,风寒湿痹,钩虫病,腰腿疼痛,含狗脊酸(Woodwardic acid)、牛膝甾酮、尖叶土杉甾酮、莫考甾酮、棕榈酸菜油甾醇酯、β-谷甾醇、棕榈酸β-谷甾醇酯等。

(2) 乌毛蕨:本品为乌毛蕨科植物乌毛蕨 Blechnum orientale L. 的根茎和叶。

又名东方乌毛蕨叶(《中药大辞典》以此为正名),乌毛蕨属植物全世界约有35种,中国只此一种,故名之为东方的(Orientale)也较合适。其他俗别名还有龙船蕨、黑狗脊、贯众、铁蕨、黑蕨猫、管仲、赤蕨头、大凤尾草等。生于林下及溪边,根茎称贯众,另见专条,本条只叙其叶,功能解毒、消肿、生肌。用于痈肿疼痛,可消肿,拨毒生肌,捣敷外用。

本品含绿原酸(Chlorogenic acid),药理报告有:① 收缩子宫作用。② 1∶1水煎液对金黄色葡萄球菌、伤寒杆菌、甲型副伤害杆菌、绿脓杆菌、大肠杆菌、肺炎球菌等有抑菌作用。③ 1∶800水溶液可抑制流感病毒。

临床应用乌毛蕨注射液为子宫收缩剂,用于人工流产或产后子宫复原,肌肉注射每次1支(2毫升含生药5克)。民间用治:① 流感、乙脑:乌毛蕨12克,板蓝根15克,苦参9克煎服。② 腮腺炎:乌毛蕨15克,海金沙藤15克,大青叶12克煎服。③ 蛔虫病、钩虫病:乌毛蕨15克,使君子9克,水煎服。

(3) 卵鳞鳞毛蕨:本品为鳞毛蕨科植物卵鳞鳞毛蕨 Dryopteris championi (Benth) C. Chr. ex Ching (Aspidium championi Benth),又名小贯众、多鳞毛蕨、小龙骨、毛贯众、蕨鸡脑、贯众、蕨务子等。性微寒,味苦。功能清热,驱虫,平喘,止血。用于驱钩虫,便血,气喘,预防流感等。用量9～15克,水煎服。

根茎含铁角蕨素(Aspidin)0.4%。临床应用:① 驱钩虫:卵鳞鳞毛蕨12克,川楝子9克,紫苏9克,水煎服;② 气喘:卵鳞鳞毛蕨15克,荆芥9克,广皮3克,白芥子9克,乌药9克,茯苓9克水煎服;③ 大便下血:卵鳞鳞毛蕨15克,地榆9克,水煎加红糖服;④ 预防流感:本品单味9克水煎服。

(4) 狗脊蕨:本品为乌毛蕨科植物狗脊蕨 Woodwardia japonica (L. F.) Sm. (Blechnum japonicum L. F.)又名大叶贯众、虾公草、细叶虎牙风,生谷中及河边阴处石上,药用根茎。性凉味苦。根茎含淀粉,鞣质等。体外试验:20%水煎剂有明显促凝作用,功能清热凉血,除湿强筋,杀虫。用于风湿痛、腰脊劳损、疮痈肿毒、虫积腹痛、外伤出血等。临床应用:① 治血丝虫:狗脊蕨9克煎服,转阴率53.3%;② 预防感冒、流感:狗脊蕨9克煎服,每周二次,用药组发病率24.1%,不用药组发病率76.8%;③ 风湿痛:狗脊9～30克煎服;④ 腰肌劳损:狗脊9～15克泡酒饮服;⑤ 创伤出血:鲜品捣敷。

(5) 山地贯众:本品为鳞毛蕨科植物山地贯众 Cyrtomium fortunei J. SM. (Polystichum fortunei Aspidium falcatum var. fortunei Bak.)的根茎。又名公鸡头、小贯众、小叶贯众凤凰衣、大叶凤凰尾、昏鸡头、鸡公头、小金鸡尾、管仲、虾公草等。性微寒,味苦、涩,有小毒。功能清热解毒、止血杀虫。用于头晕、头痛、高血压、蛔虫病、钩虫病等。

根茎与叶柄含黄绵马酸(Flavaspidic acid)、挥发油、树胶、鞣质、糖类、氨基酸等。地上部分含异槲皮苷(Isoquercitrin)、紫云英苷(Astragalin)、冷蕨苷(Cyrtopterin)、贯众苷(Cyrtomin)。药理作用有:① 16%煎液体外对猪蛔虫的头段有一定的抑制作用。50%～70%煎液对猪蛔虫整体的活动于2～6小时后出现不同程度的抑制。② 体外对堇色毛癣菌、许兰黄癣菌、奥杜盎小芽孢癣菌有抑制作用。体外能抑制金黄色葡萄球菌、α-链球菌、溶血性链球菌和宋内痢疾杆菌。显示抗菌、抗真菌作用。③ 煎剂可增强家兔离体和在体子宫的收缩。临床应用在民间曾用于:① 预防流感、腮腺炎:山地贯众9～15克,水煎服。② 痢疾、蛔虫、蛲虫病：用 15～30 克，煎服。③ 头晕心悸，本品 60 克，水煎服。④ 传染性肝炎：山地贯众 30 克，凤尾草 30 克，乌韭 30 克，岩柏 30 克，水煎服。⑤ 血清转氨酶升高：贯众 120 克，紫金牛 30 克，六月雪 30 克，水煎服。⑥ 刀伤出血：贯众叶捣烂外敷。⑦ 血崩：贯众 15 克，酒煎服。

(6) 桂皮紫萁：本品为紫萁科植物桂皮紫萁 Osmunda cinnamonea L. 的根茎。在江西地带，又称"贯众"。性寒，味苦，有小毒。功能清热解毒，止血杀虫。用于感冒、腮腺炎、驱钩虫、蛲虫等。3～9 克，水煎服。化学成分含纤维素、果胶(Pectin)、木聚糖(Xylan)、豆甾醇、菜油甾醇和葡萄糖甘露聚糖(Glacomannan)等，临床用于：① 驱除钩、蛲虫：桂皮紫萁 9 克，乌梅 6 克，大黄 3 克，水煎服。② 腮腺炎：桂皮紫萁 9 克煎服或研末加醋调敷腮部。③ 鼻出血：桂皮紫萁炒炭研末，每服 3 克，每天 2 次。

(7) 鳞毛蕨：本品为鳞毛蕨科植物鳞毛蕨 Dryopteris filix-mas (L.) Schotg (Polypodium filix-mas. L.)又名贯众、欧绵马。性微寒，味苦，有毒。功能清湿热，解毒，杀虫，止血。用于流感，驱蛔虫，钩虫，子宫出血，并可预防乙脑、流脑、腮腺炎等。9～30 克，水煎服。化学成分含鳞毛蕨酸、绵毛酸、黄绵马酸、咖啡酸、香豆基奎尼酸(Coumary Lquinic acid)、绿原酸、黄三叉蕨宁、白三叉蕨素、三叉蕨宁、三叉蕨素、三叉蕨酚、白绵马素、去甲绵马素、间苯三酚衍生物、芦丁等。药理体外试验，绵马酸、白绵马素与间苯三酚衍生物对乳酸杆菌有抑制作用。临床预防流感、乙脑、腮腺炎，用鳞毛蕨 9 克煎服，连服数天；治疗流感，用本品 30 克，板蓝根 9 克水煎服；治疗功能性子宫出血，本品炒炭研末，每服 9 克，每天 3 次。驱钩虫、蛔虫，用本品 15 克，川楝子 9 克，紫苏 4.5 克，水煎睡前服。

2. 狗脊贯众类的狗脊蕨，药材也称狗脊，与本书另条金毛狗脊不同，应注意区别。

九　画

342. 玳　瑁

【概述】

本品为海龟科动物玳瑁（鹰嘴海龟）Eretmochelys imbricata（L.）的鳞甲片。又名瑇瑁、瑇瑁甲、明玳瑁。主产于福建、台湾、海南及西沙群岛。此种海龟体长可达1.6米，背、腹均有坚硬的鳞甲。李时珍记载："……老者甲厚而色明，小者薄而色暗……取时必倒悬其身，以滚醋泼之，则甲逐片应手落下。"今日仍沿用此法取甲。性寒，味甘、咸。归心、肝经。功能平肝定惊，清热解毒。用于高热神昏，谵语抽搐，小儿惊痫，眩晕心烦，痈肿疮毒。用法用量：3～6克，多入丸、散或研细粉冲服，煎汤用9～15克，或磨汁；外用适量调涂。

【成分】

背甲含角朊（Keratin），其中有多种氨基酸。甲片含角质蛋白及胶质等，体脂含月桂酸、棕榈酸、肉豆蔻酸等。

【药理】

玳瑁乙醇提取液在体内外对鼻咽癌病人T_4和T_8阳性细胞有一定调节作用。

【临床报道】

治疗热病高热，惊痫痉挛，神昏谵语，小儿惊风，多与犀角、麝香、牛黄、琥珀等配伍；治疗中风不语，可与丹砂、雄黄、麝香、安息香为丸服；治疗心烦不眠、阴虚阳亢之眩晕，可与牡蛎、龟甲、生地等配伍；治疗疔疮痈肿，可与银花、蒲公英等配伍。

【附方】

［古代方］

1. 卒中急风不语，中恶气绝、中热疫毒、山岚瘴气毒、水毒等所致昏厥：生乌犀、生玳瑁、琥珀、朱砂、雄黄各30克，牛黄、龙脑、麝香各7.5克，安息香45克（酒浸、重汤煮令化，滤取滓，约得净末30克），金、银箔各50张，如法制丸梧子大，每服3～5丸，人参汤下。现用于脑血管意外、肝昏迷、乙脑等。（《苏沈良方》至宝丹）

2. 中风不语，中恶不语：玳瑁、丹砂、雄黄、白芥子、麝香。上药捣箩为末，再同研匀，酒煮安息香为膏，和丸，每服6～9克，温童便服。（《圣济总录》玳瑁丸）

3. 妇人赤带，淋漓不止：玳瑁30克，麒麟竭15克，乳香15克，没药15克，故锦灰23克，续断30克，安息香15克，上为末，蜜及安息香熬炼，和诸药末为丸如绿豆大。每服20丸，食前以温酒送服。（《太平圣惠方》玳瑁丸）

4. 痘疮黑陷：生玳瑁、生犀角同磨汁50毫升，入猪心血少许，紫草汤5匙，和匀温服。（《痘疹论》）

［现代方］

1. 脓毒血症，痈疽疔疮，痘疮：玳瑁10克，犀角2克（或水牛角50克代），紫草根50克，水500毫升，煎至200毫升，每天分3次服。（《现代实用中药》）

2. 肝癌：玳瑁15克，露蜂房9克，龟版15克，海藻15克，鸦胆子9克，蟾酥0.6～1.2克，共研末，每晨及睡前各服1次，每次0.7～1.4克，白开水冲服。（《山东药用动物》）

【备注】

玳瑁肉：本品为海龟科动物玳瑁的肉，性平，味甘。归心、肺、肝经。功能舒风散热，行气消疫，活血通脉，镇心安神。用治温病发热，胸膈满闷，月经不调，心神不宁等证。煎汤内服或煮食。药载《食性本草》。

343. 珍　　珠

【概述】

本品为珍珠贝科动物马氏珍珠贝（合浦珠母贝）Pteria martensii (Dunker)、蚌科动物三角帆蚌 Hyriopsis cumingii (lea) 或褶纹冠蚌 Cristaria plicata (Leach)等双壳类动物的外套膜受刺激形成的颗粒状分泌物（珍珠）。自动物体内取出，洗净干燥而得。除野生者外，目前多为人工养殖者。珍珠商品规格多种，有濂珠、新港珠、新光珠、老光珠、马牙珠、花珠、湖珠等。以粒大圆整、平滑、有特有的彩色光泽、质坚硬而重，砸破断裂面显呈细密层纹状者为良。又名真珠、珠子。珍珠粉系将珍珠碾细，照水飞法制成最细粉，性寒，味甘咸。归心、肝经。功能安神定惊，明目消翳，解毒生肌。主治惊悸失眠，惊风癫痫，目生云翳，疮疡不敛。用法用量：本品一般用生品，经水飞研极细粉。常用量为 0.1～0.3 克，多入丸、散，煎煮时成分难溶于水，故一般不作煎服；外用适量。

【成分】

珍珠主含碳酸钙。马氏珍珠贝的天然珍珠有白色、银色两种，所含不等量的碳酸钙、碳酸镁、氧化硅、磷酸钙、氧化铝、氧化铁等。而碳酸钙含量均在 80%以上。养殖珍珠中碳酸钙含量更大。分析表明，珍珠粒、珍珠粉、珍珠层粉的壳角蛋白经水解后，其氨基酸组成相似。研究指出，贝壳珍珠层与珍珠为同一种物质，二者均系贝体内的外套膜上皮细胞分泌出的珍珠质积累而成。化学成分相同。此外，还从马氏珍珠贝中分离到磷酸乙醇胺和半乳糖基神经酰胺。合浦珠母贝的珍珠主要有效成分是牛磺酸和乌氨酸，此等成分存于珍珠贝内脏。

【药理】

1. 制酸作用：所含碳酸钙有中和胃酸作用，能缓解溃疡病的泛酸和胃部痛感。

2. 解痉作用：马氏珍珠贝的乙醚提取液对组胺引起的离体豚鼠肠管收缩，有抑制作用。

3. 镇静作用：所含牛磺酸具有镇静、抗惊和治疗妇女血崩的作用。

4. 保肝作用：治疗慢性肝炎的成分是牛磺酸、鸟氨酸和半胱氨酸等几种氨基酸，为保肝辅助剂。

5. 延缓衰老作用：临床药理证明，珍珠层粉可增强记忆，改善失眠、耳鸣、胸闷、心悸等症状，可能与其调节甲状腺素代谢、增加睾酮血清浓度、增强免疫功能有关。小鼠常压耐缺氧和大鼠营养试验，表明合浦珠母贝、三角帆蚌和褶纹冠蚌等壳的水煎剂及角壳蛋白，均有延长生存率的作用。

【临床报道】

应用珍珠主治惊悸失眠怔忡，癫狂恍惚，惊风抽搐，目生云翳，疮疡久不收口等证。如：① 镇心定惊：用于热病惊痫，热入心包，肝风内动，手足抽搐，颈项强直。② 解毒敛疮：用于喉痹肿痛，疮疡肉烂，久不收口，口舌生疮。③ 明目消翳：治眼中翳障白膜，内服外敷，皆可退翳。

珍珠与磁石比较，二者皆为重镇之品，均可用于惊悸失眠、小儿惊风。但珍珠清热解毒敛疮生新，偏治热病惊痫，喉痹口疮，疮疡不敛，目赤翳降；磁石补益肾精，潜摄肝阳，偏治肝肾阴虚，浮阳上亢所致头目眩晕，耳鸣耳聋，虚喘等证。

【附方】

［古代方］

1. 风热眼中赤脉冲贯黑睛，又有花翳：真珠 0.3 克，龙脑 0.1 克，琥珀 0.3 克，朱砂 0.1 克，同研极细粉，以铜箸取少许点眦上，每天 3～5 次。(《太平圣惠方》真珠散)

2. 小儿中风，手足拘急：珍珠末 30 克，石膏末 3 克，混匀，每服 3 克，水煎温服，每天 3 次。(《太平圣惠方》)

3. 眼久积顽翳，盖覆瞳人：珍珠 30 克，地榆 90 克，以水约 500 毫升同煮至水尽，取出真珠，以醋浸 5 天后，用热水淘，令无醋气，即研令极细。每次以铜箸取少许点翳上，以瘥为度。(《太平圣惠方》)

4. 杨梅疮：轻粉 0.3 克，珍珠粉 0.6 克，天竺黄 1.8 克，共为细末，先用槐条煎汤洗净患处后，将药搽上。(《古今医鉴》珍粉散)

5. 口疳，喉痛：西牛黄 1.5 克，冰片 15 克，珍珠 18 克，煨石膏 150 克，共研极细末，盛瓷瓶内，勿令泄气，用时吹入。(《绛囊撮要》珠黄散)

6. 鼻中息肉，呼吸不通利：真珠、白矾烧为灰、桂心各 30 克，木通(锉)15 克，捣细，箩为散，每次 1.5 克，绵裹纳鼻中，每天换 3 次。(《太平圣惠方》真珠散)

7. 风痰火毒，上攻咽喉，致成喉痹；小儿痰搐惊风：珍珠 0.9 克，牛黄 0.3 克，诸药研极细，或吹或撒。小儿痰痉，用 0.6～0.9 克，以灯心煎汤调服。(《医极》珠黄散)

8. 温热病，高热烦躁，神昏谵语以及中风昏迷，小儿惊厥属邪热内闭者：牛黄 30 克，郁金、犀角、黄连、黄芩、山栀、朱砂、雄黄各 30 克，梅片、麝香各 7.5 克，珍珠 15 克，金箔为极细末，炼蜜为丸，每丸 3 克，金箔为衣，蜡护。现中药店有成药出售。(《温病条辨》安宫牛黄丸)

9. 暑月痧胀，吐泻霍乱，腹痛烦闷，头目昏晕，不省人事等：西牛黄、麝香各 3 克，珍珠 6 克，冰片 3 克，硼砂 1 克，雄黄 6 克，硝石 0.6 克，各研极细粉，再合研匀，瓷瓶密收，以蜡封之。每服 0.3～0.6 克，凉开水调下。功能开窍、避秽、解毒。搐鼻可避时疫，现时中药店有成药出售。(《霍乱论》行军散)

10. 口内诸疮：珍珠 9 克，硼砂、青黛各 3 克，冰片 1.5 克，黄连、人中白各 6 克，共为极细末。于口内疮面撒之。(《丹台玉案》珍宝散)

［现代方］

1. 一切清洁疮面及烧伤、烫伤，上皮生长迟缓：珍珠(煅研)4.5 克，当门子 1.5 克，琥珀粉 15 克，滴乳香 30 克，共研极细末，薄撒患处。撒布后很快结痂，切勿清除痂皮，以防影响上皮生长。(《赵炳南临床经验集》珠杏散)

2. 惊痫里热，痰盛神昏，谵语狂言，小儿急热惊风：珍珠粉 30 克，牛黄 30 克，琥珀 45 克，石决明煅 45 克，龙齿煅 45 克，朱砂 24 克，滑石 45 克，共研为细粉，过箩，瓶装，成人每服 1.2 克，小儿每服 0.3～0.6 克，温开水冲服。(《北京市中药成方选集》珠黄粉)

3. 惊悸，癫狂，小儿急慢惊风：珍珠粉 3 克，茯苓 30 克，钩藤 30 克，半夏曲 30 克，人参 18 克，甘草 18 克，研末混匀，炼蜜为丸，每服 6 克，生姜汤化服。

4. 小儿急慢惊风、痰涎壅盛、癫狂谵妄：天花粉 9 克，僵蚕(炒去丝)6 克，珍珠(豆腐内煮半天)9 克，人参 9 克，胆星 12 克，雄黄 6 克，辰砂(水飞为衣)15 克，琥珀 6 克，礞石(煅)6 克，犀角 9 克，麝香 1.5 克，牛黄 2.1 克，甘草 3 克，冰片 0.6 克，上为细末，竹沥为丸如芡实大，朱砂为衣。每服 1 丸，薄荷汤化服。(《万氏家抄方》珍珠丸)

【备注】

珍珠有海水产和淡水产两种，又分为天然产品和人工养殖。海水产品为真珠贝科动物马氏珍珠贝和珠母贝体内病态的产物；淡水产品为蚌科动物褐纹冠贝或同科双壳类动物贝体内病态的产物。天然产品主产于广西北海地区的合浦、北海；台湾省的暖海地带以及江苏、浙江、山东等地的湖泊江河中，如太湖、洪泽湖等湖泊均产。人工养殖分布很广，以广西北海养珠场最著名。珍珠是由珠母贝或其他一些贝类外套膜的壳侧表皮细胞分泌的珍珠质，包裹着一个共同的核心累积而成的。人工珍珠所含碳酸钙比天然珠多。珍珠中除钙、镁、硅、铝、铁离子外，还含微量的金属离子铜、锰、钠、锌、钛、锶、铅、钡、银等，并含14种氨基酸。

珍珠的理化性质和生产珍珠贝类的贝壳类似，构成珍珠与贝壳的物质大部分是碳酸钙和壳角蛋白，只是珍珠层是以霰石结晶形式存在，而贝壳棱柱层的结晶是方解石。珍珠层和珍珠的成分基本上一致，珍珠层(壳)也作药用。

344. 珍 珠 母

【概述】

本品为蚌科动物褶纹冠蚌 Cristaria plicata leach 或三角帆蚌 Hyriopsis cumingii Lea.、射线裂背蚌 Schistodesmus lampreyanus Baird et Adams 等贝壳的珍珠层。褶纹冠蚌等河蚌类珍珠母，主产江苏、浙江、江西、湖北、山东、湖南、安徽等地。又：珍珠贝科动物合浦珠母贝(马氏珍珠贝)Pteria-martensii (Dunker)主产于海南、广东、广西、台湾等沿海地区。珍珠母又名珠母、真珠母、明珠母。性寒，味甘、咸。归心、肝经。功能平肝潜阳，定惊安神。用治肝阳上亢，头痛眩晕，惊痫，心悸失眠，衄血，崩漏。用法用量：9～30克，水煎服，宜先煎。

【成分】

未经煅、煮或水飞的珍珠层粉含多种氨基酸，还有大量的碳酸钙、贝壳硬蛋白、甲壳质(Conchiclin)，以及硅、镁、铝、钠、锶、铜、铁、磷等多种微量元素。

珠母贝的珠母层含贝壳硬蛋白及碳酸钙、微量元素、氨基酸；棱柱层水解液含丝氨酸、甘氨酸等；珍珠层含甲壳质和蛋白质。

【药理】

1. 抗过敏作用：珍珠层的乙醚提取液对动物有抗组胺引起的子宫及肠管收缩，防止过敏休克作用。

2. 抗溃疡作用：乙酸型胃溃疡大鼠灌服珍珠层粉注射液2.5克/千克，每天2次，连续2周，能显著促进溃疡面愈合。对幽门结扎大鼠一次灌服5克/千克，能减少胃液和总酸排出量。

3. 抗氧化作用：冠心病患者每天服珍珠层粉9克，连续1个月，可使血清过氧脂质明显降低。

4. 保肝作用：珍珠层注射液能使肝细胞损害减轻，血清ALT恢复加快。

5. 提高免疫功能：珍珠层粉口服，可使老年人运动能力改善，细胞免疫功能提高，体液免疫指标降低。

6. 抗癌作用：珍珠贝壳粉对小鼠肉瘤S180有抑制作用。

7. 防治白内障：珍珠层粉滴眼液可抗晶体混浊，对大鼠和豚鼠实验白内障滴眼，也有明显疗效。

8. 抗辐射作用：珍珠母和珍珠层粉对^{60}Co辐射所致小鼠造血功能损伤有一定保护作用。

【临床报道】

现代临床报道有：① 治疗角膜白斑，

据称对外伤性角膜白斑效果较好。② 治疗小儿智力发育不全，用珍珠层粉片剂(每片含0.25克)每岁服1～2片，每天3次，3个月为1个疗程，连服3～4个疗程，有效率达80%以上。

临床主要配伍：治疗癫症、肝阳上亢，常与钩藤、菊花配伍，阴虚阳亢加白芍、生地等；治疗血管性头痛，则与川芎、白芍、菊花、石决明等配伍；治疗狂症常与黄芩、黄连、大黄、石菖蒲、天竹黄、胆南星配伍。珍珠母煅后研末吞服，可治胃痛泛酸。

【附方】

［古代方］

1. 心烦不眠，间日轻重，延久不愈：真珠母24克，龙齿6克，柴胡(醋炒)3克，白芍(酒炒)4.5克，丹参、柏子仁、夜合花各6克，沉香1.5克，红枣10枚，夜交藤(切)12克，水煎服。(《医醇賸义》)

2. 肝阳偏亢，气血两亏，心神不宁，惊悸多魇，通夕无寐：真珠母22克，当归(去芦，焙干)、熟干地黄(九蒸九晒，焙干)各4.5克，人参(去芦)、酸枣仁(微炒，去皮)、柏子仁各30克，犀角(镑为细末)、茯神(去木)、沉香、龙齿各15克，上为细末，炼蜜为丸如梧子大，辰砂为衣，每服40～50丸，薄荷汤下，日午、夜卧各1服。(《保婴撮要》真珠母丸，《普济本事方》真珠丸。)

［现代方］

1. 肝阳上升，头晕头痛，眼花耳鸣，面颊燥热(高血压)：珍珠母15～30克，制女贞、旱莲草各9克，水煎服。(《常用中草药图谱》)

2. 心悸失眠：珍珠母15克，酸枣仁9克，远志3克，炙甘草4.5克，水煎服。(同上)

3. 晶体混浊、视神经萎缩：珍珠母60克，苍术24克，人参3克，水煎，每天服2次。(《吉林中草药》)

【备注】

1. 合浦珍珠母贝类的珍珠母，只在各产地自销，全国各地使用的为河蚌类珍珠母。

2. 珍珠母的来源比较复杂：① 珍珠贝科动物：合浦珠母贝、珠母贝、大珠母贝、长耳珠母贝。② 蚌科动物：褶纹冠蚌、三角帆蚌、背角无齿蚌(即蛤蜊、河蚌)等。可根据两类生活习性，进行人工养殖。

3. 珍珠分天然珍珠和人工养殖珍珠两类。合浦珠母贝生活于较为平静的海湾中泥沙或石砾较多的海底；蚌类生活于江、河、湖泊、池沼、小溪等泥沙或石砾之中。

4. 海水珍珠主产于广东、广西、台湾、北部湾、西沙群岛等，淡水养殖主产于黑龙江、江苏、浙江、安徽、上海等地。

345. 珊 瑚

【概述】

本品为矶花科珊瑚虫分泌的石灰质骨骼。珊瑚有多种，本篇依学名予以介绍。软珊瑚 Sarcophyton fortusum 是其中的一种，总名珊瑚。桃色珊瑚 Corallium japonicum Kishinonye，《中药大辞典》载此，认为即《新修本草》的珊瑚。性平，味甘，无毒。归心、肝经。功能去翳明目，安神镇惊，收敛止血，清宿血。用于目生翳障，惊痫，吐衄。“点眼，去风丝”。用法用量：1～2克，研末内服。

【成分】

珊瑚中含碳酸钙。并分离到四萜类，并有独特的倍半萜。南海珊瑚有甾醇化合物海洋甾醇；柳珊瑚(Plexaura homomalla)含前列腺素及神经毒 Lophetoxin；软珊瑚含15S－PGF_{2x}及其衍生物，是人工合成前列腺素的海洋资源。

【药理】

1. 解痉作用：四萜类具有显著的生理活性，倍半萜具有抗癌和对豚鼠回肠的解痉作用。

2. 降脂作用：海洋甾醇，特别是多种C－30甾醇有特殊的生理活性，动物试验可有效地降低体内胆固醇含量。

3. 抗癌作用：珊瑚中的代谢产物是有抗癌活性的多种二萜内酯；日本学者报告另一种软珊瑚 Lemualia tenuis 分离到一种倍半萜类化合物 Lemnalol，具有抗肿瘤作用。

4. 降压作用：许实波报告南海软珊瑚(lem. exilis 和 S. molle)提取物对猫有急性降压作用。

5. 免疫刺激作用：珊瑚中的糖蛋白对免疫系统有刺激作用：从中国南海南沙群岛附近海域的唇软珊瑚(Nephthea braffica)中提得一种海洋三羟基甾醇，能明显抑制二甲苯所致小鼠耳肿胀，对鸡蛋清致大鼠足跖肿胀、棉球肉芽肿增生和毛细血管通透性增加以及急性脑膜炎，均有明显的抗炎作用。该三羟基甾醇显示对红细胞膜的稳定性作用，可使大鼠炎性组织释放的 PGE_2 明显减少。

6. 松弛平滑肌作用：从拟鳞花软珊瑚 Paralemnalia thyroides 中提取的内酯基降倍半萜，对平滑肌有松弛作用，证明与拮抗钙有关。进一步研究对豚鼠离体心房肌和兔离体血管平滑肌的作用，表明在心肌上和平滑肌的抗钙作用。从而认为它是一种钙通道阻滞剂，可通过阻滞电位依赖性 Ca^{2+} 通道(PDC)和受体激活性钙通道(ROC)两种 Ca^{2+} 通道来抑制 Ca^{2+} 内流。

【临床报道】

唐代《新修本草》等记载的珊瑚，内服清宿血，定风痫，镇心，止惊，明目，研末用0.3～0.6克。外用治目生翳，点眼；鼻衄，用末吹鼻中。古人所用究属哪一种珊瑚，无法考证。但据《本草衍义》所述有红油色者及铅丹色者。《本草纲目》记载有红色者、黑色者及碧色者。说明古代早已发现多种。

【附方】

［古代方］

1. 心神昏冒，惊痫卒倒或怔忡烦乱：大红珊瑚、琥珀、珍珠各3克研极细，人参、白术、当归、胆星各9克共研细末，每服3克，灯心汤调下或温开水送服。每天2次。(《方脉正宗》)

2. 眼赤痛痒涩，后生肤翳，远视不明：珊瑚0.9克，龙脑1.5克，朱砂0.3克，先研珊瑚、朱砂如粉，次入龙脑，更研令匀。每次取1米粒大点眼，每天3～4次。(《太平圣惠方》珊瑚散)

346. 枳　壳

【概述】

本品为芸香科植物酸橙 Citrus aurantium. L. 及其栽培变种的干燥未成熟果实。七月果皮尚绿时采收，自中部横切为两半，晒干或低温干燥。又名江枳壳、川枳壳。主产于江西、浙江、湖南、四川等地。性微寒，味苦、辛、酸。功能理气宽中，行滞消胀。主治胸胁气滞，胀满疼痛，食积不化，痰饮内停，胃下垂，脱肛，子宫脱垂。一般用量3～9克。孕妇慎用。所谓栽培变种主要有：黄皮酸橙 Citrus aurantium L. ‘Huangpi’、代代花 Citrus aurantium L. ‘Daidai’、朱栾 Citrus aurantium L. ‘Chuluan’、塘橙 Citrus arantium L. ‘Tangcheng’。枳壳的应用，始见于甄权《药性论》，追宋《开宝本草》乃详述。按药名为“壳”，应是去瓤外壳，早在唐本草已经指出。《补笔谈》说：“六朝以前，医方惟有枳实无枳壳，故本草亦只有枳实。后人用枳之小嫩者为枳实,大者为枳壳,主疗各有所宜,遂别出枳壳一条以附枳实之后。然两条主疗亦相出入,古人言枳实者便是枳壳,本草中枳实主疗便是枳壳主疗。后人既别出枳壳条,便合于枳实条内摘出枳壳主疗便为一条,旧条内只合留枳实主疗……”据此,《千金方》、《外台秘要》以及更早的古方中所列枳实,可以枳壳处方,较为妥当。

【成分】

枳壳的果皮含橙皮苷、柚皮苷、新橙皮苷、川陈皮素、酪胺、N-甲基酪胺、辛弗林等。挥发油中主含右旋柠檬烯、枸橼醛、芳樟醇等化学成分与枳实相似,仅含量略有差别。

【药理】

1. 调节肠管运动作用:实验证明,枳壳与枳实同样出现对在体胃肠的兴奋作用。正常人口服枳壳煎剂,亦能使肠鸣音脉冲幅度增大,显示肠管环状肌收缩力增强。在X线下观察到小肠蠕动加强,蠕动波加深。但对离体肠管则呈抑制。

2. 兴奋子宫作用:枳壳兴奋子宫,使节律加强,与《经验方》中以枳壳治疗产后生肠不收(子宫脱垂)的经验相符。

3. 升压作用:枳壳水与乙醇提取液,对各种动物静脉注射后,出现血管收缩,血压升高,也如枳实一样,可用于各种原因引起的休克。由于首先发现枳壳的升高血压作用,才逐步研究了枳实、陈皮和青皮的升压作用。

4. 抗菌、抗炎作用:柚皮苷元对金黄色葡萄球菌,大肠、痢疾和伤寒杆菌有较强的抗菌作用。橙皮苷有预防病毒和抗炎活性。

【临床报道】

临床用于行气宽中除胀为主,作用较枳实缓和。

枳壳、枳实功效近似,枳壳主要行气宽中、除胀,而破气稍积之力较缓;枳实破气导滞除胀作用较强,能消积除痞。枳壳因产地不同,有川枳壳、江枳壳(产于江西)、湘枳壳、苏枳壳(江苏、浙江产者)四种。质量亦以川枳壳最好。至于产自云、贵、福建等省的甜橙枳壳,统称为什果枳壳,质量较差。

治疗胸中痰滞,气塞短气,每与橘皮配伍;治疗痰饮兼有食积,配伍半夏、桔梗、肉桂;治疗肝气郁滞,胁肋胀痛,枳壳与柴胡、川芎、香附等配伍;治疗积腹痛腹胀,不欲食,则与神曲、麦芽、莱菔子等配伍;治疗脾胃虚弱所致食滞脘胀者,乃与党参、白术等配伍;治疗噫气呕逆,心腹胀闷,不欲饮食,可与橘皮、木香等配伍。枳壳若用于气虚下陷之脱肛、子宫脱垂,可与党参、黄芪、升麻等配伍。

【附方】

[古代方]

1. 久咳上焦热,胸膈不利:枳壳、桔梗各90克,黄芩60克。(《古今医统》枳壳汤)

2. 饮食积滞,心下痞闷,口臭:枳壳、白术各15克,香附30克,槟榔9克。(《本事方》枳壳散)

3. 右胁胀满不食,枳壳(炒)、桂心、片姜黄各15克,甘草(炙)4.5克,上为末,每服6克,姜枣汤调下。(《严氏济生方》推气散)

4. 虚羸便秘:枳壳(制)、阿胶(炒)各等份,炼蜜为丸;丸如桐子大,另研滑石末为衣。温汤下20丸,半日不通,再服30丸。(《济阴纲目》)

5. 气滞,食饮痰火停结:枳壳30克,厚朴24克,俱用小麦皮拌炒,每用枳壳6克,厚朴4.8克,水煎服。(《本草汇言》)

6. 呃逆:枳壳15克,木香3克,共细末,每3克,沸水调服。(《松紫说痰》引《本

事方》)

[现代方]

1. 慢性胃炎,胃弛缓下垂,痞闷饱胀:小茴香(炒)、石菖蒲根、枳壳各30克,烧酒1升。浸泡10天后,每天2次,饭后适量饮服。(《食物中药与便方》)

2. 子宫脱垂:枳壳、蓖麻根各15克,水煎兑鸡汤服。每天2次。(《草医草药简便验方汇编》)

3. 直肠脱垂:小儿用枳壳30克,甘草3～9克,水煎,分3～5次服;成人用枳壳30～60克,升麻9克,炙甘草6克,水煎,分2次服。[山东医刊,1962,(11):9]

【备注】

1. 商品枳壳,以江西清江、新干产者称"江枳壳",质量较佳。四川江津产者称"川枳壳";湖南沅江产者,称"湘枳壳"。以外果皮绿褐,果肉厚,质坚硬,香气浓者为佳。

2. 酸橙的栽培变种,有黄皮酸橙、代代花、朱栾和塘橙。代代花主产于江苏、浙江。

3. 绿衣枳壳为芸香科植物枸橼 Poncirus trifoliata(L.)Raf. 的果实,主产于福建。根据传统习惯沿用。

4. 红河枳壳为红河橙 Citrus hongheensis Y. L. D. L.,产于云南,并在当地作枳壳用。

5. 香园枳壳,在陕西汉中及安康地区药材行中以香圆 C. wilsonii Tanaka 作枳壳使用。

6. 苏颂曰:"七月八月采者为实,九月十月采者为壳。今医家以皮厚而小者为枳实,完大者为枳壳,皆以翻肚如盆口状,陈久者为胜。近道所出者,俗称臭橘,不堪用。"所谓臭橘,即芸香科枸橘的幼果,成熟果实用作枳实,未成熟者为枳壳,分别称为绿衣枳实和绿衣枳壳。

7. 《本草纲目》将枳实、枳壳合并于"枳"条,并云:"枳实、枳壳气味功用俱同,上世亦无分别。魏晋以来,始分实、壳之用。"

347. 枳　　实

【概述】

本品为芸香科植物酸橙 Citrus aurantium L. 及其栽培变种或甜橙 Citrus sinensis Osbeck 的干燥幼果。5～6月收集自落的果实,除去杂质,自中部横切为两半,晒干或低温干燥,较小者直接晒干或低温干燥。又名鹅眼枳实。酸橙枳实主产于四川江津、湖南沅江、江西新干,分别称为"川枳实"、"湘枳实"、"江枳实";甜橙枳实主产于四川、贵州。性温,味苦、辛、酸。归脾、胃经。功能破气消积,化痰散痞。用于积滞内停,痞满胀痛,泻痢后重,大便不通,痰滞气阻胸痹,结胸,胃下垂,脱肛,子宫脱垂。用法用量:3～9克,水煎。

【成分】

果实中含挥发油和多种苷类,主要有苦橙苷、橙皮苷、新橙皮苷、柚皮苷、野漆树苷、忍冬苷等。挥发油成分主要为右旋柠檬烯、枸橼醛及右旋芳樟醇。近年从酸橙制得的枳实液中分离到对羟福林(Synephrine)和N-甲基酪胺(N-methyl tyramine)。

【药理】

1. 对胃肠道的作用:橙皮苷对离体小肠平滑肌先有短暂兴奋,然后抑制收缩而使张力降低,柚皮素有较强的解痉作用。

2. 对子宫平滑肌的作用:对大鼠和小鼠子宫有抑制作用,对家兔离体或在体子宫呈兴奋作用。

3. 对心血管系统的作用：枳实注射液及辛弗林和N-甲基酪胺静脉注射对麻醉犬能显著增强多种心肌收缩性和泵血功能的指标，具有强心、增加心输出量和收缩血管提高总外周阻力，导致左室压力和动脉血压上升。麻醉犬静脉注射枳实注射液1克/千克，脑血流量明显增加，脑血管阻力降低。麻醉犬静脉滴注N-甲基酪胺0.1毫克/(千克·分)，在不明显升压及加快心率的情况下，使冠脉流量显著增加，阻力降低，冠状动静脉氧分压差显著降低，提示可减少心肌氧耗。

4. 抗炎作用：柚皮苷、橙皮苷和新橙皮苷有抗炎作用，多种类黄酮对角叉菜胶产生的肿胀和福氏完全佐剂产生的关节炎具有明显的抗炎作用，强弱顺序为：芹菜素＞槲皮素＞芸香苷＞橙皮苷＞柚皮苷。

5. 抗菌、抗病毒作用：柚皮苷元和橙皮素在试管内有抑菌作用，苷的作用较苷元弱。柚皮苷对小鼠鼠痘病毒感染有预防作用，柚皮苷、柚皮苷元和(或)其酯或盐有抗病毒作用。

6. 抗变态反应作用：大鼠口服枳实水提取液对Ⅰ型被动皮肤过敏反应(PCA)有明显抑制作用。多种类黄酮如橙皮素、柚皮苷、橙皮苷、新橙皮苷等均可抑制反应素抗体产生的被动皮肤过敏反应。

7. 抗氧化作用：柚皮苷元、橙皮素对非酶性脂质过氧化有一定程度的抑制作用，苷元作用比相应的苷作用强。柚皮苷还有较强的清除超氧阴离子的作用。

8. 其他作用：动物实验表明枳实的乙酸乙酯提取物有解热镇痛、中枢抑制作用，橙皮苷和柚皮苷可治疗毛细血管脆性增加的出血性紫癜。橙皮苷可对抗毛细血管通透性增加。对人癌组织，柚皮苷在体外有较强的抑制作用；柚皮素对实验动物有较强的利胆作用，对真菌也有一定的抑制作用。

【临床报道】

枳实用于抗休克，对感染性、心源性、药物中毒等休克病人，静脉注射或滴注均有效。又枳实可增强心肌收缩力，增加心输出量，改善心脏泵血功能，诱发心肌的自动节律性，也对休克病人有利。《神农本草经》记载枳实："主大风在皮肤中，如麻豆苦痒……"则枳实当对荨麻疹有效。如单方枳实酒及复方枳实膏，则出现了治疗作用。枳实毒性较小。提取液对麻醉动物静脉注射，半小时内累计生药剂量至21克/千克，未见严重反应。

治疗食积不化，脘腹胀痛，可配山楂、神曲、麦芽等；治疗脾胃不健而食积者，常与砂仁、白术、木香等配伍；治疗热结便秘，腹痛胀满，可配大黄厚朴等；治疗湿热泻痢，腹痛后重，可配大黄、黄连等；治疗脾胃虚弱，脘腹胀满，常与白术、荷叶配伍；治疗胸痹而兼心下痞满，可配桂枝、薤白、栝楼等同用；治疗胃下垂、脱肛及子宫脱垂，常与黄芪、人参、升麻、柴胡等同用。

【附方】

［古代方］

1. 胸痹，胸满：枳实3克，厚朴12克，薤白9克，桂枝3克，栝楼实(捣)10克，以水500毫升先煮枳实、厚朴，去滓，纳诸药，煮数沸，分3次温服。(《金匮要略》枳实薤白桂枝汤)

2. 两胁疼痛：枳实30克，白芍(炒)、川芎、人参各15克，为末，空心姜、枣汤调6克服，酒亦可。(《卫生易简方》)

3. 腹胀发热，大便秘结：枳实(麸炒)15克，厚朴(姜制炒)30克，大黄(酒蒸)、甘草(炙)各9克，桂心(不见火)7.5克，上药㕮咀，每服12克，用水220毫升加生姜5片、大枣2枚，煎至160毫升，去滓温服，不拘时。(《重订严氏济生方》)

4. 食疸：枳实4.5克，陈神曲(炒)3克，莱菔子(炒、研)4.5克，青皮3克，豆

豉3克，茵陈3克，广皮3克，山栀(炒)3克，黄芩3克。上药加生姜1片，水煎服。(《古今医彻》)

［现代方］

1. 胃下垂：枳实浸泡后浓煎，制成66%或132%浓度的煎液。饭前半小时服，每次10～20毫升，每天3次。

2. 消化性溃疡：枳实10克，白及15克，水煎，分早晚2次服。服汤药前半小时，先服痢特灵0.1克，每天2次。7天为1个疗程。

3. 肠梗阻：枳实30克，莱菔子30克，木香30克，白酒30克，四季葱头50克，食盐500克，先将枳实、莱菔子、木香炒热，与葱头、食盐混合以纱布包裹，喷以白酒，外敷脐部，每次热敷30～60分钟，每天1次。

4. 食积痰滞，胸腹胀满：枳实90克，炒白术180克，共研细末，水泛为丸。每服6～9克，温开水送下。

【备注】

1. 现市售枳实药材商品，其原植物品种繁多，如酸橙的栽培变种有黄皮酸橙、代代花、朱栾、塘澄等。此外商品中还有香橼和枳(枸橘)。

2. 与枳壳比较，枳实破积消痞之力为大。

348. 栀　子

【概述】

本品为茜草科植物栀子 Gardenia jasminoides Ellis 的干燥成熟果实。又名黄栀子、山栀子。性寒，味苦。归心、肺、三焦经。功能泻火除烦，清热利尿，凉血解毒。主治热病心烦，黄疸尿赤，血淋涩痛，血热吐衄，目赤肿痛，火毒疮疡；外治扭挫伤痛。焦栀子凉血止血，主治血热吐衄，尿血崩漏。用法用量：6～9克，煎服；外用生品适量，研末调敷。

【成分】

栀子含栀子苷、京尼平苷、山栀子苷、栀子新苷、栀子苷酸、鸡矢藤次苷甲酯以及藏红花素、藏红花酸、熊果酸、藏红花苦苷酸、β-谷甾醇、D-甘露醇、胆碱、胡萝卜素、山梨醇、鞣质等。果皮尚含熊果酸。

【药理】

1. 利胆作用：藏红花酸钠盐有利胆作用。静脉注射时，使兔的胆汁分泌量增加，血中胆红素48小时后明显减少，还有降低胆固醇及防治甘油三酯的作用。藏红花素能增加兔胆汁的分泌量，呈现利胆作用。京尼平(Genipin)注射及口服均能利胆，活性大致与去氧胆酸钠相当。

2. 致泻作用：去乙酰车前草苷酸及其甲酯均有泻下作用。栀子苷有致泻作用。京尼平苷(去羟栀子苷)及京尼平苷酸均有致泻作用。

3. 抗菌、抗炎作用：栀子苷和京尼平还有抗菌、抗炎症作用。对革兰阳性菌、阴性菌均有作用，体外对葡萄球菌最低抑菌浓度为300微克/毫升，并有类似糖皮质激素样的抗炎症作用。对痢疾杆菌、金黄色葡萄球菌、绿脓杆菌及一些致病真菌有抑制作用。并能杀灭钩端螺旋体。

4. 解热镇痛作用：栀子有一定解热作用，但较黄芩、黄连为差；栀子苷、京尼平有镇痛作用。

5. 其他作用：它还降低动物血清转氨酶；对体外肝癌细胞培养具有显著抑制率，也能延长艾氏腹水癌小鼠的存活率。

【临床报道】

主要用于清热，利胆，消炎。善于清泄三焦火邪而治热病心烦；清肝热以治目赤；清利湿热以治肝胆湿热发黄(黄疸)；清膀胱湿热以治热淋尿血，小便短赤涩痛；清热凉血用于血热妄行；祛瘀消肿用于扭伤、烫火伤及痔核肿痛。涂敷疖肿亦效。脾胃虚寒，食少便溏者慎用。

栀子与黄连、黄芩均能清热，但栀子长于泻三焦火，黄连长于治大肠热，黄芩长于清肺热。

【附方】

［古代方］

1. 黄疸：栀子仁 12 克，黄芩 9 克，柴胡 12 克，升麻、龙胆草、大黄、栝楼各 9 克，芒硝 6 克。(《外台秘要》栀子汤)

2. 伤寒身黄、发热：栀子 10 克，黄柏 6 克，甘草 3 克。(《伤寒论》栀子柏皮汤)

3. 酒疸，心中懊憹或热痛：栀子 9 克，大黄 3 克，枳实 12 克，豆豉 10 克。(《金匮要略》栀子大黄汤)

4. 湿热黄疸：茵陈 18 克，栀子 15 克，大黄 6 克。(《伤寒论》茵陈蒿汤)

5. 湿热疫毒及一切火热之证。高热狂躁，心烦不眠，或神昏谵语，头痛，口渴，咽痛干呕，发斑吐血，舌绛唇焦：生石膏、小生地、乌犀角、川连、生栀子、桔梗、黄芩、知母、赤芍、玄参、连翘、丹皮、鲜竹叶、甘草。现多用于流脑、乙脑、败血症等气血两燔症状者。(《疫疹一得》清瘟败毒饮)

［现代方］

1. 热病心烦不安，郁闷：栀子 9 克，淡豆豉 6 克，水煎服。

2. 黄疸发热，小便短赤：栀子、黄柏各 9 克，甘草 6 克，水煎服。

3. 血热妄行(吐血、衄血、尿血)：栀子、白茅根、生地各 9 克，黄芩 12 克，水煎服。

4. 外伤肿痛：栀子 30 克，研末，水调成糊状，敷伤处或用栀子粉拌酒精外敷包扎，治疗四肢扭伤。

5. 原发性血小板减少性紫癜：黑栀子、生地、赤芍等，水煎服。［中西医结合杂志，1988，8(7)：35］

6. 功能性子宫出血：炒山栀、椿皮、白术等份，水煎服。［吉林中医药，1989，5(2)：27］

349. 柏子仁

【概述】

本品为柏科植物侧柏 Platycladus orientalis (L.) Franco［Thuja orientalis (L.)；Biota orientalis (L.) Endl.］的种仁。又名柏实、柏子、柏仁、侧柏子。主产于山东、河北、河南，陕西、湖北、甘肃、云南等地亦产。性平，味甘。归心、肾、大肠经。功能养心安神，敛汗，润肠通便。主治惊悸怔忡，失眠健忘，盗汗，肠燥便秘。用法用量：内服，煎汤，10～15 克，便溏者制霜用，或入丸散；外用适量，研末调敷，或鲜品捣敷。

【成分】

种子含柏木醇、β-谷甾醇和双萜类成分，仁含脂肪油约 14%，并含少量挥发油及皂苷、植物甾醇、维生素 A 原、蛋白质等。

【药理】

柏子仁对前脑基底核破坏的小鼠被动回避学习行为有改善作用，能改善损伤造成的记忆再现障碍及记忆消失，对损伤所致的获得障碍亦有改善倾向，对损伤造成的运动低下则无拮抗作用。

【临床报道】

1. 治疗惊悸怔忡，失眠健忘等：心血不足，血不养心所致的心悸、失眠，常配酸枣仁、当归等养血安神药同用；若阴血皆亏虚，虚烦不眠，惊悸怔忡，健忘遗泄，可配熟地、杞子、麦冬等以滋阴养血安神；治汗多心惕，本品配人参、五味子、牡蛎等以益气养心止汗。

2. 治疗肠燥便秘：年老、体弱、久病及产后血少津亏的肠燥便秘每用之，常配郁李仁、松子仁、杏仁等润肠通便药以增强作用；对津枯肠燥所致的大便下血，可单用柏子仁润肠止血。

【附方】

[古代方]

1. 老人虚秘：柏子仁、大麻子仁、松子仁等份。同研，溶白蜡丸桐子大，以少黄丹汤服20～30丸，饭前。(《本草衍义》)

2. 肠风下血：柏子仁14粒(捻破)，纱囊贮，以好酒300毫升，煎至八分服之。初服反觉加多，再服立止。非饮酒而致斯疾，以艾叶煎汤服之。(《世医得效方》)

3. 血虚有火，月经耗损，渐至不通，羸瘦而生潮热及室女思虑过度，经闭成痨：柏子仁(炒，另研)、牛膝、卷柏各15克，泽兰叶、川续断各60克，熟地黄90克。研为细末，炼蜜和丸如梧桐子大。每服2～3丸，空腹时米饮送下，兼服泽兰汤。(《妇人良方》柏子仁丸)

4. 小儿夜啼，惊痫腹满，不乳食，大便青白色：柏子仁末，温水调下6克。(《太平圣惠方》)

5. 小儿囟开不合：防风45克，柏子仁、白及各30克。上为细末，用乳汁调涂囟门上，每天1次。(《千金要方》柏仁散)

6. 胸痛：柏实、桂(去粗皮，挫)等份，上2味，捣箩为细散。每服4克，米饮调下，每天3服。(《圣济总录》柏实散)

7. 石淋：柏子仁、芥子、滑石各等份。上3味捣筛为散，以麦汁饮服6克，每天3服。(《外台秘要》)

[现代方]

1. 脱发：当归、柏子仁各250克，共研细末，炼蜜为丸。每天3次，每次饭后服6～9克。(《全国中草药新医疗法展览会技术资料选编》)

2. 视力减退：侧柏仁、猪肝，加适量猪油蒸后内服。(《苗族药物集》)

3. 腮腺炎，疮肿：鲜柏子仁捣烂，蛋清调敷患处。(《青岛中草药手册》)

350. 枸杞子(附：枸杞叶)

【概述】

本品为茄科植物宁夏枸杞 Lycium barbarum L. 或枸杞 Lycium chinense Mill 的干燥成熟果实。又名西枸杞、中宁枸杞、甘杞子、杞子、地骨子、枸杞果、红耳坠、血枸子等。宁夏枸杞主产宁夏、甘肃、青海、新疆、河北、山东、河南、山西等地，野生或栽培。枸杞在各地多有野生。产于宁夏、甘肃、内蒙、新疆等地的，称“西枸杞”；产于河北、山西、山东等地的，称“血枸杞”。性平，味甘。归肝、肾经。功能滋补肝肾，益精明目。用于肝肾阴亏，腰膝酸软，眩晕耳鸣，虚劳咳嗽，内热消渴，血虚萎黄，目昏不明，遗精。用法用量：6～12克，水煎服，也可熬膏、浸酒或入丸、散。

【成分】

1. 宁夏枸杞：果实含甜菜碱、莨菪亭、玉蜀黍黄质、酸浆果红素、东莨菪素、胡萝卜素、维生素 B_1、维生素 B_2、烟酸、抗坏血酸、β-谷甾醇、亚油酸、多糖，总糖量22%～52%、蛋白质13%～21%、粗脂肪8%～14%及18种氨基酸。

2. 枸杞：果实含甜菜碱、玉蜀黍黄质、酸浆果红素以及甘氨酸、谷氨酸、酪氨酸、缬氨酸等多种氨基酸。所含挥发性成分，主要有藏红花醛、β-紫罗兰酮等。此外，还含胡萝卜素、维生素 B_1、维生素 B_2、烟酸、抗坏血酸、多糖、牛磺酸、γ-氨基丁酸；种子含脂肪油。

【药理】

1. 对免疫功能的影响：枸杞子、果柄、叶和枸杞多糖均能显著提高巨噬细胞吞噬功能、血清溶菌酶的活性，抗体效价，并以枸杞子组增加抗体形成细胞的数量极为显著。小鼠灌服宁夏枸杞水提取液每天1次，连续3天或1次肌肉注射(100%)醇提取物0.1毫升，均能显著增强网状内皮系统的吞噬功能。枸杞多糖对淋巴细胞有选择性的作用，具有免疫调节功能，对小鼠T、B淋巴细胞因子，高浓度时呈抑制作用，低剂量时呈增长作用。老年人服用枸杞子后，其IgG、IgA、IgM的含量均增高。

2. 降血脂作用：降低大鼠血胆固醇，对家兔动脉粥样硬化的形成，有一定对抗作用。20%宁夏枸杞子水浸液8毫升，给小鼠灌胃，每天1次，对由CCl_4肝中毒小鼠，有轻度抑制脂肪在肝内沉积，促进肝细胞新生的作用。并防止对肝功能的损害。长期给予大鼠灌服枸杞水提取物或甜菜碱，可升高血中及肝中磷脂水平，对ALT、碱性磷酸酶等肝功指标有所改善。枸杞对脂质代谢或抗脂肪肝的作用，据称主要为甜菜碱所致。

3. 抗应激作用：枸杞多糖腹腔注射给实验造成的大鼠脾重指数降低，大脑皮质指数升高，二者总脂含量降低，脂质过氧化产物丙二醛增加后，可使其总脂水准恢复至接近正常，脾白浆MDA含量降低，显示其抗应激作用。

4. 抗辐射作用：枸杞多糖Ⅱ能明显促进辐射损伤小鼠免疫功能的恢复，而使受照射小鼠胸腺指数、脾细胞对Con A、LPS的增殖反应等均明显增强，显示其对放射病的治疗有重大意义。

5. 降糖作用：宁夏枸杞提取物可降低大鼠血糖，提高糖耐量。

6. 抗癌作用：枸杞子冻干粉混悬液对小鼠肉瘤S 180、大鼠肉瘤W 256，均能提高其免疫能力并有一定的抑瘤效能。连续7天腹腔注射，可使小鼠T淋巴细胞增殖反应提高。通过细胞体外培养，枸杞子、叶对人胃腺癌KATO-Ⅲ细胞，枸杞果柄、叶对人宫颈癌Hela细胞，均有明显的抑制作用。

7. 升白作用：枸杞多糖对^{60}Co照射所致白细胞数降低，有明显的升高作用。用枸杞子生药给小鼠灌胃，连续7天能减轻环磷酰胺引起的小鼠外周白细胞减少，升高30.6%。冻干粉混悬液治疗大鼠肉瘤W 256 1周内，白细胞即有明显上升，14天白细胞回升至正常水平。

8. 抗突变作用：Ames试验表明枸杞子多糖对二氨基芴在TA 100菌株的致突变活性，具有明显抑制作用。老年人口服枸杞子，具有抗丝裂要素诱发的人淋巴细胞姐妹染色体单位互换(SCE)作用，提高DNA损伤后的修复能力，降低SCE的频率，对遗传物质损伤有保护作用。

9. 对心血管系统作用：枸杞水提取液有降低血压、抑制心脏等拟胆碱作用，可使麻醉兔血压降低、呼吸兴奋，离体兔心呈现抑制。其甲醇、丙酮及乙酸乙酯等有机溶剂提取物的降压作用却较轻微。

10. 对造血系统的作用：枸杞煎剂对正常小鼠造血功能有促进作用，可使白细胞数增加。枸杞多糖可促进正常小鼠骨髓造血干细胞增殖，增加骨髓单系细胞数量。

11. 延缓衰老作用：枸杞提取液体外可抑制小鼠肝匀浆过氧化脂质(LPO)的生成，体内也证实能明显抑制肝LPO生成，并使血中谷胱肽过氧化物酶(GSH-Px)活力和红细胞超氧化物歧化酶(SOD)活力增高，人体试验，仅见血中GSH-Px活力增高，而红细胞SOD未见升高，提升枸杞提取液具有延缓衰老作用。加以枸杞水煎液能显著增强小鼠的耐缺氧能力，延长其在缺氧时的生存时间；提高羟脯氨酸的浓度，提高肌力，延长小鼠游泳时间，抗疲劳能力增强，健康状况改善，都有助于抗衰老作用。

【临床报道】

用于肝肾亏虚诸证。慢性肝病和老年保健及某些皮肤病。临床用药配伍：① 杞子配熟地、沙苑子、菟丝子、山药、山茱萸治疗腰酸，遗精，头目眩晕。② 如配伍沙参、麦冬、当归、生地等，治疗肝肾阴虚、肝郁气滞而胸肋疼痛，口干等。③ 配伍菊花、丹皮、山茱萸、山药、泽泻、茯苓、熟地为丸，治肝肾不足所致视物不清，眼目涩痛，迎风流泪。④ 配合金狗脊、续断，水煎治肾虚腰痛。⑤ 配黄精、玉竹等治糖尿病。⑥ 配生地、麦冬、天花粉等同用，治消渴。⑦ 配知母、贝母、麦冬、石部等同用，用于阴虚劳嗽。

枸杞子与女贞子均有补益肝肾之功，但滋补之力，枸杞子为胜，性质平和；清虚热，女贞子为佳，性偏寒凉。枸杞子滋肝肾之阴，主用于阳痿、遗精、眩晕；菟丝子补肝肾之阳，每用于肝肾不足偏于阳虚的阳痿，遗泄，腰痛。

【附方】

［古代方］

1. 大补虚损，益颜色，久服轻身不老，强力增智，善精气，壮筋骨：枸杞子、熟地、人参、茯神、附子、覆盆子、五味子、薯蓣、菟丝子、肉苁蓉、石斛、山茱萸、桂心。(《太平圣惠方》枸杞子丸)

2. 肝肾不足，眼目昏暗，瞻视不明，常见黑花，多有冷泪：枸杞子90克，巴戟(去心)30克，甘菊120克，苁蓉(酒浸、炒)60克，上为细末，炼蜜丸梧子大，每晚30～50丸，温酒或熬汤下，空心食前服。(《和剂局方》菊晴丸)

3. 益气补精：枸杞子、肉苁蓉、干枣肉、石斛、远志、菟丝子、续断、熟地等(《圣济总录》枸杞子丸)。

4. 虚劳烦渴：枸杞子(酒拌微炒)240克，地骨皮300克，共研为末，麦门冬(去心)、熟地黄各120克，酒煮捣膏，和前药共为丸，梧子大，早晚各服12克，白酒下。(《千金要方》)

5. 补真气壮丹田，悦颜色，充肌肤：枸杞子、甘菊花、桂、白茯苓、茯神、熟地。(《圣济总录》枸杞丸)

6. 肝肾不足，目花歧视，或干涩眼痛：熟地、山萸肉、茯苓、山药、丹皮、泽泻、枸杞子、菊花，炼蜜为丸，每服6克。(《医极》杞菊地黄丸)

7. 肾精虚损，眼目昏花，或云翳遮睛：用甘州枸杞子、熟地、白术、白茯苓，炼蜜为丸。(《瑞竹堂经验方》四神丸)

8. 安神养血，滋阴壮阳益智，强筋骨，泽肌肤，驻颜色：枸杞子，龙眼肉，水煮去渣，慢火熬膏，不拘时频服2～3匙。(《摄生秘剖》杞圆膏)

［现代方］

1. 肾虚劳损：枸杞子90克，生地黄30克，天冬30克，研细粉，炼蜜为丸，每服9克，每天2次。(《中国常用中草药》)

2. 肾虚腰痛：枸杞子、狗脊各12克，水煎服。

3. 肝肾阴虚，眼目昏花，渐生内障：枸杞子120克，茯苓240克，当归60克，青盐(另研)30克，菟丝子120克，共研细末，炼蜜为丸。每服9克，每天3次。

【备注】

1. 枸杞与宁夏枸杞为同属植物，功效略同而稍逊。表面红色或暗红色，果实略小，无光泽，质柔软而略滋润。宁夏枸杞，多栽培，味甜，微酸。枸杞味甜后微苦，为同等药用。

2. 市售商品还有“甘枸杞”，为同属三种植物：西北枸杞、毛蕊枸杞、土库曼枸杞的果实。三种果实均小，表面暗红，无光泽，质略柔软，味甘酸。

351. 枸骨叶

【概述】

本品为冬青科植物枸骨 Ilex cornuta Lindl. et Paxt. 的叶，即功劳叶、十大功劳叶。又名枸骨刺、八角茶、老虎刺、散血丹、八角刺、羊角刺。野生或栽培。分布于浙江、江苏、安徽、江西、湖北、湖南、河南、广西等地。性凉，味苦。归肝、肾经。功能滋阴退热，补肝肾，强腰膝，祛风湿。主治阴虚发热，骨蒸潮热，肺痨咳嗽，劳伤失血，腰膝痿弱，风湿痹痛。用法用量：内服，煎汤，9～15 克，浸酒或熬膏；外用，捣汁或煎膏涂敷。本品在大部分地区作十大功劳叶使用。

【成分】

枸骨叶含鞣质、苦味质、冬青苷甲、冬青苷乙、咖啡碱，羽扇豆醇，熊果酸，胡萝卜苷，地榆糖苷Ⅰ、Ⅱ，苦丁茶苷 A、B、C、D，腺苷，并分得苦丁茶糖脂素 A、B。

【药理】

1. 对心血管系统的影响：用离体豚鼠心脏灌流后，枸骨注射液(以乙醇、$NaHSO_3$ 处理后之水溶液)有增加其冠脉流量、加强心收缩力的作用。

2. 避孕作用：枸骨的水及醇浸液或其他有关制剂给小鼠灌胃，皆可使之减少怀孕，抑孕率为 80%～100%；阴道涂片法证明，枸骨能使小鼠正常性周期发生改变，主要是使休息期延长，其次是超越或缩短动情期。枸骨叶的醇提物(绿色粉状物，有苷的反应)有避孕作用。组织切片未发现子宫及卵巢的病理变化，故认为是生理性避孕。

3. 抗生育作用：枸骨叶丙酮提取物皮下注射对小鼠有终止中孕作用；腹腔注射可终止早、中、晚孕；灌胃给药对小鼠早、中孕均无明显作用，对大鼠也有抗早孕作用。离体子宫实验，证明有明显的兴奋作用。

4. 毒副作用：用成人量约 60 倍给小鼠一次灌胃(每天每千克体重 50 克)，共 5 天，未见毒性。

【临床报道】

清虚热，益肝肾，治阴虚劳热，咳嗽咯血，头晕目眩，腰膝酸软，风湿痹痛，白癜风。

【附方】

［古代方］

劳伤失血，痿弱：枸骨叶数个，去刺，入红枣 2～3 个，熬膏蜜收。(《本经逢原》)

［现代方］

1. 肺痨：枸骨嫩叶 30 克。烘干，开水泡，当茶饮。(《湖南药物志》)

2. 腰及关节痛：枸骨叶 90 克，浸酒 500 毫升，每饮 6～10 毫升。(《湖南药物志》)

3. 肝肾阴虚头晕，耳鸣，腰膝酸痛：枸骨叶、枸杞子、女贞子、旱莲草各 9～15 克，水煎服。(《浙江药用植物志》)

4. 肺结核咯血、潮热：枸骨叶、沙参、麦冬、白及各 9～15 克，水煎服。(同上)又方：枸骨叶、仙鹤草、地骨皮、女贞子各 10 克，甘草 5 克，水煎。(《中国常用中草药》)

5. 风湿性关节炎：鲜枸骨嫩枝叶(捣烂)120 克，加白酒 360 克，浸 1 天，每晚睡前温服 15～30 克。(《安徽中草药》)

6. 白癜风：鲜枸骨叶绞汁或浓煎收膏，涂擦患处。(《湖北中草药志》)

【备注】

1. 十大功劳自古即有异物同名问题。功劳木，异名十大功劳，为小檗科十大功劳属植物阔叶十大功劳、细叶十大功劳的茎或茎皮。十大功劳根则为前二者和华南十大功劳及西藏十大功劳的根；十大功劳叶为阔叶十大功劳的叶；又细叶十大功劳、华南十大功劳等的叶，也供药用。见“十大功劳”条。

2. 功劳叶，又名枸骨叶、十大功劳叶。功劳叶为十大功劳叶的简称，植物为冬青科植物枸骨的叶。以上两种十大功劳叶，系不同植物。

3. 枸骨子，又名功劳子、枸骨果，见另条。

4. 枸骨的根，称枸骨根；皮称枸果树皮。

5. 苦丁茶为枸骨嫩叶及同科植物大叶冬青的叶，另见“苦丁茶”条，晒干后泡茶，有解热、治高血压头痛的疗效。

352. 枸骨子

【概述】

本品为冬青科植物枸骨 Ilex cornuta Lindl. et Paxt. 的果实。又名功劳子、枸骨果。产于江苏、浙江、安徽、江西、湖北、湖南等地。以果大、饱满、色红者为佳。性微温，味苦、涩。归肝、肾、脾经。功能补肝肾，强筋活络，固涩下焦。用于体虚低热，筋骨疼痛，泄泻，带下，崩漏。用法用量：6～10 克，水煎服，或浸酒饮。

【成分】

枸骨子含脂肪油。并含生物碱、皂苷、鞣质及苦味质。

【临床报道】

活血散瘀，坚强筋骨，又能固敛精血，治筋骨痛，阴虚内热，身体虚弱，低热，止血，止泻。

【附方】

1. 止崩、带、久泻：枸骨果 9～15 克，水煎服。(《湖北中草药志》)

2. 止泻：枸骨子、白扁豆各 9 克，水煎服。(《安徽中草药》)

3. 百日咳：枸骨子 9 克，水煎，加冰糖适量，分 3 次服。(《安徽中草药》)

353. 柿　叶

【概述】

本品为柿科植物柿 Diospyros kaki L. f. 的树叶。性凉，味苦、酸、涩。归肺、肝、脾经。功能凉血止血，止咳平喘。用治：① 胃溃疡吐血，肺结核咳血，支气管扩张咯血，鼻衄，功能性子宫出血，痔疮便血，血尿，血小板减少，高血压病。研末服，每次 5～10 克，每天 3 次。② 咳嗽气喘：3～9 克，水煎服。③ 止渴生津：用治消渴证。

【成分】

含黄酮苷（黄芪苷、杨梅树皮苷）、鞣质、香豆素类化合物、酚类、树脂、多糖、挥发油、有机酸（白桦脂酸、齐墩果酸、熊果酸）；还含苯甲酸、水杨酸、丁香酸、原儿茶酸以及叶绿素、胡萝卜素、维生素 C 等。

【药理】

1. 对心血管的作用：乙酸乙酯及醇提取物，能增加狗的心输出量，减慢心率。制剂冠心宁可改善心功能，降低心肌耗氧量。黄酮苷给狗静脉注射，能降低血压，并增加冠脉流量。对离体兔心实验，也能增加冠脉流量。醇提物及其制剂还有扩张脑血管、增加脑血流量的作用。

2. 抗菌作用：柿叶制剂体外对金黄色葡萄球菌、卡他球菌有一定的抑菌作用。给兔腹腔注射，有解热作用。

3. 抗粘作用：醋酸乙酯提取物可使全血和血浆粘度比下降，纤维蛋白原减少，防止红细胞之间的粘附、沉积和聚集，以减轻血液粘滞性。

4. 止血作用：柿叶干粉及提取物均有显著的止血作用。用药后可见小鼠出血时间和凝血时间均大大缩短。

5. 对体温的影响：对兔腹腔注射柿叶制剂，有降温作用。

【临床报道】

1. 用于止血的临床报道，乃取秋季自然脱落的柿叶，洗净晒干，研细、过筛，每次内服5克，每天3次，治疗胃溃疡出血、肺结核出血、支气管扩张咯血、痔漏便血、鼻衄各若干例，眼底出血1例，红斑狼疮出血1例，尿血1例，均有一定效果。重症内服量每次最大10克。

2. 用于血小板减少性紫癜，取经霜打落的柿叶洗净晒干，研细末，早晚各服3克，1个月为1个疗程，两个月无显效者不必再服。

354. 柿　　蒂

【概述】

本品为柿树科植物柿树 Diospyros kaki L. f. 的宿存花萼。又名柿钱、柿丁、柿子把、柿萼。主产于山东、河南、浙江。性平，味苦、涩。归胃经。功能降逆止呕，用治呃逆、气膈反胃，6～12克，煎服。又治血淋，烧存性，研末服，每次3～6克（或3～7个）。

【成分】

主要成分有齐墩果酸、熊果酸、桦皮酸、丁香酸、香荚兰酸、没食子酸、三叶豆苷、金丝桃苷、山柰酚、槲皮素及鞣质、β-谷甾醇及其糖苷等。

【药理】

1. 镇静作用：柿蒂注射液能明显抑制小鼠的自发活动，显著延长阈下剂量戊巴比妥钠的睡眠时间，也能对抗吗啡引起的小鼠举尾反应。

2. 抗心律失常作用：柿蒂提取物腹腔注射，可对抗氯仿的致颤作用及乌头碱所致大鼠的窦性心律失常。

【临床报道】

柿蒂水煎液内服治疗顽固性呃逆。又治百日咳和血淋，降逆气，止呃逆。治呕哕时，常配半夏、竹茹、生姜、藿香、刀豆子、代赭石等同用。治呃逆时，常配丁香、沉香、旋复花等同用。对虚证呃逆，还可加党参、人参、附子、白术、陈皮等同用。

【附方】

1. 胃寒呃逆，胸痞：柿蒂9克，丁香6克，人参3克，生姜9克，水煎服。

2. 胸满，呃逆不止，寒呕：柿蒂9克，丁香、生姜各6克，水煎服。（以上均《中国常用中草药》）

3. 产后恶露不尽，瘀血上冲，呃逆：柿蒂10克，制香附9克，乌药15克，益母草15克，丹参20克，生姜3片，葱白3根，水煎，分3次服。（《民间中草药大全》）

4. 呃逆：柿蒂50克，炒炭存性研细末，每服10克，生姜汤（或热黄酒）调服。（《民间中草药大全》）

5. 久病、大病、重病之突然呃逆、连声不止者：丁香6克，柿蒂6克，人参10克，橘皮10克，竹茹10克，甘草5克，生姜10克，水煎服。（《中华效方汇海》）

355. 柿　霜

【概述】

本品为柿 Diospyros kaki L. f. 的果实，经加工制成柿饼，其表面生的白色粉霜，刷下制成扁圆饼状，晾至七成干时用刀铲下，再晾干即成。气微香、味甜，微有清凉感。又名柿饼霜，全国大部分地区均产。性凉，味甘。归心、肺经。功能清热，润燥，宁嗽，化痰，生津止渴，凉血止血。用治喉痛，口疮，肺热咳嗽，劳嗽咯血，肠风痔血，消渴(上消)。用法用量：3～9 克，作丸噙化。

【成分】

含甘露醇、果糖、葡萄糖、蔗糖。

【临床报道】

专清肺胃之热，生津止渴，化痰宁嗽，治咽喉口舌疮痛，咯血，劳嗽，上消。

【附方】

[古代方]

1. 上焦虚火：每天早晚调服 6～9 克。

2. 伤酒内热，痰嗽，多喘及老人痰火为患：柿霜、黄芩(酒炒)、天门冬(去心，酒煮捣膏)、橘红、栝楼霜各 30 克，海石(煅)、桔梗、真青黛各 15 克，风化硝 9 克，除天门冬捣膏外，余药俱为细末，和入天门冬膏，炼蜜丸，弹子大。含化 1 丸。(《本草汇言》)

3. 咽喉嗽痛：柿霜、硼砂、天冬、麦冬各 6 克，玄参 3 克，乌梅肉1.5 克，蜜丸含化。(《沈氏尊生书》柿霜丸)

[现代方]

肺热燥咳：柿霜10克，开水冲服。(《民间中草药大全》)

356. 柽柳(西河柳)

【概述】

本品为柽柳科植物柽柳 Tamarix Chinensis Lour. 桧柽柳 T. jumiperina Bge. 的干燥细嫩枝叶。又名西河柳、赤柽柳、山川柳、垂丝柳、观音柳等。主产辽宁、河北、河南、山东、江苏、安徽、湖北、甘肃、云南、福建、广东等地。性平，味甘、咸。归肺、胃、心经。功能疏风解表，透疹解毒，利尿。用治：① 麻疹透发不畅、咳嗽烦躁，风疹身痒。煎服并煎水外洗。② 感冒头痛、风湿关节疼痛，慢性气管炎，小便不利。用法用量：4.5～9 克，煎服。

【成分】

含树脂、槲皮素及槲皮素-甲醚、鞣质、柽柳酚、柽柳酮、柽柳醇、β-谷甾醇、胡萝卜苷、二甲氧基槲皮素、硬脂酸、异鼠李素、没食子酸及没食子甲酯-3-甲醚等。

【药理】

1. 抑菌作用：体外对肺炎球菌、甲型链球菌、白色葡萄状球菌、流感杆菌等，均有抑菌作用。

2. 保肝作用：柽柳 70%乙醇提取物给小鼠灌胃，对 CCl_4 诱发的急性肝炎有保肝作用。并可减轻 CCl_4 所致肝重的增加，减低肝组织变性的程度。

3. 解热镇痛：柽柳煎剂对人工发热家兔有解热作用；小鼠灌服煎剂 50 克/千克有明显镇痛作用。

4. 抗炎作用：小鼠耳郭实验，显示一定的抗炎症作用。

5. 止咳作用：柽柳煎剂腹腔注射，对氨水喷雾所致小鼠咳嗽，有明显抑制作用。对豚鼠离体气管以 1×10^{-5} 克组胺致痉，用柽柳醇提取物或水提取物 1×10^{-4} 克生药剂量，有强大而持久的抗组胺作用。

6. 毒副作用：柽柳煎剂对小鼠及豚鼠的毒性较小。

【临床报道】

柽柳发表透疹、祛风除湿，主治麻疹初起疹出不畅，及风疹瘙痒。内外可用，亦治风湿痹痛。内服用量过大，令人心烦。风疹瘙痒，可用煎剂熏洗。

治麻疹透发不畅，可用单味，也常与荆芥、薄荷、牛蒡子等配伍；治感冒发热头痛，可配荆芥、防风或羌活、板蓝根同用；治风寒湿痹，历节风痛，则配羌活、独活、薏苡仁、威灵仙等同用。

麻疹已透体虚多汗者忌服。

【附方】

［古代方］

1. 一切风：柽叶、荆芥各 240 克，水煎去滓，澄清、入蜂蜜、梨汁、竹沥各 250 克，瓷瓶盛封。投入重汤煮。每服 30 毫升。(《普济方》柽叶煎)

2. 一切风：嫩柽枝 1 440 克，牛蒡根 2 400克，水煎去滓，用煎后药：石榴花 60 克，生木瓜 100 克，桑白梗 150 克，生姜、羚羊角屑、乌鸡粪各 90 克，柽枝汁煎诸药去滓，入后药末：乌蛇(酒浸，炙)90 克，天麻、羌活、防风、肉桂、刺蒺藜、淫羊藿、附子各 30 克，另入酒 200 毫升、蜂蜜 100 毫升，慢火熬搅，每服 6 克，温酒下。(《普济方》柽枝煎)

3. 干湿癣：柽树皮 20 克，刺蒺蒺 60 克，明矾、雄黄各 30 克，白及 45 克，为细末，凉水调涂。(《普济方》柽柳散)

4. 麻疹透发不出，咳嗽喘急，烦闷躁乱，咽喉肿痛：柽柳 15 克，荆芥穗、蝉蜕、薄荷、甘草、知母各 3 克，炒牛蒡子、葱根各 4.5 克，玄参 6 克，麦门冬 9 克，竹叶 30 片，水煎服。(《先醒斋医学广笔记》竹叶柳蒡汤)

5. 麻疹伏而过期不出：柽柳为末，以茅根煎汤下 9～12 克，白水下亦可。(《麻疹活人全书》独圣散)

［现代方］

1. 麻疹不透：柽柳、浮萍、牛蒡子各 6 克，薄荷 4.5 克，水煎服，注意避风。另用西河柳煎汤，擦洗全身。(《中国常用中草药》)

2. 风湿痹痛：柽柳、虎杖根、鸡血藤各 9 克，羌活、川芎各 4.5 克，水煎服。(同上)

3. 感冒发热头痛：柽柳、薄荷各 9 克，荆芥 6 克，绿豆衣 9 克，生姜 3 克，水煎服。(《青岛中草药手册》)

【备注】

柽柳同属植物桧柽柳及多枝柽柳在不同地区也作柽柳应用。

357. 树　舌

【概述】

本品为多孔菌科植物树舌 Ganoderma applanatum(Pers. ex Gray) Pat. 的子实体。又名老母菌、扁芝、平扁蓋灵芝、扁木灵芝、扁蕈、梅花蘑、皂荚蕈、白斑腐菌。全国大部分地区均有分布，多见于四川、西藏、湖北、河南、广东北部等地。性平，味微苦。功能抗癌，用于食管癌，胰腺癌，慢性肝炎等。

【成分】

野生树舌含麦角甾醇、有机酸、D-甘露糖、氨基葡萄糖、甘露醇、脂肪酸、氨基酸、多肽、葡萄糖胺、腺苷、内酯、香豆精等。重要活性成分多糖类，曾分离出成分 G-Z 和 G-F。G-Z 的结构为 β(1→3)(1→4) 连接的葡萄糖核。G-F 为类似的化合物。并含赤扬酮、木栓酮、树舌酸、呋喃树舌酸、多种脂肪酸等。粗多糖 G-Z 有明显的抗癌活性。对所含中性糖及糖醛酸含量已进行测定。

【药理】

1. 免疫调节作用：树舌多糖在体外可协同 Con A 激发的 T 细胞增殖反应，诱导 Th 细胞产生淋巴因子 IL－2、γ－IFN，可直接刺激腹腔 Mϕ 分泌 IL－1 样活性物质；在体内亦增强 Con A 诱导的 T 细胞增殖反应和 γ－IFN 的产生。

2. 抗癌作用：分离的 G－A、G－B、G－C、G－D、G－F 和 G－Z 等对 S180 都有一定抑制作用。树舌水溶性β－D－葡聚糖有抗癌作用。树舌水提物中得到抗肿瘤多糖 G－Z，对小鼠移植性S180有明显的抑制作用。并能部分拮抗因接种肿瘤所致小鼠体内 NK 细胞活性与脾细胞产生 IL－2 及 γ－IFN 的抑制。

3. 对心血管的作用：对离体蛙心和戊巴比妥钠中毒的心脏，均有强心作用。对兔心、猫心都有强心效果。其生物碱部分可增加猫、狗冠状动脉血流量，减少冠脉阻力和心肌耗氧量，并能增强小鼠对低压和常压缺氧的耐受性。对大鼠自发性高血压有降低收缩压作用。

4. 其他作用：树脂提取的含肽成分可降血糖，腺苷能抑制血小板聚集，有镇静、镇痛、保肝和抗辐射作用。

【临床报道】

树舌的用途是多方面的，除用于抗癌外，对消化道溃疡、早期肝硬化、神经衰弱、消化不良以及滋补强身，都有一定效果。

【附方】

［现代方］

1. 胃癌，乳腺癌，冠心病：梅花蘑 15 克，切片，水煎浓汁服，久服有效。（《妙药奇方》）

2. 慢性肝炎：树舌 15 克，常春藤、败酱草各 9 克，水煎服，每天 1 剂。（《民间验方新编》）

3. 肝胃气痛：树舌 6 克，当归 9 克，赤小豆 30 克，煎服，分 2 次服。（《新编秘方偏方验方汇海》）

4. 慢性肝炎，肝硬化：树舌、丹参各 15 克，水煎，分 2～3 次温服。（《民间便方六百六》）

5. 失眠，神经衰弱：树舌、夜交藤、酸枣仁、柏子仁各 5 克，龙眼肉 9 克，水煎，代茶饮。（《实用药茶方》）

358. 胡 黄 连

【概述】

本品为玄参科植物胡黄连 picrorhiza kurrooa Royle ex Benth 及西藏胡黄连 P. scrophulariflara Pennell. 的根茎。又名割孤露泽（《开宝本草》）、胡连（《本草正义》）。生于高寒地区的岩石上及石堆中，或浅土层的向阳处。前者分布于喜马拉雅山西部，产于印度、尼泊尔等国；后者分布西藏南部、云南西北部、印度。性寒，味苦。归肝、胃、大肠经。功能清热凉血，燥湿。主治疳疾，惊痫，泻痢，劳热骨蒸，自汗，盗汗，吐血，衄血，火眼，痔瘘，疮疡。用法用量：内服，煎汤，1. 5～4. 5 克，或入丸、散；外用，研末调敷或浸汁点眼，脾胃虚弱者慎服。

【成分】

胡黄连中主要含有环烯醚萜苷及少量生物碱，酚酸及糖苷，少量甾醇等。

1. 环烯醚萜苷：梓醇（Catacpol）、胡黄连苷（Kutkoside）、胡黄连素（Kutkin）、胡黄连苷Ⅰ（PicrosideⅠ）、胡黄连苷Ⅱ（PicrosideⅡ）、6－香草酰梓醇（6－Vanilloy lcatalpol）、胡黄连苷Ⅲ（PicrosideⅢ）、6′－肉桂酰梓醇（6′－Cinnaamoylcatal-

pol)、桃叶珊瑚苷(Aucubin)。

2. 其他：糖类化合物：肉桂酰-2-D-吡喃葡萄糖(Cinnamoyl-2-D-glucopyranose)，6-肉桂酰-β-D-吡喃葡萄糖(6-Cinnarnoyl-β-D-glucopyranose)，D-甘露糖醇(D-mannitol)；酚酸及其糖苷：香荚兰酸(Vanillicacid)，桂皮酸(Cinnamic acid)，阿魏酸(Feralic acid)，草夹竹桃苷(Androsin)，甾醇及其糖苷：胡黄连醇(Kutkiol)，胡黄连甾醇(Kutkisterol)，2β-吡喃葡萄糖基-3.16、20、22-四羟基-9-甲基-19-去甲基-羊毛脂甾烷-5.24-烯(2β-Glucopyranosyl-3.16、20、22-Tetrahydmxy-9-methyl-19-nor-lanosta-5.24-dine)，以及其他化合物：香黄兰乙酮(Apocgnin)和一个葫芦素糖苷，此外尚含树脂、泻酸(Cathartic acid)、鞣质；果实含抗坏血酸、糖类、淀粉和蛋白质。

【药理】

1. 抗癌作用：据报道胡黄连提取液。有抑制肿瘤发展并延长病人寿命之效用。胡黄连水浸剂(1∶4)在试管内对堇毛癣菌等皮肤真菌有不同程度抑制的作用。

2. 保肝利胆作用：胡黄连的根提取物有利胆作用。胡黄连苷Ⅱ(Picroside-Ⅱ)对 CCl_4 引起的小鼠肝损害有保护作用，对大鼠有利胆作用。胡黄连素(Kutkin)3～50毫克/千克预先7～15天灌胃，可以剂量依赖性地防止半乳糖胺、氯仿、醋氨酚、硫乙酰胺等所致的大鼠血清及肝生化变化。胡黄连素3～12毫克/千克可以防止给予10%～12%疟原虫后造成的类似变化。胡黄连素对麻醉和清醒的大鼠或豚鼠具有剂量依赖性的利胆作用以及抵抗乙炔雌二醇的胆汁阻塞作用，胡黄连素的糖苷提取物(Picroliv)1.2～5.25毫克/千克，可改变硫代乙酰胺引起的大鼠肝脏和血清中生化指标改变，如降低胆5′-核苷酶γ-谷氨酰转移酶的活性，外周血清ALT、AST、碱性磷酸酶活性和胆红素浓度。Picmliv 6.12毫克/千克对清醒大鼠和麻醉豚鼠均有明显的利胆作用，能明显增加胆汁盐、胆酸和脱氧胆酸的排泄，对由对醋氨酚和乙炔雌二酮引起大鼠胆汁郁积及乙酰氧基酚诱导的麻醉豚鼠胆汁郁积均有显著的对抗作用。从胡黄连石油醚提取物中分离得到的香荚兰乙酮对麻醉犬有显著的利胆作用。胡黄连素及苷等成分有抗炎作用。

3. 对平滑肌的作用：香荚兰乙酮对家兔回肠和大鼠子宫有收缩作用，对各种痉挛剂引起的豚鼠回肠和大鼠子宫的痉挛有拮抗作用。胡黄连的糖苷部分对异丙肾上腺素长期给药引起的豚鼠支气管扩张的灵敏度降低有保护作用，与异丙肾上腺素合用可显著降低豚鼠对磷酸组织引起的支气管收缩效应。

4. 其他作用：① 胡黄连苷Ⅰ、Ⅱ，香草酸、香荚兰乙酮对酵母多糖引起的PMN白细胞的化学发生和自由基的产生有抑制作用。② 胡黄连素能明显提高毒鹅羔(Amanica phalloides)提取物对小鼠的生存率。③ 水提取物对补体激活途径有抑制作用。④ 水浸液有抗真菌作用。

【临床报道】

1. 治疗鼻咽癌：辰砂、月石、蛤粉、青黛各10克，苍耳、生石膏各20克，藿香、胡黄连、黄柏、涡天、重楼各15克，雄黄、枯矾、藜芦各5克，麝香1克，水苋菜、白地黄瓜各25克，鲜萝卜汁、蜂蜜各100克，猪胆汁50克。以上诸药，除后3味外，均研细末，加入后3味和匀，装瓶备用，每天早、晚各1次点鼻。此方配合羚羊粉、水牛角粉等，治疗多例鼻咽癌均获良效。(四川中医药研究院)

2. 治疗菌痢：将胡黄连烘干研末，成人每天2～6克，分3次服，治疗45例，结果全部治愈。

3. 治疗小儿盗汗：以胡黄连、银柴胡各等份，共研细末，炼蜜为丸，每次服1～

3克，每天2～3次。治疗小儿盗汗，潮热往来有较好疗效。

4. 治疗目赤：用茶调胡黄连末，涂手足心部位，治疗小儿目赤，有良效。

5. 治疗痈疽疮肿：以胡黄连、穿山甲（烧存性）等份为末，以茶或蛋清调涂，治疗痈疽疮肿已溃、未溃者，疗效满意。

6. 治疗痔疮：用胡黄连配槐花，研末外敷，治疗痔疮，效果颇佳。

【附方】

［古代方］

1. 肥疳热：川黄连15克，胡黄连15克，朱砂3克（另研）。上2物为细末，入朱砂末，都填入猪胆内，用淡浆水煮，以杖于铫子上用线钓之，勿著底，候一炊久取出，研入芦荟、麝香各0.3克，饭和丸如麻子大。每服5～7丸至20～30丸，米饮下，食后。（《小儿药证直诀》胡黄连丸）

2. 小儿疳热，肚胀，潮热，发焦：胡黄连15克，灵脂30克。为末，雄猪胆汁和丸绿豆大。米饮服，每服10～20丸。（《全幼心鉴》）

3. 痢血：胡黄连、乌梅肉、灶下土等份。为末。腊茶清调下，食前、空腹温服。（《苏沈良方》三物散）

4. 热痢腹痛：胡黄连末，饭丸梧子大。每米汤下30丸。（《鲜于枢钩玄》）

5. 伤寒劳复身热，大小便赤如血色者：胡黄连30克，山栀子60克（去皮，入蜜半两拌和，炒令微焦）。2味捣箩为末，猪胆汁和丸如梧桐子大。每服用生姜2片，乌梅1个，童子小便180毫升，浸半日，去滓，含后暖小便令温下10丸，临卧再服。（《本草图经》）

6. 吐血，衄血：生地黄、胡黄连各等份。上为末，用猪胆汁为丸如梧桐子大。每服50丸，临卧煎茅花汤送下。（《普济方胡黄连散》）

7. 婴儿赤目：茶调胡黄连末，涂手足心。（《济急仙方》）

8. 痔疮疼肿，不可忍者：胡黄连末，鹅胆汁调涂之。（《孙天仁集效方》）

9. 痔漏成管：胡黄连（净末）30克，穿山甲（麻油内煮黄色）、石决明（煅）、槐花（微炒）各末15克。炼蜜丸如麻子大。每服3克，空心，清米汤送下，早、晚日进2服。至重者40天而愈。此方不用针刀挂线，不受苦楚。如漏之四边有硬肉突起者，加蚕茧20个炒末，和入药中，比及遍身诸漏皆效。（《外科正宗》黄连闭管丸）

10. 痈疽疮肿，已溃未溃者皆可用之：胡黄连、穿山甲（烧存性）等份为末。以茶或鸡子清调涂。（《简易方论》）

11. 杨梅疮毒：胡黄连、猪胰同煮服。（《本草求原》）

［现代方］

1. 小儿疳积，下痢腹痛：胡黄连18克，木香1克，研细粉，糯米饭和丸，如绿豆大，每服5丸，米汤送服。

2. 阴虚发热，骨蒸盗汗：胡黄连、炙鳖甲、秦艽、地骨皮、青蒿、知母各9克，银柴胡6克，甘草4.5克，水煎服。（《中国常用中草药》）

359. 胡　椒

【概述】

本品为胡椒科植物胡椒 Piper nigrum L 的干燥近成熟或成熟果实。秋末至翌春果实呈暗绿时采收，晒干，为黑胡椒。果实成熟变红时采收，用水浸渍数日，擦去果肉，晒干，为白胡椒。胡椒性热，味辛。归胃、大肠经。功能温中散寒，下气消痰。主治胃寒呕吐，腹痛泄泻，纳呆癫痫痰多等。用法用量：2～4克，煎服，研粉每次0.5～1克吞服；外用适量。

【成分】

胡椒化学成分有胡椒碱(Peperine)、胡椒脂碱(Chavicine)、胡椒新碱(Peperanine)。黑胡椒的挥发油含量1.2～2.6克,白胡椒含0.8克。油中主要组成为胡椒醛(Piperonal)、二氢香芹醇(dihydrocarveol)、氧化石竹烯、隐品酮等。

【药理】

1. 抗惊厥作用:大鼠腹腔注射胡椒碱120毫克/千克能抗最大电休克发作,在小于半数中毒量下,对大鼠或小鼠的最大电休克发作,均有不同程度的对抗作用。对戊四氮惊厥,也有明显的对抗作用。小鼠腹腔注射胡椒碱48毫克/千克可对抗印防已毒素或士的宁引起的惊厥,注射100毫克/千克,对其脑室内注射筒箭毒碱,谷氨酸钠所致惊厥,也有对抗作用。并可对抗戊四氮诱发兔脑电图癫痫样放电。

2. 镇静作用:胡椒碱25毫克/千克给小鼠腹腔注射,小鼠活动明显减少,呈镇静作用。

3. 杀虫作用:胡椒酰胺可杀灭狗蛔幼虫。

【临床报道】

应用于抗癫痫及小儿腹泻。民间有用白胡椒加萝蔔治疗癫痫的验方。本草学记载其主治为:① 温中下气,治疗胃寒,冷痛、寒泻冷痢。② 寒邪凝滞气血所致产后腹痛。③ 跌扑肿痛。④ 杀一切鱼、肉、鳖、蕈毒、误食陈腐中毒。配干姜治疗脾胃受寒,脘腹冷痛,配绿豆用于食物中毒。

【附方】

[古代方]

1. 心下大痛:胡椒、乳香研匀,男用生姜,女用当归,酒下。(《寿域神方》)

2. 反胃呕秽:"胡椒、生姜,水煎去滓,分温三服。"(《太平圣惠方》)

3. 风虫牙痛:胡椒、荜茇为末,蜡丸麻子大,每用1丸,塞蛀孔中。(《卫生易简方》)

4. 蜈蚣咬伤:胡椒研末,调服。(《多能鄙事》)

5. 二便闭,关格不通,胀满欲死:"胡椒加芒硝通之。乃以辛降温泄法治之。"(《圣济总录》)

[现代方]

1. 反胃呕哕吐食:胡椒末1克,生姜30克,水煎温服。(《中国常用中草药》)

2. 霍乱吐泻:胡椒49粒,绿豆149粒,共研末,用木瓜煎汤送服,每次3克。(《中国常用中草药》)

3. 肺寒久咳:白胡椒7粒,鲜梨1个,蜂蜜30克,梨连皮去核切片,胡椒打碎,与蜂蜜同蒸熟食之。(《民间中草药大全》)

360. 荆芥

【概述】

本品为唇形科植物荆芥 Schizonepeta tenuifolia Briq. 的干燥地上部分。又名假苏、姜芥。主产于河北、江苏、浙江、江西、湖北、湖南、东北地区。性微温,味辛。归肺、肝经。功能解表散风,透疹。主治感冒,头痛,麻疹,风疹,疮疡初起。炒炭治便血,崩漏,产后血晕。一般用量4.5～9克。

【成分】

荆芥全草含挥发油1.12%,穗中含油量尤高。油中主要成分为右旋薄荷酮、异薄荷酮、左旋和消旋胡薄荷酮、少量β-蒎烯、右旋柠檬烯。花序含荆芥皂苷A、B、C、D,橙皮苷等。

【药理】

1. 解毒作用:荆芥煎剂及乙醇浸剂有微弱的解热作用。

2. 抑菌作用：煎剂体外对金黄色葡萄球菌和白喉杆菌有较强的抗菌作用。对炭疽杆菌、乙型链球菌、伤寒杆菌、痢疾杆菌、绿脓杆菌和人型结核杆菌等，也有一定的抑菌作用。

3. 止血作用：荆芥炭可使出、凝血时间缩短，显示有止血作用。

4. 镇痛抗炎作用：就其单体成分而论，薄荷酮有很强的镇痛作用；β-蒎烯和左旋胡薄荷酮均具有抗炎症作用，特别是蒎烯是荆芥油中10个成分抗炎症作用最强的一种。

5. 祛痰平喘作用：药理实验还表明它有祛痰作用、平喘作用和抗真菌作用。

【临床报道】

上述作用充分说明荆芥用于感冒发热、头痛的良好治疗药。中医用以解表祛风，治外感表证。治疗外感风寒，常与防风、羌活、生姜同用；治疗外感风热，常与银花、连翘、薄荷同用；治疗风热上扰目赤咽痛，常与桑叶、菊花、桔梗、薄荷同用；治疗疮疡初起，常与银花、连翘、赤芍、白芷同用；治疗麻疹透发不畅或风疹瘙痒，常与薄荷、蝉蜕、防风、牛蒡子同用；治疗产后血晕，用荆芥穗。止血用荆芥炭，配槐花炭治大便下血，配茅根止鼻血等。对肝风内动、麻疹已透，疮疡已溃者不宜。

荆芥与芥穗功用相同，但芥穗作用较强。炒炭治便血、崩漏。习惯无汗用芥穗，有汗用荆芥。又荆芥与紫苏比较，二者均能发汗解表，但荆芥祛风力胜，且能止血；紫苏散寒力强，且能理气。荆芥与防风比较，荆芥发汗力较强，且能清头目，利咽，透疹；防风祛风力较大，且能胜湿止痛。

【附方】

［古代方］

1. 牙宣出血或痛：荆芥穗、槐花各等份。(《仁斋直指》荆槐散)

2. 妇人产后中风，手足瘈疭及产后血晕：荆芥一味。(《妇人大全良方》愈风散)

3. 妇人崩漏腹痛：生地炭、荆芥炭各15克，炒白芍、白术炭各4.5克，炒当归9克，木香3克，茯苓4.5克，血余炭、荷叶炭、败棕灰各9克。(《医略六书》荆芥散)

4. 肾经风热，两耳肿痛，或胆热移脑之鼻渊：荆芥、连翘、防风、当归、川芎、白芍、柴胡、枳壳、黄芩、山栀、白芷、桔梗各6克，甘草3克。(《万病回春》荆芥连翘汤)

5. 风寒感冒初起，恶寒发热，头疼身痛；疮疡初起见表寒证者：羌活、独活各3克，柴胡3克，前胡、枳壳、茯苓、防风、荆芥、桔梗、川芎各4.5克，甘草1.5克。(《摄生众妙方》荆防败毒散)

6. 乳房结肿疼痛，寒热往来，烦躁口渴：荆芥、防风、牛蒡子、金银花、陈皮、花粉、黄芩、蒲公英、连翘、皂角刺各3克，柴胡、香附、甘草各1.5克。(《医宗金鉴》荆防牛蒡汤)

［现代方］

1. 产后大出血：荆芥穗炒至焦黄，研细末。每次6克，加童便30毫升饮服。

2. 急慢性荨麻疹及皮肤瘙痒：荆芥、苦参各15～30克。水煎洗患处，或净芥穗30克碾为末，过筛后入纱布袋，均匀地撒布患处，然后用手掌反复揉搓至发热为度。

3. 痔疮：荆芥、刘寄奴各12克，蝉蜕3克，加水3000毫升，浸泡2小时，水煎沸后半小时，先熏3～5分钟，再坐浴30分钟。每天2次。

4. 尿潴留：荆芥、大黄各10克。水煎服，每天1剂。

5. 风寒感冒，头痛项强：荆芥、防风、羌活、独活、柴胡、前胡、茯苓、桔梗、枳壳各6克，川芎、薄荷、甘草各3克，生姜3片，水煎温服。(《中国常用中草药》)

6. 风疹，荨麻疹，水肿：荆芥穗、防风、僵蚕、甘草、浮萍各6克，金银花12克，牛蒡子、牡丹皮、地黄、黄芩各9克，蝉蜕、薄荷各4.5克，水煎服。(同上)

7. 乳痈初起肿痛：荆芥、防风、牛蒡子、金银花、蒲公英、天花粉、连翘各9克，皂角刺、炒黄芩、柴胡、香附、陈皮、甘草各4.5克，水煎食后服。(同上)

8. 月经过多，痔疮下血：荆芥炭、仙鹤草、地榆炭各9克，水煎服。(同上)

361. 南天竹

【概述】

本品为小檗科植物南天竹 Nandina domestica Thunb. 的果实。又名天竺子、南竹子、天烛子、南天竹子。产于江苏、浙江、广西等地。性平，味苦、涩、微甘。归肺、肝经。功能敛肺，止咳平喘，清肝，明目。主治肺热咳嗽，哮喘，百日咳；肝阳上亢之头晕目眩，目赤肿痛，咽干不适等。用法用量：3～9克，水煎服。

【成分】

含多种生物碱，有南天竹碱、南丁宁碱、南天竹碱甲醚、异紫堇碱、普罗托品、去氢南天竹碱、N-去甲南天竹碱及南天竹啡碱等生物碱成分，还含翠竹苷。

【药理】

1. 抗菌作用：南天竹碱甲醚盐酸盐，对鸟类结核杆菌、葡萄球菌有抑制作用，但对大肠杆菌无效。

2. 对心血管系统的影响：南天竹碱、南丁宁碱均有抑制心脏的作用，对离体蛙、兔心脏均有直接麻痹作用。两种生物碱给兔静脉注射都可引起血压下降，此为心脏受抑制所致，最后死于心脏麻痹。对血管的作用报道不一，有人认为对血管有扩张作用，但也有人报道对血管影响不大。

3. 降脂作用：本品所含的亚油酸成分有降低胆固醇及防止动脉硬化的作用。

4. 对中枢神经系统的影响：南天竹碱、南丁宁碱对冷血动物(蛙)可引起吗啡样麻醉作用。对呼吸中枢有抑制或麻痹作用。对温血动物(小鼠、犬)小量能引起轻度麻醉，大量引起痉挛。可使脊髓反射增强，最后转为麻痹。

5. 对平滑肌的作用：南天竹碱能使豚鼠在位肠管紧张度上升，但对离体肠管的作用则相反；对离体兔子宫小量兴奋，大量麻痹。南丁宁碱对离体兔肠和子宫、犬肠管，皆为小剂量兴奋，大制量抑制；对在体兔肠及子宫，则仅见兴奋作用，强度随剂量增加而增加。

6. 其他作用：南天竹碱、南丁宁碱对横纹肌有直接麻痹作用。脂肪油对咽喉有湿润作用。

7. 毒副作用：南天竹碱给小鼠皮下注射的 LD50 为 100～150 毫克/千克。

【临床报道】

用于肺热咳嗽，哮喘，久咳，百日咳，下疳溃烂。

【附方】

1. 百日咳：南天竹子 9～15 克，水煎糖水调服。

2. 预防动脉硬化：南天竹子捣碎，热水冲服。

3. 小儿哮喘：经霜南天竹子、腊梅花各15克，水蜒蚰1条，水煎服。

362. 南瓜子

【概述】

本品为葫芦科一年生蔓生藤本植物南瓜 Cucurbita moschata (Duch. ex Lam.) Duch. ex Poiret 的种子。又名番南瓜子、

倭瓜子、北瓜子、白瓜子、窝瓜子、南瓜仁、全瓜米、方瓜子、伏瓜子、饭瓜子、番蒲子、老缅瓜子、麦瓜子。有油性，气微香。主产于浙江、江苏、河北、山东、山西、四川等地。性温，味甘。归胃、大肠经。功能驱虫，下乳。用于绦虫，血吸虫，蛲虫等疾患，及因虫疾引起的腹痛胀满，产后乳汁不下等症。用法用量：60～120克，研末，冷开水调服。

【成分】

主含南瓜子氨酸、脂肪油、蛋白质及维生素A、维生素B_1、维生素C、胡萝卜素、尿素分解酶等。脂肪油中含亚油酸、油酸、棕榈酸、硬脂酸等。还有亚麻酸、肉豆蔻酸以及类脂成分甘油单酯、二酯、三酯等。

【药理】

1. 驱虫作用：其煎剂在体外对绦虫有明显驱虫作用，南瓜子氨酸对绦虫的中段及后段有麻痹作用。本品的1：4 000水溶液能在5分钟内杀死蛲虫和蛔虫。

2. 抗血吸虫作用：本品能遏制日本血吸虫在动物体内向肝脏移行，对血吸虫幼虫有抑制和杀灭作用，对于成虫能使虫体萎缩，生殖器官退化，子宫内虫卵减少。

3. 其他作用：所含南瓜子氨酸能使小鼠狂躁兴奋，使兔、猫表现安静；还能升高兔血压，加快其呼吸，抑制离体兔肠收缩；能使肝细胞呈轻度萎缩，肝内少量脂肪浸润。

【临床报道】

临床主要用于虫证，如：① 用于蛔虫病，可单味生用，亦可与使君子、苦楝根皮配伍应用。② 用于绦虫病，既可单味生用，又可与槟榔配伍。现代临床报道有治疗绦虫病、血吸虫病和蛔虫病等。

【附方】

1. 百日咳：南瓜子瓦上炙焦，研细粉，赤砂糖汤调服少许，每天数次。[江西中医药，1953，(3)：20]

2. 产后缺乳：用生南瓜子仁15～18克，捣碎成泥，加开水适量调服，空腹服用。[中医杂志，1996，(3)：25]或南瓜子60克，研末，加红糖适量，开水冲服。(《青岛中草药手册》)

3. 膀胱刺激征：南瓜子仁研粉服用，用于尿频、尿急。[临床泌尿外科杂志，1990，5(2)：91]

4. 丝虫病：南瓜子60克，捣烂，开水调成乳剂，槟榔30克煎水，空腹时混合服下。(《中药临床应用大全》)

5. 绦虫病：南瓜子60～120克，去皮生食。或微炒研粉服下，30～60分钟后，再用槟榔60～120克，水煎服。2小时后如不大便，可用芒硝6～9克，开水冲服。(《全国中草药汇编》)

6. 营养不良，面色萎黄：南瓜子和花生仁、胡桃仁同服。(《四川中药志》)

7. 蛔虫病：南瓜子30～60克，研后加开水，蜂蜜或糖调成糊状，空腹服。(《闽东本草》)或南瓜子30克，韭菜叶30克，水竹沥60克，开水冲服。(《湖南药物志》)

8. 产后手脚浮肿，糖尿病：南瓜子30克，炒热，水煎服。(《食物中药与便方》)

【备注】

本品无毒，多服无妨，单服疗效极低。少数人长期大量服用期间，会出现腹泻、腹胀、食欲减退及头晕、恶心等表现，不久即消失。

363. 南沙参

【概述】

南沙参为桔梗科植物轮叶沙参(四叶沙参)Adenophora tetraphylla(Thunb.) Fisch. 或杏叶沙参 Adenophora stricta

Miq.(A. axilliflora Borb)的干燥根。《药典》1990年版载此二种。《中华本草》将后者改称沙参，而杏叶沙参学名称为A. huuaheusis Nannf.，又名泡参、泡沙参。主产于安徽、江苏、浙江、贵州等地，分布于中南、西南、华东等地区。性微寒，味甘。归肺、胃经。功能养阴清肺；化痰，益气。主治肺热燥咳，阴虚劳嗽，干咳痰粘，气阴不足，烦热口干。一般用量9～15克。《神农本草经》载沙参，为南沙参。至清代张路玉《本经逢原》始分出北沙参："沙参有南、北二种，北者质坚性寒，南者体虚力微。"

【成分】

轮叶沙参和杏叶沙参的根均含蒲公英萜酮、β-谷甾醇、胡萝卜苷。按植物来源不同，分述如下：① 轮叶沙参的根还含三萜类皂苷为沙参皂苷，并含生物碱、黄酮类、鞣质等。② 杏叶沙参的根还含呋喃香豆类：花椒毒素(为8-甲氧基补骨脂素)。③ 日本产沙参 A. triphyta A. DC. var. japonica Hara 含三萜类三参醇(Triphyllol)、甲基-腺拌磷(Adeno horate)、Lupenone-β-谷甾醇、β-谷甾醇-β-葡糖苷。

【药理】

1. 祛痰作用：南、北沙参的提取液均有祛痰作用。南、北沙参的祛痰作用，主要由于所含皂苷刺激支气管黏膜，使分泌物增加，痰液稀释，容易咯出。

2. 强心作用：南沙参提取液对离体蟾蜍心脏有强心作用。

3. 抗菌作用：南沙参的水提取液体外对小芽孢癣菌等皮肤真菌有抗菌作用。

【临床报道】

南沙参治肺虚有热、肺燥咳嗽，常与贝母、知母、麦冬、杏仁配伍；对热病后的津亏口燥、舌红少津，常与麦冬、石斛、生地、玉竹等配伍。

南沙参、北沙参均能养阴生津，润肺止咳，一般认为南沙参作用较弱。二者区别是：南沙参长于清肺火，多用于肺燥咳嗽；北沙参长于养肺胃之阴，多用于热病后阴虚津亏。

【附方】

［古代方］

1. 燥肺胃阴分，津液亏损，咽干口渴，干咳痰少而粘，或发热、舌红少苔：沙参、玉竹、生甘草、冬桑叶、麦冬、生扁豆、天花粉。(《温病条辨》沙参麦冬汤)

2. 阳明温病，下后汗出，胃阴受伤：沙参、麦冬、冰糖、细生地、玉竹(炒香)。(《温病条辨》益胃汤)

［现代方］

1. 燥伤肺胃，咽干口渴，干咳少痰：南沙参、麦冬各9克，玉竹6克，桑叶6克，扁豆9克，天花粉4.5克，甘草3克，水煎服。

2. 肺热咳嗽无痰，咽干：南沙参、桑叶、麦冬各12克，苦杏仁、浙贝母、枇杷叶(蜜炙)各10克，水煎服。(《中国常用中草药》)

【备注】

1. 南沙参与北沙参效用相同，唯力稍逊。都有养阴、润肺、清热、化痰的作用。北沙参滋阴作用较强；南沙参祛痰作用较好。临诊处方，一般只写沙参，药店即予北沙参。如需南沙参，都要在处方中写明。

2. 南沙参还有同属其他植物，如云南沙参、泡沙参等。

364. 南 烛 子

【概述】

本品为杜鹃花科植物乌饭树 Vaccinium bracteatum Thunb. 的干燥成熟果实。又名南烛、黑饭草、乌饭果、南天烛。原植物乌饭树为常绿小灌木，浆果球形，成熟时紫黑色，稍被白粉。花期6～7月，果期8～9月。生于山坡、灌丛下或林中。分布于长江以南江苏、浙江、江西、湖南、安徽、广东、广西等地。8～9月果实转紫黑色时采收，拣去枝叶及杂质，晒干。本品干燥果实呈球形，直径4～5毫米，表面深紫褐色，具细皱；基部常残留有果柄；无臭，味酸而略甜；以果实饱满、干燥、无杂质者为佳。性温，味甘、酸，无毒。归肾、肝经。功能益肾固精，强筋明目，用于久泄梦遗，久痢久泻，赤白带下。常用量6～12克。

【成分】

本品含游离酸，主要为柠檬酸、酒石酸、苹果酸；并含糖分约20%。

【药理】

提取物体外能使艾氏腹水癌细胞变性。

【备注】

1. 南天竹子的别名中有南天烛；南烛子也称南天烛。前者别名称南天竹或天竹子；后者径称南天烛或南烛子，即不再误会或张冠李戴。前者为小檗科植物，浆果为鲜红色；后者为杜鹃花科植物，浆果红色，成熟时紫黑色。外观也不同。

2. 同科南天烛属植物南烛 Lyonia ovalitotia(Wall.) Drude，植物分类学文献，称作"南烛"，欠妥。范崔生说："历代本草所载南烛是杜鹃花科乌饭树属植物乌饭树，其茎叶捣汁煮饭，称为乌饭。或将其汁浸粳米，九浸、九蒸、九晒，米粒小，适合长途携带，又认为食少量而不饥。"本来"南天烛"名称已经混淆，再加上"南烛"，更易引起误解。

3. 本种的叶亦供药用，功效与果实近似；根用于散瘀，消肿，止痛。另江南民众在4月上旬常采乌饭茎叶捣汁，加米作乌饭食用，其味清香。

365. 茜　草

【概述】

本品为茜草科植物茜草 Rubia cordifolia L. 的干燥根及根茎。又名锯锯藤、拉拉秧、活血草、红茜草、小血藤、血见愁、茜根、过山龙、五爪龙等。多生于山坡、林边、灌草丛阴湿处。分布几遍全国。性寒，味苦。归肝经。功能凉血止血，活血祛瘀，通经。主治吐血，衄血，便血，尿血，崩漏，经闭瘀阻，关节痹痛，肝炎；外用治跌扑肿痛，肠炎，疖肿，神经性皮炎等。用法用量：内服6～9克，水煎服；外用适量，研粉调敷或煎水洗患处。化瘀宜生用，止血多炒炭用。

【成分】

茜草主含茜草素、羟基茜草素、异茜草素、茜草酸、伪羟基茜草素、茜草苷、大黄素甲醚、1,4-二羟基-6-甲基-蒽醌、茜草色素、新蒽醌苷类（Ⅰ）；此外，尚含胡萝卜苷、β-谷甾醇、微量元素和环已肽类化合物等成分。

【药理】

1. 升白作用：茜草粗提物具有升高白细胞作用。

2. 抗缺血作用：茜草提取物的水溶部分对麻醉犬的急性心肌缺血有保护作用。

3. 防结石作用：茜草能防止实验性肾和膀胱结石的形成。

4. 护肝作用：茜草水-乙醇提取物对肝脏有保护作用。

5. 抗氧化作用：茜草为有效的抗氧化剂，它通过对自由基一系列反应的干扰而发挥作用。

6. 抗癌作用：茜草提取物 CM 36对

小鼠Lewis肺癌、小鼠肝癌抑瘤作用明显。茜草所含的环已肽类化合物对实验性白血病P 388、P 1201、B 16黑色色素瘤、Lewis肺癌、C 38结肠癌等有明显的抑制活性。

7. 凝血作用：家兔口服或腹腔注射茜草浸液有明显的促进血液凝固作用。

8. 解痉作用：茜草根煎剂能对抗乙酰胆碱所致的离体兔肠痉挛，有解痉作用。根的水提物对离体豚鼠的子宫有兴奋作用。

9. 祛痰镇咳作用：小鼠口服茜草根煎剂有明显的镇咳、祛痰作用。

10. 抗菌作用：体外试验表明，茜草水提液对金黄色葡萄球菌有一定的抑制作用，对肺炎双球菌、流感杆菌和部分皮肤真菌也有抑制作用。茜草素对金黄色葡萄球菌有抑制作用。

11. 其他作用：茜草根温浸液有扩张蛙蹼血管的作用，能抑制大鼠皮肤结缔组织通透性。大叶茜草素和异茜草素有抗血小板聚集作用。

【临床报道】

1. 治疗血热所致多种出血证：用茜草凉血止血，轻者单用，重者可与大蓟、小蓟、牡丹皮、白茅根、海螵蛸等药配伍。

2. 治疗外伤出血：研末外敷。

3. 治疗血滞经闭以活血通经：常与桃仁、红花、川芎同用。

4. 治疗风湿痹痛：亦用其活血通经，可与海风藤、鸡血藤、独活、秦艽等配伍。

5. 治疗跌打损伤：常与当归、川芎、红花同用，以活血消肿止痛。

6. 治疗湿热黄疸：用茜草根凉血清瘀热而退黄，可与茵陈、栀子、大黄等配伍。

7. 其他：治热毒疮疡或乳痈，常与公英、双花、紫花地丁等药伍用；治痔疮肿痛，常配大黄、地榆、虎杖等药，皆取茜草凉血化瘀、消肿止痛之功。

脾胃虚寒及无瘀滞者慎服。

【附方】

［古代方］

1. 黄疸：茜草根水煎代茶饮。（《方脉正宗》）

2. 脱肛不收：茜草、石榴皮各30克，酒200毫升，煎七分，温服。（《太平圣惠方》）

3. 时行瘟毒，疮痘正发：煎茜草根汁，入酒饮之。（《奇效良方》）

4. 风热喉痹：茜草30克，作一服。降血中之火。（《丹溪治法心要》）

5. 女子经水不通：茜草30克，黄酒煎，空心服。（《经验广集》）

6. 衄血无时：茜草根、艾叶各30克，乌梅肉（焙干）15克，上为细末，炼蜜丸梧子大，乌梅汤下30丸。（《本事方》茜梅丸）

［现代方］

1. 跌打损伤：茜草根30～60克，水酒各半炖服；或茜草根和地鳖虫各15克，酒水各半炖服。（《福建药物志》）

2. 咯血，尿血：茜草9克，白茅根30克，水煎服。（《河南中草药手册》）

3. 月经过多，子宫出血：茜草根7克，艾叶5克，侧柏叶6克，生地10克，水500毫升，煎至200毫升，去渣后，加阿胶10克，溶化，每天3次分服。（《现代实用中药》）

4. 肠炎：茜草30～45克，煎水洗服，1天3次。（《全国中草药汇编》）

5. 肾炎：茜草根30克，牛膝、木瓜各15克，水煎备用，另取童子鸡1只，去肠杂，蒸出鸡汤后，取汤一半同上药调服，剩下鸡肉和汤同米饭炖吃。（《福建药物志》）

6. 牙痛：鲜茜草30～60克，水煎服。（《河南中草药手册》）

7. 乳痈：茜草、枸橘叶各9克，水煎，酌加黄酒服，外用鲜茜草茎叶捣烂敷患处。（《河南中草药手册》）

8. 慢性支气管炎：鲜茜草18克(干品9克)，橙皮18克，加水200毫升，煎成100毫升，每次50毫升，每天2次。(《医学资料》)

9. 软组织损伤：茜草根200克，大黄100克，共锉粗末，布包煮20分钟，先熏洗，温后敷患部，冷后放置，可再次加热使用。

10. 风湿痛，关节炎：鲜茜草根120克，白酒500克，将茜草根洗净捣烂，浸入酒内1周，取酒炖温，空腹饮，每天1次，服药后7天不能下水。(《江苏验方草药选编》)

【备注】

1. 同种植物内有4个变种，功效与茜草类似：① 长叶茜草 Rubia cordifolia L. var. longifolia Hand. -Mazz 在四川成都一带叫锯锯藤，功用与茜草相同。② 肉叶茜草(小血藤) Rubia cordifolia L. var. herbacea Chun. et How., mss. 在贵州以根部入药，可凉血止血、祛瘀生新。③ 四轮草 Rubia cordifolia L. var. stenophylla Franch. 在贵州也认为与小血藤功用相同。④ 黑果茜草 Rubia cordifolia L. var. pratensis Maxim. 分布于东北地区。

2. 以下同属植物，在某些地区亦作茜草入药：① 中华茜草 Rubia chinensis Regel 分布于东北、华北、湖南、四川等地。② 大叶茜草 Rubia Schumanniana Pritg. 分布于四川、云南、贵州，为四川茜草主流品种。③ 林茜草 Rubia sylvatica Nakai 在吉林地区以其根部作茜草入药。④ 狭叶茜草 Rubia truppeliana Loes. 在山东烟台地区作茜草用。⑤ 滇茜草 Rubia yunnanensis (Franch.) Diels 在云南作茜草用。

366. 荜 澄 茄

【概述】

本品为樟科植物山鸡椒 Litsea cubeba(Lour.) Pers. 的干燥成熟果实。秋季果实成熟时采收，除去杂质，晒干。又名澄茄子、毕澄茄、毕茄、澄茄、山苍子、山姜子、野胡椒、毗陵茄子。分布于长江流域以南各地，另有胡椒科植物荜澄茄 Piper cubeba L. 的果实亦作荜澄茄入药，仅分布于印度、印尼及马来西亚等地。性温，味辛。归脾、胃、肾、膀胱经。功能温中散寒，行气止痛。主治胃寒呕逆，脘腹冷痛，寒疝腹痛，寒湿，小便混浊。用法用量：内服，1.5～3克，水煎服。阴虚有热及胃出血者禁用。

【成分】

本品果实含挥发油2%～15%，油中主含柠檬醛(Citral)，可达70%～90%，另含有甲基庚烯酮(Methyl heptenone)、芳樟醇(Linalool)、柠檬烯(Limonene)等，还含有脂肪油(约38%)、生物碱、胡萝卜苷、谷甾醇及不皂化物等。又云南产鲜果实，含挥发油1.6%～3%，油中主要成分为橙花醛和牻牛儿醛共62.5%、柠檬烯11.6%、α-蒎烯1.6%、莰烯3.5%、对聚伞花素0.3%、甲基庚烯酮3.1%、香茅醛7.6%、芳樟醇2.5%、樟脑0.8%、α-松油醇1.5%、牻牛儿醇1.1%、黄樟醚0.9%及α-葎草烯1.2%。

【药理】

1. 抗心律失常作用：山鸡椒果实油能降低 CCl_4 所致小鼠心室颤动发生率，且能使 $BaCl_2$ 所致大鼠的双向性心动过速转为正常窦性心率。还能增加小鼠心肌循环的血流量。其抗心律失常的机理可能与山鸡椒油降低血中游离脂肪酸、扩张冠脉血管，增加心脏灌流等作用有关。其油中主要成分柠檬醛亦有显著的抗心律失常作用。

2. 抗心肌缺血作用：山鸡椒果实油能减轻实验性心肌缺血损伤，降低心肌缺血性，缩短有效不应期，促进异位节律的发生。静脉注射或灌肠柠檬醛能明显降低小鼠整体耗氧量，也能改善异丙肾上腺素和垂体后叶素所致的动物心肌缺血性心电图，有显著抗心肌缺血作用。

3. 抗血栓及抗血小板凝集作用：山鸡椒油对血栓形成有明显抑制作用，给大鼠口服山鸡椒水提物，可明显延缓实验性动物体内血栓形成，延长血浆凝血酶原时间。体外试验表明，水提物可明显抑制ADP诱导的血小板聚集，使聚集率明显降低，并呈剂量依赖关系。柠檬醛能抑制血小板聚集时产生的 TXA_2 样物质的释放。

4. 祛痰镇咳平喘作用：小鼠腹腔注射本品挥发油能明显延长初咳潜伏期。给小鼠灌服、腹腔注射和气雾吸入均可产生祛痰作用。本品挥发油对组胺加乙酰胆碱所致的喘息有保护作用，对豚鼠离体气管平滑肌，不论是正常或因乙酰胆碱、组胺所致痉挛均有松弛作用。

5. 抗菌作用：本品果实油乳化液对白色念珠菌、热带念珠菌、副克柔念珠菌、新型隐球菌、皮炎着色霉菌、疣状着色霉菌、孢子丝菌、石膏样小孢子丝菌和石膏样毛癣菌等 9 种霉菌有抑菌效果。而本品所含的柠檬醛对金黄色葡萄球菌、大肠杆菌、伤寒杆菌和痢疾杆菌有较高的抑菌活性。

6. 对消化系统的作用：水煎剂对兔离体空肠呈浓度依赖性的抑制作用，并能对抗烟碱、扁豆碱等药物兴奋离体肠管作用。挥发油能抑制离体回肠的过敏性收缩和慢反应物质引起的收缩。给小鼠灌服水煎剂可强烈抑制胃肠推进运动，并能对抗酚妥拉明对胃肠推动运动的促进作用。本品对大鼠盐酸性胃溃疡、小鼠水浸应激性胃溃疡均有对抗作用。

7. 其他作用：本品有镇痛、镇静、抗过敏、抗阴道滴虫作用，还有抗氧化、利尿、抑制日本血吸虫及局部黏膜刺激作用。

【临床报道】

1. 治疗阿米巴痢疾：将本品连皮研细，装入胶囊，每次 1 克，每天 4 次内服，治疗 60 例，其中 42 例治疗后复查大便，38 例未再发现阿米巴原虫，症状消失，4 例无效，未复查大便的 18 例中，16 例症状消失，2 例无效。

2. 治疗慢性支气管炎及支气管哮喘：用荜澄茄油单用或复方口服，治疗1344 例，总有效率达 85%。

治疗寒疝腹痛，常与吴茱萸、香附等暖肝肾，行滞气药同用；治疗下焦虚寒，膀胱气化不行之小便不利，配椒目、桂枝。荜澄茄与荆芥穗、薄荷等合用，治肺受寒气，肺气不宣所致的鼻塞不通；配荜茇，又能治鼻渊头痛。本品外用治龋齿痛，遇冷痛剧者可将粉末按压于痛处；治蜈蚣螫伤及无名肿毒，可研末调涂。

【附方】

［古代方］

1. 中焦痞塞，气逆上攻，心腹疼痛：荜澄茄 15 克，良姜 60 克，神曲（炒）、青皮（去白）、官桂各 30 克，阿魏（醋裹煨热）15 克，上为末，醋调面糊为丸如梧子大，每服 20 丸，生姜汤送服。（《宣明论方》荜澄茄丸）

2. 膀胱虚寒，小便不禁，少腹冷痛：荜澄茄、木香、沉香、肉桂各 15 克，茴香子（炒）22.5 克，菟丝子（酒浸 1 宿，别捣）、白茯苓各 30 克，上为细散，每服 6 克，温酒或盐汤调服。（《圣济总录》荜澄茄散）

3. 风寒上侵，鼻塞不通：荜澄茄 15 克，薄荷叶 9 克，荆芥穗 4.5 克，上为细末，糖霜蜜和丸如樱桃大。每次 1 丸，时时噙化咽津。（《普济方》引《御药院方》荜澄茄丸）

［现代方］

1. 无名肿毒：取本品鲜果适量，捣烂外敷；治支气管哮喘，用荜澄茄、胡颓子叶、野生地各 15 克，水煎服。(《浙江民间常用草药》)

2. 预防暑热发痧：用本品 5 克，水煎服，每天 3 次，有一定预防作用。(《现代中药药理手册》)

3. 胃寒呃逆呕吐，脘腹疼痛：澄茄子 3 克，高良姜 6 克，白豆蔻 6 克，水煎服。

4. 寒疝腹痛：澄茄子 15 克，木香 15 克，吴茱萸30 克，共为细末，水泛为丸，每服6 克。(《中国常用中草药》)

【备注】

澄茄始载《海药本草》，系进口药材，原植物为胡椒科荜澄茄，我国不产。山鸡椒外形、气味与荜澄茄相似。习称澄茄子，近代药材行广泛作为荜澄茄使用。

367. 草　乌

【概述】

本品为毛茛科植物北乌头 Aconitum kusnezoffii Reich. 或乌头 A. carmichaeli Debx(卡氏乌头)野生品的干燥块根。又称草乌头。制草乌为其加工品。各地区应用的品种甚多，十分复杂，如华东地区用华乌头，云贵用黄草乌，四川、湖北用瓜叶乌头，新疆用多根乌头和准噶尔乌头，陕西、青海、甘肃用松潘乌头、陕西产的紫乌头和太白乌头，以及安徽产的黄山乌头等。近年报告的华草乌、紫草乌、赣皖乌头、五龙乌头、宾川乌头、铁棒锤等乌头属植物，亦作草乌使用。北乌头主产于东北(辽、吉、黑、内蒙古)、华北(河北、山西)地区，乌头主产于中南、西南等地区。生长于山地草坡、疏林或草甸上。性大热，味辛、苦，有大毒。归心、肝、脾、肾经。功能祛风除湿，温经止痛。用于风寒湿痹，肢体关节疼痛，心腹冷痛，寒疝作痛，麻痹止痛；外用于痈疽。一般用炮制品。用法用量：制草乌用 1.5～3 克，宜先煎、久煎。生品宜慎，外用适量。孕妇忌用，心脏病须慎用。

【成分】

北乌头含生物碱 0.7%～1.3%，主为剧毒的中乌头碱(美沙乌头碱 Mesasaconitine)、次乌头碱(Hypaconitine)与乌头碱(Aconitine)。此外还含异乌头碱(Isoaconitine)、素馨乌头碱(Jesaconitine)等。蒸煮后生物碱含量明显降低。所含紫草乌碱和北草乌碱毒性极强。

【药理】

1. 川乌样作用：因草乌的化学成分所含多种生物碱，与川乌类似，故其药理作用，也与川乌相似。实验显示具有镇痛、抗炎症、致心律紊乱、阻断神经肌肉接头、局麻及抗肿瘤作用等。所不同的，一般认为草乌的毒性比川乌更大。药理可参阅“川乌”条。

北乌头总碱可增强肾上腺素对心肌的作用，豚鼠实验能增强毒毛旋花子苷 G 对心肌的毒性。此外北乌头碱还具有局部麻醉作用及抗组胺作用。

2. 毒副作用：草乌毒副作用极大，内服过量或煎煮不当，易致中毒，中毒表现基本上与川乌相同。出现头昏头痛，口舌、四肢发麻，恶心呕吐，肢冷出汗，手足抽搐，呼吸紧迫，视物模糊，精神异常，躁动不安，甚至昏迷，瞳孔缩小，二便失禁，心动过缓，传导阻滞，心室纤颤，终至呼吸、心脏麻痹而死亡。

【临床报道】

治疗风湿性及类风湿关节炎，腰腿痛，神经痛等风寒湿痹，中风后遗症，偏正头痛，脘腹疼痛，肢体酸痛及麻木。对于跌打损伤、筋骨疼痛也可用。所用制剂有煎液、草乌片及药酒等。

【附方】

［古代方］

1. 牙痛牙疏，止痛固齿：草乌4个，全蝎2个，胡椒30粒，上为细末，以药末揩牙出涎，即以荆芥汤含嗽。(《普济方》草乌散)

2. 行路脚板肿痛：草乌、甘遂各等份，上为细末，临卧用新汲水调敷脚板上下痛处，次早洗去。(《卷济方》草乌膏)

3. 流注，痰核，横痃，瘰疬鼠疮，乳痈疮疖，贴骨疽，坚硬疼痛，溃流脓血，一切痈疽初起：白胶香、草乌五灵脂、地龙、木鳖子(制末)各45克，香墨(烧存性)3.6克，麝香9克，没药、归身、乳香(净末)各22.5克，上药共为细末，糯米粉36克为厚糊，和入诸末，捣千锤，丸如芡实大，每料作250粒，晒干，每服1丸，陈酒送下，取汗。(《外科全生集》小金丹)

4. 风湿，身体疼痛：草乌头(炒令黑存性)90克，地龙(瓦上焠)30克，五灵脂15克，麝香(研)3克，上药，除研者外，为细末，和匀，醋煮面糊为丸绿豆大，每服10丸，温酒下。(《圣济总录》黑神丸)

5. 筋骨断折，疼痛不止：制川乌、制草乌、自然铜各60克，地龙、乌药、青皮、禹余粮各12克，共为细末，每用6克。(《跌损妙方》回生续命丹)

6. 治痛(外敷)：川乌尖、草乌尖、生南夏、生半夏各15克，胡椒30克，蟾酥12克，(一方加荜茇等份，上方加细辛为君)共为末，用烧酒调敷。候麻木，任割不痛。(《外科大成》)

［现代方］

1. 腰腿痛，关节炎：草乌4.5克，威灵仙9克，地龙9克，牛膝12克，水煎服。(《青岛中草药手册》)

2. 风湿、类风湿关节炎，腰腿痛：制川乌、制首乌各15克，制草乌6克，钻地风、千年健各9克，用白酒500毫升，浸过上药，密封48小时，过滤备用，每次5～10毫升，每天服3次。

3. 面神经麻痹：由首乌、川乌、草乌加白酒和醋制成的三乌散，反复涂抹瘫痪面部。［辽宁中医，1978，(1)：52］

4. 中风后遗症：口服三乌胶，每次5克，每天1～2次，对中风后遗症有一定疗效。［云南中医杂志，1986，7(2)：32］

5. 表面麻醉：生草乌、生南星、生半夏、土细辛各10克，蟾酥、花椒各4克，共研细粉，浸于70％酒精100毫升，内两天，用时在少量浸液中加适量樟脑及薄荷脑，用小棉球蘸酒液贴于手术部位。(以上2、5载《全国中草药汇编》上册)

附：草乌叶

草乌叶，为草乌的干燥茎叶，即北乌头和野生乌头的茎叶。性温、平，味辛，有毒。功能清热解毒，止痛。用于热病发热，泄泻腹痛及头痛、牙痛。用法用量：1～1.2克，多入丸、散用。孕妇慎用。

【备注】

1. 草乌，除概述列出的拉丁学名外，有关全国各地所产不同品种的乌头，例如华乌头 Aconitum chinense Paxt.、黄滇草乌 A. vilmorinianum Kom.、凉山乌头 Aconitum liangshaniam、多根乌头 A. karakolicum Rap.、毛叶乌头 A. carmichaeli Debx. var. pubescens、直喙乌头 A. transsectum Diels.、高乌头 A. ainomontanum NaKai、瓜叶乌头(白乌头) A. hemsleyannm Pritz、露蕊乌头 A. gymnandsum Maxim. 也在不同地区使用。

2. 李时珍说："乌头之野生于他处者，俗谓之草乌头。"又说："根苗花实并与川乌头同……其根外黑内白，皱而枯燥为异耳。然毒则甚焉。"草乌原植物中除北乌头外，也把野生的川乌作为草乌看待，而川乌则指乌头的栽培品。

3. 各地所产草乌品种甚多，所含毒性

成分亦参差不齐，应注意内服必须炮制，用量应少。且应先煎、久煎，以防中毒。《本经崇原》说得好："草乌之毒甚于川乌。盖川乌由人力种莳，草乌乃野生地上，多历岁月，故其力勇悍。"

4. 历代本草中，往往将附子、天雄用作为祛寒药；而川乌、草乌作为祛风湿药。附子是用川乌头的块根在冬至前栽培，翌年六月中旬后收获。附子、天雄为川乌的栽培品，附子是四川江油、彰明的特产；草乌则为野生乌头的块根（主根和侧根）晒干而成。

368. 草 豆 蔻

【概述】

本品为姜科植物草豆蔻 Alpinia katsumadai Hayata 的干燥近成熟种子。又名豆蔻、漏蔻、草果、草蔻、大草蔻、草蔻仁、扣仁。分布于广东、海南、广西等地，主产于海南岛的万宁、陵水、崖县、文昌、屯昌、澄近等地。为栽培品。以个大、饱满、气味浓者为佳。性温，味辛。归脾、胃经。功能燥湿健脾，温胃止呕。用于寒湿内阻，脘腹胀满冷痛，嗳气呕逆，不思饮食。用法用量：内服，煎汤，3～6 克，或入丸、散。阴虚血少，津液不足，无寒湿者忌服。

【成分】

含挥发油及黄酮化合物。挥发油有小豆蔻明、反式肉桂酸、松属素、α-蒎烯、β-蒎烯、樟脑、对-聚伞花素、1,8-桉叶油素、柠檬烯、芳樟醇、龙脑、α-萜品醇、石竹烯、乙酸龙脑酯、桂皮酸甲酯、香橙烯、葎草烯、橙花叔醇；黄酮类以槲皮素、山柰酚、鼠李柠檬素、熊竹素、山姜素、豆蔻素、小豆蔻查耳酮为主以及微量元素铜、铁、锰等。

【药理】

1. 对消化系统的作用：草豆蔻浸出液对具有三通巴浦洛夫小胃狗的总酸排出量无明显影响，但使胃蛋白酶活力明显升高。

2. 对癌细胞的作用：草豆蔻的醇抽提物对小鼠腹水肉瘤 S 180几无拮抗作用。

【临床报道】

临床应用主要有：① 治疗脾胃阳虚所致胃炎。② 治疗脾阳虚腹痛：将草豆蔻增补于理中汤中。③ 治疗脱皮唇炎：将草豆蔻增补于健脾除湿汤中。

治疗脘腹冷痛，泛吐清涎，可与吴茱萸、高良姜等同用；治疗脘腹痞胀，配伍苍术、厚朴；治疗过食生冷，脘腹冷痛连及两胁者，配伍干姜、青皮、枳实；治疗寒湿阻胃，气逆呕吐，配伍半夏、生姜；治疗脾失健运、腹痛泄泻，配砂仁、木香、苍术；治疗虚寒久泻，配伍肉桂、诃子、木香等。

【附方】

［古代方］

1. 脾胃虚弱，不思饮食，呕吐满闷，心腹痛：草豆蔻肉 240 克，生姜 1 片，甘草 120 克。用水慢火熬，水尽取出，焙干，杵为末，每服 3 克，沸汤点服。(《博济方》)

2. 香口辟臭：豆蔻、细辛为末含之。(《肘后方》)

3. 冷痰呕逆，胸膈不利：草豆蔻、半夏、陈橘皮，水煎服。(《圣济总录》)

4. 小儿脏寒泄泻不止：草豆蔻、乳香，粟米饭为丸服。(《史载之方》)

5. 心腹胀，短气：草豆蔻 30 克，以木瓜生姜汤下。(《千金要方》)

6. 虚冷腹痛，不思饮食：草豆蔻、白术、人参、陈皮、厚朴各 30 克，桂心、半夏各 15 克，甘草 0.3 克，共为细末，每服 6 克，食前服。(《鸡峰普济方》)

［现代方］

1. 脾胃虚寒，食积气滞，胸腔痞满，不

思饮食：草豆蔻 6 克，青皮、高良姜、诃子各 3 克，炒白术 4.5 克，炙甘草 2 克，水煎服。(《中国常用中草药》)

2. 冷痰呕逆，胸膈不利：草豆蔻 6 克，制半夏 9 克，陈皮 4.5 克，水煎服。(同上)

【备注】

本草记载的草豆蔻与白豆蔻有所混淆，但前者为我国原产，后者进口，云、桂栽培，个头略小、种子瘦瘪、果皮较薄、气味较淡，可资鉴别。

369. 草苁蓉

【概述】

草苁蓉为列当科植物草苁蓉 Boschniakia rossica Fedtsch. et Flerov 的全草。寄生草本。多寄生于桦木科赤杨属 ainus 植物的根上。俗名不老草。分布于吉林、黑龙江等地。性温，味甘、辛。归肾、大肠经。功能补肾壮阳，润肠通便，止血。用治肾虚阳痿，腰膝冷痛，肠燥便秘，膀胱炎，膀胱出血及肾出血。用法用量：15～30 克，水煎内服或浸酒。

【成分】

地上部分含草苁蓉碱(Boschniakine)和草苁蓉内酯(Boschnialactone)，又含 C_9、C_{10} 和 C_{11} 萜内酯。根茎含甘露醇、生物碱。

【药理】

1. 抗炎作用：草苁蓉能显著抑制角叉菜胶所致的足跖肿胀，抑制炎症部位 PGE 炎症介质的释放和小鼠腹腔毛细血管的通透性。

2. 益智作用：草苁蓉醇提水溶液可明显增强正常小鼠的学习、记忆能力，对鹅膏胺酸破坏胆碱能中枢神经引起的脑记忆障碍大鼠学习记忆低下，有一定的改善作用。

3. 清除自由基作用：草苁蓉醇提物对DPPH的 50%清除作用浓度为0.000 03 微克/微升，其清除作用明显强于其他类型的游离基清除剂如多巴胺、维生素 C、5 -HT。

4. 耐缺氧作用：草苁蓉水煎剂能显著增强小鼠耐缺氧能力。

5. 抗疲劳作用：小鼠负重游泳实验表明，本品可明显延长小鼠游泳时间，具有明显的抗疲劳作用。

6. 免疫增强作用：草苁蓉可增加脾细胞中 PFC 数，且 PEC 数的增加与剂量呈正相关。同时还可显著增强 CCl_4 所致损伤肝枯否细胞的免疫活性，提高巨噬细胞吞噬功能。

7. 其他作用：草苁蓉水煎剂能抑制大鼠肝匀浆过氧化脂质的生成。其醇浸膏能明显抑制小鼠的自发活动次数。

【临床报道】

治阳痿、老年习惯性便秘、膀胱炎等。

【附方】

1. 老年习惯性便秘：草苁蓉 30 克，大麻仁 15 克。水煎，每天服 2 次。(《吉林中草药》)

2. 阳痿：草苁蓉 30 克，菖蒲 12 克，菟丝子 24 克。水煎，每天服 2 次。(《吉林中草药》)

3. 不孕症：草苁蓉 60 克。白酒 500 毫升，浸泡后服用。(《长白山药用植物调查》)

【备注】

宋《开宝重定本草》有列当 Orohanche coerulescens Steph. ex Willd.《中医大辞典·中药分册》，别名草苁蓉。为列当科植物紫花列当的全草，化学成分有列当苷。主产辽宁、吉林、黑龙江、陕西、河北、山西。功能补肾助阳、强筋。用于肾虚腰痛、阳痿遗精。外用煎水洗，治小儿久泻。科属、功能、主治，均与本品近似。供参考开发。

370. 草 果

【概述】

本品为姜科植物草果 Amomum tsao-ko Crevost et Lemaire 的干燥成熟果实。秋季果实成熟时采收，除去杂质，晒干，或低温干燥。又名草果仁、草果子、老蔻。主产于云南、广西、贵州等地。性温，味辛。归脾、胃经。功能燥湿温中，除痰截疟。用于寒湿内阻，脘腹胀痛，痞满呕吐，疟疾寒热。用法用量：内服，3～6 克，入汤剂。

【成分】

果实含挥发油，油中主要成分为α-蒎烯（α-Pinene）、β-蒎烯（β-Pinene）、1,8-桉油素（1,8-Cineole）、p-聚伞花素（p-Cymene）、芳樟醇（Linalool）、α-松油醇（α-Terpineol）、橙花叔醇（Nerolidol）、橙花醛（Neral）、反-s十-烯醛（Trans-s-undecenal）、牻牛儿醇（Geraniol）等。

【药理】

1. 对胃肠平滑肌的作用：生、炒、姜制的 100％草果煎液 1 毫升均能使离体家兔十二指肠自发活动的紧张性升高，振幅加大，但有时不明显。三种炮制品煎剂均可拮抗肾上腺素对回肠活动的抑制作用。对乙酰胆碱引起的肠管收缩，草果（生、炒）则能使其紧张性下降，振幅逐渐加大，但未能恢复到原来水平，而姜制草果在给药后出现瞬时的紧张性加强，随后减弱，振幅加大。

2. 镇痛作用：将生、炒、姜制草果等不同制品制成 10％的水煎液，给小鼠腹腔注射，均可显著减少由醋酸引起的扭体次数，表明不同制品草果均有一定镇痛作用。1,8-桉油素有镇痛、解热、平喘等作用。

3. 其他作用：药理研究表明，草果中所含的α-蒎烯和β-蒎烯、芳樟醇均有祛痰止咳平喘作用，β-蒎烯有较强的抗炎作用，并有抗真菌作用。香叶醇有抗细菌和真菌作用，对发须癣菌和奥杜安小孢子菌有很强的抑菌作用。

【临床报道】

草果多用于脾胃寒湿证。治疗寒湿中阻之脘腹胀痛，呕吐泄泻，舌苔浊腻，寒重者配吴茱萸、干姜等以温暖中焦，湿重者配苍术、厚朴、藿香等以芳香化湿；治疗疟疾，以寒湿偏盛者为宜，多配常山、知母等同用，如常山饮；治疗山岚瘴气、秽浊湿邪所致瘴疟，常与柴胡、黄芩、槟榔、知母等配伍。

【附方】

［古代方］

1. 胃肠冷热不和，下痢赤白及伏热泄泻，脏毒便血：草果、甘草、地榆、枳壳各等份，研为粗末，每服 6 克，水煎服，不拘时候。（《传信适用方》草果饮）

2. 解伏热，除烦渴，消暑毒，止吐痢：草果仁120克，乌梅肉 90 克，甘草 7.5 克，研粗粉，每服 15 克，加生姜 10 片，水煎服。（《妇人良方》缩脾饮）

3. 祛寒热，逐痰饮：草果仁120克，甘草 60 克，生姜 150 克。细锉水浸，文火熬干，焙碾为末。每服 3 克，盐水点服。（《卫生家宝》草果汤）

4. 瘴疟：草果、常山、贝母、槟榔、大枣、甘草、乌梅等份，青蒿倍之。每服 12 克，水煎服。（《朱氏集验方》草果七枣汤）

［现代方］

1. 宿食停滞，脘腹胀痛，或呕吐者：草果 4.5 克，苍术、厚朴、陈皮、生姜各 9

克，大枣3枚，甘草3克，水煎服。（《临床常用中药手册》草果平胃散）

2. 疟疾：草果仁6克，常山6克，知母9克，乌梅9克，槟榔6克，穿山甲6克，甘草3克，水煎服。（《中国常用中草药》）

3. 脾胃虚寒，反胃呕吐：姜草果仁4.5克，熟附子6克，生姜6克，枣仁12克，水煎服。（同上）

371. 草　菇

【概述】

本品为伞菌科植物草菇 Volvariella volvacea（Bull. ex Fr.）Sing，又名南华菇、美味苞脚菇、稻草菇、兰花菇、犬花草菇、秆菇、麻菇，贡菇。产于福建、广东、湖南、四川、广西、云南、西藏等地，子实体较大，菌肉白色，秋季群生于草堆上。南方广泛采用稻草进行人工培养。国内已广泛进行人工栽培，性寒，味甘。功能补脾益气，消暑去热，增进健康，抗癌。用于脾虚气弱，抵抗力低下，夏季暑热，心烦，高血压，齿龈出血，淤点性皮疹和某些肿瘤。

【成分】

草菇含有丰富的氨基酸如天门冬氨酸、丝氨酸、精氨酸等17种，其中异亮氨酸、亮氨酸、赖氨酸、蛋氨酸、苯丙氨酸、苏氨酸、缬氨酸、色氨酸等8种必需氨基酸均存在。并有大量蛋白质和磷、钙、铁、钠、钾等无机盐类以及维生素 B_1、B_2、C和PP。此外还有对氨苯甲酸、D-甘露醇、D-山梨醇等。氨基酸的含量及草菇的质量，以初成熟期最高。子实体含大量多糖。

【药理】

1. 抗菌作用：草菇中所含苞脚菇毒素（Volvatoxin）及吴耳酸（Vulpinic Acid）对革兰阳性菌、金黄色葡萄球菌、耐酸耻垢杆菌有抑制作用。

2. 抗坏血病作用：含维生素C量多，可防治坏血病，并增加机体对传染病的抵抗力。

3. 抗癌作用：草菇中所含两种毒蛋白（Volvatoxins），可使小鼠腹水癌细胞膨胀，草菇多糖具抗癌活性。Kishida报告了多糖的结构和抗癌活性之间的关系。以冷碱提取的β-D葡聚糖抗癌活性最强。草菇凝集素（VVL）对小鼠肉瘤S180有明显抑制作用。

【临床报道】

草菇除用作一般的菜肴外，还有一定的药用价值。肉脆嫩，味鲜美，是常用的食用菌之一。临床用于防治坏血病、齿龈出血、浆膜腔出血及降低胆固醇。经常食用，可增加机体对传染病的抵抗力，加速创伤的愈合。夏季食用，可消暑去热。如作为抗癌用，需用其提取物。

【附方】

1. 体虚气弱，气短少食，乏力，易患感冒或伤口、疮疡久不愈合，齿龈出血等：草菇60～90克，煮汤食用。也可防治高血压、消暑。（《食疗本草学》草菇汤）

2. 疮疡久不愈合：鲜草菇、鲜猴头各60克，调料适量，煮汤食用，每天1～2次。亦作为癌症的辅助治疗食品。（《野菜的食用和药用》草菇猴头汤）

3. 高血压，痔疮，肥胖症：鲜草菇250克，丝瓜500克，鸡汤150毫升，调料适量。能清热化痰、凉血解毒。（《食用菌的妙用与忌口》草菇炒丝瓜）

4. 补虚，润泽肌肤，美容，增强免疫力：猪瘦肉、鲜草菇各150克，调料适量。能滋阴、润燥、清热、补肾阴。（《中国野菜食谱大全》草菇炒肉丝）

372. 茵 陈 蒿

【概述】

本品为菊科植物滨蒿(猪毛蒿)Artemisia scoparia Waldst. et Kit. 或茵陈蒿 Artemisia capillaris Thunb. 的干燥幼苗。滨蒿又名北茵陈,后者又名茵陈、绵茵陈。前者主产于陕西、河北、山东等地;茵陈蒿主产于江西、湖北、安徽等地。性微寒,味苦、辛。归脾、胃、肝、胆经。功能清湿热,退黄疸。主治黄疸尿少,湿疮瘙痒,传染性黄疸型肝炎。用法用量:一般用量 6～15 克;外用适量,煎汤熏洗。

【成分】

茵陈蒿的主要成分为 6,7-二甲氧基香豆精、茵陈色原酮、茵陈香豆酸及绿原酸、咖啡酸及挥发油。也曾分离到蒿属香豆精、茵陈炔内酯和茵陈炔二酮。滨蒿中又分离出对羟基苯乙酮和胆碱。

【药理】

1. 利胆作用:茵陈的水浸剂、煎剂、醇提物及挥发油对几种动物均能促进胆汁分泌。6,7-二甲氧基香豆精对犬、大鼠十二指肠给药,胆汁分泌分别增加 133.03% 和 50%,剂量加大,利胆作用增强。茵陈花苞及果实中含有 6,7-二甲氧基香豆素量较高,幼苗中含量甚微。故有人建议采摘期宜在开花结果时。氯原酸及氯原酸的分解产物咖啡酸、对羟基苯乙酮对大鼠静脉注射,也均有利胆作用。后一成分并能增加胆汁中胆酸及胆红素的含量。与大黄配伍,利胆作用增强。茵陈蒿汤能促进大鼠胆汁的分泌与排出,还能减轻肝损伤,降低血清 ALT;茵陈蒿挥发油及 6,7-二甲氧基香豆素均能增加患肝炎家兔的食量及尿量。

2. 解毒作用:茵陈蒿汤的水溶性部分所含的糖蛋白能抑制 β-葡萄糖醛酸酶的活性,使葡萄糖醛酸不被分解,从而加强肝脏的解毒作用。

3. 抗病毒作用:茵陈对流感病毒、肝炎病毒均有抑制作用,故临床用以治湿热黄疸有效。

4. 降脂作用:实验发现有明显降脂作用,动脉弓段胆固醇含量明显降低,动脉壁粥样硬化轻微,内脏脂肪沉着减少,临床用于降血脂及抗血管硬化。文献介绍茵陈与山楂、麦芽配伍或与金樱子并用,降血脂作用增强。

5. 正性心律作用:实验可见 6,7-二甲氧基香豆素可使心室纤颤的离体兔心冠脉流量增加,恢复节律性收缩,临床治疗心绞痛,可使症状缓解及心电图改善。

6. 抗菌作用:对慢性胆囊炎有效。服用茵陈胆道汤(茵陈、柴胡、金钱草、栀子、黄芩、木香、枳壳、大黄)后可使胆汁流量增加,可用以防治胆色素胆石病。近年还用于胆道蛔虫病有效。茵陈挥发油能抑杀某些致病性真菌,有效成分为茵陈炔酮。又羟基苯乙酮对灰黄霉素治疗头癣有增效作用。

7. 镇痛、消炎、解热作用:对热重于湿的黄疸发热病人,同时出现退热作用。茵陈蒿毒性甚低,大剂量时对胃肠道有轻微刺激现象。

8. 毒副作用:临床报道大剂量茵陈酮可出现不良反应,静脉滴注茵栀黄注射液可致严重血清病样反应。

【临床报道】

茵陈治疗急慢性传染性黄疸型肝炎,不论阴黄(寒湿)、阳黄(湿热黄疸)皆有效,尤宜于阳黄。

按:胆囊炎,每与柴胡、黄芩同用;并发感染者,加配蒲公英、金银花、板蓝根;胁胁胀痛者，加配郁金、枳壳；合并结石者，再加金钱草、海金沙、鸡内金配伍；如伤酒发黄，则茵陈蒿配伍陈皮、菊花、葛根。小儿食积发黄，宜同槟榔、山楂、麦芽、枳实同用。

【附方】

［古代方］

1. 湿热黄疸(阳黄)：茵陈18克，栀子12克，大黄9克，水煎服。(《伤寒论》茵陈蒿汤)

2. 寒湿黄疸(阴黄)：茵陈、炮姜各9克，附子、甘草各6克，水煎服。(《医学心悟》)

［现代方］

1. 急性胆囊炎：茵陈、蒲公英各30克，黄芩、栀子、生大黄、枳壳、海金沙、泽泻各9克，郁金12克，玄明粉6克，水煎服。(《中国常用中草药》)

2. 胆囊感染：茵陈30克，蒲公英12克，忍冬藤12克，大黄10克，水煎服。(《青岛中草药手册》)

【备注】

1. 玄参科植物阴行草 Siphonostegia Chinensis Benth. 在浙江、江西、湖南等省的一些地区，作"土茵陈"。又名"吊钟茵陈"或"黄花茵陈"。

2. 唇形科植物牛至 Origanum vulgare L. 的地上部分，在江西称为"白花茵陈"，广东、广西等地也作茵陈使用。但与茵陈蒿成分不同，其挥发油中含大量对-聚伞花素及其他成分，有麝香草酚、香荆芥酚、γ-松油烯与β-没药烯等。(《中药采收鉴别、应用全书》)

373. 茯苓

【概述】

本品为多孔菌科真菌茯苓 Poria cocos (Schw.) Wolf 的干燥菌核。又名茯菟、云苓、松苓。主产于河南、安徽、湖北、四川、云南、贵州等地。现多栽培品，以体质坚实、外皮棕褐、断面色白、粘性强者为佳。挖出后去泥沙，堆置，摊开，晾干，再堆置，反复数次至出现皱纹，内部水分大部散失后，阴干，称为"茯苓个"；或将鲜茯苓按不同部位切制，阴干，外皮称茯苓皮；去皮后的内里部分称茯苓块。性平，味甘、淡。归心、肺、脾、肾经。功能利水渗湿，健脾宁心。主治水肿尿少，痰饮眩悸，脾虚食少，便溏泄泻，心神不安，惊悸失眠。野生者多寄生于松科植物赤松或马尾松等树根上，商品药材多为人工栽培品。"茯苓个"，呈类球形，大小不一，外层淡棕色，内部白色，少数淡红色，无臭味淡。削下的茯苓外皮，称茯苓皮。去皮后切制的茯苓，称茯苓块。内层白色部分叫白茯苓；近外皮部淡红部分叫赤茯苓；带有松根的白色部分，叫茯神。一般茯苓常用者即白茯苓，为加工白茯苓片，也称白碎块。一般用量为9～15克。

【成分】

茯苓主要成分为β-茯苓聚糖，约占干重的93%，并含三萜酸类化合物如茯苓酸、乙酰茯苓酸、层乳酸、松苓酸、去氢茯苓新酸等。此外，尚含麦角甾醇、胆碱、腺嘌呤、组氨酸、卵磷酸和钾盐等。

【药理】

1. 利尿作用：单味茯苓对动物的利尿作用较弱，起效慢，维持时间短。五苓散对人及家兔的利尿作用较显著，可使尿量及排钠量增加。茯苓浸剂对兔慢性实验显示利尿作用。临床发现肾炎浮肿患者，利尿作用显著。对小儿急性肾炎用四苓散或五皮饮后，浮肿消失，尿量增加。

2. 抗癌作用：茯苓多糖变为β-(1→3)葡聚糖后，对小鼠肉瘤 S180 有很高抑制率，但对其他几种移植性肿瘤的抑瘤效果，不够理想，羧甲基茯苓多糖对鼻咽癌、胃癌等有治疗作用。

3. 增强免疫作用：茯苓多糖对正常及荷瘤小鼠的免疫功能均有增强作用。羧甲基茯苓多糖能显著提高小鼠腹腔巨噬细胞的吞噬百分率及吞噬指数，拮抗免疫抑制剂醋酸强的松对巨噬细胞功能的抑制作用，并可减轻^{60}Co γ射线所致的小鼠末梢白细胞减少症。与党参、白术合用，能使玫瑰花结形成率及淋巴细胞转化率显著上升，被认为有促进细胞免疫作用。又能使免疫球蛋白IgG含量显著升高，说明有提高体液免疫的作用。根据上述作用，茯苓治疗水肿、小便不利，对一般水肿胀满脾胃虚弱者较宜。与猪苓、泽泻、白术同用(如五苓散)，作用增强。五苓散适用于较轻的肾炎性水肿；导水茯苓汤治疗小儿肾炎水肿，可能与增强免疫作用有关。茯苓浸剂对家兔离体肠有直接松弛作用，使肠管平滑肌收缩幅度减小，张力下降。脾胃虚弱引起的上腹胀满、脾虚泄泻，由于利尿，肠道水分减少，可使大便正常。五苓散对慢性乙醇中毒动物的代谢异常，可使之恢复。对慢性肾功能不全，能促进电解质(Na、K、Ca、Mg、Zn、Cu)的排泄，以调节其平衡。

4. 对血浆蛋白的作用：茯苓还能影响实验性动脉粥样硬化动物血浆中蛋白的比率。

5. 镇静作用：小鼠吊笼法证明茯神煎剂的镇静作用，对猫、犬均未出现催眠或麻醉，但与戊巴比妥钠有协同作用。

6. 其他作用：茯苓的水、乙醇及乙醚提取物对离体蛙心均有增强收缩和加快心率的作用；100%茯苓煎剂对金黄色葡萄球菌、大肠杆菌、变形杆菌，均有抑制作用；乙醇提取物还能杀灭钩端螺旋体。对小鼠应激性胃溃疡，也有预防作用。对肝损伤有预防作用；茯苓浸膏还能先短暂升高然后降低血糖；羧甲基茯苓多糖对慢性肝炎也有治疗作用。

【临床报道】

茯苓为利水除湿要药，用于各种水肿，常与猪苓、泽泻、黄芪、白术、防己等配伍，如五苓散；用于脾虚、痰核、泄泻以及心脾不调、心神不安等证，如四君子汤、归脾汤、二陈汤等。

茯苓的补益功能，主要与其所含糖类有关。临床上用茯神治疗惊悸失眠较茯苓作用为大。茯苓长于健脾利湿，茯苓皮利水消肿，赤茯苓长于清利湿热，茯神则长于镇静安神。李时珍所谓“后人治心病必用茯神”即指此。

【附方】

1. 水湿停滞，小便不利，水肿：茯苓、猪苓、泽泻各12克，白术9克，桂枝6克，水煎服。

2. 脾虚湿盛，全身水肿：茯苓皮、大腹皮、桑白皮各10克，陈皮、生姜片各5克，水煎服。

3. 心悸失眠：茯神12克，酸枣仁15克，柏子仁9克，远志、五味子各4.5克，水煎服。

4. 脾虚食少，脘腹胀闷：茯苓15克，党参、白术各12克，枳实、陈皮、生姜各6克，水煎服。(《中国常用中草药》)

【备注】

中医药传统理论认为：赤茯苓偏于清热利湿；茯苓皮偏于利水消肿；茯神偏于宁心安神；茯神木则平肝熄风，用于中风不语等。

374. 茶　叶

【概述】

本品为山茶科植物茶 Camellia Senensis (L.) O. Ktze. 的芽叶。系栽培品。中国是茶的发源地，在漫长的历史长河中，它传布到全世界，种质资源是一个生物种在时间和空间范围内在环境影响下变异和适应的产物。新品种选育是发展生产的重要途径。茶区主要分布在红黄壤地区。品位与土壤的理化性质和生态环境有关。长江流域及以南各地均有栽培。性凉，味甘、苦。归心、肺、胃经。功能清头目，除烦渴，助消化，利尿，止泻。用治：① 头痛，嗜睡，心烦口渴，食积，泄泻，痢疾，水肿，小便不利；② 治烧烫伤。用法用量：3～9 克，冲饮或煎服；外用：研末调敷。

【成分】

茶叶含嘌呤类生物碱(咖啡因、柯柯碱及茶碱)、茶叶皂苷、槲皮素、山柰酚、茵芋苷、鞣质、氨基酸、茶多酚、儿茶素、复合多糖、挥发油、维生素及微量元素等成分。又含甘露醇、山梨醇、儿茶酸、黄嘌呤、花色苷、紫云英苷等。乌龙茶含复合多糖最多，约为红、绿茶的 1～2 倍。

茶叶的原料愈粗老，含有的茶多酚、儿茶素及咖啡因等成分愈少，但复合多糖含量则愈多。

茶叶中含天然抗氧化剂(Tea antiaxidant)，所获 TA_1 得率为 22%～25%，其中有茶多酚占 40%左右，TA_2 6%～8%，内含茶多酚 80%以上，茶叶中含 30 多种茶多酚，占茶水冻干物的 25%～35%。其中最重要的是表没食子儿茶素没食子酸酯(EGCG)、表儿茶素没食子酸酯(ECG)、表没食子儿茶素(EGC)和表儿茶素(EC)等四种，占茶多酚总量的 60%～80%。

【药理】

1. 对中枢神经系统的作用：茶叶中所含嘌呤类生物碱，以咖啡碱为主，能兴奋高级神经中枢，使精神兴奋，思维活跃。如过量则引起心悸、头痛、失眠等不良反应。

2. 对心血管的作用：① 咖啡碱和茶碱均可兴奋心脏，扩张冠状血管，对末梢血管也有直接扩张作用。② 绿茶的热水提取物中所含没食子儿茶素、没食子酸酯微量对麻醉兔静脉注射时，可使血压明显下降。但人在饮用热茶时，未出现降压现象。

3. 抗血凝作用：茶色素有促进纤溶作用和对抗凝血酶的作用，显示抗血液凝固作用。

4. 降糖、降脂作用：茶中复合多糖可明显降血糖、增强免疫，并有降低血清甘油三酯、胆固醇趋势。多糖可促进单核巨噬细胞系统的吞噬功能，从而增强机体的抗病能力。

TA 可改善血液的流变状态和缩小主动脉斑块的面积，用于防治动脉粥样硬化，并有治疗高血脂的作用。体外 TA 有促纤溶的作用，也有抗血小板聚集作用。

5. 抗氧化作用：TA 在机体内外抗脂质氧化的效应相同，主要由于儿茶素及其衍生物的作用，降低过氧化物和消除自由基的作用，有益于健康。

茶多酚的抗氧化作用的机制，为：① 直接清除活性氧自由基。② 抑制脂质过氧化反应。③ 螯合 Fe^{2+} 形成无活性的铁复合物。④ 激活细胞内抗氧化防御系统。细胞内的抗氧化物有抗氧化酶(如趋氧化歧化酶 SOD、过氧化氢酶 CAT、谷胱甘肽硫转移酶等)，另有低分子化合物如维生素 C、维生素 E 和谷胱甘肽 GSH 等。

6. 抗癌作用：绿茶中含有多种儿茶素类多酚，包括表没食子儿茶素没食子酸酯 EGCG、EGC、ECG。以 EGCG 作用最好，可降低癌的发生率或减小癌肿体积。茶焙制成红茶，儿茶素氧化，有益作用被破坏。

绿茶中最重要的成分是 EGCG，具有抗突变、抗促癌、抗氧化、降低抗癌药毒性以及抑制肿瘤细胞增殖、促进肿瘤细胞凋亡和分化的作用。

研究还指出没食子酰表没食子儿茶素

对促癌物 TPA 有抑制作用，绿茶还可提高阿霉素的抗癌活性。

7. 抗过敏作用：绿茶、乌龙茶及红茶在引起反应前 1 小时给予，抗过敏效果最明显。可抑制 PCA 反应，据称与咖啡因和 EGCG 的参与有关。

8. 其他作用：① 抑菌：对脑膜炎双球菌、痢疾杆菌、金黄色葡萄球菌、乙型溶血性链球菌、白喉杆菌等均有一定的抑菌作用。② 抗病毒：多酚成分对 Hg 淋巴细胞感染的 HID－1 病毒有抑制其活性的作用。③ 茶叶粗提物和脂多糖，有抗辐射作用。④ 在食用油中添加TA 0.02～0.04%，能延长油脂食品的保质期，有优异的抗氧化作用。比 BHT、PG、维生素 E 强，与维生素 C 和维生素 E 有协同作用。⑤ 茶叶有延缓老化作用。

【临床报道】

1. 治疗高脂血症伴纤维蛋白原增多：茶色素 75 毫克，每天 3～4 次冲服。观察 120 个纤维蛋白原增多症，为期两个月，疗效较好。用 150 毫克组者疗效更好。

2. 预防冠心病和高血压病：普查中发现常喝茶者，冠心病和高血压病的发病率明显低于不喝茶或偶尔喝茶者。

3. 防辐射损伤：茶叶总提取物对癌症放疗病人局部多次照射，反应较轻。

4. 防癌作用：绿茶提取物 1.55 克和 L-脯氨酸 100 毫克合用于胃癌高发地区人群，使尿中 N－亚硝基脯氨酸显著降低，说明对人体亚硝化作用有阻断效果。

5. 治疗菌痢和胃肠炎：用 100%绿茶水煎液口服。

【附方】

［古代方］

1. 软疖：建茶为末，油调敷。(《普济方》)

2. 痰厥头痛：茶末 120 克，人参芦头 8 克，灯芯草 30 克，水煎服，不吐更服。(《普济方》)

3. 漆疮：茶叶麻油调涂之。(《普济方》)

［现代方］

1. 痢疾初起：茶叶 15 克，生姜 10 克，水煎分 2 次服。每天 1 剂。亦有报告 100%绿茶煎液，每次 5～10 毫升，每天服 3～4 次，对急性者良效。

2. 高血压所致脑眩头痛：好茶叶 3 克，白菊花 10 克，玫瑰花 7 朵，沸水浸泡，待凉饮之。(《民间中草药大全》)

375. 荔 枝 核

【概述】

本品为无患子科植物荔枝 Litchi chinensis Sonn. 的干燥成熟种子。夏季采摘成熟果实，除去果皮及肉质假种皮，洗净，晒干。又名荔核，荔仁，枝核，大荔核。产于广东、广西、福建等地，台湾、四川亦产。性温，味甘、微苦。归肝、肾经。功能行气散结，祛寒止痛。用于寒疝腹痛，睾丸肿痛，胃脘痛，痛经及产后腹痛。用法用量：内服煎汤，6～10 克，研末 1.5～3 克，或入丸、散。

【成分】

种子含皂苷、鞣质和 α-亚甲基环丙基甘氨酸，并含微量挥发油。

【药理】

荔枝核干浸膏水溶液有降血糖与肝糖原作用。急性毒性甚低。

【临床报道】

理气止痛，祛寒散滞。用于气滞寒凝的各种疼痛。治寒疝腹痛、睾丸肿痛，常与橘核、小茴香、乌药、吴茱萸等配伍；若阴囊红肿，则配龙胆草、黄柏、大黄、川楝子等同用；如胃脘疼痛，则与木香配伍；气滞血瘀，则配香附、高良姜、五灵脂等行气散寒、消瘀止痛。

临床报道用荔枝核加工制成降糖浸膏片，对糖尿病有效。

【附方】

［古代方］

1. 心痛及小肠气：荔枝核慢火烧存性，为末，酒调服。(《本草衍义》)

2. 妇人血气刺痛：荔枝核(烧存性)15克，香附子(去毛，炒)30克，上为细末，盐汤米饮调下6克，不拘时候服。(《妇人良方》)

3. 妇人心痛：荔枝核灰存性为末，淡醋汤下，亦治男子小儿卒心痛，蚌粉汤下。(《普济方》)

4. 疝气上冲，阻塞心脏欲死，手足厥冷者：荔枝核、陈皮、硫黄各等份，为末，饭丸梧子大，每用14丸酒下，其疼立止。(《医学入门》)

［现代方］

寒疝腹痛，睾丸肿痛：荔枝核14枚，八角茴香(炒)、沉香、木香、大青盐、食盐各3克，川楝子、小茴香各6克，研细末，每次服9克，每天服2次，空腹热酒调服。(《中国常用中草药》)

按：本方即《证治准绳》荔枝散加配大青盐和食盐而成。

376. 砂　仁

【概述】

本品为姜科植物阳春砂 Amomum villosum Lour.、绿壳砂 Amomum villosum Lour. var. xanthioides T. L. Wu et Senjen 或海南砂 Amomum longiligulare T. L. Wu 的干燥成熟果实。又名缩砂仁、缩砂蜜、缩砂、阳春砂仁、春砂仁、土密砂、蜜砂仁、塞桂香、风味团头。阳春砂主产于云南、广东、广西，绿壳砂主产于云南南部；海南砂主产于海南、广东。性温，味辛。归脾、胃、肾经。功能化湿开胃，温脾止泻，理气安胎。用于湿浊中阻，脘痞不饥，脾胃虚寒，呕吐泄泻，妊娠恶阻，胎动不安。用法用量：内服，煎汤(宜后下，不宜久煎)，3～6克，研末1.5～3克，或入丸、散。阴虚有热者忌服。

【成分】

砂仁主要含以下成分：① 阳春砂(砂仁)：种子含挥发油3%以上，油的主成分为龙脑、樟脑、乙酸龙脑酯、芳樟醇、橙花叔醇等。果实又含皂苷及多种微量元素。② 绿壳砂仁(缩砂仁)：果实含挥发油，成分有橙花叔醇、樟脑、龙脑、樟脑烯、柠檬烯、蒎烯等，以及多种微量元素。③ 海南砂仁：果实含挥发油，油中主要成分为α-蒎烯，β-蒎烯等。

【药理】

1. 对消化系统的作用：阳春砂和缩砂仁均有促进胃肠平滑肌蠕动的作用。阳春砂煎剂可加强离体豚鼠、大鼠小肠肠管的收缩，而大剂量时则表现为抑制，使张力降低，振幅减少；对乙酰胆碱、磷酸组胺和氯化钡引起的大鼠小肠肠管紧张性、强直性收缩有部分抑制作用。砂仁煎剂能增进小鼠的肠道运动；对大鼠结扎性溃疡有明显预防作用。

2. 抑制血小板聚集作用：砂仁煎剂能明显抑制家兔的血小板聚集。砂仁可明显保护花生四烯酸诱发的小鼠急性死亡，降低死亡率，还可明显对抗由胶原和肾上腺素所诱发的小鼠急性死亡。

3. 止泻、祛痰作用：乙酸龙脑酯具有显著的抑制番泻叶所致小鼠腹泻，冰醋酸所致小鼠疼痛以及抑制离体家兔小肠平滑肌运动的作用，并有祛痰的作用。

4. 升高胃动素作用：砂仁水提液可明显增强实验大鼠的胃排空及肠道传输，同时升高血浆及胃窦、空肠组织中胃动素的水平。

5. 镇静作用：绿壳砂仁含有的2-菠醇葡萄糖苷类，如豆蔻苷等有镇静作用。

6. 其他作用：缩砂蜜可使胰酶的淀粉糖化和淀粉糊精化作用显著降低。砂仁可作肿瘤抑制剂。

7. 毒副作用：口服砂仁可引起特异性过敏反应。砂仁热水浸出液对前列腺素生物合成有较强的抑制作用。

【临床报道】

1. 治疗虚寒型胃十二指肠溃疡：对改善胃脘痛、腹胀、嗳酸症状有显著疗效，砂仁制成散剂口服。

2. 治疗消化道疾病：砂仁、沉香各等份，研细末，混匀装胶囊，每粒0.3克。

3. 治疗呃逆：砂仁2克放入口腔内，细嚼咽下。

4. 治疗乳腺炎：砂仁10～20克，研成细末，取糯米饭少许拌匀，外裹消毒纱布塞鼻，左患右治，右患左治。

砂仁一般用生品，如治下焦病证，可用盐砂仁。砂仁与白豆蔻性味相同，功效相似，均为芳香化湿，行气宽中之品。白豆蔻芬芳清香，温燥性较小，兼可宣通肺气，胸闷不畅及中焦寒湿伏郁之轻症。砂仁则香气浓郁，温燥性较强，且功专于脾胃、肾。有温肾下气之功，常用于寒湿凝滞，中焦阻塞较重之症以及妊娠恶阻、胎动不安等证。

【附方】

［古代方］

1. 消食和中，下气止心腹痛：砂仁炒研，袋盛浸酒，煮饮。（《本草纲目》缩砂酒）

2. 妊娠胃虚气逆，呕吐不食：缩砂仁为细末，2克入生姜自然汁少许，沸汤点服。（《济生方》）

3. 痰气膈胀：砂仁捣碎，以萝卜汁浸透，焙干为末。（《简便单方》）

4. 小儿滑泄，肛头脱出：缩砂30克为末，入猪腰子内，煮熟服用。（《小儿卫生总微论方》缩砂散）

5. 一切气疾，心腹胀满，胸膈噎塞，噫气吞酸，胃中痰逆呕吐及宿酒不解，不思饮食：缩砂仁40克，香附子（炒去毛）60克，甘草20克。上为细末，每服3克，用盐汤点下。或锉为末，入生姜同煎。（《和剂局方》快气汤）

［现代方］

1. 脾胃气滞，食积不消，脘腹胀痛：砂仁60克，乌药60克，香附120克，沉香30克，甘草30克，研末，每服3克，温盐汤调服。

2. 脾虚，食欲不振、腹痛泄泻、咳嗽多痰：砂仁3克，木香3克，陈皮3克，甘草3克，法半夏3克，党参6克，白术6克，茯苓6克，水煎服。（《中国常用中草药》）

【备注】

1. 缩砂：系进口砂仁又称西砂仁，原植物为缩砂 A. Xanthioides Wall. ex Bak.，气味较阳春砂稍淡。即国产绿壳砂仁，部分进口。药材表面黄棕色至棕色。产于越南、缅甸、泰国、印度尼西亚等，种子含挥发油1.7%～3%，油中成分与阳春砂种子相似。

2. 海南砂仁：含挥发油微量。

3. 近年来有一种伪品，叫红壳砂仁 Amomum aurantiacum H. T. Tsai et S. W. Zhao，在云南亦作砂仁入药。混作砂仁药用，含挥发油4%～5%。分布于云南南部。

4. 砂仁壳（果皮）、砂仁花，均供药用，药效同砂仁而力较弱。

5. 同科植物山姜 Alpinia japanica Miq. 的果实，产于福建，习称建砂仁，又名土砂仁。果实黄棕色，福建、江西等地使用。

6. 海南省以同科植物华山姜 Alpinia chinensis Rosc. 的果实代砂仁药用。

附：砂仁壳

本品为姜科植物阳春砂 Amomum villosum Lur. 、绿壳砂 Amomum villosum Lour. var. xanthioides T. L. Wu et Senjen 或海南砂 Amomum longiligulare T. L. Wu 的果壳。又名砂壳、缩砂壳。性温，味辛。归脾、胃经。功能行气宽中。用于脾胃气滞，脘腹胀满，恶心呕吐。用法用量：内服，煎汤，3～6克，或烧存性研末；外用，煅研敷。

单验方：① 治热壅上焦，咽喉疼痛：缩砂壳烧灰存性，研末，水调服之。(《证治要诀》)② 治口吻生疮：砂仁壳煅研成末，抹之于患处。(《串雅内外编》)

377. 牵 牛 子

【概述】

本品为旋花科植物裂叶牵牛 Pharbitis nil (L.) Choisy 或圆叶牵牛 Pharbitis purpurea (L.) Voigt 的干燥成熟种子，以颗粒饱满者为佳。全国各地均有野生或栽培。又名草金铃、金铃、黑牵牛、白牵牛、黑丑、白丑、二丑。性寒，味苦，有小毒。归肺、肾、大肠经。功能泻水通便，消痰涤饮，杀虫去积。用于水肿胀满，二便不通，痰饮积聚，气逆喘咳，虫积腹痛，蛔虫、绦虫病。不论黑白，生用力猛，炒用性缓。用法用量：内服，煎汤，3～6 克，丸、散每次0.3～1 克，每天 2～3 次。脾胃气虚者及孕妇忌服。不宜与巴豆、巴豆霜同用。

【成分】

含牵牛子苷，分解生成尼里酸、顺芷酸、牵牛子酸 A～D、α-甲基丁酸、戊酸，并含脂肪油、豆甾醇、谷甾醇及葡萄糖、鼠李糖等。又含裸麦角碱、野麦碱、田麦角碱。圆叶牵牛子中还含有多种赤霉素和类似赤霉素的物质、栗术甾酮及麦角类生物碱。

【药理】

1. 泻下作用：牵牛子苷在肠内遇胆汁及肠液分解出牵牛子素，导致泻下。牵牛子能加速葡萄糖在肾脏的排出，可能有利尿作用。

2. 对平滑肌作用：牵牛子所含树脂对家兔离体肠管及子宫均有兴奋作用。牵牛子苷水解产物的碱性盐可使豚鼠小肠、大肠、盲肠收缩。

3. 其他作用：牵牛子对猪蛔虫有驱虫作用。牵牛子甲醇提取物具有较强的抗氧化作用；水提物对 15-羟前列腺素脱氢酶具有强抑制活性。

4. 毒副作用：牵牛子苷大剂量对胃肠道和肾脏有直接刺激作用，可引起呕吐、腹痛、腹泻、血尿、血便，严重者可损伤神经系统，发生语言障碍、昏迷等。

【临床报道】

用于水肿、腹水、脚气肿胀。既能泻下，又能利水，体壮者二便不通，常与甘遂、大黄等配伍。治疗肾虚水肿，与杜仲、肉桂、补骨脂、胡芦巴等配伍；治疗慢性肾炎水肿，常与老姜、大枣配伍；治疗痰壅喘咳，可与葶苈子、桑白皮、杏仁、厚朴等配伍；治疗便秘、腹胀或痢疾里急后重，常配木香、枳实、槟榔；驱蛔虫，本品与槟榔同用。

【附方】

［古代方］

1. 水肿：牵牛子末，水服 2 克，每天 1 次，以小便利为度。(《千金要方》)

2. 停饮肿满：黑牵牛头末 120 克，茴香 30 克或加 30 克木香，为细末，生姜自然汁调下 3～6 克，临卧服。(《儒门事亲》禹功散)

3. 脾湿通身肿满，喘不得卧：牵牛子 45克，甘遂、海金沙各 15 克，为细末服。(《医学发明》)

4. 水气蛊胀满：黑、白丑各6克，为末和大麦面 120 克为烧饼服用。(《宣明论方》)

5. 膀胱蕴热，二便不利：白牵子略炒60克，白术 15 克，桑白皮、陈皮、木通各 15 克，上为末，每服 6 克，姜汤调下，空腹进，补进一服，未觉再进。(《三因方》三白散)

6. 小儿腹胀，小便赤涩：牵牛生研 3 克，青皮汤调下。(《郑氏小儿方》)

7. 四肢肿满：牵牛子 1.5 克，厚朴 15 克，为末，煎姜、枣汤调下。(《本事方》)

8. 脚气胫已满：牵牛子蜜丸吞服。(《补缺肘后方》)

9. 虫积：牵牛子 60 克，槟榔30克，使君子肉 50 个，俱为末，每服 6 克，砂糖调下，小儿减半。(《永类钤方》)

10. 大肠风秘，壅热结涩：牵牛子 60 克，桃仁 30 克，蜜和为丸梧子大，每次 20 丸，每天 2～3 次。(《本草衍义》)

11. 冷气流注，腰疼不能俯仰：黑牵牛子 90 克，延胡索 60 克，破故纸 60 克，炒为细末，煨大蒜研捣丸梧子大，每服 30 丸，煎葱须盐汤送下，食前服。(《杨氏家藏方》牵牛丸)

[现代方]

1. 习惯性便秘：牵牛子 30 克，皂角子 24 克，桃仁 15 克。炼蜜为丸。

2. 肝腹水：黑丑、醋芫花、制商陆、白术各适量，大红枣 6 枚，水煎服。

3. 蛲虫病：黑丑、炒槟榔、炒使君子仁各适量，研细末，将药面撒在麻油煎的鸡蛋上服用。

4. 癫痫：牵牛子 3 克，石菖蒲 6 克，枯矾 3 克，龙骨、地龙各 6 克，研末装胶囊。

5. 小儿咳喘：二丑、槟榔、苏子浓煎，同时明矾研末装胶囊口服。

6. 蜂蜇伤：新鲜二丑叶适量和食盐少许捣烂敷患处。

7. 慢性肾炎并发水肿：黑、白丑各 120 克研末，每服 6 克，大枣 10 枚，煎汤加红塘适量吞服药粉，每天 1 次，连服 2～3 天。(《全国中草药汇编》)

8. 痰饮咳喘：牵牛子、葶苈子、苦杏仁各 9 克，厚朴 6 克，水煎服。(《中国常用中草药》)

9. 虫积腹痛：牵牛子、槟榔各 6 克，使君子 9 克，木香 4.5 克，水煎服。(同上)

【备注】

1. 本品有黑丑、白丑之分，传统认为黑丑通泄力速，白丑较缓。

2. 李时珍说："牵牛有黑白二种，黑者处处，野生尤多……白者人多种之。"

378. 厚　朴

【概述】

本品为木兰科植物厚朴 Magnolia officinalis Rehd. et Wils.，或凹叶厚朴 Magnolia officinialis Rehd. et Wils. var. biloba Cheng et Law. 的干燥干皮、根皮及枝皮。又名厚皮、重皮、赤朴、烈朴、川朴。主产于四川、湖北、浙江、江西等地区，凹叶厚朴产于江西、安徽、福建、湖南、两广等地。性温，味苦、辛。归脾、胃、肺、大肠经。功能燥湿消痰，下气除满。用于湿滞伤中，脘痞吐泻，食积气滞，腹胀便秘，痰饮喘咳。用法用量：内服，煎汤3～9 克，或入丸、散。燥湿泄满宜生用，止呕宜姜汁炒用。气虚、阴亏、津伤者忌服；孕妇慎用。

【成分】

含厚朴酚，异厚朴酚，四氢厚朴酚，厚朴碱，柳叶木兰花碱，木兰箭毒碱，木兰花碱，厚朴木脂素 A～I，台湾檫木酚，丁香树脂酚，厚朴醛 B、C、D、E，厚朴三醇，辣薄荷基厚朴酚，辣薄荷基和厚朴酚，β-桉叶醇，愈创木醇，1,4-桉叶素，蒎烯，莰烯，香橙烯。

【药理】

1. 对平滑肌的作用：厚朴煎剂对小鼠及豚鼠的离体肠管，小剂量呈兴奋作用，大剂量则为抑制；对兔离体肠管及气管均呈兴奋作用。厚朴生物碱静脉注射，可使麻醉猫在体小肠张力下降。

2. 肌松作用：厚朴煎剂可抑制乙酰胆碱引起的骨骼肌收缩，鸡雏试验和新斯的明对抗试验表明，厚朴所含生物碱属非极化类型的肌松剂。小鸡脊髓反射试验表明，厚朴酚及异厚朴酚属于非箭毒碱样的肌松剂。

3. 对心血管系统的作用：厚朴煎剂对蟾蜍离体心脏有抑制作用。厚朴酚具有破坏血小板活性作用。厚朴所含生物碱有明显降压作用。和厚朴酚对钙调素有拮抗作用，对钙调素依赖性磷酸二酯酶的基础活性具有刺激作用。静脉注射厚朴煎剂可引起兔、猫的血压暂时下降。

4. 对中枢神经系统的作用：厚朴的乙醚浸膏可抑制小鼠的自发活动，对抗由甲基苯丙胺或阿朴吗啡所致的兴奋作用。厚朴水提物对刺激多巴胺能系统的药物所致的小鼠运动兴奋的影响的实验结果提示，可能参与和帕金森病密切相关的运动系统。

5. 抗溃疡作用：厚朴50%乙醇提取物对盐酸乙醇胃黏膜溃疡呈显著抑制作用。厚朴酚对Shay's幽门结扎、水浸应激性溃疡等所致胃溃疡均有抑制作用，并对组胺所致十二指肠痉挛有一定抑制作用。

6. 抗病原微生物作用：厚朴煎剂体外对葡萄球菌、溶血性链球菌、肺炎链球菌、百日咳杆菌等革兰阳性菌及炭疽杆菌、伤寒杆菌、副伤寒杆菌、痢疾杆菌、霍乱弧菌、变形杆菌、大肠杆菌等革兰阴性菌均有抗菌作用。在试管中对白喉杆菌、枯草杆菌、志贺及施氏痢疾杆菌均有抑制作用。对同心性毛癣菌、狗小芽孢癣菌、红色毛癣菌等皮肤真菌等有抑制作用。对实验性病毒性肝炎也有改善肝脏实质病变作用。厚朴醇浸剂在体外对结核杆菌也有某些抑制作用。厚朴酚、异厚朴酚对主要致龋病原菌—变形链球菌有抑制作用，具有防龋作用。

7. 抗炎作用：厚朴水提物对氯化苦诱发的接触性皮炎呈强烈抑制作用。

8. 其他作用：厚朴酚及其羟甲基衍生物对小鼠二期皮肤肿瘤有明显抑制作用。厚朴酚对急性实验性肝损伤具有降血清AST及降血氨氮作用。厚朴甲醇提取物具强抗氧化能力。厚朴酚对人体肠道正常菌群的生存无明显干扰作用。

【临床报道】

治疗腹痛胀满，大便不通，常与枳实、陈皮、豆蔻配伍；治疗痰饮咳喘，常与杏仁、苏子、半夏配伍。

【附方】

［古代方］

1. 中寒洞泄：干姜、厚朴各等份，为末，蜜丸梧子大。（《鲍氏小儿方》）

2. 腹满痛大便闭者：厚朴24克，大黄12克，枳实15克。（《金匮要略》厚朴三物汤）

3. 水谷痢久不瘥：厚朴90克，黄连90克，水煎服。（《梅师集验方》）

4. 虫积：厚朴、槟榔各6克，乌梅2个，水煎服。（《保赤全书》）

5. 尿浑白浊：厚朴（姜汁炙）10克，白茯苓9克，水、酒各1碗，煎至1碗温服。（《经验良方》）

6. 反胃：厚朴、附子各30克，生姜240克，同煮焙干为末，酒煮和丸，米饮下3粒，食前服。（《全生指迷方》）

7. 反胃，腹泻：厚朴蘸姜汁炙，捣筛如面，陈米饮调下。（《斗门方》）

［现代方］

1. 湿滞伤中、脘痞吐泻：姜厚朴、苍术各9克，陈皮6克，甘草3克，生姜3片，大枣3枚，水煎服。(《中国常用中草药》)

2. 食积气滞，脘腹胀满，大便秘结：厚朴12克，大黄、枳实各6克，水煎服。(同上)

3. 脾胃寒湿气滞，脘腹胀满疼痛：厚朴、陈皮各9克，木香、草豆蔻各6克，茯苓12克，干姜3克，水煎服。(同上)

4. 痰饮喘咳，胸满：厚朴、苦杏仁、半夏各9克，麻黄、五味子各3克，石膏(先煎)12克，小麦(炒)15克，细辛、干姜各3克，水煎服。(同上，又《安徽中草药》所载方，只剂量有差异)

5. 结肠曲综合征(排气汤)：厚朴12克，枳实15克，乌药12克，木香15克，沉香(后下)3克，白芍30克，甘草10克，水煎服。［辽宁中医杂志，1990，(9)：28］

379. 厚朴花

【概述】

本品为木兰科植物厚朴 Magnolia officinalis Rehd. et Wils. 或凹叶厚朴 Magnolia officinalis Rehd. et Wils. var. biloba Cheng et Law. 的干燥花蕾。又名调羹花。主产四川、湖北、浙江、江西等地，湖南、贵州等地亦产。四川、湖北产者称川朴花，浙江温州产者称温朴花。性温，味苦、辛。归脾、胃、肺经。功能行气宽中，开郁化湿。主治肝胃气滞，胸脘胀闷，食欲不振，纳谷不香，感冒咳嗽等证。用法用量：内服，煎汤3～5克。

【成分】

花蕾含厚朴酚、异厚朴酚以及樟脑。

【药理】

麻醉兔、猫静脉注射或肌肉注射厚朴花的酊剂水溶物都具有降血压作用，并使心率加快。

【临床报道】

本品常用于治疗胸脘胀满，纳谷不香。阴虚津亏者慎用。

【附方】

1. 梅核气：厚朴花12～30克，水煎服。(《浙江药用植物志》)

2. 气滞脘腹胀痛：厚朴花9克，苍术12克，木香6克，延胡索6克，水煎服。(《中国常用中草药》)

【备注】

原植物有厚朴 Magnolia officinalis *Rehd. Et wils.*；庐山厚朴 Magnolia officinalis var. biloba *Rehd. et wils.*，又名凹叶厚朴，温朴(浙江)；长喙厚朴 Magnolia rostrata *W. W. Smith*。

380. 威灵仙

【概述】

本品为毛茛科植物威灵仙 Clematis chinensis Osbeck.、棉团铁线莲 C. hexapetala Pall. 或东北铁线莲 C. manshurica Rupr. 的根及根茎。又名葳灵仙、灵仙、葳苓仙、老虎须、铁脚威灵仙、黑脚威灵仙、铁扫帚、软灵仙、杜灵仙等。生于山野、田埂及路旁，主产于云南、贵州、四川、陕西、广西、广东、湖南、湖北、河南、福建、台湾、江西、浙江、安徽等地。性温，味辛、咸。主归膀胱经。功能祛风除湿，消痞化积，通络止痛。用于风湿痹痛，肢体麻木，筋脉拘挛，屈伸不利，骨鲠咽喉。用法用量：内服，煎汤5～15克，浸酒，或入丸、散，治骨鲠可用30～50克；外用适量捣敷。

【成分】

主要成分为原白头翁素，另含白头翁

内酯、甾醇、糖类、皂苷、酚类、氨基酸等成分。挥发油含棕榈酸、3-羟基-4-甲氧基苯甲醛及三萜皂苷。

【药理】

1. 对平滑肌的作用：本品根煎剂给麻醉犬灌服，使食管蠕动节律增强，幅度加大。对离体兔肠平滑肌有抗组胺作用；人因骨鲠后，咽部或食管上段局部挛缩，服用本品后即松弛，同时增加蠕动，使骨松脱。

2. 抗菌作用：体外实验表明，对金黄色葡萄球菌、志贺痢疾杆菌、奥杜盎小芽孢癣菌有抑制作用；所含原白头翁素对革兰阳性及阴性细菌和霉菌都有较强的抑制作用。

3. 对循环系统的作用：本品50%浸剂可使麻醉犬血压下降；对离体蟾蜍心脏有先抑制后兴奋作用。

4. 其他作用：本品煎剂能增加肝胆汁分泌，扩张胆管末端括约肌，有明显利胆作用；本品浸剂对正常大鼠有显著增强葡萄糖同化的作用；其稀醇提取液对小鼠中期妊娠有引产作用；本品对小鼠、大鼠、豚鼠有显著的抗利尿作用；还具有抗疟、解热、抗痛风、抗肿瘤作用。

【临床报道】

1. 治疗风湿性关节炎，腰膝疼痛：常与桑枝、牛膝、地龙或野葡萄根等配伍。

2. 治疗类风湿关节炎，颈腰椎骨质增生，骨刺等：常与当归、土鳖虫、血竭、透骨草、防风、穿山甲、香附、苦参、羌活等配伍。

3. 治疗坐骨神经痛：常与桑寄生、桂枝、白芍、丹参、牛膝、骨碎补等配伍。

4. 治疗皮肤病：常与苦参、何首乌、苍术、大胡等配伍治白癜风及紫白癜风；或与猪苓、连翘、紫草、白鲜皮、黄连等配伍治疗湿疹、牛皮癣等。

5. 治疗结石症：常与白茅根、黄芪、金钱草、冬葵子、石苇、郁金、山楂、王不留行、鸡内金等配伍。

6. 治疗慢性气管炎：常与茵陈配伍。

7. 其他：单用治疗腮腺炎。孕妇及气血亏虚者慎用。

【附方】

［古代方］

1. 腰痛如折或引背脊、俯仰不利，辗转艰难：威灵仙30克，肉桂、当归、白附子（炮）、地龙（炒）、赤小豆、羌活各15克，上为细末，酒煮面糊为丸如梧子大，每服20丸，空腹盐汤送下。（《圣济总录》威灵仙丸）

2. 腰脚疼痛久不愈：威灵仙150克，为细散，每服3克，食前温酒送下，以微利为度。（《太平圣惠方》威灵仙散）

［现代方］

1. 风湿性关节炎，腰膝疼痛：威灵仙、桑枝、牛膝各500克，地龙300克，研末为丸。每次服6克，每天2～3次；或威灵仙、野葡萄根各30克，水煎服，每天2次。（《湖北中草药志》）

2. 呃逆：用威灵仙、蜂蜜各30克，水煎服。［中成药研究，1982，(2)：46］

3. 骨质增生：威灵仙30克，苦参、穿山甲、香附、透骨草各10克，每天1剂，水煎分2次服，药渣加水1 500毫升，煎至800毫升，并作局部熏洗、热敷浸泡。（《中华临床中药学》）

4. 坐骨神经痛：威仙灵18克，桑寄生20克，桂枝、白芍、丹参各30克，牛膝、骨碎补各15克，川木瓜、桃仁、红花、小茴香、制乳香、制没药、川楝子各10克，水煎服。（《中华临床中药学》）

5. 痛风：威灵仙、茯苓各20克，党参15克，薏苡仁30克，苍术12克，黄柏、泽泻、当归各10克，独活15克，桂枝9克，水煎服。（《中华临床中药学》）

6. 鱼骨刺梗阻在咽部或食管上段：用威仙灵50克，加水2碗，煎成1碗，于30分钟内慢慢咽完，每天1～2剂。（《临

床中药学》)

7. 泌尿系结石：威灵仙、白茅根各60克，水煎，每天3次饭前服；或用威灵仙、黄芪、金钱草各30克，冬葵子、王不留行、石韦、郁金、山楂各20克，升麻5克，怀牛膝、鸡内金各12克，乌梅、当归各10克，琥珀末3克(冲服)，水煎服。(《临床中药学》)

8. 硬皮病：威灵仙60克，蜀羊泉40克，石菖蒲30克，艾叶、独活、羌活、千年健各20克，红花15克，食醋50克，加水2 500～3 000毫升煮沸，先熏后洗，每天1～2次，每剂用6～8次。(《临床中药学》)

9. 急性乳腺炎：取威灵仙根63克，加水500毫升，煎至300毫升，分3次1天服完，或取威灵仙适量，研末，以米醋调成糊状，30分钟后，贴敷患乳，随干随换。(《中华临床中药学》)

10. 胆囊炎：威灵仙15～30克，柴胡、青蒿、枳实、茯苓、郁金、陈皮、半夏各10克，白芍6～10克，生甘草3克，水煎服。[中医杂志，1984，(9)：395]

11. 阻塞性黄疸：威灵仙、车前子、丹参、黄芪、炒王不留行各15克，秦艽、白芍、柴胡、大黄、炒莪术、白术各10克，炙甘草5克，水煎服。(《临床中药学》)

12. 前列腺增生症：威灵仙、茯苓、小茴香、栀子各30克，地肤子20克，白茅根、金银花各50克，水煎服。[辽宁中医杂志，1991，(9)：19]

13. 食管癌：威灵仙60克，板蓝根、猫眼草各30克，人工牛黄6克，硇砂3克，制南星9克，制成浸膏干粉。每次1.5克，每天服4次。(《中药临床应用大全》)

14. 足跟痛：威灵仙5～10克捣碎，用陈醋调成膏状，先将患足浸泡热水中5～10分钟，擦干后敷于足跟，外用布和绷带包扎，晚上休息时，患足置热水袋上热敷，2天换药1次。(《现代临床中药学》)

15. 急性软组织扭挫伤：威仙灵、当归、乳香、没药、续断、白芷各30克，延胡、木通、大黄各25克，木鳖、木香、红花各20克，共研细末，用蜂蜜或医用凡士林调制成活血止痛膏，外敷患处，3天换药1次。[新疆中医药，1988，(2)：32]

【备注】

1. 威灵仙，除毛茛科植物威灵仙、棉团铁线莲、东北铁线莲外，同属植物柱果铁线莲 C. uncinata Champ.、小木通 C. armandi Eraneh.、毛柱铁线莲 C. meyeniana Walp.、单叶铁线莲 C. henryi Oliv.、山木通 C. finetiana Lévl. et Vant、百合科植物短梗菝葜 Smilax scobinicaulis C. H. Wright 及华东菝葜 S. sieboldi Miq. 的根茎及根亦在少数地区作威灵仙使用。

2.《开宝本草》、《图经本草》、《救荒本草》所载的威灵仙，为玄参科植物轮叶婆婆钠 Veronicastrum sibiricum (L.) pennell.，目前未见使用。《滇南本草》所载的威灵仙，为菊科植物显脉旋覆花 Inula nervosa Wall.。

381. 轻　粉

【概述】

本品为粗品氯化亚汞结晶。天然产者名角汞矿，但多由人工制备，系用水银(汞)、胆矾和食盐以及红土为原料，经人工炼制(升华)而成。又名甘汞、水银粉、汞粉、腻粉、银粉，产于湖南、湖北、河南、云南、四川等地，为白色有光泽的鳞片状或雪花状结晶，或结晶性粉末。精制品称为粉霜，产于湖北汉口、河北安国、天津等地。《湖南药材手册》把制造轻粉的丹底，称作黑砂。性寒，味辛，有毒。归肝、肾经。功能外用杀虫，攻毒，去腐，敛疮。内服祛痰消积，逐水通便。用治：① 瘰疬，梅毒下疳，皮肤溃疡，酒糟鼻，慢性湿疹，神经性皮炎，疥癣，臁疮，适量配其他药研末，外撒。② 治水臌肿胀，大小便不利属实证者。用法用量：0.06～0.15克，多入丸、散。服后要漱口。因有强烈毒性，宜慎用，孕妇忌服。

【成分】

主含 Hg_2Cl_2 或 HgCl，另含 0.01% $HgCl_2$，在 0.11%炽灼残渣中有 Fe_2O_2 占 0.016%。

【药理】

1. 杀菌作用：外用杀菌，内服适量可制止肠内异常发酵，并能通大便。

2. 抑真菌作用：(1∶3)轻粉浸剂试管内对堇色毛癣菌、许呈黄癣菌、红色表皮癣菌、星形奴卡菌等皮肤真菌，均有一定的抑制作用。

3. 通便利尿作用：轻粉口服可致泻下；且可抑制肠内细菌将胆绿素变成胆红素，故服药后大便呈绿色。又因轻粉可抑制肾小管对水分的重吸收，故出现利尿作用。

4. 去腐生肌作用：由轻粉等组成的去腐生肌散，外用后能使皮肤溃疡动物短时间内修复。

【临床报道】

1. 治疗疥癣，瘰疬，梅毒，下疳，皮肤溃疡等证：干撒或用末调敷。

2. 治疗水肿：适用于心脏性水肿，禁用于肾性水肿，又治膨胀，血痢，小便不通，便秘。多用丸散，但体弱及孕妇忌服。"小儿疳病，脾胃两虚；小儿慢惊，痰涎壅上；杨梅结毒，发于气虚久病之人，咸不宜服"。

轻粉配硫黄，外用于疥疮；配大风子，可治麻风及梅毒；配血竭，用于疮疡溃烂；配大黄，治疗水肿，便秘；配冰片，则治恶疮、顽癣。

【附方】

［古代方］

1. 诸疥疮：轻粉10克，吴茱萸30克，赤小豆49粒，白蒺藜30克，白芜荑仁15克，石硫黄少许，上药，捣研为散，令匀，每用生油调药1克，于手心内摩热后，遍揩周身疥处，便睡。(《圣济总录》神捷散)

2. 风虫牙疳，脓血有虫方：轻粉3克，黄连30克，为末掺之。(《普济方》)

3. 杨梅疮癣方：汞粉、大风子肉等份为末，涂之。(《岭南卫生方》)

4. 杨梅疮：血丹、轻粉各等份，猪胆汁调搽。(《疡医大全》)

［现代方］

1. 慢性骨髓炎：轻粉、五倍子、铜绿、冰片，按比例混匀成散，取无菌脱脂棉条，制成药捻，插入窦道，隔天1次，大部病例病灶稳定。(《中药现代研究与应用》)

2. 手足皲裂：轻粉、红粉各20克，银朱、冰片各10克，共研细末，过筛后投入已熔化的3 000克凡士林中，搅拌均匀，入容器内备用。用时将皲裂部位温水洗净，薄涂药膏，每天早、晚各1次。7天为1个疗程，一般1～3个疗程治愈。(同上)

3. 肛痔：轻粉、枯矾各10克，煅龙骨20克，儿茶15克，冰片2.5克，共研细末，以合成基质调成膏状，制成长条状药锭，重约2.5克，清洁肛周后纳入，总有效率93.7%。(同上，消痔锭)

4. 神经性皮炎：轻粉、银朱、广丹各60克，嫩松香360克，蓖麻油90克(夏天减为60克)。先将蓖麻油和松香一并入砂锅内炖烊后，以木棒不断搅匀，约5分钟，稍冷，再入银朱、广丹、轻粉，用文火保温摊于纸上，一次推好备用，用时根据皮损大小，用酒精消毒皮损后贴上膏药，隔天换药一次，总有效率98.3%。(同上)

5. 酒糟鼻：轻粉、硫黄各15克，生大黄、百部各50克，上药共研细末、溶于

95%酒精300毫升中，浸泡6～10天，每天早晚涂搽3～5分钟，1个月为1个疗程，1～12个疗程可痊愈。（同上）

6. 疯油骨：外治鹅掌风，神经性皮炎，皮肤皲裂，干燥作痒。轻粉、东丹、朱砂、黄蜡。（《经验方》引《中药采收鉴别应用全书》）注：东丹为铅丹的别名。

7. 疥疮：轻粉、吴茱萸、硫黄、赤小豆、蒺藜、芜荑各等份，共研细末，以菜油调涂患处。（《中国常用中草药》）

8. 梅毒，疮癣：轻粉、大风子肉各10克，共研细末，外涂患处。（同上）

9. 水肿膨胀，二便不利：轻粉3克，大黄、青皮、陈皮、木香、槟榔各10克，甘遂、大戟、芫花各3克，共为细末，每服1～1.5克。（同上）

【备注】

本品遇光逐渐分解，部分变为剧毒的氯化汞及汞，呈灰色，故须避光，密闭贮藏。如与水共煮，亦分解如上。

382. 鸦 胆 子

【概述】

本品为苦木科鸦胆子属植物鸦胆子 Brucea javanica (L.) Merr. 的成熟果实。又名老鸦胆、鸦胆、苦参子、苦榛子、鸭蛋子、鸭胆子、鲜苦楝、小苦楝。生于草地、灌丛及路边向阳处。主产于广东、广西、福建等地。性寒，味极苦，有毒。归大肠、肝经。功能清热解毒，抗疟治痢和腐蚀赘疣。主治冷痢久泻及热毒血痢，外用于鸡眼，寻常疣。用法用量：内服，用龙眼肉或空心胶囊包装，饭后吞服，每次5～20粒，每天3次；外用，捣敷。

【成分】

种子主含苦味素，从中分离出9种以上单体，称鸦胆子苦素A、B、C、D、E、F、G，以及鸦胆子苦内酯和鸦胆子苦醇，另外还有鸦胆子苷A、B。种仁含脂肪油，油中含油酸，亚油酸、三油酸、甘油酯等。另含挥发油和皂苷。

【药理】

1. 抗疟作用：鸦胆子有抗疟作用，强于常山，与奎宁相似，其仁或水浸液和粗制无晶形粉肌肉注射，都有显著抗疟作用，可使血中疟原虫数目迅速减少乃至消失，可抑制疟原虫的生长和繁殖，并使疟原虫发生变形和破坏。进一步实验表明，鸦胆子抗疟作用有效剂量接近半数致死量，且复发率高，故对其抗疟价值发生疑问。

2. 抗阿米巴原虫作用：去油鸦胆子水浸液和乙醚浸膏加入感染粪便，均能杀灭阿米巴，有效成分可能是水溶性苦味素。在临床上鸦胆子对急、慢性阿米巴痢疾有相当疗效，50%以上病例能肃清全部原虫。

3. 抗其他寄生虫作用：鸦胆子粗提物能驱除肠道线虫和绦虫，对鞭虫、蛔虫、钩虫、肺吸虫成虫、滴虫、草履虫、尿路原虫、蚊幼虫和卵均有杀灭作用。

4. 抗癌作用：鸦胆子仁糊剂和水剂局部应用对实验性小鼠皮肤癌和乳头状瘤，能使瘤细胞发生退行性变和坏死。鸦胆子甲醇提取物，对艾氏腹水瘤、W256癌肉瘤、P388淋巴细胞性白血病有显著抑制作用。主要抗癌成分是鸦胆子苷A、鸦胆子苷B、鸦胆子苦醇、鸦胆子苦素D、鸦胆子苷O、脱氢鸦胆子醇、鸦胆子苦烯、苦木苦味素等，10%鸦胆子油能杀伤肝癌细胞，其有效成分是油酸。

5. 对心血管系统的作用：去油鸦胆子浸剂及其他粗体物静脉注射，可使犬血压暂时下降。对在位和离体心脏有抑制作用。

6. 兴奋平滑肌作用：鸦胆子的各种浸出物均能兴奋离体子宫、小肠及在位小肠。

7. 其他作用：鸦胆子可使赘疣细胞破坏、坏死、脱落，临床治疗疣或乳头状瘤有效。

【临床报道】

鸦胆子在临床上用于治疗阿米巴痢疾、疟疾、滴虫性阴道炎、血吸虫病、癌症及各种疣、鸡眼和瘢痕疙瘩。此外，还可用于手足癣、溃疡病、淋病等的治疗。

【附方】

［古代方］

内痔便血：鸦胆子 7 粒，龙眼肉包裹吞下；对严重内痔大出血，宜预服便血验方：炒槐花 24 克，侧柏炭、荆芥炭各15 克，炒枳壳、大黄炭各 30 克，黄豆粉（明矾水浸后炒黄黑研末）60 克，共研末和匀，每天 3 次，每次 9～30 克，饭前冲服。（《本草纲目拾遗》）

［现代方］

1. 阿米巴痢疾：鸦胆子仁 2 个研末装胶囊，每天 3 次口服，同时用鸦胆子浸剂灌肠，每天 1 次。［中医杂志，1956，(1)：16］

2. 疟疾：鸦胆子仁 5～15 个，置胶囊中饭后吞服，每天 3 次。［药学学报，1952，2(2)：85］或鸦胆子果仁 10 粒，入桂圆肉吞服，1 天 3 次，第 3 天后减半量，连服 5 天。（《广西中草药》）

3. 滴虫性阴道炎等：鸦胆子 25 克，加水 2 500 毫升，文火煎至 500 毫升，过滤，去渣，装瓶，高压消毒备用。将鸦胆子洗剂500 毫升加温后阴道冲洗（带消毒手套），冲洗后将外阴擦干，每天 1 次，7 天为 1 个疗程。［四川中医，1984，(4)：封三］或鸦胆子仁 20 粒加水 100毫升，煎成20 毫升，以注射器套导尿管注入阴道内，1 天 1 次。［湖南科技情报（医药卫生），1972，(5)：28］

4. 丝虫病：去壳鸦胆子 40 粒（1 次量）于早餐后 2 小时用浓白糖水送服，每天 1 次，连服 7 天，同时辨证服用其他中草药。［江西中医药，1992，23(1)：28］

5. 直肠息肉：地肤子 30 克、明矾 9 克、鸦胆子仁 10 粒（剥壳打碎），水煎滤汁，保留灌肠，每天早晚各 1 次。［山西中医，1981，2(1)：32］

6. 手足癣：鸦胆子仁（打碎）15 克，生百部（打碎）60 克，60％乙醇或 60 度白酒、食醋各 500 毫升，密封，在 15～30℃环境中浸泡 6～7 天，每天振摇 1 次，用时去除液面油滴，浸泡患部 30～60 分钟，每天 2 次。［中医药信息，1988，(6)：35］

7. 甲癣（灰指甲）：取鸦胆子若干克，贮于玻璃瓶中备用。先将病趾或指甲用温热盐水浸泡 20～30 分钟，使其发软，再用小刀将趾或指甲的萎缩松软部分刮净，擦干；再把鸦胆子去壳去仁放在病指甲上，并用另一拇、食指隔以塑料薄膜捏住鸦胆子仁，用力挤压，以压出油来涂敷整个病甲，每个病甲 1～2 粒，每天 1 次，外可用胶布或伤湿膏固定。［四川中医，1984，(3)：32］

8. 恶性肿瘤：鸦胆子油乳液口服 60 毫升，30 天 1 个疗程，治疗胃癌，肺癌，食管癌，直肠癌，结肠癌。［中西医结合杂志，1989，9(7)：446］

9. 寻常疣，扁平疣，鸡眼，瘢痕疙瘩：鸦胆子 3～5 克捣烂，倒入 10 毫升小瓶，加入等体积的 75％酒精，浸泡一夜，第 2 天振荡后用棉签蘸药液外涂扁平疣，每天2～3 次。［中药通报，1986，11(9)：59］也可用鸦胆子捣烂，用水杨酸粉拌匀外敷。［浙江中医杂志，1984，(4)：166］

10. 尖锐湿疣：鸦胆子去壳（量酌情而定）碾碎，加少量米酒调成糊状，装瓶备用。用时以牙签挑取少许敷于赘疣上，并注意保护正常组织，2～3 天赘疣自行脱落,继后用鸦胆子 30 克,黄柏、苦参、蒲公英各 20 克,浓煎为 100 毫升左右,再加入冰片5 克搅匀,作阴道冲洗,隔天 1 次,酌情用 4～8 次,以防复发。[中医杂志,1992,(2):31]

11. 慢性鼻炎:鸦胆子油涂于鼻腔下、鼻腔黏膜前后端和游离缘,2～4 天 1 次。[中医外治杂志,1992,(3):45]

12. 阴虱,阴部尖锐湿疣。百鸦膏:鸦胆子、百部等量,烘干、打粉,用氧化锌软膏调匀,剃尽阴毛,涂敷患处,1 天 3 次。[时珍国医国药,2000,11(3):263]

【备注】

鸦胆子的毒副作用十分明显,对胃肠有刺激,可引起恶心、呕吐、腹痛、腹泻、坠胀和头昏无力。将药物装入龙眼肉或胶囊内吞服,可防止其对胃肠的刺激作用;局部外用时,对皮肤、黏膜亦有强烈刺激性,故外用时,要保护好患部周围的健康皮肤。孕妇及小儿慎用。

383. 韭　子

【概述】

本品为百合科植物韭菜 Allium, tuberosum Rottl. ex Spreng. 的种子。又名韭菜子(《滇南本草》)、韭菜仁(《岭南采药录》)。全国各地皆产,以河北、山西、吉林、江苏、山东、安徽、河南等地产量较大。性温,味辛、咸。归肝、肾经。功能温补肝肾,暖腰膝,壮阳固精。主治阳痿梦遗,小便频数,遗尿,腰膝酸软冷痛,泻痢,带下,淋浊。用法用量:内服,煎汤,3～9 克,或入丸、散。阴虚火旺者、肾经有热者忌用。

【成分】

韭菜的种子含硫化物、生物碱和苷类、挥发油、蛋白质、胡萝卜素和维生素 C 等。

【药理】

1. 对滴虫的作用:韭菜鳞茎主含蒜氨酸(Alliin)及甲基蒜氨酸。叶研磨后的滤液 1:4 在试管内 30 分钟对阴道滴虫有杀灭作用。

2. 抗菌作用:所含蒜氨酸(大蒜氨酸),本身无抗菌作用。但受大蒜酶作用转化成大蒜辣素后即能显示强大抗菌作用。

硫化物大蒜素,为强力广谱抗菌药。稀释 1:35 000～125 000 倍可抑制葡萄球菌、链球菌、伤寒杆菌、副伤寒杆菌、痢疾杆菌、霍乱弧菌、大肠杆菌、白喉杆菌、肺炎球菌、炭疽杆菌等革兰阳性、阴性菌,但稀释至1:250 000 时,则无作用。对结核杆菌、真菌、立克次体及阿米巴原虫也有效。近年来研究发现,对白色念珠菌有强大作用。本品对大鼠、家兔感染及无菌性创伤有治疗作用。对感染创伤可使创面灰色变成玫瑰红色,化脓现象消除,气味消失,上皮组织增生。

3. 溶血作用:皂苷是有显著溶血作用的成分之一。因它对血液中胆固醇有特别强的亲和力,可形成分子络合物,作用于红细胞表面类脂质而破坏血细胞,故有很强的溶血作用,因此含皂苷的制剂一般不供静脉用。高等动物口服皂苷吸收很少,故口服毒性小。但若服用量大或胃黏膜有损伤时也可增加吸收,引起全身毒性反应。红细胞溶解,特别是影响中枢神经系统,先痉挛后麻痹,甚至死亡。皂苷的溶血作用可被胆固醇所对抗。皂苷的溶血作用最低浓度称为溶血指数,故常以溶血指数作为测定中草药的皂苷含量指标。

4. 对呼吸系统的作用:皂苷能刺激胃黏膜反射引起呼吸道黏膜分泌增加,而显示祛痰作用。

5. 抗癌作用：所含胡萝卜素和维生素C能防止和延缓上皮细胞的癌前病变，能抑制人体内亚硝胺的合成，能增强机体的免疫功能，故有一定的抗食管癌、胰腺癌的作用。

6. 毒副作用：用生长茂盛时的韭菜茎压榨过滤所得原液0.1～0.5毫升/10克给小鼠静脉注射，可产生休克样症状乃至狂躁、痉挛，以后转入镇静、嗜睡、发绀，0.5小时后死亡，对兔静脉注射有轻度降压，对离体蛙心，先抑制后兴奋，大量可使心跳停于扩张期，对蛙下肢及兔耳血管有轻度扩张作用。1%稀释液对离体子宫有兴奋作用，将此原液经100℃60分钟加热，仍有作用，但效力减半。以水蒸气蒸馏法所得的馏出液，对小鼠皮下注射，亦发生休克样症状，狂躁、发绀乃至呼吸麻痹而死；小量时可引起兔末梢血中红细胞及血色素的显著降低，对豚鼠红细胞之溶血浓度为0.06%～0.07%。鼠静脉注射LD50为60毫克/千克，皮内注射LD50为120毫克/千克。皂苷对冷血动物毒性很大，1/10 000的浓度可使鱼中毒。

【临床报道】

温肾助阳、固精。治阳痿、遗精、尿频、白带等。

【附方】

［古代方］

1. 虚劳失精：韭子15克，龙骨9克，赤石脂9克，水煎，分3次温服。(《医心方》引《小品方》。)

2. 肾与膀胱虚冷，真气不固，小便滑数：韭子120克，茴香(炒)、补骨脂(炒)、益智仁、鹿角霜、白龙骨(煅)各90克，别研细如粉。上为细末，以青盐、鹿角胶各30克，同煮酒糊为丸，如桐子大。每服50丸，空心温酒送下，盐汤亦得。(《魏氏家藏方》)

3. 腰脚无力：韭子(拣净，蒸两炊久，曝干，簸去黑皮，炒黄，捣粉)30克，安息香(水煮一二百沸，慢火炒赤色)60克。和捣为丸，梧子大，如干，入少蜜。每天空腹酒下30丸，以饭3～5匙压之。(《海上集验方》)

4. 女人带下，男子肾虚冷、梦遗：韭子120克。醋煮千沸，焙，研末，炼蜜丸，梧子大。每服30丸，空心温酒下。(《千金要方》)

5. 玉茎强硬不痿，精流不住，时时如针刺，捏之则痛，其病名强中，乃肾滞漏疾也：韭子、破故纸各30克。为末。每服9克，水200毫升，煎服，每天3次。(《经验方》)

6. 烟熏虫牙：瓦片煅红，安韭子数粒，清油数点，待烟起，以筒吸，引至痛处。良久，以温水漱吐。(《救急易方》)

［现代方］

1. 癌症呃逆：将本品小火炒黄，研碎，每次服1.5～3克，每天1～3次，治疗肿瘤病人伴发呃逆38例，有效者33例。

2. 多种癌：韭菜子3克，水煎服，治多种癌症。(《日本民间方》)

3. 呃逆：韭菜子(干品或微炒)研末，每次服9克，每天2次，观察5例，效果满意。

4. 肾脏肿瘤：苁蓉、续断、天雄、阳起石、白龙骨各50克，五味子、蛇床子、干地黄、牡蛎、桑寄生、天门冬、白石英各60克，车前子、地肤(皮)子、韭子、菟丝子各135克，地骨皮60克，上为末，每服3克，酒送下，每天3次。

5. 食管癌：韭菜汁2杯，入姜汁、牛乳各1杯，细细温服。或取生韭菜(根不可)2.5千克，捣汁服之。(《抗癌良方》)

6. 肾虚遗精、腰膝无力：韭菜子、菟

丝子、沙苑子、枸杞子各9克，补骨脂6克，水煎服。

384. 哈什蟆

【概述】

本品为蛙科动物中国林蛙 Rana temporaria chensinensis David 或黑龙江林蛙 Rana amurensis Boulenger 除去内脏的整体。雌蛙的输卵管，经采制后干燥者，名蛤蟆油，又名哈什蟆油、田鸡油、蛤蚂油。分布于东北、内蒙古、青海、河北、山东等地。

哈什蟆性寒，味咸。归肺肾经；哈蟆油，性平，味甘、咸。归肺肾经。哈什蟆功能养肺滋肾，主治虚劳咳嗽；哈什蟆油功能补肾益精，养阴益肺，主治病后、产后虚弱，肺痨咳嗽，神经衰弱，心悸失眠。盗汗不止，痨嗽咳血。用法用量：哈什蟆1～3个，炖汤；蛤蟆油3～9克，糖适量，加水蒸服，或入丸剂，量可酌减。

【成分】

哈什蟆输卵管主含蛋白质43%、脂肪4%、糖类、磷脂及灰分。并含多种维生素。蛤膜油脂肪成分中含睾酮、孕酮和雌二醇。蛋白质中含去氧核糖核酸0.13%，核糖核酸2.69%和19种氨基酸，其中赖氨酸及蛋氨酸含量较高。油中所含不饱和脂肪酸占脂肪酸总量的69.9%，有油酸、亚油酸、软脂酸、棕榈油酸、亚麻酸、硬脂酸、十四碳烯酸、十七烷酸和豆蔻酸等。

【药理】

1. 性激素样作用：雌性小鼠注射蛤蟆油后，可使其提前进入性成熟期。

2. 降脂作用：给大鼠灌服卵油后，每天1次2或4毫升/千克，连续4周，可使血清甘油三酯明显降低，高密度脂蛋白-胆固醇显著升高，并有促进小鼠生长发育作用。

3. 抗疲劳作用：小鼠喂饲输卵管干粉0.02克/只，每天1次，连续5周，可延长游泳时间，显示抗疲劳作用。

4. 抗应激作用：小鼠服后置42℃高温时存活时间延长，也有抗应激能力。

5. 抑制血小板聚集作用：卵油体外试验能显著抑制ADP诱导的血小板聚集。

6. 延缓衰老作用：蛤蟆油喂饲果蝇，平均寿命延长。在低温环境下的存活率增加，脂褐质含量下降；小鼠灌服，可使肝脑过氧化脂质含量下降，血浆SOD活性升高。

【临床报道】

主要应用于：① 神经衰弱。② 肺痨咳血。本品性滋腻，凡外邪未尽，湿浊内盛，脾虚纳少便溏者，都要慎用。市场上的哈什蟆曾有以蟾蜍的卵巢伪充哈什蟆者，购者应向中药店购买，特征是块大，肥厚、色白、有光泽，质干，无皮膜者为佳。单用作滋补强壮剂时，多蒸汤内服。也可配银耳蒸服，治痨嗽唾血；配燕窝蒸服，治神经衰弱。配人参、党参、阿胶、黄芪等制丸，治病后失调、盗汗、气虚等。

【附方】

1. 肺痨吐血：蛤蟆油3克，银耳5克，蒸服。

2. 神经衰弱：蛤蟆油3克，燕窝3克，蒸服。

3. 病后失调，盗汗不止：蛤蟆油6克，党参9克，阿胶9克，白术9克，黄芪15克，研末，制丸，每服6克。(《中国常用中草药》)

385. 骨 碎 补

【概述】

本品为水龙骨科植物槲蕨 Drynaria fortunei (Kunze) J. Sm. 或中华槲蕨 Drynaria baronii (christ) Diels 的干燥块茎。全年均可采挖，除去泥砂，干燥，或再燎去茸毛(鳞片)。烫骨碎补，系按《药典》烫法，用砂烫至鼓起，撞去毛。又名石毛姜、猴姜、申姜、过山龙。槲蕨产于中南、西南地区及浙江、江西、福建、台湾等地。后者产于西北及西南等地，以条粗大、色棕者为佳。性温，味苦。归肾、肝经。功能补肾强骨，续伤止痛。主治肾虚腰痛，耳鸣耳聋，牙齿松动，跌扑闪挫，筋骨折伤；外治斑秃、白癜风。用法用量：3～9 克，汤剂或入丸散，鲜品 6～15 克；外用鲜品适量，捣烂外敷，也可浸酒擦患处。

【成分】

根茎含柚皮苷(Naringin)，水解得柚皮素(柚皮苷元，Naringenin)及 D-葡萄糖和L-鼠李糖。并含橙皮苷和双氢黄酮苷。

【药理】

1. 抗菌作用：热水提取物对链球菌突变株的平面附着有抑制作用。

2. 抗炎作用：大鼠骨关节炎模型，灌服骨碎补水煎液，每天 1 次，连续 1、2 和 3 个月，经电镜和病理观察，骨碎补可改善软骨细胞功能，推迟细胞退行性变，降低骨关节病变率，其作用有量效关系和时效关系。

3. 降脂作用：骨碎补注射液可防治高胆固醇家兔血清中胆固醇和甘油三酯的升高，并能预防和治疗主动脉壁动脉硬化斑块的形成。

4. 对抗链霉素引起的耳蜗损伤：骨碎补溶液给豚鼠肌肉注射，可对抗和抑制链霉素引起的耳蜗毛细胞损伤，ABR 测试值低于链霉素组。说明它可抗链霉素的耳毒性。

5. β-受体激动剂样作用：双氢黄酮苷对体外培养心肌细胞，可明显增加搏动，收缩有力，类似 β-受体激动剂，对家兔原位心脏，具有明显的增强心肌收缩力作用。

【临床报道】

临床常用于：① 防治链霉素毒性反应。② 退行性骨关节病。③ 鼻出血。口服骨碎补 100～150 克煎剂可致中毒，出现口干、多语、恐惧感、心慌胸闷等症状。

阴虚内热及无瘀血者慎服。不宜与风燥药同用。配自然铜治跌打损伤、骨折、瘀肿疼痛等症；配熟地，补益肝肾，治疗肾虚耳鸣耳聋、牙痛、腰酸腿软、目暗等症；配牛膝治疗腰膝酸软，筋骨乏力等。

【附方】

［古代方］

1. 耳鸣：骨碎补去毛细切后，用生蜜拌、蒸，曝干，捣末，空心服。(《雷公炮炙论》)

2. 腰脚痛不止：骨碎补、桂心、牛膝、槟榔、补骨脂、安息香，捣箩为末，炼蜜入安息香，和捣百余杵，丸如梧子大，食前以温酒下 20 丸。(《太平圣惠方》)

3. 金疮，伤筋断骨，疼痛不可忍：骨碎补、自然铜、虎胫骨、败龟(炙黄)、没药。上诸药捣，细箩为散，每服 3 克，以胡桃仁半个，一处捣烂，用温酒 200 毫升下之，每天 3～4 服。(《太平圣惠方》骨碎补散)

4. 打扑伤损：胡逊姜不以多少，生姜拌之，上同捣烂，以敷损伤处，用片帛包，干即易之。(《百一选方》)

［现代方］

1. 肾虚腰痛，疼痛不止：骨碎补 30 克，肉桂45 克，牛膝30 克，槟榔60 克，补骨脂90 克，安息香(入胡桃仁捣匀)60 克，共研细末，蜜丸如梧子大，每服 6 克，温酒送下。

2. 耳鸣，耳聋及牙痛：骨碎补120克，熟地、山茱萸、茯苓各60克，牡丹皮45克，泽泻24克，研末，制蜜丸，每次服15克，食前温开水送下。

3. 斑秃：鲜骨碎补15克，斑蝥5只，烧酒150毫升，浸12天，取滤液擦患处，每天2～3次。

386. 钟乳石

【概述】

本品为碳酸盐类矿物方解石族钟乳石stalactte。为三方晶系的方解石类中的一种钟乳状体，又名石钟乳、钟乳。系含碳酸钙的水溶液从岩石裂隙滴落时，水分在空气中蒸发后不断沉积，由上而下逐步增长，凝结而成冰柱状。上部粗大称钟乳石；其下中空笔管状而透明者，称滴乳石；在洞穴下部向上伸长似羊角者，称石笋。一般认为滴乳石质胜。常生于石灰岩山洞中。主产于广西、湖北、四川等省区。性温，味甘。归肺、肾、胃经。功能温肺平喘，益肾助阳，通乳，抗酸。主治虚劳喘咳，肺寒痰喘，肾虚阳痿，腰膝冷痛，乳汁不通，胃痛泛酸。用法用量：4.5～9克，水煎服，或入丸、散方中。煅后质稍松脆，增强抗酸和收敛作用。

【成分】

钟乳石主含碳酸钙，并含少量铝、钠、镁等以及极少量酸不溶性残渣。

【药理】

有收敛、止血和制酸作用，可抑制胃酸分泌。

【临床报道】

1. 益肾助阳，纳气平喘：用于阳虚冷喘，阳痿遗精，腰脚冷痹等症。治肾不纳气，阳虚喘息者，可与胡桃肉，五味子等同用；治阳痿遗精，腰膝疼痛者，可与肉苁蓉、巴戟天、补骨脂等补肾助阳药同用。

2. 温肺寒，平喘止咳：用于寒哮痰喘者，可与麻黄、杏仁等同用，如《张氏医通》之钟乳丸。若治肺痨喘息，可与山药、薏苡仁等健脾补肺药同用。钟乳石磨粉，每服6克，糯米汤送下，治疗肺结核有一定疗效。

3. 益胃通乳：用于胃虚乳汁不通，可与漏芦、通草、天花粉等同用，如《备急千金要方》治乳无汁方，疗效较好。若属精血不足，乳少不下者，可与黄芪、当归等益气养血药同用。

4. 治疗胃溃疡，胃酸过多：用钟乳石6克，开水送服，每天2次。此外，钟乳石还可用于妊娠妇女钙质缺乏症，及小儿佝偻病等。

【附方】

1. 寒痰喘咳：钟乳石60克，麻黄45克，苦杏仁60克，甘草30克，共研细末，炼蜜为丸梧子大，每服6克。

2. 肾阳虚，阳痿，遗精：钟乳石5克，阳起石12克，人参6克，鹿角胶(烊化)9克，淫羊藿12克，五味子6克，水煎服。

3. 乳汁不通：钟乳石12克，漏芦9克，通草6克，天花粉12克，水煎服。(以上均自《中国常用中草药》)

【备注】

1. 另有一种鹅管石，为栎珊瑚的石灰质骨骼。

2. 煅钟乳石，药性较温和，是温肺定喘的良药，故临床上多用。钟乳石、滴乳石和鹅管石功效相近。有认为钟乳石以温肾助阳为好，滴乳石以收敛生肌效优，鹅管石则以纳气平喘力胜。唯因主要成分一样，不必过于讲究。在使用本品时，应注意到本品性温，凡高热、急性咳喘及哮喘而见咯血者，均忌用。多服久服易引起胃石。

387. 钩 藤

【概述】

本品为茜草科植物钩藤 Uncaria rhynchophylla (Miq.) Jacks. 或华钩藤 Uncaria sinensis (Oliv.) Havil. 及其同属多种植物的带钩枝条。又名钓藤、吊藤（陶弘景）、钩藤钩子、钓钩藤、挂钩藤（《药材学》）、倒挂金钩、钩耳（《湖南药物志》）。生长于山谷、溪边的疏林下。春、秋采收带钩的嫩枝，剪去无钩的藤茎，晒干，或置锅内蒸后再晒干。本植物的根（钩藤根）亦供药用。分布浙江、福建、广东、广西、江西、湖南、四川、贵州等地。性凉，味甘。归肝、心经。功能清热平肝，熄风定惊。主治小儿惊痫瘈疭，大人血压偏高，头晕、目眩，妇人子痫。用法用量：内服，煎汤（不宜久煎），3～9克，或入散剂。

【成分】

带钩茎枝叶含钩藤碱(Rhynchophylline)、异钩藤碱、去氢钩藤碱(Corynoxeine)、异去氢钩藤碱、柯楠因碱(Corynantheine)、二氢柯楠因碱、硬毛帽柱木碱(Hirsutine)、硬毛帽柱木因碱(Hirsuteine)、钩藤芬碱(Rhynchophine)等。

【药理】

1. 镇静作用：钩藤煎剂 0.1 克/千克给小鼠腹腔注射，能产生明显的镇静作用，但无明显的催眠作用，剂量加大 25 倍也不加强戊巴比妥钠的催眠、麻醉作用，即使加大剂量 50～100 倍也不能使翻正反射消失，亦不引起运动障碍，与现有的催眠药，镇定药似有不同。用大鼠的防御运动性条件反射也证明，钩藤煎剂 1 克/千克腹腔注射，可降低大脑皮质的兴奋性，表现在使部分大鼠阳性条件反射破坏，条件反射时延长，对分化抑制和非条件反射皆无显著影响，用索库托夫氏家兔后肢屈曲反射的方法也证明能降低中枢神经系统的兴奋性，使其冲动总合能力减弱。在豚鼠的实验性癫痫的治疗中，用钩藤乙醇浸膏后 3～8 天，能制止癫痫反应的发生，停药后 3 天恢复治疗前状态；其作用较为缓慢，有效剂量与中毒剂量甚接近，因而治疗期间，动物皆较软弱，体重减轻，对中枢运动性分析器兴奋性增高的状态，确有一定的抑制作用。钩藤碱为吲哚类衍化物，故可能对精神方面有特异作用，有人将其与育亨宾、利血平作了一般药理学试验的比较，认为三者是不同的（如在蛙、鼠身上），利血平引起镇静，育亨宾引起痉挛，钩藤碱则引起运动麻痹及呼吸抑制。

2. 降压作用：钩藤煎剂对麻醉犬(0.05 克/千克)、兔(2～3 克/千克)和实验性大鼠(5 克/千克/天，口服)均有降压作用。对在颈部切除二侧减压神经、窦神经后造成的反射性高血压的家兔，钩藤煎剂的降压效果与萝芙木全碱相似。煎煮时间过久或不够（最好煎 15 分钟以内）会影响降压效果。钩及茎枝（即单钩、双钩及与其相邻之较细茎枝）降压效果较好；老枝（无钩，直径在 0.5～2 厘米）降压效果很差。在分析钩藤煎剂的降压原理时发现，降压不受阿托品影响，而在切除颈迷走神经后，降压作用即显著减弱，对离体蟾蜍心脏无显著抑制，在离体兔耳的灌流上，亦无直接扩张血管的作用，故认为其降压乃是反射性的（通过迷走神经传入纤维）抑制血管运动中枢而引起，大剂量则对后者起直接抑制作用。钩藤碱的盐酸盐 20 毫克/千克对麻醉猫静脉注射，或 20～50 毫克/千克给肾性高血压大鼠口服或腹腔注射，均有明显的降低血压的作用。其作用与总碱或煎剂相似。钩藤总碱在离体兔耳标本上，有直接扩张血管的作用。钩藤碱对其他动物亦有降压作用，但持续时间短，远较利血平为差，降压后可随之血压上升。此外钩藤碱能抑制离体肠管，兴奋大鼠离体子宫。

3. 正性心律作用：异钩藤碱20毫克/千克十二指肠给药，10分钟后可使麻醉犬和猫出现心率减慢。多藤总碱对乌头碱、氯化钡、氯化钙诱发的大鼠心律失常均有对抗作用。

4. 抗惊厥作用：钩藤醇浸剂具有一定的抗戊四氮引起的惊厥作用，钩藤注射液有抗电惊厥作用。

5. 抑制肠管平滑肌蠕动：钩藤煎剂能够短时间降低离体回肠的张力，有一定的解痉作用。

6. 抗血小板聚集：钩藤碱能明显抑制花生四烯酸、胶原及腺苷二磷酸钠盐诱导的大鼠血小板聚集。可诱导血小板生成丙二醛，抑制血小板因子4释放。

7. 平喘作用：钩藤总碱腹腔注射或口服能抑制组胺引起的豚鼠哮喘，其抑制率分别为61.5%和60%。

8. 促进消化作用：钩藤茶口服液灌胃，可增加大鼠胃液分泌量，提高胃蛋白酶活性。

9. 抗菌作用：本品体外对甲型副伤寒杆菌、福氏痢疾杆菌、鲍氏痢疾杆菌具有一定的抑制作用。

10. 保护心脏作用：钩藤碱可使心室内压下降，TTI减小。在心肌供氧不足时，本品对心脏具有保护意义。

11. 对血流动力学的影响：钩藤碱对清醒大鼠的血流动力学效应表明，LVSP，V_{max}，dp/dt_{max}，立即显著下降，然后逐渐恢复至给药前水平；而LVSP到90分钟时显著高于给药前水平。

12. 抗血栓形成：钩藤碱能改善红细胞的变形能力，抑制不良因素对红细胞变形能力的损害，从而防止血栓形成。

13. 钙拮抗作用及抑制子宫收缩：钩藤碱能阻滞外Ca^{2+}内流和内Ca^{2+}释放，抑制催产素所致大鼠离体子宫的收缩，且随剂量的增大而作用增强，并能被加入过量的$CaCl_2$所对抗。

14. 其他作用：钩藤碱能抑制离体及在位蛙心、兔心，并能抑制蛙和小鼠的呼吸，有缩小瞳孔的作用。

15. 毒副作用：小鼠1次腹腔注射之半数致死量：钩藤煎剂为(29.0±0.8)克/千克；钩藤总碱为(144.2±3.1)毫克/千克；钩藤碱为162.3毫克/千克；总碱口服为(514.6+29.1)毫克/千克。在亚急性毒性方面，家兔每天用钩藤煎剂灌胃2次，每次5克/千克(比治疗量大2.5倍)，连服10天，无中毒症状。钩藤总碱50毫克/千克连续给药14天，不引起大鼠内脏的病理改变；剂量加倍，虽肝脏有轻度炎症变化，停药后即恢复正常；对饮食、体重及外观行为均无影响。

【临床报道】

1. 治疗高血压病：据100余例的观察，服药后多数患者血压均有不同程度的下降。有的可降至正常或接近正常范围。随着血压的下降，头晕、头痛、心慌、气促、失眠等自觉症状亦相应减轻或消失。据部分病例观察，血压下降开始于服药后2～7天，10天之后降压效果即很显著，有时还可继续下降。血压下降的曲线呈斜坡状，显示本品作用温和，个别病例在服药期间有回升现象，但波动的幅度甚小，且不伴有症状恶化。对神经机能失调者疗效甚显著，服药5～10天症状即可明显减轻。病期愈早疗效愈好，属于第三期者多无降压效果，但有些患者血压虽无明显变化，而症状却有明显改善。治疗中未见副作用。用法：钩藤加水煮沸10～20

分钟，使成20%浓度，每次20～30毫升，每天服3次；或每天用钩藤2两，放入沸水中保持沸点15～20分钟，制成煎液200毫升，中、晚分服，4～6天为1个疗程。根据中医学传统经验，钩藤不宜久煎，否则影响效力；现代药理实验亦证明，钩藤煮沸超过20分钟时，降压的有效成分便部分破坏，每天用量9～15克的疗效不满意，而以60～75克疗效较好。

2. 治疗肝风眩晕：主要靠其镇静作用；治疗肝阳上亢头晕目眩，主要靠其镇静和降低血压作用。多数动物在给药后3～4天，开始降压，1周到15天血压降至最低水平，具有温和而持久的降压作用。降压原理是直接和反射性地抑制血管运动中枢，并阻滞交感神经和神经节，使外周血管扩张，血管阻力降低所致。其直接扩张血管作用较弱。钩藤碱为其降压有效成分。治疗肝阳上亢，多配天麻、黄芩、菊花、夏枯草等。对阴虚阳亢用钩藤总碱片治疗，降压效果良好，能有效地改善头痛、头晕、失眠、心悸、耳鸣及肢体麻木等一些症状。对于高热抽搐，常与犀角、羚羊角、天麻、全蝎合用，方如羚角钩藤汤。对痰喘型慢性气管炎，钩藤伍用麻黄、五味子，有一定疗效。凡无风热及实热者慎用。

钩藤清热平肝之力不及羚羊角；熄风定惊之功，也不如全蝎、蜈蚣。故对高热抽搐，单用钩藤无效，须复方配伍，以奏全效。

【附方】

［古代方］

1. 小儿惊热：钩藤30克，硝石15克，甘草(炙微赤，锉)0.3克。上药捣细，罗为散。每服，以温水调下1.5克，每天3～4服。量儿大小，加减服之。(《太平圣惠方》延龄散)

2. 小儿惊痫，仰目嚼舌，精神昏闷：钩藤15克，龙齿30克，石膏0.9克，栀子仁0.3克，子芩0.15克，大黄(锉碎，微炒)5克，麦门冬(去心，焙)0.9克。上药粗捣，罗为散。每服3克，水200毫升，煎至五分，去滓，量儿大小分减，不计时候温服。(《太平圣惠方》钩藤散)

3. 诸痫啼叫：钩藤、蝉壳各15克，黄连(拣净)、甘草、大黄(微炮)、天竺黄各30克。上捣箩为末。每服1.5～3克，水150毫升，入生姜、薄荷各少许，煎至四分，去滓，温服。(《普济方》钩藤饮子)

4. 小儿盘肠内钓，啼哭而手足上撒，或弯身如虾者：钩藤、枳壳、玄胡各1.5克，甘草0.9克。水150毫升，煎二分服。(《幼科指掌》钩藤汤)

5. 伤寒头痛壮热，鼻衄不止：钩藤、桑根白皮(锉)、马牙硝各30克，栀子仁、甘草(炙)各0.9克，大黄(锉，炒)、黄芩(去黑心)各45克。上7味，粗捣筛。每服6克，水200毫升，竹叶3～7片，煎至六分，去滓，下生地黄汁5毫升，搅匀，食后温服。(《圣济总录》钩藤汤)

6. 胎动不安，孕妇血虚风热，发为子痫者：钩藤、人参、当归、茯神、桑寄生各3克，桔梗1.5克。水煎服。(《胎产心法》钩藤汤)

［现代方］

1. 肝阳上亢，头晕目眩：钩藤、天麻、夏枯草、菊花各10克，石决明15克，黄芩6克，川牛膝3克，水煎服。

2. 高血压，头晕目眩，神经性头痛：钩藤6～15克，水煎服。(《常用中草药手册》)

3. 全身麻木：钩藤茎枝、黑芝麻、紫苏各21克。煨水服，每天3次。(《贵州草药》)

4. 半边风：钩藤茎枝、荆芥各12克，排风藤30克。煨水服，每天3次。(《贵州草药》)

5. 面神经麻痹：钩藤60克，鲜何首乌藤120克，水煎服。(《浙江民间常用

草药》)

6. 链霉素反应：骨碎补 30 克，菊花、钩藤各 12 克，随症加减，疗效明显。

7. 小儿惊痫，手足抽搐：钩藤9 克，天麻6 克，人参、炙甘草、全蝎各 3 克，羚羊角粉(另冲服)0.2 克，水煎。(《中国常用中草药》)

【备注】

尚有多种同属植物的带钩茎枝亦作钩藤使用，主要的有以下几种：大叶钩藤 U. macrophylla Wall.、毛钩藤 U. hirsuta Havil.、无柄果钩藤(白钩藤) U. sessifructus Roxb、攀茎钩藤 U. scandens (Smith) Hutch. 等。

388. 香 菇

【概述】

本品为菌类植物侧耳科香菇 Lentinus edodes (Berk.) Sing 的子实体。又名花菇、冬菇、厚菇、薄菇、香蕈、栎菌、板栗菌、椎茸。秋冬春季生长于阔叶树倒木上，常有大量群生。现多人工栽培品。野生品也见于各省区。性平，味甘。归肝、胃经。功能开胃健脾，益气不饥，祛风托疮，治风破血。用于贫血，痘疮，麻疹不透，佝偻病，高血压头痛头晕等。经常食用，可预防肝硬化、高脂血症等。可作菜肴应用，用量不拘。用法用量：6～9 克，煎汤内服，可作提取液服用；也可应用香菇多糖，每次 1～2 克，每天 2～3 次。

【成分】

香菇含香菇多糖、香菇素、香菇酸及十多种氨基酸，其中有异亮氨酸、亮氨酸、赖氨酸、苯丙氨酸、蛋氨酸、缬氨酸等七种人体必需氨基酸和维生素 B_1、B_2、PP 及矿物盐以及麦角甾醇(Ergosterol)、菌甾醇(Fungi sterol)香菇素。前者可转变为维生素 D。此外，还含腺嘌呤(Eriadenine)和胆碱以及水溶性鲜味物质。鲜味物质主要为 5′-乌苷酸，即 5′-GMP、5′-AMP、5′-CMP、5′-UMP 等核酸成分；香味成分主要为香菇酸分解生成的香菇精(Lentionine)。其降血清胆固醇成分为($C_6H_{11}O_4N_5$，$C_9H_{11}O_3N_5$)，诱生干扰素抗病毒成分为双链核糖核酸。

【药理】

1. 免疫调节作用：香菇多糖能增加 DNA 的合成和外周单核细胞免疫球蛋白的产生。可促进免疫，刺激抗体生成，香菇含 18 种氨基酸，其中 7 种为必需氨基酸以及 30 多种酶，128 个国际单位的维生素 D，故能增强人的体质和抗病能力，还能防治软骨病。香菇多糖可增加小鼠腹腔巨噬细胞的绝对数量，体内给药后在第五天达到高峰，体内外均能促进 T 淋巴细胞(CTL)的产生，并提高 CTL 的杀伤活性。体内给药还能诱生 γ-IFN，给药 12 小时血浆中 IFN 的浓度达到高峰，但在体外无此作用。体外试验，香菇多糖能促进脾脏 T 细胞释放白细胞介素 IL-3，并在体内外，都能增加腹腔巨噬细胞产生IL-1。

2. 抗癌作用：香菇所含双链核糖核酸有抗细胞增殖和抗癌作用，香菇多糖能促进抗体形成，活化巨噬细胞，降低甲基胆蒽诱发肿瘤的发生率，有一定的抑制癌细胞生长的作用。

经 X 射线分析，香菇多糖及裂褶多糖均具有 β-三股绳状螺旋形立体构型，如在香菇多糖中加入尿素或二甲亚砜，使分子的立体构型发生改变，则其活性丧失，用香菇多糖 1 毫克/千克给小鼠，抗肉瘤 S180 活性接近 100%。

众多真菌提取的多糖，均可提高机体免疫功能及抑制癌细胞的生长。

研究发现，真菌多糖并不能直接杀伤肿瘤细胞，而是一种良好的激活剂和免疫调节剂，保护正常细胞，防止抗癌药引起的免疫功能下降，可能以调整癌细胞膜表面的理化性质而使癌细胞转化为正常细胞。

关于香菇多糖抑瘤作用的机制，也另有报道：① 香菇多糖对强诱变物"甲酸甲酯"直接阻止 DNA 复制，有很强的抑制作用。② 小鼠每天腹腔注射香菇多糖 8 毫克/千克，其巨噬细胞对肿瘤细胞的损伤能力及抑制增殖作用，明显高于对照组。巨噬细胞内，两种酶的活性，也高于对照组。表明香菇多糖能激活巨噬细胞并增强其抗肿瘤活性。香菇多糖与丝裂霉素、5－氟尿嘧啶、环磷酰胺等合用，有增敏效应。

3. 降脂作用：香菇有降低血清脂质的作用，水及稀醇溶解的部分有效，连服有效成分 Lentysin 150～300 毫克/天，15 周后，其甘油三酯、磷脂、总脂及非酯型脂肪酸均有所下降，停药后血脂稍上升，再给药又下降。又报告指出主要有效成分为 Eritadenine。也有报告香菇素（Lentinacin）亦可降低人的胆固醇。

4. 抗病毒作用：硫酸化香菇多糖可抑制艾滋病毒和人类 T 细胞白血病病毒Ⅰ型，香菇多糖（Lentinan）对体外培养的小鼠腹水型肉瘤 S180 细胞和人的慢性骨髓性白血病 K562 细胞的增殖，均无抑制作用。从香菇中提取的双链核糖核酸有抗病毒作用。

香菇菌丝培养物中提取的 KS－2 可抑制小鼠或大鼠各种移植性肿瘤的生长，并对流感病毒 A2 感染的小鼠有保护作用。

5. 抗肝炎作用：香菇多糖可显著降低 CCl_4、硫代乙酰胺引起的大小鼠 ALT 升高。有保肝解毒作用。对慢性迁延型和慢性活动型肝炎，肌肉注射香菇多糖注射液，每天 4 毫克，治疗后 T 细胞亚群增加，IL－2 受体表达细胞比治疗前增加 49.6%，也有报告香菇多糖对人淋巴细胞 IL－2 分泌及 IL－2 受体表达，具有双向调节作用。

6. 抗突变作用：香菇多糖具有明显的抗突变效应。可保护机体免遭肿瘤侵害，将癌变消灭于 DNA 层次，具有防止基因突变作用的一种抗变剂。

7. 抗血小板凝集：香菇提取物在体内、外均能显著抑制 ADP 诱导的家兔血小板聚集。

8. 对老龄大鼠自由基反应的影响：加硒香菇组老龄大鼠，谷胱甘肽过氧化物酶（Se－GSH－PX）和超氧化物歧化酶（SOD）均有非常显著的提高，大鼠体内过氧化脂质（LPO），也有非常明显的下降。

【临床报道】

临床常用于：① 由麦角甾醇转变为维生素 D，可增强人体抗病能力；预防人体缺维生素 D 引起的血磷、血钙代谢障碍引起的佝偻病，和维生素 A 一起预防各种黏膜及皮肤炎症。② 预防肝硬化和血管硬化。③ 治疗高血压。④ 作为癌症病人辅助治疗用药。

香蕈始见于《日用本草》，益气不饥。还能大益胃气，可托痘毒。近年常用于慢性肝炎。

【附方】

［现代方］

1. 贫血，血小板减少性紫癜：香菇、仙鹤草各 30 克，红枣 10 枚，水煎服，每天一剂。（《中国民间百草良方》）

2. 失血性贫血：香菇 15 克，汉三七 6 克，黄芪 45 克，香菇和黄芪水煎，冲汉三七末服。（《家用良方》）

3. 胃脘痛，萎缩性胃炎：西洋参、灵芝、香菇、石斛、银耳、淮山药各30克，上药焙干研末，每服 2～3 克，每天 2 次，温开水下。（《补品补药与补益良方》）

4. 胃寒痛：香菇、红豆蔻、上肉桂各 30 克，研极细末，每次 3 克，每天服 2 次，

开水冲服。(《食物疗法》)

5. 短气喘咳,水肿,高血压：香菇15克,冬瓜100克,海带25克,海米20克,黄芪10克,煮汤食用。(《食疗汤补大全》)

389. 香加皮

【概述】

本品为萝藦科植物杠柳 Periploca sepium Bge. 的干燥根皮。又名北五加皮、杠柳皮、臭五加、山五加皮、香五加皮。香五加皮主产于山西、河南、河北、山东等地,此外,四川、甘肃、湖南、辽宁、吉林、江苏等地亦产。以条粗、皮厚呈卷筒状,香气浓、味苦者为佳。性温,味辛、苦,有毒。归肝、肾、心经。功能祛风湿,强筋骨。用于风寒湿痹,腰膝酸软,心悸气短,下肢浮肿。用法用量：3～6克,入煎剂,不可多服久服;外用适量,煎水外洗皮肤阴部瘙痒。

【成分】

根皮含杠柳毒苷(Periplocin),又含杠柳苷(Periplocoside) A、B、C,α-香树脂醇和β-香树脂醇,4-甲氧基水杨醛等。茎叶含北五加苷 A～K。其中G苷,即杠柳毒苷。

【药理】

1. 强心、升压作用：香加皮乙醚及乙醇提取物对离体蟾蜍心脏和在位蛙心均有强心作用,对兔、猫有升压作用。杠柳苷具有显著的强心作用,脱去一分子葡萄糖成为杠柳加拿大麻糖苷,也具有相同的强心作用。

2. 兴奋中枢神经：香加皮蒸馏产物可引起小鼠兴奋,使其对声、光等刺激反应性增强。酊剂及蒸出液均可缩短蟾蜍脊髓反射潜伏期。

3. 增加呼吸系统功能：杠柳苷对呼吸有轻度兴奋作用,可使动物血的氧合血红蛋白含量升高,促进脑组织对氧的摄取。

4. 抗炎作用：给大鼠腹腔注射香树脂醇对角叉菜胶性关节炎有抑制作用。连续给大鼠注射β-香树脂醇乙酸酯对乙酸所致关节炎和棉球肉芽肿均有抑制作用。

本品不宜长期或过量服用。

5. 其他作用：杠柳苷有抗胆碱酯酶作用,抗放射线作用以及杀虫作用。

【临床报道】

香加皮主治风湿痹痛,强心利水消肿。治风湿痹证,常配桂枝、独活,若痹证日久,可与白芍、木瓜、牛膝等配伍;治疗水肿,小便不利,常与茯苓皮、大腹皮、赤小豆等同用。

临床报道,治疗慢性充血性心力衰竭,用北五加皮粗苷提取物制成片剂或胶囊,每片10毫克,每次口服20毫克,每天服3～4次,2～3天后改用维持量有一定疗效。

【附方】

1. 水肿,小便不利：北五加皮6克,陈皮、生姜皮、茯苓皮、大腹皮各9克,水煎服。(《陕甘宁青中草药选》)按：原方五加皮为9克,现改北五加皮6克。

2. 皮肤、阴部瘙痒：五加皮适量,煎汤外洗。(《青岛中草药手册》)

【备注】

1. 五加科的五加(细柱五加)的根皮,称五加皮,已见前文。本条香加皮为萝藦科植物杠柳(北五加皮),在部分地区也作五加皮使用。

2. 产于东北及河北、陕西的五加科植物刺五加,既非五加皮,也不是香加皮,已见前文刺五加条。

3. 香加皮功效与五加皮有相似处,但有毒,不可代替五加皮,服用过量引起先震颤后麻痹,心肌过度兴奋。兔犬静脉注射,可使血压先升后降,呼吸麻痹而数分钟内死亡;制剂1克/千克给猫灌服,即可致死。

390. 香　附

【概述】

本品为莎草科植物莎草 Cyperus rotundus L. 的干燥根茎。采挖后燎去毛须,置沸水中略煮或蒸透后晒干或燎后直接晒干而成。又名香附子、香头草、雀头香、莎草根、雷公头、三棱草根、香附米、苦羌头、梭草根、九蓬根。主产于山东、河南、福建、浙江、湖南等地,云南、四川、湖北、江苏、江西、河北亦产。性平,味辛、微苦、微甘。主归肝、胃、三焦经。功能行气解郁,调经止痛。主治肝郁气滞,胸、胁、脘腹胀痛,消化不良,胸脘痞闷,寒疝腹痛,乳房胀痛,月经不调,经闭痛经。气虚无滞、阴虚、血虚者禁用。用法用量:水煎服,6～12 克,或入丸、散。醋炙止痛作用增强。

【成分】

根茎含葡萄糖、果糖、淀粉及挥发油。油中主要成分为β-蒎烯、桉叶素、柠檬烯、香附烯、α-香附酮、β-香附酮、香附醇、广藿香酮以及β-莎草醇等。另外含有强心苷、黄酮类和维生素 C 等,最近报道本品尚含绿叶酮、木期科酮及少量单萜类化合物 1.8-桉叶精、柠檬烯、对伞花烃等。

【药理】

1. 促进胃蠕动:本品能促进唾液、胃液分泌,使胃活动增强,利于消化道积气的排出。

2. 抑制子宫收缩:2.5%香附流浸膏对豚鼠、兔、猫和犬等动物的离体子宫有抑制作用(无论已孕或未孕)。使子宫平滑肌松弛,肌张力降低。

3. 抗乙酰胆碱作用:香附水煎剂能降低肠管紧张性,有拮抗乙酰胆碱的作用;并能松弛胆道平滑肌增加胆汁流量,有利胆作用。其醇提取物对离体兔回肠平滑肌有直接抑制作用。

4. 解热镇痛作用:有解热镇痛抗炎及降压作用,且对中枢有安定作用。

5. 抑菌作用:香附烯及香附油对金黄色葡萄球菌,宋内痢疾杆菌有抑制作用。

6. 利胆保肝作用:香附水煎剂十二指肠给药对正常大鼠有较强利胆作用,同时对由 CCl_4 引起的肝损伤大鼠的肝细胞功能有保护作用。

7. 雌激素样作用:香附挥发油有轻度雌激素样活性,皮下注射或阴道给药均可使阴道上皮完全角质化。

8. 强心作用:香附水提醇沉物较低浓度时具有强心和减慢心率作用;其总生物碱、苷类、黄酮类及酚类化合物的水溶液有强心作用。

【临床报道】

1. 治疗胁肋胀痛,呕吐吞酸等消化系统疾患:如慢性胃炎、慢性肝炎、胃及十二指肠溃疡、胃肠神经官能症、消化不良、胆囊炎及胆石症等。常与苍术、川芎、神曲、炒栀子等配伍。

2. 治疗肝郁气滞所致月经不调,痛经、经前期紧张症:常与柴胡、当归、陈皮、白芍配伍。

3. 治疗乳房胀痛、乳腺炎:常与橘叶、蒲公英、柴胡、郁金、陈皮、连翘等配伍。

4. 治疗妊娠漏血,胎动不安:可与熟地、阿胶、当归、白术、杜仲等配伍。

5. 治疗妊娠浮肿:可与天仙藤、木瓜、苏叶等配伍。

【附方】

[古代方]

1. 一切气疾:香附子(炒,去毛)1 000 克,缩砂仁 250 克,甘草 120 克。上为细末。每服 3 克,用盐汤点下。(《和剂局方》快气汤)

2. 脾胃不和：香附(酒浸炒)500克，山楂肉(饭上蒸)500克，半夏曲(炒)120克，萝卜子(炒)60克。共为细末，水叠为丸。白滚汤、姜汤随意服。(《婴童类萃》和中丸)

3. 解诸郁：苍术、香附、抚芎、神曲、栀子各等份。上为末，水丸如绿豆大。(《丹溪心法》越橘丸)

4. 偏正头痛：川芎60克，香附子(炒)120克。上为末，以茶调服。(《澹寮方》)

5. 尿血：香附子、新地榆等份。各煎汤，先服香附汤，后服地榆汤。(《全生指迷方》)

6. 安胎：香附子(炒，去毛)，为细末，浓煎紫苏汤调下3克。(《中藏经》铁罩散)

7. 妇女血崩不止：香附子(炒)120克，当归尾36克，五灵脂(炒)30克。上为末，每15克淡醋汤调。食前服。(《玉机微义》备金散)

8. 妇人白带，下元虚冷：香附子(醋煮)60克，吴茱萸、白薇各30克。上为细末，酒糊为丸，如梧桐子大，每服50丸，米汤下，空心服。(《普济方》香附丸)

9. 消渴累年不愈：莎草根(去毛)30克，白茯苓(去黑皮)15克。上2味，捣箩为散，每服9克，陈粟米饮调下，不计时候。(《圣济总录》莎草根散)

[现代方]

1. 急性膀胱炎：香附30克，加水300毫升，煎至200毫升，1剂煎2次，两煎兑匀，1次顿服，每天3剂。[浙江中医杂志，1992，(3)：12]

2. 链霉素中毒致眩晕、耳鸣：香附30克，柴胡30克，川芎15克。共研细末，装入胶囊。饭后温开水送服，每次2粒，每天3次。老人及小儿酌减。[四川中医，1987，(12)：10]

3. 急性细菌性痢疾：香附12克，乌梅(打碎)18克，水煎，早晚分2次服。

4. 扁平疣：香附156克，木贼100克，薏苡仁100克。加水1 000毫升，浸泡后煮沸，倾出滤液，将药渣加水500毫升，同前法再煎煮2次。用时取药液洗患处，并用力摩擦至疣破为度。再用鸦胆子5粒，去壳捣烂，包裹擦破患处10分钟。每天2次。1周为1个疗程。或用香附30克，木贼30克，大青叶30克，板蓝根30克，加水500毫升，煎沸3～5分钟。先熏，待温后以药液用力擦洗患处，每晚1次，每次20分钟。每剂3天。9天为1个疗程。又法：香附注射液，每天或隔天肌肉注射4毫升(含生药12克)观察4～6个月，有效率86.79%。[中医杂志，1984，(6)：58]

5. 干性坐骨神经炎：香附12克，天台乌药、木瓜、独活、威灵仙、当归各15克，白芍、牛膝、鸡血藤各30克，水煎服。[四川中医，1990，(2)：21]

6. 慢性胃炎：香附、酒玄胡、川楝子、郁金、炒白术各9克，广木香、炒枳壳、炙甘草各6克，水煎服。[浙江中医杂志，1993，(8)：348]

7. 寻常疣：香附30克，乌梅30克，木贼草30克，水煎2次，去渣取液约300毫升，温后浸泡或温敷于皮损处，每天2～3次，每次20～30分钟，连续3～5天。(《常用中草药新用途手册》)

8. 血管性头痛：柴胡20克，香附25克，川芎50克，葛根50克，䗪虫20克，全蝎10克，蔓荆子25克，荜茇25克，白芷20克，羌活15克，水煎服。(《临床中药学》)

9. 胃癌前期病变：香附、瓜蒌、甘松、青木香、枳实、法半夏各20克，木瓜、当归、柴胡各15克，白芍30克，甘草10克，水煎服。[陕西中医，1994，(7)：297]

10. 慢性胆囊炎：香附、清半夏、枳壳、陈皮各9克，薏苡仁12克，广郁金10克，云茯苓15克，旋覆花(包)、甘草

各 6 克，水煎服。[浙江中医杂志，1990，(7)：15]

11. 痛经，月经不调：香附、益母草各 12 克，丹参 15 克，白芍 9 克，水煎服。(《全国中草药汇编》)

12. 跌打损伤：炒香附12克，姜黄 18克，共研细末，每次3克，每天服3次。(《单方验方新医疗法选编》)

【备注】

毛茛科植物多被银莲花的根茎称为竹叶香附(两头尖)，主产东北，功效与香附有别，不可混用。

391. 香　茅

【概述】

本品为禾本科植物香茅 cymbopogon citratus (DC.) Stapf. 的全草。又名柠檬茅、大风茅、香巴茅、姜巴草。产于浙江南部、福建、四川、广东、广西、云南、台湾等地。多为栽培。性温，味辛。功能祛风除湿，消肿止痛。用治感冒头痛，胃痛，腹痛，腹泻，风湿痛，月经不调，产后水肿，跌打肿痛等。用法用量：9～15 克，水煎服；香茅油每服数滴。

【成分】

茎叶含挥发性的香茅油，油中主为柠檬醛、香茅醛、牻牛儿醇及香叶烯(月桂烯)，并含香茅醇、香叶醇、木樨草素等。

【药理】

其主要作用有以下三方面：① 挥发油有抗真菌作用。② 香叶醇可松弛支气管平滑肌，有平喘作用。③ 据称有抗委内瑞拉链丝菌等放线菌的作用。

【临床报道】

用于治疗风湿痛，胃痛，腹痛及慢性支气管炎；外用于跌打瘀血肿痛。香叶醇：治疗慢性气管炎，抗哮喘作用明显。疗效与艾叶油胶丸相似。

【备注】

1. 野香茅又名桔草，性温，味辛。功能止咳平喘。

2. 曲香茅，为近似植物。

3. 菊科植物鼠曲草别名也称香茅，非本品，不可误用。

392. 香　橼

【概述】

本品为芸香科植物枸橼 Citrus medica L. 或香圆 Citrus wilsonii Tanaka 的干燥成熟果实。秋季果实成熟时采收，趁鲜切片，晒干或低温干燥。香圆亦可整个或对剖两半后，晒干或低温干燥。又名枸橼。枸橼主产于云南玉溪、思茅、丽江，广西柳州，四川綦江等县；香圆主产于江苏苏州、陕西汉中地区及浙江。性温，味辛、苦、酸。归肝、脾、肺经。功能舒肝理气，宽中，化痰。用于肝胃气滞，胸胁胀痛，脘腹痞满，呕吐噫气，痰饮咳嗽。用法用量：3～9 克，水煎服，鲜品可用60～120 克；或捣汁服，或入丸散用，虚人慎服。

【成分】

1. 枸橼：成熟果实含橙皮苷、枸橼苷、柠檬酸、苹果酸、果胶、鞣质及维生素 C，果皮中含挥发油。油中主含右旋柠檬烯、枸橼醛等。种子含黄柏酮。

2. 香圆：果皮中含胡萝卜素类成分：羟基-α-胡萝卜素、新黄质等以及多量维生素 A 活性物质。幼果含生物碱：辛弗林、N-甲基酪胺等；叶含挥发油。

【药理】

1. 橙皮苷的作用：① 对离体小肠平

滑肌先有兴奋作用，然后抑制收缩。② 橙皮苷类似肾上腺素可使家兔心收缩力增加，心率加快，对猫外周血管有短暂而显著的血管扩张作用。③ 橙皮苷对甲醛性足跖肿胀有明显抑制作用。④ 小鼠成纤维细胞先用橙皮苷处理后能保护细胞不受小泡性口炎病毒侵害，HeLa 细胞用橙皮苷处理后能预防流感病毒的感染。⑤ 橙皮苷有抑制变态反应作用。⑥ 橙皮苷可降低毛细血管的通透性和脆性，以治疗毛细血管脆性增加的出血性紫癜。⑦ 橙皮苷类似肾上腺素可使家兔血糖升高。⑧ 橙皮苷可抑制血管通透性增加和出血，可延长栓塞大鼠和动脉粥样硬化大鼠存活时间，可促进缺乏维生素 C 豚鼠的生长。⑨ 橙皮苷还有预防冻伤和抑制大鼠晶状体的醛还原酶作用。

2. 辛弗林和甲基酪胺的作用：静脉注射时具有强心、增加心输出量，收缩血管、提高总外周阻力，导致左室压力和动脉血压升高。辛弗林升高外周阻力的作用较强，但加快心率的作用较弱。

根据以上香橼所含主要成分的药理作用，可知香橼具有抗炎、抗病毒、降低血小板聚集和血脂等。

3. 黄柏酮的作用：有增强肠张力和收缩幅度的作用。

【临床报道】

用于慢性支气管炎、咳喘、急慢性肠胃炎。治疗胁肋胀痛，香橼可配伍郁金、瓜蒌、香附等；治疗腹胀呕吐，可与木香、砂仁等配伍；治疗咳嗽痰多，胸闷气喘，可配半夏、茯苓、生姜等。

香橼功效似佛手而略猛，均具疏肝、理气、化痰之功。气阴亏虚者慎服。正如《本草便读》所记：“香橼皮虽无橘皮之温，而究属香燥之品，阴虚血燥之人仍当禁用。”

【附方】

［古代方］

1. 膨胀：陈香橼（连瓤）1 枚，大核桃肉 2 枚，缩砂仁（去膜）6 克，各煅存性为散，砂糖拌调、空心顿服。（《本经逢原》）

2. 气逆不进饮食，呕哕：陈香橼 2 个，真川贝 90 克，当归（炒黑）45 克，白通草 30 克，陈西瓜皮 30 克，甜桔梗 9 克，共研细末，白檀香劈碎煎浓汁为丸如桐子大，每服 9 克，开水送下。（《梅氏验方新编》引《绛囊撮要》香橼丸）

［现代方］

1. 咳嗽气喘：鲜香橼适量，切成薄片、水煮烂熟，加蜜拌匀，睡前服 2～4 匙。（《中国常用中草药》）

2. 脘腹胀满，嗳气：香橼 60 克，炒莱菔子 90 克，醋炒香附 45 克，醋炒三棱、醋炒莪术、陈皮、泽泻、茯苓各 30 克，山楂肉、青皮各 15 克，神曲 20 克，研末和匀，水冷为丸，每服 6 克，每天 2 次，温开水送服。（《中国常用中草药》）

393. 香　薷

【概述】

本品为唇形科一年生草本植物石香薷（华荠苧）Mosla chinensis Maxim.（＝Orthodon chinensis［Maxim.］Kudo）的全草（或地上部分）或江香薷 M. chinensis Maxim. cv. Jiangxiangru 的全草。后者是石香薷的变种。当果实成熟时采，除去残根及杂质。又名香茱、香茹、臭荆芥、蜜蜂草、香茸、蚊子草、华荆芥。华荠苧又名小香薷、香荠；江香薷野生者称青香薷。华荠苧分布于华东、中南及台湾、贵州。主产于江西、河南、安徽等地，多为栽培或野生于山坡；江香薷栽培于江西。性微温，味辛。主归肺、脾、胃经。功能发汗解表，化湿，利水。主治暑湿感冒(外感风寒、内伤于湿)，恶寒发热，头痛无汗，胸痞腹痛，吐泻，小便不利。表虚有汗者忌用。用法用量：水煎服，6～12克，或入丸散，用于发表，不宜久煎，用量不宜过大；利水退肿宜浓煎，用量稍大；或研末外用敷脐。

【成分】

1. 江香薷：含挥发油，其主要成分为百里香酚(Thymol)α-蒎烯、β-蒎烯、莰烯、γ-松油烯、香荆芥酚、α-水芹烯、β-甜没药烯、对-聚伞花素、α-反式-香柠檬烯、β-丁香烯、葎草烯等，还含有香薷二醇，甾醇，酚性物质和黄酮苷等。

2. 石香薷：含挥发油0.2%。

【药理】

1. 解热作用：所含挥发油部分有发汗解热作用。

2. 利尿作用：所含挥发油能促使肾血管球充血，滤过压增大，有利尿作用。

3. 镇咳祛痰作用：所含挥发油对小数实验性咳嗽有镇咳作用，并能祛痰。

4. 抗病原微生物作用：本品煎剂对金葡菌、亚洲甲型流感病毒有抑制作用。

5. 助消化作用：所含挥发油可刺激消化腺分泌及胃肠蠕动，有助消化作用。

6. 镇痛作用：石香薷挥发油灌胃，对小鼠醋酸扭体反应有明显抑制作用。

7. 镇静作用：石香薷挥发油灌胃，显著增强阈下剂量的戍巴比妥钠的催眠作用。

8. 降压、降脂作用：香薷提取物在体外对血管紧张素Ⅱ受体和β-羟基-β-甲基戊二酸辅酶A(HMG-COA)均有明显抑制作用，提示可能具有降压和降低胆固醇作用。

9. 其他作用：香薷挥发油对大鼠、家兔和豚鼠的离体回肠的自发活动有抑制作用；能对抗组胺和乙酰胆碱所引起的豚鼠回肠肌的收缩反应，对蛋清所致过敏性收缩和氯化氨引起的收缩反应亦有抑制作用。挥发油对皮肤有一定刺激作用。

【临床报道】

1. 治疗夏日感冒风寒所致的发热、恶寒、头痛无汗：常与扁豆、厚朴、双花、连翘、藿香等配伍。

2. 治疗水肿，小便不利等症：本品单用或常与白术、茯苓等配伍。

3. 治疗霍乱腹痛吐泻：与厚朴、生姜、小蒜配伍。

4. 其他：因其气味清香，用于辟除口臭。

【附方】

[古代方]

1. 口臭：香薷60克，水600毫升煮取180毫升，稍稍含之。(《千金要方》)现代制剂有香薷油润喉片，含服，治疗咽喉炎。

2. 中暑烦渴：香薷60克，捣箩为散，每用6克，水150毫升，煎成七分，不去滓温服，不拘时候。(《圣济总录》香薷散)

3. 脾胃不和，三脘痞滞，内感风冷，外受寒邪，憎寒壮热，遍体疼痛，满闷呕吐，中酒不醒，四时伤寒头痛：香薷60克，甘草(炙)15克，白扁豆(炒)、厚朴(去皮，姜汁炒)、茯神各30克，上为细末，每服6克，沸汤冲服。(《和剂局方》香薷汤)

4. 水肿(遍身肿)：干香薷48克，白术21克，捣术下筛，浓煮香薷取汁，和术为丸如梧子大，每服10丸，每天4～5次，利小便极良。夏取花、叶合用亦佳。忌青鱼、海藻、菘菜、桃、李、雀肉。(《僧深集方》香薷术丸)

[现代方]

1. 小儿上呼吸道感染：香薷、藿香、荆芥、半夏、茯苓、党参、柴胡、黄芩各10克，甘草5克，每剂药煎汁，煮沸15～20分钟，每两小时2～4汤匙，每天服4～6次。[黑龙江中医药，1991，(2)：36]

2. 夏日伤暑，恶风发热，腹痛吐泻，小便黄赤：香薷、厚朴、桂枝各6克，茯苓、炒扁豆各12克，猪苓、泽泻、白术各9克，炒黄连3克，水煎服。(《中国常用中草药》)

3. 口臭：香薷9克，水煎含漱。(《中药临床应用》)

4. 水肿：香薷12克，冬瓜皮30克，赤小豆20克，水煎服。(《中国民间百草良方》)

5. 防治轻症低血钾：香薷、薄荷各6～10克，厚朴3～8克，扁豆10～12克，鸡苏散(包)0.5～1克，水煎服。[中西医结合杂志，1985，(5)：19]

6. 咽炎：香薷、麦冬、玄参、桔梗、薄荷各20克，金银花、乌梅、贝母各30克，凤凰衣10克，共煎，取药汁500毫升，雾化吸入咽喉部，每次20～30毫升。[甘肃中医学院学报，1990，7(2)：48]

7. 高脂血症：刺五加15克，香薷10克，葛根、枸杞、丹参各30克，柴胡、黄芪各20克，泽泻25克，红花、山楂、甘草各15克，按比例加二号胶囊，每粒重3克，每次3粒，每天服3次。[山东中医学院学报，1993，17(3)，23～24]

8. 中暑感冒：鲜香薷1～2棵，水煎服。或香薷、薄荷各9克，水煎服。(《陕西中草药手册》)

9. 急性肾炎，浮肿少尿：香薷、白术各6克，水煎服。(《陕西中草药手册》)

10. 夏天感冒，恶寒发烧，头痛无汗，呕吐腹泻：香薷6克，炒扁豆3克，姜厚朴3克，水煎服。(《实用中药手册》)

【备注】

1. 全国药用的香薷，除石香薷外，还有海州香薷 Elsholtzia splendens Nakai. ex F. Mackawa、牛至 Origanum vulgare L.、萼果香薷 E. calycocarpa Diels.、密花香薷 E. Densa Benth.、土香薷 E. ciliata (Thunb) Hyland.、川滇香薷 E. souliei Lévl。传统文献认为海州香薷为本品的正品药材，但目前国内采用的主流品种为江香薷，是石香薷在江西的一种栽培新变种。鉴于此，《药典》已将石香薷作为香薷的正品药材。

2. 现代不少中药专籍称香薷有"解暑"之功效，指本品"治伤暑"、"专散暑邪"，应与青蒿、绿豆、滑石诸药之"解暑"区别开来，二者不可相混。关于香薷的解表功用，《本草纲目》记载"香薷乃夏月解表之药，如冬月之用麻黄"。其意为夏月多用而已，并无将其与麻黄发散强度相提并论之意，其发散之力大约与紫苏、荆芥相似而不及麻黄。近年来，香薷的临床应用更为广泛，不仅局限于夏令"阴暑"证，其他季节亦可入药。

3. 据《中华本草》香薷条，石香薷即华荠苧。又据浙江省药检所报告，海州香薷实为石香薷的栽培品，过去认为香薷的原植物为海州香薷，应予纠正。又华荠苧又名小香薷(贵州、江西)、香荠(浙江)，与江香薷极相似，分布于华东、中南、贵州及台湾，亦作香薷用。

394. 重楼(七叶一枝花)

【概述】

本品为百合科重楼属植物华重楼 Paris polyphylla Smith var. Chinensis (Franch.) Hara、云南重楼 P. polyphylla Smith var. Yunnanensis (Franch.) Hara. 或七叶一枝花 P. polyphylla Smith 的根状茎。前者别名金线重楼、蚤休、草河车、螺丝七、铁灯盏、中华王孙、独脚莲等；后者名独脚莲。性微寒，味苦，有小毒。归肝经。功能清热解毒，消肿止痛，凉肝定惊。用治痈肿疮毒，咽肿喉痹,乳痈,跌打损伤,肝热抽搐,虫蛇咬伤。用法用量:3～10克,水煎服;外用适量,磨汁涂布、研末调敷或鲜品捣敷。虚寒证、孕妇及外科皮色不红、腹泻者忌用。

【成分】

七叶一枝花根基含薯蓣皂苷元-3-O-β-D-吡喃葡萄糖苷,即七叶一枝花皂苷A,蚤休皂苷,七叶一枝花皂苷C、D、E、F、G、H,蚤休甾酮,甲基原薯蓣皂苷以及丙氨酸,天门冬酰胺,γ-氨基丁酸等18种氨基酸及肌酐等。

【药理】

1. 抗菌作用:煎剂体外对金黄色葡萄球菌、溶血性链球菌、脑膜炎双球菌、痢疾杆菌等较敏感。水浸剂比煎剂对某些杆菌作用强。

2. 抗癌作用:华重楼根茎中提取的总皂苷能明显抑制小鼠H22瘤细胞的生长。

3. 抗生育作用:七叶一枝花乙醇提取物对大、小鼠精子有抑杀作用,也有抑杀人的精子作用。

4. 其他作用:有促进白细胞吞噬细菌的作用,吞噬指数为2.9。

【临床报道】

1. 治疗急性扁桃体炎:研末用1.5克开水冲服,每天3次。

2. 治疗流行性腮腺炎:10克用食醋磨成浓汁,涂患处,每天3次。或用鲜品20克捣烂,加含醋拌匀敷患处,每天1次。据称鲜品疗效较佳。

3. 治疗静脉炎:根茎用醋磨汁涂患处,每天3～4次。

4. 治疗虫咬皮炎:根茎用50%乙醇浸泡2次,制成10%和20%酊剂涂患处,每天1～2次。能止痛止痒。10%酊剂治蜂螫皮炎16例,涂药一次而愈。

5. 治疗神经性皮炎:研细粉,香油调敷。

【附方】

[古代方]

一切恶疔:蚤休、飞天蜈蚣(红马鞭草)、鲜水晶花苗水煎,温服。(《青囊全身》蚤休散)

[现代方]

1. 痈疽,疔疮,腮腺炎:七叶一枝花9克,蒲公英30克,水煎服,或用鲜品捣烂外敷。(《宁夏中草药》)

2. 乳痈乳岩:七叶一枝花9克,生姜3克,水煎兑,白酒少许为引服用。另用芫荽适量捣烂敷患处。(《农村常用草药手册》)

3. 喉痹:七叶一枝花根茎0.6克,研末吞服。(《浙江民间草药》)

4. 跌打内伤:用七叶一枝花,童便浸40～50天,洗净晒干研末,每服1克,酒或开水送下。(《广西药用植物志》)

5. 扭伤瘀肿:七叶一枝花,"酒磨浓汁,涂擦伤处,日数次"。(《农村常用草药手册》)

6. 毒蛇咬伤:鲜根捣烂敷伤处或用鲜根加醋磨汁敷伤口周围,另用6克加青桔、异叶茴芹各9克,水煎,冲白酒服。(《浙南本草新编》)

7. 小儿急惊抽搐:七叶一枝花焙干研细末,每服0.6～0.9克,另用钩藤9克,薄荷1.5克,煎水送服,每天2～3次。(《农村常用草药手册》)

8. 慢性气管炎:七叶一枝花6克,研粉,另用地龙9克,盐肤木30克,煎汁送服。(《浙南本草新编》)

【备注】

1. 以上各方均写明用的是七叶一枝花草药,未经生药鉴定,究竟是否真品,尚待研究。姑据文献介绍如上,以示慎重。因为古代本草书均就蚤休论述,而甚少指明七叶一枝花者,只有吴其浚《植物名实图考》提到本名,而通呼草河车,认为是重楼一枝箭。鉴于蚤休一名,没有七叶一枝花药名大众化，故本书附此标出。

2. 蚤休，《神农本草经》列为下品，迨唐《新修本草》称为重楼，也称草甘遂，《日华子本草》称重台，又名蚤休、螯休。宋《图经本草》称紫河车，俗称重楼金线，本名称为华重楼(《中华本草》)。明《本草蒙筌》称之为七叶一枝花。清代吴其浚说蚤休即草河车，亦称七叶一枝花。今日之七叶一枝花原植物拉丁学名为 Paris polyphylla Sm. 的干燥根茎，别名独角莲。

3. 另有蓼科植物拳参 Polygonum bistorta L. 的根茎，亦称草河车或"红重楼"，应予区别，拳参即《神农本草经》的中品紫参，也称红蚤休。易与七叶一枝花混淆。同意陈重明等的提议把蚤休、重楼、草河车等名称，从拳参中除去。

395. 禹 余 粮

【概述】

本品为氢氧化物类矿物褐铁矿 Limonite(以针铁矿族矿物真铁矿-水真铁矿为主)的一种天然粉末状矿石，主含碱式氧化铁[FeO(OH)]。又名太一余粮、石脑、太一禹余粮、白余粮、石中黄子、石中黄、余粮石、禹粮石。产江苏、河南、浙江、四川等地。本品为块状集合体，呈不规则的斜方块状。表面红棕色、灰棕色或浅棕色，多凹凸不平或附有黄色粉末。多体重，质硬。无臭，无味，嚼之有砂粒感。除去杂石，洗净泥土，干燥即得。煅禹余粮：取净禹余粮，打碎，照煅淬法煅至红透。每 100 千克禹余粮，用醋 30 千克。性微寒，味甘、涩。归脾、胃、大肠经。功能涩肠止泻，收敛止血。用于久泻，久痢，白带，崩漏，便血。用法用量：9～15 克，煎汤或入丸散。孕妇慎用。

【成分】

为碱式氧化铁[FeO(OH)]，含水碱式氧化铁[$FeO(OH)_n \cdot H_2O$]，含水三氧化二铁[$Fe_2O_3 \cdot nH_2O$]，另含磷酸盐、铝、镁、钾、钠等元素。

【药理】

1. 止血作用：本品生品水煎液灌胃能明显缩短小鼠凝血、出血时间。而煅品则有延长作用。

2. 延缓衰老作用：给小鼠喂服禹余粮，可使小鼠血清丙二醛含量明显降低，超氧化物歧化酶活性显著提高，游泳持续时间延长，耐缺氧和耐寒冷存活率明显提高，血红蛋白含量增高，小鼠体重增加。还可促进胸腺增生，提高细胞免疫功能；提示本品有延缓衰老作用。

3. 抑制肠蠕动：100%禹粮石生品、煅品、醋制品的水煎液均能抑制小鼠肠蠕动；在胃肠中能收敛管壁黏膜，保护创面，制止黏液分泌。

4. 毒副作用：中毒症状，有拒食、肺充血和肝肿大。

【临床报道】

1. 治疗久泻久痢：本品味涩，善久大肠，功能涩肠止泻，故常用于久泻久痢。凡大肠气虚，固摄无力，以致久泻久痢者，多与赤石脂相须为用，如《伤寒论》赤石脂禹余粮汤；若久泻脾胃气虚，损及肾阳者，宜与人参、白术、补骨脂等同用，以增强益气健脾温肾之力；若下焦不固，虚寒泻痢者，可与干姜、附子、赤石脂配伍，如《鸡峰普济方》禹余粮丸；若久泻久痢伤阴者，则宜配熟地黄等，以补耗损之阴，如《镐京直指》禹粮汤。

2. 治疗虚证带下与血证：本品微寒敛涩，能止血止带，故常用于体虚、冲任不固之崩漏带下及便血日久者。凡女子崩中困笃，赤白不绝者，可与龙骨、海螵蛸、鹿茸等同用，如《千金方》禹余粮丸；若冲任虚寒，瘀阻胞宫，而致崩漏下血者，可与赤石脂、代赭石、五灵脂等相配，如《和剂局方》震灵丹。凡肠风下血，气虚脱肛者，可与人参、白术等为伍，以益气止血固脱；若便血而见气阴两虚者，则宜与人参、乌梅等合用，以益气敛阴。凡妇女脾湿下注，白带过多者，可与海螵蛸、锻牡蛎等相合，以增固涩止带之效；若脾肾亏虚，白带清稀者，可与人参、熟地黄、菟丝子等同煎，以收培元固本之功。

【附方】

［古代方］

1. 伤寒服汤药，下利不止，心下痞硬：赤石脂 30 克，禹余粮 30 克。上以水1 000 毫升，煮取 400 毫升，去滓，分 3 次温服。（《伤寒论》赤石脂禹余粮汤）

2. 冷劳，大肠转泄不止：禹余粮（火烧令赤，于米醋内淬，如此 7 遍后，捣研如面）120 克，乌头（冷水浸 1 宿，去皮脐，焙干，为末）30 克。上药相和，用醋煮面糊和为丸，如绿豆大。每服 5 丸，食前以温水下。（《圣济总录》神效太乙丹）

3. 老人多滑泄气虚者，久不止：禹余粮（盐泥数层封固，炭火锻半日）120 克，白术 240 克，甘草 30 克，补骨脂 90 克俱用酒拌炒，研为末。上和入禹余粮末内。每服 9 克，早晨参汤或米汤调下。或用饴糖作丸，亦可。（《方脉正宗》）

4. 便血及痒痛：禹余粮不拘多少。上为末，以面糊为丸，如梧桐子大。每服 50 丸，木通汤送下。（《普济方》）

5. 月水乍多乍少，或前或后：生地黄 30 克，禹余粮、白术、芍药、当归、续断各 15 克。上为细末，炼蜜为丸，如梧桐子大。每服 30 丸，米饮送下，未知，加至 50 丸。月水偏少者，加当归、芍药各 30 克；偏多者，倍续断、地黄；绝产者，加茯苓 30 克；腹痛者，加蒲黄、芒硝各 30 克。（《普济方》禹余粮丸）

6. 妇人带下：白下：禹余粮 30 克，干姜等份；赤下：禹余粮 30 克，干姜 15 克。禹余粮用醋淬，研细为末。空心温酒调下 5 克。（《胜金方》）

7. 妇人少腹痛，面青或黄或赤或黑，不能喘息：禹余粮，为末。每服 6 克，米饮调下，每天 2～3 次。（《卫生易简方》）

8. 大风病疾，眉发秃落，遍身顽痹：禹余粮 1 000 克，白矾 500 克，青盐 500 克。为末，罐子固济，炭火一秤煅之，从辰至戌，候冷研粉，埋土中，3 天取出，每 30 克入九蒸九曝炒熟胡麻末 90 克。每服 6 克，荆芥茶下，每天 2 次。（《太平圣惠方》）

9. 灭瘢痕：禹余粮、半夏等份。末之，以鸡子黄和。先以新布拭瘢令赤，以涂之，勿见风，每天 2 次。（《千金要方》）

10. 慢性结肠炎：焦山楂 500 克，禹余粮、炒补骨脂各 60 克，共研细末，配红糖口服。

［现代方］

1. 冲任不足，崩漏带下：煅禹余粮、牡蛎、伏龙肝、赤石脂、煅龙骨、海螵蛸各等份，共研细末，空腹用黄酒冲服 2 克。（《中国常用中草药》）又方，治白带：禹余粮、海螵蛸、赤石脂各等份，为末服。（《山西中草药》）

2. 脾肾阳虚、久泻久痢：煅禹余粮 18 克，补骨脂 10 克，白术 12 克，甘草 6 克，水煎服。

3. 便血下痢：煅禹余粮 18 克，赤石脂 15 克，伏龙肝 30 克，煅牡蛎 10 克，水煎服。（《中国常用中草药》）

396. 独　活

【概述】

本品为伞形科植物重齿毛当归 Angelica pubescens Maxim f. biserrata Sham et Yuan 的干燥根。又名独摇草、川独活、

肉独活、巴东独活、香独活、大活、长生草等。主产四川、湖北、陕西。产量大、质优。性微温，味辛、苦。归肾、膀胱经。功能祛风除湿，通痹止痛。主治风寒湿痹，腰膝冷痛，少阴伏风头痛。用法用量：3～9克，水煎服。

【成分】

根中含香豆精类化合物及挥发油。独活含前胡素、独活内酯、当归素、佛手柑内酯、胡萝卜苷、伞形内脂等。毛当归含甲氧基欧芹素、欧芹酚甲醚、香柑内酯、当归醇、白芷醛、黄酮类及花椒毒素等。过去商品独活，尚有香独活（山独活）、牛尾独活及九眼独活，植物来源不同，故其所含成分也不一样。例如软毛独活却含白芷素（Angelicin），而独活中不含。今药材市场以湖北所栽培的毛当归（香独活）品质较好。挥发油有α，β-蒎烯、月桂烯、α，β-榄香烯等。

【药理】

1. 降压、抗心律失常作用：麻醉犬或猫静脉注射独活制剂，有降压作用，但不持久。独活水提取部分有抗心律失常作用。

2. 抑制血小板聚集作用：独活醇提取物对ADP体外诱导的大鼠血小板聚集有抑制作用。

3. 镇痛、镇静、抗炎作用：独活煎剂或流浸膏，给大鼠或小鼠口服或腹腔注射均可产生镇静作用。腹腔注射欧芹酚甲醚能显著抑制角叉莱胶诱导的大鼠后足水肿和醋酸引起的小鼠扭体反应。

4. 抑菌作用：独活煎剂于体外对结核杆菌有抑制作用。

5. 其他作用：独活具光敏作用，其所含花椒毒素、香柑内酯等对艾氏腹水癌细胞有杀灭作用。上述成分对兔回肠亦具有明显的解痉作用。

由于研究所用独活药材不尽一致。故只能综述其概要。独活煎剂有镇静、镇痛作用，独活寄生汤对大鼠甲醛性脚肿有一定的抗炎症作用。独活静脉注射可兴奋呼吸，使呼吸加深加快。据称可抑制离体蛙心并有降低血压作用。佛手柑内酯等对兔回肠有明显的解痉作用；东莨菪素对雌激素或氯化钡所致在体或离体大鼠子宫的痉挛有解痉作用。佛手柑内酯对实验性胃溃疡有保护作用。

【临床报道】

独活常在复方中配伍以治疗风寒湿痹，如独活寄生汤，能使疼痛减轻，肿胀消退，关节功能恢复。独活止咳汤治疗慢性气管炎400多例，有镇咳平喘功效。但也发现煎剂有舌麻、恶心、呕吐及胃部不适等不良反应。高热或阴虚有热者忌用。

羌活与独活均有祛风湿且止痛之功效，治风寒湿痹常配伍使用。但羌活辛散作用较强，长于发散肌表及上半身之风寒湿邪，发汗上行，多用于上半身风湿痹痛；独活发散作用缓和，长于发散肌腠深层之伏风及下半身之风寒湿痹。近人则用以治感冒风寒夹湿所致的头痛。风寒夹湿，头痛如裹者，独活常与防风、白芷、川芎等同用。阴虚火旺者慎用。

【附方】

1. 慢性支气管炎：独活9克，红糖15克，加水煎至100毫升，分3～4次服。

2. 风寒湿痹，腰膝冷痛，关节屈伸不利或麻木：独活9克，桑寄生18克，杜仲9克，牛膝9克，细辛3克，秦艽9克，茯苓12克，肉桂1.5克，防风9克，川芎6克，人参12克，甘草6克，当归12克，白芍9克，生地15克，水煎服。

3. 少阴伏风头痛：独活12克，秦艽、羌活、防风、生地各9克，川芎6克，甘草3克，细辛2克，水煎服。（《中国常用中草药》）

397. 胖大海

【概述】

本品为梧桐科植物胖大海 Sterculia lychnophora Hance 的种子。又名安南子、大洞果、胡大海、大发、大海子、通大海、大海榄。主产于泰国、柬埔寨、马来西亚、越南等国;我国广东、海南岛也有生产。性寒,味甘。主归肺、大肠经。功能清热解毒,清宣肺气,利咽,清肠通便。主治肺热咳嗽,喉痛,失音,目赤,牙痛,痔疮瘘管等。用法用量:沸水泡服或水煎服,3～5 枚,或4.5～6 克泡饮。

【成分】

种皮含戊聚糖及黏液质、胖大海素、半乳糖、戊聚糖(主要是阿拉伯糖),外胚乳含绿色挥发油、西黄芪胶粘素及收敛性物质。

【药理】

1. 降压作用:胖大海仁(去脂干粉)制成 25%溶液,静脉注射、肌肉注射或口服,皆可使犬、猫血压明显下降。进一步实验表明其降压原理可能与中枢有关。胖大海仁水浸剂对麻醉犬有降压作用,而对兔却为升压效应(兔的有效量较犬大 10 倍),对犬、兔血压不同的影响皆可用组胺增敏。

2. 泻下作用:胖大海种子浸出液,对兔有缓泻作用,因可增加肠内容物,通过机械刺激而致缓泻。将胖大海外层皮、软壳、仁分别水浸提取有效成分,对于麻醉犬,无论何种给药方法,皆可明显增加肠蠕动(仁的作用最强,软壳次之,外层最弱)。此作用可被阿托品所拮抗;1∶40 万的仁浸出液可使离体兔肠蠕动增加。

3. 其他作用:胖大海外皮、软壳、仁的水浸液提取物皆有一定利尿和镇痛作用。胖大海素对血管平滑肌有收缩作用,能改善黏膜炎症,减轻痉挛性疼痛。

【临床报道】

胖大海临床应用较广,如:① 上清肺热、下泄肠火,兼通二便,治吐衄下血,开音治哑。用于肺热咳嗽、咽痛、失音。病情较轻者可单用泡服,较重者常配桔梗、贝母、蝉衣等。② 清肠通便,单用泡开水服,或与番泻叶、草决明、大黄、枳实等同用。③ 还可用于治疗麻疹、声带息肉等。④ 单用可治急性扁桃体炎。

【附方】

[古代方]

外感干咳失音、咽喉燥痛:胖大海 5 枚,甘草 3 克,炖茶饮服,老幼者可加入冰糖少许。(《慎德堂方》)

[现代方]

1. 痰热咳嗽:胖大海 12 克,贝母 15 克,瓜蒌 30 克,黄连 10 克,半夏 6 克,前胡 10 克,水煎分 2 次服(《中药学》)。

2. 干咳,伴声音嘶哑:胖大海、木蝴蝶、草决明、麦冬、金银花、金果榄、青果、天竺黄、百合各 20 克,乌扇、山豆根、挂金灯、川贝各 15 克,罗汉果 1 个,水煎服。[浙江中医杂志,2000,(1):5]

3. 急性扁桃体炎:取胖大海 4～8 枚,放入碗内,冲入沸水,闷盖半小时左右(天冷服须保暖),徐徐服完;间隔 4 小时,如法再泡服 1 次。[浙江中医杂志,1966,9(5):180]或用胖大海 10 克,麦冬 5 克,板蓝根 5 克,甘草 3 克,泡水当茶饮(《常用中药八百味精要》)。

4. 慢性咽炎声音嘶哑:胖大海3～5 枚,泡水当茶饮(同上);或可用胖大海 3 枚,金银花、麦冬各 6 克,蝉蜕 3 克,水煎服。(《全国中草药汇编》)还可用胖大海、杭菊花、生甘草各 3 克,水煎服(同上)。

5. 失音:胖大海(浸泡去皮核)12 克、

蝉衣 6 克，先煎蝉衣去渣，加入胖大海再煎，后服用。[中国民间疗法，2000，8(2)：21]

6. 慢性单纯性喉炎：桔梗、胖大海、射干、牛蒡子、金银花、野菊花各 15 克，玄参、麦冬各 10 克，甘草 6 克，第 1 次煎 45 分钟，取药液 150 毫升，第 2 次煎 30 分钟，取 100 毫升，沉渣过滤，冷却，取 150 毫升作雾化吸入，每次 20 分钟，每天 2 次。[江西中医学院学报，2002，14(1)：17]

7. 声带息肉：胖大海 5 枚，射干、挂金灯、诃子肉、葛根、川芎各 9 克，白僵蚕、赤芍、生地、天谷精各 12 克，蝉蜕、木蝴蝶、甘草各 3 克。[中医医学学报，1993，8(1)：29]

8. 肺热音哑：胖大海 3 枚，金银花、麦冬各 6 克，蝉蜕 3 克，水煎服。(《经验方》)

9. 风火喉痹：胖大海、杭菊花、生甘草各 3 克，水煎服。(同上)

【备注】

1. 在进口胖大海商品中时有混入圆粒苹婆 Sterculia scaphigera Wall. 的种子，其为卵圆或近球形，成褐色，表面具细皱纹而较密，种脐位于腹面下方，色淡。是否能作胖大海入药，看法不一。

2. 胖大海与柏子仁均能通便，但前者宜治热结便秘，后者宜治阴虚血少所致的便秘。

3. 胖大海与蜂蜜均清润咽喉，但前者宜治肺热郁闭所致咽喉肿痛、声音嘶哑者；后者宜治肺燥干咳、咽干而痛者。另外，蜂蜜与胖大海不同，主用于阴虚之肠燥便秘。

398. 胆　矾

【概述】

本品为硫酸盐类矿物胆矾 Chalcanthite 的晶体。常产于铜矿的次生氧化带中。又名石胆、黑石、鸭嘴胆矾、翠胆矾、蓝矾。主产于云南、广西、山西、江西、陕西、甘肃等地。目前多为人工制造，三斜晶系，块状晶体或粒状或短柱状、半透明或透明。天然生成者名蓝矾。性寒，味酸、辛、涩。归肝、胆经。功能涌吐痰涎；燥湿解毒。用治风热痰壅；咽喉肿痛；呼吸困难；痉抽厥逆；催吐毒物；外用燥湿杀虫，治虫牙齿痛、牙疳口疮、痔疮肿毒等。用法用量：内服催吐，0.3～0.6 克；外用适量，或 0.1% 洗目。

【成分】

主为含水硫酸铜，系硫酸铜的矿石，蓝色或浅蓝色结晶。分子式为 $CuSO_4 \cdot 5H_2O$，加热即失去结晶水，变成白色粉末，遇水复变蓝色。易溶于水及甘油，不溶于乙醇。

【药理】

1. 收敛作用：胆矾与蛋白质结合生成不溶性的蛋白化合物而沉淀。浓缩液对局部黏膜形成腐蚀，容易出现收敛性疼痛。

2. 抑菌作用：胆矾对葡萄状球菌、链球菌、绿脓杆菌、伤寒、副伤寒杆菌、痢疾杆菌及沙门菌等均有抑菌作用。

3. 催吐作用：内服后可刺激胃壁末梢神经，反射至延脑呕吐中枢，引起反射性呕吐。

【临床报道】

治疗喉痹，喉风。用于涌吐风热痰涎，治风痰癫痫，喉痹等证。外用于风眼赤烂、牙疳等证。内服研末 0.3～0.6 克，只限一次；外用千倍水溶液洗目。虚证忌用。

胆矾配硼砂，药效增强，用于口疮牙痛，风火烂眼。配冰片，吹治咽喉肿痛、喉痹喉风。

【附方】

[古代方]

1. 缠喉风，急喉痹：鸭嘴胆矾 7.5 克，白僵蚕(炒)15 克，共研细末，每用少许吹喉。(《济生方》)又方：鸭嘴胆矾 1.5 克，

全蝎2个，为末，少许入喉。(《仁斋直指方》二圣散)

2. 走马牙疳：鸭嘴胆矾(煅红，研)3克，麝香(少许)，研匀，每用少许敷牙龈上。(《小儿药证直决》敷齿立效散)

3. 风眼赤烂：胆矾(烧研)0.9克，泡汤洗。(《明目经验方》)

4. 皮肉不变，漫肿无头之肿毒：胆矾10克，血竭10克，朱砂6克，京墨30克，蟾酥10克，麝香4.5克，以上6味研末，和匀，凉水调成锭。用时凉磨浓汁涂之。(《医宗金鉴》离宫锭子)

5. 腋下狐臭：胆矾(半生半熟)入腻粉少许，为末，每用1.5克以自然姜汁调涂。数天1用，以愈为度。(《简易方》)

6. 百虫入耳方：胆矾末和醋灌之，即出。(《千金方》)

7. 附骨疽，焮肿疼痛，溃后脓水不绝，久不生肌：胆矾(火煅白色)30克，龙骨15克，白石脂15克，黄丹(火飞)5克，蛇蜕(烧灰，另研)1条，麝香(另研)1.5克，上药除蛇蜕、麝香外，余为细末，与之和匀。先用葱椒汤洗净患处，揩干，次用药少许干掺疮口，每天3次。(《杨氏家藏方》胆矾散)

[现代方]

急性咽喉炎：冰片1.5克，硼砂3克，胆矾0.9克，灯心炭4.5克，共研细末，每用0.6克吹入咽喉，隔3小时1次。(《中药基础知识简编》冰硼胆矾散)

【备注】

1. 冉雪峰《大同药物学》谓："本经上品有矾石，中品有石胆。矾石近作白矾，石胆近作胆矾。而绿矾、青矾、白矾、黄矾，则后世诸家本草所增加附入者也……查近代化学分析，胆矾为硫酸铜，绿矾为硫酸铁……若以燥湿收敛，则白矾已足；腐蚀杀菌，则绿矾为胜；催吐解毒，则胆矾为优。"

2. 黄元御《玉楸药解》称："治脚疽、痔瘘、杨梅、金疮、白癜，一切肿痛，带下、崩中、上气，眼疼眩烂、疯狗咬伤、百虫入耳、腋下狐臭。"

399. 洋金花

【概述】

本品为茄科植物白曼陀罗 Datura metel L. 毛曼陀罗 Datura innoxia Mill. 的干燥花冠和花。前者称南洋金花；后者称北洋金花。洋金花又名曼陀罗花、山茄花、押不芦、胡茄花、风茄花、大喇叭花、马兰花。南洋金花(白曼陀罗花)主产于江苏、浙江、福建、广东、广西、海南等地；北洋金花(毛曼陀罗花)主产于河北、山东、河南等地。性温，味辛，有毒。归肺、肝经。功能平喘止咳，解痉止搐，麻醉止痛。用治哮喘，咳嗽，小儿慢惊，脘腹冷痛，风湿痹痛；外科用于麻醉。是华佗麻沸散和"蒙汗药"的主要组成之一。用法用量：宜入丸散，0.3～0.5克，亦可作卷烟燃吸(一天量不得超过1.5克)；外用煎水洗或研末调敷，适量。外感及痰热咳喘，青光眼，高血压者禁用。

【成分】

1. 白曼陀罗花：含东莨菪碱(Scopolamine)0.11%～0.15%、莨菪碱(Hyoscyamine)0.01%～0.37%及去甲莨菪碱。此外还含阿托品(Atoopine)。

2. 毛曼陀罗花：含东莨菪碱0.17%～0.53%、莨菪碱为0.01%～0.49%，并含阿托品、酪胺(Tyramine)和阿朴东莨菪碱。洋金花总碱含量以凋谢期最高，约0.75%。花蕾期为0.58%，盛开期为0.47%。

【药理】

1. 对中枢神经系统的作用：洋金花

中主要成分东莨菪碱，有显著的镇静作用。与氯丙嗪、戊巴比妥和眠尔通有协同作用。对大脑及中脑网状结构上行激活系统有抑制作用。但对延髓和脊髓有不同程度的兴奋作用，特别对呼吸中枢。东莨菪碱有一定的镇痛作用。东莨菪碱对大脑皮质和皮质下某些部位主要是抑制作用。如使意识消失、产生麻醉等。

2. 对周围神经系统的作用：与阿托品相似。显示 M-胆碱受体阻滞剂的作用。如散瞳，抑制腺体分泌等。

3. 对循环系统的作用：① 小量时兴奋迷走神经，可使心率减慢；大剂量则阻滞心脏 M-胆碱受体，使心率加快。实验显示东莨菪碱与阿托品合用，有抗心肌梗死作用。② 血管实验证明其有解痉作用。洋金花生物碱有改善微循环的作用。麻醉兔静脉注射东莨菪碱能拮抗肾上腺素或去甲肾上腺素的升压作用。当家兔急性肾功能衰竭严重缺血时，东莨菪碱有解除血管痉挛、改善微循环，增加肾血流量的作用。③ 洋金花生物碱可改善微循环，洋金花注射液可拮抗肾上腺素或去甲肾上腺素引起的微血管收缩，能改善大鼠气管的微循环，延长动物存活期。

4. 对呼吸道的作用：扩张支气管，减少呼吸道腺体分泌，其作用在效应细胞的 M-胆碱受体。

5. 其他作用：可提高血液和大脑皮质 SOD 活性，降低丙二醛含量。可松弛平滑肌；抑制多种腺体分泌，洋金花总碱还可诱发 DNA 损伤及染色体损伤。洋金花还有散瞳和调节麻痹作用。

【临床报道】

临床将洋金花：① 用于哮喘咳嗽，尤宜于寒性哮喘。② 用于脘腹疼痛，风湿痹痛，跌打伤痛及手术麻醉。③ 用于癫痫及小儿慢惊。④ 用于精神病的兴奋躁动及顽固性失眠。

【附方】

［古代方］

1. 难忍艾火炙痛：山茄花(八月收)、火麻花(八月或七月收)，阴干，共研末，每服 9 克，小儿只用 3 克，茶酒任下。一服后即昏睡，可灸 50 壮，醒后再服再灸。(《扁鹊心书》睡圣散)

2. 小儿慢惊：曼陀罗花 7 朵(约 0.4 克)，天麻 7.5 克，全蝎(炒)10 枚，天南星(炮)、丹砂、乳香各 7.5 克为末，每服 1.5 克，薄荷汤调下。(《御药院方》)

3. 阳厥气逆多怒而狂：朱砂(水飞)15 克，曼陀罗花 7.5 克，上为细末，每服 6 克，温酒调下。若醉便卧，勿令惊觉。(《证治准绳》祛风一醉散)

［现代方］

1. 哮喘：风茄花 0.4 克，远志 4 克，甘草 3 克，研细粉和匀，分成 10 份，每次 1～3 份，睡前或发作前 1 小时顿服。(《浙江药用植物志》)

2. 风湿关节痛：曼陀罗花 30 克，白酒 500 克，浸泡 15 天，一次约饮 5 毫升，每天 2 次。(《内蒙古中草药》)或用曼陀罗花 9 克水煎，熏洗患处。(《全国中草药汇编》)

3. 慢性气管炎：曼陀罗花 0.1 克，金银花、远志、甘草各 0.5 克，(每丸含量)共研细末，加适量蜂蜜制成蜜丸，每次 1 丸，每天 2 次，连服 30 天。(《全国中草药汇编》)

4. 溃疡病：洋金花 0.4～0.5 克，甘草粉 9 克，炒白芍 21 克，陈皮 12 克，煅瓦楞 15 克，白及 9 克，贝母 9 克，水煎浓缩至 100 毫升，每次 50 毫升，每天 2 次，30～40 天为 1 个疗程。[中西医结合杂志 1982，(1)：41]

5. 骨折疼痛，关节疼痛：曼陀罗全草晒干，研末，每服 0.03 克。(《全国中草药汇编》)

6. 中药麻醉注射液：洋金花、生草

乌、当归、川芎、汉防己，制成注射液静脉滴注或肌肉注射，用于各种手术麻醉。（《经验方》）

7. 整骨麻药方：洋金花、生川乌、生草乌、姜黄各等份，为散。每服4～6克，温酒调服，用于整骨手术及割灸疗疮等麻醉用，也可用于心腹冷痛、风寒湿痹及跌打损伤等。（《经验方》）

【备注】

1. 白花曼陀罗的种子称风茄子，有止痛作用，可用于胃痛、风湿痹痛。一般用12粒，煎服。儿童忌用。

2. 同属植物曼陀罗 Datura Stramonium L.、木本曼陀罗 D. anlorea L.（福州、广州及云南、青岛、北京等地栽培），其花在当地亦作洋金花入药。

3. 曼陀罗的花含东莨菪碱0.03%～0.09%、莨菪碱0.08%～0.28%。木本曼陀罗的花含东莨菪碱高达0.4%，并含莨菪碱及微量阿托品。

4. 白花曼陀罗的栽培变种及变种的花，多作洋金花用，如大白洋金花 D. metel L. cv. alla，产于江苏、浙江、山东等地。重瓣白花曼陀罗 D. metel L. cv. ovata，产山东、江苏。大紫曼陀罗 D. metel L. cv. viola，产山东、江苏。美丽曼陀罗 D. metel L. var. fastnola，产山东、江苏、云南等地。

5. 重瓣白花曼陀罗，据称含生物碱量最高。

6. 曼陀罗叶（《现代实用中药》）和曼陀罗根（《陆川本草》），也均作药用，载《中华药海》。

7.《中华本草》下册收录“洋金花”条。并谓“有人认为麻沸散的主药就是洋金花”。

400. 前　胡

【概述】

本品为伞形科植物白花前胡 Peucedanum praeruptorum Dunn 或紫花前胡 Peucedanum decursivum Maxim. 的干燥根。白花前胡又名水前胡，产于江苏、安徽、江西、福建、湖北、湖南、四川等地；紫花前胡又名土当归，产于山东、浙江、江西、湖南等地。冬季至次春茎叶枯萎或未抽花茎时采挖，除去须根，洗净，晒干或低温干燥。用前，除去杂质，洗净，润透，切薄片，晒干。蜜前胡：取前胡片，照蜜炙法炒至不粘手。性微寒，味苦、辛。归肺经。功能散风清热，降气化痰。用于风热咳嗽痰多，痰热喘满，咯痰黄稠。用法与用量：3～9克，水煎服。置阴凉干燥处，防霉，防蛀。

【成分】

前胡中主要含有多种类型的香豆素及其糖苷，三萜糖苷及甾体糖苷，挥发油等。此外，尚含有钙、铜、钛、锶等微量元素。

1. 白花前胡：根含香豆精类化合物，如外消旋白花前胡素（Praeruptorin）A、B，右旋白花前胡素C、D、E，右旋白花前胡素Ⅰb、Ⅲ，北美芹素（Pteryxin），白花前胡香豆精（Peucedanocoumarin）Ⅰ、Ⅱ、Ⅲ，前胡香豆精（Qianhucoumarin）A，补骨脂素（Psoralen），5-甲氧基补骨脂素（5-methoxy psoralen）以及白花前胡苷（Praemside）Ⅰ、Ⅱ、Ⅲ、Ⅳ、Ⅴ，紫花前胡种苷（Decuroside）Ⅴ等。

2. 紫花前胡：根含香豆精类化合物，如紫花前胡素（Decursidin），紫花前胡素C-Ⅰ、C-Ⅱ、C-Ⅲ、C-Ⅳ，竺花前胡素Ⅰ，紫花前胡苷元（Nodakenetin）及香柑内酯以及紫花前胡苷，紫花前胡种苷Ⅰ、Ⅱ、Ⅲ、Ⅳ、Ⅴ，紫花前胡皂苷Ⅰ、Ⅱ、Ⅲ、Ⅳ、Ⅴ。

【药理】

1. 抗癌作用：前胡苷，白花前胡素甲、乙、丙、丁对肺癌有较好作用。一些香豆素类化合物阻止生癌，可抑制癌细胞的生长和代谢，Decursidin 能强烈抑制由癌促进剂 TPA（12-O-tcradccanoyl-phorbol-13-acetate）所致的磷脂磷酰化作用。此外伞形花内脂还能抑制鼻咽癌 KB 细胞的生长。

2. 抗菌消炎作用：前胡煎剂（1：1）与亚洲甲型流感病毒接种于鸡胚尿囊腔，孵育 72 小时后，证明前胡对流感病毒有抑制作用。伞形花内酯及紫花前胡内酯有抗菌、抗真菌作用。紫花前胡甲醇总提取物对于炎症初期小鼠血管通透性亢进，有明显的抑制作用。

3. 祛痰作用：麻醉猫灌服前胡煎剂 1 克/千克，能增加呼吸道分泌液，显示祛痰作用，且作用时间较长。用 1% 碘液 1～2.0 毫升注入猫的胸膜腔引起咳嗽，灌服煎剂 0.8～2.0 克/千克，未见明显镇咳作用。

4. 抗溃疡作用：紫花前胡甲醇总提取物对小鼠应激性溃疡可呈明显抑制作用。

5. 解痉作用：紫花前胡甲醇提取物能非竞争性抑制豚鼠小肠由乙酰胆碱及组胺引起的收缩，并能竞争性抑制 Ca^{2+} 引起的平滑肌收缩。其中乙醚提取物的作用显著，也能缓解平滑肌的自发性紧张；白花前胡石油醚提取物能抑制 ACh 和 KCl 所致的气管滑肌收缩，使之呈舒张状态，其作用为剂量依赖性，表明是非竞争性抑制。

6. 抗过敏作用：以伴刀豆球蛋白 A 刺激大鼠腹腔肥大细胞释放组胺和血管紧张素的实验表明，紫花前胡一些成分均对伴刀豆球蛋白 A 导致的肥大细胞的组胺释放有抑制作用。其作用可能为阻断肥大细胞的钙离子通道，而不是阻止伴刀豆球蛋白 A 和相应受体（包括 IgE 受体）结合。

7. 扩张血管作用：对在体麻醉猫用电磁流量计和多导仪分别同步观测了白花前胡提取粗晶（pd－MC）和正丁醇提取物（pd－BE）对冠状窦血流量（COF）及心血管某些指标的影响，证明，pd－MC 和 pd－BE 能增加麻醉猫的冠状窦血流量（CSF），对 HR 及 ECG 无影响。其中 pd－BE 起效迅速，强度大，在离体豚鼠心上有明显增加冠脉流量作用，并能降低麻醉犬冠脉左旋支、椎动脉等血管阻力，延长小鼠耐缺氧时间，并且有钙拮抗作用。有实验表明，白花前胡石油醚提取物对人离体肺动脉环具有舒张作用。

8. 对心脏的作用：大鼠腹腔注射前胡丙素（Prac，15 毫克/千克，每天 2 次，连用 3 天），可使离体缺血再灌注工作心脏的收缩（AP，LVSP，＋dp/dtmax）舒张（-dp/dtmax，LV－EDP 和 T 值）性能在 35 分钟时得到改善，尤以舒张性能改善明显，并能促进 CO、CF、SV 及 HR 恢复，改善心脏工作效率，减少 CK 释放和心肌线粒体钙含量。实验证明 pra-c 与硝苯吡啶作用相近。此外，pra-c 还可明显抑制离体豚鼠心房自律性及 $CaCl_2$ 的正性频率作用。抑制左房收缩力，缩短功能性不应期；白花前胡水醇提取液还可减少 $CaCl_2$ 诱发的心律失常，减少结扎大鼠左冠状动脉所引起的室性心律失常的发作程度和持续时间。

9. 抗血小板聚集：在 ADP 诱导的人血小板聚集试验中，紫花前胡的香豆素有抑制血小板聚集作用，其抗血小板聚集作用似亦与钙拮抗作用有关。

10. 其他作用：前胡能抑制酪氨酸酶，降低黑色素的生成。紫花前胡甲醇提取物能延长巴比妥钠的睡眠时间，有镇静作用。伞形花内酯还可治疗布氏杆菌病。

【临床报道】

治肺热痰稠，气逆喘咳，可配杏仁、贝母、桑白皮等；若外感风热所致咳嗽，痰多，可配桑叶、桔梗、薄荷、牛蒡子等；若外感风寒咳嗽痰多，则宜与荆芥、紫菀等配伍。本品辛散苦泄，性寒清热，散风邪，宣肺气，清肺热，故常用于外感风热咳嗽之证。凡风热袭表犯肺，症见身热头痛，咳嗽痰多者，可与杏仁、桔梗、桑白皮、薄荷等配伍，以疏散风热，宣肺化痰，如《幼科发挥》清金饮；热重者可配石膏、桔梗，如《伤寒微旨论》前胡汤。然本品性寒而不甚，故亦可用于外感风寒咳嗽，可与紫苏、杏仁、生姜、半夏等同用，以发散风寒，宣肺止咳，如《温病条辨》杏苏散；寒重者可配麻黄、桂枝、杏仁，如《圣济总录》前胡汤。用于降气化痰：本品辛苦而寒，功专清热降气化痰，故常用于肺热咳喘，痰多黄稠者。凡痰热塞肺，肺气不降，症见喘咳痰稠，胸中不利者，可与杏仁、贝母、桑白皮等配伍，以清热化痰，如《太平圣惠方》前胡散；凡痰浊塞肺，症见胸满短气者，可与赤茯苓、杏仁、甘草等同用，以祛痰宽胸，如《圣济总录》前胡汤；凡寒痰塞肺，症见呼吸气促，喉中哮鸣者，可与苏子、半夏、厚朴等相合，以降气定喘，如《和剂局方》苏子降气汤。用于开胃止呕：本品不仅能祛痰降气，且能开胃止呕，故常用于胸隔满闷，食少呕逆等证。凡痰浊塞于肺胃，症见咳嗽胸满，呕吐食少者，可与杏仁、陈皮、半夏等配伍，如《和剂局方》前杏仁陈汤。

【附方】

［古代方］

1. 妊娠伤寒，头痛壮热：前胡、黄芩、石膏、阿胶（炙燥）各30克。上粗捣筛。每服6克，水煎去滓，不计时温服。（《普济方》前胡汤）

2. 咳嗽，涕唾稠粘，心胸不利，时有烦热：前胡30克，麦门冬45克，贝母（炙微黄）30克，桑根白皮30克，杏仁（汤浸，去皮尖，麸炒微黄）15克，甘草（炙微赤）0.3克。上为散。每服12克，以水200毫升，入生姜0.15克，煎至六分，去滓，不计时候温服。（《太平圣惠方》前胡散）

3. 小儿咳逆上气，喘满气粗：前胡、人参、半夏（汤浸去滑，切，焙）、白术各30克，丁香0.3克。上为细末，生姜自然汁煮面糊为丸，如绿豆大。每服5～7丸，食后、临卧生姜汤送下。（《圣济总录》前胡丸）

4. 风热痰实，肺气壅滞，涎流口出：前胡30克，半夏（汤泡七次，焙干）30克，大黄（炮）15克，麦门冬15克，川朴硝15克。上为细末，生姜自然汁为丸，如黍米大。每服10丸，煎人参汤送下，不拘时候。（《小儿卫生总微论方》前胡半夏丸）

5. 胸痹，胸中气满塞短气：前胡45克，赤茯苓60克，甘草（炙）30克，杏仁27枚（汤浸，去皮、尖、双仁，炒）。上粗捣筛。每服6克，水煎去滓，空心温服。（《圣济总录》前胡汤）

6. 肺喘，痰毒壅滞，心隔昏闷：前胡、紫苑、诃黎勒皮、枳实（麸炒微黄）各30克。上为细散。每服3克，不计时候，以温水调下。（《太平圣惠方》前胡散）

7. 童男室女骨蒸潮热，及热在肌肉，吐血等疾：柴胡、前胡、胡黄连、乌梅肉各等份。上㕮咀。每服15克，水酒、童便共300毫升，猪胆1枚（取汁），猪脊髓1条，葱、薤白各10厘米，同煎至八分，去滓，食前冷服。（《杨氏家藏方》前胡散）

8. 呕吐不下食：前胡、麦门冬（焙）、人参、淡竹茹、芍药、陈橘皮（汤去白，焙）、半夏（汤洗7遍，焙）各等份。上锉如麻豆大，拌匀。每服6克，水200毫升，加生姜3片，煎至七分，去滓，食前温服。（《圣济总录》前胡汤）

9. 小儿心腹气胀，胸隔烦满：前胡15克，丁香0.3克，甘草（炙微赤）0.3克，人

参0.3克。上为粗散。每服3克，水煎，去滓温服，不拘时候。(《太平圣惠方》前胡散)

10. 伤寒后，惊悸不定。前胡、茯神、人参各30克，远志45克，甘草(炙)0.3克。上为粗末。每服4克，水煎，去滓温服，不拘时候。(《圣济总录》前胡汤)

[现代方]

1. 肺癌：北沙参、浙贝母、前胡、黄芩各12克，鱼腥草、仙鹤草各30克，款冬花、当归、藿梗、紫菀各9克，生半夏、生南星各6克。水煎服，每天1剂。(浙江省中医院验方)

2. 急性支气管炎表现为痰稠气逆，胸闷烦热者：前胡配桑皮、贝母、杏仁等治疗；风热感冒见头痛、发热、鼻塞、流涕、咳嗽者，前胡配桔梗、薄荷、桑叶、荆芥等治疗。

3. 顽固性咳嗽：前胡、杏仁、桔梗、贝母各10克，紫菀、百部各15克，芦根、仙鹤草各20克，荆芥、陈皮、马勃各1克。水煎分2次服。报道用上方治疗顽固性咳嗽74例，总有效率96%。(四川中医，1988，(4)：15)

4. 鼻咽癌：前胡30克，楼台夏枯草20克，八仙草15克，青刺尖15克，九死还魂草(垫状卷柏)18克，水牛角15克，重楼10克，通关藤15克，金荞麦30克，侧柏叶12克，白茅根20克，水煎6次，合并药液，分3次服，每次1茶杯，2天服完，服药时兑少量童便为引。

5. 菌痢：用前胡粉每次6克，每天3次，共治疗菌痢20余例，均为口服，效果显著，对慢性肠炎也有较好疗效。

401. 穿山龙

【概述】

本品为薯蓣科植物穿龙薯蓣 Dioscorea nipponica Makino. 和柴黄姜 Dioscorea nipponica Makino subsp. rosthornii (Prain et Burkill) C. T. Ting. 的根茎。又名穿龙骨、穿地龙、狗山药、山常山、穿山骨、黄姜、土山薯、竹根薯、铁根薯、雄姜、黄鞭、野山药、地龙骨、金刚骨、串山龙、过山龙。穿龙薯蓣主产于辽宁、黑龙江、吉林、河北、内蒙古、山西、陕西，江西、浙江、山东、河南、四川也产。柴黄姜产于陕西、甘肃、河南、四川、贵州、湖南、湖北。性平，味苦。归肝、肺经。功能舒筋活血，祛风止痛，止咳平喘。用治风湿痹痛，肢体麻木，胸痹心痛，跌打损伤瘀肿疼痛，痈肿恶疮，咳喘痰多，疟疾等。用法用量：煎服，6～12克，鲜品30～45克；外用适量。

【成分】

本品含多种甾体皂苷，含量1.5%～2.6%，还含毒鱼豆酸。

【药理】

1. 免疫调节作用：小鼠皮下注射穿山龙煎剂，使胸腺皮质和髓质萎缩，淋巴细胞数目显著减少，出现脂肪空洞；抑制2,4-二硝基氯苯所致皮肤迟发型超敏反应，并抑制溶血素形成。但可使小鼠腹腔巨噬细胞指数明显升高，提示穿山龙对特异性免疫反应有抑制作用，而对非特异性免疫反应有增强作用。

2. 抗动脉粥样硬化作用：猫每天灌胃高加索薯蓣皂苷可使血浆胆固醇下降。实验性动脉粥样硬化兔，每天静脉注射穿山龙薯蓣总皂苷，除使血浆胆固醇下降外，还减轻兔主动脉血管内皮和眼角膜的类脂质浸润。

3. 镇咳、祛痰、平喘作用：穿山龙总皂苷有明显镇咳作用，水煎剂对组胺或乙酰胆碱喷雾引起的豚鼠支气管痉挛有预防作用。

4. 其他作用：① 穿山龙醇提取物可使离体蛙心收缩力加强，浓度过高可导致心脏停搏。② 穿山龙总皂苷能降低兔动脉压、减慢心率、增大心收缩力，增加24小时尿量，还能改善冠状动脉循环。③ 水煎剂有抗流感病毒作用。④ 对金黄色葡萄球菌、卡他球菌、脑膜炎双球菌、甲型链球菌等均有明显抑菌作用。

【临床报道】

1. 治疗风湿性关节炎：穿山龙注射液（每1毫升相当于生药1克），肌内注射，每次2～4毫升，每天1次。

2. 治疗慢性布氏杆菌病：穿山龙注射液，肌内注射，每天1次，每次2毫升（含生药1克），15天为1个疗程。

3. 治疗冠心病心绞痛：穿龙冠心宁片（每片含穿龙薯蓣有效提取物40毫克），口服，每次4片，每天3次，3个月为1个疗程。

【附方】

1. 风湿腰腿痛，筋骨麻木：穿山龙（鲜）30克，淫羊藿、土茯苓、骨碎补各9克，水煎服。（《陕甘宁青中草药选》）

2. 慢性气管炎：穿山龙15克，水煎服。（《秦岭巴山天然药物志》）

3. 过敏性紫癜：穿山龙30克，枸杞子15克，大枣10枚，水煎服。（《陕甘宁青中草药选》）

402. 穿　山　甲

【概述】

本品为鲮鲤科动物穿山甲 Manis pentadactyla Linnaeus. 的鳞甲，又名鲮鲤甲、川山甲、山甲片、钱鲤甲。主产于福建、广东、广西和云南等地。性微寒，味咸。归肝、胃经。全年可捕捉，杀死后置沸水中略烫，取下鳞片，洗净，晒干。功能通经下乳。消肿排脓，搜风通络。主治经闭癥瘕，乳汁不通，痈肿疮毒，关节痹痛，麻木拘挛。用法用量：内服，5～9克，入汤剂，一般炮炙后用。孕妇慎用。

【成分】

穿山甲的鳞片含有硬脂酸（Stearic acid）、胆甾醇（Cholesterol）、二十三酰丁胺（N-butyl tricosylamide）、环二肽等，还含有锌、钠、钙、硅、磷、锰、铬、镁等18种微量元素。穿山甲还含有蛋白质及谷氨酸、苏氨酸、甘氨酸、丝氨酸、门冬氨酸、半胱氨酸、缬氨酸、亮氨酸、赖氨酸、精氨酸等16种游离氨基酸。

【药理】

1. 对外周血流量的影响：100%穿山甲水提醇沉制剂直接注入犬股动脉，能显著增加股动脉血流量，降低外周阻力，对血管壁有直接扩张作用。

2. 抗炎作用：穿山甲片的水提液、醇提液灌服后均有显著的对抗巴豆油所致小鼠耳部炎症的作用。

3. 抗凝血作用：腹腔注射10%穿山甲片水煎液有明显延长小鼠和大鼠凝血时间，降低血液粘度的作用。

4. 提高耐缺氧能力：穿山甲中分离得到的化合物环（L-丝氨酰-L-酪氨酰）二肽和环（D-丝氨酰-L-酪氨酰）二肽均能提高小鼠常压缺氧的耐受能力。

【临床报道】

1. 治疗出血证：将穿山甲片油炸成黄色，研成细粉（越细越好），高压灭菌，干燥即成。用时将伤口血沾干，迅速把止血粉均匀地撒在出血部位上，轻轻加压包扎。一般能在1～5分钟内完全止血。需缝合的伤口，把多余止血粉用消毒盐水轻轻冲出后即可缝合。经用于疝修补、阑尾切除、胃次全切除、脊椎骨折钢板固定、截肢等

37 例手术，有 36 例获得满意的止血效果，只有 1 例因压迫不好而效果不佳。

2. 治疗前列腺增生症：穿山甲片(炒)、肉桂(按 6∶4 比例)制成散剂。每天 2 次，每次 10 克，蜜水冲服，20 天为 1 个疗程。共治疗 42 例，服药 20～90 天，平均 44 天，结果近期痊愈(尿流通畅，射程较远，临床症状完全消失)29 例，好转(能自行排尿，但尿路欠通畅，临床症状减轻)13 例，无效 3 例，总有效率达 93.3%，治疗后 35 例患者增大的前列腺有不同程度缩小。

穿山甲的临床配伍应用较多，如治疗气血瘀滞所致经闭，少腹疼痛者，常配当归、没药、延胡索等同用，以增强活血通经止痛作用；治疗瘀血日久痼结，癥瘕积聚于内，腹硬痛拒按者，配伍鳖甲、大黄、干漆等，共奏活血化瘀，消癥化积之功，如《校注妇人良方》穿山甲散；治疗风湿寒痹阻经脉，气血凝滞所致的肢体疼痛，屈伸困难或顽麻不仁者，可配伍祛风除湿蠲痹之防风、羌活、川芎等，以增强其行散、活血通络之功；治疗气血壅滞，乳汁不下者，可单用本品，温酒送下，或与王不留行配伍应用；治痈疽溃疡，脓未成者可使消散，脓已成者可使速溃，常与皂角刺相须为用；初起红肿热痛者，可配金银花、天花粉、当归尾、赤芍等，如《校注妇人良方》仙方活命饮；脓成未溃属气血亏虚者，可配黄芪、人参、白术、当归以拔毒排脓，如《医宗金鉴》托里透脓汤。本品也治痰凝气血瘀滞之瘰疬结核，内服配蛇蜕、乳香、没药等；外用配贝母、艾叶研末调敷等。

【附方】

[现代方]

1. 乳汁不通：炮山甲9 克，王不留行9 克，当归5 克，通草6 克，水煎服。(《中国常用中草药》)

2. 痈肿疮毒初起：炮山甲6 克，皂角刺6 克，当归6 克，赤芍6 克，白芷6 克，甘草6 克，金银花9 克，天花粉 9 克，水煎服。(同上)

403. 穿 心 莲

【概述】

本品为爵床科植物穿心莲 Andrographis paniculata (Burm. f.) Nees 的干燥地上部分。秋初茎叶茂盛时采割，晒干。又名一见喜、榄核莲、斩龙剑、四方莲。主产于广东、福建等地。性寒，味苦。归心、肺、大肠、膀胱经。功能清热解毒，凉血，消肿。用于感冒发热，咽喉肿痛，口舌生疮，顿咳劳嗽，泄泻痢疾，热淋涩痛，痈肿疮疡，毒蛇咬伤。用法用量：入汤剂煎服，每次 6～9 克；外用适量。阳虚及脾胃虚弱者慎服。

【成分】

穿心莲叶含有多种内酯及黄酮：内酯类主要有穿心莲内酯(Andrographolide)、14-去氧穿心莲内酯(14-Deoxyandrographolide)、新穿心莲内酯(Neoandrographolide)、脱水穿心莲内酯(Dehydroandrographolide)。黄酮类有木蝴蝶素、汉黄芩素；根含黄酮类主要有穿心莲黄酮(Andrographin)、5,2′-二羟基-7,8-二甲氧基黄酮(Panicolin)、5-羟基-7,8,2′,3′-四甲基黄酮(5-Hydroxy-7,8,2′,3′-tetramethoxyflavone)、穿心莲黄酮苷 A、B、C、D、E、及 F 等。此外还含有香荆芥酚(Carvacrol)、丁香油酚(Eugenol)、肉豆蔻酸(Myristic acid)、千层纸素 A(Oroxylin A)等。

【药理】

1. 解热作用：穿心莲有解热作用，能抑制内毒素所致家兔及化学致热剂所致大鼠发热，穿心莲内酯对菌苗或内毒素引起的家兔发热有明显降温作用,一次给药可维持6小时以上。穿心莲多种内酯及内酯衍化的多种半合成品也均有不同程度的解热效果,其中以去氧去氢穿心莲内酯作用最强。

2. 抗炎作用:穿心莲能抑制多种致炎剂所致炎症早期毛细血管通透性的增高、渗出和水肿,但对炎症晚期的肉芽组织增生无明显影响。所含内酯中以脱水穿心莲内酯作用最强,而内酯的半合成品中以穿心莲内酯磺化物及脱水穿心莲内酯琥珀酸半酯的抗炎作用为强,其抗炎机制与影响肾上腺皮质功能有关。

3. 增强免疫功能:穿心莲能增强小鼠腹腔巨噬细胞及中性粒细胞在体外吞噬白色念珠菌或金黄色葡萄球菌的能力,增强小鼠外周血溶菌酶的活力。穿心莲内酯磺化物能增强机体白细胞对细菌的吞噬能力。

4. 抑制血小板聚集作用:穿心莲提取物内服能明显抑制ADP和肾上腺素诱导的血小板聚集反应,穿心莲抗血小板聚集作用迅速、强烈,在服药后3小时出现,1周后仍明显。对ADP诱导的血小板S-HJ的释放也有明显抑制作用。其作用机理可能是刺激血小板腺苷环化酶,提高血小板内cAMP水平,因而抑制了血小板聚集。

5. 抗心肌缺血作用:穿心莲总黄酮对异丙肾上腺素引起的心肌损伤和实验性心肌梗死缺血性损伤均有一定的保护作用。静脉给予穿心莲提取液具有减轻犬急性心肌缺血-再灌注损伤的作用,使缺血区心肌组织SOD活性较单纯缺血-再灌注缺血区SOD活性明显恢复,MDA含量减少,心肌组织超微结构损伤减轻。

6. 抗生育作用:穿心莲有明显的妊娠中止作用,给小鼠口服本品有避孕作用,也可引起孕兔流产。穿心莲水煎液于腹腔注射后,对小鼠的着床、早孕、中孕、晚孕等时期以及兔的早期妊娠,都有中止妊娠作用。而且肌肉注射、皮下注射、灌服、静脉注射及宫腔内注射均能获得明显的抗早孕效果。还有研究表明,对于体外培养的人胎盘绒毛滋养层细胞的生长,穿心莲有抑制作用,脱水穿心莲内酯琥珀酸半酯对胎盘滋养层细胞有杀伤作用,此为其抗妊娠作用的机理之一,另一机理是与穿心莲的抗孕激素作用有关。

7. 抗癌作用:脱水穿心莲内酯琥珀酸半酯对W256移植性肿瘤有一定抑制作用。以穿心莲内酯与亚硒酸钠加成而得之硒化穿心莲内酯对肉瘤180有抑制作用,抑制率为75%~85%。体外实验发现穿心莲对培养的癌细胞^{3}H-TdR掺入有抑制作用,证实此药对培养的乳腺癌细胞DNA合成有可能有抑制作用。

8. 其他作用:穿心莲有保肝利胆及抗蛇毒作用;煎剂对孤儿病毒$ECHO_{11}$引起的人胚肾细胞的退变有延缓作用;尚有镇静作用,穿心莲与戊巴比妥钠有明显的协同作用,既能缩短入睡时间,也可延长睡眠。

9. 体内过程:^{3}H穿心莲内酯灌服于小鼠,吸收、分布均很迅速,30分钟达吸收高峰,被吸收的药物迅速进入各脏器,以胆、胃、肝、小肠为高,24小时从尿、粪排出89.7%,48小时排出为94.25%,其中尿占49%,粪占45.3%,绝大多数为被代谢的产物。

10. 毒副作用:穿心莲内酯、去氧穿心莲内酯、脱水穿心莲内酯给小鼠灌胃的最小致死量均在20克/千克以上,新穿心莲内酯在30克/千克以上。给小鼠静脉注射,穿心莲内酯的LD50为2.7克/千克,穿心莲总黄酮的LD50为(1.15±0.28)克/千克。曾有穿心莲片、针引起药疹、过敏性休克乃至死亡的报道,临床应用时值得注意。

【临床报道】

1. 治疗各种感染性疾病：临床曾以汤剂、片剂、针剂、胶囊剂等应用于多种感染性疾病，包括外伤性感染、疖、痈、丹毒、上呼吸道感染、急慢性扁桃体炎、急慢性咽喉炎、急性菌痢、急性肠炎、尿路感染、子宫内膜炎、盆腔炎、中耳炎、牙周炎等均有不同程度的疗效。如用100%穿心莲针剂每天肌肉注射2～4次，每次2毫升，待症状明显好转后改为8～12小时1次，治疗58例肺炎及呼吸道炎症，痊愈36例，显效12例。

2. 治疗急性黄疸型肝炎：100%穿心莲针剂，每天肌肉注射2毫升，同时服用穿心莲叶片2～4片，每天3次，并辅以维生素B及C，共治疗32例，痊愈10例，显著进步15例，进步6例，无效1例。一般在2周内症状消失，4～24天内黄疸退尽，治疗后肝肿回缩至正常占90.6%，肝功能恢复者31.2%。

3. 治疗急性肾盂肾炎：穿心莲片7～10片，口服，每天3次，10天为1个疗程，治疗64例，治愈58例，好转4例，复发2例，与呋喃坦啶对照组比较，本品具有治愈率高、复发率低、退热时间短等优点。

4. 治疗麻风病：单用穿心莲片内服，每天16～24片（初期），后期每天24～48片，均为4次分服，个别病人静脉注射穿心莲内酯针，治疗32例，治愈5例，显效16例，进步8例，若与砜类药物合并应用，效果更显著。

5. 治疗血栓闭塞性脉管炎：用穿心莲静脉注射液，每次20～40毫升，选患肢股动脉或肱动脉快速推注，并在注射处压迫3～5分钟；选患肢病变部位上约30厘米处，用一止血带压迫注射处上段，将药液逆行注入静脉内，然后根据病人忍受程度，保留止血带继续压迫10～20分钟。两种方法每天1次，交替进行，共治疗50例，临床治愈13例，显效19例，好转13例，无效5例，总有效率90.0%。

6. 用于引产：4～6个月孕妇，在脐下二横指正中线垂直向宫腔穿刺、抽干羊水后注入20%穿心莲液400～500毫升，共引产100例，96例成功，大多无需辅助药。

传统应用穿心莲主要用治外感风热或温病初起，发热头痛，常与金银花、连翘、薄荷等同用；治疗肺热咳嗽气喘，常与黄芩、桑白皮合用；治疗肺痈咳吐脓痰，多与鱼腥草、桔梗等同用；治疗乙脑、流脑、麻疹等，多与石膏、知母、金银花配伍；治疗咽喉肿痛，则与玄参、牛蒡子等合用，取穿心莲清热解毒清火作用。

本品还有燥湿消肿作用，故风湿热诸症均可应用，治疗胃肠湿热，腹痛泄泻，下痢脓血者，可单用或与马齿苋、黄连等同用；治疗膀胱湿热，淋沥涩痛，多与车前子、白茅根、黄柏等药合用；治疗湿疹瘙痒，可以本品为末，甘油调涂，治疗痈肿疮毒，蛇虫咬伤，可单用，或配金银花、野菊花、蚤休等煎服，并用鲜品捣烂外敷，均有解毒消肿作用。

【附方】

1. 流感：用穿心莲研末，每服3克，每天2～3次。（《青岛中草药手册》）

2. 肺炎：穿心莲、十大功劳叶各15克，陈皮6克，水煎服。（《福建药物志》）

3. 百日咳：穿心莲叶3片，水泡，蜂蜜调服，每天3次。（《江西草药》）

4. 肠伤寒：穿心莲60克，如意花根30克，一枝黄花180克，水煎服，每天1剂。[新医学，1972，(8)：15]

5. 鼻窦炎，中耳炎，胃火牙痛：鲜穿心莲全草9～15克，水煎服，或捣汁滴耳。（《福建中草药》）

6. 急慢性喉炎，口腔溃疡：穿心莲96克，薄荷脑2克，冰片2克，将穿心莲研极细粉，将另两味药研匀液化，加入穿心莲细

粉混匀，涂患处或喷喉，每天1～2次。(《中草药制剂手册》喉风散)

穿心莲的现代制剂有：

1. 穿心莲片：穿心莲醇提浸膏压制成片，每片含干浸膏0.105克，口服，一次2～3片，每天3～4次。功能清热解毒，凉血消肿，用于感冒发热，咽喉肿痛，口舌生疮，顿咳劳嗽，泄泻痢疾，热淋涩痛，痈肿疮疡，毒蛇咬伤。(《药典》1995年版)

2. 穿心莲注射液：穿心莲乙醇提取物配制而成，每支2毫升含穿心莲乙醇提取物20毫克，肌肉注射，每次2毫升，每天2次，功能清热解毒。用于咽喉肿痛，肺热咳嗽，热痢，亦可用于上呼吸道感染，细菌性痢疾。(《卫生部药品标准·中药成方制剂》十九册)

3. 清感穿心莲片：穿心莲、买麻藤各500克，水提浸膏，加入穿心莲细粉制粒压片，每片0.5克含原生药1克，口服，每次1～2片，每天2～3次。功能清热利咽，止咳化痰。用于风热感冒，咽喉肿痛，支气管炎、扁桃腺炎。(《卫生部药品标准·中药成方制剂》十九册)

4. 消炎利胆片：穿心莲、苦木、溪黄草各868克，前两味醇提，溪黄草水煮，浓缩成浸膏，加辅料制粒压成1 000片，口服，每次6片，每天3次。功能消炎利胆。用于急性胆囊炎、胆道炎。(《广东省药品标准》1987年版)

404. 姜　黄

【概述】

本品为姜科植物姜黄 Curcuma longa L. 的干燥根茎。又名宝鼎香、黄姜，主产于四川、福建、江西等地；又广西、湖北、陕西、云南、台湾等地也产。性温，味辛、苦。归脾、肝经。功能破血行气，通经止痛。主治胸胁刺痛，经闭，癥瘕，风湿肩臂疼痛，跌扑肿痛。用法用量：一般用量3～9克；外用适量。

【成分】

姜黄含姜黄素(Curcumin)、二氧姜黄素、挥发油、淀粉、姜黄多糖、姜黄新酮、姜黄酮醇及少量脂肪油。挥发油中主要成分为姜黄酮、芳香姜黄酮、姜烯、d-α-水芹烯、桉油精等。

【药理】

1. 利胆作用：姜黄提取物姜黄素、挥发油、姜黄酮、姜烯等均呈利胆作用。能增加胆汁的生成和分泌，并促进胆汁排出。其中以姜黄素作用最强，胆汁中的胆盐、胆红素、胆甾醇排出的总量增加。临床可用于胆囊炎及胆结石。

2. 降血脂、抗实验性心肌缺血作用：姜黄提取物、姜黄素及挥发油，有降低高血脂动物血清胆固醇和β-脂蛋白等作用。其降低甘油三酯的作用尤为显著，认为本品有抗动脉硬化作用。

3. 抗肝纤维化作用：姜黄素对CCl_4造成的肝损伤有保护作用。其抗肝纤维化的作用，可能与抑制大鼠肝星状细胞的增殖和活化，抑制脂质过氧化有关。姜黄提取物还可对抗实验性心肌缺血。姜黄素增加小鼠心肌营养性血流量。并能增加纤溶性，抑制血小板聚集，抗血栓形成，对冠心病有防治作用。

4. 抗菌、抗炎症作用：姜黄素和挥发油都有很强的抗菌作用。姜黄素对金黄色葡萄球菌有较强的抗菌效果。姜黄水浸剂体外对致病性皮肤真菌有抑制作用，挥发油有强力抗真菌效果。经小鼠体内或脑内接种病毒试验，姜黄组动物的生存时间延长。姜黄还对肝炎ALT升高有抑制作用，对扑热息痛引起的肝损害，有保护作用。实验还证明姜黄素对角叉菜胶引起的大鼠和小鼠脚肿，有抗炎作用。

5. 抗生育作用：姜黄提取物能终止动物妊娠。且有收缩子宫作用。

6. 其他作用：抗突变、抗肿瘤、抗病原微生物作用、抗氧化作用等。

【临床报道】

广泛用于气滞血瘀的多种病证：如胸胁刺痛，可与柴胡、川楝子、枳壳等合用；经闭腹痛，可与莪术、川芎、当归等合用；跌打损伤及痈肿疼痛，可与大黄、黄柏、白芷等合用外敷；对血滞经络、风湿痹痛，可与桂枝、羌活、秦艽等合用。因有子宫收缩和终止妊娠的双重作用，故孕妇不宜。

姜黄、郁金、莪术三者均属姜科姜黄属，而三者的植物来源与药材饮片之间，比较混乱。如药材姜黄为植物姜黄的根茎，而片姜黄为温郁金的根茎。川郁金（黄郁金）为姜黄的块根。温郁金（黑郁金）为郁金的块根；温莪术为郁金的根茎。李时珍说："姜黄、郁金、莪术三物，形状功用皆相近。但郁金入血治血；而姜黄兼入脾，兼治气；莪术（蒁药）则入肝，兼治气中之血，为不同尔。"张树生说："姜黄与郁金皆为破血行气止痛之品。然姜黄性温，辛香燥烈，破瘀力强，内入肝脾，外达肢体，活血通络，散瘀止痛，而为肝脾血瘀及肢体血气瘀滞疼痛之要品；郁金性寒，行气力胜，长于疏肝利胆，且能清心开窍豁痰，而为肝胆瘀阻及痰热闭阻心窍之要药。"此说明确中肯，为临床指迷。

【附方】

［古代方］

1. 子脏久冷，月水不调及瘀血凝滞，脐腹刺痛：片姜黄120克，蓬莪术、红花、桂心、川芎各30克，延胡索、牡丹皮、当归各50克，白芍90克。（《妇人大全良方》姜黄散）

2. 臂背痛，非风非痰：姜黄、甘草、羌活各30克，白术60克。（《赤水玄珠》姜黄散）

3. 心痛不可忍：姜黄、当归各30克，木香、乌药各15克。（《圣济总录》姜黄散）

4. 牙痛不可忍者：姜黄、细辛、白芷各等份，为细末，并擦2～3次，盐汤嗽。（《百一选方》）

［现代方］

1. 胸胁刺痛：姜黄9克，当归9克，木香4.5克，乌药4.5克，吴茱萸3克，水煎服。（《中国常用中草药》）

2. 风湿肩背疼痛：姜黄9克，羌活9克，白术15克，甘草9克，水煎服。（同上）

3. 月经不调，痛经：姜黄6克，白芍6克，延胡索4.5克，牡丹皮4.5克，当归4.5克，莪术3克，红花3克，肉桂3克，川芎3克，水煎服。（同上）

【备注】

片姜黄为温郁金 Curcuma wenyujin Y. H. Cheret C. Ling 的根茎经切片加工而成，亦作姜黄药用。

405. 神　曲

【概述】

本品为大量面粉、麦麸与适量鲜辣蓼、鲜青蒿、杏仁、赤小豆粉和鲜苍耳混合后经发酵而成的加工品。又名六神曲、神曲、六曲、云曲、六丁曲、麦曲、化米先生。原产于福建，现各地均产。性温，味辛、甘。主归脾、胃经。功能行气消食，健脾开胃。主治食积不化，脘腹胀满，不思饮食，肠鸣泄泻等。用法用量：水煎服，6～15克。

【成分】

含乳酸杆菌、酵母菌、淀粉酶、维生素B复合体、挥发油、麦角甾醇、蛋白质、脂肪及苷类物质。

【药理】

1. 助消化作用：本品含多种消化酶，可并促进消化液分泌，为一种酶性助消化药，对于瓜果、蔬菜类等食物积滞所致的消化不良疗效尤佳。

2. 抗菌作用：神曲所含乳酸杆菌还具有抗菌作用，对痢疾杆菌、伤寒沙门菌、肠炎沙门菌有杀菌作用。

3. 其他作用：本品还具有抗肿瘤作用；对肝病高血氨有降低作用。

【临床报道】

1. 治疗慢性胃炎、消化不良、胸闷胀满、呕吐腹泻：常与山楂、莱菔子、半夏、茯苓、陈皮、连翘等配伍。

2. 治疗脾胃虚弱，谷食难化，食后腹胀：常与党参、茯苓、白术、甘草、麦芽等配伍。

3. 治疗心悸、失眠：与磁石、朱砂配伍。

4. 用于回乳：与王不留行配伍。

5. 其他：凡丸剂中含有矿物、介壳类难以消化的药物，以本品糊丸，有助消化吸收作用。胃火盛者及孕妇慎服。

【附方】

［古代方］

1. 宿食留饮，酸蝥心痛，口吐清水：神曲(炒)90克，苍术(米泔浸)45克，陈皮30克，砂仁30克，上为细末，生姜汁煮神曲为丸如梧子大，每服70丸，姜汤下。(《古今医鉴》曲术丸)

2. 过食伤脾，健运无力，食滞不化而为泄泻：神曲9克，枳实6克，大黄(后下)6克，上以水煮，空心服下。(《杏苑生春》导痰汤)

3. 脾虚不能磨食：神曲120克，白术90克，人参30克，枳实(麸炒)15克，砂仁(炒)12克，共为末，饴糖为丸梧子大，早晚各服9克，白汤下。(《方脉正宗》)

4. 休息痢日夜不止，腹内冷痛：神曲、芜荑、吴茱萸各等份为末，生姜汁和丸梧子大，每服30丸，食前粥饮下。(《普济方》神曲丸)

5. 妇人产后回乳：神曲炒研，酒服6克。每天2次。(《本草纲目》)

［现代方］

1. 小儿消化不良：炒神曲30克，陈皮、炒鸡内金各10克，胡椒1克，共研细末，用饭汤水调成糊状，加白糖适量服用。每次1汤匙，每天3次。(《临床验方集锦》续二)

2. 小儿久泻：焦神曲12克，炒鸡内金6克，土炒山药30克，共研细末，用热开水调成糊状，加糖适量口服。(《中药临床应用大全》)

3. 胃结石：神曲30克，山楂20克，半夏、陈皮、连翘、莱菔子、元胡、川朴、枳实、大黄各15克，鸡内金30克，水煎服。(《临床中药学》)

4. 青春期乳腺增生：焦神曲30克，香附、川芎各12克，枳壳、白芥子各10克，当归、郁金各15克，昆布、栀子、象贝、甘草各8克，海螵蛸6克，夏枯草20克，每天1剂，水煎分5次服。[云南中药杂志，1986，7(4)：4]

5. 腱鞘囊肿：神曲、丹参各30克，生乳香、威灵仙、桃仁各15克，桃仁捣泥，各药研末，调醋加酒少许敷患处。[云南中药杂志，1986，7(4)：44]

6. 慢性胆囊炎：神曲12克，焦楂12克，三棱10克，莪术10克，桃仁10克，红花3克，柴胡6克，大黄10克，枳实10克，每天1剂，水煎服。[实用中医内科杂志，1999，(4)：15]

7. 慢性胃炎：神曲、黄芪各20克，黄精15克，黄连6克，蒲公英15克，桂枝10克，白芍15克，生姜6克，大枣10克，甘草6克，饴糖15克，每天1剂，水煎2次服。2个月为1个疗程。[中国中西医结合脾胃杂志，1999，(4)：13]

8. 胃下垂：神曲、谷芽、麦芽、山楂各30

克，枳壳、陈皮各5克，黄芪15克，党参、白术各10克，柴胡15克，升麻5克，水煎服。[浙江中医学院学报，2000，24(5)：33]

【备注】

神曲在制作过程中，增加紫苏、荆芥、防风、羌活、厚朴、白术、木香、枳实、青皮等药物，称建曲，又名范老曲。其功效与神曲有别，不仅消食化滞，且发散风寒。另外，关于神曲的炮制，有人认为因其所含淀粉酶不耐高温，故神曲炒焦后，其分解淀粉的作用，显著降低甚至消失。但也有人指出，炒神曲增强助消化的作用具有长期的临床依据，说明其中除含有多种消化酶外，尚有其他耐热的健胃有效成分，故不能以炒制后"酶"的活性降低为理由否定其炮制经验。

406. 骆驼蓬

【概述】

本品为蒺藜科植物骆驼蓬 Peganum harmala L. 的全草。又名苦苦菜(《陕西中草药》)、骆驼蒿、臭草、臭牡丹、沙蓬豆豆。生于路旁、河岸、戈壁滩等干旱处。分布河北、山西、内蒙古、宁夏、陕西、甘肃、青海、新疆等地。性凉，味辛、苦，有毒。功能宣肺气，祛风湿，消肿毒。主治咳嗽气短，风湿痹痛，皮肤瘙痒，无名肿毒。用法用量：内服，煎汤，1.5～6克；外用，煎水洗或捣敷。

【成分】

含生物碱，在开花期间，地上部分含生物碱量最大(5.770%)，主成分为鸭嘴花碱，含量为2.842%，哈尔明碱和骆驼蓬碱(又称哈梅灵 Harmaline)的含量则少得多。根中生物碱含量最高时在抽芽期(1.920%～2.140%)和生长季节之末(1.926%～2.310%)，含量最低在花期(1.583%～1.697%)和种熟期(1.526%～1.874%)，根中生物碱的主成分为哈尔明碱(52%～81%)和哈梅灵(15%～39%)。籽苗和愈合组织中尚有路因碱苷(Ruine)。其他尚含四氢哈尔明碱(Tetrahydroharmine)、脱氧鸭嘴花酮碱(Deoxyvasicinone)、鸭嘴花定碱(Peganidin)、鸭嘴花醇碱(Peganol)、鸭嘴花胺碱(Pegamine)等生物碱。另含鸭嘴花酸(Pegaline)等。

种子中尚含多种氨基酸、葡萄糖、半乳糖、蔗糖和多糖。多糖中有牛乳糖、半乳糖醛酸、木糖、阿拉伯糖。

【药理】

1. 抗癌作用：哈梅灵和哈尔明碱对小鼠肝癌，网状细胞肉瘤(Ⅰ、Ⅱ)、S180等瘤株均有肯定的抑制作用。骆驼蓬种子混合物碱浓度为94毫克/毫升时，对Hela细胞均生长抑制率为62.9%；动物体内实验：每天以3.75～15毫克/千克剂量时，对小鼠S180的生长抑制率为27.6%～43.3%，15～22.5毫克/千克剂量时，对小鼠S180生长抑制率为40%～51.3%。种子中吲哚生物碱的抗肿瘤作用疗效能提高，吲哚生物碱可能是骆驼蓬种子中主要的抗瘤生物碱。

2. 对中枢神经系统的作用：种子中主要含骆驼蓬碱，与哈尔明碱相似，据云能使人产生幻视与梦觉，先喜而后惊恐。其衍化物哈尔醇(Harmol)、去甲氧基骆驼蓬碱(Harmalol)、哈尔明碱作用相似。人口服4毫克/千克骆驼蓬碱或哈尔明碱可引起幻觉，6-甲氧基四氢哈尔满(6-Mehoxytetrahydroharman)为松果体的天然激素，1.5毫克/千克亦可致幻。在动物试验中，骆驼蓬碱对皮质及其运动中枢、脊髓有兴奋作用，可引起幻觉、震颤以及阵发性惊厥，也能兴奋脑桥，引起某些特异动作及四肢僵硬；去氧骆驼蓬碱的作用似在皮质下中枢，它与骆驼蓬碱皆可引起惊厥；而去甲氧基骆驼蓬碱则仅引起进行性麻痹，并无初期的兴奋现象，大量则能抑制中枢神经系统，抑制呼吸及心脏，导致血压下降而死亡。骆驼蓬碱曾用来减轻脑炎后的帕金森氏症，对随意运动及眼肌之僵直有短暂的疗效，但对震颤、流涎等无效，也不产生莨菪碱似的欣快症状，其作用原理不明，可能由于皮质兴奋，冲动得到更好的调节，因而使运动得以更好的控制。

3. 对心血管的作用：骆驼蓬碱 1∶25 000可抑制离体蛙心，减慢心率，随后应用肾上腺素可不出现作用。对在体蛙心，3 毫克骆驼蓬碱可使心率变慢而振幅增加，此时即使再加 2 毫克乙酰胆碱也不致引起心跳停止；蜥蜴心脏上之试验结果相同。哈尔明碱之作用与骆驼蓬碱相似。乙基哈尔醇、哈尔醇、去甲氧基骆驼蓬碱对循环系统有轻度兴奋作用，后二者可使血压下降。水性提取物最初使血压轻度上升，随之下降。骆驼蓬碱对兔耳血管有扩张作用，对蛙下脚却为收缩作用。

4. 对肌肉的作用：骆驼蓬碱能松弛小肠平滑肌。对子宫的作用，在整体动物试验中，常为兴奋作用；而对张力过高的离体子宫则反能松弛之。高浓度还能收缩横纹肌。口服种子的水提取物，对孕妇子宫有兴奋作用。骆驼蓬碱毒性较去氢骆驼蓬碱强二倍。鸭嘴花碱作用相似，毒性较小，它还有抗胆碱酯酶的作用。使组织（蛙腹直肌、水蛭背肌、兔小肠）对乙酰胆碱的敏感度增加。在离体肠鼠气管环的实验中，鸭嘴花碱的浓度表现极弱的松弛作用，而高浓度则使之收缩，静脉注射 400 毫克/千克于豚鼠（整体实验）可使气管收缩，乙酰胆碱增强此作用而阿托品未能阻止之，但鸭嘴花碱对组胺引起的气管痉挛则有弱而短暂的拮抗作用。鸭嘴花酮在离体实验中，松弛支气管的作用为肾上腺素的 1/2 000，抗组胺作用则为 1/3 800，整体实验无支气管作用，高浓度反而引起收缩。在猫急性及狗慢性实验中，鸭嘴花碱静脉注射5 毫克/千克有利胆作用，狗皮下注射后胆汁排泄增加 40%～100%。鸭嘴花碱对牛等反刍可兴奋肠管平滑肌，使其第一胃具有更强更频的收缩，同时增加胃液分泌。

5. 抗菌作用：骆驼蓬碱的化学结构与奎林相似，故对阿米巴等原虫有毒，亦有某些抗疟作用。骆驼蓬碱对蛔虫之作用与山道年相似，对细菌（特别是 G^+ 菌）也有抑制作用，在体外 1∶10 000 即有杀菌作用。

6. 毒副作用：本药有毒，服药后除有不同程度的眩晕、恶心反应外，肝、肾、心脏、血象未见明显改变。骆驼蓬碱毒性比去氢骆驼蓬碱强 2 倍。取地上部分提取的总生物碱对小鼠腹腔注射时的 LD50 为 84.79 毫克。哈梅灵给小鼠皮下注射时为 120 毫克/千克，哈尔明给家兔皮下注射时最小量为200 毫克。

【临床报道】

近年临床报道有：① 用于治疗胃癌，取骆驼蓬子研成粉末，每天服 2～3 次，每次 2～4 克，共治 8 例，其中胃底贲门癌 3 例，胃癌 5 例。服药后进食增加者 6 例（胃底贲门癌 2 例，胃癌 4 例），无改变者 2 例（贲门癌、胃癌各 1 例），上腹部疼痛减轻者 3 例（胃癌），5 例 2～9 个月随访，结果 3 例健在，1 例死亡，1 例随访 2 个月后失去联系。② 用骆驼蓬子总碱制剂（主要含哈梅灵和哈尔明碱）治疗 21 例恶性肿瘤病人，有效率 85.7%。

【附方】

1. 心慌烦躁，癔病，四肢麻木：骆驼蓬子油，每天 1～3 毫升口服。（《陕甘宁青中草药选》）

2. 关节酸痛：骆驼蓬子油外涂患处。

(《陕甘宁青中草药选》)

3. 咳嗽气喘,小便不利:骆驼蓬子0.6~1.2克为末,加白糖或蜂蜜适量开水冲服。

4. 无名肿毒:骆驼蓬子全草适量,捣烂敷患处。

5. 急性风湿性关节炎:骆驼蓬子适量,捣烂敷患处。

407. 络 石 藤

【概述】

本品为夹竹桃科植物络石带叶的藤茎,络石藤 Trachelospermum jasminoides (Lindl.) Len. [Rhyndrosperrmcm jasrnina & les Undl.]。又名石鳞、络石、明石、悬石、云珠、云丹、石磋、略石、领石、石龙藤、耐冬、爬上虎、藤络、风藤、白花藤。为常绿木质藤本,分布于华东、中南等地。主产于江苏、安徽、山东、江西、福建、湖北等地。炮制:取原药材,除去杂质,洗净,稍润,切段,干燥。贮干燥容器内,置通风干燥处。味苦,性微寒。归心、肝、肾经。质硬中空,降而能通。功能祛风除湿,通络止痛,清热凉血,解毒消肿。主治风湿痹痛,腰膝酸痛,筋脉拘挛,咽肿喉痹,诸疮肿毒,外伤出血。用法用量:内服,煎汤,6~15克(最大量30克),浸酒,30~60克,或入丸、散;外用,适量,研末调敷或捣汁涂。阳虚畏寒,大便溏泻者禁服。

【成分】

茎藤含络石苷(Tracheloside)、络石苷元(Trachelogenin)、去甲络石苷(Nortracheloside)、去甲络石苷元(Nortrachelogenin)、牛蒡苷(Arctiin)、牛蒡苷元(Arctigenin)、穗罗汉松树脂酚(Matairesinol)、穗罗汉松树脂酚苷(Matairesinoside)、橡胶肌醇(Dambonitol);茎叶含生物碱:伏康碱(Vobasine)、伏康京碱(Voacangrne)、白坚木辛碱(Apparicine)、冠狗牙花定碱(Coronaridine)、狗牙花任碱(Conoflorine)、19-表伏康任碱(19-Epivoacangarine)、伊波加因碱(i-Bogaine)及山辣椒碱(Tabemaemontanine)等;叶含黄酮类化合物:芹菜素(Apigenin)、芹菜素-7-a葡萄糖苷(Apigenin-7-aglucoside)、芹菜素-7-a龙胆二糖苷(Apigenin-7-agentiobioside)、芹菜素-7-a新橙皮糖苷(Apigenin-7-aneohesperidoside)、木樨草素(Lute-olin),木樨草素-7-a葡萄糖苷(Luteolin-7-0-gluco-side)、木樨草素-7-a龙胆二糖苷(Luteolin-7-agentiobioside)及木樨草素-7-a葡萄糖苷(Luteolin-7-0-glucoside);全株含3-香树脂醇(3-Amyrin)、香树脂醇乙酸酯(Amyrinacetate)、羽扇豆醇(Lupeol)、羽扇豆醇乙酸酯(Lupeol acetate)、羽扇豆醇不饱和脂肪酸酯、谷甾醇(Sitosterol)、豆甾醇(Stigmasterol)及菜油甾醇(Campesterol)。

【药理】

1. 抗菌消炎作用:络石藤煎剂对金黄色葡萄球菌、福氏痢疾杆菌及伤寒杆菌有抑制作用。络石藤甲醇提取物大鼠腹腔注射可抑制双足浮肿,小鼠皮下注射对醋酸扭体反应有抑制作用。

2. 兴奋呼吸:牛蒡苷可兴奋冷血及温血动物中枢神经系统,使呼吸加快。大剂量则引起呼吸衰竭。

3. 其他作用:① 络石藤中的牛蒡苷可引起血管扩张,血压下降。② 牛蒡苷对离体兔肠及子宫有抑制作用。③ 络石藤叶所含黄酮苷对尿酸合成酶黄嘌呤氧化酶有抑制作用,显示抗痛风效果。

4. 毒副作用:牛蒡苷可使冷血及温血动物产生惊厥,大剂量引起呼吸衰竭,并使小鼠皮肤发红、腹泻。络石藤对心脏及血液系统有一定毒副作用。

【临床报道】

本品功能祛风湿、通经络。用于祛风除湿，通络止痛：本品味苦微寒，善走经脉，具有祛风除湿、舒筋活络之功，故常用于风湿痹痛，腰膝酸痛等证。对四肢关节疼痛，肌肉酸楚，筋脉拘挛，屈伸不利，证情偏热者，尤为适宜。凡风湿热痹，关节红肿疼痛，四肚拘急者，可与忍冬藤、地龙、秦艽等配伍，以增强清热通络之功；凡风寒湿入络，骨节疼痛，腰膝酸痛者，可与独活、木瓜、威灵仙、五加皮同用，能加强散寒止痛之力；凡风湿痹痛日久，肝肾不足，遍身疼痛，筋脉拘挛，腰膝无力，行动艰难者，可与当归、牛膝、枸杞子等相伍，以滋补肝肾，养血。

【附方】

［古代方］

1. 筋骨挛拳，遍身疼痛，腰膝无力，行动艰难，不拘风寒湿毒，或精亡衰，筋骨衰败：络石（日干，再炒燥）240 克，枸杞子、当归各 120 克。浸酒，每天饮。（《本草汇言》引《赵德先家抄方》）

2. 喉痹咽塞，喘息不通，须臾欲绝：络石草 60 克。切，水煮去滓。细细吃。（《外台秘要》引《近效方》）

3. 咽喉中如有物噎塞：络石、紫菀各 15 克，升麻、射干各 1 克，桔梗（炒）、木通、赤茯苓各 30 克。上为粗末。每服 15 克，或水 220 毫升煎去滓，食后温服。（《圣济总录》络石汤）

4. 妇人频年小产不育：络石 240 克，当归身、白术各 120 克。俱醋拌炒，共为末，炼蜜丸，梧子大。每早、晚各服 9 克，白汤下。（《本草汇言》）

5. 产后瘦损，不能饮食，腹中有血块，淋沥不尽，赤白带下，天行心闷：络石煎汁服之。亦浸酒服。（《普济方》络石汤）

6. 尿血，血淋：络石（酒洗）30 克，牛膝 15 克，山栀仁 6 克（韭汁炒焦）。水煎服，立愈。（《何氏济生论》）

7. 心肾不济，或酒色过度，肾不足而有虚热，小便不清，遗精白浊等证：络石、人参、茯苓各 60 克，龙骨（煅）30 克。共为细末。每服 6 克，空心米饮下，每天 2 次。（《本草纲目》引《仁存堂方》博金散）

［现代方］

1. 坐骨神经痛：络石藤 60～90 克。水煎服。（《广西本草选编》）

2. 关节炎：络石藤、五加根皮各 30 克，牛膝根 15 克。水煎服，白酒为引。（《江西草药》）

3. 腹泻：络石藤 60 克，红枣 10 个。水煎服。（《青岛中草药手册》）

4. 痈疽疼痛：络石藤 15 克，甘草节 10 克，忍冬花 10 克，乳香、没药各 5 克。水 600 毫升，煎至 200 毫升。每天分 3 次服。（《现代实用中药》）

5. 蛇、犬咬伤：络石藤适量，煎水洗患处；另以鲜品同鲜独活等量捣烂敷患处。（《湖北中草药志》）

408. 绞股蓝

【概述】

本品为葫芦科植物绞股蓝 Gynostemma pentaphyllum (Thunb.) Makino 的全草。药用其茎叶，又名七叶胆、南方人参、小苦药。日本民间俗称甘茶蔓。味甘、微苦，性温。功能消炎解毒，扶正培本，止咳祛痰生津止渴。主要用作抗衰老药。临床曾用于治疗慢性支气管炎，咳嗽，痰喘，糖尿病，高血压，偏头痛，肝炎，高脂血症，肿瘤，抗疲劳，神经官能症等。据吴征镒等调查研究绞股蓝广泛分布于长江流域以南广大地区，绞股蓝属的植物有 11 种之多。又据郭生桢等调查，陕西秦岭山区也有11种。本品是一种多年生草质藤本植物，广泛地生长于秦岭山区及长江以南各省区，尤其西南一带。资源丰富。采药以夏秋时节枝叶繁茂时较合适，采后拣净、切制、烘干。另有野生种和栽培品。野生者有苦涩味；栽培品主要为甘甜醇香。用法用量：茶少许，以热水冲泡数分钟，冷饮热服均可，3～5克，入煎剂。

【成分】

主要有效成分为绞股蓝总苷Gypenosides，目前已分离出80余种皂苷，为五加科植物人参、三七等之外少有的含有与人参皂苷结构相似皂苷的植物。其中有四种绞股蓝皂苷，分别与人参皂苷的Rh－b1、b3、Rd、F2在它们的化学结构上完全相同。原绞股蓝皂苷元A，即是人参皂苷Rg3。此外，还含有黄酮类、酚类、有机酸、维生素、氨基酸及微量元素等。

日本竹本常松从绞股蓝中得到50余种皂苷成分，其中绞股蓝皂苷3、4、8、12分别与人参皂苷Rb1、Rb3、Rd、F2，在化学结构上完全相同。总皂苷含量最高部位为叶，其次为茎。原绞股蓝皂苷原A—AH即人参皂苷Rg3。此外，绞股蓝还含有黄酮、固醇、糖类、多种氨基酸和矿物质，其中铜、镁及钾的含量较其他元素高约数百倍。文献报告从绞股蓝中已分离鉴定了82种与人参皂苷类似骨架的达玛烷型绞股蓝皂苷。

【药理】

1. 免疫调节作用：绞股蓝皂苷化学结构与人参皂苷相似，且有部分皂苷与人参全同。灌胃给药，对环磷酰胺或^{60}Co照射引起的小鼠白细胞减少具有明显升高作用。并能明显拮抗环磷酰胺对免疫功能的抑制，使前者所致小鼠脾重和胸腺重量、血清溶血素水平及特异性玫瑰花形成率等的明显下降得到不同程度的升高。正常小鼠试验，皂苷对免疫细胞有双向调节作用。实验研究证明总皂苷作用于神经内分泌免疫调节网络而发挥免疫增强作用。

2. 延缓衰老作用：① 延缓衰老：抑制肝中过氧化脂质，延长细胞寿命，降低血清中ALT含量。② 可延长果蝇寿命，既可促进其生长期发育，又可延缓衰老过程。

3. 抗疲劳作用：① 抗疲劳、耐缺氧及耐冻能力；具有人参样的适应原样的应变作用。② 抗疲劳试验证明绞股蓝皂苷能延长小鼠游泳时间31%～57%。

4. 对心血管的作用：① 对心肌梗死和心肌缺血再灌注损伤，绞股蓝皂苷对不同动物、多种离体及在体模型，均有保护作用。实验证明：绞股蓝皂苷对心肌细胞有直接保护作用。采用离体大鼠心脏心肌灌流证明：皂苷可明显减少缺血再灌注所致的不可逆室颤发生率。提高SOD活性。保护作用的机理，源于皂苷抗氧自由基和脂质过氧化，改善游离脂肪酸代谢紊乱有关。② 对氧自由基引起心血管舒张功能降低和血管内皮细胞损伤，皂苷也有保护作用。③ 静脉注射绞股蓝皂苷，可明显降低血压和外周血管、脑血管与冠状动脉的阻力，增加冠脉流量、减慢心率、降低心肌耗氧量；降压作用可能与外周血管扩张有关。并有明显的抗内毒素休克和直接保护心肌作用。

5. 对中枢神经系统的作用：① 对脑缺血的保护作用：可减轻兔脑缺血时皮质脑电图出现的抑制，改善缺血脑组织的形态学变化，并能抑制脑缺血后静脉血中乳酸脱氢酶和磷酸肌酸激酶活性升高。② 对中枢神经有兴奋和镇静的双向调节作用；有显著的镇静、催眠和抗紧张作用。③ 有镇痛作用。④ 可对抗药物引起的记忆障碍。

6. 抗血小板聚集作用：体内外实验均证明皂苷ADP、花生四烯酸(AA)和胶原诱导的大鼠血小板聚集有抑制作用。其机理可能与花生四烯酸代谢有关。对血小板活化因子(PAF)诱导的家兔血小板聚集有明显的抑制作用;因此,对大鼠实验性脑血栓、体外动脉血栓及小鼠急性肺血栓的形成,显示良好的抑制作用。综上所述,绞股蓝皂苷抗脂质过氧化在诸多器官的表现,整体来讲与延年益寿有关。因为它能明显降低血浆、肝脏和脑中LPO含量,并明显提高肝、脑中超氧化物歧化酶(SOD)的活性,不仅使心、脑组织中脂褐质含量减少,降低大鼠心、肝、脑中过氧化脂质含量,抑制其心肝脑过氧化脂质生成,且对CCl_4等诱发的脂质过氧化也有抑制作用。有利于保护生物膜的正常功能。

7. 降血脂、抗动脉粥样硬化作用:绞股蓝皂苷可降低大鼠血中总胆固醇和甘油三酯的含量。并能显著降低低密度脂蛋白和极低密度脂蛋白的含量,提升高密高脂蛋白水准与HDL/LDL的比值。降脂机理可能与促进胆固醇及β-脂蛋白的代谢有关。并能延缓动脉粥样硬化的发生。并使高脂鹌鹑血清中胆固醇、甘油三酯及低密度脂蛋白(LDL)降低,对高脂鹌鹑肝脏弥漫性脂变及动脉硬化形成具有保护作用。

8. 促进肝脏核酸和蛋白质的合成,激发骨髓细胞的造血功能:调节内分泌系统功能,显示降血糖作用和生精作用。

9. 其他作用:① 抗癌:绞股蓝皂苷对体外培养的肺癌、子宫癌、黑色素瘤细胞均有明显抑制瘤细胞增殖的作用。对大肠癌细胞DNA合成使之降低,核分裂数减少。总皂苷对小鼠腹腔移植肉瘤细胞有杀伤作用。为临床用药提供了理论根据。② 抗溃疡:总皂苷予大鼠灌胃,使应激性溃疡的发生率减少,连服15天,对醋酸性溃疡,有较高的治愈率。③ 治疗偏头痛和不定愁诉症(精神不安)有一定作用。④ 绞股蓝皂苷与人参皂苷相似,可抑制大鼠脑、心肌微粒体$Na^{+}-K^{+}-ATP$酶,其镇静、催眠作用和强心作用,可能与此有关。⑤ 可拮抗利多卡因的毒性。

10. 毒副作用:不良反应:长期服用安全可靠,毒性很小。个别过敏体质接触绞股蓝粉末出现过敏反应。对总皂苷未见过敏报告。

【临床报道】

根据近年研究的主要成就,绞股蓝用于防治慢性气管炎,衰老,肝炎,糖尿病,性功能减退,易疲劳,失眠,精神紧张,胃炎及溃疡病,偏头痛及高血脂,动脉硬化引起的高血压病和心脏病,还可用于抗癌,防癌。

【附方】

1. 本品为一亟待开发的名贵药材。目前常见制剂有:绞股蓝茶、晶、浓缩液、绞股蓝蜂王浆、冲剂、皂苷片、胶囊、口服液、豆浆晶、软糖、饼干等。饮料中还有天府可乐、神州可乐等取它为原料。如:① 闽西大学绞股蓝茶;② 福建"九龙甘茶";③ 浙江永嘉绞股蓝茶;④ 广东"参宝茶";⑤ 陕西安康制药厂"绞股蓝胶囊";⑥ 福建龙岩酒厂"延寿补酒"。

2. 前列腺癌:绞股蓝、海金沙、猪苓、丹参、太子参各15克,苍术、白术、茯苓各12克,麦冬10克,白毛藤20克,沙参10克,西洋参6克,甘草3克,水煎服。(《癌的扶正固本治疗》)

3. 慢性气管炎:七叶胆全草研粉,制片或胶囊,每次2.5~3克,每天3次,10天为一疗程。(《现代本草纲目》)

十　画

409. 秦　艽

【概述】

本品为龙胆科植物秦艽(大叶龙胆)Gentiana macrophylla Pall. 麻花秦艽(麻花艽)G. straminea Maxim. 粗茎秦艽(粗茎龙胆)G. crassicaulis Duthieex Burk. 或小秦艽(乌里龙胆)G. dahurica Fisch. 的干燥根。粗茎秦艽商品药材称“牛尾秦艽”或“萝卜秦艽”,小秦艽称“狗尾艽”或“山秦艽”,秦艽称“西秦艽”或“大艽”。秦艽又名秦胶、秦札、秦纠、秦爪、左秦艽、大艽、左宁根、左扭、西大艽、西秦艽、萝卜艽、瓣子艽、鸡腿艽、山大艽等。秦艽主产于陕西、甘肃。此外,东北、内蒙古、山西也产,以甘肃产量最大,质量最好。麻花秦艽产于甘肃、青海、四川、西藏等地。粗茎秦艽主产于青海、甘肃、四川、云南等地。小秦艽(达乌里秦艽)产于河北、内蒙古及陕西等地,以质实、色棕黄、气味浓者为佳。性平,味苦、辛。归胃、肝、胆经。功能祛风湿,清湿热,止痹痛。主治风湿痹痛,筋脉拘挛,骨节烦痛,日晡潮热,小儿疳积发热。一般用量:3～9克。

【成分】

秦艽中含生物碱,主要祛风湿成分为秦艽碱甲(龙胆宁甲),也有秦艽碱乙和丙以及龙胆苦苷。并含挥发油和糖类。

【药理】

1. *抗炎作用*:秦艽碱甲与秦艽中性乙醇浸剂能减轻大鼠甲醛性、蛋清性关节炎的肿胀程度,并加速其消退。与可的松的作用相似,较水杨酸钠为强。

2. *抗过敏作用*:秦艽碱甲可使促皮质激素分泌增加,从而增强肾上腺皮质功能。秦艽碱甲能明显减轻豚鼠因组胺喷雾而引起的哮喘与抽搐,对豚鼠组胺性休克及大鼠蛋清性过敏有保护作用,还能降低因注射蛋清而引起的毛细血管通透性改变。

3. *中枢抑制作用*:注射秦艽碱甲的动物,表现安静,也有一定的镇痛和解热作用。

4. *其他作用*:① 抑菌:秦艽醇浸液对痢疾杆菌、伤寒杆菌、肺炎链球菌等有抑制作用。② 给犬静脉注射秦艽碱甲引起血压下降、心率减慢,随剂量加大作用增强。③ 升高血糖,与促进肾上腺素释放有关。

5. *毒副作用*:秦艽毒性不大,但其成分秦艽碱甲用较大剂量可致小鼠中枢兴奋,最后陷于麻痹而死亡。脾胃虚寒、大便溏稀者忌用。

【临床报道】

1. *治疗痹证*:用于治疗风湿性和类风湿关节炎,可与其他药物配伍。对风寒引起的周身疼痛以及多年风湿性腰腿痛,均有止痛效果。

2. *治疗活动性风湿病*:近期疗效较好,体温下降,血沉及抗链“O”值降低。

3. *治疗中风后半身不遂*:尤其伴有上肢拘挛者,可用秦艽当归汤。

4. *治疗急性缺血性脑血管病*:可用大秦艽汤。

5. 治疗低热症：秦艽的药理作用还表现在解热、抗菌、升高血糖及利尿等作用。可配伍滋阴药和清热药而用于阴虚内热，骨蒸潮热，如秦艽鳖甲散。

6. 治疗湿热黄疸：临床上证明秦艽还有祛湿退黄功效，故用于湿热黄疸，常与黄芩、苍术等同用，对小儿急性传染性肝炎有效。

秦艽与独活都长于治疗风湿疼痛，但秦艽苦辛微寒，常用于风湿热痛。独活辛温，常用于风湿寒痛。

【附方】

［古代方］

1. 行痹，痛无定处，游走于关节、肌肉之间：防风、秦艽、羌活、桂枝、当归、茯苓、杏仁各 30 克。(《宣明论方》防风汤)

2. 风湿痛，手足不仁：秦艽、石膏各 60 克，羌活、防风、白芷、细辛、当归、独活、白芍、川芎、生地、熟地、白术、茯苓、黄芩、甘草各 30 克，细辛 15 克。(《治法机要》大秦艽汤)

［现代方］

1. 牙拔除术处并发肿痛：秦艽、防己各等份，烘干，研末过筛，装胶囊(每粒 0.3 克)，术前半小时 2 粒，术后每 6 小时服 1 粒，共服 3 天，有显著止痛消肿效果。

2. 风湿痹痛、关节拘挛、手足不遂：秦艽、独活、威灵仙、防风各 10 克，桑寄生 15 克，薏苡仁 20 克，甘草 6 克，水煎服。

【备注】

1. 几种秦艽都是同属植物，形状不一，有如鸡腿状、牛尾状、辫子状、圆条状多种，全体灰黄色或褐黄色。临床应用并不细分。

2. 商品应用不称植物名，乃呼为西秦艽(产甘肃、陕西、青海)，川秦艽(产四川、云南)，山秦艽(产山西、内蒙古、河北)。

410. 秦　皮

【概述】

本品为木樨科植物苦枥白蜡树(花曲柳)Fraxinus rhynchophylla Hance.、白蜡树 Fraxinus chinensis Roxb.、尖叶白腊树 Fraxinus chinensis Roxb. var. acuminata Lingelsh. 或宿柱白蜡树 Fraxinus stylosa Lingelsh. 的干燥枝皮或干皮。春秋二季剥取，晒干。又名梣皮、蜡树皮。主产于东北各省，以条长呈筒状，外皮薄而光滑者为佳。性寒，味苦、涩。归肝、胆、大肠经。功能清热燥湿，收涩，明目。主治热痢，泄泻，赤白带下，目赤肿痛，目生翳膜。用法用量：6～12 克，水煎服；外用适量，煎洗患处。

【成分】

秦皮主含香豆精类化合物，其中有秦皮甲素(马栗树皮苷、七叶苷 Esculin)，秦皮乙素(马栗树皮素、七叶亭、七叶苷原 Esculetin)秦皮苷(白蜡树苷 Fraxin)等。苦枥白蜡树主含秦皮甲素及秦皮乙素。白蜡树含秦皮甲素、乙素及秦皮素(白蜡树内酯，fraxetin)等。宿柱白蜡树含秦皮甲素、乙素。尖叶白蜡树含秦皮甲素、乙素、秦皮苷、莨菪亭、2,6-二甲氧基苯醌及微量 N-苯基-萘胺。

【药理】

1. 抗菌作用：秦皮煎剂体外对多种致病菌具有不同程度的抑菌作用。秦皮乙素为其抗菌主要成分，对福氏痢疾杆菌的 MIC 为 1∶2 000，秦皮甲素 1～2∶1 000 时对金黄色葡萄球菌、卡他球菌、甲型链球菌等也有抑菌作用。

2. 抗炎作用：秦皮甲素、乙素对豚鼠紫外线红斑及组胺所致毛细血管通透性增高皆有抗炎作用。秦皮甲素对大鼠腹腔注射10毫克/千克能显著抑制角叉菜胶性、右旋糖酐性、5-HT性与组胺性脚爪水肿，并能明显抑制大鼠肉芽组织增生。乙素对大鼠100或200毫克/千克腹腔注射，对蛋清性与右旋糖酐性脚爪水肿有效。秦皮苷10毫克/千克腹腔注射也能显著抑制角叉菜胶、右旋糖酐、组胺和甲醛引起的大鼠脚爪水肿，作用较甲素为强。但对5-HT与缓激肽所致肿胀的抑制强度较甲素为弱。

3. 抗过敏作用：秦皮乙素能显著拮抗致敏豚鼠离体肠系膜血管在抗原攻击下引起的剧烈收缩。

4. 对中枢神经系统的作用：秦皮甲素、乙素能显著延长环己巴比妥所致小鼠睡眠时间；苷元作用较强。乙素还可对抗小鼠电惊厥、延缓士的宁、戊四氮所致小鼠惊厥。此外，秦皮苷及秦皮素可抑制小鼠及兔中枢神经。秦皮乙素还有显著镇痛作用。

5. 对呼吸系统的作用：甲素及乙素均有镇咳、祛痰作用。实验也证明乙素有平喘作用。

6. 对平滑肌的作用：① 对离体豚鼠气管平滑肌，乙素有松弛作用。② 对家兔离体肠管，乙素有抑制作用，而甲素未见明显影响。

7. 其他作用：① 秦皮能对抗流感病毒、单纯疱疹病毒。② 秦皮苷及甲素能促进动物及人的尿酸排出。③ 甲素能抑制大鼠眼的晶状体醛糖还原酶。④ 麻醉及兔静脉注射乙素或甲素，可使血压微升。⑤ 秦皮甲素溶液可吸收紫外线，能保护皮肤避免日光损伤。⑥ 促进血液循环，阻止血凝，改善组织细胞代谢。

8. 毒副作用：秦皮毒性很小，甲素和乙素给小鼠灌服，LD50分别为11.5克/千克和2.39克/千克，中毒后显示镇静、惊厥而后昏迷，终因呼吸麻痹而死。乙素每天灌服1克/千克，连续2周，未见死亡。

【临床报道】

主要用于：① 菌痢：秦皮煎剂、秦皮乙素及复方组成的白头翁汤均效。② 慢性气管炎以及气管炎伴发的哮喘症状。③ 眼疾：以秦皮配伍黄连、竹叶等制成的复方滴眼液，治疗结膜炎和单纯疱疹性角膜炎。

【附方】

［古代方］

1. 热痢：白头翁15克，秦皮12克，黄连4克，黄柏2克。(《伤寒论》白头翁汤)

2. 眼暴肿痛：秦皮15克，黄连9克，苦竹叶2克。(《外台秘要》)

3. 赤眼生翳：秦皮30克煎水澄清，日日温洗。或加黄连、滑石等份。(《外台秘要》)

4. 湿热痢：秦皮、苦参各120克，木香60克。(《经验方》秦皮苦参汤)

5. 小儿惊痫发热及骨蒸发热：秦皮、茯苓各3克，甘草1.5克，灯心20根，水煎服。(《儿科撮要》)

6. 风毒赤眼、痛痒涩目、昏暗羞明：秦皮、滑石、黄连各30克。(《证治准绳》秦皮散)

［现代方］

1. 热痢、泄泻：秦皮、黄柏、委陵菜各9克，水煎服。(《中国常用中草药》)

2. 慢性菌痢：秦皮12克，地榆、椿皮各9克，水煎服。(同上)

3. 目赤肿痛，目生翳膜：秦皮、升麻、黄连各15克，水煎。取滤液配成眼药水滴眼。(同上)

【备注】

胡桃科植物核桃楸 Juglans mandshurica Maxim. 的树皮在有些地区作秦皮用。

411. 蚕 沙

【概述】

本品为蚕蛾科昆虫家蚕 Bombyx mori L. 蛾幼虫的粪便。又名原蚕屎、晚蚕沙、蚕砂、原蚕沙、马鸣肝、晚蚕矢、蚕矢、蚕屎、晚蚕砂等。原动物家蚕蛾，我国大部分地区均有饲养。主产于浙江、四川、江苏、湖南、安徽、湖北、山东、辽宁等地。性温，味甘、辛。归肝、脾、胃经。功能祛风除湿，和中化浊，活血通经。主治风湿痹痛，腰膝冷痛，肢体不遂，风疹隐疹，遍身瘙痒，吐泻转筋，妇女闭经或月经过多、崩漏等。外用于赤眼。用法用量：10～15 克，煎服（包煎）；外用适量。

【成分】

本品含叶绿素衍生物，有叶绿素钾、铜，脱镁叶绿酸 α 等，还含粗蛋白、多种氨基酸等成分，主为亮氨酸。并含维生素 A、B，十一和十二癸烯醇等。

【药理】

1. 抑菌作用：蚕沙的主要成分叶绿素衍生物对葡萄球菌及厌氧孢子菌有抑制作用。

2. 抗病毒作用：在 A_2 型流感病毒 101 株和牛痘病毒悬液中加叶绿酸镁钠后可破坏病毒体膜及其核酸。

3. 促进造血作用：用皂苷和胶体银使家兔中毒造成贫血模型后，静脉注射或灌胃叶绿酸铜，红细胞数即可增至正常时的70.5％～83％，血红蛋白指数也恢复正常。

4. 抗放射损伤作用：皮下注射叶绿酸镁可使小鼠能耐受致死量的 X 线辐射。

5. 抗癌作用：叶绿素钾、铜可延长荷 Ehrlich 腹水瘤小鼠的寿命。脱镁叶绿酸 α 对体外培养的癌细胞和动物实体瘤有较强的光动力学杀伤效应。

6. 其他作用：叶绿素衍生物有较强的免疫抑制活性，可抗补体，延长同种异体移植皮肤的存活期；对 CCl_4 引起的肝损伤有保护作用。叶绿素溶液或软膏尚能促进肉芽组织及上皮组织生长，加速创伤愈合。蚕沙水提取液具有抗牛凝血酶作用，可显著延长人血纤维蛋白原凝聚时间。

【临床报道】

用治吐泻转筋、痹痛、湿疹瘙痒等。又蚕砂提取物有生发功效。

【附方】

1. 荨麻疹：蚕沙 100 克，水煎服，早晚 2 次分服。另用蚕沙 200 克，水煎后熏洗患处，每天 2 次，每次约 20 分钟。[浙江中医药，1976，(2)：47]也可用蚕沙 30 克，重楼 15 克，白鲜皮 9 克，地肤子 6 克，蝉蜕 6 克，水煎服。(《中医皮肤病学简编》)

2. 功能性子宫出血：蚕砂 30 克炒炭存性，研为极细粉，临睡前服 6 克，每天 1 次，温开水送服，连服 5 天。[山东中医杂志，1987，(4)：43]

3. 带状疱疹：蚕砂 50 克，雄黄 20 克，共研细末，麻油调涂患处，每天 3～4 次。(《民间中草药大全》)

4. 关节炎：与汉防己、生薏苡仁、连翘、桂枝、滑石等配伍应用。

412. 蚕 蛹

【概述】

本品为蚕蛾科昆虫家蚕蛾 Bombyxmori L. 的蛹。又名小蜂儿。由缫丝后的蚕茧中取出，晒干或烘干。性平，味甘，无毒。归肝、肾经。功能补肝益肾，养阴除疳。主治小儿疳热，消瘦，消渴。用法用量：内服，炒食、煎汤或研末；外用研末撒。

【成分】

含蜕皮甾酮、甲壳蜕皮甾酮等蜕皮激素、促皮质酮、羟基促脱皮质酮、蛹油苷醇、蛹醇，尚含多种不饱和脂肪酸(油酸、亚油酸、亚麻酸)、叶酸、酚类化合物以及维生素B_{12}、氨基酸，蛹皮含甲壳质。

【药理】

1. 升蛋白作用：蚕蛹复合氨基酸可提高大鼠血清蛋白和HB的含量。

2. 保肝作用：降低肝损伤时ALT。

3. 降糖作用：水煎剂对高血糖小鼠有降糖作用。

【临床报道】

本品用于治疗消渴多尿和高胆固醇血症，有报道治疗高胆固醇血症：用家蚕蛹油的提纯品制成丸剂(每丸含亚油酸亚麻酸150毫克，维生素E 0.5毫克)内服，每天3次，每次6丸，4周为1个疗程。观察高胆固醇血症(>230毫克%)患者31例，经4～12周治疗后，血清胆固醇平均下降50.23毫克%，其中血清胆甾醇下降至230毫克%以下者27例。服药期间，1例冠心病合并不明原因显微镜下血尿患者发现有尿量增多现象，余未发现重要不良反应。从31例β-脂蛋白检查和10例中性脂肪检查的结果，未看出治疗前后的差异。6例脂肪肝和3例糖尿病并发高胆固醇血症患者，服药后血清胆固醇均有不同程度的下降；原5例ALT不正常(>100单位)者，服药后3例转为正常。提示本品对脂肪肝和糖尿病患者，具有一定的降低血清胆固醇和改善肝功的作用。

【附方】

［古代方］

1. 消渴热，或心神烦乱：蚕蛹30克。以无灰酒100毫升，水300毫升，同煮取100毫升，澄清；去蚕蛹服之。(《太平圣惠方》)

2. 蛔虫：蚕蛹6克，烂研，生布绞取汁，空心顿饮之；或蚕蛹暴干，捣箩为末，和粥饮服之。(《圣济总录》蚕蛹汁方)

［现代方］

1. 小儿疳积：蚕蛹炒熟，调蜜吃。(《泉州本草》)

2. 劳瘵骨瘦如柴：蚕蛹不拘多少，炒熟吃。(《泉州本草》)

【备注】

柞蚕 Antheraea perny, Geurin, Meneville. 的蛹，称为柞蚕蛹。性凉，味甘、淡。功能生津，消食，镇痛。含蚕蛹免疫肽等成分，蚕蛹乙酸乙酯提取物有雄性激素样作用；复合氨基酸有保肝作用；蚕蛹免疫肽有降血压作用。

413. 桂　枝

【概述】

本品为樟科类植物肉桂 Cinnamomum cassia Presl 的干燥嫩枝。又名柳桂(《本草别说》)。主产于广西、广东、福建，云南亦产。性温，味辛、甘。归心、肺、膀胱经。功能发汗解肌，温痛经脉，助阳化气，平冲降气。用于风寒感冒，脘腹冷痛，血寒经闭，关节痹痛，痰饮，水肿，心悸，奔豚。用法用量：水煎服3～9克。

【成分】

本品含挥发油0.2%～0.9%，其中主要为桂皮醛(占70%～80%)。还含有反式桂皮酸、香豆精、β-谷甾醇、原儿茶酸、香草酸、丁香酸、3-(2-羟基苯基)丙酸及其葡萄糖苷、少量乙酸桂皮酯、乙酸苯丙酯。此外，桂枝中还含有鞣质、黏液质与树脂等。

【药理】

1. 解热镇痛作用：桂枝煎剂和桂枝的有效成分桂皮醛、桂皮酸能使发热动物体温明显降低，并有轻度镇痛作用。桂皮醛对腹腔注射醋酸所致小鼠扭体反应有轻度的抑制作用，使痛阈提高。显示轻度镇痛作用。

2. 镇静、抗惊厥作用：桂皮醛具有明显的镇静作用，能对抗甲基苯丙胺所致的过多活动以及转棒试验所致的运动失调，延长环己巴比妥钠对小鼠的睡眠时间和士的宁所致强直性惊厥的死亡时间，并可抑制小鼠听源性惊厥。

3. 抗菌、抗病毒作用：桂枝水煎液、乙醇提取物和桂皮醛对金黄色葡萄球菌、炭疽杆菌、副伤寒杆菌、痢疾杆菌等有较强的抑制作用，桂皮油、桂皮醛对结核杆菌有抑制作用。桂皮煎剂(1∶20)对流感亚洲甲型京科 68－1 株病毒、孤儿病毒($ECHO_{11}$)、脊髓灰白质炎病毒均有抑制作用。

4. 抗炎作用：桂枝对角叉菜胶性足肿胀具有一定的抑制作用。桂枝能减轻呼吸道炎症，稀释痰液，有祛痰镇咳作用。

5. 对心血管的作用：① 桂枝蒸馏液可抑制大鼠心肌缺血再灌注损伤时冠脉血流量减少及心肌细胞乳酸脱氢酶和磷酸肌酸激酶的释放，具有抗脂质过氧化作用。② 扩张血管：桂枝能增加冠状动脉的血流量，桂皮油能使血管扩张，改善微循环，使血流流向体表，对子宫有特异性充血作用。桂皮油具有中枢性及末梢性的血管扩张作用，促进血液循环，使血液流向体表，有利于发汗和解热，这与中医药理论温经通络，透发热气的叙述一致。

6. 利尿作用：桂枝是五苓散中主要利尿组成之一，利尿作用较其他四药单用为强。

7. 抗过敏作用：桂枝浸膏对动物实验显示抗过敏反应作用。

8. 抗惊厥作用：桂皮醛可减低烟碱所致强直性惊厥及死亡的发生率，并延缓士的宁引起的强直性惊厥及死亡时间，但对戊四唑无效。

9. 其他作用：桂枝浸膏有镇咳、祛痰功效。桂皮醛对 SV_{40} 病毒引起的肿瘤的抑制非常显著，有抗肿瘤作用。桂枝尚有防辐射和升高白细胞的作用以及抑制胶原和 ADP 诱导的血小板聚集、抗凝血作用等。

10. 毒副作用：小鼠灌胃桂皮醛的 LD50 为 2 225 毫克/千克，腹腔注射的 LD50 为600 毫克/千克，静脉注射的 LD50 为132 毫克/千克。又对小鼠毒性昼夜有别，白天致死作用强。

【临床报道】

桂枝能发散风寒、温经散寒，用于：① 外感风寒，有汗无汗皆可用，表虚有汗，配白芍；表实无汗，配麻黄。② 经闭、痛经，用温经汤。③ 小便不利，用五苓散。④ 痰饮、心下悸，用苓桂术甘汤。⑤ 风湿性关节炎，与防风、麻黄、附子、蜈蚣等配伍。⑥ 风湿性心脏病，与黄芪、泽泻，麻黄等配伍。⑦ 坐骨神经痛，与牛膝、秦艽、片姜黄等配伍。

桂枝与麻黄配伍(如麻黄汤)，发汗力增强；与生姜配伍(如桂枝汤)，发汗力较弱。桂枝汤主要用于感冒风寒、营卫不和所致的恶风、发热、自汗的表虚证。桂枝与赤芍、红花、桃仁、当归、川芎等伍用，用于经闭腹痛、月经不调与腹部癥瘕等证。治心阳不振所致胸痹心痛，常与瓜蒌、薤白、红花、五灵脂等合用；治水饮凌心的心悸怔忡、浮肿等，常与茯苓、猪苓、白术、泽泻、炙甘草等合用，则有助心阳、温化水饮之功。对心阳虚、心悸、气短、脉结代者，常与炙甘草、人参、阿胶等合用，方如炙甘草汤。

桂枝发汗作用缓和，对温热病、高热无汗、脉洪大、阴虚火旺、出血等有内火者，不宜用。

桂枝、麻黄均能发汗解表，但麻黄发汗作用较强，且能宣肺平喘，利水消肿，故肺气壅实，腠理致密之表实无汗者用之为宜；桂枝发汗作用缓和，且能温经通络，通阳化气，故营卫不和，腠理疏松之表虚自汗者用之较宜。

桂枝尖较桂枝气味浓烈，温经通络较桂枝为佳。外感热病、阴虚火旺、血证者禁用。孕妇及月经过多者慎用。

【附方】

［古代方］

1. 感冒风寒表虚证：桂枝、芍药各9克，炙甘草6克，生姜9克，大枣12枚。(《伤寒论》桂枝汤)

2. 水肿，小便不利：桂枝6克，白术、茯苓、猪苓各9克，泽泻15克。(《伤寒论》五苓散)

3. 胎漏、胎动不安、小腹疼痛：桂枝、茯苓、桃仁、芍药、丹皮各等份。(《金匮要略》桂枝茯苓丸)

［现代方］

1. 外感风寒、头痛发热、汗出恶风：桂枝、白芍各9克，炙甘草6克，生姜9克，大枣4枚，水煎服。(《中国常用中草药》)

2. 风湿痹阻、周身疼痛：桂枝、制附子各9克，白术12克，水煎服。(同上)

3. 经闭、痛经：桂枝9克，当归12克，川芎6克，吴茱萸6克，白芍9克，水煎服。(同上)

4. 水肿、小便不利：桂枝6克，猪苓9克，泽泻12克，白术9克，茯苓9克，水煎服。(同上)

5. 低血压：桂枝40克，肉桂40克，甘草20克，水煎，每天1剂，分3次当茶饮。一般服药后3天血压即上升。也可用桂枝、附子、甘草各15克水煎代茶饮，每天1剂，连服4～14剂。

6. 瘫痪：桂枝50～100克水煎两次，合并药液，温擦病灶区域或瘫痪处，每天2次。或以桂枝20克，黄芪60克，生水蛭粉6克(分吞)，同时用桂枝液温擦头部及患侧肢体，亦可用桂枝、黄芪各30克，防风15克，分煎2次，合并药液，分3次服，每天1剂，治面神经麻痹。也可用桂枝30克，防风20克，赤芍15克，水煎，趁热擦洗患部，每次20分钟，每天2次，以局部皮肤潮红为度。

7. 慢性非特异性溃疡性结肠炎：桂枝15克，白及15克，艾叶15克。白及为面，余药煎汤取200毫升，与白及面搅匀，待温保留灌肠2小时以上，每天1次，3周为1个疗程。

8. 小儿腹股沟斜疝：桂枝20克，黑色大蜘蛛(去头足，焙干)10克，共研细末。早晚各1次，每次0.25克/千克体重，开水或牛奶、稀粥送服，连服2～4周。

9. 神经性皮炎：桂枝30克，金银花30克，枳壳15克，加水约1 500毫升，煎沸5分钟，去渣，待药液微温时洗患处，每天1次。

10. 病态窦房结综合征：桂枝、甘草各10克，羌活6克，乳香、没药各5克，水煎服。

【备注】

1. 肉桂的树皮称桂皮，药材称官桂或肉桂，带宿萼的未成熟果实，称桂子，均可入药。据《本经疏证》记载：桂枝有六大功效，即和营、通阳、利水、下气、行瘀与补中。其成分挥发油，称桂皮油。

2. 肉桂即其干燥树皮，肉桂性大热，味甘、辛。功能温中补阳，散寒止痛。用于胃腹冷痛，虚寒泄泻；肾阳不足，寒痹腰痛；肾虚喘咳。香料调味用的桂皮，为天竺桂、川桂皮、细叶香桂、浙樟及柴桂等树皮，皮薄质差。桂子性温，味甘、辛。功能温中散寒，用于胃腹冷痛，肺寒喘咳。桂柄为幼嫩桂叶的短柄，含挥发油量较高，性味功能与桂枝同，甘辛之味较浓。

414. 桔 梗

【概述】

本品为桔梗科植物桔梗 Platycodon gradiflorum (Jacq.) A. DC. 的干燥根。又名苦桔梗、白桔梗、苏桔梗。产于东北、华北者量大,华东地区质量较好;安徽、江苏所产苏桔梗根肥大,色洁白、质充实、味苦者为优。性平,味苦、辛。归肺经。功能宣肺,利咽,祛痰,排脓。主治咳嗽多痰,胸闷不畅,咽痛,音哑,肺痈吐脓,疮疡脓成不溃。一般用量:3~9 克。

【成分】

桔梗根部含桔梗皂苷 2%,皮部含量最高,木部含量甚微。正开花的茎枝亦含量丰富。皂苷已分出 10 种,已知桔梗皂苷 D,含量最高,收率为生药的 0.2%,为根的主要皂苷。此外,桔梗中含有萜烯类(桔梗酸 ABC)及远志酸、α-菠菜甾醇、桔梗多糖、白桦脂醇及氨基酸等。

【药理】

1. 祛痰止咳作用:祛痰效果与氯化铵相当,其作用主要由于皂苷口服对咽喉黏膜的刺激,反射性地使支气管黏膜分泌增加,痰液稀释,使潴留于支气管和气管中的痰液易于咳出。

2. 镇咳作用:桔梗粗皂苷也有较强的镇咳作用,临床用于感冒、上呼吸道感染、支气管炎、肺炎引起的咳嗽。

3. 抗炎作用:实验还证明桔梗的抗炎症作用,对皮肤能使炎症血循环改善;对黏膜能引起分泌增加,起到保护作用。如桔梗汤、排脓汤治疗化脓性疾病,可促进巨噬细胞的吞噬功能,利用上方用于肺痈及疮疖的治疗。又配清热解毒药如金银花、连翘,治疗感冒、咽痛。

4. 对心血管的作用:静脉注射给动物可增加冠脉与后肢血流量,并出现暂时性的低血压,对豚鼠离体心房,可使收缩力减弱,心率减慢。

5. 解热镇静镇痛作用:桔梗还有解热、镇静、镇痛作用,对清咽开音,也起到重要作用。

6. 其他作用:① 可抑制胃液分泌。② 降血糖作用:醇提物比水提取物强。③ 皂苷本身对胃黏膜有一定刺激作用,治肺痈时,利用其催吐,排脓的效用以咳吐腥臭之痰,方如鱼腥草桔梗汤。

7. 毒副作用:桔梗皂苷有局部刺激作用,皮下注射,可引起浮肿及坏死。煎剂比浸剂毒性大,皂苷毒性更大,其溶血作用比远志皂苷强 2 倍,但口服后在胃液中水解,故煎剂不会引起溶血。动物桔梗皂苷中毒症状是安静不动,呼吸抑制。加大剂量可致惊厥,呼吸麻痹。临床上对阴虚久咳、气逆咳血或胃溃疡病者不宜用。

【临床报道】

1. 治疗咳嗽痰多:不论风寒、风热者均可用。对痰稠不利,常与贝母、半夏、陈皮、甘草等配伍。

2. 治疗肺痈、胸痛、咳吐脓痰、失音:用甘桔汤(甘草、桔梗、麦门冬),排脓消痈;加配诃子、木蝴蝶利咽开音。

3. 治疗外邪壅肺所致咽喉肿痛:可根据证情寒热以配伍荆芥防风或薄荷、蝉蜕、牛蒡子等咽喉红肿疼痛,配伍山豆根、金银花、马勃等解毒排脓。如属阴虚咽痛,则配生地、玄参、麦冬等以滋阴降火。

【附方】

[古代方]

1. 肺痈咳而胸满,时出浊唾腥臭,久久吐脓如米粥者:桔梗 3 克,甘草 6 克,以水 300 毫升煮至 210 毫升,分 2 次服。

(《伤寒论》桔梗汤)

2. 肺痨、痰唾稠粘：桔梗(去芦头)30克，知母30克，柴胡30克，杏仁30克(去皮尖、双仁，麸炒微黄)，人参(去芦头)30克，鳖甲(涂醋，炙令黄)30克，郁李仁(去皮尖，微炒)30克，赤茯苓30克，白前30克，槟榔15克，半夏30克，陈橘皮(去白、瓤、微炒)15克，上药捣筛箩为散，每服12克以水300毫升，入生姜4克煎至180毫升，去滓，食后温服。(《太平圣惠方》桔梗散)

3. 肺虚声音不出：桔梗(蜜拌，蒸3天)30克，诃黎勒(去核，焙、生用各2个)4个，甘草30克，上3味为末，每服6克用马勃同砂糖少许，拌和为丸，含化咽津。(《圣济总录》三味丸)

4. 牙痈臭烂：桔梗、茴香等份，烧研敷之。(《卫生易简方》)

5. 咳嗽吐脓，痰中带血：桔梗、杏仁、甘草各3克，阿胶、银花、麦冬、百合、夏枯草、连翘各6克，贝母9克，枳壳4.5克，红藤9克，水煎，空腹服用。(桔梗杏仁煎)

[近代方]

1. 外感咳嗽，痰吐不爽：桔梗、远志、蜜炙款冬花各9克，炙甘草6克，水煎服。(《中国常用中草药》)

2. 咳嗽痰多，胸闷不畅：桔梗、半夏各9克，陈皮、枳实各6克，生姜5片，水煎服。(同上)

3. 慢性咽炎：桔梗、甘草、射干各6克，玄参9克，水煎服。(同上)

4. 肺痈吐血：桔梗9克，冬瓜仁12克，薏苡仁15克，芦根30克，金银花30克，水煎服。(《青岛中草药手册》)

【备注】

1. 桔梗自古分为苦、甜两种，《本草纲目》已明确甜桔梗为荠苨。"有心者为桔梗；多芦者为荠苨"。二者性味不同，桔梗味辛苦，长于宣肺、止咳、祛痰；荠苨味甘淡，偏于润肺、清热、解毒。故用时宜注意。

2. 少数地区用石竹科植物霞草 Gypsophila oldhamiana Mig. 的根充作桔梗，体较重、质坚实，味苦而麻舌，应注意。

415. 桃　仁

【概述】

本品为蔷薇科樱桃属植物桃 Prunus persica (L.) Batsch 或山桃 Prunus davidiana (Carr.) Franch. 的干燥成熟种子。又名桃核仁、毛桃仁等。全国各地均有分布。性平，叶苦、甘。归心、肝、大肠经。功能活血祛瘀，润肠通便。用治血瘀经闭，痛经，癥瘕痞块，跌打损伤，瘀血肿痛，肠燥便秘等。用法用量：4.5～9克，水煎内服。

【成分】

桃仁主含苦杏仁苷、苦杏仁酶、乳糖酶、尿囊素酶、脂肪油、挥发油及维生素B_1等。

【药理】

1. 镇静镇咳作用：苦杏仁苷水解后产生的苯甲醛，对呼吸中枢有镇静作用，可起到镇咳的作用。

2. 致泻作用：桃仁提取物可刺激肠壁，增加肠蠕动，促进排便；同时，桃仁中含较多脂肪酸，可润滑肠道，利于排便。

3. 抗凝作用：桃仁能提高血小板中环磷酸腺苷水平，抑制二磷酸腺苷诱导的血小板聚集，从而具有抗凝及抑制血栓形成的作用。

4. 缩宫作用：桃仁能促进初产妇子宫收缩及子宫出血。

5. 抗癌作用：苦杏仁苷能延长移植癌小鼠的存活时间，其水解产物对癌细胞有协同破坏作用。

6. 驱虫作用：桃仁中的扁桃油对蛲

虫及蛔虫有较好的驱虫效果。

7. 抗炎作用：桃仁水提取物具有较强的抗大鼠角叉菜胶性足跖肿胀作用；桃仁氯仿提取液经口给药，对小鼠棉球肉芽肿形成有明显的抑制作用；桃仁提取液具有抑制炎症细胞及纤维母细胞增生的作用。

8. 抗过敏作用：桃仁水提物能抑制小鼠血清中皮肤过敏抗体及鼷鼠脾溶血性细胞的产生。

9. 镇痛作用：桃仁水煎剂口服有显著镇痛作用，苦杏仁苷对实验性炎症的镇痛作用为氨基比林的1/2。

10. 保肝作用：苦杏仁苷能提高肝脏血流量和提高肝组织胶原酶活性，从而促进肝内胶原分解代谢，减少肝内胶原含量。

11. 其他作用：500%桃仁提取汁静脉注射，能使家兔脑血管及外周血管流量增加。

12. 毒副作用：桃仁服用过量，可出现头痛、眩晕、心慌、呕吐、惊厥，甚至呼吸衰竭而死亡。

【临床报道】

1. 治疗血瘀经闭、痛经、产后瘀滞腹痛：用桃仁活血祛瘀，可与红花、当归、川芎、炮姜等配伍。

2. 治疗肠痈、肺痈，用桃仁逐瘀排脓：常与薏苡仁、冬瓜子、芦根等伍用。

3. 治疗跌打损伤，瘀血肿痛：用本品活血通经，祛瘀止痛，可与乳香、没药、炮山甲、当归、大黄等配伍。

4. 治疗肠燥便秘：用桃仁润肠通便，常与杏仁、火麻仁、柏子仁等同用。

5. 治疗癥瘕积聚：用本品化瘀破积，可与当归、五灵脂、枳壳、鳖甲、桂枝、大黄等配伍应用。

【附方】

［古代方］

1. 妇人血瘀经闭及跌打损伤内有瘀血者：桃仁90枚，大黄12克，芒硝9克，桂心、当归、甘草各6克，虻虫、水蛭各20枚，上药8味，㕮咀，以水800毫升，煮取300毫升，去滓，每次100毫升，每天3次。(《备急千金要方》桃仁汤)

2. 癥瘕积聚：桃仁(去皮尖、双仁、麸炒微黄)30克，诃黎勒皮22克，白术22克，当归22克，京三棱(微炮、锉)30克，赤芍22克，鳖甲(涂醋炙令黄)45克，陈橘皮(汤浸去白、瓤、焙)22克，上药捣筛为散。每服9克，用水300毫升入生姜4克，煎至180毫升，去滓，空腹时稍热服之。(《太平圣惠方》桃仁散)

3. 痹证：桃仁、红花、川芎、当归尾、威灵仙各适量，水煎，取汁加麝香少许冲服。(《类证治裁》桃红饮)

4. 食郁久，胃脘有瘀血作痛：生桃仁9克，连皮细嚼，以生韭菜捣自然汁200毫升送下。(《万病回春》)

5. 上气咳嗽，胸膈痞满，气喘：桃仁(去皮尖)9克，以水500毫升，研取汁，和粳米60克，煮粥食之。(《食医心镜》)

6. 妇人、室女血闭不通、五心烦热：红花、当归(洗，焙)、杜牛膝、桃仁(焙)各等份，为细末，每服9克，温酒调下，空心，食前。(《杨氏家藏方》桃仁散)

7. 奔豚气上冲心腹：桃仁(去皮尖、双仁、汤浸)120克，研细取汁1 500毫升。京三棱(煨、锉)60克，鳖甲(醋炙)90克，上3味，捣2味为末，先煎桃仁汁至1 000毫升，次下药末，搅良久，更入好醋500毫升。同煎如饧，以瓷盒收，每服半匙，空心温酒调下。(《圣济总录》三神煎)

［现代方］

1. 妇女血瘀经闭、痛经、跌打损伤、血瘀腹痛：桃仁9克，大黄9克，桂枝5克，炙甘草5克，玄明粉(另冲服)6克，水煎服。(《中国常用中草药》)

2. 子宫肌瘤或卵巢囊肿：桃仁、丹皮

各9克，赤芍、桂枝各12克，茯苓15克，水煎服。（同上）

3. 瘀血阻滞、月经不调、经行腹痛、跌打损伤：桃仁、当归、熟地、白芍各9克，红花、川芎各6克，水煎服。（同上）

4. 大便秘结：桃仁9克，火麻仁15克，郁李仁12克，水煎服。（《山东中草药手册》）

5. 跌打伤痛：桃仁15克，细辛、蜈蚣各6克，研末，每次3克，用酒吞服。（《贵州草药》）

6. 产后血气痛：桃仁6克，苏木9克，煨水服，用酒为饮。（《贵州草药》）

7. 咳嗽：桃仁10克，冬瓜仁10克，枇杷叶15克，水煎服。（《四川中药志》）

【备注】

藏桃 Prunus mira Koehhe 在西藏地区亦以其种子作桃仁入药。

416. 桉　叶

【概述】

本品为桃金娘科植物蓝桉 Eucalyptus globulus labill 的叶片，又名桉树叶、蓝桉叶。产于云南、四川、广东、广西等地。性凉，味苦、辛。归肺、大肠、膀胱经。功能疏散风热，祛风燥湿，清热解毒。用于感冒，泄泻，痢疾，湿疹，烧烫伤，痈疮肿毒，痄腮，丹毒等。脾胃虚寒者慎服。用法用量：9～24克水煎服；也可用煎液外洗、研末撒布或熬膏外敷。大叶桉见另条。

【成分】

桉叶含挥发油0.42%～2.89%，称桉叶油或桉脑油。其中主要成分为桉叶素（Cineole）、桉油精（Eucalyptol），其次为桉树素（Eucalylotin）、松香芹酮、松香芹醇、桃金娘烯醛、松油精、蓝桉醇、α-蒎烯、香橙烯、β-水芹烯、蓝桉醛、古芸烯，并含芸香苷、槲皮素、槲皮苷、鞣质、苦味质及树脂等。花亦含挥发油，树皮含鞣质。

【药理】

1. 抗菌作用：煎剂有广谱抗菌作用，对金黄色葡萄球菌、白色葡萄球菌、卡他球菌、白色念珠菌有较强的抑菌作用。对绿脓杆菌、大肠杆菌、猪霍乱杆菌、痢疾杆菌有中度的抑菌作用。用柱层析分离出的一种成分在试管内对破伤风杆菌及白喉杆菌毒素有解毒效力。桉叶油对结核杆菌有抑制作用。

2. 抗炎作用：兔耳烫伤显示抗炎活性。25%桉叶鞣质涂于创面较好。

3. 局麻作用：20%桉油液能阻断蟾蜍坐骨神经的传导，其作用较普鲁卡因弱，较樟脑强。

4. 毒副作用：桉叶鞣质对肝有毒性，但较五倍子鞣质毒性为轻。临床报道，桉叶油中毒29例，其中7例死亡，最低致死量为3.5毫升，敏感者对常用量即发生皮炎。

【临床报道】

1. 治疗肠炎、痢疾：以桉叶、马齿苋、地锦草、茶叶煎汤服。或以15%桉叶煎剂100毫升，保留灌肠，每天1次。（《四川中药志》）

2. 治疗膀胱炎、肾盂肾炎、阴道炎：前两种用桉叶煎剂或复方内服。对阴道炎用0.5%桉叶溶液冲洗阴道，再塞以有线桉液棉球，12小时拉出，每天1次，6天为1个疗程，对霉菌性阴道炎有效。

3. 治疗烧烫伤：桉叶研粉撒布患处或50%桉叶煎剂（加20%甘油及1%～2%苯甲酸钠）创面涂敷，每8小时一次，或口服50%桉叶煎液10～20毫升，每天3～4次。

4. 治疗某些感染疾患：桉叶15克水煎服，每天2次，治疗流感、流脑；50%桉叶煎剂20～50毫升，每天3次，连服3个月，治疗肺结核；10%桉叶煎剂，一次服下50～60毫升，治疗钩虫病；吸入或内服桉叶油，可治疗呼吸系统疾病。

5. 治疗下肢溃疡：25%桉叶洗剂或10%桉叶油乳剂可冲洗伤口或消毒皮肤。此外，15%桉叶煎剂治疗各型创口感染、急性蜂窝织炎、唇痈、皮肤湿疹、疥癣、神经性皮炎、稻田皮炎等有效。大叶桉常用于感冒、疖肿、脓疱疮、湿疹、霉菌病及水稻皮炎等。10%大叶桉煎剂湿敷治疗带状疱疹5例3～4天后即结痂脱落。大叶桉对皮肤溃疡、下肢溃疡、烧伤、小儿头疮、菌痢、化脓性感染等均有疗效。

临床应用时，常配菊花，疏风清热、解表宣肺，用治风热表证或温病初起；配车前子，清热燥湿，用治小便淋痛；配当归，活血散瘀、清热解毒，用治疮痈肿毒；配芍药，除湿热、调气血，用治痢疾。

【附方】

1. 膀胱炎：桉叶16克，石韦6克，海金沙9克，煎汤服。(《四川中药志》)

2. 关节痛：桉叶20克，木通9克，松节6克，骨碎补9克，煎汤服。(《四川中药志》)

3. 流感、流脑：桉树叶9克，水煎服。每天2次。(《文山中草药》桉叶汤)

4. 腮腺炎：桉树叶9至15克，煎服。

5. 烧、烫伤：桉树叶研粉撒布。(《云南中草药选》)

【备注】

1. 桃金娘科植物大叶桉 Eucalyptus robusta Sm. 也是重要的经济植物，具有杀菌、祛痰、健胃、收敛、祛风等功效，见“大叶桉”条。

2. 桉叶与蓝桉根皮为同一植物，前者为叶，能发汗解表，后者为根茎，可理气化痰。

3. 桉叶辛凉，发表散热；紫苏叶辛温，发表散寒。

417. 莽　　草

【概述】

本品为木兰科植物狭叶茴香 Illicium lanceolatum A. C. Smith 的叶和果实。又名芒草、葞、春草、苘草、石桂、红桂、鼠莽。性温，味辛，有大毒。归肝、脾经。功能祛风通络，消肿杀虫。主治头风，痈肿，皮肤麻痹，瘰疬，乳痈，喉痹，疝瘕，癣疥，秃疮，风虫牙痛。用法用量：本品仅供外用，研末调敷、煎水洗或含漱。不可内服。

【成分】

1. 主要成分：叶和果实含挥发油0.66%，种子和果实含有毒成分哈拿诺明(Hananomin)。

2. 炮制：因为有毒，所以自古重视炮制。按《雷公炮炙论》记载：“凡使(莽草)，采得后，便取叶细锉。又生甘草、水蓼二味，并细锉之。用生绢袋盛毒木叶于甑中，上甘草、水蓼同蒸一天，去诸药二件，取出，晒干用之。”

3. 毒性：生吃5～8个莽草子，人即中毒。猫中毒致死量为0.2毫克/千克，狗3克/只即死。《本经逢原》谓：“善杀鱼、鼠。”李时珍认为食后“令人迷罔”。陶弘景谓：“人用捣，以和米内水中，鱼吞即死浮出，人取食之无妨。”

【临床报道】

外用于痈肿、皮肤麻痹、瘰疬、秃疮、癣疥等。

【附方】

[古代方]

1. 头风久痛：莽草煎汤沐之，勿令入

目。(《太平圣惠方》)

2. 痈未溃：莽草末，和鸡子白，涂纸令厚，贴上，燥复易，得痛自瘥。(《补缺肘后方》)

3. 产后乳痈，初得令消：赤小豆、莽草。上等份为末，苦酒和敷之。(《经效产宝》)

4. 毒肿：莽草、白蔹、赤小豆。为末，鸡子白调如糊，干即更易上。(《药性论》)

5. 瘰疬，发肿而坚，结成核：莽草 30 克。捣箩为末，以鸡子白和涂于帛上贴之，每天更换 2 次。(《太平圣惠方》)

6. 风齿疼，频肿：莽草 150 克，水 5 000毫升，煮取 2 500 毫升，热含漱吐之。(《补缺肘后方》)

7. 牙痛不可忍：莽草捣箩为末。以绵裹纳钟孔中，或于痛处咬之，低头吐津，勿咽之，其疼痛便定。(《太平圣惠方》)

8. 小儿风痫，瘈疭戴眼，极者日数十发。又治大人贼风："莽草、雷丸各一鸡子黄大，化猪脂一斤，煎七沸，去滓摩痛处，勿近目及阴，日凡三四次。"(《外台秘要》)

9. 狗咬昏闷：浸椒水，调莽草末敷之。(《便民图纂》)

【备注】

1. 莽草果中毒的救治：中毒原因，多由误食，街头小贩从不法商人处购进八角茴香出售，家庭主妇误以莽草子作荤菜调料而使人中毒，甚至死亡。单位食堂也有中毒报告，农村有用 10%～15%莽草子水浸液作蔬菜杀虫剂，而食用蔬菜也可中毒。

中毒后 6 小时内用 1%高锰酸钾水洗胃，然后灌服 5% 碳酸氢钠溶液 50～100 毫升，或生甘草汤；皮下注射阿托品，静脉滴注葡萄糖生理盐水以加速毒素排出，也有报告用胎盘组织液肌肉注射，每次 2～4 毫升，每 2 小时一次，民间单方用紫河车磨水服、黑豆煮汁服以解救。

2. 莽草果与大茴香的鉴别：莽草果与大茴香(俗称八角)色形相似，误服极易中毒。鉴别要点是：① 莽草子较小，果实直径为八角茴香的 2/3。② 莽草果的蓇葖比八角茴香多 3～5 个，且瓣不整齐，蓇葖尖端向上弯曲有弯钩。③ 莽草果颜色较浅，呈土黄色；八角茴香为深棕色。④ 莽草有特异芳香气，味淡，久尝麻舌；八角茴香具浓郁特异香气，味甘，不麻舌。此外，短柱八角果子数 10～13 个，味微苦，麻舌；野八角果子数 20～24 个，味淡，也麻舌，后二者均有毒，而且野八角毒性大如莽草。(《实用中药鉴别》)

418. 莱 菔 子

【概述】

本品为十字花科植物萝卜 Raphanus sativus L. 的干燥成熟种子。又名萝卜子。全国各地均有栽培，夏秋果实成熟时采割植株，晒干，搓出种子，除去杂质，再晒干。炒莱菔子，系照《药典》规定清炒法，炒至微鼓起，同时捣碎。性平，味辛、甘。归肺、脾、胃经。功能消食除胀，降气化痰。主治饮食停滞，脘腹胀痛，大便秘结，积滞泻痢，痰壅喘咳。用法用量：4.5～9 克水煎，或入丸散。

【成分】

莱菔子含少量挥发油及 45%脂肪油。挥发油中含甲硫醇、α、β-己烯醛和β、γ-己烯醇等，脂肪油中含多量芥酸，亚油酸、亚麻酸、芥子酸甘油酯等。此外，还含芥子碱和莱菔子素。并含蛋白质、氨基酸、醣、多糖、酚类、生物碱、黄酮苷、植物甾醇、维生素类(C、B_1、B_2、E 以及辅酶 Q)。

【药理】

1. 对心血管系统的作用：① 莱菔子

浸膏有显著降压作用。降压作用机制系通过对血管的直接扩张作用,并部分通过中枢作用而降压。② 莱菔子素可使离体蛙心心跳减慢。

2. 对平滑肌的作用:① 生用对肠管平滑肌有松弛作用。② 炒用对小肠推进有明显的作用。

3. 抗菌、抗炎、抗病毒作用:① 莱菔子素(Raphanin)1毫克/毫升,对葡萄球菌和大肠杆菌有显著抑制作用,0.25毫克/毫升以上即可抑制某些真菌的生长。从莱菔子中分得的莱菔子硫素(Sulforaphen)1%时可抑制链球菌、肺炎球菌、葡萄球菌及大肠杆菌等。1∶3的水浸剂在试管内对同心性毛癣菌、许兰黄癣菌等六种皮肤真菌有不等的抗真菌作用。水提物对葡萄球菌、大肠杆菌等亦有显著的抑菌作用。② 250%莱菔子水提取物腹腔注射能抑制大鼠巴豆油肉芽肿的炎性增生。③ 莱菔子素对病毒也有抑制作用。

4. 解毒作用:在体外,莱菔子与细菌外毒素混合,有明显的解毒作用。稀释至1∶200～500浓度能中和破伤风毒素和白喉毒素。

【临床报道】

1. 治疗原发性高血压:在显著降压的同时,胆固醇亦明显降低,心电图有明显改善。治疗高血压总有效率为86.94%。

2. 治疗老年性便秘:炒莱菔子研细末,盐开水送服,10克/次,每天2次,连服3天,治气滞便秘。

3. 治崩漏:莱菔子120～150克,水煎,分3次服,治崩漏有效。

白芥子与莱菔子均治痰喘咳嗽,但莱菔子性缓,重在调肺、胃、大肠之气机以除胀满,消食积;而白芥子辛温燥烈,利气机豁痰结,只宜寒痰喘咳。忌用于热痰。二者配伍,治老人气实、肺寒痰食互滞之证。

【附方】

[古代方]

1. 气胀气臌:莱菔子,研,以水滤汁,浸缩砂30克,过夜,炒干,又浸又炒,凡7次,为末,每米饮服3克。(《朱氏集验方》)

2. 一切食积:山楂180克,神曲60克,半夏、茯苓各90克,陈皮、连翘、萝卜子各30克。(《丹溪心法》保和丸)

3. 积年上气咳嗽多痰喘促、唾脓血方:莱菔子3克,研,煎汤,食上服之。(《食医心镜》)

4. 老年咳嗽,气逆痰痞:紫苏子、白芥子、萝卜子。上3味各洗净,微炒、击碎,用生绢小袋盛之,煮作汤饮。(《韩氏医通》三子养亲汤)

[现代方]

1. 扁平疣:莱菔子30克,白芥子30克,紫苏子30克,糯米250克,分别炒黄,共研细末,加蔗糖100克调匀,每服10克,每天服3次。[河南中医,1981,(4):23]

2. 食积气滞:炒莱菔子、炒山楂、炒神曲、炒谷芽、炒麦芽各9克,水煎服。(《中国常用中草药》)

3. 轻型肠粘连不完全性肠梗阻:炒莱菔子、厚朴各9～15克,木香、乌药、桃仁、赤芍、番泻叶各9克,芒硝2克(冲服),水煎服。(同上)

【备注】

1. 红白两种莱菔的种子,性状无显著区别,均供药用。

2. 莱菔叶性温,味辛、苦。功能消积止痢。用于痢疾,消化不良。

3. 地枯蒌为莱菔的干燥老根。性平,味辛、甘。功能利水消肿,化积消滞。用于胸腹肿胀、痢疾、痞块。

419. 莲　房

【概述】

本品为睡莲科植物莲 Nelumbo nucifera Gaertn. 的干燥花托。又名莲蓬壳、莲壳、莲蓬。主产于湖南、湖北、福建、江苏、浙江等省区。性温，味苦、涩。归肝经。功能化瘀止血。用于崩漏，尿血，痔疮出血，产后瘀阻，恶露不尽。用法用量：4.5～9克，煎汤内服，或入丸散；外用：煎水熏洗，研末撒或调敷。

【成分】

含金丝桃苷、槲皮素-3-二葡萄糖苷、槲皮素、蛋白质、脂肪、碳水化合物、胡萝卜素、硫胺素、核黄素、尼豆酸、抗坏血酸、微量莲子碱。

【药理】

莲房在试管内对葡萄球菌有抑制作用。

【临床报道】

治崩漏、尿血、痔疮出血。

【附方】

［古代方］

1. 室女血崩：荆芥、莲蓬壳(烧灰存性)等份，为细末，每服9克，食前米汤下。(《太平圣惠方》)

2. 血崩：莲壳、棕皮各15克，香附子9克，为末。(《儒门事亲》)

3. 经血不止：陈莲蓬壳，烧存性为末，热酒下。(《妇人经验方》)

4. 漏胎下血：莲房，烧研，面糊为丸。(《朱氏集验医方》)

5. 胎衣不下：莲房1个，甜酒煎服。(《岭南采药录》)

6. 血淋：莲房，烧存性，为末，入麝香少许。(《经验方》)

7. 乳裂：莲房炒研为末，外敷。(《岭南采药录》)

8. 天疱湿疮：莲蓬壳1个，烧存性，研末，井泥调涂。(《海上方》)

9. 诸窍出血：隔年莲蓬、败棕榈、头发，并烧存性，等份为末，南木香汤调下。(《仁斋直指方》黑散子)

［现代方］

1. 黄水疮：莲房烧成炭，香油调敷患处。(《单方验方新医疗法选编》)

2. 血崩：莲房炭9克，贯众炭15克，荆芥炭9克，水煎服。(《中国常用中草药》)

420. 莲　须

【概述】

本品为睡莲科植物莲 Nelumbo nucifera Gaertn. 的干燥雄蕊。又名金樱草、莲花须、莲花蕊、莲蕊须。主产于湖南、湖北、福建、江苏、浙江等地。性平，味甘、涩。归心、肾经。功能固肾涩精。用于遗精滑精，带下，尿频。用法用量：3～5克，煎汤内服，或入丸、散。小便不利者不宜服。

【成分】

槲皮素、木樨草素、异槲皮素、木樨草素葡萄糖苷、生物碱。

【临床报道】

治脾虚泄泻，肾虚精滑，崩漏带下以及心悸失眠。

【附方】

［古代方］

久近痔漏：莲须、黑牵牛各45克，当归15克，为末酒服。(《孙天仁集效方》)

［现代方］

1. 遗精：莲须10克，金樱子15克，水

煎服。或二药各 9 克,水煎服。(《四川中药志》)

2. 须发早白:莲须6克,墨旱莲9克,制首乌 18 克,水煎服。(《中国常用中草药》)

421. 莲 子

【概述】

本品为睡莲科植物莲 Nelumbo nucifera Gaertn. 的干燥成熟种子。又名莲肉、莲米、藕实、莲实、莲蓬子。主产于湖南、湖北、福建、江苏、浙江、江西等地,以湖南产者质佳,福建产者量大。秋季果实成熟时采割莲房,取出果实,除去果皮,干燥。性平,味甘、涩。归脾、肾、心经。功能补脾止泻,益肾涩精,养心安神。用于脾虚久泻,遗精带下,心悸失眠。用法用量:6～15 克,煎汤,或入丸散剂。

【成分】

莲实含多量淀粉、棉子糖、蛋白质、脂肪及钙、磷、铁盐、β-谷甾醇。药用化学成分有异莲心碱(Isoliensinine)。原荷叶碱(Pronuciferine)、番荔枝碱(Anonaine)、莲子碱(Nelumbine)、荷叶碱(nuciferine)、去甲杏黄罂粟碱(N-nor-Armepavine)。牛角花素(Lotusine)。近有报道,莲子含 1-(对-羟基代苄基)-6,7-二羟基-1,2,3,4-四氢异喹啉碱、氧化黄心树宁碱以及肉豆蔻酸、棕榈酸、油酸、亚油酸、亚麻酸等。

【药理】

1. 肌松作用:莲子乙醇提取物对平滑肌有松弛作用。

2. 利尿作用:N-去甲荷叶碱有利尿作用。

3. 抗癌作用:氧化黄心树宁碱有抑制鼻咽癌效能。

【临床报道】

1. 治疗温病心烦、口渴、失眠等:《本草经疏》曾记载治噤口痢,下痢饮食不入。用鲜莲肉 30 克、黄连 15 克、人参 15 克,水煎浓,细细与呷。

2. 治疗婴幼儿迁延性腹泻:莲子肉 15 克,诃子肉7.5克,乌梅肉3克,山楂肉 15 克,大枣肉20 克,水煎服。

【附方】

[古代方]

1. 脾胃虚弱,饮食不进或呕吐泄泻及大病后调助脾胃:山药、白茯苓、人参、白术各10克,莲子、砂仁各5克,白扁豆 7.5 克,桔梗、薏苡各5克,甘草10克。(《图书集成》参苓白术散)

2. 心热,小便赤浊:莲肉、白茯苓、益智仁、麦门冬、远志、人参、石菖蒲、车前子、白术、泽泻、甘草。(《图书集成》加味清心饮)

3. 淋浊,白带,遗精:石莲肉、白茯苓、黄芪、人参各 22.5 克,黄芩、麦冬、地骨皮、车前子、炙甘草各 15 克。(《和剂局方》清心莲子饮)

4. 久痢不止:老莲子 60 克,去心为末,每服 3 克,陈米汤调下。(《世医得效方》)

5. 水芝丸:莲实去皮,不以多少,用好酒浸一宿,入大猪肚内,用水煮熟,取出焙干,为极细末,酒糊为丸,如鸡头大,每服 50～70 丸。食前温酒送下,补虚益损。(《医学发明》)

6. 病后胃弱,不消水谷:莲肉、粳米各炒 120 克,茯苓 60 克,共为末,砂糖调和,每用 30 克,白汤送下。(《士材三书》莲肉糕)

7. 噤口痢:石莲剥去壳,碾为细末,米饮调下。(《百一选方》)

8. 心志不宁，补中强志，聪明耳目：莲子 500 克，煮熟研如泥，与粳米 100 克作粥。(《饮膳正要》)

9. 小便白浊，梦遗泄精：莲肉、益智仁、龙骨各等份。(《奇效良方》莲肉散)

10. 反胃：石莲肉、豆蔻，为末，米汤调服。(《仁斋直指方》)

11. 产后胃寒咳逆，呕吐不食，或腹作胀：石莲肉 15 克，白茯苓 30 克，丁香 15 克，为末服。(《妇人良方》)

12. 心经虚热，小便赤浊：石莲肉 180 克，炙甘草 15 克。细末，灯心煎汤调下。(《仁斋直指方》)

[现代方]

1. 气虚肾亏，心火上炎，口干舌燥，遗精淋浊：莲子肉 18 克，人参 4 克，黄芪 12 克，茯苓 15 克，柴胡、黄芩各 7 克，地骨皮、麦冬各 9 克，车前子 10 克，炙甘草 5 克，水煎服。(《中国常用中草药》)

2. 脾虚腹泻：莲子、茯苓、补骨脂、六神曲各 9 克，山药 15 克，水煎服。(同上)

【备注】

本植物的成熟果实，名石莲子，亦供药用。性寒，味甘、涩。能清心除烦、开胃进食。用治噤口痢、乳糜尿。另有种苦石莲，不可混用。

422. 莲 子 心

【概述】

本品为睡莲科植物莲 Nelumbo nucifera Gaertn. 的成熟种子中的干燥幼叶及胚根。又名薏、苦薏、莲薏、莲心。主产于湖南、湖北、福建、江苏、浙江等地。性寒，味苦。归心、肾经。功能清心安神，交通心肾，涩精止血。用于热入心包，神昏谵语，心肾不交，失眠遗精，血热吐血。用量用法：2～5 克，煎汤内服，或入散剂。凡中满腹胀，内有积滞以及大便燥结者忌服。

【成分】

莲心碱、异莲心碱、甲基莲心碱、荷叶碱、前荷叶碱、牛角花碱、甲基紫堇杷灵、去甲基乌药碱、莲子碱、亚美罂粟碱、β-谷甾醇、棕榈酸、不饱和酮酸、木樨草苷、金丝桃苷、芸香苷。

【药理】

1. 降压作用：莲心碱有短暂降压之效。氧位甲基-莲心碱硫酸甲酯香铵盐对迷走神经节阻滞作用强而持久。静脉注射甲基莲心碱对正常血压、肾性高血压、DOCA 盐型高血压大鼠均有降压效应。非结晶性生物碱 Nn-g 有较强的降压作用。

2. 抗心律失常作用：甲基莲心碱具有较广泛的抗实验性心律失常作用，其作用与奎尼丁相似。

【临床报道】

治温病初起，神昏谵语。

【附方】

[古代方]

1. 劳心吐血：莲子心 7 个，糯米 21 粒，为细末，酒调服。(《百一选方》)

2. 遗精：莲子心一撮，为末，入辰砂 0.3 克。(《医林纂要》)

[现代方]

1. 高血压病：莲子心 9 克，远志 6 克，酸枣仁 12 克，水煎服。(《全国中草药汇编》)

2. 舌炎：地丁 9 克，莲子心 6 克，甘草 3 克，水煎服。(《山西中草药》)

3. 热病心烦口渴：莲子心 6 克，黄连 4.5 克，芦根 15 克，水煎服。(《安徽中草药》)

4. 心烦不眠：莲子心 3 克，炒酸枣仁 12 克，夜交藤 15 克，茯神 12 克，水煎服。(《中国常用中草药》)

423. 莪 术

【概述】

本品为姜科植物蓬莪术(Curcuma phacocaulis Valeton)的根茎。同属植物广西莪术(桂莪术)C. kwangsiensis S. G. Lee et C. F. Liang 的根茎亦作莪术用。性温,味辛、苦。入脾、肝经。功能破血散节,行血止痛。为破瘀行气治积聚癥瘕的常用药。冬季茎叶枯萎后采挖,洗净,蒸或煮至透心,晒干或低温干燥后除去须根及杂质。

【成分】

莪术根茎含挥发油 1%～1.5%,油中除含 1,8-桉叶素等数种单萜外,还有多种倍半萜类,其中以莪术酮为主要成分,并有莪术双酮、莪术烯酮、莪术烯、焦莪术酮、莪术醇、亦莪术醇等 20 余种化学成分。此外,尚有微量的姜黄素、去甲氧基姜黄素及去二甲氧基姜黄素。还有抗真菌的对-甲氧基肉桂酸乙酯。温莪术中所含挥发油中莪术醇是抗癌有效成分,此外还含有莪二酮。

【药理】

1. 对胃肠平滑肌的影响:本品对消化道的作用与生姜相似。能直接兴奋平滑肌,故可用于气胀性绞痛。离体兔肠实验发现,低浓度莪术使肠管紧张度升高,高浓度时反而使肠管舒张。

2. 对心血管系统的作用:首先莪术有生白细胞的作用。小鼠分别腹腔注射莪术油、鲜莪术油 10 毫克/千克、莪术醇 0.3～10 毫克/千克,连续 8 天后,可明显对抗由腹腔一次注射环磷酰胺 150 毫克/千克所引起的白细胞减少,并促进白细胞回升,提示莪术有一定的升白细胞作用。它可增加股动脉血流量作用最为明显,动脉血流量峰值增强 252%,用药 10 分钟后血流量增加 36.0%,血管阻力减少 66.4%,以莪术油注射液静脉滴注治疗血栓闭塞性脉管炎的血瘀患者,获得临床疗效,随着病人临床症状好转而肢体血流图也可见明显改善。实验发现:莪术油具有抗血栓形成的作用,能对抗由 ADP 和肾上腺素所诱导的血小板聚集。

3. 抗早孕作用:莪术根茎的醇浸膏及其有效成分(单萜类和倍半萜类化合物),对小鼠、大鼠均有非常明显的抗早孕作用。但对犬也有抗着床的作用,毒性不大。用莪术混悬液(相当于生药 15 克/千克)给小鼠灌服 4 天,具有抗着床和抗早孕的作用,出现分泌期被抑制,胚胎发育退化,以至剥脱。

4. 抗菌作用:莪术挥发油体外实验,具有抑制金黄色葡萄球菌、β-溶血性链球菌、大肠杆菌、伤寒杆菌、霍乱弧菌等。其中脂溶性部分三个单体对红色发癣菌酵母及里曲菌等有高度活性,最低抑菌浓度小于10微克/毫升,其中主要有效成分是对-甲氧基肉桂酸乙酯,本品是一种广谱抗真菌的成分。但对革兰氏阳性和阴性细菌均无抑菌作用。

5. 抗癌作用:莪术油制剂在体外对小鼠艾氏腹水癌细胞、615 纯系小鼠的 L615 白血病(网织细胞型)及腹水型肝癌的细胞等多种瘤株的生长有明显抑制及破坏作用。100%莪术注射液用于实验性肉瘤小鼠,抑瘤率达 50%以上,从莪术挥发油中得到的单体,莪术醇和莪术双酮,对小鼠艾氏腹水癌和小鼠肉瘤 S37 瘤细胞有明显破坏作用,实验治疗对小鼠肉瘤 S37、小鼠宫颈癌 U14 及艾氏腹水癌有较高抑制率。临床以莪术油作瘤内注射治疗宫颈癌,治疗后可见瘤组织坏死脱落,局部淋巴细胞浸润,部分病例肿瘤消失,宫颈光滑,疗效较好。提示莪术有直接杀癌作用。莪术抗癌作用机制：因为莪术油能增强瘤细胞的免疫原性，从而诱发或促进机体对肿瘤的免疫排斥反应。例如用莪术油处理艾氏腹水癌瘤苗 L615 系小鼠，进行耐受 10^5 个 L615 细胞的攻击而长期成活，超过未处理的该系小鼠耐受力的 1 000 倍。这种免疫保护作用有一定的稳固性，一旦建立后，能维持 10～13 个月的时间，但不能遗传给子代。病理切片中发现，有密集的小淋巴细胞围绕癌细胞，淋巴窦中有大量的窦细胞组织增殖，血液中在莪术后淋巴细胞显著升高，提示宿主有明显的免疫反应。

6. 药代动力学：给大鼠灌胃 ^3H-莪术醇后，胃肠吸收迅速而完全，5 分钟血中即可测到本品，15 分钟达血峰浓度，可维持 1 小时左右，半衰期为 $t_{1/2(\beta)}$ 为 11.5 小时。本品体内分布以肝肾为最多，还可透过血脑屏障，主要从尿中排泄。胆汁中也有排泄，但存在肝肠循环现象。静脉注射后，药动学特征为开放二室模型，半衰期为 $t_{1/2(\alpha)}$ 为 33 分钟；$t_{1/2(\beta)}$ 为 12.5 小时。提示本品在体内迅速分布，在体内消除速度较慢。本品脂溶性强，与脂肪组织亲和力大，给药后 4 小时仍维持较高水平。本品灌胃后 72 小时，从大鼠尿、粪便排出量分别为口服量的 48.63％和 6.77％，静脉注射后分别为 54.75％和 14.35％。

7. 毒副作用：莪术提取物无局部刺激和体内溶血作用。小白鼠灌胃 LD50 为 147.0 克/千克；肌肉注射 LD50 为 55 克/千克，小白鼠最大耐受量及最小致死量分别为 48 及 49 克/千克，连续用药 6 天未见有蓄积作用。

【临床报道】

1. 治疗高脂血症：对高血压伴有高血脂症患者，本品具有缓解心绞痛、降压、降脂的疗效。临床应用不良反应较少，有时出现注射局部疼痛，口腔有酸辣气味，当药注射过快可出现头晕现象。

2. 治疗脘腹胀痛：常配合三棱及消食健脾药，用于饮食积聚、胃脘胀痛有一定的疗效。

3. 治疗肿瘤：温莪术制剂可应用于治疗早期宫颈癌，临床近期治愈率为 34％，有效率达 77％。温莪术挥发油制剂全身用药，治疗卵巢癌、恶性淋巴瘤、肺癌和肝癌也有一定疗效。应用蓬莪术注射液局部病灶注射，配合静脉用药，治疗早、晚期各型宫颈癌，可使癌组织变性坏死、脱落、萎缩、溶解及消失，而对癌旁的正常组织无明显损害。这与本品具有破瘀行气治积聚癥瘕的功效相吻合，如莪术散（《证治准绳》）以莪术配伍川芎、当归、熟地、白芍等药治疗妇人血气结滞、经闭腹胀、癥瘕积聚等疾患。

4. 治疗冠心病：莪术注射液 40～60 毫升加入或 10％的葡萄糖液 500 毫升中静脉滴注，每天 1 次，12 次为 1 个疗程，一般治疗 2 个疗程，疗程之间休息 2～3 天。治疗冠心病 50 例，一般症状均有改善，心绞痛 33 例，显效 23 例，改善 7 例，总有效率为 90.9％；心电图异常 43 例，显效 11 例，改善 17 例，总有效率为 65.1％，治疗后血液流变学指标有明显改善。

5. 治疗霉菌性阴道炎：莪术油阴道栓剂，是从姜科莪术的饮片中提取出的莪术油为原料制成的栓剂。每晚睡前置入阴道深部 1 枚，用药 10 次为 1 疗程，一般治愈需经 1～3 个疗程，治疗中不用其他药物。治疗霉菌性阴道炎 73 例，结果治愈 69 例，显效 3 例，有效 5 例，有效率 93％。

6. 治疗婴幼儿秋季腹泻：用 0.04％莪术油葡萄糖注射液按 20～25 毫升/千克，每天静脉滴注，结果总有效率达 92.9％。

莪术对肝脾肿大，往往与三棱同用，并常配伍软坚、益气药。对饮食积滞、气胀、肠鸣、胃部满实作痛者，常配木香、厚朴、槟榔、陈皮、谷麦芽等。外阴癌和皮肤癌，可用莪术油软膏外涂，孕妇慎用。莪术配合三棱治疗癥瘕积聚时，为防损伤元气，常与等量参、芪配伍。但对孕妇、崩漏及经血过多者不宜应用。

【附方】

［古代方］

1. 大病之后脾气虚弱，中满腹胀、四肢虚浮，状若水气：蓬莪术（炮），切香附（炒），茴香（炒），陈橘皮（去白），甘草（炙），各等份，为细末，每服 6 克，煎灯心、木瓜汤下。（《杨氏家藏方》正脾散）

2. 一切冷气抢心切痛，发即欲死：蓬莪术（酽醋久煮）60 克、木香（煨）30 克为末，每服 15 克淡醋汤下。如久患心腹痛时复发动者，此药可绝根源。（《温生家宝》蓬莪术散）

3. 妇人血气攻心（痛）不可忍并走注：蓬莪术 15 克，油煎乘热切片，玄胡索 0.3 克，上为细末，每服 1.5 克，淡醋汤调下，食前。（《鸡峰普济方》玄胡索散）

4. 癖气发歇，冲心疼痛不知人：蓬莪术（煨，锉）15 克，胡椒 0.3 克，附子（炮裂，去皮脐）15 克，上三味捣箩为散，每服 1.5 克，醋汤调下，不计时候。（《圣济总录》蓬莪术散）

［现代方］

1. 腹胀积块：莪术 6 克，三棱 6 克，青皮 9 克，麦芽 15 克，水煎服。

2. 肝脾肿大：莪术 6 克，三棱 6 克，鳖甲 12 克，丹参 12 克，白术 12 克，桃仁 9 克，红花 9 克，水煎服。（《中国常用中草药》）

【备注】

1.《药典》1995 年版"莪术"条下，原植物为蓬莪术、广西莪术和温郁金（C. Wenyujin Y. H. Chen et C. Ling）三者的根茎。

2.《中华本草》（精选本下册）记载，莪术原植物为：莪术 C. aeruginosa Roxb.（C. zedoaria non Rosc.）、广西莪术及温郁金三者。范崔生称此莪术为川莪术。

3. 广西莪术，又名毛莪术、桂莪术，分布于广西，栽培或野生。莪术分布于福建、广东、广西、四川、云南等地，生于山野或林下。温郁金又名温莪术，主产于浙江瑞安。

424. 荷　叶

【概述】

本品为睡莲科植物莲 Nelumbo nucifera Gaertn. 的干燥叶。6～9 月采收。又名蕸、莲叶。主产于湖南、湖北、福建、江苏、浙江等地。性平，味苦。归肝、脾、胃经。功能清热解暑，升发清阳，凉血止血。用于暑热烦渴，暑湿泄泻，血热吐衄，便血崩漏。荷叶炭收涩化瘀止血。用于多种出血症及产后血晕。用法用量：3～9 克，煎汤内服，或入丸、散；鲜品 15～30 克；荷叶炭 3～6 克。外用：捣敷，研末掺或煎水洗。

【成分】

荷叶含荷叶碱（Nuciferine）莲碱（Roemerine）去甲荷叶碱（Nornuciferine）、杏黄罂粟碱（Armepavine）原荷叶碱（Pronuciferine）N－去甲荷叶碱、D－N－甲基乌药碱、番荔枝碱、鹅掌楸碱、槲皮素、异槲皮苷。莲苷（nelumboside）。此外，还含有酒石酸、柠檬酸、苹果酸、葡萄糖酸、草酸、琥珀酸、鞣质以及抗有丝分裂的碱性成分。

【药理】

1. 抗菌作用：荷叶体外对痢疾杆菌和伤寒杆菌有抑制作用。

2. 凝血作用：荷叶干粉能显著缩短家兔血浆再钙化时间，有促凝血作用。

3. 解痉作用：荷叶碱类对平滑肌有解痉作用；能抑制5-HT引起的离体兔主动脉的收缩。

4. 降脂作用：荷叶能抑制家兔喂高胆固醇饲料引起的高胆固醇血症，还可抑制动脉粥样硬化形成。槲皮素也可降低大鼠胆固醇、β-脂蛋白。

5. 降压作用：荷叶浸剂和煎剂对实验动物可直接扩血管，显示降压作用。

【临床报道】

现代临床荷叶用于妇人慢性子宫炎，赤白带下，男子遗精或夜尿症。产后胞衣不下，酒煮服之。食野蕈中毒，水煮服之。

扁豆与荷叶皆能清暑和中，升发清阳，主治暑热、妊娠呕吐，头目昏眩，二者合用，以扁豆补中养胃，荷叶清暑升阳，故能清头目，止吐逆有效。今天成药有荷叶丸。荷叶提出物制成浸膏片，用以降血脂、降胆固醇，治疗肥胖病。

【附方】

［古代方］

1. 伏暑及湿温初起：连翘、茯苓、陈皮、杏仁、半夏、佩兰叶，加荷叶为引，水煎服。(《时病论》)

2. 阳水浮肿：荷叶，烧存性，研末，每服6克，米饮调下，每天3服。(《证治要诀》)

3. 阳乘于阴，以致吐血衄血：生荷叶、生艾叶、生柏叶、生地黄各等份，研末、丸鸡子大，每服1丸，水煎服。(《妇人良方》四生丸)

4. 崩中下血：荷叶(烧研)15克，蒲黄、黄芩各30克为末，每空心酒服9克。(《本草纲目》)

［现代方］

1. 高脂血症：鲜荷叶50克，加水煎煮，浓缩为200毫升口服。

2. 高血压：干荷叶3张，红枣7枚，水煎服。

425. 夏天无

【概述】

本品为罂粟科植物伏生紫堇 Corydalis decumbens (Thunb.) Pers. 的干燥块茎。原名一粒金丹。又名夏天无踪、洞里神仙、野延胡。春季或初夏出苗后采挖，除去茎、叶及须根，洗净，干燥。无臭，味苦。药材夏天无 Rhizoma Corydalis Decumbentis 块茎呈类球形或不规则块状。本品生于丘陵、低坡阴湿的林下沟边及旷野田埂边。4月上旬至5月初待茎叶变黄时，选晴天挖掘块茎，除去须根，洗净泥土，鲜用或晒干。主产于我国江西省，此外，湖南、湖北、浙江、福建、安徽、江苏、台湾亦产。味苦、微辛，性温。归肝经。功能活血通络，行气止痛。用于中风偏瘫，跌扑损伤，风湿性关节炎，坐骨神经痛。用法用量：6～12克，水煎服；或研末1～3克，冲服；或入丸散。贮藏于干燥通风处。制剂有夏天无片。

【成分】

块茎含多种生物碱：夏天无碱(de-Cumbenine)、紫堇碱(Corydaline)、紫堇米定碱(Corlumidine)、比枯枯灵碱(Bicuculline)、掌叶防己碱(Palmatine)、α-别隐品碱(α-Allocryptopine)、小蘖碱(Berberine)、药根碱(Jatrorrhizine)、α-四氢掌叶防己碱(α-Tetrahydropalmatine)、空褐鳞碱(Bulbocapnine)、原阿片碱(Protopine)、山缘草定碱(Adlumidine)、夏无新碱(Decumbensine)、表-α-夏无新碱(epi-α-Decuxnbensine)、羟白毛茛碱(Hydroxyhydrastine)及夏无碱丙素(Decumberune

C)等。

【药理】

1. 对心血管系统的作用：夏天无总生物碱静脉注射能显著对抗缺血性和再灌注性心律失常，能明显抑制再灌注期室颤的发生率及严重程度；并能明显延长豚鼠离体乳头肌和心房肌的功能性不应期，抑制 Adr 诱发的心肌自律性增高。夏天无生物碱可使麻醉犬脑与下肢血流量增加，血管阻力减低，血压轻度下降，有扩张脑血管和下肢血管的作用。夏天无注射有明显的扩血管作用，可增加犬冠脉血流量和降低血压，并能降低麻醉犬后肢血管阻力，对麻醉动物也有较明显的降血压作用。

2. 对中枢神经的作用：大剂量时兴奋主要是对脊髓的作用，并可使脊髓反射时间缩短。

3. 对凝血的影响：夏天无总碱能明显抑制 ADP 诱导的大鼠血小板聚集，并明显抑制血栓的形成和血小板粘附。

4. 对神经系统的作用：夏天无总碱对离体兔颈上交感神经节复合运动电位(AP)有浓度依赖性抑制作用。夏天无对突触电位、神经节 AP 后超极化电位及 Ach 去极化电位均有抑制作用。其所含空褐鳞碱可引起动物产生“僵住症”，动物表现为木僵、嗜睡、肌肉僵硬。

5. 对平滑肌的作用：原阿片碱能直接松弛回肠平滑肌，拮抗 Ach 和 $BaCl_2$ 对肠肌的痉挛性收缩，其解痉作用与罂粟碱类似。但夏天无生物碱却可使离体兔十二指肠兴奋，收缩振幅增大。夏天无生物碱溶液能明显兴奋大鼠离体子宫平滑肌。

6. 毒副作用：夏天无对小鼠皮下注射LD_{50}为24.0克/千克，静脉注射LD_{50}为7.3克/千克。偶致青光眼或过敏反应。小鼠在给药后可引起强直性惊厥而迅速死亡。

【临床报道】

1. 治疗坐骨神经痛：用夏天无注射液(每1毫升含阿片碱1毫克)，于患侧坐骨大粗隆点皮肤常规消毒后，用4毫升药液封闭。先快速进针，再缓缓推进，待找到针感后注入药液2毫升，然后将针头由深部逐渐提到浅层，边退边推药，待药液注完，快速出针。进针深度1.5～2寸，隔天1次，每3次为1疗程，1个疗程完后休息2天，再进行下一个疗程。治疗期间禁服其他药物。共治疗100例，其中干性坐骨神经痛61例，根性坐骨神经痛39例。结果：干性者，治疗前患侧直腿抬高试验平均约27.3度，治疗后平均88.6度，平均抬高61.3度，前后比较有极显著性差异($P<0.01$)。

2. 治疗肋软骨炎患者：取卧位，常规消毒后将夏天无注射液(加少量普鲁卡因)注入选定部位。每次用量根据疼痛范围注射2～8毫升，深度一般不超过1～1.5厘米，每隔4天注射1次。注射后如有疼痛感觉，可适当给予解热镇痛剂。共治疗50例，均获满意效果。

3. 治疗急慢性腰扭伤：用夏天无注射液(每1毫升含生物碱1毫克)局部行压痛点穴位注射，每次4～6毫升，每天1次，5天为1疗程，注射后配合短暂按摩。共治疗46例，其中急性扭伤32例，治愈28例，占87.5%；显效4例，占12.5%。慢性扭伤14例，治愈5例，占35.7%，显效9例，占64.3%。

4. 治疗青少年近视：夏天无眼药水(每1毫升含生药1克)滴眼，于1小时内每隔15分钟滴眼1次，连续滴眼4次后，检查视力变化，若视力未达到1.0，则在第2、3天继续按上法治疗。共观察188人347只眼，治愈232只眼(恢复到1.0～1.5)，治愈率为66.9%，有效率为97.7%。

【附方】

[现代方]

1. 风湿性关节炎：夏天无粉，每次服9克，每天2次。(《中草药学》)

2. 腰肌劳损：夏天无全草15克，水煎服。(同上)

3. 高血压：夏天无研末冲服，每次2～4克。或夏天无、钩藤、桑白皮、夏枯草水煎服。(同上)

4. 高血压、脑瘤或脑栓塞所致偏瘫：鲜夏天无捣烂(为丸)。每次大粒4～5粒(4～5克)，小粒8～9粒，每天1～3次，用米酒或开水送服，连服3～12个月(《浙江民间常用草药》)。治高血压方：夏天无，钩藤，桑白皮，夏枯草各15克，水煎服。

【备注】

用于中风偏瘫伴有高血压者，常配伍钩藤、天麻、桑白皮、夏枯草；用于跌扑损伤，可配红花、桃仁、乳香、没药；治疗风湿性关节炎，坐骨神经痛，常配川乌、独活等。本品更常以制剂形式应用于临床。

426. 夏枯草

【概述】

本品为唇形科多年生草本植物夏枯草 Prunella vulgaris L. 的果穗或全草。又名铁色草、夏枯球、大头花、枯草穗、夏枯花、麦夏枯、棒槌草、羊胡草、山苏子、羊肠菜。主产于江苏、安徽、浙江、四川、河南等地，多为栽培；也产于江西、湖北、陕西、甘肃、新疆、广东、广西、云南、贵州等地。性寒，味苦、辛。归肝、胆经。功能清火明目，消散郁结。主治肝火上炎，目赤肿痛，头痛眩晕，瘰疬瘿瘤，乳痈肿痛。用法用量：10～15克，水煎服，单用可至30克，或熬膏服。

【成分】

全草含三萜皂苷，其苷元是齐墩果酸。尚含酚酸、甾体糖苷、单萜、维生素类、多糖、黄酮及其糖苷以及香豆素等。

【药理】

1. 抗炎作用：其水煎醇浸液对巴豆油与酵母液所致大鼠炎症有抑制作用，其抗炎效应与加强肾上腺皮质中糖皮质激素合成、分泌有密切关系。

2. 对心血管系统的影响：夏枯草煎剂、水浸出液、乙醇水浸出液及乙醇浸出液均可明显降低动物血压；对心脏表现为低浓度兴奋，高浓度抑制。

3. 抗菌作用：夏枯草煎剂对痢疾杆菌、伤寒杆菌、霍乱弧菌、大肠杆菌、变形杆菌、葡萄球菌及人型结核杆菌均有抑制作用，乙醇浸液可抑制绿脓杆菌，水浸液对皮肤致病真菌有抑制作用。

4. 对免疫系统的影响：夏枯草注射液可使肾上腺增大，使胸腺、脾腺萎缩；可使外用血中淋巴细胞数减少。

5. 其他作用：夏枯草中的降糖素可明显抑制四氧嘧啶引起的血糖升高；其甲醇提取物经凝胶过滤所得的水溶性成分，具有组胺样作用，对烟芽夜蛾生长具有抑制作用。

【临床报道】

1. 治疗眼病：用于肝火上炎所致的目赤肿痛、目珠疼痛、头痛、眩晕等眼科疾患，常配伍石决明、菊花、当归、白芍等。

2. 治疗高血压：用于肝阳上亢之高血压病，可与菊花、钩藤、黄芩等配伍。

3. 治疗瘰疬瘿瘤：常与贝母、玄参、牡蛎、昆布、海藻等配伍。

4. 治疗口眼歪斜：常与南星、防风、钩藤等配伍。

5. 治疗黄疸型传染性肝炎：与蒲公英、土大黄、车前草等配伍。

6. 治疗腮腺炎：常与板蓝根、马勃、牛蒡子、大青叶等配伍。

【附方】

［现代方］

1. 预防麻疹：夏枯草 15～60 克，水煎服，1 天 1 剂，连服 3 天。（《单方验方新医疗法选编》）

2. 单纯性甲状腺肿：夏枯草、全当归、珍珠母、生牡蛎各 30 克，昆布、丹参各 15 克，共研末，制蜜丸，每丸 9 克，每次 1 丸，每天 2 次。［中医杂志，1981，(2)：36］

3. 急性乳腺炎：夏枯草12 克，老鹿角 15 克，水煎分 2 次服。（《中药临床应用大全》）

4. 白喉：夏枯草、重楼、银花、麦冬、白芍各 10 克，北沙参、玄参、生地、山豆根各 15 克，甘草 6 克，水煎服。［浙江中医杂志，1980，(2)：295］

5. 内耳眩晕症：用生代赭石 45 克，夏枯草、法半夏、车前子各 18 克，每天 1 剂，水煎服。（《临床中药学》）

6. 中心视网膜炎：夏枯草、生地、熟地各 15 克，全当归、怀山药、炒杜仲、连翘、银花、麦冬各 15 克，五味子 30 克，煅石决明 24 克，水煎，分 2 次服。（《陕甘宁青中草药选》）

7. 青光眼初起：夏枯草30 克，白菊花 15 克，水煎服，每天 1 剂。（《江西草药手册》）

8. 高血压：夏枯草、决明子、生石膏各 30 克，槐角、钩藤、桑叶、茺蔚子、黄芩各 15 克，水煎 3 次，取滤液加蜂蜜 30 克，浓缩成膏约 120 克，分 3 次服，每天 1 剂，10 天为 1 个疗程。（《中国常用中草药》）

【备注】

1. 同属植物粗毛夏枯草（刚毛夏枯草）Prunella hispida Benth. 的带花果穗，在云南、西藏的一些地方也作“夏枯草”入药，此非正品。

2. 唇形科植物筋骨草 Ajuga decumbens Thunb. 的全草在云南、福建、江苏的部分地区亦作“夏枯草”入药，此为混用，因二者形态、功效均不相同。应予以纠正。

3. 关于夏枯草的用量，一般为内服 6～15 克，但历代文献亦有记载，内服量多达 60 克（干品），或 90 克（鲜品）者。但因本品可引起毒性反应，建议内服剂量应在 15 克以内，鲜品剂量可稍大。需长期服用时，要在两个疗程之间隔 7 天左右，有过敏史者慎用。

427. 柴　胡

【概述】

本品为伞形科植物柴胡 Bupleurum chinense DC.，或狭叶柴胡 Bupleurum scorzonerifolium Willd. 的干燥根。又名茈胡、茹草等。按性状不同，分别习称“北柴胡”、“南柴胡”。北柴胡又称硬柴胡，南柴胡又称软柴胡。柴胡（北柴胡）主产于河北、辽宁、吉林、黑龙江、河南、陕西等地，内蒙古、山西、甘肃亦产。狭叶柴胡（南柴胡）又名红柴胡。主产于辽宁、吉林、黑龙江、陕西、内蒙古、湖北、四川、安徽等地，也产于河北、山东、山西、江苏。柴胡性微寒，味苦。归肝、胆经。功能发表退热，疏肝解郁，升提阳气。主治感冒发热，寒热往来，疟疾，胸胁胀痛，月经不调。一般用量为 3～9 克。

【成分】

1. 柴胡：主含柴胡皂苷（A、C、D、S_1 四种）、甾醇（主为 α-菠菜甾醇，也含豆甾醇等）、挥发油（柴胡醇等）、脂肪油（为油酸、亚油酸、棕榈酸、硬脂酸等的甘油酯）等。此外，尚含生物碱、葡萄糖、多糖、氨基酸等。茎叶尚含有黄酮类成分,即山柰酚、山柰苷等。

2. 狭叶柴胡:根含柴胡总苷 0.15%,其中柴胡皂苷-a 0.05%,柴胡皂苷-c 0.1%,柴胡皂苷-d 微量,又含挥发油,其成分有β-松油烯、柠檬烯、樟烯、β-小茴香烯、异龙脑、β-松油醇、芳樟醇、香橙烯等。地上部分含黄酮类,有山柰苷、槲皮素、异槲皮素、芸香苷等。

【药理】

1. 抗炎作用:柴胡注射液静脉注射或腹腔注射对二甲苯所致家兔皮肤毛细血管通透性增强及棉球肉芽肿均有抑制作用。柴胡皂苷和柴胡挥发油腹腔注射,对角叉菜胶所致大鼠足肿胀有明显的抑制作用。

2. 对中枢神经的作用:① 解热:柴胡煎剂、浸膏和柴胡皂苷对伤寒混合菌苗所致发热动物,有明显的解热作用。② 镇静、抗惊厥:小鼠灌胃总皂苷能明显延长环己巴比妥钠引起的睡眠时间。柴胡皂苷元 A 能拮抗甲基苯丙胺、去氧麻黄碱及咖啡因对小鼠的兴奋作用。③ 镇痛:小鼠压尾法或醋酸扭体法均证明灌胃柴胡皂苷有明显镇痛作用。

3. 镇咳作用:腹腔注射柴胡总皂苷及皂苷元 A,对刺激麻醉豚鼠气管黏膜引起的咳嗽均有较强的镇咳作用。

4. 保肝作用:柴胡对多种原因引起的肝损害有防治作用。有保肝、降脂、利胆作用,使 ALT 降低、组织损害减轻。

5. 降压作用:柴胡醇浸出液、柴胡皂苷均能降低兔血压,使心率减慢。

6. 抗溃疡作用:柴胡皂苷能抑制幽门结扎引起的十二指肠溃疡大鼠的胃酸分泌。柴胡的酸性多糖 BR-2 灌胃,对小鼠乙醇溃疡、应激性溃疡及大鼠幽门结扎溃疡均有显著抑制作用。

7. 兴奋胃肠平滑肌作用:柴胡皂苷能兴奋离体平滑肌,且不被阿托品所对抗。

8. 增强免疫作用:柴胡多糖可恢复环磷酰胺或流感病毒对小鼠迟发型超敏反应的抑制。柴胡多糖还能明显提高刀豆球蛋白 A(Con A)活性的脾淋巴细胞转化率及天然杀伤细胞的活性。柴胡多糖能提高小鼠体液及细胞免疫功能。

9. 抗病原微生物作用:柴胡煎剂在体外对结核杆菌生长有抑制作用,对金黄色葡萄菌有轻度的抑菌作用,对疟原虫、钩端螺旋体、牛痘病毒及流感病毒有抑制作用。

10. 抗癌作用:柴胡皂苷灌胃或腹腔注射对小鼠移植肉瘤 S180、P638 及艾氏腹水癌细胞均呈显著的抑制作用,且能延长动物生命。

11. 其他作用:柴胡多糖具有抗辐射损伤作用。粗皂苷有明显的溶血作用,柴胡皂苷不同结构有不同类型溶血活性,柴胡黄酮和柴胡皂苷能抑制胆碱酯酶,减少乙酰胆碱水解。柴胡有利胆作用,对家兔离体子宫有短暂的兴奋作用。柴胡皂苷可降低高脂血动物血类胆固醇、甘油三酯和磷脂水平。

12. 毒副作用:柴胡毒性较小,但提取的皂苷有明显的溶血作用。虽然柴胡对动物有很强的中枢性镇咳作用,但凡阴虚所致的咳嗽不宜应用。高血压引起的头胀,耳鸣,眩晕,胁痛,柴胡用量要小。肺结核病人咳嗽潮热慎用。有一种大叶柴胡,其总皂苷和挥发油的毒性,都较北柴胡大,有强烈的致吐作用。

【临床报道】

1. 用于退热:柴胡注射液 2 毫升(相当于生药 2 克),肌内注射,每天 2 次。或柴胡注射液滴鼻,小儿 0.3~0.5 毫升,成人 0.5~0.8 毫升,用时两侧鼻孔各滴 1~3 滴,然后轻轻按摩鼻翼,再继续逐步滴完全量。

2. 治疗流行性腮腺炎：柴胡注射液2毫升(每1毫升相当于生药1克)，每天2次，肌内注射。

3. 治疗病毒性肝炎：柴胡注射液(每1毫升含生药2克)10～20毫升加入5%葡萄糖液静脉注射或加入5%葡萄糖液250～500毫升静脉滴注，每天1次，10次为1个疗程。其对改善症状、恢复肝功能及乙型肝炎表面抗原阴转率均有较好作用。

4. 治疗高脂血症：柴胡(配适量罗汉果调味)，水煎2次，合并，每次20毫升(相当于生药3克)。每天3次，3周为1个疗程。

5. 治疗眼色素膜炎：柴胡注射液2毫升肌内注射，每天1次；柴胡注射液0.2毫升球结膜下注射，隔天1次；10%柴胡注射液滴眼，每次1滴，每天6次，肌内注射和球结膜下注射10次为1个疗程。

6. 治疗单纯性疱疹病毒性角膜炎：柴胡注射液(每1毫升相当于生药1克)，采取滴眼、球结膜下注射及肌内注射综合治疗。滴眼：配成10%眼液，每次1～2滴，一小时1次。球结膜下注射：每次0.3～0.5毫升，隔天1次。肌内注射：每次2毫升，每天1～2次。病重者合并使用10%阿托品溶液散瞳，每天1～2次。

7. 治疗多形红斑：柴胡注射液(每1毫升相当于生药2克)2毫升，肌内注射，每天2次。

8. 治疗扁平疣：柴胡注射液(每1毫升相当于生药1克)，肌内注射，每天1次。

柴胡与升麻均能发散风热，升提中气，但柴胡主要是宣发少阳，疏肝解郁；升麻主要是宣发阳明，升提脾胃清气。需升阳举陷时，二者常与补益中气之药同用。

【附方】

［古代方］

1. 小柴胡汤：柴胡24克，黄芩、人参9克，半夏12克，甘草(炙)、生姜各9克，大枣12枚。(《伤寒论》)

2. 伤寒壮热，头痛体疼，口干烦渴：石膏、黄芩、甘草、赤芍、葛根各30克，麻黄(去节)、柴胡(去苗)各15克，上捣箩为散。3岁小儿，每服3克，水200毫升，入生姜少许，葱白3寸，豉20粒同煎，去滓，温服，不计时，汗出为效，量儿大小加减。(《和剂局方》柴胡散)

3. 胁肋疼痛、寒热往来：柴胡6克，川芎、枳壳(麸炒)、芍药各4.5克，甘草(炙)1.5克，香附4.5克，水300毫升，水煎取汁，食前服。(《景岳全书》柴胡疏肝散)

4. 胸中大气下陷，气短不足以息，或努力呼吸有类乎喘；或气息将停，危在顷刻，剧者六脉不全：生黄芪18克，知母9克，柴胡4.5克，桔梗4.5克，升麻3克，煎服。(《医学衷中参西录》升陷汤)

［现代方］

1. 春夏感冒，发热头痛、流涕、咳嗽声哑：柴胡、升麻、前胡、荆芥各6克，赤芍、桑白皮、黄芩、葛根各9克，生石膏(先煎)20克，水煎服。(《中国常用中草药》)

2. 风寒感冒，发热重、恶寒轻、头痛腰酸、目痛鼻干：柴胡、葛根、黄芩各9克，白芍、羌活、桔梗各6克，白芷、甘草各3克，石膏(先煎)12克，生姜3片，大枣2枚，水煎服。(同上)

3. 便结腑实型胰腺炎：柴胡15克，黄芩、黄连、木香、延胡索各10克，杭芍15克，生大黄(后下)15克，芒硝(冲服)10克，水煎服，每天1剂，重者2剂。(《中西医结合治疗常见外科急腹症》清胰汤Ⅰ号)

【备注】

1. 除正品外，柴胡属在我国有30多种，其他植物在不同地区作柴胡入药的有：①竹叶柴胡 B. marginatum Wall. ex DC. 分布在西南中部和华南各地区，在湖北、四川、云南、贵州等地使用。②线叶柴胡 B. angustissimum (Franch.) Kitag 分布于东北、内蒙古、山西、陕西、甘肃、青海等地。

③ 兴安柴胡 B. sibiricum Vest 分布于东北、内蒙古和河北、东北和华北用此品。④ 银州柴胡 B. yinchowense Shan et y. Li 陕西、甘肃、宁夏、内蒙古用此品，分布于陕北、宁夏和甘肃等地，注意银州柴胡与石竹科植物银柴胡，(别名也叫银州柴胡)绝不相同，不要混淆，本书另有"银柴胡"条。

2. 大叶柴胡 Bupleurum longiradiatum Turcz. 的干燥根茎，有毒，不可当柴胡用。分布于东北地区、河南、陕西、甘肃、安徽、江西、湖南等地。根茎呈圆柱形，略弯曲，表面密生环节。黄褐色，粗糙，皱缩，质坚硬，不易折断，中空，味微苦涩。含皂苷 2.5%～3.8%，有毒成分为水芹毒素(Oenanthotoxin)。本品曾在黑龙江、内蒙古、山东、北京等地作柴胡用过，服后有中毒的报道。

3. 安徽、江苏、湖北、湖南等地的部分地区曾将柴胡或狭叶柴胡的幼嫩茎叶作为柴胡药用，习称春柴胡，也称竹叶柴胡。据称茎叶与根的成分、功效及用量均不相同，应加以纠正。

428. 党　参

【概述】

本品为桔梗科植物党参 Codonopsis pilosula (Franch.) Nannf. 的干燥根。又名潞党参、台党参、汉中党、西党、东党。产于汉中、安康的称汉中党，西党除包括汉中党外，还包括产于甘肃岷县、文县、武都等以及四川南坪、平武、茂县、松潘等地者。其中甘肃文县及四川南坪产者则称为纹党、晶党，品质佳。东党产于东北各省。野生于山西五台山等地者，称台党，栽培品称潞党参，也称百皮党。陕西、甘肃也有野生，称文党或西党参。川党商品称条党或板桥党。性平，味甘。归脾、肺经。功能补中益气，健脾益肺。主治脾肺虚弱，气短心悸，食少便溏，虚喘咳嗽，内热消渴。一般用量为 9～30 克。

【成分】

党参含党参苷 A，并含皂苷、多糖、菊糖、果糖和四种杂多糖 $CP_1 \sim CP_4$。以及 17 种氨基酸、14 种无机元素。报道还有千层纸甲素及党参内酯。川党参根含有挥发油、黄芩素葡萄糖苷等。新疆党参根尚有党参碱、党参次碱。

【药理】

1. 增强免疫作用：药理研究发现党参可使巨噬细胞数量增加、体积增大，从而增强巨噬细胞的吞噬能力，其活力维持时间较长。且使细胞内 DNA、RNA、糖类和 ACP 酶、ATP 酶等活性增强，如与茯苓、白术合用内服后，能使外周血淋巴细胞的玫瑰花瓣形成率及植物血凝素诱发淋巴细胞转化率显著上升，说明它有促进细胞免疫作用，党参多糖给小鼠腹腔注射，能提高正常小鼠和免疫抑制小鼠胸腺细胞 E 花环形成率，同时使病人血清 IgG 含量上升，说明能提高体液免疫功能。

2. 增强应激能力：党参水提醇沉制成的注射液给小鼠腹腔注射，可延长其常压缺氧的存活时间，延长异丙肾上腺素、氰化物或亚硝酸所致组织缺氧小鼠的存活时间。党参多糖也显示抗缺氧作用。增强正常及摘除肾上腺小鼠的耐缺氧能力。对应激性胃溃疡有预防保护作用，党参可使动物机体应激性增加，增强对环境温度和化学品的抵抗力，明显升高血浆皮质酮的水平。

3. 延缓衰老作用：纹党提取物能提高人血的超氧化物歧化酶(SOD)活性，加强清除自由基的能力；又 20%党参水煎液浸泡桑叶后喂蚕，可延长其幼虫期、全生存期，并且体重增加，从而认为党参有延缓衰老作用。

4. 对中枢神经系统的作用

(1) 改善记忆功能：党参煎剂可以改善和增进实验大鼠的学习记忆过程，且能改善樟柳碱引起的记忆获得障碍，醇提物或正丁醇提取物都能拮抗或改善东莨菪碱所致小鼠记忆获得障碍以及乙醇造成的记忆再现障碍。

(2) 中枢抑制作用：党参多糖对小鼠自发活动有抑制作用；党参皂苷可延长环己巴比妥的睡眠时间；水煎醇沉法制取的注射液可增强异戊巴比妥钠的催眠作用。注射液还能延长士的宁、戊四氮诱发的惊厥潜伏期和死亡时间。

(3) 降温作用：党参多糖除能延长士的宁惊厥的潜伏期外，还能降低正常小鼠体温及发热大鼠的体温。

5. 对心血管的作用：党参提取物对麻醉猫静脉注射，可提高心泵血量，并增加脑、下肢和内脏血流量，对小鼠肠系膜微血管也增加血流量。对肾上腺素的升压有对抗作用。党参注射液及醇提物低浓度对离体蟾蜍心脏有抑制作用，高浓度可致心停。对家兔或大鼠静脉注射党参注射液对垂体后叶素引起的心肌缺血有保护作用，并减慢心率，慢性心衰病人静脉滴注党参注射液，能显著增加心输出量、每搏量及心脏指数，明显改善心功能。

6. 抗缺氧作用：党参注射液可明显提高动物的抗缺氧能力，粗提物对小鼠的抗缺氧实验，认为与其成分党参多糖有关。

7. 其他作用：① 党参所含甾醇、甾苷、生物碱和糖类都可明显增强超氧化物歧化酶(SOD)的活性。② 对辐射损伤有保护作用。③ 党参煎剂或水、醇浸膏可使红细胞增加，促进红细胞生成。④ 可使红细胞压积、细胞电泳值、全血及血浆比粘度明显下降，并抑制血小板聚集。⑤ 升高血糖。⑥ 有一定的抗菌、抗炎症作用。⑦ 与环磷酰胺合用，可使荷瘤小鼠比单用抗癌药时死亡时间延长，存活率提高。

【临床报道】

党参补中益气，可用于各种虚弱、神经官能症、咳嗽气急；脾胃虚弱，食欲不振；心阳虚弱，气短心悸。

对消化吸收功能不良，中气下陷、自汗等症，由于党参能补中益气而奏良效，如四君子汤为其基本方；对肺虚咳嗽，常与五味子、阿胶等伍用；对缺铁性贫血、血虚，常与当归、白芍、鸡血藤等伍用。党参醇、水浸膏口服或注射，可使家兔红细胞及血红蛋白增加，说明对贫血的治疗，也有实验依据。对肾炎病人，可减少其尿中蛋白的排出。

党参在临床上不宜与藜芦同用。气滞火盛者慎用，热证不宜单独应用。

党参与人参性能大致相同，但较弱，故补益方中的人参，可用重剂量的党参代，如四君子汤、归脾汤等。但因党参补气的力量甚差，故对亡阳休克病人，仍宜用人参。党参与黄芪皆为补气药，但党参健脾补气，兼能益气生津，不能益肺固表；黄芪升阳补脾，兼能固表止汗。

【附方】

［古代方］

1. 营卫气虚，脏腑怯弱，面色㿠白，四肢无力，心腹胀满，全不思食，脉虚无力：人参(去芦)、甘草(炙)、茯苓(去皮)、白术各等份，上为细末，每服 6 克，用水 150 毫升，煎至 100 毫升，口服，不拘时。(《和剂局方》四君子汤)

2. 脾胃虚弱，面黄肌瘦，呕吐泄泻，饮食不化，或饮食停滞：人参、甘草、白茯苓(去皮)、白术、陈皮、半夏各等份，上锉散，每服 9 克，用水 150 毫升，煎至10 毫升，不拘时服。(《世医得效方》六君子汤)

3. 气血两虚，头晕眼花，四肢倦怠、气短懒言、心悸怔忡、食少泄泻或月水不调、脐腹疼痛：当归(去芦)、川芎、熟地、白芍、人参、甘草(炙)、茯苓(去皮)、白术各30克，上药㕮咀，每服9克，用水220毫升，加生姜5片，大枣3枚，煎至100毫升，去滓，不拘时服，温服。(《瑞竹堂经验方》八珍汤)

4. 脾胃气虚，困倦少食、不耐劳累、动则气短，或气虚发热，气喘；皮肤不任风寒，而生寒热头痛或气虚下陷，久泻脱肛：黄芪1.5克，人参(去芦)0.9克，当归身0.6克，橘皮0.6～0.9克，升麻0.6～0.9克，柴胡0.6～0.9克，白术0.9克，甘草(炙)1.5克，㕮咀，加水300毫升，煎至150毫升，空腹稍热服。(《脾胃论》补中益气汤)

5. 清肺气，补元气，开声音，助筋力：党参500克，沙参250克，桂圆肉120克，水煎浓汁，每周1酒杯，空心滚水冲服。(《得配本草》上党参膏)

6. 思虑过多，劳伤心脾、健忘怔忡：人参、木香各15克，白术、茯神(去木)、黄芪(去芦)、龙眼肉、酸枣仁(炒，去壳)各30克，甘草(炙)7.5克，上㕮咀，每服12克，用水220毫升，加生姜5片，枣子1枚，煎至150毫升，去滓温服，不拘时。(《重订严氏济生方》归脾丸)

［现代方］

1. 脾虚泄泻：党参6克，炙黄芪、白术、肉豆蔻、茯苓各4.5克，山药炒6克，升麻(蜜炙)2克，炙甘草2克，生姜2片，水煎服。(《中国常用中草药》)

2. 血小板减少性紫癜：党参、黄芪、白术、白芍、当归、何首乌、酸枣仁、茜草、蒲黄各9克，水煎服。(同上)

3. 内耳眩晕症：党参、黄芪、当归、茯苓、龙眼肉各9克，远志、酸枣仁、木香、甘草各4.5克，水煎服。(同上)

4. 脱肛：党参30克，升麻9克，甘草6克，水煎2次，早、晚各1次。(《全国中草药汇编》)

5. 小儿口疮：党参30克，黄柏15克，共为细末，吹撒患处。(《青海省中医验方汇编》)

【备注】

1. 党参：分东党、潞党，也是西北党的来源之一。

2. 川党参，Codonopsis tangshen Oliv. 管花党参 Codonopsis tubulosa Kom. 新疆党参 Codonopsis clematidea Clarke. 的根，也作地区性用药。

(1) 川党参：现大量栽培，分布于陕西、湖北、湖南、四川、贵州等地。为栽培品，根下部很少分枝，气香，味微甜、酸。茎叶近无毛，商品称川党、条党或单枝党。主要野生于四川涪陵及万县地区，形似西党少分枝，量少。

(2) 管花党参：叶柄较短，分布于四川、贵州、云南，根不分枝，断面粉质或糖样角质。气微香，味微甜。商品名白党或叙党。

(3) 球花党参 C. subglobosa W. W. Smith 叶片较小，花冠球状钟形，生于四川西部、云南西北部，具特异臭气。

(4) 素花党参 C. pilosula Nannf. var. modesta (Nannaf.) L. T. Sben 产于四川、青海、甘肃、陕西南部及山西中部，为党参的变种，特点是全株近光滑无毛；药材习称"西党参"，川党参与素花党参现亦作为党参正品使用。

(5) 新疆党参：植物为直立党参的干燥根，产于新疆及西藏南部、四川，质疏松，断面呈蜂窝状，味淡。

429. 铃 兰

【概述】

本品为百合科植物铃兰 Convallaria keiskei Miq. 的全草及根。又名草玉铃、鹿铃草、糜子菜、草玉兰、铃铛花、小芦藜、草寸香等。生于山地阴湿地带之林下或林缘灌丛。分布东北及河北、山东、河南、陕西、山西等地。性温，味甘、苦，有毒。功能温阳利水，活血祛风。主治心力衰竭，浮肿，劳伤，崩漏，白带，跌打损伤。用量用法：3～9克，煎汤内服，或研粉冲（一般用量为0.6克）；外用：煎水洗或烧灰研粉调敷。本品有毒，勿过量，急性心肌炎、心内膜炎忌用。

【成分】

全草含铃兰毒苷（Convallatoxin）、铃兰毒醇苷（Convallatoxol）、铃兰苷（Convalloside）、去葡萄糖墙花毒苷（Deglucocheirotoxin）、萝Ⅱ苷元、鼠李糖苷、铃兰黄酮苷（Keioside）以及万年青皂苷元（Rhodeasapogenin）与异万年青皂苷元（isorhodea sapogenin）；花含铃兰毒苷0.02%、铃兰毒醇苷、铃兰皂苷A（Convallasaponin A）、铃兰皂苷B（Convallasaponin B）、葡萄糖铃兰皂苷A（Glucoconvallasaponmin A）、葡萄糖铃兰皂苷B（Glucoconvallasaponin B）、铃兰皂苷C、铃兰皂苷D、去葡萄糖墙花毒苷、白屈菜酸（Chelidonic acid）；叶含铃兰毒苷0.037%。

【药理】

1. 强心作用：铃兰叶、茎或全草浸液，全草的醇提取液皆有洋地黄样作用，对冷血及温血动物均能加强心肌收缩力，对衰竭心脏作用更显著；它能减慢心率，抑制传导，表现强心苷的作用特点。其浸剂容易水解，因而影响保存及效价的稳定，口服效力不佳，为其缺点。药用其全草，所含的有效成分强心苷因采收季节、处理方法的不同而有显著变化。根的强心苷含量在果实形成期最高，在现叶期和叶片开张期含量也较多；叶、叶柄、花葶及花等部分在花蕾形成期和始花期含量最高（比果实形成期的根中含量更高）；种子则在黄果期和红果期含量最高。果实与种子的含量相似。早年曾报道东北铃兰以根部效力最强，为洋地黄叶的23～25倍，叶柄为10～15倍，叶为7～8倍。也有报道，于5月下旬采集后，自然干燥，其强心效价（鸽法）以叶柄最高，每克相当于30.98洋地黄国际单位，根为19.95，叶为11.09，花为20.29。上述报道的差异可能与采集期及干燥程度有关。5月中旬采集的东北玉泉铃兰叶、茎的生物效价（鸽法）约相当于洋地黄的3倍多。放置1年后以豚鼠法测定其效价则为洋地黄的二倍左右。全草酊剂疗效（豚鼠法）比洋地黄强1.9倍。铃兰毒苷的强心作用特点与毒毛旋花子苷相似，是目前已知各种植物强心苷中最强的一种。国产铃兰毒苷注射剂（每毫升含0.1毫克）比洋地黄毒苷强5倍，成人饱和量在0.2～0.3毫克之间，静脉注射（以葡萄糖液稀释，缓慢注射）后20～25分钟生效。平均疗效可维持8～15小时，饱和量分2～3次给予。总剂量达0.4毫克时作用显著。维持量为0.05～0.1毫克。可作为毒毛旋花子苷的国产代用品。但有人认为，对某些严重病例仍不能完全代替。在离体蛙心实验中，山楂提取液与铃兰毒苷合用，强心作用增强而毒性减弱。与氨茶碱合用对左心室功能伤害的动物更敏感。大鼠注射铃兰毒苷，可明显减少心脏中去甲肾上腺素的含量；蛙注射利血平后，对铃兰毒苷的敏感性降低2～4倍。铃兰毒苷对兔实验性急性冠脉功能不足的循环紊乱有一定改善（糖原再合成增加）；铃兰浸剂对实验性心肌炎也似有疗效。铃兰毒醇苷效价更高。去葡萄糖墙花毒苷效价也很高。铃兰毒原苷（水解后产生铃兰毒苷）效价较铃兰毒苷约低2倍多。铃兰苦苷作用类似狄吉他林。铃兰皂苷能致恶心、呕吐和腹泻，无强心作用。由铃兰花除去杂质和皂苷后所得的总苷称铃兰苷液（Con vasidum 有时称铃兰毒苷液），每毫升相当铃兰花1克，效价稳定，可供口服和静脉注射。铃兰叶的总苷制剂称为柯尔格利康(Corglyconum)，可供注射，作用与毒毛旋花子苷相似，但作用较弱，毒性较小。另外，铃兰的全草干粉剂、浸剂、酊剂、干浸膏亦可供药用。

2. 利尿作用：铃兰有明显的利尿作用。对心力衰竭患者的利尿效果优于洋地黄及毒毛旋花子苷，后两者不能消退的水肿，铃兰制剂常可得到较满意的效果，铃兰叶在兔急性试验中，在水负荷后，有利尿作用，根的利尿较叶明显。铃兰毒苷可使大鼠尿量增加 300%，强于其他强心苷；它还能增进电解质(主要为钠离子)的排出，这主要是由于它抑制了肾小管的重吸收，特别是远端肾小管的钠离子转运过程。

3. 镇静作用：铃兰在临床上能使患者安静，改善睡眠，减少不安情绪。全草的浸剂及酊剂可增强戊巴比妥钠对小鼠的浅麻醉作用。铃兰苷液能降低大脑皮质的兴奋过程，而增强其抑制过程。镇静作用主要是其苷元(毒毛旋花子苷元)所引起。低于中毒量的苷元能延长条件反射潜伏期，降低大脑皮质和脑干部分的生物电电位活动，显著延长和加强异戊巴比妥的催眠作用，并能减弱家兔和大鼠实验性电惊厥的发作强度。铃兰毒苷、去葡萄糖墙花毒苷及它们的苷元均能抑制大鼠的自发活动，但铃兰毒醇苷则并无镇静作用。

4. 对代谢的影响：铃兰毒苷能增加正常的或心肌炎的大鼠、猫的心肌糖原含量，但作用较毒毛旋花子苷弱。如长期用毒性剂量则反可降低心肌糖元含量。在心肌缺氧时，铃兰毒苷能增强同化过程；铃兰叶总苷能增强心脏磷化合物的代谢，这些都有益于心肌的能源供应。铃兰毒苷还可增进肺循环，增加麻醉狗动脉血中的氧合血红蛋白，增加脑组织氧的摄取及骨骼肌的氧张力。

5. 其他作用：柯尔格利康中毒剂量可收缩冠状血管。去葡萄糖墙花毒苷对离体冠状血管和兔耳、肾灌流中，均有收缩血管作用。日本产铃兰的浸出液能收缩离体肠管，钙可协同，而镁则能拮抗此作用。铃兰在临床应用中也可引起腹泻。柯尔格利康能延长家兔的凝血时间及凝血酶原时间(铃兰毒苷与铃兰苦苷无此作用)，它与铃兰苷液能降低兔血浆中 V 因子浓度及血小板致活酶的活力，而与毒毛旋花子苷的作用相反。俄罗斯产铃兰中含铃兰黄素(Convaflavin)，有利胆、消炎作用，能减轻家兔的 CCl_4 性肝炎的病理过程，缩短恢复期。

6. 吸收、排泄和蓄积：铃兰口服制剂一般稳定性差，吸收不佳，在肠道内易于破坏，因此，药效显著降低，作用不及洋地黄。东北玉泉铃兰酊剂，子豚鼠十二指肠给药，6 小时仅吸收 50%左右，铃兰毒原苷十二指肠给药，效力也显著降低。铃兰毒苷也以静脉注射活性最高，而以肠道给药为最低。不同动物间也有差异，如大鼠与猫口服吸收率可达 90%，而豚鼠仅为 14%。在体内破坏迅速，排泄也快，蓄积作用比洋地黄小。铃兰毒原苷给药 3 天后已大部排泄，6 天后可全部排完；铃兰毒苷蓄积性很低，1 天可排出给药量的一半，5 天排完，还有报告 48 小时已完全从体内消失者；在肝脏中 2～4 小时可破坏 34%，消除速度为每小时 0.001 9～0.002 2 毫克/千克，较洋地黄毒苷快 2.1 倍。铃兰毒苷在大鼠离体小肠的灌流中，可代谢为铃兰毒醇苷。去葡萄糖墙花毒苷蓄积性也很低，它与铃兰毒醇苷在肝脏中皆不受破坏，以原形与胆汁同时排出。

7. 毒副作用：铃兰制剂的副作用和毒性较洋地黄小，少数患者可产生厌食、流涎、恶心、呕吐等消化道症状。有的出现头晕、头痛、心悸等。铃兰毒原苷注射剂因含某种杂质，皮下注射可产生局部疼痛，不幸中毒时可按强心苷中毒的处理原则治疗。它的治疗安全范围大于毒毛旋花子苷。铃兰酊小鼠腹腔注射，半数致死量为(1.61±0.123 8)毫克/克。

【临床报道】

1. *治疗充血性心力衰竭*：以10%酊剂内服，每次1毫升，每天4次，连服3天后改为维持量，每天服1毫升。或用铃兰毒苷注射液，每天1次0.05～0.1毫克(每安瓿1毫升含铃兰毒苷0.1毫克)，以20%～25%葡萄糖液20毫升稀释后静脉缓慢注入。

2. *治疗心力衰竭*：用酊剂治疗风湿性心脏病所致的心力衰竭10例，7例在用药3～7天内，气急、发绀、肺部啰音、颈静脉怒张、肝大、浮肿等症状体征明显改善，其中合并心房纤颤者4例，皆在服药2～3天后心率下降至正常，心律转齐。

3. *其他*：治疗肾性心力衰竭2例，服药4天后浮肿消退，肝脏回缩至肋缘内。治疗痨型克山病、高血压性心脏病所致的心力衰竭各1例，服药后均显效。治疗肺源性心脏病6例，2例显效，2例进步；2例在服药3天时出现毒性反应：1例心率降至36次/分(考虑为Ⅲ度房室传导阻滞)；另1例出现二联心律，并皆有剧烈跳动样头痛、头昏、心难受，但无恶心、呕吐、黄视等症状，停药2天后症状消失，心律、心率相继恢复。总体效果是显效13例，进步5例，不良2例。用铃兰毒苷注射液治疗10例，用药后2小时内症状及体征明显改善者4例；注药后2小时症状及体征有一定改善，或连用数天后症状及体征消失或明显改善者5例，无效者1例。一般注药10分钟即可出现疗效，2小时疗效达最高峰，24小时后作用已不明显。治程中一般无任何副作用，但个别出现轻度恶心、房室传导阻滞、偶发性期前收缩及暂时性二联律等现象，故用时需严密注意心律及心率变化，以防意外。

【附方】

1. *丹毒*：铃兰30克，煎水洗。

2. *跌打损伤*：铃兰9克，红三七6克，红白二丸0.15克，四块瓦15克。水煎服，黄酒为引。

3. *崩漏白带*：铃兰、益母草各9克，红白鸡冠花、红毛七各6克，红花4.5克，石泽兰3克。水煎服，黄酒为引。(《陕西中草药》)

430. 铅 粉

【概述】

本品为用铅加工制成的碱式碳酸铅，又名定粉、粉锡、胡粉、锡粉、铅白、官粉、宫粉、光粉。性寒，味辛、甘。归肝、胃、脾经。功能消积杀虫，化痰解毒，燥湿止痒，收敛生肌。主治疳积，虫积腹痛，癥瘕积聚，疥癣，痈疽，溃疡，丹毒，烫伤以及疮瘘久不收口。用量用法：外用研末干撒或调敷，或熬膏贴；内服研末1～1.5克，或入丸散。

【成分】

主成分为碱式碳酸铅 $2PbCO_3 \cdot Pb(OH)_2$。因原料常含杂质，故制成的铅粉亦含杂质，混有铁、银、铜、砷、锑、锡等。

【临床报道】

古时妇女用铅粉搽面作化妆品，使颜面光滑白润，但日久面色发青，遗留后患。外用于疮疡、疥癣、烫伤，内用于疳积。陈藏器谓："主久痢成疳，和鸡子白服，以粪黑为度。"

【附方】

1. *疳痢，五色痢*：定粉、龙骨、黄丹(煅过)各6克，诃子(煨热，取肉)3个，上

为末，每服 0.3～0.6 克，粥饮下。(《幼科准绳》定粉散)

2. 痈疽发背，恶疮：光粉 60 克，真麻油 90 克，慢火同熬，更换柳枝频搅，至滴水成珠，入白胶末少许，徐徐倾入瓷器内，以水浸 2 天，油纸摊贴。(《仁斋直指方》)

3. 消渴，口干烦躁、饮水无度：铅霜 15 克，青黛、栝楼根各 30 克，龙脑少许，上为细末，蜜丸梧子大，每服 20 丸，食后煎竹叶汤送下，每天 3 次。(《圣济总录》铅霜丸)按：本方治消渴，乃栝楼根之效用。铅霜又名铅白霜。(《本草图经》)

4. 口疮，牙齿腐蚀、气臭出血：铅白霜 6 克，铜绿 6 克，白矾 1 块，上为末，掺患处，以温浆水漱口。(《宣明论方》铅白霜散)

按：铅粉是碱式碳酸铅；铅霜(铅白霜)为醋酸铅，后二方所用为铅霜，不是铅粉，但因本书未列铅霜条，故附列此二方，以供参考。

【备注】

1.《本草经》早已著录"粉锡"条，为下品，陶弘景认为是"化铅所作胡粉"。《开宝本草》说："按本经呼为粉锡，然其实铅粉也。"李时珍认为古人名铅为"黑锡"。乃知铅始于《本草经》。

2. 铅丹为四氧化三铅(Pb_3O_4)，即黄丹、广丹，与本品碱式碳酸铅不同。铅丹另有专条。

3. 铅霜，也称铅白霜，用铅加工制成。成分为醋酸铅，与铅粉成分碱式碳酸铅有别。用治惊痫、热痰、鼻衄、牙疳、喉痹、口疮、溃疡。研末撒或溶液外涂，内服研末 0.09～0.15 克或入丸散。

431. 铅　丹

【概述】

本品为纯铅经加工制成的四氧化三铅 Pb_3O_4，又名黄丹、广丹、东丹、章丹、丹粉。产于河南、湖南、广东、福建、贵州、云南等省。性微寒，味辛、咸，有毒。归心、脾、肝三经。功能拔毒止痒、收敛生肌、杀虫截疟。主治痈疽疮疡，研末撒布或制膏涂搽，并用于疟疾、癫痫等，用量用法：0.3～0.6 克，内服入丸散；外用适量，研末撒，调敷或熬膏。

【成分】

主含四氧化三铅 Pb_3O_4 或一氧化铅。光谱分析证明铅丹含有钙、铝、铁、钛、锶、钠、镁等多种元素。

【药理】

1. 主要作用：① 杀灭细菌和寄生虫。② 抑制黏液分泌。

2. 毒副作用：铅中毒量为 0.04 克，醋酸铅致死量为 20 克，碳酸铅致死量为 30 克，每天口服微量(低于 2 毫克)，连用数周，可致慢性中毒，见齿龈有铅线，铅可作用于全身各个系统。血液中铅浓度过高，能抑制体内活性酶，使血红蛋白的合成发生障碍，引起贫血；也可作用于红细胞，使细胞钾离子渗出，造成溶血；损伤血管引起脑、肺血管充血、出血，眼底出血，并可招致脑水肿、神经胶质变性，引起一系列神经损害症状。急性中毒时，由于对组织的刺激和损伤，则可引起胃肠炎症，肝细胞变性，肾小管上皮细胞坏死。

【临床报道】

本品能拔毒生肌、祛痰镇惊，可配成拔毒膏外用；也可与牡蛎、龙骨、柴胡等配伍成柴胡加龙牡汤，治惊痫心悸。用于疮疡多脓、金创出血、痈疽溃疡、惊痫癫狂、吐逆反胃，内服不可过量，以防中毒。

铅丹配青蒿，截疟；配龙骨，用于癫狂惊痫、烦躁失眠、心悸怔忡，外用收湿敛疮、溃疡不敛、金创出血;配煅石膏,治痈疽溃后、脓水淋漓,久不收口;配枯矾,治疗湿疹、癣疥、疮毒、女阴溃疡。

【附方】

［古代方］

1. 臁疮久不愈并风癣疥癞血风:黄丹(淘洗7次)45克,黄连15克,川芎15克,海螵蛸9克,轻粉、潮脑、水龙骨各少许,上为极细末,以生桐油调为膏。(《疡科选萃》黄丹膏)

2. 消渴、心神烦闷、头痛:黄丹(炒令紫色)22.5克,栝楼根30克,前胡30克,甘草(炙微赤,锉)30克,泽泻15克,石膏(细研)30克,赤石脂(细研)15克,贝母(煨令微黄)15克,上为细散,入研各药令匀,每次3克以清粥饮调服,不拘时候。(《太平圣惠方》黄丹散)

3. 痈疽疮溃后脓水淋漓,口不收敛:煅石膏60克,轻粉30克,铅丹15克,冰片0.15克,各研极细末,和匀,掺于创口,外用膏贴。(《马氏方》桃花散)

4. 外痔:黄丹、滑石各等份,上为细末,新汲水调涂。每天3～5次。(《婴童百问》丹粉散)

5. 腋气:腻粉、明矾、红丹各等份,上为末,临睡时抹之。(《续本事方》)

6. 汤火伤:黄丹30克,潮脑15克,为末,以蜜调匀,涂患处。(《疡医大全》)

［现代方］

1. 鸡眼:黄丹1.5克,水杨酸2.5克,蘑糖1.5克,普鲁卡因1克,上述四药均匀混合,加75%乙醇缓慢搅拌,调成糊状,备用。用前先将鸡眼及其周围皮肤油质用汽油或乙醚清除,然后用粘膏一块在中央挖一小孔,使其暴露整个鸡眼,用上药涂敷,外用另一块粘膏固定,4～5天后揭开粘膏,如鸡眼尚未完全分离,可再敷药。治愈率60.7%。[中华皮肤科杂志,1958,(2):107]

2. 湿疹:黄丹、黄柏各30克,研细混匀,渗出液多者,撒于疮面,少者用香油调敷,治愈率63%。[四川中医,1984,2(3):50]

3. 下肢慢性溃疡:章丹100克,制炉甘石200克,血竭30克,以上共研细末,过100目筛,灭菌备用。外用。同时内服加味二妙散,治疗36例下肢溃疡,治愈30例。[上海中医药杂志,1988,(3):51]

432. 积雪草

【概述】

本品为伞形科植物积雪草 Centella asiatica (L.) Urban 的全草或带根全草。又名连钱草、地钱草、马蹄草、老公根、葵蓬莱、地棠草、崩大碗、铜钱草、遍地香(《浙江中药手册》)、雷公根(《江苏植药志》)、灯盏菜、野荠菜、老鸦碗、破铜钱、大叶金钱草等。多生于路旁、沟边、田坎边稍湿润而肥沃的土地。分布于广东、四川、广西、江苏、浙江、江西、福建、湖南等地,江苏、浙江等地区以本品作“落得打”使用。性寒,味苦、辛。归肝、脾、肾经。功能清热利湿,消肿解毒。主治痧气腹痛,暑泻,痢疾,湿热黄疸,砂淋,血淋,吐、衄、咳血,目赤,喉肿,风疹,疥癣,疔痈肿毒,跌打损伤。用量用法:9～15克(鲜者15～30克)煎汤内服或捣汁;外用,捣敷或捣汁涂。

【成分】

含积雪草苷(Asiaticoside)、参枯尼苷(Thankuniside)、异参枯尼苷(isothankuniside)、羟基积雪草苷(Madecassoside)、玻热模苷(Brahmoside)、玻热米苷(Brahminoside)和玻热米酸(Brahmie acid)、积雪草酸、白桦脂酸,以及马达积雪草酸

(Madasiaticacid)。此外,尚含内消旋肌醇(Meso-inosiLol)、积雪草糖(Centellose)、蜡、胡萝卜烃类(Carotenoids)、叶绿素,以及山萘酚、槲皮素和葡萄糖、鼠李糖的黄酮苷。也含生物碱、鞣质、钾盐等。

【药理】

1. 镇静作用:其中所含的苷对小鼠、大鼠有镇静、安定作用,此作用主要是对中枢神经系统中的胆碱能系统的影响。

2. 对心血管的作用:水提物静脉注射,可降低动脉压、减慢心率,并显示有量效关系。

3. 对皮肤组织的作用:积雪草苷能治疗皮肤溃疡,如顽固性创伤、皮肤结核、麻风等。对小鼠、豚鼠、兔肌肉注射或皮下植入可促进皮肤生长、局部白细胞增多、结缔组织血管网增生、黏液分泌增加、毛及尾的生长加速等,曾有报告用含积雪草0.25%~1.0%醇提取物(含积雪草酸、积雪草苷)的乳霜剂治疗皮肤病,获良好效果。

4. 抗菌作用:积雪草对金黄色葡萄球菌、滤血性链球菌、各型痢疾杆菌、伤寒杆菌等有抑制作用;幼芽的水提取物有抗菌作用。积雪草苷能治疗麻风,有人认为其作用为溶解细菌的蜡膜,从而被其他药物或机体防御机能所消灭。

5. 其他作用:①醇提取物能松弛大鼠离体回肠。苷部分能降低家兔及大鼠离体回肠的张力及收缩幅度,并能轻度抑制乙酰胆碱的作用。② 对麻醉犬,静脉注射可轻度兴奋呼吸,心率变慢及中度的降低血压,后二者不能被阿托品阻断。③ 煎剂可抑制大鼠胃酸分泌,对溃疡有抑制作用。④ 积雪草苷片可抑制自身抗体形成、降低免疫球蛋白含量并降低 γ-球蛋白的含量。

6. 毒副作用:醇提取物对大鼠腹腔注射的半数致死量为1.93克/千克。苷部分毒性较小,大鼠腹腔注射2克/千克也不引起死亡。积雪草苷对小鼠、兔皮下注射0.04~0.05克/千克能产生中毒症状;0.2~0.25克/千克则增加出血时间,导致出血。口服1克/千克小鼠、兔皆能耐受。

【临床报道】

1. 用于止痛:取积雪草晒干研细,每天3~6克,3次分服。治疗胸、背及腰部外伤性疼痛42例,27例止痛,14例好转,1例无效。

2. 治疗传染性肝炎:取鲜积雪草120克,加水500毫升,浓煎成250毫升,趁热加入冰糖60克溶化,分2次空腹服,7天为1个疗程。治疗10例,服药4天黄疸消退、食欲改善、恶心呕吐消失者3例,服药1周黄疸消退、消化道症状好转、胃纳增进者5例。肝肿大于服药2个疗程消退2例,3个疗程消退6例,4个疗程消退3例。

3. 治疗流行性脑脊髓膜炎带菌者:取积雪草(干)1 000克,水煎2次,合并滤液,浓缩至1 000毫升,加防腐剂,pH调至6左右。每服10毫升,5岁以下儿童减半,每天3次,空腹服,连服3天。处理30例流脑带菌者,3天后连续3次作鼻咽分泌物采样培养,结果转阴24例,较磺胺噻唑对照组的转阴率高。

【附方】

1. 湿热黄疸:积雪草30克,冰糖30克。水煎服。(《江西民间草药》)

2. 中暑腹泻:积雪草鲜叶搓成小团,嚼细,开水吞服一二团。(《浙江民间常用草药》)

3. 小便不通:鲜积雪草30克,捣烂贴肚脐,小便通即去药。(《闽东本草》)

4. 麻疹:积雪草30~60克。水煎服。(《常用中草药手册》)

5. 疔疮:鲜积雪草,洗净,捣烂敷患处(《江西民间草药》)。鲜积雪草30~60克,水煎服。(《福建中草药》)

6. 缠腰火丹:鲜积雪草,洗净,捣烂

绞汁，同适量的生糯米粉调成稀糊状，搽患处(《江西民间草药》)。又治皮肤溃疡，用苷片口服(含苷6毫克)，每次2片，每天3次，局部软膏涂，对硬皮病、瘢痕疙瘩、肌肉粘连等均效。

7. 跌打损伤：积雪草24～30克，和红酒250～375毫升，炖1小时，内服；渣捣烂后贴伤部。(《福建民间草药》)治新旧伤痛：积雪草粉，每天5克，分3次服，14天为1个疗程。

8. 目赤肿痛：鲜积雪草捣烂敷寸口处，或捣烂绞汁点患眼，每天3～4次。(《江西民间草药》)

9. 百日咳：崩大碗90克，瘦猪肉30克。同煎1小时，分2次服，连服数天。

10. 误食砒霜或其他食物中毒：老公根120克，胆矾3克，煎水服。此方亦治钩吻及蕈中毒。又抢救敌百虫中毒及农药"1065"、"六六六"混合剂中毒有效，30～60分钟苏醒。

11. 骨鲠：老公根煎水内服，服时须慢慢咽下。(9～11方出《岭南草药志》)

12. 解毒草中毒：崩大碗120克，片糖60克，煎水内服；或崩大碗120克，萝卜500克，捣烂榨汁内服。(《南方主要有毒植物》)

13. 咳血、吐血、鼻出血：鲜积雪草60～90克。水煎或捣汁服。(《福建中草药》)

14. 跌打肿痛：鲜积雪草捣烂绞汁50毫升，调酒，炖温服；渣敷患处。(《福建中草药》)

433. 透骨草

【概述】

本品为大戟科植物地构叶 Speranskia tuberculata (Bunge) Baill.〔Croton tuberculata Bunge〕的全草。又名珍珠透骨草、地构菜，多年生草本，花小，单性同株。生于草地及山坡。分布于东北、华北及山西、陕西、甘肃、山东、江苏、安徽等地。5～6月间开花结实时采收，晒干。药材：透骨草 Herb. Speranskiae Tuberculatae 根茎长短不一，表面土棕色或黄棕色，质脆，易折断，断面黄白色。叶多卷曲皱缩或破碎，呈灰绿色，两面均被白色细柔毛，下表面近叶脉处较显著。气微，味淡而后微苦。以色绿、枝嫩、带"珍珠"果者为佳。味甘、辛，性温。归肝、肾经。功能祛风除湿，舒筋通络，活血止痛。主治风湿痹痛，筋骨挛缩，寒湿脚气，腰部扭伤，瘫痪，经闭，阴囊湿疹，疮疖肿毒。主治腰扭伤，小儿疮疾，闭经。用量用法：9～15克煎汤内服，或入丸、散；外用适量，煎水熏洗。孕妇禁服。

【成分】

全草含挥发油，生物碱，酚类化合物及苷类。

【临床报道】

治风湿痹痛、腰扭伤、经闭、中风等。

【附方】

［古代方］

1. 肿毒初起：透骨草、漏芦、防风、地榆等份。煎汤绵蘸，趁热不住荡之。(《本草纲目》引《杨诚经验方》)

2. 痛风，遍身疮癣：透骨草、苦参、大黄、雄黄各15克。研末，煎汤。于密室中席围，先熏至汗出发雨，淋洗之。(《本草纲目》引《孙氏集效方》)

［现代方］

1. 风湿性关节痛：透骨草9克，防风9克，苍术9克，牛膝12克，黄柏9克，水煎服。(《青岛中草药手册》)

2. 风湿性关节炎，筋骨拘挛：透骨草9克，制川乌、制草乌各3克，伸筋草9克。

水煎服。(《陕甘宁青中草药选》)

3. 腰扭伤：透骨草根(鲜)适量，加盐少许，捣烂外敷。(《青岛中草药手册》)

4. 跌打损伤，瘀血疼痛：透骨草、茜草、赤芍、当归各9克，水煎服。(《山西中草药》)

5. 中风口眼㖞斜：透骨草、老樟木、小茴香、苍耳子、桑枝各9克。将上药倒入脸盆，加半盆水，煮沸30分钟。患者用棉被或棉袄将头蒙上，伏在盆上以热气熏蒸。待水能入手时，再用药液洗脸部两颊，洗后即入睡，严禁风寒。每剂药洗3次(3天)，一般10次即愈。[江苏中医1989,(10):46]

6. 闭经：透骨草根30克，茜草15克。水煎，加红糖、黄酒冲服。(《青岛中草药手册》)

7. 疮疖肿痛：透骨草根30克，双花30克。水煎，黄酒送服。或水煎外洗。(同上)

8. 阴囊湿疹，疮疡肿毒：透骨草、蛇床子、白鲜皮、艾叶各适量。煎水外洗。(《陕甘宁青中草药选》)

【备注】

1. 凤仙透骨草，为凤仙花科植物凤仙花的茎，也即凤仙花杆，明末张景岳著《本草正》一书，称之为透骨草，与此应加区别。

2. 几种草药书记载的功效录下，供参考。《山东中草药手册》:"祛风湿，活血，止痛。"《四川常用中草药》:"治风湿痹痛，难产，瘫痪，疮疡肿毒等症。"《青岛中草药手册》:"活血，调经，散瘀消肿。主治腰扭伤，小儿疮疾，妇女闭经。"

434. 臭牡丹

【概述】

臭牡丹为马鞭草科植物臭牡丹 Clerodendron bungei Steud. 的茎、叶。又名大红袍、臭八宝、矮童子、野朱桐、臭枫草、臭珠桐、矮桐、臭灯桐、假真珠梧桐(《闽东本草》)、臭树、臭草、鸡虱草等。生长于各地湿润的林边、山沟及屋旁。分布于河北、河南、陕西、浙江、安徽、江西、湖北、湖南、四川、云南、贵州、广东等地。性温，味辛，有小毒。功能活血散瘀，消肿解毒。主治痈疽，疔疮，乳腺炎，关节炎，湿疹，牙痛，痔疮，脱肛等。用量用法：9～15克(鲜者30～60克)，煎汤内服，捣汁或入丸、散；外用：捣敷，研末调敷或煎水熏洗。

【成分】

含生物碱、黄酮等成分。

【药理】

1. 抗菌作用：臭牡丹制剂对金黄色葡萄球菌，酵母菌、副伤寒甲杆菌有较强的抑菌作用，对伤寒、副伤寒乙杆菌、大肠杆菌显示中度敏感。

2. 增强免疫作用：臭牡丹制剂能明显提高小鼠白细胞的吞噬能力。但有报道认为，臭牡丹根提取物能抑制小鼠腹腔巨噬细胞吞噬红血球及SRBC所致溶血素抗体的产生。

3. 对子宫圆韧带肌的影响：臭牡丹水煎醇提物、总生物碱可增强70%家兔子宫圆韧带肌电发放作用，其作用似与兴奋α-肾上腺素受体有关。

4. 抗癌作用：臭牡丹根提取物100克/千克腹腔注射或皮下注射能明显延缓动物移植肿瘤S180、H22的生长；皮下注射能干扰移植性肿瘤S180的DNA合成代谢，同时对动物肝、脾的DNA合成代谢也有干扰作用。

【临床报道】

近来有人用于治疗湿疹及固定性药

疹。取臭牡丹根茎叶晒干研粉，用时将药粉夹于单层纱布内，以温开水浸湿，敷于患处（并经常用温开水湿透纱布以保持湿润），每天湿敷1次。治疗湿疹25例，13例治愈（皮肤完全恢复正常），4例近愈（皮肤接近正常，仅有少量脱屑及痒感），7例好转（病变明显消退，痒感减轻），1例无效。固定性药疹10例，6例治愈，4例好转。

【附方】

［古代方］

1. 疔疮：苍耳，臭牡丹各一大握。捣烂，新汲水调服。泻下黑水愈。（《赤水玄珠》）

2. 一切痈疽：臭牡丹枝叶捣烂敷之。（《本草纲目拾遗》）

［现代方］

1. 痈肿发背：臭牡丹叶晒干，研极细末，蜂蜜调敷。未成脓者能内消，若溃后局部红热不退，疮口作痛者，用蜂蜜或麻油调敷，至红退痛止为度（阴疽忌用）。（《江西民间草药》）

2. 乳腺炎：鲜臭牡丹叶250克，蒲公英9克，麦冬全草12克。水煎冲黄酒、红糖服。

3. 肺脓疡，多发性疖肿：臭牡丹全草90克，鱼腥草30克。水煎服。

4. 风湿性关节炎：臭牡丹鲜叶。绞汁，冲黄酒服，每天两次，每次1杯，连服20天，如有好转，再续服至痊愈。又方：臭牡丹15克，豨莶草20克，鬼针草15克，水煎剂，每天1剂，连服3～5天。

5. 头痛：臭牡丹叶9克，川芎6克，头花千金藤根3克。水煎服。（3～5方以下均出《浙江民间常用草药》）

6. 内外痔：臭牡丹叶12克。煎水，加食盐少许，放桶内，趁热熏患处，至水凉为度，渣再煎再熏，每天2次。（《江西民间草药》）

【备注】

新疆地区生产的块根芍药 Patonia anomala L. var. intermedia（C. A. Mey）O. et B. Fedtsch. 又名新疆芍药、臭牡丹，与此不同，注意分别。

435. 臭梧桐

【概述】

本品为马鞭草科植物臭梧桐 Clerodendrum trichotomum Thunb. 的干燥叶，又名海州常山、楸叶常山、地梧桐、臭芙蓉、八角梧桐。主产于江苏、浙江、安徽、福建、湖北、四川等地。野生于丘陵山坡、路旁、林缘、沟谷、溪边丛林中，也有少量栽培。气异香、味苦涩，以色绿、无杂质者为佳。性凉，味辛、苦、甘。归肝经。功能祛风湿，镇痛，降血压。用于：① 风湿痹痛、肢体麻木、高血压病、中风半身不遂。9～15克酒浸或入丸散。② 治手癣、水田皮炎、湿疹、痔疮，外用适量，水煎洗或研末外敷，或捣敷患处。

【成分】

茎叶含海州常山苷（海常素 Clerodendrin）臭梧桐素甲、乙，内消旋肌醇（Meso-inositol）、刺槐素、刺槐素-7-二葡萄糖醛酸苷（Acacetin-7-glucurouo[1→2]-glucuronide）及无羁萜、表无羁萜与生物碱等。并有海州常山苦素 A、B。

【药理】

1. 镇痛、镇静作用：小鼠电刺激实验表明，显示一定的镇痛作用，又有轻度的镇静作用。

2. 降压作用：水提取物或热浸剂对多种动物有降低血压作用，开花前的鲜叶作用比开花后的鲜叶好。

3. 扩血管作用：臭梧桐对在体与离体血管有直接扩张作用。此有助于降低血压。

4. 抗炎作用：臭梧桐与鬼针草或与豨莶草混合作成水煎剂或乙醇浸剂给大鼠灌胃，对甲醛或蛋清引起的足趾肿胀，有明显的抑制作用。

5. 毒副作用：臭梧桐提取物，热浸剂对动物毒性实验结果，证明其毒性不大。狗口服水煎剂20克/千克以上可致呕吐。

【临床报道】

治疗高血压病、风湿性关节炎及中风半身不遂等。

配伍豨莶草治痹证日久，腰膝疼痛；配威灵仙能散风湿，舒利关节；配钩藤凉肝息风，舒筋和络；配鱼腥草，功专截疟；配金银花清热解毒，消痈疗疮。

【附方】

［古代方］

1. 男妇感受风湿或嗜饮冒风以致两足软酸，疼痛，不能步履，或两手牵绊，不能仰举：地梧桐(花、叶、梗、子，俱可采取，切碎晒干，磨末子)500克，豨莶草(炒，磨末)240克，上2味和匀，炼蜜丸如梧子大，早晚以白滚汤送下12克，忌食猪肝、羊血等物。或单用臭梧桐60克，煎汤饮，以酒过之。连服10剂，或煎汤洗手足亦可。(《养生经验合集》豨桐丸)

2. 半边头痛：川椒15克，臭梧桐叶60克，先将叶炒黄，次入椒再炒，以火酒洒在锅内，拌和取起，卷在绸内，扎在痛处，吃热酒1碗，取被盖颈而睡，出汗。(《本草纲目拾遗》)

3. 内外痔：臭梧桐叶7片，瓦松7枝，皮硝9克，煎汤熏洗。(《本草纲目拾遗》)

［现代方］

1. 高血压病：臭梧桐叶，水煎服，连服1个月，中成药有八角梧桐片，口服，每次8片，每天2次。又复方为：臭梧桐叶6克，野芥麦根、夏枯草、荠菜各30克，玄参、生地、火炭母各15克，水煎服，每天3次；若失眠加夜交藤30克，合欢花15克。(《全国中草药汇编》)

2. 风湿痛及高血压病：臭梧桐9～30克煎服；研粉每服3克，每天3次。(《上海常用中草药》)

3. 湿疹或痱子发痒：臭梧桐适量，煎汤洗浴。(同上)

【备注】

1. 臭梧桐花：又名龙泉花。性平，味苦，入肺、肝、大肠经。功能散风定痛，解毒止痢，行气除疝。煎服6～9克；研末或浸酒。用法用量：① 头风头痛，每服6克，临床配。② 湿热下痢，隔年臭梧桐花，煎汤服。③ 疝气坠胀，疼痛。鲜臭梧桐花15克，捣烂泡酒服。

2. 臭梧桐子：即其果实。性平，味苦。入肺、肝经。功能下气平喘，祛风除湿，消肿止痛。用治：① 气喘证。② 关节疼痛。③ 牙龈肿胀疼痛。用法用量：9～15克煎汤内服；外用敷贴。果实含臭梧桐碱及其N－葡萄糖衍生物，种子含油3.9%，其中含油酸和亚油酸为主。

3. 臭梧桐根：又名芙蓉根。性平，味苦。入心、肝、脾经。功能祛风除湿，用治风湿痹证关节疼痛；消积导滞，用治食积饱胀；疗疳除疾，用治小儿疳疾；消肿散瘀，用治跌打损伤肿痛；解毒疗疮，用治痈疽疮疖，也治高血压、疟疾。用法用量：9～15克，水煎服；30～60克捣汁冲酒。根含臭梧桐甾醇、臭梧桐甾酮。

436. 徐长卿

【概述】

本品为萝藦科植物徐长卿 Cynanchum paniculatum (Bge.) Kitag. 的干燥根及根茎。又名寮刁竹、逍遥竹、别仙踪、英雄草、牙蛀消、蛇草、钓鱼竿、一枝箭、痢止草、对叶莲等。生于向阳山坡及草丛中。主产于江苏、浙江、山东、河北、湖南、安徽及东北等地。性温，味辛。归肝、胃经。功能祛风除湿，止痛止痒，解毒消肿。主治风湿痹痛，腰膝疼痛，牙痛，心腹痛，痛经，跌打肿痛，毒蛇咬伤及湿疹等皮肤病。用法用量：3～12 克煎汤内服，宜后下，散剂1.5～3 克；外用：适量煎水洗，研末或鲜品捣敷。

【成分】

全草含牡丹粉（丹皮酚 Paeonol）约1%，异牡丹酚，赤藓醇，直立白薇苷 B，徐长卿苷 A、B、C 挥发油及少量生物碱。根含有黄酮类、糖类、氨基酸、新徐长卿苷。

【药理】

1. 解热、镇痛作用：牡丹酚有解热作用。徐长卿对小鼠有镇痛作用。成分为牡丹酚及从徐长卿中分离出来的"3-羟-4-甲氧苯乙酮"。

2. 镇静作用：牡丹酚具有镇静作用，能显著减少小鼠的自发活动。

3. 对心血管系统的作用：动物实验证明，徐长卿能增加冠脉流量，改善心肌代谢，抗心肌缺血；牡丹酚具有降低动物血压、抗心律失常的作用。

4. 降血脂作用：徐长卿对实验性高脂血症的动物能降低血清总胆固醇及β-脂蛋白，降低动脉粥样硬化病变发生率。

5. 对平滑肌的作用：牡丹酚对乙酰胆碱等刺激引起的豚鼠离体回肠强烈收缩具有显著对抗作用，从徐长卿中分离出的3-羟-4-氧苯乙酮亦有抑制胃肠蠕动作用。

6. 抗菌作用：徐长卿全株植物及牡丹酚对金黄色葡萄球菌、甲型链球菌、伤寒杆菌、大肠杆菌、绿脓杆菌等有一定抑制作用。

【临床报道】

徐长卿常用于治疗风湿关节腰腿疼痛、水肿、腹水、小便淋痛、带下、慢性哮喘、晕车晕船、胃痛、牙痛、湿疹、风疹、顽癣及虫蛇咬伤等，近年徐长卿还用于治疗冠心病、心绞痛、高血压、高血脂及神经衰弱等。

治风寒湿痹、关节疼痛、筋脉拘挛，常与威灵仙、木瓜等配伍；如寒湿痹阻、腰膝酸软疼痛，可与杜仲、续断、独活等配伍；治气滞血瘀，经来腹痛，常与川芎、当归、香附等配伍；治跌打伤痛，常与乳香、没药、当归配伍，也可用鲜品捣敷，治龋齿牙痛，也可煎水含漱。

【附方】

［古代方］

1. 晕车晕船：凡人登车船烦闷、头痛欲吐者，宜用徐长卿，石长生、车前子、车下李根皮各等份，捣碎，以方囊系半合于衣带及头上，别复此患。（《肘后方》）

2. 小便关格：徐长卿汤，治气雍关格不通、小便淋结、脐下郁闷。徐长卿（炙）15克，茅根 0.9 克，木通、冬葵子各 30 克，滑石 60 克，槟榔 0.3 克，瞿麦穗 15 克，以上诸药水煎，取汁，入朴硝 3 克，温服，每天 2 服。（《太平圣惠方》）

［现代方］

1. 止痛：① 风湿痛：徐长卿 24～30 克，烧酒250 毫升，浸泡 7 天，每天服药酒60 毫升；（《全国中草药汇编》）或徐长卿24～30 克，猪瘦肉 120 克，老酒 60 毫升，酌加水煎成半碗，饭前服，每天 2 次。（《福建民间草药》）② 风湿腰痛：徐长卿12 克，紫苏 30 克，轮叶婆婆纳 30 克，水煎服。（《内蒙古中草药》）③ 牙痛：徐长卿（干）15 克，洗净，加水 1 500 毫升，煎至 500 毫升，也可制成粉剂。痛时服水剂 30 毫升，服时先用药液漱口 1～2 分钟，再咽下；如服粉剂，每次1.5～3 克，每天 2 次。（《全国中草药新医疗法展览会资料选编》）④ 胃痛：徐长卿6～12 克，水煎服。（《中草药土方土法战备专辑》）⑤ 跌打肿痛：徐长卿 9 克，连钱草 60 克，水煎，兑酒服，另以鲜徐长卿捣敷患处；(《四川中药志》)或用鲜徐长卿根、生栀子等量，同捣烂外敷，另用徐长卿 9 克，煎水，服时兑黄酒适量。(《安徽中草药》)⑥ 痛经：对叶莲根 9 克，月月红 6 克，川芎 3 克，切细泡酒，内服。(《贵阳民间草药》)⑦ 慢性腰痛：徐长卿、虎杖各 9 克，红四块瓦 5 克，研末，每次 0.6～1 克，每天 2～3 次，温开水吞服。(《湖北中草药志》)⑧ 三叉神经痛：徐长卿 20 克，川芎 15 克，白芷 15 克，水煎服。[中国民间疗法，2002，10(8)：63]

2. 疟疾：徐长卿 9～12 克，水煎 1 次口服。[新医药学杂志，1975，(6)：36]

3. 痢疾、肠炎：痢止草 3～6 克，水煎服，每天 1 剂。(《全国中草药新医疗法展览会资料选编》)

4. 慢性支气管炎：徐长卿 30 克，煎水服或制成片剂(每天生药 30 克)，对喘息型效果好。(《中药大辞典》)

5. 神经衰弱：徐长卿全草研粉，每次 10～15 克，每天 2 次；或徐长卿全草制成蜜丸，每丸含生药 5 克，每次 2 丸，每天 2 次。(《全国中医秘方大全·内科分册》)

6. 精神分裂症：徐长卿 15 克，泡水代茶饮。(《吉林中草药》)

7. 腹胀：徐长卿 9 克，加水煎成 100 毫升，温服。(同上)

8. 预防晕车：徐长卿 60 克，樟脑 10 克，共研细末，以布包裹置于肚脐。[新中医，2001，33(11)：71]

9. 皮肤病(带状疱疹、接触性皮炎、神经性皮炎、牛皮癣等)：徐长卿 6～12 克，水煎内服或外洗或用徐长卿注射液肌肉注射。[中草药通讯，1970，(4)：25；1974，(3)：45]

10. 毒蛇咬伤：徐长卿、青木香各 30 克，山苋菜 15 克，金线莲(或银线莲) 2～3株。共捣烂取汁调蜜糖水内服；或徐长卿 30 克，白芷、五灵脂各 15 克，大黄、川贝各9 克，甘草 3 克，水煎服；或徐长卿 50 克，蛇总管 500 克(均为全草)阴干切片，用米酒2 500 克浸 3 周成蛇药酒饮用。(《全国中草药新医疗法展览会资料选编》)

11. 过敏性鼻炎：徐长卿 30 克，生地 24 克，当归、赤芍各 15 克，川芎 6 克，苍耳子、辛夷花各 9 克，水煎服。[黑龙江中医药，1991，(5)：33]

12. 原发性肝癌：徐长卿、仙鹤草、半枝莲、七叶一枝花各 30 克，田三七 3 克，人工牛黄 2 克，山楂、白芍、土鳖、山栀子各 15 克，大黄 12 克，茵陈 24 克，丹参 20 克，蜈蚣 4 条，水煎服。[新中医，1989，(5)：11]

13. 胃窦炎(健胃茶)：徐长卿 9 克，麦冬 9 克，生甘草 6 克，化橘红 4.5 克，玫瑰花1.5 克。将药研成粗粉末，沸水冲饮代茶。[新疆中医药，1982，(4)：22]

14. 血虚经闭：对叶莲 6～9 克，煨甜酒内服或炖肉吃；或研末吞服 3 克。

15. 月经过多：对叶莲、马蹄草、月月红、朱砂莲各 6 克，海螵蛸 3 克，共为末，每用酒送服 3 克。

16. 肺热、盗汗、咳嗽：对叶莲 6 克，鹿含草 6 克，研成细末，混合成散剂，兑汽水或蒸肉，1 次服用，连用 3 剂。(14～16《贵阳民间草药》)

17. 小儿高热、抽搐：徐长卿 9 克，钩藤 4 克，水煎服。

18. 肾盂肾炎：徐长卿、旱莲草、萹蓄各 15 克，石菖蒲、海金沙各 9 克，水煎服。

19. 结膜炎：鲜徐长卿适量，切碎，调入鸡蛋内，以麻油煎熟食之。(17～19《安徽中草药》)

20. 腿肚生疮：徐长卿全草捣烂敷。(《湖南药物志》)

21. 顽固性皮癣：徐长卿 100 克，加水 300 毫升煎；外用徐长卿 80 克，细辛、枯矾、苦参各30克，加水2 000毫升，文火煎煮40分钟，浸洗20分钟，每天1～2次。[新中医，2001，33(2)：44]

【备注】

1. 徐长卿的生长期不同，其丹皮酚的含量也不一样，开花期含量最高，结果期次之。部位不同，含量也有差别。地上茎叶部分与地下(根)丹皮酚的含量比为1：2。栽种3年以上者，根及根茎6月含量约1.2%，9月约3.9%；全草9月2.7%～2.8%，野生的根及根茎6月约1.8%，9月约4.2%，全草6月约1.0%，9月约2.5%，据此可知在用根及根茎时9月采取的含量较高，如用全草，剂量应加大。

2. 河南、陕西等地曾以徐长卿根部混称“白薇”入药。(《中华本草》)

437. 豹　骨

【概述】

本品为猫科动物豹 Panthera pardus L. 的干燥骨骼。主产四川、云南、贵州、湖北、安徽。形体似虎而较小，其骨以体重、质坚、浅黄色无残筋肉者为佳；尤以四肢骨较胜。取用时去净筋肉，洗净，阴干，临用时敲碎。炮制品有油豹骨、醋豹骨。性温，味辛。归肝、肾经。功能祛风止痛，强筋健骨。主治风寒湿痹，关节筋骨疼痛，拘急不利，腰膝酸软，肢体拘挛，四肢无力等症。用法用量：9～15克水煎服；也可浸酒或入丸散。血虚火盛者慎服。功用略同虎骨，但力稍逊。

【成分】

主含钙质(磷酸钙)及蛋白质等。

【药理】

1. 抗炎作用：豹骨对二甲苯诱发的小鼠耳郭肿胀及角叉莱胶引起的足跖肿胀，大鼠棉球肉芽肿，均有抑制炎症作用，并有一定的镇痛作用。

2. 镇静、抗惊厥作用：给小鼠灌服豹骨提取液可明显增强戊巴比妥钠的催眠作用。也可对抗戊四氮引起的惊厥。

【临床报道】

豹骨，始载《名医别录》，列为中品。古籍有使用头骨的记载，烧灰淋汁去头风白屑。现用作虎骨的代用品。以骨干粗壮，坚重细腻、淡黄白色、少筋肉者为佳。

【备注】

1. 豹为中型猛兽，除金钱豹外，尚有雪豹和云豹。金钱豹与雪豹体形较大，云豹体形较小。雪豹四肢较金钱豹略短而粗壮，尾较长。云豹四肢较细短，尾亦较长。过去冬春捕猎较多，现为保护珍稀动物，临床应禁止使用。

2.《名医别录》又载豹肉，谓能补益肝肾，填精血，充髓海，后为《千金方》“食治”项和《食疗本草》转载。

438. 高良姜

【概述】

本品为姜科植物高良姜 Alpinia officinarum Hance 的根茎。又名膏凉姜、良姜、蛮姜、佛手根、小良姜、海良姜。生长在路边、山坡的草地或灌木丛中。分布广东海南及雷州半岛、广西、云南、福建、台湾等地。性温，味辛。归脾、胃经。功能温中止痛，祛风，散寒，行气。主治脾胃中寒，脘腹冷痛，呕吐泄泻，噎膈反胃，食滞，瘴疟，冷癖。用量用法：2～5克煎汤内服；或入丸、散。阴虚有热者忌服。分布于广东的海南及雷州半岛、广西、云南、台湾等地。

【成分】

根茎含挥发油 0.5%～1.5%，其主要成分是 1,8-桉叶素(Cineole)和桂皮酸甲酯(Methyl cinnamate)，尚有丁香油酚(Eugenol)、蒎烯(Pinene)、毕澄茄烯(Cadinene)等；根茎尚含黄酮类高良姜素(Galangin)、山柰甲黄素(Kaempferide)、山柰酚(Kaempferol)、槲皮素(Quercetin)、异鼠李亭(isorhamnetin)等和一种辛辣成分，称高良姜酚(Galangol)。

【药理】

1. 促进胃液分泌：采用巴甫洛夫小胃的狗进行慢性实验，结果表明给犬灌胃高良姜煎剂，3 小时后，胃液总酸排出量与对照组比较有明显升高，对胃蛋白活力无明显影响。

2. 抗溃疡作用：高良姜水提物和醚提物能显著对抗小鼠水浸应激性溃疡和大鼠盐酸性溃疡。日本学者报道，高良姜丙酮提取物呈剂量依赖性地抑制盐酸-乙醇溃疡、氢氧化钠性溃疡和氨水性溃疡形成。

3. 止泻作用：高良姜提取物能显著对抗蓖麻油引起的腹泻，其水提物还对番泻叶引起的腹泻有治疗作用。

4. 镇痛作用：在热板法和乙酸扭体试验中，本品提取物有明显的镇痛作用。

5. 利胆作用：本品水和醚提取物对麻醉大鼠均有明显利胆作用，醚提物作用较强。

6. 调节肠平滑肌作用：高良姜水煎剂呈浓度依赖性地增加离体兔空肠平滑肌的收缩幅度和张力，这种兴奋肠管活动作用可能与其具有组胺样和抗肾上腺素样作用有关。又有报道，高良姜醇提物能抑制离体豚鼠回肠自发收缩活动，对抗组胺或氯化钡引起的收缩反应，此种抑制作用可能与其所含的挥发油成分有关。

7. 抗缺氧作用：醚提物能延长常压密闭缺氧小鼠的存活时间和减慢机体耗氧速度。其水提物能提高小鼠在低氧条件下的氧利用能力。两者都能延长氰化钾中毒小鼠的存活时间。

8. 抗菌作用：在试管内，高良姜对人型结核杆菌有抑制作用。体外实验证明，高良姜煎剂对炭疽杆菌、α-溶血性链球菌、β-溶血性链球菌、白喉杆菌、假白喉杆菌、肺炎双球菌、金黄色葡萄球菌、柠檬色葡萄球菌、白色葡萄球菌、枯草杆菌等均有不同程度的抗菌作用。

9. 抗炎作用：动物实验表明，高良姜水提物能明显对抗乙酸引起的腹腔毛细血管通透性增高，对角叉菜胶引起的足跖肿胀有拮抗作用。

10. 抗凝作用：高良姜水提物及挥发油对大鼠血栓形成有明显抑制效应，并具有一定的抗凝作用，主要参与内源性凝血系统，改善血流状态。水提物还对二磷酸腺苷和胶原诱导的兔血小板聚集有抑制作用。

11. 改善微循环作用：高良姜对肾上腺素引起的微动脉血流停止或减慢有推迟作用，对管径收缩时间有推迟作用。

12. 对心肌脂质过氧化的影响：丹参可使缺血区心肌脂质过氧化物含量明显降低，高良姜水提物能保护缺血缺氧心肌的超氧化物歧化酶活性，降低丙二醛含量的作用与丹参相似。

【临床报道】

用于温中散寒、胃寒腹痛、呕吐、食欲不振等症。凡中焦实寒，脘腹冷痛者可与生姜相须而用；若中虚而脘腹冷痛，可与人参、白术伍用；寒疝、小腹痛，与小茴香伍用；胃中滞痛，与香附伍用；止呕宜配大枣、半夏。

【附方】

［古代方］

1. 卒心腹绞痛如刺，两胁支满，烦闷不可忍：高良姜150 克，厚朴60 克，当归、

桂心各90克，上4味，以水煎煮，滤液分3服，每天2次，若一服痛止便停，不须再服。(《千金要方》高良姜汤)

2. 温中散寒，去冷消痰，治心疼痛、宽胸下气，疗一切冷物所伤：干姜(炮)、良姜(去芦头)等份为细末，面糊为丸，如梧子大，每服15～20丸，食后橘皮汤下。妊娠妇人忌服。(《和剂局方》二姜丸)

3. 心口一点痛，多因恼怒及受寒而起：高良姜(酒洗7次，焙、研)、香附子(醋洗7次、焙研)，须各焙、各研、各贮，若病因寒而起者，用高良姜6克，香附末3克；如因怒而得者，用高良姜4.5克，香附末4.5克，以米饮加姜汁1匙、盐1撮，为丸服之。(《良方集腋》良附丸)

4. 虚冷肠鸣滑泄：良姜、干姜(炮)各180克，肉桂、荜茇各120克，上末，面糊丸，桐子大，每服50丸，米饮下。(《直指方》大已寒丸)

5. 产后腹痛，肠鸣泄：高良姜、当归、桂心、芍药、附子、川芎、甘草。(《产育宝庆集》调中汤)

6. 心脾痛：高良姜、槟榔等份，各炒。上为细末，米饮调下。(《百一选方》)

7. 霍乱吐利腹痛：高良姜，火炙令焦香。每用150克，打破，以酒200毫升，煮取三四沸，顿服。(《备急方》)按：此方实际应用时，可取上量的1/10。

8. 霍乱呕吐不止：高良姜(生锉)一味，粗捣筛。每服6克，水200毫升，枣1枚(去核)，煎至五分，去滓，用水沉冷，顿服。(《圣济总录》冰壶汤)

9. 诸寒疟疾：良姜、白姜各等份。2味火上煅，留性，为末。每服9克，雄猪胆1个，水200毫升，温和胆汁调下。(《续本事方》)

10. 风牙疼痛，不拘新久，亦治腮颊肿痛：良姜1块(约6厘米)，全蝎1枚(瓦上焙干)。上为末。以手指点药，如齿药用，须擦令热彻，须臾吐出少涎，以盐汤漱口。(《百一选方》逡巡散)

[现代方]

1. 胃寒气滞，疼痛：高良姜60克，香附60克，共研细末，水泛为丸，每服3克。

2. 小儿厌食症：良姜、陈皮、大黄、大白、白蔻、焦三仙各等份，粉碎过筛，用凡士林调成膏状，取莲子大小贴敷脐部。

3. 胸胁胀痛：高良姜15克，厚朴6克，当归9克，肉桂9克，水煎分3次服。(《中国常用中草药》)

4. 牙髓炎：良姜、白芍、干姜、雄黄、细辛、冰片共研细末喷入口腔内。

439. 浙贝母

【概述】

本品为百合科植物浙贝母 Fritillaria thunbergii Miq. 的干燥鳞茎。又名象贝、大贝、珠贝。主产于浙江宁波地区，为“浙八味”之一。江苏、安徽也有栽培。摘除心芽加工成大贝，又称元宝贝。直径在3.5厘米以下者不分瓣不摘除心芽加工成珠贝。以鳞叶肥厚、质坚实、粉开郁性定，断面色白者为佳。浙贝母：性寒，味苦。归肺、心经。功能清热化痰，散结解毒。主治外感及内热咳嗽，肺痈，乳痈，发背与一切疮疡肿毒。用法用量：5～9克，水煎或入丸散。

【成分】

浙贝母生物碱，在赵承嘏等提出贝母中所含甲、乙、丙素后，李士毅发表了浙贝母生物碱的化学性质，浙贝中含浙贝母碱即浙贝甲素(Peimine)、去氢浙贝母碱即浙贝乙素(Peiminine)浙贝丙素及微量贝母丁碱(Peimidine)、贝母芬碱、贝母辛碱和贝母嗜定碱以及贝母醇。后从浙贝中分离到浙贝母碱葡萄糖苷(Peiminoside)[水解可生成浙贝母碱与一分子葡萄糖]、浙贝宁苷、贝母醇。此外还有一种甾醇类中性物为原贝母素及多种二萜类化合物、谷甾醇、豆甾醇等。

【药理】

1. 镇咳作用：研究均能证明浙贝母碱及去氢浙贝母碱的镇咳作用，证明浙贝贝芯研粉及乙醇浸剂具有较明显的镇咳作用。说明治疗急性热咳，外感风寒咳吐黄痰有其药理学的基础。

2. 对心血管的作用：浙贝母碱及去氢浙贝母碱可使蛙心心率减慢，房室传导阻滞，对麻醉犬、猫、兔静脉注射均使血压下降。

3. 对平滑肌的作用：浙贝母碱低浓度可使支气管平滑肌扩张，高浓度则使之收缩。中等浓度可使家兔离体子宫收缩加强，其0.5毫克引起家兔子宫收缩的强度，与1单位垂体后叶素或0.04毫克的麦角新碱相似，对家兔离体小肠也能使之收缩加强。

4. 镇静、镇痛作用：浙贝母碱与去氢浙贝母碱有镇静与镇痛作用。

5. 其他作用：① 扩瞳：浙贝母碱1%溶液可使兔、猫、狗的瞳孔扩大。② 浙贝母碱可使大鼠涎液分泌短暂抑制，5分钟后即恢复。

【临床报道】

浙贝母清热化痰、降气止渴，对风热或痰热咳嗽均效，治疗感冒风热咳嗽，常与桑叶、前胡、牛蒡子等伍用；治疗痰热郁肺咳嗽，则与桑白皮、全瓜蒌等配伍；治疗肺痈咳吐脓血配伍鱼腥草、金荞麦、桃仁等药；对风热喉痹、痰雍气急，则与苏子、前胡、玄参、桔梗、甘草等配伍；治疗瘰疬与疮痈，常与玄参、牡蛎同用；治疗瘿瘤，常与海藻、昆布等伍用。治疗痈疮肿毒，与金银花、乳香、没药等伍用。

川贝与浙贝都能清肺化痰而止咳，但川贝滋润性强，长于润肺化痰，多用于燥咳、肺虚劳嗽之证。浙贝开泄力大，清火散结功能较强，多用于外感风热、痰火郁结之咳嗽和疮痈等证。与半夏不同，半夏宜于寒痰、湿痰；浙贝用于热痰、燥痰。

【附方】

[古代方]

1. 瘰疬、痰核，咽干口燥舌红、脉滑数：浙贝母、玄参、牡蛎。(《医学心悟》消瘰丸)

2. 雀斑，酒刺，白屑风，皮肤作痒：大贝母(去心)、白附子、菊花叶、防风、白芷、滑石各15克，共为细末，用大肥皂荚10荚蒸熟，去筋膜捣丸，同药作丸，早晚擦面。(《疡医大全》改容丸)

3. 瘰疬：大贝母、香白芷(不可炒)各15克，研末，每服6克，用陈酒与白糖调和，食后服之。(《吉仁集验方》)

4. 风火喉闭、锁喉风：苏子、前胡、赤芍、甘草、桔梗各6克，玄参、连翘、浙贝各4.5克，煎服。(《外科全生集》)

[现代方]

1. 感冒咳嗽：浙贝母、知母、桑叶、杏仁各9克，紫苏6克，水煎服。(《山东中草药手册》)

2. 颈淋巴结炎淋巴结核：浙贝18克，夏枯草、生地、玄参各15克，生牡蛎30克。(《中药临床应用》)

3. 肺热咳嗽，痰多胸滞：浙贝、知母、桑白皮、栀子、茯苓、黄芩各9克，石膏12克，瓜蒌仁、陈皮、枳实各6克，共研细末，炼蜜为丸，丸重9克，每服1丸，每天2次。(《全国中草药汇编》)

【备注】

1. 明末张景岳在《本草正》中首先将浙贝(称之为土贝母)与贝母(川贝)分开。《本草纲目拾遗》并谓："宁波象山所出贝母亦分两瓣，味苦而不甜，其顶平而不尖，不能如川贝之像荷花蕊也。”

2. 东贝 F. thunbergii Miq var. Chekiangensis Hsiao et K. C. Hsia 栽培于浙江东阳，在浙江作浙贝用。

3. 浙贝母之治疗瘰疬与痈肿的药理机制，尚待研究。

4. 过去用浙贝只用其鳞茎部分，经研究证明花茎梢中所含生物碱大大高于其鳞瓣；不去皮挖心较传统加工方法去皮挖心的浙贝，生物碱含量高达一倍以上。

440. 海　马

【概述】

本品为海龙科动物线纹海马（克氏海马）Hippocampus kelloggi Jordan et Snyder、刺海马 Hippocampus histrix Kaup、大海马 H. kuda Bleeker、三斑海马 H. trimaculatus leach 或小海马（海蛆）H. japonicus kaup 除去内脏的干燥体。夏、秋二季捕捞。又名水马、马头鱼。产于我国沿海地区。性温，味甘、咸。归肝、肾经。功能温肾壮阳，散结消肿。主治阳痿，遗尿，肾虚喘息，癥瘕积聚，跌扑损伤；外治痈肿疔疮。用法用量：3～9 克煎汤内服；外用适量，研末敷患处。孕妇及阴虚火旺者忌服。

【成分】

大海马和小海马均含 Na、K、Mg、Ca、Fe、Mn 等无机元素。并含蛋白质、20 多种氨基酸和脂肪。三斑海马含 Ca、P、Na、K、Mg、Fe、Sr、Si 等 19 种无机元素；谷氨酸、天门冬氨酸、甘氨酸、脯氨酸等 17 种氨基酸以及硬脂酸、胆甾醇等。刺海马含蛋白质、脂肪、多种氨基酸。皮肤有不同色素。另含乙酰胆碱酯酶、胆碱酯酶、蛋白酶。

【药理】

1. 性激素样作用：克氏海马乙醇提取物可延长正常雌小鼠的动情期，对去势小鼠可使之出现动情期，并使正常小鼠子宫和卵巢重量增加。以小鼠前列腺、精液、提肛肌的重量为指标，海马提取液显示雄性激素样作用，效力较蛇床子、淫羊藿为弱，较蛤蚧强。

2. 延缓衰老作用：对小鼠灌服大海马粉 10 克/千克，每天 1 次，连续 7 天，可延长小鼠在缺氧条件下的存活时间；并降低小鼠血清单胺氧化酶-B 活性和过氧化脂质的含量。

3. 其他作用：① 抗血栓形成和镇静作用。② 抗前列腺增生：海马胶囊有明显的治疗实验性前列腺增生的作用。有望缓解前列腺肥大。[中国药学杂志 2005，(3)：190]

【临床报道】

综合临床报道，用海马治疗以下疾病：① 脑功能和性功能减退。② 类风湿关节炎：用海马、威灵仙、茯苓皮、地骨皮、炙蕲蛇等为基本方，据称疗效显著。③ 蛇伤创口溃烂。④ 阳痿：用蛤蚧、海马、鹿茸、红参、枸杞子、淫羊藿和五味子泡酒，浸 7 天后，每晚睡前饮 35 毫升，2 个月为 1 个疗程，治疗阳痿，据报告有效。

海马配益智仁，补肾壮阳固涩，止遗治喘，强腰膝，用于肾虚而喘、遗精、遗尿、腰膝酸痛；配枸杞子，补肾阳治肝肾不足所致虚劳羸瘦、尿频遗尿、白带过多；配桃仁、血竭，补肾阳、壮腰健膝，活血追风定痛，治寒湿久痹、腰腿疼痛、四肢麻木、跌打损伤等症。

【附方】

[古代方]

1. 远年积聚癥块：木香 30 克，海马 1

对，大黄、青陈皮、白牵牛各60克。(《圣济总录》木香汤)

2. 利水散：海马、海蛤、赤茯苓、川木通、琥珀、滑石、白丁香、通草、猪苓、苦葶苈、萹蓄、车前子、瞿麦穗、泽泻等。(《奇效良方》)

3. 发背恶疮：海马1对，穿山甲、水银、朱砂各6克，雄黄9克，轻粉3克，冰片、麝香各少许。(《急救仙方》海马拔毒散)

［现代方］

1. 肾阳虚、夜尿频繁，或妇女体虚、白带量多：海马12克，杞子12克，鱼膘胶12克(溶化)，红枣30克，水煎服。(《中药基础知识简编》海马汤)

2. 气喘：海马3克，当归6克，炖鸡吃，或单用海马焙黄研末，水冲服。(《青岛中草药手册》)

3. 阳虚遗精、腰腿酸痛、小便频数：海马1对，海狗肾1具，驴肾1具，鹿肾1具，蛤蚧1对，熟地180克，核桃仁120克，鹿茸60克，附子60克，人参60克，山药60克，桑螵蛸60克，母丁香30克，肉桂30克，紫梢花30克，韭菜子30克，山茱萸60克，覆盆子30克，枸杞子30克，肉苁蓉30克，巴戟天30克，补骨脂30克，淫羊藿30克，菟丝子30克，仙茅30克，蛇床子30克，荜澄茄30克，八角茴香30克，小茴香30克，研末，制成蜜丸，每服6克，每天3次。(《中国常用中草药》)

4. 癥瘕积聚：海马1对，木香30克，大黄60克，青皮60克，牵牛子60克，巴豆49粒，共研粗末，每用6克，水煎去渣服。(同上)

【备注】

1. 刺海马与线纹海马均以躯体长大，无残损，黄白色者为佳。我国分布于东海和南海。新加坡产品称刺海马为石叻或叻埠，故又名石叻海马或叻海马。

2. 线纹海马主产广东、福建、台湾；三斑海马主产福建、广东沿海；刺海马主产广东、福建、浙江等沿海；大海马主产广东、海南；小海马主产辽宁、山东、河北等沿海。

441. 海风藤

【概述】

本品为胡椒科植物风藤 Piper futokadsura Sieb. et Zucc.(即细叶青蒌藤 Piper Kadsura (Choisy) Ohwi)的干燥藤茎。又名风藤、巴岩香。主产福建、台湾，也产于浙江、广东等地。生于低海拔林中，攀援于树上或岩石上。以茎条粗壮、均匀、香气浓者为佳。性微温，味辛、苦。归肝经。功能行经络、活血脉、祛风湿，通经络，止痹痛。用于风寒湿痹，肢节疼痛，筋脉拘挛，屈伸不利，跌打损伤。用法用量：6～12克水煎服，或浸酒饮。

【成分】

本品含细叶青蒌藤素(Futoxide)、细叶青蒌藤烯酮(Futoenone)、细叶青蒌藤醌醇、细叶青蒌藤酰胺，还含木脂素类海风藤酮、玉兰脂素B等及生物碱类化合物，还含有挥发油，油中主要含α-蒎烯、β-蒎烯、柠檬烯、香桧烯等成分。

【药理】

1. 扩冠作用：可增加小鼠心肌营养血流量。给犬静脉注射海风藤注射液，可使左冠状动脉前降支血流量增加，血管阻力下降。

2. 扩张脑血管作用：给家兔静脉注射海风藤注射液，可使正常家兔或静脉注射去甲肾上腺素引起低波幅家兔脑电波波幅增高。对犬脑干听觉传导路缺血性损伤，有一定的保护作用。

3. 增强耐缺氧作用：给小鼠腹腔注射海风藤注射剂，15分钟后皮下注射大剂量异丙肾上腺素并减压缺氧，与对照组相比，海风藤可使小鼠生命延长29.6%。

4. 抗血小板活化因子（PAF）作用：海风藤酮和玉兰脂素B对PAF诱导家兔血小板聚集有明显抑制作用。

5. 抗内毒素作用：海风藤提取物可拮抗大鼠静脉注射内毒素所致动脉血压下降，并减轻内毒素血症对肺血管壁通透性增高引起的肺水肿。

6. 抗癌作用：细叶青蒌藤素据称有抑制肿瘤作用。

【临床报道】

中医传统用以治疗风湿痹痛、腰膝疼痛及跌打伤痛。近年应用海风藤制剂治疗冠心病心绞痛、脑血栓、栓塞性疾病。治疗风湿性关节痛，有腰膝无力而偏于寒者，海风藤配伍秦艽、独活、桑枝等。

【附方】

［古代方］

风湿关节痛：海风藤12克，独活3克，羌活3克，桂心1.5克，当归9克，川芎2.4克，桑枝9克，乳香、木香各2.4克，炙甘草1.5克，水煎服。（《医学心悟》蠲痹汤）

［现代方］

1. 风寒湿痹，筋脉拘挛：海风藤6克，羌活、秦艽、独活各3克，桑枝、当归各9克，川芎2克，乳香、木香各2.5克，炙甘草、肉桂各1.5克，水煎服。（《中国常用中草药》）

2. 跌打损伤：海风藤、大血藤、三七、牛膝、当归各30克，泡酒服。（同上）

【备注】

1.《本草述钩玄》中的络石藤，在湖南也叫风藤，此一异名，应与本品风藤区别，不可混淆。

2. 福建产的海风藤，主要为风藤，但也混有胡椒科的山蒟和石南藤以及山蒟一新种——腺鳞胡椒 Piper squamiglanduferum Fan.。

3. 海风藤品种复杂，各地用药也不尽同，除基本植物风藤外，同属者尚有：①浙江、福建、湖南用山蒟 P. hancei Maxim.。②浙江也曾用毛蒟 P. puberulum（Benth.）Maxim.。③福建、湖南也用石南藤 P. wallichii Hand.-Mazz. var. hupenhense（DC.）Hand.-Mazz.

4. 四川、湖北、湖南、江西、广西、云南等曾用松萝科植物松萝 Usnea diffracta Vain及长松萝 Usnea Congissima Ach. 的干燥地衣体作海风藤使用，属误用。

5. 广东、广西等地用木兰科植物异型南五味子的藤茎作海风藤用，也是误用。

6. 江苏用木通科的五叶木通藤茎；四川成都用白木通的藤茎；浙江有的地区用大血藤科植物大血藤的藤茎作为海风藤入药，均属误用。

442. 海　龙

【概述】

本品为海龙科动物刁海龙 Solenognathus hardwickii（Gray）、拟海龙 Syngnathoides biaculeatus（Bloch）或尖海龙 S. acus Linnaeus 除去内膜及内脏的干燥体。又名水雁。生活于藻类繁茂的浅海中，分布于南海近陆海域。尚有蓝海龙、低海龙、舒海龙等，舒海龙分布于东海近海藻丛中。主产河北、山东沿海，刁海龙主产广东，海南岛沿海。拟海龙主产福建、广东沿海，尖海龙主产山东沿海。蓝海龙主产海南岛沿海。低海龙主产广东、海南沿海。

性温，味咸、甘。归肝、肾经。功能温肾壮阳，散结消肿。主治阳痿遗精，癥瘕积聚，瘰疬痰核，跌扑损伤；外治痈肿疔疮。用法用量：3～9 克煎汤内服；外用适量，研末敷患处。

【成分】

海龙含蛋白质、氨基酸、胆固醇、△$^{-4}$-胆甾烯酮-3、Ω-苯基β-萘胺、肉豆蔻酸、棕榈酸和硬脂酸。并含钙、镁、钠、磷等 14 种无机元素。尖海龙含胆固醇；脂溶部分含大量游离脂肪酸如肉豆蔻酸、棕榈酸及硬脂酸。

【药理】

1. 抗缺氧作用：小鼠灌服尖海龙粉 10 克/千克。每天 1 次，连续 10 天，可延长小鼠缺氧条件下的存活时间。

2. 性激素样作用：可兴奋不同性周期的大、小鼠和家兔的离体子宫及家兔在体子宫，作用温和，持续时间较久。还可增加小鼠子宫重量。几种海龙的醇提物能增加小鼠精子数及其活力。

3. 增强免疫作用：拟海龙水提取液对正常人外周血淋巴细胞有明显的增殖作用。海龙胶能明显增加小鼠胸腺重量，显著升高其白细胞数。

4. 抗癌作用：不同剂量的拟海龙水提取物对几种人癌细胞株（Hela ECA-109、肺鳞癌、HCT-8 直肠癌）均有不同程度的抑制作用。

【临床报道】

本品主治阳痿、遗精、不育、肾虚作喘、癥瘕积聚等。治阳痿遗精，伍用菟丝子、淫羊藿；治肾不纳气之虚喘，伍用胡桃肉；治癥瘕、积聚，可配伍三棱、水蛭类；治瘰疬、瘿瘤，可配伍昆布、海藻；治外伤出血，可将海龙煅炭研末外敷；治痈肿疔疮，则用生品研末外敷。孕妇及阴虚内热和外感者忌用。

【附方】

［现代方］

1. 瘰疬（慢性淋巴结炎、淋巴结核），瘿瘤（单纯性甲状腺肿）：冬菇 18 克，紫菜 9 克，红枣 30 克，海龙 9 克，水煎服。（《中药基础知识简编》海龙汤）

2. 妇女子宫阵缩无力而难产：海龙 9 克水煎，冲入黄酒半杯温服。（《山东药用动物》）

3. 跌打内伤：海龙焙干研末，每服 3 克，温酒送服。（《青岛中草药手册》）

4. 阳痿遗精：海龙 9 克，枸杞 12 克，肉苁蓉 9 克，淫羊藿 12 克，熟地 15 克，山药 20 克，山茱萸 9 克，巴戟天 9 克，五味子 4.5 克，覆盆子 7.5 克，菟丝子 9 克，石菖蒲 4.5 克，远志 4.5 克，砂仁 4.5 克，小茴香 3 克，水煎服，或配成蜜丸。（《中国常用中草药》）

【备注】

海龙始载于赵学敏的《本草纲目拾遗》，商品有海龙、拟海龙、尖海龙三种供药用。但在广东民间尚以粗吻海龙 Trachyhamphus serratus (Temminck et Schlege) 的全体入药。酒制海龙，系用黄酒润透，微火烘烤至黄色酥脆即成。海龙补肾壮阳，用治阳痿、宫冷不孕等症。亦有催生及防衰老之功效。《本草纲目拾遗》记载："《赤嵌集》：海龙产澎湖澳，冬日双跃海滩，渔人获之，号为珍物，首尾似龙，无牙、爪，大者尺余，入药。""功倍海马，催生尤捷效。"中成药有海龙酒、海龙蛤蚧精。

443. 海 金 沙

【概述】

本品为海金沙科植物海金沙 Lygodium japonicum (Thunb.) Sweet 的干燥成熟种子（孢子）。叶背面多皱纹，皱处有沙子，状如蒲黄粉。其沙子及草均可入药。为多年生攀援草本，生于林下路旁、阴湿浅山沟及乱石隙间，掌缠绕其他植物上。主产湖北、湖南、四川、福建、广东、浙江、江苏等地，以干燥、色棕黄、质轻、光滑，无泥沙杂质者为佳。性寒，味苦咸。归膀胱、小肠经。功能清热，利水，通淋。用治热淋，砂淋，石淋，血淋，膏淋，尿道涩痛。用法用量：6～15克，加水包煎。

【成分】

海金沙含脂肪油及赤霉素甲酯。还含绿原酸、咖啡酸、山柰酸、多种氨基酸、反式对位香豆酸等。

【药理】

1. 利胆排石作用：所含反式对香豆酸能使大鼠胆汁分泌量增加，但不增加胆汁中胆红素和胆固醇含量。水煎醇沉注射液给狗静脉注射，可使输尿管上段内压增高，蠕动频率增加，有利于结石下移。

2. 抗菌作用：对金黄色葡萄球菌、绿脓杆菌、福氏痢疾杆菌、伤寒杆菌等均有抗菌作用。

3. 毒副作用：毒性小。

【临床报道】

1. 治疗小便淋漓涩痛：与滑石、木通配伍，用治热淋。

2. 治疗血淋：与生地、小蓟、生蒲黄等配伍。

3. 治疗石淋：与鸡内金、金钱草、石韦、琥珀等配伍以排石通淋。

4. 治疗膏淋、白浊：与萆薢、土茯苓、滑石等配伍。

5. 治疗脾湿肿满、小便不利：多与猪苓、防己、白术、泽泻等配伍。

6. 治疗湿热带下，湿热下痢：可与苍术、黄柏或黄连、马齿苋等配伍。

7. 治疗皮肤湿疹、瘙痒：可配地肤子、白鲜皮、土茯苓等。

8. 治疗湿热黄疸或肝、胆结石：近年用其治湿热黄疸，配茵陈、栀子、大黄等。治肝胆结石配金钱草、郁金、鸡内金同用；膀胱结石，则与猪苓、茯苓、滑石、赤芍、泽泻等配伍。

【附方】

［古代方］

1. 诸淋急痛：海金沙22.5克，滑石15克，上为细末，每服7.5克，用灯心、木通、麦门冬，先水煎，再入蜜调下。（《直指方》二神散）

2. 血淋痛涩：海金沙末，新汲水或砂糖水服3克。（《普济方》）

3. 脾虚胀满：海金沙9克，白术120克，甘草15克，黑牵牛头末45克，为末，每服3克，水煎服，得利为妙。（《兰室秘藏》海金沙散）

4. 膏淋：海金沙、滑石末各30克，甘草末3克，上研匀，每服3克，用麦门冬汤下，灯心汤亦可。（《世医得效方》海金沙散）

5. 金创出血痛不可忍：海金沙、滑石各15克，生郁金3克，上一处为细末，每服6克，用砂糖一块新汲水调下，不拘时候。（《卫生家宝方》如圣千金散）

［现代方］

1. 尿路结石：海金沙、金钱草、车前草各30克，煎服。（《北海民间常用中草药手册》）也可加石苇20克，水煎服。［浙江中医杂志，1984，(9)：395］

2. 膀胱炎：海金沙、车前草、积雪草、一点红、白茅根各30克，水煎服。（《草药手册》）

3. 前列腺肥大：海金沙3克，生蒲黄10克（如血淋，用蒲黄炭6克），穿山甲15克，没药3克，琥珀末（冲服）1克，水煎，二次分服。［江苏中医，1984，(6)：35］

4. 带状疱疹：海金沙5份，青黛1份，混合研匀，麻油调为稀糊，涂患处，每天1～2次。忌食腥物、牛肉、笋等。［中医杂志，1985，(7)：53］

5. 急慢性肾盂肾炎：与车前子、金樱

子、芡实、小青草各适量配伍。疗效良好。[浙江中医杂志,1985,20(11):191]

6. *诸淋涩痛*：海金沙、肉桂、炙甘草各6克,茯苓、猪苓、白术、白芍各9克,泽泻15克,滑石21克,石苇3克,研末,每服9克,灯芯草30条,水煎。(《中国常用中草药》)

7. *泌尿系结石*：海金沙15克,冬葵子、王不留行、牛膝、泽泻、陈皮、石韦各9克,枳壳6克,车前子12克,水煎分2次服。(同上)

【备注】

1. 海金沙藤为海金沙植物的全草,性味、功效与海金沙相似,并能清热解毒,除用治淋症外,亦用于黄疸、痈肿、疮毒等,用量：15～30克。

2. 柳叶海金沙,为长叶海金沙 L. flexuosum (L.) Sweet (=L. pinnatifidum Sweet)分布于华南、台湾、云南和贵州南部,与海金沙极相似,应鉴别。

444. 海 狗 肾

【概述】

本品为海狗科动物海狗(腽纳兽)Callorhinus ursinus L.或海豹科动物海豹 phoca vitulina L.雄性动物的外生殖器(阴茎及睾丸),古人称为外肾。又名腽肭脐。前者分布于北太平洋,常栖于千岛群岛,偶在黄海及东海发现。后者分布于欧洲大西洋沿海或北太平洋沿岸地区,我国出现于勃海海湾沿海一带。进口海狗肾产加拿大及夏威夷群岛等处,国产品为海豹,产辽宁,以形粗长、质油润、半透明、有光泽、无腥臭者为佳。性热,味甘、咸。入肝、肾、脾经。功能暖肾壮阳,益精补髓。主治阳痿精衰,虚损痨伤,腰膝痿弱。用法用量：3～9克水炖服,或入丸散;入丸散一般用0.9～1.2克。

【成分】

海狗肾含蛋白质、脂肪、糖类及雄性激素等。海狗骨骼肌含肽类。

【药理】

动物实验显示雄性激素样作用。

【临床报道】

按传统经验为壮阳药。习用于性功能衰退,阴茎萎缩不能勃起或举而不坚,坚而不久,无法进行性交。海狗肾性大热入脾肾,温补脾肾之阳气,既养先天之气,又培后天之本。"治五劳七伤、阳痿少力、肾气虚弱,羸弱、瘦悴,良有以也。"据本草学记载,阴虚火炽及骨蒸痨嗽,脾胃挟有寒湿者,忌用。配龟版,肾阴肾阳双补,主治肾之阴阳并虚所致虚损痨伤,阳痿精衰,不孕等证;配熟地肝肾并补,用于肝肾不足所致腰膝痿弱;配续断补肝肾,续筋骨。

【附方】

[古代方]

1. *五劳七伤、真阳衰惫、脐腹冷痛、腰背拘急、肢体酸疼、面色黑、肌肉消瘦、耳眩耳鸣、饮食无味,多梦神疲者*：腽肭脐1对,天雄、附子、川乌、阳起石、钟乳石各60克,鹿茸30克,朱砂、人参、沉香,共为细末,丸如梧子大,每服70丸。《济生方》(腽肭脐丸)

2. *下元久泻,虚气攻刺心脾、小肠,冷痛不可忍者*：腽肭脐、吴茱萸、甘松、陈橘皮、高良姜各1份适量为末。另猪胰一个加葱白3茎,椒3粒,盐2克细锉,再炒,入无灰酒600毫升煮令熟,去滓,每服140毫升,调药末4克服,每天3次。(《圣济总录》腽肭脐散)阴虚火旺、性欲亢进、肺结核干咳等不宜服用。

[现代方]

1. *气虚性欲减退*：海狗肾3克,人参3克,当归9克,白芍9克,水煎服。(《青

岛中草药手册》)

2. 性功能衰退：海狗肾 9 克，巴戟 12 克，杞子 12 克，血鹿茸6 克，山萸肉 9 克，熟地 12 克，淮山药 12 克，共研细末，炼蜜为丸，如梧桐子大，饭后服 10 丸。(《中药基础知识简编》助阳丸)

【备注】

如无海狗肾，可用狗肾或羊肾代替。

445. 海 参

【概述】

本品为刺参科动物刺参 Stichopus japonicus Selenka 或他种海参的全体。又名刺参、海鼠。性温，味甘、咸；一说性寒，味甘、咸。归心、肾经。分布于我国黄海、勃海区。主产黄海海域。功能补肾益精，养血润燥。主治精血亏损，虚弱痨怯，阳痿梦遗，尿频，肠燥便秘等症。同科动物玉足海参(Holothuria leucospilota Brandt)也可作为药用。用法用量：内服煮食、煎汤或丸剂，一般用量：12～15 克。

【成分】

刺参中主要有效成分为刺参酸性粘多糖(SJAMP)、海参毒素和海参素。SJAMP 含有氨基已糖、已糖醛酸、岩藻糖与硫酸基。海参素为三萜类皂苷。此外，海参尚含甾醇、三萜醇、脂类、色素、粘蛋白、海参皂苷 A、棘皮皂苷、蛋白质、脂肪、碳水化物、维生素、灰分等。无机元素有钙、磷、铁等。

【药理】

1. 抗凝作用：SJAMP 有类似肝素的抗凝血酶作用。刺参酸性粘多糖解聚得的小分子成分 DHG-1，也有抗凝活性。故用于高凝性疾病。玉足海参多糖也有抗凝作用。

2. 促血小板聚集作用：SJAMP 可引起人和兔血小板聚集，此作用不依赖花生四烯酸代谢途径，但它需要 Ca^{2+} 的存在。此作用与上述抗凝作用，显有矛盾。如解聚为低分子多糖，即可将双重作用转变为单一性，中药成分复杂，类似情况不少。

3. 抗癌作用：SJAMP 对多种动物移植肿瘤有效，对小鼠肉瘤 S180、肉瘤 37、淋巴肉瘤、黑色素瘤、小鼠乳腺癌、Lewis 肺癌，均有一定的抑制作用，海参素也能抑制 S180 和 Krebs-2 腹水瘤的生长；海参提取液对体外培养人胃癌细胞株(MGC)、人肝癌细胞株(7402)肺腺癌和小鼠乳腺肉瘤细胞株(EMT6)，均有抑瘤作用。玉足海参粗提物对 S180 和 Hela 细胞有抑制作用。

4. 对机体免疫功能的影响：① SJAMP 对正常小鼠或环磷酸胺造成免疫低下小鼠以及对荷瘤小鼠(MA-737)，均可使细胞免疫抑制状态恢复，吞噬功能和 DHR 提高。玉足海参多糖能增强免疫，提高巨噬细胞吞噬百分率和吞噬指数。② SJAMP 对巨噬细胞有直接作用。实验证明 SJAMP 抑瘤作用可能与活化机体内巨噬细胞功能有关。

5. 其他作用：① 解痉镇痛作用。② 对小鼠记忆障碍，新鲜海参提取液有良好影响。③ 降低血清胆固醇。④ 抗辐射。⑤ 抗病毒。⑥ 抗真菌。海参毒素可抑制多种霉菌。⑦ 促进蛋白质合成。

6. 毒副作用：小鼠腹腔注射 SJAMP 的 LD50 为 340 毫克/千克静脉注射为 335 毫克/千克。治疗剂量范围内对肝、肾无毒，比较安全。

【临床报道】

主用海参治疗出血性疾病，并用于以下各种病症：① 癫痫。② 梦遗、滑精。③ 血栓疾病：静脉血栓栓塞、弥散性血管内凝血等。④ 糖尿病。⑤ 肺结核咯血。

⑥ 再生障碍性贫血。⑦ 真菌病。

海参配海狗肾，补肾填精，用于肾精亏损，肾阳虚阳痿；配胡桃肉，用于津血不足所致肠燥便秘；配益智仁，则填肾精，固肾气，壮肾阳，遗精、遗尿等证自愈。

【附方】

［古代方］

1. 虚火燥结：海参 12 克，木耳 3 克，切段，入猪大肠煮食，治燥结便秘。

2. 休息痢：海参，每天煎汤服。（《本草纲目拾遗》）

［现代方］

1. 腰痛、阳痿、遗精、久不生育：海参、全当归、巴戟肉、牛膝、补骨脂、龟版、鹿角胶、枸杞子各 120 克，羊肾 10 对（去筋）（生打），杜仲（盐水炒）、菟丝子各 250 克，胡桃肉 100 个，猪背髓 10 条，共研细末，鹿角胶烊化和丸，每服 12 克，温酒送下。原方载《中国医学大辞典》海参丸）后又用此方删去龟版治血液病。［中华血液学杂志，1986，7(1)：31］

2. 再生障碍性贫血：鲜海参煮食，每天服 1 个。（《中国医学大辞典》）又方：海参干品 50 克，大枣 10 个，猪骨 200 克，加水炖服，每天 1 剂，10 天 1 个疗程。［中华血液学杂志，1985，6(10)：596］

3. 糖尿病：刺参 10～15 克，茶叶 4 克，天花粉 12 克，黄芪 12 克，水煎服，每天 1 剂，一般治疗 1～2 个月，约服海参 1 000 克，可明显降低血糖。［中医杂志，1989，30(12)：203］

【备注】

1. 海参为海产营养食疗佳品。《随息居饮食谱》记其有“滋阴、补血、健阳、润燥、调经、养胎、利产”等多种功能，此指刺参而言。今天一般菜场所售泡发的“海参”，非真正海参。

2. 同科动物玉足海参 Holothuria leucospilota Brandt 也供药用，也是一种较强的免疫促进剂。

446. 海　带

【概述】

本品为海带科植物海带（昆布）Laminaria japonica Aresch. 的藻体。又名海带菜、海白菜、海昆布。生海边低潮线下2～3米深的岩石上。药用全藻。现在山东、辽宁、浙江、福建、广东等几个沿海省已人工养殖，生长在绳索或竹材上。性寒，味咸。功能软坚散结，消痰利水，镇咳平喘，祛脂降压。用于甲状腺肿，淋巴结核，慢性气管炎，疝气，水肿，高血脂，高血压等。用法用量：内服 15～30 克。

【成分】

海带含藻胶素（Algin）、甘露醇（Mannitol）、半乳聚糖（Galactan）、海带聚糖（Laminariase）、海带氨酸（Laminine）。藻胶素中主含藻胶酸，也称褐藻酸（Alginic acid），以游离状态或钙盐存在。此外还含有粗蛋白及谷氨酸、脯氨酸、天冬氨酸等氨基酸；B_1、B_2、C、P 等维生素和胡萝卜素以及碘、钾、钙、钴、铁等矿物成分，还含有挥发油、甲硫醇、三甲胺、丙酮、甲酸、乙酸、丙酸、癸酸、对-甲氧苯酚、苯甲醛、戊醛、α-甲基糠醛、糠醛、α-蒎烯、α-苎烯、牻牛儿醇、糠醇、丁香酚等。

【药理】

1. 对甲状腺的作用：其所含之碘可预防因碘缺少而引起的甲状腺功能不足，且能促进炎性渗出物的吸收，并能使病理组织溶解。对缺碘性甲状腺肿有治疗作用。又对甲状腺机能亢进、基础代谢增高的患者，有暂时抑制基础代谢的作用，作为手术前准备。

2. 抗癌作用：褐藻酸对小鼠放射性物质体内试验，可与锶、镉结合成为不溶性化合物，不被肠管吸收。可预防实验性白血病。海带提取物，对体外人的肺癌细胞有抗癌作用。海带聚糖对大鼠网状肉瘤 IRE（腹水型）未见抑制作用。

3. 止血作用：对狗或兔股动脉横切1/2和狗脾横切断面，褐藻酸钠止血海绵有表面吸收止血作用，用后可止血。

4. 降压作用：海带氨酸有降压作用。

5. 解痉作用：对小肠、支气管平滑肌有较显著的抑制作用，并能对抗乙酰胆碱、KCl、5-HT 引起的收缩。在离体鼠输精管能增强去甲肾上腺素的作用。

6. 降脂作用：海带聚糖硫酸盐可清除血脂，增加脂蛋白的电泳能力，改变脂蛋白分布情况。

7. 免疫调节作用：从渤海湾海带中提取到一种水溶性多糖——褐藻糖胶（Fucoidan），体外对小鼠 B 细胞有很强的促分裂作用，并能诱导 IL-1 和 IFN 产生，在体内可增强 T、B 淋巴细胞、巨噬细胞和 NK 细胞的功能，促进抗体产生。

8. 代血浆作用：褐藻酸钠加葡萄糖、氯化钠、枸橼酸、磷酸氢二钠配成代血浆，作为维持血容量的扩容剂。一般无过敏现象，扩容效果与右旋糖酐相似。

9. 减肥作用：褐藻酸与等份子的苯丙胺制成合剂，可抑制食欲，能减轻肥胖。

【临床报道】

用于甲状腺肿大、颈淋巴结肿、慢性气管炎有咳喘症状者、肝脾肿大、水肿积聚、睾丸炎及高血脂和高血压的辅助治疗等。日本辻启介主编的《海藻》一书中介绍海带的功效，谓：① 海带是有预防功效的长寿食品（山本一郎）。② 海带会降低血液中的糖分，糖尿病会自然好转（大塚正八郎）。③ 海带是天然降血压剂（近藤一郎），可预防冠心病，对心律不齐也有效（大田芳夫）。④ 海带是补充钙质的佳品，可强化老人骨骼，并预防动脉硬化（江泽郁子）。⑤ 海带抑制癌症发生率（山本一郎）。⑥ 海带防止胆固醇过高有效（西泽一俊）。

［古代方］

1. 脂瘤，气瘤：海带、海藻、海昆布、海蛤、海螵蛸五味海药加木香、三棱、莪术等。（《古今医鉴》消瘿五海饮）。又消瘿五海散：组成同上（《万病回春》）。

2. 赘：海带、海藻、海蛤、昆布（四味皆焙）、泽泻（炒）、连翘，以上各等份，猪靥、羊靥各10枚。上为细末，蜜丸，如芡实大，临卧噙化一二丸。（《儒门事亲》化瘿丹）

3. 瘿：海藻、海带、昆布、雷丸各30克，青盐、广茂各15克，为细末，陈米饮为丸榛子大，噙化。以炼蜜丸亦好。（《杂类名方》玉壶散）

【备注】

1. 据《中药鉴别手册》昆布条记载："各地所用昆布不止一种，但均为海产藻类植物，使用较多者有海带、昆布（鹅掌菜）、裙带菜三种。"三种化学成分近似，故可作昆布药用。

2. 据《中华本草》上册"昆布"条，海带拉丁学名乃为昆布原植物的一种，又见《中华药海》上册"海带"条。海带是大叶藻科植物大叶藻 Lostera marina L. 的全草，生于海中，分布辽宁、山东沿海，长扁似带。又名海马蔺、海草（《东北药植志》）。此和一般所称的海带，药材行作为昆布应用的不同。性寒，味咸，入肝、肾经。功能：① 软坚化痰：治瘿瘤结核、瘰疬。② 泄热利水：用治水肿及脚气浮肿。海带偏于清热、利湿；海藻消瘿软坚力强。海带与昆布比较，二药皆能消瘿、软坚、利水，合用时药效增强，如玉壶散。

3. 本书"昆布"条已包括海带（昆布）和黑昆布，并作了详细记述。因为古书和俗称，都有海带之名，现为醒目起见，再将海带（俗称海带，也即昆布）的内容，作个别介绍，以资与黑昆布（Ecklonia kurome Okam.）（实即鹅掌菜）比较。

4.《药典》之昆布包括海带和昆布（黑昆布）。范崔生书中昆布条下，也包括海带与昆布两种，并谓"浙江、江苏、安徽及广东、福建用翅藻科植物裙带菜、石蒜科植物石莼和孔石莼作昆布入药，应注意鉴别"。（《中药采收鉴别应用全书》）本条海带的学名，实为昆布；昆布（黑昆布）实为鹅掌菜，又名掌叶昆布。

（1）海带科植物昆布（海带）Thallus Laminariae，主产于辽宁、山东。

（2）翅藻科植物黑昆布 Thallus Eckloniae，主产浙江、福建。

（3）翅藻科植物裙带菜 Thallus Undariae，主产辽宁、山东、浙江。

447. 海带根

【概述】

本品为海带科植物海带（见前条）的根。大叶藻科植物大叶藻 Zostera marina L. 的根，又名海马蔺根、海草根。（《中华药海》）为种子植物，不是真正的海带。性寒，味咸。功能清肺止咳。用于肺热咳嗽，气喘，高血压病等。用法用量：15～30克，水煎服。

【成分】

含褐藻酸、蛋白质、原纤维和碘。用分光光度法可测定海带中碘的含量。

【药理】

1. 平喘作用：海带根提取物对豚鼠（组胺法）有平喘作用，对大鼠（0.59%二氧化硫法）、猫（电刺激喉上神经法）的实验咳嗽，有一定镇咳作用。

2. 降压作用：引起外周血管扩张及心率减慢，血压降低。且有镇静作用。

3. 降脂作用：降低高血脂大鼠甘油三酯和总胆固醇（TC）含量，提高血清高密度脂蛋白胆固醇（HDL－C）含量；提高HDL－C/TC比值。

4. 抗凝作用：延长大鼠凝血酶原时间，延长凝血活酶时间；抑制体外血栓形成。

5. 毒副作用：海带根炒粉煎剂及生粉煎剂对小鼠的 LD50 分别为 37 克/千克和 60克/千克，显示毒性甚小。

【临床报道】

1. 治疗高血压：海带根研粉吞服，每天6～12 克，或制成浸膏胶丸，试治 40 例，结果大部分病例症状，均有不同程度的改善。又有报道用其总提取物治疗高血压 147例，有效率为 71%，用有效部位治疗 120例，有效率84.3%。

2. 治疗慢性气管炎：海带根 500 克，生姜 45 克，红糖适量，加水煎制成 450 毫升，每服 15 毫升，每天 3 次，饭后服。10天为 1 个疗程，治疗 200 例，经 1 个疗程治疗，显效 59 例，止咳及消除肺部湿啰音疗效较明显。海带根合剂有一定的镇咳平喘作用。日本辻启介主编的《海藻》一书中介绍海带根的效用谓：① 海带根是现代人营养素的宝库（西泽一俊）。② 海带根粉末使血压下降。③ 海带根消除便秘（久保道德）。④ 治疗心力衰竭、心悸及哮喘（久保道德）。⑤ 对十二指肠溃疡，食用海带根粉有效。⑥ 海带根水饮用可使脱发停止（富冈忠信）。⑦ 海带根水可预防感冒、治疗胃溃疡等。

448. 海 桐 皮

【概述】

本品为豆科植物刺桐 Erythrina variegata L. var. Orientalis (L.) Merr. 或乔木刺桐 E. arborescens Roxb. 的干燥茎皮，又名刺桐皮、钉铜皮、接骨药、鼓铜皮。生于山沟或草坡上。刺桐产于广东、广西、云南、贵州等地；乔木刺桐产于云南、四川、贵州等省。以皮薄、带钉刺者为佳。性平，味苦。归肝、脾经。功能祛风除湿，通络止痛，杀虫止痒。用治：① 风湿顽痹、腰膝疼痛、跌打伤痛、骨折、痢疾，剂量 6～12 克水煎服。② 龋齿牙痛：煎水含嗽。③ 顽癣：和蛇床子研末，猪脂调敷。④ 眼疾：用盐水微炒后，沸水泡，俟温洗眼。

【成分】

含绿刺桐碱（Erythraline）、海帕刺桐碱（Hypaphorine）、甜菜碱（Betaine）、胆碱和有机酸等。种子含油，油中含 63.3%不饱和有机酸（油酸、亚油酸）。

【药理】

1. 镇痛作用：实验证明本品对醋酸致痛和热刺激致痛，有镇痛作用。

2. 抗菌作用：体外实验可抑制金黄色葡萄球菌；其水浸剂（1∶3）对堇色毛癣菌、许兰黄癣菌、铁锈色小芽胞癣菌、腹股沟表皮癣菌等皮肤真菌有不同程度的抑菌作用。

3. 解痉作用：可拮抗乙酰胆碱所致大鼠离体回肠痉挛性收缩的作用。

4. 镇静作用：本品可延长小鼠戊巴比妥钠的睡眠时间。

【临床报道】

对风湿痹证、腰膝疼痛、各种证型痢疾、泻痢赤白，以及疥、癣、湿疮皆可用，也可用于牙齿虫痛。

海桐皮与木槿皮均可用于疥疮、湿疮和癣疮，但海桐皮偏重于祛湿止痒；木槿皮长于杀虫止痒。海桐皮偏于治上半身的风湿疼痛，秦艽偏于治下半身的风湿疼痛，二者配伍，贯通上下，效佳。羌活、独活都是长于燥湿止痛的解表药和祛风湿药。主治外感风寒和风湿痹痛，羌活偏表偏上，独活偏里偏下，前者善治头项臂上部病，后者善治腰膝及筋骨痹痛。海桐皮与二者合用，贯穿全身，通治风湿痹证上下痛，周身骨节酸楚。

海桐皮配豨莶草用于痹证风湿，合用功效增强。

【附方】

［古代方］

1. 伤折疼痛：海桐皮30克，防风 60 克，黑豆 30 克，附子（制）30 克，上为细末，罗为散，每服 6 克，以温酒下，每天 3～4 服。(《太平圣惠方》海桐皮散）

2. 大风疾（神仙追风丹）：知母、贝母、乌梅肉、海桐皮、金毛狗脊各等份，为细末，炼蜜丸如梧子大，每天空腹，日中、临睡各服 30 丸，又每夜第一次睡醒时，服 30 丸，并用羊蹄根自然汁下。忌酒及房事及一切发风之物。只吃淡粥 100 天。皮肉渐复。

3. 小儿风湿，脚挛不能伸举：海桐皮、当归去芦、牡丹皮去心、熟地黄、牛膝酒浸，焙干各 30 克，山茱萸，补骨脂各 15 克，上为细末，每服 3 克，入葱白 2 寸，用水 200 毫升，煎至 140 毫升，去滓温服(《小儿卫生总微论》海桐皮散)。

4. 跌打损伤，筋翻骨错，疼痛不止：海桐皮、铁线透骨草、明净乳香、没药各 6 克，当归（酒洗）4.5 克，川椒9 克，川芎 3 克，红花 3 克，威灵仙、白芷、甘草、防风各 2.4 克，共为粗末，装白布袋内，扎口，煎汤、熏洗患处。(《医宗金鉴》海桐皮汤)。

5. 风癣有虫：海桐皮、蛇床子等份，为末，以腊猪脂调搽之。(《如宜方》)

［现代方］

1. 关节功能障碍：海桐皮与鸡血藤、透骨草、伸筋草、桑寄生、续断、天仙藤各适量，水煎液熏洗患处。［北京中医学院学报，1990，13(6)：33］

2. 五皮止痒饮：治泛发性神经性皮炎：海桐皮、梓白皮、川槿皮、榆白皮、白鲜皮、生地、地肤子、当归、首乌、红花各适量。［福建中医药，1991，22(6)：14］

3. 皮肤瘙痒症：海桐皮 60 克，透骨草 30 克，乳香、没药各 10 克，当归、花椒各 15 克，红花 15 克，威灵仙 30 克，白芷、防风、甘草各 15 克，水煎熏洗。(《中医皮肤病学简编》海桐皮洗剂)

【备注】

1. 四川、贵州、江苏、浙江等省使用的川桐皮，为五加科植物刺楸的干燥茎皮，非海桐皮，为同名异物。

2. 广东、广西、四川等省使用的木棉科植物木棉 Gossampinus malabarica (DC.) Merr. 的树皮作海桐皮入药，系误用。

449. 海人草

【概述】

本品为松节藻科植物海人草 Digenea simplex (Wulf.) C. Ag. (＝Conferva simplex Wulf.)的藻体。俗名鹧鸪菜，有误。因为它不是真正的鹧鸪菜，后者学名美人藻(Caloglossa leprieurii (mont.) J. Ag. 才是真正的鹧鸪菜。海人草生沿海大干潮线下 2～7 米处的珊瑚碎块上。药用全藻，3～8 月采收，洗净，晒干。分布在台湾的兰屿和东沙群岛等地。性平，味辛、咸。归大肠经。功能驱虫辟秽，消积行滞。用于蛔虫，鞭虫症。用量用法：6～9 克，煎汤或研粉。

【成分】

海人草含海人草酸(Kainic acid)、α-别海人草酸(α-Allokainic acid)、琼脂，并含由甘油酸和甘露糖组成的苷、挥发油、氨基酸、肽、碘、甜菜碱(Betaine)以及有机酸(十四酸的脂肪酸)。脂肪酸有油酸、亚麻酸、棕榈酸、肉豆蔻酸、硬脂酸和十六烷酸。

【药理】

1. 驱虫作用：海人草酸为驱蛔的有效成分，单用时阴转率不高；疗效比 α-别海人草酸强。与山道年合用，疗效增加。据称海人草酸的驱蛔作用，乃由于抑制猪蛔肌肉的脱氢酶并扰乱其糖代谢。开始运动亢进，消耗体能，最终麻痹。所含甘露糖苷甘油酸钠盐(Sod. mauosidoglycerate)虽不能抑制脱氢酶，但能麻痹蚯蚓神经肌肉标本的自主运动，用小狗试验，亦能驱虫。又所含镁盐，能抑制蛔虫肌肉匀浆的氧摄取，对蛔虫运动和组织呼吸，均有强大作用。海人草的水浸剂驱蛔作用较海人草酸为好，可能海人草中尚含有其他驱蛔成分。海人草所含挥发油，有与海人草酸相似的作用，但较弱。用蚯蚓和猪蛔虫实验：海人草中提出的 P 物质对猪蛔全身有兴奋收缩作用，甘露糖苷甘油酸钠有松弛作用，P 物质和挥发油对组织呼吸有抑制作用。为此，海人草的驱蛔作用，可能为其诸成分的综合作用所致。

2. 毒副作用：临床所用剂量，对人无毒副作用。给家兔注射海人草酸 1～2 毫克/千克，可抑制心脏、损害肝肾，使血细胞数变化；对狗皮下注射，能直接作用于平滑肌并刺激呕吐中枢而引起呕吐。海人草酸对小鼠皮下注射，LD50 为 24 毫克/千克，口服为 120 毫克/千克。甘露糖苷甘油酸钠毒性较小，小鼠口服 6 克/千克以上，未见死亡。

乌贼骨、乌贼鱼骨、墨鱼盖、墨鱼骨。无针乌贼主产于浙江、福建沿海；金乌贼主产于辽宁、山东及江苏等省沿海。性温，味咸、涩。归脾、肾经。功能收敛止血，涩精止带，制酸，敛疮。用于胃痛吞酸，吐血衄血，崩漏便血，遗精滑精，赤白带下，溃疡病；外治损伤出血，疮多脓汁。用法用量：5～9克煎汤内服或入丸剂；外用：研末调敷。阴虚多热者慎服。

【成分】

碳酸钙 80%～85%、壳角质 6%～7%、黏液质 10%～15%、少量氯化钠、磷酸钙、镁盐、蛋白质及微量元素。

【药理】

1. 对成骨细胞的作用：海螵蛸可促进骨缺损修复作用，促进骨折愈合，促进纤维细胞和成骨细胞增生与骨化。

2. 抗辐射作用：海螵蛸具有抗辐射作用，可提高^{60}Co照射的大鼠的存活率。

3. 抗癌作用：海螵蛸提取物能抑制肉瘤 S180 的生长，延长腹水型肉瘤小鼠的存活时间。

4. 抗溃疡作用：海螵蛸所含钙盐能中和胃酸，从而可缓解泛酸及胃烧灼感，同时能促进溃疡面炎症吸收，加速溃疡面愈合。所含胶质与胃中有机质和胃液作用后，可在溃疡面上形成保护膜，使出血趋于凝结。

【临床报道】

1. 治疗胃十二指肠溃疡：海螵蛸、贝母各 50 克，炒糯米 500 克，混合研末制成散剂。

2. 治疗上消化道出血：乌贼骨粉、生大黄粉等份装胶囊。

3. 治疗鼻衄：乌贼骨 1 份，大黄 2 份，为粉末，粘附于油纱布条上，填塞出血鼻腔。

4. 治疗浅度溃烂期褥疮：海螵蛸粉，撒于创面上。

5. 治疗下肢溃疡：乌贼骨粉撒于溃疡面上。

6. 治疗沙眼：用海螵蛸擦破上眼睑结膜上的滤泡、乳头，配合 0.1% 利福平滴眼。

7. 治疗足癣：海螵蛸研极细末，涂撒外用。

8. 治疗脓耳：乌贼骨 50 克，菜油 500 克，煎炒，取油滴耳。

9. 用于口腔止血：乌贼骨、重楼、参三七，以 2∶2∶1 分量混合制成药粉，撒于出血区。

【附方】

［古代方］

1. 鼻血不止：乌贼鱼骨、槐花等份，为末吹鼻。(《世医得效方》)

2. 小便血淋：海螵蛸末 3 克，生地黄汁调服。(《经验方》)

3. 血崩漏下，脐腹痛：乌贼鱼骨 9 克，研极细末，煎木贼汤调下。(《杨氏家藏方》)

4. 血崩：乌贼骨、茜草、棕榈炭、五倍子、龙骨、牡蛎、山萸肉、白术、黄芪、白芍各适量。(《医学衷中参西录》固冲汤)

5. 妇人久赤白带下：乌贼骨 30 克，白矾 90 克，釜底墨 60 克，为丸。(《太平圣惠方》)

6. 下元虚弱，赤白带下，或经行不止：煅乌贼骨 2 枚，白芷 30 克，煅胎发一团，为细末服。(《校注妇人良方》)

7. 诸瘑疮：海螵蛸 3 份，白及 3 份，轻粉 1 份，为末贴患处。(《小儿药证直诀》)

8. 头上生疮：海螵蛸、白胶香各 6 克，轻粉 1.5 克，为末，搽患处。(《卫生易简方》)

9. 阴囊湿痒：乌贼骨、蒲黄，扑之。(《医宗三法》)

10. 湿热生疮，毒水淋漓或下部肾囊肿痛，下疳诸疮：海螵蛸、人中白各等份，

以甘草煎浓汤乘热熏洗后以此药掺之。(《景岳全书》)

[现代方]

1. 各种外伤出血：骨粉、海螵蛸、蒲黄炭各等份，撒于创面。(《中草药新医疗法资料选编》)

2. 慢性肠炎：海螵蛸 20 克，焙内金 10 克，炒白术 15 克，水煎服。

3. 胃痛、吐酸：海螵蛸 30 克，阿胶 9 克，研末服。(《山东中草药手册》)

4. 胃出血：海螵蛸 15 克，白及 18 克，研细末服。(《山东中草药手册》)

5. 哮喘：海螵蛸，焙干研成细末。(《单方验方新医疗法选编》)

6. 胃及十二指肠溃疡、胃酸过多：海螵蛸 120 克，浙贝母 30 克，甘草 30 克，共研细粉，每服 3 克，每天 3 次。(《中国常用中草药》)

453. 海　藻

【概述】

本品为马尾藻科植物羊栖菜 Sargassum fusiforme(Harv.) Setch(小叶海藻)和海蒿子 S. pallidum(Turn.)C. Ag.(大叶海藻)全草的干燥藻体。产福建、浙江、山东、辽宁。性寒，味苦、咸。归肝、胃、肾经。功能清热消痰，软坚散结，利尿。主治地方性甲状腺肿，淋巴结结核，瘕瘕，水肿，脚气，睾丸肿痛。用法用量：9～15 克，煎服。

【成分】

羊栖菜含藻胶酸、甘露醇、多糖、碘、钙、磷、铁、钾以及脂肪、蛋白质、粗纤维、黏液质等。海蒿子含藻胶酸、甘露醇、马尾藻多糖、碘、钙、铁、蛋白质、脂肪、岩藻甾醇等。并含多肽、磷酯酰乙醇胺。

【药理】

1. 对甲状腺的作用：海藻中含碘，多与氨基酸蛋白质结合，可防治缺碘引起的甲状腺功能不足。

2. 抗凝血作用：褐藻酸有类似肝素样的抗凝血作用。藻酸双酯钠具有抗凝血、抗血栓、降血粘度、降血脂和改善微循环等作用。用于缺血性心脑血管病和高脂血症，褐藻淀粉酯钠可抑制血小板聚集，促进纤维蛋白溶解，改善实验性微循环障碍，缓解家兔血液流变学异常。

3. 降压、降脂作用：海藻水浸剂较乙醇浸剂降压作用强。藻胶酸硫酸酯对兔有显著降胆固醇作用。

4. 免疫调节作用：在多种海藻提取物中，大部分有免疫抑制作用。故可能对器官移植时异体排斥反应、红斑狼疮、类风湿关节炎等自身免疫反应疾病有抑制作用。海藻硫酸多糖一定剂量对淋巴细胞产生 IL-2 的促进作用较强，显示免疫作用增强。

5. 抗癌作用：海蒿子粗提物有一定的抑瘤作用。藻酸钠和海藻多糖有抗癌作用。

6. 抗辐射作用：褐藻酸钠能降低一些放射性元素在体内的吸收。口服后可促进 RA^{226}、BA^{140}、SR^{90} 从机体排出。

7. 其他作用：海藻纤维可增加排粪量，间接预防糖尿病、肠癌，并防止肥胖。海藻多糖能抗 I 型单纯疱疹病毒。藻蛤冲剂有抗炎作用。海藻口服安全，有较大的食用价值。

【临床报道】

现代临床常用于治疗：① 缺碘引起的甲状腺肿大，即《本草经》所谓之瘿瘤。② 颈淋巴结核，即古人说的治颈上核。以海藻、甘草配伍治疗瘰疬，疗效较好，并无禁忌。治疗乳腺增生症时，反使副作用减少。③ 乳腺肿块。④ 溃疡病：银耳和海藻多糖治消化性溃疡。⑤ 喉炎：以海藻、牡蛎为主的配方，对慢性喉炎有效。⑥ 对多发性疖肿有效。⑦ 海藻、银耳多糖治疗肥胖病及高血脂病有效。

【附方】

［古代方］

1. 瘿瘤初起，或肿或硬，或赤或不赤而未破者：海藻、贝母、陈皮、昆布、青皮、川芎、当归、连翘、半夏、甘草节、独活各3克，海带1.5克，水煎，食前后服。功能化痰软坚，理气散结。（《外科正宗》海藻玉壶汤）

2. 瘿瘤：海藻、昆布各60克，醋煮小麦晒干120克，柴胡60克，酒拌龙胆草炒焦60克，共为末，炼蜜丸如梧子大，每服20～30丸，临卧白汤送下。也可噙化。能疏肝解郁，化痰散结。（《校注妇人良方》海藻散坚丸）

［现代方］

1. 单纯性甲状腺肿：海藻、昆布、浙贝母、青皮各9克，半夏6克，甘草3克，水煎服。（《中国常用中草药》）

2. 颈淋巴结结核：海藻、土贝母、香附、夏枯草各9克，水煎服。（同上）

【备注】

1. 海藻与甘草配伍，属中药"十八反"之一，传统认为配伍禁忌，不能同用。现代药理学实验，二者同用并无毒性相加。甘草与海藻煎剂连续7天给大鼠灌胃，其血液及肝肾功能正常。大叶海藻煎剂灌胃配伍倍量甘草，也未引起小鼠死亡。实验也证明，二者配伍，毒性加大，甘草用量加大，毒性增强也大。但临床上也证明，在常用量时，无明显毒副反应。而且对甲状腺肿大、淋巴结核、乳房肿块等疗效较好。

2. 海藻包括以下12种藻类。《药典》上法定海藻只有羊栖菜和海蒿子两种。其他则包括在马尾藻科的海藻统称中。① 三角藻 Sarggassum tortile C. Agardh 及马尾藻，广东地区称为海藻。② 无肋马尾藻（马尾藻）Sargassum enerve C. Ag. 浙江称之为海藻。③ 半叶马尾藻 Sargassum hemiphyllum（Purn.）C. Ag. 广东俗称海藻。④ 羊栖菜 Sargassum fusiforme（Harv.）Setchell《神农本草经》海藻指此。⑤ 铜藻（柱囊马尾藻）Sargassum horner;（Turn.）C. Ag. ⑥ 海蒿子 Sargassum pallidum（Turn.）Ag. ⑦ 亨氏马尾藻 Sargassum hensiowianus Ag. ⑧ 海黍子 Sargassum kjellmanianum yendo. ⑨ 匍枝马尾藻 Sargassum polyoystum Ag. ⑩ 裂叶马尾藻 Sargassum siliquastum（Turn.）Ag. ⑪ 鼠尾藻 Sargassum thumbergii（Mert.）O. Kuntze. 甘肃作海藻用。⑫ 瓦氏马尾藻 Sargassum vachellianum Grev. 安徽作海藻用。

454. 海 黍 子

【概述】

本品为马尾藻科海藻植物海黍子 Sargassum kjellmanianum yendo 的藻体。又名谷穗子、草茜。药用全藻，夏季采收，采后晒干。性寒，味咸。功能利尿消痰。用于水肿积聚，淋病、淋巴结核等。用法用量：15～30克，水煎服。

【成分】

海黍子含褐藻酸、甘露醇、碘等成分。

【药理】

海黍子多糖具有抗癌活性，其水浸膏对移植S180癌细胞可抑制其生长，但对患L1210小鼠无效。多糖对L1210引起的白血病有效。将海黍子多糖制成5%水溶液，对小鼠腹水型S180、腹水型U－14、腹水型网织细胞肉瘤(ARS)及小鼠艾氏腹水癌(EAC)试验，结果表明对ARS、EAC未见抑瘤作用，而对S180却有较明显的抑瘤作用，海黍子多糖毒性很小，小鼠灌胃 LD50 为 3 576.5 毫克/千克，给药后小鼠活动减少，伏地不动。

【附方】

1. 水肿积聚、淋病：海黍子 30 克，水煎服。（民间方）

2. 淋巴结核：海黍子 15 克，夏枯草 15 克，川楝子 15 克，水煎服。（《中国药用孢子植物》）

455. 海 蒿 子

【概述】

本品为马尾藻科植物海蒿子 Sargassum pallidum (Turn.) Ag. 的藻体。又名海根菜、三角藻、海草、大蒿子等。生沿海辽宁、山东等岸边岩石上。在《药典》(1990 年版一部)"海藻"条下，规定海蒿子(大叶海藻)或羊栖菜(小叶海藻)二者为法定海藻(Sargassum)，二者均为多年生褐藻。性寒，味苦、咸。归肝、胃、肾经。功能软坚散结，消痰利水，清热。用于瘰疬、瘿瘤、睾丸肿痛，痰饮水肿。用法用量：6～12 克煎汤内服，不宜与甘草同用。参"海藻"条。

【成分】

海蒿子含褐藻酸(Alginic acid) 19.0%、粗蛋白 9.69%、甘露醇 9.07%、灰分 30.65%、钾 5.99%、碘 0.017%。(《中国经济海藻志》)又有含肽的马尾藻多糖(Sargassun)，系含木糖、果糖、半乳糖等的聚多糖(Oligosaccharide)。

【药理】

1. 抗凝作用：海蒿子提取液具有非常显著的抗凝血作用。

2. 抗菌作用：对大肠杆菌、金黄色葡萄球菌和绿脓杆菌有抑菌作用。

3. 增加冠脉流量作用：对豚鼠离体心脏冠脉灌注试验，表明海蒿子有显著增加冠脉流量的作用。

4. 对甲状腺的作用：因含碘量远较海带所含 0.28%及昆布所含 0.27%为低，故对甲状腺的作用不够明显，只有暂时的抑制作用。

5. 毒副作用：中医临床认为海藻与甘草作用相反，不能同用，但对家兔实验，二者合用，并未见毒性相加作用。海藻酸钠对小鼠腹腔注射0.5～1 克/千克，48 小时后死亡率有 30%及 82%，但对大鼠未见死亡。对猫注射，可致心内血栓或损伤脑、肾、肝等器官。

【临床报道】

本品的临床应用及配伍：① 煎剂可配合连翘、陈皮、半夏、黄芩、黄连、三棱、莪术、昆布等煎服。用治结核、瘿瘤、痰核。② 也可配僵蚕为丸，治蛇盘瘰疬。③ 配合龙胆、通草、昆布、枯矾、半夏等为散，治石瘿、气瘿、劳瘿等。又海藻、昆布比较，均具渗湿行水、消积软坚之功，合用之软坚之功益宏，如加以枸橘疏络理气，药力抵达痰结。三药合用对乳腺增生、子宫肌瘤、多囊卵巢等适宜。④ 海藻软坚散结，穿山甲搜邪穿络，二者合用，对乳房、卵巢、子宫等处肿块属痰凝所致者适宜。

海藻性偏寒，凡脾胃虚寒、大便溏薄者慎用。

【附方】

1. 甲状腺肿：海蒿子 15 克，夏枯草 30 克，昆布 12 克，黄药子 9 克，柴胡 12 克，牡蛎 30 克，水煎服。(《山东中草药》)

2. 淋巴结核：海蒿子 60 克，夏枯草 60 克，玄参 15 克，牡蛎 30 克，水煎服。(同上)

【备注】

海蒿子主产于辽宁、山东沿海，为黄海、渤海沿岸产量较大的海藻。而羊栖菜主产于福建、浙江及广东沿海。夏季从海中捞出，用淡水漂洗净，晒干即可。

456. 浮 小 麦

【概述】

本品为禾本科植物小麦 Triticum aestivum L. 的干瘪轻浮的颖果水淘浮起者。又名浮水麦、浮麦。全国大部分地区都有生产。以粒均匀、轻浮、无杂质者为佳。性凉，味甘、咸。归心经。功能敛汗，益气，除热，生津止渴。主治骨蒸劳热，自汗，盗汗。用法用量：10～15 克，煎汤内服，一般生用，个别炒焦研末。阴阳两虚以致虚脱、汗出者，不宜用。

【成分】

含淀粉、蛋白质、糖类、糊精、脂肪、粗纤维。尚含少量谷甾醇、卵磷脂、精氨酸、淀粉酶、麦芽糖酶、蛋白分解酶、麦芽糖酶、钙、磷、铁及 B 族维生素及维生素 E 等。

【药理】

1. 保肝作用：高脂血症模型小鼠的肝组织中脂质含量增高，灌服麦胚后，其组织中所含胆固醇、甘油三酯及过氧化脂质显著降低。

2. 降脂作用：高脂血症小鼠喂饲小麦胚芽，其脂质含量显著降低。

【临床报道】

主治自汗、盗汗、骨蒸虚热。① 用于止汗，治疗虚汗、盗汗可单用，也可做成复方，增效。阳虚自汗及阴虚盗汗，常与牡蛎、麻黄根、黄芪等伍用。也可配穞豆衣。② 治疗小儿遗尿，可配桑螵蛸、益智仁等，疗效较好。

【附方】

［古代方］

1. 盗汗及虚汗不止：浮小麦不拘多少，文武火炒令焦，为细末，每服6 克，米饮汤调下。频服为佳。（《卫生宝鉴》独圣散）

2. 呕吐不止：小麦 15 克，人参、厚朴各 12 克，甘草 3 克，生姜汁 3 毫升，青竹茹 7.5 克，茯苓 9 克，水煎，煮取 600 毫升，去滓，分 3 次温服。（《备急千金要方》小麦汤）

3. 消渴、饮水量多者：小麦 15 克，栝蒌根（切）15 克，麦门冬 15 克，煮取 200 毫升，去滓，分 2 次温服。（《医心方》引《古今录验方》小麦汤）

4. 时行黄疸：小麦30 克，竹叶（切）20 克，石膏 90 克，加水1.5 升，煮取 500 毫升，去滓，分 2 次温服。（《杂病源流犀烛》小麦汤）

5. 盗汗：用浮小麦一把，煎汤，调防风末 6 克服。（《卫生易简方》）

6. 男子血淋不止：浮小麦加童便炒为末，砂糖煎水调服。（《奇方类编》）

［现代方］

1. 多汗症：浮小麦30 克，生黄芪10 克，防风5 克，水煎服。（《现代实用中药》）

2. 自汗，盗汗：浮小麦 30 克，黄芪、牡蛎各 9 克，水煎服。（《青岛中草药手册》）

3. 阴虚盗汗：浮小麦 30 克，麻黄根 6 克，白芍 15 克，水煎服。（《中国民间实用医方》）

4. 脏躁病：浮小麦 30 克，炙甘草 3 克，大枣 5 枚，水煎服。（《全国中草药汇编》）

5. 肺结核及其他原因引起的潮热，多汗，心烦，口渴：浮小麦 10～30 克，水煎服。（《中药志》）

6. 各种虚汗、盗汗：浮小麦、穞豆衣各 9 克，加水200 毫升，浓缩至 100 毫升，每服 50 毫升，每天 2 次。（《中药基础知识简编》浮小麦穞豆衣煎剂）

7. 小儿遗尿：炙甘草 12 克，浮小麦 18 克，菟丝子 9 克，桑螵蛸9 克，煨益智仁 9 克，龙骨 6 克，大枣 24 克，水煎服。（同上。加味甘麦大枣汤）

【备注】

对浮小麦效用，《本草汇言》的作者倪

朱谟颇有疑义。他认为"湿胜多汗,以一、二合炒燥煎汤饮,立止。倘属阴阳两虚以致自汗、盗汗,非其宜也。"傅青主用复方治产后虚汗甚效。

457. 浮 萍

【概述】

本品为浮萍科植物紫萍 Spirodela polyrrhiza (L.) Schleid. 的干燥全草。又名水萍、水花、浮蓱、藨、萍子草、紫背浮萍、水藓、九子萍、萍、田萍,以表面绿背紫者为佳。全国各地均产,主产于湖北、福建、四川、江苏、浙江。性寒,味辛。归肺经。功能疏散风热,发汗解表,透疹,利尿。用于外感风热,麻疹不透,风疹瘙痒,水肿尿少。用法用量:3～9 克煎服,散剂 1～2 克;外用适量,煎汤浸洗。

【成分】

含黄酮类化合物:荭草素(Orientin)、牡荆素、木樨草素-7-单糖苷、芹菜素-7-单糖苷。此外尚含水溶性维生素、鞣质化合物、β-胡萝卜烃、叶黄素、钾盐、脂类及脂肪酸。

【药理】

1. 解热作用:青萍煎剂或浸剂灌胃,对静脉注射伤寒混合菌苗所致发热的家兔有微弱的解热作用。

2. 强心作用:浮萍水浸膏对奎宁引起的衰弱蛙心有显著强心作用,但大剂量可致舒张期心脏停搏。

3. 抗病毒作用:浮萍在体外对孤儿病毒($ECHO_{11}$)有抑制作用。

4. 其他作用:浮萍还有利尿、抗凝作用,能收缩血管,升高血压。

【临床报道】

主用于透疹、麻疹不出或疹出不透,发热而无汗者可用。有汗而体虚者不可用。近年临床报道有:① 治疗小儿急性肾炎:可配连翘、赤小豆。② 治疗顽固性荨麻疹:配蝉蜕、防风等水煎服。

【附方】

[古代方]

1. 疮疹入眼痛楚不可忍:浮萍草阴干为末,每服 3～6 克,羊肝加水刺烂绞汁,调药服之食后。(《小儿卫生总微论》浮萍散)

2. 白驳风初起,面及颈生白色斑点:紫背浮萍研末,蜜丸如弹子大,每服 1 丸,豆淋酒送下。(《医宗金鉴》浮萍丸)

3. 疹痘不透:浮萍、防风、黄芩、羌活、当归、葛根、麻黄、甘草各适量。水煎服。(《沈氏尊生书》)

[现代方]

1. 麻疹透发不畅:浮萍、紫草各 6 克,水煎服,并用浮萍适量,煎水趁热洗胸背手足。(《中国常用中草药》)

2. 风热感冒:浮萍、防风各 9 克,牛蒡子、薄荷、紫苏叶各 6 克,水煎服。(同上)

3. 水肿尿少:浮萍 9 克,泽泻、车前子各 12 克,水煎服。

【备注】

同科植物青萍 Lemna minor L. 植物体的表背两面均为绿色,其颜色与功效,均与浮萍不同。二者常混生,形成密布水面的漂浮植物群落。青萍繁殖快,故采集浮萍时,常带出青萍。故浮萍(紫萍)中常混有青萍。

458. 益 母 草

【概述】

本品为唇形科植物益母草 Leonurus heterophyllus Sweet 的干燥地上部分。又名茺蔚,全国各地多有栽培或野生。夏季茎叶茂盛花未开或初开时采割，晒干。花称益母草花，果实称茺蔚子，均供药用。其幼株称童子益母草。我国尚有白花益母草 L. heterophyllus Sweet f. leucanthus C. Y. Wu et H. W. Li、细叶益母草 L. sibiricus L. 及突厥益母草 L. turkestanicus V. Krecz et kuprian 等。性微寒，味苦、辛。归肝、心包经。功能活血调经，祛瘀止痛，行血消痈，利尿消肿。用于月经不调，痛经，经闭，恶露不尽，水肿尿少，急性肾炎水肿；亦用于外科痈肿、外伤瘀血作痛等症。用法用量：每天9～30 克水煎服，孕妇禁用。

【成分】

1. 益母草：含益母草碱、水苏碱、益母草二萜、月桂酸、苯甲酸、芸香苷、延胡索酸、亚麻酸、油酸等。

2. 细叶益母草：含益母草碱(Leonurine)、水苏碱(Stachydrine)、益母草定(Leonuridine)、益母草宁(Lenurinine)等生物碱，并含苯甲酸、有机酸、氯化钾、甾醇、维生素 A、生物素(Biotin)、芸香苷等。益母草碱含量据称在开花期的含量，可达 0.01%～0.04%。益母草膏中生物碱定量可用离子交换树脂直接提取，然后洗脱定量。按不同季节采集的益母草，以质嫩、叶多者含量，较质老、茎多者为高，各样品总碱量差异甚大，贮存一年后总生物碱含量下降，故不宜久贮。实验证明：益母草碱在初果期含量最高(0.12%)，在开花前的营养期最低(0.02%)，而水苏碱在开花前的营养期含量最高(1.72%)，初果期含量最低(0.59%)。表明两种碱在植物生长期而互有消长。此外，益母草还含有 K、Na、Mg、Ca、Fe、Mn、Cu、Zn 等多种金属元素。

【药理】

1. 缩宫作用：益母草提取液、水浸膏或乙醇浸膏对多种动物(豚鼠、兔、犬等)在位子宫及子宫瘘，均有兴奋作用。可使子宫收缩节律加快，幅度增大及张力增强。据称收缩子宫的成分主要在叶部，煎剂作用大于酊剂，认为该成分是主要存于叶中的一个耐热、性质稳定的水溶性物质。用蒸馏法生产的益母草注射液无收缩子宫作用。据称四川提得的益母草总碱可使离体子宫收缩，3 毫克作用与马来酸麦角新碱 0.04 毫克效价相当。从香港产的艾叶益母草(L. artemisia〈lour〉S. Y. Hu)分离到的益母草碱对切除术后的人体子宫离体试验，出现节律性收缩。

2. 对心血管系统的作用：益母草醇提取液对在位兔心有轻度兴奋作用，对离体兔心先抑制后兴奋，大量则直接抑制。水苏碱则可减慢心率。益母草水浸剂、总碱，对麻醉动物均有短暂的降血压作用，此一作用可因预先注射阿托品而减弱，并具有抗肾上腺素作用。益母草对异丙肾上腺素和垂体后叶素引起的动物实验性心肌缺血，均有保护作用。此作用乃与增加冠脉血流量、改善微循环及增加心肌营养性血流量有关。对结扎狗冠状动脉前降支形成的心肌梗死，益母草可使其范围缩小，病变程度减轻，心肌细胞坏死量减少，对心肌细胞超微结构特别是线粒体具有保护作用。此外，益母草制剂还可对抗 ADP 引起的血小板聚集。能抑制磷酸二酯酶活性，提高血小板内 cAMP 含量而显著抑制血小板聚集。大鼠灌服益母草煎剂可减少血小板数、抑制血小板聚集而使体外血栓形成时间延长，血栓长度较短、血栓湿重和干重减轻。对实验性肺内血栓，也有一定的促进溶解作用。

3. 其他作用：① 对小鼠体液免疫的影响：益母草等活血化瘀药组成的复方，对动物血凝抗体及体外形成细胞有明显的抑制作用，认为是加强抑制性 T 细胞功能而表现出免疫抑制作用的。

② 益母草可促进微动脉血流恢复，可使其粒状血流变为线状，闭锁的微血管重新开放。③ 益母草碱给兔静脉注射，可使尿量显著增加；④ 益母草水浸剂（1∶4）对一些皮肤真菌，有不同程度的抑制作用。⑤ 益母草碱对呼吸中枢有兴奋作用。⑥ 对神经肌肉终板标本，有箭毒样作用。

4. 毒副作用：很低。大鼠每天腹腔注射益母草碱2毫克，连续4天，或喂饲50%益母草干粉的饲料80天，未出现不良反应或影响生育力。

【临床报道】

1. 治疗妇科病：对血滞经闭、月经不调，经前少腹胀痛、产后恶露不尽、胞衣不下、产后血晕、瘀血腹痛、崩中漏下、痈肿疮疡等，可单味煎服或制成膏剂应用；或与当归、丹参、香附同用。产褥期应用可加强子宫收缩，作用缓和，与麦角流浸膏相似。对产后子宫可能残留的胎盘组织，子宫复旧不全、恶露不尽者，用之有效。

2. 治疗痛证：用于瘀血作痛，可与乳香、没药、延胡索等同用。

3. 治疗多种血瘀病证：对冠心病、心肌缺血有较好疗效；对中心性视网膜脉络膜炎、急性肾小球性肾炎、慢性肾炎水肿等，也有一定疗效。对急、慢性肾炎水肿、血尿等，常配伍茯苓、泽泻、白术、白茅根等药。

4. 治疗外科病证：对疮疡肿毒、皮肤痒疹、乳痈初起可内服，也可外用，常与金银花、连翘等配伍。

血虚无瘀者不宜用；孕妇禁用。

益母草和马鞭草，均治瘀血经闭，但益母草性缓，马鞭草力猛。益母草和黄芪均能益气、和血、行水，但益母草利水消肿，黄芪补肺益气，走表行水，合用之对产后血瘀水肿者有益。

【附方】

［古代方］

1. 月经不调，经来腹痛，久不受孕，产后血瘀腹痛：益母草500克，川芎、赤芍、归身、木香各30克。（《奇方类编》益母丸）

2. 妇女瘀滞腹胀，月经不调：益母草500克，大生地、当归、白芍各90克，泽兰叶、乌贼骨、香附各120克。（《妇科杂证》益母丸）

3. 月经不调，产后血瘀腹痛，亦治跌打损伤，瘀血积滞：用益母草捣烂，滤取浓汁，入砂锅内，文武火熬成膏，入瓷罐收贮。（《古今医统》益母膏）

［现代方］

1. 急性肾炎水肿：益母草60克，茅根30克，金银花15克，车前子、红花各9克，水煎服。（《青岛中草药手册》）

2. 产后腹痛，子宫复旧不良：益母草12克，生蒲黄、川芎各6克，当归、焦山楂各9克，水煎服。（《中国常用中草药》）

【备注】

1. 益母草原有紫花、白花两种，现多用紫花者，二者在盛花期总生物碱含量无大差异。但在果期与枯草期则以叶中含量最高。各地采收时间互不一致，但以7～8月份花中期益母草碱含量最高，故应注意采收时间。《药典》记载的制剂有益母草流浸膏和益母草膏。

2. 同属植物大花益母草 L. sibiricus L. 外形与益母草极相似，但花较大，我国东北地区习用。

3. 茺蔚子：为益母草的干燥成熟果实，含益母草次碱等，脂肪油约26%，油中主成分为油酸及亚油酸，并含维生素A类物质。性微寒，味辛、甘。功能活血调经、清肝明目，用于月经不调、经闭、痛经、产后腹痛、目赤翳障、头晕脑胀。每用4.5～9克。

459. 益 智 仁

【概述】

本品为姜科植物益智 Alpinia oxyphylla Miq 的干燥成熟果实。又名益智子。生于阴湿林下，主产广东、海南、雷州半岛。近年广西、福建、云南亦有栽培。以个大饱满气味浓者为佳。性温、味辛。归脾、肾经。功能温脾暖肾，固气，涩精。用治腹部冷痛，泄泻，口多唾液，肾虚遗尿，小便频数，遗精，白浊，吐血，血崩。用法用量：3～9 克，水煎服。

【成分】

含挥发油，油中主含α-香附酮（α-cyperone）、桉叶素，还有姜烯、姜醇α-桉叶醇、香橙烯等。并含益智醇、益智酮 A 及 B，维生素 B_1、B_2、C、E 和锰、锌、钾、钠、钙、镁、磷、铁、铜等元素以及天门冬氨酸、精氨酸等 19 种氨基酸与油酸、亚油酸等 12 种脂肪酸等。

【药理】

1. 对心血管的作用：益智仁甲醇提取物对豚鼠左心房有强大的正性肌力作用，提取物的乙酸乙酯可溶性部分，提得强心物质益智酮甲（Yakuchinone A.）能抑制心肌的 Na^+-K^+-ATP 酶。认为其强心作用部分由于抑制心肌内钠钾泵所致。在兔的大动脉中益智醇可拮抗钙的活性，益智醇还能明显抑制氯化钾引起的大动脉收缩，但不能影响去甲肾上腺素引起的收缩。

2. 抑制回肠收缩：益智仁水提物和乙醇提取物可抑制豚鼠回肠由组胺和氯化钡引起的收缩。

3. 其他：① 益智仁水提物对肉瘤细胞增长有一定活性。② 复方益智仁（何首乌、石菖蒲）对小鼠学习记忆障碍有改善作用。③ 甲醇提取物可抑制前列腺素合成酶的活性。

【临床报道】

临床常用本品：① 治小儿遗尿。② 延缓衰老。③ 防滑胎。④ 治小儿流涎，体现了暖肾缩尿固精、温脾止泻摄唾的传统疗效。

治吐泻腹痛，常配干姜、白术；治多涎，多与人参、白术等配伍；治小便频数或遗尿，用缩泉丸，夜梦遗精则与人参、远志、龙骨等同用；治疝痛，可与茴香、制乌头、青皮等同用。

【附方】

［古代方］

1. 下元虚冷、小便频数、小儿遗尿：益智仁、乌药等份，为末，酒煮山药末为糊，丸桐子大，每服 50 丸，盐酒或米饮下。（《妇人良方》缩泉丸）

2. 梦泄：益智仁（用盐炒，去盐）60 克，乌药 60 克，上为末，用山药 30 克为糊，和丸梧子大，每服 50 丸，空心临卧盐汤下，以朱砂为衣。（《世医得效方》三仙丸）

3. 妊娠遗尿不禁：益智仁、白薇、白芍各等份为末，每服 9 克，加盐 0.9 克，滚白汤调下。（《丹台玉案》）

4. 胎漏下血：益智仁 15 克，缩砂仁 30 克，为末，每服 9 克，空心白汤下，每天 2 服。（《济阴方》）

5. 小便不禁：益智仁、巴戟天、桑螵蛸、菟丝子（酒蒸）各等份，上为细末，酒煮糊为丸如梧子大，每服 20 丸，食前盐汤送下。（《奇效良方》）

［现代方］

1. 小便频数，夜卧遗尿：益智仁（盐水炒）400 克，乌药 400 克，山药 400 克，三味粉碎成细粉，用水泛丸。（《浙江省药品标准》1983 和《广东省药品标准》1987 缩

泉丸）

2. 腹痛、泄泻、多唾：益智仁、白术、党参、茯苓各9克，木香6克，水煎服。（《中国常用中草药》）

3. 滑胎：益智仁、炙黄芪各9克，水煎服。[实用中西医结合杂志，1991，4(1)：44]

460. 娑罗子

【概述】

本品为七叶树科植物七叶树 Aesculus chinensis Bge. 浙江七叶树 Aesculus chinensis Bge. var. chekiangensis (Hu et Fang) Fang 或天师栗 Aesculus wilsonii Rehd. 的干燥成熟种子。秋季果实成熟时采收，除去果皮，晒干或低温干燥。又名天师栗、娑婆子、武吉、仙栗、开心果、苏罗子等。娑罗子主产于陕西汉中、安康，河南西峡、嵩县，河北，山西。浙江七叶树产于浙江杭州；江苏宜兴、靖江，溧阳等地亦产；天师栗主产于四川、湖南、湖北、贵州、云南等地。性温，味甘。归肝、胃经。功能理气宽中，和胃止痛。用于胸腹胀闷，胃脘疼痛，乳房胀痛，痛经。用法用量：3～9克，煎服。

【成分】

七叶树种子含油酸、甘油三硬脂酸、酯，七叶树皂苷。欧洲七叶树种子含七叶树三萜皂苷、α-七叶树皂苷和β-七叶树皂苷。果实中含槲皮苷等黄酮类化合物。

【药理】

本品具有抗炎作用和降低胆固醇作用。

【临床报道】

临床将本品用于：① 治疗冠心病：娑罗子冲剂（每包10克，含生药9克）冲服，每次1包，每天2次。或娑罗子片剂（每片相当于生药3克）口服，每次2片，每天3次。连服3月。同时尚有轻度降血脂作用。② 治疗脑水肿。

气虚、阴虚者慎用。

【附方】

1. 胃痛：娑罗子1枚，去壳，捣碎煎服。

2. 心痛：娑罗子烧灰，冲酒服。

3. 胸腹胀闷，胃脘疼痛：娑罗子9克，佛手6克，陈皮4.5克，生姜3片，大枣5枚，水煎服。（《中国常用中草药》）

461. 桑 叶

【概述】

本品为桑科植物桑 Morus alba L. 的叶干燥而成。初霜后采收，除去杂质，晒干。处方称霜桑叶。桑叶又名蚕叶、铁扇子。主产于浙江、安徽、江苏、四川、湖南。性寒，味甘、苦。归肺、肝经。功能疏散风热，清肺润燥，清肝明目。主治风热感冒，肺热燥咳，头晕头痛，目赤昏花。用法用量：4.5～9克，水煎服。

【成分】

桑叶中主要成分为芸香苷，10月份采集的桑叶所含芸香苷量最高。叶中还含槲皮素，异槲皮素、槲皮素-3-三葡萄糖苷、β-谷甾醇、菜油甾醇、蛇麻脂醇及微量内消旋肌醇、昆虫变态激素、牛膝甾酮、蜕皮甾酮、溶血素、桑苷、东莨菪素、麦角甾醇等。桑叶挥发油含低炭原子的酸、醛、烯醛、酮类化合物及芳樟醇、苄醇、丁醇、苯乙醇、沉香醇等。此外，桑叶还含有哌啶生物碱 MORANOLINE，细胞分裂素类物质，蛋白质，糖类，氨基酸类，葫芦巴碱，胆碱，腺嘌呤，叶酸和四氢叶酸，谷胱苷肽，维生素 B_1、B_2、C 和铜、锌、硼、锰等微量元素。

【药理】

1. 抗菌作用：桑叶水煎剂31毫克/毫升体外有抗钩端螺旋体作用，又鲜桑叶体外实验对金黄色葡萄球菌、乙型溶血性链球菌、白喉杆菌、炭疽杆菌均有较强的抑制作用；对大肠杆菌、伤寒杆菌、痢疾杆菌、绿脓杆菌也有抑杀作用。

2. 降压作用：麻醉狗股静脉注射桑叶提取液，可见短暂降压，据称与MornseninA、B，8-环已烯基黄酮类有关。

3. 降糖作用：大鼠喂食桑叶干粉或皮下注射桑叶醇提液10天后，对四氧嘧啶糖尿病大鼠及肾上腺素、葡萄糖引起的高血糖，均有降血糖作用。据称桑叶中所含某些氨基酸是体内胰岛素分泌和释放的调节因素，同时也有一些无机元素的参与。

4. 对平滑肌的作用：桑叶煎剂对动物动情期子宫有兴奋作用；对鼠肠肌有抑制作用。

5. 抗癌作用：桑叶所含酚类化合物有抗癌活性。酚性成分还可抑制 cAMP、磷酸二酯酶的活性。

6. 其他作用：桑叶尚有利尿作用，脱皮激素能促进人体蛋白质合成，排除胆固醇、降低血脂等作用。能促进细胞生长，刺激真皮细胞分裂，产生新的表皮。桑叶煎剂对鼠肠肌有抑制作用。

【临床报道】

1. 治疗乳糜尿：桑叶1 000克，加水4 000毫升，煎煮30分钟，取汁过滤，灭菌制成25%的桑叶口服液，装瓶备用。每天3次，一次200毫升。1个月为1个疗程。

2. 治疗咽喉红肿、牙痛：桑叶9～15克，水煎服，每天1剂。

3. 治疗角膜溃疡：桑叶30克，金银花15克，野菊花12克。水煎服，每天1剂。并用剩余药液热敷熏洗。

4. 治疗牙龈肿痛：霜桑叶30克，白芷6克，升麻6克，生甘草6克，水煎服。

5. 治疗盗汗：桑叶末9克，米汤送下，每天1剂。或桑叶30克，以米汤700毫升，大火煮15分钟，取汁分3次服，疗程一般1～5天，治疗各种原因引起的自汗、盗汗。

6. 治疗化脓性中耳炎：新鲜桑叶捣烂取汁滴耳，每次1～2滴，每天3次。

净桑叶的炮制有炒制，蒸制和蜜制三种。配桑白皮，治咳喘；配菊花，治头晕目眩；配麦冬，治阴虚劳热；配生地、阿胶治嗽血。

【附方】

[古代方]

1. 吐血：晚桑叶微焙，捣箩为细散，每服5克。(《圣济总录》独圣散)

2. 眼目昏花、咳久不愈：桑叶、黑胡麻子各30克，用白蜜制丸，每服9克。(《医极》桑麻丸)

3. 风温初起，头痛鼻塞、咳嗽、发热、微渴：桑叶8克，菊花3克，连翘4.5克，薄荷2.5克，芦根、桔梗、杏仁各6克，甘草2.5克。(《温病条辨》桑菊饮)

4. 肝火烁肺，咳时胁痛，不能转侧，痰中夹有血丝血珠者：桑叶、川贝各9克，桑白皮12克，牡丹皮4.5克，地骨皮15克，竹茹6克，炙甘草1.8克。(《重订通俗伤寒论》桑丹泻白汤)

5. 燥热伤肺，气促、咽腔口鼻干燥、干咳少痰：桑叶9克，人参2.1克，石膏7.5克，甘草、麻仁各3克，阿胶2.4克，麦冬3.6克，杏仁2.1克，枇杷叶1片。(《医门法律》清燥救肺汤)

[现代方]

1. 风温初起，咳嗽发热：桑叶7.5克，菊花3克，杏仁、桔梗、芦根各6克，连翘4.5克，薄荷、甘草各2.5克，水煎服。

(《中国常用中草药》)

2. 外感温燥，干咳无痰、咽干口渴：桑叶、浙贝母、淡豆豉、栀子、梨皮各9克，杏仁、沙参各12克，水煎服。(同上)

3. 头目眩晕：桑叶、菊花、枸杞子各9克，决明子6克，水煎代茶饮。(同上)

462. 桑白皮

【概述】

本品为桑科小乔木植物桑 Morus alba L. 除去栓皮的根皮。又名桑根白皮、桑根皮、桑皮、山桑皮、炙桑皮、蜜桑皮。主产于安徽、河南、浙江、江苏、湖南等地。以色白、粉性足者为佳。性寒，味甘。主归肺经。功能泻肺平喘、利尿消肿。主治肺热喘咳，水肿胀满尿少，面目肌肤浮肿。用量用法：5～15克，煎服，大剂量可用至30克；外用适量，鲜品捣汁涂或外敷，或煎水洗。泻肺利水、平肝清火宜生用；肺虚咳嗽宜蜜炙用。

【成分】

含桑皮素、桑皮色烯素、环桑皮素、环桑皮色烯素、桑根皮素等。还有桦木酸、东莨菪素以及α-和β-香树精、挥发油、软脂酸、十一癸烯醇、十二癸烯醇、葡萄糖、果胶。近又提得桑皮呋喃A。

【药理】

1. 利尿导泻作用：桑白皮煎剂灌喂兔、桑白皮水提物或正丁醇提取物大鼠灌胃或腹腔注射，均有利尿作用，表现为尿量及钠、钾氯化物排出均增加。水提物3克/千克灌喂小鼠可排出液状粪便，具有导泻作用。

2. 对心血管系统的作用：桑白皮煎剂和水、乙醇、正丁醇或乙醚等多种溶媒提取物，对正常犬、兔、大鼠或高血压动物，均有不同程度且持久的降压作用，并伴心动徐缓，估计为乙酰胆碱样物质通过抑制血管运动中枢而产生作用。桑白皮提取物能抑制离体蛙心，收缩蛙下肢血管，对离体兔耳血管有扩张作用。

3. 对平滑肌作用：桑白皮正丁醇提取物能显著增加犬胃肠道活动，松弛离体豚鼠回肠，抑制其自动节律性活动。其提取物对兔离体肠和子宫均有兴奋作用。

4. 对神经系统作用：① 镇静、安定　桑白皮水或正丁醇提取物对小鼠有镇静和安定作用，可减少动物自发性活动，降低痛觉及触觉反应。② 抗惊厥　桑白皮正丁醇或水提取物均能轻度抑制小鼠电休克发作，减少实验动物死亡数。③ 镇痛　桑白皮水提物有明显镇痛作用，与阿司匹林相似。④ 降温　桑白皮正丁醇提取物对小鼠有降温作用。

5. 抗菌作用：桑白皮煎剂对金黄色葡萄球菌、伤寒杆菌、福氏痢疾杆菌、发癣菌均有抑制作用。

6. 其他作用：有轻度镇咳作用，抑制角叉菜胶及葡聚糖酐，抑制子宫颈癌。另外，可制成外科手术缝线，在兔实验中可免拆线。

【临床报道】

临床常将本品：① 用于咳喘证，如肺热咳喘，常配地骨皮、甘草、粳米等；寒性咳喘，常配麻黄、苏子、杏仁等。② 用于浮肿，小便不利之水肿，常与茯苓皮、大腹皮、生姜皮等同用。③ 此外，桑白皮可用于小儿流涎、高血压病、抗肿瘤、糖尿病、鼻衄及肝炎等。

【附方】

[古代方]

1. 消渴，燥热、饮水无度：桑根白皮(锉)、人参、知母(切，焙)、麦门冬(去心，焙)、枇杷叶(去毛，微炙)、黄连(炒)、葛根

(锉)、地骨皮、淡竹根各 15 克,上为粗末,每用12 克,加水230 毫升,煎至150 毫升,去滓,食前服,每天 2 次。(《圣济总录》桑白皮汤)

2. 鼻干无涕、疼痛(桑白皮散):桑皮、木通、大黄(炒)各60 克,升麻45 克,炙草30 克,石膏、葛根各 90 克,上为散,每次 9 克,水煎去滓温服,外以冰片、马牙硝、瓜蒂等份为末,吹鼻。

[现代方]

1. 咳嗽:① 燥咳　桑白皮 60 克,蜂蜜 60 毫升,桑白皮水煎,分 2 次各冲入蜂蜜,每天 1 剂。(《安徽单验方选》)② 咳嗽伴吐血　桑白皮 500 克,米泔浸 3 宿,刮净上黄皮,锉细,入糯米 120 克,焙干,捣为末,米饮调下,每服 3～6 克。(《经验方》)③ 顽固性咳嗽　桑白皮、马兜铃各 15 克,法半夏、杏仁各 12 克,桔梗、远志、陈皮、黄芩、桃仁各 10 克,五味子、甘草各 6 克,水煎服。[新中医,1988,20(6):31] ④ 干咳　清肺泻肝汤:桑白皮、地骨皮、瓜蒌皮、丹皮各 15 克,柴胡 6 克,栀子、黄芩、百部、贝母、半夏、黛蛤散(包)、枇杷叶各 100 克,随证加减,水煎服。[江苏中医,1993,(3):16]

2. 支气管扩张(泻白化血汤):桑白皮 15～20 克,地骨皮 10 克,甘草、粳米各 5 克,花蕊石 15 克,三七粉(吞服)3 克,血余炭 10 克,水煎服[北京中医,1985,(5):11];或可用桑白皮、地骨皮、白芍、白及、百合、百部各 15 克,苏子、五味子各 10 克,随证加减,水煎服。[浙江中医杂志,1989,(3):98]

3. 小儿肺炎(肺炎合剂):麻黄、川大黄各 4 克,桃仁、杏仁、桑叶、桑白皮各 8 克,石膏、蚤休、鱼腥草各 15 克,水煎服。[辽宁中医杂志,1992,19(11):32]

4. 急性肾炎(桑白皮汤):桑白皮 20 克,赤小豆 30 克,连翘、黄芩各 10 克,银花15 克,白茅根 18 克,随证加减,水煎服。[山西中医,1992,(3):107]

5. 慢性肾炎合并胸腔积液:桑白皮、大枣各 18 克,葶苈子、茯苓各 15 克,陈皮 9 克,车前子 12 克,黄芪 20 克,水煎服。[云南中医杂志,1992,(3):13]

6. 心衰合并肺炎:白参 10～15 克,附片 5～10 克,桑白皮、鱼腥草各 20～30 克,每天 1 剂,水煎服。[实用中西医结合杂志,1993,6(2):77]

7. 糖尿病:桑白皮 12 克、枸杞子 15 克,水煎服。(《中药大辞典》)

8. 食管癌、胃癌:鲜桑白皮 30 克,加米醋 90 克炖 1 小时,1 次或分数次服完。[福建中医药,1965,10(3):23]

9. 鼻衄(桑白皮饮):桑白皮 15 克,麦冬、白茅根、赤芍、丹皮、地骨皮、黄芩各 10 克,木通、甘草各 6 克,水煎服;[湖南中医学院学报,1992,(2):12]或用二生桑皮饮,即生地 50 克,生榆皮、桑白皮各 30 克,水煎服;[浙江中医杂志,1988,(6):273]亦有报道用桑白皮 30～100 克,加水煎煮 2 次,每次 20 分钟左右,取 2 次煎汁 500～800 毫升混匀,装入保温瓶内,每次服 100～200 毫升,1 天服完。[四川中医,1991,(10):48]

10. 传染性肝炎:鲜桑白皮 60 克,白糖适量,水煎 2 次服。[福建中医药,1961,(3):26]

11. 蜈蚣毒:桑根皮捣烂敷或煎洗。(同 7)

12. 臁疮:取新鲜桑树根皮适量洗净,去赤层皮备用,使用前用等溶盐水清洗患部,将桑白皮自溃疡上缘 2 厘米开始,成叠瓦状排列至溃疡下缘 2 厘米为止,包扎稍用力,使中段正贴疮面,3～4 天更换 1 次。[四川中医,1991,(5):49]

13. 痤疮(肺经风热型):枇杷叶、桑白皮、黄芩、连翘、丹皮、生地、地骨皮各

12克，甘草6克，水煎服。[北京中医，1999，(4)：54]

14. 咳血：桑白皮15克，地骨皮10克，黄芩10克，知母15克，栀子10克，川贝15克，白茅根10克，仙鹤草10克，玄参20克，甘草6克，水煎服。[内蒙古中医药，2001，2(21)：32]

【备注】

1. 市售桑白皮有混淆品种，主为同科植物构树 Broussonetia papyrifera (L.) Vent. 及柘树 Cudrania tricuspidata (Carr.) Bur. 的根皮，应与桑白皮鉴别。

2. 对水肿、尿少、面目肌肤浮肿、肺热咳嗽、水饮咳喘等证，宜生用；咳嗽之证，宜炒用；肺虚咳喘之证，宜蜜炙用。

3. 桑白皮性寒，对于肺虚无火而小便自利者及因风寒而发咳嗽者，用之宜配解表散寒、降气化痰之药。

463. 桑　枝

【概述】

本品为桑科植物桑 Morus alba L. 的干燥嫩枝。又名桑条。桑枝主产于江苏、浙江、安徽、湖南、河北、四川。性平，味微苦。归肝经。功能祛风湿，利关节。用于肩臂、关节酸痛麻木。用量用法：9～15克，水煎服；外用适量，煎水熏洗。

【成分】

本品含环桑黄酮、桑皮素、桑色素、四羟基苯酮以及酚性物。琥珀酸、腺嘌呤、果胶等。

【临床报道】

1. 治疗丝虫病：桑枝50克，贯众9克。水煎，每天1剂，每晚睡前服用，7天为1个疗程。

2. 治疗淋巴细胞转化率低下：除对症治疗，每天加用桑枝30克煎服。疗程1～2个月。

3. 治疗骨折：桑枝60克，红糖30克。水煎，每天1剂，分2次服，连服3～5剂。

4. 治疗损伤性关节僵硬：桑枝5 000克，燃烧加热砖块，燃尽后取出砖块，醋滴其上，置于铁桶内，将患肢置桶内熏蒸。每块砖滴醋3～5次，每次用6～8块砖，2～3天1次。

【附方】

[古代方]

脑漏：桑叶、杭菊花各9克，蔓荆子4.5克，当归4.5克，桔梗、枳壳各3克，川贝6克，杏仁9克，川芎3克，黑芝麻一撮，水煎温服。(《医醇賸义》桑菊愈风汤)

[现代方]

1. 臂痛：炒桑枝20克，水煎服，每天一剂。(《中国常用中草药》)

2. 高血压：桑枝、桑叶、茺蔚子各15克，加水1 000毫升，煎成600毫升，临睡前洗脚30～40分钟。(同上)

464. 桑寄生

【概述】

本品为桑寄生科植物桑寄生 Taxillus chinensis (DC.) Danser 的干燥带叶茎枝。又名寓木、宛童、桑上寄生、寄屑、寄生树、寄生草、寄生、广寄生、茑木。主产于广东、广西、福建南部等地。性平，味苦、甘。归肝、肾经。一般生用，或酒炒用。功能补肝肾，强筋骨，祛风湿，安胎元。用于偏于虚证的风湿痹痛，腰膝酸软，筋骨无力，崩漏经多，妊娠漏血，胎动不安，高血压。用量：9～15克，水煎服。

【成分】

本品含萹蓄苷、槲皮素、槲皮苷、d-儿

茶酚等化合物。又分得磷脂胆碱、磷脂酰乙醇胺等六种磷脂类化合物。

【药理】

1. 降压作用：桑寄生水浸出液、乙醇-水浸出液及30%乙醇浸出液对麻醉动物有降压作用。

2. 抗病原微生物作用：桑寄生煎剂对脊髓灰质炎病毒和肠道孤儿病毒(ECHO)6、9，柯萨奇(Coxsackie) A_9、B_4、B_5 有明显抑制作用，其作用有可能是直接灭活。桑寄生还能抑制伤寒杆菌和葡萄球菌。

3. 抗乙型肝炎病毒表面抗原(HBsAg)：本品水提物1.5～2.5毫克/50毫升与HBsAg接触4小时后，显示抑制活性。

4. 利尿作用：广寄生苷元有利尿作用。

5. 降脂作用：不同提取物有降脂作用，并能提高超氧化物歧化酶的活性，使清除超氧化物自由基的能力增强，从而使过氧化脂质含量降低，保护生物膜，对动脉粥样硬化有防治作用。

6. 其他作用：① 对中枢神经有一定的抑制作用。② 有扩冠作用，增加冠脉血流量；对小鼠室颤有对抗作用；对颤动的豚鼠离体心脏冠状血管也有舒张作用。

【临床报道】

本品不仅能祛风湿通络，还可补肝肾、强筋骨，故对风湿痹痛，筋骨酸楚无力等有效。在配伍应用时，可配桑枝治久痹，配秦艽治腰膝疼痛；配独活治腰背酸痛不能转侧，足膝痿痹屈伸不利；配阿胶用于胎动不安及漏血证；配川续断用于腰膝酸痛，步履维艰；配当归，用于精血虚损之胎元不固、胎动不安。

临床报道治疗心绞痛、心律失常、胎动不安、先兆流产等有效。

【附方】

［古代方］

1. 腰背痛：桑寄生6克，独活9克，羌活、防风、细辛、杜仲、牛膝、秦艽、桂心、当归、芍药、地黄、川芎、茯苓、人参、甘草各6克。(《千金要方》独活寄生汤)

2. 妊娠胎动不安、心腹刺痛方：桑寄生45克，艾叶15克，阿胶30克，水煎服。(《太平圣惠方》)

3. 胎漏经血妄行，淋漓不已：桑寄生、当归、川芎、续断、阿胶、香附、白术、茯神各3克，人参、生姜、炙甘草各1.5克。(《证治准绳》桑寄生散)

4. 胎漏：桑寄生120克，菟丝子60克，续断60克，阿胶60克，和丸，每服6克。(《医学衷中参西录》寿胎丸)

［现代方］

1. 先兆流产：桑寄生、菟丝子、续断各15克，阿胶6克，熟地、白芍、党参、白术各9克。［湖南医药杂志，1983，1(5)：26］

2. 风湿性腰腿痛：桑寄生、独活、秦艽、当归各9克，水煎服。(《中国常用中草药》)

3. 胎动不安，胎漏下血：桑寄生，当归、续断、香附、阿胶(蛤粉炒)、茯苓、白术各10克，川芎、人参各6克，炙甘草3克，生姜3片，水煎服。(同上)

4. 高血压病：桑寄生15克，夏枯草30克，豨莶草15克，牛膝12克，水煎服。(《全国中草药汇编》)

5. 冠心病心绞痛：桑寄生冲剂(每包相当于生药39克)，开水冲服，每次0.5～1包，每天2次。

6. 高血压病：桑寄生60克，决明子30克。水煎至150毫升。早晚各服75毫升，每天1剂。30天为1个疗程。

【备注】

1. 寄生有南北之分，桑寄生为南寄

生，又名广寄生；槲寄生的带叶茎枝，主产于北方各省，别名北寄生。也有个别地区用桑寄生属与槲寄生属的其他植物，另参槲寄生条。寄生于桑树上者，为桑寄生，生于其他树上，称杂寄生。

2. 寄生于桑树、桃树、李树、龙眼、荔枝、马尾松、油茶、榕树等植物上的寄生，可用。寄生于夹竹桃上的寄生，有毒，不可用。

3.《本草纲目》记载的桑上寄生，为传统正品桑寄生药材之一，寄生于桑树、梨树等树木上。此外，还有：

(1) 毛叶桑寄生 Taxillus nigrans (Hance) Danser 在江西、福建、云南等省作桑寄生入药。形态与桑寄生相似，但有一定区别。(《中药采收鉴别应用全书》)又名柿寄生、樟寄生，寄生于桑、樟、油茶、沙梨、酸枣、龙眼等树上。

(2) 四川寄生 Taxillus sutchuenensis (Lecomte) Danser. 又名橙树寄生、水青冈寄生、寄生在马桑，称马桑寄生，有剧毒，不能作桑寄生用。

(3) 红花寄生 Scurrulo parasitica L. (Loranthus scurrula L.；L. parasiticus (L.) Merr. 又名柏寄生、桃木寄生、油茶寄生、柠檬寄生。

465. 桑　椹

【概述】

本品为桑科植物桑 Morus alba L. 的干燥果穗。4～6 月果实变红时采收，晒干。或略蒸后晒干。又名桑子、桑椹子。性寒，味甘、酸。归心、肝、肾经。功能补血滋阴，生津润燥。主治眩晕耳鸣、心悸失眠，须发早白，津伤口渴，内热消渴，血虚便秘。用量用法：9～15 克，水煎服。

【成分】

桑椹中含有芸香苷、花青素苷、菸酸、胡萝卜素、维生素 A、B_1、B_2、C，蛋白质、糖类、脂类、游离酸、鞣质、矢车菊素(Cyanidin)及挥发油等。种子中含 26%左右的脂肪油。脂类中的脂肪酸有亚油酸、油酸、棕榈酸及少量肉豆蔻酸、棕榈油酸、硬脂酸和亚麻酸等。挥发油的主要成分有桉叶素和香叶醇。桑椹中还含有钾、钠等。

【药理】

1. 增强免疫作用：促进青年小鼠体液免疫功能，促进淋巴细胞转化；促进 T 淋巴细胞成熟，使衰老的 T 细胞功能得到恢复。

2. 促进细胞生长作用：促进造血细胞生长；桑椹对粒系祖细胞的生长有促进作用。

3. 降低红细胞膜 Na^+-K^+-ATP 酶的活性：Na^+-K^+-ATP 酶与体内产热有关。桑椹能降低 Na^+-K^+-ATP 酶的活性，则与鹿茸、黄芪之升高 Na^+-K^+-ATP 酶活性，均可能分别是其滋阴、助阳的基础。

4. 升高外周白细胞：桑椹醇提液给实验性白细胞减少症的小鼠灌服，可致外周血白细胞数升高。

【临床报道】

临床常用于：① 再生障碍性贫血。② 高血压。③ 血虚头晕、耳鸣。④ 糖尿病。⑤ 失眠。⑥ 老年便秘。⑦ 阴虚津少，口干舌燥。服用后极个别病人出现过敏，皮肤红疹，有瘙痒。

【附方】

［古代方］

1. 瘰疬：斌实(黑熟者)用布袋取汁，熬成薄膏，白汤点 1 匙，每天 3 服。(《素向病机气宜保命集》文武膏)

2. 阴虚腹痛：桑椹，绢包风干过，伏天为末，每服 9 克，热酒下，取汗。(《濒湖

集简方》)

［现代方］

1. 头晕目眩、少眠健忘、精神疲倦、须发早白：桑椹30克，何首乌12克，枸杞子9克，黄精、酸枣仁各15克，水煎服。(《中国常用中草药》)

466. 桑螵蛸

【概述】

本品为螳螂科昆虫大刀螂 Tenodera sinensis Saussure、小刀螂 Statilia maculata(Thunberg)或巨斧螳螂 Hierodula patellifera(Serville)的干燥卵鞘。分别习称团螵蛸、长螵蛸及黑螵蛸。又名蜱蛸、桑蛸、螳螂窠、冒焦、螵蛸、螳螂子、桑上螳螂棠、赖尿郎、刀螂子、老鸹脐、螳螂蛋、流尿狗、猴儿包、螳螂壳。团螵蛸主产于广西、云南、湖北、湖南、河北、甘肃、辽宁等地。长螵蛸主产于浙江、江苏、安徽、山东、湖北等地。黑螵蛸主产于河北、山东、河南、山西等地。性平，味甘、咸。归肝、肾经。功能益肾固精，缩尿，止浊。用于遗精滑精，遗尿尿频，小便白浊。用法用量：5～9克煎汤内服，或入丸、散；外用，研末撒或调敷。阴虚火旺，膀胱有湿热者忌服。

【成分】

含蛋白质、磷脂酰胆碱(PC)、溶血磷脂酰胆碱(LPC)、脂肪、碳水化合物、粗纤维、铁、钙及胡萝卜素样的色素、9种磷脂和18种游离氨基酸，带有六分子结晶水的枸橼酸钙。卵黄含糖蛋白及脂蛋白。

【药理】

1. 抗动脉粥样硬化：所含磷脂能减轻动脉粥样硬化的程度。

2. 促进红细胞发育：所含磷脂是组成细胞膜的原料，可促进红细胞的发育。

3. 其他作用：① 三种螵蛸均可增加小鼠胸腺和睾丸指数。② 有抗利尿作用，并增加阳虚小鼠体温和敛汗。

【临床报道】

1. 治疗带状疱疹：桑螵蛸炙八分熟，研末，香油调敷；或桑螵蛸100克，马齿苋300克，蜂房150克，升麻200克，留行子200克，浸入75%乙醇中，外搽。

2. 治疗遗尿症：桑螵蛸、益智仁各45克，水煎服。

3. 治疗小儿遗尿：桑螵蛸15克，益智仁15克，黄芪10克，山药10克，研末冲服或吞服或煎汤服。

4. 治疗冻疮：取桑螵蛸内卵液涂在冻疮疮口上。

【附方】

［古代方］

1. 遗精白浊，盗汗虚劳：桑螵蛸、白龙骨各等份，为细末，盐汤送下。(《外台秘要》)

2. 妊娠小便数不禁：桑螵蛸12枚，捣为散。(《产书方》)

3. 男人疝瘕作痛：桑螵蛸30克，小茴香36克，为末服，花椒汤调服。(《本草汇言》)

4. 软疖屡安再发者：桑螵蛸烧炙存性，以清油调敷。(《世医得效方》)

5. 咽喉骨鲠：桑螵蛸醋煎呷之。(《经验良方》)

6. 内臁：螵蛸30克，枯矾1.5克，为末，以椒、茶、盐水洗净敷之。(《万氏秘传外科心法》)

7. 小便不通：桑螵蛸30粒，黄芩60克，水煎分2次服。(《本草述钩玄》)

8. 小便不通及胞转：桑螵蛸捣末，米饮服2克，每天3次。(《产书方》)

9. 心肾两虚，小便频数如稠米泔，或溺后遗沥不尽，或睡中遗尿或梦遗失精：桑螵蛸、远志、石菖蒲、人参、茯神、当归、龙骨、龟

版(醋炙)各30克，上药研末，每服6克，人参汤调下，夜卧服。(《本草衍义》桑螵蛸散)

[现代方]

1. 老人尿频：桑螵蛸、菟丝子各15克，韭菜子6克，水煎服。(《全国中草药汇编》)

2. 小儿遗尿：桑螵蛸6克，益智仁6克，水煎服。(《中国常用中草药》)

十一 画

467. 梧桐子

【概述】

本品为梧桐科植物梧桐 Firmiana plantanifolia (L. f.) Marsili [F. simplex (L.) F. W. Wight]的成熟种子。又名榇、梧、青梧、桐麻、瓢羹树、耳桐、青桐。为落叶乔木，高达16米。树皮青绿色，平滑。分布于全国大部分地区。多为人工栽培。秋季种子成熟时将果枝摘下，打落种子，除去杂质，晒干。贮干燥容器内，置通风干燥处，防蛀。梧桐子 Semen Firmianae 种子球形。以个大、饱满富油棕色者为佳。性平，味甘、辛。归脾、胃、肺、肾经。气香质润。功能行气和胃，健脾消食，润肺固肾，止血。主治胃脘疼痛，伤食腹泻，咳嗽哮喘，疝气，须发早白，小儿口疮，鼻衄。用法用量：3～9克，煎汤内服；研末，2～3克；外用：适量，煅存性研末敷。不宜生食，不可多食。

【成分】

种子含脂肪油39.69%、蛋白质23.32%、非氮物质28.45%、灰分4.85%、粗纤维3.69%、油中脂肪酸含苹婆酸(Oterculic acid)和锦葵酸(Malvalic acid)等。另含具止血作用的生物碱及咖啡碱(Caffein)。

【药理】

1. 降压作用：梧桐子总生物碱静脉注射可短时间降低麻醉兔、猫血压，同时伴有心率减慢。其降压机制与M受体有关。

2. 止血作用：梧桐子煎剂、总生物碱对大鼠创伤性出血有良好的止血作用。梧桐子总生物碱可促进大鼠实验性血栓形成及兔循环血小板聚集。

【临床报道】

1. 治疗鼻出血：口服梧桐子冲剂(每包10克，相当于生药9克)，每天3次，每次1/3～1/2包，儿童及严重出血患者可酌情加减，6天为1个疗程。共治疗由高血压、干燥性鼻炎、萎缩性鼻炎、鼻中隔偏曲、暗突穿孔等原因引起的习惯性鼻出血者320例，大部分患者病史1年以上，平均每年出血5～6次。另设对照组50例，治予维生素K每次4毫克，安络血5毫克，均每天3次；局部复方薄荷油滴鼻，大部分病例治疗2周左右。治疗组经1～3个疗程，结果显效(治疗后观察半年不出血者)240例(占75%)，有效(治疗后半年内出血量明显减少，或出血间歇期明显延长者)36例(占11.2%)，无效44例(占13.8%)，总有效率为86.2%。

2. 治疗高血病：32例高血压病，检测用药前后血小板聚集率变化，结果治疗前平均值为5.37±0.65，治疗后为30.72±2.30，有非常显著差异($P<0.01$)；同时测量其血压变化，其中25例有不同程度的降低，收缩压平均降低7.16毫米汞柱，舒张压降低11.16毫米汞柱，亦有非常显著差异($P<0.01$)。治疗过程中，少数患者服药后有轻微头昏及腹部不适，个别儿童有嗜睡现象。

【附方】

[古代方]

1. 久哮：梧桐子3克，纸包湿，放在火中煨熟，取出安地上出火气，为末。空心井

水200毫升送下，痰出即愈。(《普济方》)

2. 小儿口疮：和鸡子烧存性研掺。(《本草纲目》)

[现代方]

1. 伤食腹痛腹泻：梧桐子炒焦研粉，冲服，每服3克。(《常用中草药手册》)又方：梧桐子(炒焦)15克，青藤香12克，共为细末。每服3克，开水送服。(《四川中药志》)

2. 疝气：梧桐子炒香，剥壳食之。(《贵州省中医经验秘方》)

3. 白发：梧桐子9克，何首乌15克，黑芝麻9克，熟地15克，水煎服。(《山东中草药手册》)

468. 梧 桐 叶

【概述】

本品为梧桐科植物梧桐 Firmiana simplex (L.) F. W. Wight 的叶。药材：梧桐叶 Folium Firmianae 叶片多皱缩。夏、秋季采集。随采随用，或晒干备用。产于河北、山西、山东、江西、江苏、福建、台湾、湖北、湖南、广东、广西、四川、贵州及云南等地。味苦，性寒，无毒。归肝、肺经。功能祛风除湿，化痰止咳，清热解毒，降压，催生。主治风湿痹痛麻木，咳嗽哮喘，泻痢，疮疡，痈疮肿毒，白带，跌打损伤，创伤出血，高血压病，难产。用法用量：10～30克煎汤内服；外用：适量，鲜叶贴敷，煎水熏洗或研末调敷。

【成分】

含甜菜碱(Betaina)、胆碱(Choline)、β-香树脂醇(β-Amyrin)、β-香树脂醇乙酸酯(β-Amyrin acetate)、β-谷甾醇(β-Sitosterol)、卅一烷、甜菜碱、胆碱及芸香苷(Rutin)、水溶性多糖(Polysaccharide)和果胶(Pectin)。

【药理】

1. 降压作用：水煎醇处理后的本品浸膏对麻醉狗有降压作用，降压原理与扩张末梢血管有关，降压时心率亦减慢。梧桐叶浸膏静脉注射可降低麻醉犬、猫的血压，同时伴有心率减慢。其降压作用与扩张末梢血管有关。

2. 降脂作用：本品氯仿提取物和醇提取物对高血脂大白鼠均有降低血清胆固醇和β-脂蛋白作用，其中氯仿提取物的作用略高于醇提取物。

3. 镇静作用：本品给小白鼠腹腔注射0.5克/千克，可降低其自由活动，有显著的镇静作用。梧桐叶浸膏腹腔注射可减少小鼠自主活动。

4. 止血作用：梧桐子能促进血小板聚集，进而产生止血作用。对血小板功能障碍所致的其他出血疾患，也具有防治效果。

5. 毒副作用：梧桐叶浸膏小鼠静脉注射的LD50为8.3克/千克。

【临床报道】

1. 治疗高血压病：临床观察高血压患者80例，52例口服梧桐叶糖浆，每次10毫升(含生药2克)，每天3次；28例除口服外，并加用梧桐叶注射液，每天1支(含总黄酮普20毫克)，肌内注射。经治2个月，显效(舒张压下降20毫米汞柱以上者)23例，好转(舒张压下降10～20毫米汞柱之间)37例，总有效率为75%。

2. 治疗银屑病：梧桐叶注射液(每毫升含黄酮苷10～20毫克)每次2毫升，每天1～2次，或每次4毫升，每天1次。也可加大剂量至每次4毫升，每天2次，15天为1个疗程。治疗265例，观察其中资料完整者164例。结果临床治愈和基本治愈共51例，占33.1%；显效41例，有进步49例，总有效率

86.0%。治愈时间最短10天，一般30天左右。后对临床治愈和基本治愈的49例进行随访，其中32例(占65.3%)于停后15天至1年内复发，但多数复发后病情减轻，再用梧桐叶治疗仍有效果。

【附方】

［古代方］

1. 泄泻不止，服诸药无效：梧桐叶“不拘多少。用水数十碗，煎数十沸取出，只浴两足后跟，其泻即止。”(《增补内经拾遗》引《海上仙方》梧桐灌足汤)

2. 小儿痢：梧桐叶三四片，煎汤洗足，三五次愈。(《蕙治堂经验方》)

3. 发背欲死：梧桐子叶，鏊上炙成灰，绢罗，蜜调敷之，干即易之。(《肘后方》)

4. 手足发背，止痛消肿：梧桐叶(鲜叶捣烂或初秋采取阴干)、紫花地丁各等份。研细，砂糖调敷。(《疡医大全》紫桐散)

5. 软疖：梧桐叶，将白水煮三炷香火，候叶冷，贴患处。(《万氏秘传外科心法》贴肿毒方)

6. 生发：梧桐叶250克，大麻仁250克。上捣碎，以米泔汁2 000毫升，煮至1 000毫升，去滓，每天洗头，半月即发长。(《太平圣惠方》)

［现代方］

1. 高血压：梧桐叶糖浆，每次10毫升(含干生药2克)，每天3次。

2. 外伤出血：梧桐叶研细，外敷。

3. 风湿骨痛，跌打骨折，哮喘：梧桐叶15～30克，水煎服。(《常用中草药手册》)

4. 头风痛：鲜梧桐叶7片，星宿根菜60克，青壳鸭蛋1个。水煎服。(《福建药物志》)

5. 臁疮：梧桐鲜叶洗净，用银针密刺细孔，再用米汤或开水冲泡，全叶敷患处，每天换2次。(《福建民间草药》)

6. 脱肛：梧桐叶1片，用开水稍泡，取出，贴患处。(《湖北中草药志》)

469. 栀子

【概述】

本品为茜草科植物栀子 Gardenia jasminoides Ellis 的干燥成熟果实。又名卮子、黄栀子，主产于江西、湖南、浙江、福建等地。性寒，味苦。归心、肺、三焦经。功能泻火除烦，清热利尿，凉血解毒。主治热病心烦，黄疸尿赤，血淋涩痛，血热吐衄，目赤肿痛，火毒疮疡；外治扭挫伤痛。焦栀子凉血止血，主治血热吐衄，尿血崩漏。用法用量：6～9克，煎服；外用生品适量，研末调敷。

【成分】

含栀子苷(Gardenoside)、去羟栀子苷(京尼平苷 Geniposide)、京尼平-1-龙胆双糖苷(Genipin-1-gentiobioside)、山栀苷(Shanghiside)、栀子酮苷(Gardoside)、鸡矢藤次苷甲酯、京尼平苷酸以及绿原酸、藏红花酸、藏红花素、熊果酸、芸香苷、β-谷甾醇、D-甘露醇等。

【药理】

1. 主要成分的作用：① 藏红花酸：其钠盐有利胆作用。静脉注射时，使兔的胆汁分泌量增加，血中胆红素48小时后明显减少，还有降低胆固醇及防治甘油三酯的作用。② 藏红花素：增加兔胆汁的分泌量，呈现利胆作用。③ 去乙酰车前草苷酸及其甲酯：均有泻下作用。④ 栀子苷：有致泻作用。⑤ 京尼平(Genipin)：注射及口服均能利胆，活性大致与去氧胆酸钠相当。⑥ 京尼平苷(去羟栀子苷)及京尼平苷酸：均有致泻作用。⑦ 熊果酸：有安定与降温作用，此一成分可能与栀子的除烦、清热功能有关。

2. 抗菌、抗炎作用：对革兰阳性菌、阴性菌有作用，体外对葡萄球菌最低抑菌浓度为 300 微克/毫升，煎剂对白喉杆菌、伤寒杆菌及痢疾杆菌、金黄色葡萄球菌、绿脓杆菌及一些致病真菌有抑制作用。并能杀灭钩端螺旋体。栀子的乙醇提取物及乙酸乙酯渗漉物、甲醇渗漉物对实验性耳壳肿胀均有抑制作用，后二种渗漉物对大鼠急性足跖肿胀也有明显抑制作用。京尼平苷对小鼠耳壳肿胀有抗炎作用。栀子并有类似糖皮质激素样的抗炎症作用。

3. 保肝利胆作用：栀子苷可使异硫氰酸α-萘酯中毒大鼠引起的血清胆红素、谷丙转氨酶与碱性磷酸酶的含量下降。其醇提物、水提取物、藏红素及栀子苷等均可增加胆汁分泌，水煎剂对患者服药前后拍摄胆囊片显示用药后胆囊收缩明显，容积变小；大鼠经京尼平灌胃、静脉注射或十二指肠给药，都可使胆汁分泌增加。

4. 对中枢神经系统的作用：有镇静、催眠；降温、解热；安定、镇痛作用。

5. 对心血管系统的作用：栀子醇提物可抑制在体蛙心；对猫和家兔腹腔注射，可降低血压、减慢心率。但对心肌收缩力并无明显影响。降压作用部位可能在延脑副交感神经中枢，栀子煎剂及醇提物不同途径给药，均可降低动物血压。

6. 对消化系的作用：① 栀子乙醇提取物可抑制动物小肠的蠕动。② 大鼠静脉注射京尼平苷能抑制大鼠自发性胃蠕动。③ 对幽门结扎大鼠十二指肠内注入京尼平，可减少胃液分泌，总酸度降低。④ 栀子水煎液对小鼠胃酸分泌和胃蛋白酶活性，均有明显抑制作用。⑤ 栀子还能升高大鼠胰腺炎模型琥珀酸脱氢酶含量，降低酸性磷酸酶释放率，对胰腺细胞有保护作用。⑥ 所含去乙酰车前草酸甲酯对小鼠有泻下作用。羟异栀子苷也有致泻作用。

7. 其他作用：对体外肝癌细胞培养具有显著抑制率，也能延长艾氏腹水癌小鼠的存活率。栀子有一定的解热作用，但较黄芩、黄连为差。

【临床报道】

主用于清热、利胆、消炎。善于清泄三焦火邪而治热病心烦，清肝热以治目赤，利湿热以治肝胆湿热发黄（黄疸）；清膀胱湿热以治热淋尿血，小便短赤涩痛；清热凉血用于血热妄行；祛瘀消肿用于扭伤、烫火伤及痔核肿痛；涂敷疖肿亦效。脾胃虚寒、食少便溏者慎用。

栀子与黄连、黄芩均能清热，但栀子长于泻三焦火，黄连长于治大肠热，黄芩长于清肺热。

【附方】

［古代方］

1. 中外诸热、寝汗、咬牙、睡语、惊悸、溺血、淋闭、咳衄、头痛骨蒸、肺痿喘嗽：栀子、黄连、黄柏、黄芩各等份为末，滴水为丸，如小豆大，每服 20～30 丸，新汲水下。小儿丸如麻子大，3～5 丸。（《宣明论方》大金花丸）

2. 肺热咳血：黑山栀 9 克，青黛粉（冲）3 克，瓜蒌仁 12 克，海浮石 9 克，诃子 2.4 克，水煎服。（《丹溪心法》咳血方）

［现代方］

1. 清热降火，用于上焦火旺、心烦干呕、口燥舌干：栀子 50 克，黄连 50 克，黄柏 50 克，黄芩 25 克，4 味粉碎成细粉，水泛丸，口服每次 10 克。[《辽宁省药品标准》（1987 版）黄连解毒丸]按：此方为大金花丸的新制剂。

2. 栀红液：功能消炎止痛，促进创面愈合，用于烧伤，喷于创面，每天 2～3 次。[河北中医，1987，(2)：41]

3. 栀红膏：用于软组织扭挫伤、腱鞘炎、局限性静脉炎。生栀子 10 克，生石膏

30克，桃仁9克，红花12克，䗪虫6克，各研细粉，用75%乙醇浸1小时，加麻油适量调糊，涂敷于患处。[中国农村医学，1983，(2)：43]又方治扭挫伤：生栀子、生大黄等份为末，24小时内伤者以醋调敷，一天后患者，以乙醇调敷。[中西医结合杂志，1989，(9)：547]

4. 冠心病：栀子、桃仁各12克，研末，用蛋清调成糊状，摊敷心前区，纱布覆盖固定，3天换药1次。[中药医刊，1981，(4)：79]

5. 急性黄疸型传染性肝炎：茵陈蒿30克，生栀子15克，板蓝根15克，蒲公英15克，金银花15克，大枳壳6克，碧玉散15克，水煎服，每天1剂，小儿量酌减。(《千家妙方与临床应用》)

按：碧玉散为六一散加青黛，原《宣明论方》所载。

【备注】

1. 京尼平苷含量，以栀子仁最高。其次是生山栀，故建议利胆处方用生山栀。

2. 栀子花是民间用于避孕的草药，分离到抗早孕成分：栀子花甲酸和栀子花乙酸，动物注射或十二指肠给药有效。

3. 茜草科小果栀子亦作栀子入药。

470. 菝　葜

【概述】

本品为百合科植物菝葜 Smilax china L. 的根茎。又名金刚根、金刚鞭、金刚藤、金刚刺、铁菱角、铁刷子。性温，味甘，无毒。归肝、肾、膀胱、小肠经。功能祛风除湿，温肾缩泉，解毒消肿，温肠止泻，化气通淋。用治风湿痹痛，腰背寒痛，小便频数，恶疮虫毒，湿热温瘴，泄泻，寒痢，石淋，劳淋等。根茎主治消渴、止遗溺；叶专止泻、疗疮、消肿毒。用量用法：6～15克，煎汤内服，浸酒或入丸散。阴虚火旺者禁服。外用时煎水熏洗。

【成分】

菝葜含薯蓣皂苷元、菝葜皂苷A、B、C、菝葜素(Smilaxin)和异黄杞苷、齐墩果酸、双氢山奈素、山奈素、β-谷甾醇与β-谷甾醇-β-D-葡萄糖苷。叶中含芸香苷。种子含粗脂肪11.2%。

【药理】

1. 抗菌作用：煎剂在试管内对金黄色葡萄球菌、绿脓及大肠杆菌有抑菌作用。3%醇浸液对炭疽杆菌有抑菌作用。

2. 抗炎作用：菝葜醇提物及复方菝葜的水、醇提取物有抗炎症作用。

3. 镇痛作用：复方菝葜的水、醇提取物有一定的镇痛作用。

4. 抗癌作用：单味菝葜醇提物对小鼠肉瘤S180、宫颈癌14的瘤变有一定抑制作用。

5. 抗锥虫作用：煎剂能暂时抑制马疫锥虫的繁殖，延缓小鼠的死亡时间。

【临床报道】

1. 治疗风湿性关节炎：可与木瓜、五加皮、老鹳草等配伍。

2. 治疗外科急性感染：如疖痈、蜂窝织炎、乳腺炎、淋巴结炎等。

3. 治疗肿瘤：配公丁香、石贝母、白花蛇舌草、藤梨根等水煎，治疗胃肠道肿瘤。菝葜根60～120克，水煎2～3小时后饮服，对食管癌、胃癌、直肠癌、乳腺癌等据称有效。

4. 治疗牛皮癣：菝葜、槐花、茅根、土茯苓、生地、紫草组成菝葜凉血汤，半月为1个疗程，治疗牛皮癣101例，总有效率达88.12%。

5. 治疗皮肤皲裂：菝葜根200克，甘油250毫升，70%酒精适量制成酊剂，外用治疗，效果满意。

6. 治疗烫伤：新鲜菝葜叶，烘干，研

粉，过筛后加适量麻油调匀，制成糊剂，每天涂创面2～3次，除有明显镇痛作用外，也有收敛和抗感染作用。

7. 治疗石淋：菝葜可与车前子、薏苡仁等配伍。

本品配桑寄生，可以祛风湿、补肝肾、强腰膝，治腰背寒痛有效；配熟地，滋阴壮阳，治肾虚消渴、小便频数；配砂仁，治寒泄、寒痢。

【附方】

［古代方］

1. 消渴：消渴饮水无休。菝葜（炒）30克，乌梅60克，捶碎、焙干，上药捣筛，每用6克，水一200毫升，瓦器煎七分，去滓，稍热细呷。（《圣济总录》菝葜饮）

2. 小便滑数不禁：金刚骨为末，以好酒调9克，服之。（《儒门事亲》）

3. 石淋：菝葜60克，捣箩为细散，每服2克，米饮调下。（《圣济总录》菝葜散）

4. 消渴，小便数：菝葜、土瓜根各75克，黄芪（锉、焙）、地骨皮、五味子各60克，人参、牡蛎（熬粉）各45克，石膏（碎）120克，上8味，粗捣筛，每服10克加水200毫升，煎至160毫升，去滓，空腹温服。（《圣济总录》菝葜饮）

［现代方］

1. 风湿关节痛：菝葜、虎杖各30克，寻骨风15克，白酒750毫升，上药泡酒7天，每次服15毫升，早晚各服1次。（《全国中草药汇编》）

2. 淋证：菝葜根（盐水炒）15克，银花9克，萹蓄6克，水煎服。（《湖南药物志》）

3. 肺脓疡：菝葜根20克，鱼腥草15克，羊乳根15克，水煎服。（《浙江民间常用草药方》）

按：本条菝葜根在原书剂量为60克，《中华本草》记载用量为10～30克，煎汤内服。故20克剂量应为合适剂量，最多30克。

471. 菝葜叶

【概述】

本品为百合科植物菝葜的叶，参见“菝葜”条。性平，味微苦。功能消肿止痛。用治痈疮肿痛，风肿，烫伤等。用法用量：6～10克，入煎剂，或浸酒；外用适量，捣敷或研粉调敷。

【成分】

含芸香苷、二十八烷醛、多烷醇、棕榈酮等。

【临床报道】

治烫伤，系采用新鲜菝葜叶，烘干，研粉，过筛，用适量麻油调匀，涂伤面，日涂2～3次。曾治5例，其中4例均在3～7天治愈。仅1例因合并感染，经19天治愈。另有9例，临床用糊剂治疗，发现有明显镇痛作用，且有较强收敛作用。涂药24小时后，Ⅰ度创面红晕消退；浅Ⅱ度和深度创面在48小时后水疱内渗液也逐渐吸收干燥，水疱表面皱缩，8例在7天内痊愈。并无瘢痕。

472. 菖　蒲

【概述】

本品为天南星科植物菖蒲 Acorus calamus L.（＝A. asiaticus Nakai）的根状茎。又名香蒲、溪荪、水菖蒲、大叶菖蒲、泥菖、兰荪、水八角草、白昌、剑叶菖蒲等。产于湖北、湖南、辽宁、四川等地。首载于《名医别录》，与同科同属植物石菖蒲 Acorns tatarinowii Schott 不同，石菖蒲又名九节菖蒲、苦菖蒲、溪葛、山葛蒲、香草、石蜈蚣、石扁兰，始见于《图经本草》，二者均称菖蒲，名同而实异，很易混淆。《图经本草》曾说："水菖蒲生溪间水泽中其多，叶亦与石菖蒲相似，但中心无脊，采之干后轻虚多滓。"《本草纲目》记载："白菖，即今池泽所生菖蒲，叶无剑脊，根肥白而节疏漫，故谓之白菖。"白菖性温，味辛、苦。归心、脾、大肠经。功能祛痰开窍，健脾化湿，杀虫。主治痰迷心窍，神志不清，癫痫，惊悸健忘，湿滞痞胀、风湿疼痛，泄泻痢疾、痔疮、痈肿疥癣，风疹瘙痒，阴部湿疹。用法用量：3～6克煎汤内服，或研末。外用适量煎水洗，研末调敷。

【成分】

根含挥发油、蛋白质、碳水化物、脂肪及13种氨基酸。油中含细辛醚、丁香油酚(Eugenol)、细辛醛(Asaryl aldehyde)、白菖酮、表白菖酮、异白菖酮、α-和β-细辛醚(α-、β-Asarone)、菖蒲二醇(calamendiol)、异菖蒲二醇、菖蒲酮(calacone)、菖蒲螺酮、菖蒲螺酮烯、菖蒲螺次酮-α-莀烯、莰烯、白菖烯、石竹烯、橄香烯、姜黄素、芹子烯、白菖新酮、异白菖新酮、正庚酸、樟脑、龙脑、子丁香酚、甲基丁香酚还有脂肪酸、糖类、β-谷甾醇、木樨草素6,8-C-葡萄糖苷、菖蒲螺新酮(Acoramone)以及菖蒲苦素(Acorin)。

根茎含挥发油、鞣质、维生素C、菖蒲苷、棕榈酸等。挥发油的成分基本同上。

【药理】

1. 对中枢神经系统的作用：① 根及根茎中的挥发油使小鼠、大鼠、犬、猫与猴的自发活动减少、肌张力降低、触觉和听觉降低，说明对皮质下部位有抑制作用。② 根及根茎水提物和醇提液均能增强麻醉剂的作用。③ 挥发油及细辛醚能增强巴比妥类的催眠作用。④ 菖蒲油和细辛醚能抑制小鼠激怒斗咬反应，细辛醚和利血平或氯丙嗪合用有协同作用。⑤ 细辛醚、β-细辛醚和白菖蒲氯仿提取物对攻击性的猫和猴有驯服作用。⑥ 菖蒲油能对抗实验性电惊厥，但对戊四氮惊厥无效。⑦ 菖蒲油、菖蒲的水及醇提取物细辛醚和β-细辛醚均有降体温作用。

2. 对心血管系统的作用：① 水提取物、细辛醚和β-细辛醚对心脏有抑制作用，细辛醚能使离体兔心停于舒张期，β-细辛醚对心脏的抑制作用较细辛醚强而稍持久。② 挥发油、水或醇的提取液能使麻醉动物血压下降，细辛醚和β-细辛醚也有中等度的降压作用，对猫可使内脏血管扩张，但蛙后肢血管则收缩。③ 煎剂或水提物能拮抗氯化钡引起的心律失常，对大鼠乌头碱及豚鼠哇巴因所致心律紊乱也有预防或治疗作用；挥发油对犬由乙酰胆碱或乌头碱导致的心房纤颤也有抑制作用，且可抑制犬冠脉结扎引起的异位节律，延长猫心电图Q-T间期和P-R间期，延长离体兔心耳的不应期，解除或防止藜芦碱对蛙缝区肌的作用，表现与奎尼丁类似的作用。

3. 解痉作用：菖蒲油可扩张支气管；甲基丁香酚、水及醇提取物均能直接松弛气管平滑肌；油及细辛醚对离体肠管、子宫、支气管、兔主动脉均有扩张作用，并能拮抗乙酰胆碱、组胺对平滑肌引起的痉挛、有罂粟碱样的"向肌性"。从而显示有平喘作用。

4. 镇咳祛痰作用：菖蒲油及细辛醚对刺激喉上神经致咳的猫有镇咳作用，挥发油对SO_2刺激野鼠引起的咳嗽，镇咳作用显著。用毛细管法测定家兔气管分泌量，证实其祛痰作用。

5. 抗菌作用：菖蒲油体外能抑制人型、牛型和禽类结核杆菌的生长。对白色葡萄球菌、肺炎双球菌、白喉杆菌、伤寒杆菌等也有不同程度的抑制作用。醇提取液有抗真菌作用。

6. 对消化系统的作用：有苦味健胃作用。根汁可增加胃酸分泌。菖蒲苷可兴奋味觉，反射性增加胃液分泌。小量挥发油有驱风作用。

7. 毒副作用：菖蒲油腹腔给小鼠注射 LD50 为 177 毫克/千克。大鼠为 221 毫克/千克。细辛醚小鼠为 332 毫克/千克，β-细辛醚给大鼠腹腔注射 LD50 为 122 毫克/千克。

【临床报道】

用于健忘惊悸、神志不清、慢性气管炎、腹胀、消化不良、跌打损伤、急惊风等。

本品配远志、茯苓，可强脑醒神，治健忘惊悸，神志不清；配郁金开窍解郁，用治神昏谵语、惊狂、癫痫等证；配蝉衣可散风热、开清窍、治耳聋；配神曲、莱菔子，开胃健脾，化湿和中，治腹胀、消化不良；配独活、白芷，治痈肿初起。

【附方】

［古代方］

1. 健忘、神志恍惚：菖蒲、远志、人参、桔梗、牛膝 38 克，桂心 23 克，茯苓 53 克，附子 30 克，右八味研为细末，蜜丸梧子大，每服七丸，加至 20 丸，每天 2 次，夜 1 次。（《备急千金要方》菖蒲益智丸）

2. 妇人风湿下浸，阴户肿痛：菖蒲 30 克，当归 30 克微炒，秦艽 15～22 克，吴茱萸 15 克，汤浸 7 遍、焙干、微炒。上药捣，粗箩为散，每服9 克，以水200 毫升入葱白16厘米，煎至120 毫升，去滓，空腹温服。（《太平圣惠方》菖蒲散）

3. 外感风寒，客于哑门，卒不能语：用菖蒲、桂心、远志（去心，甘草水煎）各 7.5 克，上为细末，每用 3 克，以水 200 毫升，煎至 100 毫升，温服，不拘时。（《小儿卫生总微方论》菖蒲散）

［现代方］

1. 健忘、惊悸、神志不清：菖蒲、远志、茯苓各 9 克，龟版 15 克，龙骨 9 克，共研细末，每次 4.5 克，每天 3 次。（《山东中草药手册》）

2. 腹胀、消化不良：菖蒲、莱菔子（炒）、神曲各 9 克，香附12 克，水煎服。（《山东中草药手册》）

3. 痈肿初起：菖蒲 30 克，独活 15 克，白芷 15 克，赤芍 15 克，紫荆皮 9 克，研细末，取适量药末同葱心捣成糊状。敷患处。（《吉林中草药》）

4. 慢性气管炎：水菖蒲胶囊，每粒 0.3 克，每服 2 粒，每天 2～3 次，10 天为 1 个疗程。（《全国中草药汇编》）

5. 小儿疝气、偏坠、阴部湿疮：菖蒲煎水，洗患处。（《吉林中草药》）

6. 跌打损伤：菖蒲根适量，甜酒少许，捣烂敷患处。（《湖北中草药土方土法》）

【备注】

有关九节菖蒲的文献，见“石菖蒲”条。

473. 萝芙木

【概述】

本品为夹竹桃科植物萝芙木 *Rauvolfia verticillata* (Lour.) Baill. 或云南萝芙木 *R. yunnanensis* Tsiang 的干燥根。又称鱼胆木、矮青木、羊屎果、山马蹄。主产于广东、广西，也分布于云南、贵州、台湾。云南萝芙木又称麻三端，分布于云南、贵州。形态与萝芙木相近。性寒，味苦，有小毒。功能降压，镇静，清热解毒，活血止痛。用治高血压引起的头痛、眩晕、耳鸣、失眠、癫痫、心悸、感冒发热、咽喉肿痛。用法用量：6～9 克，水煎服；外用，治蛇咬伤及跌打损伤,捣烂敷。

【成分】

中国萝芙木根中含总生物碱1%～2%,从中分离到利血平(Reserpine)、蛇根碱(Serpentine)、四氢蛇根碱(Ajmalicine)、萝芙木碱(Rauvolfine)、蛇根亭碱(Serpentinine)、萝芙碱(Raunescine)、萝芙木甲素(Rauvolfia A.)、山马蹄碱(Samatine)以及Vellosimine、Peraksine等多种生物碱。此外,还含有育亨宾(Yohimbine)及熊果酸0.2%。

云南萝芙木含利血平、四氢蛇根碱、萝芙木碱、蛇根碱等。

【药理】

1. 降压作用:邓士贤等称云南萝芙木碱为Verticilloid,静脉注射3毫克/千克,使麻醉猫血压下降53%,持续8小时,对心率及心电图影响不大。对离体兔耳和保留神经支配的后肢灌流,不引起血管扩张。总碱降压作用温和而持久,对麻醉猫、狗及高血压狗,均有降压作用。

广东萝芙木生物碱,也有明显的降压作用,1毫克/千克使麻醉动物血压下降50～100毫米汞柱,持续1～3小时。叶的总碱对原发型和肾型高血压狗均有显著降压作用。海南萝芙木生物碱同样有效,0.5～1.0毫克/千克可使血压下降,并见心跳变慢、呼吸加快。对高血压狗和大鼠都有降压作用,高血压狗每天口服根碱2～10毫克/千克出现安静、嗜睡和缩瞳现象,个别动物发生颤抖。

在比较各地萝芙木生物碱的降压作用和毒性时,发现广东、广西、云南、海南岛产根碱降压作用都很强,降压性质和印度萝芙木生物碱相似,且效力稍强。结果认为海南萝芙木根碱效果良好,毒性较低,副作用较印度萝芙木为低。

李德华对海南产根碱分析其作用机理,认为降压机理包括中枢与外周两方面。中枢作用以对延脑和视丘下部的抑制较显著,可能由所含利血平和萝芙碱所致。周围方面表现一定程度的抗交感作用。根碱不影响副交感神经或乙酰胆碱的作用,也不影响去神经兔耳的血管反应,但能扩张不麻醉兔耳血管。

萝芙木甲素降压作用不强,抗肾上腺素作用明显,山马蹄碱有一定的降压作用、阻断神经节作用和抗肾上腺素作用,但也没有镇静作用。

2. 对心脏和血流量的作用:海南萝芙木根碱0.5毫克/千克静脉注射后,麻醉狗血压下降,心跳加快,总外周阻力降低,心搏量虽减少,但分钟输出量并不减少,主要原因是外周血管。还能使兔脑血流减慢。引起上述作用的主要成分可能是利血平。减半剂量时仍使肾血流量和肾小球滤过率减低。用气泡流量计法和N_2O减饱和法测量冠脉血流,证明无影响,但能显著降低动物冠状血管阻力,使冠脉扩张。

海南萝芙木根碱能改善心肌营养,增加心脏的能源供应,提高心动脉血的乳酸和丙酮酸含量。用^{131}I标记血清蛋白及^{32}P标记红细胞研究它对循环的影响,观察到大白鼠肺血管扩张,使肾型高血压大鼠心肌、肾、肝等器官的缺血状态得到改善。

总碱可减慢心率,对高血压病人伴有的心动过速有治疗意义。

3. 对中枢神经的作用:总碱显示中枢安定作用。所含利血平和萝内新起主导作用。萝芙木甲素为弱碱,降压作用不强,抗肾上腺素作用明显,中枢镇静作用不显著。借助于延长巴比妥睡眠时间、转轮、滚筒、抖笼等法,对小白鼠观察到萝芙甲素的镇静作用与利血平比较为1∶17～35。从条件反射实验,它也只有利血平1/10的效价,且作用时间不长。因此,其药理性质和Serpentine相近。

萝芙木总碱能使小白鼠活动减少、安静,能增强巴比妥类催眠药的作用。对狗条件反射实验,总碱首先减弱大脑皮质的兴奋过程,对抑制过程也有一定影响,有些动物的抑制过程加强。在出现降压作用时,一般都不影响条件反射的改变。

4. 对血液的影响:海南产根碱对大鼠实验性高胆固醇血症无影响。对原发型、神经源型及肾型高血压狗服萝芙木总碱期间,动脉压和血浆胆碱酯酶活力均较给药前和停药后有显著降低。

5. 毒副作用:我国萝芙木总碱,嗜睡、口干、乏力、鼻塞等副作用和印度萝芙木总碱相似。但降压作用较强。其中以广西产者副作用最小,海南岛次之,广东、云南产者副作用较大。

【临床报道】

用于治疗高血压病。

【备注】

1. 海南萝芙木 R. verticillata (Lour.) Baill. var. hainanensis Tsiang 及其同属他种植物干燥根,亦作萝芙木用。

2. 我国萝芙木与印度萝芙木 R. serpentina Benth. 不同。

3. 赵承嘏等分离的萝芙甲素有一定降压作用,认为可能是新植物碱;刘铸晋等从广西萝芙木根分离到两个水溶性季胺盐,称为山马蹄碱和山马蹄次碱(Samatinine);黄量等从海南萝芙木叶分离出生物碱 aricin,黄酮体 Rohinin,从根中得到利血平、四氢蛇根碱(ajmalicine)、萝内新(Raunescine)等生物碱。另从云南萝木根分离到利血平、四氢蛇根碱及蛇根次碱(Serpentinine)。

4. 萝芙木茎叶:见《南宁药物志》,亦载《中医大辞典》中药分册。分布台湾、华南及西南地区。性凉,味苦甘。功能降压,清热,行瘀,解毒。用治高血压和疮疖等用量 9～15 克,水煎服。治疮疖,蛇咬伤,跌打损伤,捣敷。汤火伤,煎浓汁洗。

474. 菟 丝 子

【概述】

本品为旋花科一年生寄生蔓草植物菟丝子(小菟丝子)Cuscuta chinensis Lam. 或大菟丝子(金灯藤)Cuscuta japonica Choisy 的成熟种子。我国大部分地区均有分布。小菟丝子又名金丝藤、豆寄生、无根草。主产江苏、辽宁、吉林、河北、河南、山东、山西、内蒙古等地。大菟丝子又名红天根藤、天蓬草、无量藤、日本菟丝子。大菟丝子产于甘肃、山东、江苏、湖北、四川等地。秋季果实成熟时采收植株,晒干,打下种子,除去杂质。用时洗净晒干,生用。或煮后捣烂作饼,或加黄酒与面作饼,晒干用。以色灰黄、颗粒饱满者为佳。性平,味辛、甘。归肝、肾经。功能补肾益精,养肝明目,安胎。用治:① 腰膝酸痛、阳痿遗精、耳鸣头眩、遗尿尿频、胎动不安、先兆流产,9～15 克水煎服。② 带状疱疹。文火焙黄,研细加香油调敷。

【成分】

菟丝子种子含槲皮素、紫云英苷、金丝桃苷、槲皮素-3-0-β-D半乳糖-7-0-β-葡萄糖苷等黄酮。并含胆甾醇、菜油甾醇、β-谷甾醇及三萜类物质、树脂和糖类。并分得组氨酸、赖氨酸、酪氨酸、甘氨酸、谷氨酸、天冬氨酸等 16 种氨基酸与多糖。山东四种菟丝子总黄酮含量在 1.57%～3.72%之间,以菟丝子含量最高,平均 3.42%;啤酒花菟丝子(L. lupuliformis Krocker)含量最低,平均 1.75%;大菟丝子含多糖,组成与菟丝子相似;氨基酸组成也与菟丝子相同,有 9 种氨基酸,但含量比菟丝子高,此外还含黄酮约 4.5%,但大粒菟丝子中的啤酒花菟丝子黄酮含量却很低。

【药理】

1. 免疫调节和延缓衰老作用:菟丝子醇提物灌胃可提高烧伤小鼠血清溶血素水平,增强巨噬细胞的吞噬功能,改善脾淋巴细胞对 Con A 的增殖反应。从而说明本品是一增强体液免疫和吞噬功能为主的免疫增强剂。又水煎剂可使老龄小鼠红细胞膜超氧化物歧化酶活性增高,血清 L_{90} 水平及脑脂褐素含量减少,肝中 MAO-β 活性降低,显示抗衰老作用。此外,还能延长家蚕生存期。

2. 壮阳和提高精子运动能力:实验肾阳虚雄性小鼠模型,菟丝子水煎液灌胃,可增加其体重、胸腺和肾重、红细胞、血红蛋白及超氧化物歧化酶活力。水煎液喂饲黑腹果蝇,可使其交配率增加,对人的精子也可促进精子的运动并增强膜功能,有助于男子不育。

3. 对内分泌的作用:菟丝子水液可使大鼠垂体前叶、卵巢、子宫重量增加,提高垂体 LH 分泌反应,证明本品可增加下丘脑-垂体-卵巢促黄体功能,提高垂体对"黄体生成素释放激素"(LRH)以及卵巢对 LH 的反应性。菟丝子水提物还可促进阴道的上皮细胞角化,子宫重量增加。

4. 保肝、明目作用:菟丝子水煎剂能显著保护 CCl_4 引起的肝损伤,使血液中增加的乳酸、丙酮酸及 ALT 下降。并使肝糖元升高。水提液可延缓大鼠白内障形成,对白内障大鼠晶状体中酶的变化异常,具有抑制和纠正作用。

5. 对心血管的作用:菟丝子浸剂、酊剂均能增强离体蟾蜍心脏的收缩。但浸剂可使其心率增快,酊剂使心率变慢。所含黄酮类成分静脉注射可防治犬实验性心肌缺血;浸剂还能使麻醉犬静脉注射而致血压下降。

6. 其他作用:① 菟丝子醇提水溶液对氚胸腺嘧啶核苷(^3H-TdR)掺入艾氏腹水癌细胞 DNA 合成的抑制率为 99.5% 和 96.3%。② 对金黄色葡萄球菌、福氏痢疾杆菌、伤寒杆菌有抑制作用。③ 对离体子宫有兴奋作用,对肠运动可抑制。④ 毒性:醇提水溶液给小鼠皮下注射 LD_{50} 为 2.465 克/千克。

【临床报道】

本品用于腰膝酸痛、阳痿遗精、遗尿、不育、消渴等证,以其为主的中药复方可用于精子畸形、幼小子宫、慢性前列腺炎等。壮阳用时,配伍鹿茸、肉苁蓉、巴戟天、小茴香等;滋阴可佐以熟地、山萸肉、枸杞子等;梦遗滑精,配伍煅牡蛎、金樱子等;小便频数配伍黄实、莲须、茯苓等;小便不禁,可与肉苁蓉、牡蛎、五味子、鸡内金等配伍;肾虚精少,久不生育,则与枸杞子、覆盆子、五味子等同用;腰膝冷痛,酸软无力,常与鹿角胶、桂心、附子等同用;两目昏暗,视力减退,头昏耳鸣,常与熟地、车前子等同用;如有翳障,加防风、菊花、女贞子等;胎动不安者,常与桑寄生、川续断、阿胶等同用。

【附方】

[古代方]

1. 肝肾俱虚,眼常昏暗:菟丝子(酒浸 3 天,曝干,别捣为末)150 克,车前子 30 克,熟干地黄 90 克,上药捣箩为末,炼蜜和捣,丸如梧子大,每晨空心以温酒下 30 丸,晚食前再服。(《太平圣惠方》驻景丸)

2. 虚劳、小便数利:菟丝子、鹿茸、苁蓉、五味子各 60 克,上药四味捣末,醋糊为丸梧子大,每服 50 丸,空心米汤下。(《圣济总录》菟丝子丸)

3. 小便不禁:菟丝子、肉苁蓉、鸡内金(胜胵)各 60 克,五味子、附子、煅牡蛎各 30 克,上药捣筛为散,每于餐前粥饮调下 6 克。(《太平圣惠方》菟丝子散)

4. 肾气不固，滑精泄泻，腰酸肢软：菟丝子500克，煅牡蛎、金樱子、茯苓各120克，研细末，蜜丸，每服9克，每天2～3次，空腹淡盐汤下。(《景岳全书》固真丸)

5. 精血不足，眩晕、腰酸、阳痿诸证：余柑子、覆盆子、菟丝子、五味子、车前子各150克，地黄汁332毫升，鹿角胶150克，真酥150克，枸杞嫩叶汁1 328毫升，杏仁664毫升，先将前五味捣末，取枸杞叶汁和之，又取杏仁与无灰酒同研绞取汁3 320毫升煎至无苦味；然后下地黄汁、真酥、鹿角胶于前汁中同煎，次下五子末，以柳枝搅，慢火熬至可丸，如梧子大，每服130丸，空心温酒下。(《圣济总录》五子丸)

按：此方源出《圣济总录》卷一百八十六，同名五子丸，见《世医得效方》处方为益智仁、小茴香、蛇床子、韭菜子、菟丝子，治淋漓遗精、小便不禁、溺如米泔，与本方有别，又同名五子丸，见《永类钤方》卷十三与《世医得效方》同。

6. 肾虚精少，阳痿早泄、遗精、久不生育：枸杞子、菟丝子(酒蒸捣碎)各240克，北五味子(研碎)60克，覆盆子(酒洗)120克，车前子60克(扬净)上为细末，炼蜜为丸如梧子大，空腹服90丸，睡前服50丸，温开水或淡盐汤送下，冬月用温酒送下。(注：若惯泄遗者，去车前子，加莲子。)(《摄生众妙方》五子衍宗丸)

7. 滑胎：菟丝子(炒熟)120克，桑寄生60克，川续断60克，真阿胶60克，上药前3味轧细，水和阿胶和丸，干重0.3克，每服20丸，开水送下，日再服。气虚者加人参60克；大气陷者，加生黄芪90克；食少者加炒白术60克；凉者加炒补骨脂60克；热者加生地60克。(《医学衷中参西录》寿胎丸)

[现代方]

1. 脾肾两虚、大便溏泄：菟丝子、石莲子各9克，茯苓12克，山药15克，水煎服。(《安徽中草药》)

2. 肾虚腰痛、阳痿遗精：菟丝子15克，枸杞子、杜仲各12克，莲须、韭菜子、五味子各6克，补骨脂9克，水煎服。或制成蜜丸，每服9克，每天2次。(《中国常用中草药》)

3. 遗尿、尿频：菟丝子12克，桑螵蛸6克，煅牡蛎(先煎)20克，肉苁蓉9克，制附子(先煎)9克，五味子6克，鹿角片9克，水煎服。(同上)

4. 幼小子宫症：菟丝子配仙茅、熟地、巴戟天等，各适量，水煎服。[河北中医，1992,14(4)：40]

5. 慢性前列腺炎：菟丝子配山药、益智仁、泽泻各9克，水煎服。[辽宁中医杂志，1992,(3)：27]

【备注】

除前列大小菟丝子外，尚有南方菟丝子 Cuscuta australis R. Br.，形态与小菟丝子相似，寄生于田边、路旁的豆科、菊科蒿属、马鞭草科牡荆属等草本或小灌木上，分布于吉林、辽宁、河北、陕西、宁夏、甘肃、新疆、山东、江苏、安徽、浙江、江西、福建、台湾、湖南、湖北、四川、云南等地。果实含大量生物碱。

475. 菊　花

【概述】

本品为菊科植物菊 Dendranthema morifolium（Ramat.）Tzr el（异名为 Chrysanthemum morifolium Ramat.）的干燥头状花序。药材按产地和加工方法不同，分为亳菊、滁菊、贡菊、杭菊、川菊、怀菊。又名节华、日精、女华、甘菊、真菊、金精、金蕊《纲目》、家菊(《群芳谱》)、馒头菊、簪头菊、甜菊花。产于安徽亳县、涡阳及河南商丘者称亳菊；产于安徽滁县者称滁菊；产于安徽歙县、浙江德清者称贡菊；产于浙江嘉兴、桐乡、吴兴多系茶菊，产于浙江海宁者多系黄菊，此二者，统称杭菊。以亳菊和滁菊品质最优，出口以杭菊为主。又产于河南沁阳、博爱者为怀菊；产于四川者为川菊。性微寒，味甘、苦。归肺、肝经。功能散风清热，平肝明目。主治风热感冒，头痛眩晕，目赤肿痛，眼目昏花。用法用量：4.5～9 克，内服。

【成分】

本品含挥发油 0.2%～0.85%，其主要成分为龙脑、菊酮、樟脑、龙脑醋酸酯等，还含有黄酮类和倍半萜类化合物。菊的花、叶、茎均含挥发油，并含菊苷、腺嘌呤、胆碱、水苏碱、微量维生素 A 样物质、维生素 B_1 及刺槐素等。浙江白菊花含较多黄酮苷，并有腺苷、香豆精类及生物碱。各种菊花所含成分大同小异。

【药理】

1. 解热作用：菊花浸膏对人工发热家兔腹腔注射有解热作用。

2. 抗菌作用：水浸剂或煎剂体外试验对多种致病菌、流感病毒 PR_8 株及钩端螺旋体均有一定的抑制作用。其挥发油对小鼠体内抑菌试验显示对金黄色葡萄球菌、大肠杆菌、福氏痢疾杆菌等有较强抑制作用。杭菊花制剂在体外对金黄色葡萄球菌、乙型链球菌、大肠杆菌、痢疾杆菌、变形杆菌、伤寒杆菌、绿脓杆菌等有不同程度的抑制作用。高浓度时，有抗流感病毒和螺旋体的作用。白菊花水煎剂在体外对堇色毛癣菌、许兰黄癣菌、同心性毛癣菌等皮肤真菌有不同程度的抑制作用。

3. 对心血管的作用：菊花的水提醇沉制剂能显著扩张离体兔心冠状血管，增加冠状动脉血流量；能使心率减慢，心肌收缩力增强。

4. 其他作用：菊花浸膏能提高小鼠耐减压缺氧能力。菊花提取物对组胺所致毛细血管通透性增加有抑制作用。给兔腹腔注射菊花制剂可使出血时间和凝血时间显著缩短。菊花还有较强的钙离子拮抗作用。菊花煎剂灌胃，可使小鼠血中谷胱甘肽过氧化物酶(GSH－PX)的活性增强，过氧化脂质(LPO)的含量降低。

【临床报道】

菊花被《神农本草经》列为上品。“主风头眩肿痛，目欲脱，泪出，皮肤死肌，恶风湿痹，久服利血气……”临床对于外感风热、头痛眩晕的疗效与上述抗菌、解热作用有关。

对上呼吸道感染急性气管炎、扁桃体炎等，用菊花制剂有效，常与桑叶、薄荷等同用；对肝经风热或肝火上炎所致目赤肿痛(结膜炎)，常与木贼、白蒺藜等同用；对肝阳上亢引起的头痛，常与夏枯草、钩藤等同用；对肝肾不足所致的头晕目眩，常与白芍、枸杞子等同用。

临床近年来用以治疗冠心病，菊花浓缩液用后对心绞痛显效率几近半数。对胸闷、心悸、气急、头晕头痛、四肢麻木等症状亦有明显效果。浸膏片用后则无明显降压作用。以菊花、槐花、山楂等组成的复方，如槐菊饮、山菊合剂等治疗高血压动脉硬化症，有较好疗效。对脑动脉硬化症与冠心病也有效。山楂菊花茶则以降低血清胆固醇效果较佳。对于局部感染，可用鲜叶捣烂外敷，鲜菊花全草或罗勒全草分别加水蒸馏所得蒸馏液，等量混合，对小面积烧伤、溃疡或感染创面，有一定抗感染疗效。

【附方】

［古代方］

1. 眼目赤肿，昏暗羞明，攀睛瘀肉，暴赤眼痛：白蒺藜、羌活、木贼、蝉蜕各 60 克，菊花 180 克，为末，每服 6 克。(《太平圣惠方》菊花散)

2. 肝肾不足，眼目昏暗，瞻视不明，常见黑花，多有冷泪：枸杞子 90 克，甘菊花 120 克，巴戟 30 克，苁蓉 60 克，密丸梧子大，每服 30～50 丸。(《和剂局方》菊睛丸)

3. 心肾阴虚，瞳人日加紧小，口干舌苦：女贞子 30 克，甘菊花、麦冬各 15 克，水煎。(《辨证录》菊女散)

4. 风热犯肺，咳嗽，身有微热，头痛，口渴：桑叶 8 克，菊花 3 克，杏仁 6 克，连翘 4.5 克，薄荷 2.5 克，桔梗 6 克，芦根 6 克，甘草 2.5 克。(《温病条辨》桑菊饮)

5. 肝肾阴虚，头晕目眩，视物不清，涩痛羞明，迎风流泪：枸杞子、菊花加六味地黄丸。(《医极》杞菊地黄丸)

6. 石榴疽(证见色红焮肿，坚硬疼痛，破翻如瘤，寒热如疟)：甘菊花 6 克，当归、生地、白芍、川芎、知母、贝母、地骨皮、麦冬各 3 克，柴胡、黄芩、升麻、犀角、甘草各1.5 克，竹叶 20 片，灯心 70 厘米。(《医宗金鉴》菊花清燥汤)

7. 目赤肿痛，羞明多泪：菊花、草决明、黄芩、石决明、木贼。(《证治准绳》菊花决明汤)

［现代方］

1. 冠心病：菊花 6 克，温水浸泡过生山楂、草决明各 15 克，水煎 2 次，每天 2 次，每次 25 毫升。

2. 高血压病：菊花 24～30 克，银花24～30 克，头晕者加桑叶 12 克，动脉硬化、血清胆固醇高者加山楂 12～24 克。每天 1 剂，分 4 次沸水冲泡 10～15 分钟后当茶饮。

3. 神经官能症：菊花 1 000 克，川芎 400 克，丹皮 200 克，白芷 200 克。做药枕睡眠时用。每袋药 1 次可持续使用半年。

4. 疔疮：鲜白菊花 500 克，鲜蒲公英 60 克，捣取汁半碗，热白酒 50 克冲服。药渣敷患处，疔头不敷，再盖被睡卧汗出。

5. 流泪：菊花 10 克，苍术 10 克。以 300～500 毫升沸水浸泡，待水温后洗眼。每天 2 次，连用 3～5 天。

6. 中心性视网膜脉络膜炎：以菊花 30 克，猪心 1 只，将菊花塞入猪心，加水适量，文火慢煎，去渣吃肉喝汤，每 3 天 1 次。

7. 感冒、发热、头痛：菊花、桑叶各 12 克，连翘、薄荷各 6 克。水煎服。

8. 风热眼痛：菊花、白蒺藜各 9 克，防风 4.5 克。水煎服。

9. 风热目赤肿痛、羞明流泪：菊花 180 克，炒白蒺藜、羌活、木贼、蝉蜕各 60 克为细末，每服 6 克，饭后温开水调服。(《中国常用中草药》)

【备注】

菊花各地栽培，名称各异。并有黄、白之分，功效虽似，但各有所长。白菊(甘菊花)长于清肝明目；黄菊(杭菊花)长于疏散风热；而野菊花(另有专条)则长于清热解毒、降低血压。滁菊为白菊花的一种，镇静作用较佳。除野菊花外，其他各种栽培品，都是药用甘菊。其中杭菊多做茶用，也称茶菊；滁菊香气浓郁、清雅，习惯上认为亳菊优于怀菊；疗效上，平肝明目多用白菊、滁菊；疏风散热多用杭菊、黄菊。

476. 黄芫花

【概述】

本品为瑞香科植物河朔荛花 Wikstroemia chamaedaphne Meissn. 的花蕾及叶。《药典》不载。与芫花同科。又名壮芫花、芫蒿、北芫花、黄闷头花。分布于河北、山西、内蒙古、陕西、甘肃等地。性寒，味苦。有小毒。功能泻下逐水，通二便，破积聚。主治水肿胀满，传染性肝炎，精神分裂症，癫痫。用法用量：煎服，1.5～3 克，反甘草。

【成分】

花含皂苷,叶含黄酮类物质,曾分离到芫花酯甲和乙。

【药理】

1. 保肝作用:降低 ALT,黄芫花及黄酮成分对小鼠 CCl_4 肝炎有效。

2. 引产作用:黄芫花醇剂对引产过程中各例羊水标本中 HCG 含量比较恒定,而前列腺素浓度则随给药时间的延长而增加,临产期达到高峰。

3. 毒副作用:黄芫花提取液和芫花酯乙能促进 EB 病毒对正常淋巴细胞的转化作用,有证明黄芫花是促癌物,在小鼠宫颈癌模型上证实了这一作用。但也证明对人短期内不具致突变效应。对皮肤和黏膜有刺激作用。

【临床报道】

临床用本品治疗:① 精神分裂症。② 急慢性肝炎。③ 用黄芫花醇液羊膜腔注入引产 310 例,一次引产成功者 307 例,然对胎盘绒毛膜合体滋食叶细胞退变坏死,血管内皮细胞损伤、血管炎及血栓形成,包蜕膜及壁蜕膜有炎性变性坏死的副作用。

【备注】

黄芫花功效与芫花有所不同。有人报告,性味亦异,称黄芫花性寒,芫花性温。黄芫花性状为顶生伞形聚伞花序,数个再聚合成圆椎花序,花萼筒状,几不弯曲,土黄色,残存叶较多,椭圆状披针形,革质、叶柄细短,粉末呈黄色。但芫花多数成单个或 3~7 朵簇生,花萼筒状,弯曲灰紫色。残存叶少,叶片椭圆形,纸质,近无柄。粉末呈黄棕色。黄芫花的花蕾,与芫花相似而略小,长约 0.3~1 厘米,表面灰绿色或灰黄色,有白色细绒毛,据称亦做芫花药用。

477. 黄　芩

【概述】

本品为唇形科植物黄芩 Scutellaria baicalensis Georgi 的干燥根。又名子芩、条芩、枯芩。主产山西、河北、内蒙古、辽宁、吉林等地。性寒,味苦。归肺、胆、脾、大肠、小肠经。功能清热燥湿,泻火解毒,止血,安胎。用于湿温,暑温,胸闷呕恶,湿热痞满,泻痢,黄疸,肺热咳嗽,高热烦渴,血热吐衄,痈肿疮毒及胎动不安。用法用量:3~9 克,煎汤内服。

【成分】

黄芩主要成分含黄芩苷、黄芩素、汉黄芩素、汉黄芩苷、黄芩新素、黄芩黄酮等。并含 β-谷甾醇、豆甾醇、苯甲酸、黄芩酶及 14 种氨基酸和挥发油。

【药理】

1. 抗菌作用:黄芩的抗菌范围较广,对常见病菌均有抑制作用,以对金葡菌和绿脓杆菌的抑制作用最强。对钩端螺旋体及多种皮肤致病性真菌也有不同程度的抑制效果。其煎剂及水浸出液对流感病毒也有作用。据称抑菌的有效成分为黄芩苷。

2. 解热作用:动物实验还证明有解热作用。故用以治疗急性炎症性热病,上呼吸道炎症、肺炎所致的肺热咳嗽。

3. 降脂作用:黄芩对喂饲高脂饮食引起的高脂血症和脂肪肝的动物有显著的改善。大鼠每天口服黄芩粉 2 克/千克,黄芩苷、黄芩素 100 毫克/千克,可降低游离脂肪酸;二者还可降低血清甘油三酯。口服汉黄芩素、黄芩黄酮Ⅱ、黄芩苷或黄芩素还能降低肝中的甘油三酯。

4. 保肝作用:黄芩及黄芩苷对各种原因形成的实验性肝损害有保护作用,还可使胆汁分泌量增加,黄芩苷进入机体后,分解为苷元黄芩素和葡萄糖醛酸，前者使胆汁泌出量增加最明显，后者呈现解毒作用。近年用以治疗传染性肝炎、迁延性肝炎均有较好疗效。

5. 降压作用：黄芩不同制剂均有明显的降低血压作用，一般认为主要作用于外周，直接扩张血管，致使外周血管总阻力降低所致。近年用黄芩治疗肝阳上亢的高血压症，宜与钩藤、野菊花配合使用。

6. 抗炎和抗过敏作用：黄芩甲醇提取物、黄芩素或黄芩苷对动物实验性炎症，有明显的抑制作用。黄芩素可通过抑制巯基酶的活性而抑制过敏介质的释放，阻止肥大细胞释放组胺，从而表现对动物的抗过敏作用，使离体回肠、气管的过敏性收缩均受到明显的抑制，同时它还对平滑肌有直接的松弛作用。

7. 其他作用：① 黄芩煎剂、浸剂及黄芩苷均有明显的镇静作用、利尿作用。② 有人认为黄芩苷有增强细胞免疫或体液免疫的作用，降低小鼠毛细血管的通透性。③ 黄芩用以治疗因有热所致胎动不安，配白术、白芍以清热安胎。凡脾胃虚寒者不宜用黄芩。④ 抑制大鼠血小板聚集和抗凝作用。⑤ 对庆大霉素造成的大鼠损害，用后可明显减轻。

【临床报道】

本品以清热燥湿为主，能清诸经湿热，特别是清泻肺火。对肺热咳嗽及壮热烦渴有效，炒炭可治血热吐衄，清肝胆热，常与柴胡、青黛、青蒿等配伍；清肺热常与知母、麦冬、桑白皮等配伍；如用于疮痈肿毒，咽喉肿痛，常与银花、连翘、板蓝根等配伍；用于热盛迫血妄行所致的吐血、衄血，常与生地、白茅根配伍；胎热不安，常与白术配伍，也可加人参、熟地等同用。

清热宜生用，止血炒炭用，安胎多炒用。

【附方】

［古代方］

1. 泻火解毒、燥湿泄热：大黄10克，黄连、黄芩各5克，上药，以水800毫升，煮取250毫升顿服之。（《金匮要略》泻心汤）按：此方在《奇效良方》卷六十一，称之为三黄泻心汤。

2. 黄连解毒汤：① 清热泻火，治一切实热火毒，三焦热盛之证。黄连9克，黄柏、黄芩各6克，栀子14克，用水1.2升，煎取400毫升，分2次服。（《肘后方》卷二）② 泻火解毒、清热胜湿，治热病表里热盛、口渴烦躁、语言错乱，热痢、热病吐血，甚至发斑：黄连6克，黄芩、黄柏、黑山栀各10克，水煎服。（《外台秘要》） ③ 清热解毒。治疗疮初起及酿脓期。黄连、牛蒡子各5克，黄芩、黄柏、黑山栀、连翘各9克，甘草3克，水煎服。（《外科正宗》）

3. 伤寒六七天，发汗不解，干呕下痢、肠胁痞满，烦热：黄芩9克，桂心9克，茯苓12克，前胡24克，半夏9克，水煎分6次服。（《外台秘要》黄芩汤）

4. 妇人四十九岁后，经水却行或过多不止：黄芩心60克，枝条者重用米醋浸7天，炙干，又浸又炙，如此10次。为细末，醋糊为丸梧子大，每服70丸，空心温酒送下。每天2次。（《瑞竹堂经验方》芩心丸）

5. 胎热不安：黄芩、白术各等份，俱微炒，为末，炼蜜丸梧子大，每早晚9克，白汤下。（《丹溪纂要》）

6. 太阳证，腰痛头痛且重，遍身骨痛，先寒后热，汗出难已：羌活、黄芩、陈皮、前胡、猪苓、甘草、知母。水煎服。（《杂病源流犀烛》羌活黄芩汤）

7. 阴囊生毒烂破、睾丸脱出：黄连1.8克，黄芩、当归尾、连翘各4.5克，木通、甘草各3克，水煎服。（《外科全生集》泻热汤）

8. 痰火咳嗽、气盛喘息：黄芩9克，黑山栀、苏子各4.5克，茯苓、杏仁各3克，水

煎服。(《本草汇言》)

9. 妇人月水过多，将成暴崩：黄芩(酒炒)3克，黄柏(炒黑)3克，香附(童便浸)4.5克，白芍3克，龟版(酥炙)6克，臭椿皮6克，土艾叶(炒)3克，不用引，煎服。(《滇南本草》)

[现代方]

1. 肺痨潮热、咳嗽(芩部丹)：黄芩、丹参各9～12克，百部12～18克，水煎服。(《方剂学》)

2. 湿温发热、胸闷、苔腻：黄芩、滑石、猪苓、茯苓皮各9克，大腹皮6克，白豆蔻、通草各3克，水煎服。(《中国常用中草药》)

3. 肺热咳嗽、痰黄稠或带血：黄芩9～15克水煎服。(同上)

4. 胎热不安：黄芩、白芍各6克，当归、白术各9克，川芎1.5克，水煎服。(同上)

【备注】

本品原植物除上列黄芩 S. baicalensis 外，尚有同属以下植物作黄芩用：

1. 滇黄芩 S. amotna C. H. Wright 别名土黄芩、西南黄芩的根，含黄芩素、汉黄芩素、滇黄芩素、黄芩苷、汉黄芩苷等。产四川、云南、贵州等省。

2. 粘毛黄芩 S. viscidula Bge. 又名黄花黄芩、顺毛黄芩，表面与黄芩相似，很少中空或枯朽，产河北、山西、山东、内蒙古等地。

3. 丽江黄芩 S. likiangensis Diels 又名小黄芩。产四川南部、云南西北部。

478. 黄芪

【概述】

本品为豆科植物膜荚黄芪 Astragalus membranaceus (Fisch.) Bunge；或内蒙黄芪 A. membranaceus (Fisch.) Bge. var. mongholicus (Bge.) Haiao 的干燥根。又名北芪、绵黄芪、箭芪、宁古塔芪、卜奎芪。主产于内蒙古、山西、黑龙江。吉林、河北、辽宁、陕西、甘肃等地亦产。野生或栽培，以条粗长、皱纹少、粉性足、味甜者为佳。性微温，味甘。归肺、脾经。功能补气升阳，益气固表，利水消肿，托疮生肌。主治气虚乏力，表虚自汗，食少便溏，中气下陷，久泻脱肛，便血崩漏，气虚水肿，血虚痿黄，痈疽难溃，久溃不敛，内热消渴，慢性肾炎蛋白尿，糖尿病等。蜜炙黄芪益气补中，用于气虚乏力，食少便溏。用法用量：9～15克煎汤内服，治肾炎和严重的痹证(如脑血管意外后遗的半身不遂、慢性风湿性关节炎、周围神经麻痹等)要用大剂量，可用至30～60克。

【成分】

黄芪含糖类、多种氨基酸、胆碱、甜菜碱、香豆素、皂苷、黄酮化合物及微量的叶酸。内蒙黄芪含亚油酸、亚麻酸、β-谷甾醇等微量元素等。皂苷类有黄芪苷Ⅰ～Ⅷ(黄芪甲苷为主要有效成分)、大豆皂苷Ⅰ及新皂苷(Isoastrageloside)。异黄酮类有芒柄花类素(Formononentin)、毛蕊异黄酮(Calycosin)。近年研究证明黄芪中含有黄芪多糖，微量元素硒，还含有降低血压的有效成分γ-氨基丁酸(GABA)。

【药理】

1. 增强机体免疫功能：提高机体抗病能力与维持机体内环境的平衡等作用。对体液免疫及细胞免疫均有促进作用，还可刺激干扰素生成，具有自身诱生、促进诱生等功效。研究证明在小鼠肝细胞培养中诱生干扰素并刺激淋巴细胞转化，对感染中应用黄芪值得重视。

2. 促进机体代谢的作用：具体表现在动物体重增加，细胞的生理代谢增强，血清总蛋白和白蛋白含量增加，血浆内 cAMP 升高，cGMP 降低，促进血清和肝中蛋白质的更新。黄芪多糖能使机体核糖核酸酶及其抑制因子平衡系统维持正常，给小鼠腹腔注射 200 毫克/千克可显著抑制肝、脾中碱性核糖核酸酶的活力。

3. 延缓衰老作用：黄芪煎液给老年大鼠服用后，可明显降低其主动脉和肺中胶原含量，使其量接近青年大鼠，提示长期服用黄芪对预防老年动脉硬化和改善衰老的肺功能有一定作用。黄芪能明显延缓人胚肺二倍体细胞自然衰老过程，延长细胞寿命 1/3 左右。

4. 强心降压作用：对因中毒或疲劳而陷于衰竭的心脏具有显著的强心作用，并能扩张外周血管，对犬冠状回旋支、椎动脉及肠系膜动脉血管阻力下降。黄芪对兔、犬、猫均有降低血压作用。所含 γ-氨基丁酸含量高低与降压作用正相关。对大鼠自发性高血压，可使其恢复正常。

5. 对肝、肾的作用：黄芪煎剂给小鼠灌胃，可增加^{3}H-亮氨酸掺入血清、肝脏蛋白质的速率，而使其蛋白质更新。黄芪注射液可使病变大鼠肾模型血清白蛋白升高。并增加肾小球毛细血管丝的血循环；对家兔系膜增殖性肾炎可减少肾小球膜区 IgG 和 C_3 沉积。黄芪能明显减少尿蛋白，提高血清白蛋白，减轻肾病变程度，改善临床症状。

6. 利尿作用：对动物及人均有明显的利尿作用。可增加人的尿量及氯化物排出，利尿作用持续时间也很长。连续给药无耐药性产生。

7. 对血液系统的作用：黄芪煎液可改善动物血虚症状；注射液可增加正常小鼠粒系造血功能，也能保护环磷酰胺引起的大鼠骨髓造血功能异常。并能增加贫血小鼠的红细胞数、血红蛋白值等以促进造血功能。

8. 其他作用：① 黄芪用后可见糖原增加，溶酶体及组织脱氢酶活跃；对小鼠肝脏线粒体损伤有保护作用。② 黄芪多糖可延长小鼠游泳时间，显示抗疲劳作用。③ 抗小鼠常压和减压缺氧，对脑缺氧也有对抗作用。④ 有抗低温（−5°）能力，但缺乏耐高温（45℃）作用。⑤ 抗辐射作用。⑥ 抑瘤。⑦ 抗菌及抗病毒作用：可抑制水痘、带状疱疹病毒，具有直接灭活病毒作用，对小鼠、乳鼠体内流行性出血热病毒感染过程有一定阻断作用，有保护心和细胞免受病毒损害的功能。⑧ 抗炎。⑨ 可使小鼠动情期延长，有促雌激素样作用。

9. 毒副作用：黄芪毒性很低，小鼠灌胃用至 100 克/千克，无不良反应发生。虽然动物实验黄芪能降血压，但因它有“升提”作用，对肝阳上亢的高血压及头面部炎症病人，用后可因头面部血管扩张会导致头痛，面红等，故宜慎用。实证、阳证者不宜应用。

【临床报道】

补中益气，升阳举陷为黄芪的主要功能，故治脾肺气虚、中气下陷，如食少便溏、气血虚弱、咳喘气促、便血尿血、阴挺、脱肛等体虚卫气不固的虚汗证、气虚疮疽不能溃脓或溃后不敛；治虚证水肿、小便不利等。近年报道用以治疗冠心病、病毒性心肌炎、肝炎、肾炎、前列腺肥大等。

补气药中，人参、黄芪为最。但人参善补五脏之气，宜用于里虚；黄芪善补肌表之气，用于表虚，二者合用，则补益力益强。气虚甚者，黄芪宜配人参、白术；脾虚更加配茯苓、炒扁豆、炒薏苡仁等；肺虚多与党参、茯苓、柴菀等配用；脾虚日久中气下陷而致脱肛、阴挺等内脏下垂者，则配伍人参、白术、升麻、柴胡等；卫气虚而身汗者，黄芪与防风、白术、牡蛎、浮小麦等配伍；气虚阳弱而虚汗不止者，则与附子、生姜同用；阴虚盗汗者，与生地、黄精等配伍；用于水肿，多与防己、白术等同用，现临床用防己黄芪汤有效。

若血瘀肢体麻木，黄芪配伍桂枝、白芍、生姜、大枣；若中风半身不遂者，黄芪宜与当归、川芎、桃仁等为伍;若消渴,黄芪与茯神、栝楼、麦冬、地黄、甘草配伍;若病后调理增进食欲,可用黄芪六君子汤,即四君子汤加黄芪、山药、陈皮、半夏各等份。

【附方】

[古代方]

1. 阴阳气血不足,腹中拘急、脐下虚满、胸中烦悸、自汗或盗汗、身重或不仁:黄芪4.5克,桂枝(生姜)、炙甘草各9克,芍药18克,大枣12枚,饴糖198毫升(烊化),水煎,分3次服。(《金匮要略》黄芪建中汤)

2. 虚劳多惊,精神恍惚:黄芪(蜜炙)、当归(酒浸焙)、熟地黄(洗)、茯神各15克,白芍30克,人参、白术、酸枣仁(微炒)、半夏(制)、陈皮、北五味子、肉桂、天台乌药、甘草、麦门冬各30克(去心),木香、沉香各3克,上锉,每服9克,加生姜5片、大枣2枚,水煎,空腹服。(《仁斋直指》黄芪十补汤)

3. 气血俱虚、自汗盗汗:黄芪(蜜炙)、防风(去芦)、川芎、山茱萸肉(去核)、当归(去芦酒浸)、白术(炒)、肉桂(去粗皮)、甘草(炙)、人参(去芦)、五味子各30克,白茯苓(去皮)4.5克,熟干地黄(洗)60克,肉苁蓉(酒浸)90克,上药㕮咀,每服15克,用水400毫升,加生姜5片,枣子1枚,同煎至320毫升,去滓,空腹温服。(《杏苑生春》黄芪大补汤)

4. 老人大便秘涩:绵黄芪、陈皮(去白)各15克,上为细末,每服9克,用火麻仁6克,研烂,以水投取浆150毫升,滤去滓,于(银)石器内煎,候有乳起,即入白蜜20毫升,再煎令沸,调药末,空心食前服。(《和剂局方》黄芪汤)

5. 表虚自汗,虚人易于感冒:防风30克,黄芪(蜜炙)、白术各60克,上药㕮咀,每服9克,用水300毫升,加大枣1枚,煎至200毫升,去滓,食后温服。(《医方类聚》玉屏风散)

6. 消渴:黄芪、茯神、栝楼各9克,甘草(炙)9克,麦门冬(去心)9克,干地黄15克,上6味切,以水1 600毫升,蒸取500毫升,分三服,日进一剂,服10剂,忌芜荑、酢物、海藻、菘菜。(《千金要方》黄芪汤)

7. 气虚血瘀,半身不遂、口眼歪斜、语言謇涩、口角流涎、大便干燥、小便不禁。(现用于脑血管意外及其后遗症、面神经瘫痪、坐骨神经痛、冠心病等):生黄芪初服30~60克,以后渐加至120克,归尾6克,赤芍4.5克,地龙3克,川芎3克,桃仁3克,红花3克,水煎去滓,温服,至微效时口服两剂,两剂服至5~6天,每天仍服1剂。(《医林改错》补阳还五汤)

8. 中气下陷、内脏下垂、崩漏:黄芪、炙甘草各6克,党参12克,白术1.5克,当归3克,陈皮3克,升麻3克,柴胡3克。(《脾胃论》补中益气汤)

[现代方]

1. 痈疮久不溃破:黄芪、当归各9克,川芎6克,白术9克,银花9克,皂角刺6克,花粉6克,泽泻6克,甘草3克,水煎服。(《中药基础知识简编》内托黄芪散)

2. 脾虚气陷所致子宫脱垂、脱肛、久泻久痢:黄芪30克,白术30克,人参10克,当归16克,陈皮6克,蜜炙甘草5克,柴胡3克,升麻3克,水煎服。(《中国常用中草药》)

【备注】

1. 内蒙黄芪称库伦芪或正芪,外皮土褐色,体轻粉性大,气味香甜、质优。

2. 黄芪产地多、形状异,按原植物和产区的不同,分别称为:① 黑皮芪,又称卜奎芪、吴卜奎芪、正口芪,植物主要为膜荚黄芪、也有内蒙黄芪的干燥根,主产黑龙江、吉林,野生或栽培。② 白皮芪:又称绵黄芪、箭芪,植物主要为内蒙黄芪,也有膜荚黄芪在内,主产山西、内蒙古、吉林。山西多栽培,内蒙多野生。③ 红芪:植物多序岩黄芪 Hedysavum polylotrys Hand-Mazz. 主产甘肃南部。在四川也有。根的表面灰红棕色，故名。气微特异，味微甜，嚼之有豆腥味。降压成分为γ-氨基丁酸，抗菌成分为1-3-羟基-9-甲氧基紫檀烷。药材用于气短心悸、乏力、虚脱、自汗、盗汗、痈疽难溃，疮口难愈合，用量9～30克。

3. 除上述品种外，黄芪属的其他品种，也在其分布地区供药用。① 金翼黄芪 A. chrysopterus Bge. 分布于河北、山西、北部、陕西、甘肃南部、青海东部、四川西部，药材名小黄芪或小白芪。② 多花黄芪 A. floridus Benth. 分布于青海、四川西北部和西藏东部。③ 梭果黄芪 A. ernestii Comb. 分布四川西北部及云南、甘肃，以四川产量大。④ 东俄洛黄芪 A. tongolensis Ulbr. 分布于四川西部、青海等地，药材名白大芪、马芪或土黄芪，有豆腥气，味微甜。

479. 黄　连

【概述】

本品为毛茛科植物黄连 Coptis chinensis Franch. 三角叶黄连 Coptis deltoidea C. Y. Cheng et Hsiao 或云连 Coptis teetoides C. Y. Cheng 的干燥根茎。以上三种分别依次称为味连(川连)、雅连、云连，均作黄连入药。味连产于四川、湖北及陕西等地；雅连产四川；云连产于云南西北部及西藏察隅等地。多为栽培品。性寒，味苦。归心、脾、胃、肝、大肠经。功能清热燥湿，泻火解毒。主治湿热痞满，呕吐，泻痢，黄疸，高热神昏，心火亢盛，心烦不寐，血热吐衄，目赤吞酸，牙痛，消渴，痈肿疔疮；外治湿疹，湿疮，耳道流脓。用法用量：1.5～4.5克，水煎内服；外用适量。

【成分】

三种黄连均含多种异喹啉类生物碱，主要成分含黄连素(小檗碱)、黄连碱、药根碱、巴马亭、甲基黄连碱和表小檗碱等多种生物碱。云连未检出甲基黄连碱和表小檗碱。

【药理】

1. 抗病原微生物作用

(1) 黄连和黄连素均有明显的抗菌作用，抗菌范围很广，对常见的革兰阴性菌和阳性菌，都有较强的抑制作用，其中以对痢疾杆菌、结核杆菌、金黄色葡球菌抗菌作用最强。对钩端螺旋体及多种致病性真菌也有一定的抑制作用。实验证明：单独应用时，痢疾杆菌和金黄葡球菌对其易生耐药性，但复方如黄连解毒汤、泻心汤等则不易产生，而且复方的此一作用较单味药强10多倍。黄连也对各型流感病毒有直接抑制作用。

(2) 低于抗菌浓度的黄连，能增强白细胞的吞噬能力，抑制细菌凝固酶的形成，使细菌毒力减弱，从而有利于网状内皮系统的吞噬。用棉球法、巴豆油肉芽囊肿法等测得黄连的抗炎症强度与保泰松相当。从以上作用来看，黄连用于湿热下痢(肠炎、细菌性痢疾)；热病而致烦躁、神昏谵语，口干脉实(如炎症高热)，以及热毒疮疡，都有针对性的治疗作用。

2. 对消化系统的作用：黄连味苦、小量口服通过味觉分析器的兴奋而提高食欲中枢的兴奋性，并能反射地引起胃液分泌增加而有健胃作用。但大量时可抑制胃液分泌。

3. 心血管作用：小檗碱对犬心脏有正性肌力作用；对麻醉犬、猫、兔及不麻醉大鼠均有降压作用。它可直接扩张血管和增强乙酰胆碱的作用而出现降血压作用，但作用不持久。

4. 利胆作用：黄连素可使胆汁分泌

增加，并能促进胆汁结合型胆红素的排泄，中医以猪胆汁炒小川连治疗慢性胆囊炎，颇有至理。

5. 降血脂作用：黄连素可降低血清胆固醇；黄连水浸剂能使实验性高脂血水平降低；对乙型肝炎抗原（HBsAg）抑制，故也可用于高脂血症及肝炎 HBsAg 阳性的病人。

6. 止血作用：黄连素能明显抑制实验性胃出血，此种止血作用，对“心火内炽、迫血妄行”而出现的吐血、衄血，配合黄芩、大黄应用而表现的治疗作用，应予注意。

7. 其他作用：① 小檗碱可抗心律失常并保护心肌缺血造成的损伤。② 药根碱可缩小梗死范围。③ 抑制中枢神经，出现镇静、安定。④ 抑制阿米巴原虫、滴虫等。

8. 毒副作用：黄连毒性不大，黄连素小鼠口服 LD50 为 392 毫克/千克。一般用量较安全。

【临床报道】

黄连由于炮制方法不同，应用有别。酒黄连善清上焦火热，用于目赤、口疮；姜黄连清胃和胃止呕，用于寒热互结，湿热中阻，痞满呕吐；萸黄连舒肝和胃止呕，用于肝胃不和，呕吐吞酸。这三种不同炮制，体现了治上焦火用酒炒，治中焦火用姜汁炒，治下焦火用盐水炒，治肝胆实火用吴茱萸水炒、猪胆汁炒或醋炒等方法，各有妙用。惟黄连苦寒较甚，为免有损脾胃，不宜久服。又胡黄连是玄参科植物，与黄连是不同科的两种药。胡黄连清热除湿，长于清骨蒸劳热，善治小儿疳积，阴虚发热；黄连长于清中焦湿热，善治疮疡肿毒。

【附方】

［古代方］

1. 伤寒，胸中有热，腹中痛欲呕吐者：黄连 9 克，甘草（炙）9 克，干姜 9 克，桂枝（去皮）9 克，人参 6 克，半夏（洗）6 克，大枣（擘）12 枚，上 7 味以水 1 000 毫升煮取 600 毫升，去滓温服，昼三夜二次。（《伤寒论》黄连汤）

2. 肺经壅热，上攻鼻窍，致生鼻疮肿痛，皮肤湿疹，红肿热疮，水火烫伤，乳头碎痛：黄连 9 克，当归尾 15 克，生地 30 克，黄柏 9 克，姜黄 9 克，用香油 360 克，将药炸枯，捞去滓；下黄蜡 120 克。溶化尽，用夏布将油滤净，倾入瓷碗内，以柳枝不时搅之，候凝为度。涂抹患处。（《医宗金鉴》黄连膏）

3. 三焦热炽，心膈烦热，赤眼初起，咽喉疼痛，口舌生疮，小便赤涩：黄连、黄芩、黄柏、山栀各 240 克，大黄 360 克，连翘、姜黄各 150 克，玄参、薄荷、归尾、菊花各 120 克，葛根、川芎、桔梗、天花粉各 60 克，上研细末，蜜丸，每服 9 克，临卧用清茶送下。（《饲鹤亭集方》黄连上清丸）

4. 阳厥，发热忽然一时厥去，手足冰凉：黄连 6 克，当归 15 克，麦冬 15 克，玄参 30 克，贝母 9 克，菖蒲 1.5 克，水煎服。（《辨证录》黄连定厥汤）

5. 脑疽、发鬓、发颐及天行时毒初起，憎寒壮热，头面耳项俱肿者：黄连、升麻、葛根、柴胡、赤芍、川芎、归尾、连翘、桔梗、黄芩、羌活、防风、金银花、甘草节各 3 克，用水 500 毫升。煎至 400 毫升。临服入米酒 200 毫升，食后服。（《外科正宗》黄连救苦汤）

［现代方］

1. 热病，心烦口渴、吐血衄血、发斑，痈肿疔疮：黄连 6 克，黄芩、黄柏、栀子各 9 克，水煎服。（《中国常用中草药》）

2. 化脓性中耳炎：黄连 15 克，冰片 3 克，硼酸 2 克，将黄连水煎，去渣取液，加入冰片和硼酸溶解，贴于小瓶中。将患儿耳内脓液用消毒棉签擦净。把药液滴于耳内，每天 3 次，每次 1～2 滴。［新中医，

1978,(2)：48]又方：黄连6克，硼砂3克，冰片1克，共研极细末，取少许吹入耳中。(《中国常用中草药》)

3. 婴儿湿疹：黄连、海螵蛸各9克，轻粉、冰片各3克，共研细末。以菜油调涂患处。(同上)

4. 注射引起的肌肉硬结：黄连、松香各等份，研成粉末，用时以饮用白酒或75%酒精调成膏状，摊于纱布上，外敷患处，隔天换药1次。[中医杂志，1990，(3)：35]

【备注】

1. 药材商品以上述3种为主，下列野生者为各地自销。

2. 峨眉黄连 Coptis omeiensis(Chen) C. Y. cheng，峨眉山一带野生。

3. 短萼黄连 C. Chinensis Franch. var. brevisepala W. T. Wang et Hsiao.，又称土黄连，野生于中南、华东地区。

4. 黄连与吴茱萸配伍，常使黄连生物碱溶出率降低，故对左金丸、甘露散的二者配比应予改变。

480. 黄　柏

【概述】

本品为芸香科植物黄皮树 Phellodendron chinense Schneid. 或黄柏 Phellodendron amurense Rupf. 的干燥树皮。前者主产四川、贵州等地，习称川黄柏；后者主产东北，习称关黄柏。饮片炮制品有盐黄柏、黄柏炭。性寒，味苦。归肾、膀胱经。功能清热燥湿，泻火除蒸，解毒疗疮。用于湿热泻痢，黄疸，带下，热淋，脚气，痿躄，骨蒸劳热，盗汗，遗精，疮疡肿毒，湿疹瘙痒。盐黄柏滋阴降火，用于阴虚火旺，盗汗骨蒸。用法用量：3～12克煎汤内服；外用适量。

【成分】

黄柏主含小檗碱(Berberine)，含量因品种及产地而异。另含黄柏碱(Phellodendrine)、木兰花碱、药根碱、掌叶防己碱等多种生物碱。此外，尚含有黄柏内酯(Limonin)、黄柏酮(Obocunone)等。

【药理】

1. 抗病原微生物的作用：对金黄色葡萄球菌、白色葡萄球菌、柠檬色葡萄球菌、溶血性链球菌、肺炎双球菌、炭疽杆菌、霍乱弧菌、白喉杆菌、枯草杆菌、大肠杆菌、绿脓杆菌、伤寒杆菌、副伤寒杆菌、脑膜炎双球菌等均有抑制作用。多数报告指出黄柏对弗氏、宋内、志贺及施氏痢疾杆菌都有较强的抗菌作用。对链霉素、对氨水杨酸及异烟肼等耐药的结核杆菌也有效。对一些致病性皮肤真菌均有程度不等的抑制作用。对钩端螺旋体也能杀灭。对阴道滴虫能杀灭之。

2. 抗病毒作用：黄柏对乙型肝炎表面抗原有选择性的抑制作用。黄柏的广谱抗菌作用，验证了用治泻痢、疮痈、骨蒸等多种临床功效。

3. 降压作用：黄柏对动物有明显而持久的降血压作用。二仙汤的降血压组分，主要是黄柏的成分。其中小檗碱、黄柏碱、掌叶防己碱等，都具有强弱不等的降血压效果。

4. 其他作用：① 解热。② 抗炎。③ 抗心律失常。④ 抑制血小板聚集。⑤ 降血糖作用。

【临床报道】

黄柏临证应用甚广，如治发热身黄用栀子柏皮汤；配苍术治湿热所致筋骨疼痛，单用治疗消渴；外用方可用黄柏调鸡子白外涂痈疽发背、乳痈；黄柏末治口舌生疮；《濒湖集简方》还以黄柏配川乌等份为末，外治痈疽疮毒；黄柏粉配青黛粉、石膏粉，油调搽湿疹。

内服时，脾虚胃弱者不宜。

黄柏生、炒有别。生者燥湿力强；盐水炒后滋阴降火力佳；黄柏炭清下焦湿热，又有止血之效。生黄柏与龙胆草均为苦寒药，清热燥湿，主清下焦，但黄柏善清肾火，除虚热，治在下焦、肾、膀胱、大肠；龙胆草长于泻肝胆实火，去火宁血，治在肝、胆、膀胱。

【附方】

[古代方]

1. 小儿夏月外感寒邪，下痢赤白，状如鱼脑，壮热头痛，手足烦：黄柏、黄连、白头翁、升麻、当归、牡蛎、石榴皮、黄芩、寄生、甘草各6克，犀角、艾叶各3克。(《千金要方》黄柏汤)

2. 汤火伤：鸡子壳、黄柏、朴硝、大黄、寒水石各等份，为细末，水调涂。(《世医得效方》黄柏散)

3. 湿热黄疸：栀子15克，黄柏6克，甘草3克。(《伤寒论》栀子柏皮汤)

4. 湿热下注，筋骨疼痛，脚膝无力，即所谓足痿，下肢瘫痪麻木，烦热、咽干、大便燥结等：黄柏、苍术各6克，加牛膝，称三妙散，疗效加强。(《丹溪心法》二妙散)

5. 阴虚火旺，潮热骨蒸：黄柏、知母、熟地、龟版各180克。(《丹溪心法》大补阴丸)

6. 小儿热痢下血方：黄柏、赤芍适量，水煎。(《闫氏小儿方论》)

7. 热在下焦血分，小便不通，渐成中满，腹坚如石：黄柏、知母各30克，肉桂1.5克。(《兰室秘藏》通关丸)

8. 降心火，益肾水：黄柏90克，缩砂4.5克，甘草60克为丸，肉苁蓉15克酒浸煎沸，去滓，以清酒送丸下。(《太医院经验奇效良方》封髓丹)

9. 生精益血，生水降火：黄柏、生地各120克，肉桂60克，知母90克，共研末，炼蜜为丸。久服五脏皆实，百病不生云云。(《清太医院配方》坎离丸)

[现代方]

1. 湿热带下黄稠：黄柏12克，山药、芡实各15克，车前子、白果仁各10克，水煎服。(《中国常用中草药》)

2. 湿热黄疸：黄柏、栀子各10克，茵陈15克，大黄5克，水煎服。

3. 阴虚火旺、骨蒸劳热、盗汗：盐黄柏、熟地、知母、龟版各9克，水煎服。(同上)

481. 黄 药 子

【概述】

本品为薯蓣科植物黄独 Dioscorea bulbifcra L. 的块茎。又名黄药、黄药脂、黄药根、木药子。生于山谷、河岸、路旁或杂林边缘。分布安徽、江苏、浙江、福建、广东、广西、湖南、湖北、贵州、云南、四川、台湾等地，在河北、山东等地有栽培。性平，味苦。归心、肝经。功能凉血，降火，消瘿，解毒。主治吐血，衄血，喉痹，瘿气，疮痈瘰疬。用法用量：3～6克，煎汤内服；外用：捣敷或研末调敷。本植物的珠芽(黄独零余子)亦供药用。

【成分】

块茎含黄独素 A、B 及蔗糖约22.5%、还原糖0.69%、淀粉2.5%、皂苷、鞣质。全草含黄独素 A～H(Diosbulbins A～H)与薯蓣皂苷元(Diosgenin)。云南师宗样品含薯蓣皂苷元1.69%，楚雄、丽江、蒙自、车里之样品含量甚微。印度产黄独只含痕迹的皂苷，而巴西产的块茎含皂苷5.77%。

【药理】

1. 对甲状腺的影响：将含2%～10%

的黄药子饲料喂养正常大白鼠，4 周后对体重及甲状腺功能（基础代谢、甲状腺重量及其含碘量）均无影响；黄药子对硫氧嘧啶与磺胺吡啶等抗甲状腺药物所造成的甲状腺肿（体重、基础代谢率、甲状腺重量及含碘量、血清蛋白结合碘等指标）无影响，而对 0.1%硫氰酸钾造成的轻度甲状腺肿有对抗作用，黄药子对缺碘食物所致甲状腺肿有一定的治疗作用，表现在肿大的甲状腺重量减轻、腺组织和血清蛋白结合碘增加，对大白鼠自发性甲状腺肿亦能改善。

2. 抗癌作用：动物实验对白血病 615、肉瘤 180、子宫癌 14 有一定抑制作用。体外筛选对肿瘤细胞有抑制作用。甾体皂苷能抑制动物实验性移植性肿瘤。

3. 止血作用：在小鼠剪尾前 30 分钟，给小鼠腹腔注射黄药子流浸膏，证明有止血作用。

4. 抑菌作用：黄药子水煎剂（1∶3）对多种皮肤真菌均有不同程度的抑制作用。50%煎剂体外试验对金黄色葡萄球菌有抑制作用。

5. 其他作用：黄药子酊剂与煎剂对离体蛙心和在位蛙心均有抑制作用，对离体兔肠亦表现抑制，对未孕家兔与豚鼠子宫有兴奋作用，出现强直性收缩与节律性收缩，对子宫的兴奋作用，可被苯海拉明所取消。黄药子上述作用酊剂较煎剂强而快。黄药子根茎的丙酮提取物注射于大鼠腹腔，可抑制进食。

【临床报道】

1. 治疗甲状腺肿：对各种类型的甲状腺肿，均有一定效果。制剂用量各地报道不同，观察对象亦有差异。用黄药子 250 克，水煎 2 次，滤液混合，再加白酒 400 毫升（不加亦有效），共成 2 400 毫升。每次 5 毫升，每天 2 次，饭后服。或将黄药子研粉，每天 3 分，分服或顿服。10 天为 1 个疗程，停药 3～5 天再行第二、三疗程。治疗Ⅰ～Ⅳ度的地方性甲状腺肿 127 例，服药月余后，全部患者颈围都有不同程度的缩小，其中治愈率为 67.8%。用未经炮制的黄药子炖服，每天 25 克，连服 5～8 周。观察 25 例甲状腺腺瘤，治疗后 3 例腺瘤完全消失，17 例肿物显著缩小，1 例停药后复发。但再次治疗，仍有效果。部分病例服药后诉口干。黄药子浸酒（每升浸液含生药 200 克），每天 100 毫升分 3～4 次服。一般腺瘤总量用至 2 升左右即足，腺癌应服 3 个月以上。治疗甲状腺腺瘤 7 例，甲状腺癌 2 例，甲状腺功能亢进 2 例，性质不明的甲状腺肿 2 例，除 3 例无效外，其余均消退一半以上。副反应：2 例有消化道反应，2 例因肝细胞损害出现黄疸，多因剂量过大所致。若出现黄疸应立即停药，及时处理。认为黄药子酒对甲状腺瘤似能部分代替手术摘除，对于甲状腺癌，配合手术治疗，可提高疗效。将黄药子制成沉浸膏，每天 3～6 毫升（每 3 毫升相当于原生药 3 克），分 3 次于食后服。治疗甲状腺中毒症 26 例，4 例临床症状于用药后 2～3 天消失。大部分病例基础代谢率有不同程度的降低，颈围有不同程度的缩小。各地经验均证明，年龄较轻、病程较短的，疗效较好。

2. 治疗百日咳：取鲜黄独根块或果实 3～6 钱（3～5 岁小儿用量），加冰糖 3 钱炖服。每天服 1 剂，治疗 60 余例均痊愈。另有用黄药子果（切片）9～15 克，加水 400 毫升，冰糖适量炖服，每天 2 次，用于镇咳有良好效果。顽固性干咳可连服 4 天。

3. 治疗食管癌、胃癌：取黄药子 300 克，以 62 度白酒浸泡。每天服浸液 50～100 毫升。分数次服。治疗食管癌及其他消化系统癌症 28 例，用药后 18 例自觉症状基本好转。

4. 治疗食管癌：黄药子 30 克，半枝莲

60克，蒲公英30克，法半夏9克，全瓜蒌15克，黄连6克，水煎服，本方结合辨证治疗食管癌25例，显效6例，有效9例。

5. 治疗晚期宫颈癌：三棱20克，莪术20克，黄独20克，黄柏、黄芩各15克，桂枝、茯苓各20克，丹皮、赤芍、红花、桃仁各15克，茜草、白头翁、半枝莲各20克，本方治疗宫颈癌34例，其中Ⅱ期7例，Ⅲ期16例，Ⅳ期11例。结果治愈24例。

【附方】

[古代方]

1. 吐血：真蒲黄、黄药子等份。用生麻油调，以舌舐之。(《百一选方》)

2. 鼻衄不止：黄药子30克，捣箩为散。每服4克，煎阿胶汤调下。良久，以新汲水调生面一匙投之。(《圣济总录》黄药散)

3. 天泡水疮：黄药子末搽之。(《濒湖集简方》)

4. 热病、毒气攻咽喉肿痛：黄药30克，地龙30克(微炙)，马牙消15克。上药捣细罗为散，以蜜水调下3克。(《太平圣惠方》)

5. 瘿气：黄药子500克，浸洗净，酒一斗浸之。每天早晚常服150毫升。忌一切毒物及不得喜怒。(《斗门方》)

[现代方]

1. 降气治胃痛：黄药(炒过)、陈皮、苍术、金钱草各6克，土青木香4.5克。研粉服或煎服。(《浙江民间草药》)

2. 甲状腺功能亢进：黄药子9克，夏枯草15克，制香附6克，珍珠母15克，水煎，分2次服。(《民间中草药大全》)

3. 硬皮病：黄药子250克，煎水熏洗。(同上)

4. 扭伤：黄独根、七叶一枝花(均鲜用)各等量，捣烂外敷。(《江西草药》)

5. 疝气、甲状腺肿、化脓性炎症：黄药子根15～30克，水煎服。(《云南中草药》)

【备注】

1.《证类本草》和《本草纲目》都曾以蓼科植物虎杖的根茎作为黄药子。《植物名实图考》除虎杖外，还将毛茛科的锥花铁线莲当成黄药子。

2. 黄独可减轻疱疹病毒引起的兔眼病变；同名黄药子(植物鬼灯檠)可抑制RNA和DNA病毒。

482. 黄　精

【概述】

本品为百合科植物黄精(Polygonatum sibiricum Red.)、囊丝黄精(多花黄精)(Polygonatum cyrtonema Hua)或滇黄精(Polygonatum kingianum Coll. et Hemsl.)的干燥根茎。按其形状不同，习称大黄精、鸡头黄精及姜形黄精。滇黄精产于云南、贵州、广西等地；黄精主产河北、内蒙、陕西等地；多花黄精产于贵州、湖南、云南、安徽、浙江等地。炮制品有酒黄精，系黄精按酒炖法或酒蒸法，炖透或蒸透，切片干燥而成。性平，味甘。归脾、肺、肾经。功能补气养阴，健脾，润肺，益肾。用于脾胃虚弱，体倦乏力，口干食少肺虚燥咳，精血不足，内热消渴。用法用量：9～15克煎汤内服。

【成分】

黄精根状茎含甾体皂苷、黄精多糖甲、乙、丙，三种低聚糖，十余种氨基酸，并含菸酸、醌类、黏液质、淀粉和糖类。囊丝黄精含吖丁啶羧酸、二氨基丁酸、毛池黄糖苷及多种蒽醌类化合物等。

【药理】

1. 降压作用：黄精水浸出液、乙醇-水浸出液和30%乙醇浸出液对麻醉动物有降低血压作用。

2. 增加冠脉流量：黄精醇制剂使离体蟾蜍心收缩力增强，使在位犬心冠脉流量增加；麻醉犬用黄精赤芍注射液也可使冠脉流量增加。

3. 降脂降糖作用：黄精煎剂可降低血脂，并减轻动物冠状动脉硬化程度和主动脉壁内膜上的斑块。近年用以降脂治冠心病。还能降低血糖。

4. 抗病源微生物作用：体外试验，黄精水提液对伤寒杆菌、金黄色葡萄球菌、抗酸杆菌有抑制作用。豚鼠实验性结核病用后，有显著的抗结核病效果。

黄精对常见致病真菌有不同程度的抑制作用。故临床曾用于结核病、癣症（体癣、股癣、脚癣等）。

5. 延缓衰老作用：实验证明黄精煎剂有抗衰老作用。

【临床报道】

1. 治疗咳嗽：以其养阴润肺，用于阴虚肺燥的痰少咳嗽或干咳，常与麦冬、玉竹、北沙参等同用。肺结核痰少，咳血、胸痛，常与白及、百部、黄芩等同用。

2. 治疗消渴：益气滋阴，用于消渴病，与黄芪、天花粉等同用；冠心病气阴两虚，瘀血内阻，宜与赤芍、丹参、川芎等同用。

3. 治疗体虚：益精补脾，用于病后体虚、精血不足、腰膝酸软、头晕眼干，则与熟地、当归、枸杞子同用。脾胃虚弱，食少纳呆，神疲体倦，常与党参、石斛、山药同用。凡脾虚有湿，咳嗽痰多者不宜。病后体弱，多配枸杞子、生地、黄芪、党参等。

几种黄精原植物不同，成分有别，药理实验不完整，临床按习惯应用。今后应一一比较分析。又黄精与玉竹同为百合科植物，亲缘相近，外形相似，但早在《本草经集注》时陶弘景已加区分。虽然二者都能养阴润燥，生津止渴，但黄精不仅补气，还能养阴益精；而玉竹长于养阴润燥，常用于阴虚外感、发热。

【附方】

［古代方］

1. 助气固精，补镇丹田，活血驻颜，长生不老：黄精、枸杞子。（《太医院经验奇效良方》二精丸）

2. 主万病，延年补寿，发白再黑，齿落更生：黄精、苍术、枸杞根、松叶各500克，天门冬300克，加曲、糯米酿酒饮。（《太医院经验奇效良方》黄精酒）

3. 男妇一切不足之证：黄精、当归各1 000克，用黄酒1升浸透加热，蒸黑晒干，共为细末，炼蜜为丸。（《清太医院配方》九转黄精丹）

［现代方］

1. 病后体弱或慢性消耗性营养不良：黄精18克，枸杞子9克，生地15克，黄芪9克，党参9克，水煎服。（《中药基础知识简编》黄精汤）

2. 肺结核咯血：黄精500克，白及、百部各150克，玉竹120克，共研细粉，炼蜜为丸，每服9克，每天3次。（《中国常用中草药》）

3. 肺热咳嗽：黄精15克，北沙参12克，杏仁、桑叶、麦冬各9克，甘草6克，水煎服。（同上）

【备注】

北方的鸡头黄精和玉竹经常混淆。二者同为百合科黄精属植物，据本草记载，二者功效不完全相同，故仍应加以区分。

483. 黄　藤

【概述】

本品为防己科植物黄藤 Fibraurea tinctoria Lour 的干燥茎藤。又名藤黄连、黄连藤、大黄藤。生密林中。分布云南、广西、广东等省区。性寒，味苦，有毒。归心、肝、肾经。功能清热，泻火解毒，利尿，通便。主治饮食中毒，尿路感染，热郁便秘，痢疾，湿热黄疸，疮痈，赤眼，咽喉肿痛。用法用量：6～9克，煎汤内服；外治疮疡疖肿、湿疹、烧伤烫伤。磨汁或研末调敷。体质虚寒者忌用。本植物的根、叶（黄藤叶）均供药用。《现代本草纲目》称为天仙藤。

【成分】

根含掌叶防己碱（Palmatine）、药根碱（Jatrorrhizine）、非洲防已碱（Columbaminc）、黄藤素甲（Fibranine）、黄藤素乙（Fibraminine）、黄藤内酯（Fibralactone）、甾醇（$C_{27}H_{45}OH$），并含小檗碱。

【临床报道】

1. 预防流行性脑脊髓膜炎：取黄藤500克，加水2 500毫升，煮沸半小时。每次服煎液1～3匙，每天2次。也可滴鼻喷喉。有一定预防作用。

2. 治疗瘤型麻风反应：将黄藤根制成20%的黄藤露。第1天服一次50毫升，第2天加至100毫升，分2次服。10天为1个疗程。麻风反应消失。初步观察，对结节红斑效果最为显著，一般5天左右即可消退、脱皮；对神经痛在7天内亦可减轻或消失。此外，还能使病人食欲增加，睡眠转好，精神欣慰和降低细菌指数等作用。黄藤的每天剂量应控制在生药20克左右，如服用过量可出现中毒反应。

3. 其他：取黄藤500克，加水2 500毫升煮沸15分钟过滤。用于洗涤伤口，有防止发炎化脓的作用。

【附方】

1. 传染性肝炎：黄藤30～60克，酸咪咪（大叶酸浆草）15克。煮猪骨或鸡肉服，也可蒸甜酒服。（《中草药新医疗法处方集》）

2. 细菌性痢疾：黄藤、华千金藤、甘草，水煎服。（《全国中草药汇编》）

【备注】

1.《中药采收鉴别应用全书》载：黄藤学名为F. tinctoria Lour，《中华药海》、《现代本草纲目》及《中医大辞典·中药分册》谓黄藤学名均为F. recisa Pierre。

2. 黄藤根亦供药用，味极苦，其成分除茎藤所含者外，尚含小檗碱。功效与茎藤同。

3. 黄藤、古山龙二者的别名，都叫黄连藤。古山龙的别名也称黄藤，均应注意区别。

4. 雷公藤的别名有黄藤草、黄藤根及黄藤木，不可混淆。

484. 硇砂

【概述】

本品为卤化物类矿物硇砂 Salammoniac 的晶体。又名白硇砂、紫硇砂、北庭砂、番硇砂、狄盐。原矿物为等轴晶系，晶体一般呈柱状、纤维状及粒状。玻璃样光泽，透明或微透明，多产于火山熔岩的岩穴内，或由人工合成。产于青海、甘肃、新疆等地。硇砂分白硇砂和紫硇砂。白硇砂为白色结晶体，又名淡硇砂，有光泽。味咸而苦，易溶于水；紫硇砂为石盐 Halite 的紫色结晶体，多数呈立方形。表面暗紫色或紫红色，有光泽。质重，坚而脆，断面平滑光亮。臭气浓，味咸。可溶于水。性温，味咸、苦、辛，有毒。归肝、脾经。功能消积软坚，破瘀散结，并有去腐、消肿、生新之功。主治食管癌，胃癌，直肠癌，乳腺癌，癥瘕痃癖，噎膈反胃，痰饮，喉痹，积聚，经闭，目翳，息肉，疣赘，疔疮，瘰疬，痈肿，恶疮。用法用量：0.3～0.9克，不入煎剂；内服宜慎，过量中毒。

【成分】

白硇砂主要含氯化铵(NH_4Cl);据分析含:NH_4^+ 33.06%,Cl^- 66.02%,Fe^{3+} 0.005%,水不溶物 0.19%,SO_4^{2+} 0.15%,Ca^{2+} 0.14%,Mg^{2+} 0.01%。纯氯化铵为无色结晶。还含少量铁、水不溶物、硫酸根、钙和镁。紫硇砂除主含氯化钠(NaCl)外,尚含少量铁、镁、硫、硫酸根等。近代硇砂,常用人工制作,纯度可以提高。

【药理】

1. 抗癌作用:有细胞毒作用。紫硇砂对小鼠 S180、大鼠腹水癌及 W256 均有一定抑制作用。用于食管癌、胃癌、肠癌、舌癌等。

2. 抗菌作用:对金黄色葡萄球菌与绿脓杆菌有一定抑制作用。

3. 其他作用:白硇砂所含的氯化铵口服后,由于刺激胃黏膜而反射性地引起呼吸道黏膜分泌;吸收后一部分从呼吸道黏膜排泄,由于渗透压的作用,也有使痰液稀释的作用。内服适量可祛痰、利尿。

4. 毒副作用:氯化铵:大鼠皮下注射的 LD 50为 0.5 克/千克,大鼠肌肉注射 LD 50为30 毫克/千克,白硇砂:小鼠给予本品西黄芪胶悬浮液腹腔注射 LD 50为 3.517 克/千克,紫硇砂:小鼠给予本品西黄芪胶悬浮液腹腔注射 LD 50为 4.435 克/千克,有毒。

【临床报道】

1. 治疗食管癌、贲门癌:据报道,将醋制紫硇砂粉与等量紫金锭粉混匀,每次饭前1克,1天3次,15天为1个疗程,治疗食管癌445例。贲门癌 190 例,总有效率为 72.44%。另据报道,取紫硇砂水煮过滤,加等量醋火煎成粉剂口服,1 次 0.6～1.5 克,每天 3 次,1 次量以不超过 2.4 克为宜,治食管癌 22 例,总有效率达 81.8%。亦有报道,用硇砂及其复方制剂治疗食管癌 148 例,总有效率 72.3%。或以开道散(生半夏、醋制紫硇砂)放于舌根部,直接或用少许温水咽下,每次 2 克,1 天 4 次,治疗晚期食管癌、贲门癌梗阻 19 例,显效 8 例,有效 7 例,无效 4 例,总有效率为 78.9%。或将醋制紫硇砂粉 1 克,舌下含化,治疗胃癌梗阻,取得较好疗效。

2. 治疗鼻咽癌:据报道,以紫硇砂为主,配合软坚散瘀药治疗鼻咽癌 28 例,用醋制成紫硇砂内服,滴鼻、肌肉注射等方法治疗,总有效率为 82.1%。此外,有报道冲服醋制成硇砂粉,每次0.9～1.2克,每天 3 次,同服天葵酒30 毫升,或配合其他药物治疗鼻咽癌 30 余例,近期有效率 100%。将硇砂用水溶化成饱和液,过滤,取滤液 400 毫升,加醋 200 毫升,用碳火煅制成硇砂粉,瓶装备用。另取天葵子 500 克研末,加入 5 千克白酒浸 1 周制成天葵酒。用时先以开水冲服硇砂粉,每天 3 次,每次 0.9～1.2 克;同时服用天葵子30 克。试治 2 例,其中 1 例服药 1 周后,肿块缩小 1/2,其他症状亦见减轻。

3. 治疗子宫颈癌:据报道,以醋制硇砂、三七各15 克为主,加生贯众、红升丹、梅片、麝香等药混研为末,取少许置于带线棉球上塞于子宫颈内,隔日 1 次,治疗宫颈癌 34 例,总有效率 82.4%。

4. 治疗胃癌:硇砂 0.5 克,水蛭2 克,夏枯草15 克,党参15 克,木香、白矾、月石各3 克,紫贝齿 30 克,槟榔 10 克,元参 10 克,代赭石 30 克,川军 5 克,丹参 30 克,陈皮 6 克,水煎服。以本方治疗胃癌 67 例,总有效率为 59.7%。

5. 治疗慢性鼻炎:将硇砂用热水溶解,用活性炭脱色,制得纯品结晶,配成 5%～7.5%的注射液,治疗时先以 1%地卡因棉片表面麻醉,然后于每侧鼻下甲注入硇砂液 1 毫升,每周 1 次,6 次为 1 个疗程。观察 70 例,结果治愈 12 例,好转 51 例。

6. 治疗鸡眼:用硇砂 2 克溶于 2%普

鲁卡因2毫升中，密闭备用(不得超过2天，最好现用现配)。先将患处用75%酒精消毒，再以三棱针蘸药2滴滴于鸡眼中心，即将三棱针向中心点直刺，达基底部见血为止(速度要快)，最后用绊创膏敷盖，3～4天后除去。不愈者10天后再进行治疗。观察100例，痊愈88例，好转12例。病块较大者，常须多次治疗方可治愈。

【附方】

［古代方］

1. 妇人食癥久不消，令人瘦弱食少：硇砂、青礞石、硫黄、京三棱(微炮)、干漆(捣碎，炒令烟出)、穿山甲(炒令黄焦)各15克，巴豆30枚(去皮，炒令黄色)。上为末，用软饭和丸，如小豆大。每服5丸，空心以生姜、橘皮汤下。(《太平圣惠方》硇砂丸)

2. 虚中有积，心腹胁肋胀痛：附子15克(炮)，硇砂3克(汤飞)，丁香3克，干姜4.5克，上为细末，旋入硇砂研和，用稀面糊为丸，如梧子大。每服10粒，加至20粒，生姜汤下，不拘时候。(《魏氏家藏方》硇附丸)

3. 舌癌：硇砂、人中白各1.5克，瓦上青苔、瓦松、清鸡矢各3克，将药装在罐内，外用盐泥封固，以炭火煅红，待三炷香为度，候冷开罐，将药取出，入麝香、冰片各0.3克，共研细末，用时，将磁针刺破患处，用丹少许点上，再以蒲黄盖之。(《清溪秘传方》)

4. 积块痞癖，一切凝滞：黑附子2个，木香9克，破故纸(隔纸微炒)、荜茇各30克，硇砂9克。上先将硇砂用水200毫升续化开于瓮内，熬干为末，安附子瓮内，……盖口，用和成白面裹约半指厚，慢灰火内烧匀黄色，去面，用木香等药为细末，却用原裹附子熟黄面为末，醋调煮糊为丸，如梧桐子大。每服15～30丸，生姜汤送下。老人虚人无妨。(《卫生宝鉴》硇砂煎丸)

5. 妇人久积虚冷，四肢羸瘦，饮食微少，月水来时脐腹疼痛不可忍：硇砂60克(以浆水1升，熬如膏)，当归(微炒)、琥珀、附子(炮)、没药、桂心、木香各30克。上为末，以枣肉并硇砂膏同和为丸，如梧桐子大。每次15丸，食前以温酒送下。(《太平圣惠方》硇砂丸)

6. 痈疽肿毒，瘰疬，疣痣：硇砂(生用)3克，石矿灰30克(炒黄色)，白丁香9克(炒黄色)，黄丹250克(生用)，碱500克(淋水5碗)。上先将前4味研极细末，次将碱水煎作1碗，成膏，待冷，以前末人膏和匀，贮瓷器中。(《证治准绳》硇砂膏)

7. 瘰疬鼠疮，满项满胸，破烂流脓者：硇砂6克(红色者，研细)，皂角子100个，干醋500毫升。前2味入醋内浸3天，入沙锅内熬之将干，将锅底硇砂拌于皂子上，候干，以微火焙干，或以炉台上炕之。每晚嚼五粒或八粒，一天早晚吃2次，以滚白水送下；然干则皂子过硬，为末服亦可。(《医林改错》硇砂丸)

8. 鼻生息肉：硇砂3克，轻粉0.9克，冰片0.03克，雄黄0.9克。上共为末。每天5～6次点之，渐化为水。(《外科正宗》硇砂散)

［现代方］

1. 食管癌：硇砂6克，水和，荞麦面包之，煅焦，待冷，取中间湿者焙干3克，入槟榔6克，丁香1个，研匀，每服0.21克，烧酒送下，每天3次，愈即止，后吃白粥半月，仍服助胃丸药。(《治癌中药处方七〇〇种》)

2. 食管癌：硇砂30克，大黄30克，黄连30克，黄芩30克，甘草10克。除硇砂外，水煎2次，滤取药汁即得；制散剂：将硇砂研碎后加水溶解，过滤，滤液置瓦钵中加热煎煮，至水分全部蒸除，所得结晶研为细末，另将其他药料粉碎成细粉，与硇砂细粉混匀，口服，1次，1～3克，每天3次。(《抗癌中药一千方》)

3. 食管癌、胃癌：用硇砂6克，黄芪

15克，甘草5克，每天1剂，分2～3次煎服，10天为1个疗程，间隔3～5天后继服。共治疗35例，均收到不同程度的效果，对早期患者疗效显著。

485. 雪上一枝蒿

【概述】

本品为毛茛科植物短柄乌头 Aconitum brachypodum Diels 的干燥块根。又名一枝蒿、铁棒锤、三转半。主产云南、四川。生于海拔3 500～4 300米的高山草地，以饱满、质坚、断面色白、粉性足者为佳。性温，味苦、辛。有剧毒。归肝、肾经。功能消炎止痛、祛风除湿。主治：① 风湿骨痛、牙痛、跌打损伤，研末吞服，每次25～50毫克。② 治骨折、扭伤、疮疡肿毒，浸酒(15克浸酒500毫升)泡10天后用，搽患处。孕妇、心脏病、溃疡病患者及小儿忌服。

【成分】

含多种生物碱，短柄乌头中主要有乌头碱、次乌头碱及一枝蒿乙素、戊素和己素。云南东川产者含一枝蒿甲素、乙素、丙素、丁素、戊素、己素及庚素(Bullatine A、B、C、D、E、F、G)等，宁夏六盘山产者含三萜类生物碱：3-乙酰乌头碱，毒性较乌头碱为小。

【药理】

1. 镇痛作用：雪上一枝蒿甲、乙、丙及丁素对小鼠有镇痛作用。甲素镇痛指数为吗啡的1/11，作用不理想。

2. 局部麻醉作用：本品别名铁棒锤。同属植物伏毛铁棒锤 A. flavum Hand-Mazz，总碱有局麻作用，据称强度为地卡因的14倍，为盐酸普鲁卡因的159倍，而毒性则为其40倍和180倍，故不适合临床使用。

3. 其他作用：① 对蛙心有近似洋地黄样作用。② 冷浸液对麻醉猫静脉注射，25毫克/千克可使呼吸减弱、变慢而不规则。

4. 毒副作用：有剧毒，中毒时出现副交感神经兴奋现象，可出现流涎、呕吐、血压降低、呼吸困难等。

【临床报道】

祛风除湿，用于治疗风寒湿痹所致筋骨、关节疼痛；散瘀消肿用治跌打损伤所致瘀血疼痛及虫蛇咬伤等症。四川用炮制品，水浸7天，软透切片，蒸2～3小时，晒干，再用猪油拌炒，毒性大减。

【附方】

1. 跌打损伤、风湿骨痛、牙痛：雪上一枝蒿米粒大约75毫克吞服；治跌打损伤及毒蛇毒虫咬伤：用雪上一枝蒿15克浸酒500毫升，泡10天后外搽，严禁内服。(《西藏常用中草药》)

2. 外伤出血：雪上一枝蒿1.5克，岩白菜30克，共研末外敷。(《云南中药志》)

【备注】

1. 铁棒锤 A. szechenyianum Gay 别名雪上一枝蒿，是同属的两种植物，功效有近似处。中毒可用桃儿七水煎凉服。

2. 注意蓍草别名一支蒿，与此不同。

3. 西藏一支蒿为西藏乌头 A. kongboense Lauener 的块根，和云南产品不同。

486. 雪莲花

【概述】

雪莲花，又名雪莲、大拇花、大木花，为菊科植物绵头雪莲花 Saussurea laniceps Hand-Mazz、鼠曲雪莲花 S. gnaphaloides

(Royle) Sch-Bip、水马雪莲花 S. medusa Maxim、三指雪莲花 S. tridactyla Sch-Bip. ex Hook f、槲叶雪莲花 S. quercifolia W. W. Smith 等的带根干燥全草，为多年生草本。新疆雪莲花乃雪莲亚属植物雪荷花 S. involucrata Kar. et Kir. ex Maxim.又名天山雪莲花。绵头雪莲花，分布于四川、云南、西藏等地。鼠曲雪莲花，又名鼠曲风毛菊，生于高山山顶碎石间，分布于新疆、四川、西藏等地。水母雪莲花：又名水母雪莲、水母雪兔子、甘青雪莲花，生于海拔4 100～4 800 米的高山多砾石山坡和流石滩上。分布于甘肃、青海、四川、云南、西藏等地。三指雪莲花：又名小红兔、三指雪莲、三指雪兔子。生于 4 000 米以上的高山流石滩上。分布于云南、西藏等地。槲叶雪莲花：生于高山草坡上，分布于四川、云南等地。新疆雪莲花：又称大苞雪莲花，分布于新疆。据称《本草纲目拾遗》所载雪莲花，为天山雪莲花。性温，味甘，微苦。归肝肾经。功能温肾壮阳，活血通经，调经止血，散寒除湿，祛寒痰水饮。主治男子阳痿，腰膝酸软，女子崩带，月经不调，风湿痹痛，外伤出血。用法用量：3～9 克，煎汤服或浸酒饮；外用捣敷适量，孕妇忌服。新疆雪莲花有毒，用量0.6～1.5 克煎服，孕妇不宜。

【成分】

绵头雪莲花含东莨菪素(Scopoletin)、伞形花内酯、对-羟基苯乙酮、正三十一烷、大黄素甲醚和β-谷甾醇；水母雪莲花地上部分的成分含雪莲多糖，其他成分与上述绵头雪莲花不同，至于其他几种，尚待研究。

【药理】

1. 对中枢神经系统的作用：雪莲黄酮苷对中枢作用的研究，发现小鼠自主活动次数减少，脑电图波有不同程度的增加，同时出现 α 波减少，还能增加戊巴比妥钠的中枢抑制作用，使翻正反射发生率减少。对小鼠学习能力测试可见总反应时间，非条件反射潜伏期均延长，形成条件反射总次数减少，表明本品对中枢神经系统产生明显的抑制作用，并能降低小鼠学习能力，延长其完成学习的过程，延迟巩固性条件反射的建立。

2. 抗炎镇痛作用：雪莲煎剂、乙醇提取物、总生物碱和总黄酮，对大鼠实验性关节急性炎症，均有显著的抑制作用。总生物碱及乙醇提取物均可降低家兔皮肤血管的通透性。实验还证明它是促进肾上腺皮质激素合成增加而实现的。

又：雪莲注射液和总黄酮对小鼠热极法实验，显示较强的镇痛作用。新疆民间用以治疗风湿性关节炎，可能藉其抗炎和镇痛作用。

3. 收缩子宫、终止妊娠：雪莲煎剂对大鼠离体子宫和家兔在体子宫都有兴奋作用。小剂量可使动情期家兔在体子宫，可使其收缩幅度加大及频率增加，大剂量可引起强直性收缩。提取到的雪莲 B_2-10，对小鼠动情期和妊娠各期子宫肌条都能兴奋，且以妊娠晚期子宫肌反应最强。对大鼠早期妊娠，雪莲使胚胎变形退化，与子宫内膜脱离，终止早期妊娠主要是由于抑制蜕膜形成。虽然煎剂对小鼠各期妊娠及兔早期妊娠都有终止作用，但以宫腔内注射作用最强，而口服需要大剂量才有效。

4. 对心血管的作用：雪莲煎剂可使蟾蜍离体心脏和麻醉兔在体心脏心肌收缩力增强，输出量增加，但其生物碱却对离体兔心有较强的抑制作用，收缩幅度减小，心率减慢，甚而停搏。雪莲煎剂还可使麻醉猫血压先短暂下降，后稍上升，继而长时间下降。乙醇提取物对血管则呈现扩张。

5. 对平滑肌的作用：雪莲煎剂和总生物碱可抑制离体兔肠；能对抗乙酰胆碱、氯化钡、组胺和垂体后叶素引起的肠管痉挛性收缩。总黄酮引起的兔肠强直性收缩，而总生物碱能对抗之，又总生物碱对组胺引起的豚鼠离体气管收缩也能部分地对抗。

6. 其他作用：大苞雪莲能抑制腹水肝癌细胞增殖；还有抗疲劳和免疫调节作用。

7. 毒副作用：雪莲注射液一次腹腔给药，小鼠 LD 50为生药 18.75 克/千克。

【临床报道】

助阳道，治阳痿、腰膝酸软、女子带下、月经不调、崩漏、风湿痹症、妇女小腹痛、闭经、胎衣不下、虚劳吐血、外伤出血等。

现代临床用于：风湿性、类风湿关节炎，冠心病，偏瘫，妇女小腹冷痛。使用时应注意天山雪莲花有毒，宜小量。

【附方】

1. 阳痿，腰膝软弱：雪莲花、冬虫夏草，泡酒饮。(《高原中草药治疗手册》)

2. 体虚头晕，耳鸣眼花：雪莲花全草9～15 克煎服，每天 2～3 次分服。(《中国民族药志》)

3. 风湿性关节炎，妇女小腹冷痛，胎衣不下：雪莲15 克加白酒或黄酒 100 毫升，浸 7 天，每服 10 毫升，每天 2 次。(《新疆中草药手册》)

4. 外伤出血：雪莲花适量，捣烂，敷患处。(《云南中草药》)

【备注】

老年性痴呆(Azheimer's disease，AD)出现的认知功能障碍系神经细胞的凋亡，导致胆碱能神经递质功能下降。从雪莲花提取的加兰他敏和千层塔中提取的石杉碱甲，都能选择性抑制脑内乙酰胆碱酯酶，从而改善记忆和认识功能。

487. 常　山

【概述】

本品为虎耳草科植物常山 Dichroa fibrifuga Lour 的干燥根，又名黄常山、鸡骨常山，主产四川、贵州，亦产湖南、湖北、江西、广东等地。以断面色淡黄、质坚硬、体重者为佳。性温，味甘、辛。归肝、脾经，有毒。功能截疟，涌吐痰涎。用治疟疾，胸中痰饮积聚。用法用量：酒炒煎用，每服 4.5～9 克，候药冷，于疟疾未发前服。服后常有恶心、呕吐等副作用，应配合镇吐药同用。孕妇忌服。

【成分】

总生物碱含量约 0.1%，主要有常山碱甲、乙、丙(α、β、γ－Dichroine)为抗疟有效成分。又含常山次碱(Dichrcidine)、4－喹唑酮(4－Quinazolone)，此外还含两种中性荧光物质即常山素 A(Dichrine A，即伞形花内酯或伞花酮 Umbeliferone)及常山素 B(Dichrin B)，浸泡或炒制后成分含量与生物效价均降低。

【药理】

1. 抗疟作用：常山碱甲、乙、丙抗疟均强效，特以常山碱内的异构体作用最强。对鸡疟的效价较奎宁强 150 倍。常山碱乙对鸭疟强度为奎宁的 89～122 倍；常山总碱效价为奎宁的 26 倍，常山碱甲效与奎宁相当。三种常山碱对鸡、鸭、鸟、猴、鼠等均有不等的抗疟作用，水浸膏 1 克/千克即显示抗疟效能。

2. 抗阿米巴原虫作用：常山碱乙对溶组织阿米巴原虫体外试验的抑制作用，较依半丁(吐根碱)大 1 倍。但毒性大，且易复发。

3. 抗钩端螺旋体作用：常山煎剂可抑制钩端螺旋体。

4. 解热作用：常山煎剂和常山醇提液对小鼠、家兔实验性发热均有解热作用。常山碱丙予大鼠口服，其解热作用较阿司匹林为强。

5. 抗病毒作用：常山水浸剂对甲型流感病毒 PR_8 株有抑制作用。

6. 降压作用：常山碱甲、乙、丙2.5～10毫克/千克对麻醉犬静脉注射，可见血压下降、心脏抑制和血管扩张，脾、肾容积增加。

7. 对平滑肌作用：三种常山碱对兔离体小肠均致肠管抑制；但常山碱甲、乙对豚鼠离体小肠低浓度时抑制，高浓度时兴奋。三种常山碱对已孕兔离体子宫和在体未孕犬的子宫，均有兴奋作用。

8. 催吐作用：常山煎剂及三种常山碱均引起呕吐，碱乙的呕吐，据称与刺激胃肠道黏膜反射作用所致。

9. 其他作用：常山总碱对小鼠艾氏腹水瘤、肉瘤180及腹水型肝癌有抑制作用；常山一成分3β－Hydroxgstigmast－5en－7－one有抗补体作用。

10. 毒副作用：常山毒性可引起胃肠道黏膜充血甚至出血，引起肝水肿样变性，对犬口服可致恶心、腹泻；对人常致恶心、呕吐、腹泻等副作用。应配合镇吐药同用，孕妇忌服。

【临床报道】

抗疟，常与青皮、槟榔、草果、陈皮等配伍，单味水煎服可用于蓝氏贾第鞭毛虫病。对心律失常，常与炙黄芪、苦参、党参等同服。与半夏、生姜等合用，可减轻常山呕吐的副作用。疟疾症见热多寒少，可与黄芩、石膏或青蒿、知母等配伍；如寒多热少，则宜与附子、肉桂或丁香、生姜等配伍，如经久不愈致成疟母者，常山可与三棱、莪术等配伍。

【附方】

［古代方］

1. 疟疾寒热：常山3克，厚朴、青皮、陈皮、炙甘草、槟榔、草果仁各1.5克，上细切，作一服，酒水各150毫升，煎成八分，露星月1宿，空心冷服，忌热茶汤1天，至午食温粥。(《医学正传》截疟七宝饮)

2. 山岚瘴疟、寒热、久不瘥：常山15克，青蒿、知母各30克，桃仁(浸去皮、尖，双仁，研)15克，上4味，粗捣筛，每服4克。水200毫升，生姜0.3克同煎至六分，去滓，稍热服，不拘时。(《圣济总录》保安汤)

3. 疟疾：常山(黑豆煮过)6克，槟榔(尖者用3克)6克，丁香1.5克，生姜2片，用水2份，酒1份煎，露1宿，次晨未发时服。(《穷乡便方》)

［现代方］

1. 疟疾：常山、槟榔、鳖甲各30克，乌梅、红枣各9个，甘草、生姜各9片，制成浓缩流浸膏10克，每服5克，日服1～2次。［中华医学杂志，1955，(6)：526］

2. 疟疾：常山9克，厚朴9克，槟榔6克，草果9克，青皮6克，陈皮6克，炙甘草3克，水煎服，煎沸后加入黄酒1匙，疟疾发前2小时服。(《中国常用中草药》)

3. 疟疾热多寒少，身痛烦渴、舌红、苔薄黄、脉洪大：常山、草果、桂枝各6克，石膏24克，知母12克，生甘草3克，粳米1杯，雄黄0.6克(研香)水煎，于疟疾发作前2～3小时服，功能清热、祛痰、截疟。(《章次公医案》常山白虎汤)

【备注】

1. 常山叶称“蜀漆”，也能抗疟。

2. 芸香科植物“和常山”(Orixa japonica Thunb.)、山矾科植物华山矾 Symplocos chinensis (Lour.) Druce，与虎耳草科植物土常山 Hydrangea aspera Don. 在不同地区曾代常山使用过。

488. 蛇床子

【概述】

本品为伞形科植物蛇床 Cnidium monnieri (L.) Cuss. 的干燥成熟果实。又名蛇床子、野茴香、野胡萝卜子、蛇米、蛇粟、蛇珠等。生于田野、河边、路旁草地等潮湿地方，全国各地均有分布。性温，味辛、苦，有小毒。归肾经。功能温肾壮阳，燥湿，祛风，杀虫，止痒。用治阳痿，遗精，宫冷不孕，寒湿带下，温痹腰痛；外治外阴湿疹，阴痒，疥癣瘙痒等。用法用量：内服用量3～9克，水煎服；外用适量，煎汤熏洗或研末调敷。

【成分】

蛇床子主要成分为蛇床子素、佛手柑内酯、异虎耳草素、花椒毒素、花椒毒酚、欧芹属素乙、棕榈酸、β-谷甾醇及挥发油等。

【药理】

1. 祛痰平喘作用：本品总香豆素有祛痰，平喘，改善肺部通气功能的作用。

2. 性激素样作用：本品乙醇提取物能延长小鼠动情期，使卵巢及子宫重量增加，有类似性激素样作用。

3. 抗诱变作用：实验表明，蛇床子水提取物有较强的抗诱变作用。

4. 抗过敏作用：蛇床子素能抑制小鼠被动皮肤过敏反应，对整体豚鼠组胺性喘息具有保护作用。

5. 抗心律失常作用：蛇床子素、花椒毒酚能预防大、小鼠室颤和大鼠心律失常，且能明显提高兔心室电致颤阈，对钠、钙通道有一定阻断作用，能预防治疗实验性动物心律失常。

6. 增强免疫功能：蛇床子素、蛇床子总香豆素能显著提高肾阳虚小鼠免疫的功能，并能促进该实验鼠的学习记忆功能。

7. 抗骨质疏松作用：蛇床子总香豆素能防治实验鼠药物所致的骨质疏松。

8. 镇痛作用：花椒毒酚具有镇痛作用。

9. 抗病原微生物作用：蛇床子素、佛手柑内酯和异虎耳草素体外试验对须发癣菌有很强的抑制作用；花椒毒酚有显著的抗霉菌作用。

本品水蒸馏液对金黄色葡萄球菌、耐药金黄色葡萄球菌及绿脓杆菌均有抑制作用。

10. 其他作用：① 蛇床子提出物有驱蛔作用。② 蛇床子素在体外对滴虫有较强的抑制作用。③ 蛇床子水提取液对蟾蜍离体坐骨神经有阻滞麻醉作用；对豚鼠有浸润麻醉作用；对家兔有椎管麻醉作用。④ 蛇床子总香豆素能明显地延长戊巴比妥钠所致小鼠的睡眠时间。⑤ 花椒毒酚对小鼠由药物所致的多种实验性炎症有明显的抑制作用。

【临床报道】

1. 治疗肾虚阳痿、遗精及女子宫冷不孕：用蛇床子温肾助阳，可与菟丝子、五味子、肉桂等药同用。

2. 治疗寒湿带下：用本品温肾燥湿，多与鹿角胶、车前子、山萸肉等配伍。

3. 治疗男子阴囊湿痒，女子阴痒带下，疥癣湿疹等症：常单用或与白矾、苦参、地肤子、苍术、黄柏、大枫子、雄黄等配伍煎汤熏洗、研末调擦。

【附方】

［古代方］

1. 阳痿不起：菟丝子、蛇床子、五味子各等份，上3味末之，蜜丸如梧子，饮服30丸，每天3次。(《千金要方》)

2. 产后阴下脱，亦治产后阴中痛：蛇床子30克，布裹炙熨之。(《千金要方》)

3. 疮癣：蛇床子30克(为末)，白矾30克(枯过，为末)。上用斑蝥煎，麻油调，涂疮上。(《澹寮集验方》)

4. 耳内湿疮：蛇床子、黄连各3克，轻粉0.3克，为末，吹之即愈。(《仙拈集》)

5. 脱肛：蛇床子、甘草各30克，上为末，热汤调服，每次3克，每天3次。(《普济方》)

6. 牙痛：用蛇床子，不拘多少，煎水热，含漱之，即止。(《古今医鉴》)

［现代方］

1. 滴虫性阴道炎：蛇床子15克，川椒

6克，苦参、白矾各9克，每天1剂，煎汤熏洗阴道1～2次。（《全国中草药汇编》）

2. 周围性神经炎：蛇床子、地肤子、黄柏、没药、苦参各6克，水煎后温热浸泡患处。（《中西医结合杂志》）

3. 足癣感染：蛇床子、土槿皮各30克，黄柏、没食子各15克，水煎后加枯矾12克，浸泡患足。（《常用中药现代研究与临床》）

4. 急性渗出性皮肤病：蛇床子60克用纱布包好，加水1 500毫升，煮沸半小时，以棉垫浸透后拧半干，温敷局部，盖以油纸或塑料布包扎，保持一定温湿度，维持半至1小时，每天包4～6次。（《科技资讯》）

5. 霉菌性阴道炎：蛇床子、苦参、黄柏、白鲜皮、青椒各15克，水煎外洗。（《常用中药现代研究与临床》）

6. 疥疮：取蛇床子、百部各250克，粉碎，冷开水浸泡30分钟后，加入75%乙醇4 000毫升，浸15天，取上清液，制成酊剂。洗净全身后，以酊剂擦遍颈项以下皮肤，每天1次；皮肤损害处或结节表面，每天擦药2次。（《浙江中医杂志》）

7. 鬼剃头（脱发）：蛇床子500克，百部100克，青矾20克，上药用75%酒精3 000毫升浸泡1～2周，去渣。每100毫升加甘油20毫升，拌匀，搽患处，有效。（四川中医，1983，(1)：60）

【备注】

除蛇床外，下列几种植物曾作蛇床子药用：① 碱蛇床 Cnidium salnium Turcz. 分布于内蒙古、黑龙江等地。② 兴安蛇床 C. dahuricum (Tacq.) Turcz. ex Fisch. et Mey. 分布于黑龙江、内蒙古、甘肃、青海等省。③ 滨蛇床 C. japonicum Miq. 分布于大连沿海岛屿，此种在日本作蛇床子入药，我国尚未作药用。

489. 蛇　　蜕

【概述】

本品为游蛇科动物黑眉锦蛇、锦蛇或乌梢蛇等自然蜕下干燥表皮质，又名蛇皮、龙衣、蛇蜕皮、蛇退，酒蛇蜕为取蛇蜕段，按酒炙法炒干（每蛇蜕100千克，用黄酒15升）。性平，味咸、甘。归肝、脾经。功能祛风，定惊，解毒，退翳。主治小儿惊风，抽搐，痉挛，角膜出翳，喉痹，疔肿，皮肤瘙痒。用法用量：入煎剂1.5～3克，研末吞服0.3～0.6克；外用煎汤洗涤或醋末调敷。

【成分】

蛇蜕含大量骨胶原及多种不饱和脂肪酸。又含多种元素，其中S含量最多，还有P、Si、Fe、Ca、Al、Cr、K、Mg、Mn等，因蛇的基原不同而有差别。

【药理】

1. 抗炎作用：表现在：① 抑制白细胞游走。② 抑制血管通透性。③ 抑制足蹠水肿。

2. 抗溶血作用：蛇蜕不同浓度的水提取液对溶血有抑制作用。与消炎痛和保泰松的作用相似。

3. 毒副作用：皮下注射大剂量蛇蜕水提物，可轻度抑制小鼠运动；腹腔注射，可见部分小鼠出现扭体反应。未见其他明显变化。

【临床报道】

现代临床以蛇蜕用于：淋巴结核；毛囊炎；流行性腮腺炎；中耳炎以及单纯性疱疹性角膜炎，皮肤瘙痒等；治脑囊虫病。（江西中医药16[2]：37，1985）

【附方】

［古代方］

1. 癣疮：烧蛇蜕一具，酒服。（《千

金方》)

2. 小儿重腭重龂肿痛方：蛇蜕皮烧灰。研令细，以少许傅之。(《太平圣惠方》)

3. 癣疽结硬未成脓方：蛇蜕烧灰细研，以醋调涂肿上，干即易。亦可以蛇皮贴之。(《圣济总录》)

4. 瘰疬溃后：蜜蜂21个，蛇蜕2.3克，蜈蚣2条(端午前后收者佳)，方用香油120克，将2味入油，用文武火炸枯，捞去渣，入淀粉60克，用如箸粗之桑枝7条急搅候冷，出火气7昼夜，用方纸摊贴患处。(《医宗金鉴》蛇蜕膏)

5. 漏疮血水不止：蛇皮焙焦、五倍子、龙骨各4.5克，续断15克，共为末，入麝香少许津涂调敷。(《丹溪心法》蛇蜕散)

6. 缠喉风：蛇蜕炙黄，当归等份为末，温酒调2克，得吐愈。(《医准》)

［现代方］

1. 乳肿方：蛇蜕、鹿角、露蜂房各9克，共烧存性研细末，黄酒冲服。每次3克，每天2次。治疗乳房肿胀，疼痛。(《吉林中医药》)

2. 乳糜尿方：蛇蜕30厘米，放瓦上焙干，研细末，加适量红糖冲服。每天1剂。(《单方验方新医疗法选编》)

3. 小儿惊风：蛇蜕6克，细辛15克，钩藤15克，黄芪15克，甘草15克，大黄30克，蛇蜕4.5克研为粗末，每服3克，水煎温服。(《中国常用中草药》)

4. 白内障：蛇蜕3克，冰片0.6克，银硃0.3克，先将蛇蜕烧存性，与他药共研极细末，每次放眼内少许，每天3次。(同上)

5. 疥癣，皮肤瘙痒：蛇蜕6克，苦参15克，蛇床子30克，白矾9克，水煎，烫洗。(同上)

6. 抗荨汤：蛇蜕3克，蝉蜕6克，生地、当归、丹皮、赤芍各9克，荆芥穗(炭)6克，白术9克，地肤子15克，紫草9克，苍耳子9克，水煎服。(《中药基础知识简编》上册)

490. 蛇　　胆

【概述】

本品为眼镜蛇科、游蛇科或蝰科动物多种蛇的胆囊胆汁。本书另有“乌梢蛇”、“白花蛇”和“蕲蛇”专条，兹将有关药用蛇列下，以备参考。① 眼镜蛇科：金钱白花蛇(银环蛇、白花蛇)、眼镜蛇、眼镜王蛇。② 游蛇科：乌梢蛇、黑眉锦蛇、锦蛇、金环蛇、三索锦蛇、灰鼠蛇。③ 蝰科：五步蛇(蕲蛇)。④ 蝮蛇科：蝮蛇。⑤ 海蛇科：青环海蛇。性寒，味苦。功能行气化痰，祛风除湿，清热解毒，清肝明目，平肝息风。蝮蛇胆主治䘌疮(《名医别录》)，并可“疗诸病，研敷之。若作痛，杵杏仁摩之”。(《外台秘要》)“治下部虫、杀虫良”。(《药性论》)

【成分】

蛇胆的成分含牛磺胆酸、牛磺去氧胆酸、牛磺鹅去氧胆酸、甘氨胆酸、熊去氧胆酸等。TLC鉴别可以区分蛇胆及其伪品，TCL图谱各有不同。微量原素有Zn、Cu、Fe，宏量原素有Ca、Mg等。对有毒蛇应注意不同毒蛇所含有的有毒成分，蛇类胆汁酸成分的薄层分析，见专列文献。

【药理】

1. 镇咳作用：青环海蛇蛇胆20毫克/千克灌胃及三蛇胆(眼镜蛇、金环蛇、灰鼠蛇三种蛇胆)均有明显的镇咳作用。

2. 祛痰作用：青环海蛇蛇胆给小鼠灌胃45.6毫克/千克有显著祛痰作用，剂量增大至159.2毫克/千克作用更强。三蛇胆可促进呼吸道分泌，增加家鸽气管纤毛运动，蛇胆与陈皮组成的复方有明显镇咳祛痰作用。

3. 平喘作用：3种蛇胆对磷酸组胺引起的豚鼠哮喘有明显平喘作用。青环海蛇蛇胆对乙酰胆碱引起的气管痉挛有明显解痉作用，又眼镜蛇、锦蛇、黑眉锦蛇三者的蛇胆对乙酰胆碱所致离体豚鼠气管痉挛，有明显舒张作用。

4. 调节免疫作用：蛇胆所含微量元素锌、铜、铁对核酸、蛋白质的合成、免疫过程、细胞繁殖，具有促进上皮细胞修复，使细胞分裂增加，T细胞增多、活性增强，终致调节免疫，且通过酶系统以调节代谢。

5. 其他作用：胆汁酸有镇痛、镇静作用；熊去氧胆酸有溶解胆石、解毒、抗炎、抗过敏、助消化等作用。

【临床报道】

1. 治疗呼吸道炎症：配伍陈皮、僵蚕等，水煎服。

2. 治疗小儿高热惊风和老人中风半身不遂：配伍陈皮、胆星、川贝等。

3. 其他：治疗皮肤热毒、痔疮、牙龈肿痛等。

【附方】

［古代方］

小儿口疮：蚺蛇胆7.5克，石胆（研）7.5克，龙脑7.5克，上为细散，每用0.25克涂疮上，每天3～5次。（《圣济总录》蚺蛇胆散）

［现代方］

1. 小儿高热惊风，老人中风后遗症半身不遂：蛇胆、陈皮、胆南星、川贝母。［中药材，1994，17(4)：46］

2. 蛇胆川贝散：蛇胆汁100克，川贝母600克，后者粉碎成细粉，与蛇胆汁混匀，干燥、粉碎、过筛即得。功能清肺止咳、除痰，治疗肺热咳嗽，痰多，小儿肺炎。每次0.3～0.6克，每天2～3次。

3. 蛇胆陈皮散：蛇胆汁100克，陈皮（蒸）600克将陈皮粉碎成细粉，与蛇胆汁混匀，干燥，粉碎，过筛，即得。功能顺气化痰，祛风健胃。治疗风寒咳嗽、痰多、呕逆。用量：口服每次0.3～0.6克，每天2～3次。

491. 野百合

【概述】

为豆科 Leguminosae 植物野百合 *Crotalaria sessiliflora* L. 的全草。又名羊屎蛋、倒挂野芝麻、佛甲草、蚼铃草。原植物为一年生直立草本，主产于山东及长江以南各省区。秋季果实成熟时采割，除去杂质，晒干。性平，味微苦、淡。归胃、肝、肺经。功能清热解毒，消肿散积，补中益气，利水消肿，抗癌。主治皮肤癌，食管癌，阴颈癌，直肠癌，子宫癌，乳腺癌，肝癌，急性白血病等，全草可入药。用法用量：15～30克入煎剂；外用：鲜品捣烂或干品研细末醋调外敷。肝、肾功能异常者及孕妇忌用。

【成分】

全草和种子含七种生物碱，其中含量较多者有农吉利乙素、农吉利丙素及农吉利甲素，甲素又名洛他林（rotalline）、即野百合碱（Monocrotaline），水解后生成农吉利次碱，证明与惹卓袭碱（retroecine）为同一物质。甲素含量在全草中约0.02%，种子中约0.4%。另含6,8-二-C-β-D-葡萄糖基芹菜素和6,8-二-C-β-D-葡萄糖基木樨草素、鞣质、树脂、黏液质及16种氨基酸等。

【药理】

1. 抗癌作用：野百合碱（甲素）对小鼠肉瘤S180、白血病I615、大鼠瓦克癌W256等均有一定的抑制作用（接种后24小时开始治疗），其中以对W256疗效最为显著。另有报道，对S37抑制率为54%～

75%。农吉利水浸液或醇浸液对多种实验动物肿瘤有抑制作用。体外试验证明，农吉利甲素能抑制人体肝癌细胞株 BEL-7402 细胞、KB 细胞的生长。静脉和腹腔注射农吉利甲素 5～100 毫克/千克，连续 3～5 次，对大鼠 W256 的抑制率为 70%～100%，腹腔注射农吉利甲素 2～3.4 毫克/千克，连续 10 次，对小鼠 S180 的抑制率为 59%～70%，对小鼠 S37、淋巴肉瘤腹水型 L_1、艾氏腹水癌、Lewis 肺癌转移型、白血病 L615、L1210、地鼠浆细胞瘤和腺瘸 755 均有较高的抑制作用。农吉利甲素的衍生物农吉利甲素甲基磺酸酯、氯代甲酸乙酯季铵盐、氮氧化合物对大鼠 W256 有明显抑制作用。

2. *解痉作用*：农吉利水煎剂对豚鼠离体肠肌有明显的解痉作用。

3. *其他作用*：野百合碱对麻醉狗有持久和显著的降低血压作用，并能抑制离体兔心脏，对平滑肌有兴奋作用，其作用不被阿托品减弱。

4. *毒副作用*：农吉利甲素有一定的致突变作用。急性毒性试验，小鼠腹腔注射 LD 50为(296±51)毫克/千克，静脉注射可引起肝细胞坏死、肝肿大、黄疸、腹水，甚至死亡；亚急性毒性实验，主要对消化道、肝、肾有损害。病理检查见肝细胞坏死。大剂量 ALT 呈进行性升高，小剂量无明显上升。可见尿内出现红、白细胞及透明管型。腹腔给药，能引起大白鼠排尿无力、体重下降。能干扰细胞的有丝分裂，形成巨噬细胞及肝功能障碍，肝细胞坏死，腹水等。牛胱氨酸、蛋氨酸对本品有解毒作用。二巯基丁二纳、左旋半胱氨酸盐酸对野百合碱引起的大鼠毒性有一定的防护作用，但抗癌作用也被轻度削弱。美丽野百合(Crotalaria spectabilis Roth)的毒性因动物种属而有很大差异。

5. *体内过程*：野百合碱口服、肌内或静脉注射都很快出现于血液中，口服者虽吸收快，但吸收峰低，有明显的蓄积性，主要积聚于肝、肺、肾。排泄途径为尿，72 小时尿中排出量为 8.34%～17.01%，利尿剂可促进其排泄。

【临床报道】

1. *治疗恶性肿瘤*：各地所用的制剂、方法，以及临床疗效均不尽相同。

(1) 山东主要采用 30%醇提农吉利注射液，每天肌内注射 10 毫升，同时口服农吉利煎剂，日服 3 次，每次 80 毫升，部分病例每天另加 30%醇提注射液 40 毫升静脉注射(每天全身最多接受量相当于农吉利干草 39 克)。对皮肤癌及宫颈癌另用注射液局部封闭或农吉利鲜草浆贴敷。醇提与水提制剂的疗效似无明显区别；药物的副作用不大，服片剂者有轻度胃部不适，注射水提制剂者局部有轻度疼痛。

(2) 农吉利治疗宫颈癌：采用栓剂和注射剂，栓剂每个含生药 6 克，肌肉注射剂每 1 毫升含生药 2～3 克，静脉注射剂每 1 毫升含生药 0.5 克，0.7 克或 1.0 克。每天肌内注射 2 次，每次 4 毫升；或用静脉注射剂 20～40 毫升加生理盐水 10 毫升静脉注射，每天 1 次。局部每天用栓剂 1 粒置于阴道内，使与肿瘤组织直接接触；同时用肌肉注射液 10 毫升瘤体内注射，每天或隔天 1 次。其中以早期宫颈癌，属菜花类型或糜烂型者，有效率较高。

(3) 从农吉利种子或全草分离出的农吉利甲素试用于治疗恶性肿瘤 22 例，其中宫颈癌以肿瘤及其周围局部注射为主，皮肤癌用局部注射和外敷；其他癌每天肌内注射 50 毫克，或静脉滴注 50～100 毫克。均以 10 天，20 天或 30 天为 1 个疗程，间隔 10 天再进行第 2 个疗程。用药时间自 30～97 天不等，总量多数在 1 500～4 500 毫克之间。毒性反应：首先表现为食欲减退，以后随着用药量的增加而相继出现腹胀、恶心、呕吐，如不及时停药，则将出现肝肿大、腹水、肝功能障碍和血小板减少。

(4) 治皮肤癌：① 外用粉剂：农吉利全草制粉，高压消毒，用生理盐水调成糊状外用，或将药粉撒在创面上。亦可用新鲜农吉利全草捣成糊状外敷，每天换药 2～3 次。流浸膏：涂于伤口处。② 片剂及栓剂：可口服或置于阴道内。③ 注射剂：肌内注射。治疗 1 例基底细胞癌，外用此药 3 个月治愈。④ 农吉利鲜品适量捣烂，直接外敷或干草研粉，用水调成糊状外敷，1 天 2 次至愈为止，用于皮肤癌。

(5) 治皮肤鳞状上皮细胞癌：用局部敷贴配合电离子透入治疗。取新鲜农吉利全草适量，捣成糊状，或干品研成细粉用水调成糊状，敷患处，每天 2 次，直至疮面愈合为止；电离子透入即将农吉利捣成糊状，涂于纱布上，放在疮面处，然后放上阳极，以轻刺感为宜，每天 1 次，每次 20～30 分钟。12 次为 1 个疗程，间隔 7 天再进行第 2 疗程。第 2、第 3 个疗程以此类推。

(6) 治食管癌：肌内注射农吉利甲素盐酸盐灭菌溶液，每支 2 毫升含农吉利甲素 50 毫克。每次 4 毫升，每天 2 次；或口服片剂与糖浆，片剂每服 4～10 片，每天 3 次，糖浆每服 20～50 毫升，每天 3～4 次。

(7) 治宫颈癌：局部注射农吉利甲素盐酸盐灭菌溶液，1 天或隔天在病灶边缘注射 1 次，每次 2～4 毫升，或配合口服片剂，糖浆及肌肉注射治疗。

(8) 治阴茎癌：新鲜全草制成粉末，高压消毒后，以生理盐水调成糊状，外敷患处。新鲜全草捣烂直接外敷，每天换药 2～3次，此方为台北黄三元教授推荐，对阴茎癌、皮肤癌均可试用。

2. 治疗慢性气管炎：以农吉利煎剂观察 111 例，结果近控 15 例，显效 19 例，好转 48 例，总有效率 73.8%，以对喘息型疗效较好。延长疗程则疗效有所提高。用法：取全草干品 60 克，加水 1 000 毫升，煎 20 分钟后去渣取汁，再以文火浓缩成 400 毫升，加糖适量，为 1 天量，分 3～4 次服完，7 天为 1 个疗程。服药后未见副作用。

【附方】

1. 疖子：野百合鲜全草加糖捣烂，或晒干研粉外敷；或水煎外洗。亦可配紫花地丁，金银花各 15 克，水煎服。

2. 砒霜、毒菌、食物中毒：野百合 20 克研细粉，先用催吐或洗胃法等清除毒物后，每次用野百合粉 6 克，冷开水调服，每天 3 次。(《民间中草药大全》)

3. 毒蛇咬伤：鲜野百合、鲜败酱草、鲜半边莲适量。先将伤口上端用宽布条扎住，由上而下刮压，以清除毒液、恶血，再用清水冲洗，然后将上列鲜药捣烂，敷于伤口周围。(同上)

【备注】

1. 农吉利甲素的一些衍生物，均有一定的抑瘤活性。

2. 野百合属(Crotalaria)植物在我国有近 40 余种。药用的还有多种，如：① 响铃豆 C. albida Heyne. 全草能消肿解毒。② 线叶猪屎豆 C. linifolia L. f. 全草能补中益气，治耳鸣、肾亏、遗精、妇女干血痨等。③ 小苞叶猪屎豆 C. bracteata Roxb. 全草入药，功效与线叶猪屎豆类同，根可作解热和细菌消毒剂用。④ 头花猪屎豆 C. catitata Benth. 根有散积、消胀的功效。据报道，由本属植物中分离出的生物碱已达 25 种以上，除少数结构未明外，均属双稠吡咯嘧啶衍生物，经动物试验，证实有抗癌活性的有：野百合碱、欧天芥菜碱(Heliotrine)、氮氧欧天芥菜碱(Heliotrine-N-Oxide)、毛果天芥菜碱(Lasiocarpine)、褐猪屎豆碱(Fulvine)、美丽猪屎豆碱(Spectabiline)、千里光碱(Senecionine)、氮氧千里光碱(Senecionine-N-Oxide)、野百合碱双醋酸酯（Monocrotaline diacetate）以及常花猪屎豆碱（Crosemperine）、全绿叶千里光碱（Integerrimine）等，其中野百合碱、美丽猪屎豆碱对癌的治疗指数最高。

492. 野 菊 花

【概述】

本品为菊科属植物野菊 Dendranthema indicum（L.）Des Monl.［Chrysanthemum indicum L.］的头状花序。叶或全草亦入药。又名山菊花、野山菊、路边菊、鬼仔菊、苦薏、黄菊仔。生于山坡草地、灌丛、河边湿地、海滨盐渍地、田边及路旁。分布于东北、华北、西北、华东、西南各地。性微寒，味苦、辛。归肝、肺经。功能疏风平肝，清热解毒，消肿，降血压。主用于目赤肿痛，头痛眩晕，疮疖痈肿，丹毒等证初起。用法用量：6～15 克（鲜者 30～60 克）煎汤内服；外用：捣敷，煎水漱口或淋洗。

【成分】

花和全草含挥发油 0.6%～1.2%，油中有樟脑、白菊醇（Chrysol），并含 α-蒎烯、野菊花酮、菊油环酮、柠檬烯、樟烯、藏茴香酮、桉油精、龙脑、当归酸酯、木樨黄酮苷、野菊花内酯、野菊花醇、菊苷、菊色素、香豆精、果酸、亚油酸、β-谷甾醇及多糖等。花蕾中分离出两种苦味成分：野菊花内酯及野菊花素。

【药理】

1. 降压作用：野菊花对不麻醉大鼠、麻醉猫及麻醉犬均有明显降压作用，且无明显毒性反应。此作用与其对抗肾上腺素、扩张外周血管和抑制血管运动中枢有关。

2. 对心血管的作用：野菊花制剂用于实验性心肌梗死或供血不足的犬，能显著提高心肌对^{131}Se 的摄取量；对健康麻醉犬，野菊花提取物可增加冠脉流量，降低冠脉阻力，增加心输出量，并能增加肾血流量，降低肾血管阻力。

3. 抗菌抗病毒作用：野菊花 1∶5 煎剂对金黄色葡萄球菌、白喉杆菌、痢疾杆菌及绿脓杆菌均有抑制作用，高浓度时对多种皮肤真菌也有不同程度的抑制作用；野菊花煎剂还能延缓孤儿病毒（$ECHO_{11}$）、疱疹病毒及流感病毒感染后的细胞病变；在试管内，野菊花还能抑制钩端螺旋体。体外试验，1∶1 280 浓度的野菊花煎剂，有促进人体白细胞吞噬金黄色葡萄球菌的作用。

4. 促进免疫作用：本品含多糖，能促进胸腺体液反应，刺激网状内皮系统，在肿瘤免疫治疗中，能提高宿主对癌细胞的特异性免疫反应力。

5. 抗氧化作用：野菊花水提液对大鼠心、脑、肝、肾体外脂质过氧化物均有不同程度抑制作用，并呈量效关系；对过氧化氢引发的红细胞脂质过氧化、红细胞溶血均有很好的抑制作用；并能提高 GSH-Px、CAT 活力。

6. 其他作用：野菊花水煎醇沉制取物，可降低银环蛇或眼镜蛇蛇毒中毒的小鼠死亡率；水提酒浸法制得的野菊花水剂能明显抑制大鼠血小板聚集，具有抗血栓作用。

【临床报道】

1. 治疗疔疮肿毒（疖肿）：野菊花单用或配金银花、蒲公英、紫花地丁等。

2. 治疗风热诸证如咽喉肿痛：常与桑叶、金银花、连翘等同用。

3. 治疗高血压病：可单味野菊花泡茶或与决明子、夏枯草等配伍。

4. 其他：可用于治疗肺结核、支气管炎、预防流脑、感冒及其他炎症等。

【附方】

古代方

肠风：野菊花(炒炭)180克，怀熟地240克，炮姜120克，苍术90克，地榆60克，北五味10克，上为末，炼蜜丸，梧子大，每服15克，食前白汤送下。(《本草汇言》)

［现代方］

1. 疔疮肿毒：野菊花30克，金银花60克，蒲公英、紫花地丁各30克，水煎服。(《中药临床应用》)

2. 预防流感：野菊花秧子一把，鱼腥草、银花藤各30克，加水50毫升，煎至200毫升，每天服3次，每次20～40毫升；或将野菊花用沸水浸泡1小时，煎30分钟，取药液内服，成人每次6克，儿童酌减。[全国中草药新医疗法展览会，1971，12；医药学资料，1972，(7)：8]

3. 急性扁桃体炎：野菊花、蒲公英各20克，煎汤漱口并内服。

4. 急性乳腺炎：野菊花、蒲公英、紫花地丁各50克，捣烂外敷乳房红肿部位。[药学进展，1999，23(6)：344～345]

5. 预防脑膜炎：野菊花30克，大青叶30克，银花藤15克，土牛膝15克，水煎服，连服2～3天。(《湖南药物志》)

6. 舌癌：野菊花、车前子、生大黄、象贝、蒲公英、海藻各9克，白花蛇舌草30克，生牡蛎12克，龙葵15克，水煎服，日2次。(《抗癌中草药制剂》)

7. 慢性淋病：野菊花、金银花、蒲公英各30克，丹皮10克，赤芍15克，甘草梢5克，每天1剂，水煎服。[江西中医药，1994，25(6)：17]

8. 慢性溃疡性结肠炎：野菊苦参汤保留灌肠，野菊花30克，孩儿茶10克，苦参20克，石榴皮15克，椿根白皮20克，山楂20克，每天1次，每次用水煎剂150毫升。[福建中医药，1995，26(1)：25]

9. 鼻窦炎：野菊苍耳汤，野菊花15～25克，连翘10～15克，苍耳子、藿香、桔梗、川芎、辛夷花、白芷各9～12克，薄荷、生甘草、石菖蒲各6～10克，每天1剂，水煎服。[新中医，1995，27(3)：53]

10. 慢性骨髓炎：鲜菊花(去根茎)全草500克(干品100克)、鲜芙蓉叶400克(干品100克)，藤黄1克，加水5 000毫升，煎至2 000毫升，待温浸洗患处，至脓尽为止，每天1～2次。[湖南中医杂志，1990，(5)：39]

11. 带状疱疹：野菊花30克，桑螵蛸24克，龙胆草12克，蛇蜕、大黄、没药、白芷、栀子、青黛各15克，苦参、煅石膏各30克，冰片15克，上药研细末混匀，用植物油调，涂于患处。[新医药学杂志，1987，(1)：35]

12. 头癣、湿疹、天疱疮：野菊花、苦楝根皮、苦参根各适量，水煎外洗患处。(《江西草药》)

13. 多发性麦粒肿：野菊花、紫花地丁各30克，水煎服，每天2次；外用：局部搽洗。[浙江中医药，1997，(6)：16]

14. 预防流行性感冒：野菊花30克，水煎服；或野菊花、鱼腥草、金银花藤各30克，水煎服。(《四川中药志》)

15. 急性阑尾炎：野菊花、金钱草、地丁草、金银花、蒲公英各15克，水煎服。(《陕甘宁青中草药选》)

16. 带下：野菊花、蛇床子各30克，生百部15克，苦参20克，枯矾12克，百合15克，水煎熏洗阴部。[浙江中医杂志，1984，(11)：21]

17. 日光性皮炎：野菊煎剂。野菊花750克，千里光500克，侧柏叶500克，土荆芥250克，食盐15克，加水至药面以上，煎至1/3量纱布蘸药液湿敷患处。(《中医皮肤病学简编》)

【备注】

1. 以下品种在不同地区亦作野菊花使用：北野菊 C. boreale Makino，分布于东北及河北省；丝裂野菊 C. lavendulefolium（Fisch.）Makino. 分布于东北、华北、西北、华东等地区；菊花脑 C. nankingense Hand. Mazz. 分布于江苏。

2. 野菊花与菊花为两种不同的药物，野菊花叶薄小而多尖，花小而蕊多，如蜂窝状，气味苦辛性烈，两者应分别药用，不宜相混。

493. 铜 绿

【概述】

本品为碳酸盐类矿物孔雀石 Malachite 的矿石和铜器表面受潮后与空气中二氧化碳或醋酸作用后生成的绿色锈衣。又名铜青。性平，味酸、涩，有毒。功能退翳，去腐敛疮，杀虫。主治目翳，烂弦风眼，痈疽肿毒，喉痹，牙疳，臁疮，顽癣。研末撒布或调敷。

【成分】

天然产的铜青主要为碱性碳酸铜［$CuCO_3 \cdot Cu(OH)_2$］及氧化铁（Fe_2O_3）、氧化镁（MgO）和醋酸铜 $Cu(Ac)_2$ 等。

【药理】

1. 抗癌作用：醋酸铜可预防致癌诱变剂诱发的大鼠肝癌；醋酸铜予小鼠口服或腹腔注射，对皮下接种肝癌细胞实体癌及腹水癌有一定的抑制作用，并可延长 H_{22} 腹水癌小鼠的生存期。

2. 其他作用：外用可收缩黏膜血管，减少黏液分泌，内服可刺激胃壁感觉神经引起反射性呕吐。能杀灭病原微生物。

3. 毒副作用：刺激胃黏膜引起呕吐。高浓度有腐蚀作用。

【临床报道】

主用于外科疮疡和恶性肿瘤。铜绿与蜈蚣等配伍制成消瘤丸，可以口服。

【附方】

［古代方］

1. 诸蛇毒：铜青敷疮上。（《千金方》）

2. 口鼻疳疮：铜青、枯矾等份，研敷之。（《本草纲目》）

3. 风弦赤眼：铜青黑豆大一块，防风3厘米，杏仁（去尖，不去皮）2粒，上各细切于盏中，新汲水浸，汤瓶上顿令极热，洗之。如痛者，加当归数片。（《奇效良方》铜青汤）

4. 走马牙疳：铜青、滑石、杏仁等份为末，擦之。（《秘传经验方》）又有绿青散，治走马牙疳、口内生疮、牙龈溃烂。川白芷生15克，马牙硝3克，铜青0.13克，麝香0.15克，共为末，干敷口角，擦齿上。（《世医得效方》）

5. 肾经黑色铁皮疳及牙宣：铜绿1.5克，腰黄3克，冰片0.23克，共为末，如牙龈与口唇内皮烂如云片或龈中出血，或口碎，吹之。（《囊秘喉书》铜绿散）

6. 阴部湿淹疮：五倍子细研38克，白矾7.5克，铜绿少许，轻粉1克，乳香4克，上为极细末，洗净掺之。（《洁古家珍》又载《普济方》补方名曰“铜绿散”）

7. 舌上生疮：铜绿、铅白霜等份，为细末，每用少许，干撒舌上。（《杨氏家藏方》绿云散）

［现代方］

1. 杨梅毒疮：铜绿醋煮研末，烧酒调擦，痛极出水，次日即干。或加白矾等份，研撒。（《简便单方》）

2. 慢性湿疹、神经性皮炎：铜绿30克，密陀僧30克，官粉30克，松香30克，黄蜡30克，香油500毫升，制成软膏，搽患处。（《中医皮肤病学简编》铜绿软膏）

【备注】

铜器久置潮湿处或用醋喷在铜器上，表面产生的青绿色铜锈，刮取干燥即铜绿。

494. 铜　　藻

【概述】

本品为马尾藻科植物柱囊马尾藻 Sargassum horneri（Turn.）C. Ag.（＝Fusus horneri Turn. ＝Spongocarpus horneri Kiitz.）又名柱囊马尾藻、草茜、玉海藻、竹茜菜。产于福建、广东、浙江沿海。生沿海石上。绿用全藻，夏秋采收，采后晒干。性寒，味咸。功能软坚，消痰，利尿。用于颈淋巴结核，甲状腺肿，心绞痛等。用法用量：15 克，鲜品加倍，煎服。

【成分】

铜藻含褐藻淀粉、1,3,5-和 2,4,6-辛烷三烯(Octatrienes)、甘露醇、碘等成分。

【药理】

报告所含褐藻淀粉硫酸酯在乳幼大鼠降脂试验，发现可使血中胆固醇、甘油三酯和 β-脂蛋白明显降低；对高血脂大鼠有降胆固醇作用，并有抗凝作用。小鼠腹腔注射 LD 50 为 1.62 克/千克。

【临床报道】

应用褐藻淀粉硫酸酯片剂，每次 3 片，每天 3 次，连用 2 个月，高血脂患者的血清胆固醇和甘油三酯显著下降。

【附方】

［现代方］

1. 颈淋巴结核：铜藻 15 克，夏枯草 15 克，白芥子 9 克，水煎服。

2. 冠心病心绞痛：铜藻 15 克，桃仁 9 克，红花 9 克，山楂 24 克，水煎服。

495. 银　　耳

【概述】

本品为银耳科食用真菌银耳 Tremella fuciformis Beck 的子实体。又名雪耳、白木耳、白耳子。夏秋季生于阔叶树枯木上，主产于四川、贵州，在福建、江苏、浙江、湖北、陕西及东北各地亦产。目前已大量栽培，使用的树木有栓皮栎、麻栎、青刚栎、米槠等。性平，味甘、淡。归肺、胃、肾经。功能补肾，润肺，生津止渴。用于肺热咳嗽，肺燥干咳，久咳喉痒，咳痰带血或痰中血丝或久咳络伤胁痛，肺痛，肺痿，产后虚弱，月经不调，肺热胃炎，大便秘结，大便下血。用法用量：3～10 克，炖煮，加适量冰糖调服。

【成分】

银耳化学成分含多糖类、脂类、酶、蛋白质、氨基酸、无机盐、维生素 B 等。银耳蛋白含 17 种氨基酸及酸性杂多糖、有机铁等化合物。酸性杂多糖是以 α-甘露聚糖为主链，以 β-(1,2)L-木糖，β-(1,2)葡萄糖醛酸和少量岩藻糖为侧链所构成。银耳多糖有酸性杂多糖、中性杂多糖、胞壁多糖和胞外多糖。白木耳脂类中含麦角甾醇、麦角甾-5、7-二烯-3β-醇、麦角甾-7-稀-3β-醇。脂肪酸有十一烷酸、十二烷酸、十三烷酸、十四烷酸、十五烷酸、十六烷酸、十八烷酸、十六碳烯-[9]-酸、十八碳烯-[9]-酸、十八碳烯-[9,12]-酸。磷脂中含有磷脂酰乙酰胺、磷脂酰胆碱、磷脂酰甘油、磷脂酰丝氨酸和磷脂酰肌醇。酶类有甘露糖苷酶和β-N-乙酰基-D-己糖胺酶。蛋白质水解后有 20 多种氨基酸，以脯氨酸含量最高，并含微量元素、维生素 B 等。

【药理】

1. 增强免疫功能：从银耳子实体中

得到多糖TF,有明显的增强免疫功能以及抗放射、升高白细胞、降血脂、降血糖、抗衰老、抗肝炎、抗突变、抗炎症和红细胞凝集、抗溃疡等活性并能影响血清蛋白和淋巴细胞核酸的生物合成。又从银耳芽孢提取的一种酸性杂多糖,也有免疫活性,能明显增强吞噬活性,促进抗体生成。由固体培养的银耳孢子中提取到多糖TFS,也有类似的免疫活性,与TF作用相比,增强免疫功能略优,唯缺乏抗炎作用。

采用活化小鼠脾细胞法检测IL-2活性,观察到银耳多糖等三种植物多糖在体外具有诱导小鼠脾细胞产生IL-2的作用,并随剂量加大而增强。佟丽等又按Mtt比色法研究了银耳多糖等对体外培养的小鼠腹水型肉瘤S180细胞和人慢性骨髓性白血病K562细胞增殖的影响,结果表明:银耳多糖对两种细胞的增殖无抑制作用。

郑仕中等曾对银耳孢糖对离体小鼠免疫细胞功能的影响进行了研究。在体外能明显促进LPS对小鼠脾细胞的增殖反应,明显增强NK细胞和ADCC活性。当浓度25～250微克/毫升时,能提高Con A诱导脾细胞产生IL-2,浓度大于25微克/毫升时,可抑制Con A诱导的T淋巴细胞增殖反应和胸腺细胞^{3}H-TdR自发掺入率,抑制程度随药量增加而更明显。

银耳多糖TP给小鼠后,肝细胞内粗面内质网从17%增加到26%,糖元由5%增至13%,基质相应由48%降至30%,提示银耳多糖引起的上述变化,是免疫功能增强及肝合成蛋白质增多的形态学基础。

对荷瘤S180小鼠腹腔注射银耳制剂,每天200毫克/千克,为时1周,在第3、5和7天注射后40分钟局部照射X射线,停药早期银耳能明显增加受照荷瘤小鼠的脾重,脾有核细胞数和胸腺细胞^{3}H-TdR自发掺入率,显著提高NK细胞和ADCC活性及增强脾细胞产生IL-2的能力,但不影响胸腺重量及其细胞数。以S801白血病细胞系进行干扰素促诱生试验结果,表明500微克/毫升银耳多糖的促诱生效果最佳。林志彬研究了银耳对正常和免疫抑制小鼠脾脏空斑形成的影响。

2. 抗癌作用:日本学者UKai等1972年从银耳中分离到酸性杂多糖,1978年又从碱性水提取物中分离出中性杂多糖,赵大明以闽产银耳多糖用LACA小鼠进行抑瘤试验,表明对小鼠肉瘤S180的抑制率为35.4%;1980年杭秉茜报告,银耳能提高小鼠腹腔巨噬细胞的吞噬功能。银耳多糖TFS能抑制小鼠肉瘤S180。银耳热水提取物对S180的抑制率为80.8%。郑仕中对荷瘤小鼠每天注射银耳孢糖1周后,在停药第1、5、10天测得对S180的抑制率,分别为56.29%、26.50%和5.06%,认为对肿瘤的抑制,可能与银耳增强机体免疫功能密切相关。在对荷瘤小鼠注射银耳孢糖的第1、5、7天注射后40分钟,局部照射X射线,银耳和照射都能明显抑制肿瘤生长,二者合用的抑瘤率,在停药后1、5、10天比对照组提高50%、32.52%和6.54%,说明银耳孢糖能增强肿瘤辐射效应。银耳孢糖能提高荷瘤小鼠特别是受照鼠的脾重、脾有核细胞数和胸腺细胞^{3}H-TdR自发掺入率,并拮抗受照后NK细胞活性的下降。银耳多糖可明显抑制艾氏腹水癌小鼠腹水增长。

小鼠在移植瘤细胞前,每只腹腔注射银耳制剂4毫克,连续4天,给药后3天,腹腔注射生长腹水型肝癌细胞,结果发现用银耳的小鼠腹围小于不用药的荷瘤鼠,存活40%,而未用药者全部死亡,说明银耳对肿瘤有一定的预防作用。移植前用药对肿瘤生长有明显的抑制。

3. 对蛋白质合成的影响：银耳孢子多糖连续多次给小鼠皮下注射或腹腔注射，能促进^{3}H-亮氨酸掺入小鼠血清蛋白质，但对其含量无明显影响。耳基粉多糖可促进肝脏蛋白质及核酸的合成。银耳TFS可影响血清蛋白的更新率，并对小鼠胰岛的β-细胞有保护作用。皮下注射多糖200毫克/千克可显著增强^{3}H-亮氨酸掺入量正常和部分肝切除小鼠的血清和肝脏蛋白质。

4. 对心血管系统的作用：银耳和密环菌醇提取物的等量混合物，能使压迫犬冠脉前降支引起的ST段上升明显降低，给兔静脉注射500毫克/千克，可对抗垂体后叶素引起的心电图T波及ST段升高，并使麻醉猫冠脉流量增加，冠脉阻力降低，心率减慢，但对血压无影响。腹腔注射，能提高注射异丙肾上腺素小鼠的耐缺氧能力，降低耗氧量。

5. 对放射病犬的治疗：银耳制剂对^{60}Co γ射线给犬照射致死剂量，有明显治疗作用，病情减轻，存活时间延长，外周血白细胞高于对照犬。多糖能提高机体对原子能辐射的防护能力。

6. 抗消化性溃疡作用：银耳多糖、银耳孢子多糖及黑木耳多糖给大鼠分别灌胃，每天70毫克/千克，连用2天，均能明显抑制大鼠应激性溃疡的形成，每天用165毫克/千克，连用12天，均能促进大鼠醋酸胃溃疡的愈合。三者对实验性胃溃疡有抗溃疡作用。

7. 延长凝血时间：银耳多糖有延长凝血时间的作用，但显效缓慢，停药后药效逐渐消失，不影响凝血酶原时间，对小鼠有效剂量为800毫克/千克，用银耳菌座水解后提取沉淀所得多糖Ji剂量降为50毫克/千克即有效，但对中枢神经、肝、肾、血细胞及生殖，均无影响。

8. 毒副作用：银耳醇提物对小鼠LD 50，静脉注射为8.6克/千克。银耳多糖TF对小鼠的LD 50为(967.0±142.15)毫克/千克。TFS为(1 696.80±135.64)毫克/千克。银耳多糖Ji用至20克/千克(小鼠，口服)未见死亡及毒性。

【临床报道】

临床用银耳糖浆治疗慢性支气管炎和慢性心脏病。子实体多糖对患肿瘤病人有益。

临床应用：① 治病后体虚、肺虚久咳、痰中带血、崩漏、大便秘结、高血压病、血管硬化。(《全国中草药汇编》)② 治慢性肝炎。(《福建药物志》)③治心悸失眠、产后体虚。(《食治本草》)④ 治肺热咳嗽、神经衰弱、胃燥食差。(《贵州中草药名录》)⑤ 治虚劳咳嗽。(《安徽中草药》)⑥治肺热咳嗽、咯血。(《饮食治疗指南》)对虚劳咳嗽，可配沙参、杏仁；治肺热干咳、肺结核或痰中带血，配灵芝、冬菇。⑦ 治心悸气短，配太子参、麦冬，治肝胃气痛，配绿萼梅、陈皮。

【附方】

1. 燥咳，干咳，热病后伤津口渴，肠燥便秘，虚烦不眠：银耳、冰糖、鸡蛋清制成。(《华夏药膳保健顾问》银耳羹)

2. 阴虚肺燥、干咳，虚劳久咳：银耳6克，雪梨1个，冰糖15克。(《经验方》银耳雪梨羹)

3. 血管硬化，高血压，眼底出血：银耳、黑木耳各10克，浸软，蒸服。(《华夏药膳保健顾问》双耳汤)

4. 虚劳百病，眩晕、乏力、易喘，神疲健忘：白木耳15～30克，瘦肉适量，大枣10枚，(《食物与治病》炖白木耳肉)

5. 阴虚体弱，病后恢复期：银耳4.5克，冰糖适量加水炖服。(《安徽中草药》银耳冰糖羹)

496. 银　朱

【概述】

本品为水银、硫黄加热升华而人工制成的赤色硫化汞，又名灵砂、水华朱、心红、紫粉霜。也有记载为辰砂经“水飞法”加工制成的朱红色粉末，细腻，微溶于水。性温，味辛，有毒。归肺、肝经。功能攻毒，杀虫，燥湿，祛痰。主治：① 疮疡，梅毒，疥癣，杀虫虱，黄水疮，汤火伤，研末调敷，治臁疮，和黄蜡调膏敷贴。② 治湿痰，痰多咳嗽，心腹冷痛。用法用量：研末，用微量配丸、散中服。有毒，内服宜慎。

【成分】

硫化汞 HgS。

【临床报道】

主要供外用。

【附方】

[古代方]

1. 正水，大便利：银朱 90 克，硫黄(火煅过)120 克，研极细，面糊丸梧子大，每服 30 丸，米饮下。(《证类本草》银朱丹)

2. 杨梅疮：银朱、轻粉各 3 克，黄蜡、清油各 60 克，化开和收，以油纸摊贴。(《本草纲目》)

3. 鱼脐疔疮，四面赤，中央黑：银朱水和丸，每服 1 丸，温酒下。(《普济方》走马丹)

4. 疽疮发背：银朱、白矾等份，煎汤温洗，用桑柴火远远炙之，每天 3 次。(《救急方》)

5. 咽喉痛：银朱、海螵蛸末等份，吹之取涎。(《救急方》)

[现代方]

葡行性皮炎，掌趾脓疱疮：银朱 3 克，松香 9 克，冰片 6 克，上为细末，花生油调，敷患处。(《中西医结合皮肤病学》银松散)

【备注】

1. 朱砂(已有专条)又名丹砂、辰砂，为天然的辰砂矿石，见于《神农本草经》；银朱为人工制成，成分都是主要为硫化汞。

2. 据《中华药海》称：“银朱与灵砂都是人工制成的赤色硫化汞，目前药材并不区分，但古代本草分作二条。据古代制法，灵砂升炼时用的是硫黄，火力缓、炼时较长；银朱则用含杂质较多的石亭脂(石硫赤)，且火力猛、炼时短，因此灵砂的质量较银朱为纯。”

3. 银朱与人工朱砂同样是水银与硫黄加热升炼而成，只是结晶的部位不同。银朱呈细粒、疏散土状的深红色粉末，质重，具强光泽，吸湿易结块，捻之极细而染指。朱砂完整者呈盆状，商品多碎块，呈暗色，质松脆，易破碎，断面纤维状或针状结晶，具宝石样或金属样光泽。

497. 银柴胡

【概述】

本品为石竹科多年生草本植物银柴胡 Stellaria dichotoma L. var. lanceolata Bge. 的根。又名银胡、银州柴胡、马蹄踏菜根、白根子、西银柴胡。生于干燥草原及山坡、悬崖石缝中。产于我国东北及河北、内蒙古、山西、陕西、甘肃、宁夏等地。性微寒，味甘。归肝、胃经。功能退虚热，除疳热。用于虚劳骨蒸，阴虚久疟，小儿疳热羸瘦等证。用法用量：3～9 克，煎汤内服；或入丸散。

【成分】

含甾体类、黄酮、挥发性成分及其他。甾体类包括 α-菠甾醇、β-谷甾醇、豆甾

醇、豆甾-7-烯醇、α-菠菜甾醇葡萄糖苷等。黄酮类有汉黄芩素、芹菜配基-6,8-二碳砒喃半乳糖苷、6-c-半乳砒喃糖基野黄芩黄素。挥发油含糠醇等。

【药理】

1. 抗动脉硬化作用：同属植物太平洋石竹 Gypsophila pacifica kom. 内提取的三萜皂苷 Gypsozid，给家兔在形成动脉硬化的同时或每天内服，可降低血清胆甾醇浓度，使胆甾醇/脑磷脂系数降低，并使主动脉类脂质含量降低，从而具有抗动脉粥样硬化作用。有人认为，皂苷可作用于血浆脂蛋白，阻止胆甾醇的酯化及其血管壁的沉积，也有人认为可以阻止胆甾醇从肠道吸收。

2. 杀精子作用：1%水溶液在3.5分钟内即能杀死全部人精子，并且刺激性较小。

3. 解热作用：银柴胡煎剂对实验性动物的发热有解热作用，且其作用随银柴胡生长年限的增加而增加，生长年限在2年或2年以下的银柴胡无明显解热作用。

4. 祛痰作用：银柴胡还有祛痰作用。

【临床报道】

临床常用于：① 阴虚发热、骨蒸劳热。常与鳖甲、地骨皮、青蒿等同用，如清骨散。② 治疗疳热，常与党参、白芍、地骨皮等配伍。③ 因肠道寄生虫病而致营养不良，低热，眼结膜炎等，常与栀子、连翘、黄芩等同用。④ 还用于再生障碍性贫血、过敏性紫癜、肺及肠结核等的治疗。

【附方】

［古代方］

1. 骨蒸劳热：银柴胡9克或4.5克，胡黄连3克，秦艽6克，鳖甲(醋先煎炙)15克，地骨皮9克，青蒿6克或3克，知母9克或3克，甘草3克或1.5克，水400毫升，煎八分，食远服。(《证治准绳》清骨散)

2. 温证潮热，身体枯瘦，皮肤甲错，消索而不润者：银柴胡6克，鳖甲9克。(《温病指归》银甲散)

3. 男妇虚劳发热，或咳或不咳：银柴胡、沙参各等份，每服6克，水煎服。(《本草汇言》)

4. 小儿风热肌瘦，时发虚汗：银柴胡、地骨皮、桔梗、甘草各9克，水煎服，每天1剂，分3次服。(《幼幼新书》)

［现代方］

1. 骨痨：内服加味清骨散：银柴胡、青蒿、当归、白芍、知母、地骨皮、鳖甲、丹皮各12克，党参、黄芪各20克，玉竹、丹参各15克，胡黄连、炙甘草各6克，每天1剂，水煎服。外用3%双氧水清疮面，生肌玉红膏砂条黏敷滚脓丹填塞窦道，外敷消毒纱布，2天换药1次。[四川中医，1993，11(5)：43]

2. 过敏性紫癜：银柴胡、黄芪、党参、白术、青蒿、鳖甲、丹参、知母各9克，甘草4克，水煎服。[山西中医，1992，13(13)：538]

3. 肺结核，肠结核：银柴胡、栀子、黄芪、知母各9克，连翘6克，甘草3克，水煎服。(《常用中草药手册》)

4. 肺结核发热：银柴胡6克，秦艽、鳖甲、地骨皮、青蒿、知母、胡黄连、甘草各3克，水煎服。(《山西中草药》)

5. 阴虚低热：银柴胡6克，地骨皮、青蒿、知母各9克，生地12克，水煎服。(《宁夏中草药手册》)

6. 小儿厌食症：银柴胡、地骨皮、白薇各5克，石斛、扁豆、麦芽、生山楂、鸡内金、麦冬、煅龙骨、煅牡蛎各10克，浮小麦15克，水煎服。[湖南中医杂志，2001，17(4)：43]

7. 痛经：上好大米60克，银柴胡10克，马齿苋25克，赤芍10克，延胡索10克，加水1 000毫升，煮粥食用。[药膳食疗，2002，(6)：18]

8. 顽固性荨麻疹：银柴胡 10 克，五味子 12 克，防风 10 克，乌梅 9 克，甘草 6 克，辨证加减。[中医药研究，2000，16(1)：32]

9. 过敏性肝炎：银柴胡、五味子、乌梅各 15 克，防风、赤芍、生地、丹皮、蝉衣、白鲜皮各 10 克，丹参、垂盆草各 30 克，水煎服。[浙江中医杂志，2002，(12)：518]

【备注】

以前有些文献把同属植物狭叶歧繁缕 Stellari dichotoma L. var. lanceolata Bunge 的根当作"银柴胡"，此为鉴定上的错误。银柴胡除上述正品外，尚有多种石竹科植物的根部亦作银柴胡入药，统称山银柴胡，品质较次，主要有：① 丝石竹（又名霞草、山蚂蚱）Gypsophila oldhamiana Miq 的根，产于甘肃、河南、山东、山西等地。② 窄叶丝石竹 G. licentiana Hend-Mazz. 产甘肃。③ 锥花丝石竹（又名线形瞿麦、圆叶丝石竹）G. paniculata L. 产于陕西、甘肃、新疆等地。④ 灯心蚤缀（又名山银柴胡、小无心菜）Arenaria juncea Bieb. 的根，产于内蒙古、辽宁、黑龙江、浙江、安徽、江苏等地。⑤ 旱麦瓶草（又名黄银柴胡、铁银柴胡）Silene jenisseensis Willd. 的根，产于内蒙古、河北、河南、山东、山西、江苏等地。⑥ 蝇子草（又名苍蝇花、野蚊子草）S. fortunei Vis. 的根，产于甘肃、陕西等地。

498. 银杏叶

【概述】

本品为银杏科植物银杏 Ginkgo biloba L. 的干燥叶，又名白果叶，产于我国大部分省区，9～10 月间采收。性平，味苦、涩。归肺、胃经。功能益心敛肺，活血止痛，化湿止泻。主治胸闷心痛，心悸怔忡，痰喘咳嗽，痢疾，白浊，白带。用法用量：5～10 克煎汤，研末或制成片剂，提取物制成注射剂；外用：适量，煎水洗。

【成分】

银杏叶中含两类生理活性物质，为黄酮类和萜内酯。其中黄酮类成分（约 20 余种）含量较高，约 15.19%，有槲皮素、芦丁、黄酮醇、双黄酮、儿茶素类等。其三种双黄酮，即银杏黄素（Ginkgetin）、异银杏黄素（Isoginkgetin）和白果黄素（Biloletin）。此外还有异鼠李黄素（Irorhamnetin）、山萘黄素（kaempleral）、槲皮苷等。萜类内酯已提出 6 个萜类内酯化合物，即银杏苦内酯（Ginkgolide）A、B、C、M、J 和银杏新内酯（Bilelalide）。另有一种生物碱。根据德国提出的银杏制剂有效成分含量的质量标准：黄酮醇糖苷≥24%，萜内酯 6%，白果酸$>2\times10^{-6}$，又含儿茶素、表儿茶素、没食子儿茶素等鞣质以及亚麻酸与β-谷甾醇等。

【药理】

1. 对心脑血管的影响：银杏叶注射液能降低心肌耗氧量：银杏叶黄酮类进行豚鼠心脏灌流，能扩张离体豚鼠心脏冠状血管，并使豚鼠和大鼠后肢血管扩张，还能明显扩张麻醉猫、犬的脑血管，增加脑血流量。给兔动脉注射，可增加颈动脉及兔耳血管的血流量。银杏叶乙醇提取物能拮抗肾上腺素引起的兔耳血管收缩。银杏叶提取物还能显著增加猫、狗的脑血流量，减少脑血管阻力。以上说明黄酮类可扩张冠脉，改善脑及末梢血管的循环，改善脑内血流量。银杏叶制剂静脉注射可使帕金森病的病人脑血流量增加，改善脑营养，改善脑血栓患者的脑循环和葡萄糖代谢。在缺氧条件下，能保护脑细胞并有抗凝和消除自由基的作用。总黄酮对实验造成的心电图异常有改善作用；银杏苦内酯能阻止局部心肌缺血引起的心律不齐；结扎大鼠冠状动脉，它能减少梗死范围。结扎兔冠脉 90 分钟和再充血 180 分钟可导致心肌严重损伤，但苦内酯可明显地抑制心室纤维化并减少梗死程度，提示可能对后期心肌梗死有治疗价值。

2. 对中枢神经系统的作用：改善记忆功能，拮抗实验性抑郁症。银杏叶对中枢神经功能性损伤有康复作用。醇提物能明显延长记忆损害小鼠的"停留潜伏期"，大剂量时还能缩短 $NaNO_2$ 缺氧性记忆损害模型鼠的潜伏期，对记忆过程发挥良好影响。银杏叶提取物还能改善由东莨菪碱引起的记忆损害。银杏苦内酯拮抗鼠脑血小板活化因子(PAF)而增强神经元的抑制活性，对癫痫、焦虑不安及多种疾病(惊厥药中毒及电惊厥)有治疗作用，给小鼠皮下和侧脑室注射总黄酮，显示一定的镇痛作用。

3. 抗菌抗炎作用：银杏叶水煎液对金黄色葡萄球菌、痢疾杆菌和绿脓杆菌有抑制作用。据称其成分为连有不同烃基侧链的漆树酸。又银杏叶提取物或银杏苦内酯有抗炎症作用，可用于烧伤、烫伤、晒伤或胰腺炎等。银杏苦内酯可阻止酵母多糖诱发的鼠胸膜炎，1,8,9-蒽三酚引起的鼠皮炎，抑制抗原引起的家兔关节炎。

4. 抗病毒作用：从银杏叶中分离出的 17-碳烯水杨酸和白果黄素均有很强的抑制 EB 病毒的作用。白果黄素对致癌启动因子的抑制效果超过维生素 A 酸。银杏叶中分离的 Bioparyl 对核糖核酸的活性有调节作用，可以防止或逆转组织的纤维变性，降低自动免疫性疾病中 γ-球蛋白的不正常升高，防治白血病、艾滋病。

5. 解痉和抗过敏作用：银杏叶黄酮类化合物对平滑肌有解痉作用。能对抗组胺、乙酰胆碱所致的豚鼠哮喘和豚鼠离体回肠的痉挛。对氯化钡引起的痉挛，抑制强度与罂粟碱相似而较持久。在豚鼠肝溢流试验中或组胺喷雾试验，表现支气管扩张，心得安可拮抗此一作用，提示其作用可能与 β-受体有关。银杏叶双黄酮具有对抗缓激肽兴奋豚鼠回肠的作用。银杏苦内酯可改善犬由内毒素致病的存活率，并抑制内毒素所致的血液动力学改变。内毒素引起的内脏各器官 PAF 的增加，终由银杏苦内酯所拮抗。

6. 对血液流变学的作用：降低血黏度，改变血液流动特性，加快血流速度。服用银杏叶提取液，可降低红细胞聚集，并能扩张血管，增加血流量，而且还能提高耐缺氧能力，从而增加脑血流量、改善缺氧时脑能量代谢。

7. 其他作用：① 白果素与银杏黄素均能降低血清胆固醇，使磷脂与胆固醇的比例趋于正常。② 对于由微颗粒引起的大鼠脑出血，银杏叶提出的 Tanakan 能提高大鼠的存活率，减少与脑出血有关的症状。③ 银杏苦内酯对血小板活化因子(PAF)受体有阻断作用，是特异的 PAF 拮抗剂，可拮抗哮喘病人抗原引起的早期支气管收缩。④ 所含(+)儿茶精能抑制大肠内细菌的胺生成酶，阻断吲哚类物质的产生，从而导致便秘。⑤ (+)儿茶精有维生素 P 样作用，降低毛细血管的通透性及脆性。并有保肝解毒及预防胃溃疡等作用。⑥ 表儿茶精能抑制乳酸菌生长，降低大鼠血清及肝中胆固醇水平。总黄酮有明显降低血清甘油三酯的作用。⑦ 银杏苦内酯能拮抗血小板由外源性 PAF 引起的聚集。⑧ 银杏黄酮能提高红细胞总数，但对白细胞数及血浆白蛋白与球蛋白的比值无大的影响。⑨ 银杏苦内酯能抑制血管紧张素转换酶的活性，显示降压作用。⑩ 黄酮基母核含有还原性羟基功能团，可直接发挥抗氧化作用，消除氧自由基，减轻脂质过氧化反应造成的损伤，从而能延缓衰老过程。

8. 毒副作用：少数患者引起食欲减退、恶心腹胀、便秘口干、鼻塞、头晕、头痛及耳鸣等，个别出现过敏性皮疹。

【临床报道】

现代临床主要用于心及脑血管性疾病，治疗冠心病心绞痛、外周血循环障碍、血清胆固醇过高、脑循环不全、眩晕、记忆不良，也用于脑震荡、头部外伤后遗症、帕金森病。

【附方】

［古代方］

诸疔：鲜白果叶 9 克，珍珠、银粉各 6 克，雄黄 3 克。先将珍珠、雄黄研末，同桂心 10 只捣烂，围住疔疮四周，再将另两种粉末醋调涂疗中心。(《吴氏家秘方》白果叶散)

［现代方］

1. 舒血宁：可使血管扩张，血流量增加。

2. 冠心酮片：水提物制片。可降低血清胆固醇，升高血清磷脂，改善二者比例。

3. 其他：法国生产的 Telonion 用于脑功能障碍，智力减退和失眠症。德国产品"静克敏"：用于高血压、糖尿病、心脏病。银杏叶片：用于心脑血管病。银杏叶胶囊：用于改善记忆、冠心病心绞痛、缺血性中风。还有银杏叶口服液。银杏叶薄膜片、银杏叶注射剂等。

499. 猪苓

【概述】

本品为多孔菌科真菌猪苓 Polyporus umbellatus (Pers.) Fries 的菌核。又名豕零、猳猪屎、豨苓、野猪食、猪屎苓。生长在山地柞树、枫树、桦树、槭树、橡树的根上或腐木桩旁。主产于河北、河南、安徽、浙江、福建、湖南、湖北、四川等地。性平，味甘、淡。主归肾、膀胱经。功能利水渗湿，主治小便不利，水肿，泄泻，淋浊，带下。用法用量：6～15 克水煎内服，或入丸、散。

【成分】

菌核含麦角甾醇、α-羟基-廿四碳酸 (α-hydroxytetracosanoic acid)、生物素 (biotin)、猪苓聚糖、孔菌甾酮 A～G 和粗蛋白。含钾量一般为30 毫克%，热水提取物主要成分为 1,3-葡聚糖。

【药理】

1. 利尿作用：家兔口服，家犬静脉注射或肌肉注射有利尿作用。在犬实验，还可见 Na^+、K^+、Cl^- 排出。健康人试服猪苓煎剂 8 克(4 次)，6 小时尿量与尿中氯化物分别增加 62%、54.5%，利尿强度比咖啡因、木通或茯苓强；输尿管瘘犬的慢性实验，静脉或肌内注射猪苓煎剂 0.25～0.5 克/千克，均呈明显的利尿作用，于 4～6 小时内尿量增加 3 倍。其利尿作用机理可能是由于抑制了肾小管对电解质和水的重吸收。

2. 抗癌作用：猪苓多聚糖有抗癌作用，实验证明对亚硝胺诱发大鼠膀胱肿瘤能显著减少其发病率，并且肿瘤数目、大小和恶性程度也明显减轻。猪苓多糖有轻微增强环磷酰胺(CTX)对小鼠子宫颈癌U14 的抗癌作用，尚能抑制小鼠 Lewis 肺癌的肺转移灶发生，还可提高脾淋巴细胞对瘤细胞的杀伤活性。

3. 对免疫功能影响：猪苓系一种非特异性免疫刺激剂，其提取物或醇提水溶部分，均能增强小鼠网状内皮系统吞噬功能。健康人单次或连续 10 次肌内注射猪苓半精制物 20 毫克，全部受试者 T 淋巴细胞转化率均有上升现象。猪苓菌核提取的葡聚糖，具有调节免疫、抗肿瘤及抗放射等作用。应用小鼠胸腺细胞 MTT 比色法测定猪苓多糖作用，结果表明猪苓多糖 100 微克/毫升，200 微克/毫升及 500 微克/毫升在体外作用小鼠腹腔巨噬细胞后，可诱导 IL-1 的产生，48 小时达高峰。

4. 保肝作用：猪苓含的多葡聚糖对受损肝脏有修复作用，使肝组织病理损伤减轻，血清谷丙转氨酶活力下降，对肝脏再生具有促进作用，并可使乙肝表面抗体(抗 HBs)提前出现。

5. 抗菌作用：体外试验表明，猪苓醇提液对金黄色葡萄球菌、大肠杆菌有抑制作用。

6. 抗放射作用：猪苓多糖具有明显的防治小鼠急性放射病的效果，有效剂量和时间都比较宽，而且照前和照后，腹腔注射和口服都有防护效价，预防比治疗效价高。其作用可能是通过调节垂体-肾上腺系统的功能，使机体处于应激状态，增强抗辐射损伤的能力。

7. 其他作用：① 猪苓多糖对臭氧造型的衰老小鼠，可增加体重，提高体温和胸腺系数，提高红细胞中 SOD 和肝脏过氧化氢酶活力。② 猪苓汤可抑制肾结石的形成。

【临床报道】

1. 治疗水肿：适于有水肿而稍偏于热的患者。如肾炎浮肿而有热者，可配茯苓、泽泻、滑石等。

2. 治疗小便不利、尿痛、尿血、小腹胀满(如急性尿道炎)：可配木通、滑石等，水煎服。

3. 治疗梅尼埃综合征、肺心病、高血压病、前列腺炎、流行性出血热等：具有较好疗效。

4. 治疗病毒性肝炎：猪苓多糖治疗病毒性肝炎有改善症状、降酶和促进体液免疫等功效。

【附方】

［现代方］

1. 小便不利，尿痛，尿血，泌尿道感染：单用水煎剂每天 6～12 克(《中药临床应用》)；或猪苓、萹蓄、车钱子各 9 克，木通 6 克，水煎服。(《中国药用真菌》)

2. 肝硬化腹水：鲤鱼 1 条(重 500～2 000 克)，猪苓、大腹皮、防己、泽泻各 9 克，剖开鱼腹，除掉内脏，洗净，将以上 4 味药研末装入鱼腹内，煮熟去药渣，食鱼喝汤。(《中国药用真菌》)

3. 乳糜尿：猪苓汤：猪苓 12 克，阿胶 9 克，茯苓 12 克，泽泻 12 克，滑石 12 克，水煎服。[河南中医学报，1978，(1)：48]

4. 流行性出血热：猪苓 30 克，茯苓 15 克，泽泻 30 克，阿胶 30 克，隔水烊化约 30 毫升加糖另服，每天 1 剂。[中医杂志，1983，(6)：34]

5. 前列腺炎：猪苓、茯苓、泽泻、阿胶、滑石各 9 克，水煎服，阿胶分 2 次烊化，兑服。(《临床中药学》)

6. 腹泻：猪苓、茯苓、白术、白扁豆各 9 克，水煎服。(《全国中草药汇编》)

7. 食欲不振、消化不良：猪苓、白术、茯苓各 10 克，苍术、厚朴、白芍(酒炒)、广陈皮、泽泻各 7 克，滑石、砂仁、官桂、甘草各1 克，共研细末，用箩筛 2～3 次，大人服 3～6 克，小儿服 1～2 克，白开水或糖水送服。(《全国中药成药处方集》)

8. 输精管结扎术后综合征：猪苓、郁金、延胡索、柴胡、麦芽各 15 克，白芷、木通、泽泻、当归、小茴香各 12 克，牛膝、川芎、赤芍各 6 克，萆薢 5 克，水煎服，服时加黄酒 5～10 毫升。[河南中医，1983，(5)：8]

9. 脑积水：猪苓、茯苓、熟地、车前子各 6 克，白术 4 克，陈皮、半夏各 5 克，桂枝、甘草、山萸肉、怀山药、川牛膝各 3 克，水煎服。[新中医，1985，(12)：18]

10. 慢性肺源性心脏病、心力衰竭：猪苓、茯苓、泽泻、木通、车前草、鸡血藤各30克，红花、生姜、桂心各9克，赤芍、丹参各15克，郁金18克，附片24克，白术12克，水煎服。[中西医结合杂志，1984，(10)：21]

11. 眩晕、梅尼埃综合征：猪苓、夏枯草、半夏(姜制)、化赭石(先煎)、钩藤各12克，水煎服。[上海中医药杂志，1985，(10)：10]

12. 肾盂积水：猪苓(去皮)、茯苓、泽泻、滑石(布包)、阿胶(另炖烊化)各9克，续断12克，怀牛膝18克，金钱草30克，车钱子(布包)15克，甘草6克，水煎服。[河北中医，1987，(5)：13]

13. 慢性肾炎：猪苓、茯苓、阿胶(烊化)、女贞子、怀牛膝、旱莲草、泽泻各10克，山萸肉、生地、丹皮各9克，水煎服。[黑龙江中医药，1991，(4)：19]

14. 泌尿系结石：猪苓汤：猪苓15克，茯苓30克，泽泻20克，滑石30克，阿胶10克，水煎服。[暨南大学学报(医学版)，1999，20(6)：75]

15. 高血压病：猪苓、泽泻、钩藤、蝉衣、牛膝各15克，冬瓜仁50克，苍术、地龙各10克，生地、白芍、夏枯草各30克，桑寄生、生石决明、珍珠母各20克，水煎服。[吉林中医药，1991，(2)：12]

16. 淋证：猪苓、白茅根、蒲公英、丹皮各30克，郁金、泽泻、川芎各25克，龙胆草20克，水煎服。[农村新技术，2001，(11)：50]

17. 婴幼儿腹泻：猪苓、泽泻、茯苓、石榴皮各6克，白术、厚朴、藿香各5克，神曲、车前子(包煎)各10克，野升麻15克，甘草2克，水煎服。[河北中医，2001，23(6)：408]

18. 湿热互结，小便不利、淋浊癃闭：猪苓、茯苓、泽泻、阿胶、滑石粉各9克，水煎服，阿胶分2次烊化服。(《中国常用中草药》)

【备注】

1. 猪苓无明显毒副作用，但其淡渗易耗伤阴液，故无水湿者忌服。

2. 茯苓与猪苓作用相似，常配伍用于水肿等病证。

500. 猕 猴 桃

【概述】

本品为猕猴桃种植物猕猴桃 Actinidia chinensis Planch 的果实。又名藤梨、猕猴梨、羊桃、毛叶猕猴桃、猴仔梨、金梨、野梨、山洋桃。生长于山坡、林缘或灌木丛中。分布河南、江苏、安徽、浙江、湖南、湖北、陕西、四川、甘肃、云南、贵州、福建、广东、广西等地。性寒，味甘、酸。归肾、胃、胆、脾经。功能止渴生津，利尿通淋。主治热病伤津，消渴，小便涩痛，石淋，痔疮。用法用量：30～50克煎汤内服。脾胃虚寒者慎服。本植物的根(猕猴桃根)、枝叶(猕猴桃枝叶)、茎中液汁(猕猴桃藤中汁)亦供药用。

【成分】

猕猴桃果实含糖、维生素、有机酸、色素。每100克可食部分含糖11克、蛋白质1.6克、类脂0.3克、抗坏血酸300毫克、硫胺素0.007毫克、硫25.5毫克、磷42.2毫克、氯26.1毫克、钠3.3毫克、钾320毫克、镁19.7毫克、钙56.1毫克、铁1.6毫克及类胡萝卜素(Carotenolds)0.035毫克。又含猕猴桃碱(Actinidine)。同属植物狗枣猕猴桃 Aatinidiakolomikta 之未成熟果实中含抗坏血酸461～521毫克%，成熟果实中含532～930毫克%。

【药理】

1. 抗癌作用：从根中分得的含肽多糖物质，有抑制肿瘤作用，并可延长肿瘤动物的寿命。停用该药制剂后 45 天，再用肿瘤细胞攻击，动物则有抗瘤能力，对环磷酰胺诱发骨髓瘤细胞姊妹染色单体交换率有抑制作用，并能提高实验动物的免疫能力。根对 S180、U14 有抑制作用。猕猴桃中含有的 AH_2 有抑瘤作用，直接作用是：① AH_2 能捕获导致癌变而产生的过剩自由基。② 抑制亚硝基化合物的产生。③ 果中含蛋白分解酶能促进动物性蛋白质肉类的分解和消化，从而供给细胞以充足营养而达到抗癌作用。间接作用有：① AH_2 促进干扰素的产生。② AH_2 能调整 cAMP 和 cGMP 水准，促进免疫和增强免疫功能，从而抑制癌变。

从猕猴桃中分离出能阻断致癌物质亚硝胺合成的活性成分，阻断率高达 95%，用 Ames 试验检测，猕猴桃汁阻断 N-亚硝基吗啉合成和体外模拟胃液中对亚硝胺合成的阻断作用，发现其阻断作用显著。

2. 增强免疫功能：对体内自然杀伤细胞活性的影响：猕猴桃根煎剂(1.09 毫升)，每次 0.2 毫升/20 克给小鼠腹腔注射，具有促进小鼠体内自然杀伤细胞活性的作用。

中华猕猴桃多糖复合物的抗感染免疫作用：以 32 毫克/千克的中华猕猴桃多糖复合物(Actinidia Chinensis polysaccharide，Acps)，给 NH 小鼠每天腹腔注射，连续 12 天，停药后用 LD 50侵袭型大肠杆菌(E. coli)1.5×10^5 活菌作腹腔攻击，观察 ACPS 在体内的感染免疫作用。结果显示 ACPS 能显著提高小鼠的生存率，增加抗菌抗体的水平，促进巨噬细胞的吞噬功能和减少肝脏内的活菌数。ACPS 在体外无直接抑菌作用，但具有很强的抗细菌感染的免疫作用。其机理是与 ACPS 增强宿主免疫抗菌功能有关。

3. 对中枢神经系统的作用：猕猴桃碱对猫科动物如猫、虎、豹、狮等的中枢神经系统有特异作用，表现为流涎、凝视、舐物、打滚、陶醉状态并丧失敌意及睡眠。此作用可通过嗅觉引起，此外口服、静脉注射可引起猫、犬的唾液分泌增加。本品注射于兔，可使血压轻度下降，但切断迷走神经或注射阿托品后作用消失。对呼吸呈兴奋作用。本品对未孕大鼠有延长动情期，缩短性周期作用，但停药后则很快恢复正常。此作用是通过脑下垂体来实现的，当动物摘除卵巢或脑下垂体后，上述作用也即消失。

4. 对呼吸系统的作用：药理研究表明，槲皮素有明显的祛痰作用，能促进痰液分泌和气管纤毛运动。肾小腺素和三磷酸腺苷均有加强槲皮素的促纤毛运动作用。本品尚能延长肾上腺素对气管的扩张。实验还表明槲皮素有明显抑制致敏豚鼠组胺及 SRS-A 的作用，其浓度为 1×10^{-4}时，抑制组胺释放的平均百分率为 50.7%，其抑制 SRS-A 释放的平均百分率为 62.1%。本品可有预防过敏性哮喘的作用。天门冬酰胺、赖氨酸、精氨酸有镇咳作用。

5. 其他作用：① 猕猴桃滴眼液治疗实验性兔单纯疱疹病毒性角膜炎，疗效优于疱疹净滴眼液。② 本品含维生素 C 较多，它能参与体内还原过程，增加毛细血管致密性，减低渗透性及脆性。③ 刺激造血功能，增加机体抗感染能力。还能降低胆固醇和甘油三酯，动物试验表明使用猕猴桃几个疗程后，血中的胆固醇平均下降 59.3 毫克，β-脂蛋白下降 308.6 毫克，甘油三酯下降 76.2 毫克。适于高脂血症和动脉硬化症。④ 对肝、肾脂肪浸润有保护作用。

6. 毒副作用：临床上服用猕猴桃制剂后，出现皮肤发痒、皮疹、腹胀、呕吐等副作用，一般停药后即会逐渐消失。

【临床报道】

解烦热、止消渴、下石淋、和中安肝、调

中下气、偏坠、痔疮。

【附方】

1. 食欲不振，消化不良：猕猴桃干果60克，水煎服。（《湖南药物志》）

2. 偏坠：猕猴桃30克，金柑根9克。水煎去渣，冲入烧酒100毫升，分两次内服。（《闽东本草》）

3. 食管癌，胃癌，乳腺癌：鲜猕猴桃根80克，鲜水杨梅根60克，鲜野葡萄根50克，半枝莲30克，白花蛇舌草30克，白茅根30克，水煎服，每天1剂连服15天为1个疗程，停药3天再服。

4. 肝癌：鲜猕猴桃根100克，瘦猪肉200克，炖熟，吃肉喝汤，隔天1剂。

5. 胰腺癌：猕猴桃根100克，蒲葵子50克，白花蛇舌草10克，山豆根30克，核桃树枝100克，黄药子20克，僵蚕15克，竹茹15克，茵陈15克，榔片20克，水煎服，每天3次，用于清湿、化瘀攻毒。

6. 乳腺癌：猕猴桃根、野葡萄根各30克，人角金盘、生天南星各3克，水煎服，每天1剂。

7. 急性肝炎：猕猴桃根120克，红枣12枚水煎当茶饮。

【备注】

1. 猕猴桃根：采挖后洗净，砍成块片，晒干。含猕猴桃碱。性凉，味苦涩、有小毒。入心、肾、肝、脾经。功能清热解毒，活血散结，祛风利湿，用治风湿性关节炎，淋巴结核，痈疖，跌打损伤。用法用量：15～30克，水煎服。常用于：① 治胃肠癌、乳腺癌：猕猴桃根75克，水1 000毫升，煎3小时以上，每天1剂，10～15天为1个疗程，休息几天再服，共服4个疗程。（《陕西中草药》）② 治肝炎，水肿，风湿关节痛，跌打损伤，疮疖，瘰疬，淋浊，带下。（《福建民间草药》）③ 治消化不良，呕吐：猕猴桃根15～30克，水煎服。（《浙江民间常用草药》）

2. 猕猴桃枝叶：性凉，味酸，微苦。归肺、肝经。功能解毒疗痈，用治痈肿疮疡、水火烫伤。用法用量：9～12克，水煎服；外用捣烂或研末敷。

3. 猕猴桃藤中汁：性寒，微酸甘。入胃、膀胱经。含精氨酸、赖氨酸等。功能清热通淋，健胃和中，用治石淋，小便涩痛，呕呃反胃。内服5～10毫升，兑水冲淡服。（《中华药海》）

501. 猕猴梨根

【概述】

本品为猕猴桃科植物猕猴梨（软枣猕猴桃）Actinidia arguta（Sieb. et Zucc）planch ex Miq. 的根。又名藤梨根。为大型藤本植物，秋冬采挖根。主产于福建、河南、江苏、安徽、浙江等地，亦产江西、湖南、广东、四川等地。采挖后洗净，切片，晒干。性平，味淡、微涩。归脾、胃、肝经。功能清热利湿，健脾和胃，解毒消肿，祛风除痹，止血。用治湿热黄疸，消化不良，呕吐，消化道癌肿，痈疡疮疖，风湿痹痛，跌打损伤，补伤出血，乳汁不下，食管癌等。用法用量：15～20克，水煎服，或捣汁饮。

【成分】

根含熊果酸（Ursolic acid）、齐墩果酸、琥珀酸、胡萝卜苷，全株含猕猴桃碱（Actinidine）；叶含叶绿素、胡萝卜素及钾、钠等。

【药理】

猕猴梨根的主要药理作用为调节人体的免疫功能。藤梨根对小鼠水溶性成分0.2克/千克肌肉注射，有显著抑制U14作用。

体外可促进小鼠淋巴细胞转化，体内

增强小鼠 NK 细胞的活性，还可抑制小鼠溶血素生成。以上结果表明它有抗小鼠 U14 实体瘤、增强细胞免疫和抑制体液免疫的作用。

多糖成分对细胞免疫的调节作用：软枣猕猴桃茎多糖体外刺激小鼠脾细胞增殖和增强脾细胞对 Con A 刺激的反应性，存在剂量依赖性。单用时，它不能诱导 IL-2 产生，但可加强刀豆球蛋白诱导脾细胞培养上清液中 IL-2 的含量。

【临床报道】

临床多用于湿热黄疸，消化不良，乳汁不下等证。

【附方】

1. 黄疸：猕猴梨根 30 克，茜草 15 克，淡竹叶 6 克，苍耳子根 9 克，小蓟 15 克，水煎服。(《河南中草药手册》)

2. 消化不良，呕吐，腹泻：猕猴梨根 30～60 克水煎服。(《中草药学》)

3. 乳汁不下：猕猴梨根 60～90 克水煎服。(同上)

4. 风湿关节痛：猕猴梨根 15 克，木防己 15 克，荭草 9 克，虎杖 9 克，水煎服。(《河南中草药手册》)

5. 食管癌：猕猴梨根 60 克，水杨梅根 60 克，野葡萄根 30 克，半枝莲 15 克，半边莲 15 克，凤尾草 15 克，白茅根 15 克，水煎服。(《中草药学》)

6. 外伤出血：猕猴梨叶适量，焙干，研末，撒伤处。(《河南中草药手册》)

502. 旋 花

【概述】

本品为旋花科多年生草本植物旋花 Calystegia japonica Choisy 的根状茎及全草(《全国中草药汇编》)，但《中药大辞典》及《本草纲目彩色药图》、《中华药海》均谓旋花为篱天剑 C. sepium (L.) R. Br. 的干燥花朵。又名狗狗秧、打碗花、筋根花、鼓子花、饭藤。生于荒地及路边，分布四川、陕西、新疆、河北、河南、江苏、浙江等地。采后洗净，晒干用。性温，味甘、微苦。有谓甘、寒(《全国中草药汇编》)。归肺、肾经。功能：① 花：益气养肺、润肤疗斑，用于皮肤干燥、面生黑斑(面皯黑色)；益肾填精，用治肾虚阳痿，腰膝酸软，头晕眼花，耳鸣耳聋。用法用量：9～12 克水煎服(不宜久煎)；外用鲜品捣敷。② 旋花根：益气，续筋胃，利小便。③ 全草：降压，利尿，接骨生肌。主治高血压，小便不利，外治骨折创伤。用法用量：9～12 克水煎服；外用适量，捣烂敷患处。

【成分】

全草含山萘醇-葡萄糖鼠李糖苷约 0.05%，茎叶含萘酚-3-鼠李葡萄糖苷、皂苷。

【药理】

全草浸剂对家兔有降血糖作用。皂苷对黏膜有刺激性。可增加气管分泌并易引起恶心、呕吐。

【临床报道】

用于治疗高血压、小便不利。

【附方】

[古代方]

补精益髓：五色龙骨 150 克，覆盆子 150 克，莲花蕊(未开者阴干)120 克，鼓子 90 克，鸡头子仁 100 个，并为末，以金樱子 200 枚，去皮，木柏捣烂，水 7 升，煎浓汁 1 升，去滓和药，杵 2 000 下，丸梧子大，每空心温盐酒下 30 丸，忌葵菜。(《瑞竹堂经验方》太乙金锁丹)

【备注】

1. 旋花苗：为篱天剑的茎叶。性平，味辛，微甘、苦。入脾、肾经。功能清热解毒，用治丹毒，益肾健脾。用治肾虚浮肿，脾虚胃弱，纳差，脘腹痞满等。9～12 克水煎服，或捣汁服。全草煎剂对家兔实验性高血糖有降血糖作用。

2. 旋花根：性温，味甘、微苦。入肺、肝、肾经。功能续筋接骨，用于跌打损伤；解毒疗疮，用于疮疖痈肿。9～12克，水煎服。《本草拾遗》谓："根苗捣，绞汁服之，主丹毒、小儿热毒，根主续筋骨，合金疮。"

503. 旋 覆 花

【概述】

本品为菊科植物旋覆花 Inula japonica Thunb. 和欧亚旋覆花（或称大花旋覆花）Inula britanica L. 的干燥头状花序。旋覆花的茎叶药材称金沸草，见专条。本品又名金钱花、滴滴金、夏菊、满天星、黄熟花、金盏花、水葵花、鼓子花、金沸花、金钱菊、全福花等。同属植物条叶旋覆花 Inula linariafolia Turcz 习称小朵旋覆花，因服用后可出现恶心呕吐现象，据称有的地区已停止收购。旋覆花分布于华东、华北、东北及西南等地。大花旋覆花分布于东北、华北、河南、陕西、内蒙古、甘肃、新疆等地。性微温，味苦、辛、咸。归肺、胃、大肠经。饮片有：① 净覆花：除去梗、叶及杂质。② 蜜炙旋覆花：功能消氮行水，降气止呕，定喘。主治风寒咳喘，痰黏如胶，呕吐嗳气，胸痞胁痛，心下痞硬。对风热燥咳者忌服。用法用量：3～9 克，包煎，滤去毛。

【成分】

1. 旋覆花：① 地上部分含旋覆花内酯ABC、欧亚旋覆花内酯、旋覆花次内酯、蒲公英甾醇、豚草素、天人菊内酯等。② 花：含大花旋覆花内酯、单乙酰基大花旋覆花内酯、二乙酰基大花旋覆花内酯、旋覆花酸、山柰酚、槲皮素、柽柳素、杜鹃黄素、蒲公英甾醇、胡萝卜苷、肉豆蔻酸、棕榈酸等。

2. 欧亚旋覆花：① 地上部分：见金沸草成分。② 花：含天人菊内酯、槲皮素、异槲皮苷、咖啡酸、绿原酸、大花旋覆花内酯、单乙酰基大花旋覆花内酯、二乙酰基大花旋覆花内酯、旋覆花酸、山柰酚、柽柳素、杜鹃黄素、蒲公英甾醇、蒲公英甾醇乙酸酯等。

【药理】

1. 抗菌作用：旋覆花煎剂对金黄色葡萄球菌、炭疽杆菌及福氏痢疾杆菌Ⅱa株有显著的抗菌作用；但对溶血性链球菌、大肠杆菌、伤寒杆菌、绿脓杆菌、变形杆菌、白喉杆菌等作用微弱或无抑菌作用。

2. 抗炎作用：小鼠实验耳部炎症灌服几种旋覆花水煎剂无抑制作用，但同样水煎剂小量注入腹腔，却显示较强的抗炎作用。

3. 杀滴虫和阿米巴作用：欧亚旋覆花内酯有杀灭阴道滴虫和阿米巴作用。

4. 镇咳祛痰平喘作用：旋覆花煎剂有镇咳、祛痰作用；旋覆花黄酮有平喘作用，但较氨茶碱作用慢而弱。

5. 其他作用：旋覆花对免疫性肝损伤有保护作用；天人菊内酯有抗癌作用。

【临床报道】

临床用于急慢性支气管炎，呃逆，呕吐及支气管哮喘。用于咳喘痰多，黏稠胶结，胸闷不舒，常与苏子、半夏、陈皮等配伍；若痰多色黄热盛者，常与桑皮、栝楼同用；若呕吐、嗳气，常与半夏、橘红、干姜等配伍；若中气虚弱，心下痞硬，嗳气不除者，常与代赭石、人参、半夏等配伍；若胸痹胁痛、气滞血郁、胸腔痞闷，常与青葱管、新绛（现以茜草、红花等活血药代）同用。

【附方】

［古代方］

1. 旋覆花汤：① 治风痰呕逆、饮食不下、头目昏闷：旋覆花、枇杷叶、川芎、细辛、赤茯苓各3克，前胡4.5克，姜枣水煎服。（《妇人良方》）② 治肝着，亦治妇人半产漏下。旋覆花9克，葱14茎，新绛少许（红花代），以水600毫升，煮取200毫升顿服之。（《金匮要略》）③ 治痰饮蓄结、胸膈痞实、喘逆气促等证：旋覆花、桔梗、桑白皮、鳖甲、柴胡、槟榔、大黄、甘草。（《圣济总录》）④ 治伏痰吐逆：旋覆花、半夏、橘红、干姜、槟榔、人参、甘草、白术各15克，水煎。（《济生方》）

2. 吐下后噫气不除，心下痞硬：由于脾胃虚寒或有湿者。旋覆花9克，人参6克，生姜15克，代赭石3克，甘草（炙）9克，半夏（洗）9克，大枣12枚，上7味，以水400毫升，煮取240，去滓，再煎取120毫升，温服200毫升，每天3服。（《伤寒论》旋覆代赭汤）

3. 唾如胶漆稠黏，咽喉不利：旋覆花为末，每服6～9克，水煎，时时呷服。（《卫生易简方》）

4. 伏暑，湿温，胁痛或咳：生香附9克，旋覆花（绢包）9克，苏子霜9克，广皮6克，半夏15克，茯苓9克，薏仁15克，水8杯，煮取3杯，分3次温服。（《温病条辨》香附旋覆花汤）

5. 痰饮上攻，头目眩胀：旋覆花、天麻、甘菊花各等份为末，每晚服6克。（《本草汇言》）

［现代方］

1. 咳嗽气逆：旋覆花9克，半夏6克，前胡6克，苏子9克，生姜9克，水煎服。（《青岛中草药手册》）

2. 外感风寒，咳嗽气喘，胸膈痞满，喀痰不爽：旋覆花、麻黄、前胡各9克，荆芥12克，姜半夏、甘草、赤芍各3克，生姜3片，大枣1枚，水煎服。（《中国常用中草药》）

3. 悬饮（渗出性胸膜炎）：旋覆花60克，皂荚60克，大黄30克，杏仁30克，草豆蔻30克，枳壳15克，研末，炼蜜为丸，每服9克，生姜汤送服。（同上）

【备注】

1. 据《中华本草》载：作旋覆花使用的还有水朝阳旋覆花 Inula helianchus aquatica C. Y. Wu et ling，湖北旋覆花 Inula hupehensis (Liang) Liang，线叶旋覆花 Inula linariifolia Turcz.

2. 金沸草为条叶（线叶）旋覆花 Inula linariafolia Turcz. 地上部分或干燥全草。旋覆花的茎叶也作为金沸草入药。产于我国东北北部、中部及东部。性温，味苦、辛、咸。入肺、大肠经。见“金沸草”条。

3. 条叶旋覆花的花，习称小朵旋覆花，副作用有恶心呕吐，曾有记载。

504. 旋覆花根

【概述】

本品为菊科植物旋覆花 Inula japonica Thunb. 大花旋覆花 I. britanica L. 或线叶旋覆花 I. linariafolia 的根。夏秋采挖，除去杂质，洗净、晒干、切段。性温，味苦、咸。归肺、肝经。功能祛风除湿，用治风湿痹证，四肢麻木，畏寒肢冷，手足不温，关节屈伸不利；解毒疗疮，用治疮疖疔痈、红肿、已溃或未溃，可防腐、敛疮、生肌；止咳平喘，用治外感风寒咳嗽、吐白沫痰、哮喘。用法用量：9～15克水煎服；外用捣敷。

【成分】

参见“旋覆花”。

【药理】

参见“旋覆花”。

【临床报道】

治风湿痹痛，疔痈疮疖，外感咳嗽，哮喘。

【附方】

［古代方］

续断筋：旋覆花根洗净，“捣，量疮大小敷之，日一易之，以瘥为度”。(《救急方》)

［现代方］

刀伤、疔疮：旋覆花根15克，煎服，并能平喘镇咳。(《江苏植物药志》)

505. 商　陆

【概述】

本品为商陆科植物商陆 Phytolacca acinosa Roxb. 或垂序商陆 Phytolacca americana L. 的干燥根。质硬，气微，味稍甜，久嚼麻舌。生商陆：除去杂质，洗净，浸透，切厚片或块，干燥。醋商陆：取净商陆，照醋炙法炒干。每100千克商陆，用醋30升。又名当陆、章柳根、见肿消、山萝卜、湿萝卜、抓消肿、野萝卜、花商陆、长不老、下山虎、春牛头。主产于河南、安徽、江苏、浙江、江西、山东等地。性寒，味苦，有毒。归肺、脾、肾、大肠经。功能逐水消肿，通利二便，解毒散结。用于水肿胀满，二便不通，用法用量：1.5～4.5克(一天量)水煎，内服；治痈肿疮毒，3～9克水煎服。孕妇禁用。置干燥处，防霉，防蛀。

【成分】

1. 商陆：含皂苷元A，商陆皂苷甲、乙、丙，去甲基商陆皂苷元，加利果酸，γ-氨基丁酸。商陆中还有商陆酸，商陆皂苷元C，商陆皂苷丁、己、辛和商陆多糖。脂酸部分包括棕榈酸(Palinitic acid)、硬脂酸(Stearic acid)及肉豆蔻酸(Myristic acid)，而主要的是6′-棕榈酰基-α-菠菜甾醇(β-D-葡萄糖苷(6′-Palmityl-a-spinasteryl-β-D-glucoside)。块根含2-乙基—正已醇(2-ethyl-hexanol)、2-甲氧基-4-丙烯基苯酚、棕榈酸乙酯(Ethyl palmitate)、2-单亚油酸甘油酯(2-monolinolein)、油酸乙酯(ethyloleate)、棕榈酸十四醇酯，还含商陆多糖Ⅰ和植物致丝裂素(phytomitogen)。

2. 垂序商陆：含有商陆皂苷元B、商陆皂苷元D、甾醇、甾醇葡萄糖苷、酰化甾醇葡萄糖苷、商陆皂苷F、商陆皂苷元D_2、美商陆根抗病毒蛋白、美商陆根抗真菌蛋白R_1、美商陆根抗真菌蛋白R_2、齐墩果酸(oleanolic acid)、天冬氨酸、谷氨酸、瓜氨酸(cit-rulline)、γ-谷氨酰组氨酸、△7-豆甾烯醇。还含美商陆毒素(phytolaccatoxin)、美商陆根抗病毒蛋白(pokeweed antiviralprotein from mots，PAP-R)、美商陆根抗真菌蛋白(pokeweed antifungal protein)R_1、美商陆根抗真菌蛋白R_2和有丝分裂原(mitoeen)。

【药理】

1. 对免疫系统的作用：商陆总皂苷可拮抗羟基脲在二磷酸化水平对核苷酸还原反应的抑制作用，显著提高^3H-TdR掺入率，延长动物的耐冻时间。商陆皂苷辛具有较高的诱生干扰素效价。商陆皂苷甲能显著地促进小鼠白血球的吞噬功能。美洲商陆(P. americana)和商陆(P. esculenta)有丝分裂原能促使T淋巴细胞转化，然后进行细胞分裂，美洲商陆有丝分裂原是多株性的促有丝分裂原，既能激活T细胞的分裂，又能激活B细胞，从美洲商陆根中提取的5种蛋白质碎片(pa-1～pa-5)中，代表美洲有丝分裂原活性的是pa-1。分析结果认为：pa-1刺激小鼠脾淋巴细胞所产生的抗体主要是IgM。临床上把Con A和美洲商陆有丝分裂原组合起来研究机体免疫应答状态。人的T细胞和B细胞在有巨噬细胞存在下对美洲商陆有丝分裂原能反应而产生干扰素。B细胞的反应较迟，因此美洲商陆有丝分裂原是干扰素的诱导剂。垂序商陆(PWM)和中国商陆皂苷(ES)在体外对正常外伤脾和病人脾细胞有诱生干扰素作用。

2. *抗癌作用*：商陆多糖可增强腹腔巨噬细胞对小鼠肉瘤S180和L929细胞的免疫毒作用。垂序商陆肽能杀伤白血病细胞、人乳腺肿瘤细胞、黑色素瘤细胞、卵巢癌细胞，也可预防白血病细胞在体内生长。商陆植物凝集素可抑制培养的Grose腹水淋巴细胞和骨髓瘤细胞DNA的合成。商陆多糖Ⅰ增强Mφ细胞毒作用与其诱生TNF和IL-1密切相关。PI 50毫克/千克对小鼠腹腔巨噬细胞的吞噬功能有明显促进作用，并能刺激小鼠脾淋巴细胞的增殖和小鼠脾淋巴细胞分泌IL-2。商陆多糖(PEP-1)16～500微克/毫升显著促进3种品系小鼠脾细胞增殖，且剂量越大，作用越明显；在Con A，脂多糖(LPS)促脾细胞增殖的同时，加入PEP-1具有协同刺激脾细胞增殖作用。商陆皂苷辛(Es. H)能诱导小鼠脾细胞处于产生TNF启动状态，在诱生剂作用下，即释放(TNF)最适剂量时可有较高活性。采用中国商陆皂苷诱导30例正常人脾细胞，发现中国商陆皂苷不仅能诱生IFN-γ，还能诱生IL-2及淋巴毒素(LT)。美洲商陆有丝分裂原(PWM)几乎不抑制淋巴瘤细胞DNA合成，而抑制骨髓瘤细胞DNA的合成。

3. *抗病毒和抑菌作用*：从美洲商陆中分离出的2种抗病毒蛋白有相似的氨基酸组成，均能控制真核细胞的合成和烟草花叶病毒的感染。能抑制哺乳动物的脊髓灰质炎病毒的复制，有利于脊髓灰质炎治疗，抗病毒蛋白PAP-R能抑制由海拉细胞(Helacell)释放的感染病毒。美洲商陆叶提取物能抑制动物组织培养的流行性感冒病毒的感染。体外平皿法抑制实验证明，商陆煎剂和酊剂对流感杆菌、肺炎双球菌部分菌株有一定抑制作用。对福氏痢疾杆菌、宋内痢疾杆菌高度敏感；对志贺痢疾杆菌中度敏感，水浸剂对许兰黄癣菌，杜盎小芽孢癣菌等皮肤癣亦有抑制作用。2-羟基商陆酸也有抗菌作用。

4. *对泌尿系统的作用*：商陆提取物灌注蟾蜍肾，能明显增加尿量，以其滴于蛙肾或蹼可使毛细血管扩张，血流量增加。推测其作用可能是刺激血管运动中枢，使蛙肾小球毛细血管扩张，循环加速而利尿。但其钾盐也可能起附加作用。商陆经不同方法炮制后经大鼠灌服其利尿作用多数降低16.0%～45.0%。商陆皂苷E(PS-E)在较小剂量(500毫克/千克)时有抗利尿作用。商陆抗病毒蛋白(Pokeweed antiviral protein, PAP)腹腔注射1.5毫克/千克显著降低兔IgG加速型肾毒血清肾炎小鼠腹腔巨噬细胞吞噬功能，减少外周白细胞总数，表现为明显免疫抑制作用，这可能是PAP改善兔IgG加速型肾毒血清小鼠肾炎的病理过程作用机制之一。

5. *祛痰镇咳平喘作用*：家兔酚红排泌实验证明、商陆煎剂无论灌胃或腹腔给药皆有明显的祛痰作用，腹腔注射3克/千克较灌胃10克/千克的祛痰作用还强，其作用不受切断迷走神经的影响。小鼠酚红排泌实验证明，本品浸剂、酊剂、煎剂灌胃也均有明显祛痰作用，以煎剂祛痰作用最强，其强度与桔梗煎剂相近，而酊剂水浸剂作用较弱。商陆经不同方法炮制后，祛痰作用提高1.10～1.57倍。商陆乙醇浸膏能降低大鼠因注射蛋清所致毛细血管通透性增高。家兔气管内纤毛黏液运送速度实验证明，商陆煎剂能使纤毛运动加强。提示其作用原理是直接刺激呼吸道黏膜，增加纤毛运动，促进痰液排出，同时还能降低毛细血管的通透性，使气管黏膜肿胀减轻，渗出减少。其祛痰的有效成分为商陆酯及商陆甲酯。浓氨水喷雾法证明商陆煎剂和酊剂的镇咳作用较弱，但生物碱部分给小鼠灌胃却有明显的镇咳作用。组胺喷雾引喘实验证明给豚鼠皮下注射商陆或酊剂5克/千克未见平喘作用。

6. 抗炎作用及对肾上腺皮质功能的影响：商陆醇浸膏2.5克/千克灌胃能使幼年小鼠胸腺萎缩，1次给药3克/千克或连续给药2.5克/千克，6次均可对抗大鼠甲醛性关节炎，3克/千克灌胃能降低大鼠因注射蛋清而引起的毛细血管通透性升高，且明显抑制蛋清引起的炎症；商陆醇浸膏对动物垂体-肾上腺系统有兴奋作用，但其本身不具皮质激素样作用。商陆皂苷E(PS-E)200毫克/千克能抑制大鼠角叉莱胶引起的足肿胀，但并不抑制由醋酸引起小鼠毛细血管通透性增加。此外从商陆中提出一种三萜酸也具有抗炎作用，其对大鼠足肿胀的消炎作用强度与氢化可的松相似。商陆皂苷甲5毫克/千克和10毫克/千克可明显抑制角叉莱胶肿引起的足肿胀，大鼠棉球植入肉芽肿。

7. 对肝脾组织^3H-胸腺嘧啶核苷掺入的影响：商陆总皂苷1.5毫克/(0.5毫升·只)灌胃，显著提高羟基脲所致虚损小鼠肝脾组织^3H-TdR掺入率，并使之接近正常对照水平；同时显著延长虚损小鼠耐寒时间、降低其死亡率，提示商陆总皂苷可能是一种激活核苷酸还原酶的生物活性物质。

8. 对心血管系统的作用：蟾蜍离体心脏灌流实验证明，商陆浸膏浓度为0.01%～0.1%时，随药物剂量的增大，心跳振幅不断减小，当浓度增高到0.5%时，心脏暂停跳于舒张期，从心肌收缩力和心率两方面来看，浸膏对麻醉猫静脉注射及蟾蜍离体心脏灌流结果一致，商陆浸膏灌胃给药3克/千克对麻醉猫的血压，呼吸无明显影响。静脉给药15毫克/千克，可使麻醉猫的血压明显下降，但作用时间短暂。静脉注射浸膏的降压作用可能与药物直接抑制心肌收缩力有关，有实验表明商陆降压活性成分为γ-氨基丁酸和组胺。

9. 杀精子作用：十蕊商陆 Phytolacca dodecandra 中的商陆皂苷Ⅰ经水解得到的次生皂苷 Lemmatoxin，Oleanoglycotoxin 和 Saponin 22，其浓度分别为0.05，0.30，0.10毫克/毫升时具有杀死人体精子的作用。从商陆分离的酸性甾体皂苷，在试管内有杀精虫的作用。

10. 其他作用：5%商陆水浸液有杀灭淡色库蚊幼虫的作用。100%商陆煎剂有一定抗辐射作用。商陆还具有催吐致泻和驱绦虫作用。商陆皂苷E(PS-E)对小鼠腹腔注射环己巴比妥钠的睡眠时间有明显的协同作用，且对小鼠有降温作用。PS-E 100毫克/千克时，能抑制小鼠的扭体反应，减少小鼠因水浸所致应激性胃溃疡与阿司匹林所致的胃溃疡，但加大剂量至200毫克/千克时，则反而促进溃疡的发生，生商陆煎剂50克/千克灌胃对小鼠黏膜淋巴细胞呈弥漫性浸润，并有淋巴滤泡形成其肠黏膜杯状细胞亦明显减少，从而使体温上升及体重下降。商陆醋制能明显减轻其对肠黏膜的毒性反应。

11. 毒副作用：商陆水浸剂对小鼠灌胃LD50为26克/千克、煎剂为28克/千克、酊剂为46.5克/千克；而小鼠腹腔注射的LD50水浸剂为1.05克/千克，煎剂为1.3克/千克，酊剂为5.3克/千克。并认为不同种类动物对商陆根敏感性有差异，猫、狗较敏感，比兔易于中毒，煎剂给小鼠灌胃，每天每千克体重5克(为临床成人用量的20倍)，连续给药3周，对动物的一般状态及体重无明显影响。商陆煎剂延长煮沸时间，可降低其毒性，实验结果支持临床用蒸法、煮法等降低药物毒性的措施。商陆乙醇浸膏对小白鼠灌胃给药，LD 50为11.87克/千克，与临床用量比较按体重计算，高出病人每天用量的329倍。故认为该浸膏急性毒性较低。

【临床报道】

1. 治疗肺癌(扶正攻癌汤)：方一：生半夏、生南星、七叶一枝花、蛇六谷、羊蹄根、铁树叶、白花蛇舌草各30克，商陆15克，干蟾皮15克，蜈蚣粉(分吞)，壁虎粉(分吞)，䗪虫(分吞)各1.5克。方二：南沙参、北沙参、天冬、麦冬、白及、制紫菀各12克，野百合、蒸百合、黄芪、党参各15克，杏仁、怀山药各9克。方三：生地、熟地、制首乌、黄精、苡仁各12克，制龟版15克，鹿角片、茯苓、白术各9克，先将南星、半夏、蛇六谷加水煎煮1～2小时，再加入其余药物合制成煎剂，即得。口服，每天1剂，煎2次分服。三个方可按病情辨证施治。方一用以攻癌，消肿解毒，化瘀软坚。方二、方三用以扶正，前者润肺益气，后者健脾益肾。上海杨浦区中医院肿瘤组用本组方中西结合治疗晚期肺癌，总有效率为64.3%。

2. 治疗慢性肾炎水肿：商陆150克，泽泻150克，杜仲15克，制成合剂，每天3次，每次10～15毫升，2～4天后尿量即可增加，对急性慢性肾炎、腹炎、心衰等均有效。但应慎服。

3. 治疗乳腺增生：用商陆片剂口服治疗乳腺增生，251例，总有效率为94.86%。

4. 治疗肾结石：商陆10克，石见穿15克，海浮石10克，海金沙20克，黄芩20克，金钱草50克，鸡内金50克，琥珀粉20克，每天3次口服，治疗肾结石2例痊愈，半年未复发。

5. 治疗银屑病：商陆片治银屑病，每天3次，每次3克，治疗43例，35例有效。另有报道，商陆片治疗银屑病40例，治愈12例。

6. 治疗蛇伤：商陆、蒲公英、大蓟根、马齿苋、五灵酯，制成片剂或针剂，治疗蛇伤，具有较好效果。

7. 治疗慢性气管炎：商陆分别制成蜜浆、蜜丸(分Ⅰ号、Ⅱ号)等各种制剂有效。

【附方】

［古代方］

1. 水气肿满：生商陆、赤小豆等份，于鲫鱼腹中，煮熟去鱼，鱼汁送服。(《圣济总录》)

2. 水气：商陆根、甘遂末各3克，土狗1枚同调服。(《杨氏家藏方》)

3. 肿毒：商陆根和盐少许，捣敷。(《备急千金要方》)

4. 疮伤水毒：商陆根捣炙，布裹熨之。(《备急千金要方》)

5. 石痈：生商陆根捣敷之。(《备急千金要方》)

6. 跌打：商陆研末，调热酒敷患处。(《滇南本草》)

7. 瘰疬喉痹卒攻痛：生商陆根捻作饼子，置患处，以艾炷于药上灸3～4壮。(《外台秘要》)

［现代方］

1. 淋巴结结核：商陆9克，红糖为引，水煎服。(《云南中草药》)

2. 哮喘口渴，水肿或有少量腹水，二便不利：商陆、羌活、秦艽、槟榔、椒目各9克，木通、泽泻、大腹皮、赤小豆各12克，茯苓皮30克，生姜皮3克，水煎服。(《中国常用中草药》)

【备注】

1. 小儿急性肾炎曾用广东商陆，实即姜科植物闭鞘姜，通称樟柳头，用量3～9克，根本不是商陆，据称伍用白茅根、玉米须、仙鹤草、车前子水煎服有效。

2. 本品有毒，无补益作用，不能误作土人参。近年商陆药理研究较多，临床用于抗癌、抗炎等也较广泛。但本品有毒性，应用时必须掌握剂量和应用范围。孕妇忌用。

506. 望江南

【概述】

本品为豆科植物望江南 Cassia occidentalis L 的成熟种子。又名野扁豆、金豆子、假决明、山绿豆、羊角豆。原植物为一年生或多年生半灌木状草本或灌木，生于山坡草地或灌木丛中，有栽培。分布华东、华南及四川等省区。秋季采收成熟种子。春、夏采叶及根，除去泥土，晒干。药材主产于江苏、浙江、江西、福建、广西。药材性状：种子扁卵形或扇桃形，表面深棕色或紫棕色，稍具光泽，中央凹陷，凹陷部位长圆形或圆形，边缘有白色网状或放射状条纹。性凉，味甘、苦。有毒。归肺、肝、胃经。功能清肝明目，健胃，通便，解毒。常用于肺癌及其他癌症合并感染，也用于咳喘，高血压，口干，目赤，便秘。用法用量：6～9克，煎服；1.5～3克研末，调敷外用。

【成分】

1. 种子：含大黄素甲醚(Physcion)、大黄素甲醚-1-葡萄糖苷(Physcion-1-glucoside)、1,8-二羟基-2-甲基蒽醌(1,8-Dihydroxy-2-methylanthraquinone)、1,4,5-三羟基-3-甲基-7-甲氧基蒽醌(1,4,5-Trihydroxy-3-methyl-7-methoxy-anthraquinone)、N-甲基吗啉(N-methyl-morpholine)及半乳糖甘露糖聚糖(Galactomannan)。另含β-谷甾醇及脂肪酸，大黄酸、大黄酚、芦荟大黄素等。

2. 嫩根：含大黄酚(Chrysophanol)，花含大黄素(Emodin)。

3. 根：含1,8-二羟基蒽醌、望江南素A、B及大黄素。

4. 叶：含二蒽酮葡萄糖苷。

5. 种子油：含油酸、棕榈酸、硬脂酸等。

6. 其他：另含谷甾醇、毒蛋白、挥发油等。

【药理】

1. 抗菌作用：叶、根、种子中所含挥发油，对多数细菌有抗菌作用。

2. 兴奋平滑肌作用：叶、茎水煎剂及水煎液醇沉后的煎剂对豚鼠回肠和大鼠子宫有兴奋作用。

3. 抗癌作用：对艾氏腹水癌 ECA 及人体肺癌、肝癌有抑制作用。

4. 毒性作用：有致泻作用；所含毒蛋白可引起中毒。

【临床报道】

常用于肺癌或其他癌症合并感染咳喘证候。对阴亏阳亢的高血压、口干、目赤、便秘等证候亦有效。它本身可消肿解毒、治毒蛇咬伤、泻下通便、治血淋、小便短涩。脾胃虚寒者禁服。

望江南配伍山楂、神曲，开胃健脾，消积导滞，治食积胀满有效；配菊花，散风热，泻实火，用治目赤肿痛。配地榆，凉血止血，利尿通淋。

【附方】

［古代方］

肿毒方：金豆子叶，晒研，醋和敷，或酒下6～9克。(《本草纲目拾遗》)

［现代方］

1. 口腔黏膜发炎糜烂：望江南子30克，水煎服汁含漱，每天数次，连用5～7天。(《民间中草药大全》)

2. 跌打损伤，毒虫咬伤，蜂蜇伤：鲜望江南嫩茎、叶适量，洗净，捣烂，外敷伤处。(同上)

3. 毒蛇咬伤：鲜望江南根30克，水煎服。另采鲜叶，捣烂，敷伤口周围。(同上)

4. 肺癌咳嗽，痰中带血者：望江南、鱼腥草、桑白皮、仙鹤草、黛蛤散、冬瓜子各

15克,苇茎60克,薏苡仁24克,桃仁10克,百合、紫菀、百部各9克。每天1剂。(浙江中医学院)

5. 各种癌症:望江南15克,加水500毫升,煎成300毫升,每天1剂,分3次服。(《日间治癌单方》)

6. 血淋:羊角豆全草30克,水煎服。(《福建民间草药》)

【备注】

1. 望江南茎叶、子、根,均供药用。

2. 望江南与望江南子,均能清肝和胃,解毒通便;前者为茎叶,入肺经,治热咳热喘;后者为果实,入大肠经,治下痢腹痛。

3. 望江南与蝉蜕均能清肝明目。前者苦寒入肝经,清热泻火;蝉蜕甘寒,入肝经,疏风散热,二者效同而原理各异。

507. 麻 黄

【概述】

本品为麻黄科植物草麻黄 Ephedra sinica Stapf、中麻黄 Ephedra intermedia Schrenk et C. A. Mey. 或木贼麻黄 Ephedra equisetina Bge. 的干燥草质茎。又名龙沙、卑相、卑盐。草麻黄主产于河北、山西、新疆、内蒙古;中麻黄主产于甘肃、青海、内蒙古及新疆;木贼麻黄主产于河北、山西、甘肃、陕西、内蒙古、宁夏、新疆。性温,味辛、微苦。归肺、膀胱经。功能发汗散寒,宣肺平喘,利水消肿。用于外感风寒,胸闷喘咳,风水浮肿;水肿初起前有表证者,支气管哮喘。蜜炙麻黄润肺止咳,多用于表证已解,气喘咳嗽者。用法用量:2~9克煎汤内服,或入丸、散;外用适量,研末嗃鼻或研末敷。生用发汗力强,发汗、利水用之;炙用发汗力弱,蜜炙兼能润肺,止咳平喘多用。

【成分】

1. 麻黄生物碱:至少6种以上,含量较多的为左旋麻黄碱,右旋伪麻黄碱,左旋去甲基麻黄碱,右旋去甲基伪麻黄碱和左旋甲基麻黄碱,以左旋麻黄碱为主,占80%~85%,伪麻黄碱含量较少。

2. 噁唑酮类生物碱:麻黄噁唑酮。

3. 挥发油:草麻黄有α,α,4-三甲基-3-环己烯-甲醇、α和β-松油醇;木贼麻黄有6,10,14-三甲基十五碳-2-酮、3,7,11,15-四甲基-2-十六碳烯-1-醇、十八碳酸甲酯,平喘有效成分为2,3,5,6-四甲基吡嗪。

4. 黄酮类化合物:芹菜素、小麦黄素、山柰酚、芹菜素-5-鼠李糖苷、蜀葵苷元、3-甲氧基蜀葵苷元及山柰酚鼠李糖苷。

5. 芳香酸类:苯甲酸、对-羟基苯甲酸、桂皮酸、对-香豆酸、香草酸及原儿茶酸。

【药理】

1. 发汗作用:麻黄发汗为几千年临床实践所证实。麻黄的挥发油、麻黄煎剂、麻黄碱均有发汗作用。麻黄的发汗机理可能是由于其阻碍了汗腺导管对钠离子的重吸收,而导致汗液分泌增加;也可能与兴奋中枢的有关部位和外周α受体有关。当人处于温热环境时,用麻黄碱50~60毫克经0.5~2小时后,汗腺分泌较多较快,此与古人经验服用麻黄汤后温覆机体,使周身出汗以治疗风寒感冒、腠理闭塞、发热无汗的表实证,十分吻合。

2. 平喘作用:麻黄碱、伪麻黄碱及麻黄挥发油是其平喘的有效成分。近年来又从草麻黄中分离出两种新的平喘成分2,3,5,6-四甲基吡嗪及L-α-松油醇。其平喘机理主要通过以下环节:① 促进肾上腺素能神经和肾上腺髓质嗜铬细胞释放去甲肾上腺素和肾上腺素而间接发挥拟肾上腺素的作用。② 因其化学结构与肾上腺素相似，亦可直接与支气管平滑肌上的β-肾上腺素受体结合，激活细胞上的腺苷酸环化酶，催化 ATP 形成 cAMP，使支气管平滑肌松弛。③ 阻止过敏介质（如 5-HT、SRS-A）的释放。④ 促进肺部 PGE 的释放，直接活化腺苷酸环化酶而使支气管平滑肌松弛。⑤ 直接兴奋 α-肾上腺素受体，使末梢血管收缩，有利于支气管黏膜肿胀的减轻。⑥ 抑制抗体的产生。平喘特点是显效较慢，作用温和持久，且口服有效。

3. 利尿作用：麻黄的利尿作用以右旋伪麻黄碱作用最显著，利尿作用机理可能是由于麻黄扩张肾血管，使肾血流增加，以及阻碍肾小管对钠离子重吸收的缘故。服用麻黄煎剂后，血压升高和利尿作用同时出现，对高血压病人不利。

4. 抗炎、抗过敏作用：麻黄水提物，醇提物均有抑制炎症反应和明显的抗过敏作用。麻黄中分得的最强抗炎活性成分为伪麻黄碱，还有麻黄噁唑酮。麻黄及其生物碱的抗过敏作用可能是通过β受体作用而发挥的。

5. 祛痰、镇咳作用：麻黄水提物有一定镇咳效果，其强度约为可待因的 1/20。镇咳的有效成分之一是松油醇。麻黄挥发油尚有一定的祛痰作用。

6. 解热、抗菌、抗病毒作用：麻黄挥发油对实验性发热动物有解热效果。体外实验证明，麻黄煎剂、麻黄挥发油对金黄色葡萄球菌，甲、乙型溶血链球菌，流感嗜血杆菌，肺炎双球菌，炭疽杆菌，白喉杆菌，大肠杆菌，奈瑟双球菌等均有不同程度的抑制作用。麻黄挥发油对流感病毒（亚甲基，AR_8）有明显的抑制作用。

7. 对心血管系统的作用：麻黄碱因能兴奋肾上腺素能神经和直接兴奋心肌β_1 和血管平滑肌 α_1 受体而呈现正性肌力、正性频率作用，并能使血管收缩，血压升高。因麻黄碱能同时兴奋 α、β-肾上腺素受体，故收缩压较舒张压升高明显。其升压特点是作用缓慢、温和、持久、反复应用易产生快速耐受性，一般认为是由于受体逐渐饱和以及递质逐渐耗损之故。麻黄碱三种异构体的升压作用，以左旋麻黄碱最强；右旋伪麻黄碱最弱，约为左旋体的一半，人工合成的消旋麻黄碱居中。

8. 中枢兴奋作用：麻黄对中枢神经系统有兴奋作用，麻黄碱的中枢兴奋作用远较肾上腺素为强，治疗剂量即可兴奋大脑皮质和皮质下中枢，亦能兴奋中脑、延脑呼吸中枢和血管运动中枢。可引起精神兴奋和失眠。

9. 作用机制及快速耐受性：麻黄碱的拟肾上腺素作用属于混合型，大部分是由于与肾上腺素受体结合而发挥直接作用，小部分是由于促进肾上腺素能神经和肾上腺髓质嗜铬细胞释放去甲肾上腺素和肾上腺素而发挥间接作用。麻黄碱对动脉、输精管、回肠及心脏、气管、肺泡以直接兴奋 α 和 β 受体为主，但亦能激动门静脉、输精管的突触前 β 受体，以及回肠的突触前 α_2 受体。麻黄碱反复应用时易产生快速耐受性，其直接作用的快速耐受性是由于受体的饱和，其间接作用的快速耐受性是由于递质耗竭。

10. 其他作用：麻黄碱对骨骼肌有抗疲劳作用；可兴奋虹膜辐射肌而使瞳孔扩大；使胃肠道平滑肌松弛，抑制蠕动；能增加膀胱括约肌的张力，兴奋动物离体子宫，而对人的子宫则表现为抑制。

11. 毒副作用：麻黄毒性小，其中所含成分麻黄碱的毒性较伪麻黄碱大，可引起小鼠举尾反应及紫绀。小鼠腹腔注射麻黄水提取物的 LD 50为 650 毫克/千克，麻黄挥发油的 LD 50为 1.35 毫克/千克，右旋伪麻黄碱的 LD 50为 245 毫克/千克，左旋麻黄碱盐酸盐的 LD 50为 300 毫克/千克。急性中毒反应有头痛、不安、失眠、心悸、胸闷、流泪、流涕、口干、恶心呕吐、血压升高、心动过速等。大剂量可抑制心脏，引起心动过缓。

【临床报道】

麻黄用于风寒表实证，祛风散寒，常与桂枝配伍以加强发汗解表；阳虚者感风寒后恶汗发热、头痛发汗、四肢不温，可配附子、细辛，以助阳解表；如外感寒湿、发热恶寒无汗，身体烦疼，可用麻黄汤散寒解表，配伍白术祛湿。用于咳喘，可配伍杏仁；若外感风寒，内有水饮，咳喘痰多、发热恶寒无汗者，可配伍细辛、干姜等；若寒饮挟热，咳而上气，烦躁而喘者，再加石膏（小青龙加石膏汤）。若表证已解，单纯寒饮郁肺而哮喘者，麻黄配伍射干、半夏、细辛等以化痰止咳、降逆平喘。若表邪入里、肺热喘嗽，口渴气逆，麻黄配石膏、杏仁等。

应用麻黄时，高血压病人用以解表时，可以紫苏叶代替；用于风湿关节痛时，可用鹿衔草代替。

【附方】

［古代方］

1. 太阳病头痛发热、身疼、腰痛、骨节疼痛、恶风无汗而喘：麻黄（去节）9 克，桂枝（去皮）6 克，甘草（炙）3 克，杏仁（去皮尖）70 个，上 4 味，用水900 毫升，先煎麻黄去上沫，纳诸药 300 毫升，分 2 次温服。（《伤寒论》麻黄汤）

2. 素体阳虚，感冒风寒、发热憎寒、手足不温、脉沉：麻黄3 克，炮附子 1 枚（3～4.5 克），炙甘草 3 克，水煎服。（《伤寒论》麻黄附子甘草汤）

3. 外感风寒，发热、咳嗽、气喘、口渴、脉滑数或浮大：麻黄 6 克，杏仁 50 个（9克），炙甘草 3 克，石膏 15 克，水煎服。（《伤寒论》麻黄杏仁甘草石膏汤）

4. 外感风寒、水饮内停，恶寒发热、无汗喘咳、痰多或痰饮咳喘、不得平卧或头面四肢浮肿脉浮：麻黄（去节）、芍药各 9 克，细辛、干姜、甘草（炙）各 3 克，桂枝（去皮）9 克，半夏（洗）9 克，五味子 3 克，用水 1 升，先煮麻黄减去 200 毫升，去上沫，纳诸药，煮取 300 毫升去滓，分 3 次温服。（《伤寒论》小青龙汤）

5. 外感风寒、内有郁热、发热恶寒俱重、头痛身疼、无汗烦躁、咳嗽气喘、脉浮紧：麻黄（去节）12 克，桂枝（去皮）6 克，甘草（炙）6 克，杏仁（去皮、尖）6 克，生姜（切）9 克，大枣（擘）4 枚，石膏（碎）18 克，加水 900 毫升，先煮麻黄，减至 700 毫升，去上沫，纳诸药，煮取 300 毫升，去滓。温服 100 毫升，取微汗。一服汗出者，停后服。现亦用于感冒、流感及支气管哮喘等，证因如上所述者。（《伤寒论》大青龙汤）

6. 外感风寒，头痛目胀、鼻塞声重、咳嗽多痰、胸满气短、痰稠喘急、口不渴、脉浮：麻黄（不去根节）、甘草（不炙）、杏仁（不去皮尖）各等份，上㕮咀，每次15 克，用水225 毫升，姜 5 片，同煎至 150 毫升。去滓，口服。以衣被盖覆睡，取微汗为度。现亦用于急慢性支气管炎、支气管哮喘等证见上述症状者。（《和剂局方》三拗汤）

又据《实用方剂辞典》载：麻黄 6 克，杏仁 10 克，甘草 3 克，水煎服，剂量用法有所调整。

7. 咳喘上气，喉中水鸡声：射干 6 克，麻黄 9 克，生姜 9 克，细辛 3 克，紫菀 6 克，款冬花 6 克，五味子 3 克，大枣 2 枚，半夏（洗）9 克，上 9 味，以水 1.2 升先煮麻黄两沸，去上沫，纳诸药，煮取 300 毫升，去滓，分 3 次温服。（《金匮要略》射干麻黄汤）

8. 嗜眠喜睡：麻黄、术（即白术——编者注）各 5 份，甘草 3 份，捣末，每服 1 克，每天 3 次。（《肘后方》）

［现代方］

1. 外感风寒，恶寒发热、头身疼痛、无汗等：麻黄9克，桂枝6克，杏仁9克，甘草3克，水煎温服。(《中国常用中草药》)

2. 风湿身痛：麻黄6克，杏仁9克，薏苡仁15克，甘草3克，水煎温服。(同上)

3. 急、慢性荨麻疹：麻黄4.5克，蝉蜕4.5克，黄连2.4克，甘草2.4克，水煎，分2次，一天服完。

4. 功能性不射精：麻黄3克，研末敷脐，用麝香虎骨膏一张贴于外，每晚睡前用，连用7天左右起效。

508. 麻 黄 根

【概述】

本品为麻黄科植物草麻黄 Ephedra sinica Stapf 或中麻黄 Ephedra intermedia Schrenk et C. A. Mey. 的干燥根及根茎。秋末采挖，除去残茎、须根及泥沙，晒干。又名苦椿菜。主产于内蒙古、辽宁、山西、河北、陕西、甘肃、新疆等地。性平，味甘。归心、肺经。功能止汗。用于自汗，盗汗。尤其是体虚多汗者。用法用量：3～9克煎汤内服或入丸、散；外用：适量研粉撒扑。有表邪者忌用。

【成分】

含麻根素(即1-酪氨甜菜碱)，大环精胺类生物碱麻黄根定碱A、B、C、D，阿魏酰组定胺，麻黄宁(麻黄双黄酮 mahuanxin)A、B、C、D，麻黄酚。

【药理】

1. 对血压的作用：① 麻黄酚可使大鼠血压明显下降。麻黄根浸膏注射给动物，可见血管扩张、血压下降、呼吸加快。② 阿魏酰组胺盐酸盐可使大鼠产生有意义的降压。酪氨酸甜菜碱有弱的升压作用，但已被诸多降压成分的作用所抵消。麻黄根定碱(Ephedradine)A、B、C、D对大鼠有降压和减低心率作用。其中麻黄根定碱B作用最强。麻黄宁B微弱地加强去甲肾上腺素和明显地减少二甲基苯基哌哔嗪的加压作用；抑制豚鼠由电刺激节前神经和乙酰胆碱用于神经节所诱导的输精管收缩。

2. 止汗作用：麻黄根生物碱部分能抑制低热和烟碱所致的发汗。

【临床报道】

用于虚弱性多汗症(虚汗、自汗、盗汗)。诸家本草均用作止汗药，李时珍谓“根节止汗效如应响”。但时逸人认为：“本品为止汗之辅助药。气虚者以黄芪、人参为主；阴虚者以生地黄、龟版、玄参为主；内热者以石膏、黄芩为主；大汗亡阳者以干姜附子为主；与本品配合用之，皆有殊效。”

【附方】

［古代方］

1. 诸虚不足或新病暴虚：麻黄根、黄芪、牡蛎各9克，为粗散，每服15克，以浮小麦煎服。(《太平惠民和剂局方》)

2. 虚汗无度：麻黄根、黄芪等份，为末，飞面糊丸，每服6克，浮麦汤服下。(《谈野翁试验方》)

3. 产后虚汗不止：麻黄根9克，当归、黄芪各6克，水煎服。(《太平圣惠方》)

4. 肾劳热，阴囊生疮：麻黄根、石硫黄各90克，米粉适量，安絮如常用粉法搭疮上。(《备急千金要方》)

5. 风虚汗不止：麻黄根、牡蛎各60克，附子30克，捣细为散。和白米粉250克，拌令匀，以粉撒布，汗即止。(《太平圣惠方》麻黄根散)

6. 产后盗汗，伴头昏心烦、疲倦懒言、脉细弱或虚大：人参、当归、熟地各6克，麻黄根、黄连各2克，浮小麦30克，大枣3枚，研粗末，水煎去渣服。(《傅青主女科·

产后》止汗散)

[现代方]

1. 诸虚不足,自汗、盗汗:麻黄根、黄芪、牡蛎各 9 克,浮小麦 30 克,水煎服。(《中国常用中草药》)

2. 产后虚汗不止:麻黄根、当归、黄芪、人参、甘草、牡蛎各 9 克,水煎温服。(同上)

3. 脚汗:麻黄根 30%,牡蛎 30%,乌洛托品 15%,滑石粉 25%,共为细末,适量撒脚部。(同上)

4. 酒渣鼻:生麻黄根、生麻黄节各 80 克,白酒 1 500 毫升。前 2 味放入壶内加白酒,加盖,用武火煎 30 分钟后,置于阴凉处 3 小时,用纱布过滤,滤液装瓶备用,早晚各服 25 毫升,10 天为 1 个疗程。(《中药新用精选》)

509. 鹿 鞭

【概述】

鹿是生产鹿茸、鹿角胶、鹿角霜、鹿鞭、鹿茸精等的动物。《药典》"鹿茸"条收载的原动物有梅花鹿和马鹿。《四川省中药材标准》除以上两种外,并收载白鹿 Cervus macneilli Lydekker、白唇鹿 C. albirostris Przewalski 和水鹿 C. unicor Kerr.。后三者依次习称草鹿茸(白鹿茸),岩鹿茸(白唇鹿茸)和春茸(水鹿茸)等。也有报告四川梅花鹿新种。

鹿有野生与驯养。各地设有养鹿场。野鹿也可变家养。广东昆虫研究所动物研究室曾报告水鹿的活捕与驯养;东北主产马鹿和梅花鹿,为药典正品。青海祁连县养鹿场的白唇鹿;东北梅花鹿和马鹿杂交后,生产的有杂种鹿。

鹿鞭又称鹿肾、鹿冲。为鹿科动物梅花鹿和马鹿雄性的干燥阴茎和睾丸,始载于《本草经集注》,后世称为鹿鞭或鹿阴茎。《四川省中药材标准》(一九七七年版)收载白鹿、白唇鹿、水鹿的雄性干燥阴茎和睾丸作鹿鞭药用。市场上有新西兰鹿鞭、北方鹿鞭、黄牛鞭、牦牛鞭等伪品出现,应注意鉴别。以黄亮、不带肌肉,无臭味者为佳。能补肾壮阳,治阳痿早泄、腰膝痿弱。市售有鹿鞭补酒。

【附方】

古方有鹿肾粥,功能补肾通窍,主治肾气虚损、耳聋。鹿肾 1 对,去脂膜、切,粳米 20 克。上药于豉汁中相合,煮作粥,加入五味调味品如法调和,亦可作羹或作酒。

510. 鹿 茸

【概述】

本品为鹿科动物梅花鹿 Cervus nippon Temminck 或马鹿 Cerrus elaphus linnaeus 的雄鹿未骨化密生茸毛的幼角。分布于东北、华北、华南等地,多人工养殖。前一种习称花鹿茸,后一种习称马鹿茸。此外,在市场上还出现有麃鹿、麅鹿、麋鹿的雄鹿未骨化幼角。夏、秋二季锯取鹿茸,经加工后,阴干或烘干。鹿茸片系燎去茸毛灌酒润透后横切薄片,压平、干燥而成。鹿茸粉为去茸毛后,刮净,劈成碎块,研成细粉。性温,味甘、咸。归肾、肝经。功能壮肾阳,益精血,强筋骨,调冲任,托疮毒。主治阳痿滑精,宫冷不孕,神疲羸瘦,畏寒,眩晕,耳鸣耳聋,腰脊冷痛,筋骨痿软,崩漏带下,阴疽不敛。用法用量:1～2 克,研粉冲服。

1. 花鹿茸:① 锯茸:圆柱形,多具 1～2分枝,具一个分枝者,习称"二杠",体轻,气微腥,味微咸。具两个分枝者,习称

"三岔"，皮红黄色，茸毛较稀而粗。② 砍茸：连头颅骨之茸。也分二杠和三岔。

2. 马鹿茸：较花鹿茸粗大，分枝较多。一个侧枝习称"单门"，两个侧枝称"莲花"，三个者习称"三岔"，四个习称"四岔"。

东北马鹿茸：主产东北，外皮灰黑，茸毛灰褐色，"三岔"皮色深，质较老。"四岔"茸毛粗而稀、体轻、质嫩者为佳。西马鹿茸：主产西北，分枝较长且弯曲，茸毛粗大，灰色或黑灰色。气腥臭，味咸。

《四川省中药材标准》收载的水鹿茸、白鹿茸、白唇鹿茸为易混品。产于东北地区者质佳。内蒙古、新疆、青海、甘肃等省有野生，各地有饲养场。

【成分】

鹿茸含有多种氨基酸，含量最多者为脯氨酸、赖氨酸和丙胺酸。从乙醇提取物中分出两种降血压成分。正丁醇提取物中得到尿嘧啶，次黄嘌呤、尿素、尿嘧啶核苷、烟酸和肌酐。此外，鹿茸还含有多胺类化合物、多糖类、硫酸软骨素 A 等以及雄激素和雌二醇、生物活性肽类。

【药理】

1. 对 MAO 的作用：鹿茸提取物对小鼠肝和脑组织线粒体 B 型单胺氧化酶(MAO-B)有明显的抑制作用。正丁醇提取物中抑制 MAO 的活性成分主要为次黄嘌呤。鹿茸中含有的磷脂类化合物对 MAO 也有抑制作用。研究指出，次黄嘌呤和磷脂酰乙醇胺为抑制 MAO 活性的主要有效成分。

2. 对心血管系统的作用：鹿茸精灌流大鼠离体心脏，可使冠脉流量增加，心缩幅度增大和心率减慢。在体试验给麻醉猫静脉注射，可致血压一过性降低。溶血磷脂酰胆碱为降压成分。

3. 对性功能的作用：据报告鹿茸无明显的性激素样作用和促性激素样作用。但也有人证明，鹿茸精对雄性幼龄大鼠前列腺、贮精囊及包皮腺的生长有促进作用。对未成年雌性小鼠可促进子宫发育。给老龄小鼠灌服鹿茸乙醇提取物，可使其血浆睾丸酮含量明显增加。

4. 对核酸和蛋白质的影响：鹿茸水提物对蝌蚪和小鼠具有促生长作用。对加速老化小鼠，鹿茸水提物可使其增加肝脏蛋白质的含量。鹿茸提取物促进 RNA 和蛋白质合成，主要由于它刺激了 RNA 聚合酶Ⅱ的活性所致。鹿茸所含此一作用的成分是多胺类物质。鹿茸总多胺对 ^3H-亮氨酸和 ^3H-尿嘧啶核苷渗入肝的蛋白质和 RNA 均有明显促进作用，也使肝 RNA 聚合酶活性有所增强。

5. 抗氧化作用：鹿茸乙醇提取物给老化小鼠灌服，可使其脑和肝中丙二醛含量降低，SOD 活性明显升高。对 CCl_4 和酒精中毒引起的小鼠和大鼠肝、血浆中丙二醇含量升高，也有明显抑制作用。

6. 对免疫功能的影响：鹿茸精可显著增强小鼠单核细胞对血中胶体炭粒的廓清，促进小鼠溶血素抗体的生成，提高血清凝集效价。腹腔注射给正常小鼠、氢化可的松及环磷酰胺所致免疫功能低下小鼠，可促进其巨噬细胞的吞噬功能。腹腔注射鹿茸多糖也可明显增强小鼠的网状内皮系统的吞噬功能。

7. 其他作用：① 鹿茸多糖对大鼠应激性溃疡和结扎幽门引起的胃溃疡，均有抑制作用。② 鹿茸精对创伤引起的神经功能障碍有促进康复作用。对家兔头部损伤引起的不安和脑电图、肌电图及眼球震颤电图的变化，均有改善作用。③ 鹿茸多糖注射，对实验炎症有抑制作用。④ 鹿茸精腹腔注射，可明显延长小鼠游泳时间。也具有抗疲劳、抗高温及低温等应激的能力。⑤ 鹿茸精可增强学习和记忆功能。鹿茸磷脂，可增加小鼠学习和记忆能力，加速条件反射的建立。⑥ 鹿茸多糖腹腔注射对肉瘤180有明显抑制作用。⑦ 强壮和延缓衰老作用。

【临床报道】

临床常用于：① 治疗血液病，如血小板减少症、白细胞减少症、再生障碍性贫血等。② 治疗原发性低血压症和直立性低血症。③ 自主神经功能失调。④ 改善头部外伤后遗症及脑部外伤者的一些症状（如头重、颈部疼痛、肩痛、腰背痛、恶心、四肢无力等。⑤ 鹿茸精对胆石症、高血脂症、甲状腺功能低下、慢性胃炎、内脏神经官能症、更年期综合征、肝硬化和胃溃疡等伴发的一些症状有所改善。

【附方】

［古代方］

1. 精血俱虚、营卫耗损，潮热自汗、怔忡惊悸、肢体倦怠及一切虚弱之症：鹿茸、附子、生姜。（《世医得效方》茸附汤）

2. 崩漏（肾虚型）：鹿茸、当归、阿胶（蛤粉炒）、蒲黄、乌贼骨，共研细末，每次3克，每天1～2次，温开水送服。（《千金方》鹿茸散）

3. 肾阳久虚、下元虚弱，咳嗽气喘、水泛为痰、夜尿频数、下肢不温、腰酸膝软：酒炙鹿茸、盐酒炒牛膝、五味子各60克，石斛、巴戟肉、炮附子、川楝子、山药、肉桂、杜仲、泽泻各30克，沉香（另研）15克（一方多沙棘、菟丝子、磁石、阳起石）研细末，酒煮米糊为丸，每服9克，每天2次，米饮送下。（《济生方》鹿茸丸）

［现代方］

1. 虚劳、精血亏虚：鹿茸30克，沉香15克，附子15克，当归15克，小茴香15克，菟丝子30克，胡芦巴30克，补骨脂15克，研末，用酒煮糊为丸，每服9克，空腹用酒或盐汤送下。（《中国常用中草药》）

2. 冲任虚寒，带下纯白：鹿茸60克，白蔹30克，狗脊30克，研末，用艾煎醋汁，以糯米糊为丸，每服6克，空腹时温酒送下。（同上）

511. 鹿　角

鹿　角

【概述】

本品为鹿科动物马鹿或梅花鹿已经骨化的角或锯茸后翌年春季脱落的角基，分别习称马鹿角、梅花鹿角及鹿角脱盘。多于春季拾取，除去泥沙，风干。炮制时，洗净锯段，用温水浸泡后，镑片，晾干，或锉成粗末。性温，味咸。归肝、肾经。功能温肾阳，强筋骨，行血消肿。主治阳痿，遗精，腰脊冷痛，阴疽疮疡，乳痈初起，瘀血肿痛。用法用量：6～15克煎汤入服。制剂有鹿角胶；鹿角霜。

鹿角胶

为鹿角经水煎熬、浓缩制成的固体胶。制造时，将鹿角锯成长6～10厘米的段，漂泡至水清，分次水煎，滤过，合并滤液，或加入明矾细粉少量，静置，滤取胶液，用文火浓缩（或加适量豆油、冰糖、黄酒）至稠膏状，冷凝，切块，阴干。性温，味甘、咸。入肾、肝经。功能温补肝、肾，益精养血。主治阳痿滑精，腰膝酸冷，虚劳羸瘦，崩漏下血，便血尿血，阴疽肿痛。用法用量：3～6克，烊化兑服。

【成分】

鹿角胶含有胶质、磷酸钙、碳酸钙、磷酸镁、氨基酸及氮化物等。

【药理】

1. 增强免疫功能：对人体淋巴母细胞转化有促进作用。

2. 提高血象：促进周围血液中红细

胞、白细胞、血小板的增加。

3. 抗炎、抗过敏作用：能促进钙吸收使血钙增加，从而降低毛细血管通透性，使渗出液减少，显示一定的消炎和抗过敏作用。

4. 其他作用：对豚鼠进行性肌营养不良模型有防治作用。

【临床报道】

临床常用于治疗阳痿滑精、肾虚腰痛，妇人无子、胎动不安，吐血下血、崩中不止。

鹿角为纯阳之品，配龟版胶纯阴之品，即可滋水填精。具滋补强壮功能，如龟鹿二仙膏；鹿角胶配阿胶，两胶相合，阴阳兼顾，形气俱补，故用于肾之精气俱损，命门不足，气损血虚之症，并可用于虚寒性出血，如崩漏、尿血；配人参，益气壮阳，用于先天不足或后天劳绝，或年高火衰，男子阳痿精冷，女子宫寒不孕。

【附方】

［古代方］

1. 虚劳：鹿角胶、鹿角霜、菟丝子、柏子仁、熟地黄，如法制丸如梧子大，早晚服盐汤或酒任下。（《百一选方》斑龙丸）又《医统方》的斑龙丸，处方略有不同。

2. 五劳七伤，腰背酸痛，四肢沉重：有鹿角胶、牛乳、白蜜、牛酥、生姜汁。（《太平圣惠方》鹿角胶煎方）

3. 鹤膝风：鹿角胶 9 克，熟地 30 克，肉桂 3 克，麻黄 2 克，白芥子 6 克，姜炭 2 克，生甘草 3 克，煎服。（《外科证治全生集》阳和汤）

4. 肾气不足，精血亏损：鹿角胶、龟版胶、枸杞子、人参、蜜丸。（《证治准绳》龟鹿二仙胶丸）

5. 色欲所伤，心神涣散，肾元不固，神憔色瘁，畏寒怯冷，梦遗滑精或阳痿：鹿角屑、鹿茸各 30 克，茯苓 23 克，人参、川芎、当归、桑螵蛸、补骨脂、煅龙骨、韭子（酒浸）各 15 克，柏子仁、甘草各7.5克，为醋末，每取 15 克加生姜 5 片，大枣 2 枚水煎服。（《杂病犀烛源流》鹿角散）

鹿角霜

本品为鹿角去胶质后的角块。先将骨化角熬去胶质，取出角块，干燥。即熬炼鹿角胶剩余的骨渣，碎成不同形体的块片。用时捣碎。性温，味咸。归肝、肾经。功能温肾助阳，收敛止血。主治脾，肾阳虚，食少吐泻，白带，遗尿尿频，崩漏下血，痈疽痰核。用法用量：9～15 克，水煎服。

【成分】

鹿角含胶质、磷酸钙、碳酸钙及氮化物等。并含多种氨基酸。

【药理】

主要药理作用有：抗炎症；鹿角提取物能增加麻醉犬心脏搏出量。

【临床报道】

用治阳痿早泄，虚劳内伤，腰脊痛，尿频尿多，妇人心肾不交；瘀血作痛、折伤恶血；疮散痈。

鹿角配杜仲，补肾益精，强筋壮骨，治虚劳内伤；配肉桂，用治肾阴不足，命门火衰，阳痿，早泄，遗精；配黄芪，用治疮疡肿毒。

【附方】

［古代方］

1. 痈疽发：烧鹿角、捣末，以苦酒（醋）和之。（《补缺肘后方》）

2. 妊娠下血：鹿角、当归，水 400 毫升，煎至 200 毫升，食前温服，主治妊娠下血，腰痛不可忍。（《洪氏集验方》）

3. 腰痛：鹿角屑，熬令黄赤，研，酒服 2～3 克，每天 5～6 次。（《产乳集验方》）

4. 筋骨疼痛：鹿角，烧存性为末，酒服 3 克，每天 2 次。（《本草纲目》）

5. 脊痛不能久立，气衰发落齿槁，腰脊痛：鹿角、川牛膝各等份，细末，炼蜜为丸。（《济生方》鹿角丸）

6. 溺血久不止、脉细数：鹿角240克，秋石30克，共为末，蜜丸，乌梅汤下9克。(《医略六书》鹿角秋石丸)

7. 男子五劳七伤，阳痿不起，小便余沥、腰背冷痛：鹿角、柏子仁、菟丝子、蛇床子、车前子、远志、五味子、苁蓉各15克，上为散，每次1.5～3克，食后调服。每天3次，不效，加至5克。(《洞玄子方》鹿角散)

8. 痿证，血气虚弱，两足痿软，不能行动，久卧床褥：鹿角胶500克，鹿角霜、熟地各250克，当归身120克，人参、川牛膝、菟丝子、白茯苓各60克，白术、杜仲各60克，虎胫骨(酥炙)、龟版(酥炙)各30克，上为细末，另将鹿角胶用无灰酒450毫升，烊化为丸如梧子大，每服100丸，空腹时用姜盐汤下。(《医学正传》鹿角胶丸)

9. 神志不遂，致患膏淋，小便如脂膏状，疲极乏力：鹿角霜、秋石、白茯苓各等份，上药为末，面糊为丸，如梧子大，每服50丸，米汤送下。(《三因极一病证方论》鹿角霜丸)

［现代方］

阳痿遗精，畏寒怯冷：鹿角9克，茯苓12克，人参、川芎、当归、桑螵蛸、补骨脂、韭菜子、煅龙骨各6克，柏子仁、甘草各3克，生姜5片，大枣3枚，水煎服。(《中国常用中草药》)

512. 鹿胎和鹿血

鹿　胎

为未出生的鹿胎儿，多数为野生雌鹿被捕杀后由腹中剥出的成形鹿羔，阴干后即成。干燥后棕红色，气微腥，味淡。以幼小无毛者为佳。成品有鹿胎膏，性温，味甘、咸。归肝、肾、心经。功能益肾壮阳，补血填精。用治肾阳不足所致畏寒，倦卧等症以及肝肾不足，肾精亏少所致月经不调，不育，头目眩晕，滑精，遗精等症。用法用量：6～15克，入丸散内服。《本经逢原》谓："其胎纯阳未散，宜为补养天真，滋益水火之良剂。"《沈氏尊生书》载鹿胎丸"治虚损劳瘵"。如佐以参、芪，则治虚寒，下元不足尤佳。

【附方】

［古代方］

1. 房欲过度，虚损劳瘵：鹿胎(去秽煮烂)1具，熟地(用人乳、粉山药拌蒸九次)240克，菟丝子(酒煮)300克，枸杞子(乳浸)240克，制首乌(乳浸，日晒夜露九次)300克，金石斛(酒炒)180克，巴戟肉(酒炒)150克，黄芪(酥炒)150克，人参120克，沉香60克，上为细末，黄蒿膏为丸，如梧桐子大，每服30～60丸，每天2次，开水或温酒送服。(《嵩崖尊生书》鹿胎丸)

2. 色欲过度，斫损成劳，形瘦骨弱，腰酸，眩晕，乏力，舌淡苔少，脉沉细无力：鹿胎、熟地、枸杞子各240克，菟丝子、制首乌各300克，金钗石斛180克，巴戟天、炙黄芪各150克，人参120克，研细末，蜜丸，每服9克，白开水送服。(《杂病犀烛源流》鹿胎丸)

［现代方］

男子肾寒精冷，阳痿不举；妇女子宫虚寒，久不孕育：鹿胎1具，党参7.5千克(去芦)，黄芪5千克，鹿肉50千克，生地2.5千克，当归2.5千克，紫河车5具，熟地2.5千克，升麻625克，桂圆肉1.25千克，上药切碎，水煮3次，分次过滤，去滓，滤液合并，用文火煎，浓缩成膏状，以不渗纸为度，每30克膏汁兑炼蜜30克成膏，装瓶，每服9～15克，每天2次，开水冲服。(《北

京市中药成方选集》鹿胎膏）

鹿　血

性热，大补。血中含有各种营养要素及免疫抗体。功能补虚损、益精血，解毒。主治阳痿，腰痛，诸气痛，鼻衄，折伤，崩中带下，解痘毒，解药毒。古方有阴阳二血丸、斑龙宴、鹿血酒，近世用作抗衰老，益气力，可增强人的免疫功能。用法用量：3～6克入丸散。《医林纂要》谓："行血祛瘀、续绝除伤，与山羊血同而性较中和。"

513. 鹿衔草

【概述】

本品为鹿蹄草科植物鹿蹄草 Pyrola calliantha H. Andres 或普通鹿蹄草（卵叶鹿蹄草）Pyrola decorata H. Andres 的干燥全草，又名鹿蹄草、鹿含草、鹿寿草。主产于浙江、安徽、江西、四川、云南、贵州、陕西等地。多年生常绿草本。性温，味甘苦。归肝、肾经。功能补虚益肾，祛风湿，强筋骨，活血调经。主治虚弱，久咳劳嗽，劳伤吐血，风湿痹痛，崩漏，白带，外伤出血。用法用量：5～10克研末或炖肉，9～15克水煎服；外用捣服或研末撒。

【成分】

本品含熊果酚苷（Arbutin）、肾叶鹿蹄草苷、金丝桃苷、高熊果酚苷、异高熊果酚苷（Iso-homoarbutin）、梅笠草素（Chimaphillin）、鹿蹄草素（甲基氢醌）以及水晶兰苷（Monotropein）、苦舌仁酶、苦味质、槲皮素、没食子酸、原儿茶酸及 N-甲基-2-萘胺，还含挥发油、鞣质等。

【药理】

1. 对心血管系统的作用：鹿衔草醚浸出液对衰弱的离体蛙心有强心作用，水及醇的浸出液作用较弱；对正常离体蛙心作用不显著。麻醉犬静脉注射鹿衔草的水、醇、醚3种浸出液皆有降压作用，兔耳灌流法证明有明显扩张血管的效力。也能增加冠状血管和脑血流量。鹿衔草各部分作用性质相似，但其叶比根茎作用强。鹿衔草醇及醚提取液均能显著增加小鼠心肌 ^{86}Rb 摄取量。

2. 抗菌作用：鹿衔草水提取液对金黄色葡萄球菌、伤寒杆菌有较强的抑制作用，稀释后对白色葡萄球菌和志贺痢疾杆菌亦有较强的抑制作用。鹿衔草素对金黄色葡萄球菌、伤寒杆菌、绿脓杆菌、变形杆菌及大肠杆菌等均有抑制作用。

3. 提高细胞免疫功能：50%鹿衔草煎剂1∶20浓度0.15能提高E-玫瑰花结形成率，并能明显促进淋巴细胞转化。

4. 升高血浆 cAMP 的含量：小鼠灌胃鹿衔草煎剂（4克/毫升）10毫升/千克，每天1次，连续7天能明显升高血浆 cAMP 的含量。

5. 抗生育作用：雌性小鼠每天服煎剂，连续10天，第5天与雄鼠合笼共1月，生育抑制率为100%。其作用可能与抑制发情期和使子宫特别是卵巢萎缩有关。

6. 体内过程：给小鼠尾静脉注射 ^{14}C 标记的鹿蹄草素，5分钟时血清中 ^{14}C 含量达最高峰，1小时即下降到上述水平的1/10以下。5分钟内在组织中的分布以肾肝含量最高，肺次之，心脑脾较低。10分钟时除肾含量仍较高外，其余组织含量均迅速下降。主要从肾脏排泄，消除迅速，给药后24小时尿中排泄总量约为注入量的80%；而粪中的排泄量极少。

7. 毒副作用：小鼠静脉注射鹿蹄草注射液的 LD50 为 9.73 克/千克，一次口服60克/千克，观察1周未出现不良反应。鹿蹄草素小鼠静脉注射的 LD50 为(0.227±0.037)克/千克。犬每天静脉注射鹿蹄草素 5 或 15 毫克/千克,连续 14 天,除大剂量组有轻度呕吐外,血象,尿常规,肝肾功能,心电图及病理组织学检查无异常变化。

【临床报道】

1. *治疗肠道及肺部感染*:用鹿衔草素治疗婴儿泄泻 36 例,小儿细菌性痢疾 16 例,成人细菌性痢疾 26 例。对轻型泄泻及普通性痢疾,患儿口服鹿蹄草素 40 毫克,每天 3～4 次,或肌内注射 40 毫克,每天 2～3 次,对重型泄泻及重型中毒性菌痢,静脉滴注 100～300 毫克,分 2 次滴注,症状好转后改用肌内注射或口服。成人口服 200 毫克,每天 4 次,同时每天静脉滴注 400 毫克,肌内注射 400 毫克,每 8 小时 1 次,连续 3 天后停用静脉滴注,仅口服和肌内注射,直至恢复正常后 3 天停药。婴儿泄泻 36 例中痊愈 22 例,有效病例平均退热天数为 1.92 天,平均止泻天数为 3.08 天。另用鹿蹄草治疗肺部感染 18 例,每天除静脉滴注200 毫克外,并肌内注射 10 毫克,每天 4 次。16 痊愈,2 例无效。

2. *治疗颈性眩晕症*:用鹿衔草注射液肌内注射,每天 2 次,每次 4 毫升,1 周为 1 个疗程。同时采用颈部推拿及牵引法,以纠正颈椎骨的严重移位。共治疗 322 例颈性眩晕症,其中痊愈 47 例,显效 127 例。

3. *治疗高血压病*:鹿衔草制成茶剂,每次 1 克,每天 3 次,开水 200 毫升。浸泡 5～10分钟,代茶饮用,可连续冲泡两遍,15 天为 1 个疗程。

【附方】

1. *骨质增生*:鹿蹄草 25 克,熟地 100 克,生姜 75 克,鸡血藤 75 克,肉苁蓉 50 克,共研细末炼蜜为丸,丸重 15 克,每服 1 丸,每天 2 次。(《长白山植物药志》)

2. *脚膝无力*:鹿蹄草,水煎服。(《江西草药手册》)

3. *肺结核咯血*:鹿衔草、浙贝母、白及各 30 克,研细粉,每服 15 克,温开水送服。(《中国常用中草药》)

4. *慢性风湿性关节炎*:鹿衔草、白术各 12 克,泽泻 9 克,水煎服。(同上)

5. *月经过多*:鹿衔草 10 克,地榆炭 20 克,水煎服。(同上)

【备注】

同属多种植物在不同地区作鹿衔草用,主要有:

1. 圆叶鹿蹄草 P. roundifolia l. 分布于东北各省、新疆等地。

圆叶鹿蹄草的全草含熊果酚苷(Arbutin)7.93%,鞣质 18%、肾叶鹿蹄草苷(Reniforlin)、挥发油,还含有蔗糖、蔗糖酶、苦杏仁酶等。干叶含高熊果酚苷(Homoarbutin)、异高熊果酚苷(Isohomoarbutin)。

2. 日本鹿蹄草 P. japonica (Sieb.) Klenze ex Alef. 分布于东北及华北各省。叶含鹿寿草萼(Pirolatin)约 1%、水晶兰苷、东叶草苷(Asperuloside)、槲皮素、β-谷甾醇、熊果酸、梅笠草素、齐墩果酸、α_3-谷甾醇等。

3. 红花鹿蹄草 P. incarnata Fisch ex Dc. 分布于华北、吉林、辽宁、河南、新疆等地。

514. 淫 羊 藿

【概述】

本品为小檗科淫羊藿属的多种植物。原植物有:① 淫羊藿 Epimedium brevicornum Maxim,又名心叶淫羊藿、小叶淫羊藿,分布于河南、山西、安徽、河南、陕西、宁夏、甘肃、青海等地。② 箭叶淫羊藿 E.

sagittatum (Sief et Zucc) Maxim,又名铁箭头。产于安徽、浙江、江苏、江西、福建、湖北、湖南、两广、云贵、四川。③ 巫山淫羊藿 E. wushanense T. S. Ying 分布于陕西、广西、四川、贵州等地。④ 朝鲜淫羊藿 E. koreanum Nakai,又名东北淫羊藿。产于东北、河北、河南、江苏、江西、福建、湖南、两广、陕西等地。一般用淫羊藿的茎叶。无根茎,叶片多,色带绿者为佳。性温,味辛、甘。归肾、肝经。功能补肾壮阳,强筋健骨,祛风除湿。用于阳痿遗精,虚冷不育,尿频失禁,肾虚喘咳,腰膝酸软,风湿痹痛,半身不遂,四肢不仁。用法用量:3~9 克煎汤内服,或浸酒、熬膏,或入丸散用。阴虚而相火易动者禁服。

【成分】

1. 淫羊藿地上部分:含淫羊藿黄酮苷、淫羊藿次苷、淫羊藿糖苷以及钾、钙等无机元素。

2. 箭叶淫羊藿全草:含淫羊藿黄酮苷、皂苷、苦味质及鞣质,并含挥发油、植物甾醇、油酸、亚油酸、槲皮素等。

3. 巫山淫羊藿地上部分:含淫羊藿黄酮及巫山淫羊藿黄酮苷等。

4. 朝鲜淫羊藿:含淫羊藿黄酮苷、淫羊藿属苷 A、淫羊藿定 A、B、C、槲皮素、朝鲜淫羊藿属苷Ⅰ、Ⅱ等。

【药理】

1. 对下丘脑-垂体-性腺轴的影响:可使大鼠垂体前叶、卵巢、子宫增重。炮制品对小鼠睾酮在血浆中含量明显提高,睾丸和肛提肌增重。淫羊藿苷可使小鼠附睾及精囊脉增重,显示有促性功能作用,但生品无促性功能作用。

2. 增加心脑血流量:淫羊藿苷有直接扩张脑血管的作用。淫羊藿总黄酮选择性阻断离体和整体动物的心肌 β_1 受体。淫羊藿明显增加离体豚鼠心脏冠脉流量,对垂体后叶素引起的家兔心肌缺血性损伤,也有保护作用。

3. 对免疫功能的影响:淫羊藿多糖可促进胸腺释放成熟细胞,增殖旺盛。脾增大,脾有核细胞明显增多。多糖皮下注射可提高小鼠巨噬细胞的吞噬功能,淫羊藿苷也能显著激活巨噬细胞,促进 IL-2 和 TNF 产生。多糖还能促进特异性抗体产生,淫羊藿苷也能促进 Con A 诱导的脾淋巴细胞增殖促进抗体生成,二者都能增强体液免疫功能,但作用机理不完全相同。报告指出:淫羊藿多糖可使小鼠胸腺和脾脏细胞合成 IL-2 增多。淫羊藿多糖能使 T 细胞增殖,对小鼠 β 淋巴细胞具有有丝分裂原样作用,发挥体液免疫作用。

4. 对骨基质的作用:淫羊藿提取液及淫羊藿复方对长期应用肾皮质激素(醋酸泼尼松)所致不良反应(如骨质疏松肾皮质萎缩)有对抗作用,使钙化骨形成增加。

5. 对肾阳虚模型的作用:淫羊藿对糖皮质激素引起的"阳虚证"有明显的改善作用。对氢考所致肾阳虚模型,睾酮及雌二醇的水准都明显降低,淫羊藿可提高睾酮含量及雌二醇的水准。淫羊藿流浸膏可促进犬的精液分泌,小鼠也证明雄激素样作用。

6. 其他作用:① 抗衰老:淫羊藿制剂,总黄酮及多糖对实验动物均从不同角度显示抗衰延寿作用。② 抗病毒:箭叶淫羊藿水或醇提取物均能拮抗Ⅱ型单纯型疱疹病毒。③ 抗肿瘤:淫羊藿苷可能诱导癌细胞凋亡,协同 IL-2 提高 LAK 细胞对 K562 和 HL-60 细胞的杀伤活性,淫羊藿次苷Ⅱ对人鼻咽癌 KB 细胞作用显著。总黄酮具有显著增加荷瘤小鼠巨噬细胞的吞噬功能、淋巴细胞转化率等功能,对细胞免疫功能低下的小鼠在一定程度上有助于抑制肿瘤细胞的生长。④ 因其能降低外周阻力,增加冠脉流量,提高耐缺氧能力,保护缺血心肌的损伤,缩短心律不齐的发作时间,降低血压等作用。近年用于冠心病和高血压病。

【临床报道】

淫羊藿又名仙灵脾，临床有以下经验：除用其制剂治疗冠心病、高血压等外，发现淫羊藿煎剂对脊髓灰质炎病毒有抑制作用；对葡萄球菌、肺炎双球菌、流感杆菌、人型结核杆菌等有抑制作用，故临床也用于脊髓灰质炎、慢性气管炎等。与肉苁蓉合用，对阳虚动物脱氧核糖核酸合成有促进作用，促进细胞免疫，对抗衰老等，对老年慢性病的治疗，提供了药理基础。加以临床用于白细胞减少症有效，逐渐扩展了它的实际用途。对阴虚火盛、阳强易举者不宜应用。

淫羊藿对肾虚阳痿、女子不孕，常配伍仙茅、肉苁蓉等，也可合八珍汤。腰膝酸软，常配伍狗脊、杜仲、巴戟天等。男性不育，配锁阳，胡芦巴，方如五子衍宗丸。治疗风寒湿痹、筋骨疼痛，四肢拘挛麻木，常配伍桂枝、独活等。妇女更年期高血压，加仙茅、巴戟、黄柏、知母等组成二仙汤。

【附方】

［现代方］

1. 妇女更年期高血压：仙灵脾、仙茅各12克，巴戟天、当归、知母、黄柏各9克，水煎服。

2. 阳痿，早泄，腰膝无力：淫羊藿500克，白酒1 500毫升，浸泡1周，每次服10～20毫升，每天3次。（《中国常用中草药》）

3. 风湿痹痛、肢体麻木：淫羊藿、威灵仙、川芎、肉桂、苍耳子各30克，研末，每次以温酒调服6克，每天2次。（同上）

【备注】

1. 除前述品种外，各地作淫羊藿应用的同属植物还有：柔毛淫羊藿 E. pubescens Maxim. 产于四川、陕西、甘肃等省，又称毛叶淫羊藿。湖北亦产，地上部分含淫羊藿黄酮苷、淫羊藿黄酮次苷Ⅱ、淫羊藿属苷A、淫羊藿属苷C、金丝桃苷及柔藿苷，也含钙等无机元素。

515. 竹　叶

【概述】

包括淡竹叶与苦竹叶两种。淡竹叶为禾本科植物淡竹叶 Lophatherum gracile Brongn. 及中华淡竹叶 L. sinense Rendle 的干燥茎叶。叶形似竹叶而味淡，一般所言的竹叶，即指淡竹叶。长江流域及南部各省均产。主产江苏、浙江、湖南，以叶大、梗小、不带根者为佳。性寒，味甘淡。归心、胃、小肠经。功能清热除烦，利尿渗湿。主治热病烦渴，小便赤涩淋痛，口舌生疮。用法用量：一般用量6～9克，煎服。苦竹叶为禾本科植物苦竹 Pleioblastus amarus (Keng) Keng f. 的干燥嫩叶。性寒，味苦。功能清热，明目，发汗，利尿，解毒，除烦。主治热病口渴、心烦不眠，目痛口疮，小儿潮热，小便不利，解酒毒。用法用量：6～15克，煎服。两者均生用。

【成分】

淡竹叶含三萜类：蒲公英醇、芦竹素、印白茅素、无羁萜；甾类物质：β-谷甾醇、豆甾醇、菜油甾醇、蒲公英甾醇以及氨基酸、有机酸、糖类、酚性成分等。苦竹叶成分不详。

【药理】

1. 解热作用：发热模型大鼠口服淡竹叶水浸膏，有解热作用。

2. 抑菌作用：体外试验，水煎剂对金黄色葡萄球菌、溶血性链球菌有抑制作用。

3. 利尿作用：淡竹叶利尿作用较猪苓、木通为弱，但其增加尿中氯化物的排出量较猪苓强。

【临床报道】

现代临床用含有竹叶的复方治疗病毒性心肌炎、呕吐及小儿口疮等。又淡竹叶能辅助石膏以清除热病后期的余热。故现代临床多用于急性感染引起的发热、烦渴、尿少。也外用涂敷治疗麦粒肿、匐行性角膜溃疡。并以导赤散治疗泌尿道感染和尿路结石有效。

灯芯与竹叶均能清心利尿,但灯芯偏治五淋,竹叶偏治心中烦热;灯芯兼入肺,竹叶主入心。苦竹叶除与淡竹叶相同功能外,还能解毒、明目。能治热病口渴、心烦不眠,小儿潮热、小便不利、口舌生疮、目痛目热。还可烧存性研末,外敷汤火伤。淡竹叶与苦竹叶均能清心除烦,但淡竹叶以渗湿泻热见长,苦竹叶长于热病烦渴、心经实热。

【附方】

[古代方]

1. 产后心阴虚而有热,心中烦闷不解:淡竹叶、麦门冬各 30 克,甘草 6 克,生姜、茯苓各 9 克,大枣 5 个,小麦15克,㕮咀,以水 1 升,先煎竹叶、小麦,取800 毫升纳诸药,煎取 300 毫升,去滓,分 3 次温服。(《千金要方》竹叶汤)

2. 眼弦赤烂:淡竹叶30 克,黄连 30 克(去须),黄柏 45 克,细锉,以水 750 毫升,煎服 200 毫升,绵滤去滓,点眼,每天 3~4次。(《太平圣惠方》竹叶散)

3. 妊娠子烦,心惊胆怯、终日烦闷:麦冬 4.5 克,茯苓、黄芩各 3 克,人参 1.5 克,淡竹叶 10 片,水煎去滓。温服。(《医方集解》竹叶汤)

4. 失声音不出:浓煎苦竹叶服之。(《补缺肘后方》)

5. 恶疮:苦竹叶和鸡子黄敷。(《孙真人食忌》)

[现代方]

1. 尿血:淡竹叶 9 克,白茅根 9 克,水煎服。(《中国常用中草药》)

2. 热淋:淡竹叶 12 克,灯芯草 9 克,海金沙 6 克,水煎服。(同上)

3. 发热,烦渴,尿赤:苦竹叶 12 克水煎服。(《全国中草药汇编》)

【备注】

淡竹叶是禾本科植物淡竹叶的茎叶,而竹叶是同科植物淡竹的叶,不宜混同。竹叶已见另条。(《中国竹类植物志略》)

516. 淡豆豉

【概述】

本品为豆科植物大豆(黄豆)Glycine max (L.) Merr. 的种子经蒸罨发酵加工而成。又名香豉、大豆豉,全国各地均有大豆栽培,但主产东北及华北各地。性凉,味苦、辛。归肺、胃经。功能解表,除烦,宣郁,调中。用于感冒,时疾热病,寒热头痛,心烦,不眠,胃脘胀满,食欲不振,断奶乳胀。用法用量:6~12 克水煎服,或入丸剂;外用捣敷治痈疮肿毒。

【成分】

含蛋白质、脂肪、糖类、维生素 B_1、维生素 B_2、烟酸以及钙、铁、磷酸盐等,还含酵酶成分。

淡豆豉总提物、乙酸乙酯部分及正丁醇部分对大、小鼠均有一定的降血糖作用。

【临床报道】

用于外感表证以发散外邪,风寒风热均宜。风热表证用银翘散;风寒表证用葱豉汤。治热郁脑中,配栀子;治湿热郁蒸,配大黄、栀子等。

【附方】

[古代方]

1. 伤寒,湿病,虚烦不眠,短气:栀子

9克(劈),甘草6克(炙),香豉4克(棉裹),用水400毫升,先煮栀子、甘草,取200毫升,入豉,煮取150毫升,去滓,分2次服,温进一服,得吐止后服。(《伤寒论》栀子甘草豉汤)

2. 栀子汤证兼见呕吐不能进食：栀子9克(劈),生姜15克,香豉4克(棉裹),用水400毫升,先煮栀子、生姜,取200毫升,入豉,煮取150毫升,去滓,分2次服,温进一服,得吐止后服。(《伤寒论》栀子生姜豉汤)

3. 妊娠、伤寒头痛：豉9克,葱白一握,生姜3克,用水300毫升,煮至180毫升,去滓,分2次温服。(《太平圣惠方》豆豉汤)治大头瘟,再加连翘。(《方脉正宗》)

4. 中风,手足不遂、口面㖞斜、言语謇涩、精神昏闷：豉15克,荆芥一握,薄荷一握,葱白一握,生姜15克,盐花15克,羊髓30克,用水600毫升,先煎豉、荆芥十余沸,去滓,下薄荷等,入米煮成粥,热服。(《太平圣惠方》豆豉粥)

5. 身热懊憹,虚烦不得眠,胸脘痞闷,嘈杂,舌质红,苔微黄,脉数：栀子9克(劈),香豉4克(捣裹),以水400毫升,先煮栀子得250毫升,纳豉煮取150毫升,去滓,分2次温服,一服得吐,止后服。(《伤寒论》栀子豉汤)

6. 风伤肺卫,寒热头痛、咳嗽烦闷：豆豉、桔梗、滑石、厚朴、苏梗、连翘、杏仁、甘草、水煎服。(《类证治裁》豉桔汤)

[现代方]

1. 感冒,头痛、恶寒发热：淡豆豉12克,葱白5根,水煎服。(《中国常用中草药》)

2. 热病烦躁胸闷,虚烦不眠：淡豆豉、栀子各9克,水煎服。(同上)

517. 羚羊角

【概述】

本品为牛科动物赛加羚羊 Saiga tatarica L. (Saiga Tatar)的角,又名羚角。羚羊为野生或饲养,产于俄罗斯、蒙古及我国新疆北部,以体丰满、色润、质嫩,表面无裂纹,无底盘者为佳。临床用粉或镑片。性寒,味咸。归肝、心经。功能平肝熄风,清肝明目,散血解毒。主治高热惊痫,神昏惊厥,子痫抽搐,癫痫发狂,头痛眩晕,目赤翳障,温毒发斑,痈肿疮毒。用法用量：1～3克,煎汤(宜单煎1小时以上);磨汁或研粉服,每次0.3～0.6克。

【成分】

羚羊角的化学成分有角质蛋白、胆固醇、磷脂类、磷酸钙和无机盐类。角质蛋白水解后得17种氨基酸及多肽物质。

【药理】

羚羊角煎剂、醇提取液、水解液均对动物显示明显的镇静及催眠作用。其抗惊厥作用,实验结果不一致,故认为镇惊效应可能与镇静、解热作用有关。因为煎剂灌胃,对人工发热的家兔,其解热作用确实;静脉注射羚羊角注射液、醇提液和水解液,也都有不同程度的解热效应。羚羊角和藏羚羊角也有一定的镇痛和降血压作用。

【临床报道】

用于高热神昏,谵语发狂,常与石膏、磁石、犀角等配伍,如紫雪丹,曾多用于"乙脑"、"流感"、"猩红热"等急性传染病或小儿麻疹、热毒内盛者。治疗肝风内动,惊痫抽搐时,多与生地、钩藤、生白芍等配伍,如羚羊钩藤汤;治疗子痫,常配伍当归、川芎、独活、防风等，如羚羊角散。治疗肝火上炎引起的目赤翳障、头痛、眩晕，常配伍龙胆草、草决明、夏枯草、栀子、黄芩等泻火明目，如羚羊角散。

由于羚羊角价格昂贵，往往用羚羊角骨、山羊角、黄羊角等代之。一般认为除鹿角外，诸角皆凉。且山羊角、黄羊角、绵羊角的成分与羚羊角类似，也具有不同程度的镇静、解热及抗惊厥作用。羚羊角骨效力较差，每用10～15克；山羊角疗效更差，需用至12～18克，均宜先煎。我国羚羊属动物如西藏羚羊、鹅喉羚、西藏黄羊、蒙古黄羊（原羚），均有利用价值，值得进一步研究。

羚羊角与犀角比较，清热解毒，以犀角为胜；平肝熄风，以羚羊角见长。犀角主入心经，长于凉血，善治神昏；羚羊角主入肝经，长于熄风，善治抽搐。证见高热神昏，抽搐较重者，则两药并用，如紫雪丹。

【附方】

［古代方］

1. 暗风，头旋眼黑，昏眩倦怠，痰涎壅盛，骨节疼痛：羚羊角（镑）、石膏（碎）、炙甘草、旋覆花、紫菀各30克，前胡22.5克，细辛15克，犀角7.5克（镑），上为粗末，每次9克，用水150毫升，加生姜如枣大，（拍碎）煎至100毫升，去滓。食后去滓。（《圣济总录》羚犀汤）

2. 一切风热攻眼，赤痛，心神烦躁，大小便难：羚羊角屑22.5克，蔓荆子22.5克，防风30克，栀子仁22.5克，赤芍药30克，葳蕤30克，甘菊花22.5克，麻仁30克，麦门冬45克（去心、焙），川朴硝30克，上为末，炼蜜为丸，如梧桐子大，每次30丸，食后用温水送下。（《太平圣惠方》羚羊角丸）

3. 小儿诸惊壮热：羚羊角、蝉壳各3.75克，茯神（去心）、麦门冬、柴胡、地骨皮各7克，黄芩、甘草（炒）各3.75克，上锉散，每次3克，加生姜、大枣，水煎去滓，温服。（《直指小儿方》羚羊角汤）

4. 中风，身如角弓反张、筋脉拘急疼痛：羚羊角屑30克，赤茯苓22.5克，芎䓖22.5克，当归22.5克，酸枣仁22.5克（微炒），肉桂45克，细辛15克，防风22.5克，羌活30克，茵芋30克，丹参30克，上为粗散，每次9克，用水250毫升，加生姜4克，煎至150毫升，去滓，稍热服，不拘时候。（《太平圣惠方》羚羊角散）

［现代方］

1. 温病高热不退，热极动风，颈项强直、四肢抽搐：羚羊角粉1克（冲服），生石决明30克，生石膏30克，龙胆草10克，僵蚕10克，全蝎3克，钩藤12克，水煎服。（《中国常用中草药》）

2. 肝风上扰，头晕胀痛：羚羊角片4.5克（单煎），桑叶6克，川贝母12克，鲜地黄15克，钩藤9克（后下），菊花9克，茯神9克，白芍9克，甘草2.5克，用鲜淡竹茹15克和羚羊角先煎代水，煎上药服。（《中药基础知识简编》）

3. 白内障：羚羊角15克，泽泻15克，菊花30克，玉竹15克，菟丝子15克，研末为散，每服9克，水煎去渣服。（同上）

【备注】

1. 因为羚羊角在国内产量不多，进口又价昂，故近年试用黄羊、长尾黄羊（鹅喉羚）、藏羚羊的角。藏医药用者为藏羚羊角。前两种角、山羊角与绵羊角四种一般药理与羚羊角近似。

2. 青条羚羊，形色略与赛加羚羊角相似，过去多由蒙古人民共和国进口，现市场少见。

3. 山羊角，为牛科动物青羊 Nemorhedus goral Hardwicke 的角，近年研究认为临床方面有较好类似羚羊角的疗效。

518. 密蒙花

【概述】

本品为马钱科植物密蒙花 Buddleja officinalis Maxim. 的干燥花蕾及其花序。又名小锦花、羊耳朵、蒙花、老蒙花、水锦花。主产河南、陕西、甘肃、湖北、四川等省，本品多为花蕾密聚的花序小分枝，花蕾呈短棒状，花冠筒状，质柔软。春季花未开放时采收，除去杂质，干燥。味甘，性微寒。归肝经。功能清热养肝，明目退翳。用于目赤肿痛，多泪羞明，眼生翳膜，肝虚目暗，视物昏花。用法用量：3～9 克，水煎服。贮藏于通风干燥处，防潮。

【成分】

花含多种苷类：属黄酮苷的有蒙花苷即柳穿鱼苷(Linarin)，属三萜苷的有密蒙花苷(Mimengoside) A. B，属环烯醚萜苷的有桃叶珊瑚苷(Aucubin)、梓醇(Catalpol)、梓果苷(Catalposide)，对甲氧基肉桂酰桃叶珊瑚苷(P-methoxycinnamoyl aucubin)，对甲氧基肉桂酰梓醇(P-methoxycinnamoylcatalpol)，其他尚含洋丁香酚苷(Acteoside)、海胆苷(Echinacoside)、刺槐素(Acacetin)等。

【药理】

1. 抗炎作用：刺槐素与槲皮素相似，有维生素 P 样作用。小鼠口服能减轻甲醛性炎症，还能降低皮肤、小肠血管的通透性及脆性。

2. 免疫调节作用：密蒙花水提液对环磷酰胺所致小鼠免疫功能受损有一定拮抗作用。

3. 松弛平滑肌作用：刺槐素对大鼠离体小肠由 BaC12、组胺、Ach 等引起的张力增加有某些缓解作用；若注入大鼠小肠或给兔静脉注射均可使胆汁分泌有短暂、轻度的增加，对胆道平滑肌有松弛作用。

4. 其他作用：蒙花苷有止痛解热作用。它水解后得到的刺槐素给兔静脉注射有利尿作用。刺槐素还能缩短 CCl_4 肝炎大鼠的睡眠时间，而对环已巴比妥引起的睡眠时间无影响。

5. 毒副作用：刺槐素小鼠灌胃的 LD50 为 933 毫克/千克。

【临床报道】

功能祛风清热、润肝明目、退翳，用于眼科诸疾，如暴感风热、目赤肿痛；肝血不足，视物昏花；肝肾阴虚，目昏羞明；小儿痘后，余毒攻眼以及青盲翳障皆用本品为主。

【附方】

［古代方］

1. 风气攻注，两眼昏暗，多泪羞明，睑生风粟，隐涩难开，或痒或痛，渐生翳膜，视物不明，及久患偏头疼，牵引两眼，渐觉细小，昏涩隐痛，并暴赤肿痛：密蒙花、石决明(用盐同东流水煮一伏时，滤出，研粉)、木贼、杜蒺藜(炒去尖)、羌活、菊花各等份。上为细末。每服 3 克，腊茶清调下，每天食后服 2 次。(《和剂局方》密蒙花散)

2. 目畏日羞明：密蒙花 9 克，生地黄、黄芩各 6 克。水煎服。(《本草汇言》)

3. 目胞湿烂，浸淫多泪：密蒙花 9 克，白术 6 克，萎蕤 15 克。水煎服。(同上)

4. 眼翳障：密蒙花、黄柏根各一两。上为末，炼蜜为丸，如梧桐子大。每服10～15 丸，食后、临卧熟水下，或煎汤送下。(《圣济总录》密蒙花丸)

5. 小儿疳积，攻眼不明，目将瞎者：密蒙花 30 克，使君子肉 9 克，白芜荑 15 克，胡黄连 6 克，芦荟 3 克。共为末，饧糖为丸，如鸡头实大。每早、晚各服 1 丸，白汤化下。(《本草汇言》)

6. 一切目病，专睛久视，有劳目睛，以

致昏胀，肿痛不明者：密蒙花15克，甘菊花6克，麦门冬24克(去心)，当归身4.5克，玉竹12克。水煎服。(同上)

[现代方]

1. 夜盲：密蒙花15克，青葙子15克，草决明12克。各为细末，放猪肝内煮熟后焙干，加车前、乌贼骨、夜明砂各9克，共为细末。早、晚各服9克，开水送服，连服3剂。(《甘肃中医验方集锦》)

2. 目赤肿痛，多泪，角膜云翳：密蒙花、菊花、蒺藜、木贼各9克，石决明12克(先煎)，水煎服。(《中国常用中草药》)

3. 肝虚目暗，视物昏花：密蒙花、枸杞子、沙苑子各9克，菟丝子12克，水煎服。(同上)

4. 肝虚，视力减退：密蒙花12克，枸杞、菊花、生地、楮实子各12克，木瓜、秦皮各6克，粉碎，炼蜜为丸，每服9克，日服3次。(《四川中药志》)

【备注】

1. 本品功能疏风清热，凉肝明目，为眼科之专药，故常用于目赤肿痛，羞明多泪等证。感风热，目赤肿痛者，可与菊花、黄芩、木贼草等配伍；风热上攻，目赤肿痛，多泪羞明者，可与菊花、石决明、白蒺藜等同用，如《太平惠民局方》密蒙花散；湿热浸淫，目赤肿痛较甚，眼胞湿烂多泪者，可与白术、龙胆草、黄连等相合。本品既能凉肝清热，又能养肝养血，故不仅用于肝经风热之目疾，亦常用于肝虚眼目昏花，青盲内障等证。凡肝血不足，目失所养，视物昏花，两目干涩者，可与当归、何首乌、桑葚子等滋补肝血药配伍；凡肝肾阴亏，虚火上炎，目昏羞明，睛红怕热，或生膜者，可与菊花、枸杞子、白蒺藜等同用，如《银海精微》密蒙花散；凡肝肾阴亏，肝阳上亢，青盲内障，睛珠胀痛者，可与石决明、木贼、夏枯草等并施，以增强平肝潜阳的作用。

2. 部分地区如江苏、江西、湖北、湖南、黑龙江等地，尚有用瑞香科植物瑞香 Edgeworthis chrysantha Lindl. 的花蕾者，药材称“新蒙花”或“蒙花珠”。气微，味淡。

519. 续 断

【概述】

本品为川续断科植物川续断 Dipsacus asperoides C. Y. Cheng et T. M. Ai. 的干燥根。又名川断、川续断、接骨草。主产于湖北、四川、云南、贵州等地。以条粗、无须根、内呈墨绿色、气微香者为佳。性微温，味苦、辛。归肝、肾经。功能补肝肾，强筋骨，续折伤，止崩漏。用于腰膝酸软，风湿痹痛，崩漏经多，胎漏下血，跌扑损伤。用法用量：9～15克入煎剂。《本草经》谓其“主伤寒，补不足……续筋骨，妇人乳难，久服益气力。”《别录》记载治“崩中漏血……”日本和朝鲜续断，品种与我国不同。

【成分】

续断含续断碱、挥发油、维生素E及有色物质。分离到一些常春藤皂苷元的皂苷。并含獐牙菜苷、马钱素、茶茱萸苷、木通皂苷D、川续断皂苷BC等。挥发油成分有41种，其中含量较高的为萝莳艾等菊酮、三叔丁基苯酚、苯酚等，其他尚有常春藤皂苷元、β-谷甾醇、胡萝卜苷、蔗糖及含量较多的微量元素钛。

【药理】

1. 促进骨折愈合：水煎液对实验性大鼠骨损伤，有促进愈合作用，所含总皂苷为其愈合作用的成分，剂量加大，作用加强。

2. 对心血管系统的作用：川续断浸膏和总生物碱对动物在体和离体心脏，均有明显的正性肌力作用；可使去脑和麻醉猫的心律加快，脉搏幅度加大。总皂苷和总黄酮有降低动脉压的作用。

3. 对平滑肌的作用：总黄酮能降低平滑肌的紧张度。川续断 DA303 能显著抑制未孕和妊娠大鼠离体子宫的自发收缩活性，降低妊娠大鼠在体子宫的收缩强度与频率。

4. 其他作用：川续断黄酮成分有抗氧化活性，并有抗炎作用，本品对肺炎双球菌有抑菌作用。也有抗维生素 E 缺乏症的作用。体外有较强的杀灭阴道滴虫的作用。还有止血、镇痛及促进组织再生作用。

【临床报道】

《医林纂要》之"坚肾、补肝、去伤、续断"八字为其治疗范围。临床常用于跌扑损伤、腰背酸痛，关节痹痛，足膝软弱。腰膝酸软及风湿肢体疼痛有效，常与狗脊、杜仲、牛膝等配伍，对冲任不固引起的崩漏及妊娠下血、胎动不安，常与阿胶、艾叶、熟地配伍。治跌打损伤，常与骨碎补、当归等配伍。接骨续筋，常与自然铜、䗪虫等配伍，续断治疗腰腿痛，与杜仲比较，杜仲长于温补，治肾虚腰痛为佳，而续断治骨折跌打较常用。

【附方】

［古代方］

1. 腰痛并脚软：续断60克，补骨脂、牛膝、木瓜、萆薢、杜仲各 30 克，上为细末，炼蜜为丸梧子大，空心无灰酒下 50～60 丸。(《扶寿精方》续断丸)

2. 跌扑损伤：川续断、当归各 30 克，自然铜 15 克(煅，酒淬)，䗪虫 30 个(烘为末)，俱研细，红曲打糊丸，如黍米大，早晚各服 1.5 克，温酒送下。(《本草汇言》)

3. 妊娠胎动两三月堕，宜预服此：川续断酒浸、杜仲(姜汁炒，去丝)各 60 克，为末，枣肉煮，杵，和丸，梧子大，每服 30 丸，米饮下。(《本草纲目》)

4. 下血久不止，虚寒色淡晦者：侧柏叶(炒香)、续断(酒炒)各 90 克，鹿茸(炙酥)1 具，3 味为细末，醋煮阿胶为丸。每服 40～50 丸。乌梅汤、人参汤、米饮汤任下。(《张氏医通》断红丸)

5. 老人风冷，转筋骨痛：续断、牛膝(去芦酒浸)，上为细末，温酒调下 6 克，食前服(《杨氏家藏方》续断散)。又《和剂局方》续断丸，续断牛膝之外，尚有萆薢、防风、川乌治风寒湿痹。

［现代方］

1. 扭挫伤：川续断、红花、生大黄、栀子、乳香、没药、赤芍、白芷、桃仁、芙蓉叶各适量，共研细末，以 75%酒精调敷患处。［四川中医，1987，5(12)：47］

2. 习惯性流产：川断、菟丝子、桑寄生、阿胶、太子参、焦白术、山药、白芷、炙甘草，水煎服。［浙江中医杂志，1986，21(10)：448］

3. 肾虚腰痛：续断、杜仲各 10 克，菟丝子、制狗脊各 12 克，水煎服。(《中国常用中草药》)

4. 先兆流产：续断、桑寄生、女贞子各 12 克，水煎服。(同上)

5. 跌打损伤，骨折疼痛：续断 15 克，当归、骨碎补、自然铜(先煎)、䗪虫、血竭各 9 克，川芎 4.5 克，甘草 3 克，水煎服。另用续断适量，煎水熏洗伤痛处。(同上)

6. 风湿性关节痛：续断、川牛膝、防己、老鹤草各 12 克，水煎服。(同上)

【备注】

本种同属植物日本续断 Dipsacus japonicus Mig. 的根，曾在河北、安徽、江苏、浙江、陕西、山西等省部分地区混作川续断使用。药材根单条，质地较坚硬，柴性较强，不宜作药用。从日本续断根分离到三萜皂苷：日本续断皂苷 E_1 和 E_2。

十二画

520. 琥　　珀

【概述】

本品为古代松科松属植物的树脂，埋藏地下经年久转化而成的化石样物质。又名育沛、虎魄、虎珀、血琥珀、血珀、红琥珀、光珀。主要分布于白垩纪或第三纪的砂砾岩、煤层的沉积物中，产辽宁、河南、广西、贵州、云南等地。性平，味甘。归心、肝、膀胱经。功能镇惊安神，散瘀止血，利水通淋，去翳明目。主治惊悸失眠，惊风抽搐，癫痫，血滞经闭，产后瘀滞腹痛，血淋尿血，目生障翳，痈肿疮毒。用法用量：1～3 克研末内服，或入丸、散；外用适量，研末撒或点眼。

【成分】

主要含树脂、挥发油、二松香醇酸、琥珀银松酸、琥珀树脂醇、琥珀松香醇、琥珀酸、龙脑、琥珀氧松香酸、琥珀松香醇酸，还含有钠、锶、硅、铁、钨、镁、铝、钴、镓等元素。

【药理】

1. 对中枢神经系统的作用：本品所含琥珀酸具有中枢抑制作用，能明显减少小鼠自主活动，延长戊巴比妥钠引起的小鼠睡眠时间，对大鼠听源性惊厥、小鼠电惊厥以及士的宁引起的药物性惊厥，均有对抗作用。

2. 其他作用：利尿作用，改善血液流变学、抗心肌缺氧、缺血。

【临床报道】

1. 治疗惊悸失眠，惊风癫痫：治心悸，失眠，多梦，可单味研末冲服；亦可与朱砂共研末服，益增安神之效；治惊风，癫痫，常与息风、化痰之品同用。

2. 治疗血瘀诸证：妇女月经不调，少腹胀痛，常与没药、当归、川芎等同用；治冠心病心绞痛者有用本品与三七共研末服，能化瘀止痛。

凡阴虚内热，小便少而不利者，勿服琥珀以强利之；配酸枣仁，安神定惊，用于心肝血虚所致心烦失眠；配金钱草，利尿通淋之功倍增，用治血尿、小便不通；配金银花用治痈疽疮毒。阴虚内热及无瘀证者慎服。

【附方】

［古代方］

1. 小儿急惊风体弱：琥珀 6 克，胆南星 48 克，僵蚕 6 克，雄黄、辰砂、人参、白茯苓各 9 克，天竺黄 15 克，钩藤 45 克，牛黄 105 克，麝香 3 克。研末为丸。(《证治准绳》琥珀抱龙丸)

2. 健忘恍惚神虚不寐：琥珀、羚羊角、人参、白茯苓、远志、甘草各等份为末，蜜汽为丸。(《景岳全书》琥珀多寐丸)

3. 心经蓄热，小便赤涩不通，淋漓作痛：琥珀为细末，萱草根浓煎送服。(《杨氏家藏方》忘忧散)

4. 溲溺淋浊或涩或痛：琥珀 3 克，天冬 4.5 克，麦冬 4.5 克，生地 15 克，丹参、丹皮各 6 克，赤芍、木通各 3 克，甘草梢 1.5 克，淡竹叶 20 张，灯心 90 厘米。(《医醇賸义》琥珀导赤汤)

5. 妇人经络否涩，腹内有瘀血，痛不可忍：琥珀 15 克(细研)，没药 15 克(细研),生地黄250克。上除地黄捣汁外,二味和匀,每服6克。水酒各100毫升,煎至七分,入地黄汁100毫升,再煎数沸,去滓温服,不拘时候。(《普济方》琥珀散)

6. 老人虚人小便不通:琥珀研如粉,人参汤调下,3克止。(《百一选方》)

7. 目中翳:琥珀研为细末,点目中。(《普济方》)

8. 一切痈疽痔漏恶血不止:琥珀0.6~0.9克。研极细末。掺上,即能止血收口。脓水不干,用黄蜀葵花煎汤洗。(《文堂集验方》)

[现代方]

暑湿水泻,小便不利,腹部肿满:琥珀20克,朱砂20克,茯苓20克,猪苓15克,陈皮15克,滑石15克,甘草15克。以上7味,将朱砂、琥珀分研极细粉,其余5味掺匀粉碎成细粉,再与朱砂、琥珀细粉配研,混匀,即得。口服,每次5克,每天2次。(《辽宁省药品标准》1987年)

【备注】

琥珀,首载于《别录》。《雷公炮炙论》曰:"琥珀如血色,安于布上拭,吸得芥子者真也。"陶弘景云:"旧说,云是松脂沦入地,千年所化,今烧之亦作松气,俗有琥珀中有蜂,形色如生。"李时珍曰:"按曹昭《格古论》云:琥珀出西番、南番,乃松木津液多年所化。色黄而明莹者名蜡珀,色若松香红而且黄者名明珀,有香者名香珀,出高丽、倭国者色深红。有蜂、蚁、松枝者尤好。"以上所述,证明古代本草学家已认识到琥珀为松脂入地所化。其他木脂入地亦可化为矿物脂,药用以松脂化者为真。与现在所用琥珀来源相符合。

521. 斑 蝥

【概述】

本品为芫青科昆虫南方大斑蝥 *Mylabris phalerata* Pall. 或黄黑小斑蝥 *M. cichorii* L. 的干燥虫体。又名花斑蝥、花壳虫、斑苗、斑毛虫等。我国大部分地区都有分布,主要产于安徽、河南、四川、湖南、贵州、云南、山东、辽宁、江苏、广西等地。性温,味辛,有大毒。归肝、胃经。功能破癥散结,攻毒蚀疮,发泡生毛,下走散泄,利水通癃。用法用量:炒炙研末,0.03~0.06克,或入丸、散;外用适量。

【成分】

斑蝥全虫主要有效成分为斑蝥素(Contharidin),斑蝥素系斑蝥酸的内酐。虫体中同时含有斑蝥素与斑蝥酸的盐类(钾盐)。此外,尚含有羟基斑蝥素以及蚁酸、树脂、脂肪(12%)、色素等。人工合成的斑蝥素衍生物,有斑蝥酸钠、羟基斑蝥胺、甲基斑蝥胺、去甲斑蝥胺、丙烯基斑蝥胺等。

【药理】

1. 抗癌作用:用美蓝法或细胞呼吸法等体外试验,斑蝥的水、醇或丙酮提取物能抑制HeLa细胞和人的食管癌、贲门癌、胃癌、胃窦癌、乳腺癌、纤维瘤、何杰金病、肝癌、肺癌及脾肉瘤细胞的代谢。斑蝥素或斑蝥提取物对一些实验动物移植性肿瘤有一定的抑制作用。如对小鼠腹水型肝癌、网织细胞肉瘤(L_2)、肉瘤180等均有显著抑制作用;斑蝥素抗癌原理可能在于抑制了肿瘤细胞蛋白质和核酸的合成。在治疗量下使癌细胞有核固缩、破裂等形态变化。

各种斑蝥素的衍生物有明显抗肿瘤作用。如斑蝥素钠、甲基斑蝥胺、羟基斑蝥胺、丙烯基斑胺对小鼠腹水型肝癌和网织细胞肉瘤ARS,均有抑制作用,以羟基斑蝥胺作用最强,斑蝥酸钠的抑瘤谱较宽,其作用机制主要是先抑制癌细胞的核酸代谢，使其形态和功能发生改变，最终死亡。

2. 局部刺激作用：斑蝥及斑蝥素对皮肤、黏膜有强烈的刺激作用，能引起局部发赤和起泡。但其对组织穿透力却较小，其作用较缓慢，仅有中度疼痛，通常不涉及皮肤深层，形成的泡很快痊愈而不遗留疤痕。对黏膜或皮肤创口，则作用较剧烈，亦较难痊愈。当口服时，可引起口腔、咽喉烧灼感、呕吐、腹痛、腹泻。从肾脏排出时，可刺激整个泌尿道，对膀胱刺激可致排尿紧急，对尿道刺激可引起阴茎异常勃起。

3. 升高白细胞作用：各种斑蝥素衍生物均能升高白细胞。去甲斑蝥素治疗原发性肝癌、食管癌及慢性肝炎，绝大多数患者白细胞比治疗前明显升高。据称主要由于刺激骨髓细胞 DNA 合成之故。

4. 抗病毒作用：斑蝥素对鸡新城疫有良好疗效。可使 90%以上的"急性型"病鸡在 3 天左右治愈。

5. 抑制皮肤真菌作用：斑蝥水浸剂对多种常见致病性皮肤真菌有抑制作用，在体外并能杀死丝虫幼虫。

6. 对免疫功能的影响：以小鼠移植癌进行免疫试验，证明其对机体免疫功能无明显的抑制作用，但用较大剂量可使免疫能力下降。这种免疫抑制很可能是机体全身性衰竭的表现。临床应用斑蝥素对一部分病人有提高免疫机能现象。

7. 毒副作用：本品属剧毒药。小鼠腹腔注射斑蝥素的半数致死量为 1.25～2.1 毫克/千克，斑蝥素 30 毫克可使人中毒死亡。

口服治疗量的斑蝥或斑蝥素的副作用主要表现为泌尿系统、胃肠系统的刺激症状，如尿频，尿急，血尿，尿痛，少数病人尿中有蛋白管型，口腔、咽喉烧灼感，恶心，呕吐，腹泻等，个别患者可出现阵发性心动过速和手指、面部麻木感。反应程度因剂量不同而异，也有明显的个体差异。临床应用时应多饮绿茶或佐以通淋利尿、健脾和胃的药物以缓解其毒性。

临床报告民间用斑蝥堕胎或治疯狗咬伤而误致中毒以至死亡者并不罕见。其实斑蝥并无确切堕胎作用。

外用过量，外敷面积过大，时间过久，也可吸收中毒而致死亡。

【临床报道】

1. 治疗恶性肿瘤：斑蝥素治疗原发性肝癌对肺癌、食管癌、直肠癌、乳腺癌、贲门癌、胃癌等恶性肿瘤均有一定的近期疗效，与化疗、放疗等配合使用，能提高疗效，并使病人的白细胞数不致严重下降。

2. 其他：斑蝥对神经性皮炎、鸡眼、过敏性鼻炎、手癣、甲癣、斑秃、外阴白斑病、牛皮癣以及风湿痛、胃溃疡等均有不同程度的疗效。对肝炎、面瘫、银屑病等，都有一定的疗效。

【附方】

［古代方］

1. 项上瘰疬瘘，结肿有脓：用斑蝥 10 枚，去头、足、翅以糯米拌，炒令米黄为度。真珠15 克，细研，蝟皮15 克，炙令黄、雄黄7.5 克细研，共捣细箩为散，每天空腹用温酒调下 1.5 克，午后再服。(《备急千金要方》斑蝥散)，又载宋《太平圣惠方》卷六十六)

2. 疣痣黑子：斑蝥 3 个，信石少许，以糯米 15 克炒黄，去米；入蒜 1 个，捣烂点之。(《本草纲目》)

［现代方］

1. 神经性皮炎，瘙痒症：全虫 16 只，斑蝥 12 只，皮硝 12 克，乌梅肉 30 克，上药入米醋 500 克内，浸泡 7 昼夜，过滤备用。皮肤有损伤者勿用。(《赵炳南临床经验集》斑蝥醋浸剂)

2. 腰腿痛：斑蝥，烘干，研粉，取火柴头大，压体表最痛点上，以胶布固定，5～6 小时后起泡如蚕豆大，24 小时后去药，挑

破出水，涂以龙胆紫液，不愈再敷。（《全国中草药汇编》）

3. 面神经麻痹：斑蝥1个研细，（去头、翅、足，隔纸研细为末，筛去衣壳）将少许水调贴颊部，向左歪贴右侧；向右歪贴左侧，起泡后即去药。（《山东中草药手册》）

4. 晚期食管癌：斑蝥1只，去翅、足、绒毛，取鸡蛋1个，敲一小孔，纳入斑蝥，于锅中蒸半小时，取出分3次服下。（《虫类药的应用》）

522. 椰子壳

【概述】

本品为棕榈科植物椰子 Cocos nucifera L. 的骨质内果皮。椰子又名越王头、椰栗。生于热带沙地上或气温较高的河流及溪谷两岸较湿润的地面。分布于台湾、海南岛、广东、云南的南部。性平，味苦，无毒。归肺、肝、肾经。功能燥湿解毒。用治梅毒，筋骨痛，癣疾等。用法用量：6～9克，水煎或泡酒服。外用：熬膏涂。

【成分】

叶含椰子醇（Cocositol）、青蟹肌醇（Scyllitol）；壳含灰分0.61%，其中主要为KOH、木质素36.51%、纤维素53.06%、戊聚糖29.27%。

【药理】

1. 对平滑肌的作用：① 叶和茎煎剂及水提取物，对离体豚鼠回肠有兴奋作用。② 对离体大鼠子宫作用不明显。

2. 对心血管的作用：对麻醉狗静脉注射煎剂可降低血压。

【附方】

1. 杨梅疮筋骨痛：椰子壳烧存性，临时炒热，以滚酒泡服6～9克，暖覆取汗。（《本草纲目》）

2. 癣疾："椰子壳熬膏，涂癣良。"（《本草纲目拾遗》）

3. 治体癣足癣：壳蒸馏液，加30%酒精，涂患处。（《全国中草药汇编》）

【备注】

椰子的综合利用：

1. 椰子皮：椰子的根皮、药材，入肺、肝、脾经。功能止血，理气止痛，燥湿和胃。用于鼻衄，肝郁气滞，胃腹胀痛，消化失常。用量10～15克，水煎服。治卒心痛，烧存性，服3克。

2. 椰子壳：为椰子的内果皮，功能祛风利湿止痒。用治煎汤治筋骨痛，癣病（体癣、脚癣），杨梅疮等。

3. 椰子油：椰壳溜油加30%酒精外用治癣，为椰子的胚乳，碾碎烘蒸后榨取的油，油中含游离脂肪酸及甾醇类，功能燥湿，温经通络，主治疥疮、冻疮及癣，液体用量6～9毫升，外搽，现用于神经性皮炎。

4. 椰子浆：为椰子胚乳中的浆液，又名椰酒，性温，味甘，无毒。功能益气生津，治暑热耗气，清暑解渴，还能治消渴，吐血，水肿。内服50～100毫升。含葡萄糖、果糖等。

鲜椰汁（含钾量高，钠很少）服后尿量增多，体重减轻，尿钠排出多，有利于减肥，加0.25%苯甲酸防腐，可用于心脏性水肿，烦渴。

5. 椰子的胚乳（椰肉）：也叫椰子瓢，能益气健脾，祛风。主治中气不足，食少纳差；并治风中经络、肢体麻木等证。① 肉胚乳汁有杀绦虫作用，食其肉或饮其汁可驱虫，汁可代替牛乳制化妆品（润面霜）。② 椰肉刨丝，加半量开水，浸1小时后压滤取汁，使1毫升等于椰肉1克，加安息香酸防腐。椰肉汁补虚，生津，利尿，还能驱虫（姜片虫）。

523. 楮　实

【概述】

本品为桑科植物构树 Broussonetia papyrifera (L.) Vent. 成熟果实。又名楮实子、楮桃、谷树子,构树子。分布于黄河、长江及珠江流域,主产于河南、山西、湖北、湖南、甘肃等地,江西、福建、台湾亦产。以颗粒大而饱满者为佳。性寒,味甘。归肝、脾、肾经。功能补肾清肝,强筋骨,明目利尿。用于肾虚腰膝酸痛,阳痿遗精,头晕目眩,虚劳骨蒸,水肿胀满。用法用量:9～15 克,水煎服。

【成分】

含皂苷、对香豆酸、维生素 B 类、油脂。种子含油,油中含饱和脂肪酸、油酸、亚油酸。

【附方】

[古代方]

1. 妇人产后风劳冷气,腰痛膝冷:楮实 540 克,牛膝(酒浸切焙,当归切焙)、干姜(炮)各 30 克,为末,蜜丸梧子大,每次 20 丸,食前服。(《圣济总录》楮实丸)

2. 风冷湿痹,腰痛强直,不得俯仰:楮实 90 克(微炒),肉桂 15 克,枳壳 22.5 克,牛膝、槟榔、干姜各 45 克,蜜丸梧子大,每次 30 丸,食前温酒送服。(《圣济总录》楮实丸)

[现代方]

1. 阴虚血热,吐血咳血,骨蒸盗汗,口苦烦渴,梦中遗精:楮实子 500 克,取黑豆子 500 克煮汁,取汁浸楮实子 1 天,晒干,再浸再晒,配枸杞子 150 克,炒焦研末,每天用温开水调服 16 克。(《中国常用中草药》)

2. 目昏:楮实子、荆芥穗、地骨皮各等份,研末,蜜丸,每服6 克,米汤送下。(同上)

3. 腰酸软,头眩晕:楮实子、牛膝、枸杞子、菊花,水煎服。(《全国中草药汇编》)

【备注】

1. 楮叶:又名构叶,为桑科植物构树的叶。性凉,味甘。功能凉血,解毒,利水。用治吐血,衄血,血崩,肠炎,痢疾,水肿。3～6 克煎汤内服;外用捣敷外伤出血、痔漏、癣疾。成分初报含黄酮苷、酚类、有机酸和鞣质。古方有楮叶汤:治小儿下痢、渴不止,或时呕逆,不下食,楮树叶 20 片(微炙),木瓜 15 克(切),人参 7.5 克,加水煎成 120 毫升,去滓温服,不拘时。(《太平圣惠方》)

2. 楮白皮(楮皮)汤:功能利水消肿。主治小儿水气,肿满不消。楮树白皮 27 克(锉),赤小豆 27 克,赤茯苓 30 克(锉),上药和匀,每次 7.5 克,水煎至 80 毫升,去滓,分 2 次温服,每天 3～4 次。(《太平圣惠方》)

524. 椒　目

【概述】

本品为芸香科植物花椒 Zanthoxylum bungeanum Maxim. 的种子。又名川椒目、蜀椒。花椒产西南地区。此外,同属植物香椒子(青椒)Zanthoxylum schinifolium Sieb. et Zucc. 的种子亦同等使用,主产东北、华北地区。性热,味苦、辛,有小毒。归脾、膀胱经。功能行水平喘,利水退肿。主治水肿胀满,痰饮喘咳。用法用量:1.5～2.5 克煎汤内服,或入丸、散。阴虚火旺者忌服。

【成分】

主要含芳樟醇、叔丁基苯、茵芋碱(Skimmianine)、香柑内酯(Bergarpten)、爱草脑(Estragoll)、柠檬烯(Limonene)、松油醇、辣薄荷酮和月桂烯(Myrcene)等。

【药理】

1. 抗溃疡作用：花椒水提物不仅能显著对抗小鼠水浸应激性溃疡的形成，而且能显著抑制吲哚美辛加乙醇引起的小鼠溃疡形成，还可明显抑制大鼠结扎幽门性溃疡的形成。花椒醚提物可显著抑制大鼠盐酸性溃疡的形成。

2. 保肝作用：花椒水提物5.0克/千克能对抗 CCl_4 升高 ALT 的作用，但对 AST 升高无对抗作用。

3. 调节胃肠活动作用：花椒水提物10克/千克给小鼠灌胃，可明显抑制胃肠推进运动。而花椒水煎剂能对抗吗啡或阿托品抑制胃肠推进运动。

4. 止泻作用：花椒醚提物3.0毫升/千克和6.0毫升/千克，可对抗蓖麻油所致的小鼠腹泻，作用快而持久。花椒水提物5克/千克或10克/千克，可对抗番泻叶所致的小鼠腹泻，作用缓慢。

5. 镇痛作用：花椒水提物和醚提物可明显抑制乙酸引起的小鼠扭体反应，醚提物的作用较水提物强。

6. 麻醉作用：花椒稀醇液有局部麻醉作用，在家兔角膜表面麻醉，效力较地卡因稍弱；对豚鼠浸润麻醉，其效力较普鲁卡因为强。

7. 驱虫作用：花椒所含挥发油在保温的任氏液中能使猪蛔虫严重中毒。

8. 抗凝血作用：花椒水提物10克/千克和醚提物0.3毫升/千克均有一定的抗凝作用，能明显延长实验性血栓形成时间，水提物抗凝作用强于醚提物，因花椒水提物对二磷酸腺苷和胶原诱导血小板聚集均有明显的抑制作用。另本品所含的佛手柑内酯能对抗肝素的抗凝血作用。

9. 抗菌作用：花椒对炭疽杆菌、溶血性链球菌、白喉杆菌、假白喉杆菌、肺炎双球菌、金黄色葡萄球菌、柠檬色葡萄球菌、白色葡萄球菌、枯草杆菌等革兰阳性菌以及大肠杆菌、宋内痢疾杆菌、变形杆菌、伤寒杆菌、副伤寒杆菌、绿脓杆菌和霍乱弧菌等革兰阴性菌均有抑制作用。

10. 抑真菌作用：本品挥发油对11种皮肤癣菌和4种深部真菌均有一定的抑制和杀灭作用，其中羊毛样小孢子菌和红色癣菌最敏感。实验证实月桂氮卓酮和二甲基亚砜能促进挥发油进入真菌细胞内，加速其死亡。

11. 抗炎作用：动物实验表明，花椒醚提物和水提液都能对抗乙酸所致的小鼠腹腔毛细血管通透性增高，抑制二甲苯性小鼠耳郭肿胀和角叉菜胶性大鼠足跖肿胀。

12. 升压及抗应激性心肌损伤作用：本品所含的茵芋碱有麻黄碱样作用，可升高麻醉猫血压，加强肾上腺素对血压及子宫的作用。另花椒提取物对冰水应激状态下儿茶酚胺分泌增加所引起的心肌损伤有保护作用，可减少心肌内酶及能量的消耗，提高机体活动水平。

13. 抗氧化，延缓衰老作用：过氧化脂质是细胞膜上不饱和脂肪酸的过氧化损伤反应产物，其中丙二醛可与细胞膜上磷酯酰胆碱、磷酯酰乙醇胺、蛋白质末端氨基酸交联形成大分子不溶物——脂褐素，该物质可加速人体老化，花椒粗提液可使丙二醛生成量下降，故具有延缓衰老、抗氧化作用。

动物实验表明，花椒有明显的抗疲劳作用，并能使小白鼠常压耐缺氧时间明显延长。

14. 其他作用：花椒小量口服，对大鼠有轻度利尿作用，大量则抑制尿排泄。给兔静脉注射具有迅速而显著的降压作用。

【临床报道】

有报道用于平喘：将椒目研粉过筛，

装胶囊或制成片剂内服，每天 2～3 次，每次量相当于生药 1～1.5 钱。观察 103 例气喘患者（绝大部分系慢性喘息性气管炎），以 3 天（38 例）或 10 天（65 例）为 1 个疗程。结果平均有效率为 94.2%，显效以上占 40.8%。对咳、痰、喘的有效率分别为 82.8%、72.3%、93.2%，以平喘疗效最高，平均显效以上达 64.1%。10 天 1 个疗程者其疗效比 3 天 1 个疗程明显增高。药效维持时间据 21 例观察，最短 3 小时，最长 24 小时。副作用：少数有头昏、恶心、痰血、热感，但不影响服药。

【附方】

［古代方］

1. 久水，腹肚如大鼓：椒目（水沉者），取熬之，捣如膏，酒服 6 克。（《千金方》）

2. 腹满口舌干燥，此肠间有水气：防己、椒目、葶苈子（熬）、大黄各 30 克。上 4 味，末之，蜜丸如梧子大。先食饮服 1 丸，每天 3 服，稍增口中涎液，若渴者，加芒硝 15 克。（《金匮要略》己椒苈黄丸）现有报道用于肝硬化腹水、肺源性心脏病水肿及肾炎水肿属实证者。

3. 水泛于肺，肺得水而浮，故喘不得卧：川椒目（沉水者，略炒）为末，每次 3 克，姜汤调下。（《赤水玄珠》椒目散）

4. 暴宿食留饮不除，腹中为患：椒目 60 克，巴豆 30 克（去皮心，熬捣）。以枣膏丸如麻子。每服 2 丸。（《补缺肘后方》）

5. 肾气虚，耳中如风水鸣，或如打钟磬之声，卒暴聋：椒目、巴豆、菖蒲、松脂。以蜡溶为筒子，纳耳中，每天换 1 次。（《药性论》）

6. 久年眼生黑花不见：椒目（炒）30 克，苍术（炒）60 克。上药为末，醋糊丸，梧桐子大。每服 20 丸，醋汤送下。（《续本事方》）

7. 白带：椒目末适量，服之。（《金匮钩玄》）

［现代方］

1. 湿疹，脚气，阴痒：花椒煮水外洗。

2. 蛔虫性肠梗阻：花椒 12 克，油炸后 1 次服下。

3. 蛲虫病：花椒水煎保留灌肠。

525. 棉 花 根

【概述】

本品为锦葵科植物陆地棉 Gossypium hirsutum L. 或草棉 G. herbaceum L. 等的根或根皮，内皮为纤维层，易与外层分离。又名蜜根。我国大部分地区均有栽培。性温，味辛、甘。归肺、脾、肝经。功能益气补虚，止咳平喘，调经。用治脱肛，子宫脱垂，咳逆上气，咳喘，浮肿，月经不调或崩漏下血。用法用量：30～60 克，水煎服；根皮（蜜炙）9～30 克，煎服。孕妇忌服。

【成分】

陆地棉及草棉的根均含棉酚及天冬酰胺。陆地棉还含半棉酚。草棉根皮中含棉酚（Gossypol）1.8%、甲氧基棉酚、半棉酚、黄酮类、香荚豆、乙酮、酚酸、水杨酸、糖类、甜菜碱、甾醇等。根含皂苷、黄酮类和酚性物质。

【药理】

1. 避孕作用：棉酚对男性有避孕作用。成年男子服后，精液中精子逐渐消失，但对性生活无影响。给雄性大鼠灌服棉酚或醋酸棉酚，2 周后即失去生育能力。对雌鼠可引起子宫内膜萎缩、变薄，腺体减少等病变，也致不孕。

2. 止咳平喘作用：棉根皮水煎剂、棉酚及天冬酰胺有止咳作用。棉根皮醇提取物或其他溶剂提取物均有较好的祛痰作用。但平喘作用不明显，而树脂或天冬酰胺尚有一定平喘作用，煎剂无效。

3. 抗癌作用：醋酸棉酚对大鼠肝癌细胞 P3、小鼠骨髓癌细胞 BW5147、人体子宫颈癌 Hela 细胞等的生长均有抑制作用。棉酚对杏田肉瘤有显著抑制作用，对小鼠移植性艾氏腹水瘤、肉瘤 S180、肉瘤 S37、大鼠腹水型肝肿瘤、瓦克氏肉瘤及小鼠乳腺癌，也有一定的治疗作用。

4. 抗菌、抗病毒作用：棉根皮煎剂及各种提取物对肺炎球菌、溶血性链球菌、卡他球菌、流感杆菌等均有一定的抑菌作用。棉酚对金黄色葡萄球菌、溶血性链球菌、结核杆菌都有较弱的抑菌作用。它和醋酸棉酚对人类免疫缺乏病毒(HIV)有抑制作用。棉酚对单纯性疱疹病毒Ⅱ型、A 型流感病毒 PR_3、日本脑炎病毒则显示不同程度的抑制作用。

5. 其他作用：① 叶及茎煎剂，煎剂对离体大鼠子宫及豚鼠回肠有兴奋作用。② 无毒棉子液可抑制排便频度、抗腹泻。③ 棉酚具有较弱的抗阴道滴虫和溶血性阿米巴的作用。

6. 毒副作用：棉酚或棉花根煎剂长期给予动物，可致中毒，心肌浊肿、变性，内脏出血导致死亡，少数人可引起低血钾。棉酚给小鼠口服，LD50 为 217 毫克/千克。

【临床报道】

1. 用于男性计划生育：棉酚片每天1次，每次 1 片(20 毫克)。

2. 治疗消化道肿瘤及肺癌：口服锦棉片(10 毫克/片)，每天口服 1～2 片。

3. 治疗慢性气管炎：用复方棉花根片，口服；或棉根皮、穿山龙、沙参制附子，水煎服。

【附方】

1. 小儿营养不良：棉花根 15～30 克，红枣 10 只，水煎服，服时加糖适量。(《上海常用中草药》)

2. 子宫脱垂：棉花根 180 克，生枳壳 16 克，煎汤，每天分 2 次服，连服数天。(《中草药手册》)

【备注】

1. 棉花的根或根皮，称棉花根；外果皮称棉花壳；种子称棉花子；种子榨出的脂肪油，为棉子油。① 棉花：为草棉等种子上的棉毛。性温味甘，无毒。归心、肝经。功能收敛止血。用治吐血，下血，血崩。内服要烧存性，入散剂，3～6 克，烧灰外撒用于金创止血。草棉子毛含纤维素、蜡和脂肪。② 棉花壳：为外果皮。性平，味苦。入胃经。功能降逆止呕。用治呃逆，嗳气等。6～12 克，水煎服。《百草镜》及《本草正义》均谓"治膈"。③ 棉花子：又名棉子、木棉子、棉花核。性热，味辛，有毒。入肾、脾经及女子胞。功能温肾助阳，收敛止血。用治阳痿早泄，睾丸偏坠，遗精，遗尿等以及各种出血。6～12 克，水煎服或入丸散，外用煎水熏洗。阴虚火旺者忌服。④ 棉子油：为棉子榨取的脂肪油。性热，味辛，微毒。入心、胃经。功能解毒止痒。用治恶疮，疥癣。适量外搽。棉子油中含亚油酸、棕榈酸、油酸、硬脂酸等的甘油酯和植物甾醇(Phytosterol)。其粗制油中含有毒成分棉酚。药理研究表明：它可增高血脂水平，被认为系所含的环丙烯脂肪酸(Cyclopropenoid fatty acid)所致。此种脂肪酸能增加小鸡血清胆固醇，主动脉粥样硬化，并促进胆汁分泌。棉子油予大鼠灌胃后，可耐受 203 毫升/千克。死后解剖发现有全身性的微血管静脉淤血，红细胞崩解，微血管出血，全身脱水，内脏失重，胃部呈大细胞浸润性溃疡，肾小管及骨骼肌变性等，同等量的豆油则无上述损害。⑤ 棉花根：有个时期曾代党参用，称作蜜根，现已少用。

2. 除草棉、陆地棉外，树棉 G. arboreun L. 和海岛棉 G. barbadense L. 的根及根皮，也作棉花根用。

526. 棕 榈 皮

【概述】

本品为棕榈科棕榈树 Trachycarpus fortunei H. Wendl. 之叶柄基部的棕毛。又名棕榈木皮、棕皮。棕皮系棕毛集成的片状物,基部联合成片。我国多数地区均产,以广东、福建等省为多。陈久者良,名陈棕皮。煅炭用,故称陈棕炭。性平,味苦涩。归肝、脾经。功能收涩止血,燥湿解毒。常用于吐血,衄血,崩漏,便血,血淋及赤白下痢,湿疹,疥癣等。用法用量:9～15克,水煎服;外用3～6克,研末,撒布。失血而有瘀者不宜。

【成分】

棕毛、棕叶及花均含鞣质。茎叶含薯蓣皂苷和甲基薯蓣皂苷等。叶含木樨草素、糖苷。

【药理】

1. 止血作用:陈棕皮水煎剂几无止血作用,而陈棕炭水煎液20%～30%浓度时对小鼠、家兔均显示止血作用,对血液粘度有较大影响。棕榈各种制剂的凝血时间均较陈棕炭混悬剂为长。

2. 促进血小板聚集作用:棕榈炭水煎液给家兔灌胃,发现有明显促血小板聚集作用。

【临床报道】

治疗各种出血症:常与侧柏叶、血余炭、仙鹤草等配伍。

【附方】

[古代方]

诸窍出血:棕榈炭、血余炭、莲蓬各等份,上为末,每服6克,煎南木香汤调服。(《仁斋直指方》黑散子)按:《鸡峰普济方》卷十八,《三因极一病证方论》卷十六,都有名"黑散子"者,皆非棕榈炭,不可误用。

[现代方]

1. 功能性子宫出血:棕榈炭、血余炭各6克,荷叶30克,水煎服。(《中国常用中草药》)

2. 咳血,吐血,衄血,便血:棕榈炭15克,侧柏叶12克,水煎服。(同上)

3. 高血压:鲜棕榈皮18克,鲜向日葵花盘60克,水煎服。(《江西草药》)

【备注】

1. 棕榈又名棕、棕树。根称棕榈根;心材称棕榈心;叶为棕榈叶;花为棕榈花;果实称棕榈子,均供药用。① 棕榈根:性平,味苦涩。入心、肝、脾经。功能燥湿解毒,收敛止血。用治痢疾,赤白带下,各种出血,崩漏淋漓不断,月经过多,血淋;还可消肿止痛,用治跌打损伤,瘀肿疼痛。9～15克水煎服。外用,煎水洗。② 棕榈心:性平,味苦。入心、脾经。功能益气养血,益气摄血。用治气血两亏所致心悸,头晕眼花,崩漏下血,月经过多。30～60克水煎服。③ 棕榈叶:性湿,味甘,入脾、胃经。功能健脾益气,益气摄血。用治乏力,消瘦,神疲,吐血等证。6～12克水煎服。④ 棕榈花:性平,味苦涩。入肝、脾经。功能燥湿解毒,收敛止血。用治泄泻,下痢,瘰疬,疥癣,崩漏带下等证。3～9克水煎服;外用煎水洗。⑤ 棕榈子:于霜降前后果皮呈青黑色时采收,晒干入药。性温,味苦涩,无毒。入脾、大肠经。功能收敛固涩,养血。用治泄痢,脱肛,月经过多,淋漓不止,血虚等证。9～15克,水煎服。成分有花白苷。棕榈子有谓可治疗糖尿病,60～150克,水煎代茶饮。又治荨麻疹,棕榈果150克,加水1 200毫升浓煎取汁600毫升,每天1剂,早晚分服。

2. 李时珍认为棕炭用治失血过多,

"与乱发同用更良，年久败棕入药妙"。也有人认为可将旧棕床上的棕绳作陈棕用。

527. 酢浆草

【概述】

本品为酢浆草科植物酢浆草 Oxalis corniculata L. 的全草。又名酸浆草、三叶酸草、三叶酸浆、雀儿草、疔草。全国各地均有分布。归肺、胃经。性凉，味酸。功能清热利湿，消肿解毒，凉血止血，安神。用治：感冒发热，咽喉肿痛，尿路感染，吐血衄血，黄疸，泄泻痢疾，热淋，赤白带下，疔疮痈肿，痔疾脱肛，水火烫伤，跌打损伤等。用法用量：6～12 克煎服，咽喉肿痛漱口；外用鲜品适量，捣敷或煎水洗患处。脾胃虚寒者慎用。

【成分】

茎含苹果酸，叶含柠檬酸及大量酒石酸，茎、叶均含多量草酸盐、维生素 C 等。

【药理】

1. 抗菌作用：煎剂在体外对金黄色葡萄球菌、福氏痢疾杆菌、伤寒杆菌、绿脓杆菌等均有抑菌作用。

2. 毒副作用：据报道，同属植物毛茛酢草 Oxalis cernua 对家畜肾脏有害，血中非蛋白氮显著升高。

【临床报道】

临床常将本品用于：① 治疗咽喉肿痛：配牛蒡子，解毒利咽。② 治疗疔疮痈肿：配金银花，清热消肿。③ 治疗急性黄疸性肝炎：配茵陈，除黄利湿。④ 治疗泄泻痢疾：配白头翁，凉血止痢。⑤ 治疗赤白带下：配茯苓淡渗引湿，清热补虚。

【附方】

［古代方］

二便不通：酢浆草、车前草各 50 克，捣汁入沙糖 3 克，调服，治大便秘结，小便不利。(《摘元方》)

［现代方］

1. 急性咽炎：酢浆草 9 克(鲜品可用 30 克)，加水煎服，可当茶少量频饮，小儿可加蜜糖或冰糖。

2. 吐、衄血：酢浆草 12 克，食盐少许，水煎服，治脾胃湿热引起的吐血、衄血。(《闽东本草》)

3. 疔疮：酢浆草，红糖煎服。

4. 丹毒：鲜酢浆草 60 克，鲜青蒿、鲜野薄荷各 30 克，共捣烂，绞汁，加麻油少许调涂患处。

5. 神经衰弱：鲜酢浆草 50 克，松针 15 克(云南松)，大枣 10 枚，水煎服，每天 1 剂。

528. 款冬花

本品为菊科植物款冬 Tussilago farfara L. 的干燥花蕾。又名款冬、冬花。主产于河南、甘肃、山西、陕西等地。性温，味辛、微苦。归肺经。功能润肺下气，止咳化痰。主治新久咳嗽，喘咳痰多，劳嗽咳血。用法用量：蜜炙款冬花 4.5～9 克，煎服。

【成分】

款冬花含生物碱款冬花碱、千里光碱。又有款冬二醇、蒲公英黄色质、芸香苷、金丝桃苷、谷甾醇、豆甾醇、山金车二醇等。近年提得升压成分款冬酮。叶中含苦味苷、金丝桃苷、皂苷、β-谷甾醇、款冬碱、千里光碱、糖类、酒石酸、鞣质等及多糖成分。

【药理】

1. 镇咳作用：款冬花煎剂有镇咳作用，临床治疗咳喘，为温肺治嗽之佳药。

2. 解痉作用：实验证明对胃肠平滑肌及气管平滑肌有程度不等的解痉作用，与古人止咳平喘的知识和经验完全符合。

3. 中枢兴奋作用：款冬花提取物对动物注射用药，发现了一些新的作用。证明对中枢神经系统有强大兴奋作用，作用部位在间脑以下脑干部分。注射后还可见血压急剧上升，心跳加快，呼吸兴奋，瞳孔散大，泪腺及气管分泌增加，四肢肌肉紧张，颈肌震颤等。血管灌流及肾容积测定，证明有收缩血管作用。

注射款冬醚提成分，呼吸显著兴奋，可以对抗盐酸吗啡引起的呼吸抑制。上述升压作用机理，主要为血管运动中枢的兴奋，不排除部分为拟交感神经作用所致。而呼吸兴奋，则主要为延脑呼吸中枢兴奋所致。由款冬酮对狗血流动力学的影响看来，其微量对休克有效，有希望获得临床上的支持。

4. 毒副作用：款冬花煎剂，毒性很小。但用提取物量大特别是注射应用时，可致动物狂躁不安，肌肉紧张、阵挛，甚至惊厥死亡。

【临床报道】

前人认为款冬温而不燥，治肺虚久嗽。有邪可散，散而不泄；无邪可润，润而不寒。故对一切咳嗽，不论寒热虚实，均可应用。

款冬与紫菀皆能润肺化痰止咳，但款冬花性温，偏入气分，长于宣肺止咳，祛痰下气不及紫菀；紫菀辛苦温，不仅入气分，长于祛痰，滋肾，而且入血分，长于治吐血嗽血。二者常相配伍，前者止咳，后者祛痰，互补不足。款冬治燥咳，紫菀止寒咳，则疗效益显。

【附方】

［古代方］

1. 肺痈咳嗽、胸满、脉数、咽干、大咳时出浊唾腥臭，日久吐脓如米粥状者：款冬花45克（去梗），炙甘草30克，桔梗60克，薏苡仁30克，上作10剂，水煎去滓，温服。（《疮疡经验全书》款花汤）

2. 哮喘：款冬花、茯苓、杏仁、贝母、五味子、桑白皮、乌梅肉、紫菀、百合、百部、阿胶各等份，为末，炼蜜丸，如芡实大，每服6克，竹沥磨化服。（《幼科金针》款冬花丸）

3. 老年气虚，痰多，咳嗽，气喘：款冬60克（去梗），桑白皮45克，人参、紫菀、杏仁（去皮尖）、知母（去毛）、贝母各30克，五味子、桔梗各15克，苏叶9克，槟榔4.5克，广木香3克，上为细末，蜜丸弹子大，临睡嚼1丸，开水送下。（《扶寿精方》款冬花丸）

4. 咳嗽痰涎，咯而不畅：款冬花、紫菀各30克，上为粗末，每次12克，用水300毫升，加生姜5片，同煎至180毫升去滓，含后温服。（《御药院方》款冬花散）

［现代方］

1. 肺热咳嗽：款冬花、浙贝母、桑白皮、知母、杏仁各10克，五味子、甘草各3克，水煎服。（《中国常用中草药》）

2. 咳嗽气喘（慢支）：款冬花9克，杏仁9克，桑白皮9克，知母6克，川贝6克，水煎服。（同上）

529. 葛　花

【概述】

本品为豆科植物野葛 Pueraria lobata (willd.) Ohwi 的干燥花蕾，又名葛条花。湖南、河南、广东、广西、浙江、安徽、四川等地均产。味甘，性平。一说性凉。归胃经。功能醒胃止渴，解酒醒脾。主要用于饮酒过量，头昏，头痛，发热烦渴，胸膈饱胀，食欲不振，呕逆吐酸等症。用法用量：6～9

克水煎服,或入丸散。

【成分】

葛花含水溶性生物碱及微量黄酮化合物,又含挥发油、槲皮素、双香豆素、葛花皂苷、色氨酸衍生物、三萜皂苷以及异黄酮类。后者如黄豆苷原、芒柄花黄素、金雀异黄苷、金蕉异黄素、芒柄花苷、葛花苷、尼鸢尾立黄苷、尼鸢尾立黄素、葛花亭(Kakkatin)、鹰嘴豆素甲(Bicchanin A)、尼鸢尾立黄素葡糖苷和尼鸢尾立黄素木糖葡糖苷等。

【药理】

药理实验表明其异黄酮类和三萜类成分对 CCl_4 及高脂饲料所致小鼠实验性肝损害有保护作用,并能使饮服乙醇的小鼠血中乙醛含量降低。葛花甲醇提取物(PF-ME)、三萜皂苷(PF-SP)和异黄酮成分(PF-IF)对乙醇导致的血糖、甘油三酯和尿素氮升高有明显抑制作用。日本新甫次郎对葛的各提取部位的药用价值发现,葛花确有醒酒功能。

【临床报道】

临床上除当酒醉时,用传统方剂“葛花解酲汤”以醒酒外,商品有葛花饮料,原料为葛花、果葡糖浆、蔗糖、天麻、乌梅、柠檬酸和维生素 C。也可葛花煎水代茶饮。

【附方】

[古代方]

1. 饮酒中毒,发热烦渴,呕吐:葛花30克为散,每次 3 克,开水调服,亦可煎服。(《圣济总录》葛花散)

2. 饮酒太过,脾胃受损,痰湿中阻,呕吐痰逆,心神烦乱,胸膈痞塞,手足战摇,饮食减少,小便不利:白豆蔻仁、缩砂仁、葛花各 15 克,干姜、神曲(炒黄)、泽泻、白术各 6 克,橘皮(去白)、猪苓、人参、白茯苓各4.5克,木香 1.5 克,莲花青皮 0.9 克(去瓤),上为极细末,和匀,每次9 克,白酒调服。得微汗,则酒病去。(《内外伤辨》葛花解酲汤)

[现代方]

饮酒防醉方:枳椇子 9 克,葛花 9 克,山楂 12 克,枸杞子 9 克,三七 12 克,绿茶 6 克,生甘草 6 克,水煎,作茶饮。(经验方)

530. 葛　根

【概述】

本品为豆科植物野葛 Pueraria lobata (Willd.) Ohwi 或甘葛藤 Pueraria thomsonii Benth. 的干燥根。又名鸣齐根、干葛、甘葛、粉葛、黄葛藤根、葛子根、葛条根。野葛除新疆、西藏外,全国均产,以湖南、河南、广东、浙江、四川等地为主。甘葛藤多为栽培,主产于广西、广东。四川、云南等地亦产。性凉,味甘、辛。归脾、胃经。功能解肌退热,生津,透疹,升阳止泻。用于外感发热头痛,项背强痛,热病烦渴,消渴,麻疹不透,热痢,泄泻,高血压颈项痛。用法用量:9~15 克煎服。

【成分】

葛根的主要成分为黄酮类物质,有大豆苷元(Daidzein)、大豆苷(Daidzin)、大豆素-4′,7-二葡萄糖苷、葛根素(Puerarin)、大豆素-4′,7-二葡萄糖苷、葛根素-7-木糖苷、4′,6′,0-二乙酰葛素以及β-谷甾醇、金雀异黄素、花生酸、淀粉等。总黄酮含量,以野葛根最高,依次是粉葛、峨眉藤、越南葛、三裂叶葛、云南葛根。6 月份采集的山东益都葛根,其葛根素的含量达 3.5%,8 月份产的最高为 0.4%。

【药理】

1. 对心脏及心脑血管的作用:① 葛根素能改善因缺血再灌注造成的心功能损伤。并能明显缓解 PGFIα 心绞痛,改善缺血心电图、降低心肌耗氧量。② 葛根煎剂浸剂和总黄酮都有一定的降压作用，有人证明葛根是一种有效的β-肾上腺素受体阻滞剂，表现在血压下降、心率减慢、抗快速型心律失常。麻醉狗静脉注射葛根总黄酮或葛根素10～30毫克/千克后，出现血压下降，10毫克/千克分钟滴注，可使血压维持较低水平。高血压狗每天灌服葛根酒浸剂2克(生药)/千克，连续12～14天，多数动物血压轻度下降，心率无明显变化。③葛根总黄酮和葛根素可使冠状动脉扩张，改善冠脉循环，降低心肌耗氧量，临床用于冠心病心绞痛，能改善心电图缺血反应。葛根素能增加脑血流量，使血管阻力下降，抑制血小板凝集，临床上治疗偏头痛，可能与此有关。此外，葛根素能明显对抗大鼠、家兔和豚鼠实验性的室性心律失常。总黄酮能解除由垂体后叶素引起的冠脉痉挛；葛根素可对抗缺氧所致的冠脉流量减少，有改善缺血心肌血流分布的作用，缺血时能量代谢改善，显示对心肌的保护作用。还可对抗缺氧所致的脂质过氧化作用。④葛根对正常狗的外周动脉有直接扩张作用。而葛根素还可使颈内动脉血管阻力明显降低，总黄酮即使血流量增加，也使血管阻力降低，说明有舒张颈内动脉的作用。⑤葛根素无论对正常金地鼠脑微循环还是对局部滴加去甲肾上腺素引起的微循环障碍，都有明显的改善作用。为葛根预防脑血管病提供了依据。⑥葛根素可改善肠系膜微循环障碍，突发性耳聋患者可因注射葛根素以改善微循环而提高听力。

2. 对中枢神经系统的作用：①葛根对人工发热家兔有解热作用。葛根粉、葛根醇浸液都被证明有解热作用，据称能扩张皮肤血管，促进散热，并能使呼吸加强，增加水分排出而使体温下降。用于一般感冒或流感伴有头痛、发热、项背强痛者。②口服葛根总黄酮无明显镇静或镇痛作用。③总黄酮和醇提取物均能对抗东莨菪碱所致的小鼠记忆获得性障碍。

3. 抗菌作用：葛根煎剂能抑制痢疾杆菌，可治泻痢。配合黄芩、黄连、地榆应用，治痢效果更明显。温病无汗口渴，通过解热使体内水分消耗减少，从而显示生津止渴的药效。

4. 抗心律失常作用：所含成分大豆苷原除能对抗乌头碱、氯化钡诱发的大鼠心律失常，并能预防氯化钙和氯仿诱发的大鼠或小鼠心室纤颤外，它还具有罂粟碱样的解痉作用。

5. 抗癌作用：对白血病细胞及黑色素瘤细胞的影响：大豆苷原可抑制白血病细胞HL-60的增殖，当大豆苷原与乳香的有效成分BC-4合并应用时，对HL-60细胞的生长有明显抑制和分化诱导作用，大豆苷原能明显改变黑色素瘤B16细胞的形成，诱导B16细胞分化，从而明显抑制小鼠黑色素瘤B16细胞的增殖。

6. 降糖作用：家兔灌服葛根水煎剂有轻微的降糖作用。葛根素对小鼠四氧嘧啶性高血糖有明显降血糖作用。

7. 降脂作用：葛根所含异黄酮类化合物有降血脂作用。大豆苷元和刺芒柄花素能降低血清胆固醇，金雀异黄素能降低甘油三酯，大豆苷也有较强的降血脂作用。

8. 解热作用：葛根煎剂或乙醇浸剂灌胃，对伤寒混合菌苗引起的发热家兔，前者有微弱解热作用，后者有明显而持久的解热作用。

9. 益智作用：葛根对东莨菪碱、乙醇或二氧化碳所致学习记忆障碍有明显保护作用，对小鼠记忆过程有明显促进作用。

10. 其他作用：葛根有提高耐缺氧能力、抗氧化和解毒作用，葛根的有效成分有保肝作用，葛根异黄酮有雌激素样作用，给小鼠灌服葛根制剂有避孕作用。

11. 毒副作用：葛根醇浸剂干粉对小鼠静脉注射的LD50为(2.1±0.12)克/千克，总黄酮为(2.1±0.12)克/千克。葛根素静脉注射的LD50为738毫克/千克。对狗每天静脉注射10或30毫克/千克，连续4周，对血液学、血液化学和主要脏器均未见异常。大鼠每天肌肉注射10或50毫克/千克连续3个月，亦未出现毒性反应。葛根素注射剂无致突、致畸作用。

【临床报道】

葛根及其成分，用途广泛。现代临床常用于冠心病心绞痛、心肌梗死、心律失常，高血压病、偏头痛、早期突发性耳聋、视网膜动脉阻塞、高脂血症、骨关节和肌肉疾病、感染和炎症性疾病。

葛根与升麻都有升阳，发表透疹之功。但升麻升阳之功速，葛根升阳之力缓。升阳善散阳明胃热，且能解毒散瘀；而葛根善发阳明肌腠之邪，且能解肌止痉。

葛根与柴胡、桂枝、麻黄均能解表，但葛根为阳明经药，治发热不恶寒；柴胡为少阳经药，治寒热往来；麻、桂为太阳经药，治恶寒发热，此其主要不同。

【附方】

［古代方］

1. 外感发热恶寒，头痛，无汗恶风(发热无汗)：葛根12克，麻黄9克，桂枝6克，生姜9克，甘草6克，芍药6克，大枣12枚。(《伤寒论》葛根汤)

2. 太阳病、桂枝症医反下之，利遂不止，脉促，喘而汗出(治身热、下痢)：葛根15克，甘草6克，黄芩、黄连各9克。(《伤寒论》葛根黄芩黄连汤)

3. 瘢疹初发，壮热，点粒未透：葛根、升麻、桔梗、前胡、防风、甘草。(《全幼心鉴》治斑疹初发)

4. 伤寒瘟疫，壮热，头痛，肢体痛，痘疹已发未发：升麻5克，葛根、芍药各6克，甘草3克，生姜1片。(《闫氏小儿方》升麻葛根汤)

［现代方］

1. 外感风寒，发热无汗，头痛项强：葛根12克，麻黄、桂枝、炙甘草各5克，白芍9克，生姜4片，大枣6枚，水煎服。(《中国常用中草药》)

2. 麻疹透发不畅：葛根12克，连翘、牛蒡子、西河柳各6克，升麻、蝉蜕、甘草各3克，水煎服。(同上)

3. 热痢泄泻：葛根15克，黄芩、黄连各9克，甘草3克，水煎服。(同上)

4. 高血压病：葛根30克，槐米15克，茺蔚子15克，煎汤500毫升，每天1剂，早晚各服250毫升，或泡水当茶饮，1个月为1个疗程。

5. 冠心病心绞痛：葛根糖浆(每1毫升相当于生药1克)，每次20毫升，每天3次，疗程4～12周。

6. 脑梗死：葛根30～50克，红花15～25克，地龙25～40克，水煎，每天1剂，分2次口服。

7. 糖尿病：葛根、泽泻、刺五加等量制成片剂，每片含生药1.11克。饭前1小时口服，每次5～7片，每天3次，30天为1个疗程。

8. 脚汗症：葛根25克，白矾25克(或用枯矾)。水煎两次混合，约1 500毫升。泡脚，每天3次，每次不少于30分钟，6天为1个疗程。

【备注】

1. 除以上两种葛根外，尚有几种同属植物的葛，也作葛根药用。如食用葛 P. edulispanp、峨眉葛藤、三裂叶葛藤。

2. 商品葛根有粉葛根(甘葛藤)、北葛根两种，后者粉性小，质量较次。生葛汁解瘟毒。又葛花为野葛将开放的花，性凉、味甘，入胃经。用以解酒毒，除胃热，止烦渴，3～9克煎服。葛谷为野葛的种子，性平、味甘，用以解酒毒，治痢疾。葛蔓为野葛的藤茎。用以治喉痹、痈肿。葛叶捣敷，治创伤，能止血。

531. 葛蔓(附：葛叶、葛谷、葛粉)

本品为野葛的茎组织，也称葛蔓或葛藤蔓 Caulis puerariae. 始载于《唐本草》。性寒，味辛。归肺经。功能清肺利咽，清热解毒。用于喉痒咽痛，疮痈肿毒。用法用量：内服6～9克；外用烧灰存性，研碎调敷。《新修本草》记载："葛藤烧为灰，水服方寸匕，主喉痹。"

成分有黄酮类，黄豆苷、黄豆苷原、葛根素、芒柄花黄素、金雀异黄苷、金雀异黄素，葛根葡糖苷-1和葛根葡糖苷-3等。

附一：葛叶

葛叶 Folium puerariae，始载《名医别录》，性平，味苦涩。归肝经。功能收敛止血，消肿止痛。用于外伤出血，跌打损伤等，可外敷适量。

含葛花皂苷Ⅲ、黄豆苷、芸香苷、金雀异黄苷、洋槐苷和烟花苷等。《本草图经》记载："主金刃疮，出行伤刺血出，卒不可得药，但挼妥汁敷之。"

二、葛谷

葛谷为葛的种子。性寒，味甘。归心、胃、肺经。功能清热化湿，醒酒健脾。用治湿热下泄而出现的痢疾，肠炎，酒伤所致胸膈饱满，不思饮食，头晕乏力等症。9～15克煎服。

葛谷含淀粉，脂肪油及γ-谷氨碳基苯丙氨酸。

三、葛粉

葛粉为葛的块根经水磨而澄取的淀粉，性寒，味甘，无毒。归胃经。功能生津止渴，清热除烦。用治胃热，烦渴，饥不思食等症。100～300克，煮粥或烙饼食。

葛粉的化学成分，据报告淀粉占76.14%、蛋白质0.082%、纤维素0.36%、灰分0.224%、水分19.54%。

古代临床在《医林纂要》有简要说明："除烦、解热，醒酒，治喉痹、齿痛。"

葛根、葛花、葛藤的原植物，来源于豆科葛属，主要有野葛和粉葛。野葛 Pueraria lobata (Willd.) Ohwi [P. thunber-geriana. (S. et. Z.) Benth.、P. pseudohirsuta Tang et Wang] 有效成分含量高于粉葛根数十倍。甘葛藤(粉葛) P. thomsonii Benth.、食用葛 P. edulis Pamp. 四川作葛根用，也可食用。峨葛藤 P. omeiensis Wang at Tang 四川称粉葛、贵州称苦葛，均作药用。三裂叶葛藤 P. panseoloides (Roxb) Benth. 分布于浙江、台湾、广东。在浙江部分地区作葛根用。

532. 葡 萄

【概述】

本品为葡萄科植物葡萄 Vitis vinifera L. 的果实。又名草龙珠、琐琐葡萄、牛奶葡萄、玫瑰香葡萄、龙眼葡萄等。主产新疆、甘肃、陕西、山西、河北、山东等地。性平，味甘、酸。归肺、脾、肾经。功能补气血，强筋骨，利小便。用治气血虚弱，肺虚咳嗽，心悸盗汗，浮肿，小便不利，风湿痹痛。用法用量：15～30克水煎服，或捣汁服，或浸酒。

【成分】

1. 葡萄：含葡萄糖、果糖、酒石酸、柠

檬酸、苹果酸、草酸、维生素 B_1、B_2、C、钙、磷、铁等。

2. 葡萄皮：含矢车菊素、芍药素(Peonidin)、飞燕草素等。

3. 葡萄种子：含油 9.58%，并含焦性儿茶酚(Catechol)、没食子儿茶精(Catechin)、没食子酸盐等。

4. 茎：含还原糖、鞣质、黄酮类化合物。

5. 叶：含酒石酸、苹果酸、草酸、延胡索酸、琥珀酸、柠檬酸、奎宁酸、莽草酸、甘油酸、异槲皮苷、槲皮苷、芸香苷。

【药理】

1. 葡萄：具有维生素 P 样的活性。

2. 油：口服种子油 15 克可降低胃中酸度；服 12 克可利胆；服 40～50 克有致泻作用。

3. 叶茎：有收敛作用。

【临床报道】

临床主要用于：① 补益气血，强筋健胃，治疗五脏劳伤、筋骨不坚、气血不足症。② 滋阴润肺，治疗阴虚咳嗽、潮热盗汗、心悸不宁等症。③ 利水退肿，治疗下肢浮肿、尿少等症，不可多食，否则令人烦闷眼暗。

【附方】

［古代方］

1. 热淋，小便涩少，沥血：葡萄汁、藕汁各 150 毫升，生地黄汁 150 毫升，蜜 150 克，混匀，煎如稀饧，饭前服 600 毫升。(《太平圣惠方》葡萄煎)

2. 体虚，面色无华，腰酸膝冷：醒后日饮 150 毫升，暖腰肾。(《太平圣惠方》葡萄酒)

3. 牙龈肿痛：葡萄干焰硝，将葡萄干去核，填硝煅之成炭，研末，搽牙。(《医极》葡消散)

【备注】

1. 葡萄根：性平，味甘、微苦。入肺、肾、膀胱经。功能祛风胜湿，用于风湿阻络，筋骨关节拘挛疼痛；利湿行水，用于水肿、小便不利等症。用法用量：15～30 克，水煎服；外用捣敷或煎水淋洗。

2. 葡萄藤叶：性平，味甘，涩。入肾、肝、膀胱经。功能行水利湿，用于水肿，小便不利；清肝泻火，用于肝火上炎所致目赤肿痛，羞明多泪等症。每用 9～15 克水煎或捣汁；外用捣敷或煎水洗。

533. 葱白

【概述】

本品为百合科植物葱 Allium fistulosum L. 的鳞茎。又名葱茎白、葱白头、芤、菜伯、火葱、四季葱。我国各地均有栽植。归肺、胃经。功能发表，通阳，解毒。主治伤寒寒热头痛，阴寒腹痛，虫积内阻，二便不通，痢疾，痈肿。用法用量：9～15 克煎汤内服，或煮酒；外用：捣敷、炒熨、煎水洗或塞耳、鼻窍中。表虚多汗者忌服。本植物的须根(葱须)、叶(葱叶)、花(葱花)、种子(葱实)、全株捣取之汁(葱汁)亦供药用。

【成分】

鳞茎含挥发油，油中主要成分为蒜素(Allicin)；又含二烯丙基硫醚(Allyl sulfide)、S-烯丙基硫基半胱氨酸等。叶鞘和鳞片细胞中有草酸钙结晶体，又含维生素 C 97 毫克%(湿重计)、维生素 B_1、维生素 B_2、烟酸、痕量的维生素 A、脂肪油和黏液质。脂肪酸中含棕榈酸(Palmitic acid)、硬脂酸(Stearic acid)、花生酸(Arachidic acid)、油酸(Oleic acid)和亚油酸(Linoleic aeid)。黏液汁中主要成分为多糖类，其中有 20%纤维素、3%半纤维素、41%原果胶

(Protopectin)及 24% 水溶性果胶(Pectin)。

【药理】

1. 抗菌作用：葱白挥发油对白喉杆菌、葡萄球菌、链球菌、结核杆菌和痢疾杆菌等有抑制作用，其机理为作用于细菌的酶系统所致。

2. 抗真菌作用：葱白水浸剂对许兰氏黄癣菌、羊毛状子芽孢癣菌和腹股沟表皮癣菌等多种真菌有不同程度的抑制作用。

3. 杀阴道滴虫作用：葱的滤液在试管内有杀灭阴道滴虫的作用。

4. “壮阳”作用：葱白汁给小鼠灌胃，能明显增加雄性小鼠交尾次数、雄性激素(血浆睾酮)含量以及包皮腺、前列腺精囊的重量。

5. 抗癌作用：葱白的热水提取物在体外对子宫颈癌细胞 JTC-26 有较强的抑制作用，抑制率达 90% 以上。大葱匀浆能降低胃液中亚硝酸含量，有可能阻断胃内亚硝胺合成，从而抑制胃癌的发生。

6. 其他作用：大葱的黏液质有保护皮肤和黏膜的作用；所含硫化物有轻度局部刺激，缓下和驱虫作用；其挥发性成分由呼吸道、汗腺和泌尿道排出时，能刺激分泌而发挥祛痰、发汗和利尿作用。

【临床报道】

主治风寒感冒，并治腹泻、痢疾。以葱白拌麻油空腹服时，可治蛔虫性腹痛。此外，以本品水煎内服或温热外敷治疗皮肤病；与硫黄配伍捣如泥状，外敷脐上，治疗小儿遗尿症；用葱白灸法治疗产后尿潴留。

【附方】

［古代方］

1. 伤寒初起头痛，发热，脉洪：葱白一虎口，豉 60 克。以水 200 毫升，煮取 60 毫升，顿服取汗。(《补缺肘后方》葱豉汤)

2. 时疫头痛发热：连根葱白 20 根，和米煮粥，入醋少许，热食取汗即解。(《济生秘览》)

3. 妊娠七月，伤寒壮热，赤斑变为黑斑，溺血：葱一把，水 200 毫升，煮令热服之，取汗，食葱令尽。(《伤寒类要》)

4. 脱阳，或因大吐大泻之后，四肢逆冷，元气不接，不省人事，或伤寒新瘥，误与妇人交，小腹紧痛，外肾搐缩，面黑气喘，冷汗自出，须臾不救：葱白数茎炒令热，熨脐下，后以葱白连须 3～7 根，细锉，砂盆内研细，米酒 300 毫升，煮至 120 毫升。分作 3 次服，灌之。(《华佗危病方》)

5. 小儿初生不小便：人乳 500 毫升，葱白 3 厘米。上 2 味相和煎，分为 4 次服用。(《外台秘要》)

6. 小儿虚闭：葱白 3 根。煎汤，调生蜜、阿胶末服。仍以葱头染蜜，插入肛门。(《全幼心鉴》)

7. 阴囊肿痛：① 葱白、乳香捣涂。② 煨葱入盐，杵如泥，涂之。(《本草纲目》)

8. 痔正发疼痛：葱和须，浓煎汤，置盆中坐浸之。(《必效方》)

［现代方］

1. 感冒：取葱白、生姜各 15 克，食盐 3 克，捣成糊状，用纱布包裹，涂擦五心(前胸、后背、脚心、手心、蝈窝、肘窝)一遍后让患者安卧。部分病例半小时后出汗退热，自觉症状减轻，次日可恢复。

2. 蛔虫性急腹痛：鲜葱白 30 克捣烂取汁，用麻油 30 克调和，空腹 1 次服下(小儿酌减)，每天 2 次。或用青葱(连根须)60～90 克，捣烂取汁顿服，10 分钟后，再服菜油或麻油 30 克。约半小时即可止痛，4～6 小时后，排出黏液粪便，有时夹有蛔虫。

3. 蛲虫病：取食用大葱及大蒜，去叶、皮、根须，洗净。葱白 50 克加水 100 毫升，大蒜 50 克加水 200 毫升，分别用微火煮烂，纱布过滤，装瓶备用。在傍晚或临睡前，任选一种煎液灌肠。用量：4～5岁10毫升，7岁15毫升。

4. 小儿消化不良：取生葱1根，生姜15克，同捣碎，加入茴香粉9克，混匀后炒热（以皮肤能忍受为度），用纱布包好敷于脐部。每天1～2次。

534. 葱 叶

【概述】

本品为百合科植物葱 Allium fistulosum L. 的叶子，详见"葱白"条。性温，味辛。功能祛风发汗，解毒消肿。主治感冒风寒，头痛鼻塞，身热无汗，中风，面目浮肿，疮痈肿痛，跌打创伤。用法用量：9～15克内服煎汤；外用：捣敷、热罨或煎水洗。

【成分】

叶含葡萄糖、果糖、蔗糖、麦芽糖及多种低果聚糖（Fructose oligosac-charides），又含少量淀粉、半纤维素、α-纤维素和木质素。全植物含硫代亚磺酸酯。

【药理】

1. 抑菌杀虫作用：100%的葱煎剂，试管内（环杯法试验）对志贺痢疾杆菌有抑制作用；25%葱的滤液，在试管内接触时间大于60分钟者，能杀灭阴道滴虫。

2. 其他作用：葱叶的黏液有保护皮肤黏膜作用。

【临床报道】

主治风寒感冒：此外还可用治疮中有风水肿痛：葱叶、干姜、黄柏，相和煎作汤，浸洗之；（《食疗本草》）及治水病两足肿者："锉葱叶及茎，煮令烂渍之，日三五作。"（《独行方》）

【备注】

1. 葱实：又名葱子，为葱的种子。性温，味辛。功能温肾，明目。用治阳痿、目眩。用法用量：3～4.5克，水煎服。

2. 葱须：又名葱根。为葱的须根。性平。功能解肌发汗，用治：① 风寒头痛，用法用量：6～9克，水煎服。② 喉疮：与胆矾共研末吹喉。③ 冻疮：葱须与茄根共煎水，浸洗患处。

535. 葶 苈 子

【概述】

本品为十字花科植物葶苈（独行菜）Lepidium apetalum Willd. 或播娘蒿 Descurainia sophia（L.）Webb ex Prantl 的干燥成熟种子。又名大适、大室、丁历等。生于田野、路旁。分布于华东、华北、西北及四川、辽宁等地。性大寒，味辛、苦。归肺、膀胱经。功能泻肺平喘，利水消肿。用治痰涎壅肺，喘咳痰多，胸胁胀满，不得平卧，胸腹积水，小便不利。用法用量：3～9克，水煎（包煎），内服。

【成分】

葶苈子中含芥子苷、脂肪油、黄酮苷和生物碱等；播娘蒿种子含芥子酸、糖芥苷、挥发油、脂肪油、毒毛旋花子苷元、葶苈苷、卫茅单苷、卫茅双苷、葡萄糖芥苷等。挥发油中含芥子油苷、芥酸等。

【药理】

1. 对心脏的作用：葶苈子能增强心肌收缩力，减慢心率，降低传导速度，对衰竭的心脏可增加输出量，降低静脉压，大剂量可引起心动过速、室颤等强心苷中毒症状。播娘蒿种子醇提取物也可使兔心、猫心收缩力增强。

2. 其他作用：① 本品有一定的利尿

作用。② 播娘蒿种子对胰蛋白酶有较高的抑制作用。③ 葶苈子有平喘作用。

【临床报道】

1. 治疗痰饮壅滞，咳喘胸满不得卧，遍身浮肿：用葶苈子泻肺平喘，利水消肿，可单用或与大枣配伍以缓和药性。

2. 治疗胸腹积水，小便不利：用本品泻肺行水，常与防己、大黄、杏仁、椒目、甘遂等配伍应用。

3. 治疗痈疽疮肿，瘰疬痰核：用葶苈子消痰散结疗疮，可与橘核、豆豉、牡蛎等同用。

4. 其他：近年来，以本品治疗胸腔积液、渗出性胸膜炎，或配黄芪、人参等治肺心病、心力衰竭之水肿喘满有较好疗效。

【附方】

［古代方］

1. 小儿白秃：以葶苈子杵末，汤洗去其痂，涂之。（《小儿卫生总微论方》）

2. 腹胀积聚癥瘕：葶苈子20克（熬），以酒300毫升浸7天。服18毫升，每天3次。（《千金要方》）

3. 痈疽恶疮：甜葶苈15克，木通15克（锉），川大黄15克（生锉），莽草15克。上4味，捣箩为细散，以水和如稀膏，涂肿上，干即更涂，以瘥为度。（《圣济总录》）

4. 瘰疬结核：葶苈子4克，豉250克（汤浸令软）。上药都捻熟，捻作饼子如钱厚。安在疬子上，以艾柱如小指大，灸饼上，灸7壮，每5天1次。（《太平圣惠方》）

［现代方］

1. 气管炎，痰喘：葶苈子9克，大枣5枚，水煎服。（《陕甘宁青中草药选》）

2. 实证水肿：葶苈子9克，防已9克，水煎服。（《青海常用中草药手册》）

3. 充血性心力衰竭：葶苈子30克，大枣15克，枳实30克，水煎服。

4. 肺心病并发心力衰竭：北葶苈子末，每天3～6克，分3次食后服。

5. 浮肿：鲜全草30克，水煎服。（《陕甘宁青中药选》）

【备注】

同科多种植物在不同地区亦作葶苈子入药，常见者如下：琴叶独行菜（北美独行菜）Lepidium virginicum L. 产于我国南北各省区，在东北及华北作葶苈子入药；野独行菜（柱腺独行菜）Lepidium ruderale L. 分布于东北及贵州、宁夏、甘肃等地；宽叶独行菜 Lepidium latifolium L. 其干全草30克（鲜全草105克）水煎服，可治痢疾；焯菜 Rorippa montana（Wall.）Small. 在江西、安徽等省做葶苈子用；桂竹香糖芥 Erysimum cheiranthoides L. 在河北房山以其做葶苈子用；菥蓂 Thlaspi arvense L. 云南个别地区称土葶苈或甜葶苈，洱沅称苦葶苈；芝麻菜 Eruca sativa Mill 在四川金堂习惯作葶苈子入药，故商品名习称“金堂葶苈”。

536. 萱 草 根

【概述】

本品为百合科多年生草本植物萱草 Hemerocallis fulva L. 黄花萱草（黄花菜）H. flava L. 或小萱草（红萱）H. minor Mill. 的根。又名鹿葱、黄花菜根。我国大部分地区有产，主产河北、河南、山东、江苏、安徽等省。性凉，味甘，有毒，水煎加热，毒性降低。归心、脾、肝经。功能利水消肿，凉血解毒，清利湿热。主治水肿，小便不利，淋浊，带下，黄疸，吐血，衄血，尿血，崩漏。用法用量：3～6克水煎服；外用治乳痈，捣敷。

【成分】

萱草根和茎含多种蒽醌类。含游离蒽醌和结合蒽醌0.299％～0.430％大黄酸、大黄酚、芦荟大黄素、钝叶决明素(Obtusifolin)以及有毒成分萱草根素(Hemerocallin),约0.3%~0.4%。并含天门冬素、酪氨酸、赖氨酸等。小萱草根含秋水仙碱,天门冬素;花含维生素A、维生素B、维生素C,蛋白质,脂肪。黄花萱草花含维生素A、叶含维生素C。

【药理】

1. 抗结核作用:给感染结核菌$H_{37}Rv$株2周后的豚鼠,喂食含0.5%萱草乙醚浸膏的饲料,每天每千克给予0.3克,连续两个月后处死,测定巨体致病力指数治疗组比对照组为36.0/57.5;脏器致病力指数治疗组比对照组为33.0/66.5。表明乙醚浸膏对豚鼠实验性结核病有一定疗效。

2. 抗血吸虫作用:萱草根对血吸虫成虫的作用主要表现为虫体萎缩和生殖器官退化。由于萱草根对宿主有强烈毒性,安全度小,在宿主致死时尚不能杀死虫体,因此临床价值较低。服过量可致呼吸抑制,甚至失明和死亡。

3. 毒副作用:本品给小鼠口服LD50为65毫克/20克。毒性强,主要病理变化在中枢神经和肝、肾实质细胞。

【临床报道】

近年临床报道,用于治疗肺结核和乳痈肿痛。

萱草根与猪苓配伍用于水肿,其清热利水之功倍增;配茯苓,健脾利湿,泄肺热而通水道,可治小便不利,一切水肿;配茵陈,既清中焦之热,又能利胆退黄,为疗黄疸所需要;配蒲公英,清热泻火,解毒消痈,通瘀散结,适用于乳痈初起,内服外敷并用。

【附方】

[古代方]

1. 水肿:"鹿葱根叶晒干为末,每服6克,食前米汤送服,治通身水肿。"(《太平圣惠方》)

2. 大肠下血:"鹿葱根、茶花、赤地榆、象牙末各适量,治大肠下血诸药不效者。"(《滇南本草》)

3. 大热衄血:"研汁一盏,生姜汁半盏相和,时时细呷。"(《本草衍义》)

[现代方]

1. 肺结核:无空洞者,每天口服6毫克/千克,3周为1个疗程。[中华内科,1963,11(2):104]

2. 黄疸:鲜萱草根,母鸡。治因肝胆湿热而引起的全身黄疸。(《闽东本草》)

3. 月经不调、红崩白带,经来腰酸腹痛:用萱草根6克,水煎服。(《贵州民间方药集》)

【备注】

1. 萱草根药材除上述外,尚有同属植物如下:① 大花萱草 Hemerocallis midden dorf-fii Trautve at Mey. 产于东北,根含γ-羟基谷氨酸、天门冬素、酪氨酸、赖氨酸、精氨酸、琥珀酸、乳酸、无羁萜(Friedelin)、β-谷甾醇葡萄糖苷(β-sitosterol glucoside),苯甲酸乙酯。② 黄金萱 H. citrina Baroni 产江苏。麝香萱 H. thunbergii Bak 主产江苏、浙江、安徽,二者的根和根茎主含大黄酚、大黄酸、美决明子素;麝香萱根还含有萱草根素、天门冬素、秋水仙碱。③ 重瓣萱草 Hemerollis fulva var. Kwanso. 含γ-羟基谷氨酸、精氨酸、琥珀酸、β-谷甾醇。④ 北黄花菜(鹿葱) H. lilioasphodelus l.:分布于长江流域和以北各省,已有栽培。

2. 20世纪50年代曾报道藜芦治疗血吸虫病,但用的不是真藜芦,而是同科植物萱草根。后已纠正。二者应严格区别。

3. 萱草嫩苗:出《日华子诸家本草》,来源同萱草根。性凉,味甘,无毒。入脾、肺经。功能清热利湿,宽胸化滞。主治胸膈烦热,黄疸,小便赤涩,脘腹胀满。用法用量:15~30克,水煎服;外用能散瘀止痛，可用于跌打瘀痛，捣敷适量。

4. 萱草花：为金针菜的别名，提取物有明显镇静作用。详见该条。《救荒本草》称萱草花，又名川草花；《滇南本草》称宜男花；《本草纲目》称黄花菜、鹿葱花。《本草正义》谓："萱草花，今为恒食之品……又今人恒以治气水上升、夜少安寐，其效颇著。"又《医醇賸义》载有萱草忘忧汤，治忧愁太过，处方为：桂枝 1.5 克，白芍 4.5 克，甘草 1.5 克，郁金 6 克，合欢花 6 克，广皮 3 克，贝母 6 克，半夏 3 克，茯神 6 克，柏仁 6 克，用金针菜 30 克，煎汤代水煎上药，去滓，温服。本方重用萱草花以解忧，不忧自然安眠，亦有助眠之意。又《圣济总录》卷一〇一载有萱草膏，系用晒干萱草花研极细末，加白蜜研令匀，每天洗面后用少许，涂面上，治面部粉皶痞瘟，可用以研发面膏。

537. 萱　藻

【概述】

本品为萱藻科植物萱藻 Scytosiphon lomentarius (Lyngb.) J. Ag. 的藻体。又名海麻线、海嘎、捞子筋、黄海菜、海菜管。药用全藻。生于中潮带的岩石上和石沼中，但也长于高潮带的石沼和低潮带的岩礁上。辽宁至广东的沿海地区均有分布。夏秋季采收，洗净晒干。性寒，味咸。归肝、肺经。功能清热解毒，软坚化痰。用于干咳，喉炎，瘰疬痰核，瘿瘤(甲状腺肿和颈淋巴结肿)等。用法用量：6～15 克，水煎服。

【成分】

全藻含褐藻酸(Alginic acid)17.1%～26.1%、甘露醇 3.69%～6.70%、粗蛋白 7.07%～19.33%、灰分 40.34%～49.31%、钾 2.89%～9.58%、碘 0.010%～0.022%。干品水蒸气蒸馏得挥发油 0.02%，含萜类成分。

【药理】

1. 抗癌作用：萱藻提取物对肉瘤 S180 有 30%以上的抑制作用。

2. 对心血管的作用：水醇法提取萱藻制成的注射剂，对蛙下肢灌流实验，显示明显的扩张血管作用。豚鼠心脏灌流实验，证明给药后可使冠脉流量显著增加；对麻醉狗注射相当萱藻 2 克/千克的注射剂，冠脉流量亦见显著增加($P<0.01$)，还可使小鼠心肌营养性血流量增加，^{86}铷摄取能力增加 65%。

3. 抗缺氧作用：提取液能明显增强常压下和给肾上腺素小鼠减压下的缺氧能力。

【临床报道】

1. 治疗干咳，喉炎：萱藻、鹅肠菜各 15 克，水煎服，加冰糖适量。

2. 治疗甲状腺肿，颈淋巴结肿：萱藻、海蒿子、夏枯草各 15 克，水煎服。

538. 萹　蓄

【概述】

本品为蓼科植物萹蓄 Polygonum aviculare L. 的干燥地上部分。夏季叶茂盛时采收，除去根及杂质，晒干。又名萹竹、扁蓄蓼、牛筋草、扁猪牙、竹节草等。以东北、山西、河南、湖北等地产量较大。性微寒，味苦。归膀胱经。功能利尿通淋，杀虫，止痒。主治膀胱热淋，小便短赤，淋沥涩痛，皮肤湿疹，阴痒带下。用法用量：10～15 克入汤剂，或入丸、散；杀虫单用30～60克水煎服或鲜品50～100克捣汁饮；外用适量，煎水洗、捣烂敷或捣汁搽。

【成分】

本品含黄酮类成分：萹蓄苷（Avicularin）、槲皮苷（Quercitrin）、槲皮素（Quercetin）、牡荆素（Vitexin）、异牡荆素（Isovitexin）、木樨草素（Luteolin）等。还含有酸性成分：绿原酸（Chlorogenic acid）、咖啡酸（Caffeic acid）、顺/反－阿魏酸（Cis/tranc-Ferulic acid）、香草酸（Vanillic acid）、对－香豆酸（P-coumaric acid）、d－儿茶精（D-catechol）、水杨酸（Salicylic acid）、鞣花酸（Ellagic acid）等。还含有葡萄糖、果糖、蔗糖、水溶性多糖、钾盐及黏液质等。香豆精成分有伞形花内酯、东莨菪素，并含多种氨基酸。

【药理】

1. 利尿作用：萹蓄煎剂口服或皮下注射，均可明显增加动物尿量及尿中Na^+、K^+离子含量，有明显利尿作用，连续给药，亦不产生耐药性，其利尿作用与其所含钾盐有关。

2. 降压作用：萹蓄浸剂、煎剂或乙醇提取物静脉注射，对猫、兔和犬均有降压作用。萹蓄苷对麻醉犬有降压作用，但作用持续时间短，且易产生耐受性。萹蓄全草提取物对血管紧张素转化酶（ACE）有非竞争性抑制作用，可能与萹蓄的降压作用有关。

3. 抗菌作用：萹蓄煎剂对福氏痢疾杆菌和宋内痢疾杆菌均有抑制作用，对须疮癣菌、毛羊状小芽孢菌有抑制作用，对葡萄球菌、绿脓杆菌及皮肤真菌也均有抑制作用。

4. 其他作用：萹蓄水及醇提取物能加速血液凝固，增加平滑肌张力，能增强呼吸运动的幅度及肺换气量。萹蓄苷对大鼠、犬有利胆作用，能使胆碱排出增加。还有杀虫作用。

5. 毒副作用：本品10%～20%浸剂对猫、兔静脉注射的最小致死量为20毫升/千克，1∶4煎剂为20毫升/千克，1∶50水提取物为2毫升/千克，对小鼠腹腔注射的最小致死量水提取物为10毫升/千克。萹蓄作为牧草，对马和羊有毒，可引起皮炎及胃肠功能紊乱。

【临床报道】

1. 治疗细菌性痢疾及急性肠炎：取萹蓄制成每毫升含1克生药的糖浆，口服，每次50毫升，每天2～3次，7～10天1个疗程。治疗急性菌痢108例，结果痊愈104例，好转4例，总有效率100%，平均退热时间1天，腹痛消失4天，腹泻停止、大便恢复正常5天。服药期间无不良反应。亦有用鲜萹蓄250克加水煎服治疗菌痢101例，治愈86例，有效9例，无效6例，总有效率94.05%，平均治愈时间为2.86天。

2. 胆道蛔虫症：萹蓄500克，水煎成1 000毫升，1次服用，治疗单纯性胆道蛔虫症患者20例，用药后1～4小时内均收良效。

3. 治疗阴囊鞘膜积液：萹蓄、生薏苡仁各30克，加水500毫升煎汤，每天1剂，早晚各服1次。共观察治疗50例，46例痊愈，4例好转，治愈者平均疗程为6.2天。

4. 治疗牙痛：萹蓄50～100克（鲜品不拘多少），每天1剂水煎，分2次服。治疗牙痛81例，除1例因牙周炎化脓而无效外，其余均在服药2～3天后疼痛消失。

5. 治疗腮腺炎：鲜萹蓄30克，捣烂加入适量生石灰水，调入蛋清1个，敷患处。治疗20余例，均获痊愈。

本品在中医临床上多配伍应用，主要用于淋证，为淋证之常用药。治热淋，常与瞿麦、木通、滑石、栀子等清热泻火利尿药配伍使用，方如八正散；治血淋，可与小蓟、白茅根、蒲黄等凉血止血药配伍；治砂淋、石淋，可配金钱草、海金沙、虎杖以排石通淋；治膏淋、白浊则配萆薢、石韦、莲子以分清泄浊。尚用于湿热黄疸，带下，泄泻，痢疾，取其清热利湿之功。如治湿热黄疸，则与茵陈、栀子、垂盆草配伍，以利湿退黄；治湿热带下，可配黄柏、椿白皮、泽泻以清热燥湿止带；治泻痢则与车前子、地锦草、仙鹤草同用，以清利肠道湿热。萹蓄有杀虫作用，还可用于蛔虫病、蛲虫病、钩虫病，宜煎汤空腹服。治蛔虫腹痛，可与醋同用，或配伍乌梅、黄连、川椒以安蛔止痛；治蛲虫病，可配榧子、槟榔、百部同用。此外，萹蓄亦可用于妇女阴蚀，皮肤湿疮，疥癣瘙痒。可单独外用，亦可配伍苍术、黄柏、苦参、白鲜皮等内服外洗以提高疗效。

【附方】

［古代方］

1. 恶疮连痂痒痛：捣萹竹封，痂落即瘥。(《肘后方》)

2. 小儿蛲虫攻下部痒：萹竹叶1握，切，以水600毫升，煎取300毫升，去滓，空腹饮之，虫即下。用其汁煮粥亦佳。(《食医心镜》)

3. 肛门痒痛，甚或生虫：萹蓄一握，用水400毫升，煎取200毫升，去滓，隔夜先不食，明晨空心饮之，虫即下。(《杂病源流犀烛》萹蓄汤)

4. 痔疮及痔疾下血：以萹蓄根叶(250克)捣汁，服之。(《必效方》)

［现代方］

1. 尿路结石：萹蓄、活血丹(金钱草)各15克，水煎服(《浙江药用植物志》)。

2. 尿道炎、膀胱炎：鲜萹蓄60克，鲜车前草30克，捣烂绞汁，分2次服(《福建药物志》)。

3. 妇女阴部瘙痒：萹蓄100克，煎水乘热先熏后洗。(《蕲州药志》)

4. 乳糜尿：萹蓄15克，石莲子30克，水煎服(《安徽中草药》)。

5. 泄泻：萹蓄12克，车前9克，龙芽草15克，水煎服(《湖南药物志》)。

6. 胆道蛔虫症：萹蓄100克，醋100克，加水1碗，煎至1碗，每天分2次服(《长白山植物药志》)。

7. 白带：鲜萹蓄90克，细叶艾根45克，粳米90克，白糖30克。先将粳米煮取米汤，再入各药，煎汁，去渣，加白糖。空腹服，每天1剂(《浙南本草新编》)。

现代制剂有：

1. 分清五淋丸：萹蓄、瞿麦、关木通、车前子(盐炒)、黄芩、茯苓、猪苓、黄柏、大黄、知母、泽泻、栀子、滑石、甘草。水泛丸，每袋6克。口服，每次6克，每天2～3次。功能清湿热，利小便。用于湿热下注，小便黄赤短涩，尿道灼热刺痛(《药典》1995年版)。

2. 前列回春胶囊：萹蓄、甲片、蜈蚣、地龙、黄芪、莱菔子等。胶囊剂，每粒0.3克，口服，每次4～6粒，每天2～3次。功能清热解毒，活血祛瘀，消肿止痛，益髓添精，温阳回春。用于慢性前列腺炎以及由前列腺炎引起的尿频，尿急，尿道涩痛，淋浊，性欲减退，阳痿，早泄等(《中国药物大全》)。

3. 萹蓄丸：萹蓄62克，委陵菜250克，茅根62克，研粉，炼蜜为丸，每丸重9克，口服，每次1丸，每天2次。用于急、慢性肾炎。［中草药通讯，1978(6)：12］

4. 肾石通冲剂：萹蓄、王不留行、鸡内金等，冲剂，每袋15克，口服，每次1袋，每天2～3次，开水冲服。功能清热利湿，活血止痛，化石排石。用于肾结石，肾盂结石，膀胱结石，输尿管结石(《中国药物大全》)。

539. 雄　黄

【概述】

本品为含砷的硫化物类矿石雄黄 Realgar。又名黄金石、石黄、天阳石、黄石、鸡冠石、苏雄黄。主产于湖南、湖北、贵州、陕西、云南、四川等地。性温，味辛、苦，有毒。归心、肝、胃经。功能解毒杀虫，燥湿祛痰，截疟，定惊。主治疥癣，秃疮，阴疽恶疮及癫痫，破伤风，疟疾，腋臭，哮喘，喉痹，痔瘘等。用法用量：外用，适量，研末油调涂敷患处；内服：1.5～3 克，炮制后入丸散服。

【成分】

主要为硫化砷（As_2S_2），并夹杂少量砒霜及其他重金属盐。

【药理】

1. 抗菌作用：雄黄水溶液具有抑制多种皮肤真菌的作用。另外，对人型、牛型结核杆菌、金黄色葡萄球菌、肠道杆菌均有抑制作用。

2. 抗疟原虫、血吸虫作用：动物实验证明，雄黄对鼠疟有抑制疟原虫的作用，对感染日本血吸虫尾蚴的小鼠有抗虫作用。

3. 其他作用：雄黄对小鼠 S180 肉瘤及子宫颈癌细胞培养株系有抑制作用；配寒水石研末内服有避孕作用。

【临床报道】

1. 治疗痈疽疔疮、疥癣、虫毒咬伤：如醒消丸，与乳香、没药、麝香同用。

2. 其他：治疗疟疾，麻风，蛲虫，钩虫，蛔虫病，带状疱疹，湿疹，阴道炎等。

【附方】

［古代方］

1. 中风涎潮，咽膈作声，目眩不开，口眼歪斜，手足不遂：雄黄（研）、朱砂（研）、龙脑（研）、麝香各3 克（研），白僵蚕（去丝、生）、白附子（生）、天南星（生）、乌蛇（去皮、骨，生）各 15 克，上除研药外，余皆为末，蜜丸如梧子大。如中风牙关不开，先用大蒜一瓣涂两牙腮上，次用豆淋酒化 1 丸揩牙龈上即开。续用薄荷酒化服 1～2 丸。如头风目眩、暗风眼黑欲倒者，急嚼 1～2 丸，薄荷酒下。（《和剂局方》雄朱丸）

2. 毒蛇，疯狗咬伤：细辛、荜茇、雄黄、麝香各等份，上为细末，每用 6 克，白酒调服。（《瑞竹堂经验方》雄辛散）

3. 龋齿痛：雄黄 6 克，乳香、没药各 3 克，麝香 1.5 克，上为细末，焙黄蜡为丸，置于虫牙蚀窍中。（《御药院方》雄黄丸）

4. 小儿急惊风，四肢抽搐，牙关紧急，头热足寒：雄黄 7.5 克，铅霜3.75 克，蟾酥 1.5 克，乳香 7.5 克，朱砂 7.5 克，熊胆 3.75 克，牛黄 7.5 克，蝎梢 3.75 克，麝香 3.75 克，白矾灰 3.75 克，上为细末，以糯米饭为丸，如绿豆大，每服 3 丸，用温水化服。（《太平圣惠方》雄黄丸）

5. 咽漏疮，初生结喉上，如痈肿，破后有眼子：雄黄、密陀僧各 3 克，腻粉 4.5 克，麝香少许，上为细末，如未破，用白梅汤调涂；已破，挹去脓汁，将药撒患处。（《圣济总录》雄黄散）

［现代方］

1. 急性腮腺炎：雄黄 45 克，明矾 50 克，冰片 3～5 克，共研细末。取 3～5 克酌加 75%酒精调成糊状，涂于局部，每天 2～3 次；或雄黄、明矾各等份，共研细粉醋调外擦。（《安徽单验方选集》）

2. 蛲虫病：雄黄 3 克，樟脑少许，苦参 3 克，研粉，用布包一小团，蘸香油或醋，于晚间塞进肛门处。［新中医 1981，(10)：封三］

3. 急性白血病：雄黄、巴豆（去皮）、乳香、郁金、槟榔、朱砂各等份，大枣肉合

丸。各药若 3 克，则大枣 7 枚，以此类推，清晨空腹服 3 丸。[中医杂志，1983，(4)：38]

4. 甲沟脓肿、指疔：雄黄 9 克，猪苦胆 1 个，雄黄研细装入苦胆内搅匀，将患指插入苦胆内，外口用线扎紧，待肿消痛止时去掉。(《河南省验方集锦》)

5. 带状疱疹：雄黄、白矾各等份研成细末，用浓茶水调搽患处，每天 2～3 次；[新医药研究，1974，(2)：24]或雄黄 5 克，冰片 0.5 克，酒精 100 毫升，混合外搽患处，日 4～6 次。[新医学，1982，(7)：390]

6. 神经性皮炎：雄黄 15 克，斑蝥 30 个，山楂 60 克，上药放入 95%酒精 250 毫升中浸泡 1 周，去渣，外搽患处，每周 2 次。(《安徽单验方选集》)

7. 蚊虫咬伤：雄黄 30 克，蜈蚣 3～4 条，樟脑 20 克，冰片 5 克，人工牛黄 5 克，将蜈蚣浸于 75%酒精 500 毫升中 2～3 周，滤出蜈蚣，加入其他药物，用棉球蘸药外搽，每天 3～4 次。[临床皮肤科杂志，1981，(1)：11]

8. 疥疮：雄黄、硫黄各 15 克，木鳖肉、枯矾、轻粉各 5 克，樟脑、冰片各 25 克，研细，凡士林 60 克热溶后加入药物，日涂 1～2次。[山东中医杂志，1983，(6)：38]

9. 腋臭：雄黄、煅石膏各 250 克，白矾 500 克，共研细粉，密封保存。用时以水将药粉(约 30 克)调成糊状，涂于腋窝部，每天 1 次。(《全国中草药汇编》)

10. 顽癣：雄黄 6 克，土槿皮 12 克，斑蝥 9 克，用陈醋浸 3 天，外搽患处。(《临床常用中药手册》)

11. 毒蛇咬伤：雄黄 15 克，五灵脂 6 克，共研细末，每天 1 剂，分 3 次温酒冲服，以醉为度。(《安徽单验方选集》)

12. 传染性软疣：雄黄 2 份，五倍子 5 份，枯矾、乌梅、大黄各 1 份，将上药共研细末，香醋调成软膏，外敷疣体。[广西中医药，1988，(6)：21]

13. 原发性肝癌疼痛：雄黄、冰片、血竭、三棱、莪术、枯矾、延胡索各 30 克，用 95%酒精 500 毫升浸泡 1 周后即得癌痛酊，外涂疼痛处。[现代中西医结合杂志，1999，8(7)：1076]

14. 孕妇阴痒：雄黄 30 克，苦参、薏苡仁各 25 克，蛇床子、薄荷各 20 克，黄柏、生苍术、当归各 15 克。上药用纱布包煎，加水至 2 500 毫升煮沸后热熏，待温度适宜时坐浴，每天 1 剂，早晚各 1 次。[中医杂志，1989，30(3)：40]

15. 痤疮：雄黄、大黄、白芷各等份，共研细末，过 120 目筛，装瓶备用。用时以凉开水调药，每晚涂于皮损处。[中医药学报，1993，(5)：56]

16. 斑秃：雄黄、硫黄、凤凰衣各 15 克，穿山甲 9 克(制)，滑石粉、猪板油各 30 克，猪胆 1 只，上药共为末，用猪油和猪胆调和药末如泥，用纱布包搽患处，每天 2～3 次。[新医学杂志，1974，(1)：11]

17. 口腔溃疡：雄黄、青黛、石膏、黄柏、白芷、冰片各 10 克，研成细末，喷敷患处，每天 3 次。[农村新技术，2001，(7)：48]

【备注】

1. 雌黄别名黄安，与雄黄都是硫化物类矿物，常共生。两者在性味、归经、功用等方面基本相同，但化学成分不同，雄黄为 As_2S_2，而雌黄为 As_2S_3，临床上一般多用雄黄。

2. 雄黄撞碎的碎块及粉末，名雄黄末，又名苏尖(淘尖)，与雄黄同等药用。

3. 过去尚有刁雄，为雄黄的提炼加工品，成块状，色紫红，无光泽或微有光泽；质较坚硬，砸碎之，断面成树脂状，不成结晶状，常有细砂孔，微有特异臭气。产于四川、贵州，现商品少见，效用同雄黄。

540. 硫　　黄

【概述】

硫黄为斜方晶系硫黄 Sulphur 的矿物,采挖后,加热溶化,除去杂质;或用含硫矿物,经加工制得。有特异的臭气,味淡。以色光亮,质松脆者为佳。又名黄牙、黄硇砂。产于山西、陕西、河南、山东、湖北、湖南、江苏、四川、广东及台湾等地。升华硫系硫黄经高温升华之后析出的结晶。味酸,大热,有毒。归肾、脾经。功能解毒杀虫,补火助阳。用法用量:1～3 克入丸散内服;外用:研末敷或油调涂。

纯品主要含硫,硫黄并含碲与硒,商品中混有少量砷、铁、石灰、黏土及有机杂质。

【药理】

1. 镇咳作用:二氧化硫刺激大白鼠造成的实验性支气管炎,给予硫黄及升华硫治疗,结果表明二者均有一定的镇咳、消炎作用,可使各级支气管慢性炎症细胞浸润减轻,同时能使各级支气管黏膜的杯状细胞数有不同程度的减少。小白鼠二氧化硫刺激法及氨水刺激法的实验结果表明升华硫的镇咳效果比硫黄为佳。可能与升华硫粉末极细,内服吸收较好有关。

2. 祛痰作用:小鼠酚红排泌法结果表明,给小鼠灌服硫黄或升华硫,可促使酚红自支气管的排泌。

3. 抗炎作用:硫黄及升华硫在合适的剂量和疗程时,对大白鼠甲醛性"关节炎"呈现明显的治疗效果。一次口服 900 毫克/千克,每天 2 次,与水杨酸钠 600 毫克/千克(每天 1 次)的作用效果相近。升华硫还能降低大鼠毛细血管因注射蛋清而产生的渗透性增高。

4. 对中枢神经系统的作用:对氯丙嗪及硫喷妥钠的中枢抑制作用具有明显的加强作用,说明硫黄对脑干也有抑制性影响。空气中硫化氢浓度过高,可直接麻痹中枢神经细胞而导致死亡。

5. 缓泻作用:由于硫黄在体内转变为硫化氢,因而刺激肠壁,增强蠕动。硫化氢在肠内产生极慢,故其催泻作用不强,粪便仅呈粥状,有硫化氢之剧臭。

6. 局部作用:对皮肤有溶解角质和脱毛作用;体温之下,硫与皮肤接触可生成硫化氢,有杀灭疥虫的作用;并可能由某种微生物或上皮细胞的作用,而氧化成五硫酸,而有杀菌和杀霉菌的作用。

7. 毒副反应:硫黄给小鼠灌胃 20 克/千克,中毒症状可见食欲下降、活动减少、腹胀气、呼吸困难,死亡多在 3 天以后。大剂量(相当于成人每天常用量的 10 倍)时,少数动物可见心肌缺血的心电图变化(ST 段下降及 T 波平坦或倒置);个别动物出现阵发性室性心动过速。

【临床报道】

现代临床应用硫黄于慢性气管炎、咳喘(双黄片)、腹泻(半硫丸)。我国历代医书中均有外用及内服硫黄治疗疾病的记载。内服主要用于肾火衰微,虚寒衰惫诸病证的治疗,认为有"补虚损,益精髓,壮筋骨,暖下元"的功效。外用杀虫止痒,治疗疥癣、瘙痒、阴疽恶疮、干湿癣及慢性湿疹、神经性皮炎等症。

近来采用硫黄 0.25 克配以大黄 0.03 克制成"双黄片",用于慢性支气管炎的治疗,临床验证有效。此外,用硫黄粉内服治疗蛲虫,硫黄发热法治疗红皮病、风湿病,硫黄薰烟等治疗阴囊湿疹,均有一定疗效。

【附方】

[古代方]

1. 脚气疥疮:硫黄 150 克,研极细,用牛乳 1.5 升煮令为丸如梧子大,每次 30

丸，酒送服，每天3次。(《千金翼方》单味硫黄丸)

2. 赤白癜风：附子、硫黄、姜汁、茄蒂，上药附子、硫黄研末，姜汁调匀。白癜风用白茄蒂搽，紫癜风用紫茄蒂搽。(《奇效良方》硫黄丸)

3. 白痢，心腹胀满，不思饮食：硫黄(细研)、诃黎勒皮各45克，肉豆蔻(去壳)、干姜(炮)、陈橘皮(去瓤)、附子各30克(炮)，厚朴(去皮，姜汁涂炙)90克，炙甘草45克，上研为散，每服6克，粥饮调下。(《医方类聚》引《神巧万全方》硫黄散)

5. 紫癜风：硫黄(细研)30克，雄黄(细研)22克，白矾(细研)30克，硇砂(细辛)15克，白附子15克，附子(去皮、脐)22克，蛇蜕1条，上为末，入研过药和匀，用油120克，黄蜡60克，先煎三五沸，次下蜡，后入药末，调煎成膏，取适量涂擦患处，每天3次。(《太平圣惠方》硫黄膏)

6. 休息痢，腹中疼痛，不思饮食：硫黄(细研)15克，肉豆蔻30克，棕榈皮(烧灰)30克，阿魏(面裹煨)7.5克，上为细散，每次3克，食前粥饮调服。(《太平圣惠方》硫黄散)

7. 偏头痛：硫黄30克，硝石30克，同研，铫子内熔化，候冷取出，更入石膏末30克，又同研令细，用粳米饭和丸梧子大，每次5丸，温水送服。(《普济方》如神丸)

［现代方］

1. 头癣，肥疮，疥疮，玫瑰糠疹，手足癣：硫黄20克，猪脂80克，将硫黄研细，猪脂调成膏，涂擦患处杀虫止痒。(《中医皮肤病学简编》硫黄膏)

2. 慢性支气管炎，咳喘：硫黄1 500克，绿豆500克调配成粉，每次1克，日服1～2次，20天为1个疗程。

3. 高血压：用硫黄100克，酒制大黄粉20克，调配制片，每片0.3克，成人每天8片。

5. 网球肘：病人取坐位，将患侧关节放于桌上，找最痛点并作标记。然后按部位大小选择硫黄结晶颗粒置于最痛点，用火柴点燃，并迅速用橡皮瓶盖扑灭，要求施术部位起泡，感到刺痛为原则。一般治疗一次。

6. 疥疮：用铁锅煎鸡蛋1个包住硫黄粉3克，待温服下，每天1次，连服3天。或用硫黄、石灰(1∶1)调配后，与热水混合后全身淋洗，患处加重淋洗，连续5～7天，每天1～2次。

7. 急性湿疹，初起暗疱，继之破裂，湿烂浸淫，瘙痒异常：硫黄93克，枯矾93克，煅石膏500克，青黛31克，冰片6克，上为细末，茶油调涂患处。(《中医皮肤病学简编》硫矾散)

【备注】

1. 天生黄：系含硫温泉附近岩石上的升华凝结物，主产于云南，具有硫黄特异臭气。

2. 倭硫黄：系将硫黄提炼而成的一种商品，过去从日本进口，全体呈鲜黄色、半透明有光泽，有硫黄的特异臭气。

3. 关于硫黄的毒性问题：20世纪50年代沈阳药学院认为可能与其中含砷量有关。据此按《药典》1953年版的方法，对未经炮制硫黄和已经萝卜、熔融、油等方法炮制的硫黄作了含砷量的测定比较。结果表明，经加热炮制后的硫黄的含砷量均有明显降低，其中尤以油制者降低幅度最大，未经炮制的天然硫黄含砷量较多，不宜内服，内服一定要用炮制过的硫黄，且不宜过量服用，以免引起砷中毒。此外，硫黄的毒性是否只是局限于砷这一种物质和豆腐煮硫黄炮制法对砷的毒性有何影响等问题尚需进一步的实验来解决。

541. 裂褶菌

【概述】

本品为裂褶菌科植物裂褶菌 Schizophyllum commune Fr. 又名树花、鸡冠菌、白参。春至秋季群生于阔叶树木或倒木、枯枝上，有时也生于针叶树倒腐木上。分布广泛，遍及国内各省区。一般在幼嫩时食用。云南野裂褶菌，味鲜美，当地人称为白参。可人工栽培。常在木耳、香菇、银耳椴木上生长，被人视为杂品。性平，味甘。功能滋补强身，清肝明目。用治妇女白带过多，神经衰弱，头昏耳鸣，虚汗等。

【成分】

本品含裂褶菌多糖、为蛋白多糖。还含裂褶菌素 A、AB、B 和甾醇、瓜氨酸等，含纤维素酶，并产生苹果酸（L-malic Acid）。菌丝深层发酵时可产生大量有机酸，还含多种微量元素。

【药理】

1. 抗癌作用：裂褶菌提取的裂褶多糖(SPG)，能显著抑制肿瘤生长。多糖对小鼠 S180 及艾氏腹水癌抑制率达 70%以上。

2. 抗菌作用：对动物急慢性感染有防御作用，能预防葡萄球菌、大肠杆菌、绿脓杆菌等多种细菌的感染，对结核杆菌有持久抑菌功能。

3. 提高细胞免疫功能：显著增加脾脏产生抗 SRBC 抗体的细胞数、增强迟发性皮肤过敏反应。SPG_1 是裂褶菌丝体分得的孢内多糖，可显著对抗氢化考的松对淋巴细胞转化的抑制；小鼠腹腔注射后可显著增强 SRBC 诱导的小鼠脾脏 PFC 反应。从发酵培养液分得的孢外多糖 SPG_2 和 SPG_1 都能促进 Con A 诱导的小鼠脾淋巴细胞的增殖，均可恢复老龄小鼠低下的脾淋巴细胞增殖；还能使老年小鼠的 PFC 反应恢复到成年人水平。

【临床报道】

民间应用治疗妇科，有滋补强身作用。所含多糖在实验中对小鼠肉瘤 S180 和艾氏腹水癌有 70%以上的抑制率，故临床试用作肿瘤治疗的辅助药。

【附方】

1. 病后、产后体虚：裂褶菌 9～16 克，水煎，加红糖服。(《中国药用真菌》)

2. 神经衰弱：夜交藤、石仙桃、裂褶菌各 10 克，水煎，分 2 次服。(《中草药土方土药》)

542. 紫石英

【概述】

本品为氟化物类、矿物等轴晶系萤石（氟石）Fluorite 的矿石。全年可采，挖出后，去净砂砾及黏土，选紫色者入药。以色紫、透明、质坚者佳。主产于浙江、江苏、山西、甘肃等地，亦产河北、湖北、湖南等省。性温，味甘。归心、肝经。功能镇心，安神，温肺，降逆气，温肝肾，暖子宫。用于心悸怔忡，失眠多梦，肺寒咳逆上气，宫寒不孕。用法用量：6～12 克，水煎服（宜先煎）。阴虚火旺者忌服。

【成分】

主含氟化钙（CaF_2），常杂有氧化铁和稀土元素等。

【临床报道】

用于心悸易惊、失眠多梦、肺寒咳逆上气之肺虚咳喘，及妇女子宫虚寒不孕等证。

【附方】

［古代方］

1. 惊痫：紫石英180克，白石脂、赤石脂各180克，桂枝90克，寒水石180克，石膏180克，干姜、大黄、龙骨各120克，牡蛎、甘草各60克，滑石180克，研粗末，每取20克，水煎去渣服。治风痰闭窍，瘛痫掣引及小儿惊痫瘛疭，日发数次属风痰闭阻证。（《金匮要略》风引汤）

2. 心气虚，悲恐惊悸，恍惚谬忌，心中烦闷，羸瘦：紫石英（细研）60克，桂心60克，云茯苓30克，人参30克，白术15克，黄芪（锉）15克，熟地黄30克，炙甘草15克，麦门冬（去心）30克，上为粗散，每次9克，用水150毫升，加大枣3枚煎至90毫升。去滓温服，不拘时候。（《太平圣惠方》紫石英散）

3. 妇人血海久冷，冲任虚少，腹痛经迟，时发寒热，不能孕子：紫石英90克，人参45克，熟地黄150克，当归身90克，川芎30克，川乌头（炮）30克，紫厚朴（削）30克，桂心45克，吴茱萸（醋炒）30克，白干姜（炒）30克，上为末，炼蜜丸梧子大，每服6～9克温酒送服。（《医略六书》紫石英丸）

4. 虚劳，梦与鬼交，失精：紫石英（细研，水飞净）60克，柏子仁60克，龙骨60克，人参60克，桑螵蛸（微炒）60克，麝香（细研）15克，肉苁蓉（酒浸一宿，刮去皱皮，炙干）30克，共为末，研入朱砂、石英、麝香令匀，炼蜜为丸梧子大。每次20丸，食前用温酒送服。（《太平圣惠方》紫石英丸）

［现代方］

1. 心悸易惊，失眠多梦，心神烦乱：煅紫石英30克，当归、远志、酸枣仁、川贝母、茯苓、柏子仁各60克，黄连9克，共研末，炼蜜为丸，每服9克，枣汤送服。（《中国常用中草药》）

2. 宫冷不孕：紫石英15克，当归、香附、艾叶、白胶香各9克，川芎6克，山茱萸12克，水煎服。（《中国常用中草药》）

【备注】

1. 寇宗奭谓"紫石英明彻如水精，但色紫而不匀"，在宋代已知其含有杂质。

2. 紫石英：药用紫石英（萤石），并非矿物学中的紫石英。

由于紫石英与花蕊石较为相似，二者都呈不规则块状有棱角。常易混淆。但二者功效不同，故应注意鉴别：① 紫石英为萤石的矿石，主含氟化钙；花蕊石为含蛇纹石大理石，主含碳酸钙 $CaCO_3$ 和碳酸镁 $MgCO_3$。② 紫石英全体紫色、浅绿色，深浅不匀，花蕊石乃类白色，有黄色和黄绿色花纹深浅不等。③ 紫石英表面常有裂纹，具玻璃样光泽，透明至半透明易击碎；花蕊石表面不平坦，较粗糙，不易破碎。④ 紫石英性温，味甘，镇心、安神、暖子宫；花蕊石性平，味酸、涩。功能化瘀止血。

3. 白石英：本草上还有一种白石英，为一种块状的二氧化硅矿石。形状同紫石英，但色纯白或透明，有光泽。性微温，味甘。功能润肺镇惊，用于肺虚咳喘，惊悸。

543. 紫花地丁

【概述】

本品为堇菜科植物紫花地丁（白毛堇菜）Viola yedoensis Makino 的干燥全草。又名地丁、箭头草、紫地丁、地丁草、犁头草、辽堇菜、光瓣堇菜等。主产于江苏、浙江、安徽、陕西等地。性寒，味苦、辛。归心、肝经。功能清热解毒，凉血消肿。主治疔疮肿毒，痈疽发背，丹毒，毒蛇咬伤。用法用量：15～30克煎汤内服；外用鲜品适量，捣烂敷患处。市售商品地丁植物来源复杂,除紫花地丁外,尚有罂粟科植物地丁草 Corydalis bungeana Turcz. 的干燥全草,习称苦地丁,又名小鸡菜,产于辽宁、内蒙古、河北、山西、山东等地。性寒,味苦。归心、脾经。京津地区曾作紫花地丁用。还有豆科植物米口袋 Gueldenstaedtia multiflora Bge. 及其同属数种植物的干燥带根全草,味微甜,又称甜地丁,性寒,味苦、甘。归心、肝经。主产于江苏、山东及东北、华北、中南等地。在河南、山东、湖北等一些地区只用根,不用全草。

【成分】

1. 紫花地丁(白毛堇菜):主要含苷类、黄酮类及蜡质。并含二十四酰对羟基苯乙胺。全草还含软脂酸、对羟基苯甲酸、琥珀酸及大量黏液质。花含蜡,主要为虫蜡酸 Ceroticacid 及不饱和酸等的酯类。

2. 苦地丁(地丁草、紫花地丁):含多种生物碱,已分离提出苦地丁甲素、乙素、丙素及丁素四种。尚含消旋及右旋紫堇灵、乙酰紫堇灵、四氢黄连碱、香豆精类内酯,甾体化合物、酚性物质、中性树脂等。

3. 甜地丁(米口袋,萝卜地丁):成分含多种黄酮:芹菜素、4,7-二羟基黄酮、槲皮素-3-β-D-葡萄糖苷、芹菜素-7-β-D-葡萄糖苷。并含大豆皂醇B、E,叶虱硬脂醇及β-谷甾醇。

【药理】

1. 紫花地丁:① 抗菌:对金黄色葡萄球菌和卡他球菌均有较强的抑制作用,对甲型链球菌和肺炎球菌也有抑制作用。有的文献记载对溶血链球菌及绿脓杆菌有抗菌作用。浸剂对堇色毛癣菌有抑制作用。② 紫花地丁的醇和水提取物可杀灭钩端螺旋体。③ 抗内毒素:体外证明紫花地丁液可抑制内毒素,有直接杀伤作用。④ 其他:有解热、消炎、消肿效果,提取物还可抑制艾滋病毒。

2. 苦地丁:苦地丁注射液体外对甲型链球菌、肺炎双球菌、卡他球菌、痢疾杆菌、大肠杆菌、绿脓杆菌均有抑制作用;对流感病毒及单纯疱疹病毒也有抑制作用。

3. 甜地丁:俗名疔毒草、痒痒草,出《本草逢原》。药理实验不详。

【临床报道】

临床常用紫花地丁治疗疔疮痈疽,丹毒,痄腮,乳痈,肠痈,瘰疬,黄疸,湿热痢疾,目赤肿痛,毒蛇咬伤。现有制剂:紫花地丁浸膏片,紫花地丁软膏。

《本草纲目》称紫花地丁治"一切痈疽发背、疔肿瘰疬、无名肿毒、恶疮"。多用于火毒疮疔、乳痈、肠痈、丹毒等红肿焮痛之证。常与蒲公英、银花、赤芍等配伍,解毒消痈之力增强。

【附方】

［古代方］

1. 紫花地丁

(1) 紫花地丁散(《普济方》,《袖珍方》称消毒汤),紫花地丁、当归、赤芍、大黄、黄芪、金银花、甘草节。诸毒恶疮肿痛。

(2) 五味消毒饮(《医宗金鉴》)处方为紫花地丁3.6克,蒲公英 3.6 克,银花 9 克,野菊花3.6克,紫背天葵 3.6 克,痈疽发背、丹毒:水煎服。

(3) 地丁膏(《惠直堂经验方》):黄花地丁(蒲公英)24克,紫花地丁 24 克洗净,用水熬汁去渣,又熬成膏摊贴。治乳吹并一切毒。

(4) 治疮毒气入腹,昏闷不食(《证治准绳》):紫花地丁、蝉蜕、贯众各 30 克,丁香、乳香各 6 克,上为细末,每服 6 克,空心温酒下。

2. 苦地丁:用于痈肿疔疮、风热感冒、气管炎、肝炎、肠炎,又临床治疗多种炎症,如风湿病、心肌炎等。内服 9～15 克;外用适量,煎汤洗患处。

3. 甜地丁:用于痈肿疔疮、瘰疬、丹毒、黄疸、痢疾、肠炎、目赤、外耳道疖肿、阑尾炎，内服 9～15 克水煎服；外用适量、捣敷。

［现代方］

1. 疔疮初起，红肿灼热，热毒渐炽，疼痛加剧：地丁、野菊花、银花、连翘、山栀、半枝莲、蒲公英、草河车、生甘草。（《朱仁康临床经验集》地丁饮）

2. 霉菌性外阴阴道炎：紫花地丁、马鞭草各 30 克，煎液灌洗，每天 1 剂，有良效。［四川中医，1988，(7)：39］

3. 前列腺炎：紫花地丁、紫参、车前草各 15 克，海金沙 30 克，煎汤，每天 1 剂，分 2 次服，连服数天。（《中草药手册》）

4. 热病发斑：紫花地丁、生地各 15 克，赤芍、丹皮、连翘各9 克，生石膏（先煎）30 克，水煎服。（《安徽中草药》）

5. 淋巴结核：地丁 15 克，夏枯草 12 克，玄参 9 克，大贝母 9 克，牡蛎 15 克，水煎服。（《青海常用中草药手册》）

6. 麻疹热毒：紫花地丁、连翘各6 克，银花、菊花各 3 克，水煎服。（《陕甘宁青中草药选》）

7. 疔疮肿毒，痈疽：紫花地丁、蒲公英各 30 克，金银花、半枝莲各 15 克，水煎服。（《中国常用中草药》）

8. 毒蛇咬伤：鲜紫花地丁适量捣烂如泥，加雄黄末、重楼末少许，围敷伤口处，干则更换。另取鲜紫花地丁捣烂，绞汁服，每服 100 毫升。（同上）

9. 扁桃体炎：紫花地丁注射液有效。［河北新医药，1977，(4)：68］

【备注】

1. 堇菜科植物中的几种紫花地丁：堇菜科植物中除白毛堇菜外，还有同属下列几种植物的全草亦作紫花地丁用，其中有犁头草 Viola japonica Langsd.（主产江苏、浙江）、白花地丁 Viola patrinii DC（安徽、江苏、上海）、香堇 Viola oxycentra Tuz、长萼堇菜 Viola inconspicum BL. 等多种野生全草、戟叶堇菜 V. betonicifolia Smith.（江苏、浙江、四川）、早开堇菜 V. prionantha Bge.（内蒙古、北京、天津）、东北堇菜 V. mandshurica W. Beck.（东北地区）、野堇菜 V. alisoviana Kiss（V. philippica Cav. ssp. munda W. Beck.）

2. 龙胆科植物中的地丁：华南龙胆 Gentiana loureiri Griseb. 的全草。药材称广地丁，主产于广东、广西。

3.《药典》关于紫花地丁的规定：《药典》规定的紫花地丁为白毛堇菜，此外，内蒙地区用豆科的山野豌豆称紫花地丁；浙江、安徽、云南部分地区用远志科的瓜子金称竹叶地丁；两广以龙胆科的华南龙胆称广地丁；陕西、四川部分地区用菊科的蒲公英作黄花地丁等，情况十分混乱。由于科属品种不同，成分效用有别，故《药典》规定紫花地丁的原植物是必要的。其他有待进一步研究。

544. 紫 苏 叶

【概述】

本品为唇形科植物紫苏 Perilla frutescens(L.) Britt 及叶野生紫苏 Perilla frutescens(L.) Britt. var. acuta(Thunb.) Kudo 的干燥叶（或带嫩枝的叶）。又名苏、苏叶、紫苏叶。主产于湖南、四川、广西、广东、江苏、浙江、山东、山西等地。广东、广西、湖北、河北等地所产者品质佳。多为栽培。性温，味辛。归肺、脾经。功能解表散寒，行气和胃。用于风寒感冒，胸腹胀满，咳嗽呕恶，妊娠呕吐，鱼蟹中毒。用法用量：5～9 克，煎服，不宜久煎。

【成分】

紫苏叶含有挥发油约 0.5%，其成分

主要有左旋紫苏醛、二氢紫苏醇、紫苏醇、左旋柠檬烯、β-丁香烯、α-蒎烯、榄香素、紫苏酮、α-香柑油烯及芳樟醇、沉香醇等。还含有紫苏苷 B、紫苏苷 C、β-谷甾醇、豆甾醇等。

【药理】

1. 解热作用：紫苏煎剂或浸剂对注射伤寒混合菌苗引起的发热有微弱解热作用。

2. 镇静作用：紫苏叶提取物能延长环己巴比妥诱导的睡眠时间，并能减少大鼠的运动量。紫苏醛和豆甾醇也有镇静作用。

3. 助消化作用：紫苏或紫苏酮能促进消化液分泌，增强胃肠蠕动。

4. 止咳、祛痰和平喘作用：紫苏能减少支气管分泌物，缓解支气管痉挛。石竹烯有明显的镇咳作用。沉香醇有平喘作用。

5. 抗凝血作用：紫苏在体外对大鼠和家兔均能明显延长凝血时间，并能对抗 ADP 和胶原引起的血小板聚集。

6. 止血作用：紫苏注射液对动物局部创面有收敛止血作用，使结痂加快，缩短凝血酶原时间。

7. 对免疫功能的影响：紫苏的乙醚提取物能增强脾细胞的免疫功能，而乙醇提取物和紫苏醛有免疫抑制作用。

8. 抗病原微生物作用：紫苏在体外对金黄色葡萄球菌、乙型链球菌、白喉杆菌、伤寒杆菌、绿脓杆菌、肺炎杆菌等均有明显抑制作用。紫苏醛和柠檬可抑制深红色发癣菌、须发癣菌。紫苏叶油对真菌、酵母菌也有抑制作用。

9. 其他作用：紫苏对腺苷酸环化酶有轻度抑制作用，紫苏粉提取物有明显抗氧化作用。紫苏成分迷迭香酸有抗炎作用。紫苏酮小鼠灌胃 LD50 为 78.9 毫克/千克，腹腔注射 LD50 为 13.6 毫克/千克。

【临床报道】

1. 治疗慢性支气管炎：紫苏与干姜 10：1 制成 25% 的苏叶药液。每次 100 毫升，早晚各服 1 次，10 天为 1 个疗程，两个疗程之间间隔 3 天；或苏叶 4～6 克，干姜 4 克，水煎服。

2. 治疗宫颈出血：紫苏水提液（每毫升相当于原生药 2 克），分装 5 毫升安瓿备用，用时以无菌纱布或棉球浸润贴敷出血处。[中医杂志，1988，29(10)：49]

3. 治疗寻常疣：鲜紫苏适量，外擦疣处，每次 10～15 分钟，敷料包扎，每天 1 次。[中华皮肤科杂志，1965，5(6)：391]

4. 治疗蛔虫病：生紫苏子捣烂或嚼吃，每次服 50～70 克，4～10 岁儿童每次服 20～50 克，每天 2～3 次，空腹服，连服 3 天。

5. 治疗小儿鞘膜积液：苏叶、蝉蜕各 15 克，枯矾、五味子各 10 克，用布包好加水1 500 毫升，煎 10 分钟，趁热熏洗，水温可耐受时，将阴囊放入药液中浸泡，每天 2 次。

6. 治疗呕吐：连翘、紫苏各12克，黄连 8克，姜汁 5克，水煎取汁 100～150 毫升，姜汁送服。[陕西中医 12，1991，(9)：418]

7. 治疗皮炎：紫苏叶提取物按 1%～5%的浓度制成软膏外用；同时将紫苏叶提取物开水冲服。

【附方】

[古代方]

1. 咳嗽气短，唾涕稠厚，烦发无时：紫苏、贝母各 6 克，紫菀3 克，麦门冬（去心）3 克，大枣（劈）3 枚，葶苈子（熬令黄，别捣）3 克，甘草（炙）3 克，上 7 味，切，以水 1 000毫升煮取 400 毫升分为 4 服。（《外台秘要》紫苏饮）

2. 肺感风寒，咳嗽痰多，头痛，恶寒发热，舌苔淡白，脉浮：紫苏叶、桑白皮（炙

黄)、青皮(去白)、五味子、杏仁(去皮尖、炒)、麻黄(去节)、甘草(炙)各等份。(《普济本事方》紫苏散)

3. **胎气上逼,胸腹胀满疼痛**:大腹皮、人参(去芦)、川芎(洗)、陈橘皮(去白)、白芍药各15克,当归(去芦、薄切)9克,紫苏(茎叶)30克,甘草(炙)3克,上药各细锉,分作3服,每服用水220毫升加生姜4片,葱白22厘米煎至160毫升,去滓,空腹服。(《普济本事方》紫苏饮)

[**现代方**]

1. **风寒感冒轻症**:紫苏叶5克,陈皮、香附各4克,荆芥、秦艽、防风、蔓荆子、炙甘草各3克,川芎2克,生姜9克,上为粗末,水煎服,盖被取微汗。(《中国常用中草药》)

2. **食鱼蟹中毒,吐泻、腹痛**:紫苏30~60克,水煎服。(同上)或配生姜煎服。[时珍国药研究,1998,8(2):131]

【备注】

1. 鸡冠紫苏 P. frutescens (L.) Britt. var. acuta (Thunb.) Kudo f. nankinensis(Lour.) Sun,又名回回苏,产于江苏、四川、苏州、云南等省,多栽培,功同紫苏。

2. 有人将回回苏学名为P. frutescens (L.) Britt var. crispa (Thunb.) Hand-Mazz. 也有的省区将此学名作为紫苏之名。

545. 紫苏子

【概述】

本品为唇形科植物紫苏 Perilla frutescens(L.) Britt. 及野生紫苏 P. frutescens(L.) Britt. var. acuta(Thunb.) Kudo 等的果实。秋季果实成熟时打下,除去杂质晒干,又名苏子、野麻子、铁苏子、黑苏子,产湖北、江苏、河南、山东、江西、浙江、四川等地。性温,味辛,无毒。归肺、肝、肾、大肠经。功能止嗽化痰,治疗咳逆,痰喘,小儿久咳,老人咳嗽吼喘;温中和胃,治疗脾胃不和,中寒胃冷,腹部胀满,呃逆呕吐;活血化瘀,治疗月经不调,产后瘀血;祛风散寒,通络除痹,治疗风寒湿痹。用法用量:4.5~9克水煎;捣汁饮或入丸散。

【成分】

含脂肪油30%~45%、维生素B_1。脂肪油为紫苏子油。炒紫苏子醇提物及水提物中含有多元酚结构。

【药理】

本品的主要药理作用为抗氧化。紫苏子油中连接α-亚麻酸的磷脂,可以增强血浆中SOD活性,并抑制单胺氧化酶-β(MAO-B)的活性,而SOD是人体内天然的抗氧化酶。

炒紫苏子醇提物及水提物对提高机体SOD酶的活性、抑制单胺氧化酶活性,抑制血浆中MDA的生成,都有较强的作用。其作用与十全大补丸相当,某些指标优于十全大补丸。十全大补丸虽也能降低MDA水平和MAO活性,但对SOD活性未见影响,而炒紫苏子水提物降低MAO活性作用,明显好于十全大补丸。

【临床报道】

《药品化义》称"苏子主降……降而且散";《本草述》谓:"毋言苏子下气之功胜于叶者,盖叶、茎子俱能和气,但叶则和散,子乃和而降,用者其细审之。"本品能降气消痰,平喘,润肠,用于痰壅气逆,咳喘,肠燥便秘。

【附方】

[**古代方**]

1. **阴虚咳喘**:苏子、白蜜、生姜汁、地黄汁、杏仁各400克。"苏子捣碎,以地黄汁、姜汁浇,绞令味尽,去滓,熬杏仁令黄黑,再以上

汁浇之，绢绞，内蜜，于汤上煎之，如饴，每服一匙，日三夜一。”(《千金方》苏子煎)

2. 痰涎壅盛、喘咳短气，胸膈满闷或腰疼脚弱，肢体倦怠，或肢体浮肿，舌苔白滑或白腻等：紫苏子27克，前胡、厚朴、甘草、当归各3克，半夏27克，橘皮9克，大枣5枚，生姜50克，桂心12克，上10味，㕮咀，以水2.6升，煮取500毫升，分为5次服用，日3夜2。(《备急千金要方》紫苏子汤，后载《太平惠民和剂局方》称“苏子降气汤”；《普济方》改称“降气汤”)

3. 脾肺虚寒，咳嗽痰多：紫苏叶、桑白皮、青皮、五味子、杏仁、麻黄、甘草、陈皮各15克，人参、半夏各9克(汤洗)，上药㕮咀，每次15克，用水300毫升，加生姜3片，煎至210毫升，去滓温服。(《医学发明》紫苏饮子)

［现代方］

1. 咳嗽痰喘：紫苏子、白芥子、莱菔子各9克，水煎服。(《中国常用中草药》)

2. 痰涎壅盛，喘咳气短，胸膈满闷，咽喉不利：紫苏子、法半夏各9克，当归、肉桂各6克，炙甘草4.5克，前胡、姜炙厚朴各3克，生姜2片，大枣2枚，紫苏叶2克，水煎服。

【备注】

1. 有些地区出产同属植物白苏 P. frutescens(L.) Britt. 其果实也称苏子，供出口。

2. 有些地区将回回苏种子为紫苏子。

546. 紫苏梗

【概述】

本品为唇形科植物野生紫苏 Perilla frutescens(L.) Britt. var. acuta(Thunb.) Kudo及紫苏 P. frutescens(L.) Britt. 的干燥茎。秋季果实成熟后采割，除去杂质，晒干，或趁鲜切片，晒干。又名紫苏茎、苏梗、紫苏茎枝、苏茎、紫苏杆、紫苏草。主产于江苏、湖北、河南、浙江、山东、四川等地，全国其他地区亦产，野紫苏梗全国多数地区有产。性温，味辛。归肺、脾经。功能理气宽中，止痛，安胎。用于胸膈痞闷，胃脘疼痛，嗳气呕吐，胎动不安。用法用量：5～9克，煎汤内服。

【成分】

紫苏地上部分含紫苏酮、异白苏烯酮、白苏烯酮、紫苏烯、亚麻酸及β-谷甾醇。

【药理】

1. 孕激素样作用：水煎醇提液有与孕酮相同的子宫内膜酶活性增强的作用，可促进子宫内膜腺体增长。

2. 其他作用：诱导干扰素作用。

【临床报道】

本品的主要应用：① 疏肝理气：治疗气郁，痞闷，肝气不舒，噎膈反胃等。② 下气安胎：治疗胎气不和，胎动不安。③ 温中和胃：治疗食滞，脘腹疼痛。④ 利肺止咳：治疗肺寒咳嗽，肺痨咳血。⑤ 治疗先兆流产和安胎。作用机理类似孕酮。

【附方】

［古代方］

1. 伤寒胸中痞满，心腹气滞，不思饮食：紫苏茎(锉)30克，陈橘皮(去白，焙)60克，赤茯苓(去黑皮)45克，大腹皮(锉)、旋覆花各30克，半夏(汤洗，焙)15克，上6味，细切如麻豆大，每服6克，加水150毫升，入生姜0.3克拍碎，枣3枚(劈破)同煎至七分，去滓，温服。(《圣济总录》苏橘汤)

2. 伤寒及温病瘥后，起早及饮食多致劳复：紫苏茎叶(锉)30克，生姜(切)15克，豉30～60克，用水500毫升，煎至250毫升，去渣。食前温服，每天2次。(《普济方》紫苏饮)

［现代方］

1. 胎动不安：紫苏梗、桑寄生各 12 克，黄芩 3 克，白术 6 克，续断 9 克，水煎服。（《中国常用中草药》）又方治孕妇胎气不和，胸闷恶心：苏梗、半夏各 9 克，生姜 3 片，陈皮 5 克。水煎服。

2. 胸腹胀闷、恶心呕吐：紫苏梗、陈皮、香附、莱菔子、半夏各 9 克，生姜 6 克，水煎服。（同上）

3. 苏梗合剂：治气郁症，苏梗、柴胡、陈皮等水煎剂。［黑龙江中医药，1984，(5)：44］

547. 紫 河 车

【概述】

本品为健康产妇分娩的胎盘，经加工干燥而成。又名人胞、胞衣、胎衣、混沌衣、混元丹。性温，味甘、咸。归心、肺、肾经。功能补肾益精，益气养血。主治虚劳羸瘦，骨蒸盗汗，咳嗽气喘，食少气短，阳痿遗精，不孕少乳。用法用量：研粉装入胶囊吞服，每次 1.5～3 克，每天2～3 次，重症加倍；或入丸、散剂。现已制成片剂及注射剂。

【成分】

本品含多种抗体、干扰素，多种激素（如催乳素、促甲状腺激素、促肾上腺皮质激素及雌酮等），多种有价值的酶（如溶菌酶、激钛酶、纤维蛋白溶酶原活化物等），亦含有乙酰氨基葡萄糖、右旋半乳糖、甘露糖及多种氨基酸（14 种）、磷脂、多糖、蛋白质、多肽、胆碱等。还有微量元素和化学元素（如钙、铁、锌、硒等）非常丰富。

【药理】

1. 激素样作用：胎盘在生理上能产生绒毛膜促性腺激素，对睾丸有兴奋作用，也能产生雌激素及孕激素。哺乳期幼兔注射胎盘提取物能促进其发育；能促进胸腺、脾脏、乳腺、子宫、阴道的发育，对甲状腺、睾丸也有促进作用。又催乳素能促进乳汁分泌等。

2. 抗感染作用：胎盘 γ-球蛋白含有麻疹、流感等抗体及白喉抗毒素，可减轻肝炎、麻疹等感染；胎盘 γ-球蛋白中还含有干扰素，可用于预防或控制多种病毒感染，增强免疫作用；胎盘中所含的溶菌酶，可防止由肠炎沙门菌、鼠伤寒沙门菌、弗氏痢疾杆菌的内毒素引起的死亡，对内毒素对大鼠的伤害也有一定的保护作用，但对大肠杆菌引起的内毒素血症无效。又紫河车提取物能激活 β 淋巴细胞，促进 IgM 抗体分泌。

3. 生精作用：胎盘中 HCG 可兴奋睾丸，促进精子生成；胎盘中钙磷等亦可促进精子生成，提高精子存活率及活动力。

4. 增强抗病能力：小鼠口服胎盘粉能减轻结核病变，而在试管中反而能促进结核杆菌的生长，认为其作用主要在于增强机体抵抗力，给小鼠皮下注射人胎盘提取物，可使其游泳时间延长。对大鼠肌肉注射，对利血平性、紧张性、结扎幽门下部等试验性胃溃疡，有一定的预防及治疗效果。

5. 其他作用：① 胎盘中含有尿激酶抑制剂，能抑制尿激酶对纤维蛋白溶酶原的“活化”作用。② 含有Ⅻ因子可用于治疗Ⅻ因子缺乏的出血者，此种凝血因子不仅能稳定纤维蛋白凝块，促进伤口愈合，在动物实验中还有抗组胺作用。③ 胎盘蛋白中含有肾素样升压物质，在血液循环的调节上，其意义尚待进一步阐明。④ 脑内直接大量注射可降低去氧麻黄碱引起的发热。⑤ 胎盘血清对离体豚鼠子宫有兴奋作用。⑥ 人胎盘中含有某种糖蛋白成分，在体外试验中，能抑制淋巴细胞中DNA的合成，但不影响细胞的活力。⑦ 胎盘尚有抗癌、延缓衰老等多方面药理作用。

【临床报道】

1. 治疗肾气不足，精血衰少所致的不孕或阳痿、遗精、腰酸、头晕、耳鸣等证：可配伍其他补益药以增强疗效。可治疗男子精液少，活动力弱与女子排卵功能异常、内分泌失调、子宫发育不良以及男女不孕不育等。

2. 治疗气血亏虚、消瘦乏力、面色萎黄、产后少乳：可配伍党参、黄芪、熟地、当归等。

3. 治疗肺肾两虚的气喘兼阴虚内热者：可配伍熟地、龟板、黄柏等养阴清热药。

4. 其他：治疗气血亏虚，癫痫久发不止。目前，此药还用于治疗支气管炎、失眠及部分血液病的治疗。

【附方】

[古代方]

妇女气血两亏，子宫不暖，天癸愆期，以致不孕：紫河车1具(白酒洗)，大熟地250克，当归身120克，白芍药60克(酒炒)，冬白术120克(制)，怀山药120克(炒)，香附60克(酒炒)，人参120克，紫石英120克(醋煅)，甘枸杞120克，蕲艾叶60克(醋炒)，川芎60克，各药同河车入陈酒煮烂，收干晒脆，为细末，炼蜜丸，每次9～15克温酒送服。(《医略六书》紫河车丸)

[现代方]

1. 支气管哮喘：取健康产妇之胎盘，洗净后低温干燥，研成细末或制成丸剂备用，每天6～12克，分3次饭后服[湖南中医学院：医教革命，1972，(3)：46]又[山西临床医学杂志，2001，10(8)：326]治小儿哮喘。固本培元散：紫河车、胡桃仁各60克，黄芪、党参、丹参、茯苓、地龙各50克，熟地、蝉蜕、甘草各30克，研细末，每次服4克，每天2次。[江苏中医，1994，15(1)：15]又治小儿复发性哮喘用药制紫河车。[湖北中医杂志，1997，19(6)：31]

2. 慢性支气管炎：紫河车粉、地龙粉、猪胆粉各10克，樟脑粉0.1克，混匀装入胶囊，每服1克，每天3次，10天为1疗程。(《全国中草药汇编》)

3. 视神经萎缩：黄芪500克，紫河车、枸杞子、茺蔚子各300克，丹参200克，水蛭100克，羊脊髓250克，共为蜜丸，每丸9克，每次1丸，1天3次。[中西医结合杂志，1991，9[2]：113]

4. 脑萎缩：荣脑汤、紫河车、龙眼肉、桑椹、赤芍、白芍、太子参、茯苓、石菖蒲、丹参各10克，当归、生蒲黄各1.5克，远志、郁金各12克，熟地20克，炙甘草6克，辨证加减，水煎服。[陕西中医，1992，13[9]：39]

5. 少精症：用紫河车胶囊，又治精液异常不育症：鲜狗鞭2具，紫河车50克，仙灵脾、枸杞子、丹参各100克，50度以上白酒2 500毫升，将药与白酒置于容器内，密封20天后即可饮用，每次20～25毫升，每天3次。[河南中医，1991，11(4)：40]

6. 妇女更年期综合征：紫河车、仙灵脾。[新中医，(1)：42，1994]

7. 变应性鼻炎：用紫河车制剂。[浙江中西医结合杂志13，(1)：14，1993]

8. 疳积：紫河车、鸡内金、羊肝各等量，共研细末备用。1～2岁患儿1次服3克，2岁以上1次6克，一天3次，7天为1个疗程。[山东中医杂志，1986，(6)：39]

9. 消化性溃疡：紫河车500克，乌贼骨200克，白及100克，三七100克，共研细末，制成胎乌灵，每次10克，早晚空腹服用。[湖南中医杂志，1993，(2)：44]

10. 不孕：紫河车1个，韭菜子30克，研末(《中国民间单验方》)；另报道，紫河车1只，覆盆子、菟丝子、枸杞子、五味子、车前子各10克，食盐适量，水煎服，日2次。[药膳食疗研究，2001，(2)：35]

11. 产后少乳：紫河车1个，去膜洗净，慢火炒焦，研末，每天晚饭后服1～3克。(《吉林中草药》)

12. 阳痿、遗精：干紫河车70克，蛤蚧20克，五味子60克，高丽参20克，共为细末，炼蜜为丸，每丸重6克，日3次。(《河南省秘验方集锦》)

13. 再生障碍性贫血(再障散)：紫河车2个(瓦片烘干)，何首乌、当归、党参、黄芪各250克，上药共研细末，制成片剂(每片0.3克)或散剂，片剂每服30片，散剂每服9克，1天3次。[广西中医药，1985，(4)：44]

14. 肺癌：紫河车、瓜蒌、陈皮、薏苡仁、莪术各20克，夏枯草30克，山豆根、百合各15克，水煎服。[河北中医，1991，13(5)：19]

15. 震颤麻痹(健肾荣脑汤)：紫河车5克，龙眼肉、桑椹子各10克，当归12克，熟地黄15克，太子参、茯苓、何首乌、胡桃肉、白芍各20克，水煎服。[新中医，1993，25(2)：13]

16. 遗尿：河车固泉散，紫河车1具(烘干)，牛阴茎1具(烤干)，黄芪50克，益智仁、焦杜仲、熟地黄、桑螵蛸、山萸肉、枸杞子、炒白术各30克，茯苓、砂仁各20克，水冲服。[甘肃中医，2000，13(1)：23]

17. 变应性鼻炎：紫河车、黄芪各15克，茯苓、防风各9克，细辛2克，肉桂、麻黄、白芷、辛夷花各3克，巴戟天、黄芪、半夏、苍术各6克，丹参12克，制成颗粒剂，每包20克，1次1包，1天2次。[四川中医，2001，19(12)：68]

【备注】

1. 紫河车与草河车为两种不同的药物。紫河车为健康产妇的胎盘；草河车为百合科多年生草本植物的根茎，两者性味、功效及主治不同，应注意区别。

2. 市场出现掺伪紫河车，加入玉米粉、食盐、味精、淀粉等制成，也有以代赭石粉、黄豆粉、鸡蛋清类为原料制成的伪品，应予严格鉴别。

3. 在加工炮制中，是否能杀灭病毒，是否能保留所含的活性成分，需作深入研究。

4. 鲜胎盘不属于传统中药，存在诸多不可控因素，目前中药的管理方式和检测手段难以保证其安全性，故鲜胎盘制剂不宜作为中药保健品。[中医药学刊2004，22(10)：1930]

548. 紫　草

【概述】

本品为紫草科多年生草本植物软紫草(新疆紫草)Arnebia euchroma (Royle) Johnst. 紫草 Lithopermum erythrorhizon Sieb. Et Zucc. 或黄花软紫草(内蒙紫草)A. guttata Bunge的根。紫草属在全世界约有50种，我国产5种。又名紫丹、紫芙、鸦衔草、山紫草、红石根、紫根等。多生于山野，山地阳坡，山谷等地。新疆紫草产于新疆；紫草产于辽宁、河南、河北、江苏、江西、湖南、湖北、四川、广西等地，朝鲜、日本也有分布。性寒，味甘、咸。归心、肝经。功能凉血活血，解毒透疹，通利二便。主治血热毒盛，斑疹不透，疮疡，湿疹，水火烫伤。用法用量：4.5～9克，煎汤内服；外用适量，熬膏或用植物油浸泡涂擦。

【成分】

紫草含乙酰紫草醌、紫草醌、紫草烷、

异丁酰紫草醌、β,β-二甲基丙烯酰紫草醌、β-羟基异戊酰紫草醌、3,4-二甲基戊烯-3-酰基紫草醌、软紫草萜酮、萜醇、紫草呋喃萜、异戊酰紫草素、去氧紫草素等。

【药理】

1. 抑制病原微生物作用：紫草素、紫草煎剂对金黄色葡萄球菌、大肠杆菌、枯草杆菌、伤寒杆菌、绿脓杆菌均有明显抑制作用;10%的盐水紫草浸液对表皮癣菌有抑制作用;在0.5～10毫克/毫升浓度下对阿米巴原虫有抑制作用;其水煎剂对大鼠结核病也有一定的疗效。

2. 抗炎作用：紫草的乙醚、水、乙醇提取物均有一定抗炎作用。紫草醇提取物100毫克/千克腹腔注射能显著抑制大鼠肉芽组织增生性炎症;在200毫克/千克灌胃给药后对醋酸引起的小鼠腹腔渗出性炎症有明显抑制作用;乙酰紫草素及紫草素软膏局部外用,对血管通透性增高及浮肿等炎症有显著抑制,并可促进肉芽组织生长,促进伤口愈合。

3. 抗癌作用：紫草素可完全抑制腹水型肉瘤S180细胞的生长;新疆紫草石油醚可明显抑制大鼠及小鼠的部分瘤株,延长生存时间;紫草萘醌单体分离物-LⅢ对人胃癌BGC 823和人食管癌ECa 109细胞的生长有明显抑制作用。对绒毛膜上皮癌及恶性葡萄胎有一定疗效,亦可减少小鼠自发性乳癌的发病率。

4. 抗生育作用：云南产紫草能可逆性抑制大鼠动情周期及生育率;新疆紫草水提物能对抗小鼠及家兔的早期妊娠。

5. 对心血管系统的作用：实验证明,新疆紫草对心脏有明显兴奋作用;紫草煎剂能使近半数的实验动物血压急剧下降甚至死亡。

6. 其他作用：紫草还具有降糖、解热等作用。

【临床报道】

1. 治疗麻疹或温热并发斑疹：因热毒胜而斑疹不畅或色紫暗等证。常与赤芍、蝉蜕、甘草、木通同用。预防麻疹,配伍甘草水煎服。

2. 治疗痈疽疮疡、湿疹阴痒及水火烫伤等证：多外用,单用或配伍白芷、当归、血竭等制成膏剂。

3. 其他：紫草尚可用于肿瘤、中耳炎、紫癜及某些皮肤病的治疗。

【附方】

[古代方]

1. 痘疹初起：紫草6克,防风、荆芥、薄荷、山楂肉、栀子、甘草各等份,水煎服。(《疡医大全》紫草透肌汤)

2. 痘疹欲发未发或未透者：紫草、北芍药(去芦)、麻黄(去节)、当归、甘草,上药㕮咀,水煎服,不拘时。(《朱氏集验方》紫草饮)

3. 痘疹初生,才作赤点,毒气未得透出皮肤者：钩藤、紫草茸各等份,上为细末,每服1.5～3克温酒调下,不拘时服。(《小儿药证直诀》紫草散)

4. 痘疹、血热咽痛者：紫草、连翘、鼠粘子各3克,荆芥2.1克,甘草、山豆根各1.5克,水煎,时时温服。(《张氏医通》紫草消毒饮)

5. 痘色不红活,不能起发者：紫草、芍药各3克,甘草1.5克,木通1.8克,蝉蜕7只,水煎,热服,每天2次。(《张氏医通》紫草快斑汤)

[现代方]

1. 下肢溃疡：紫草30克,红升丹3～6克,麻油60克,冰片3～6克,黄蜡120克,熬成软膏,用时,将药涂于敷料上,溃疡面撒碘仿后,贴于患部。(《全国中草药汇编》)

2. 烧伤：紫草250克,香油100毫升,煮至糊状,过滤,得油300～500毫升,待冷时加入冰片3克，搅匀备用。[中西医结合杂志，1986，6(11)：695]又治烧伤方。乳香、没药各30克，当归60克，白芷、寒水石、牡丹皮、大黄、冰片各45克，生地9克，紫草、黄柏各21克，黄蜡250克，麻油2.5千克，油熬滚开后，入诸药熬，去滓，下黄蜡，冷后入冰片即成。搽患处或涂纱布，外敷包扎。(《外科学》)

3. 重度烫伤：白芷、紫草、忍冬藤各32克，白醋22克，冰片1.6克，香油500毫升，前三味药放香油内煎成焦黄色，去渣滤液，加入白醋、冰片搅匀，清创后，涂敷患处，每天1次。[解放军健康，2000，(2)：39]

4. 宫颈糜烂：紫草200克，入香油750克中，炸枯滤过，呈油浸剂，外涂宫颈及阴道上端，隔日1次，10次1个疗程。[中西医结合杂志，1986，6(4)：237]

5. 皮肤瘙痒症：紫草15克，红花5克，蝉蜕5克，甘草5克，辨证加减，煎汤内服。[湖南医药杂志，1983，(5)：30]

6. 小儿紫癜性肾炎(紫肾汤)：紫草、白花蛇舌草、蝉衣各6～9克，鲜茅根、生地15～30克，丹皮、泽泻、白芍、当归、云苓各9～15克，山药6克，每天1剂，水煎100～200毫升，分2～3次服，连用3个月。[天津中医，1994，(2)：11]

7. 慢性湿疹：干紫草20克，大黄5克，黄柏4克，将上药洗净切成碎块，放入大口瓶内，再加入生菜油200毫升，浸泡1个月后即可使用，每早、晚各搽1次，搽后患处用无菌纱布敷盖。[云南中医杂志，1995，(3)：22]

8. 血小板减少性紫癜：紫草6克，海螵蛸15克，茜草6克，水煎服。(《新疆中草药手册》)

9. 过敏性紫癜：紫草15克，蝉蜕6克，当归12克，竹叶、西沙柳、牛蒡子、黄柏、知母、苦参各9克，水煎服。(同上)

10. 角膜炎：紫草250克，硼酸11.25克，硼砂2.25克，尼泊金0.75克，蒸馏水750毫升，制成眼药水滴眼。[中华眼科杂志，1980，(4)：334]

【备注】

紫草同科多种植物的根，在不同地区也作紫草入药。如：① 滇紫草(大紫草) Onosma paniculatum Bur. et Franch. 主分布在四川、贵州、云南等省。② 西藏紫草(山紫草、哲磨)O. hookeri Clarke var. longiflorum Duthie，分布于西藏。③ 天山紫草 Lithospermum tschimganicum B. fedtsch，外形似新疆紫草，分布于新疆。④ 帕米尔紫草 A. thomsonii Clarke，分布于新疆昆仑山。⑤ 黄花紫草 A. guttata Bunge，药材外形与硬紫草极为相似，分布于内蒙古、甘肃等省区。此外，广东商品中的“北紫草”，实际上是白头翁的一个品种，功效与紫草不同，不能误作紫草使用，应当注意。

549. 紫　菜

【概述】

本品为红毛菜科植物甘紫菜 Porphyra tenera kjellm 和壇紫菜 Porphyra haitanensis T. J. Chang et B. F. Zheng 的藻体。药用全藻，夏秋采收，采后晒干。又名索菜、紫荬、紫英等。分布于连云港以北的黄海和渤海海岸，亦有栽培。性寒，味甘、咸。归肺经。功能清热，化痰，软坚，利水。用于甲状腺肿，高血压，气管炎，水肿等。用法用量：9～15克水煎服。

【成分】

1. 甘紫菜：含核黄素、尼克酸、生物素、硫辛酸、维生素B_1、胆碱、胡萝卜素、叶黄素、藻红蛋白、叶绿素以及丙氨酸、谷氨酸、天门冬氨酸等。

2. 壇紫菜：含叶黄素(Lutein)、藻青苷(Phycocyanin)、玉米黄素(Zeaxanthine)、叶绿素、藻红朊(Phycoerythrin)、牻牛儿醇(Geraniol)、香芹酮(Carvone)、α-柠檬烯(α-Limonene)、α-蒎烯(α-Pinene)、萜品油烯(Terpinolene)、糠醛、维生素 B_1、维生素 B_2、维生素 B_{12}、维生素 C、天门冬氨酸、丙氨酸等。

【药理】

1. 降脂作用：壇紫菜可降低小鼠血浆中的胆固醇含量，且紫菜多糖可降低高脂血症大鼠血清总胆固醇和甘油三酯含量。

2. 促进免疫作用：条斑紫菜 Porphyra yezuensis 含有免疫调节组分，一为水溶性物(PWSF)，系从藻体热水提取；二为酸溶物(PASF)，系从前者残渣中用酸提得。两者的主要成分为多糖。PWSF 的糖浓度占 56.4%，而 PASF 占 82.2%。体外培养生物测定，得知二者促进葡萄糖消耗和亚硝酸盐以及肿瘤坏死因子(TNF)的产生。PWSF 促进IL-1分泌，而 PASF 则否。小鼠腹腔注射 PASF，碳廓清试验比注射 PWSF 的小鼠为高。且 PASF 的作用与剂量呈正相关。由此可知紫菜的两个不同成分在体内外以不同方式均具有促进吞噬作用的功能。

3. 抗凝血及抗血栓作用：紫草多糖具有明显的抗凝血活血，且能降低血液黏度，明显抑制血栓形成，使纤维蛋白和特异性血栓形成时间延长，且使其长度缩短、干重和湿重降低。

4. 升白和保肝作用：紫菜多糖给小鼠腹腔注射可对抗环磷酰胺引起的白细胞下降和微核增加；对 CCl_4 引起的肝损伤及 SGPT 升高也有对抗作用。

5. 延缓衰老作用：紫菜多糖可使果蝇的平均寿命延长 15%～19%，使其飞翔百分率提高 42%～46%；心肌脂褐质含量下降 21.69%，使小鼠脑和肝中超氧化物歧化酶比活力分别增加 55.65%和 54.69%。

6. 其他作用：加强心肌收缩力；对四氧嘧啶所致小鼠高血糖有降糖作用；紫菜多糖对肉瘤 180 有一定的抑瘤作用。

【临床报道】

紫菜治疗瘿瘤结气、甲状腺肿、慢性气管炎、湿热痢疾、小便不利、泌尿道感染、心烦不寐等。

【附方】

民间用治高血压时，以紫菜 15 克，夏枯草 12 克，泽泻 9 克，水煎服；治疗水肿用紫菜15 克，车前草 30 克，益母草 15 克，水煎服；甲状腺肿用紫菜 15 克，鹅掌菜 15 克，夏枯草 9 克，黄芩 9 克，水煎服。(《中国药用海洋生物》)

【备注】

紫菜除前二者外，尚有园紫菜 P. suborbiculata kjellm(产青岛以南沿海)、长紫菜 P. dentata kjellm(产浙江、福建、广东沿海)等数种。

550. 紫　菀

本品为菊科植物紫菀 Aster tataricus L. 的根和根茎。又名青菀、紫蒨、返魂草、驴耳朵等。主产于河北、安徽等地。性温，味苦、辛。归肺经。功能温肺，下气，消炎，止咳。治风寒咳嗽气喘，虚劳咳吐脓血，喉痹，小便不利。《本经》载："主咳逆上气，胸中寒热结气，去蛊毒，痿蹷，安五脏。"用法用量：4.5～9 克煎服，或入丸散及水剂。

【成分】

紫菀根含紫菀酮(Shionone)、紫菀皂苷(Astersaponin)、表木栓醇(Epifriedelinol)、木栓酮(Friedelin)、槲皮素(Quercetin),其挥发油中含毛叶醇(Lachnophyllol)、乙酸毛叶酯(Lachnophyllol acetate)、茴香醚(Anethole),此外尚有芳香族酸、脂肪酸、烃等。又自甲醇提取液中得到一种蓝色荧光物及一种紫色荧光物质。

【药理】

1. 镇咳祛痰作用：实验证明,紫菀水煎剂1克/千克给家兔灌胃,有明显的祛痰作用。粗提物给大鼠灌胃,气管分泌物明显增加。对用氨水喷雾引起的小鼠咳嗽也有显著效果;采用二氧化硫刺激法,紫菀(云南橐吾)乙醇提取物15克/千克给小鼠灌胃,镇咳率为53%。

2. 抑菌作用：紫菀煎剂在试管内对大肠杆菌、痢疾杆菌、伤寒、副伤寒杆菌、变形杆菌等7种肠内致病菌均有抑制作用。

3. 其他作用：① 紫菀水煎剂对流感病毒有抑制作用。② 抑制肿瘤的作用：据报道分离出的表无羁萜醇对小鼠艾氏腹水癌有抑瘤作用。紫菀环肽对S180有抗肿瘤活性。③ 所含槲皮素有利尿作用。

【临床报道】

主要应用于：① 慢性支气管炎：咳嗽气逆、肺虚久咳。可与川贝、知母、阿胶配伍。② 百日咳。③ 外感风寒,痰多咳嗽,可配荆芥、白前、陈皮等。

本品为化痰止咳要药,不论外感咳嗽,内伤咳嗽,寒嗽热咳,皆可配伍使用。对咳嗽气逆,咯痰不爽者,可配伍白前、桔梗、甘草等。又本品补而不滞,用治肺虚久咳,痰中带血,可与款冬花、川贝、麦冬、阿胶等伍用。中医习用于慢性咳嗽,近年报道曾用紫菀复方治疗百日咳。一些市售止咳药水,多含有紫菀。

【附方】

［古代方］

1. 邪热伤肺,咳嗽咽痒,痰多唾血,喘急,胸满胁痛：清肺补气、止咳化痰的大复方。(《赤水玄珠》紫菀汤)

按：紫菀汤一名,医方书载有多种。如《三因极一病证方论》、《妇人大全良方》、《直指小儿方》、《医略六书》、《陈素庵妇科补解》、《叶氏主科》、《圣济总录》、王海藏方、《证治准绳》方等。现录《妇人大全良方》的紫菀汤一则如下：

紫菀30克,杏仁7.5克,桑白皮7.5克,桔梗22.5克,甘草7.5克,天门冬30克,上㕮咀,每次9克,加水150毫升,加竹茹一块,煎至105毫升,去滓,入蜜10克,再煎二沸。治妊娠咳嗽不止、胎动不安。忌食鲤鱼。

2. 久咳不止,痰涎不利：紫菀、款冬花、白前各7.5克,人参15克,甜葶苈(炒),乌梅肉各15克,御米壳45克(去蒂、蜜水拌匀,炒黄熟)上为细末,炼蜜为丸,如梧子大,每服40～50丸,食后用生姜汤送服。(《御药院方》紫菀丸)

3. 虚劳咳嗽,涕唾稠黏,日渐羸弱：紫菀、黄芪、白茯苓、款冬花、生地黄、白前、杏仁(去皮尖、双仁、麸炒微黄)、桑白皮各30克(炙微赤),炙甘草15克,上为散,每次12克,加水300毫升,生姜3片煎至120毫升,去滓,温服。(《太平圣惠方》紫菀散)

4. 咳嗽：紫菀9克,前胡6克,荆芥、百部、白前各6克,桔梗、甘草各3克,水煎服。(《医学心悟》止嗽散)

5. 咳嗽：炙紫菀、天冬、桑白皮各9克,川贝、知母、党参、杏仁、桔梗各6克,黄芩4.5克,阿胶珠6克,五味子12粒,甘草1.5克,水煎服。(《王海藏方》紫菀汤)

［现代方］

1. 百日咳：玉桔梗、荆芥穗、炙紫菀、焙白前、新会红、生甘草、天浆壳、天南竹子、百部各30克。上药加水共煮3次,去渣存汁,加冰糖90克,白蜜90克,文火煮,浓缩收膏即成。1岁以内,每服3～5毫升,5～6岁,每服5～10毫升,6岁以上每服15毫升,3小时1次,温开水冲服或炖服[江苏中医,1960,(2)];或顿咳方:百部、紫菀各9克,白附子、白僵蚕、川芎、乳香各5克,胆南星3克,代赭石10克,水煎服。初期(卡他期)服3剂,中期(痉咳期)服6剂。[湖北中医杂志,1983,(5):24]

2. 感冒咳嗽:紫菀、款冬花、百部、茯苓各10～12克,杏仁、苏叶、法夏、陈皮、桔梗、前胡各6～9克,炙甘草3～6克,水煎服。[湖北中医杂志,1984,(5):34]

3. 尿潴留:升益宣化汤,黄芪20～60克,白术15～25克,紫菀30～60克,升麻、肉桂各3～6克,车前子(包煎)10～15克,将上药加水1 200毫升,文火煎至400毫升服用,1天1剂。[陕西中医,1985,6(4):166]

4. 热带嗜酸性白细胞增多症:紫菀、款冬花、槟榔各12克,百部、葶苈子各15克,桔梗、枳壳各10克,甘草4.5克,水煎服。[浙江中医杂志,1992,27(11):490]

5. 哮喘:炙麻黄7克,地龙18克,杏仁、苏子、桃仁、枳实、紫菀各10克,水煎服。[北京中医,1993,(2):26]

6. 小儿痉挛性支气管炎:干姜、藿香、荆芥、紫菀各6～9克,良姜、丁香各3～6克,细辛1～3克,葶苈子9～10克,水煎服。[辽宁中医杂志,1993,20(3):23]

【备注】

1. 紫菀除上述一种外,在华北、东北、陕西、四川、云南等地还以菊科橐吾属多种植物如肾叶橐吾 Ligularia fischeri (Ledeb.) Turcz.(山紫菀)西伯利亚橐吾(葫芦七)L. sibirica(L.)Cass 及云南橐吾 L. hodgsoni Hook var. sutchuenensis (Franch.) Henry 或四川橐吾(牛尾参)等的根入药。

2. 除上述几种外,还有许多品种在不同地区也作紫菀入药,但非正品,应注意鉴别。主要有阿尔泰狗哇花(阿尔泰紫菀)Heteropappus altaicus (Willd.) Novopokr. 的根,在新疆地区作紫菀入药;缘毛紫菀(西藏紫菀)Aster souliei Franch. 及重冠紫菀 A. diplostephioides(DC)C. B. clarke 的根及根茎,在西藏地区作紫菀入药;紫菀千花 A. flaccidus Bunge 的根,在西藏地区入药;异叶三褶脉马兰的根,在甘肃作紫菀入药。

3. 橐吾,为八角乌的别名,原植物为菊科植物大吴风草 Farfugium japonicum(L.) kitam. 的全草,又名活血草、莲蓬草、独角莲等。性凉,味辛、甘、微苦。治感冒咳嗽、咽喉肿痛、吐血、尿血、痈肿疔毒、跌打损伤等。虽也有止咳功效,但与紫菀不同。

551. 蛞　蝓

【概述】

本品为蛞蝓科动物蛞蝓 Limax 的全体。有黄蛞蝓 Limax flatus(Linnaeus)两种。又名陵蠡、土蜗、附蜗、蚰蜒、蛞蜗、鼻涕虫。栖于阴湿处,多见于潮湿的墙脚及树枝间,匍行时,常舔食植物茎叶的表皮。性寒,味咸。归肝、脾、肺经。功能清热祛风,消肿解毒,破瘀通经。主治中风喎僻,筋脉拘挛,惊痫,喘息,喉痹,咽肿,痈肿,丹毒,经闭,瘰疬,蜈蚣咬伤。用法内服:焙干研末或研烂作丸;外用:研末或捣敷。

【药理】

本品有抗癌作用。蛞蝓浸出物能明显地抑制肺癌细胞的生长,使肺癌细胞明显变小,胞浆不丰满,核也缩小,多数细胞呈菱形。对小鼠 P 388的生长也有明显的抑制作用,其混悬液灌胃给药对荷 ARS 肉瘤 NIH 小鼠的腹水有一定的抑制作用,同时能明显提高荷瘤小鼠的存活时间。

【临床报道】

1. 治疗阳火躁扰，阴血亏竭，贼风乘虚入中经络，至成口喎身僻，四肢挛缩：五加皮 180 克，当归身 120 克，共酒炒，研细末，蚰蜒百枚，研烂为丸。

2. 治疗一切痰火风喉症：青脆梅子 100 枚，活蚰蜒 100～200 条，同放瓦罐中，每天将梅取出，晒后仍入罐中，明天再晒，以收干汁为度，再用微火烘干，用时则以 1 个噙化，或炙脆研末，加入诸药内。

【附方】

［古代方］

1. 痔热肿痛：蛞蝓、京墨研涂妙。(《妇人良方》)

2. 闭经瘀血作痛：蛞蝓（醋炙）为末，泡酒服，每天 3 克。(《泉州本草》)

3. 丹毒痈肿：活蛞蝓数只，醋浸捣烂，入冰片少许敷患处。(《泉州本草》)

4. 脚胫烂疮，臭秽不可近：蚰蜒 10 条。瓦焙研末，油调敷之。(《救急方》)

［现代方］

1. 喘息：蛞蝓 100 条。洗净，加贝母适量，同捣如泥，为丸，每次 1.5 克，服 2 次。(《吉林中草药》)

2. 中晚期肺癌：蛞蝓干粉，每次 0.6～1 克（装胶囊后服），每天 3 次。［中国中西医结合杂志，1995，(6)：10］。

552. 蛤蚧

【概述】

本品为壁虎科动物蛤蚧 Gekko gecko Linnaeus 除去内脏的干燥全体。捕捉后除去内脏，用布拭干，再用竹片使撑开，使躯体扁平顺直，低温干燥。同时除去鳞片、头足，切成小块。酒蛤蚧系将蛤蚧小块，以黄酒浸润后再烘干之。又名蛤蟹、仙蟾、蛤蛇，主产广西、云南，广东亦产。进口商品多自泰国、印尼。全年均可捕捉，尤以五六月份为旺产期。以体大、肥壮、尾全、不破碎者为佳。市售商品有的是其他动物冒充的伪品，如壁虎科动物多疣壁虎（小蛤蚧）、鬣蜥科动物蜡皮蜥（红点蛤蚧）、鬣蜥科动物喜马拉雅山鬣蜥（西藏蛤蚧）、蝾螈科动物东方蝾螈（土蛤蚧）等，应加以鉴别。性平，味咸。归肺、肾经。功能补肺益肾，纳气定喘，助阳益精。主治虚喘气促，劳嗽咳血，阳痿遗精。用法用量：3～6 克，多入丸散或酒剂；也可入煎剂；单用尾部，剂量应酌减。研末内服一般每次为 1～2 克。

【成分】

1. 水溶性成分：含钙、磷、镁等 18 种元素及有机酸。

2. 醇溶性成分：有甘氨酸、脯氨酸、谷氨酸、丙氨酸、精氨酸、天门冬氨酸和赖氨酸等氨基酸及抗炎性多肽。

3. 脂溶性成分：含胆固醇、胆固醇酯、甘油三酯、糖脂、磷脂和甾体化合物。磷脂中以磷脂酰乙醇胺为主，脂肪酸中以不饱和脂肪酸为主，亚油酸和亚麻酸占 50%。

4. 蛤蚧尾：锌、铁的含量，均高于蛤蚧体。锌的含量尾比体高约 42 倍。尾中的 8 种游离必需氨基酸含量，均高于蛤蚧体。

本品主要含蛋白质、脂肪和性激素样物质。它和壁虎二者的脂溶性成分、氨基酸类别及水溶性成分均有明显差异。

【药理】

1. 抗应激和免疫增强作用：蛤蚧提取物对小鼠遭受高温、耐缺氧等，有明显的保护作用。并能显著增加脾重，对抗泼尼松的免疫抑制作用，提高小鼠免疫后血清溶血素的含量。体、尾能增强血清中溶菌酶活性和提高抗体效价；尾的醇提物可提高小鼠淋巴细胞转化率的作用，头与体则作用不明显。

2. 性激素样作用：蛤蚧水溶性提取物可使小鼠睾丸增重；脂溶性提取物对雌性小鼠子宫及雄性小鼠睾丸均可增重。提取物给小鼠注射后，其前列腺、精囊提肛肌重量均增加。乙醇浸出物给小鼠注射后，可使交尾期延长，卵巢及子宫肥大。去势鼠注射蛤蚧乙醇浸膏，可使交尾期再出现。

3. 抗炎作用：蛤蚧乙醇提取物中水溶性和脂溶性两部分，均对大鼠甲醛性踝关节肿胀、二甲苯所致小鼠耳部炎症及冰醋酸所致腹腔毛细血管通透性增加，具有明显作用。

4. 延缓衰老作用：1%蛤蚧乙醇提取物可延长雌性果蝇平均寿命及半数死亡时间。小鼠腹腔注射，能延长小鼠游泳时间，显示一定的强壮作用。

5. 降糖作用：蛤蚧体、尾醇提取物给小鼠3克/千克灌胃，每天1次，连续3天，可降低四氧嘧啶实验性高血糖。

6. 毒副作用：蛤蚧提取物动物试验，未见毒性反应。

【临床报道】

现代临床用于：① 阳痿：如振痿汤复方的应用。② 无精子症：如复方冬蛤生精饮。③ 咳喘病：如蛤蚧定喘胶囊、复方蛤蚧散。

临床应用时配人参，益气定喘；配菊花，清热化痰；配贝母、紫菀、杏仁等，治虚劳咳嗽；配冬虫夏草，温补肺、肾。

【附方】

［古代方］

1. 虚劳咳嗽及肺壅上气：蛤蚧1对，贝母30克，紫菀30克，杏仁30克，鳖甲60克，皂荚仁30克，桑根白皮30克，上药捣箩为末，炼蜜和捣二三百杵，丸如梧子大，每服以枣汤下20丸，每天3～4次。(《太平圣惠方》蛤蚧丸)

2. 咳嗽，咯吐脓血：蛤蚧(酒浸，酥炙)、知母(焙)、贝母(炮)、鹿角胶(炙，气燥)、甘草(炙、锉)、杏仁(汤浸、去皮尖、双仁、炒)、人参、葛根(锉)、桑白皮(炙、锉)、枇杷叶(去毛、炙)各30克，粗捣筛，每服10克，用水300毫升，煎至200毫升，去滓，不拘时温服。(《圣济总录》蛤蚧汤)

3. 肺嗽，面浮、四肢肿：蛤蚧1对、人参1株(紫团参)，研为末，熔蜡120克，滤去滓，和药末，作六饼子，每服空心，用糯米作薄粥200毫升，投药一饼，趁热，细细呷之。(《圣济总录》独圣饼)

4. 元气虚寒，上气咳嗽，年久不愈者：蛤蚧1对、炙，炼钟乳、款冬花、肉桂、白矾，飞过、别研，甘草(炙)各15克，上药研细末，每1.5克用芦管吸之。如觉咽干，即于空心时米饮调下。(《三因极一病证方论》蛤蚧散)

5. 肝火犯肺，头晕耳鸣，咳嗽带血，咽喉不利，胸胁作痛：青黛、煅蛤蚧粉。研匀，每服1.5克，米饮下。(《卫生鸿宝》黛蛤散)

6. 补气救脱，治产后气喘，气血将脱：人参60克，熟地60克，麦冬9克，肉桂3克，苏子6克，蛤蚧6克，半夏0.9克，水煎服。(《辨证录》蛤蚧救喘丹)

［现代方］

1. 支气管炎：蛤蚧1对、海螵蛸250克，研末，加白糖500克，混匀，分24份，每服1份，每天2次。(《中国常用中草药》)

2. 肺结核咳嗽：蛤蚧1对，沙参60克，知母30克，川贝母30克，杏仁30克，研末，制成蜜丸。每服9克，每天2次。(《中国常用中草药》)

3. 阳痿(振痿汤)：蛤蚧、淫羊藿、韭菜子、肉桂、熟地、阳起石、蛇床子各适量，水煎服。[广西中医药，1990，(2)：13]

4. 冬蛤生精饮，治无精子症：蛤蚧、麦冬、白芍、淫羊藿、菟丝子、覆盆子各适量，水煎服。[浙江中医杂志，1993，(1)：21]

553. 锁　阳

【概述】

本品为锁阳科植物锁阳 Cynomorium songaricum Rupr. 的干燥肉质茎。又名琐阳、地毛球、锁严子，主产新疆、甘肃、内蒙古。性温，味甘。归肝、肾、大肠、经。功能补肾壮阳，润肠通便。用于肾虚阳痿，腰膝无力，遗精滑泄，尿血，肠燥便秘。蒙医用于呕酸，胃脘胀痛，胃灼痛等。用法用量：4.5～9 克煎服，或入丸散。阴虚火旺、脾虚泄泻、实火便秘者禁服，阳易举而精不固者亦禁之。

【成分】

锁阳含挥发性成分、无机元素、氨基酸、β-谷甾醇、没食子酸、儿茶素及三萜皂苷、鞣质等。

【药理】

1. 抗溃疡作用：锁阳煎剂给大鼠灌胃，可显示其抗应激性胃溃疡的作用，皮下注射抗 Shay 氏胃溃疡，轻微降低胃液量及其总酸度，但对胃游离酸作用不明显。放射免疫分析法测定胃黏膜 PGE_2，证明锁阳的抗溃疡作用，与其提高胃黏膜 PGE_2 的含量有关。

2. 提高小鼠的体液免疫功能：对正常及阳虚小鼠体液免疫有明显促进作用，也可使氢化考的松引起的阳虚动物脾脏的重量增加，并增加其中性粒细胞数。

3. 抗缺氧作用：锁阳总糖、总苷和总甾体类均能延长小鼠常压耐缺氧及缺氧的存活时间。

4. 清除自由基作用：锁阳体内试验能阻止白酒损伤造成的血清和线粒体内超氧化物歧化酶活性的降低及过氧化脂质升高，说明本品具有清除自由基作用。

5. "壮阳"作用：促进动物性成熟，并可对抗长期紧张等因素引起的小鼠性行为减少。但煎液灌胃，可使小鼠血浆睾酮降低，睾丸萎缩，故有人提出壮阳作用可疑。

6. 其他作用：抗血小板聚集，降低血压，促进唾液分泌，促进小鼠肠运动。锁阳中含有的棕榈酸有抗炎症作用。所含油酸有抗癌作用。

【临床报道】

1. 治疗胃溃疡：锁阳干浸膏粉配凤凰衣、全蝎粉压片。

2. 治疗慢性肾炎：本品配黄芪、木香、山药水煎服。

3. 治疗血小板减少性紫癜：用复方锁阳冲剂。对肾阳虚，阳痿早泄，常配肉苁蓉、桑螵蛸、菟丝子、熟地等；治肾虚骨痿，腰膝无力，则与熟地、龟版、虎骨配伍；治阳虚血枯便秘，可单用，也可配当归、肉苁蓉；也可与火麻仁、瓜蒌仁、柏子仁等配伍。

【附方】

［古代方］

1. 肾虚梦遗：沙苑蒺藜 240 克，山萸肉、芡实、莲须各 120 克，覆盆子、菟丝子、枸杞、续断各 90 克，共为末，蜜丸如梧子大，每服 9 克，空腹淡盐汤下。（《仙拈集》锁阳固精丸）又同名成药（《北京市中药成方选集》），为更多药味的大复方，能温肾固精。治梦遗滑精、腰膝酸痛，四肢乏力。

2. 精滑不禁：桑螵蛸（瓦上焙燥）90 克，龙骨（另研）30 克，白茯苓 30 克，上为末，面糊为丸，如梧桐子大。每服 70 丸，食前煎茯苓盐汤送服。按：本方还应有锁阳 90 克。（《三因极一病证方论》锁阳丹）

［现代方］

1. 滑精，遗尿：锁阳 120 克，龙骨、牡蛎各 90 克，芡实、桑螵蛸各 75 克，熟地 180 克，山萸肉 120 克，山药 60 克，茯苓 90 克，泽泻、丹皮各 60 克，莲须、枣仁、远志各

90克，柏子仁60克，上为细末，炼蜜为丸，如梧桐子大，每次6克，温开水送服。每天3次。(《全国中药成药处方集》固精丸)

2. 阳痿：锁阳、苁蓉、枸杞子、胡桃仁各12克，菟丝子9克，淫羊藿15克，水煎服。(《全国中草药汇编》)

3. 肾虚滑精，腰膝软弱：锁阳、桑螵蛸、茯苓各9克，龙骨3克，水煎服。(同上)

4. 尿血：锁阳、忍冬藤各15克，茅根30克，水煎服。(《宁夏中草药手册》)

5. 阳痿不举、遗精早泄、形寒肢冷：熟地、山药、巴戟天、党参各15克，锁阳、肉苁蓉、补骨脂、山茱萸、鹿角胶各6克(另炖，兑)、当归、枸杞子、茯苓、菟丝子各9克，水煎服。(《中国常用中草药》)

6. 老年阴虚气弱、大便燥结：锁阳、桑椹各15克，开水泡服，并加炼蜜2小勺兑服。(同上)

554. 鹅不食草

【概述】

本品为菊科植物石胡荽 Centipeda minima(L.) A. Br. et Aschers 的带花全草。又名天胡荽、地胡椒、鸡肠草、散星草。分布于全国大部分地区，主产于江西、浙江、湖南、广东各地。性温，味辛。归肺、肝经。功能祛风利湿，通窍散寒，散瘀消肿。用治：① 感冒，头痛，寒哮，百日咳，慢性气管炎，风湿痹痛，疟疾。用法用量：6～9克水煎服。② 急慢性鼻炎，鼻息肉，结膜炎，用鲜叶捣烂塞鼻或干品研末搐鼻；跌打损伤，毒蛇咬伤，鲜品捣敷。

【成分】

1. 甾醇类：β-谷甾醇、豆甾醇、蒲公英甾醇、棕榈酸蒲公英甾醇酯、菜油甾醇等。

2. 三萜类和三萜皂苷：有蒲公英赛醇、双扇醇等。

3. 挥发性成分：异丁酸、苯甲醇、亚油酸甲脂。棕榈酸甲酯及乙酯。

4. 其他：有机酸、鞣质、树脂、香豆素内脂等。另外，还含有黄酮类有槲皮素等。麝香草酚衍生物。

【药理】

1. 抗菌和抗病毒作用：鹅不食草25%～50%煎剂，体外对结核杆菌有抑菌作用。

2. 抗炎作用：与菊花配伍成菊鹅油合剂可较好地降低毛细管通透性，并有抗肿胀作用。

3. 抗过敏作用：全草热水提取物对被动皮肤超敏反应(PCA)和刀豆素A诱导的大鼠腹腔肥大细胞组胺释放有显著抑制作用。蜜桔黄素也有抗过敏作用。

4. 祛痰止咳平喘作用：挥发油和乙醇提取液有止咳祛痰及平喘作用。

5. 其他作用：有一定的抗突变、抗癌作用。又全草提取物对胆囊收缩素有抑制作用。

【临床报道】

1. 治疗流感，腮腺炎，肝炎等病毒性感染：鹅不食草组成的复方"抗病毒灵注射液"和热可平注射液，有一定的抗病毒和解热疗效。

2. 治疗软组织损伤：鲜品加热后再加米酒，用双层纱布包好，趁热搽按并敷于患处，治疗软组织挫伤，关节扭伤。

3. 治疗百日咳：鲜品制成糖浆剂口服，痉咳减轻，有效率90%以上。

4. 治疗急慢性鼻炎、肥厚性皮炎和过敏性鼻炎：用湿棉包药粉或油膏纱条塞鼻，半小时后取出有效。

5. 治疗疟疾：发作前2小时注射1次，连用3天，对各型疟疾有效。

6. 其他：① 鹅不食草细粉制成凡士林软膏或鲜草捣烂摊在纱布上敷面神经麻痹歪斜对侧。② 鲜草捣敷治钩虫尾蚴皮肤感染，有良效。

【附方】

［古代方］

1. 小儿赤痢：鹅不食草汁10毫升和蜜服之。(《普济方》鹅不食草汁方)

2. 发背欲死：鹅不食草捣烂，敷疮。(《普济方》鹅不食草敷方)

［现代方］

1. 鼻窦炎初起：鹅不食草研末，棉卷塞鼻，约塞半小时左右，每天1次。又用水煎服。(《江西草药手册》)

2. 膀胱结石：鹅不食草200克。洗净，捣烂取汁，加白糖、白酒少许，一次服完，每天一剂，连服5～10剂。［广西中医药，1984，(4)：34］

555. 鹅管石

【概述】

本品为钟乳石的尖端细长部分，细如笔管者，称钟乳鹅管石。以色白、中空、如管状、条匀、半透明者为佳。又名滴乳石。性味功能同钟乳石，但其性较热，肾阳虚者不可多服、久服。用法用量9～30克，用时打碎或研粉。另一种为础珊瑚的石灰质骨骼，称为珊瑚鹅管石，主产广东、广西、西沙群岛。

【成分】

同钟乳石。主含碳酸钙。

【临床报道】

1. 治疗咳喘：用于阳虚气喘，但哮喘病见血者，不宜服。支气管哮喘，用鹅管石汤，即本品配伍桃仁、杏仁、莱菔子等。治肺结核喘咳，常配沙参和海底椰。阴虚火旺、肺热咳喘者忌服。

2. 治疗阳痿，乳汁不下：鹅管石0.3～1.5克水冲服。(《全国中草药汇编》)

【备注】

鹅管石商品另一种为树珊瑚科动物栎珊瑚的石灰质骨骼，又名“珊瑚鹅管石”，成分主要为碳酸钙，又含微量铁。性温，味甘。功能温肺，壮阳，通乳。基本上和钟乳石相同。用于肺痨咳喘，阳痿，乳汁不通，腰膝无力。主产于广东潮汕、广西北海等地。用量：9～15克。

556. 番泻叶

【概述】

本品为豆科植物尖叶番泻 Cassia acutifolia Delile. 或狭叶番泻 Cassia angustifolia Vahl. 的干燥叶。又名旃那叶、泻叶。狭叶番泻叶主产于印度，埃及和苏丹亦产。尖叶番泻叶主产于埃及。我国海南、云南有栽培。性寒，味甘、苦。归大肠经。功能泻热行滞，通便利水。主治胃肠积热，宿食积滞，胸腹胀满，腹水，便秘等。用法用量：2～6克水煎服，入煎剂宜后下，或开水泡服。

【成分】

狭叶番泻叶主要含番泻苷A、B、C、D，并含芦荟大黄素、大黄酸葡萄糖苷。尖叶番泻叶含蒽类成分0.85%～2.86%，从中分出大黄酸(Rhein)、芦荟大黄素(Aloe-emodin)、少量大黄酚(Chrysophanol)及番泻苷A、B、C和大黄酸葡萄糖苷。

【药理】

1. 致泻作用：服番泻叶浸剂，由胃和小肠吸收，在肝中分解，分解产物经血行而兴奋骨盆神经节以收缩大肠，导致大肠运动而致泻。

2. 止血作用：番泻叶粉口服后可增加血小板和纤维蛋白原含量，缩短凝血时间、复钙时间、凝血活酶时间与血块收缩时间而有助于止血。番泻叶中的晶纤维和草酸钙簇晶有局部止血作用。从番泻叶中分离出番泻叶苷A、B、C、D，动物实验证明有明显止血作用。30%番泻叶水浸液在胃镜直视下喷洒于出血病灶，有立即止血作用。以番泻叶的总蒽醌苷与等体积生理盐水分别给动物腹腔注射，行断尾毛细血管法测定，表明番泻叶苷具有止血作用，且高剂量组与低剂量组的止血效果几无差别，提示小剂量即可达到止血目的。

3. 抗菌作用：番泻叶的醇提取物对葡萄球菌、白喉杆菌、伤寒杆菌、副伤寒杆菌、大肠杆菌有抑制作用，其水提取物则仅对伤寒杆菌有活性。其次，对奥杜盎小芽孢癣菌、星型奴卡菌等也有抑制作用。

4. 保护胃黏膜作用：实验表明，番泻叶对盐酸和吲哚美辛引起的大鼠黏膜损伤有保护作用，10%的番泻叶煎剂可明显减轻由每升0.6摩尔盐酸和皮下注射吲哚美辛所引起的胃黏膜损伤。

5. 肌肉松弛与解痉作用：番泻叶有箭毒样作用，能在运动神经末梢和骨骼肌接头处阻断乙酰胆碱与M受体结合，从而使肌肉松弛。番泻叶中某些羟基蒽醌类成分具有一定解痉作用，能使胆管等松弛。

6. 毒副作用：番泻叶苷的小鼠半数致死量为1.414克/千克，折合番泻叶生药为36.3克/千克，该剂量大于临床口服治疗量300倍以上。有人对服用番泻叶的患者102例，于治疗前后作尿常规、血肌酐、尿素氮、AST、黄疸指数及心电图等检查，未发现明显异常现象。

【临床报道】

1. 治疗消化系统疾病：如消化不良、便秘腹胀、十二指肠及胃溃疡性出血、细菌性痢疾、急性胰腺炎、细菌性痢疾，此外，还用于治疗习惯性便秘和药源性便秘。

2. 治疗泌尿系统疾病：有报道，用番泻叶治疗后，慢性肾功能衰竭患者的Cr、BUN、血红蛋白、血浆蛋白与治疗前相比均有非常显著的差异性。治疗过程中患者高血压下降、心衰改善、消化道症状和皮肤奇痒均有改善；泌尿系结石：应用本法治疗时停用其他药物。

3. 其他：用番泻叶浸泡剂调整腹部手术后胃肠道功能紊乱、手术前肠道准备、骨折便秘、肛门疾病手术前后，放射检查前肠麻痹等；产褥期便秘：服用一次即可见效，但脾胃虚弱者不宜服用；流行性出血热，用番泻叶煎水代茶饮，以排出稀便为度，效果良好。

番泻叶不良反应：① 常见全身发冷，寒战，胸闷不适，呼吸困难，口唇发干，体温升高，脉搏加快等症状。② 过敏性药疹：取番泻叶10克，用开水泡服，1小时后，出现全身发冷、有瘙痒感、胸闷不适，继而呼吸困难，经及时治疗，症状消失。但次日全身却呈现散在性针尖大小的皮疹，瘙痒难忍，数天不退。③ 过敏性休克：将番泻叶30克煎汁，一次服完，约半小时后，有人竟出现呕吐、神态淡漠、血压下降，随之进入昏迷，经抢救大都脱险。④ 消化系统的反应：有患者服药后频繁呕吐，不能进食，食后即吐，有或无腹痛，同时剧烈腹泻，先为粪便，后为水样便；也有人用药后3～5天，病人出现头昏不适，疲倦无力，发热尿黄，体温上升，巩膜黄染。个别病人肝脾肿大。⑤ 心血管系统反应：血液恶性变。少数老年患者服后出现头痛及频繁呕吐，躁动不安，血压下降，昏迷；诱发脑梗死，症状为肢体麻木无力，活动不灵，言语不清。⑥神经系统反应：癫痫样发作。用药后突发喉间痰鸣，呼吸急促，四肢抽搐，神志不清，继之出现双手握拳，牙关紧闭，双目上视，口吐白沫，不省人事，类似癫痫大发作。⑦其他：急性尿潴留。其表现为不能自主排尿，下腹隆起，腹胀和轻度腹痛，膀胱区扣浊；盆腔炎样腹痛。少数女患者用药后出现下腹痛，腹泻后疼痛加剧，下腹部腹肌紧张，压痛及跳痛；成瘾性多发于长期用药患者。

番泻叶为何出现如此多的反应呢？除具有特异体质的病人外，主要是用量过大和用法不当所致。消除肠中积气，仅需1～3克番泻叶即可。其他用法3～6克足矣。而且宜泡不宜煮，因煎煮会使其成分溶出量增多，影响延髓中枢，致使血压骤然升高或下降。番泻叶的主要成分为蒽醌苷和黄酮类衍生物，对大脑皮质有兴奋作用，可导致短暂脑功能异常，出现癫痫样发作。至于依赖性主要是长期服用所致，故对于习惯性便秘，应采用多种药物交替使用。对热结肠所致便秘、腹胀食少，可使用陈皮；治宿食积滞、腹胀满，可配枳实、厚朴；对脘腹痞满，食积便秘，可配黄连、丁香、生姜。

【附方】

1. 热结便秘：番泻叶5克泡开水半小时饮用。

2. 便秘腹满腹胀：番泻叶5克(后下)，枳实10克，厚朴10克。

3. 急性胰腺炎：番泻叶10～15克，冲服，同时用此药保留灌肠。(《中药新用》)

4. 水肿腹胀：番泻叶5克，牵牛子6克，大腹皮10克，水煎服。

5. 便秘腹胀：番泻叶5克，丁香2克，大黄2克，陈皮9克，水煎服。

6. 腹部肠道检查前清洁肠道：于检查前一天晚饭后2小时给番泻叶12克放入沸水中浸泡代茶饮，肛门用开赛露1支。

【备注】

本品贮藏宜避光，置通风干燥处。

557. 猴头菌

【概述】

本品为齿菌科(Hydnaceae)或猴头菌科(Hericiaceae)真菌猴头菌 Hericium erinaceum.(Bull. ex Fr.) Pers. 的子实体。又称猴菇、猴头菇。以秋季生长较多。多生于栎、胡桃等阔叶树立木上或腐木上，少生于倒木。是比较重要的野生或栽培的食用菌，可深层发酵培养菌丝体，分布于我国大部省区。天然品夏秋采收。培养品系用幼嫩子实体接种于培养基。性平，味甘。归脾、胃、肾经。功能利五脏，助消化，抗癌肿。用于消化不良、形体消瘦、神经衰弱、头昏耳鸣、肾气虚衰、胃及十二指肠溃疡、慢性胃炎、胃癌、食管癌等。剂量因病情和用法而异。一般内服煎汤10～15克。在神经衰弱食疗时，可用猴头100克切片，与鸡煮食。胃及十二肠溃疡、慢性胃炎、胃癌、食管癌时，则用猴头片，每次3～4片，每天3次。

【成分】

每100克猴头菌子实体，含蛋白质26.3克，脂肪4.2克，碳水化物44.9克，粗纤维6.4克，水分10.2克，磷856毫克，铁18毫克，钙2毫克，B_1 0.6毫克，B_2 1.89毫克，胡萝卜素0.01毫克，并含多糖和多肽物质。还含生物碱、甾体、氨基酸、脂肪酸等。从猴头菌提出猴头菌吡喃酮A、B和异二氢茚酮。从培养物中得到齐墩果酸皂苷Ⅰ、Ⅱ、Ⅲ、Ⅳ、Ⅴ，猴菇菌素(Hericrin),二甲氧基苯甲酸等。

【药理】

1. 增强免疫功能:同基因骨髓移植55天后,受体小鼠免疫功能严重受损,脾细胞产生IL－2能力等细胞免疫功能明显低下,连续腔腔注射猴头菌多糖和胸腺肽15天后,小鼠脾细胞产生IL－2能力,对ConA刺激的增殖反应和混合淋巴细胞培养反应,均显著增强。结果表明两者合并应用,能明显促进同基因骨髓移植小鼠免疫功能的早期恢复,比单独使用时药效为优。猴头多糖显著提高小鼠腹腔M中的吞噬功能,提高CPA引起的白细胞减少。猴头菌子实体所含多糖及多肽类物质,可增强人体免疫功能。猴头多糖对ConA活化的小鼠胸腺细胞有强的促进增殖作用,也可促进脾淋巴细胞的增殖,并对脂多糖LPS刺激的B细胞也有协同作用。

2. 抗癌作用:猴头菌发酵液中存在抑瘤的活性物质,对小鼠S180有抑制作用。猴头菌吡喃酮和异二氢茚酮能抑制宫颈癌Hela细胞的增殖。

3. 抗溃疡作用:大鼠实验表明,以猴头菌为主药组成的猴头健胃灵具有保护胃黏膜细胞,促进黏膜上皮修复及促进冰醋酸所致溃疡愈合等作用。通过胃蛋白酶吸附实验,证明猴菇菌片治疗胃溃疡的作用机制,可能是由于抑制胃蛋白酶活性而促进溃疡愈合。从猴头菌分离到的齐墩果酸苷S_1～S_5及雪胆皂苷中的部分化合物结构相同。雪胆皂苷有治疗胃溃疡和抗感染作用。水提物抑制实验性溃疡,氨基酸成分对溃疡病愈合、胃黏膜上皮再生和修复具有重要作用。

4. 降糖作用:猴头多糖可降低小鼠正常血糖和四氧嘧啶所致糖尿病小鼠的血糖。

5. 对中枢神经系统的作用:另一种小刺猴头 H. caput-medusac菌球提取物,对小鼠的自主活动有抑制作用。

6. 其他作用:所含不饱和脂肪酸可降低血中胆固醇、抗胃溃疡和胃窦炎;增加离体豚鼠冠脉流量、增强小鼠常压耐缺氧;保肝作用。

7. 毒副反应:临床应用猴头菌片发生过敏休克1例,药物性皮炎1例以及过敏反应等。

【临床报道】

临床应用猴菇菌片,治疗胃及十二肠溃疡、慢性胃炎、胃窦炎、慢性萎缩性胃炎、胃癌及食道癌等,有一定疗效。也用于慢性乙肝。

【附方】

［现代方］

1. 慢性胃炎、胃十二指肠溃疡:穿心莲、青藤香、广木香、苦金盆、万年荞、猴头菌各15克共研细末,每服6克温开水送服。(《草药偏方治百病》)

2. 神经衰弱:猴头菌30克,柏子仁、酸枣仁、夜交藤各15克,水煎服。(《中华长寿中药宝典》)

3. 胃溃疡:猴头菌30克,白术、山药各20克,扁豆、陈皮、莲肉各15克,薏苡仁25克,水煎,日服2次。(《中华长寿中药宝典》)

4. 胃癌,食管癌,肝癌:猴头菌、白花蛇舌草、藤梨根各60克,水煎服,每天3次,连服2～3个月。(《食疗本草学》)

5. 眩晕:猴头菌12克,决明子15克,菊花9克,开水冲泡,代茶饮。(《药茶方》猴头菊花茶)

【备注】

1. 前人多以猴头作副食品,如香菇、木耳,鸡枞之类。如徐光启《农政全书》谓:“如蘑菇、鸡枞、猴头之属,皆草木根腐坏而成者。”《临海水土异物志》言浙江临海习俗:“民皆好啖猴头羹,虽五肉臛不能及之,其俗言：宁负千石之粟，不愿负猴头羹。”

2. 与猴头菌具有相似功能的菌类，有针猴头菌（小刺猴头）：分布于东北、内蒙古、河南等地；珊瑚状猴头菌（红猴头）：分布于东北、内蒙古、四川、云南、贵州等地；假猴头菌（羊毛菌）：分布于云南、四川、吉林等地。

558. 滑　石

【概述】

本品为硅酸盐类矿物滑石族滑石 Talc 的块状体。又名画石、硬滑石、北滑石，产辽宁、江西、江苏、河北、山东、山西、陕西等地。性寒，味甘、淡。归肺、胃、膀胱经。功能清热解暑，利水通淋，祛湿敛疮。用治暑热烦渴，尿热涩痛，水肿，湿热泻利，淋病，黄疸。用法用量：9～24 克，布包煎服或入丸散；外用适量，对湿疹痱子，研粉敷。

【成分】

主要含水硅酸镁[$Mg_3(Si_4O_{10})(OH)_2$]，并有氧化铝（Al_2O_3）及铁、钠、钾、钙等杂质。

【药理】

1. 镇吐、止泻、消炎作用：对发炎的胃肠黏膜有保护作用，阻止毒物吸收。

2. 抗菌作用：50％煎剂平板法对伤寒、副伤寒杆菌有抑菌作用。纸片法显示对脑膜炎球菌有一定抑菌作用。

3. 保护皮肤和黏膜创面：粉剂外用于发炎或破损组织的表面，有保护作用。

【临床报道】

1. 治疗暑热烦渴，泻痢：滑石配甘草为六一散。或用滑石 18 克，甘草 3 克，水煎服。

2. 治疗小儿湿热黄疸：食方杏仁滑石汤。

3. 治疗泌尿系结石：蝼蛄、滑石、甘草，每天 1 剂，有良效。

【附方】

［古代方］

1. 大小便俱不通：滑石 45 克，白茅根、车前子各 24 克，天门冬、冬瓜瓤、天仙子（发芽、晒干、炒）各 30 克，每服 15 克，水煎服。（《普济方》滑石汤）

2. 膀胱急热，小便黄赤：滑石 24 克，黄芩 9 克，车前子、冬葵子各15 克，榆白皮 12 克，水煎服。（《普济方》滑石汤）

3. 口疮：滑石、胆矾各 30 克，为末，每 3 克绵裹含，吐津。（《普济方》滑石散）

［现代方］

1. 小便不利、热淋涩痛：滑石 15 克，木通 6 克，水煎服。

2. 肾结石：滑石 18 克，甘草 3 克，硝石 18 克，共研细末，每服 1.5～2 克，用鸡内金9 克，煎水送服。

3. 湿疮，湿疹，痱子：滑石 30 克，石膏 15 克，炉甘石 15 克，枯矾 10 克，共研细末，搽患处。（以上 1～3 由《中国常用中成药》）

【备注】

黏土类矿物高岭土，含硅酸铝和硅酸铁，也作为滑石药用，习称为软滑石或南滑石。主产于江西、四川。质地松软，手捻易碎。

559. 寒　水　石

【概述】

本品为天然层积矿物单斜晶系硫酸钙及三方晶系碳酸钙矿石，为白色透明有棱的硬块或粗粒状结晶块。即天然产的红石膏（北寒水石）和方解石（南寒水石）。又名凝水石、凌水石、盐精石。北寒水石产于内蒙古、新疆、甘肃、山东等地;南寒水石主产于河南、安徽、浙江、湖北等省。性寒,味辛、咸。归胃、肾经。功能清热泻火,除烦止渴。主治壮热烦渴,口干舌燥、牙痛,小便不利。用法用量:9～30克水煎服(先煎);外用于风热火眼与汤火伤。脾胃虚弱及无实热证者忌服。

【成分】

北寒水石主含硫酸钙及少量镁、铁、铝等,南寒水石主含碳酸钙 $CaCO_3$ 及少量镁、铁、锰等。

【药理】

本品有解热作用、增强免疫等作用。参见"石膏"条。

【临床报道】

1. 治疗对湿热病的壮热烦渴:常与石膏配伍,如《和剂局方》之碧雪丹。

2. 治疗天行时疫发狂昏瞆,咽喉肿痛,口舌生疮:用本品配以石膏、硝石、青黛等。

3. 治疗暑温邪在气分,大热烦渴、苔黄:用本品配伍石膏、滑石、杏仁、银花、竹茹、通草等,如《温病条辨》之三石汤。

4. 治疗水火烫伤,丹毒:煅或配炉甘石、石膏等;研细末调敷,或撒布创面,可止痛并减少创面渗出。

【附方】

[古代方]

1. 风热心躁,口干狂言,浑身壮热及中诸毒:寒水石(烧半天)108克,甘草末28克,天竺黄28克,龙脑0.28克,糯米膏丸弹子大,蜜水磨下。(《姚僧坦集验方》龙脑甘露丸)

2. 暑湿病有高热,烦温,苔黄:寒水石15克,生石膏15克,飞滑石15克,杏仁10克,竹茹10克,金银花10克,白通草5克,知母10克,水煎服。(《温病条辨》三石汤)

[现代方]

烫伤:寒水石30克,滑石9克,炉甘石30克,以上3味水飞成细末,加冰片3克,成极细粉,局部喷洒于创面。(《中药基础知识简编》烫伤散)

【备注】

1. 据方石林《实用中药鉴别》称红石膏含无水硫酸钙,石膏所含为含水硫酸钙 $CaSO_4 \cdot 2H_2O$,方解石含碳酸钙,三者成分有别。

2. 据《中药志》记载,《神农本草经》及《名医别录》及《本草纲目》中的寒水石,与芒硝相似。

3. 据《山西中草药》记载有将"玄精石"误作寒水石入药者。

4. 南方各地均以方解石作寒水石使用。

560. 裙带菜

【概述】

本品为翅藻科植物裙带菜 Undaria pinnatifida(Harv.) Sur. 的藻体。又名海芥菜。肉质,富黏质,为孢子叶,生海湾内大干潮线下岩礁上。常年可采,采后晒干。性寒,味咸。功能化痰软坚,消瘿瘤,疗瘰疬,利尿通淋。用于甲状腺肿,颈淋巴结肿,肝脾肿大和水肿等。用法用量:15～30克,水煎服。

【成分】

全藻成分含褐藻酸28%～29.2%、粗蛋白14.08%～20.91%、甘露醇10.94%、灰分30.16%～37.78%、脂肪酸1.3%～1.6%、钾6.63%～7.93%、碘0.016 5%～0.024%,并含多糖、维生素、十六酸、叶酸、卤化物、磷酸盐、硫酸盐、氧化钙、镁、钠及其他微量元素。还含谷氨酸、丙氨酸、天门冬氨酸、亚油酸甲酯、软脂酸、岩藻固醇(Fucosterol)、无羁萜(Frieelelin)、叶绿醇、沙灵谷甾醇(Saringusterol)、地吉普罗内酯(Digiprolactone)、苯乙酸、5-羟基哌啶甲酸(5-Hydroxy pipecolic Acid)、羟基苯乙酸(Hydroxyphenyl acetic acid)、棕榈油酸异构体和多羟基酚(Poly hydroxyphenol)。

【药理】

药理研究表明裙带菜和海带热水溶解物浸膏含有对抗典型基因毒物的异基因抗诱变作用的物质。又由裙带菜提取的岩藻固醇喂饲雏鸡,有明显的降低莱克亨雏鸡血胆固醇的作用。

【临床报道】

民间治疗甲状腺肿、颈淋巴结肿:用裙带菜、海蒿子各30克,水煎服。或裙带菜30克,夏枯草18克,白芥子9克,水煎服。又治肝脾肿大、水肿:用裙带菜15～30克,车前子、玉米须各15克,煎服。

日本辻启介主编的《海藻》一书,介绍裙带菜的效用,谓:裙带菜孢子叶中含有良好的抗癌效果(山本一郎);其含有的成分可预防动脉硬化并促进血液循环(西泽一俊);消除便秘(大塚正八郎);为良好的减肥食品(本多京子);可降低胆固醇(西泽一俊);排除体内积聚的有害物质(进藤一郎)。古代《食疗本草》记载裙带菜"治女人赤白带下,男子梦遗精泄"。

561. 犀　角

【概述】

本品为犀科动物印度犀(大独角犀)Rhinoceros unicornis L. 或爪哇犀(小独角犀)R. sondaicus Desmarest 和苏门答腊犀(双角犀)R. sumatrensis cuvier 的角,主产印度、不丹、尼泊尔、泰国。爪哇犀主产印度尼西亚的爪哇;苏门犀主产老挝、泰国、缅甸、马来西亚、印度尼西亚的苏门答腊。犀角以个大角尖粗、乌黑光润显顺纹,中部少裂隙,沟及岗明显,底盘长圆形,内部黑灰色布满鬃眼,纵剖面丝粗顺直者为佳。(《实用中药鉴别》)又称犀牛角或暹罗角。市售商品有两类:一类为亚洲犀角,即暹罗角;另一类为非洲犀角,称为广角。广角的原动物为非洲黑犀 R. bicornis L. 和白犀 R simus Cottoni 头上鼻端和额上所生的角。主产于非洲东部及东南部一些国家,乌干达所产多白犀。印度犀分布于尼泊尔、印度北部;爪哇犀分布于印尼,均属于独角犀,苏门答腊犀为双角,分布于印尼、泰国和缅甸。黑犀也是双角,分布于非洲东南部;白犀亦长双角。

犀角和广角的形状呈圆锥形;水牛角上部圆锥形,稍扁而弯曲。犀角乌黑色或灰褐色;广角灰黄色或乌黑色;水牛角灰褐色。犀角角尖钝圆,可见圆形鬃眼,易纵向劈开,剖面条丝较粗,不断裂,无牵连,对光透视可见明显芝麻点,有芝麻香气。广角尖端略扁圆,无鬃眼,不易纵向劈开,剖面条丝较细,断面有牵连,芝麻点不明显,质柔韧不脆,无芝麻香气。水牛角角尖扁圆,无鬃眼,不易纵向劈开,剖面条丝细(中下部中空)断裂有牵连。无芝麻点,显方形花纹。气微腥。

犀角性寒,味苦、酸、咸。归心、肝、胃经。功能清热,凉血,定惊,解毒。主治伤寒温疫热入血分,高热神昏,谵语,发斑,烦躁,惊厥,吐衄下血,小儿惊风,急黄,热毒疮肿。磨汁或研极细粉吞服,用量0.9～1.8克,或入丸散。孕妇慎用。

【成分】

犀角的主要成分为角蛋白(Keratin),

有效成分为犀氨酸,并含有其他蛋白质、肽类及游离氨基酸,胍衍生物、甾醇类等。水煎液又含乙醇胺。

【药理】

1. 对中枢神经系统的作用:镇静作用明显;解热作用虽实验不明确,但在人体体验可解热。犀角还可延长戊巴比妥钠对小鼠的睡眠时间。

2. 对心血管的作用:犀角水煎液对正常及衰竭的离体蟾蜍心脏,兔心及蟾蜍在体心脏均有强心作用;扩血管作用:血管先短暂收缩后扩张,对兔、犬血压先上升后下降,尔后再持续上升。

3. 对血液的作用:犀角煎剂能短暂地降低家兔末梢血液的白细胞总数,然后持续较长时间的上升。实验指出:牛角及猪蹄爪甲与犀角作用基本相似。

4. 其他作用:犀角能使凝血时间缩短,血小板数增加;生理盐水浸煮液可兴奋离体兔肠和子宫(牛、羊角也兴奋兔肠);能显著降低大肠杆菌内毒素引起的小鼠死亡率。

5. 毒副作用:犀角毒性很低。小鼠静脉注射30%犀角水煎剂0.5毫升可出现痉挛、呼吸不整,眼突出,5分钟后消失,以后呈睡眠状态5～6小时。

【临床报道】

用于清热泻火,定惊止血,适用于热性传染病极期的高热、出血等情况。如乙型脑炎、流行性脑膜炎等引起的高热不退,神昏谵语,夜眠不宁或发斑,惊厥邪入营分者,往往配石膏、寒水石等,如紫雪丹。如邪入血分,出现斑疹,吐血、鼻衄等症状,习惯用生地、丹皮,方如犀角地黄汤。其他出血性疾病如血小板减少性紫癜伴有鼻衄,牙龈出血者,亦用犀角地黄汤。临床经验认为广角功效不如犀角。由于犀牛为保护动物,犀角货源减少,属稀有珍贵药材,近年研究犀角代用品,如水牛角、黄牛角、山羊角等,另详专条。

又犀角与生地均为凉血清热之剂,但犀角以解毒取胜,生地以滋阴为优。犀角与牛黄同入血分、清热,但犀角偏于凉血,主吐衄发斑,散瘀止血;牛黄偏于镇惊,主神昏谵语、开窍醒神。犀角、石膏皆为清热要剂,但犀角主清血分实热,石膏主清气分实热。温热病时,犀角配伍石膏,气血两清。配黄连,治外感热病,高热神昏,心烦不寐,舌绛口干的实热。二药配伍,其清心定惊,凉血解毒作用大增。

【附方】

[古代方]

1. 血热妄行,吐衄,尿血,便血,斑色紫黑,舌绛起刺或蓄血发狂:犀角(冲)3克,生地30克,牡丹皮9克,赤芍药9克,水煎服。(《千金要方》犀角地黄汤)按:犀角地黄汤在《实用方剂辞典》剂量为犀角0.6克磨汁分冲,生地24克,丹皮20克,赤芍15克,水煎服,每天1～2剂。

2. 温热病热入血分:犀角粉0.6克,大青叶、栀子、淡豆豉各10克。(《伤寒活人书》犀角大青汤)

3. 温热病,邪热内陷心包而致高热烦躁,神昏谵语,惊厥等证:犀角屑、羚羊角、石膏、寒水石、滑石、玄参、升麻、麝香等组成。(《和剂局方》紫雪丹)

4. 温热病,邪热初入营分:犀角0.6克(研粉,冲),生地15克,玄参9克,竹叶3克,麦冬9克,丹参6克,黄连4.5克,银花9克,连翘6克。(《温病条辨》清营汤)

5. 温病神昏谵语、发斑:石膏30克,知母12克,生甘草、玄参各9克,犀角6克。(《温病条辨》化斑汤)

6. 肺胃热毒壅盛,气血两燔:生石膏24克,小生地6克,栀子、桔梗、赤芍、鲜竹叶各4克,犀角6克(磨汁或研末,兑)丹皮、玄参、知母、黄连各3克,黄芩、连翘、甘草各4克。(《疫疹一得》清瘟败毒饮)

7. 乳岩,瘰疬,横痃,流注,肺痈,小肠痈。现用于淋巴结炎，多发性囊肿，骨髓炎，乳腺癌等：犀黄 0.9 克，乳香、没药各 30 克，麝香 4.5 克。(《外科全生集》犀黄丸)

8. 雀斑，粉刺，鼾黯：犀角 45 克，升麻、羌活、防风各 30 克，白附子、白芷各 15 克，生地 30 克，川芎、红花、黄芩各 15 克，甘草 7.5 克。各为细末，合匀，蒸饼为小丸，每服 6 克，空心服，临卧时茶清送下。(《医宗全鉴》犀角升麻丸)

［现代方］

1. 乙脑：犀角、生地、知母、生石膏各适量，水煎服。[江西中医药，1985，16(4)：18]

2. 荨麻疹：犀角、生地、赤芍、丹皮、紫花地丁，水煎服。[广西中医药，1985，16(4)：18]

3. 洋金花中毒：犀角粉灌服。[吉林中医药，1986，8(3)：27]

4. 乙脑用水牛角方：大青叶 15 克，生石膏 30 克(先煎)，知母 9 克，黄芩 9 克，黄连 3 克，水牛角 30 克(先煎)，牡丹皮 9 克，玄参 9 克，赤芍 9 克，羚羊角粉 3 克(分二次冲)，钩藤 15 克，地龙 9 克，紫雪丹 9 克(分二次冲服)，水煎服，对高热、昏迷、抽搐不停良效。(山西中医学院宋秀琴方)

【备注】

1. 为保护濒临灭绝的犀牛，我国已宣布禁用犀角。临床需要，往往以水牛角代之。为了理解古代沿用的众多名方和熟习历代医书的论证，所以仍予以专题介绍。

2. 除前述亚洲犀角外，非洲犀角使用者有：广角(天马角)为非州的黑犀或白犀的角；小犀角，亦称蘑菇头，为犀牛顶上的小角。

3. 鹿角用胚茸、犀角用角尖，为角之精华。故传统认为角尖者为佳，广角功效不及犀角。

4. 印度犀、爪哇犀、苏门犀等的肉，称犀肉，皮为犀牛皮，均供药用。

5. 据冉雪峰谓：“今药市所售，乃印度、安南、暹罗各处所产旱犀或兕及野牛变种……”今以水牛角代犀角，药理作用亦多有相似之处，今后可就野牛角或旱牛角深入地研究。

十三　画

562. 椿白皮

【概述】

本品为苦木科植物臭椿 Ailanthus altissima (Mill.) Swingle 的干燥根皮或树干干皮。又名樗白皮、樗根皮、臭椿皮、苦椿皮、椿根皮、椿樗皮、椿根白皮、山椿、臭椿、山樗、大眼桐。主产于浙江、河北、湖北、江苏等地。性寒，味苦、涩。归大肠、胃、肝经。功能清热燥湿，收涩止带，止泻，止血。用于赤白带下，湿热泻痢，久泻久痢，便血，崩漏。用法用量：6～9克，煎服，研末或入丸散，脾胃虚寒者禁服；外用：煎水熏洗。

【成分】

根皮含臭椿苦内酯、臭椿双内酯、丁香酸、苦楝素、鞣质、赭朴酚等；树皮含臭椿酮、楂巴壬酮、臭椿苦内酯、乙酰臭椿苦内酯、苦木素、新苦木素、臭椿苦素、羟基香豆素、β-谷甾醇、脂肪油及皂苷等；叶含异槲皮苷、维生素C等。

【药理】

1. 抗癌作用：苦木素和臭椿酮均有抗肿瘤作用。楂巴壬酮对人体鼻咽癌细胞有细胞毒活性，对淋巴细胞白血病 P 388 显示有一定活性。

2. 抗病原微生物作用：臭椿酮有较强的抗阿米巴原虫作用。椿皮煎剂在体外对福氏痢疾杆菌、宋内痢疾杆菌和大肠杆菌有抑制作用。

3. 其他作用：苦木素可抑制哺乳动物心跳振幅及频率，椿皮所含鞣质有收敛作用。

【临床报道】

主治久泻久痢，便血崩漏，痔疮出血，带下，蛔虫症。对久泻久痢，多配伍黄连、黄柏；对肠风下利腹痛，配伍苍术、枳壳；治阴虚血热、经血不止及崩中漏下，则配白芍、黄芩、龟板；治便血，与地榆同用，湿热带下，配黄柏、山栀；脾虚带下，配白术、茯苓；治蛔虫腹痛，可配使君子、苦楝皮。外用燥湿，杀虫，止痒，治疮癣，煎汤外洗或熬膏涂敷。

【附方】

［古代方］

1. 休息痢：樗白皮60克，诃子(去核)15克，母丁香30粒，为末糊丸，梧子大，每服9克，陈米汤入醋少许送下，每天3次。(《医宗必读》诃黎勒丸)

2. 下血经年：樗根白皮9克，水200毫升，煎七分，入酒100毫升服。(《仁存堂经验方》)又方：臭椿根皮120克，苍术、枳壳各30克，醋糊为丸。(《本事方》)

3. 赤白带有湿热者：白芍15克，良姜(炒炭)9克，黄柏(炒炭)6克，椿皮45克，上为末粥丸，每服30～50丸，米饮下。(《赤水玄珠》樗皮丸)

4. 水泻，里急后重：樗根皮30克，枳壳15克，甘草0.3克，粥饮下。(《苏沈良方》)

5. 产后肠脱不能收拾者：樗根一握，连根葱5茎，汉椒一撮，共煎，乘热熏洗。(《妇人良方》)

6. 梦遗泄精，少食体倦：高良姜(烧灰)9克，黄柏、芍药(烧灰存性)各6克，樗

树根皮45克，上为细末，面糊为丸，梧子大。每服30丸，茶汤下。(《摄生众妙方》樗树根丸)

7. 妇人阴痒突出：臭椿皮、荆芥穗、藿香各等份，上锉，煎汤熏洗。(《妇科心镜》椿根皮汤)

［现代方］

1. 久泻久痢：椿皮配诃子、母丁香、五倍子各适量，水煎服。

2. 急性细菌性痢疾：鲜樗根白皮30克，水煎服。

3. 阿米巴痢疾：干樗根白皮100克，煎汁浓缩至100毫升口服。

4. 便血：樗根白皮、生绿豆芽、生萝卜各120克榨汁混合水煎，黄酒温服。

5. 蛔虫病：50%臭椿根皮煎剂，早晚各服15毫升，连服3天。

6. 功能性子宫出血，肠出血：椿皮、槐花各9克，黄柏6克，侧柏炭15克，水煎服。(《山西中草药》)

7. 滴虫性阴道炎：樗皮15克，水煎服。另用千里光全草30克，薄荷、蛇床子各15克，水煎，外洗。(《中草药学》)

8. 赤白带下：椿皮、芡实、贯众各9克，白芍、黄柏各6克，水煎服。(《中国常用中草药》)

9. 赤白带下：椿皮、鸡冠花各15克，水煎服。(《陕西中草药》)

10. 疮癣：椿皮煎水洗患处。(《陕西中草药》)

563. 槐白皮

【概述】

本品为豆科植物槐 Sophora japonica L. 的树皮或根皮的韧皮部，又名槐皮。性平，味苦。归肺、心、肝、大肠经。功能祛风除湿，治关节强直、肌肤不仁；清热解毒，治热病口疮，牙疳；凉血止血，治肠风下血，内外痔出血，脱肛，肛漏出血；解毒疗疮，治阴部痒痛，烂疮，烫伤。用法用量：6～15克水煎服；外用：含嗽，煎水熏洗或研末撒布。

【药理】

1. 抗菌抗炎作用：槐白皮煎剂具有广谱抗菌作用。其水提物灌胃给小鼠、大鼠能拮抗组胺、二甲苯、醋酸引起的大鼠足趾肿，小鼠耳郭肿和小鼠腹腔炎性渗出，显示抗炎作用。

2. 增强免疫功能：槐白皮水提物(1∶1)给小鼠灌胃0.4毫升/只，每天1次，连续15天，可提高其重要免疫器官胸腺和脾脏的重量。

3. 镇痛作用：实验证明槐白皮煎剂灌胃，能明显提高其痛阈值。据称炎症控制后，炎细胞释放的致痛物质减少，于是降低了对外周痛觉神经的刺激而止痛。此点颇与中医"通则不痛"的理论吻合。

4. 抗血栓形成：槐白皮能降低大鼠血管、胃组织内 TXB_2 含量，提高6-Keto-$PGF_1\alpha$ 的含量，故可能由于增加前列腺环素(PGI_2)减少血栓素 A_2(TXA_2)而导致抗血栓形成的作用。

【附方】

［古代方］

1. 眼赤痛：槐皮、秦皮各30克，黄连、栀子、黄柏、马牙硝各15克，淡竹叶30克，青盐0.3克，研为散，每用30克水煎去渣，洗眼，1天3次。(《太平圣惠方》槐皮洗眼汤)

2. 肛门痒痛，痔疮：槐皮150克，甘草、当归、白芷各60克，陈豉、桃仁(去皮)各50粒，赤小豆70克，上7味锉碎，以猪脂720毫升煎，候白芷黄，膏成，去滓，涂患处，每天用3次。(《外台秘要》卷26槐皮膏)

3. 热病口疮：黄连 0.3 克，槐白皮 15 克，甘草根 15 克，上药细锉，用水 150 毫升，煎至 70 毫升去滓，温含冷吐。（《太平圣惠方》）

4. 牙齿疼痛：槐白皮一握，荆芥穗 15 克，上药以醋 600 毫升，煎至 300 毫升，入盐少许，热含冷吐，以瘥为度。（《太平圣惠方》）

5. 洗疽疮、化毒气，散脓汁、生肌肉、止疼痛：槐白皮 30 克，桑白皮、降真香、防风各 15 克，上细切，水 2 000 毫升，煎至 1 000毫升，代猪蹄汤洗。（《卫济宝书》槐白皮汤）

［现代方］

火烫伤：槐根二层皮或花，烘干，研末外敷。（《中草药学》）

564. 槐花及槐米

【概述】

槐花为豆科植物槐 Sophora japonica L. 的干燥花朵。花蕾为槐米。花开放时采收，我国大部分地区有产。主产河北、山东、河南、江苏、辽宁等地。性凉，味苦。归肝、大肠经。功能清热凉血止血。主治吐血，衄血，肠风便血，痔血，赤白痢下，尿血，血淋，崩漏，风热目赤，痈疽疮毒，预防中风。用法用量：10～15 克入汤剂内服，研末吞服剂量酌减；外用适量，研末调敷患处。

【成分】

槐花含芸香苷（芦丁 Rutin）10%～20%等黄酮类物质，各生长阶段的槐花都含有芦丁，其中尤以槐米含量最高，可达 23.5%，花开后则降至 13%。花蕾尚含蜡、绿色素、栎素、树脂、缩合鞣质、色素、蛋白质、氨基酸、糖。从干花蕾中得到三萜皂苷，水解后得桦皮醇（Betulin）、槐二醇（Sophoradiol）和葡萄糖、葡萄糖醛酸。槐米中芦丁等黄酮类及皂苷，水解后桦皮醇、槐二醇、甾醇类物质（槐花乙素、槐花丙素）以及鞣质。从花蕾中分离出槐花甲素（槐苷 A，14%）、槐花乙素（槐苷 B，1.25%）槐花丙素（槐苷 C，0.35%），前者为黄酮衍生物，后两者为甾体化合物。槐花中的芦丁在酸或酶的作用下可水解为槲皮素（Quercitin）。生槐花含鞣质 0.66%，槐花炭鞣质含量则为生槐花的 4 倍。但有资料报道，槐花炭鞣质含量明显低于生槐花。此外，槐花还含有维生素 A 类物质，槐花皂苷Ⅰ、Ⅱ、Ⅲ。花及叶中还含止血活性的植物凝集素。

【药理】

1. 对心血管系统的影响：槐花液对离体蛙心有轻度兴奋作用，可阻滞心脏传导系统。发生氧化的芦丁不纯物60 毫克/千克，使家兔心肌收缩力增强，心率加快，并短暂扩张猫的末梢血管。芦丁、槲皮素、槲皮苷增加离体和在位蛙心的收缩力和输出量，减慢心率。芦丁使蟾蜍下肢及兔耳血管收缩。槲皮素扩张冠脉血管，改善心肌循环；槐米 400 毫克/千克连服 3 天，可增加小鼠的冠脉血流。槐花液、槐花酊剂对麻醉犬、猫有暂时显著的降压作用。芦丁及槲皮素亦有短暂的降压作用。给家兔静脉注射芦丁1 毫克/千克，能延迟或阻止静脉给台盼蓝和伊文思蓝向皮肤的扩散，使毛细血管的脆性及异常的通透性得到改善。芦丁还能减少注射睾丸透明质酸的扩散作用，上述作用可能系芦丁间接减少了体内肾上腺素的破坏而导致毛细血管通透性的降低，以及芦丁直接收缩小血管所致。槲皮素亦能增强豚鼠、大鼠毛细血管的抵抗力，降低其通透性，其作用较芦丁强。

2. 对血液系统的影响：槐花有止血和促凝血作用。首先，用槐花炭治疗大鼠创伤性出血，能缩短出血时间和减少出血量；去掉芦丁的槐米溶液对大鼠创伤性出血有显著的止血作用，芦丁对皮肤负压下生成的点状出血和实验性肺出血有明显的抑制作用。其次，给小鼠灌胃100%槐米炭煎剂0.25毫升/千克，明显缩短凝血时间，断尾法证明能明显缩短出血时间。以180～190℃制得的槐米炭作用最强。100%生槐米煎液则凝血和止血作用不明显，100%槐米炭煎液去鞣质后亦无凝血和止血作用，提示槐米炭凝血和止血作用与其鞣质含量有关，或含有其他凝血和止血成分。

3. 解痉、抗溃疡作用：芦丁和槲皮素能降低肠道和支气管平滑肌的张力，槲皮素的解痉作用强于芦丁5倍。大鼠皮下注射芦丁5～10毫克/千克，能显著降低幽门结扎后胃溃疡的病灶数目，对胃溃疡有保护作用。

4. 抗菌作用：槐花水浸液(1∶5)在试管内对多种皮肤真菌有不同程度的抑制作用。芦丁、槲皮素在试管内对某些细菌有抗菌作用，对病毒真菌也有抑制作用。

5. 抗炎作用：犬注射芦丁25毫克/千克，能减轻实验性血栓性静脉炎的肿胀。芦丁能减轻不同方法引起的大鼠和小鼠的实验性关节炎症，降低芥子油对动物眼睛和皮肤引起的炎症，抑制马血清引起的家兔皮肤和关节过敏性炎症。芦丁和槲皮素抑制组胺、蛋清、5-羟色胺、甲醛引起的大鼠足肿，以及透明质酸酶引起的大鼠足肿。

6. 抗辐射作用：小鼠皮下注射芦丁2毫克/千克，能降低致死量(600伦琴)X线照射小鼠的死亡率，对给予致死量的拟辐射物质癌得命(Nitromin)的小鼠亦有保护作用。

7. 其他作用：芦丁还有预防冻伤、利尿、减轻家兔血管性脑水肿和缓泻等作用，槲皮素还有祛痰、止咳、平喘、抗过敏、降血脂、抑制红细胞凝集粘附、利胆、利尿、抗肿瘤、增加贫血家兔红细胞和白细胞等作用。

【临床报道】

1. 治疗银屑病：槐花炒黄研粉，或蜜丸，每次3克，每天2次，饭后温开水送服。治疗银屑病53例。痊愈6例，显著进步22例，进步19例，无效6例，总有效率为88.7%。

2. 治疗出血性疾病：以仙鹤槐花汤治疗吐血、鼻衄、咳血、尿血、崩漏等病人115例；以槐榆止血汤治疗便血病人61例，疗效佳。芦丁临床用于高血压、脑溢血、动脉硬化、肺出血、视网膜出血、各种紫癜病、坏血病、血管变脆引起的各种出血疾病。

3. 治疗崩漏：槐花炭、荠菜、马齿苋各30克，煅乌贼骨、茜草炭、地梅炭、椎木各15克，蒲黄炭10克，生甘草5克。随症加减，治疗崩漏140例，每天1剂，出血量多时每天2剂。疗效：服药1～3天，出血停止64例，4～6天出血停止53例，服药>7天仍未止血，或服7天出血仍多，需用其他方法止血者23例。功能性出血者效果优于器质性子宫出血者。

4. 治疗内痔：槐花消痔汤治疗内痔病人400例，有效率92%。

5. 治疗头癣：将槐花花蕾炒后研末，用食油调成膏状，涂于患处，每天1次，至痊愈为止。治疗小儿头部黄癣患者32例，敷药1次痊愈者7例，2～3次痊愈者25例。

6. 治疗暑疖：用干槐花米30～60克，加水1 500毫升煎汁，用棉花蘸洗局部，药汁可反复加热，每天洗2～3次。同时将药渣捣烂敷于患部，一般用药1～2天后，暑疖局部即可消肿而愈。

7. 治疗颈淋巴结核：取槐米2份，糯米1份，炒黄研末，每天早晨空腹口服10克。服药期间禁止食用食糖。治疗颈淋巴结核30余例，均获治愈。

【附方】

[古代方]

1. 大肠下血：槐花、荆芥穗等份为末，酒服2毫升。(《经验方》)

2. 赤白痢疾：槐花(微炒)9克，白芍(炒)6克，枳壳(麸炒)3克，甘草1.5克，水煎服。(《本草汇言》)

3. 诸痔出血：槐花60克，地榆、苍术各45克，甘草30克，俱微炒，每早、晚食前服6克。《本草汇言》

4. 小便尿血：槐花(炒)、郁金(煨)各30克，为末，每服6克，淡豉汤下。(《箧中秘宝方》)

5. 舌出血不止：槐花晒干研末，敷舌上，或火炒，出火毒，为末敷。(《奇效良方》槐花散)

6. 牙宣出血或痛：槐花、荆芥穗各等份为末，擦牙，仍煎点服。(《仁斋直指方》荆槐散)

7. 解河豚毒：槐花、片脑上为细末，水调灌之。(《是斋百一选方》)

[现代方]

1. 降低甘油三酯、胆固醇用于血脂过高症：槐米浸膏135克，旱芹子浸膏75克，安妥明钙90克，压片重0.3克，制成1 000片，每服2片，每天3次。(《江苏省药品标准》复方槐芩片)

2. 高血压病：片重0.111克，每片含芦丁20毫克，抗坏血酸50毫克。(《药典》复方芦丁片)

3. 急性乳腺炎：槐米30克，蚤休、生甘草各15克，焙干研末，每早、晚两次用水、酒送服，配合局部热敷，一般服药2天，肿痛消失、体温正常。[陕西中医，1985，(4)：174]

4. 肠风下血，痔疮出血：炒槐花、侧柏叶、荆芥炭、炒枳壳各等份，研细末，每服6克，饭前用米汤或温开水调服。(《中国常用中草药》)

【备注】

槐米含芸香苷、槐米甲素、乙素、丙素(Sophorin A、B、C)及桦皮醇(Betulin)、槐二醇(Sophoradiol)等。功能凉血止血清热。用于便血，痔血，血痢，崩漏，吐血，衄血，风热目赤，头痛眩晕。用量4.5～9克。

565. 槐　角

【概述】

本品为豆科植物落叶乔木槐 Sophora japonicaL 的干燥成熟果实，又名槐实、槐子、槐豆、槐连豆等。各地均产，冬季采收，除去杂质，晒干备用。性寒，味苦。归肝、大肠经。功能凉血止血，清肝明目。本品功用与槐花相似，但止血作用较槐花为逊，而清降泄热之力则较强，且能润肠，药性阴寒沉降，善止痔血，便血，故常用于痔疮肿痛出血，肠热便血，痔肿出血，肝热头痛，眩晕目赤等症。用法用量：一般用量10～15克，入汤剂。脾胃虚寒者及孕妇忌服。

【成分】

1. 生物碱：种子含金雀花碱(Cytisine)、N-甲基金雀花碱(N-Methylcytisine)、槐根碱(Sophocamine)、苦参碱(Matrine)、斯提唑胺碱(Stizolamine)、白金雀儿碱(Lupanine)。

2. 氨基酸：果实中含赖氨酸(Lysine)、天冬酰胺(Asparagine)、精氨酸(Aryinine)、丝氨酸(Serine)、天冬氨酸(Aspartilacid)、谷氨酸(Ylutamic acid)、苏氨酸(Threonine)、丙氨酸(Alanine)、脯氨酸(Proline)、色氨酸(Tryptophan)、缬氨酸(Valine)、苯丙氨酸(Phenylalamine)、亮

氨酸(Leucine)、异亮氨酸(lsoleucine)。

3. 黄酮类：果实含染料木素(Genistein)、槐属苷[(Sophoricoside)结构为：染料木素-4′-葡萄糖苷(Genistein-4′-glucoside)]、槐属双苷[(Saphorabioside)结构为：染料木素-4′-葡萄糖-鼠李糖苷(Genistein-4′-glucorhamnoside)]、染料木苷(Genistin)、染料木素-7-双葡萄糖苷(Genistein-7-diglucoside)、染料木素-7-双葡萄糖-鼠李糖苷(Genistein-7-diglucorhamnoside)、山奈酚(Kaempferol)、槐属黄酮苷(Sophorafiavonoloside)、山奈酚-3-鼠李糖-双葡萄糖苷(Kaempferol-3-sophoroside)、山奈酚-3-鼠李糖-双葡萄糖苷(Kaempferol-3-rhamnodiy lacoside)、山奈酚-3,7-双葡萄糖苷(Kaempferol-3,7-diglucoside)、芦丁(Rutin)、槲皮素(Quercetin)、槲皮素-3,7-双葡萄糖苷(Quercetin-3,7-diglucoside)。

4. 植物凝集素(Lectin)：槐树富含凝集素，有槐树种子凝集素(S. japonica seed agglutinin SJA)、槐树叶子凝集素(S. japonica leaf lectins)、槐花凝集素(S. japonica flower lectin)、槐树皮凝集素(S. japonicabark lectin)、槐树皮特种凝集素(S. japonica bark agglutinin Ⅰ Ⅱ)。

5. 其他：有磷脂、脂类、β-谷甾醇、半乳糖、甘露聚糖、蛋白质、维生素 B_1、维生素 B_2、菸酸及钙、磷等。

【药理】

1. 降脂作用：槐角水提液小鼠灌胃，断头取血，按硫-邻苯二甲醛法测定血清胆固醇(TC)含量，证明槐角有降低小鼠胆固醇的作用。槐角提取液降低血清胆固醇的机理，认为与槐角所含黄酮类物质有关，如芦丁与醋酸镁形成的复盐可使大鼠、家兔血清胆固醇降低。

2. 升高血糖作用：槐角水提液小鼠灌胃，断头取血，按葡萄糖试剂盒规定方法测定血糖含量，证明槐角有提高小鼠血糖作用。

3. 抗缺氧作用：槐角水提液还可以提高小鼠的运动耐力，增加小鼠的体重，使小鼠耐缺氧能力提高，槐角乙醚提取物有抑制亚油酸在空气中氧化的作用。

4. 其他作用：还有抗炎、镇痛和止血作用，并可降 ALT 活性以及芸香苷抗水疱性口炎病毒作用。

【临床报道】

主要用于治疗泌尿系感染，也可治疗痔疮。用槐角浸膏 12 克溶温水中服用，每天2～3 次。治疗急性泌尿感染 28 例，痊愈 20 例，好转 5 例，无效 3 例。

槐角可与地榆、黄芩、当归等品配伍同用，治疗痔疮肿痛出血，方如《和剂局方》之槐角丸。本品又能清肝泻火，兼降血压，故又适用于肝火上炎所致的目赤、头痛眩晕及高血压病，多与黄芩、决明子、夏枯草等药同用。《本经》谓槐实："主五内邪气热，止涎唾，补绝伤，五痔，火疮，妇人乳瘕，子藏急痛。"《本草经疏》说："为苦寒纯阴之药，为凉血要品，故能除一切热，散一切结，清一切火，如上诸病，莫不由斯三者而成，故悉主之。"

【附方】

[古代方]

1. 妇人崩淋下血：槐角子(酒洗，炒)240 克，丹参(醋拌，炒)120 克，香附(童便浸，炒)60 克，共为末，饴糖为丸梧子大，每早、晚 15 克米汤下。(《陈氏产宝》)

2. 赤痢毒血：槐角子(酒洗，炒)120 克，白芍药(醋炒)60 克，木香(焙)15 克，共为末，每早服 9 克，白汤调下。(《本草汇言》)

3. 肠风下血：槐角子30 克，枳壳(麸炒)、当归尾、黄芩、黄柏、侧柏叶(酒洗)、黄连、荆芥穗、防风、地榆各15 克，为末，酒糊

丸梧子大，每服 70 丸空腹米汤下。（《扶寿精方》槐角丸）

4. 小便尿血：槐角子 9 克，车前子、茯苓、木通各 6 克，甘草 2.1 克，水煎服。（《杨氏简易方》）

5. 头目眩晕，涕唾稠黏，皮肤瘙痒：槐角（麸炒黄黑）120 克，荆芥穗90 克，菊花 60 克，皂角（去皮弦、子，酥炙黄）30 克，上件同为细末，炼蜜为丸，每 30 克作 10 丸，每服 1 丸，细嚼，清茶送下，食后。（《杨氏家藏方》槐角煎）

6. 白发：槐子 12 克，旱莲草 12 克，生地黄 15 克，上为细末，无灰酒 1 瓶，将药投入酒内，密封之，浸 20 天，取酒饮一醉后，觉来须发尽黑。（《普济方》一醉散）

［现代方］

1. 内外痔疮，大便秘结，反复出血：将干槐角掰成小段，加适量红糖水拌匀闷透，置铁锅中加细砂炒至老黄酥脆，去砂后将槐角置通风处备用，每天 4～6 克，开水浸泡，代茶频饮。［中医杂志，1983，(7)：14)

2. 高血压病：槐角、黄芩各 9 克，煎服。（《安徽中草药》）

3. 肠风便血，痔疮肿痛：槐角（炒）200克，地榆炭、黄芩、枳壳（炒）、当归、防风各 100 克，粉碎成细粉，过筛，混匀，每 100 克加炼蜜 45～55 克与适量水泛丸，干燥。口服，水蜜丸每次 6 克，每天 2 次。（《药典》槐角丸）

566. 榆 白 皮

【概述】

本品为榆科植物榆树 Ulmus pumila L. 的树皮及根皮。又名零榆、榆钱树、家榆、春榆、粘榔树、榆皮、榆根白皮、榆树皮。榆为落叶乔木，树干端直，高可达20 米。树皮暗灰褐色，粗糙，有纵沟裂；小枝柔软，有毛，浅灰黄色。生于河堤、田埂和路边，山麓、沙地上亦有生长。分布于东北、华北、西北、华东、中南、西南及西藏等地，亦多栽培。春、秋季采收根皮，或割下老枝剥取内皮，晒干。榆白皮 Cortex Ulmi Pumilae 呈板片状或浅槽状，长短不一，表面浅黄白色或灰白色，质柔韧，纤维性。性凉，味甘。归肺、大肠、膀胱经。功能利水渗湿，祛痰利窍，解毒杀虫。主治水肿，淋证，白浊，带下，小便不利，咳喘痰多，失眠，胎死难产，痈疽瘰疬，秃疮疥癣。用法用量：9～15 克内服煎汤，或研末；外用：适量煎水洗或捣敷，或研末调敷。使用注意：脾胃虚寒者慎服。

【成分】

树皮及根皮含 β-谷甾醇、植物甾醇、豆甾醇及鞣质、树胶、脂肪油等成分。

【药理】

1. 止血作用：安榆止血粉（又名血立停）是以榆白皮为原料制成的一种止血药。其对家兔颈动脉、股动脉切口出血的 2 分钟止血率优于单用榆白皮粉、榆胶粉及微晶纤维。血立停止血迅速，粘附力强，能收缩血管，促进血小板聚集。

2. 抗溃疡作用：安榆止血粉对大鼠幽门结扎型、无水乙醇型和醋酸型胃溃疡均有抑制作用，并随剂量增加而增强。作用机理可能是血立停高度黏性，能保护溃疡面，防止胃酸刺激及轻度收缩血管。

3. 抗菌作用：榆白皮制成的药粉对甲型链球菌、乙型链球菌、白色葡萄球菌、绿脓杆菌、伤寒杆菌、大肠杆菌和结核杆菌等有抑制作用。

4. 终止妊娠作用：榆白方（榆白皮 10 克、制乳香 3 克）的醇提取物给大、小鼠灌服，早期妊娠终止率均在 80%以上。其作用机理之一可能为兴奋子宫平滑肌而终止妊娠。

【临床报道】

治水肿、小便不利、咳喘痰多等。

【附方】

［古代方］

1. 身体暴肿满：榆皮捣屑，随多少，杂米作粥食，小便利。(《备急方》)

2. 妇女小便不通：榆白皮 9 克，桂心、木通、赤芍、猪苓各 6 克，滑石各 15 克，葵子、芡实各 15 克研为散，每用 6 克、木通汤调下。(《太平圣惠方》)

3. 诸淋，水道涩痛：榆白皮 15 克，瞿麦、甘草各 22 克。共为细末。热水调下 1.5 克。(《医方类聚》引《经验良方》榆白皮散）又同名方治难产：榆白皮、甘草各 60 克，葵子 30 克共为粗末，每服 6 克，水煎温服。(《妇人大全良方》)

4. 气淋，寒淋，小腹满及手足冷：榆白皮、当归各 15 克。上细锉，水煎，去滓，磨入石燕 1 枚，顿服。(《普济方》)

5. 血淋热痛：榆皮、滑石各 60 克，冬葵子(炒)40.5 克，石韦 30 克，瞿麦穗 45 克，笔头灰 15 克。上粗捣筛。每服 6 克，水煎，去滓温服。(《圣济总录》榆皮汤)

6. 妊娠堕胎后，下血不止：榆白皮、当归各 15 克。上粗捣筛。每服 6 克，水 300 毫升，生姜 3 片，同煎至 200 毫升，去滓，空心服。(《圣济总录》榆白皮煮散)

7. 滑胎，令易产：榆白皮、甘草各 60 克，葵子 30 克。上为粗末。每服 6 克，水煎，去滓温服。(《妇人良方》榆白皮散)

8. 产难及胎不转动：榆白皮 90 克，葵子 80 克，甘草(炙)、桂心各 30 克。上切，以水 800 毫升，煮取 400 毫升，服 200 毫升须臾不产，更服 200 毫升，忌海藻、落菜、生葱。(《备急方》)

9. 风热肿毒，项生瘰疬：榆白皮、槐白皮、赤小豆、大麦面、桑白皮、川朴硝、皂荚(涂酥炙微黄焦，去子)各 15 克。上为细散。用鸡子清和如膏，以旧布上摊，可依肿大小贴之，干即易之。(《太平圣惠方》榆白皮散)小儿颈生瘰疬：榆白皮捣烂如泥，封颈上，频易。(《圣济总录》)

［现代方］

1. 慢性气管炎：榆根白皮 12 克，马兜铃、紫苑各9 克，水煎服。(《安徽中草药》)

2. 体虚带下：榆根白皮、山药、党参各 15 克，白果 8 个，升麻、柴胡各 6 克。水煎服。(《安徽中草药》)

3. 烧、烫伤：榆树皮 10 克，大黄 10 克，酸枣树皮 10 克。用 75％乙醇浸泡 48 小时滤过，取滤液。用时清洁创面，用喷雾法向患部喷撒。(《中草药新医疗法资料选编》)

4. 皮肤感染，褥疮：榆树皮 60 克，小蓟、紫花地丁、蒲公英、马齿苋各15 克。共研细粉。敷患处。(《全国中草药汇编》)

【备注】

1. 榆叶为榆树的叶，性平，味甘，无毒。归脾、胃经。功能利水消肿，治水肿，小便不利，消热除烦，治虚烦不得眠。6～9 克水煎服；或研末入丸散。成分含水分 79％、蛋白质 6％、脂肪 0.6％、碳水化合物 9％、粗纤维 1.5％。

2. 榆叶、榆钱，味美可食，但不可多食。榆皮磨粉与粗粮磨粉共制食品，古作救荒之用，但易致便秘。

567. 蓍　草

【概述】

本品为菊科植物高山蓍 Achillea alpina L. 的全草。又名一枝蒿、锯齿草、蜈蚣草。产于东北、江西、江苏、湖北、湖南、陕西、宁夏、甘肃等地。性平，味苦、酸。归心、肝经。功能抗菌消炎，活血祛风，定痛解毒。用治：① 扁桃体炎，肠炎，痢疾，阑尾炎，肾盂肾炎，盆腔炎，经闭腹痛，风湿疼痛，胃痛等，15～45 克水煎服，孕妇忌服。② 毒蛇咬伤，无名肿毒，跌扑损伤，外伤出血，鲜品捣敷或研末醋调敷。

【成分】

全草含挥发油，油中含 d-樟脑、兰香油薁、桉油素，并含蓍草苦素、去乙酰母菊素、琥珀酸、延胡索酸、α-呋喃酸、丁二酸、反丁烯二酸等，并分离到 15 种氨基酸。

【药理】

1. 抗菌抗炎作用：① 体外对金黄色葡萄球菌、痢疾杆菌、大肠杆菌、绿脓杆菌等，均有较强的抑菌作用。② 所含有机酸类能抑制巴豆油诱发的小鼠耳郭炎症，蛋清、角叉菜所致大鼠足蹠肿胀，并降低组胺所致毛细血管通透性增加及棉球肉芽肿。

2. 解热、镇静作用：所含成分琥珀酸、延胡索酸对伤寒、副伤寒杆菌引起的人工发热有一定的退热作用。又 α-呋喃酸、延胡索酸等有机酸与戊巴比妥钠有一定的协同作用。

3. 镇痛作用：热板法和醋酸扭体法证明：琥珀酸、延胡索酸、α-呋喃酸均对动物有一定的镇痛功效。

【临床报道】

用于治疗风湿疼痛，经闭腹痛，跌打损伤，毒蛇咬伤，痈疽肿毒等。临床报道常以蓍草总有机酸流浸膏制成胶囊内服。民间用作健胃，强壮剂。

【附方】

蛇咬伤：蓍草根与雄黄磨水外搽，全草煎水外洗。(《江西草药手册》)

【备注】

1.《神农本草经》载"蓍"，《本草纲目彩色药图》注明为菊科植物蓍 Achillea alpina L. 的干燥全草。《本草纲目》原载："实：苦、酸、平，无毒。益气充肌肤，明目聪慧先知。久服不饥、不老、轻身(本经蓍实)，叶主治痞疾(时珍)。"《中药采收鉴别应用全书》载蓍草的学名为 Achillea sibirica Ledeb. 的干燥全草或根。为前一学名的异名。

2. 蓍草的药材，也有记载包括西南蓍草 Achillea wilsoniana (Heim.) Heim. 在内。

568. 蓖 麻 子

【概述】

本品为大戟科植物蓖麻 Ricinus communis L. 的干燥成熟种子。又名草麻子、大麻子、大麻子果。全国各地多有生产。性平，味甘、辛，有毒。归大肠、肺经。功能消肿拔毒，泻下通滞。主治痈疽肿毒，喉痹，瘰疬，大便燥结。用法用量：外用适量，捣烂敷患处；内服时入丸剂中。种子去壳、捣碎经榨取并精制得到的脂肪油，称蓖麻油。为无色或带微黄色的澄清黏稠液体，气微，味淡而微辛。油为刺激性泻药，用于导泻。口服一次 10～20 毫升，忌与脂溶性驱肠虫药同用，孕妇忌服。蓖麻子不可生食。

【成分】

蓖麻子含蛋白质 18%～26%、脂肪油 64%～71%、酚性物质 2.5%；去油残渣含三种蓖麻毒蛋白；种皮中含蓖麻碱(Ricinine)；此外尚含解脂酶(Lipase)、凝集素，植物凝血素、芦莱苷原、绿原酸、氨基酸等。

【药理】

1. 泻下作用：内服蓖麻油 15～30 毫升，在十二指肠中受脂肪分解酶作用，皂化形成蓖麻油酸钠，对小肠具有缓和的刺激作用，促进肠蠕动，使小肠内容物向结肠推进，逾 2～3 小时后，排出泥状软便或水样便。

2. 利胆作用：导泻同时并可促进胆汁排泄。此外，蓖麻油中所含脂肪酸，在体外可抑制胆甾醇的合成，抑制胆汁在肠内代谢。

3. 抗癌作用：蓖麻毒蛋白(Ricin)可抑制体外培养的多种肿瘤细胞甚至正常细胞，对小鼠艾氏腹水癌、腹水肝癌、宫颈癌U14、肉瘤S180及白血病等动物移植性肿瘤，均有一定疗效。原理是它可强烈抑制癌细胞核蛋白的蛋白质合成。研究表明对艾滋病毒感染的H9细胞有杀伤作用。

4. 细胞凝集作用：蓖麻凝集素(Recinus agglutinin)在体外对人和动物的红细胞，小肠黏膜细胞，肝细胞及其他细胞组织悬液，均有强大的凝集作用。高纯度的蓖麻凝集素可抑制宫颈癌细胞的蛋白质合成，对小鼠骨髓瘤细胞蛋白质合成，也有抑制作用。又血球凝集素(Lectin)可引起红细胞凝集，而特别对恶性细胞优先凝集。在蓖麻子中者可提纯，为糖蛋白，纯品作用为细胞毒，细胞凝集，并使吞噬细胞产生多核原浆质块。从蓖麻子中提取的结晶性蓖麻毒蛋白-D，即是一种具有抗癌作用的血球凝集素。

5. 毒副作用：蓖麻毒蛋白对麻醉猫一次静脉注射，可致血压升高，心跳和呼吸加快，如用至30毫克/千克时，血压降至零，心跳停于舒张期，出现潮式呼吸而死亡。又因蓖麻毒蛋白具有很强的抗原性，用后可产生抗体和过敏反应。接触蓖麻仁碎粒或榨油后的油粕及环境中吸入含该成分的粉尘，均可引起过敏。

蓖麻子中毒多因生食或将蓖麻油误为食用油烹调所致。食后3～24小时发病，初有咽喉及食管烧灼感，恶心、呕吐、腹痛、腹泻；有者出现嗜睡、木僵、痉挛、发烧、剧烈头痛、惊厥、昏迷等。严重者表现出血、黄疸、血尿、蛋白尿、尿闭等。最后可因脱水、休克、惊厥、呼吸抑制与心力衰竭而死亡。

近年还报道外用蓖麻仁捣敷而引起过敏性休克。吸入蓖麻油渣粉尘引起的慢性中毒，可致皮炎、鼻、咽和眼炎症，个别病人诱发哮喘。中毒病人速用催吐、洗胃和导泻，并输液、输血，维持血容量及水与电解质平衡。每天给予碳酸氢钠5～15克使尿呈碱性，防止血红蛋白沉积于肾而引起的肾功能衰竭，有关症状，可采取对症治疗。

【临床报道】

蓖麻子虽早在唐《新修本草》已经著录，但中医对其较少应用。因蓖麻油久为现代医学所常用，另一方面因近年对其抗肿瘤成分的深入研究，故中西结合运用，仍应重视。临床用于便秘，可用蓖麻子数克炒熟捣碎，温开水冲服；催生或堕死胎时，可用蓖麻子3枚，巴豆4枚，研末，加麝香少许，贴脐；痈疽肿毒，用蓖麻子适量，加盐少许，捣烂敷患处，外用胶布固定。孕妇及便滑者忌服。

【附方】

［古代方］

1. 瘰疬：蓖麻子炒熟，去皮烂嚼，临睡服二三枚，渐加至十数枚。(《本草衍义》)

2. 汤火伤：蓖麻子、蛤粉等份，研膏。汤损用油调涂，火疮用水调涂。(《养生必用方》)

3. 难产及胎衣不下：蓖麻子7枚，研如膏，涂脚底心，子及衣才下，便速洗去。(《海上集验方》)

4. 催生并死胎不下：蓖麻子3个，巴豆4个，研细，入麝香少许，贴脐心。(《卫生家宝方》)

5. 子宫脱垂：蓖麻仁、枯矾等份，为末，安纸上托入，仍以蓖麻仁14枚，研膏涂顶心。(《摘玄方》)

6. 口眼㖞斜："蓖麻子仁七粒，研作饼，右㖞安在左手心，左㖞安在右手心。却

以铜盂盛热水，坐药上，冷即换，五六次即正也。”(《妇人良方》)

569. 蓖麻叶

【概述】

本品为大戟科植物蓖麻的叶片，完整者呈掌状深裂，干燥叶片大多破碎皱缩。主治脚气，疮疖，鹅掌风等。内服入丸散；外用捣敷，煎洗或热熨。

【成分】

叶含山萘酚-3-芸香糖苷、异槲皮苷、芸香苷、瑞诺苷、蓖麻碱、维生素等；叶油中含脂肪酸。

【药理】

叶水浸剂对正常和抑制状态的离体蛙心，用后能使之收缩力增强。叶、茎煎剂使犬血压下降，大鼠后肢血管扩张。此外对平滑肌如大鼠子宫以及蟾蜍腹直肌，均有轻度兴奋作用。2%～5%煎剂可灭孑孓及蝇蛆。

【临床报道】

蓖麻叶能消肿拔毒，止痒。临床用于治痈疮肿毒，鹅掌风，捣烂外敷；湿疹，煎水洗；下肢溃疡，将叶醋浸1周，裹敷患处；阴道滴虫，鲜叶煎水坐浴；咳嗽痰喘，炒熟内服(入丸、散)。

又蓖麻根功能祛风活血，镇静解痉。用于风湿疼痛，跌打损伤，破伤风，癫痫等。内服15克煎汤。

【附方】

1. 脚气初发，从足起至膝胫骨肿痛：蓖麻叶蒸热裹之。(《岭南采药录》)

2. 肾囊肿大疝气痛：蓖麻叶和盐捣烂，敷脚底涌泉穴。(《岭南采药录》)

3. 年深日远，咳嗽涎喘。夜卧不安：经霜桑叶，经霜蓖麻叶、御米壳(去蒂、蜜炒)，各30克，上为细末，炼蜜为丸，如弹子大，每服1丸，食后白汤化下，每天1次。(《普济方》)

【备注】

蓖麻叶及根，均供药用，参“蓖麻叶”条。

570. 蒲公英

【概述】

本品为菊科植物蒲公英 Taraxacum mongolicum Hand.-Mazz. 带根的干燥全草。又名黄花地丁、婆婆丁，主产于山西、河北、山东及东北地区。性寒，味苦、甘。归肝、胃经。功能清热解毒，消痈散结，利尿通淋。主治疔疮肿毒，乳痈瘰疬，目赤，咽痛，肺痈，肠痈，湿热黄疸，热淋涩痛。用法用量：9～15克煎服；外用鲜品适量捣敷或煎汤熏洗患处。

【成分】

蒲公英全草含蒲公英甾醇、蒲公英素、蒲公英苦素及胆碱、菊糖、果胶、树脂等；汁含蒲公英素、蒲公英苦素、肌醇、莴苣醇；根中含蒲公英甾醇、蒲公英赛醇、蒲公英苦素；叶含叶黄素、叶绿素、维生素C、维生素D；花含山金车二醇、叶黄素及毛茛黄素。

【药理】

1. 抗菌抗病毒作用：体外对金黄色葡萄球菌、溶血性链球菌及卡他双球菌有较强的抑制作用，对肺炎双球菌、脑膜炎球菌、白喉杆菌、变形杆菌、痢疾杆菌及绿脓杆菌，也有抑制作用。但对脑膜炎和痢疾杆菌抑菌作用不明显。又报道高浓度时可杀死钩端螺旋体，水煎的作用比醇浸剂强。其1∶80的水煎液可延缓$ECHO_{11}$及疱疹病毒的细胞病变，但对一些呼吸道病毒均无抑制作用。

2. 利胆保肝作用：据报道蒲公英注射

液的利胆效果较好，对慢性胆囊痉挛及结石症有效，可使胆汁流量增加并使疼痛缓解。蒲公英煎液或注射液治疗黄疸型及无黄疸肝炎，据称对肝功能的恢复及黄疸指数降低都较显著。

3. *其他作用*：提高免疫功能，多糖成分可强力激活巨噬细胞。对肝源性(门脉性)水潴留有效，可能与含钾量较高有关。有健胃和轻泻作用，并保护胃黏膜，减少溃疡发生。有抗人体肺癌的作用。还有报告用蒲公英和野菊花煎剂，治麦粒肿有效。

4. *毒副作用*：蒲公英制剂一般副作用很少也很轻微。煎服偶见胃肠道反应，部分病人服用片剂后有胃部发热感。肌肉注射出现局部疼痛。中虚血寒者慎用。

【临床报道】

蒲公英与紫花地丁均能清热解毒，消痈散结，但蒲公英疏郁散结之力较大，善治乳痈；紫花地丁凉血解毒之力较强，善治疔毒。治乳痈可单用本品捣敷(《梅师方》，引自《证类本草》)，也可用本品配忍冬藤，捣汁服(《种德堂方》)。治肺痈，配伍鱼腥草、芦根等；治肠痈，配伍赤芍、丹皮、大黄等；治咽喉肿痛，上呼吸道炎症，配伍玄参、板蓝根等。一般化脓性感染，疖疮，可单用，或配伍紫花地丁同用。蒲公英汤(《医学衷中参西录》)，治眼疾肿痛，胬肉遮睛，赤脉络目，目疼连脑，羞明多泪等一切虚火实热之症，用鲜蒲公英120克，煎汤600毫升，半量乘热熏洗；半量温服。蒲公英四季青眼药水(《眼科证治经验》)，组成为蒲公英、四季青、黄芩、野菊花，制成眼药水，治角膜溃疡。对急性结膜炎、眼睑炎等，可配菊花、夏枯草煎汤熏洗。近年治疗黄疸型肝炎，常配茵陈、栀子、田基黄等。治消化不良，慢性胃炎，蒲公英可与陈皮、砂仁等同用。

【附方】

［现代方］

1. *癌性疼痛*：新鲜蒲公英捣碎榨汁，治疗肺癌性胸痛，直接敷于皮肤，半小时后疼痛减轻，止痛持续8小时左右。

2. *急性扁桃体炎*：蒲公英、板蓝根、连翘各15克，水煎服。(《中国常用中草药》)

3. *疔疮肿毒*：蒲公英30克，金银花、连翘各15克，水煎服。(同上)

4. *肝炎*：蒲公英18克，茵陈12克，柴胡9克，栀子9克，郁金9克，茯苓9克，水煎服。(同上)

【备注】

在不同地区，往往以同属其他植物作蒲公英使用。如：

1. 碱地蒲公英 *T. sinicum* Kitag. 分布在北部省区，生于盐碱草甸、草坡或砾石中。

2. 东北蒲公英 *T. ohwianum* Kitam. 分布东北。

3. 异苞蒲公英 *T. heterolepis* Nakai 分布在东北各省。

4. 高山蒲公英 *T. platypecidum* Diels，分布于东北、华北及四川等各省。

571. 蒲　黄

【概述】

本品为香蒲科植物狭叶香蒲(水烛香蒲)*Typha angustifolia* L. 及其同属植物的干燥花粉，又名蒲花、蒲棒花粉。主产于江苏、浙江、山东、安徽等地。性凉，味甘。归肝、心经。功能活血祛瘀，止血收敛，通淋。用于：①瘀血阻滞，心腹刺痛，经闭腹痛，产后瘀滞作痛，跌打瘀痛，小便不利。②炒黑治吐血，衄血，尿血，便血，崩漏，带下，外伤出血。每用4.5～9克，水煎。孕妇慎服。③外治口疮，聤耳流脓，创伤，阴囊湿痒，外用适量，撒患处。其炮制品与生品功率各异，生用行血去瘀，止血止痛；炒黑收敛止血。

【成分】

本品含：① 黄酮类成分：槲皮素、柚皮素、异鼠李素及香蒲新苷（Typhaneoside）。② 脂溶性成分以及多种氨基酸、β-谷甾醇等。③ 蒲黄多糖。

【药理】

1. 对心血管系统的作用：蒲黄醇提物低浓度时使离体心脏的心肌收缩力增强，高浓度时则抑制；对离体兔心的作用亦类似。静脉注射，可使血压下降、心率减慢。蒲黄提取物还能使兔耳血管扩张，蒲黄能提高小鼠耐低气压缺氧的能力，改善心肌的营养性血流量，肌肉注射效果优于口服。蒲黄能提高心肌及脑对缺氧的耐受性。

2. 降脂作用：用蒲黄进行防治家兔实验性动脉粥样硬化的观察，初步证明有降低血清胆固醇作用；蒲黄对肠道吸收 ^{131}I-胆固醇影响的实验，再一次证实蒲黄确能防止高脂喂饲动物的血胆固醇水平增高。蒲黄花粉降脂作用明显，给药后，主动脉壁胆固醇含量减少，心肌内小动脉斑块形成减少，显示其抗动脉粥样硬化作用，对人主动脉和脐静脉等内皮细胞的损伤，也有保护作用。临床证明，蒲黄降低胆固醇、升高 HDL－C、降低血小板粘附性和聚集以及对内皮细胞的保护作用，抑制粥样硬化斑块形成。

3. 对平滑肌的作用：蒲黄提取物可使离体兔肠蠕动增强；兔体十二指肠紧张度上升，节律收缩加强。蒲黄煎剂、醇提取物、酊剂及乙醚浸液对豚鼠、大鼠、小鼠的离体子宫均表现为兴奋作用。醇提取物可使家兔已孕离体子宫出现节律性收缩，使未孕离体子宫紧张性增强。蒲黄对未孕子宫比对已孕子宫作用明显，用于产后可使子宫收缩力加强或紧张性增加。

4. 止血作用：根据对长苞香蒲、蒙古香蒲、宽叶香蒲及窄叶香蒲四个品种 70% 乙醇提取液对凝血系统作用的比较研究的研究结果表明：四种蒲黄均具有不同程度的促凝血作用，其中以长苞香蒲作用最强，其次为蒙古、宽叶、窄叶香蒲。四者凝血作用的机理也不完全一致。长苞香蒲主要促进凝血酶元激活，进而促进纤维蛋白凝固。而蒙古香蒲则主要在于促进血小板聚集。值得注意的是，后三种香蒲却能明显延长纤维蛋白凝固时间，提示对凝血酶元活性有一定的抑制作用。故临床用以止血的蒲黄，要注意选用长苞香蒲的花粉，过去报道，有的说蒲黄具有促凝血作用，有的报道则谓有抗凝血作用。分歧明显，具有矛盾的结论。依据对四个不同品种不同作用的发现，则上述矛盾迎刃而解，Gibbs A. 曾从长苞香蒲中分离出一种多糖，低浓度（100 毫克/毫升）时有促凝血作用，高于上述浓度时，则出现抑制作用。所以临床用量，不应过大。

口服蒲黄水浸液或 5% 乙醇浸液能使家兔凝血时间明显缩短；10% 煎剂给家兔灌胃能缩短凝血时间，尤其在用药后的第一天，作用显著而持久。有人认为，所含的异鼠李亭是促凝和止血的有效成分。

蒲黄的化学成分中，有人认为其主要的止血活性成分为：异鼠李黄素-3-鼠李糖基-7-芸香糖苷（Ioorhamnetin－3－rhamnosyl－7－utinoside）、蒲黄多糖。

5. 抗菌、抗炎作用：蒲黄水溶性物体外对金黄色葡萄球菌、福氏痢疾杆菌、绿脓杆菌、大肠杆菌、伤寒杆菌等，均有较强的抑制作用。大鼠下肢烫伤及蛋清性关节炎的实验，证实蒲黄对此有一定疗效。还能降低大小鼠局部注射组胺引起的血管通透性，显示蒲黄有抗炎、抗渗出作用。外敷可用于外伤性头部水肿。

6. 对免疫功能的影响：长苞香蒲花粉水煎醇沉剂对大鼠细胞免疫和体液免疫均有抑制作用。实验证明，其剂量大小具有不同的作用。

7. 其他作用：蒲黄醇提物对小鼠显示镇痛作用；麻醉犬静脉注射有利胆作用；蒲黄对章鱼胆汁引起的大鼠肾损伤有保护作用；蒲黄还能促进生长、改善记忆、延缓衰老、抗疲劳、提高耐缺氧能力等。

【临床报道】

1. 治疗心腹疼痛：如胸痛（涵冠心病与五灵脂同用）、胃脘疼痛、产后瘀痛、痛经等。

2. 治疗高胆固醇血症：可用单味水煎，也可辨证加味用药。

3. 治疗产后子宫收缩不良，恶露不净：习用生化汤加失笑散（五灵脂、蒲黄）。

4. 其他：治疗跌打损伤、瘀血内停：用生蒲黄浓煎；创伤出血可外敷撒；皮肤湿疹，用生蒲黄细粉撒布。出血而兼有瘀者，可生、炒各半同用。

蒲黄止血祛瘀，可用于各种出血症，上治咯血、吐血、衄血；下治尿血、便血、崩漏。用于功能性子宫出血，常配伍小蓟、滑石等；治产后子宫出血，可配丹参、炮姜；治慢性结肠炎所致便血，可用炒蒲黄配五灵脂、煨葛根、煨豆蔻等。临床认为对产后子宫的收缩作用，较益母草为佳。一般认为生用行血祛瘀，炒用收敛止血。孕妇慎用。

【附方】

［古代方］

1. 小便不利：蒲灰、滑石，杵为散，每服6克。（《金匮要略》蒲灰散）

2. 血崩：蒲黄、黄芩各30克，荷叶炭15克，为末，每服9克，空心酒调下。（《卫生易简方》）

3. 妇人心痛血气刺不可忍：蒲黄、五灵脂等份，为末，每服6克，和好醋15毫升，熬成膏，再入水200毫升同煎至七分，热服。（《大观本草》蒲黄条引《经效方》）按：《和剂局方》失笑散治产后血瘀，恶露不下，小腹作痛，即炒蒲黄、生蒲黄各3克，炒五灵脂6克，研细末，水酒各半煎数沸后饮服。

4. 鼻衄，出血过多：生蒲黄6克，青黛1.5克，生藕汁调，作一服，即验。（《朱氏集验方》）又方：蒲黄60克，石榴花（末）30克，上为散，每次3克新汲水服。（《太平圣惠方》）

5. 小肠积热，由尿血出：蒲黄60克，郁金60克，生干地黄90克，上药捣，细罗为散。每服以粥饮调下9克，每天3～4次。（《太平圣惠方》）

6. 虚损，膀胱有热，尿血不止：蒲黄30克，生地黄60克，冬葵子30克，黄芪（锉）30克，麦门冬（去心，焙）60克，荆实22.5克，当归（微炒）22.5克，赤茯苓30克，车前子22.5克，上为细末，蜜丸梧子大，每服30丸，食前粥饮送下。（《太平圣惠方》蒲黄丸），又《证治准绳》蒲黄散治血淋即本方前三味各15克为散后每服3克，水煎温服控制血尿。

7. 逐瘀血，下胞衣，堕胎：蒲黄22.5克，桂心30克，赤芍药30克，牛膝60克，上为粗散，每次12克用水、酒各150毫升，煎至180毫升去滓、温服。（《太平圣惠方》蒲黄散）

［现代方］

1. 功能性子宫出血：蒲黄炭9克，熟地黄12克，侧柏叶炭15克，水煎服。（《中国常用中草药》）

2. 大咯血：酒蒸大黄9克，代赭石（先煎）30克，焦栀子9克，鲜生地60克，黄芩9克，仙鹤草12克，旱莲草9克，茜草炭6克，炒蒲黄9克，阿胶（另烊）9克，生龙、牡（先煎）各30克，水煎。一般咯血，每天1剂；大咯血每天2剂，水煎分4次凉服。

(《中华效方汇海》)

【备注】

1. 水烛香蒲,也称狭叶香蒲,其同属植物还有:长苞香蒲 Typha angustata Bory et Chaub.、stifolia L.、宽叶香蒲 T. latifolia L. 的花粉或混有花药、花丝的花粉。同科植物东方香蒲 T. orientalis Presl、小香蒲(细叶香蒲)T. minima Hoppe 及蒙古香蒲 T. davidiana Hand. -Mazz. 等的花粉均可入药。长苞香蒲广泛分布于我国南北各地。狭叶香蒲分布于华北、华东及河南、湖北、四川、云南、陕西、甘肃、青海等地。宽叶香蒲分布于东北、华北和宁夏等地;东方香蒲分布于东北及河北、安徽、浙江、湖南、广东、陕西、云南等地;小香蒲分布于东北、西北、华北、西南等地;蒙古香蒲分布于东北、华北、西北等地。

2. 蒲黄止血又能祛瘀,治产后瘀痛,具活血行瘀止痛之效。因为蒲黄含有促凝和抗凝的不同活性成分,可随机体的生理病理状态不同及所用剂量大小,表现出不同的作用倾向。抑制凝血酶元活性,延长纤维蛋白凝固时间,乃是活血化瘀的药理基础。

572. 硼　砂

【概述】

硼砂 Borax,为硼酸盐类硼砂族矿物硼砂的精制品。又名蓬砂、鹏砂、月石、盆砂。本品晶体结构属单斜晶系。单晶体常呈粒柱状或原板状,集合体有晶簇状、粒状、块状、散粒状、升华状、豆状、皮壳状等。无色或白色,有时微带烟灰、浅黄、浅蓝、浅绿等色调。主产于干涸的含硼盐湖中,陕西、甘肃、青海、新疆、四川、云南、西藏等地均有出产。一般于8～11月间采挖矿砂,将矿砂溶于沸水中,进行处理,将成串的大块结晶析出,取出干燥物,即得“月石坠”及“月石块”。再倒入盆中,将硼砂水溶液向四周摆动,冷却后即可得盆状结晶体,称“盆砂”。以无色透明、纯净、体轻质脆者为佳。炮制:① 硼砂取原药材,除去杂质,捣碎。② 煅硼砂:取净硼砂碎粒,置锅内,用武火加热,炒至鼓起小泡,呈白色酥松的块状,取出,放凉,碾粉。贮干燥容器内,置干燥处,防尘。性凉,味甘、咸。归肺、胃经。功能清热化痰,软坚散结,解毒防腐,明目退翳。内服主治痰热咳嗽,噎隔积聚,诸骨续喉,痔漏恶疮;外用主治咽肿喉痹,口舌生疮,阴痒顽癣。用法用量:内服,入丸、散,每次1.5～3克;外用,适量,沸水溶化冲洗,或研末敷。清热化痰宜生用,防腐收敛宜煅用。体弱者慎服。不可多服、久服。

【成分】

硼砂主含四硼酸钠(Na_2B_4)O_2·10H_2O),还含少量铅、铜、钙、铝、铁、镁、硅等元素。

【药理】

1. 抗癌作用:硼砂具解毒化瘀,消肿散结,收敛生肌除湿,有抗癌瘤作用。外用于癌肿局部,具有直接抗癌作用。

2. 抗菌作用:本品为一弱碱,与硼酸一样有弱的抑菌作用。用平板法使培养液中含10%的硼砂,对大肠杆菌、绿脓杆菌、炭疽杆菌、弗氏痢疾杆菌、志贺痢疾杆菌、伤寒杆菌、副伤寒杆菌、变形杆菌及葡萄球菌、白色念珠菌均有抑制作用,用纸片法证明硼砂还能抑制白喉杆菌、牛型布氏杆菌、肺炎双球菌、脑膜炎球菌及溶血性链球菌等。可用以冲洗溃疡,脓肿特别是黏膜发炎,如结膜炎,骨炎等,因其为碱性,可使黏膜去垢,口服用于尿道杀菌,特别是尿为酸性时，可使之成碱性。煅硼砂对羊毛小孢子癣菌有较强的抑制作用。对皮肤黏膜有吸黏保护作用。消毒防腐作用极微，但无刺激性。生用防腐力强，炼用兼能收湿，为喉科常用药。作用同硼酸，可用于漱口，洗眼（1%～5%）。

3. 抗癫痫作用：据报道本品有治疗癫痫的作用。对发作次数不多者，每次0.3克；对发作次数频繁者，每次0.5克，1天3次；大发作或持续性发作者1.0克，1天4次，同时给予苯妥英钠，维生素D，钙剂辅助治疗。服3个月为1个疗程，从第2个疗程起停用苯妥英钠。

4. 防腐作用：硼砂具有弱的防腐作用，对大肠杆菌、绿脓杆菌、炭疽杆菌、福氏和志贺痢疾杆菌、伤寒及副伤寒杆菌、变形杆菌、葡萄球菌、白色念珠菌、白喉杆菌、肺炎链球菌、脑膜炎球菌及溶血性链球菌等多种致病菌有抑制作用。硼砂在体外对红色毛癣菌、石膏样毛癣菌及紫色毛癣菌抑制作用较强，对絮状表皮癣菌抑制作用较弱。

5. 其他作用：硼砂口服可碱化尿液，预防尿路感染。硼砂有抗惊厥作用，小鼠灌胃或腹腔注射对电惊厥及戊四氮阵挛性惊厥具有显著拮抗作用。硼砂外用对皮肤黏膜有收敛和保护作用。内服能刺激胃液的分泌。自肠吸收后由尿排出，能促进尿液分泌和防止泌尿道炎症。

6. 毒副作用：硼砂是一种无定形粉末，其最普通的化合物是硼砂（$Na_2B_4O_7$），硼酸（H_3BO_3）。工业生产中，除能引起皮肤刺激和结膜炎外，一般无致病作用。口服起病较缓，呈上腹痛，呕吐和腹泻，严重者排脓血便，头痛，烦燥不安，面部及四肢肌肉颤搐，继而全身抽搐；甚至呼吸困难，脱水，高热，循环衰竭和昏迷。肝肾可发生脂肪性变，伴有黄疸和无尿。成人致死量在10克以内，婴儿致死量约100毫克。Birch报告1例死亡病例。是由于治疗小孩鹅口疮，而咽下硼砂、甘油、蜂蜜的混合剂而死亡。硼砂小鼠腹腔注射的LD50为（2 383±27）毫克/千克。

【临床报道】

1. 治疗食管癌：①开道散：硼砂60克，火硝30克，硇砂6克，礞石15克，沉香9克，冰片9克。共研细末，制成内服散剂。口服，每次1克。全化后缓缓吞咽，每隔30～60分钟1次，等能进食时，可改为3小时2次，连服2次停。安徽人民医院等单位用于食管癌全梗阻患者，有可靠疗效，一般服后6小时见效，于短期内能开始进食，但作用不持久。可与其他方剂，疗法配合治疗。②盐卤方：盐卤1 500克，海带500克，硼砂25克，冰片25克。将盐卤、海带（不去盐泥）放入锅内加水8千克，用桑木材煮，浓缩至1.5千克左右，取出海带，再将硼砂、冰片研末，放锅内溶化，取出装瓶备用，每天饭前服2次，每次半小酒盅（约5～6毫升）。以上为1个疗程量。此方为山东济宁地区汶上县何先生献方，他本人经省人民医院确诊为食管癌，经服本方2个疗程。痊愈。

2. 治疗鼻咽癌：甘遂末、甜瓜蒂粉各3克，硼砂、飞辰砂各1.5克，混匀，吹入鼻内，切勿入口。此方为上海名医张赞臣之经验方。治疗一鼻腔乳头状瘤，临床获得痊愈。

3. 治疗热痰咳嗽：硼砂内服有清热化痰功效，临床上可单用，也可同蛤粉、瓜蒌、贝母等配伍，治疗热痰咳嗽。硼砂有良好的解毒作用，常和冰片、玄明粉、朱砂等研制成吹口药，用以治疗口疮，咽喉肿烂。也可同冰片等制成眼药或洗眼剂，治疗目赤肿痛。

4. 治疗腰扭伤：将煅硼砂研细末，或制成3%硼砂眼药水，点于眼内外眦，并同时作适度活动，共治闪腰50例，46例经1

次治疗后，0.5小时内症状明显减轻或基本消失，其余略有好转，无效者2例。

5. 治疗癫痫：发作次数稀疏者，每次服硼砂0.3克，每天3次；发作次数频繁者，每次服0.5克，每天3次，大发作或持续发作者，每次服1克，每天4次。同时给予苯妥英钠、维生素D、钙剂等，共治10例，取得较好疗效。

6. 治疗氟骨病：以前方硼砂片（主要成分为硼砂，加工精制成每片0.3克的糖衣片）服用，每天3次，每次5片，疗程3～6个月。治疗31例，结果30例的症状和体征均有不同程度的改善。

7. 治疗目赤肿痛：以生硼砂、海螵蛸等份，研细末，收瓶备用。临睡时，和清水点眼眦角。

【附方】

［古代方］

1. 噎食：荞麦秸烧灰淋汁，入锅内，煎取白霜3克，入蓬砂3克，研末。每酒服15克。（《海上名方》）

2. 赤眼，去翳膜：南硼砂9克，脑子半钱，荻仁6克。上研细烂，奶汁调成膏，以铜筯点之。（《卫生家宝》春雪膏）

3. 瘘痔久不愈：硼砂15克，绿青15克，白龙骨30克。上为末，煮面糊和丸，如绿豆大。每于空心及晚食前煎黄芩汤下10丸，以愈为度。（《太平圣惠方》）

4. 误食毒物及患一切恶疮：硼砂120克，甘草120克。上用真香油500毫升，于瓷瓶内浸药。遇患，急令患人服油100毫升。立效。（《重订瑞竹堂方》砂草油）

5. 咽喉肿痛：蓬砂、白梅等份。捣丸芡子大。每噙化1丸。（《纲目》引《经验方》破棺丹）又治咽喉口齿新久肿痛，及久嗽痰火咽哑作痛：玄明粉、硼砂各15克，朱砂1.8克，冰片1.5克。共研极细末。吹搽患部，甚者每天搽五六次。（《外科正宗》冰硼散）咽喉肿痛，并口舌生疮：白矾30克（生熟各半），硼砂9克。上为细末，每末3克，加冰片0.045克。每用少许，吹人患处。双单蛾风，挑破疮泡，待血水尽，煎水数碗，吞漱恶水后，复用一次散吹之。（《肘后方》一次散）治喉闭，双单蛾：胆矾6克，硼砂6克。上为末，取青鱼胆1个，将药末入胆内，阴干去皮，再研极细，加冰片0.6克，收固。每遇喉闭、双单蛾等症，以男左女右吹入鼻中。（《重楼玉钥》青冰散）

6. 口疮：蓬砂、青黛、龙脑、薄荷各等份。上为极细末。每用少许，临卧敷口中。（《景岳全书》蓬砂散）治口糜，鹅口疮：五倍子（打碎，炒黑色）、硼砂各6克。上为细末。略吹少许，不可过多。（《疡医大全》驱腐丹）

7. 舌肿胀：好硼砂为细末。用薄片生姜兹药揩舌肿处，少时即退。（《普济方》）

8. 牙齿动摇：草乌头紧实者1枚（炮令七分熟），西硼砂30克。上为细末。每用少许擦牙。（《杨氏家藏方》西硼散）

9. 麻疹声哑无音者：硼砂6克，孩儿茶15克。上为细末。每服1匙，凉水200毫升调下。（《痘科类编》儿茶散）

10. 眼睑沿烂：硼砂、枯矾各等份。上为细末，白蜂蜜为君，拌匀炖透。不时搽抹。（《银海指南》水眼药）

11. 眼疾暴发红肿疼痛，或渐生云翳，及因火而眼即发干昏花者：硼砂15克，芒硝9克。上药和凉水多半钟，研至融化。用点眼上，每天约点30次。若陈目病每天点十余次。冬天须将药碗置热水中，候温点之。（《医学衷中参西录》明目硼消水）

12. 癣：铜绿、硼砂、白矾各等份。研匀，香油调搽。（《疡医大全》碧玉散）

13. 沙石淋，急痛者：硼砂、琥珀、赤茯苓、蜀葵子、陈橘皮（不去白）各等份。上为末。每服7.5克，用葱头2片，去心麦门

冬21粒，蜜2匙，新水煎取清汁调下；或绿豆水浸，和皮研，清汁调下。(《仁斋直指方》硼砂散)

14. 从高坠下，筋断骨碎，痛不可忍：硼砂7.5克，水粉、当归各3克。上为末。每服6克，煎苏木汤服，时时饮苏木汤。(《理伤续断方》接骨散)

[现代方]

1. 腰部扭伤：硼砂煅制后研成极细末，或配制成3%的眼药水点眼。用时令患者仰卧，取药粉少许或眼药水数滴，点于两目内、外眦，药粉每天点1次，眼药水需每天点2次。点后嘱患者闭眼，静卧3～5分钟，然后让患者站立，双手撑腰，两脚分开站立，作腰部前后、左右适度活动。对不能站立的重病患者，可让卧床，由医者帮助作两下肢伸屈活动，20分钟左右即可。

2. 真菌性阴道炎：硼砂研细，用甘油调和，于水浴上加热(不宜超过145℃)，搅拌至溶解即成。根据需要制成10%、15%和20%不同浓度的硼砂甘油备用。治疗时，先以4%碳酸氢钠溶液冲洗外阴及阴道，然后以带线大棉球1只于硼砂甘油内浸湿，塞入阴道后穹窿部，另用棉棒蘸硼砂甘油涂外阴(一般先用10%的硼砂甘油，如效果不好，可逐渐增加其浓度，如15%～20%)，每天1次，4～5次为1个疗程。未婚妇女，则用硼砂甘油涂外阴、阴道。另方：硼砂250克，青黛750克，冰片25克组成。研成细粉。治疗前将阴道内或外阴部先用3%碳酸氢钠液冲洗，再用压舌板涂撒或吸球吹撒本品3克，亦可用液状石蜡调本品呈油膏涂外阴部或装胶囊，每次2粒，置之阴道后穹窿部，每天1次，7天为1个疗程，一般1～2个疗程，停用他药，禁性生活，每天换内裤，并加热煮沸、日晒。

3. 妇女外阴炎：单纯外阴炎及溃疡者，用1∶5 000高锰酸钾水溶液坐浴后，将冰硼油(冰硼散加甘油制成油糊剂)涂于患处；伴霉菌性阴道炎者，用3%苏打水冲洗阴道、外阴后，再用冰硼油涂于阴道、外阴。每天1次，7次为1个疗程。

4. 癫痫：硼砂口服，对发作次数稀疏患者，每次0.3克，发作频繁者0.5克，均为每天3次；大发作或持续性发作者1克，每天4次。同时给苯妥英钠、维生素D、钙剂辅助治疗。对于持续性癫痫患者，用10%葡萄糖酸钙1克，每天2次静脉注射，症状控制后停用。以3个月为1个疗程，第2疗程起停用苯妥英钠，切勿在硼砂疗程开始前就停用，否则易引起大发作或持续性癫痫发作。

5. 食管癌晚期食管阻塞：硼砂61克，礞石46克，火硝31克，硇砂、冰片、上沉香各10克。上药共研细末。用时取1克，含化咽下(不可用开水送服)，每30分钟含咽1次，直到肿消、痰涎吐尽、饮水得下时，再按3小时服1次，再服3次即停止。注意不可多服常服。[安徽医学，1973，(2)：23]

【备注】

1. 本品甘咸性凉，能清化热痰，又能软坚消痰散结，故常用于痰热咳嗽、噎隔积聚、诸骨鲠喉、痔漏恶疮等证。凡肺热咳嗽，痰黄黏稠，咯吐不爽者，可单用含化咽津；或与瓜蒌、贝母、桑白皮等配伍，以增强清肺化痰之功。凡噎隔不食者，《海上名方》乃单用酒服；现用于食管癌患者，多与火硝、脑砂、礞石、冰片等制成散剂含化。凡痞气结聚不散，心腹疼痛者，可与木香、三棱、鳖甲等同用，如《太平圣惠方》硼砂煎丸。凡骨续咽喉者，可单味含化咽下。凡痔漏不愈者，可与绿青、白龙骨为丸内服；凡恶疮肿痛者，可与甘草浸香油服之，如《重订瑞竹堂方》砂草油。

2. 本品生用能清热解毒，消肿，明目退翳，煅用又能防腐收湿敛疮，故为治疗咽肿喉痹，口舌生疮，目赤翳障等的常用药物。凡咽喉口齿肿痛者，可单用含化咽津；

或配冰片、玄明粉、朱砂研末吹喉、外搽，如《外科正宗》冰硼散；若为风痰上涌所致的缠喉风，则可与白矾、牛黄、白梅等为丸噙化，如《张氏医通》硼砂丹。凡口舌生疮疼痛者，可配石膏、青黛，将药末入胆内，阴干去皮，再研极细末，加青黛、冰片为末敷口内，如《景岳全书》蓬砂散。每遇喉闭、双单蛾等症用之。口疮糜烂者可与冰片、黄柏、薄荷为丸含化。鹅口疮者，则配冰片、甘草、雄黄为末涂搽患处。

573. 雷　丸

【概述】

本品为多孔菌科植物雷丸菌 Polyporus mylittae Cook. et Mass. 的菌核。又名雷矢、雷实、竹苓、竹林子、竹铃芝、木连子。多寄生于病竹根部。分布长江流域以南各省及甘肃、陕西、湖北、河南等地。性寒，味苦，有小毒。归胃、大肠经。功能消积，杀虫。用于虫积腹痛(治绦虫、钩虫、蛔虫病)，疳疾，风痫。用法用量：6～9克煎汤内服，或入丸、散；外用：研粉扑或煎水洗。有虫积而脾胃虚寒者慎服。

【成分】

含水分 6.5%、灰分 4.0%、醚浸出物 0.6%、醇浸出物 22%。主要成分是一种蛋白分解酶称雷丸素，含量约 3%，为驱绦虫有效成分，加热失效。此酶在 pH 为 8 的溶液中作用最强，酸性溶液中无效，0.06 微克在 10 毫升弱碱性(pH=8)溶液中，即有分解蛋白质作用。并含雷丸多糖、钙、铝、镁等。

【药理】

1. 抗炎作用：实验证明雷丸多糖对小鼠巴豆油耳炎症的作用；对大鼠琼脂性关节肿，对大鼠酵母性关节肿均有显著或非常显著的抗炎作用；对大鼠白细胞向炎症部位游走有明显的抑制作用；也证明不降低大鼠肾上腺的维生素 C 含量并能明显增加大鼠血浆皮质酮的含量。

2. 增强免疫功能：① 小鼠刚果红染料廓清实验。表明能明显增强小鼠网状内皮系统的吞噬功能。② 对 615 纯种小鼠免疫溶血反应实验。表明能明显增强 615 小鼠体液免疫功能。

3. 抗癌作用：雷丸素无论肌肉注射或腹腔注射对小鼠肉瘤 180 都有一定抑制作用，其抑制率在 33.3%～69.3%。

4. 驱绦虫作用：本品主要对绦虫有效，体外试验：将绦虫节片分别置于 37℃ 的 5%～30% 雷丸浸出液，生理盐水和蒸馏水中，结果显示雷丸组的绦虫节片可于 2 小时 40 分钟～9 小时内死亡，而雷丸对人感染有钩及无钩绦虫或犬绦虫均有驱虫作用。被雷丸驱除出的虫体，大多数已失去活力，虫体节片被破坏。但被绵马、槟榔驱出的虫体无此变化。因此，雷丸的驱虫作用不是麻痹虫体，而在于破坏虫体，其原理与绵马槟榔等药不同。雷丸素在碱性(pH =8)溶液中分解蛋白质的活力最大，而在酸性溶液中无效，故在肠道内有较强的分解蛋白质作用，使虫体节片溶解破坏。由于雷丸素不耐热(一般在 60℃以上即可失效)，因此，不能以雷丸煎服，常用其粉剂口服。

5. 驱蛔虫作用：雷丸水浸物对体外蛔虫无作用，但其乙醇提取液对蛔虫能产生明显的抑制作用。因为雷丸素不溶于乙醇，提示雷丸中除雷丸素外，另有驱蛔虫成分存在。

6. 抗阴道毛滴虫作用：在含 5%雷丸煎剂的培养液中，经 5 分钟后，大部分虫体产生颗粒化变形，但个别虫体仍有活动。

7. 其他作用：雷丸素对小鼠 S180 有

一定抗癌作用，又对水蛭和蚯蚓显示有杀灭作用。

【临床报道】

1. *治疗绦虫病*：雷丸粉剂，每次18～29克，以凉开水加糖少许，调成糊状服用，每天3次，连服3天；或用雷丸素每次0.3克，每天3次，连服3天，第4天服硫酸钠15～20克(也可不服，因雷丸本身含有大量镁离子，有导泻作用)。经临床观察54例，证实对有钩绦虫有较强的驱除作用。对无钩绦虫、短小膜壳绦虫及缩小膜绦虫等也有较好的功效，曾观察76～150天，在患者粪便中均未找到再生的虫节。该药毒性小，可不需住院治疗。

2. *治疗钩虫与丝虫病*：雷丸粉加葡萄糖用水调服，成人每剂40～60克，一般顿服或分3次服，对钩虫病的疗效各家报道不一。其中有报道治疗20例，虫卵转阴率较高，而另治疗27例，虫卵转阴率则较低；还有观察19例，连服雷丸粉2次后，并无驱钩虫效果。也有报道，1例血检阳性丝虫病患者，用雷丸煎剂30克，连服7天后，血检3次，均为阴性。

3. *治疗人肠毛滴虫病*：用雷丸水煎剂(以文火刚煮沸即可)，成人每天12克，3天为1个疗程，未愈者，可再服1个疗程，共治疗94例，其中服1个疗程治愈者为85例，无效9例，此9例停药4天后，又服药1个疗程，治愈6例，总治愈率为95.7%。

4. *治疗蛲虫病*：取雷丸3克，大黄9克，二丑9克，共研细末混匀，晨起空腹时用冷开水1次送服。小儿可按年龄递减。临床治疗188例，除2例无效外，其余均治愈。一般在服药后1～2天即可排虫，随之自觉症状消失。服药期间有13例发现短暂而轻微的腹痛。

【附方】

［古代方］

1. *下寸白虫*：雷丸一味，水浸软去皮，切焙干为末，每有疾者，五更初先食炙肉少许，便以2克药，稀粥调1.5克服之。(《经验前方》)

2. *三虫*：雷丸(炮)30克，芎䓖30克。上二味捣箩为细散，每服2克，空腹煎粟米饮调下，日午、近晚各一服。(《圣济总录》雷丸散)

3. *消疳杀虫*：雷丸、使君子(炮，去壳)、鹤虱、榧子肉、槟榔各等份。上药为细末，每服3克，温米饮调下，乳食前。(《杨氏家藏方》雷丸散)

4. *小儿风痫，掣瘲戴眼，极者日数十发*：雷丸、莽草各如鸡子黄大，猪脂500克。上先煎猪脂去滓，下药，微火上煎7沸，去滓，逐痛处摩之，小儿不知痛处，先摩腹背，乃摩余处50遍，勿近阴及目，1岁以帛包膏摩微炙身。及治大人贼风。(《普济方》雷丸膏)

5. *小儿寒热，惊啼不安*：雷丸0.9克，牡蛎0.9克，黄芩0.9克，细辛0.9克，蛇床子30克。上药以水200毫升，煎取140毫升，去滓，分为两度，看冷暖用，先令浴儿头，勿令水入耳目，次浴背膊，后浴腰以下，浴讫避风，以粉扑之。(《太平圣惠方》雷丸浴汤)

6. *少小有热不汗*：雷丸120克，粉250克。捣和下筛，以粉儿身。(《千金方》二物通汗散)

7. *风瘙皮肤隐疹疼痛*：雷丸、人参、苦参、牛膝(润、浸，切，焙)、白附子(炮)、防风(去叉)、白花蛇(润、浸，去皮、骨炙)、甘草(炙，锉)各60克，丹参45克。上共捣为散，每服4克，食前温酒调下。(《圣济总录》雷丸散)

8. *牡痔生鼠乳疮*：雷丸、鹤虱(炒)、白矾灰各30克，皂荚针灰、舶上硫黄(研)各15克。上5味，捣研为散，醋煮面糊丸，如梧桐子大，以雄黄末为衣。每服20丸，空心食前麝香温酒下。(《圣济总录》雷

丸散）

9. 虫积：黑牵牛取头末、槟榔各 240 克，雷丸（醋炙）南木香各 60 克上药为末，加茵陈 60 克，大皂角、苦楝皮各 30 克煎浓汁，水泛为丸如绿豆大，成人每服12 克，小儿 3～9 克，清晨用砂糖水送下。（《证治准绳》追虫丸）

［现代方］

1. 胆道蛔虫症：雷丸（研粉）3 克，使君子、槟榔各 9 克，乌梅 3 个，后 3 味水煎 2 次，分两次冲雷丸粉服，每天 1 剂。（《中国常用中草药》）

2. 脑囊虫病：雷丸 90 克，干漆、炮山甲各 30 克，研末，制丸，每服 4.5 克，日服 2～3 次，黄酒为引。治疗前先驱绦虫。（同上）

【备注】

1. 驱虫成分雷丸素加热至 60℃半小时或煮沸或在酸性溶液中即失效。故不宜用水煎服。

2. 雷丸素为溶蛋白酶，能破坏绦虫及囊虫虫体，达到杀灭的作用，对钩虫、蛔虫也有效。据称治疗脑囊虫效果满意。

574. 雷 公 藤

【概述】

本品为卫矛科雷公藤属植物雷公藤 Tripterygium wilfordii Hook. f.，以根、叶、花及果实入药。又名黄藤根、黄腊藤、菜虫药、大茶叶、红药、水莽草、南蛇根、红紫根等。生于山地林缘阴湿处，分布于长江流域以南各地及西南地区。性凉，味苦、辛，有大毒。归肝、肾经。功能祛风除湿，清热解毒，消肿止痛，活血通络，杀虫止血。主治类风湿关节炎，风湿性关节炎，肾小球肾炎，肾病综合征，红斑狼疮，口眼干燥综合征，白塞病，湿疹，银屑病，麻风病，坐骨神经痛，末梢神经炎，疥疮，顽癣等。用法用量：去皮根木质部分 15～20 克，带皮根 10～12 克水煎内服，均需文火煎 1～2 小时，也可制成糖浆、浸膏片等服用；若研粉装胶囊服，每次 0.5～1.5 克，每天 3 次；外用适量，研粉或捣烂敷，或制成酊剂、软膏涂擦。

【成分】

主含生物碱：有雷公藤碱、雷公藤次碱、雷公藤乙碱、雷公藤丁碱、雷公藤春碱及雷公藤戊，已、庚、辛碱等；二萜类：有雷公藤甲素、乙素、雷公酮等；还有雷公藤酸、羟基雷公藤酸、雷公藤红、卫矛醇、雷公藤内酯、雷公藤内酯二醇、雷公藤尼德、果糖和葡萄糖等；又含挥发性成分。

【药理】

1. 防治肾炎作用：雷公藤对多种肾炎模型有预防和保护作用。

2. 杀虫及抗菌作用：雷公藤根、茎、叶的水及乙醇浸液均有毒，杀裂叶星毛虫与卷叶虫的能力，乙醚提取物能杀死家蚕；雷公藤能抑制革兰阳性球菌、杆菌及抗酸分枝杆菌等真菌。

3. 抗癌作用：雷公藤甲素、乙素有明显的抗肿瘤作用。甲素及雷公藤内酯二醇对白血病、鼻咽癌 KB 细胞、肉瘤 S180 等多种瘤细胞株有抑制作用。

4. 免疫调节作用：雷公藤可以抑制脾细胞的活化，雷公藤甲素能明显抑制小鼠溶血反应和网状内皮系统的吞噬功能，从而发挥对细胞、体液和非特异性免疫系统的调节作用。实验证明它是细胞免疫和体液免疫的抑制剂。

5. 抗生育作用：随雷公藤累积量增加，女性可出现月经紊乱、闭经；总苷能损伤雄性动物睾丸生殖上皮，抑制精原细胞分裂，男性表现为生精障碍。

7. 抗炎作用：雷公藤总苷、内酯、乙

酸乙酯提取物及昆明山海棠总碱、醇取物等对多种炎症模型均有抑制作用。

8. 对血液的作用：雷公藤有解除血液聚集性、降低血液黏滞性、抗凝、纠正纤溶障碍、改善微循环及减低外周血流阻力的作用；并有兴奋平滑肌的作用。

9. 其他作用：① 雷公藤生药及多苷能延长实验鼠移植器官的存活时间。② 雷公藤醇取物对离体心脏有兴奋心房的作用，对在体心脏可致一过性心律不齐，此外尚有降血压作用。③ 实验证实本品对下丘脑-垂体-肾上腺轴有促进作用。④ 雷公藤可以引起小鼠染色体畸变。⑤ 动物实验表明，雷公藤能抑制血管内皮细胞游走和增殖。

10. 毒副作用：雷公藤有局部刺激胃肠道，损害神经系统，使血细胞和血小板减少等毒副作用。

【临床报道】

1. 治疗风湿及类风湿关节炎：用雷公藤祛风除湿、活血通络、消肿止痛，临床上单用或配伍羌活、独活、威灵仙、牛膝、当归等。

2. 治疗各型肾炎，肾病综合征：用雷公藤活血通络、利水消肿，可单用，或用其提取物，也可配伍丹参、益母草、泽兰等药。

3. 治疗麻风神经痛，血管性头痛，坐骨神经痛，三叉神经痛等症：用雷公藤止痛散结，常单用煎服，或泡酒饮，亦可与双花、玄参、黄柏等药配伍。

4. 其他：雷公藤试用于阳痿，乳腺增生，子宫肌瘤，妇女月经过多，鼻咽癌等也有一定治疗作用。

【附方】

1. 头癣：取鲜根剥皮，将根皮晒干磨成细粉，调适量凡士林或醋，涂患处(预先将患处洗净去掉痂皮)，每天 1～2 次。(《全国中草药汇编》)

2. 烧伤：雷公藤、乌韭各 60 克，虎杖 30 克，水煎，药液敷伤面。(《全国中草药资料选编》)

3. 风湿性关节炎：雷公藤(根、叶)捣烂外敷，半小时后即去，否则起泡。(《草药手册》)

4. 手指瘭疽：雷公藤适量切碎，研末浸酒，置瓶中，将患指伸入浸之。(《福建药物志》)

5. 麻风病：雷公藤根 3～6 克，加水适量炖，分 2 次服；或加金银花 15 克，黄柏 12 克，玄参 9 克，当归 4.5 克，或加乌不宿根 15 克，开水炖，分 2 次服；或制成糖浆，每10 毫升含根 6 克，每天 3 次。(《浙江药用植物志》)

6. 白塞综合征：用本品去皮根的木质部 10 克，加水 400 毫升，文火煎 2 小时，浓缩至 50 毫升，过滤，重复 1 次，所得两液混合约 100 毫升，为 1 天量，分 3 次口服，疗程为 3 个月。

7. 类风湿疾病：雷公藤去二层皮的木质部 10～25 克，文火煎 1 小时，每天 1 剂，分 2 次服。雷公藤片(相当生药 4.5 克)每次 3～4 片，每天 3 次。总苷片 1～1.5 毫克/千克分 3 次口服(日用量控制在90 毫克以内)。

8. 肾脏疾病：用雷公藤去皮的木质根部，每天 15～20 克，最大量 30 克，文火煎煮 1 小时以上，分两次饮服。

9. 顽固性疼痛：取雷公藤根，去粗皮及内皮，用木质部入药，每次 15～21 克，个别30 克，煎熬 1 小时，取药液300 毫升，每天分 2 次口服，10 天为 1 个疗程。

【备注】

1. 凡有心、肝、肾器质性病变，白细胞减少者慎服；孕妇禁服。雷公藤中毒出现恶心、呕吐、腹痛、腹泻、血压下降、呼吸困难，最后因心脏及呼吸抑制而死亡。中毒后速送医院抢救，除及时洗胃、催吐、输液、纠酸、对症支持疗法外轻者可用中药土方，如中毒在12小时内者可用新鲜羊血或白鹅血200～300毫升，口服1～2次，或用鲜萝卜125克，或莱菔子250克炖服；也可用绿豆125克、甘草50克煎水分次服。

2. 同属植物东北雷公藤（黑蔓）Tripterygium regelli Sprague et Takeda. 与雷公藤形态略有区别，其根含雷公藤碱，根皮含卫矛醇、南蛇藤醇及其甲酯，在东北地区亦应用于临床，功效相似。

575. 蜈　蚣

【概述】

本品为蜈蚣科昆虫少棘巨蜈蚣 Scolopendra subspinipes mutilans L. Koch 的干燥体。又名金头蜈蚣、百脚、百足虫、千足虫、天龙、川足、螂蛆、吴公。全国各地均有分布，主产于江苏、浙江、湖北、湖南、安徽、河南等地。性温，味辛，有毒。主归肝经。功能息风镇痉，攻毒散结，通络止痛。主治小儿惊风，抽搐痉挛，中风口㖞半身不遂，破伤风症及百日咳，结核，风癣，白秃，痔漏，烫伤，瘰疬，毒蛇咬伤等。用法用量：水煎服1～3克或1～3条，研末吞服，每次0.6～1克，或入丸、散；外用适量。

【成分】

含组胺样物质，溶血性蛋白质、氨基酸，主要有组氨酸、精氨酸、乌氨酸、赖氨酸、甘氨酸、丙氨酸、亮氨酸、谷氨酸、丝氨酸等，尚含脂肪油、胆甾醇、蚁酸及微量元素 Mg、Na、K、Ca、P、Zn 等，其中 P 含量较高。

【药理】

1. 抗微生物作用：蜈蚣的水浸剂对堇色毛癣菌、许兰氏黄癣菌、奥杜盎小芽孢癣菌、腹股沟表皮癣菌、红色表皮癣菌、着色芽生菌等皮肤真菌及结核杆菌有抑制作用，并可抑制鼻病毒的生长。

2. 抗炎作用：蜈蚣水提物对巴豆油所致动物的炎性肿胀有不同程度的抑制作用；对大鼠琼脂性关节炎有非常明显的抑制作用；对大鼠由羧甲基纤维素引起的白细胞向腹腔内游走有非常显著的抑制作用。

3. 镇痛作用：用蜈蚣灌胃给药，扭体法和热板法试验表明对小鼠有镇痛作用。

4. 抗惊厥作用：动物实验证明，每天用蜈蚣1克，连服3天，对因硝酸马钱子碱、纯烟碱、戊四氮、硝酸士的宁引起的惊厥有对抗作用，并有显著的镇静作用。

5. 提高免疫功能：蜈蚣混悬液给小鼠灌胃给药试验证明，本品具有提高小鼠腹腔巨噬细胞吞噬能力的作用。

6. 其他作用：本品还具有抗肿瘤作用，并有增强基础代谢的作用。

【临床报道】

1. 治疗痉证：熄风止痉，用于急慢惊风，破伤风等痉挛抽搐之证，常与全蝎、僵蚕、钩藤、朱砂、白附子等配伍。

2. 治疗疮疡：解毒散结，用于疮疡肿毒，常与雄黄、全蝎、鹿角粉、胡桃仁等配伍。

3. 治疗痛证：通络止痛，用于顽固性头痛、偏头痛，常与全蝎、僵蚕、川芎、白附子等配伍；用于风湿顽痹，常与全蝎、川乌、草乌、地龙等配伍。

4. 治疗结核：用于骨与关节结核，常与全蝎、䗪虫配伍。

5. 治疗化脓性指头炎：常与生鱼胆汁配伍。

蜈蚣与全蝎比较，镇惊止搐之功较大。

【附方】

［古代方］

1. 多骨疽：诸疮出脓后久不收口，内

有多骨，蜈蚣(炙)21克，炙鳖甲9克，上为末，每次0.9克用酒送服，至四五服骨自出。(《仙拈集》蜈甲散)

2. 破伤风：蜈蚣1对，鳔9克，左蟠龙(炒，烟尽为度，野鸡粪是也)15克，上为细末，每服3克，清酒调服。但有里证者不可服。(《素问病机气宜保命集》蜈蚣散)

3. 蛇头疔：蜈蚣1条，全蝎10个，雄黄9克，上为细末，以鸡子清调敷患处，外用猪胆皮套上。(《疡医大全》蜈蚣散)

4. 破伤风之邪在表，寒热拘急，口噤咬牙，抽搐较轻，间歇期较长者：蜈蚣6克，制南星7.5克，防风7.5克，江鱼鳔9克，共为细末，每服6克，黄酒调下(或温开水送服)，每天2次。(《医宗金鉴》蜈蚣星风散)

5. 一切痈疽大毒：牛黄、冰片各1克，蝉蜕、炙蜈蚣、炙蝎尾各7个，炙五倍子9克，炙穿山甲7片，麝香1克，上药为细末，掺膏药内贴患处，未溃者即消。(《药蔹启秘》八将丹)

6. 痔疮：黄连、苦参、乳香、没药、雄黄、连翘、僵蚕、蝉蜕、防风、全蝎、槐角、生地黄、牛膝、陈皮、穿山甲、当归、枳壳、地龙、蜈蚣、象牙屑、人参、蜂房、玄明粉，蜜丸，每丸重9克，每服1丸，空腹时温开水送下。(《疡医大全》痔疮丸)

［现代方］

1. 口眼歪斜：蜈蚣3条，研细末，天南星1个，半夏15克，白芷15克，研末，入麝香少许，每服3克，用热酒调服。(《中国常用中草药》)

2. 腮腺炎：蜈蚣2条，配银朱6克，黄连、黄柏、栀子各3克，共研细末，用鸡蛋清调成糊状，外敷局部。(《现代临床中药学》)

3. 急性乳腺炎：大蜈蚣2条，全蝎2个，大黄9克，冰片1.5克，共研细粉和匀，根据患处大小，取适量药粉，用陈醋调成糊状，摊塑料薄膜上，敷患处。(《中国常用中草药》)

4. 阳痿：蜈蚣18克，当归60克，白芍60克，甘草60克，共研细末，每次5克，早晚各1次，空腹用白酒送服。［中医杂志，1981，(4)：36］

5. 骨髓炎：蜈蚣60克，淫羊藿30克，肉桂10克，研末(过100目筛)，每天20～30克，分2～3次温开水送服。［中医杂志，1983，(12)：35］

6. 骨结核：蜈蚣、全蝎各40克，䗪虫50克，研末，加入鸡蛋搅匀蒸食或炒食。每次3克，每天2次。［中国中西医结合杂志，1988，(6)：379］

7. 瘢痕：黑醋2 500克，五倍子875克，蜈蚣10条，蜂蜜187克，制成黑色稠膏，治疗时洗净患处涂此膏，连续应用。(《中华临床中药学》)

8. 血管神经性头痛：取蜈蚣2条，全蝎、白芷、防风、僵蚕、半夏、川芎、白术各10克，白附子5克，水煎服。［湖北中医杂志，1992，(2)：25］

9. 破伤风：蜈蚣1条，全蝎、南星、天麻、白芷、防风各3克，羌活6克，鸡矢白(焙干研末另包后下)6克，先煎药去渣，放入鸡矢白末，加黄酒1杯，每天1剂，分3次口服。［中医杂志，1962，(10)：23］

10. 视网膜静脉阻塞：蜈蚣2条，全蝎2克，䗪虫、壁虎各10克，白花蛇1条，麝香0.1克，共研细末，温开水冲服。每服5克，每天2次。［陕西中医，1991，(11)：494］

11. 带状疱疹：蜈蚣、蛇蜕、香油三者用量按1∶1∶8，先把蜈蚣、蛇蜕炒黄，研极细末，再加香油调匀，用毛刷蘸药液搽痛处，每天3次。［国医论坛，1992，(2)：32］

12. 小儿惊风抽搐：蜈蚣、僵蚕、全蝎、朱砂、钩藤各等量，共研细末，每服1.5～3克，每天2～3次。(《中国常用中草药》)

13. 胃癌：蜈蚣50条，黄连150克，共

研细粉，每服3克，每天2次。(《常用验方集锦》)

14. 慢性肾衰竭血瘀证：蜈蚣6克，天仙子9克，水煎服。(《中国中医秘方大全》)

15. 惊痫：蜈蚣、全蝎各等份，研细末，每次0.9～1.5克，每天服2次。(《吉林中草药》)

16. 顽固性头痛：大蜈蚣20条，全蝎35克，地龙干60克，白芷60克，川芎100克，生黄芪100克，上药共研细末，过80目筛，装入消毒瓶备用，每次4克，每天服3次。[辽宁中医杂志，1994，(11)：10]

17. 手足骨骨质增生：蜈蚣2条，白僵蚕、白芷各6克，全蝎3克，共研细末，取适量撒于骨质增生处外部，外用伤湿止痛膏，贴上固定，2天换药1次。[四川中医，1983，(6)：11]

18. 急、慢性中耳炎：大蜈蚣1条，香油30克，冰片0.3克，把蜈蚣用香油炸黑再入冰片，滴耳内。(《常用验方集锦》)

【备注】

蜈蚣用治结核病在历代本草及医籍中均有记载，现代在治疗结核病方面亦有较大发展，应用也较为广泛。药理研究表明，蜈蚣水浸液有一定的抗结核杆菌作用，但原粉或水煎液几乎无此作用，故关于蜈蚣治疗结核病的机理，有必要进一步深入研究。

576. 蛹虫草

【概述】

本品为麦角科植物蛹草 Cordyceps militaris (L. ex. Fr.) Link 的药用菌座和寄主。春夏采收，收后晒干。它的寄主不专一，除鳞翅目昆虫蛹外，还寄生于刺蛾等的幼虫体内。又名蛹草、北冬虫夏草、北虫草。产于黑龙江、吉林、河北、安徽、陕西、福建等地。性平，味甘。归肺、肾经。功能益肺肾，补精髓，止咳化痰。用于肺结核、老人虚弱、贫血虚弱等。用法用量：9～15克水煎服；用粉，每次1.5～3克，吞服；2%药酒，每次15～30毫升，饮服，每天1次。

【成分】

蛹虫草含色氨酸、吲哚乙酸、Anthranilic acid 和 Homocitrully laminoddenosine 人工培养液中分离出一种代谢产物，称蛹虫草素(Cordycepin)，为3′—去氧腺呤核苷 3 - deoxya denosine，已可合成，所含麦角甾醇、虫草素、甘露醇、腺嘌呤、氨基酸、微量元素、虫草多糖等主要成分，与冬虫夏草基本一致。

【药理】

1. 抗菌作用：试管试验法，用1毫克/毫升蛹虫草素，对枯草杆菌有抑制作用，对乌型结核杆菌也有抑制作用，文献还记载对链球菌、鼻疽杆菌、葡萄状球菌、癣菌等，均有抗菌作用。

2. 抗癌作用：蛹虫草素每天腹腔注射15～200毫克/千克，连续7天，对艾氏膜水癌小鼠能延长存活时间。组织培养对人鼻咽癌KB细胞的生长有抑制作用，对蛹虫草和冬虫夏草抗喉癌作用进行了比较研究。因为蛹虫草菌丝体中核苷酸含量为天然冬虫夏草的2～5倍，故认为蛹虫草有它的优点，据称蛹虫草所含虫草素组份可渗入癌细胞内，作用于DNA，抑制癌细胞的核酸合成。水煎液也能明显抑制小鼠S180和lewis肺癌原发灶的生长。此外，对人的黑色素瘤B16细胞，人白血病HL-60细胞，人体红血病K526细胞，蛹虫草也有一定的抗癌效果。

3. 镇静及性激素样作用：蛹虫草水煎剂给小鼠灌胃，能减少小鼠自主活动的次数，表明有镇静作用。它可协同戊巴比妥钠的催眠作用，抗惊厥，提高抗疲劳能力，明显升高正常大鼠血浆皮质醇及睾丸酮含量。增加大鼠体重及包皮腺、精囊和前列腺的重量，且能增加去势大鼠精囊-前列腺重量，具有雄激素样作用，其作用性质与强度，和冬虫夏草相似。

4. 免疫调节作用：水煎剂可促进脾淋巴细胞转化，增强体内 T 淋巴细胞的功能，并能激活巨噬细胞的吞噬功能。蛹虫草和 MMS 同时作用于脾淋巴细胞时，其 DNA 合成反应，明显低于 MMS 单独作用，揭示蛹虫草具有对癌诱变剂 MMS 所致 BALB/C 小鼠脾细胞 DNA 损伤的对抗作用。

5. 抗氧化作用：SOD 有明显的抗脂质过氧化作用。以小鼠肝匀浆脂质过氧化物(LPO)水准为观察对象，发现组织培养北虫草有明显的抗脂过氧化作用。不同脂质产生的 LPO 不同，对心肌匀浆 LPO 抑制率最高。由异丙肾上腺素对乳鼠心肌细胞的损伤作用，用蛹虫草 1.7 克/升，对其具有明显的保护作用。

6. 抗心律失常：蛹虫草水浸液予大鼠静脉注射，可对抗 $BaCl_2$ 和乌头碱引起的心律失常，减少室颤发生率。

7. 镇静抗炎作用：最近对蛹虫草与冬虫夏草的药理比较研究指出：蛹虫草水煎液具有明显的镇静、耐缺氧、抗炎等作用。与冬虫夏草作用强度相似，蛹虫草 5 克/千克，对异丙肾上腺素诱发小鼠心肌耗氧量增加，也有明显保护作用。但冬虫夏草却无效。而且蛹虫草毒性很低，小鼠灌胃 LD50＞30 克(生药)/千克。

8. 对小鼠肝细胞(整体)能荷的影响：利用高效液相色谱分别测定小鼠肝细胞内三种腺苷酸的含量，结果表明，虫草、北虫草可以促进磷酸腺苷(AMP)的转化，增加三磷酸腺苷(ATP)的生成，通过能荷值公式计算，北虫草提取液可以增加细胞能荷值($P<0.02$)。

【临床报道】

蛹虫草民间治疗久病虚羸，研末，每次 1.5 克，每天 1 次，连服。肾虚腰痛，用 2% 蛹草酒，每次饮 15～30 毫升，每晚 1 次。

【备注】

蛹虫草与冬虫夏草的化学成分基本相同，在某些作用上作用性质和强度相似，且毒性低，可能可以作为虫草的代用品。故虫草的适应证，可考虑试用。按钱学聪等：《秦巴蛹虫草综合利用的研究》一文，目前各地区使用的虫草，有：秦巴蛹虫草 Cordyceps mlitars (L. ex Fr.)、冬虫夏草 Cordceps sinensis (Berk) Sacc.、湖南安徽省霍克斯虫草 Cordyceps hawkesii Crey (又称亚香棒虫草)、四川凉山虫草 Cordyceps liangshanensi lang. liu et Hu.、山西香棒虫草 Cordycaps harnesii Thwaites.

【附方】

1. 肾虚腰痛：蛹虫草 6 克，金樱子根、独活各 9 克，狗脊 12 克，水煎服，每天 1 剂，分 3 次服。(《蕈菌医方集成》)

2. 肺结核咳血：鹿含草 9 克，石耳、蛹虫草各 6 克，花蕊石粉 3 克，前 3 味水煎，冲花蕊石粉服。(同上)

3. 月经不调、崩中漏下：蛹虫草6 克，益母草 12 克，红糖适量，水煎服，代茶饮，每天 1 剂。(同上)

【备注】

1. 蛹虫草可作虫草代用品，有关方剂参冬虫夏草条。

2. 蛹虫草可用柞蚕、桑蚕、蓖麻蚕的蛹和米饭作人工栽培。(《中国食用菌》)

577. 蜂　胶

【概述】

本品为蜜蜂科昆虫中华蜜蜂 Apis Cerana Fabrieius 或意大利蜜蜂 A. mellifera L. 分泌的黄褐色或黑褐色的黏性物质。性平，味酸、甘。归肝、脾经。功能散结止痛，软化角化组织。主治鸡眼，胼胝，蹠疣，寻常疣和肿瘤；又能生肌敛疮，主治溃疡久不收口、皲裂、去腐生肌。用法用量：适量外涂、贴敷。

【成分】

本品含树脂 50%～60%，蜂蜡 30%及挥发油 10%。还含二十多种黄酮化合物、芥子酸、咖啡酸、异阿魏酸、白杨素等成分并有萜类、脂肪酸、氨基酸、维生素、微量元素等。

【药理】

1. 抗菌作用：有广谱抗菌作用。体外试验对葡萄球菌、链球菌、伤寒杆菌、大肠杆菌、绿脓杆菌、脑膜炎球菌等有抑制作用。此外对牙周致病菌有明显的抑菌作用，蜂胶乙醇或乙醚浸出物对浅部致病真菌黄癣菌、红色癣菌等均有较强的抑制作用；对深部致病菌孢子丝菌、白色念珠状菌等亦有抑制作用。

2. 抗病毒作用：蜂胶乙醇或乙醚提取物对流感病毒 A 型、单纯疱疹病毒、疱疹性口炎病毒有强大的抑制作用，其水溶液对牛痘病毒、假狂犬病病毒也有显著的抗病毒作用。

3. 抗原虫作用：低浓度的蜂胶制剂，能抑制阴道滴虫的生长；高浓度时能完全杀灭。

4. 抗癌作用：蜂胶乳剂口服，能使皮肤乳头状瘤的小鼠生命延长，存活率提高。

5. 增强免疫功能：蜂胶能增加免疫动物血清总蛋白和 γ-球蛋白的含量；并能增强巨噬细胞的吞噬功能，增强机体的特异性和非特异性免疫功能。

6. 促进组织再生：蜂胶乙醇提取物能促进损伤部位软骨组织的再生。可减轻骨组织的毛细血管扩张充血和炎症细胞浸润，对牙髓再生有促进作用。

7. 其他作用：① 对小鼠实验性肝小叶坏死有保护作用；抑制肝损伤小鼠 ALT 的升高；明显提高谷胱甘肽的含量。使肝脏超氧化物歧化酶、DNA 酶、RNA 酶等酸活性及肝蛋白质水准增加。② 蜂胶乙醇提取物可减少小鼠自发活动，延长环己巴比妥的麻醉作用；水溶液还能对抗咖啡因的中枢兴奋作用。③ 乙醇提取物能增强二甲基亚砜提高小鼠痛阈。④ 乙醇提取物有短暂的降血压作用，水提物对血管扩张，对心脏有负性肌力作用。⑤ 蜂胶可使高脂血症家兔血清甘油三酯降低，明显减少主动脉胶原纤维含量，降低肝内总胆固醇及胆固醇脂的含量，显示其降血脂及抗动脉硬化作用。⑥ 蜂胶可促进胃肠平滑肌蠕动，有轻泻作用。⑦ 保护肝脏并促进肝细胞的能量代谢与蛋白质、核酸合成和生物膜转运。⑧ 醇提液和水提液均能减轻局部组织炎症反应，抑制足跖肿胀。

【临床报道】

主治鸡眼、寻常疣等。近年临床报道，用于胃及十二指肠溃疡、慢性咽炎、慢性化脓性中耳炎及高血脂症。

【附方】

鸡眼：蜂胶适量，先将患部用热水浸泡，用刀片削去表皮病变组织，然后将稍大的小饼状蜂胶紧贴患处，外用胶布固定，约六七天后鸡眼自然脱落，再用蜂胶贴六七天待患部长好为止。[中华皮肤科杂志，1959，(4)：25]

578. 蜂　蜡

【概述】

本品为蜜蜂科昆虫中华蜜蜂 Apis cerans Fabr. 或意大利蜜蜂 A. mellifera L. 制造蜂蜜分泌的蜡质。又名蜜蜡、黄蜡、白蜡、黄占、白占,各地均有生产。系工蜂制造蜂蜜分泌的蜡质,割取蜂巢后,去掉蜂蜜,置水中加热至 62～67℃蜡质开始熔化,继续加热至沸,除去上层杂质,趁热过滤,滤入带水容器中,冷后凝结成黄色块状,浮于水面即得。性平,味甘淡。功能收涩、解毒、生肌止痛。主治:① 治疮痈久溃不敛、臁疮、烧烫伤。熔化后调油膏,敷患处。外用适量,或与豆油熬成膏,外治烧伤和皮肤皲裂。② 治赤白下痢、便脓血、胎动腹痛下血。熔后入煎剂和服,用量 4.5～9 克。③ 防痈疽毒气内攻,配白矾等制成丸剂内服,入丸剂 0.9～1.8 克。

【成分】

含酯类(软脂酸蜂蜡酯,约占 80%)、游离酸类(蜡酸约 15%)、游离蜂醇(三十二烷醇等)、虫蜡素及微量挥发油与色素。

【药理】

降血脂:所含三十二烷醇、三十烷醇和二十八烷醇具有非常显著的降低血清胆固醇、甘油三酯和低密度脂蛋白的作用。同时能显著升高高密度脂蛋白的含量。

【临床报道】

生肌止痛,疗烧烫伤、疮溃久不收口、久痢便脓血等。

【附方】

胶东民间方治肺结核咳嗽:蜂蜡 5 克于芝麻油加热时熔融,煎鸡蛋两枚,每天 1 次。

【备注】

蜂蜡,又名白蜡,与现在市售虫白蜡不同,虫白蜡为介壳虫科昆虫白蜡虫的雄虫群栖于木樨科植物白蜡树、女贞等枝干上分泌的蜡,主产于四川,湖南、贵州、云南等地亦产。主含二十六醇、二十八醇、三十醇、二十六酸等所组成的酯。性温,味甘。功能止血,生肌,止痛。用于金疮出血,尿血,下血,疮疡久溃不敛等。入丸散内服或外用油膏搽涂。

579. 蜂　蜜

【概述】

本品为蜜蜂科昆虫中华蜜蜂 Apis cerana Fabricius 或意大利蜜蜂 A. mellifera L. 所酿的蜜糖,源出《神农本草经》称为石蜜。后见于《药性论》、《本草衍义》、《本草蒙筌》、《本草纲目》等。又名食蜜、蜜、白沙蜜、蜜糖、蜂糖等。全国大部分地区均产。性平,味甘。归肺、脾、大肠经。功能滋养调补,润肺止咳,润肠通便,润肤生肌,解毒。主治:① 肺燥干咳,肠燥便秘,目赤口疮,溃疡不敛,风疹瘙痒,水火烫伤,手足皲裂,解乌头毒。每服 15～30 克,温开水冲服,或入丸剂膏剂。② 水火烫伤,口疮,鼻炎,皮肤疮疡,皲裂。涂敷适量。

【成分】

1. 中华蜜蜂:蜂巢中酿成的蜜糖主含葡萄糖、果糖,并含蔗糖、糊精、有机酸、蛋白质、蜡、花粉粒、维生素 B_1、维生素 B_2、维生素 B_6、维生素 C、维生素 K、维生素 H (Biotin)、酶(淀粉酶、转化酶、过氧化物酶、酯酶)、生长刺激素、乙酰胆碱、烟酸、泛酸、胡萝卜素、无机元素(钙、硫、磷、镁、钾、钠、碘等)。

2. 意大利蜂：蜂巢中酿成的糖类物质，主含葡萄糖、果糖。还有少量蔗糖、糊精、有机酸、蛋白质、蜡、维生素(同中华蜂酿的糖类物质)、酶类(淀粉酶、转化酶、过氧化物酶、酯酶)、α-甘油磷酸盐脱氢酶、生长刺激素、乙酰、胆碱、泛酸、烟酸、胡萝卜素、花粉粒，并含钙、磷、硫、镁、钾、钠、碘等元素。

【药理】

1. 防腐抗菌作用：蜂蜜在室温下数年不腐，表明其防腐作用。蜂蜜在体外对链球菌、葡萄球菌、白喉杆菌、炭疽杆菌等革兰阳性菌有较强的抑制作用；对伤寒杆菌、痢疾杆菌、副伤寒杆菌、布氏杆菌、肺炎杆菌和绿脓杆菌等革兰阴性杆菌也有不同程度的抑菌作用。据报道椴树蜜、荞麦蜜对霉菌也有显著的抑菌作用。

2. 对心血管的作用：蜂蜜可使大鼠、豚鼠和猫心脏制备的乳头肌收缩幅度加大、冠脉流量增加。临床证明，蜂蜜有营养心肌，改善心肌代谢、调节心脏功能的作用。

3. 增强体液免疫功能：经溶血空斑形成实验表明：5%椴树蜜可显著增加抗体分泌细胞数量，显示其增强体液免疫功能。

4. 对消化系统的作用：蜂蜜有缓泻作用。小鼠灌胃后可见小肠推进运动增强，并显著缩短小鼠的通便时间。蜂蜜对胃肠功能有调节作用，使胃酸分泌正常化。

5. 对糖代谢的影响：蜂蜜能使正常人和糖尿病人的血糖降低，但也有使血糖暂时升高的情况发生。使血糖降低的成分为乙酰胆碱，使血糖升高的成分为葡萄糖。低剂量蜂蜜时，血糖降低，高剂量时则升高。

6. 抗癌作用：实验证明，蜂蜜有一定预防肿瘤作用，并能抑制病灶生长、明显抑制肿瘤转移。如与环磷酰胺或5-氟脲嘧啶合用，有显著协同作用，可使抗癌疗效增强，毒性减轻。

7. 解毒作用：蜂蜜对CCl_4中毒的大鼠肝脏有保护作用；还能延长小鼠灌服川乌粉混悬液后的死亡时间。如在川乌中毒初期给予蜂蜜，则中毒症状明显减轻。《金匮要略》大乌头煎中，用乌头必用蜂蜜，现已证明蜂蜜对乌头水煎液的解毒效果最佳。

8. 其他作用：① 蜂蜜中含大量营养成分，具有滋补强壮作用。对儿童可促进生长发育、提高抗病能力。当切除部分肝脏后，可使其再生过程加速。对愈合迟延的溃疡，可加速肉芽组织生长。② 调节中枢神经系统功能，提高脑力和体力活动能力。③ 增强大鼠子宫的收缩功能。④ 具有润滑性的润喉，有助于止咳祛痰作用。⑤ 为制造中药制剂蜜丸的原料，有矫味、防腐作用。

【临床报道】

1. 治疗脾胃虚弱，脘腹疼痛：对胃、十二指肠溃疡饭前口服有效。配伍白芍、甘草、桂枝、干姜等，可治虚寒胃痛。

2. 治疗肺虚久咳、肺燥干咳、咽干喉痛：可单用蜂蜜冲服；或以杏仁煎汤同服。对虚弱久咳、咽燥咯血、胸闷气短者，予人参、茯苓、生地与蜂蜜煎膏长服。

3. 治疗肠燥便秘：可单用；如兼血虚，可配当归、阿胶；阴虚配生地、玄参；阴虚挟燥热之便秘，可与芝麻油、芒硝同用。

4. 治疗慢性溃疡、风疹瘙痒、水火烫伤、手足皲裂等：多外用。

5. 治疗老年体衰，病后调养，小儿营养不良：可用性温的炼蜜。对神经衰弱、肺结核、心脏病、贫血等，可作为辅助治疗。

6. 其他：药材用蜜炙，或缓和药性、矫味、粘合、丸膏滋补，均常用蜂蜜。

【附方】

［古代方］

1. 上气咳嗽、喘息、喉中有物、唾血：杏仁、生姜汁各1升，糖、蜜各0.5升，猪膏0.1升先以猪膏煎杏仁黄，出之，捣如膏，合姜汁、蜜、糖等，合煎令可丸，服如杏核1枚，每天6～7次，渐渐加之。(《千金要方》)

2. 噎膈，气噎，胸膈不利：蜜350克，酥330毫升，生姜汁330毫升，上件药相和，以慢火煎成膏，收于瓷盒中，每取半枣大，含化咽津，或纳酒中调服之。(《太平圣惠方》)

3. 口疮蜜柏散：黄柏不计多少，蜜炙灰色，为细末，临卧，干掺上。忌酒、醋、浆，犯之则疮难愈。(《证治准绳》)

4. 诸鱼骨及杂物鲠喉：以好蜜七抄，稍稍服之，令下。(《普济方》)

5. 汤火伤：以生蜜调侧柏叶灰涂之，每天3～5次。(《圣济总录》)

［现代方］

1. 胃十二指肠溃疡：蜂蜜50克，生甘草10克，陈皮5克，水适量，先煎甘草、陈皮去渣，冲入蜂蜜，每天3次，冲服。(《现代实用中药》)

2. 慢性咽炎：鲜木瓜1个，削去外皮，切成薄片，加蜂蜜500克浸泡，装瓶密封10天后用。每次口嚼含化数片，每天3次。［陕西中医函授，1985，(4)：17］

3. 咳嗽哮喘：蜂蜜500克，生姜(取汁)1 000克，煎至姜汁尽，每服6克，每天3次。(《中国常用中草药》)

4. 疮痈肿毒：蜂蜜、葱白各适量，捣烂敷患处。［新中医，1977，(5)：11］

【备注】

1. 掺假蜂蜜，多兑入饴糖或蔗糖等，应予鉴别。

2. 蜜源植物甚多，故其品质差异较大，如按不同的花种可分三等。一等蜜的花种有龙眼、荔枝、枇杷、荆条、椴树、洋槐、柿树等；二等蜜为棉花、瓜花、芝麻、葵花、油菜、紫云英等花种蜜；三等蜜花种为荞麦、乌桕、皂角、水莲、大葱等。

3. 市场常见的花种蜂蜜，品质特征及产地，各有不同。如：① 椴树蜜：白色，液体时透明，结晶粒细如凝脂，气冷香，产东北。② 枣花蜜：淡黄色，结晶粒粗，气香，味香甜。产华北、山东、河南、陕西。③ 洋槐蜜：淡白色，结晶较细腻，有槐花香。产华北、华东、中南、西北。④ 荔枝蜜：淡黄白色，结晶粒细，气清香、浓甜荔枝味，产两广、福建。⑤ 紫云英蜜：淡白色，不易结晶，清香味甜不腻。产华东、中南。⑥ 油菜花蜜：淡黄色，易结晶，粒细，味甜，气香带浊。产华东、中南、西南。

580. 路 路 通

【概述】

本品为金缕梅科植物枫香树 Liquidambar formosana Hance 的干燥成熟果序。又名枫实、枫木上球、枫香果、枫菉子、枫果、欇子、九空子、狼目、狼眼、枫树球。11～12月采摘果实，晒干。以个大色黄、无果柄者为良。主产于江苏、浙江、安徽、福建、湖北、湖南、陕西等地。性平，味苦。归肝，肾经。功能祛风活络，利水通经。用于关节痹痛，麻木拘挛，水肿胀满，乳少经闭。用法用量：5～9克，水煎服。孕妇慎用。

【成分】

本品含苏合香素、环氧苏合香素、白桦酯酮酸等化合物。果穗含挥发油。

【药理】

1. 保肝作用：体外实验表明，白桦酯酮酸具有明显的抗肝细胞毒活性，它可明显保护肝细胞免受化学试剂 CCl_4 和氨基半乳糖诱导的初次培养的大鼠肝细胞的细胞毒性损害。在我国台湾已将其列为保肝药。

2. 抗炎作用：本品能抑制蛋清性关节炎肿胀的发生。

【临床报道】

用于风湿痹痛，肢体麻木，手足拘挛，脘腹疼痛，经闭，乳汁不通等。用于祛风除湿，舒筋通络，可与海风藤、鸡血藤、桑枝等配伍；用于腰腿疼痛，关节肿胀，可配秦艽，增强去湿舒络功效；用于肝经郁痛，气滞胃痛，可配佛手、绿萼梅、广木香等；用于膨胀水肿，小便不利，可配伍通草、丝瓜络、香橼皮等同用；用于月经不调，经闭时，可与当归、香附、芍药等配伍。

【附方】

［古代方］

癣方：枫树球 10 个，白砒霜0.015 克，共末，香油搽之。(《德胜堂经验方》)

［现代方］

1. 风湿肢节痛方：路路通、秦艽、桑枝、海风藤、橘络、薏苡仁，水煎服。(《四川中药志》)

2. 风湿性和类风湿关节炎：路路通、独活、羌活、豆豉、姜、鸡血藤、石楠藤、当归。(《中药基础知识简编》)

3. 过敏性鼻炎汤：路路通 12 克，苍耳子 9 克，辛夷 9 克，防风 9 克，白芷 6 克，水煎服。(同上)

4. 风湿痹痛，肢节麻木：路路通 9 克，络石藤 9 克，秦艽 12 克，伸筋草 30 克，水煎服。(《中国常用中草药》)

5. 乳汁不通，乳房胀痛：路路通 9 克，青皮 6 克，穿山甲 9 克，王不留行 12 克，水煎服。(同上)

6. 水肿，小便不利：路路通 9 克，茯苓皮 15 克，泽泻 12 克，白术 9 克，水煎服。(同上)

【备注】

本植物的树脂，称枫香脂，亦可入药。呈不规则块状，淡黄色至黄棕色，半透明或不透明，质脆，断面有光泽，气香味淡。功能活血止痛，生肌解毒，凉血。用于跌打损伤，痈疽肿痛，吐血，衄血，外伤出血。

581. 鼠尾藻

【概述】

本品为马尾藻科海藻鼠尾藻 Sargassum thunbergii (Mert.) O'Kuntze 的藻体。异名有：Cystophyllum thunbergii J. Ag.、Rhodomela thunbergii Ag.、Fucus thunbergii Mertens.。中文别名有马尾藻、海茜、牛尾茜。性寒，味碱。功能软坚，散结，利尿，消痰。用于甲状腺肿，淋巴结核及心绞痛等。用法用量：9～15 克，水煎服，散剂每次 5 克，每天 2 次。

【成分】

鼠尾藻含褐藻酸、甘露醇及碘等。

【药理】

1. 对蛋白质合成的影响：给小鼠每天 445 毫克/千克鼠尾藻多糖，对^{3}H－TdR 掺入小鼠肝脏有显著的影响。说明它能明显促进 DNA 合成，促进率达 24.8%。^{3}H－LIR 掺入试验，说明不论剂量 200 毫克/千克或是 445 毫克/千克，都有明显的抑制效果，且小剂量的抑制率更大，达到 44.1%，显示它对 RNA 合成起抑制作用。它还能显著增加大、小鼠胸腺重量指数，说明具有提高动物免疫功能的可能性。

2. 抗癌作用：海藻多糖，特别是鼠尾藻 S. thunbergii 提取的 GIV－A 予小鼠每天 20 毫克/千克，连用 10 天，可明显抑制艾氏腹水癌的生长，而未见毒性特征。其成分岩藻依聚糖(Fucoidan)是一网状内皮系统激活剂，可加强吞噬作用。结论认为它的抗癌作用，与其免疫功能增强有关。

【临床报道】

防治甲状腺肿，颈淋巴结结核。

【附方】

1. 甲状腺肿大：藻体晒干研末，每服5克，每天两次。（《中国药用孢子植物》）

2. 心绞痛：用鼠尾藻15克、赤芍15克，延胡索9克，川楝子9克，黄精15克，水煎服。（同上）

3. 颈淋巴结核：用鼠尾藻15克，海螵蛸15克，川芎9克，木香9克，煎服。

582. 满 山 红

【概述】

本品为杜鹃花科植物兴安杜鹃 Rhododendron dauricum L. 的干燥叶。又名迎山红、映山红、山崩子、靠山红。产于东北及内蒙古等地。性寒，味辛、苦。归肺、大肠经。功能止咳祛痰。可用于风热咳嗽，风热痰喘，急、慢性支气管炎，湿热泄泻，湿热痢疾。用法用量：5～10克，煎汤内服。

【成分】

含黄酮类、挥发油、鞣质、还原性物质、强心苷、中性树脂、酸性树脂、油脂等。叶中含多种黄酮类，包括杜鹃素(Farrerol)、杜鹃乙素、金丝桃苷(Hyperin)、异金丝桃苷、杜鹃黄素、棉花皮素、杨梅树皮素等。挥发油中含有大牻牛儿酮(Germaerone)、桉叶素、石竹烯、萜烯等。此外，叶中还含有酚类等其他成分，如氢醌。嫩枝中还含有熊果酸等三萜类成分。茎和果实中也含鞣质。

【药理】

1. 镇咳作用：电刺激豚鼠或猫喉上神经及浓氨水喷雾刺激小鼠引咳法证明，满山红乙醇或水提取的各种制剂或挥发油口服或腹腔注射均有止咳作用。小鼠口服挥发油一号10毫克或大牻牛儿酮5毫克，与可待因2毫克的镇咳作用相当。镇咳作用部位很可能在中枢的脑干部分，镇咳剂量对动物的呼吸中枢有一定的抑制作用。

2. 祛痰作用：杜鹃素为祛痰的主要成分，不论口服或腹腔注射均有显著效果。满山红酒浸水溶液，给家兔灌胃，有显著祛痰作用；兔及小鼠酚红法也证明挥发油与水溶部分有明显的祛痰作用。临床上支气管炎患者用药后，痰量减少且易于咳出。

3. 平喘作用：家兔静脉注射满山红醇浸水溶液，可对抗乙酰胆碱引起的支气管痉挛。对豚鼠腹腔注射大牻牛儿酮、去挥发油总提出物及水溶部分均有对抗组胺引起的支气管痉挛作用。

4. 抗炎作用：杜鹃素250、300、400、500、600、1 000毫克/千克腹腔注射，对皮肤烫伤性炎症渗出有显著抑制作用，表现为烫伤皮片水肿程度减轻，静脉注射伊文蓝的染料渗出减少，其作用随剂量的增加而升高，400毫克/千克腹腔注射的作用与水杨酸钠200毫克/千克相当。

5. 对组织呼吸的影响：体外实验杜鹃素能抑制大鼠气管-肺组织呼吸，使耗氧量降低26.4%，主要作用于吡啶核苷酸的酶体系。

6. 对心血管系统的作用：多种杜鹃花属植物具有养地黄样强心作用。满山红浸剂及酊剂给猫静脉注射或灌胃可使在位猫心节律变慢，收缩幅度增加对实验性心血管功能不足的狗满山红浸剂及酊剂均可使静脉压与动脉压下降，心跳变慢，血流速度加快并使心电图恢复正常。

7. 体内过程：小鼠口服大牻牛儿酮

后，药物迅速自胃肠道吸收，大鼠口服后1小时，各脏器组织含量以肝最高，静脉注射药物分布以肺最高，血液最少。灌服后由尿排出原型药仅占给药剂量的1.6%，大部分在体内迅速转化，以肝内转化为主。

8. 毒副作用：小鼠一次灌胃的半数致死量(克/千克)，挥发油一号为6.74，大牻牛儿酮为0.97，杜鹃素为1.5。水溶部分给小鼠腹腔注射的半数致死量为69.9克(生药)/千克。满山红有效部分按人用量增大5倍和50倍分别给犬和大鼠口服，连服60和20天，除动物体重增长有所抑制外，未见各脏器有药物所致的病理形态改变。大剂量杜鹃素及大牻牛儿酮给狗灌胃，偶见血清谷丙转氨酶上升，肝脏病理切片有明显浸润灶。临床上副反应轻微，但长期服用满山红可能对肝脏有一定影响，应予以重视。有毒部分主要为梫木毒素。

【临床报道】

满山红主要用于治疗慢性气管炎：口服满山红水溶性粗提取物或加用满山红油0.5～1毫升(相当于50～100克生药)，10天为1个疗程。596例患者经1～3个疗程观察，近期有效率为80.3%～90.7%，显效率为27.9%～51.5%。计近期控制48例，显效166例，好转299例，无效83例，平均有效率为86.1%，显效以上35.9%，经验证明，日服量相当生药50克与100克的疗效差别不大，且副作用明显减少和减轻。一般以两个疗程较为适宜，延长疗程、增加剂量并不能明显的提高疗效。但增加一定量的挥发油可提高显效率。临床观察证明，对单纯型有较好疗效，对喘息型及合并肺气肿的效果较差。止咳效果显著，祛痰次之，平喘较差，消炎作用不强，不能预防感冒。

凡寒嗽、喘咳及脾虚便溏者忌用；配桔梗，可治肺气郁滞之喘咳，胸膈满闷等证；配黄连，用于中下焦湿热引起的胸脘痞闷、胃呆泛恶、下利不止等证。

【附方】

1. 慢性支气管炎：满山红叶粗末60克，白酒500毫升。浸7天，每服滤液15～20毫升，每天3次。(验方)

2. 满山红片：片重0.1克，每服3～4片，每天3次。(《全国中草药汇编》)

3. 肠炎：满山红根15克，水煎服。(《中华药海》)

583. 福寿草

【概述】

本品是毛茛科植物冰凉花 Adonis amurensis, Regel. et Radde. 的干燥带根全草。也称侧金盏花、冰郎花、顶冰花、长春菊等。分布于东北各地的东部。朝鲜、日本及前苏联远东地区，也有分布。性平，味苦，有毒。功能强心利尿，镇静。用治充血性心力衰竭，心脏性水肿及心房纤颤。

【成分】

1. 地上部分：含毒毛旋花子甙元、洋地黄毒苷元(Digitoxigenin)、侧金盏花内酯及福寿草酮(Fukujusone)等。

2. 根：含强心苷类，如：加拿大麻苷(Cymarin)、加拿大麻醇苷(Cymarol)、黄麻苷A(Corchoroside A)、铃兰毒苷(Conrvllatoxin)、K-毒毛旋花子苷-β(K-Strophanthin-β)、毒毛旋花醇(Strophanthindol)等。

3. 叶中含2%左右的侧金盏花醇(Adonitol)，根中还含有非强心苷类成分：侧金盏花内酯(Adonilide)、福寿草酮(非晶形甾体 Fukujusone)及福寿草双酮(Fukujusonorone)等。

【药理】

1. 强心作用：加拿大麻苷和K-毒毛旋花子苷一样，水解后生成毒毛旋花子苷元，为快速作用的强心苷。有的将加拿大麻苷就叫做K-毒毛旋花子苷α，福寿草苷对蛙、兔可使心动加强变慢，临床证明其纠正心力衰竭的效果显著。总苷对急重心衰患者的有效率为80.7%，浸剂控制慢性心衰的有效率为82%，其降低心率的作用迅速而明显，特别是降低心房纤颤引起的心室率快更为突出。对洋地黄类强心剂耐受性差易于出现中毒的患者，可考虑本品为首选强心剂。

福寿草浸剂对蛙、兔、狗均有洋地黄样的强心作用。对狗心肺制备的人工衰竭心脏有恢复其功能的作用。用后可使心肌收缩力加强，心率减慢，并延缓房室传导，从而改善心脏的工作效能。

福寿草总苷对猫心电图研究，具有降低心率的作用，但在未达到心律不齐量以前，对P-R间期无延长作用。其平均最大耐受量为0.41毫克/千克，平均心律不齐量为0.46毫克/千克。并证明福寿草总苷有蓄积性，24小时的蓄积率为74.2%，48小时为23.9%，其效价和毒性均在西地兰与K-毒毛旋花子苷之间。

福寿草的作用特点是：作用出现快，蓄积作用很小，毒性较小，利尿作用出现早，持续时间较长，而且还具有洋地黄所没有的镇静作用。

春福寿草各种制剂的作用快，蓄积作用小，有明显的利尿及镇静作用，浸膏的作用类似洋地黄，但治疗量引起肠胃道反应较洋地黄为甚，春福寿草毒苷的作用近似毒毛旋花子苷。

2. 镇静作用：早期研究，已发现其浸剂的镇静作用。最近用抖动笼法描记小白鼠的自发活动，用福寿草总苷后，动物自发活动减少，四肢伏卧不动，呼吸平稳，呈现镇静甚至催眠状态。较大剂量时，可对抗咖啡因兴奋的作用。浸剂表现镇静作用。

春福寿草浸膏能降低神经系统的兴奋性和脊髓反射功能的亢进。

3. 其他作用：福寿草的利尿作用超过洋地黄。被认为是由于全身循环改善而呈现的续发作用。

春福寿草苷还有局部麻醉作用，1%溶液在眼科用以缓解虹膜炎、虹膜腱状体炎的炎症性疼痛。

4. 毒副作用：蓄积作用很小。福寿草浸剂主要副作用，有消化道反应（恶心，呕吐）和心率失常（室性异位搏动，各度房室传导阻滞等），轻者可减量，重者停药1～2天可自行消失。中毒出现恶心、呕吐、多汗、腹痛、头昏眩晕、视物不清、心慌，严重者可致死亡。

【临床报道】

1. 治疗各种原因引起的急、慢性心力衰竭：可选用各种制剂，如：福寿草酊(1∶1)、福寿草片剂、福寿草浸剂、福寿草总苷注射液、新福苷等。具有强心、利尿作用。作用速度与毒毛旋花子苷相似，但毒性较低、蓄积较弱。

2. 治疗心律失常：对室性早搏为主的疗效较好，对高血压心脏病引起的早搏疗效最好，心肌病所致者疗效较差。

3. 其他：总苷和浸剂表现镇静。其制剂如与溴剂合用，可用以治疗过度兴奋、失眠、癫痫。配黄连，泻心火，制阳亢，二药合用，治疗心悸；配灯芯草，可增强利尿作用。有报道口服新鲜福寿草200克水煎剂而中毒者，表现恶心、呕吐、神志昏迷、心律失常等。

【附方】

1. 急、慢性心力衰竭：福寿草片(生药0.32克，含总苷2毫克)每次1片，每天1～2次，口服。[新医药学杂志，1978，

(4)：174]

2. 心律失常：对室性早搏为主的各类早搏，疗效较好，对高血压心脏病引起的早搏，疗效最好，福寿草片 0.5～1 片，每天两次，顽固者量加倍。(同上)

【备注】

1. 福寿草种类多，分布广，国产者据称有 10 种，欧洲也有 11 种。

2. 春福寿草 Adonis vernalis L. 也称春侧金盏花。含加拿大麻苷及春福寿草苷(Adnoidin)，其主要强心成分为春福寿草毒苷(Adonitoxin)。

前苏联所用春福寿草制剂 Adonilenum 及 Adonisidum 的特点是作用快，对温血动物作用较毒毛旋花子苷和加拿大麻苷弱。因为吸收不规则，疗效也差，临床上用以代替西地兰。

3. 国产侧金盏花属植物中还有：①短柱侧金盏花（Adonis brevistyla Franch.）② 金黄侧金盏花 ③ 夏侧金盏花 ④ 北侧金盏花 ⑤ 天山侧金盏花 ⑥ 辽吉侧金盏花。这些品种在东北地区常用混用，其中北侧金盏花，在《新疆药用植物》也称福寿草。

十 四 画

584. 槟榔(附：大腹皮)

【概述】

本品为棕榈科植物槟榔 Areca catheCu L. 的干燥成熟种子。春末至秋初采收成熟果实，用水煮后，干燥，除去果皮，取出种子，干燥。又名白槟榔、大腹子、大白、槟榔子、榔玉、宾门。原产马来西亚，我国福建、台湾、广东、海南、广西、云南等地有栽培。性温，味苦、辛。归脾、胃、大肠经。功能杀虫消积，降气，行水，截疟。主治绦虫、蛔虫、姜片虫病，虫积腹痛，积滞泻痢，里急后重，水肿脚气，疟疾。用法用量：内服3～9克，水煎服，驱绦虫、姜片虫可用60～120克，水煎服。脾虚便溏，气虚下陷者忌服。

【成分】

槟榔种子含总生物碱约0.3%～0.7%，主要为槟榔碱(Arecoline)，约占75%，是槟榔驱虫的有效成分。并含有槟榔次碱(Arecaidine)、去甲基槟榔碱(Guvacoline)、去甲基槟榔次碱(Guvacine)、异去甲基槟榔次碱(Isoguvacine)、槟榔副碱(Arecolidine)、高槟榔碱(Homoarecoline)等，均以与鞣酸结合的形式存在。还含有鞣质约15%，内有右旋儿茶精(Catechin)、左旋表儿茶精(Epicatechin)、原矢车菊素(Procyanidin) A_1、B_1和B_2以及称为槟榔鞣质(Arecatannin) A、B的两个系列化合物。又含有脂肪油14%～18%，氨基酸、甘露糖、半乳糖、槟榔红色素(Arecared)及无色花青素(Leucocyanidin)、皂苷等。

【药理】

1. 驱虫作用：槟榔驱虫作用很强，能麻痹绦虫神经系统，使绦虫体弛缓伸长而将全虫驱出。对猪肉绦虫麻痹效力最强，能使全虫各部瘫痪；对牛肉绦虫只能使头部和未成熟节片完全瘫痪。对短小绦虫、阔节裂头绦虫、姜片虫、钩虫、蛔虫及血吸虫等均有效。小鼠实验表明，槟榔可提高呋喃丙胺的杀虫率。

2. 对中枢神经的作用：动物研究结果提示槟榔可能为混合型的M-胆碱受体激动剂。槟榔次碱能增强氯丙嗪对大鼠、小鼠的镇静作用和γ-氨基酸、β-丙氨酸对麻醉猫的中枢抑制作用。并能部分拮抗戊四氮的致惊厥作用。

3. 抗菌抗病毒作用：水煎剂及水浸剂对堇色毛癣菌、奥杜盎小孢子菌、同心性毛癣菌等多种致病性皮肤真菌有抑制作用。对甲型流行性感冒病毒 PR_8 混合后感染小鼠有抑制病毒作用，其抗病毒作用可能与所含缩合鞣质有关。

4. 对胃肠道的作用：槟榔碱对平滑肌作用显著，能促进消化液，使胃黏膜分泌亢进，兴奋汗腺而多汗，增加胃肠张力和蠕动，并能产生轻泻作用。

5. 缩瞳作用：槟榔碱能兴奋副交感神经，使其功能亢进，有缩小瞳孔的作用，用本品配制槟榔氢溴酸滴眼剂，用于治疗青光眼。

6. 抗癌作用：从槟榔中分离出的聚酚化合物(结构未明)腹腔注射，对小鼠移植性艾氏腹水癌有显著的抑制作用，在体外对Hela细胞有中等强度的细胞毒作用。

7. 其他作用：槟榔所含缩合鞣质高浓度时能使大鼠回肠痉挛；低浓度时可增强乙酰胆碱对大鼠回肠、子宫的兴奋作用；水提醇沉液有利胆作用。

8. 毒副作用：槟榔煎剂给小鼠灌胃的LD50为(120±24)克/千克，槟榔碱3～6毫克/千克腹腔注射，能使5～30天雏鸡产生震颤，脑内乙酰胆碱含量增加。槟榔碱的MLD犬为5毫克/千克，小鼠为100毫克/千克。槟榔服用大量可致动物中毒与死亡，但临床观察在治疗剂量下除部分病人有缓泻外，多无不良反应。此外，有报道槟榔总水提物在低剂量短时间作用下和槟榔鞣质在长时间高剂量作用下均可产生诱变作用。亦有研究表明饮食槟榔对4-硝基喹啉-1-氧化物诱发的口腔癌及由N-2芴基乙酰胺诱发的肝癌具有促癌变作用。

【临床报道】

1. 治疗绦虫病：用槟榔60～120克水煎取200毫升，清晨空腹顿服，次日空腹服硫酸镁液，治疗微小膜壳绦虫病22例，服药期间可见成虫及节片排出，第7天粪检虫卵阴性，症状消失；用槟榔煎剂配合生南瓜子仁嚼服，治疗绦虫病11例，驱虫全部成功。

2. 治疗蛲虫病：槟榔、牵牛子、使君子(均炒过)研粉，加入鸡蛋中用麻油煎饼吃。治疗300例，每隔2天吃1次，3次为1个疗程，结果1个疗程治愈290例，2个疗程治愈10例。

3. 治疗姜片虫病：用硫酸槟榔碱6克，牵牛子苷60克，槟榔粉250克，制成片剂1100片内服，治疗370例，阴转率达87.03%。

4. 治疗鞭虫病：槟榔100克，水煎液100～200毫升，于清晨空腹时分2～3次服下，服药前后服硫酸镁致泻，观察20例，结果大便复查转阴者13例；另有报道用槟榔水煎液内服，连服10天治疗37例，结果痊愈30例，好转5例，无效2例，总有效率94.6%。

5. 治疗青光眼：用槟榔制成1∶1滴眼液治疗急性充血性及慢性单纯性青光眼15例共29只眼，效果较好。

6. 治疗幽门螺杆菌感染：用槟榔8克，水煎至60毫升，上午空腹1次服完，连用2周，观察治疗32例，同时用雷尼替丁内服对照治疗32例，胃镜复查结果表明：槟榔组糜烂性胃炎8例均获效，十二指肠球部溃疡24例，有效率95.8%，2周后幽门螺杆菌(HP)清除率为68.8%，4周～半年的根除率为62.5%，在HP转阴病例中，总治愈率达95.5%，疗效明显优于雷尼替丁。

7. 治疗慢性血吸虫病：槟榔水煎液配服呋喃丙胺治疗32例，6个月内粪便沉渣镜检及毛蚴孵化检查结果均为阴性；用槟榔浸膏片治疗61例，3个月复查58例，阳性者6例，转阴率达89.7%。

【附方】

[古代方]

诸虫积久，肚腹胀大：槟榔15克，苦楝根15克，水煎，空心温服。(《丹台玉案》槟楝饮)

[现代方]

1. 胆管蛔虫症：槟榔15克，使君子15克，两面针12克，救必应12克，乌梅9克，花椒3克，水煎分两次服。(《中国常用中草药》)

2. 赤白痢疾，里急后重，胃肠积滞，脘腹胀痛：槟榔50克，木香50克，炒枳壳50克，陈皮50克，醋炒青皮50克，醋制香附150克，醋制三棱50克，醋制莪术50克，黄连50克，酒炒黄柏150克，大黄150克，炒牵牛子200克，芒硝100克，以上13味，研粉过筛，混匀，水泛丸，干燥，每服3～6克，每天2～3次。(同上)

3. 食积痰饮，消化不良，脘腹胀满，嗳气吞酸，大便秘结：槟榔 200 克，大黄、牵牛子各 400 克，猪牙皂 50 克，香附、五灵脂各 200 克。粉碎成细粉，水泛成丸或加炼蜜成丸，每服 6 克，每天 2 次。功能消食导滞，行气泻水。[《药典》(1990 年版)槟榔四消丸]

4. 小儿瘟疫时毒，高热不退，内兼食滞，大便不畅：槟榔、厚朴、柴胡、黄芩、知母、青蒿、水牛角浓缩粉、牡丹皮、荆芥穗、大黄等，中药用水提取，溶入水牛角浓缩粉制成糖浆。口服，每次 1 岁以内 5 毫升，1～3 岁 10 毫升，4～6 岁 15 毫升，7～10 岁 20 毫升，10 岁以上 25 毫升，每天 2～3 次。功能清热解毒，消食通便。(同上，消食退热糖浆)

5. 五积六聚，癥瘕痃癖，小儿乳积、食积、虫积，积聚痞块：槟榔5 千克，三棱、莪术各2.5 千克，共为细粉，每千克加巴豆粉 96 克，混匀。口服，每次 3 克，每天 2～3 次，红糖水送下。功能软坚消癥，消食化积。(《全国中药成药处方集》化和散)

6. 积聚痞闷，脘腹胀痛，食噎气塞，嗳气泛酸，腹痛下坠，赤白痢疾：槟榔、香附、大黄、黑牵牛子、木香、黄柏、莪术、青皮、当归、枳壳、黄芩、陈皮、黄连、三棱、芒硝，粉碎成粉，水泛为丸。每服 10 克，每天 1～2 次。功能消积导滞，顺气开郁。(《中国药物大全》槟榔顺气丸)

【备注】

槟榔为成熟种子，扁球形或圆锥形。大腹皮为槟榔果皮，略呈椭圆形或长卵形瓢状。二者效能不同。大腹皮已见专条。

585. 酸 枣 仁

【概述】

本品为鼠李科植物酸枣 Ziziphus jujube Mill. var. spinosa (Bunge) Hu ex H. F. Chow 的干燥成熟种子。又名枣仁、酸枣核。生于向阳或干燥的山坡、山谷、丘陵、平原、路旁以及荒地，常形成灌木丛。分布于华北、西北及辽宁、山东、江苏、安徽、河南、湖北、四川。性平，味甘、酸。归肝、胆、心经。功能宁心安神，养肝，敛汗，生津。主治虚烦不眠，惊悸怔忡，体虚自汗、盗汗。用法用量：内服，煎汤，6～15 克，研末，每次 3～5 克，或入丸、散。

【成分】

酸枣仁含生物碱：酸枣仁碱 A、B、D、E、F、G_1、G_2、I_a、I_b、K，其中碱 A 是欧鼠李叶碱，碱 K 是荷叶碱，碱 I_a 是原荷叶碱，碱 I_b 是去甲异紫堇定，碱 K 是右旋衡州乌药碱，及 N-甲基巴婆碱，酸枣碱，5-羧基-6-甲氧基去甲阿朴啡；酸枣皂苷 A、B，水解得酸枣仁皂苷元，还含三萜类(白桦脂醇和白桦脂酸)、黄酮类；并含苏氨酸、颉氨酸、蛋氨酸、亮氨酸、异亮氨酸、赖氨酸、苯丙氨酸等 17 种氨基酸和钾、钠、钙、锌、铁、铜、锰等多种金属元素。又含多量脂肪油、蛋白质和阿魏酸、维生素 C 及植物甾醇、环磷酸腺苷等。

【药理】

1. 镇静、镇痛作用：酸枣仁具有较为明显的镇静催眠作用，还有一定的镇痛、抗惊厥及降低体温作用。研究证明，水煎剂可使动物自主活动减少，对外反应迟钝，显示镇静效应。酸枣仁水提物能延长催眠药引起的小鼠睡眠时间。煎剂除使动物安静嗜眠外，还有一定的安定作用。这些作用可视作酸枣仁治疗失眠、心悸的基础。宁心安神的功效，得到充分的证实。

2. 正性心律和降压作用：能抗心律失常，增加心肌血流灌注，对肾性高血压有显著的降压作用。

3. 降脂作用：有降血脂和防治动脉粥样硬化作用。

4. 耐缺氧作用：能提高小鼠在减压缺氧环境的存活时间。

5. 防治烧伤：酸枣仁醇提取物对烧伤有防治作用。

6. 其他作用：酸枣仁对子宫有兴奋作用，酸枣果肉还可增强小鼠饮食和体重、增强体力，提高学习和记忆功能。酸枣仁煎剂除使动物出现活动减少、镇静外，未见毒性症状。临床对实邪郁火者慎用。

【临床报道】

1. 治疗失眠：每晚睡前1小时左右服生枣仁或炒枣仁散，或两者交替服用，每次3克、5克和10克，最多有1次服30克者，连服7天。对于心肝血虚所致的虚烦不眠，多梦易醒，心悸怔忡，单用即有效，为增强疗效，亦常与何首乌、龙眼肉、柏子仁等配伍。若肝虚有热，虚烦不眠，常与川芎、知母、茯苓等同用。

2. 治疗体虚自汗或盗汗：酸枣仁有一定敛汗作用，尤宜于虚汗而兼有心烦失眠者，可与五味子、山茱萸、白芍等同用。

酸枣仁与柏子仁均能养心、安神。但酸枣仁甘酸、性平，养肝补中，治虚烦不寐，又能益阴敛汗；柏子仁芳香甘润，补养心血，治惊悸失眠，又能润肠通便。酸枣仁与茯神均有镇静作用，但前者作用较强。生枣仁与炒枣仁有类似的镇静作用，但久炒焦枯后则作用丧失。对心肝血虚所致心烦、失眠者，用酸枣仁汤；对心脾两虚之失眠，如归脾汤。症状较重的神经官能症，可配珍珠母、夜交藤等；自汗、盗汗者，常配牡蛎、五味子、党参等。

【附方】

［古代方］

1. 虚劳虚烦不得眠：酸枣仁20克，甘草3克，知母6克，茯苓6克，芎劳6克。上五味，以水80毫升，煮酸枣仁得600毫升，纳诸药煮取300毫升，分温3服。（《金匮要略》酸枣仁汤）

2. 虚劳、烦扰不得眠：酸枣仁30克，人参、桂心、生姜各6克，石膏18克，茯苓、知母各9克，甘草4.5克，上㕮咀，用水1升。先煮酸枣仁，取700毫升，去滓，下各药煮，取300毫升去滓，分两次温服。（《备急千金要方》酸枣汤）

3. 胆虚睡卧不安，心多惊悸：酸枣仁30克。炒熟令香，捣细罗为散。每服6克，以竹叶汤调下，不计时候。（《太平圣惠方》竹叶枣红汤）

4. 睡中汗出：酸枣仁、人参、茯苓各等份。为末。每服6克，用米饮调下。（《直指小儿方》枣仁参苓散；又见《幼科证治大全》枣仁参苓散）

5. 胆虚，睡卧不安，精神恐怯：酸枣仁（微炒，捣研）60克，人参、白术、白茯苓、半夏（汤洗，切，焙）、干姜（炮）各45克，陈皮（去白焙）、榆白皮（锉）、旋覆花、前胡（锉）各30克，槟榔（捶碎）5枚，上为末，炼蜜丸，梧子大，每服20丸，空心、食前煎大枣汤送下，再服加至30丸，补胆安神。（《圣济总录》酸枣仁丸）

［现代方］

1. 神经衰弱，失眠，头晕眼花，心烦，心慌：炒酸枣仁1 000克，五味子1 000克，柏子仁1 000克，40％乙醇适量。按渗施法操作，调节3～5毫升/分钟的流速，收集渗滤液6 000毫升，静置24小时，滤过，分装即得。口服，每次10～15毫升，每天3次，或每晚1次20毫升。（《北京市中草药制剂选编》三仁口服液）

2. 虚烦多汗，惊悸失眠：酸枣仁（炒）50克，酸枣仁（生）50克，竺黄50克，琥珀25克，朱砂25克。以上5味，除朱砂研成极细粉外，其余4味，共研细粉，过100目筛；用等量递加法将朱砂细粉与上混合粉混匀，即得。口服，每次3克，每天3次。（《陕西省医院制

剂规范》枣仁散）

3. 胆热不得卧，神志不安，心悸怔忡：炒酸枣仁、茯神、远志、柏子仁各 9 克，防风、枳壳各 6 克，生地、竹茹各 12 克，水煎服。（《中国常用中草药》枣仁安神汤）

【备注】

《本草经》载有酸枣，列为上品。《别录》云："生河东（今山西、河北等地）川泽，八月采实，阴干。"有人根据《别录》记载，认为最初用的是果实。但早在汉代张仲景《金匮要略》一书中就有酸枣仁汤，其后《雷公炮炙论》也明确记载的是酸枣仁，即种子的炮炙方法。因此，古代所用应是种子。

586. 蔓 荆 子

【概述】

本品为马鞭草科植物单叶蔓荆 Vitex trifolia L. var. simplicifolia Cham. 或蔓荆 Vitex trifolia L. 的干燥成熟果实。前者又名荆条子，后者名白布荆。统称蔓荆实、荆子、蔓青子。体轻，质坚韧，不易破碎。秋季果实成熟时采收，除去杂质，取净蔓荆子，照清炒法微炒。用时捣碎。味辛、苦，性微寒。归膀胱、肝、胃经。功能疏散风热，清利头目。用于风热感冒头痛，齿龈肿痛，目赤多泪，目暗不明，头晕目眩。用法用量：5～9 克，水煎服，或浸酒，或入丸、散；外用适量。胃虚体衰者慎服。

【成分】

1. 单叶蔓荆：果实含挥发油、微量生物碱和维生素 A，并含黄酮类成分蔓荆子黄素、艾黄素、紫花牡荆素（Casticin）。

2. 蔓荆：果实含少量蔓荆子碱（Vitricin）及脂肪油。脂肪油中主要有肉豆蔻酸（Myristic acid）、棕榈酸、硬脂酸、棕榈油酸、油酸、亚油酸，以及少量的不皂化物如石蜡（Paraffin）、γ-生育酚（γ- Tocopherol）和 β-谷甾醇（β-Sitosterol）。另含对-羟基苯甲酸（p - Hydroxybenzoic acid）、对-茴香酸（p - Anisic acid）及香草醛（Vanillin）。

【药理】

1. 镇痛作用：蔓荆子水煎液、醇浸液腹腔注射或灌胃可提高小鼠痛阈，具有明显的镇痛作用。不同炮制品及不同提取成分镇痛强弱不一，炒焦品作用最强，总黄酮作用最好。

2. 降压作用：蔓荆子醇浸液给麻醉猫静脉注射或十二指肠给药，能使血压明显下降。

3. 祛痰、平喘作用：蔓荆子水煎剂、石油醚提取液及醇浸液灌胃对实验动物有较好的祛痰、平喘作用。

4. 抗病原微生物作用：蔓荆子水煎剂在体外对枯草杆菌、蜡样芽孢杆菌、表皮葡萄球菌、金黄色葡萄球菌、肺炎杆菌、支气管败血性博代杆菌、变形杆菌、大肠杆菌、绿脓杆菌和伤寒杆菌等均有不同程度抑制作用。其水煎浸膏对结核杆菌和孤儿病毒也有抑制作用。

5. 其他作用：蔓荆子甲醇提取物灌胃可降低小鼠毛细血管通透性。甲醇提取物有抑制缓激肽的作用，对黑色素形成有抑制作用。蔓荆子提取物有较强的抗凝血作用，在体外能显著延长牛凝血酶凝聚人血纤维蛋白原的时间。蔓荆子醇提取液能延长常压缺氧小鼠的存活时间。蔓荆子热水提取物体外对宫颈癌细胞有抑制作用。蔓荆子有抑制黑色素形成的作用。

【临床报道】

治疗三叉神经痛：蔓荆子 60 克，白酒 500 毫升。将蔓荆子炒至焦黄，轧为粗末，入酒内浸泡 3～7 天（夏季泡 3 天，冬季泡 7 天），兑凉开水适量，取汁 700 毫升，每次服50毫升，每天2次，7天为1个疗程。共治疗42例，7天痊愈者31例，占73.8%。

本品清凉辛散，质轻上浮，功能疏散风热，清利头目而止疼痛，故常用于外感头痛，偏正头风，昏晕目暗，赤眼多泪，目睛内痛，齿龈肿痛诸证。凡外感风热头痛者，可与桑叶、菊花、白芷等配伍，如《医醇剩义》香芷汤；若为外感风寒头痛者，可与防风、荆芥、川芎等同用，如《医学心悟》加味香苏散；若为外感风湿头痛者，则与羌活、独活、藁本等相配，如《内外伤辨惑论》羌活胜湿汤。凡偏正头风昏晕头痛者，需与天麻、川芎、白芷等配伍，如《石室秘录》芍荆散、《圣济总录》芍香散；若风热上攻目痛连脑痛者，可与菊花、川芎、黄芩、石膏相伍，如蔓荆实汤；若气虚清阳不升头痛者，可与黄芪、人参、升麻、柴胡等并用，如《卫生宝鉴》顺气和中汤；若血虚清窍失养头痛者，可与当归、川芎等合用。凡风热上扰，目赤肿痛，羞明多泪者，可与菊花、栀子、赤芍药等相佐，如《圣济总录》蔓荆实丸；若肝经热盛，白翳遮睛者，当与防风、羌活、蝉蜕、草决明等并用，如《医宗金鉴》洗刀散；若中气不足，清气不升，内障失明者，可与人参、黄芪、炙甘草等同煎，如《兰室秘藏》蔓荆子汤。凡风热上攻，牙眼肿痛者，可与生地黄、地骨皮等配用，如《太平圣惠方》蔓荆子散。

【附方】

［古代方］

1. 目赤肿涩痛，多泪：土瓜根、蔓荆子、荆芥、甘草、栀子各等份，为散。每服9克，水200毫升煎，先熏后服，食后用之。(《世医得效方》蔓荆散)

2. 劳役饮食不节，内障眼病：黄芪、人参各30克，炙甘草24克，蔓荆子7.5克，黄柏9克(酒拌炒)，白芍药9克。上㕮咀。每服9～15克，水煎。(《兰室秘藏》蔓荆子汤)

3. 牙齿根宣露挺出，积热风毒所为者：蔓荆子、生干地黄、地骨皮、角篙各30克，郁李根皮60克。上为粗散。每用15克，水煎，去滓，热含冷吐。(《太平圣惠方》蔓荆子散)

4. 肺热壅盛，痰嗽喘急：蔓荆实、大黄、威灵仙、天麻各30克。上为散。每服6克，蜜酒调下。(《圣济总录》蔓荆实散)

5. 乳痈疼痛：蔓荆实(微炒)30克，甘草(半生半熟)25厘米。上为散。每服4克，以温酒调下，每天3服。(《千金方》蔓荆实散)

6. 须鬓发秃落不生：蔓荆子60克，附子(生用)60克。上为细散，以酒400毫升于瓷器中密封，20天药成。用时先以乌鸡脂涂之，后取药汁梳须发，10天后良。(《太平圣惠方》)

［现代方］

1. 感冒头痛：蔓荆子、紫苏叶、薄荷、白芷、菊花各9克，水煎服。(《全国中草药汇编》)

2. 外感风热头目痛，神经性头痛：蔓荆子9克，桑叶、菊花、薄荷、白芷、荆芥各9克，水煎服。(《湖南药物志》)

3. 偏头痛：蔓荆子10克，甘菊花5克，川芎4克，细辛3克，甘草4克，白芷3克，水500毫升，煎取200毫升，分次频服。(《现代实用中药》)

4. 高血压头晕痛：蔓荆子9克，野菊花、钩藤、草决明各12克，水煎服。(《湖南药物志》)

587. 磁　石

【概述】

本品为氧化物类矿物尖晶石族磁铁矿，主含四氧化三铁(Fe_3O_4)，采挖后，除去杂石，砸碎生药，或煅用。又名玄石、慈石、灵磁石、吸铁石等。主产辽宁、河北、山东、江苏、河南、安徽、湖北、四川、广东、广西、云南等地。性寒，味咸。归肝、心、肾经。功能平肝潜阳，聪耳明目，镇惊安神，纳气平喘。主治头晕目眩，视物昏花，耳鸣耳聋，惊悸失眠，肾虚气喘。用法用量：内服入煎，9～30 克，打碎先煎，若入丸、散，每次用量 1～3 克；外用适量，研末敷。因本品吞服后不易消化，如入丸、散剂，不可多服，脾胃虚弱者慎用。

【成分】

本品主要成分为四氧化三铁(Fe_3O_4)，其中含氧化亚铁(FeO)31%、氧化铁(Fe_2O_3)69%，并含有 Si、Pb、Ti、P、Mn、Ca、Mg 等杂质。此外，磁石中含有 Cd、Co、Cr、Cu、Mn、Ni、Pb、Zn 等微量元素及一定量的 As，使用时应注意。

【药理】

1. 对血液系统的影响：用超分散磁铁微粒大小为 0.2～1 微米以 50 毫克/千克给大鼠静脉注射后，可使动物血液中血红蛋白水平、红细胞和白细胞数增加，血液凝固时间延长及血浆纤维蛋白分解活性增加，同时中性粒细胞吞噬反应增加。但同样大小的磁石微粒以 50 毫克/千克静脉注射，不出现上述变化，仅能增加中性粒细胞吞噬功能活性。

2. 镇静、抗惊厥作用：磁石有镇静及抗惊厥作用，炮制后其作用增强。炮制后 100%磁石溶液 15 克/千克给小鼠灌胃，能显著延长异戊巴比妥钠睡眠时间。对士的宁引起的小鼠惊厥有对抗作用，使惊厥潜伏期明显延长。

3. 体内过程：磁石微粒注入大鼠体内后，主要聚集于肝和肺二脏。

4. 毒副作用：200%磁石煎液给昆明种小鼠静脉注射 LD50 为 14.70 克/千克。其粉尘给大鼠进行气管内给药，可引起支气管炎、肺气肿和肺膨胀不全等病理改变。又对小儿发育有一定影响，同时脾胃虚者也不宜多服、久服。

【临床报道】

1. 平肝潜阳：用于肝肾不足，虚阳上亢之证，常与白芍、生地、天麻等配伍，以滋阴潜阳、平肝熄风。

2. 聪耳明目：用于肾水不足，耳目昏聩，常与朱砂、神曲同用，如磁朱丸；用于肾虚耳聋、耳鸣，可与猪肾同煮服；若温热病后，肾虚精亏而耳聋耳鸣者，亦可与熟地黄、山萸肉、石菖蒲、五味子配伍，以滋阴益肾，如耳聋佐慈丸。

3. 镇惊安神：用于心神不安、惊悸、失眠，常与朱砂、茯神、酸枣仁、远志等安神药同用。亦可用于治疗小儿惊痫。

4. 纳气平喘：用于肾不纳气，上气喘逆，常与熟地、胡桃肉、五味子等配伍使用。此外，磁石研末外敷，可治痈疮肿毒及创伤出血。

【附方】

［古代方］

1. 暖水脏，强益气力，明耳目，利腰脚：磁石(醋淬)300 克，肉苁蓉 60 克，木香 90 克，补骨脂 60 克，槟榔 60 克，肉豆蔻 60 克，蛇床子 60 克，捣筛为末，与磁石煎相和，丸如梧桐子大。每空腹以温酒服 20 丸。(《太平圣惠方》磁石丸)

2. 肛门不收，里急后重：磁石(醋淬)120 克，桂皮 30 克，猬皮(炙)1 枚。上 3 味捣筛为末，每服 4 克，米汤调下。(《圣济总录》磁石散)

3. 耳聋耳鸣，常如风水声：磁石 15 克，木通、菖蒲各 250 克，以绢囊盛，用酒 1 升浸，寒 7 日，暑 3 日，每饮 20 毫升，每天 2 次。(《圣济总录》磁石酒)

4. 诸般肿毒：吸铁石 9 克，金银藤 120 克，黄丹 240 克，香油 500 克。如常熬膏贴之。(《乾坤秘祖》)

［现代方］

1. 心肾阴虚，心阳偏亢，心悸失眠，耳

鸣耳聋，视物昏花：磁石(煅)200克，朱砂100克，六神曲(炒)400克。朱砂水飞，磁石、神曲各研，将3药粉混研，过筛、混匀，用水泛丸，干燥即得。口服，每次3克，每天2次。功能镇心，安神，明目。[《药典》(1995年版)磁朱丸]

2. 肝肾阴虚，耳鸣耳聋，头晕目眩：磁石(煅)、熟地黄、山茱萸、牡丹皮、山药、茯苓、泽泻、柴胡、竹叶，上药粉碎成粉，炼蜜为丸，每丸重9克。口服，每次1丸，每天2次。功能滋肾平肝。[《药典》(1995年版)耳聋左慈丸]

3. 阴虚阳亢，烦躁不宁，心悸，失眠，头晕，头痛：磁石30克，石决明15克，白芍12克，生地15克，酸枣仁30克，炙甘草10克，水煎服。(《中国常用中草药》)

4. 肾虚作喘：磁石、赭石各30克，五味子10克，桃仁10克，冬虫夏草3克(研末另冲)，水煎服。(同上)

【备注】

1. 磁石久贮，会发生氧化，磁性减退，具有吸铁能力的活磁石，也称灵磁石，品质较好。

2. 磁石首载于《本草经》，列为中品。古本草所述磁石，即磁铁矿中具有一定吸铁能力的活磁石，为矿物学所谓极磁铁矿(Lodestone)或磁畴方向均一的磁铁矿块状集合体。至于玄石，或属未表现吸铁特性的磁铁矿死磁石，或为其他黑色岩石。古代文献记载：泰山(山东)、慈山(河北)、南方(徐州、南海)有磁石分布，近代地质学者也曾在泰山东麓、河北慈山、江苏徐州利马驿铁矿采到过极磁铁矿。

588. 豨莶草

【概述】

本品为菊科植物豨莶 Siegesbeckia orientalis L.、腺梗豨莶 Siegesbeckia pubescens Makino 或毛梗豨莶 Siegesbeckia glabrescens Makino 的干燥地上部分。又名火莶、猪膏莓、虎膏、狗膏、猪膏草、豨莶草(《乾坤秘韫》)，皱面地葱花、黏糊菜、虎签(《本草纲目》)，肥猪苗、虾钳草、铜锤草、猪母菜、风湿草。豨莶主产于秦岭及长江以南各地。腺梗豨莶全国大部分地区均产。毛梗豨莶主产于长江以南及西南各地。性寒，味辛、苦。归肝、肾经。功能祛风湿，利关节，解毒。用于风湿痹痛，筋骨无力，腰膝酸软，四肢麻痹，半身不遂，风疹湿疮。用法用量：9～12克，水煎服。

【成分】

本品含多种二萜类化合物和半萜内酯；豨莶全草含豨莶苷及豨莶苷原、豨莶新苷、豨莶精醇、豨莶萜内酯、豆甾醇、挥发油等；腺梗豨莶中含腺豨莶萜二醇酸、腺豨莶萜二酸及腺豨豨莶萜醇酸。还含有多种半萜内酯、苦味质、生物碱及挥发油。

【药理】

1. 抗炎作用：豨莶草煎剂或醇浸剂灌胃对大鼠蛋清性、甲醛性足肿胀无明显抑制作用，但与臭梧桐合用则有显著的抑制作用。研究用豨莶草1份与臭梧桐2份混合制成的豨桐丸煎剂，对大鼠甲醛性或蛋清性关节炎，有明显抗炎作用。动物实验也证明腺豨莶萜二醇酸、腺豨莶萜二酸及腺豨萜醇酸等有抗炎作用。

2. 降压作用：豨莶草水浸液、乙醇水浸液和30%乙醇浸出液有降压作用。

3. 抗血栓作用：静脉注射豨莶草水煎醇沉液对家兔血栓形成有明显抑制作用。

4. 抗早孕作用：毛梗豨莶草中二萜苷成分豨莶苷对大鼠有明显抗早孕作用。

5. 抑菌、抗病毒作用：豨莶草对金黄色葡萄球菌、大肠杆菌、绿脓杆菌、痢疾杆菌等有抑制作用。豨莶草水或醇提取物对单纯疱疹病毒有抑制作用。

此外，豨莶草煎剂腹腔注射对小鼠体液免疫、非特异性免疫均有抑制作用。

【临床报道】

豨莶草临床主要用于风湿性关节炎、高血压及冠心病。临床治疗风湿痹痛，对风湿引起的筋骨疼痛，腰腿痛效果好。豨莶丸对慢性风湿性关节炎、类风湿关节炎效果较好，与羌活、独活、防风、骨碎补、臭梧桐配伍，祛风湿有效，如豨桐丸，可治一般风湿性关节疼痛。豨莶水浸液及乙醇浸出液对麻醉动物，有降血压作用，已知腺豨莶萜二醇酸为有效成分之一。还有扩张血管作用。临床用于高血压病及由中风引起的口眼㖞斜，手足缓软，言语謇涩，半身不遂，可用豨莶丸或豨桐丸，陈藏器《本草拾遗》记载豨莶草可治久疟，现代研究已证明其提取物对鼠疟原虫有抑制作用。体外试验对白色念珠菌有抑制作用。

【附方】

［古代方］

1. 痹证：豨莶草去梗取叶，陈酒拌透，蒸过晒干，再拌再蒸，如法九次，晒干为细末，蜜丸，早空心吞服12～15克。（《活人方汇编》豨莶散）

2. 感受风湿，两足软酸疼痛，不能步履，或两手牵绊不能仰举：豨莶草、臭梧桐各等份，以酒制，晒干为末，炼蜜为丸，每服12克，早、晚用开水送服。（《济世养生集》豨桐丸）又同名豨莶丸，乃《证类本草》卷十引《成讷方》、《医学入门》卷七称作九蒸单豨莶丸，主治中风，用豨莶九蒸九晒，研末为丸如梧桐子大，每次20～30丸，空心用温酒或米饮送下。

3. 女劳疸：白术60克，杜仲15克，茯苓15克，车前子9克，豨莶15克，山药30克，水煎去滓，温服。（《辨证录》豨莶杜术汤）

［现代方］

1. 脑血管意外后遗症：豨莶草500克，以蜜、米酒或陈醋各30克层层喷洒，蒸透晒干，如此9次。粉碎，再用蜜60克，熬至滴水成珠，和入药末，为丸如梧子大。每天服20克，早晚分服，以米汤或稀饭送下。

2. 急性黄疸型肝炎：豨莶草10克，栀子3克，或加鬼针草适量，每天1剂，煎服2次。

3. 慢性肝炎：豨莶草30～60克，茜草30～60克，服药2～4个月。

4. 高血压：豨莶草、臭梧桐、夏枯草各9克，每天1剂，煎服2次，连服3天。（《青岛中草药手册》）

5. 地方性氟病：豨莶草1份，鸡蛋壳1份，甘草2份，制成水丸，每次4.5克，每天2次。

6. 妊娠高血压综合征抽搐：豨莶草35克，钩藤35克，地龙15克，水煎频服，每天1～2剂。

7. 夜盲症：豨莶草叶焙干，研细末，每次3克，和猪肝15克共蒸服，每天1次。

8. 风湿性关节炎：豨莶草15克，防风15克，老鹳草15克，白术15克，薏苡仁15克，骨碎补15克，秦艽12克，苍术12克，五加皮12克，羌活9克，独活9克，水煎服。（《中国常用中草药》）

【备注】

豨莶草品种较混乱，云南以唇形科糙苏作豨莶草，两广有一种同名的豨莶草，乃为唇形科植物防风草（落马衣）。还有个别地区误用菊科刺针草及狼把草，均应区别。

589. 蝉 蜕

【概述】

本品为蝉科昆虫黑蚱 Cryototympana pustulata Fabricius 的若虫羽化时脱落的皮壳。夏、秋二季收集，除去泥土，晒干。又名蝉衣、蝉退、蝉壳、知了皮。主产于山东、河南、河北、江苏、湖北、四川等地。性寒，味甘。归肺、肝经。功能散风除热、利咽、透疹、退翳、解痉。主治风热感冒，咽痛，音哑，麻疹不透，风疹瘙痒，目赤翳障，惊风抽搐，破伤风。用法用量：内服，煎汤3～6克，或入丸散；外用适量，煎水洗，或研末调敷。孕妇慎服。

【成分】

蝉蜕主要含氨基酸、蛋白质、甲壳质(Chitin)、有机酸及酚类化合物。氨基酸的相对含量以丙氨酸(Alanine)、脯氨酸(Proline)和天门冬氨酸(Aspartic acid)等为最高，丝氨酸、苏氨酸、谷氨酸等次之，异亮氨酸、甘氨酸等较低。还含有蝶啶类色素：异黄质蝶呤(Isoxanthopterin)、赤蝶呤(Erythropterin)，并含有可溶性钙。

【药理】

1. 镇静作用：水提液小鼠腹腔注射有明显的镇静作用。蝉蜕醇提物能使小鼠的自发活动减少，延长戊巴比妥钠睡眠时间和拮抗咖啡因引起的活动增加，有显著镇静作用，与戊巴比妥类药物有协同作用。本品煎剂静脉注射可使家兔活动减少，安静，腹及四肢肌张力降低，翻正反射迟钝，而且作用明显。

2. 抗惊厥作用：蝉蜕水提液灌胃给药，能降低硝酸士的宁引起的动物惊厥死亡率，有抗惊厥作用。其醇提物小鼠腹腔注射0.3毫升/千克(每毫升相当于0.16克生药)能减少士的宁引起的惊厥死亡数，并能延长惊厥动物的存活期和惊厥潜伏期。延长破伤风毒素所致惊厥小鼠的存活期，如与苯巴比妥钠合用则较单用时显著。还能对抗可卡因、烟碱等中枢兴奋药引起的小鼠惊厥死亡。

3. 镇痛作用：蝉蜕水提液皮下注射经扭体法测定，结果表明有明显的镇痛作用，能延长热刺激时小鼠疼痛反应出现的时间。镇痛作用以其全体及身较明显，头、足较次。

4. 解热作用：蝉蜕煎剂1克/千克灌胃，对过期伤寒菌苗所致发热家兔有解热作用，且尤以蝉蜕头、足部位作用明显。其醇溶部分静脉注射对三联菌苗所致家兔发热有轻微解热作用。

5. 抑制免疫与抗过敏作用：给小鼠口服蝉蜕水煎液，可使胸腺、脾脏重量减轻，降低单核巨噬细胞系统的吞噬力，抑制小鼠耳异种被动皮肤反应，抑制大鼠颅骨骨膜肥大细胞脱颗粒，对二硝基氯苯所致小鼠迟发超敏反应亦有抑制作用。

6. 毒副作用：小鼠腹腔注射蝉蜕醇提取物的 LD50 为(809±41.8)毫克/千克，口服量达800毫克/千克未见死亡。小鼠腹腔注射本品醇提物，连续给药10天，日剂量必须小于 LD50 的1/20才能避免死亡，日剂量达 LD50 的1/6时，连续给药7天，全部死亡。

【临床报道】

1. 治疗破伤风：用蝉蜕末每天4.5～15克，黄酒60毫升冲服，配以必要的西药疗法治疗150例，治愈率达91.3%。

2. 治疗产后尿潴留：蝉蜕9克，加水煎至400毫升左右，去渣加红糖适量1次服完，必要时再服1次，亦可同时辅以肌肉注射新斯的明0.5毫克，治疗125例，痊愈108例，好转14例，无效3例。

3. 治疗急性肾小球肾炎：蝉蜕25克，浮萍15克，水煎服，每天1剂，治疗68例，痊愈54例，显效9例，好转5例，平均疗程21天。

4. 治疗慢性荨麻疹：蝉蜕炒焦研末，炼蜜为丸，每次1丸(9克)，每天2～3次，治疗30例，治愈7例，显效15例，好转5例。

5. 治疗角膜翳斑：蝉蜕注射液(每毫升含原生药0.6克)球结膜下注射，每天或隔天1次，10次为1个疗程，治疗角膜薄翳、斑翳、白斑共110例，125只眼，结果显效60只眼，有效50只眼，总有效率达76%。

蝉蜕治温病初起发热，咳嗽，与薄荷、前胡、牛蒡子等同用，以宣肺散邪；治风热郁肺，咽喉肿痛，声音嘶哑，常与薄荷、桔梗、甘草等同用，以宣肺利咽；治麻疹初起，透发不畅，常与葛根、升麻、牛蒡子等配伍，共增透疹之效；治风疹瘙痒，常与防风、白鲜皮等配伍，以祛风止痒；治风热目赤多泪，多与菊花、桑叶配伍，以散风热；治风热攻目，翳膜遮睛，多与谷精草、密蒙花、木贼草等同用，以散风热、退翳明目；治小儿惊风及破伤风，可单用本品研粉，黄酒冲服；或与僵蚕、全蝎、天麻、南星等同用，以加强祛风止痉之效；治小儿夜啼，惊哭不安，多与钩藤、朱砂等配伍，以定惊安神。

【附方】

［古代方］

1. 咳嗽，肺气壅滞不利：蝉壳、人参、五味子各30克，陈皮、甘草各15克，共为细末，每服1.5克，生姜汤下，无时。(《小儿卫生总微论方》蝉壳汤)

2. 惊痫热盛发搐：蝉壳、人参各15克，黄芩、茯苓、升麻、牛黄、牡蛎各0.3克，天竺黄3克，同研匀细，每用1.5克，煎荆芥、薄荷汤调服，无时。(《小儿卫生总微论方》蝉壳散)

3. 慢惊：全蝎7个，蝉壳21个，甘草7.5克，大天南星1个，研为末，每服1.5克，姜、枣煎服。(《直指小儿方》蝉蝎散)

4. 破伤风五七天未愈，已至角弓反张，牙关紧闭：蝉蜕15克，为末，用好酒1碗，煎滚服之。(《仁斋直指方》秘传独圣散)

［现代方］

1. 破伤风：蝉衣30克，天南星6克，全蝎7个，炒姜蚕7条，黄酒为末，水煎服。[中医杂志，1956，(8)：13]

2. 目翳方：蝉蜕、黄芩各15克，柴胡、白蒺藜、菊花各20克，水煎服。(《蕲州药志》)

3. 婴儿夜啼方：蝉蜕5～7只，去足洗净，水煎取汁约100毫升，稍加白糖，装入奶瓶，待温后，分3～5次喂完。[四川中医，1989，(2)：15]

4. 脱肛：蝉蜕适量研末，同时先以1∶1 500高锰酸钾溶液清洗局部后，再将药末撒于脱出之黏膜上。另蝉蜕50～60克，焙干研细末。用时先取1%白矾水将脱肛部分洗净，再涂以麻油，撒上蝉蜕末。而后缓缓将脱肛纳还。

5. 荨麻疹：糯米酒50克，加水250毫升，煮沸，每次加蝉蜕细粉3克，搅匀温服(小儿酌减)，每天2次。或蝉蜕末10克，黄酒20毫升加入150毫升沸水中煎1～2分钟，待温后服(此为3岁患儿用量)，每晚睡前1次服。盖被微汗效果更佳。或蝉蜕炒焦研末，炼蜜为丸，每丸9克。或蝉蜕2份，蒺藜1份，蜂蜜适量制丸，每丸9克，每天2～3次，每次1丸。

6. 产后尿潴留：蝉蜕9克，加水500～600毫升，煎至400毫升，去渣，加红糖适量，一次服完。

7. 皮肤瘙痒：蝉蜕450克，熟地300克，丹参300克。研细末，混合，每天3次，每次3克，口服，15天为1个疗程。

8. 小儿夜啼：蝉蜕、灯心草各3克，钩藤、竹叶各6克，薄荷、甘草各1克，煎服，连服2～3剂。

主要制剂有：

1. 蝉蜕注射液：蝉蜕500克，粉碎成粗粉，水煮醇沉工艺制备成每毫升含氮量为30毫克的注射液，结膜下注射，每次1毫升，每天2次，功能明目退翳，用于角膜混浊等症。[中成药研究，1980，(2)：14]

2. 小儿良友散：蝉蜕、薄荷、钩藤、全蝎、僵蚕、天竺黄、朱砂、雄黄、人工牛黄、琥珀，制成散剂，每包0.15克，内服，半岁以下每次半包，1～4岁每岁每次1包，每天2次，糖水送服，功能镇惊，祛风，化痰。用于小儿急热惊风，痰喘咳嗽，痰涎壅盛。

3. 消风止痒冲剂：蝉蜕、防风、荆芥、当归、亚麻子、地骨皮、苍术、生地、石膏、关木通、甘草，制成冲剂，每块14克，开水冲服，每次1块，每天2次，功能疏风清热，除湿止痒。用于风热隐疹、皮疹色红，瘙痒异常，遇热加剧，得冷减轻，亦可用于荨麻疹。(2、3均出《中国药物大全》)

590. 罂粟壳

【概述】

本品为罂粟科植物罂粟 Papaver somniferum L. 的成熟蒴果的外壳。一年或两年生草本。秋季将已割取浆汁后的果实摘下破开，除去种子及枝梗干燥。又名米壳、御米壳、粟壳、罂子粟。性平，味酸涩，有毒。归肺、大肠、肾经。功能敛肺止咳，涩肠止痛。用治久咳，久泻，久痢，脱肛，便血，心腹筋骨诸痛。用法用量：2.4～6克水煎服，或入丸散。咳嗽、泻痢初起邪实者忌用。易成瘾，不宜常服；儿童禁用。

【成分】

壳含少量吗啡、可待因、那可汀(Narcotine)、蒂巴因(Thebaine)、罂粟碱(Papaverine)及罂粟壳碱(Narcotoline)等生物碱以及多糖、消旋肌醇、赤藓醇等。种子含吗啡、罂粟碱、痕量那可汀。还含可待因及蒂巴因。

【药理】

1. 对中枢神经系统的作用：① 镇痛：罂粟壳所含吗啡可激活中枢神经阿片受体而具有显著镇痛作用，并有高度选择性，可待因镇痛作用较弱，仅为吗啡的1/4。② 催眠：吗啡可催眠但睡眠浅易醒；罂粟碱能明显增加大鼠纹状体及边缘区多巴胺代谢物二羟苯乙酸(DOPAC)和高香草酸(HVA)的含量。③ 镇咳：吗啡可抑制咳嗽中心而止咳，但易成瘾而不用；可待因则用于无痰干咳，作用不及吗啡强，而成瘾性低，那可汀止咳作用约与可待因相等。④ 对呼吸中枢：罂粟碱可兴奋呼吸中枢。但吗啡可抑制呼吸中枢，降低呼吸中枢对二氧化碳的敏感性。

2. 对心血管系统的作用：吗啡有舒张外周小血管及释放组胺的作用。罂粟碱能松弛大动脉平滑肌(包括冠状动脉、脑动脉、外周动脉及肺动脉)，对实验性狗有长时间舒张冠状血管及增加冠状血流量的作用，大剂量可抑制心肌传导及延长不应期，防止氯仿-肾上腺素引起的心脏颤动。

3. 对平滑肌的作用：吗啡可提高胃肠道平滑肌及括约肌张力，并抑制胃肠道蠕动；可致胃肠及其括约肌张力增加，消化液分泌减少，胃肠推进缓慢而导致便秘；也可增加胆道压力，引发胆绞痛；能对抗催产素对子宫的兴奋作用而延缓产程。罂粟碱可松弛各种平滑肌，如血管、支气管平滑肌，而用于外周动脉或肺动脉栓塞及气管痉挛性收缩，为周围血管扩张药和平滑肌解痉药。对胃肠道、泌尿道等平滑肌予以松弛。

4. 毒副作用：治疗量的吗啡可引起

恶心、呕吐、便秘、排尿困难、嗜睡等症状。急性吗啡中毒表现为昏睡，瞳孔极度缩小呈针尖样及呼吸抑制。慢性中毒即吗啡极易耐受成瘾，一旦停药，出现戒断症状。罂粟碱静脉注射可致心律失常。

【临床报道】

1. 治疗呃逆：罂粟壳15克为末，用纸卷点燃，鼻深嗅其烟，另取12克药末，开水冲泡代茶饮。

2. 治疗慢性肠炎：罂粟壳10克，水煎液冲服金银花细末30克。

3. 治疗冠心病心绞痛：罂粟碱15毫升于左前臂神门穴、右前臂内关穴穴位注射。

4. 治疗烧烫伤及皮肤感染：复方罂粟膏即罂粟壳、当归、冰片、轻粉、银朱、麻油、白醋为药膏外用。

【附方】

［古代方］

1. 久咳不止：粟壳6克，蜜炙为末，蜜汤下。(《世医得效方》)

2. 劳喘嗽不已，自汗者：御米壳，入乌梅同煎。(《宣明论方》)

3. 水泄不止：罂粟1枚，乌梅肉、大枣肉各10枚，水煎服。(《经验方》)

4. 一切痢：罂粟壳、厚朴各3克，为细末，米饮调下。(《百一选方》)

5. 赤白痢：罂粟壳(炙黄)、罂粟子(炒微黑)，同为细末，炼蜜为丸，如小鸡头大，每服10～15丸。赤痢，甘草汤下；白痢，干姜汤下；泻，米饮下。小儿，丸如粟米大，量大小加减服用。(《百一选方》)

6. 痢疾：川黄连、茱萸、粟壳(清泔浸3天，酒浸7天)炒干，上2味同此制，末为丸，每服80丸，热则甘草汤下，寒则姜汤下。(《脉因证治》止痢神丸)

［现代方］

1. 久咳虚嗽，自汗，久痢：罂粟壳30克，乌梅15克，焙干研末，每服3克，临睡前温开水吞服。(《中国常用中草药》)

2. 赤白痢疾：蜜罂粟壳50克，厚朴50克，共研细末，每服10克，日服两次，米汤送服。(同上)

【备注】

本品久用易成瘾，不可常服。更不可过量，以免中毒。

591. 蜜 环 菌

【概述】

本品为口蘑科的真菌类植物蜜环菌 Armillaria mellea QuéL. 的子实体。又称蜜蘑、蜜环蕈。夏秋季在林中地上、腐木上或树木桩上或树根部成丛生成。利用其与天麻共生关系，可提高天麻产量和质量。是天麻生长发育过程中不可缺少的生物因子，在天麻的表皮曾见蜜环菌的菌丝及菌素，天麻生物活性，可能与蜜环菌代谢有关。功能平肝熄风，定惊止痉，主治同天麻。用法用量：蜜环菌片，每次4～6片，每天3次。

【成分】

子实体含麦角甾醇、甘露醇、D-苏来醇(D-threitol)、甲壳质、维生素 B_1、维生素 B_2 等。蜜环菌人工发酵培养的菌丝体分得17个倍半萜类成分，即蜜环菌甲素、乙素、丙素(Armillaridin 1、2、3)、丁素、戊素、己素、庚素、辛素、壬素、癸素、子素、丑素、寅素、卯素、辰素以及蜜环菌酸(Armillaric acid)，并从蜜环菌分离出葡聚糖、多肽聚糖和多种氨基酸。

【药理】

1. 对神经系统的作用：① 酒剂和浓缩发酵液均有加强戊巴妥钠阈下值催眠量的作用；剂量加大至20克/千克，显示延长戊巴比妥钠的睡眠时间。② 显著减少小鼠自主活动。③ 有一定的抗戊四唑惊厥作用。④ 明显提高小鼠耐缺氧能力。⑤ 蜜环菌水剂 5 克/千克，显著延长小鼠张嘴呼吸时间，显示对脑缺血的脑保护作用。⑥ 蜜环菌水剂 10 克和 20 克/千克给小鼠 30 分钟后，静脉注射 KCN 5 毫克/千克，可延长缺氧的存活时间。⑦ 蜜环菌对高钾所致大鼠脑突触体内游离钙浓度的升高有对抗作用。⑧ 蜜环菌及其成分腺苷可影响大鼠脑突触体谷氨酸的释放。

2. *对心血管系统的作用*：① 对麻醉犬血流动力学作用：静脉注射蜜环菌菌丝体制剂1 克/千克时，脑血流量明显增加，血管阻力降低，血压下降，冠脉流量增加，冠脉阻力下降。同时增加外周血管的血流量和降低外周血管阻力。以上结果说明蜜环菌对脑、冠状动脉和外周血管均有一定的扩张作用。② 菌丝体水剂对狗离体血管高钾收缩的影响：水剂能显著减少高钾引起的狗离体基底动脉和股动脉的收缩，呈良好的量效关系。而且以脑基底动脉更为敏感。

3. *免疫调节作用*：蜜环菌固体发酵物中提取的多糖 AP，可显著增加正常小鼠和免疫抑制小鼠溶血素生成以及正常小鼠 PFC 数。在体外能显著增强刀豆球蛋白(Con A)诱导的淋巴细胞增殖。可使体液免疫和细胞免疫均增强。

【临床报道】

1. *治疗风湿腰膝痛、眩晕头痛、小儿惊痫*：可用菌丝体发酵生产的药品。

2. *治疗高血压椎基底供血不足，梅尼埃症，自主神经功能紊乱等引起的眩晕症状*：菌丝体发酵制成的蜜环菌片、银蜜片，对改善肢麻、耳鸣、失眠，中风后遗症也有效果。

3. *用于肿瘤病人的辅助治疗*：葡聚糖和多肽有抗癌作用，对小鼠肉瘤 S180 与艾氏腹小癌分别有 70%和 80%的抑制率。对临床肿瘤病人可参考酌用，作为化疗或放疗的辅助用药。

【备注】

蜜环菌水剂有效成分 N^6-羟吡啶甲基腺苷（HPMA）含量很低，现已能全合成。毒性极小。小鼠皮下注射 LD 50 为 230 毫克/千克，有效剂量为 0.3～10.0 毫克/千克，其药理作用为：① 自由活动减少；② 量大时翻正反射消失；③ 睡眠时间延长；④ 有保护脑作用；⑤ 有耐缺氧作用等。

592. 熊 胆

【概述】

本品为熊科动物黑熊 Selenarctos thibetanus G. Cuvier 或棕熊 Ursus arctos L. 的干燥胆，猎取熊之后，立即割取胆囊，扎紧囊口，剥去油脂，悬挂通风处阴干，或用夹板将胆囊夹扁，阴干或置石灰缸中干燥。以个大，胆仁多，色金黄，半透明，味苦回甜者为佳。始载于《药性论》，又称黑熊胆、黄熊胆。《药典》1977 年版一部收载。用时除去皮膜。性寒，味苦。归肝、胆、脾、胃经。功能清热平肝，明目。主治惊风抽搐。外治目赤肿痛，咽喉肿痛。用法用量：0.3～1 克多入丸散服；外用适量，研末或水调涂，敷患处。

【成分】

熊胆成分及质量，因品种、产地、采收时间和加工方法不同而有所差别，天然熊胆主含胆汁酸类、胆色素、氨基酸及胆甾醇。胆汁酸类有：去氧胆酸、牛磺鹅去氧胆酸、牛磺胆酸以及少量熊去氧胆酸、胆酸和去氧胆酸。引流熊胆，与天然熊胆接近，主含结合型去氧胆酸、鹅去氧胆酸及少量游离型胆汁酸、胆红素等，而氨基酸含量较高。人工熊胆系按熊胆优品金胆（琥珀胆）的质量标准制造，成分与天然熊胆相似。

【药理】

1. 镇静抗惊厥作用：① 熊胆能明显降低小鼠自发活动，对抗去氧麻黄碱的中枢兴奋作用，与催眠药有协同作用，显示熊胆的中枢镇静作用。② 对抗戊四氮惊厥，降低电惊厥死亡率。也能抑制异烟肼和士的宁致小鼠惊厥，抗惊厥成分为熊去氧胆酸，如与鹅去氧胆酸和胆酸钠合并，抗惊作用更强。

2. 解热、镇痛作用：① 显著抑制人工发热动物，对酵母导致的大鼠发热，松节油皮下注射所致家兔发热以及2、4-二硝基酚所致发热，均有解热作用。② 镇痛作用。

3. 抗炎利胆作用：① 对组胺皮内注射、醋酸溶液腹腔注射对小鼠所致毛细血管通透性亢进，巴豆油所致小鼠耳肿胀，二甲苯所致小鼠耳部炎症，角叉菜胶引起的大鼠足蹠水肿，均有抗炎作用。② 促进大鼠胆汁分泌，胆汁中胆酸含量增加有效成分是各种胆汁酸。又胆酸盐可显著松弛奥狄氏括约肌。其强度依次为去氧胆酸钠＞鹅去氧胆酸钠＞熊去氧胆酸钠＞胆酸钠。

4. 解痉和溶胆石作用：① 对乙酰胆碱和组胺引起的肠痉挛，有对抗作用。② 多种胆汁酸有溶解胆石作用。熊胆增加胆汁分泌，减少胆固醇合成，促进胆固醇溶解，具有溶解胆固醇结石的作用。熊去氧胆酸对胆石症患者有效。

5. 对心血管的影响：① 对离体心脏，小量兴奋，大量抑制。又熊胆可使冠脉流量增加，心肌耗氧量降低。大鼠离体心脏灌流，使心收缩力增强，心率减慢。但也有报告，熊胆降低心肌收缩力，缩短动作电位时程。② 胆酸盐静脉注射可致麻醉兔血压下降，也可降低正常或自发性高血压大鼠血压。注射时在冠脉阻力降低同时，可见血压下降。③ 熊去氧胆酸能抑制胆固醇合成，并减少其自肠道吸收。大鼠每天0.4克/千克连续4天，可明显降低胆固醇及甘油三酯浓度。此外，熊胆还能明显抑制血栓形成。

6. 其他作用：① 熊胆有镇咳作用；且有一定的抗菌作用。② 熊去氧胆酸有显著降血糖作用。③ 天然及人工熊胆对小鼠基本上无毒性。鹅去氧胆酸钠对小鼠皮下注射LD50为961毫克/千克，熊去氧胆酸钠小鼠皮下注射LD50大于5克/千克，小鼠按人用量50倍灌服，仅见肝脏有轻微的组织化学变化。

【临床报道】

用于：① 胆固醇胆石症的溶石治疗，用鹅及熊去氧胆酸。② 牛磺胆酸钠、去氧胆酸用于阻塞性黄疸术前，可使术后肌酐廓清率改善，内毒素水平降低。③ 熊胆生理盐水溶液治溃疡型病毒性角膜炎。20％熊胆注射液结合膜下注射，对晶体浑浊、眼底出血、球后视神经炎等有较好疗效。熊麝注射液治疗角膜翳也有一定疗效。④ 复方治疗小儿百日咳。

熊胆用于实热。配牛黄可加强抗惊，用于热病神昏，惊痫抽搐；配羚羊角，可治肝火上升，目生翳障；配茵陈，用于湿热熏蒸、小便短赤、身目皆黄的黄疸。

【附方】

［古代方］

1. 小儿惊痫：熊胆二大豆许，和乳汁及竹沥服。（《食疗本草》）

2. 蛔心痛方：熊胆如大豆，和水服。（《外台秘要》）

3. 小儿一切疳疾，心腹虚胀，四肢壮热：熊胆3克研，麝香1.5克研，壁虎1枚，去头足煨，黄连3克去须，上药同研极细，以蟾酥和丸粟米大，每服5丸，米汤下。

(《小儿卫生总微论方》熊胆麝香丸)

4. 五痔十年不瘥：涂熊胆，取瘥止。(《千金方》)

5. 小儿奶痫黄瘦，体热心烦：熊胆0.9克青黛15克蟾酥15克，黄连末15克，牛黄0.9克，上药均研为粉，以猪胆汁和丸，如绿豆大，每服以粥饮下5丸，每天3次，量儿大小，加减服之。(《太平圣惠方》)

6. 眼炎，痔疮：熊胆0.06克，冰片0.06克，水化后点痛处。(《寿域方》熊胆散)

7. 风虫牙痛方：熊胆9克，片脑3克。上为末，以猪胆汁调搽患处。(《摄生众妙方》)

8. 久痔，脱肛肿痛：熊胆0.8克，片脑0.15克，白雄鸡胆3个。取汁，用蜗牛、田螺、井水同调匀，临卧先以药水洗净患处，后取药搽痔上。(《医学入门》熊冰膏)

9. 痔漏、疮口不合，脓汁清稀、肿硬不消：熊胆3克，雄黄、轻粉各1.5克，麝香0.5克，上为细末，掺患处。(《御药院方》熊胆散) 按：《疡医大全》卷二十三有熊胆散，治痔疮坚硬作痛、脱肛不收。处方有冰片0.3克，熊胆0.6克，故前方四味药中再添加冰片1克，其效会更佳，而前方亦为。(《圣济总录》)

[现代方]

1. 肝炎黄疸：柴胡、郁金各10克，姜黄10克，茵陈15克，水煎液，熊胆汁0.5毫升，另吞服。

2. 胃炎及胃十二指肠溃疡：熊胆胶囊(1.5克)每天1粒吞服，疼痛缓解后服溃疡散。

3. 心绞痛：熊胆胶囊(2克装)口服，配合太子参、白术、郁金、丹参、当归等药，水煎服。

【备注】

1. 纯熊胆粉，易粉碎，为晶状多面体颗粒，有光泽。如混入其他动物胆汁，则呈稠膏状，不易粉碎。

2. 人工引流胆汁干燥而成的熊胆粉，置水面上可产生自旋和周旋，很快溶解，最后沉于杯底，无不溶物。

十五 画

593. 樱桃叶

【概述】

本品为蔷薇科植物樱桃 Prunus pseudocerasus Lindl. 的叶。分布于河北、山西、山东、安徽、江苏、浙江、江西、陕西、甘肃、四川、云贵等地。性温，味甘、微苦。功能透疹，祛风湿，温胃健脾，止血，解毒。用治：① 麻疹透发不畅，胃寒食积，腹泻，吐血。用量 9～15 克煎汤内服或捣汁饮。② 毒蛇咬伤，疮毒，捣敷；阴道滴虫，煎水坐浴，并用消毒棉球悬线，浸透樱桃叶水塞入阴道内，每天更换 1 次。

【成分】

叶含黄酮苷。种子含氰苷，水解后生氢氰酸。树皮含芫花素、樱花素和一种甾体化合物。

【药理】

1. 降血压：樱桃叶水煎液对狗、兔有急性降压作用，且持续时间较长。

2. 对心率：樱桃叶水煎液可减慢心率，并使房性早搏转变为窦性心率。

【临床报道】

治胃痛（得温痛减者）：并治脘腹胀满、吞酸、脾胃虚寒而引起的腹痛、腹泻等证，对疮痈疔毒，有解毒、消肿之功。

【备注】

1. 樱桃枝：又名樱桃梗，为樱桃的枝条。用治寒痛，胃气痛，气痛。烧灰研末，烧酒送服。亦治关节痛，用量15 克煎服。

2. 樱桃根：安蛔止痛，用治蛔虫引起的腹痛，15～30 克煎汤内服。又治妇人气血不和，肝火旺，经闭，手心潮热等证。

3. 樱桃核：为樱桃的果核。性平，味辛。功能清热透疹。用治麻疹透发不畅，用量 3～9 克水煎服，也可煎汤熏洗，也用以眼皮生瘤、灭瘢痕。

4. 樱桃：性温，味甘。入肺、脾、肝经。功能散寒行湿，温经通络。治寒湿腰痛，阴雨天疼痛明显。亦治肾虚腰痛，腿膝无力。可用左归丸配樱桃。治疗脾胃虚寒，胃脘疼痛，可用理中汤配樱桃。樱桃鲜品可作水果食用，干品可水煎或浸酒，外用治冻疮，可用之捣敷或浸酒涂擦。

594. 槲 寄 生

【概述】

本品为桑寄生科植物槲寄生 Viscum coloratum（Komar.）Nakai 的干燥带叶茎枝。又名冬青、北寄生、柳寄生、槲寄、寄生、黄寄生、冻青。槲寄生产于河北、辽宁、吉林、内蒙、安徽、湖南、浙江、河南等地，此外，黑龙江、山西、江西、陕西、福建、湖北、江苏、青海等地亦产。性平，味苦。归肝、肾经。功能祛风湿，补肝肾，强筋骨，安胎。用于风湿痹痛，腰膝酸软，胎动不安。用法用量：9～15 克煎服。

【成分】

本品主要含黄酮类化合物：3′-甲基鼠李素，槲寄生新苷Ⅰ～Ⅶ等，以及三萜类（β-香树脂二醇、β-香树脂醇等）；有机酸（咖啡酸、原儿茶酸等）等化合物。

【药理】

1. 对心脏的作用：增加冠脉流量、降低动脉压、减慢心律、降低心肌耗氧量。槲寄生提取物有降压作用，与山楂、臭梧桐合用作用更强，作用时间亦延长，给醋酸脱氧皮质酮（DOCA）造成的大鼠高血压灌服槲寄生浓缩煎剂（生药5克）/只，每天1次，连服6周，可使血压恢复正常。

2. 抗心肌缺血作用：槲寄生注射液对垂体后叶素所致的T波高耸和S-T段抬高的心电图改变有保护作用，对局部病变组织有促进心肌梗死的修复作用等。大鼠腹腔注射槲寄生苷80毫克/千克，给药后1小时显著降低结扎冠脉所致缺血心肌的cAMP含量，而cAMP/cGMP比值也降低。

3. 抗心律失常作用：双氢黄酮总苷能加速豚鼠心室乳头肌细胞快反应动作电位复极化，不应期相对延长；可使氯化钡诱发的大鼠心律失常恢复窦性心律。给豚鼠静脉滴注槲寄生总苷60毫克能显著增加毒毛旋花子苷G诱发的室颤及致死所需剂量，但对乌头碱和氯化钙诱发的大鼠心律失常无明显的保护作用。

4. 抗血小板凝集作用：体外给予槲寄生总苷，对ADP、凝血酶、胶原和花生四烯酸诱导的兔血小板聚集，均呈明显的抑制作用，其作用与阿司匹林作用相仿。

5. 抗脂质过氧化作用：体内静脉注射槲寄生总苷4毫克/千克，家兔血小板内丙二醛（MDA）含量显著减少，显示其具有抗脂质过氧化作用。

6. 增强免疫：槲寄生提取液能促进特导性和非特异性免疫功能。含有植物凝集素的槲寄生提取物与胸腺提取物等混合，可作为促进细胞分裂免疫刺激剂，以控制和调节免疫系统。槲寄生植物汁或多糖对体液免疫和细胞免疫均有促进作用。

7. 抗癌作用：槲寄生总碱对动物移植性肿瘤，如艾氏腹水癌（EAC）、肉瘤180、肉瘤17、网织细胞肉瘤（ARS）腹水型、Lewis肺癌（LLC）和L1219白血病等均有抑制作用。

【临床报道】

现代临床用以治疗慢性气管炎200例、冠心病300余例，获较好疗效。

【附方】

1. 慢性支气管炎：槲寄生3克，陈皮1.5克，放入杯中，开水200毫升冲泡，10分钟后服用，第1次服一半，第2次服时加等量开水再服一半，依此日服3次，一剂连冲3天。（《中华本草》）

2. 高血压病：槲寄生、杜仲各15克，夏枯草30克，豨莶草、牛膝各12克，水煎服。（《中国常用中草药》）

3. 冻伤：槲寄生1 000克，防风500克，艾叶250克，茄杆2 500克，共熬成膏，涂患处。（同上）

【备注】

本品与桑寄生功效近似，不少地区将两者混用。应注意区别，本书对桑寄生另列专条。

595. 樟　木

【概述】

本品为樟科植物樟 Cinnamomum camphora (L.) Presl. 的木材。又名香樟木、芳樟。产于西南、华南、湖南、湖北、江苏、浙江、江西、福建、台湾各地。樟树为常绿乔木，栽培或野生。性温，味辛。功能祛风除湿，和中消食，活血通络。用于：①感冒头痛。②风湿痹痛。③胃腹胀痛、宿食停滞。④跌打损伤等症，9～12克，水煎服。⑤疥癣、风痒，外用适量，煎水熏洗。孕妇禁服。

【成分】

樟木含有樟脑及挥发油，有特异香气。樟油中主要成分为右旋樟脑、1,8-桉叶素、黄樟醚，并含单萜类、倍半萜类、倍半萜醇类以及有机酸等。

【药理】

类似"樟脑"。可兴奋中枢神经系统，对高级中枢作用较显著；对胃肠有缓和的刺激作用；浸剂体外实验对羊毛样小孢子菌、红色毛癣菌有强的抑制作用。对冷觉感受器有清凉感，局部可止痒止痛。

【临床报道】

1. 治感冒头痛、风湿痹痛、胃腹胀痛：9～15克水煎服。

2. 治疥癣、瘙痒：煎水熏洗。

【备注】

1. 樟树叶：性温，味苦辛，鲜用或晒干。功能：①祛风除湿，可治寒性风湿骨痛。②活血祛瘀，消肿止痛。用于跌打损伤。③杀虫止痒：治疗疥癣，鹅掌风等。内服3～9克水煎服；外用捣敷或煎水洗。

2. 樟树子：为樟的果实，又名香樟子、樟木子、樟扣，性温，味辛。功能散寒祛湿，行气止痛。用治胃腹冷痛，食滞腹痛，吐泻，用量9～15克水煎服。治脚气、煎水洗；肿毒用子磨涂。

596. 樟树皮

【概述】

本品为樟科植物樟的树皮。又名香樟树皮、樟皮、樟木皮，产地见樟木条。性温，味辛、苦。归脾、胃、肺经。功能：①行气止痛，用治胃寒腹痛、吐泻、腹泻、腹胀。②祛风除湿，用治风湿痹痛。③活血祛瘀，用治跌打损伤(扭伤、挫伤等)。④杀虫止痒：用治疥癣、脚气、慢性下肢溃疡；麻疹后皮肤瘙痒症等。用法用量：内服6～9克水煎，或浸酒；外用煎汤水洗。因成分容易挥发，不可久煎，沸后即止。孕妇忌服。

【成分】

树皮含挥发油3%～5%，主要成分为右旋樟脑、1,8-桉叶素及黄樟醚。

【药理】

水煎剂在体外对金黄色葡萄球菌、伤寒杆菌等有抑制作用。

【临床报道】

治疗吐泻、胃痛、腹痛、腹胀、风湿痹痛水煎服；跌打损伤、疥癣、脚气等，煎水洗。

597. 樟　脑

【概述】

本品为樟科植物樟 Cinnamomun camphora (L.) Presl. 的根、干、枝、叶经蒸馏提炼而制成的颗粒状结晶，具特异芳香，以洁白、纯净、无水分及杂质者为佳。粗制品灰白色或略带黄色。不溶于水，易溶于醇、醚、脂肪油及挥发油中。又名潮脑、韶脑。江南各地均有樟树，主产江西、广东、广西、福建、台湾各地。也可人工合成。性热，味辛，有毒。归心、脾经。功能除湿杀虫，开窍辟秽，温中止痛。用于：①神智昏迷，热病中暑，寒湿霍乱，心腹胀痛，呕吐等症。散服，一次量0.3～0.6克，不入汤剂。孕妇忌服。② 外治寒湿脚气，疮疡疥癣，跌打扭伤，冻疮等。研末用酒精配成酊剂、涂擦，内服对胃有刺激性、易引起食欲减退、口干，甚至喉痛、呕吐，过量招致中毒，误服7克以上的樟脑，可致死。又因本品耗气动胎，气虚及孕妇忌服。

【成分】

樟脑的主要成分为右旋樟脑(d-Camphor)占96%以上。合成樟脑是消旋樟脑(dl-Camphor)。

【药理】

1. 兴奋中枢神经：对大脑作用显著。但对延脑呼吸及血管运动中枢作用较差，呼吸及循环影响不明显，当中枢处于抑制时，作用尤为显著。剂量过大，可致皮质性癫痫样惊厥。一般剂量对呼吸中枢无明显作用。在呼吸极度抑制时，可见一些兴奋。大剂量开始可致中枢神经强烈兴奋、不安、幻觉以致惊厥，然后转为麻痹，意识丧失。

2. 对心血管的作用：过去曾用过的维他康复(Vitacamphor)，作为强心、升压和兴奋呼吸药，成分为氧化樟脑，也即樟脑在体内的水溶性代谢产物。樟脑在体内氧化后，可使心跳亢进，并使呼吸增强、血管收缩，但对氧化作用差的重病人，则不见强心作用。

3. 局部刺激作用：涂擦皮肤有温和的刺激作用，作用于冷觉感受器，而有清凉感，有轻度局麻作用并可止痛、止痒。小量樟脑对胃黏膜刺激缓和，有温热舒适感；大剂量则引起恶心、呕吐。外用可致皮肤发赤，镇痛、止痒，而用于神经痛、冰疮及皮肤炎症。

4. 抗真菌作用：体外对羊毛样小孢子菌、红色毛癣菌有强大抑制作用。

【临床报道】

1. 治疗感染性疾病和中暑：配芳香开窍药冰片，制成丸散，如成药丁香风油精、清凉油、液体清凉油等。

2. 局部红肿：可用樟脑擦剂，如冻疮：用复方樟脑酒。

3. 止痒：外用清凉止痒油、清凉止痒水等。

4. 扭挫伤、瘀滞肿痛：用樟脑酒浸剂或散剂。

5. 面神经麻痹：樟脑粉与马钱子粉做成药膏于患侧耳垂前面神经干区贴敷。

6. 烫伤：用樟脑、硼砂等配成膏剂。

7. 肛门湿疹：用樟脑、明矾各2克，芒硝20克，开水600毫升，冲化后坐浴有效。

【附方】

［古代方］

1. 痒疮：方中有樟脑、枯矾、苦参、黄柏等。(《外科正宗》诸葛一扫光)

2. 牙痛：有艾1.5克，川椒7粒，樟脑9克，于碗内，上用一碗对合扣紧，封固，下以炭火炙之，半小时为度。冷定开取，取上碗内白霜少许，纳牙内。(《惠直堂经验方》樟冰散)

［现代方］

1. 活血、止痛、消肿，治跌打、脱臼、冻疮：当归60克，红花30克，花椒30克，肉桂60克，细辛15克，樟脑15克，干姜3克，用95%酒精1 000毫升、浸泡7天备用。(《中药基础知识简编》跌打酒)

2. 急性淋巴结炎：樟脑30克，白花地丁90克，共打烂，加适量白酒调成糊膏状，加热后敷患处，立即止痛[四川中医，1983，(2)：12]。

【备注】

成药芳香精为广西农村流传较广的早期流产药。中医研究院药理室通过小鼠抗早孕实验，证明其抗早孕作用的有效药物为薄荷、樟脑和金果榄。故对含有樟脑、薄荷的成药，应予注意。

598. 橄榄(青果)

【概述】

本品为橄榄科植物橄榄 Canarium album (Lour.) Raeusch. 的干燥成熟果实。又名青果、橄榄子、青橄榄、甘榄、白榄，产于广东、四川、广西、福建等地。以肉厚、味涩而后甜者为佳。性平，味甘、涩、酸。归肺胃经。功能清肺利咽，生津化痰，解毒消鲠。用治咽喉肿痛，暑热烦渴，咳嗽，癫痫，肠炎腹泻，鱼骨鲠喉，醉酒及鱼鳖中毒。外用治阴囊及女阴溃疡及湿疹皮炎等。用法用量：内服，9～15 克水煎，亦可生嚼咽汁或捣汁服，熬膏或入丸剂；外用研末撒，或麻油调敷。

【成分】

果实含蛋白质、脂肪油、碳水化合物、钙、磷、铁、维生素 C。种子含油 7%～8% 及香树脂醇等。种子油中含多种脂肪酸。茎叶含短叶老鹳草素、金丝桃苷，并含没食子酸、α 及 β-香树脂醇等。

【药理】

短叶老鹳草素、金丝桃苷和没食子酸对肝细胞中毒有保护作用。茎叶中分离的 12-熊果烯-3α,16β-二醇和 12-齐墩果烯-3α,16-β 二醇对由半乳糖胺引起的鼠肝中毒有保肝作用。同时证明上述一些化合物还具有抗氧化作用。

【临床报道】

用治肺虚火郁所致的干咳少痰，也治咳嗽、痰血，常与清热化痰止咳的山栀、栝楼、浙贝等配伍；咽喉肿痛，口舌干燥，则与生地、玄参、麦冬配伍；暑热伤津口渴，可捣汁加入梨汁、甘蔗汁等中饮用。此外可用以解酒毒，治鱼骨鲠喉；也用于湿疹疖疮。

【附方】

［古代方］

1. 疳疮：配儿茶、麻油调敷下疳。(《得配本草》)又橄榄烧存性，白螺蛳壳醋煅各 3 克，研末，加冰片 0.3 克研匀，麻油调搽。(《潜斋简效方》)

2. 酒伤昏闷：橄榄肉 10 个煎汤饮。(《本草汇言》)

3. 唇紧燥裂生疮：橄榄烧灰，为细末，以猪脂和，涂患处。(《严氏济生方》橄榄散)

4. 风火喉痛，喉间红肿：鲜青果、鲜莱菔，水煎服。(《王氏医案》)

5. 河豚、鱼鳖诸毒，诸鱼鲠喉：橄榄捣汁或煎浓汤饮。(《随息居饮食谱》)

6. 牙龈溃烂、诸药不效者：用盐橄榄二三个，连皮带核，火中煅过存性，加冰片 0.15 克，搽之。(《幼幼集成》)

7. 痴癫：橄榄(敲碎)5 千克，入沙锅煮数滚，去核，入石臼捣烂，仍入原汤煎腻出汁，易水再煎，煎至无味，去渣。以汁共归一锅，煎浓成膏。用白明矾 24 克研粉入膏，搅和，每天早晚各取膏 9 克，开水送服。(《外科全生集》)

［现代方］

1. 咽喉肿痛，声嘶音哑：青果去核桔梗、生寒水石、薄荷各 1 240 克，青黛、硼砂各 240 克，甘草 620 克，冰片 36 克，共研末，蜜丸。每服 3 克，每天 2 次。(《四川中药志》清音丸)

2. 咽喉肿痛，音哑声嘶，口舌干燥，嚥下不利(清音丸)：橄榄干、寒水石、桔梗、大青叶、甘草、月石、薄荷脑、冰片。

【备注】

1. 橄榄根(白榄根)：为橄榄的根，性平，味淡。功能祛风除湿，舒筋活络，清咽解毒。用治：① 风湿痹痛，白浊，脚气，手脚麻木，产后风瘫。用量30～60 克，煎服。② 治乳蛾，水煎加醋含漱。

2. 橄榄核：为橄榄的果核。性温，味甘涩。用治：① 鱼骨鲠喉，磨汁服；肝胃气痛，疝气，便血，烧存性研末服3～6克。② 冻疮：烧存性研末，油调涂。

599. 赭 石

【概述】

本品为氧化物类刚玉族矿物赤铁矿。Hematite矿石晶体结构为三方晶系。陶弘景谓："出代郡者名代赭。"李时珍解释说："赭，赤色也，代即雁门也。"故处方常书写为代赭石，又名钉赭石、生赭石、赤赭石。主产于河北、山西、山东、江苏、河南、广东、四川、湖南等地。性寒，味苦、甘。归肝、胃经。功能平肝潜阳，降逆，凉血止血。用治眩晕耳鸣，嗳气，呕吐，呃逆，噎膈反胃，气逆喘息，吐血，衄血，便血，崩漏等证。用法用量：9～30克，复方中宜先煎。平肝降逆多生用；止血宜煅用，煎煮时应包煎或煎后过滤。

【成分】

主含三氧化二铁 Fe_2O_3，并含少量钛、镁、铝、钙、锰、硅、铅、砷等杂质。

【药理】

1. 兴奋肠管：代赭石提取液可使麻醉兔肠蠕动增强，离体豚鼠小肠兴奋。

2. 保护胃黏膜：有人称内服可保护胃肠黏膜。但有报告可刺激肠黏膜，在胃肠造影使用时有一定危险。

3. 升高血象：吸收后能促进红细胞和血红蛋白新生。30%赭石粉及混悬剂均可升高小鼠白细胞数。

4. 毒副作用：因赭石中含微量(1/10万)砷盐，长服可致慢性砷中毒。粉末给豚鼠气管内吸入，50天后可见肺线粒体肿胀。

【临床报道】

1. 治疗头痛眩晕：常与龙牡、白芍等配伍应用。

2. 治顽固性便秘：用芦赭润肠丸，与芦荟配伍，等量研成细粉，白酒打糊为丸，每服6克。[山东中医杂志，1983，3(3)：28]

【附方】

［古代方］

1. 五痫：代赭石30克，明矾60克，为末，糊丸为梧桐子大，每服30丸，水下。(《古今医统》)

2. 伤寒汗吐下后心下痞硬，胃气虚，嗳气呃逆。现代用以治疗神经性呕吐，胃肠神经官能症，耳源性眩晕等：旋覆花30克，人参6克，生姜1.5克，代赭石9克，炙甘草9克，半复9克，大枣12粒水煎，分3次服。(《伤寒论》旋覆代赭汤)

3. 水泻肠鸣，脐腹疼痛：代赭石(煅)、干姜(炮)、龙骨各30克，附子(炮)10克，研软饭和丸，每服6克，空腹米汤下。(《普济方》代赭丸)

4. 小儿痫：代赭石水飞，为细末，每服1.5～3克，煎汤服。(《普济方》代赭石散)

5. 大便多日不通：生赭石60克，朴硝15克，干姜6克，甘遂4.5克，轧细，水煎，送服甘遂末。(《医学衷中参西录》赭遂攻结汤)

［现代方］

1. 肝阳上亢，头痛眩晕：赭石30克，生牡蛎、生龙骨各24克，白芍15克，牛膝6克，龟甲10克，玄参10克，天冬10克，川楝子10克，麦芽10克，茵陈10克，甘草10克，水煎服。(《中国常用中草药》)

2. 噫气，呃逆，呕吐：赭石30克，旋覆花10克，半夏9克，人参6克，甘草6克，水煎服。(同上)

3. 崩漏日久，头晕眼花：赭石18克，禹余粮18克，赤石脂18克，紫石英12克，五

灵脂 10 克，乳香 6 克，没药 6 克，水煎服。(同上)

4. 肝阳上亢而致的头晕，目眩，脑胀，耳鸣：代赭石(打碎，先煎)30 克，怀牛膝、龙骨、牡蛎各 15 克，玄参12 克，天冬6 克，蒺藜15 克，钩藤24 克，白芍12 克，水煎服。(《中药临床应用》赭石平肝汤)

【备注】

古人以代赭石治效，有三个重点，即镇逆气，如旋覆代赭石汤(《本经逢原》)；清血脉中热，能凉血、解毒(《本草经疏》)；"治吐衄方以赭石为主"，"而随症制宜，佐以相当之药，吐衄未有不愈者。"(《衷中参西录》)

600. 蕲蛇(附：蛇类、蛇毒及蛇药)

蕲蛇为蝰科动物尖吻蝮五步蛇 Agkistrodon acutus (Guenther)除去内脏后的干燥体。又名蕲州白花蛇、五步蛇、百步蛇、大白花蛇。分布于浙江、江西、福建、台湾、湖北、湖南、广东、广西等地。蕲蛇：去头、鳞，切成寸段。蕲蛇肉：去头，用黄酒润透后，除去鳞、骨，干燥。酒蕲蛇：取蕲蛇段，照酒炙法，炒干(每蕲蛇 100 千克，用黄酒20 千克)。性温，味甘、咸，有毒。归肝经。功能祛风，通络，止痉。主治风湿顽痹，麻木拘挛，中风口眼㖞斜，半身不遂，抽搐痉挛，破伤风症，麻风疥癣。用法用量：3～6 克，研末吞服 1～1.5 克。

白花蛇为五步蛇 Agkistrodon acutus Guenther 或眼镜蛇科动物银环蛇 Bungarus multicinctus Blyth、百花锦蛇 Elaphe moellendorffi Biettger 总称。始载于《开宝本草》，称褰鼻蛇，《本草纲目》称蕲蛇。《中药大辞典》有百步蛇、五步跳、龙蛇、尖吻蝮等名称。《药典》上的蕲蛇，即指五步蛇的干燥体。性温，味甘、咸，有毒。归肝经。《图经本草》认为"有大毒"。归肝、脾经。功能祛风湿，透筋骨，定惊搐，攻疮毒。主治风湿顽痹，肌肤麻木，筋脉拘急，中风，口眼㖞斜，半身不遂，肢体瘫痪，小儿惊风抽搐，破伤风，麻风疥癞，杨梅疮，瘰疬恶疮，皮肤顽癣。内服 3～6 克，水煎服；浸酒，熬膏或入丸散用。研末吞服 1～1.5克，至于《药典》上记载的"蛇蜕"，为游蛇科动物黑眉锦蛇 Elaphe taeniura Cope 锦蛇 Elaphe carinata (Guenther)或乌梢蛇 Zaocys dhumnades (Cantor)等蜕下的干燥表皮膜。又"蛇肉"系指眼镜蛇科动物银环蛇(拉丁名见前)、蝰科动物高原蝮 Agkistrodon strauchii Bedriaga 或游蛇科动物翠青蛇 Opheodrys major (Guenther)除去头尾及皮的干燥体。"蛇胆汁"为眼镜蛇科、游蛇科或蝰科动物多种蛇的胆汁。

【成分】

主含蛋白质及脂肪。头部毒腺含多量出血性毒素及少量神经性毒素。蛇毒中含有凝血酶样物质(是一种糖蛋白)，酯酶及三种抗凝血物质。五步蛇蛇毒中含有 AC_1 -蛋白酶、AC_2 -蛋白酶、AC_3 -蛋白酶、AC_4-蛋白酶和 AC_5-蛋白酶。还含有三种出血毒素，三种毒蛋白。① 五步蛇毒液中含有胆碱酯酶、蛋白酶，ATP 酶、5-核苷酸酶、磷酸二酯酶及磷脂酶 A 等。② 银环蛇还含 α-环蛇毒素(神经毒)，β-环蛇毒素，亦含有二种 α-型突触毒素及五种 β-型突触毒素，该蛇毒中还含有心脏毒样蛋白。研究表明：五步蛇、蝰蛇蛇毒主要是血循毒，人和动物中毒后出现急性心肌损害，急性溶血引起高血钾。被五步蛇咬伤后，局部出现疼痛、瘀斑、溃烂；全身出现溶血、出血、咯血、水与电解质紊乱，很快发生血压骤降、休克，导致呼吸心跳停止而死亡。银环蛇蛇毒为剧烈的神经毒。中毒后，局部出现麻木，严重病人可发生呼吸麻痹而致死。银环蛇还有另一蛇毒，称β-环蛇毒素(β-Bungartoxin)，与眼镜蛇神经毒，α-环蛇毒素或箭毒不同，作用于突触前部位，即抑制神经末梢释放乙酰胆碱。银环蛇毒不仅对呼吸肌、神经系统尤其是呼吸中枢有抑制作用，也能抑制胃肠功能使其麻痹。严重时也可出现心肌损害，导致循环衰竭。

【药理】

1. 抗溃疡：日本产蕲蛇的50%乙醇提取物大鼠灌胃对水淹紧张和乙醇诱导的溃疡有预防作用，对醋酸引发的溃疡有治疗作用。

2. 增强免疫：小鼠碳粒廓清实验表明，蕲蛇的50%乙醇提取物灌胃可刺激巨噬细胞，增加其吞噬能力，显著增加碳廓清率。

此外，蕲蛇的水提取物对纤溶系统有显著激活作用。蕲蛇注射液能治疗高血压病。蕲蛇对小鼠有镇痛、镇静及催眠作用。

【临床报道】

1. 治疗关节炎：用于风湿性关节炎，类风湿关节炎关节变形，手足麻木：蕲蛇1条，浸入53度白酒500毫升中，浸泡两月后，每次饮20毫升，每天2次。

2. 治疗外伤性瘫痪、失语：蕲蛇1条，全蝎4只，蜈蚣4条，蛤蚧1对，焙干至微黄，研极细末，过筛。9～14岁每次1.5克，成人每次3克，每天2次，以小米黄酒冲服。

3. 治疗坐骨神经痛：全蝎、蜈蚣、蕲蛇各等份，研细末，每天3克，分1～3次服，10天为1个疗程。

【附方】

［古代方］

1. 诸风，腹痛缓弱，精神昏冒、口面歪斜、语言謇涩、痰涎壅盛或筋脉拘急，肌肉顽痹，皮肤瘙痒，关节酸痛：白花蛇(炙)、海桐皮、杜仲、天麻、干蝎(炒)、当归、厚朴、木香、藁本、肉桂等。(《和剂局方》大通圣白花蛇散)

2. 破伤风，颈项紧硬，身体强直：蜈蚣一条，乌梢蛇、白花蛇项后取各5厘米，先浸酒，去骨并酒炙，上三味为末，每服6～9克，煎酒小沸调服。(《圣济总录》定命散)

3. 九漏瘰疬，发于颈腋之间，憎寒发热：白花蛇，酒浸软，去皮骨，焙干60克，生犀，(镑)1.5克，黑牵牛(半生半炒)1.5克，青皮1.5克，上药共为末，每服6克。(《三因方》白花蛇散)

4. 营卫不和，阳少阴多，手足举动不快：白花蛇(酒煮、去皮骨、瓦焙、取肉)30克，天麻、狗脊各60克，共为细末，以银盂盛，无灰酒1 000毫升浸之，重汤煮调如膏，银匙搅之，入姜汁25毫升，同熬匀，瓶收，每服5～10毫升，用好酒或白汤化服。(《鸡峰普及方》白花蛇膏)

5. 疠疾，手足麻木，毛落眉脱，遍身疮疹，皮肤瘙痒，抓之成疮及一切疥癣风疾：白花蛇、乌梢蛇各1条，酒浸二三天，去骨取肉，晒干。土蝮蛇1条，酒浸二三天，去骨取肉，晒干。苦参500克(研取头末120克)为细末，以皂角500克，锉长寸许段，无灰酒浸1宿，去酒，以新水300毫升，揉取浓汁，去渣、在银石器内熬膏和前末为丸，梧桐子大，每服60～70丸，煎防风通圣散送下，粥饭压之，每天服用3次。3天浴，以大汗出为应，再3天又浴取大汗，3浴乃安。(《医学正传》愈风丹)

6. 杨梅疮：花蛇肉(酒炙)、龟板(酥炙)、穿山甲(炙)、蜂房(炙)、轻粉、朱砂各3克为末，红枣肉捣丸梧子大，每服7丸，冷茶下，每天服用3次，忌鱼肉。服尽即愈，后服土茯苓调之。先服发散药，后服此方。(《本草纲目》白花蛇丸)

7. 诸风疠癣：白花蛇1条，酒润去皮

骨,取肉,绢袋盛之,蒸糯米5千克,安面于缸底置蛇于面上,以饭安蛇上,用物密盖,3～7天取酒,以蛇晒干为末,每服0.9～1.5克,温酒下,仍以浊酒并糟作饼食之。(《瑞竹堂经验方》白花蛇酒)

[现代方]

1. 脑脊髓膜炎:金钱白花蛇6克(如无白花蛇,可以真祈蛇代之,约需18克),全蝎9克,白附子4.5克,生川乌6克,天麻9克,明雄60克,薄荷、梅片各9克,独活15克,麻黄60克,犀黄4.5克,麝香3克,上药用陈酒熬膏,制丸绿豆大。一般小儿服3粒(化服),病重者可酌增。(《近代中医流派经验选集》安脑丸)

2. 绒毛膜上皮癌:白花蛇2条,蜈蚣2条,蜂房6克,共为细末,每服6克,每天1次。(《肿瘤的诊断与防治》)

3. 肝癌,肺癌,乳腺癌:白花蛇75克,干蟾5个,鳖甲150克,黄精60克,三棱60克,莪术60克,僵蚕60克,青黛60克,共为细末,水泛为丸。赭石为衣,每天3次,每次6克。(《肿瘤的诊断与防治》延中丸)

4. 风湿关节痛,半身不遂:蕲蛇24克,当归、羌活、防风、天麻、秦艽、五加皮各15克,用白酒1 500毫升,加热后浸泡7天,每次服10～15毫升,每天2次。(《中国常用中草药》)

601. 蝼　蛄

【概述】

本品为蝼蛄科昆虫蝼蛄(非洲蝼蛄)Gryllotalpa africana Pal. et Beauvois 的干燥全虫。又名梧鼠、蝼蝈、天蝼、蟪蛄、蝼蜮、硕鼠、土狗、地狗、拉拉狗、拉蛄。主产江苏、浙江、山东、河北、安徽、辽宁等地。性寒,味咸。归胃、膀胱经。功能利水,通便。主治水肿,石淋,小便不利,瘰疬,痈肿恶疮。用法用量:内服,煎汤,3～4.5克;或入散剂,每次2克,每天3次。外用,研末撒或搐鼻。气弱体虚及孕妇均忌服。同属动物大蝼蛄(华北蝼蛄)Gryllotalpa unispina Saussure 亦供药用。形态与上种相似。

【成分】

含多种氨基酸。其血、淋巴中游离氨基酸有13种,其中丙氨酸、组氨酸、缬氨酸含量较高。睾丸中的游离氨基酸有丙氨酸、天冬氨酸、谷氨酸、甘氨酸、组氨酸、异亮氨酸、亮氨酸、脯氨酸、丝氨酸、酪氨酸、缬氨酸,其中以脯氨酸浓度为最高,天门冬氨酸、丝氨酸、酪氨酸为最低。尿中的氨基酸有胱氨酸、赖氨酸、精氨酸、天门冬氨酸、谷氨酸、甘氨酸以及未详的氨基酸等;此等氨酸,亦为血淋巴所有。精囊中未找到精氨酸和赖氨酸。前肠中含牛磺酸,中肠中含淀粉酶、α-糖苷酶(有蔗糖酶、麦芽糖酶等)。

【药理】

蝼蛄粉混悬液灌胃,对家兔不能证实其显著利尿作用。蝼蛄长期喂饲,对家兔与小白鼠并未见中毒现象,无长期毒性作用。

【临床报道】

用于水肿、小便不利,煎汤或焙干研末服。小儿脐风汁溢,与甘草同研细末外敷。

【附方】

[古代方]

1. 水病肿满喘促,不得眠卧:蝼蛄5枚,晒令干,研为末。食前,以暖水调下1.5～3克,小便通利为效。(《太平圣惠方》)

2. 面浮水肿:土狗1枚,轻粉0.4克。共为细末。每用少许,搐鼻中,其黄水尽从鼻中出。(《杨氏家藏方》分水散)

3. 石淋,导水:蝼蛄 7 枚,盐 60 克。同于新瓦上铺盖焙干,研末。温酒调 2 克服。(《本草图经》)

4. 小便不通:蝼蛄 3 枚(微炒),苦瓠子 30 粒(微妙),捣细罗为散。每服以冷水调下 3 克。(《太平圣惠方》)

5. 颈项瘰疬:带壳蝼蛄 7 枚,生取肉,入丁香 7 粒,于壳内烧过,与肉同研,用纸花贴之。(《救急方》)

6. 小儿脐风汁出:甘草(炙,锉)、蝼蛄(炙焦)各 0.3 克。上 2 味,捣箩为散,掺敷脐中。(《圣济总录》甘草散)

7. 紧唇:自死蝼蛄,灰,敷之。(《千金方》)

8. 齿牙疼痛:土狗 1 个,旧糟裹定,湿纸包煨焦,去糟,研末敷之。(《本事方》)

9. 诸般水肿:土狗 7 枚(五月内取会飞者、芫花醋浸焙干),大戟、甘遂、大黄各 9 克,先将葱捣烂,将土狗置葱饼上焙干,去翅、足、嘴,再剪作两片,焙干,用时入前药末调合。每服 6 克用淡竹叶、天门冬适量煎汤,五更服。(《奇效良方》半边散)

[现代方]

1. 尿闭不通或有尿中毒危险者:干蝼蛄(去翅足研细粉)20~30 只,蟋蟀(去翅、足)20~30 只,生甘草 20 克,共研细粉。每服 1 克,每天 2~3 次,温水送服。(《现代实用中药》)

2. 肝硬化腹水(章次公方):蝼蛄(去头、足、翼)、蟋蟀各 2 对,黄芪 9 克,䗪虫 4.5 克,研细末,分 4 次服,每天 2 次,可连续服用。(《虫类药的应用》)

3. 除竹木刺:活蝼蛄(洗净)6 只,红糖 15 克,捣烂如泥膏状,外敷伤口处,约 3~6 小时后,竹或木刺可自行退出。[江苏医药,1997,(1):35]

602. 墨旱莲

【概述】

本品为菊科植物鳢肠 Eclipta prostrata (L.) L.[Eclipta alba (L.) Hassk]的干燥地上全草。又名金陵草、旱莲草、白花草、黑头草、水旱莲、墨草、猪牙草、水葵花等。主产于江苏、浙江、江西、湖北等地。性寒,味甘、酸。归肝、肾经。功能养肝益肾,凉血止血。主治肝肾两亏,两腿酸软,眩晕耳鸣,须发早白以及吐血,衄血,便血,尿血,崩漏等证。用法用量:外敷治外伤出血。一般用量 6~15 克,鲜品加倍;外用适量。

【成分】

旱莲草含挥发油、鞣质、皂苷、烟碱、维生素 A 样物质及鳢肠素(Ediptine)。黄酮类化合物芹菜素(Apigenin)、木樨草素(Luteolin)、木樨草素-7-O-葡萄糖苷、三萜类谷甾醇、豆甾醇、植物甾醇 A(Phytosterol A)、β-香树脂醇(β-Amyrin);还含蛋白质、氨基酸、苦味质、异黄酮苷。叶含 Wedo 内酯。

【药理】

1. 增强免疫:墨旱莲能明显增强非特异性免疫和细胞免疫功能。20%稀醇提取物可显著促进 T、B 淋巴细胞增殖,单体化合物 S_2、S_3 和 S_8 能促进淋巴细胞转化,并增加白细胞介素-2 的产生。

2. 抗诱变作用:水溶性提取物给小鼠灌胃或腹腔注射,均对环磷酰胺诱发的小鼠多染红细胞微核有抑制作用,显示其对染色体损伤有一定的保护作用。增强免疫和抗诱变作用,可能为其补益肝肾的具体阐释。

3. 止血作用:药理实验指出对狗的股动脉半切断,用旱莲草叶粉敷出血处,止血效果良好。水提物也有明显止血作用。

4. 抗菌作用：体外对金黄色葡萄球菌有较强抑菌作用，对弗氏痢疾杆菌、宋氏痢疾杆菌、伤害杆菌、绿脓杆菌也有抑制作用。

5. 保肝作用：50％乙醇提取物对 CCl_4 造成的肝损伤的保肝作用，较其他有机溶剂提取物为强。

6. 其他作用：① 使豚鼠离体心脏冠脉流量增加，也使心电图 T 波改善。② 煎剂对食管癌 109 细胞有中等度的杀伤作用。③ 对小鼠有镇静、镇痛作用。④ 动物实验毒性很小。

【临床报道】

1. 治疗肝肾阴虚证：用于肝肾阴虚所致头晕目眩、视物昏花、须发早白、齿摇发脱、腰膝酸软等，常与女贞子合用，如二至丸。如头晕目眩较甚，还可加熟地、菟丝子、怀山药、天麻等药；两目干涩、加枸杞子、密蒙花、决明子等；须发早白，加何首乌、黑豆等。

2. 治疗各种出血：可单味捣汁饮，也可配生地、白茅根、藕节、侧柏叶等。对阴虚内热所致吐衄、便血、尿血等，常与仙鹤草、侧柏叶、白茅根、白及、大黄等同用；咯血配阿胶、生地、茜草等；尿血、血淋则配大小蓟、茅根、车前草等；血痢宜配黄连、白芍、马齿苋、白头翁等。现代临床也用于血小板减少性紫癜症及眼底出血。

3. 其他：可用于疮疡肿毒、痔漏、皮癣。还可治湿热带下，肠炎、痢疾。外治可用于皮肤湿疹、稻田皮炎。寒泻者忌用。

【附方】

［古代方］

1. 肝肾阴虚：清上补下，又能变白须发为黑，理腰膝、壮筋骨、强阴不足，酒色痰火人服，尤见奇效。冬青子蜜、酒拌透、去皮，晒干（冬至日取，阴干），为末；旱莲草捣自然汁熬膏（夏至取数十斤）和前药末为丸，如梧子大，每服百丸，卧时以酒送下。（《医便》二至丸）

2. 虚损百病：旱莲草绞汁，桑椹子取汁，各以磁盘晒为膏，冬青子酒浸，九蒸九晒为末，上各等份，炼蜜为丸，梧子大，每服六七丸，空心淡盐汤送下。（《简便单方》）

3. 须发早白：单味旱莲草扭干取汁，加生姜汁、蜂蜜而成。（《古今医鉴》旱莲膏）

4. 取旱莲草、车前草各等份，捣自然汁服。（《种福堂公选良方》旱莲车汁）

［现代方］

1. 咳血，便血：旱莲草、白及各10克，研末，开水冲服。（《福建药物志》）

2. 小便下血。仙鹤草、墨旱莲、首乌藤、合欢皮、鸡血藤、生地黄、熟地黄各 9 克，并治阴虚血少，头眩心悸，失眠健忘。（《新编中成药》养血安神糖浆）

3. 衄血，咯血：墨旱莲 30 克，荷叶 15 克，侧柏叶 9 克，水煎分 2 次服。（《中国常用中草药》）

4. 功能性子宫出血：鲜墨旱莲30克，鲜仙鹤草 30 克，血余炭（研粉）3 克，槟榔炭（研粉）3 克，前 2 味煎水，冲后 2 味粉，待冷服。（同上）

5. 刀伤出血：鲜旱莲草捣烂，敷伤处；干者研末，撒伤处。（《湖南药物志》）

【备注】

1. 墨旱莲一名旱莲草，与金丝桃科植物湖南连翘 Hypericum ascyron L.，即所谓红旱莲不同，应加区别。后者微寒，味苦。归心、肝经。功能清肝火，凉血止血。主治吐血，咯血，衄血，子宫出血，外伤出血等，并治头痛。有些地区与墨旱莲混用。

2. 红旱莲又一别名，叫黄花刘寄奴。在湖北、湖南、安徽等地又作刘寄奴入药，实属误传。据沈保安称：古代本草记载最早的连翘，即湖南连翘的果实，而非今日使用的木樨科连翘的果实。故沈氏认为有必要对湖南连翘一药进行研究，以正本清源。

3.《医方集解》载二至丸，用冬青子

(女贞子)和旱莲草各15克,可用水煎服,为平补肝肾之剂。

603. 僵蚕(附:僵蛹)

【概述】

本品为蚕蛾科昆虫家蚕蛾 Bombyx mori L. 的幼虫因感染白僵菌 Bcauveria bassiana (Bals.) Vuill. 而僵死的干燥全虫。又名白僵蚕、天虫、白僵菌、僵虫。主产于江苏、浙江、四川、广东等地。性平,味辛、咸。归肝、肺、胃经。功能祛风解痉,化痰散结。用治中风失音,惊痫抽搐,头风,喉风,喉痹,瘰疬结核,风疮瘾疹及面神经麻痹,乳腺炎等。用法用量:4.5～9克,煎汤,或入丸、散;外用:研末撒或调敷。

【成分】

僵蚕整体含蛋白质67.44%、脂肪4.38%、灰分6.34%及17种氨基酸。白僵蚕体表的白粉中含草酸铵。白僵菌的培养能合成大量草酸、吡啶-2,6-二羧酸、大量脂肪。脂肪中的脂肪酸组成主要是棕榈酸、油酸、亚油酸、少量硬脂酸、棕榈油酸和α-亚麻酸。白僵菌至少能分泌3种水解酶,即脂酶、蛋白酶和壳质酶(Chitinase),促进穿通受染幼虫表皮。并能利用谷氨酸、天门冬氨酸、草酸铵、柠檬酸铵、酒石酸铵作为氮源,但不能有效地利用无机氮化合物。白僵菌还含白僵菌黄色素(Bassianins);还能合成溶纤维蛋白酶(Fibrinolysin)。白僵菌除感染家蚕外,还侵袭玉米螟(Pyrausta nubialis)、蜡蛾(Galleriamellonella)幼虫;并从中分离出高分子量的昆虫毒素和环肽类昆虫毒物质白僵菌素(Bcauvcrician)。白僵菌还含甾体11α-羟基化酶系,用于合成类皮质激素(Corticoids)。

【药理】

1. 抗癌作用:20%～50%的僵蚕煎剂,每天给小鼠灌胃0.2毫升,对小鼠肉瘤180有抑制作用,效果较明显,抑制率为71%,用30%僵蚕液每天每只皮下注射0.18毫升,有血象下降现象。

2. 催眠和抗惊厥作用:僵蚕醇水浸出液,小白鼠皮下,腹腔注射或灌服及兔静脉注射均有催眠作用。小鼠灌服2.5克/千克,皮下注射0.25克/千克,其催眠作用与皮下注射苯巴比妥50毫克/千克效力相似。10%僵蚕煎剂2克/千克给小鼠灌胃,对硝酸士的宁引起的惊厥有明显的对抗作用。临床上僵蚕、僵蛹及草酸铵对治疗癫痫发作有一定疗效,说明所含草酸铵是抗惊的主要成分之一。许多作者认为甘氨酸与GABA(endogenous γ-aminobutyric acicl,内源性γ-氨络酸)为中枢抑制介质,士的宁的中枢兴奋作用主要是占据了甘氨酸的受体。此外,铵离子的抗惊厥作用是否干扰了甘氨酸及GABA的代谢,使这两种介质含量增加,尚需进一步研究。

甘氨酸参与脊髓,特别是腹角灰质的功能有重要意义。脊髓灰质具有中间运动神经元,此神经中含很高浓度的甘氨酸。甘氨酸可能是脊髓中对士的宁敏感的抑制性突触递质。甘氨酸高亲合力的摄取依赖Na^+的存在,摄取灭活甘氨酸的方式仅存在于低位中枢(脊髓)之中,而对高位中枢的抑制作用不大。

由市售白僵蚕、蝉蜕等组成的合剂(即"五虎追风散"的煎剂),能降低士的宁、戊四氮、可卡因、烟碱等引起小鼠惊厥的死亡数。人工白僵蚕煎剂亦有对抗士的宁所致的小鼠惊厥的作用。

3. 抗菌作用:体外试验表明,僵蚕对金黄色葡萄球菌、大肠杆菌、绿脓杆菌等有轻度的抑制作用。

4. 其他作用：僵蚕提取液具有抗凝活性。所含蛋白质有刺激肾上腺皮质的作用。以蚕蛹为底物，经白僵菌发酵制成僵蛹作白僵蚕代用品。临床实践证明，白僵蛹有一定的退热、止咳、化痰、镇静、止抽、消肿以及调节神经、参与脂肪代谢等作用，与中医文献记载的白僵蚕的疗效相似，认为临床上可以用白僵蛹代替白僵蚕。

5. 毒副作用：僵蚕乙醇提取物，小鼠、大鼠腹腔注射0.5～5克/千克，均未见毒性反应。僵蛹水煎剂小鼠灌服的LD50为(44.5±1.4)克/千克。剂量在35克/千克时，开始出现毒性症状，表现活动逐渐减少，伏地不动，部分动物出现紫绀，小鼠灌服僵蛹每天2克/千克(相当成人每天服药量的10倍)，连续给药22天后，未有死亡，解剖肝、肾、脾均无异常变化。醇水浸出液对小鼠和兔有催眠作用，小鼠口服0.5克/20克体重，皮下注射0.25克/20克体重，约等于50毫克/千克苯巴比妥皮下注射的催眠效力。

僵蛹亦有上述作用，且略优于白僵蚕。此外，僵蛹尚能抑制小白鼠肉瘤S180(需进一步肯定)；对金黄色葡萄球菌、大肠杆菌、绿脓杆菌等虽有抑制作用，但效果不明显。有人建议，僵蛹来源方便，可用以代替白僵蚕。

【临床报道】

1. 治疗糖尿病：内服僵蚕丸，轻度患者每次1克，每天3次，中、重度每次2克，每天3～4次。观察9例，病程最长15年，最短8个月。经治2～5个月，全部病例的尿糖、血糖均有不同程度的降低，自觉症状消失，饮食及体重增加，全身有力，精神状况显著好转。停药或过度饮食及疲劳仍有复发的可能，故治疗后需保持一定的维持量(2克/天)。远期疗效尚待观察。

2. 治疗高脂血症：僵蚕研粉，每次3克，每天3次，2个月为1个疗程。

3. 治疗急性乳腺炎：将生僵蚕15克，研成细末，用陈醋调匀，涂发炎部位及其周围，1天数次，保持湿润，直至肿块消散，一般症状缓解为止。另以金银花、蒲公英各60克，分次煎服或代茶。曾治17例，多数为炎症早期，除1例发病第5天就诊者仍化脓外，余16例均消散而愈，其中2例曾并用青霉素。一般用药2～3天症状缓解，肿块变软，5～8天肿块消失。

4. 治疗鼻咽癌：对其T淋巴细胞有调节作用，患者体液免疫功能亢进伴随细胞免疫功能下降，用僵蚕、海参、刺五加等均能使下降的细胞免疫功能恢复。

5. 治疗膀胱癌：僵蚕15克，生牡蛎60克，昆布15克，海藻15克，土木鳖5克，炮甲片10克，山慈姑12克，半枝莲30克，水煎服。本方治疗13例膀胱癌，治后生存1～3年2例，3～5年3例，5～10年4例，10～16年4例。

6. 治声带癌：半枝莲31克，蛇毒15克，山豆根15克，丹参21克，急性子15克，僵蚕10克，蜈蚣1条，射干10克，夏枯草5克，昆布15克，威灵仙12克，浙贝母21克，每天1剂，水煎服。本方治疗1例左侧声带高分化鳞状上皮癌，治后肿块消失，咽从声带表面光滑，活动良好。

7. 治疗脑肿瘤：半夏、南星、夏枯草、石菖蒲、僵蚕、生牡蛎、地龙、蜈蚣、猪苓、蟾酥、䗪虫、天龙(壁虎)各适量。每天1剂，水煎，分1次服，3个月为1个疗程。连服数疗程后，若病情稳定可改为间歇性服药，但以长期服药为宜。本方治疗脑肿瘤67例，临床治愈5例，显效16例，有效31例。无数15例。其中10人已恢复工作，16人能正常活动，19人能生活自理，或基本自理。

8. 治疗多发性骨血管瘤：用鳖甲凤尾汤：炙鳖甲24克，地骨皮12克，凤尾草24克，柴胡9克，龙胆草9克，夏枯草15克，板蓝根15克，漏芦6克，僵蚕12克，蝉衣12克，地龙 12 克。生姜 2 片，每天 1 剂，水煎，分 2 次温服。

9. 治疗恶性淋巴瘤：用慈姑消瘤汤：白花蛇舌草 30 克，山慈姑 15 克，三棱 15 克，莪术 15 克，炒白术 15 克，僵蚕 30 克，夏枯草 30 克，昆布 30 克，煅牡蛎 30 克，煅瓦楞子 30 克，炮山甲 9 克，黄药子 9 克，全蝎 6 克，每天 1 剂，水煎服。本方治疗 11 例恶性淋巴瘤，其中存活 1 年以上 9 例，存活 3 年以上 5 例，存活 5 年以上 4 例，存活 10 年以上 2 例。

【附方】

［古代方］

1. 中风口眼㖞斜，半身不遂：白附子、白僵蚕、全蝎各等份(并生用)。为细末。每服 3 克，热酒调下，不拘时候。(《杨氏家藏方》牵正散)

2. 小儿惊风：白僵蚕、蝎梢等份，天雄尖、附子尖共 3 克(微炮过)。为细末。每服 0.4～1.5 克，以生姜温水调，灌之。(《本草衍义》)

3. 小儿撮口及发噤：白僵蚕 2 枚，为末。用蜜和，敷于小儿唇口内。(《小儿宫气方》)

4. 头风：白僵蚕(去丝、嘴)、良姜等份。为细末。每服 1.5 克，白梅茶清调下，临发时服。(《百一选方》)

5. 缠喉风并急喉闭喉肿痛者：白僵蚕 30 克(新瓦上炭火略炒微黄色)、天南星 30 克(炮裂，刮去粗皮，锉)。为细末。每服 0.4 克，用生姜自然汁少许调药末，以熟水投之，呷下，吐出涎痰即快，不时服之。(《魏氏家藏方》白僵蚕散)

6. 喉闭牙关不开者：白僵蚕，微炒为末，生姜自然汁调下 3 克。(《中藏经》)

7. 瘰疬：白僵蚕，研末，水服 1 克，每天 3 服。(《千金要方》)

8. 重舌，木舌：僵蚕 3 克，黄连(蜜炒)6 克。为末，掺之，涎出为妙。(《积德堂经验方》)

［现代方］

1. 癫痫：脱脂僵蛹片 0.9～1.5 克，每天 3 次，儿童酌减。又方僵蚕、郁金、石菖蒲、胆南星各 30 克，蜈蚣 5 条，为末，每服 3 克，每天 3 次。[山西中医，1986，(6)：25]

2. 神经系统疾患：僵蚕 50 克，白附子 50 克，全蝎 15 克，蜈蚣 30 条，将诸药焙干研末，制成散剂，分成 15 包，成人每天 1 包，每次半包，早、晚 2 次分服。小儿酌减，12 岁以下服成人量的 1/2，6 岁以下服成人量的 1/3，重、急症可改用煎剂。

3. 空洞性肺结核：白僵蚕、白及各等份。共研细末。每次 6 克，每天 2 次。(《吉林中草药》)

4. 坐骨神经痛：炒僵蚕、全蝎、制马钱子、制川乌、制草乌适量，研末装胶囊，每粒重 0.25 克，每晚睡前服 1 次，成人每次 4～6 粒，重者 10 粒，白酒或黄酒为引。以服药 30～60 分钟肢体出现不自主抽动为宜。15 天为 1 个疗程。

5. 新生儿破伤风：僵蚕、蝉蜕、蜈蚣各(炒黄)10 条，朱砂 1.5 克，牛黄 0.5 克，共研末，婴儿每次服 0.5 克。

6. 乳腺癌：银花 30 克，山甲珠、僵蚕各 9 克，木鳖子(整个用)、大枫子(整个用)各 3 个，用烧酒 500 毫升，均 2 次用炭火煎之顿服。

7. 骨癌：凤尾草 24 克，柴胡、龙胆草各 9 克，夏枯草、板蓝根各 15 克，炙鳖甲 25 克，地骨皮、僵蚕、蝉皮、地龙各 12 克，漏芦 6 克，生姜 2 片，水煎服，每天 1 剂。

【备注】

1. 僵蚕在过去为养蚕区自然病死者，近年乃在非蚕区人工培养，作为药用生产。

2. 现代制剂有：① 化风丸(《湖南省药品标准》)。② 太极升降丸(卫生部《药品标准·中药成方制剂》)

604. 鹤　虱

【概述】

本品为菊科植物天名精 Carpesium abrotanoides L. 的干燥成熟果实，习称北鹤虱。又名天蔓菁。主产山西、河南、陕西、甘肃等地。性平，味苦、辛，有小毒。归脾、胃经。功能驱虫。主治蛔虫，钩虫，绦虫，蛲虫病及虫积腹痛，痢疾。用法用量：6～9 克，水煎服。天名精（地菘）另有专条。

【成分】

鹤虱含挥发油，油分离得天名精内酯、鹤虱内酯、天名精酮（Carabrone）。果实又含正已酸、缬草酸、油酸、右旋亚麻酸、豆甾醇等。

【药理】

1. 驱虫作用：生理盐水 25 毫升中滴加 1%天名精酊 5 滴，加温至 37℃，再放入犬绦虫，在 1～2 分钟内即行死亡。50%及 25%鹤虱液中，鼠蛲虫于 20 小时后仅有少数死亡。

2. 抗菌作用：天名精液对多种革兰阴性菌如大肠杆菌、葡萄球菌、变形杆菌等有杀菌或抑菌作用。

3. 对中枢作用：天名精酯能使小鼠先兴奋，后呈不活泼、四肢弛缓状态；对大鼠可抑制脑组织；对家兔降温、降压，与已比妥有协同作用。

【临床报道】

1. 治疗寄生虫病：单用疗效不如复方。常与使君子、槟榔、雷丸等合用治疗蛔虫病、蛲虫病等肠寄生虫病。

2. 治疗内科疾病：天名精全草用于咽喉肿痛、支气管炎、胸膜炎以及急性黄疸性肝炎和乳腺炎。

3. 治疗外科疾病：外用治疗创伤出血、疔疮肿毒和蛇虫咬伤。

【附方】

［古代方］

1. 蛔虫心痛：鹤虱 180 克，吴茱萸 150 克，橘皮 120 克，桂心 90 克，槟榔 170 克，共捣筛，蜜和丸，如梧子大。每服 20 丸，蜜汤下，日 2 次，渐加至 30 丸，以虫出为度。忌食生葱。（《外台秘要》鹤虱丸）

2. 小儿蛔虫症：鹤虱 7.5 克，川大黄（挫碎，微炒）7.5 克，川朴硝（捣）15 克，粗箩为散，每次 2～3 克，加水 150 毫升煎至 100 毫升，去滓温服，每天服 3 次，用量按儿童大小加减。（《太平圣惠方》鹤虱散）

3. 吐蛔：乌梅肉 9 克，黄连、蜀椒、藿香、槟榔各 3 克，胡粉、白矾各 1.5 克，共为散，每服 9～12 克，水煎如糊，空腹时服。（《强氏医通》安蛔散）

［现代方］

驱蛔虫、蛲虫：鹤虱、槟榔、使君子各 9 克，水煎服。（《中国常用中草药》）

【备注】

1. 鹤虱始载于《神农本草经》，为上品。大约在清代，将伞形科植物野胡萝卜 Daucus carota L. 的种子作为鹤虱，吴其浚曾在《植物名实图考》天名精条下记载："湘中土医有用鹤虱者，余取视之，乃野胡萝卜子。"在胡萝卜子条下又说："湖南俚医呼为鹤虱，与天名精同名，亦肖其花，白如鹤子，细如虱子。"故名虱子草。今人称野胡萝卜子为南鹤虱，以资与北鹤虱区别。疗效与鹤虱类似。主产江苏、浙江、安徽、湖北等地。亦产湖南、江西、四川、贵州等地。

2. 另有华南鹤虱，为伞形科植物窃衣 Torilis（Howtt.）DC. 的果实，与南鹤虱相似。华南地区作鹤虱使用。

3. 东北鹤虱为紫草科植物，在东北地区曾作鹤虱用。

605. 鹤草芽

【概述】

本品为蔷薇科植物龙芽草 Agrimonia pilosa ledel. 的干燥带短小根茎的芽。龙芽草已见仙鹤草条。全国各地均产，11 月底约在秋末，挖出根茎，掰下短小根茎的芽，洗净，晒干或在 50℃以下烘干即得。第二年春天从地下挖取的幼芽，叫冬芽。性平，味苦。功能杀虫，用于绦虫感染的驱除。用量为 30 克，研细粉服用。儿童 0.7 克/千克，早晨空腹顿服。

【成分】

鹤草芽含鹤草酚(Agrimophol)、仙鹤草醇(Agrimonol)、仙鹤草内酯(Agrimonolide)、芹黄素(Apigenin)。又含鞣质、β-谷甾醇、胡萝卜苷、有机酸等。

【药理】

1. 驱虫作用：鹤草酚对猪肉绦虫囊尾蚴幼虫、短膜壳绦虫和莫氏绦虫，都有驱除和杀灭作用，因为它能显著而持久地抑制虫体细胞代谢，切断虫体赖以生存的物质而导致死亡。对猪蛔虫有持久兴奋作用。

2. 抗生育作用：石油醚提取根芽而含鹤草酚混悬液，有杀死小鼠和人的精子作用。

3. 杀血吸虫作用：鹤草酚还能促进动物体内血吸虫移行入肝内，有杀死血吸虫的作用，如与小剂量硝唑咪同用，对于动物血吸虫病疗效显著。

4. 其他作用：① 鹤草酚粗品对鼠疟原虫有抑制作用。② 对滴虫有杀灭作用。③ 导泻作用：用鹤草芽驱虫时，不必另服泻药。

5. 毒副作用：毒性较低，但同服油脂(如与秋葱麻油同服)或饮酒，可增加其毒性。对犬毒副反应一般为厌食、呕吐、便溏；家兔用剂量大可致水泻、衰竭，甚至死亡。对人部分患者可见恶心、呕吐、头晕、冷汗、剧泻。

【临床报道】

1. 治疗绦虫病：鹤草芽粉、浸膏及提取物鹤草酚结晶或酚粗晶片共治疗绦虫病 236 例，总治愈率94.5%，复发率5.5%。

2. 治疗滴虫病：人毛滴虫病用鹤草芽提取物灌肠及鹤草芽全粉治愈。

3. 治疗蛔虫混合感染：对蛔虫混合感染，可先行驱虫。

【备注】

本品应存放通风干燥处，注意防霉、防虫蛀，遇热失效，不宜煎服。

十六 画

606. 橘 叶

【概述】

本品为芸香科植物橘 Citrus reticulata Blanc. 及其栽培变种的叶。又名橘子叶，以12月至翌年2月间采摘为佳。主产四川、浙江、福建等地，江西、湖南等地亦产。性平，味苦、辛。归肝经。功能疏肝理气，化痰散结，消肿杀虫。主治肝郁气滞，胸胁胀痛，疝气，乳痈，乳房结块。用法用量：6～15克，水煎服；鲜品60～120克或捣汁服。

【成分】

各种橘叶都含挥发油、维生素C等。另含多种碳水化合物和纤维素等。

【临床报道】

治乳痈肿痛，可与金银花、蒲公英、青皮等配伍，或与柴胡、连翘、栀子同用；治乳房结块，可与穿山甲、夏枯草、栝楼、青皮等配伍；治胸胁胀痛，可与柴胡、郁金、川芎配伍；治疝气肿痛，可与荔枝核同用。

【附方】

［古代方］

1. 疝气：橘子叶10个，荔枝核（焙）5个，煨服。（《滇南本草》整理本）

2. 妇人乳结肿痛、寒热：橘叶20片，柴胡、陈皮、川芎、栀子、青皮、石膏、黄芩、连翘各3克，甘草1.5克，水煎服。（《外科正宗》橘叶散）

［现代方］

1. 吹乳，乳汁不通：鲜橘叶、青橘皮、鹿角霜各15克，水煎后冲入黄酒少许热饮。（《食物中药与便方》）

2. 气肿，气胀：橘叶捣烂，炒热外包，或煎服。（《重庆草药》）

3. 杀蛔虫，蛲虫：鲜橘叶120克，熬水服。（《重庆草药》）按：120克鲜叶，量太大，应酌减。

4. 乳疖：青橘叶100片，青皮15克，柴胡3克，水250毫升，将药煎至120毫升时，入好酒50毫升。热服，盖被发汗。（《古代验方大全》）

5. 乳腺炎：嫩橘叶、麦芽、葱头各适量，捣烂敷患处，并可于药上加热温熨。（《福建药物志》）

6. 乳痈初起：鲜橘叶捣烂外敷。另用橘叶、瓜蒌、赤芍、白芍各3克，蒲公英30克水煎服。（《安徽中草药》）

【备注】

橘及其栽培变种茶枝柑 Citrus reticulata Chachi（广陈皮）、大红袍 Citrus reticulata Dahongpao、温州蜜柑 Citrus reticulata Unshiu、福橘 Citrus reticulata Tangerina 等的叶，也可使用。

607. 橘 红

【概述】

本品为芸香科植物橘 Citrus reticulata Blanc. 及其栽培变种的干燥外层果皮，秋末冬初果实成熟后采收，用刀削下外果皮，晒干或阴干。又名芸皮、芸红、橘红。未成熟细小的果实，称橘红珠或称橘胎。

目前橘红来源主要为化州柚的外层果皮，故称化橘红。性温，味苦、辛。归肺、脾经。功能散寒，燥湿，利气，消痰。主治风寒咳嗽，喉痒痰多，食积伤酒，呕恶，痞闷，呃逆或嘈杂吐酸。栽培变种主要有大红袍 Citrus reticulata Dahongpao 和福橘 C. reticulata Tangerina。用法用量：3～9 克，水煎服。

【成分】

橘红果皮含挥发油及橙皮苷（Hesperidin）、川陈皮素（Nobiletin）、肌醇。挥发油中的主成分为柠檬烯及少量 α 及 β-蒎烯、β-水芹烯、芳樟醇等。药理作用参见“陈皮”。有学者对广西及其他省 30 个橘红样品进行柚苷含量测定，其中 24 个样品含量在 1.8%～6%之间。

【药理】

橘红为橘类的果皮的外层红色部分，故其药理作用与陈皮（橘皮）相似。可参阅“陈皮”条。兹按其所含主要成分的药理作用条列如下：

1. 柠檬醛（Citral）：具有杀、驱昆虫作用，还有抑杀真菌作用。

2. 芳樟醇（Hinalool）：具有抗菌、抗真菌及抗病毒作用，对小鼠口服有较强的减少自发活动的作用。

3. 柠檬烯（Limonene）：具有镇咳、祛痰和抗菌作用。对肺炎双球菌、甲型链球菌、卡他双球菌、金黄色葡萄球菌，都有很强的抑制作用。挥发油的刺激性祛痰作用，主要为柠檬烯的作用。橘红晶冲剂有镇咳祛痰作用。

4. 牻牛儿醇（Geraniol）：具有抗菌和抗真菌作用、驱除蛔虫作用。

5. 橙皮苷（Hesperidin）：橙皮苷对离体肠肌先呈短暂的兴奋，然后抑制。静脉注射，可使在位兔心收缩加强，但对心率影响不大。磷酰橙皮苷有降低血清胆固醇作用，明显减轻主动脉粥样硬化病变，还可抑制儿茶酚氧位甲基转移酶（COMT），减少肾上腺素的破坏，从而增加肾上腺素对小鼠的毒性作用。此外，它有抗炎、抗病毒作用，预防冻伤和抑制大鼠眼晶状体的醛还原酶作用。橙皮苷对猫的周围血管有短暂而明显的扩张作用。

6. 柚皮苷（Naringin）：对金黄色葡萄球菌、大肠杆菌、痢疾杆菌和伤寒杆菌均有抗菌作用，抗病毒作用及抗炎症作用。

7. 柚皮苷原（Naringenin）：有抗菌及抗真菌、抗炎、解痉和利胆作用。

8. 对羟福林（辛内弗林，Synephrine）：为拟肾上腺素能药，具有收缩血管、升高血压、松弛支气管、抑制肠管解痉等作用。

9. 柑橘黄酮类（Citrus flavonoids）：对肠管、子宫及气管等平滑肌一般具有松弛解痉作用。对人的扁平细胞癌，体外显示有抗增殖作用。

【临床报道】

1. 消痰散结：治肺寒、咳嗽多痰，痰饮之病或脾胃不和，或结节初起各症。

2. 祛风通络：治风寒湿痹，风痰麻木。

3. 理气宽胸：治胸痛胀闷，呃逆。《药品化义》认为橘红治一切痰病，佐竹茹以疗热呃，助青皮以导滞气，同苍术、厚朴平胃中之实，能消谷气，解酒毒，开胸膈痞塞。

【附方】

[古代方]

1. 食积气滞：盐 60 克，黄橘 120 克，生姜 250 克，甘草 60 克，神曲、大麦芽、草豆蔻各 30 克，拌匀，同腌 1 宿，焙干，为细末。每服 6 克，食后用白汤点服。（《鸡峰普济方》橘红汤）

2. 伤风咳嗽、发热恶风：橘红、紫苏叶、杏仁（去皮尖）、五味子、半夏（汤泡 7 次）、桑白皮（炙）、贝母（去心）、白术各 30 克，甘草（炙）15 克，㕮咀，每次 12 克，用水

250毫升加生姜5片煎至180毫升，去滓，温服，不拘时候。汗出，脉浮。（《医方类聚》卷一一七）按：《济生方》橘苏汤方，药味同；而《济生方》的橘苏散方前九味药各6克，加生姜3片，水煎服。（《实用方剂辞典》引《济生方》橘苏散）

3. 脾湿生痰，咳嗽，痰多，色白，易咯，胸膈痞闷，恶心呕吐，饮食减少，肢体困倦或头眩心悸：制半夏、橘红各9克，茯苓6克，炙甘草3克，生姜2片，乌梅1个，水煎服。（《和剂局方》二陈汤）

4. 咳嗽多痰：橘红粉100克，白糖500克，制成糖块。（《本草纲目拾遗》橘红糖）

［现代方］

1. 清肺化痰、止咳：每丸重6克，系15种中药的大方。用于咳嗽痰多、痰不易出，胸闷口干。主要组成为化橘红、陈皮、半夏、桔梗、杏仁、紫菀、款冬、贝母、麦冬等。小蜜丸每次服12克，大蜜丸每次2丸，每天2次。（《药典》橘红丸）

2. 慢支痰热型患者：疗效优于橘红丸，可明显促进小鼠气管酚红排出量，还可抑制大鼠琼脂所致肉芽肿增生，抑制炎症反应。（《全国中药成药处方集》橘红袋泡剂）

3. 咳嗽气喘，呕吐痰涎，胸部作痛：大蜜丸，每服6克，能止咳化痰。（《全国中药成药处方集》橘红化痰丸）

4. 急慢性支气管炎，咳嗽痰多、色黄稠厚、咯吐不爽、胸闷咽干：橘红、茯苓、制半夏、杏仁霜、甘草、麦冬、生石膏、瓜蒌皮、生地、桔梗、苏子、款冬花、紫菀、薄荷油为冲剂，每服15克，每天2次。（《上海药品标准》橘红冲剂）

【备注】

1. 化橘红的幼果，药材称橘红胎。为落地幼果干燥而成。功效与化橘红相似。四川、福建、浙江等地，以橘皮的外层果皮，切薄片入药，也作橘红用，习称芸皮。

2. 按《本经逢原》："橘红专主肺寒咳嗽多痰，虚损方多用之。然久嗽气滞，又非所宜。"

608. 橘　络

【概述】

本品为芸香科植物橘 Citrus reticulate Blanco 及其栽培变种的果皮内层的筋络。又名橘瓤上丝、橘丝、橘瓤上筋膜、橘筋、顺筋（凤尾橘络）、乱络（金丝橘络）。主产于四川、福建、广东；此外，广西、江西、湖南、湖北、云南、贵州等地亦产。性平，味甘、苦。归肝、肺、脾经。功能通络，理气，化痰。主治经络气滞，久咳胸痛，痰中带血，伤酒口渴，肝气瘀滞或跌打损伤等症。用法用量：3～6克，入煎剂宜后下。

【成分】

含黄酮类成分，以橙皮苷为主，并有新陈皮苷等。其他参见"陈皮"。

【药理】

1. 兴奋心脏：所含陈皮苷能兴奋离体及在位蛙心，使收缩力增强，剂量过大会出现抑制作用。离体兔心灌注可使冠脉流量增加。犬静脉滴注甲基橙皮苷能使冠脉阻力降低，流量增加，血压下降，心率减慢，但对心肌耗氧量及心肌氧利用率无明显影响。

2. 祛痰作用：挥发油有刺激性祛痰作用，使痰液易咯出。

3. 平喘作用：煎剂对家兔支气管有扩张作用。甲基陈皮苷有抗炎作用。

【临床报道】

1. 活血通络：治经络不通，或气滞、血滞、肝气瘀滞或跌打损伤。

2. 理气化痰：治久咳胸痛、肺痨咳痰，痰中带血。

【附方】

胸闷胁痛，肋间神经痛：橘络、当归、红花各3克。黄酒与水合煎，每天2次分服。

【备注】

1. 橘络为多种柑橘中内果皮间的维管束群(筋络)，通络、顺气、和血，主要有橘及其栽培变种茶枝柑 Citrus reticulata Chachi(广陈皮)、大红袍 Citrus reticulata Dahongpao、温州蜜柑 Citrus reticulata Unshiu、福橘 Citrus reticulata Tangerina 等。

2. 橘络，始见《本草求真》，药材有凤尾橘络、金丝橘络和铲络三种。《本草纲目拾遗》记载它专能疏通经络滞气。《本草崇原》用以治口渴吐酒，煎汤饮甚效。

609. 橘 核

【概述】

本品为芸香科植物橘 Citrus reticulata Blanco 及其栽培变种的干燥成熟种子，果实成熟后收集，又名橘子核、橘子仁、橘米、橘仁，炮制品有盐橘核、炒橘核。盐橘核系按《药典》法定水炙法，炒干，用时捣碎。性平，味苦。归肝、肾经。功能理气，散结，止痛。主治小肠疝气，睾丸肿痛，乳痈肿痛。用法用量：3～9克，水煎服。体虚者慎用。

【成分】

各种橘核，均含脂肪油、蛋白质。苦味成分为黄柏内酯(Obaculactone)和诺米林(Nomilin)。

【药理】

橘核煎剂提取物对动物试验，显示较好的镇痛作用。验证了它的理气止痛作用。

【临床报道】

急性乳腺炎：橘核研为细末，以25%乙醇或一般甜酒、白酒(稀释1～2倍)调匀，铺在纱布上，敷于炎症处。干燥后即需及时更换。毒血症状严重者可另用橘核30克，加甜酒或白酒30克，水200毫升，文火煎至100毫升。口服，每次20毫升，每天3次。对已有明显脓肿形成者，必须切开引流。

【附方】

［古代方］

1. 癞疝，睾丸肿胀：橘核、海藻、昆布、海带、川楝子、桃仁各30克，厚朴、枳实、延胡索、桂心、木香各15克，为末，酒糊为丸。(《重订严氏济生方》橘核丸)

2. 小肠气：橘核60克，川楝子、山楂子(炒)、香附(姜汁浸炒)各45克，荔枝核(研)、小茴香各30克，神曲120克，煮糊为丸，如梧子大，每服9克，淡盐汤下。(《医学心悟》橘核丸)

3. 肝经湿热所致的疝气疼痛：橘核4.5克，桃仁15枚，栀子3克，川乌(切炒)、吴茱萸各1.5克，共研细，水煎服，功能除湿热，止疼痛。(《丹溪心法》橘核散)

4. 腰痛：炒杜仲，炒橘核等份为细末，每服6克，不拘时，用盐、酒调服。(《奇效良方》立安散)

5. 寒疝，阴囊肿大，痛不可忍：橘核、吴茱萸、木香、茴香、良姜、青皮、川楝子、干姜、官桂各等份，适量水煎温服。(《医学启蒙》橘核汤)

6. 腰痛：橘核、杜仲各60克，炒研末，每服6克盐酒下。(《简便单方》)

7. 酒渣风，鼻上赤：橘子核，微炒，为末，每用2克，研胡桃肉1个，同核末以温酒调服，以知为度。(《本草衍义》)

［现代方］

1. 乳痈初起未溃：橘核(略炒)15克，黄酒煎，去滓温服。不能饮酒者，用水煎，少加黄酒。

2. 溃疝肿痛之初起者：橘核 4.5 克，桃仁 50 枚，栀子 3 克，川乌、吴茱萸各 1.5 克。各炒，为粗末，水煎服。

3. 妇女乳房起核，乳癌初起：青橘叶、青橘皮、橘核各 15 克，以黄酒与水合煎，每天 2 次温服。(《食物中药与便方》)

【备注】

原植物主要有橘、福橘、朱橘、茶枝柑、四会柑等。现用橘核为各种柑橘的成熟种子，功能行气、散结、止痛。

610. 薤 白

【概述】

本品为百合科植物小根蒜 Allium macrostemon Bge. 或薤(藠头) Allium chinensis G. Don 的干燥鳞茎。夏、秋二季采挖，洗净，除去须根，蒸透或置沸水中烫透，晒干。又名薤根、薤白头、南薤白、野蒜、小蒜、小独蒜、叶名薤叶。小根蒜又名菜芝、祥谷菜、小根菜等；藠头又名薤、火葱、荞头；长梗薤白又名长梗韭；天蓝小根蒜又名棱叶韭、蓝花山蒜。产地：小根蒜主产于东北、河北、江苏、湖北等地；藠头我国南北均产；长梗薤白产于东北及河北；天蓝小根蒜产于新疆。性温，味辛、苦。归肺、胃、大肠经。生薤白：除去须根、蒸透或入沸水中烫至内无生心，取出、晾干。炒薤白：功能宽胸，理气，通阳，散结，行气导滞，主治胸痹胁痛，心绞痛，脘痞不舒，干呕久痢，痰饮咳喘，并治疮疖、蛇咬伤。用法用量：4.5～9 克，水煎服，或研粉吞服；外用：煎水洗，鲜品捣敷。

【成分】

薤白含挥发油，油中含多种含硫化合物。鳞茎含大蒜氨酸、甲基蒜氨酸及大蒜糖。另含亚油酸、油酸、棕榈酸等脂肪酸，每 100 克薤白还含 0.567 毫克的前列腺素 α、β。

1. 小根蒜：含 30 余种成分，主为皂苷类；鳞茎含薤白苷(Macrostemonoside)A、D、E、F 等；又含具特异性臭气的挥发油，内有含几种硫化合物。

2. 藠头：含 22 种化合物，主为皂苷；鳞茎含 N-(对-反式香豆酰基)酪胺等。

3. 长梗薤白：鳞茎含挥发油，内有含硫化合物。

【药理】

1. 降脂，抗动脉硬化：本品口服可显著抑制家兔主动脉和冠状动脉脂质斑块的形成，缩小面积，减少厚度，血脂降低，血清过氧化脂质形成减少，PGF_{12} 和 cAMP 水平升高，血小板合成 TXB_2 减少，血小板聚集和释放受抑制，泡沫形成减少，动脉平滑肌细胞增生受抑制；本品还能促进纤维蛋白溶解。

2. 抗菌作用：本品水煎剂在体外对痢疾杆菌、溶血性链球菌、金黄色葡萄球菌、肺炎球菌、八叠球菌均有抑制作用。

3. 对平滑肌的影响：口服薤白提取物后，平滑肌的反应先是短暂兴奋，继而抑制。

4. 抗氧化作用：薤白原汁灌胃能显著提高由白酒造成的氧应激态大鼠血清超氧化物歧化酶(SOD)、过氧化氢酶(CAT)和 T 淋巴细胞降低的作用，并能明显降低应激态大鼠过氧化脂质(LPU)的形成。

5. 其他作用：本品水煎剂及乙醇温浸物还有镇痛作用，其中所含 PGA_1 还有降压利尿和抗癌作用。PGB_1 具有收缩血管作用；本品还可延长给予异丙肾上腺素的特异性心肌缺氧小鼠在缺氧环境下的存活时间，对去甲肾上腺素及氯化钾引起的大鼠离体主动脉收缩也有对抗作用。

【临床报道】

1. 治疗胸痹：用于痰凝气结、胸阳不

得宣通所致的胸闷,心痛彻背,喘息气短,不得卧之胸痹证,常与桂枝、瓜蒌、半夏、枳实、厚朴、白酒等配伍。

2. 治疗慢性痢疾:常与柴胡、白芍、陈皮、枳实等配伍。

3. 治疗久咳、肺虚吐血:本品可与鳖甲、阿胶、鹿角胶、甘草等配伍。

4. 治疗炙疮或烧伤久不愈:可与生地黄、栀子仁、白芷等配伍。

5. 治疗肋间神经痛:常与瓜蒌、络石藤、宽筋藤等配伍。

【附方】

［古代方］

1. 胸痹、喘息咳唾,胸背痛、短气:栝楼实(捣)12克,薤白12克,白酒140毫升,上3味加水同煮,取400毫升,分温再服(分两次温服)。(《金匮要略》栝楼薤白白酒汤)

2. 胸痹不得卧,心痛彻背者:栝楼实(捣)12克,薤白9克,半夏12克,白酒200毫升,上4味,同煮,取80毫升,温服20毫升,每天服3次。(《金匮要略》栝楼薤白半夏汤)

3. 汤火所伤,局部热痛,永无瘢痕:薤白、赤石脂各30克,捣研如泥敷上。(《圣济总录》薤叶膏)

4. 天行干呕若哕,手足逆冷:薤白(切)24克,香豉24克,白米6克。以水1 000毫升煮豉一沸,漉去滓,下薤白及米,煮为稀粥,进两碗。(《外台秘要》引《急救方》薤豉粥)

5. 奔豚气痛:薤白捣汁饮之。(《肘后方》)

6. 肺气喘急:用薤白研汁饮之。(《卫生易简方》)

［现代方］

1. 胸膜炎:枳实6克,瓜蒌15克,薤白15克,制半夏6克,黄连3克,陈皮3克,水煎服。(《中药药效与临床》)

2. 细菌性痢疾:薤白10克,地锦草30克,水煎服;或薤白、黄柏各30克,水煎服。(《中药临床应用大全》)

3. 胸痹疼痛:瓜蒌1枚,薤白250克,枳实50克,厚朴100克,桂枝30克,水煎服,取浓汁1 000毫升,分3次服。(《常用中药八百味精要》)或瓜蒌12克,薤白9克,白酒适量,水煎服。(《中国常用中草药》)

4. 心律失常:瓜蒌、生龙骨、生牡蛎各30克,薤白、川芎、当归、陈皮、半夏、远志、枣仁、或柏子仁各10克,黄芪、太子参各20克,心前区痛甚者,加丹参10～15克,三七粉(冲服)3克;心动过速者,加苦参10～15克;心动过缓者,加桂枝10克,水煎服。[北京中医,1987,(2):31]

5. 肋间神经痛:薤白、瓜蒌各9克,桂枝4.5克,枳壳6克,水煎服。(《安徽中草药》)

6. 心绞痛:薤白、三棱各18克,赤芍、川芎、红花、延胡索各15克,降香6克,鸡血藤6克,急性子3克,制成冲剂或浸膏内服;或薤白、瓜蒌、郁金、当归、赤芍各9克,丹参30克,生槐花15克,红花4.5克,白檀香1.5克,水煎服。(《全国中草药汇编》)

7. 头痛,牙痛:鲜薤白、红糖各15克,捣烂敷足掌心。(《福建药物志》)

8. 扭伤肿痛:鲜薤白和酒糟捣烂敷患处。(《福建药物志》)

【备注】

除上述两个品种外,山东产的密花小根蒜苗 Allium macrostemon Bunge var. uratense (Franch.) Ariy-Shaw.、东北产的长梗薤白 A. nerinifolium Bak.(在东北、华北作薤白用)以及新疆产的天蓝小根蒜(蓝花山蒜)苗 A. caeruleum Pall. 的鳞茎在少数地区亦作薤白使用,但非正品。上海地区把野葱 A. grayi Regel (A. nipponicum Franch. et Savat.)的鳞茎作薤白使用,亦属混用。江苏省个别地区把同科植物绵枣儿（天蒜）Scilla sinensis (Lour.) Merr. 的鳞茎作薤白使用，实为误用，应予以纠正，因其功效与薤白不同，不能混用。

611. 薏 苡 仁

【概述】

本品为禾本科植物薏苡 Coix lachryma-jobi L. var. ma-yuan (Roman) Stapf. 的种仁。又名六谷子、米仁、草珠子、薏米、薏仁米。主产于辽宁、河北、江苏、福建等地，亦产于江西、四川、湖南、湖北、云南、广东、广西、浙江等地。性凉，味甘、淡。归脾、肺、肾经。功能清热排脓，健脾渗湿。用于水肿，脚气，小便不利，湿痹筋脉拘挛，脾虚泄泻，肺痈，肠痈，淋浊白带，扁平疣。用法用量：9～30 克，煎服。

【成分】

种仁含薏苡仁酯(Coixenolide)、脂肪油、蛋白质、氨基酸、甾体衍生物和酸性多糖等。

【药理】

1. 抗癌作用：薏苡仁丙酮及乙醇提取液对小鼠艾氏腹水瘤有抑制作用。丙酮提取液中含薏苡仁酯，对小鼠宫颈癌有抑制作用。动物饲料中加入 15%薏苡仁，可抑制癌细胞生长。50%薏苡仁乙醇提取物对体外培养的扁平上皮癌细胞有促进角化作用。还可抑制 S 180和肝癌 H 22。

2. 抑制骨骼肌收缩：薏苡仁油抑制骨骼肌收缩，与所含饱和脂肪酸有关。

3. 对心血管作用：薏苡仁油低浓度能兴奋离体蛙心和豚鼠心；高浓度则出现抑制。

4. 降血糖作用：薏苡仁油皮下注射可使兔血糖下降。薏苡仁水提物中分离的多糖 A、B、C 腹腔注射给小鼠 7 小时后，可见血糖明显下降。薏米多糖 A(Coixan A) 对阿脲所致小鼠高血糖亦有降糖作用。

5. 增强免疫：薏苡仁浸出物能增强体液免疫，使巨噬细胞产生并分泌白细胞介素-1、中性多糖类葡聚糖 1～7 和酸性多糖类 Ca-1、Ca-2，均有抗补体活性。

6. 其他作用：薏苡仁还具有抗菌、降血钙、解热、镇痛、抗炎症、诱发排卵、抑制胰蛋白酶等作用。

【临床报道】

1. 治疗消化道癌症：用诃子、菱角、薏苡仁等组成的复方，曾用于癌症。

2. 治疗霉菌性肠炎：用薏苡附子败酱散治疗。

3. 治疗骨科疼痛：薏苡仁汤加防己、茯苓制成糖衣片应用。

4. 治疗腰腿疼痛：薏苡仁汤(方)，煎服。

5. 治疗坐骨神经痛：薏苡附子散合芍药甘草汤加味，水煎服。

6. 治疗高血脂：以薏苡仁为主制成复方。

7. 治疗扁平疣：薏苡仁10～30 克，水煎内服，连服 2～4 周。又薏苡仁 500 克，研细，拌白糖 500 克，每次 1 匙，每天服 2～3 次，连服 7～14 天，19 例中 16 例治愈。

8. 治疗带状疱疹：水煎服。

9. 治疗卵巢囊肿：薏苡附子败酱散煎服，治疗 11 例，平均用药 44 天，囊肿消失。

【附方】

［古代方］

湿温初起，头痛恶寒，身重疼痛，舌白，胸闷，午后身热：薏苡仁、白蔻仁、杏仁、竹叶、滑石等。(《温病条辨》三仙汤)

［现代方］

1. 扁平疣：薏苡仁 100 克研细，用雪花膏调匀，洗脸后涂擦患部，早晚各 1 次，治面

部扁平疣。[浙江中医杂志,1986,(8):23]

2. 鹅掌风:薏苡仁和甘草(4∶1)比例,浓煎,乘热用棉签蘸药液洗患部,日洗数次。治鹅掌风有效。[四川中医,1986,(10):31]

3. 坐骨结节滑囊炎:生薏苡仁 60 克,加水 300 毫升,煎至 200 毫升。两次分服,均获全愈。[中医杂志,1987,(1):8]

4. 肠痈(阑尾炎):薏苡仁 30 克,败酱草 15 克,制附子 6 克,水煎服。(《中国常用中草药》)

5. 水肿:薏苡仁 30 克,赤小豆 30 克,冬瓜皮 30 克,黄芪 15 克,茯苓皮 15 克,水煎服。(同上)

612. 薄 荷

【概述】

本品为唇形科植物薄荷 Mentha Canadaensis L.(Mentha haplocalyx Briq.)的干燥地上部分。夏、秋二季茎叶茂盛或花开至三轮时,选晴天,分次采割,晒干或阴干。又名蕃荷菜、南薄荷、猫儿薄荷。主产江苏、安徽、江西、河南等地,四川、云南也有少量栽培。性凉,味辛。归肝、肺经。功能散风热,清头目。主治风热感冒,头痛,目赤,咽喉肿痛,口舌生疮、牙痛,荨麻疹,风疹,麻疹初起等。用法用量:内服1.5～6 克,入煎剂宜后下。表虚自汗者不宜用。

【成分】

薄荷含挥发油 1%～3%,油中主要成分为薄荷脑(薄荷醇,Menthol),含量约为 62.3%～87.2%,还含有薄荷酮(Menthone)、异薄荷酮(Isomenthone)、胡薄荷酮(Pulegone)、乙酸薄荷酯(Menthyl acetate)、薄荷烯酮(Menthenone)、苯甲酸甲酯(Methylbenzoate)、α-及β-蒎烯(Pinene)、β-侧柏烯(β-Thujene)、右旋月桂烯(Myrcene)、柠檬烯(Limonene)、桉叶素(Cineole)、α-松油醇(α-Terpineol)等,又含有黄酮类成分:异瑞福灵(Isoraifolin)、木樨草素-7-葡萄糖苷(Luteolin-7-glucoside)、薄荷异黄酮苷(Menthoside);尚含有有机酸及多种氨基酸。最近,又从薄荷叶中分得具有抗炎作用的以二羟基-1,2-二氢萘二羧酸为母核的多种成分。

【药理】

1. 兴奋中枢作用:内服少量薄荷有兴奋中枢神经系统的作用,通过末梢神经使皮肤毛细血管扩张,促进汗腺分泌,使机体散热量增加,从而达到发汗解热作用。薄荷油少量内服,同样有发汗、解热和中枢兴奋作用。

2. 抗菌、抗病毒作用:体外试验表明,薄荷水煎剂对金黄色葡萄球菌、卡他球菌、白色葡萄球菌、链球菌、白喉杆菌、白色念珠菌等多种细菌有抑制作用。薄荷水煎剂在组织培养瓶内对单纯疱疹病毒有明显的抑制作用,其最低有效浓度为 100 毫克/毫升,对 $ECHO_{11}$ 病毒亦有抑制作用,如在感染同时给药,尚可延缓病变出现时间。

3. 解痉作用:薄荷及其有效成分薄荷醇、薄荷酮均有解痉作用,其乙醇提取物对乙酸胆碱或组胺所致豚鼠离体回肠收缩有显著抑制作用。薄荷油对小鼠离体小肠有抗乙酸胆碱作用,但对在体肠管却使其蠕动亢进。对小肠内容物无明显的推进作用,薄荷醇、薄荷酮对离体兔肠也有抑制作用,后者的作用更强。

4. 保肝利胆作用:薄荷注射液对 CCl_4 所致肝损害有一定保护作用,能使丙氨酸转氨酶活性明显降低,肝细胞肿胀变性较对照组轻,但坏死病变较重。薄荷的丙酮干浸膏或50%甲醇干浸膏50毫克/千克 十二指肠给药，对麻醇大鼠有显著的利胆作用，其中含挥发油较多的丙酮干浸膏作用更强，其主要有效成分为薄荷醇，薄荷酮也有相似的利胆作用。

5. 抗炎作用：薄荷提取物250毫克/千克腹腔注射，对大鼠角叉菜胶性足肿的抑制率为60%～100%，主要有效成分为薄荷醇。最近的研究表明从薄荷叶中提取的以二羟基-1,2-二氢萘二羧酸为母核的多种成分具有抗炎作用。

6. 对呼吸系统的作用：薄荷脑有祛痰作用，能使呼吸道分泌增加。薄荷对呼吸道炎症的治疗作用可能是由于薄荷脑能促进分泌，使黏液稀释，易于排出而缓解症状。减少支气管分泌的泡沫痰，使通气量增加。亦有报道薄荷醇对豚鼠及人均有良好止咳作用。

7. 抗早孕、兴奋子宫的作用：薄荷对小鼠有抗早孕作用，妊娠终止率达100%，其机理可能是子宫收缩加强，或对蜕膜组织的直接损伤。薄荷油对家兔也有终止早孕和抗着床作用，此作用可能与绒毛膜损害有关，也可能与局部刺激引起子宫收缩有关。

8. 其他作用：薄荷脑对皮肤、黏膜局部有冷刺激作用，引起充血反射促进深部组织的血管变化，从而产生局麻、止痛、止痒作用；能促进药物的透皮吸收。薄荷提取物对钙通道阻滞剂受体有抑制作用；对刀豆蛋白A(Con A)诱发的组胺释放有抑制作用；对腺苷酸环化酶亦有抑制作用。

【临床报道】

1. 治疗慢性荨麻疹：取薄荷15克，桂圆6粒，水煎服，每天2次，连服2～4周，治疗40例，显效32例，好转4例，无效4例。

2. 治疗低血钾症：薄荷、香薷各9克，厚朴6克，扁豆12克，六一散1克，水煎服，治疗24例，痊愈19例，好转4例，无效1例。

3. 治疗肉瘤：用薄荷油涂擦肉瘤局部，每天2次，疗程最长45天，最短20天，共治疗11例，均获满意疗效。

4. 治疗丘疹性荨麻疹：薄荷30克，苦参30克，樟脑末10克，将前2味药加入60%酒精600毫升中浸泡1周，滤取溶液，加樟脑制成酊剂，每天搽患处5次，有较好疗效。

薄荷辛散清凉，对于风热头痛、目赤，可与桑叶、菊花同用，以散风热而清头目。若肝郁化火，目赤肿痛，头晕头痛，可配夏枯草、决明子等同用。治风热上壅，咽喉肿痛，常与僵蚕、桔梗、生甘草等同用，以散风热而利咽喉。薄荷善于宣散，治麻疹初期，风热外束，疹发不畅，常与牛蒡子、柽柳等配伍，以增透疹之功。治隐疹瘙痒，可配蝉衣研末服，以散风止痒。若血热生风，瘙痒不止，亦可与赤芍、丹皮、荆芥等配伍，以凉血祛风而止痒。薄荷还有疏肝解郁之功，用治肝气郁结，两胁不舒，或乳房胀痛，月经不调等证，常与柴胡、当归、白芍等同用，可助柴胡增强疏肝之效。

【附方】

［古代方］

1. 心肺壅热，头目不清，咽喉不利，精神昏浊，小儿膈热：薄荷60克，桔梗90克，防风60克，甘草30克，为末，每服12克，灯芯汤下。(《扁鹊心书》薄荷散)

2. 温病初起，头身痛，发热，微恶寒无汗，脉浮滑：薄荷叶12克，蝉蜕9克，生石膏18克，甘草4.5克，水煎服。(《医学衷中参西录》清解汤)

3. 痰凝喘嗽，口燥舌干，咽喉肿痛，鼻息不利，上焦一切浮火之证：薄荷叶120克，甘草30克，硼砂15克，桔梗30克，研细末，炼蜜为丸，口中噙化。(《活人方》上清丸)

4. 一切牙痛：薄荷、樟脑、花椒各等份。研细末，擦患处。(《医学统旨》擦牙定

痛散）

5. 口疮：薄荷、黄柏等份为末，入青黛少许搽之。（《赤水玄珠》赴筵散）

6. 眼眩赤烂：薄荷，以生姜汁浸1宿，晒干为末，每用3克，沸汤泡洗。（《明目经验方》）

［现代方］

1. 皮肤隐疹不透，瘙痒：薄荷叶10克，荆芥、防风各10克，蝉蜕6克，水煎服。（《四川中药志》）

2. 咽喉肿痛：薄荷、桔梗、僵蚕、牛蒡子、甘草各6克，水煎服。（《湖北中草药志》）

3. 结膜炎：将薄荷叶用冷开水洗净，浸入乳汁中10～30分钟，患眼用5%盐开水冲洗后，取薄荷叶盖于患眼上，经10分钟可换1叶，每天数次。（《福建药物志》）

4. 高血压病：薄荷适量，青木香适量，淡竹叶适量，装入布袋内，睡时作枕用。每天不少于6小时，3个月为1个疗程。

5. 百日咳：薄荷6克，钩藤6克，水煎服，每天1剂。

6. 急性乳腺炎：薄荷60克，橘叶60克，水煎，过滤，毛巾浸汤热敷患处。每天1剂，早晚各敷1次。

含薄荷的制剂有：

1. 散风清热：薄荷、白芷、荆芥穗、石膏、川芎，共研粉，炼蜜为丸，每丸重6克，口服，一次1～2丸，每天2次。用于风热头晕目眩，偏正头痛，鼻塞，牙痛。（《药典》清眩丸）

2. 祛风解热，提神醒脑：薄荷叶、甘草、食盐，制成冲剂，每包60克，口服，开水冲泡饮用。用于感冒伤暑，头痛头晕（《中国药物大全》中药卷药制薄荷）。

此外，尚有润喉片、薄荷通、薄荷锭、清凉油等。

【备注】主产于东北的兴安薄荷和东北薄荷，亦可供药用。

613. 燕　窝

【概述】

本品为雨燕科动物金丝燕 Collocalia esculenta L. 及同属多种燕类用唾液或唾液与绒羽等混合凝结而成的巢窝。又名燕菜、燕根、燕蔬菜、燕窝菜。常见于热带沿海地区。产于印度尼西亚、泰国、缅甸、马来西亚、日本等国，我国福建、台湾、广东等海南亦产。性平，味甘。归肺、胃、肾经。功能养阴润燥，益气补中。用于虚损痨瘵，咳嗽痰喘，咯血吐血，久痢久疟，噎膈反胃。用法用量：4.5～9克，布包隔汤炖，内服，或入膏剂。肺胃虚寒、湿痰停滞及有表邪者忌用。

【成分】

天然燕窝含水分10.4%，氮物质57.4%，无氮物22%，纤维1.4%，灰分约8.7%及微量脂肪。水解后有还原糖，以葡萄糖为主（大于17.36%）；并有数种蛋白；还含氨基己糖、类似黏蛋白物质及无机元素（钙、磷、钾、硫）。本品为食疗品，有营养价值。氮的分布为：酰胺酸氮约6.2%、腐黑物（Humin）氮约6.68%、单胺氮约50%、精氨酸氮约19.4%、胱氨酸氮约3.4%、组氨酸氮约6.2%、赖氨酸氮约2.5%、非氨氮约7%。

【药理】

金丝燕类粘蛋白可抑制流感病毒血凝反应，也能使传染性病毒失活。

【临床报道】

食疗。《随息居饮食谱》谓："病邪方炽勿投。"

【附方】

［古代方］

1. 头烂疮：燕巢土为末，光以白芷、大腹

皮煎洗，拭后掺患处。(《普济方》燕巢方)

2. 浸淫疮：燕巢中草烧灭，酒调，服适量。(《普济方》燕巢散)又燕巢敷方，治浸淫疮有汗。燕巢中末，水和敷之。

3. 瘰疽：胡燕巢和百日男孩屎和膏敷之，另煮芸苔菜取汁100毫升，服之，并含于熟芸苔数次，少与盐酱；冬月研子，水和服之。(《普济方》燕巢膏)

4. 老年肺虚痰喘：秋白梨(去心)1只，入燕窝3克，先用开水泡，再入冰糖3克，蒸熟，每天早晨服食，勿间断。(《文堂集验方》)

5. 噤口痢：白燕窝6克，人参1.2克，水70毫升，隔汤炖熟，徐徐含之。(《救生苦海》)

[现代方]

1. 老年慢性支气管炎，肺气肿，咳血：燕窝、白及各6克，炖烂加冰糖少许，早晚服。

2. 虚汗，干咳：燕窝、银耳、冰糖，炖服。

3. 肺肾阴虚，少寐：燕窝1个，秋白梨1个，枸杞子15克，大枣5枚，炖汤饮。

【备注】

1. 据近代人曹炳章称："性能补气，凡脾肺虚弱及一切虚在气分者宜之。又能固表，表虚漏汗畏风者，服之最佳。每枚可重在一两以上，色白如银，琼州人呼为崖燕，力尤大，一种色红者，名血燕，能治血痢。"

2. 清乾隆间已有假燕窝，吴仪洛说："假燕窝无边无毛，或微有边毛，皆伪为之。"

3. 金丝燕有西藏、云南及四川亚种。

614. 鹧鸪菜

【概述】

本品为红叶藻科植物美舌藻 Caloglossa leprieurii (Mont.) J. Ag. 的藻体。又名蛔虫菜、乌菜、石疤、岩头菜、岩衣。生于沿海地区河口附近的中潮带和高潮带的岩石上，防波堤及红树支柱根的阴面。性平，味咸。功能驱虫，化痰，消食。用于蛔虫病，蛔虫性肠梗阻，消化不良，慢性气管炎等。用法用量：5～10克煎汤或泡酒服；外用适量捣敷或研末调敷。

【成分】

鹧鸪菜全藻含左旋α-海人草酸(α-Kainic acid)、甘露糖甘油酸钠(sod、mannosidoglycerate)、(即海人草素 digeneaside)、胆甾醇、乳酸盐、黏液质和无机盐。

【药理】

1. 驱蛔作用：美舌藻煎剂在玻器内可杀死蚯蚓，能使蛔虫先兴奋扭曲成团，以后抑制至麻痹。人服用后，驱蛔率可达80%，但虫卵转阴率很低。一次顿服海人草酸10～50毫克，驱蛔率约为50%，如5～10毫克海人草酸与山道年(100毫克)合用，效果较好。经临床证实，海人草酸为美舌藻的主要成分，浓度为1∶1 000时，可引起猪蛔虫短暂收缩，并抑制虫体肌的脱氢酶，对蛲虫也有一定作用，对多种昆虫(家蝇、蟑螂)也有良好的毒杀作用。

2. 对心血管的影响：水浸浓缩液能抑制离体蛙心，但对离体兔心、在体犬心、大鼠下肢灌流，均无显著影响；麻醉犬静脉注射时，血压亦略下降，但有快速耐受性。

3. 收缩肠管：能兴奋离体兔肠引起的收缩，甚至强直性收缩。(同上)

4. 抗癌作用：体外试验发现对人子宫颈癌细胞的培养株 JTC-26 的抑制率有90%以上。

5. 毒副作用：美舌藻煎剂给小鼠灌胃，毒性很低，0.2克/10克煎剂，未发现中毒反应。人服用时副作用亦少见，偶见轻微腹泻、腹痛、恶心、短暂头晕等。大剂量静脉注射可造成家兔肾小球、肾小管损害，出现蛋白尿，并引起兔红细胞下降，淋巴细胞升高，在试管内无滲血作用。

【临床报道】

1. 治疗蛔虫病：鲜藻 30～60 克洗净，水煎服或当菜吃。

2. 治疗消化不良或慢性气管炎：鹧鸪菜，晒干研粉，每天服 3～5 克。

【附方】

1. 蛔虫病（美舌藻片）：治疗 187 例蛔虫病及蛔虫性肠梗阻的有效率为 72.7%，驱蛔虫率 84%（每片 0.3 克，相当于生药 7.5 克），成人每次 7～8 片，睡前或早晨空腹一次服下。儿童酌减。

2. 蛔虫病：鲜美舌藻 60～120 克，煎服，治蛔虫病 777 例，有效率 88.2%。［温州医学院学报，1960，(1)：46］

3. 蛔虫病：海人草酸 20 毫克 17 例，排虫 12 例。［药学杂志，1953，(73)：1055］

4. 蛔虫病：美舌藻治蛔虫病 1 040 例，大部分病例在服药 24 小时内排出蛔虫，有效率 84.13%。［中医杂志，1964，(3)：16］

5. 小儿胎毒头疮，虫癖腹痛（鹧鸪菜汤）：鹧鸪菜7.5～9 克，大黄0.5～0.9 克，川楝子 0.9 克，甘草 0.6 克，用水 100 毫升，煎至 50 毫升，去滓，空心温服。

十七　画

615. 檀　香

【概述】

本品为檀香科植物檀香 Santalum album L. 树干的干燥心材。又名旃檀、白檀、檀香木、真檀。为长短不一的圆柱形木段，外表面灰黄色或黄褐色，光滑细腻，有的具疤节或纵裂，质坚实，不易折断。气清香，燃烧时香气更浓；味淡，嚼之微有辛辣感。除去杂质，镑片或锯成小段，劈成小碎块。主产于印度、印度尼西亚、马来西亚等国。原产太平洋岛屿，印度栽培较多，我国广东、台湾有栽培。性温，味辛。归脾、胃、心、肺经。功能行气温中，开胃止痛。用于寒凝气滞，胸膈痞闷，噎膈呕吐，胸痛，腹痛，胃痛食少，冠心病心绞痛。用法用量：2～3 克，水煎服，后下。贮藏于阴凉干燥处。以色黄白、油性足、香气浓者为佳，多入丸散。

【成分】

檀香心材含挥发油，称白檀香油(Sandalwood oil)，含量约 1.5%～5%。其主要成分为倍半萜类化合物：α－和β－檀香萜醇(Santalol)占 90%以上，还有檀烯(Santene)、α－和β－檀香萜烯(Santalene)、檀香二环酮醇(Santenone alcohol)、檀香二环酮(Santenone)、表β－檀香萜烯(epi－β－Santalene)、β－檀香萜醇(β－Santalol)，12，13 二氢－α－檀香萜醇(12，13－Dihydro－α－santalol)、12，13－β二氢对檀香萜醇(12，13－β－Dihydro－p－santalol)、α－和β－姜黄烯(Curcum)、β－金合欢烯(β－Farnesene)、檀香萜酸(Santalic acid)、酮基檀香萜酸(Ketosantalic acid)、α－β－檀香萜醛(Santalal)、檀油醛(Teresantalaldehyde)、檀油酸(Teresantalic acid)、檀油醇(Teresantalol)、去甲三环类檀香萜酸(Nortricycloekasantalic acid)、三环类檀香萜酸(Tricycloekasantalic acid)、二氢－α－沉香呋喃(Dihydro－α－agrofuran)、二氢－a－沉香呋喃(Dihy dro－α－agrofuran)、4，11－环氧－顺式－桉叶烷(4，11－Epoxy-cis-eudes－mane)、黑蚁素(Dendrolasin)、朱栗褚烯(Valencene)等。又含特殊的氨基酸化合物：顺式及反式的 4－基脯氨酸(4－Hydroxyproline)、对称高亚精胺(Sym-homospermidine)、γ－L－谷氨酞-S(1－丙烯基)半胱氨酸亚砜[γ－L－Glutamyl－S(prop－1－enyl) systein sulfoxidel]。木部含檀香色素、松柏醛、丁香醛、香草醛。

【药理】

1. 抑制肠管运动：抑制肠道平滑肌运动，檀香油能麻痹离体兔小肠。

2. 抗菌作用：檀香油能抑制金黄色葡萄球菌的生长，对痢疾杆菌和结核杆菌均有抑制作用，对大肠杆菌无效。α－或β－檀香萜醇有较强的抗菌作用。檀香燃熏对空气中的流感病毒有抑制作用。

3. 利尿作用：檀香油有利尿作用。可用作尿道消毒剂。

4. 刺激皮肤：对兔耳皮肤有刺激作用。

【临床报道】

用于寒凝气滞所致的脘腹疼痛，呕吐清水，胸痹，寒疝等。阴虚火旺者禁用。

【附方】

［古代方］

1. 心腹冷痛：白檀香 9 克（为极细末），干姜 15 克，泡汤调下。（《本草汇言》）

2. 阴寒霍乱：白檀香、藿香梗、木香、肉桂各 4.5 克。为极细末。每用 3 克，炒姜 15 克，泡汤调下。（《本草汇言》）

3. 噎隔，饮食不下：白檀香 4.5 克，茯苓、橘红各 6 克。俱为极细末，人参汤调下。（同上）

4. 头面风，头目昏眩，肩背疼痛，头皮肿痒，颈项拘急：白檀香 15 克，甘菊花 9 克，芎穹 60 克，甘草（生用）30 克。上为散。每服 2 克，温薄荷汤调下，茶清或沸汤调亦得。（《圣济总录》檀香散）

5. 恶毒风肿：白檀香、沉香各 0.3 克，槟榔 1 枚。上各于砂盆中，以水 300 毫升，细磨取尽，滤去滓，银石挑内煎沸，候温，分作 3 次服。（《圣济总录》檀香饮）

6. 面上黑子斑：白檀香、苍耳叶（焙，为末）。每夜以暖浆水洗面，以布揩，用白檀香磨汁涂之，食后米饮调服苍耳叶末 3 克。（《平易方》面上黑子斑方）

7. 解暑毒：檀香末 3 克，杏仁 7.5 克，乌梅肉 60 克，紫苏叶 30 克，茴香 10.5 克，百药煎 7.5 克，甘草 45 克。上为细末，炼蜜为丸，如弹子大。非时含化。（《普济方》引《十便良方》檀香丸）

8. 心痛，胃脘诸痛：丹参 30 克，檀香、砂仁各 30 克，用水 220 毫升，煎至 160 毫升。如缺檀香，一般可用降香代替。（《时方歌括》丹参饮）

［现代方］

1. 心律失常（檀香饮）：生黄芪、檀香、桃仁、炙甘草、桂枝、西党参各适量。水煎，饭后温服，每天一剂，分两次服。［浙江中医杂志，1995，(5)：15］

2. 神经性胃肠病，呕吐下痢，胸闷腹痛：檀香细粉 10 克，沉香细粉 3 克，甘草细粉 5 克，菖蒲根（磨粉）10 克，混合，密贮瓶中勿泄气。每天 3 次，每次 1 克，食前温开水送服。（《现代实用中药》）

3. 冠心病心绞痛：朱砂 30 克，苏合香油 30 克，檀香 60 克，冰片 30 克，青木香 60 克，制乳香 30 克，加入适量填充剂制成 300 丸。在心绞痛发作时含化 1 粒，中度或重度心绞痛者每服 1 粒，每天 3 次。（《全国新药介绍》冠心苏合丸）

【备注】

本品功能宣发气机，善于利隔宽胸，行气止痛，且能辟秽醒脾，调中和胃，故常用于胸腹寒湿阻滞之证。凡寒凝气滞脘腹疼痛者，可与沉香、木香、乌药等配伍，如《沈氏尊生书》聚香饮子；若胃寒冷痛，痞满不食，泛吐清水者，可与橘皮、干姜、丁香等同用，如《杨氏家藏方》五辛宽隔汤。对于血瘀气滞所致的胃脘痛或胸痹卒痛，常与丹参、砂仁相合，如《时方歌括》丹参饮；现代则多与苏合香、青木香、乳香等为丸含服，用于冠心病心绞痛，可收到较好疗效。凡寒疝结聚，少腹疼痛者，可与乌药、延胡索等配用，以增强理气止痛之力。本品辟秽行气，和胃利隔，又可用于呕吐、腹泻之证。凡寒湿霍乱，吐泻腹痛者，可与高良姜、草豆蔻等相伍，如《是斋百一选方》冷香汤；若噎隔饮食不入者，可与茯苓、橘红为末，人参汤调服，以化痰利气通隔。此外，其行气之功，可行血以消肿毒，凡肌肤恶毒风肿者，可与沉香、槟榔配伍，如《圣济总录》檀香饮。《施今墨对药》："丹参、檀香，主治气滞血瘀，络道不和，胸痹诸症；高血压病、冠心病之心绞痛等症。"

616. 藏青果

【概述】

本品为使君子科植物诃子 Terminalia ehebula Retz. 的干燥幼果。又名西藏青果、西青果。过去曾由尼泊尔进口，现我国云南、广东亦产，9～10月采收，蒸后晒干。以身干、坚实、无空心者为佳。曾载《中药材手册》。性微寒（凉），味酸、苦、涩。归肺、胃经。功能养阴，清肺，生津，解毒，涩肠，止泻，利咽开音。用于阴虚白喉，咽喉炎，扁桃体炎，急性肠炎，细菌性痢疾。用法用量：1.5～4.5克，煎汤；或每次1枚，含咽其汁。

【成分】

藏青果含鞣质、诃子酸、诃黎勒酸、多种糖和多种氨基酸及香泻苷A、诃子素等。

【药理】

1. 止泻作用：本品含的鞣质有抗氧自由基作用，对肠黏膜有收敛止泻作用。

2. 抗菌作用：煎剂对痢疾、绿脓、白喉杆菌等均有抗菌作用。

3. 解痉作用：诃子素有罂粟碱样的解痉作用，对平滑肌有解痉作用。

【临床报道】

治虚证白喉、久痢久泻。并治肺炎、喉炎、扁桃体炎，可配薄荷、丹皮、川贝等。《本草图经》："治痰嗽咽喉不利，含化三数枚。"《本草从新》："治泻痢脱肛。"

【备注】

1. 藏青果为诃子的幼果，诃子为同一植物的干燥成熟果实。诃子，原名诃黎勒，始见于《金匮要略》，说明我国自古有之。卷中载有诃黎勒散，一味为散，粥饮和顿服，治泄泻、滑脱不禁。后有诃黎勒丸（《太平惠民和剂局方》卷六）、诃子散（《三因极一病证方论》卷九）、诃子皮饮（《兰室秘藏》卷下）以及诃子饮（《重订严氏济生方》）的治久咳、语声不出，均为复方配伍。《本草图经》谓："生交、受州，今岭南皆有，而广州最盛……"诃子目前在云南、广东及广西等地均产。采摘幼果甚易，已可自产自销。《新修本草》记载："诃子未熟时，风飘坠者，谓之随风子，暴干收之，益小者佳。"说明我国岭南地区早有此果。《太平圣惠方》诃黎勒散，用诃黎勒和白矾治老人久痢不止。

2. 青果，早载于《日华子本草》，原名橄榄，为橄榄科植物橄榄 Canariun album Raeusch. 的干燥成熟果实。多为栽培。主产于福建、广东、广西、云南、四川等地。虽有青果之名，但与藏青果根本是两物，不能混用。青果性平、味甘酸，能清热、利咽、生津。用于咽喉肿痛，烦渴。含蛋白质、碳水化合物、维生素C及脂肪油等。种子油尚含香树脂。上海中成药有"清音丸"，即以橄榄、桔梗、大青叶、寒水石、月石、薄荷脑和冰片制成，治咽喉肿痛，音哑声嘶，口舌干燥，咽下不利。目前青果的实际应用，已大大超过药用途径，而多作消闲食品。

617. 藁　本

【概述】

本品为伞形科植物藁本 Ligusticum sinense Oliv. 或辽藁本 Ligusticum jeholense Nakai et King 的干燥根茎及根。前者又名西芎藁本、山茝、藁板。主产于陕西、甘肃、河南、四川、湖北、湖南等地。辽藁本，又名北藁本，产于辽宁、吉林、河北等省。性温，味辛。归膀胱经。功能祛风，散寒，除湿，止痛。用治风湿骨痛，风寒感冒，巅顶疼痛，偏头痛，寒湿腹痛。用法用量：

3～9 克，水煎服；疥癣，煎水洗。

【成分】

藁本含挥发油 0.38%～0.65%，油中主要成分为 3-正丁基酞内酯、川芎内酯、甲基丁香油酚等。醇提物含 3-丁烯基酞内酯、丁烯基二氢酞内酯等。还含有藁本内酯等香豆精类化合物，辽藁本含挥发油约 1.5%，藁本乙醇和乙醚提取物中还分离到棕榈酸和蔗糖。

【药理】

1. 抗菌、抗炎作用：煎剂对许兰毛癣菌等多种致病真菌有抑制作用。藁本中性油可明显抑制二甲苯所致小鼠耳郭肿胀。也能抑制大鼠角叉菜胶所致足跖肿胀。既能明显抑制小鼠腹腔毛细血管通透性增加；也能减弱大鼠皮肤毛细血管通透性增强。藁本水溶液对蛋清引起的水肿，有对抗作用；对巴豆油所致小鼠耳部炎症，也有抑制作用。

2. 解热、镇痛和镇静作用：本品可降低致热动物的体温和小鼠正常体温。能对抗 0.05%酒石酸锑钾引起的扭体反应，延长小鼠舔后足的热板反应时间。对小鼠虽无催眠作用，但合用阈下催眠量的硫贲妥钠(40 毫克/千克 ip.)或戊巴比妥钠(20 毫克/千克 ip.)，则出现协同作用。藁本中性油可抑制小鼠的自发活动，并能对抗苯丙胺所致运动性兴奋。

3. 降压、扩张血管作用：家兔静脉注射藁本水提物，可致血压下降。离体蛙心滴加水提液，心脏收缩减弱；中性油增加组织耐缺氧能力；离体兔耳血管灌流量增加和蛙下肢灌流量增加。

4. 平喘作用：藁本内酯有平喘作用。

5. 对平滑肌的作用：藁本内酯：对乙酰胆碱、组胺、氯化钡所致豚鼠支气管平滑肌痉挛有解痉作用。藁本乙醇提取物和中性油可抑制肠管和子宫平滑肌，并能对抗乙酰胆碱及宫缩素的作用。

6. 毒副作用：小鼠腹腔注射藁本挥发油和醇提物的 LD 50分别为(0.63±0.07)克/千克和(42.5±0.89)克/千克。

【临床报道】

1. 治疗血管神经性头痛：可与川芎、细辛、白芷等配伍，血虚头痛者禁用。

2. 治疗神经性皮炎：藁本 50%注射液每周 2 次，注射于病损部位皮下，每次 5～10 毫升，注射后可热敷。

3. 治疗胃痉挛：藁本、苍术合用，水煎服，治胃痉挛、腹痛。

4. 去头屑：藁本、白芷等份研末，夜掺发内，次晨梳去。

5. 治疗鼻渊：与苍耳子、辛夷花、防风、蝉蜕、白芷等煎服或外用。

【附方】

［古代方］

1. 寒湿胃痛：藁本 150 克，苍术 30 克，共为煮末，每用 30 克，加水 300 毫升，煎至 150 毫升，温服。(《素问病机气宜保命集》藁本汤)

2. 一切头风，偏正头痛，鼻塞，遍身疮癣，手足顽麻：川芎、细辛、白芷、甘草、藁本各等份为末，每药 126 克入煅石膏 500 克，水泛为丸，30 克作 1 丸，每服 1 丸。(《普济方》白龙丸)

3. 遍身发痒如虫行：藁本、蒺藜子、人参、白花蛇各 22.5 克，枳壳、防风、威灵仙各 15 克，防已 7.5 克，每次 3 克。(《圣济总录》藁本散)

4. 除疥止痒：藁本、蛇床子、黄柏各 15 克，硫黄 11 克，白矾 7.5 克，轻粉 3 克，共研匀，油膏，擦患处。(《医方类聚》藁本散)

［现代方］

1. 感冒头痛：用羌活芎藁汤加减，羌活、川芎、藁本、白芷、防风各 3 克，水煎服。(《中药基础知识简编》)。

2. 风寒感冒疼痛：藁本、防风、川芎各 9 克，白芷、菊花各 6 克，水煎服。(《中

国常用中草药》)

3. 痹病肢节不利：藁本、秦艽、防风、防己、威灵仙、豨莶草、薏苡仁各9克，甘草3克，水煎服。(同上)

【备注】

由于产地众多，来源复杂、土壤和加工方法不同，故在商品形态色泽、规格多有差别。

1. 近年多数省区使用伞形科新疆藁本 Conioselinum vaginatum (Spreng) Thell. 的根茎。植物为欧亚山芎、又名鞘山芎。气芳香，味甜、微辛，麻舌。

2. 江苏部分地区过去曾用伞形科植物"骨缘当归"的地上全株作藁本使用，称为土藁本或山藁本。

3. 四川有香藁本、水藁本和涪陵水藁本。陕西有秦岭产细叶藁本(岩茴香)。

4. 有的地区将伞形科植物水芹的根伪充藁本使用。

5. 滇芹 Sinodielsia yunnanensis Wolff. 丽江藁本 L. delavayi Franch. 药材名黄藁本，销云南。

618. 蟋　蟀

【概述】

本品为蟋蟀科昆虫蟋蟀 Scapipedus aspersus Wàlker(Gryllulus chinensis WeBer)的干燥全虫。又名蛐蛐、夜鸣虫、促织、将军。产于河北、山东、江苏、浙江等地。性温，味辛、咸，有小毒。归膀胱、大肠、小肠经。功能利尿，用于尿闭，水肿，臌胀。用法用量：4～6只，约0.3～1.5克，煎汤或在瓦上焙干，1～3只研粉吞服，开水送下。孕妇忌服。本品外观以身干、完整、色黑、腿壮，无杂质者为佳。

【成分】

本品含4.86%总脂肪酸。主要成分为蟋蟀退热素、精氨酸及胍基化合物及维生素 B_{12} 等。

【药理】

1. 退热作用：醇溶性浸出物，对温刺、大肠杆菌、疫苗等人工致热家兔，有显著解热作用。并称作用优于地龙醇溶性提取物及水浸液。

2. 解痉作用：缓解输尿管痉挛，有利尿作用。

3. 降压作用：蟋蟀退热素有扩张血管、降低血压作用。

【临床报道】

1. 利水消肿：治癃闭、腹水、水肿。《本草纲目拾遗》谓："性通利，治小便利。"单用即可，也可与蝼蛄同用，效大增，如体虚，加配黄芪。配猪苓，利尿作用倍增。

2. 治尿路结石：可与化石通淋的海金沙、金钱草、木通等配伍。

【附方】

［古代方］

1. 小便不通：蟋蟀1个阴阳瓦焙干为末，白滚汤冲服，治小水不通，痛胀不止。(《医方集解》)

2. 跌扑伤小肚、尿闭不出：蟋蟀1只煎服。(《本草纲目拾遗》)

［现代方］

1. 老人尿闭方：治老人尿闭。蟋蟀4只，蝼蛄4只，生甘草3克，煎汤，分3次温服。(《现代实用中药》)

2. 肾虚阳痿：蟋蟀、蜻蜓、狗肾各适量，共为末，兑酒服。治阳痿、遗尿等。(《四川中药志》)

3. 肝肾综合征，腹胀尿少：蟋蟀、琥珀各1克，沉香0.6克，研末吞服。(《虫类药的应用》)

【备注】

油葫芦 Gryllus testaceus Walk. 的干燥虫体，也作蟋蟀药用。

619. 穞豆衣

【概述】

黑大豆，又名乌豆、冬豆子，为具有黑色种皮的大豆。本品为豆科植物大豆 Glycine max (L.) Merr. 黑色种子(黑大豆)的种皮。全国各地均产，以东北地区最负盛名。又名黑豆衣、乌豆衣、黑大豆皮。性凉，味甘。归脾、肾经。功能养血疏风，平肝止汗。用治阴虚烦热，血虚头痛，头目眩晕，盗汗。用法用量：9～15克，水煎服。

【成分】

黑大豆除含蛋白质、脂肪、糖类、维生素B类等营养成分外，还含有大豆苷、染料木苷以及多种大豆皂醇(Soyasapogenol)。穞豆衣含矢车菊苷、飞燕草素、3-葡萄糖苷、乙酰丙酸、果胶和糖类。

【临床报道】

参“大豆黄卷”。

主治水肿胀满，黄疸浮肿，产后风痉，风痹，脚气。水煎服9～30克。又解乌头、附子毒；治痈肿疮毒，煮汁涂或研末调敷。

620. 爵 床

【概述】

本品为爵床科植物爵床 Justicia procumbens L. 的干燥全草。又名疳积草、小青草、孩儿草、野万年青、六角仙草。分布于广东、广西、江西、浙江、四川等地。性寒，味咸、微苦、辛。归肝、胆经。功能清热解毒，利湿消滞，活血止痛。用于：① 感冒发热，咳嗽喉痛，小儿疳积，肾炎水肿，痢疾，黄疸，口舌生疮，筋骨疼痛。② 外治痈疮疖肿，跌打损伤。用法用量：9～15克(鲜品30～45克)水煎服，鲜草30～45克；外用适量，捣烂敷患处，或煎水洗。脾胃虚寒者不宜。

【成分】

爵床含爵床素、异爵床素、爵床定 C. D. (Justicidin C. D.)等木脂体及生物碱。

【药理】

体外试验能抑制痢疾杆菌。水煎剂对金黄色葡萄球菌等有较强的抑制作用。

【临床报道】

1. 治疗小儿肾炎：取鲜麦穗红(爵床)煎汤，分次频服。1～5岁，每天30～45克；5～10岁，45～75克；10岁90克。一般2～3天即见小便清利，浮肿逐渐消退。

2. 治疗结核性肛瘘：用六角仙草15～30克，苦刺(五加科三叶五加)30克(均为干品)，加水600毫升，煎至300～400毫升，顿服。每天1次。如瘘管分泌物多，须每天清洁局部，外用0.2%黄连素纱布填塞管口。一般服药后即见疼痛减轻，分泌物减少，管道由深变浅，新鲜肉芽生长，最后外口盖以上皮，形成疤痕。

3. 治流行性感冒：爵床、白英、一枝黄花各30克，水煎服。(《全国中草药汇编》)

爵床配秦艽，治湿热血痢。《本草汇言》谓：“治酒毒血痢、脱肛。”

【附方】

［古代方］

1. 黄疸方：小青草15克，豆腐60克，同煮食，治黄疸、劳疟发热、翳障初起。(《百草镜》)

2. 血痢方：爵床、秦艽各9克，陈皮、

甘草各3克，水煎服。(《本草汇言》)

3. 疳积方：小青草、牛肉、田鸡、鸡肝，煮食之。(《本草纲目拾遗》)

【备注】

1. "爵床主腰脊痛不可着床、俯仰艰难……"(《神农本草经》)似对骨病有用，待试于骨痛、骨质增生。

2. "爵床方茎对节，与大叶香薷一样，但香薷搓之气香，而爵床搓之不香、微臭，以此为别。"(《本草纲目》)

621. 䗪　虫

【概述】

本品为鳖蠊科昆虫地鳖 Eupolyphaga sinensis Walk. 或冀地鳖 Polyphaga plancyi Bol. 雌虫的干燥体。又名土元、土鳖虫、地乌龟等。全国各地多有野生或饲养。主产于河南、江苏、浙江、安徽、湖北、湖南、四川等地。性寒，味咸，有小毒。归肝经。功能破瘀血，续筋骨，通经止痛。用治筋骨折伤，闭经痛经，产后瘀血腹痛，跌打损伤，癥瘕痞块。用法用量：3～9克，煎汤内服，或烘焙后研末吞服，用量每次0.9～1.5克。孕妇忌服。外用时捣烂外敷。

【成分】

主要含挥发油、氨基酸、蛋白质、糖类、脂肪、甾族化合物、酚类、有机酸、生物碱及砷、钡、钴、镁、锌等多种微量元素。多种氨基酸，如谷氨酸、丙氨酸、酪氨酸、门冬氨酸等。挥发油中含醋酸乙酯、2，6-二特丁基、4-甲基酚、十七烷等。在其正己烷和正丁醇萃取物中分得二十烷醇、β-谷甾醇、鲨肝醇、尿嘧啶、尿囊素等。

【药理】

1. 抗血栓作用：䗪虫提取液，可明显抑制体外血栓的形成，其水提醇沉液(1∶1)，能溶解凝血酶和纤维蛋白原形成的静脉血栓，显著延长血栓最大凝固时间，并显著降低血栓弹力度和最大幅度。另外，对血小板聚集及释放功能也有抑制作用。水提液能显著延长出血时间，延长复钙时间，明显抑制血小板聚集率，缩短红细胞电泳时间。所含丝氨酸及一种蛋白酶，具有纤溶活性。

2. 降低血液黏度：䗪虫提取液可使红细胞压积、全血高切黏度、全血低切黏度、红细胞聚集指数、红细胞刚性指数均降低，使红细胞沉降率、血沉方程常数明显升高。

3. 对心脏的影响：䗪虫总生物碱静脉给药，对家兔心脏呈明显负性作用，表现为左室收缩压、左室舒张压、左室压力最大速率均降低，右心房压力升高，心电图P-R传导及心率减慢，S-T段轻度缺血改变。䗪虫可提高心肌和脑对缺氧的耐受力，并降低心、脑组织耗氧量。䗪虫总生物碱可延长小鼠心电消失时间，使小鼠因增加耗氧致缺氧的存活时间延长，并能对抗大鼠急性心肌缺血引起的ST段的改变。䗪虫水提取液能明显对抗垂体后叶素所致大鼠急性心肌缺血ST段变化。

4. 降脂作用：䗪虫水煎剂可降低体内总胆固醇数量，升高高密度脂蛋白与总胆固醇比值，延缓动脉粥样硬化形成。

5. 护肝作用：䗪虫雌成虫的己烷可溶部分及CCl_4可溶部分，可抑制D-半乳糖致的肝损害，具有保肝作用。

6. 其他作用：① 体外实验，䗪虫能抑制肝癌、胃癌细胞的呼吸，其浸膏可抑制白血病患者的白细胞。② 鲨肝醇有解毒作用。③ 尿囊素有镇静作用。④ 镇痛：所含正己烷和正丁醇萃取物，有一定的镇痛作用。

【临床报道】

1. 治疗缺血性脑血管病：䗪虫、水蛭共研粉，口服。

2. 治疗外伤型及肾虚型腰痛：䗪虫焙黄研末，水冲服。

3. 治疗老年性膝关节炎：䗪虫、骨碎补、杜仲、白蒺藜等配伍，水煎服。

4. 治疗跌打损伤有瘀肿或骨折：内服每天6～9克，酒送服，也可配自然铜、骨碎补、乳香、没药等。外用可配其他活血祛瘀药水煎外洗。

5. 治疗慢性肝炎或早期肝硬变：肝区疼痛可配郁金、三七、鸡内金等内服。

6. 治疗宫外孕：加四物汤，用于有包块和蓄血的。

7. 其他：用于抗肿瘤、脑震荡、闭经、痛经、白癜风等的治疗。

【附方】

［古代方］

1. 伤骨折：土鳖10余个焙干，研末，滚黄酒冲服。(《仙拈集》土鳖酒)

2. 虚劳内有干血，腹满不能饮食，肌肤甲错，或治妇女经闭，腹中有块，或胁下癥瘕刺痛：大黄75克，䗪虫30克，水蛭、虻虫、蛴螬、桃仁各60克，干漆30克，干地黄300克，芍药120克，甘草、黄芩、杏仁各60克，研末，制丸，如小豆大，用酒送下5丸，每天3次。(《金匮要略》大黄䗪虫丸)

3. 打损伤堕，腹内瘀血：䗪虫(微炒)30枚，桂心15克，虻虫(去翅足，微炒)10枚，水蛭(微炒)10枚，桃仁(汤浸去皮尖、双仁，麸炒黄)50枚，川大黄(锉碎、微炒)30克，上为粗散，用酒、水各150毫升，煎至180毫升，去滓，食前温服。(《太平圣惠方》䗪虫散)

［现代方］

1. 跌打散：用于跌打损伤有瘀肿或骨折，可消肿止痛：地鳖虫(去头足，研末)15克，自然铜(煅，末)9克，骨碎补9克，当归9克，红花9克，乳香9克，没药9克，泽兰9克，赤芍9克，川断9克，共研极细末，每服3～6克，温开水或黄酒送服。(《中药基础知识简编》)

2. 晚期肿瘤(消瘤冲剂)：䗪虫12克，当归9克，海藻30克，冰球子、地龙各12克，牡蛎30克，制成浓缩20克的冲剂，每次1包，每天2次。［上海中医药杂志，1994，(9)：32］

3. 痹证(五虫饮)：䗪虫9克，全蝎5克，蜈蚣2条，地龙、乌梢蛇各10克，羌活、独活、桂枝各5克，黄芪20克，寻骨风10克，鸡血藤15克，甘草6克，辨证加减，水煎服，每天1剂。［实用中医药杂志，1994，(4)：13］

4. 骨折：用接骨丹配合药酒浸淋绷带夹板固定法，接骨丹组成：䗪虫60克，鲜螃蟹、自然铜(火煅醋蒸)、马钱子(油榨去毛)各30克，白酒500毫升浸泡。每次20毫升口服，每天2次。(《中国中医秘方大全》)

5. 急性扭挫伤：炒䗪虫、血竭各15克，白及60克，共研细末，分装30包，每次1包(3克)，日3次，用温酒送服。［基层医刊，1982，2(5)：39］

6. 高血压病：䗪虫、水蛭等量研末装胶囊服，每粒0.25克，每次服4粒，每天3次。［中国中西医结合杂志，1992，(12)：38］

7. 疯狗咬伤：䗪虫7个(去足，炒)，生大黄9克，桃仁7粒(去皮、尖)，白蜜9克，黄酒1碗，煎至七分服(《吉林中草药》)；或䗪虫5克，桃仁、大黄各15克，斑蝥3个，雄黄2克，每天1剂，水煎服。［辽宁中医杂志，1983，(12)：33］

8. 外伤性膝关节骨膜炎：䗪虫、黄柏、苍术、防己、生地、薏苡仁各20克，胆南星、牛膝、龙胆草、红花、羌活、威灵仙各15克，川芎10克，水煎服，并用五灵脂、红花、山栀子、乳香、没药、大黄等份研末，用

醋调外敷患处，每天换1次。[吉林中医药，1991，(3)：13]

9. 化脓性疾病：䗪虫15个，血竭9克，川芎、红花、当归、大黄、白芷各3克，麻油500克，黄丹180克，制成膏药，每天或隔天换药1次。[陕西中医，1987，8(9)：40]

10. 类风湿性关节炎：䗪虫、炙蜈蚣、炙僵蚕、穿山甲各30克，白花蛇、地龙各150克，共研为末，分装为40包，每天早、晚各服1包。[广西中医药，1985，(3)：15]

11. 老年性膝关节炎：土鳖虫(炙)、蕲蛇肉、生甘草各9克，白蒺藜、骨碎补各15克，杜仲、红梅梢、生薏苡仁各30克，生黄芪12克，水煎服。[四川中医，1986，5(1)：35]

12. 白癜风：土鳖虫、琥珀、地龙、川芎各10克，紫草、刘寄奴、丹皮、威灵仙各25克，草河车、丹参、浮萍各50克，水煎服，每天1剂，早晚分服。[中医杂志，1981，(6)：28]

13. 肌肉注射后局部硬结：土鳖虫、红花各100克，桃仁50克，细辛40克，大黄500克，同研为末，加酒精或白酒调成糊状，外敷于患处，再用纱布包扎，每天换1次。[天津中医，1975，(1)：14]

14. 足跟痛、跟骨骨刺：䗪虫40克，五灵脂、白芥子、制草乌、三棱各30克，威灵仙、楮实子、马鞭草、苏木、海带、皂角刺、蒲公英、延胡索、汉防己各60克，鲜葱100克，食醋100毫升。先将中药加水2倍再沸5分钟，把葱连根洗净，放足盆内，趁热将患脚浸入盆内30～60分钟，每天浸2次，每剂药用2天。[新中医，1984，(10)：21]

15. 脑震荡：地鳖虫、泽兰叶、川芎、姜半夏、归尾各9克，薄荷、柴胡、炙细辛、川连各4克，紫丹参15克，水煎服。[江苏医药，1979，(4)：30]

16. 宫外孕：酒炙䗪虫4只，炮山甲15克，桃仁泥、制海藻、全当归、延胡索各9克，没药6克，牡蛎30克，水煎服。[中医杂志，1963，(8)：4]

17. 脉管炎：土鳖、地龙、泽兰各12克，全蝎、川牛膝、桃仁、红花各10克，丹参、赤芍、王不留行各20克，蜈蚣2条，水煎服。[贵阳中医学院学报，1999，21(1)：39]

18. 肝硬变：䗪虫、炮山甲各100克，水蛭75克，大黄50克，共为细末，炼蜜为丸。每服5克，每天2～3次。[河北中医，1987，9(3)：3]

【备注】

1. 鳖蠊科昆虫赤边水䗪(又名金边地鳖虫、金边土鳖、药用光蠊)Opisthoplatia orieutalis Burmeister的雌虫干燥体，在某些地区亦作“䗪虫”入药，功效近似。另有一种水生甲壳昆虫龙虱，为龙虱科动物东方龙虱(Cybister tripunctatus-orientalis Gschwendtn.)的干燥虫体，有些地区曾作“䗪虫”入药，其与䗪虫功效不同，不能混用。龙虱能补肾、缩尿。(《本草纲目拾遗》)

2. 地鳖虫与水蛭不同，两者虽都能破血，但地鳖虫兼能行血、和血，药性尚不峻烈，虚证也可应用；而水蛭专于破血，虚者一般不用。

十八画

622. 藕节

【概述】

本品为睡莲科多年生水生草本植物莲 Nelumbo nucifera Gaertn. 的根状茎的节部。秋冬季挖藕时,切下节部,洗净晒干。生用或炒碳用。又名藕节疤、光藕节。野生或栽培于池塘内,我国大部分地区有产。表面皱缩有纵纹。质硬,断面有多数类圆形的孔。气微。性平,味甘、涩。归肝、肺、胃经。功能收敛止血,活血。用于治疗咳血,吐血,血淋,溺血,下血,血痢,崩漏等。用法用量:9~15 克,水煎服,鲜品 60 克,捣汁服,或入散剂。

【成分】

藕节含鞣质、天门冬酰胺、维生素 C、淀粉等。藕含淀粉、蛋白质、天门冬素、焦性儿茶酚、没食子。

【药理】

1. 止血作用:实验证明,本品能缩短出血时间,有助于止血。

2. 降血糖作用:藕的甲醇提取物,可使糖尿病大鼠血糖降低,药物浓度为 600 毫克/千克时,2 小时内降低 19%,12 小时内降低 55%,说明降糖作用较好。

【临床报道】

主用于止血,据称对肺结核咯血、血小板减少性紫癜,均用之有效。又对青春期功能性出血,以藕节炭、炒槐米、侧柏炭、石莲肉、远志炭等配伍,水煎服有效。藕节收敛止血,兼能化瘀。可用于多种出血症,对吐血、便血尤宜。本品与血余炭配伍,能止血利尿以通淋,化瘀消滞以缓痛,血淋胀痛欲死者,用藕节捣汁,调血余炭服,有佳效。配白及,治肺痨咯血。配小蓟、蒲黄治尿血。

【附方】

[古代方]

1. 卒暴出血:藕节、荷蒂(荷叶顶)各 7 个,同蜜擂细,水 300 毫升,煎八分温服。(《太平圣惠方》双荷散)

2. 吐衄不止:藕汁、生地黄汁、大蓟汁各 300 毫升,生蜜 5 匙,和匀,每服 200 毫升,不拘时候。(《赤水玄珠》)

3. 胃热消渴:黄连末、天花粉束、人乳汁(又云牛乳)、藕汁、生地黄汁,上药将后 2 味汁为膏,入前 3 味搅和,佐以姜汁和蜜为膏。以匙抄取,徐徐留舌上,以白汤少许送下,每天 3~4 次。(《丹溪心法》藕汁膏)

4. 产后恶露不下:藕汁 75 毫升、生地黄汁 150 毫升、生姜汁 50 毫升、酒 150 毫升。先煎地黄汁令沸,次下诸药更煎三五沸。放温饮之。(《圣济总录》藕汁饮)

[现代方]

1. 吐血,衄血:藕节 8 个,白茅根 30 克,水煎服。(《中国常用中草药》)

2. 鼻衄不止:鲜藕节60克捣汁饮,并可取汁滴鼻。(同上)

3. 崩漏:藕节炭、白芍、白茅根各 15 克,当归20 克,阿胶 12 克,血余炭 10 克,三七粉(另冲)6 克,水煎服。(同上)

4. 肺热咳血方:藕节 30 克,生地 15 克,茜草炭 9 克,阿胶(熔化)9 克,川贝 9 克,杏仁仁 9 克,甘草 3 克,水煎服。(《中药基础知识简编》)

5. 痔疮出血：藕节 9 克，白果15 克。水煎服，1 天 2 次。

6. 鼻息肉：生藕节60 克，乌梅肉 30 克，白矾 15 克，冰片 3 克。研末，吹患侧鼻孔，每小时进 1 次，5 天为 1 疗程，治愈为止。

【备注】

1. 藕节为收敛止血常用药，但药性薄弱多作辅助用药，对血热出血，可捣汁鲜用；一般出血，则炒炭用。

2.《医林纂要》："藕节，止吐、衄、淋、痢诸血证。"《本草汇言》谓其"开膈、壮腰肾，和血脉，散瘀血，生新血……"扩大了止血效应。倪朱谟谓："藕节，消瘀血，止血妄行之药也。"说明其功用止中有散。

623. 藜　芦

【概述】

本品为百合科多年生草本植物黑藜芦 Veratrum nigrum L. 的根及根茎。又名葱苒、葱葵、山葱、梨卢、黑藜芦、鹿葱、七厘丹（《南方主要有毒植物》）。生于山野、林内或灌木丛间。分布山西、河北、河南、山东、辽宁、陕西、四川、江苏等地。性寒，味苦、辛，有大毒。归肺、胃、肝、经。功能吐风痰，杀虫毒。主治中风痰涌，风痫癫疾，黄疸，久疟，泄痢，头痛，喉痹，鼻瘜，疥癣，恶疮。用法用量：内服，研末，0.3～0.6 克，或入丸剂；外用，研末，搐鼻或调敷。体虚气弱及孕妇忌服。毒性强，内服宜慎。

【成分】

黑黎芦根：含多种生物碱如藜芦碱（介芬胺）、原藜芦碱、秋水仙碱（Colchicine）、计明胺（Germerine）、伪藜芦碱（假介芬胺 Pseudo-jervine）、红藜芦碱（红介芬胺 Rubi jervine）及藜芦酰棋盘花碱（Veratroylzygadenine）等生物碱。兰州大学从中分得生物碱 A、B、C、D。

天目藜芦根含天目藜芦碱（Tiemulilumine）、天目藜芦宁碱（Tiemuliluminine）等多种生物碱。

蒜藜芦根含藜芦胺（Veratramine）、玉红介芬胺、龙葵胺（Solanidine）、去氧介芬胺（11 - Deoxo jervine）等生物碱及 β-谷甾醇（β - Sitosterol）。根茎含介芬胺、藜芦胺、棋盘花辛碱（Zygacine）、红介芬胺及棋盘花酸 q-内酯-16-当归酸酯（Zygadenitic acid q - lactone - 16 - angelate）等生物碱。

【药理】

1. 降压作用：天目黎芦之总碱及天目藜芦宁碱（Tiemuliluminine），贵州产黑藜芦根的初提液，辽宁乌苏里藜芦 Veratrum nigrum var. ussuriense 混合碱，云南产小藜芦的提取成分，毛穗藜芦之总碱，毛叶藜芦之总碱，兴安藜芦根浸膏的水溶液及精制品的醇溶液，经过多种麻醉动物实验均证明具有明显而持久的降压作用，无急速耐受现象，在降压的同时伴有心率减慢、呼吸抑制或暂停（即 Bezold-Jarisch 效应）。天目藜芦的初提液乙较上海市中药行购得之藜芦（经鉴定为百合科藜芦属）的初提液甲降压作用强 2～3 倍，于麻醉猫的降压实验中，毛穗藜芦总碱较毛叶藜芦总碱作用强，天目藜芦总碱较前两者弱，肌肉注射量需大于静脉注射量 10 倍以上方有降压作用，可维持较长时间，口服需大于静脉注射量 15 倍以上方有效，此时已有个别动物表现中毒症状（恶心、呕吐），甚至死亡，故肌肉注射与口服给药不太安全；预先应用氯丙嗪可防止发生恶心、呕吐。上海市中药行购得之藜芦的初提液甲对慢性肾型高血压犬（灌胃）出现降压作用，贵州产黑藜芦初提液对肾型高血压兔亦有降压作用。关于藜芦生物碱一类的降压原理，一般认为，由于颈动脉窦及心肺感受区经窦神经及迷走传入纤维反射性地抑制血管运动中枢，引起血压下降。离体兔耳及猫后肢灌流无直接扩张血管作用。毛穗藜芦碱的降压作用中，脑和肾血管舒张起一定的作用，但作用短暂。日本产蒜藜芦提取物亦有降压作用，并谓与绿藜芦相似。

2. *减慢心率*：用5%的藜芦根浸膏水溶液给麻醉狗静脉注射，可使其在血压下降的同时心跳减慢，心脏收缩幅度轻度增大，心搏有力。

3. *收缩肠管*：给麻醉狗以0.1毫克/千克的白藜芦精制品醇溶液静脉注射，有加强肠管收缩的作用。

4. *抗菌作用*：藜芦的水浸液在试管内对堇色毛癣菌、许兰黄癣菌、奥杜盎小芽孢癣菌、羊毛状小芽孢癣菌、腹股沟表皮癣菌、星形奴卡菌等皮肤真菌均有不同程度的抑制作用。对结核杆菌也有抑制作用。

5. *对血流动力学的影响*：狭叶藜芦碱甲(V_3)是从狭叶藜芦中新分离提取得到的一种异甾醇类生物碱。麻醉开胸犬静脉注射狭叶藜芦碱甲(V_3)后平均动脉压、心率、左室收缩压、右室内压上升速率及心脏做功均明显降低，5分钟内作用最强，且作用随剂量的增加而加强；而心输出量、冠脉血流量及脑血流量均无明显变化。

6. *其他作用*：天目藜芦对感染日本血吸虫的大鼠无明显治疗作用。兴安藜芦对妊娠毒血症有良好的效果。黑藜芦对家蝇有强大的毒杀效果，又藜芦可直接刺激呕吐中枢而催吐。

7. *毒副作用*：天目藜芦毒性甚大，其半数致死量与萱草根相似，但无蓄积中毒现象，黑藜芦浸出液的半数致死量为(1.78±0.38)克/千克。兴安藜芦根的粉剂对口、鼻、眼黏膜有刺激作用，其中所含之藜芦定碱(Veratridine)中毒时，主要影响横纹肌，动物死于呼吸停止。

国外产绿藜芦 V. viride(美国及加拿大)，白藜芦 V. album(欧洲)根茎中的原藜芦碱 Protoveratrine A 和 B 等均有降压作用，并应用于高血压的治疗。藜芦定碱(作用与原藜芦碱不完全相同)静脉注射于狗，可引起血压突然下降，在迷走神经切除后，更大剂量可释放肾上腺素引起心率加快、血压上升，在原藜芦碱降压的基础上，藜芦定碱可引起明显的升压作用。藜芦一类生物碱的降压原理系通过左心室、肺迷走神经纤维反射性引起血管运动中枢抑制，小剂量反射性抑制呼吸，大剂量直接抑制呼吸中枢，口服量为肌肉注射量的5～20倍，藜芦碱的治疗量与中毒量距离很小，最常见者为恶心、呕吐，有时引起心律不齐，低血压，用阿托品及麻黄碱可纠正之，小量藜芦和其他降压药物合用，可发挥协同作用，降低毒性。

【临床报道】

1. *治疗疟疾*：取天日藜芦3根(1厘米长)，插入鸡蛋(1个)内烧热。去药吃蛋。于发作前1～2小时服。忌鱼腥；孕妇及溃疡病患者忌服。治疗现症病人120例，痊愈100例，好转15例，无效5例；休止期患者36例，痊愈33例，无效3例。

2. *治疗骨折*：能促进骨折愈合，从而缩短治愈时间，尤以股骨干骨折最为突出，平均临床愈合日期为37天，但愈合时间长短与骨折类型及手法复位技术有明显关系。据认为，应用藜芦治疗，需在骨折两断端血运良好的条件下才能充分发挥其作用。用法：将黑藜芦根须洗净、晒干、研粉，加等量黄连素制成含量10毫克之片剂内服。成人每次30毫克，日服3次，用凉开水送下。用药时间依据临床愈合情况而定，一般约为2～4周。同时按常规予以复位及固定。服药后多数病例脉搏偏快，全身和局部有发热感；3例发现在肝功能正常情况下血清碱性磷酸酶均有所增高。

【附方】

［古代方］

1. 诸风痰饮：藜芦 10 分，郁金 1 分，为末。每以 0.4 克，温浆水 200 毫升，和服探吐。（《经验方》）

2. 中风不语，喉中如曳锯声，口中涎沫：藜芦 0.3 克，天南星 1 个（去浮皮，于脐子上陷 1 个坑子，纳入陈醋二橡斗子，四面用火逼令黄色）。同一处捣，再研极细，用生面为丸，如赤豆大，每服 3 丸，温酒下。（《经验后方》）

3. 头痛不可忍：藜芦 1 茎，暴干，捣箩为散，入麝香麻子许，研匀吹鼻中。（《圣济总录》吹鼻麝香散）

4. 咽喉肿痛或喉闭：藜芦、白矾（火煅）各 9 克，猪牙皂角（蜜炙）3 条，雄黄 3 克，粉草、北薄荷各 6 克，上药研为细末，干服少许；如喉闭塞，吹入即愈。（《朱氏集验方》藜芦散）

5. 久疟不能饮食，胸中郁郁如吐，欲吐不能吐者，宜吐，则已：大藜芦末 1.5 克，温水调下，以吐为度。（《素问病机保命集》藜芦散）

6. 诸疥疮，经久则生虫：藜芦（去芦头）、白矾（烧灰细研）、松脂（细研）、雄黄（细研）、苦参各（锉）60 克。上药，先捣藜芦、苦参为末，入猪脂 500 克相和，煎十余沸，绵滤去滓，次入松脂、雄黄、白矾等末，搅令匀，待冷，收于瓷台中，旋取涂之，以瘥为度。（《太平圣惠方》藜芦散）

7. 鼻中息肉渐大，气息不通：藜芦（去芦头，捣箩为末）、雄黄（细研）、雌黄（细研），上药按 3∶1∶1 同研令匀，每用时以蜜调散，用纸拈子，展药，点于息肉上，每天 3 度，则自消化，不得涂药在于两畔，恐涕落于药上。（《太平圣惠方》）

8. 牙疼：纳藜芦末于牙孔中，勿咽汁。（《千金翼方》）

［现代方］

1. 躁狂症、精神分裂症：藜芦磨粉，成人每次 2.5～4.5 克冲糯米酒 100～150 克文火炖开搅匀。上午 10 时服药，中午禁食，待呕吐停止或晚餐时才进食。治疗 77 例，总有效率 74%。（《现代中药药理手册》）

2. 疟疾：藜芦 3 根（3 厘米长）插入鸡蛋内烧熟，去药吃蛋，于发作前 1～2 小时服，治疗 120 例，有效 100 例。（同上）

【备注】

1. 尚有下列几种同属植物，在不同地区亦供药用：① 毛穗藜芦 *Veratrum maackii* Reg. 分布辽宁、吉林等地。② 毛叶藜芦 *V. puberulum* Loes. f. 又名岩棕、小棕。分布湖北、四川、贵州等地。③ 兴安藜芦 *V. dahuricum* Loes. f. 分布东北、内蒙古、新疆等地。④ 天目藜芦 *V. schindleri* Loes. f. 分布江苏、浙江、安徽、江西等地。⑤ 蒜藜芦 *V. grandiflorum* (Maxim.) Loes. f. 分布长江流域各地。⑥ 小藜芦 *V. mengtzeanum* Loes. f.。

2. 藜芦碱的治疗量，与中毒量距离甚小，用后易出现中毒，有时会引起低血压和心律不齐。

3. 藜芦与常山、瓜蒂，均为涌吐痰涎之用，但其专长不同。李时珍谓：“常山吐疟痰，瓜蒂吐热痰……藜芦则吐风痰也。”

4. 华东地区曾以同科植物萱草 *Hemerocallis fulva* L. 的根混作藜芦入药，萱草根含有毒成分萱草根素，其他成分也与藜芦不同。

624. 藤黄

【概述】

本品为藤黄科植物藤黄 *Garcinia morella* Desv. 的胶质树脂。又名海藤、玉黄、月黄、腊黄。主产印度及泰国。性凉，味酸涩，极毒。归脾、胃、大肠经。功能消肿，化毒，止血，杀虫。主治痈疽肿毒，顽癣恶疮，损伤出血，牙疳，龋齿，顽癣，汤火伤。近年来常用于治疗皮肤癌，子宫颈癌等。还可治绦虫及水肿。用法用量：0.03～0.06克，入丸剂；外用适量，研末调敷，磨汁涂或熬膏涂，内服不可过量。

【成分】

树汁含藤黄素，已知结构的有α-藤黄素（α-Guttiferin）和β-藤黄素（β-Guttiferin），另含藤黄酸（Morellic acid）、异藤黄酸（Isomorellic acid）及藤黄双黄酮（Morellofavone）。种子衣中色素为藤黄宁（Morellin），并含异藤黄宁（Isomorellin）、二氢异藤黄宁（Dihydroisomorellin）、乙氧基二氢异藤黄宁（Ethoxydihydroisomorellin）。新藤黄宁（Neomorellin）。果皮含α-藤黄素。树汁及心材含藤黄双黄酮（Morelloflavone）。水溶性树胶、氧化酶及微量挥发油。

【药理】

1. 抗癌作用：藤黄酸，异藤黄酸有抗癌作用。动物实验，对S37、S180、ARA4、W 256、ECA、肝癌腹水型等6种动物瘤株有明显抑制作用，体内试验给实验小鼠腹腔注射藤黄酸，对肉瘤180及艾氏腹水癌（实体型）无明显抑制作用，实验证明系对细胞有直接抑制作用。

此外，藤黄对肿瘤的放疗有增敏作用。体外抗癌实验藤黄对人体肝癌细胞7402和实验宫颈癌细胞有明显抑制和杀伤作用。用组织培养法，观察藤黄酸，异藤黄酸对Smmc-7721人体肝癌细胞株的体外杀灭作用。藤黄酸与异藤黄酸对体外人肝癌细胞株均有不同程度的杀伤作用。

在与常用的几种抗癌药比较时，在同一时间过程中，不同浓度的情况下，藤黄的抑癌作用比喜树碱、石蒜碱内胺盐和樟州水仙碱都明显，在同一浓度下随着时间的延长，也是藤黄杀伤作用的增加最明显。

另有报道，藤黄对小鼠腹水型肝癌ECA、ARS、S180、S37、MA737、U14、ARA4、W256抑制率为35.6%～80%。用流式细胞光度术研究，藤黄酸可导致HeLA细胞周期各时期细胞数目发生变化；β及α_1-藤黄素在超过治疗量时，可引起小鼠腹泻。

2. 抗菌作用：藤黄宁对金黄色葡萄球菌有抑制作用，体外的有效浓度为1∶10 000；对若干真菌、人型结核杆菌效力很弱，对大肠杆菌亦无效。新藤黄宁也有抗金黄色葡萄球菌的作用。异藤黄宁及异新藤黄宁的抗原虫作用较其母体有效。

藤黄素在体外对非致病性原虫有抑制作用，特别是β及γ藤黄素效力较强。抗原虫与抗菌作用，并不平行。α_1及γ藤黄素在抑制革兰阳性细菌之能力，对小鼠人工感染葡萄球菌的保护作用，在血清或金属离子存在时的反应，对热及酸碱度的稳定性等皆与α_2及β藤黄素相似。

3. 其他作用：β及α_1藤黄素在超过治疗量时可引起小鼠腹泻。

4. 毒副作用：小鼠腹腔注射藤黄针剂LD 50为33毫克/千克，藤黄酸LD 50为20毫克/千克。α_1及γ藤黄素的LD 50：皮下注射为277毫克/千克，静脉注射分别为108.4，108毫克/千克。亚急性毒性试验结果，显示病理变化集中在肝、肺、肾等脏器，无明显骨髓抑制作用。分别以藤黄2毫克/千克，10毫克/千克在家兔和狗进行实验，心电图和肝功能均无大的变化，藤黄过量可致头昏呕吐、腹泻腹痛，甚至中毒死亡。

【临床报道】

1. 治疗癌肿：用藤黄制剂治疗大多数中、晚期恶性肿瘤（乳癌、皮肤癌、阴茎癌、恶性淋巴肉瘤、肉瘤等）125例，总有效率69.6%，起效时间一般2周左右。又据报道，用中药藤黄制剂治疗41例皮肤癌。用5%藤黄软膏外敷癌灶，每周或隔天换药1次；口服藤黄片60～90毫克，每天3次；藤黄针剂100～200毫克，加入5%葡萄糖注射液500毫升中静脉滴注，每周2次。对癌溃疡亦可用藤黄注射液外搽，每天3～4次。结果：临床治愈(病灶完全消失，皮肤愈合)6例；该药对皮肤基底细胞癌疗效最佳，溃疡型皮肤癌效果略优于包块型皮肤癌。口服片剂有轻微胃肠道反应；针剂对血管和软组织有一定刺激性。

2. *治疗疖肿*：取复方藤黄液(马钱子砂拌炒软，去毛，龙脑各6克，藤黄10克，研末掺在新鲜猪胆汁100毫升中)，局部涂擦，每天2～3次(重复涂药时前次药液勿洗掉)。治疗108例，均经2～4天治愈。

3. *治疗宫颈糜烂*：用藤黄糊剂(藤黄细粉加硼砂、冰片等)治疗宫颈糜烂478例，从末次上药1个月后复查，总有效率为95.8%。有严重心脏病、急性传染病、急性盆腔炎者忌用。用法：先拭净宫颈分泌物，用棉签蘸糊剂涂布糜烂面，再用蘸有糊剂的棉球或小纱布贴敷患处，最后用棉球填塞。每1～2天上药1次，上药3次后若糜烂面呈灰色伪膜时应即停药，但勿剥去伪膜，可待其自行溶解排出。

4. *治疗带状疱疹*：以藤黄注射液或膏剂外用，配合西药聚肌胞，治带状疱疹60例，结果全部治愈。无不良反应。二药合用与单用藤黄，单用聚肌胞比较，疗效明显提高。

5. *治疗慢性骨髓炎*：用藤黄10克，轻粉8克，蜈蚣5条，龙骨12克，冰片3克。共碾细末，装瓶密封，避光防潮，切忌内服。用时先以双氧水洗净伤口，再以生理盐水棉球擦干，将上药涂于伤口基底部，每天换药1次，分泌物少时，隔日换药，用治慢性骨髓炎，效果良好。

6. *治疗慢性毛囊炎*：藤黄15克，苦参10克，研细末，浸泡于75%酒精200毫升中，一般浸泡5～7天，每天搽2～3次。疗程7～25天。

7. *治疗流行性腮腺炎*：以藤黄4.5克，黄蜀葵(为锦葵科植物黄蜀葵 Abelmoschus manihot L. 的根)1支(手指粗，长3 cm)。均研成糊状，投入95%酒精500毫升内备用。外涂敷患处，每天2次。切忌内服。治疗137例，全部治愈。其中涂敷2次痊愈的70%，4～7天痊愈的30%。

【附方】

[古代方]

1. *痈肿*：雄黄、胆矾、硼砂、藤黄、铜绿、皮硝、草乌各30克，麝香6克，为细末，和蟾酥为条，如笔管大，金箔为衣，同时以醋磨浓，新笔蘸药，涂(肿)毒四周。数次愈。(《祝穆试效方》一笔消)

2. *一切无名肿毒*：藤黄120克，白蜡240克，小磨麻油360克。先将油煎熟，作成珠，入水不散，再加黄、白搅匀，瓷瓶收，而上仍以麻油养之，临用摊贴。(《不药良方》风气膏)

3. *跌打损伤，肿毒危重之症*：内服外敷皆效，牛黄、冰片各7.5克，阿魏、雄黄各30克，生大黄、乳香、没药、儿茶、天竺黄、血竭、参三七各30克。齐研细末，以山羊血15毫升，拌晒干透，再磨为粉，加藤黄6克，隔水煮透，去净浮腻，丸如芡实大，晒干忌火烘，以黄蜡为壳包裹。临用以1丸陈酒送服。(《外科全生集》)

4. *一切顽癣*：鸡脚大黄、硫黄、雄黄、姜黄、藤黄各等份。为细末，菜油调涂患处，7天勿洗浴，或研末调敷，磨汁涂或熬膏涂。体弱者忌服，过量可致死。(《本草纲目拾遗》五黄散)

【备注】

本品毒性较大，多外用，内服少量即能导致腹泻，孕妇、体质虚弱者禁服。

625. 覆 盆 子

【概述】

本品为蔷薇科植物掌叶覆盆子 Rubus chingii Hu 的干燥果实。又名葥蒛、毕楞伽、西国草、大麦莓、乌藨子、栽秧藨、复盆、华东复盆子、小托盘,生于山坡、路旁或灌木丛中,主产于华东各省。当夏初其果实由绿变绿黄色时采收,除去梗、叶,置沸水中略烫或略蒸,取出后干燥。本品为聚合果,由多数小核果聚合而成,呈圆锥形或扁圆椎形。每个小果呈半月形。体轻、质硬,气微,味微酸涩。以粒完整、饱满、色黄绿,具酸味者为佳。性温,味甘、酸。归肾、膀胱经。功能益肾,固精,缩尿。主治肾虚遗尿,小便频数,阳痿早泄,遗精滑精。用法用量:6~12 克,水煎服。

【成分】

覆盆子含有机酸、氨基酸、糖类及磷脂类化合物。有机酸中为枸橼酸、苹果酸、酒石酸。糖类有果糖、葡萄糖。还有维生素 A 样成分及维生素 C。新近研究在其叶中提取出甜味成分覆盆子苷(Rubusoside)。其同属植物悬钩子 Rubus patmatus Thunb. 果实中含有类似成分。

【药理】

主要作用为强壮,收敛,抗利尿。100%本品煎剂在试管内对金黄色葡萄球菌有抑制作用。对霍乱弧菌也有抑制作用。对动物似有雌激素样作用。

【临床报道】

覆盆子滋肝肾而兼收涩,多用于肾虚不能摄纳引起的尿频、遗尿、遗精滑精。治小儿遗尿配益智仁,有效。也可配伍菟丝子、桑螵蛸、龙骨、牡蛎、肉桂、五味子适量,水煎服。治阳痿、遗精要配伍补肾固精药,配补骨脂、枸杞子、五味子、菟丝子(五子汤),如将五子衍宗丸车前子改为莲子,仍为五子。对肝肾不足引起的视物不清,宜与楮实、枸杞、菟丝子等合用。

【附方】

[古代方]

1. 肾虚精少,阳痿早泄,遗精精冷,久不生育:系枸杞子、菟丝子各 240 克,五味子 60 克,覆盆子 120 克,车前子 60 克,五子组成,功能添精益髓,补肾固精。(《摄生众妙方》五子衍宗丸)

2. 劳伤羸瘦,阳痿,遗精:组成为覆盆子 360 克,苁蓉、巴戟天、白龙骨、五味子、鹿茸、茯苓、续断、山药、白石英各 300 克,地黄、菟丝子各 360 克,蛇床子 150 克,远志、干姜各 180 克,为末,蜜泛为丸。(《备急千金要方》覆盆子丸)

3. 益肝肾,壮筋骨,明目乌发:覆盆子 30 克,远志(去心)30 克,杜仲(炒去丝)30 克,柏子仁(炒香)60 克,另捣枸杞子(焙干)60 克,地肤子(焙香)30 克,补骨脂(焙)60 克,山茱萸(取肉)60 克,山药(另取末)60 克,胡桃仁(去皮,另研)60 克,上为细末,将山药末同白面、酒糊为丸如梧桐子大。每服 50 丸,空心温酒送下。(《御药院方》覆盆子丸)

[现代方]

1. 遗尿方:覆盆子、桑螵蛸、菟丝子、龙骨、牡蛎各 9 克,肉桂 3 克,五味子 45 克,水煎服。(《中国常用中草药》)

2. 遗精早泄方:覆盆子 12 克,沙苑子 9 克,莲须 9 克,龙骨 20 克,山茱萸 12 克,水煎服。(同上)

3. 肝肾不足,视物昏花:覆盆子 9 克,楮实子 9 克,菟丝子 12 克,枸杞子 9 克,制首乌 9 克,水煎服。(同上)

当代成药:

1. 覆盆子膏:益肾固精缩尿,黄石三

厂出品。

2. 覆盆地黄丸：养阴补虚。

3. 覆盆知柏地黄丸：南京同仁堂、徐州淮海药厂、镇江中药厂生产。

4. 覆盆子糖浆：南京同仁堂等生产。

【备注】

1. 覆盆子为藤状灌木，枝细，具皮刺、无毛。单叶互生。聚合果球形，红色；核有皱纹。胞腔分枝，似石细胞状，草酸钙簇晶较多见。果皮纤维黄色，上下层纵横或斜向交错排列。应与伪品山莓区别。也应与悬钩子鉴别。

2. 覆盆子叶：性平，味酸、咸。功能明目止泪，收湿气。主治眼睑赤烂，泪多，视物昏花、鲜品捣汁或干品研烂，薄绵裹，以乳汁浸，点眼。又煅研末敷，治臁疮。

626. 蟛蜞菊

【概述】

本品为菊科植物蟛蜞菊 Wedelia chinensis（Osbeck）Merr.，Solidago chinensis Osbeck，金盏蟛蜞菊 Wedelia calendulacea（L.）Less. 的全草或根。又名路边菊、马兰草、螃蜞花、水兰、滷地菊、螃蜞菊。本品为多年生草本，矮小。生于田边、路旁、水沟边、山谷或湿润草地上。分布于辽宁、福建、台湾、广东、海南、广西、贵州等地。春、夏季采收全草，秋季挖根，鲜用或切段，晒干。蟛蜞 Herba Wedeliae chinensis 茎圆柱形，弯曲，长可达 40 厘米，直径 1.5～2 毫米。表面灰绿色或淡紫色，有纵皱纹，节上有的有细根。叶对生，叶多皱缩，展平后为椭圆形或椭圆状披针形，上表面绿褐色，下表面灰绿色，两面均有白色短毛。气微，味微涩。贮干燥容器内，置阴凉干燥处。性凉，味微苦、甘。归肺、肝、胃经。功能清热解毒，化痰止咳，凉血散结，祛瘀消肿。主治感冒发热，咽喉肿痛，白喉，痄腮，黄疸，痢疾，痔疮，疔疮肿毒，肺热咳嗽，百日咳，咯血鼻衄，尿血。用法用量：内服，煎汤，15～30 克（鲜品加倍）；外用，适量治疗疔疮，肿毒和瘰疬，捣敷，咽喉肿痛、齿龈炎，捣汁含漱。孕妇慎服。

【成分】

蟛蜞菊含蟛蜞菊内酯（Wedelolactone）去甲基蟛蜞菊内酯及异黄酮类化合物。蟛蜞菊含三十烷酸（Nelissic acid）、二十四烷酸（Lignoceric acid）、豆甾醇（Stigmasterol）、豆甾醇葡萄糖苷（Stigmasterol glucoside）、左旋贝壳杉烯酸。

【药理】

1. 抗病原微生物作用：蟛蜞菊煎剂体外对脑膜炎双球菌、白喉杆菌及金黄色葡萄球菌有抑制作用。其注射液对亚洲甲型流感病毒、乙脑病毒、狂犬病毒、乙肝病毒有抑制作用。

2. 抗炎、镇痛作用：① 其内酯有抗肝细胞毒和抗炎作用。② 蟛蜞菊水提物可显著提高小鼠痛阈，减少小鼠对醋酸刺激的扭体反应数，能显著降低小鼠耳肿胀程度和腹腔毛细血管通透性，提示有明显的抗炎和镇痛作用。

3. 抗癌作用：蟛蜞菊水提物腹腔注射，对小鼠艾氏腹水癌有一定的抑制作用。

【临床及附方】

1. 预防麻疹：蟛琪菊 15～60 克，水煎 2 次，每天 1 剂，连服 3 天。（《全国中草药汇编》）

2. 急性扁桃体炎：蟛蜞菊、三叶鬼针草、马兰各 15 克，一枝黄花 9 克，水煎服。（《福建药物志》）

3. 预防白喉：鲜蟛蜞菊 15～30 克，水煎服，连服 3 天。（《福建中草药》）捣汁加

1/4的醋，含咽或漱口，连用3天。

4. 白喉：鲜蟛蜞菊60克，甘草6克，通草1.5克，水浓煎服，每天1～4剂。另用鲜蟛蜞菊捣烂绞汁，加相当于药量的1/4醋，用棉签蘸药液涂抹伪膜，每天2～3次。（同上）福州传染病院曾用以治疗各种类型白喉。

5. 流行性乙型脑炎：虎耳草6克，蟛蜞菊、爵床、冰糖各15克，水煎服。（同上）

6. 咳嗽：蟛蜞菊30克，半边莲、茯苓各15克。水煎，冲白糖服。（《福建药物志》）

7. 百日咳：蟛蜞菊18克，钩藤6克，银花藤9克，鱼腥草、玉叶金花各6克，水煎服。每天1剂，连服3～5天：发热者加一枝黄花9克，眼睑浮肿者加茯苓皮6克，呕吐者加竹茹3克，气喘者加草劳子4.5克，鼻衄者加山栀炭3克，茅根15克。（《广西本草选编》）

8. 咳血：鲜蟛蜞菊60克，积雪草、一点红各鲜用30克，捣烂绞汁冲蜜服。（《福建药物志》）

9. 风湿性关节炎：蟛蜞菊、海金沙、薏米根各30克，炖豆腐服。（同上）

【备注】

1. 本品味微苦、甘，性凉。《本草求原》："甘、淡，微寒。"《全国中草药汇编》："甘、微酸，凉。"《福建药物志》："微苦、甘，凉。"《广东中药志》："功能清热解毒，化痰止咳，凉血散结。"

2. 南方各省民间常用于治疗咽喉炎、扁桃体炎。

3. 同属植物金盏蟛蜞菊（Wedelia calendulacea）中含有3，4-呋喃骈香豆精衍生物：蟛蜞菊内酯（Wedeo-lactone）和异黄酮类化合物。

627. 瞿 麦

【概述】

本品为石竹科植物瞿麦 Dianthus superbus L. 或石竹 D. chinensis L. 的干燥全草。又名野麦、竹节草、剪绒花、瞿麦穗。主产河北、河南、辽宁、湖北、江苏等地。均以色青绿、花未开放者为佳。性寒，味苦。归心、肾、小肠、膀胱经。功能清热利水，破血通经。用于：① 小便赤涩，癃闭不通、尿路结石。② 热淋，血淋，石淋，淋漓涩痛。③ 目赤障翳，水肿，经闭，痈肿。用法用量：4.5～9克，水煎服。孕妇忌服。④ 外用煎水洗浸淫疮毒。

【成分】

全草含花色苷及其他黄酮类化合物。瞿麦皂苷A、B、C、D、E、F、G、H，具有丝石竹皂苷元。另含少量生物碱及维生素A类物质。地上部分含约8种黄酮化合物，苷元为黄色黄素、异红草素。石竹花含挥发油，油中成分主要为丁香油酚、苯乙醇、苯甲酸苄酯、水杨酸甲酯等。

【药理】

1. 抗菌、利尿作用：丁香油酚对致病性真菌有抑制作用。浓度稍高，对金黄色葡萄球菌及肺炎、大肠、变形与结核杆菌等有抑菌作用。瞿麦煎剂对大鼠、家兔、麻醉及不麻醉犬有一定利尿作用。煎剂、灌肠给兔，尿量及氧化物排出量增加。

2. 兴奋肠管、子宫作用：瞿麦煎剂对离体兔肠、麻醉犬在位肠管及狗慢性肠瘘，均有兴奋作用；乙醇提取物对大鼠离体子宫肌条、麻醉兔在体子宫，均有兴奋作用。

3. 降压与心脏抑制作用：瞿麦煎剂可使麻醉犬血压下降；对离体蛙心、兔心均有强的抑制作用。降压可能由于抑制心脏所致。

4. 其他作用：① 皂苷成分有溶血作用。② 日本生产的瞿麦变种 D. superbus

var. Longicalycinus 中的色苷 A、B 有镇痛活性。③ 瞿麦煎剂体外可杀死血吸虫，家兔 4 克/千克灌胃，每天 1 次，连续 4 周，对感染血吸虫者残虫率比对照组大为减少。

【临床报道】

1. 治疗泌尿系感染：用瞿麦、木通、萹蓄、车前子、黄柏、甘草等组成复方，水煎服。治血淋，常与小蓟、蒲黄，栀子等同用。

2. 治疗尿路结石：生地、瞿麦、栀子、金钱草、鸡内金、薏苡仁、琥珀末、怀牛膝作煎剂。治石淋，常与金钱草、石韦、海金沙等同用。

3. 治疗慢性前列腺炎：知母、黄柏、瞿麦、赤芍、怀牛膝、土茯苓、益母草，败酱草等水煎。癃闭不通，常与木通、车前子、滑石配伍。

4. 治疗妊娠水肿：瞿麦、栀子、木通、海金沙、车前子、桑白皮、甘草，水煎。

5. 治疗皮肤湿疹、瘙痒、疮毒：瞿麦煎汤外洗。

【附方】

［古代方］

1. 消渴，面目及足胫浮肿，小便不利：瞿麦穗、泽泻、滑石各 45 克，防已 23 克，黄芩、大黄各 7.5 克，桑螵蛸(炒)40 枚，上 7 味，切，每服 9 克，水煎去滓，空腹温服。(《外台秘要》瞿麦汤)

2. 痈疽，疮中疼痛，脓血不绝：瞿麦、白芷、黄芪、当归、细辛、芍药、芎藭、薏苡仁、赤小豆(末)各 30 克。先以清酒或苦酒渍小豆，取出置铜器中，熬干复渍，渍后复熬，反复五次，然后焙干研末，过筛。温酒服 1 克，昼夜各 5 次。3 天后痛痒者肌肉生。(《刘涓子鬼遗方》瞿麦散)

3. 妇人经脉不利，四肢悉肿：人参、当归、大黄(蒸)、瞿麦穗、赤芍药、肉桂、白茯苓各 15 克，葶苈 23 克。共为细末，炼蜜丸如梧子大，每次 15 丸，渐加至 30 丸，空腹米饮送下。(《鸡峰普济方》瞿麦丸)

4. 小便淋涩赤痛：瞿麦、木通、滑石、竹叶、黄芩、茅根、冬瓜子、冬葵子各适量。(《证治准绳》瞿麦汤)

5. 心热烦躁，小便赤涩：瞿麦穗、麦门冬(去心、焙)、木通(锉)各 30 克，黄连(去须)、甘草(炙、锉)各 15 克，上为粗散，每次 9 克，用水 150 毫升。竹叶 10 片同煎至 105 毫升，去滓。温服，不拘时候。(《圣济总录》瞿麦汤)

［现代方］

1. 小便短赤，淋漓涩痛：瞿麦12 克，萹蓄12 克，车前子15 克，木通6 克，滑石30 克，甘草9 克，栀子9 克，制大黄9 克，研末为散，每服6～9 克，或水煎服。(《中国常用中草药》)

2. 泌尿系感染：瞿麦、萹蓄各 12 克，蒲公英 30 克，黄柏 9 克，灯芯草 3 克，水煎服。(同上)

3. 血淋：鲜瞿麦 30 克，仙鹤草 15 克，炒栀子 9 克，甘草梢 6 克，水煎服。(《安徽中草药》)

【备注】

除前述瞿麦正品外，在产区作瞿麦入药的尚有：① 高山石竹 D. chinensis L. var. Mori (Nakai) Y. C. Chu，产于东北。②长萼石竹，产于东北、河北、山西、陕西、山东、江苏、浙江等地。③ 东方石竹，产于宁夏、新疆、西藏。④ 丝叶石竹，产于甘肃。⑤ 变色石竹，产于东北、内蒙古。

628. 翻　白草

【概述】

本品为蔷薇科植物翻白草 Potentilla discolor Bge. 的带根全草，茎多分枝，表面有白色翻卷绒毛，面青背白。又名鸡腿儿、湖鸡腿、鸡脚爪。天青地白，叶下白，天藕儿，生于山坡草丛中，全国大部分地区有产。主产河北、安徽浙江、江西等地。以根肥大，叶色灰绿色者为佳。性平，味甘、微苦。归肝、胃、大肠经。功能清热解毒，凉血止血。用治：① 肠炎，痢疾，肺痈，咳血，吐血，鼻衄，便血，崩漏，瘰疬。用法用量：9～15 克，水煎服；鲜者加倍或浸酒。② 疔疮肿毒捣敷，臁疮溃烂，疥癣，煎汤、熏洗。外用适量。

【成分】

全草含鞣质，根含可水解鞣质及缩合鞣质，并含黄酮类。全草含延胡索酸，没食子酸、原儿茶酸、槲皮素、柚皮素、山柰酚、间苯二酸。

【药理】

1. 抗菌：体外对痢疾杆菌、绿脓杆菌、金黄色葡萄球菌等有抑制作用。对福氏及志贺痢疾杆菌，以没食子酸和槲皮素的抑菌作用最强。

2. 降血糖作用：并可防治糖尿病血管病变，有效地保护血管内皮细胞。

【临床报道】

本草书记载主治肺热咳喘，泻痢，疟疾，咯血，吐血，便血，崩漏，痈肿疮毒，瘰疬结核。现代主要治疗菌痢。

【附方】

［古代方］

1. 吐血不止：翻白草每用5～7 棵，㕮咀，水 300 毫升，煎 150 毫升，空心服。(《本草纲目》)

2. 疟疾寒热及无名肿毒：翻白草根 5～7 个煎酒服之。(《本草纲目》)

3. 崩中下血：湖鸡腿根 30 克捣碎，酒 400 毫升，煎 200 毫升服。(《濒湖集简方》)

［现代方］

1. 肺痈：鲜翻白草根 30 克，老鼠刺根、杜瓜根各 15 克，加水煎成半碗，饭前服，每天 2 次。(《福建民间草药》)

2. 慢性鼻炎、咽炎、口疮：翻白草 15 克，地丁12 克，水煎服。(《山西中草药》)

3. 赤白痢疾：翻白草 15 克，白头翁 30 克，水煎服。(《山东中草药》)

4. 阿米巴痢疾：翻白草、旱莲草，均鲜品，水煎服。(《江西草药手册》)

5. 急性乳腺炎：翻白草、犁头草、半边莲各 30 克，天胡荽 15 克(均鲜品)，洗净捣烂，外敷患处，每天换药 2 次。(《浙江药用植物志》)

【备注】

1. 据称华东、华南某些地区有将翻白草 P. discolor Bge 的块根或带根全草作白头翁用。

2. 委陵菜 P. chinensis Ser. 的根及带根全草，有的书将其别名称为翻白草。在华东、华南及西南各地，也误作白头翁用，均应纠正。(《中国常用中草药》)

3. 委陵菜面青背白，又似翻白菜叶，但却窄。委陵菜别名鸡爪草，翻白菜又名鸡脚爪，外观及别名均易引人误解，应注意。

十九 画

629. 藿 香

【概述】

藿香为唇形科植物藿香 Agastache rugosa (Fisch. et Mey.) O. Kuntze 的干燥地上全草。又名土藿香或川藿香。主产于四川、江苏、浙江、湖南等地,东北、河北、河南、福建、云南、贵州等地亦产。广藿香为唇形科刺蕊草属,土藿香为同科藿香属植物。广藿香原产国外,南洋华侨传入后在广州石牌、高要、湛江和海南栽培,已有百余年历史,习惯上认为广藿香质量较好(见专条)。土藿香为全国大部分地区野生或栽培,古代方书记载的藿香,多为土藿香。性微温,味辛。归肺、脾胃经。功能芳香化浊,开胃止呕,发表解暑。用于脘痞作呕,胃呆苔腻,暑湿倦怠,胸闷不舒、腹痛吐泻等。用法用量:内服,6～10 克水煎服,或入丸散;外用适量煎水洗。

【成分】

土藿香含挥发油 0.2%～0.5%,油中主要成分为甲基胡椒酚,并含茴香醛、对甲氧基桂皮醛以及小量柠檬烯及倍半萜烯等。日本产的土藿香挥发油中有 90%左右的甲基丁香酚。此外有甲基佳味醇、黄樟醚及微量蒎烯、柠檬烯、对伞花烃、沉香醇、β-榄香烯、石竹烯、葎草烯、γ-杜松油烯等。另含黄酮类化合物:刺槐黄素、蒙花苷、藿香苷、藿香酮、藿香精(Agastachin)等。

【药理】

1. 抗菌作用:土藿香煎剂及水浸液体外对常见的许兰毛癣菌等多种致病性皮肤真菌有抑制作用。

2. 助消化作用:土藿香挥发油能促进胃液分泌,帮助消化。对胃肠有解痉作用。

3. 抗病毒作用:藿香水煎剂可抑制钩端螺旋体;黄酮类物质有抗病毒作用。

4. “升白”作用:所含茴香醚具有雌激素活性和升高白细胞作用。甲基胡椒酚有抗菌、解痉及升白作用。

【临床报道】

临床根据其芳香化浊的理论,用于湿浊内阻,中气不运引起的胸脘痞闷,少食作呕,神疲体倦等证;对夏季感冒或外感风寒,可外散表寒,内化湿滞,如藿香正气散;对因生冷或不洁食物引起的急性胃炎,出现上腹胀闷、呕吐、腹泻、发热者,可用不换金正气散;对中暑而出现发热、烦渴、恶心呕吐者,可用鲜藿香叶配伍连翘、荷叶等。对妊娠恶阻呕吐,藿香常配香附、砂仁、苏梗、黄芩等。阴虚无湿者不宜用。

藿香与香薷均为夏令解表、祛除暑湿之药,但藿香长于化湿醒脾,香薷偏于解表散邪。藿香与芦根均能止呕,但藿香长于健胃止呕;芦根治胃热呕吐。藿香的叶和梗比较,叶的发散力较强;梗的止呕力较大。

【附方】

[古代方]

1. 反胃吐逆,心腹疼痛,多吐酸水:藿香、木香、半夏、丁香、槟榔、白术、荜澄茄、红豆蔻。(《圣济总录》藿香丸)

2. 脾胃虚有热,面赤,呕吐涎嗽及攻

下过度：藿香叶 30 克，麦门冬、半夏曲、炙甘草各 15 克。（《小儿药证直诀》藿香散）

3. 外感风寒，内伤湿滞，发热恶寒，头痛，胸膈满闷，脘腹疼痛，恶心呕吐，肠鸣泄泻，舌苔白腻：藿香 90 克，大腹皮、白芷、紫苏、茯苓各 30 克，半夏曲、白术、陈皮、厚朴、桔梗各 60 克，甘草 75 克。（《和剂局方》藿香正气散）

4. 脾胃积冷，吞酸，不思饮食：藿香叶、半夏、丁香。（《圣济总录》藿香半夏丸）

5. 暑月吐泻：藿香 7.5 克，滑石（炒）60 克，丁香1.5克，为末，米泔调服。（《禹讲师经验方》）

6. 霍乱吐泻：藿香、香薷各 0.3 克，白茯苓 1.5 克，姜汤下。（《幼幼新书》）

7. 小儿牙疳溃烂出脓血，口臭，嘴肿：土藿香入枯矾少许为末，搽牙根上。（《滇南本草》）

8. 胎气不安，呕吐酸水：藿香、香附、甘草各 6 克，为末，入盐少许，沸汤调服。（《太平圣惠方》）

［现代方］

1. 夏季受暑，头昏，胸闷，恶心，胃口不开：藿香、佩兰各 9 克，砂仁、木香各 4.5 克，神曲 6 克，水煎服。（《安徽中草药》）

2. 腹胀欲吐，食欲不振：藿香、莱菔子、神曲、半夏各 9 克，生姜 6 克，水煎服。（《青岛中草药手册》）

3. 妊娠呕吐：藿香梗、竹茹各 9 克，砂仁 4.5 克，煎服。（《安徽中草药》）

4. 夏日感冒，寒热疼痛，胸膈满闷，不思饮食：土藿香15克，佩兰9克，滑石15克，竹叶9克，甘草6克。水煎服。（《甘肃中草药手册》）

5. 霉菌性阴道炎：藿香、土茯苓、蛇床子、贯众各 30 克，加水煮沸，先薰后洗。

6. 念珠菌性阴道炎：藿香、葫芦茶、矮地茶，切碎混煎，浓缩成浸膏，烤干后研细，装胶囊置阴道内或将糊状药物置阴道内。

7. 寻常疣：用鲜藿香叶 2～3 片，擦揉患处 3～5 分钟。

8. 口臭：藿香、薄荷各 10 克，水煎漱牙。

630. 蘑　菇

【概述】

蘑菇科有多种蘑菇（古称蘑菰、麻菰）。中国已知可食用的多达 40 余种。主要有：① 双孢蘑菇 Agaricus bisporus (Lange) Sing，又名洋蘑菇。② 野蘑菇 A. arvensis Schaeff. ex Fr. 又名田蘑菇。③ 四孢蘑菇 A. campestris L. ex Fr. 又名雷窝子。①为国内外最主要的人工栽培食用菌。②可追风散寒，舒筋活络。③可人工栽培，为一优良食用菌。四孢蘑菇也称草蘑菇、肉蕈。春秋生于草地、田野、林间空地。东北、河北、山西、山东、湖北、湖南等省均有分布。性微寒，味甘，无毒。用法用量：6～9 克，煎汤，鲜品 150～180 克食用。

【成分】

四孢蘑菇含丰富的氨基酸及含氮化合物，还含多种维生素，如含维生素 B_1、C、PP 等。并含野菇菌素 Campestrin、草酸、甜菜碱和胆碱等成分。前两种蘑菇，成分不详。

【药理】

1. 助消化，降血压：双孢蘑菇所含酪蛋白酶有助于食物消化。所含酪氨酸酶是一降血压物质。

2. 提高免疫功能：蘑菇的水提取液能明显增加 T 细胞数量，可作为 T 淋巴细胞促进剂，刺激抗体形成，提高机体免疫功能，对机体非特异性免疫有促进作用。

3. 抗菌、降糖作用：四孢蘑菇 A. campesteris 有抗菌作用。于 23～30℃培养 22 天，其培养液能抑制金黄色葡萄球菌、伤寒杆菌及大肠杆菌。又四孢蘑菇乙醇提取物有降血糖作用。

4. 保肝作用：蘑菇浸液是一种小分子多糖的混合物，对乙醇引起的肝组织损伤，如 SOD 减少，MDA 增加，有明显保护作用，既有预防作用，也有治疗作用。

5. 抗癌作用：野蘑菇有抗癌活性；四孢蘑菇提取物对小鼠 S180 和艾氏腹水癌抑制率为 80%。

【临床报道】

现代临床认为：四孢蘑菇能补脾益气，润燥化痰，用治脾胃虚弱，食欲不振，体倦乏力，咳喘气逆等症。亦可用于肝炎、白细胞减少症等。

【附方】

1. 痿痹：蘑菇 360 克捣研为末，每天早晚各服 9 克，温酒送下。（《家用中医灵便验方》）

2. 膨胀饱满：蘑菇 15 克，莱菔子、大麦芽各 20 克，水煎，每天服 2 次。

3. 四肢关节痹痛：蘑菇 30 克，鸡血藤 9～15 克，水煎，每天服 1～2 次。

631. 蟾　酥

【概述】

本品为蟾蜍科动物中华大蟾蜍 Bufo bufo gargarizans Cantor 或黑眶蟾蜍 Bufo melanostictus Schneider 耳后腺和皮肤腺分泌的白色浆液的干燥分泌物。《药典》规定蟾酥粉制法是：蟾酥 1 千克捣碎，加白酒 2 千克浸渍，时常搅动至呈稠膏状，干燥，粉碎即得。又名蟾蜍眉脂、蛤蟆酥、蛤蟆浆，主产河北、山东、江苏、浙江等地。性温，味辛，有毒。归心经。功能解毒，消肿，止痛，开窍醒神。主治痈疽疔疮，咽喉肿痛，中暑吐泻，痧症腹痛神昏，手术麻醉。用法用量：内服，入丸散一般剂量0.015～0.03 克；外用适量。孕妇禁服。

【成分】

本品所含成分十分复杂。主要强心性成分为苷类。过去分离到的蟾酥毒(bufotoxin)，水解可得蟾毒配基。因蟾蜍种属不同而冠以种名，如得自国产蟾酥者，有华蟾毒配茎、羟基华蟾毒配基、远华蟾毒配基、华蟾毒灵（Cinobufalin）、华蟾毒素(Cinobufotalin)残余蟾蜍配质(Resibufogenin)（即脂蟾毒配基，或称蟾力苏）。从日产蟾蜍得者，称日蟾毒配基(Gamabufogenin)、日蟾毒素（Gamabufotalin）。此外，还有蟾毒素(Bufotalin)、蟾毒它宁、蟾毒灵(Bufalin)等。日本学者新从台湾蟾蜍的皮分得残余蟾蜍配质-3-丁二酰基精氨酸酯。又岛田等从蟾蜍皮中得到三种新型蟾蜍毒，即琥珀酰、己二酰和庚二酰精氨酸酯蟾蜍毒。又有人分离到新型毒素：海蟾蜍精-3-辛二酰-L-谷酰胺酯。此外，蟾酥中含有吲哚类衍生物：蟾酥色胺(bufotenine)、蟾酥季铵（bufotenidine）和 5-羟色胺等。甾醇类有胆甾醇、麦角甾醇、β-谷甾醇等。其他还有多糖类、有机酸、氨基酸、肽类、肾工腺素等。

【药理】

1. 对心血管的作用：① 强心作用：小量可加强蛙心收缩力，大剂量则使诸多动物的心搏变慢，继而心律不齐，旁室传导阻滞，最后使心脏停止于收缩期。心电图可见 P-R 间期延长，T 波倒置，异位节律，束支传导阻滞，最后心室纤颤直至收缩期心停。蟾酥强心作用性质类似洋地黄，而无蓄积作用。② 增加心肌血流量：蟾酥对冠状血管狭窄所致心肌梗死等缺血症状，能增加心肌营养性血流量，改善微循环，增加供氧。③ 蟾酥给家兔静脉注射，可引起数分钟的血压升高。

2. 中枢兴奋及抗休克作用：多种配基均可导致麻醉动物血压上升及呼吸兴奋。其中残余蟾蜍配基呼吸兴奋作用最强，能够对抗吗啡和巴比妥类对呼吸的抑制。其升压作用类似肾上腺素。并对大脑皮质有显著的兴奋作用。对失血性低血压及失血性休克的狗，有明显的升压效应与强大的兴奋呼吸作用，蟾力苏静脉注射后3～4 分钟达到最高值，并维持 1 小时左右，对心率无明显改变，心电图未见异常。此种中枢性的呼吸兴奋剂在中药麻醉时常用作辅助药以对抗戊巴比妥钠、杜冷丁等药引起的呼吸抑制与对抗杜冷丁、氯丙嗪、冬眠 1 号引起的血压下降。对正常犬，仅有短暂而不显著的升压，但对失血性休克的犬与兔，有显著升压效果。肌肉松弛剂八角枫碱有一定的中枢抑制作用，全麻药物可加深和延长其呼吸抑制效应，新斯的明仅有部分对抗效应，而蟾力苏的对抗效应则较显著。蟾酥醇提物对内毒素血症所致休克有较好疗效。其抗休克作用，主要与其强心、升压和抑制血小板聚集等作用有关。

3. 对平滑肌和横纹肌的作用：对肠道、支气管平滑肌的作用是先收缩而后松弛。对子宫和输尿管也有兴奋作用，可引起孕兔流产。对横纹肌有兴奋作用。

4. 抗炎、抗菌作用：蟾酥及其多种成分能抑制醋酸刺激引起的血管通透性增强，对甲醛性皮下肉芽肿，蟾酥有较强的抑制作用。水溶性总成分能阻止局部感染链球菌和金葡菌病灶扩散而使周围红肿消退。蟾酥总苷注射液对变形杆菌、绿脓杆菌、四联球菌、白色葡萄球菌和卡他球菌均有抑制作用。这一作用，为治疗疔疮、乳腺炎、骨髓炎等痈肿疔毒及咽喉肿痛，提供药理学依据。若痈毒或疔毒内攻，出现昏瞶、呕吐等全身症状时，蟾酥与麝香、雄黄等内服除解毒外，还有开窍护心效用(利用前述中枢兴奋作用)，《外科正宗》的蟾酥丸即是。又对咽喉肿痛，内服六神丸、消炎解毒丸，亦取其抗菌抗炎症作用。

5. 局部麻醉作用：蟾酥的酒精提取物有表面麻醉作用，比可卡因强而持久。浸润麻醉试验更比普鲁卡因强得多。凡含服有蟾酥的复方制剂，如六神丸、冠心苏合丸、环心丹、益心丸等，感口腔黏膜麻木，即由蟾酥麻痹黏膜的感觉神经末梢所致。临床上外用止痛，如牙痛外搽，蟾酥酊麻醉拔牙，外敷麻药方止痛以及内服琼酥散等的止痛效用，均由麻醉所致。

6. 抗癌作用：动物试验，有一定的抑瘤作用。用试管法及呼吸法，也显示对白血病细胞有抑制作用。临床治疗，据称有一定的近期疗效，其中皮肤癌、基底细胞癌疗效较好。与放疗、化疗合用，疗效提高。用 20％蟾酥膏外治皮肤癌，少数病例可获得近期痊愈。

7. 增强免疫和抗放射作用：蟾酥制剂对小鼠巨噬细胞吞噬百分率及指数均有显著升高作用；血清溶菌酶浓度亦有所提高。华蟾素及其分离物有升高白细胞及提高 IgG 含量的作用。蟾酥水剂、油液或蟾蜍皮水液对^{60}Co所致急性放射病有明显防治作用，动物存活率增加，存活时间延长，外周白细胞总数升高。此一作用对肿瘤病人合并化疗、放疗时对后者引起的白细胞减少有预防作用。

8. 镇咳、平喘作用：蟾酥水提液有镇咳作用，煎剂镇咳作用显著。对 5-羟色胺喷雾引起的豚鼠气管痉挛有保护作用。蟾酥有毒，静脉注射或腹腔注射给小鼠，可出现呼吸急促、肌肉痉挛、惊厥、心律不齐，最后麻痹而死。煮沸后毒性大减，口服毒性较注射小。蟾皮制剂给动物用后，出现心肌出血并可致鸽、犬呕吐。解救法同洋地黄中毒。治疗量及注射速度适当时，毒性较低。也有报道内服蟾酥制剂后发生剥脱性皮炎的严重反应。对体弱及孕妇慎用。

9. 毒副作用：本品各成分均有较大毒性，用时应小量、慎重。摄入过量可出现洋地黄样中毒症状，甚可致死，一般可见恶心、呕吐、腹痛、腹泻及心律失常等。

【临床报道】

蟾酥以饼状或片状，棕红色或紫黑色，半透明，断面光亮无血肉夹心，遇水立即泛成白色乳状者为佳。除蟾酥外，还有干蟾皮及干蟾，后者为除净内脏后的干燥全体。功能消积除胀去肿。

【附方】

［古代方］

1. 疔黄及一切恶疮：蟾酥、轻粉各3.7克，川乌、莲心、朱砂各9.4克，麝香1.9克、乳没7.5克。(《玉机微义》蟾酥丸)又《外科正宗》蟾酥丸，乃与枯矾、寒水石、乳没、麝香、雄黄等配伍，主治热毒内蕴致患疔疮、发背、脑疽、乳痈等一切恶疮。

2. 痈疽，疮疡施刀前服之不痛：为蟾酥3克，半夏、闹羊花各1.8克，胡椒、川乌、川椒各5.4克，荜拨七味药，为末，每服0.15克。(《外科大成》琼蟾散)

3. 单、双乳蛾，喉闭牙紧：牙皂、丝瓜子、北细辛、干蟾酥。(《喉科心法》吹鼻通关散)

4. 阴证疔疮：蟾酥6克，蜈蚣1条，胆矾、乳香各3克，雄黄6克，麝香、没药、铜青各3克，冰片1.5克，寒水石6克，血竭3克，共研为末，加大蜗牛21个，捣作锭，每用米醋磨搽患部。(《外科方外奇方》蟾酥锭)

5. 外敷麻药：川乌尖、草乌尖、生南星、生半夏各15克，胡椒30克，蟾酥12克，一加荜拨，一加细辛为君，共为末，用烧酒调敷，候麻木，任割不痛。(《外科正宗》)

6. 时邪疠毒，烂喉丹痧，喉风喉痈双单乳蛾诸症：并治疔疮对口，痈疽发背，肠痈腹疽，乳痈乳岩，一切无名肿毒，兼治小儿痰急惊风，肺风痰喘卷在倾刻。(《喉科心法》六神丸)

7. 牙痛：蟾酥(汤浸研)0.4克，麝香0.4克，上药和研为丸，如麻子大，每用1丸，以绵裹于痛处咬之，有涎即吐出。(《太平圣惠方》)

8. 诸般痧症：上西黄3克，蟾酥15克，真茅术30克，净朱砂15克，明雄黄15克，麝香4.8克，丁香15克，共为极细末，水泛为丸，如肥芥子大，轻者1粒，重者2粒，噙于舌底，化完立愈。(《绛囊撮要》蟾酥丸)

［现代方］

咽喉肿痛，扁桃体炎，疔疮痈疖，小儿惊风：蟾酥6克，雄黄6克，牛黄4.5克，珍珠4.5克，麝香4.5克，朱砂4.5克，制成微丸如油菜子大，每服10粒，小儿酌减(《中国常用中草药》)。

【备注】

蟾酥呈饼状或片状，断面光亮无血肉，遇水立即化成白色乳状者为佳。

632. 蟹

【概述】

本品为方蟹科动物中华绒螯蟹 Eriocheir sinensis H. Milne-Edwards 的肉或全体。又名蛫、蝑、螃蟹，毛蟹，稻蟹、堰钳、大闸蟹。定居于江、河、湖、泽或水田周围的山岸，常洄游到近海繁殖，沿海地区均有分布。海蟹体形较大。性寒，味咸。归心、肝、肾经。功能续筋接骨，清热退黄，凉血化瘀，杀虫疗癣。主治跌打骨折筋断，湿热黄疸。用法用量：内服焙干研末或作丸

9～12克;外治漆疮,疥癣,烫伤,捣敷或研末,猪脂调敷,捣汁滴耳治聋,盐蟹汁含咽治喉风肿痛。

【成分】

本品每100克含水分80克、蛋白质14克、脂肪2.6克、碳水化物0.7克、灰分2.7克、钙141毫克、磷191毫克、铁0.8毫克、维生素A230国际单位、维生素B_1 0.01毫克、维生素B_2 0.51毫克、烟酸2.1毫克及微量胆甾醇。蟹肉含十余种游离氨基酸,其中谷氨酸、甘氨酸、脯氨酸、组氨酸、精氨酸含量较多。蟹从海水入淡水时,体内氨代谢发生变化,3小时后肌肉中的总氨酸含量减少,特别是脯氨酸及甘氨酸显著减少,同时氨的排泄量增多。

【临床报道】

蟹在《本草纲目》记谓:“治疟及黄疸;捣膏涂疥疮癣疮;捣汁滴耳聋”,“盐蟹汁,治喉风肿痛,满含细咽即消”,“不可同柿及荆芥食。”

【附方】

[古代方]

1. 骨节离脱:“生蟹捣烂,以热酒倾入,连饮数杯,其渣涂之。半天内骨内谷谷有声即好;干蟹烧灰,酒服录籽。”(《唐瑶经验方》)

2. 湿热黄疸:“蟹烧存性、研末,酒和丸如梧子大,每服五十丸,白汤下,日服二次。”(《濒湖集简方》)

蟹爪

为蟹的爪,性寒,味咸。归肝经。功能破血消癥、软坚散结。主治产后瘀积腹痛,内服时适量煎汤或烧存性研末。孕妇忌服。李时珍谓:“堕生胎,下死胎。”古方有:

1. 胎动及胎产子死腹中:蟹爪16克,甘草30克,阿胶90克,上3味以东流水1 000毫升,先煮2物得300毫升。去滓,纳胶令烊,顿服之,不能分再服。(《千金要方》)。

2. 孕妇有病欲去胎:蟹爪32克,桂心、瞿麦各30克,牛膝60克为末,空心温酒服3克。(《千金要方》)

蟹壳

本品为蟹的甲壳。性寒,味酸,有毒。归肝、脾经。功能:① 活血止痛,用于瘀血积滞、胸胁脘腹疼痛。② 敛疮消痈,用于乳痈。③ 解毒疗疮,外用于蜂虿、冻疮。用时将壳煅存性,研末,内服;烧灰调敷外用。《本草纲目》:“酒服,治妇人儿枕痛及血崩腹痛,消积。”

【成分】

含大量碳酸钙$CaCO_3$,约占3/4,其余1/4中约有一半为甲壳质(Chitin),另一半为蛋白质。甲壳质系N-乙酰氨基葡萄糖(N-Acetyl-glucosamine)所成的多糖。与酸共煮可水解生成乙酸和D-葡萄糖胺。甲壳质不溶于稀酸、稀碱,为蟹、虾外壳的特殊成分。

【临床报道】

蟹壳临床应用的古方有:① 治蓄血发黄,“胸胁结痛而不浮肿者:蟹壳煅存性,黑糖调,无灰酒下三钱,不过数服效。”(《本经逢原》)② 治妇人乳痈硬肿:“蟹壳灰,一服即散。”(《本经逢原》)③ 治血崩甚而腹痛:“毛蟹烧存性,米饮下。”(《证治要诀》)

蟹黄

蟹黄为蟹的美味精华所在。鲜香可口,李时珍说:“得白芷则黄不散,得葱及五味子同煮则色不变。”《日华子本草》谓:“治筋骨折伤,生捣罨之,藏器云:能续断筋,去壳用黄,捣烂微炒,纳入疮中,筋即连也。可知其功不独散,而能和血矣。”古方有:

漆疮:蟹黄30克,神曲9克,上为末,蜜调涂患处;湿则干搽。(《仙拈集》蟹黄散)

633. 鳖甲(附：鳖肉、鳖血)

【概述】

本品为脊椎动物鳖科中华鳖 Trionyx sinensis (Wiegmann) 的背甲，又称甲鱼壳、团鱼壳、鳖壳。鳖系广泛栖息于江、河、湖泊、池塘和水库中的水生动物。全国各大省区多有分布。当水温低于15℃时，则潜伏冬眠，其休眠期之长为动物之最。鳖的全身各部皆有营养价值和医疗价值。鳖甲为鳖的背甲，捕捉后杀死，置沸水中烫至背甲上的硬皮能剥脱时，剥取背甲，除去残肉，晒干。性微寒，味咸。归肝、肾经。功能滋阴潜阳，软坚散结，退热除蒸。主治阴虚发热，骨蒸劳热，虚风内动，经闭、癥瘕、久疟疟母。用法用量：9～24克，宜先煎，熬膏或入丸散。除鳖甲外，鳖血、鳖肉、鳖胆，都有经济价值。

【成分】

鳖甲含动物胶骨胶原(Collagen)、角蛋白、中华鳖多糖、多种氨基酸、碘、钙、磷、铬、锌、铁、钾、镁及维生素 D 等。鳖肉100克中含蛋白质16.5克、脂肪1.0克、糖类1.6克、钙107毫克、磷135毫克、铁1.4毫克、维生素B_1 0.6毫克、维生素B_2 0.37毫克、烟酸3.7毫克、维生素A 13国际单位。近年研究表明鳖的背甲和腹甲均含钙、磷、钠、镁、钾、锌、铁、锰、钴、铜、砷。腹甲所含与背甲相同，含量亦较接近。鳖甲还含有17种氨基酸，其中有苏氨酸、缬氨酸、蛋氨酸、异亮氨酸、亮氨酸、苯丙氨酸、赖氨酸、组氨酸等8种必需氨基酸，并含天冬氨酸、谷氨酸、甘氨酸等9种非必需氨基酸。腹甲与背甲所含氨基酸差别不大。此外，鳖肉含大量多糖、多肽、多种氨基酸及活性成分二十二碳六烯酸(DHA)。鳖整体水煎液醇沉，主要有葡萄糖等单糖、多种微量元素及氨基酸。

【药理】

1. 补血作用：提高血浆白蛋白的含量，有助于体质的改善和病体的康复，加速肝、脾DNA、蛋白质的合成，纠正或改善慢性肝炎病人血清蛋白比例的倒置。

2. 抗癌作用：抑制结缔组织的增生，起到柔肝软脾的功效，对治疗肝硬化起到一定的软坚效果。接种人肠癌的裸鼠，用鳖甲粉有效。

3. 提高免疫功能：鳖多糖有明显的免疫增强作用，促进抗体生成。也是对抗衰老的调节剂。

4. 强壮作用：鳖多糖能提高小鼠耐缺氧能力和抗冷冻作用，也能延长小鼠游泳时间，显示抗疲劳作用。鳖多糖能增强肌肉收缩高度，延长疲劳的产生与发展。鳖甲胶有略强于阿胶的补血作用，但升白作用不如龟板胶明显。又鳖甲胶的抗疲劳作用，却不如鹿角胶明显。

【临床报道】

临床应用鳖甲，《药典》规定醋制。鳖甲净制分为热解法、酶解法和机械法三类。鳖甲煎出物含量随时间延长而增加，故用时应先煎。炙品含量亦较生品为多。现代临床用以治疗肝炎、肝硬化、肝硬化腹水，用复方鳖甲煎丸或配以阿魏消痞丸治疗晚期血吸虫病肝脾肿大。对急性白血病癥瘕型、淋巴结肿大，肝脾肿大，低热咽痛，舌红边有瘀点者，用鳖甲煎丸、桃红四物汤以活血去瘀、软坚散结；对经血不调，验方用鳖肉、瘦猪肉共炖服；对慢性肾炎用鳖肉、大蒜、糖酒加水共炖服。地产而论皖南山区特产"马蹄鳖"细嫩鲜美，肉汤清醇。就季节而论，甲鱼由中秋至冬季，肉质最为壮实，民间有"桂花甲鱼"之称。不但有健身之效，且对肿瘤病人有辅助疗效。治疗肝肾阴虚火旺所致骨蒸、潮热、盗汗,常与银柴胡、知母、青蒿、地骨皮配伍,如《证治准绳》中的清骨散。

【附方】

[古代方]

骨蒸劳热,肌瘦,颊赤:鳖甲、柴胡、知母、秦艽、当归、青蒿、乌梅、地骨皮,治骨蒸。(《杂病源流犀烛》鳖甲散)

冠以鳖甲的许多方剂,均为大复方,由诸多配药组成,功效因之各异。李时珍在《本草纲目》中对鳖甲附方总结出几条验方,处方简便,切合实用。如:① 鳖甲、三棱、桃仁煎汤治奔豚气痛,上冲心腹。② 鳖甲、琥珀、大黄等份为末,酒服 6 克,治血瘕癥癖。③ 鳖甲醋炙研末,治妇人漏下。④ 鳖甲炙研,乳服 3 克,治小儿痫疾。⑤ 鳖甲炙研末,酒服 6 克,每天 2 次,治腰痛不可俯仰。⑥ 鳖甲烧研,每用 0.4 克,以酒 75 毫升,童尿 75 毫升,葱白 7 寸同蒸,治阴虚梦泄。

鳖甲与龟版均能滋阴潜阳,软坚散结。但鳖甲主入肝,除热散结力强,且能破血通经;龟版主入肾,滋阴潜阳力佳,且可补肾健骨,养血补心。论滋补,鳖甲不及龟版;论治积聚癥块,龟版不如鳖甲。鳖甲入煎剂,宜打碎先煎,如研末以酒送服,治石淋;熬膏内服,如配沙参、熟地、麦冬、茯苓等,可治骨蒸劳热咳血。配大黄、琥珀制蜜丸,温酒送服,治月经不调,腹胁胀满。如烧存性补掺,治痈疽不敛,阴茎痈肿。炙鳖甲单味捣为末,取一钱乳服,治小儿惊痫,研末酒服并治腰痛。

[现代方]

1. 阴虚潮热,咳嗽带血:鳖甲 500 克,北沙参 120 克,熟地 180 克,麦冬 180 克,茯苓 90 克,陈皮 30 克,水煎两次,浓缩成膏,加炼蜜 120 克收膏,每天早晚各服 9 克。(《中国常用中草药》)

2. 肝脾肿大:鳖甲 30 克,琥珀 9 克,大黄 15 克,研末为散,每天早晨服 6 克。(同上)

3. 慢性肝炎、肝脾肿大、ALT 偏高:鳖甲 30 克,丹参、垂盆草各 15 克,先煎鳖甲 60 分钟,后下他药,水煎服,每天 1 剂,每剂煎两次,上、下午各服 1 次。(《补益药治病与健身》)

4. 老年人胸胁作痛:鳖甲 30 克,丹参 25 克,檀香 10 克,鳖甲先煎 60 分钟,后下其他药,水煎服,每天 1 剂,每剂煎 2 次,上下午各服 1 次。(同上)

【备注】

1. 鳖甲煎熬后浓缩制成的固体胶块,为鳖甲胶。用量 4.5～9 克溶服。能滋阴退热,补血。用于阴虚发热及血虚,可使血红蛋白含量明显增加。

2. 鳖甲在下列情况下不宜应用:① 消化不良。② 腹泻。③ 阳虚,尤其阳痿。④ 鳖甲能动胎,孕妇不宜。

3. 鳖头亦作药用,治脱肛及妇人产后阴脱。

4. 山瑞鳖 Trionyx steindachntri Siebenrock,又名山瑞,见《中国药用动物志》,生活在山区的河流、溪、潭中。其背甲亦作药用,分布于海南、广东、广西、云南、贵州等地。

鳖　肉

为中华鳖的肉。性平、味甘。归肝经。功能:① 滋阴凉血,主治骨蒸劳热、久病体虚、崩漏、带下,可煮食。② 补中益气:性平,味甘,补脾胃,养脾阴,主治脾胃虚弱,食欲不振,口干少津,倦怠乏力。③ 补脾益肾,用于妇女脾虚带下。④ 解毒截疟:用于疟疾日久不愈,作食疗辅助治疗。

鳖　血

为中华鳖的血。功能祛风通络,治

虚劳潮热,生饮,或与他药拌调。涂敷可治口眼歪斜。亦可入煎剂、丸剂。内服15～30克。《药性论》载:"鳖头血涂脱肛。"《本草纲目》云:"治风中血脉,口眼㖞僻,小儿疳劳潮热。"《千金要方》说的"目瞤、唇动、口㖞,皆风入血脉"之证,"外用鳖血或鸡冠血调伏龙肝散涂之,干再上,甚妙"。现代研究报道用鳖血治疗骨关节结核,使局部肿胀疼痛消失、瘘孔愈合。

鳖 甲 胶

为中华鳖的背甲熬炼而成的胶块。性平,味甘、咸。归肺、肝、肾经。功能:① 滋阴养血,益肝补血,用于血虚证。② 清退虚热,用于阴虚发热。③ 润肺止血:用于劳嗽咳血。④ 截疟软坚:用于久疟胁下痞硬。用量3～9克,开水或黄酒化服,为补肝阴、清肝热、治劳瘦骨蒸、肋坚、腰痛、妇人经闭、小儿惊痫之品。

二十画

634. 獾　油

【概述】

本品为鼬科动物狗獾 Meles meles L. 的脂肪油。狗獾又名獾、天狗、山狗、山獭。常栖于山麓荒野、湖溪边畔，掘洞而居，多于夜间活动，性凶猛，分布全国大部分地区。其肉善补中气，治中气亏虚，体倦纳呆；小儿疳积、驱杀蛔虫。獾油系取其皮下脂肪和肠网膜脂肪熬炼而成。性平，味甘、酸。归脾、大肠经。功能补气升阳，用于中气下陷所致的子宫脱垂；润肠通便治疗肠燥便秘；杀虫疗癣，治疗疥癣瘙痒。用法用量：内服3～6克，溶入汤剂；外用涂擦。

【临床报道】

内治中气不足，子宫脱垂，咳血；外涂痔疮，疳疮，疥癣，烫伤，冻疮。

【附方】

［古代方］

1. 头上白秃：獾油火烤，擦3～4次，如年久者，更以枸杞子煎汤饮。（《本草纲目拾遗》及《年希尧集验良方》）

2. 火烫，冻疮：獾子油涂患处。（《吉林中草药》）

3. 汤火伤：外敷治汤火伤。（《山东中药》）

［现代方］

水火烫伤，皮肤焮红肿痛：獾油 500 克，冰片（研细）15 克，搅匀，涂敷患处。（《全国中药成药处方集》獾油方）

635. 鳝　血

【概述】

本品为鳝科动物黄鳝 Monopterus albus Zuiew 的血。黄鳝栖于河道、湖泊、沟渠和稻田中，分布很广，除西北及丰藏外，全国稻区均产。黄鳝性温，味甘。归肝、脾、肾经。功能：补益肝肾，强筋健骨，主治虚损劳伤；祛风除湿，强腰膝，通经络，用治风寒湿痹；温脾止泻，用治阳虚泄泻。用法用量：内服 50 克煮食；外用切片敷贴，也可捣肉为丸或焙研为散。

鳝血性温，味咸、甘。归肝、肾经。功能：祛风活络，用治口眼㖞斜；补肾壮阳，补益精血，用于肾虚阳痿，遗精滑泄。用法用量：内服，和药作丸；外用：涂敷。

【临床报道】

黄鳝治痨伤，善补气，壮筋骨，填精益髓，通经脉，疗风邪，疳痢，五痔，肠风下血，带下。但应注意：①《千金食治》谓："时行病起，食之多复。"②《本草衍义》云：鳝鱼"动风"。《随息居饮食谱》言"时病前后，疟、痢、胀满诸病均大忌"。古人这些经验，值得今日吃鳝丝时参考。

鳝血去风和血，治血燥筋挛，又疗口眼㖞斜。现代研究报道治疗颜面神经麻痹，采用鳝血局部涂敷，化脓性中耳炎，用鳝鱼鲜血滴耳。

【附方】

[古代方]

1. 增力气："熊筋，虎骨，当归，人参等份为末，酒蒸大鳝鱼，取肉捣烂为丸，每天空腹酒下两许。"(《本经逢原》大力丸)

2. 口眼㖞斜："大鳝鱼一条，以针刺头上血，左斜涂右，右斜涂左，以平正即洗去。"(《世医得效方》)

3. 诸病："疗口眼㖞斜，同麝香少许，左㖞涂右，右㖞涂左，正即洗去；治耳痛，滴数点入耳；治鼻衄，滴数点入鼻；治疹后生翳，点少许入目；治赤疵，同蒜汁，频涂之。又除赤游风。"(内有"墨汁"二字，删。《本草纲目》)

4. 壮年阳道不长："石龙子，蛤蚧，生犀角，生附子，草乌头，乳香，没药，血竭，细辛，黑芝麻，五信子，阳起石等份为末，生鳝血为丸，朱砂为衣，每天空心酒下一钱。"(《本经逢原》育龟丸)

[现代方]

1. 久痢虚证，便脓血：鳝鱼1条(去肚杂)，红糖(炒)9克，新瓦焙肉枯，研末，和糖开水吞服。(《云南中医验方》)

2. 鼻衄：鳝鱼血焙干，研末，吹入鼻中。(《食物中药与便方》)

636. 糯稻根

【概述】

本品为禾本科植物糯稻 Oryza sativa L. var. glutinosa Matsum 的干燥根及根茎。又名糯稻根须、稻谷根、稻根须。我国南部和中部各省区均产。于夏秋季糯稻收割后，挖取根茎及须根，洗净，晒干。性平，味甘。归肺、肝、肾经。功能养胃阴，除虚热，止汗。用于自汗，盗汗，阴虚发热，肺痨潮热，慢性肝炎，肾炎蛋白尿，丝虫病。用法用量：30～60克，水煎服。《本草求原》载，还能补气化痰、滋阴壮胃，平肝去风湿，除寒安胎。

【成分】

本品含糖类、玉蜀黍嘌呤及其葡萄糖苷、小麦黄素-7-鼠李葡萄糖苷。

【药理】

有强壮作用。

【临床报道】

养阴除热，清肺健脾。用时以鲜品为佳。单用力薄，常随证配伍。安胎配黄芩、白术；自汗、盗汗配浮小麦，牡蛎；口渴咽干，配生地、麦冬、地骨皮之类。

现代临床经验：治疗马来丝虫病，糯稻根水煎服，每天2次。用量每天分30克、60克、120克、240克、500克等几种，疗程3～10天，认为30～60克服10天效果较好，但疗程长。高剂量、短疗程(每天1000克，连服3天)，有不良反应。以中剂量(每天250～500克)中疗程(服5天)，疗效好而无反应。

【附方】

单验方：

1. 阴虚盗汗：糯稻根、乌枣各60克，红糖30克，水煎服。(《福建药物志》)

2. 丝虫病，乳糜尿：糯稻根250～500克，红枣酌加，水煎服。(《中草药学》)

3. 肝炎：糯稻根、紫参各62克，加糖适量水煎服。(《中草药学》)

4. 病后自汗，少食：糯稻根60克，莲子肉30克，水煎服。(《全国中草药汇编》)

5. 慢性肾炎蛋白尿：糯稻根30克，黄芪15克，糯米30克，水煎服。(《中药临床应用》)

6. 尿急，尿频，尿痛：糯稻根须250克，水煎服，每次30克。(《常见病验方研究参考资料》)

7. 鼻衄：糯稻根30克，猪胰1条，水煎服；或糯稻根30克，水车前15克，水煎服。(《福建药物志》)

8. 恶心呕吐：糯稻根1把，水煎服。(《常见病验方研究参考资料》)

二十画及以上

637. 露蜂房

【概述】

本品为胡蜂科昆虫大黄蜂(黄星长脚黄蜂)Polistes mandarinus Saussure或同属近缘昆虫的巢房。又名蜂房、马蜂窝、大黄蜂巢,蜂巢,全国大部分地区均有分布。性平,味甘,有毒。归肝,胃经。功能攻毒,祛风,杀虫。用治风痹,头风,惊痫,百日咳,瘾疹瘙痒。用法用量:2.4～6克,水煎服;外治乳痈,疔肿,瘰疬,研末调敷局部或煎水熏洗。胃功能不全者忌服。

【成分】

蜂房含蜂房油,为其有毒成分。并含蜂蜡、树脂、铬、铁、蛋白质等。

【药理】

1. 促血凝作用:其醇、醚、丙酮浸出物有促进血凝、止血的作用。

2. 降温作用:水提液能使小鼠正常体温降低,作用与阿斯匹林相似。

3. 镇痛作用:对钝痛有效。

4. 抗菌、抗炎作用:对伤寒杆菌、痢疾杆菌和葡萄球菌有一定抑菌作用;对实验动物急慢性炎症有抑制作用。

5. 强心作用:醇、醚及丙酮浸出物能增强心脏运动;血管扩张和血压暂时下降。

6. 驱虫作用:挥发油有驱除绦虫作用,但不能临床使用,因毒性大,0.1克/千克可引起急性肾炎。

【临床报道】

1. 治疗乳痈,瘰疬,疮疡肿毒:研末调敷或煎水熏洗;配龙胆草、枯矾、苦参研末,调糊敷患处,治脓疱疮。

2. 治疗风湿顽痹:用露蜂房祛风止痛,可与全蝎、蜈蚣、威灵仙、乌梢蛇、鸡血藤等配伍。

3. 治疗风虫牙痛:单用煅存性研末搽牙;亦可与明椒、细辛、白芷等煎水含漱。

4. 治疗风火牙痛:浓煎漱口。或与乳香、细辛煎水含漱。

5. 治疗头癣、湿疹、蜂螫肿痛:烧存性,研末,油调敷。

6. 治疗慢性咽炎:蜂房(烧黄)12克,金银花、桔梗各12克,烘干粉碎,加冰片9克,共研细末,炼蜜丸,丸重3克,每次1丸,每天2次,连服10丸,有效。

【附方】

[古代方]

1. 瘰疬生头、脓水不干:露蜂房30克,蛇蜕皮15克,云参15克,黄芪22.5克,杏仁(汤浸去皮)30克,各药细锉,用麻油500毫升,先煎发(一团)及杏仁,候发消尽,棉滤去滓,入铛中将前药煎令焦黄,再滤去滓,下黄丹150克,以柳木篦不住手搅,熬成膏,倾于瓷盘中盛之,旋取涂于帛上贴之。(《太平圣惠方》蜂房膏)

2. 牙齿虫蚀肿痛:蜂房1枚(炙,擘碎)豉49粒,蜀椒去目并合口者,2～7粒,上3味,以水400毫升,煎十余沸,去滓,热含冷吐。(《圣济总录》蜂房汤)

3. 牙痛或肿风牙,虫牙牙痛,牙长,痛不可忍:马蜂窝、白蒺藜、花椒、艾叶、葱头、荆芥、细辛、白芷各等份,锉碎,醋煎,口噙嗽良久,吐出再噙。(《万病回春》蜂

窝散)

4. 疮毒,赤晕:露蜂窝(炒焦)90克,小米3克,赤小豆、南星、草乌各30克,白矾15克,上为末,用淡醋调敷四畔,干则频用醋润之。(《外科精要》宣毒散)

5. 痈疽发背:蜂房、白芷、苦参、川椒,上煎洗,热焮加荆芥。(《直指方》)

6. 痔疾,风热毒气攻下部生疮肿痛:露蜂房(微炒)60克,槐花(微炒)60克,黄芪(锉)60克,上件药捣细罗。每于食前以粥饮调下3克。(《太平圣惠方》露蜂房散)

[现代方]

1. 龋牙痛:露蜂房置纯酒精中点火,待烧成黑灰后,沾灰涂于患牙,4～5分钟痛止。[新中医,1981,(12):51]

2. 早泄:露蜂房10克,白芷10克,二药烘干研细,醋调成面团状,睡前敷肚脐上(神阙穴),外用纱布覆盖,橡皮膏固定,每天或间天敷药一次,一般敷5～7次。治早泄,阳举不坚,腰膝酸软,肾气亏虚。[浙江中医杂志,1991,(2):86]

3. 耳郭囊肿:露蜂房3克,冰片0.3克,蜂房剪碎,焙黄研细,加冰片混匀,先用生姜擦耳郭,后用药末醋调成糊状,贴于患部,固定,早晚热熨一刻钟,2次效。[江苏中医,1989,(5):27]

4. 产后缺乳:取蜂窝1个(约10克,以枣树上的为佳),入豆腐500克,丝瓜络10克,加水适量煎煮,食豆腐喝汤,每天2次,3天为1个疗程。

5. 鼻炎:取蜂巢如核桃大,放口中慢慢咀嚼,至鼻塞缓解为生效时间,继续咀嚼15分钟,吐出其残渣为一次量;鼻黏膜炎症及鼻变态反应病,每天咀嚼1～2次,鼻窦炎每天3～4次,7天为1个疗程。(《新医药研究》)

6. 痈肿疮毒:露蜂房(炒至焦黄研末)粉20克,猪胆汁(加1倍水煮沸凉后待用)液30毫升,混合,再加凡士林30克调成软膏,涂敷患处,每天换药1次。

7. 百日咳:露蜂房1个,先用开水泡4～5次,至无红汤为止,再用清水漂数次,然后用纱布包好,加水两碗,煎数沸,再加冰糖1两煎取药汁,候温顿服。(《全国中草药汇编》)

【备注】

除前述品种外,《药典》(1995年版)收载果马蜂 P. olivaceous (De Geer)、日本长脚胡蜂 P. japanicus Saussure、异腹胡蜂 P. varia Fabricius 的蜂巢,作为露蜂房药材。

638. 麝 香

【概述】

本品为鹿科动物林麝 Moschus berezovskii Flerov.、马麝 Moschus sifanicus Przewalski,或原麝 Moschus moschiferus Linnaeus 成熟雄体香囊中的干燥分泌物。又名脐香、心结香、当门子、麝脐香等。生产于西藏、四川、云南等地,亦产甘肃、青海、新疆等地,现四川、陕西、安徽等省有饲养繁殖基地。野麝猎获后割取香囊,阴干,习称"毛壳麝香"(整麝香);剖开香囊,除去囊壳,习称"麝香仁"。呈颗粒状或粉末状,其颗粒状物习称"当门子",香气浓烈、特异。家麝直接从其香囊中取出麝香仁阴干。以饱满、皮薄,有弹性、当门子多、香气浓者为佳。性温,味辛。主归心、脾经。功能开窍醒神,活血通经,散结,消肿止痛。主治热病神昏,中风痰厥,气郁暴厥,中恶昏迷,经闭,癥瘕,难产,死胎,心腹暴痛,痈肿瘰疬,咽喉肿痛,跌扑伤痛,痹痛麻木。用法用量:0.03～0.1克,多入丸散用;外用适量。

【成分】

天然麝香含麝香酮(L. muscone)0.5%～5%,并含雄性酮、麝香吡啶、胆甾醇、脂肪酸、含氮化合物(尿素、碳酸铵、氨基酸)和无机盐等。麝香酮为其主要芳香性成分,并具有重要的药理活性,为脂溶性;另含多肽类,为水溶性成分。

【药理】

1. 对中枢神经系统的作用:可因剂量而不同,表现为兴奋与抑制的双重作用。小剂量时显示兴奋。可使催眠药引起的睡眠时间缩短,提高中枢兴奋药苯丙胺、士的宁等的毒性。小剂量麝香的中枢兴奋作用,可用于回苏救急,但大剂量时可出现抑制。① 麝香对中枢有增强对缺氧的耐受力,但麝香酮无此作用。② 麝香可缩短注射戊巴比妥钠大鼠的睡眠时间;对动物造成深抑制后,麝香又能明显缩短睡眠时间。

2. 对心血管系统的作用:用后可使心收缩力加强,心输出量增加,但对心率无影响。临床用于开窍醒神。实验表明麝香能增强儿茶酚胺(异丙肾上腺素、肾上腺素等)的强度,增加心脏β-受体对异丙肾上腺素的反应性,也能增强儿茶酚胺对气管平滑肌的松弛作用。此一作用有助于解释麝香芳香宣窍之功效。《圣济总录》记载,用于厥心痛。现代实验证明麝香对冠脉流量或使之增加,或没有影响,但已证明麝香酮可使小鼠心肌营养性血流量增加,且对实验性心肌坏死有一定的保护作用。但没有氢化可的松样的抗心肌缺血作用。

3. 抗炎作用:麝香的抗炎作用对早期及后期均有抑制效果,但尤以对早期炎症的作用显著。其抗炎成分为多肽。

4. 免疫增强作用:所含蛋白成分能增加 IgM 抗体,与天然牛黄合用,可增强对单核吞噬细胞系统的激活作用。

5. 抗菌作用:临床用于消肿散结,治痈疽肿毒,咽喉肿痛,与这一作用有关。

6. 抗生育作用:麝香醇溶液对几种动物的子宫均呈兴奋作用,使之收缩加强,紧张度上升,甚至引起子宫痉挛。故孕妇忌用。仅用于胞衣不下或胎死宫内。并有抗着床、抗早疗作用。

7. 抗癌作用:对小鼠艾氏腹水瘤、肉瘤细胞有抑制作用。对人体食管癌、胃癌、结肠癌、膀胱癌的组织匀浆培养,也显示其对肿瘤细胞的抑制,但在动物体内实验,抑制作用不明显。

8. 毒副作用:用药 3 天,未见毒性表现;每天 1 次,20 天后,可使大鼠红细胞减少,白细胞增加,肝脾肿大,故对肝功能严重损害的病人慎用。

【临床报道】

麝香走窜,能通诸窍,开经络之壅遏,为开窍醒神之至品,是中医药三宝:安宫牛黄丸、至宝丹、紫雪丹的重要组成之一。

现代临床应用于:

1. 治疗冠心病:复方制剂为麝香保心丸;人工麝香含片治疗冠心病心绞痛。[中成药研究,1982,(6):26]

2. 治疗血管性头痛:先期含用,个别病重时,加用人工麝香酮注射液1毫克,每天1～2次。(湖南医学院一附院《合成麝香临床资料汇编》)

3. 治疗支气管哮喘:麝香1～1.5克研细末,紫皮蒜10～15头,捣成蒜泥,在患者第 7 颈椎和第 12 胸椎棘突的脊背中线,宽2.5～3.3 厘米,处撮敷麝香,再将蒜泥覆盖麝香上,60～75 分钟后,清洗局部,涂以硼酸软膏,覆以塑料薄膜,胶布固定。据称效果良好。

4. 治疗口眼歪斜:每次取麝香 0.6 克,血竭 4 克,麻子仁 10 克,先将血竭、麻子仁共捣如泥,摊于一块圆形布料上,再在表面撒上麝香,敷前先针刺患侧下关穴,强刺激,不留针,随即贴膏药于耳前面神经分

布区。[河南中医,1985,(4):7]

5. 治疔化脓性中耳炎:麝香0.9克,冰片2.1克,共研细粉,吹入耳内少许。[陕西中医学院学报,1983,6(3):36]

总之,麝香为辛温香窜之品,内而脏腑筋骨,外而肌肤毛窍,舒通经络,开窍透肌,用于中风痰厥、中恶昏迷、痰壅气厥等急症。当急性热病出现神志昏时,可于丸散中用之。而丸散中表现的回苏药功效,主要是麝香兴奋中枢神经系统的后果。配伍牛黄、犀角、龙脑、安息香等制成的至宝丹,对高热神昏、中风卒倒、中恶气绝、痰迷心窍、不省人事、牙关紧闭、小儿惊厥等,俱有佳效。热闭神昏用局方至宝丹、安宫牛黄丸;证属寒闭者则用局方苏合香丸。治跌打损伤,瘀滞痛,用七厘散;治痈疽肿毒,取其抗菌、抗炎作用,用醒消丸。

【附方】

[古代方]

1. 跌打损伤,瘀滞作痛,骨断筋折,创伤出血:血竭30克,麝香、冰片各0.36克,乳香、没药、红花各4.5克,朱砂3.6克,儿茶7.2克,上药共研极细末,瓷瓶收贮密封,每服0.21克,每天1～2次,或用酒调敷患处。(《良方集腋》七厘散)

2. 痈肿,瘰疬,流注及无名肿毒、坚硬未成脓者:乳香、没药各30克,雄黄15克,麝香4.5克,各研极细末,粟米饭30克为丸,每服6～9克,黄酒送服,或开水送下。(《外科全生集》醒消丸)

3. 卒中急风不语,中恶气绝,中诸物毒,中热疫毒,山岚瘴气毒,水毒等所致昏厥以及产后血晕,口鼻出血,恶血攻心,烦躁气喘,吐逆,难产闷乱、死胎不下并心腹急热,伏热呕吐,神魂恍惚,头目昏眩,伤寒狂语;儿科用于心热癫痫、急惊、烦躁、风涎、搐搦等。现用于脑血管意外、肝昏迷、乙脑、癫痫等证属于痰热内闭、痰迷心窍者:犀角、朱砂、雄黄、玳瑁、琥珀各30克,麝香、冰片各7.5克,牛黄15克,安息香(酒浸,重汤煮令化,去滓)45克,金、银箔各50张,半入药,半为衣。将犀角、玳瑁研为细末,入余药研匀,和为丸,如梧子大,每服3～5丸,如制蜜丸,凡重3克,每服1丸,人参汤化服,小儿减半。孕妇忌服。(《和剂局方》至宝丹)

按:《局方》至宝丹,又见《苏沈良方》引《灵苑方》,药味内容同。但剂量有别,故用量应按中药店成药说明。

4. 温邪里热传入心包而致高热烦躁,神昏谵语,舌謇肢厥,痰涎壅塞,牙关紧闭,惊厥抽搐:牛黄、犀角、黄连、栀子、黄芩、雄黄各30克,麝香、冰片各8克,郁金、朱砂各30克,珍珠15克研细末,炼蜜为丸,丸重3克,金箔为衣,每服1丸。病重体实者日2～3次,小儿减半。温开水送下(《温病条辨》安宫牛黄丸)近代改为散剂,用治流行性脑膜炎。中毒性痢疾、脑血管意外,属于痰热内闭者,均可选用。孕妇忌服。

5. 邪热内陷心包引起的高热烦躁,神昏谵语,口渴唇焦,尿赤便闭,甚至惊厥,小儿热盛引发惊风等证:生石膏、生寒水石、生磁石、滑石各1.5千克,羚羊角(屑)、犀角(屑)各150克,麝香1.5克,玄参、升麻各500克,甘草(炙)240克,朱砂90克,青木香150克,丁香30克,沉香150克,玄明粉5千克,硝石96克(原方尚有黄金,现删)。细末,为散剂,每瓶1.5克,每服1.5～3克。每天2次。凉开水调下,忌辛辣油腻,孕妇忌服。(《外台秘要》紫雪丹)

6. 中风痰迷心窍引起神志不清、牙关紧闭、口眼歪斜、四肢麻木、卒然心痛各种闭证:苏合香15克,安息香15克,麝香30克,龙脑香15克,沉香、白檀香、丁子香、青木香、香附子、犀角、朱砂、乳香各15克,荜拨、白术、诃子皮各30克,上15味,捣筛极细,白蜜煎,去沫,和为丸,每重3克,每服1丸,每天服2次,禁气恼、辛辣食物,孕妇

忌服。(《外台秘要》引《广济方》苏合香丸)

按:《和剂局方》载本方,药味与剂量各有出入,《证治准绳》麝香苏合丸处方药味略有不同。

7. 小儿诸痫,不省,困重:白僵蚕(汤洗焙黄为末)15克,天竺黄(细研)0.3克,真牛黄(另研)3克,麝香(研)、龙脑(研)各15克,上拌研匀细,每服15克,生姜自然汁调服。(《小儿卫生总微论方》白金散)

8. 胸痹:麝香(研)30克,牛黄(研)15克,犀角(镑)0.3克,上3味捣研为散,每服2克,空心温酒调下,日午、临卧各1次。(《圣济总录》麝香散)

9. 一切恶疮久不愈者:麝香(当门子)2个,丁香、木香、紫檀香、乳香、没药各15克,上为散,用鸡子清和入壳内,饭上蒸熟,曝干再研,分作6份,每用1份,腊茶清调服。(《圣济总录》麝香散)

[现代方]

1. 温病高热,神昏谵语,小儿惊风抽搐:麝香7.5克,犀角30克,玳瑁30克,朱砂30克,雄黄30克,琥珀30克,安息香45克,牛黄15克,冰片6克,共研细粉,用面糊为丸,丸重2.5克,每服1丸,小儿减半。(《中国常用中草药》)

2. 痈疡初起,红肿疼痛:麝香1克,雄黄15克,乳香30克,没药30克,共研细粉,加黄米粉23克,打糊为小丸,每服1.5～3克,每天2次。(同上)

现代制剂

1. 麝香保心丸:治冠心病心绞痛、心肌梗死等,每服1～2粒,每天3次。

2. 犀黄丸:治乳岩、瘰疬、肺痈、流注、牛黄3克,麝香15克,乳香、没药各100克,为小丸,每次3克,每天2次。

3. 六神丸:治咽喉肿痛或溃疡:口疮:痈疽、疔疮、珍珠粉、犀牛黄、麝香各4.5克,雄黄、蟾酥、冰片各3克,研极细末制丸如芥子大。每服5～10丸,每天2～3次,亦可外用。

【备注】

1. 原麝主产于黑龙江、吉林、河北等地,马麝主产于青藏高原、甘肃、四川、云南等地,二者药材性状与林麝麝香相同。

2. 麝香为珍贵药材,收购时常发现一些掺假物,注意鉴别:① 最常用的手搓试验,俗称“洗香”。将麝香仁少许,真品置手掌中用指搓磨可成团,揉捏即散,不沾手、染色、顶指、结块。② 烧灼试验法,取麝香少许置炽热坩锅中或金属片上灼烧,真麝香初时迸裂,香气四溢,随即熔融膨胀起泡似珠;灰烬灰白色。③ 手捏法:整麝香富有弹性,手指压之,放手后即恢复原状。④ 葱鉴法:取缝衣针1只,穿上线,再将棉线浸入浓葱汁内,然后穿过麝香囊,来回穿2～3次,嗅之葱气消失者真。⑤ 水试法:取麝香少许,撒于盛有水的玻杯中,应多数浮于水面,水液呈澄清的微黄色,香气四溢。如沉淀多,可能有矿物掺杂;水液混浊者,可能有淀粉或植物类掺杂。

3. 人工合成麝香:为dl-麝香酮,与天然麝香酮一样具有中枢兴奋和缓解心绞痛作用,现常用合成品。

主要参考文献

1. 中华人民共和国药典. 人民卫生出版社,2000
2. 全国中草药汇编编写组. 全国中草药汇编(上、下册). 人民卫生出版社,1976
3. 总后勤卫生部. 新编中医学. 战士出版社,1980
4. 崔树德. 中药基础知识药编(上、下册). 中国药学会北京分会,1984
5. 袁怀仁主编. 中华名医方剂大全. 金盾出版社,1991
6. 王筠默主编. 中药药理学. 上海科学技术出版社,1985(全国统编教材),1988(参考书)
7. 王浴生主编. 中药药理与应用. 人民卫生出版社,1983
8. 张树生,王芝兰. 中国临床鉴药指迷. 中医古籍出版社,1991
9. 国家医药管理局中草药情报中心站. 植物药有效成份手册. 人民卫生出版社,1986
10. 许鸿源. The chemical constituents of oriental herbs(英文). 美国汉方医药研究所,1985
11. 许鸿源. 台湾地区中医药研究文献摘要. 台湾中医药委员会,1972
12. 国家医药管理局中成药情报中心站. 全国中成药产品集. 山西科学教育出版社,1989
13. 于中兴. 新编中成药. 吉林科技版,1987
14. 中医大辞典编委会. 中医大辞典：中药分册. 人民卫生出版社,1982
15. 沈保安. 中国常用中草药. 安徽科学技术出版社,1992
16. 范崔生. 中药采收鉴别应用全书. 江西科学技术出版社,1995
17. 蔡永敏. 中药药理与临床应用. 华夏出版社,1999
18. 冉先德. 中华药海. 哈尔滨出版社出版,1993
19. 刘寿山. 中药研究文献摘要. 科学出版社出版,1993
20. 中国药科大学. 中药辞海. 中国医药科技出版社,1993
21. 郭晓庄. 有毒中草药大辞典. 天津科技翻译出版公司,1992
22. 王本祥. 现代中药药理学. 天津科学技术出版社出版,1997
23. 郑虎占. 中药现代研究与应用. 北京学苑出版社出版,1997
24. 中国医学科学院药物研究所. 中药志(全册). 人民卫生出版社
25. 国家中医药局《中华本草》编委会. 中华本草. 上海科学技术出版社,1998
26. 丁恒山. 中国药用孢子植物. 上海科学技术出版社,1982
27. 彭怀仁. 中华医方精选辞典. 上海科学技术出版社,1998
28. 黄泰康. 现代本草纲目. 中国医药科技出版社,2001
29. 颜正华：中药学(第2版). 人民卫生出版社,2006